Anatomie des Menschen

Band III

Rauber/Kopsch

Anatomie des Menschen

Lehrbuch und Atlas

Herausgegeben von H. Leonhardt, B. Tillmann,
G. Töndury und K. Zilles

Band I   Bewegungsapparat
Band II Innere Organe
Band III Nervensystem, Sinnesorgane

Georg Thieme Verlag Stuttgart · New York

Band III

Nervensystem
Sinnesorgane

Herausgegeben von
H. Leonhardt, G. Töndury, K. Zilles

Bearbeitet von
Brigitte Krisch, St. Kubik, W. Lange, H. Leonhardt, P. Leuenberger,
G. Töndury und K. Zilles

514 Abbildungen in 636 Einzeldarstellungen
Neuzeichnungen von Sigrid Heisterberg und Dietmar Erben

1987
Georg Thieme Verlag Stuttgart · New York

Krisch, Brigitte, Prof. Dr.
   Anatomisches Institut der Universität zu Kiel
   Olshausenstr. 40
   2300 Kiel

Kubik, Stefan, Prof. Dr.
   Anatomisches Institut der Universität Zürich
   Winterthurer Str. 190
   CH-8057 Zürich

Lange, Winfried, Prof. Dr.
   Anatomische Anstalt der Universität München
   Pettenkoferstr. 11
   8000 München 2

Leonhardt, Helmut, Prof. Dr.
   Anatomisches Institut der Universität zu Kiel
   Neue Universität, Olshausenstr. 40
   2300 Kiel

Leuenberger, Peter, Prof. Dr.
   Clinique Universitaire, Ophthalmologique
   22 Rue Alcide Jentzer
   CH-1205 Genf

Tillmann, Bernhard, Prof. Dr.
   Anatomisches Institut der Universität zu Kiel
   Olshausenstr. 40
   2300 Kiel

Töndury, Gian, Prof. Dr., †
   ehem. Anatomisches Institut der Universität Zürich
   Winterthurer Str. 190
   CH-8057 Zürich

Zilles, Karl, Prof. Dr.
   Anatomisches Institut der Universität zu Köln
   Josef-Stelzmann-Str. 9
   5000 Köln 41

CIP-Kurztitelaufnahme der Deutschen Bibliothek

Anatomie des Menschen
Rauber ; Kopsch. Hrsg. von H. Leonhardt ...
– Stuttgart ; New York : Thieme

NE: Rauber, August [Begr.]; Leonhardt, Helmut [Hrsg.]

Bd. III. Nervensystem, Sinnesorgane / hrsg. von H. Leonhardt ... Bearb. von Brigitte Krisch ... Neuzeichn. von Sigrid Heisterberg u. Dietmar Erben. – 1987

NE: Krisch, Brigitte [Bearb.]

Wichtiger Hinweis: Medizin als Wissenschaft ist ständig im Fluß. Forschung und klinische Erfahrung erweitern unsere Kenntnisse, insbesondere was Behandlung und medikamentöse Therapie anbelangt. Soweit in diesem Werk eine Dosierung oder eine Applikation erwähnt wird, darf der Leser zwar darauf vertrauen, daß Autoren, Herausgeber und Verlag größte Mühe darauf verwandt haben, daß diese Angabe genau dem **Wissensstand bei Fertigstellung des Werkes** entspricht. Dennoch ist jeder Benutzer aufgefordert, die Beipackzettel der verwendeten Präparate zu prüfen, um in eigener Verantwortung festzustellen, ob die dort gegebene Empfehlung für Dosierungen oder die Beachtung von Kontraindikationen gegenüber der Angabe in diesem Buch abweicht. Das gilt besonders bei selten verwendeten oder neu auf den Markt gebrachten Präparaten und bei denjenigen, die vom Bundesgesundheitsamt (BGA) in ihrer Anwendbarkeit eingeschränkt worden sind. Benutzer außerhalb der Bundesrepublik Deutschland müssen sich nach den Vorschriften der für sie zuständigen Behörde richten.

Geschützte Warennamen (Warenzeichen) werden *nicht* besonders kenntlich gemacht. Aus dem Fehlen eines solchen Hinweises kann also nicht geschlossen werden, daß es sich um einen freien Warennamen handele.

Das Werk, einschließlich aller seiner Teile, ist urheberrechtlich geschützt. Jede Verwertung außerhalb der engen Grenzen des Urheberrechtsgesetzes ist ohne Zustimmung des Verlages unzulässig und strafbar. Das gilt insbesondere für Vervielfältigungen, Übersetzungen, Mikroverfilmungen und die Einspeicherung und Verarbeitung in elektronischen Systemen.

© 1987 Georg Thieme Verlag, Rüdigerstraße 14, D-7000 Stuttgart 30
Printed in Germany
Satz: Druckhaus Dörr, Inhaber Adam Götz, Ludwigsburg (Linotype System 5 [202])
Druck: K. Grammlich, Pliezhausen

ISBN 3-13-503501-8   1 2 3 4 5 6

Geleitwort

„Der Rauber-Kopsch" ist ein Anatomie-Lehrbuch mit einer ungewöhnlich langen Entwicklungsgeschichte. Das Werk ging aus einer deutschen Bearbeitung der 7. Auflage von J. Quains „Elements of Anatomy" als Quain-Hoffmanns „Lehrbuch der Anatomie" hervor. An seiner 3., 1886 erschienenen Auflage beteiligte sich *August Rauber* (9. 3. 1841–6. 2. 1917), Professor der Anatomie in Dorpat. Die 4. Auflage des Quain-Hoffmann hat dann *Rauber* allein herausgegeben, und ab der 5. Auflage hieß das Werk „Lehrbuch der Anatomie des Menschen" von *A. Rauber*. An der 6. Auflage, die erstmals im Georg Thieme Verlag in Leipzig erschien, war *Friedrich Kopsch* (24. 3. 1868–24. 1. 1955) beteiligt, der von der 7. Auflage an als Mitherausgeber zeichnete. *Kopsch* besorgte die folgenden 12 Auflagen des Werkes, dessen 19. Auflage 1955 erschien. Das Werk hat Generationen von Ärzten auf verläßliche Weise in die Grundlagen der Anatomie eingeführt, und es verwundert deshalb nicht, daß nach dem Tode von *Kopsch* eine weitere Auflage unter neuen Herausgebern geplant wurde.

Die Planung dieser 20. Auflage, die zunächst in den Händen von Prof. Dr. Drs. h. c. *W. Bargmann* (27. 1. 1906–20. 6. 1978), Kiel, und Prof. Dr. *G. Töndury* (17. 3. 1906–15. 3. 1985), Zürich, lag und von Herrn Drs. h. c. *Bruno Hauff* wärmstens unterstützt wurde, fiel in eine Zeit des Aufbruchs der anatomischen Wissenschaften. Die Beiträge der Elektronenmikroskopie, dann der Histochemie und schließlich neuerdings der Molekularbiologie waren in allen anatomischen Teilgebieten zu berücksichtigen.

Es mußte, sollten alle Kapitel des Werkes annähernd gleich umfassend am heutigen Stand unserer Kenntnisse ausgerichtet sein, eine entsprechende Strategie in der Anfertigung der Manuskripte verfolgt werden. Sie bestand einerseits darin, daß mit den neu gewonnenen Mitarbeitern, Prof. Dr. *B. Tillmann* (Kiel) und Prof. Dr. *K. Zilles* (Köln) als Mitherausgeber sowie (in alphabetischer Reihenfolge) Prof. Dr. *B. Krisch* (Kiel), Prof. Dr. *St. Kubik* (Zürich), Prof. Dr. *W. Lange* (München) und Prof. Dr. *P. M. Leuenberger* (Genf), als in den von ihnen bearbeiteten Kapiteln besonders sachkundige Autoren alle Teile des Werkes durch laufende Einarbeitung neuer Kenntnisse aus den anatomischen Wissenschaften zeitgemäß und möglichst synchron ihrem Abschluß zugeführt wurden (mehrere Kapitel waren hierbei wiederholt umzuschreiben). Andererseits war der Entschluß des Verlages hilfreich, die drei Bände rasch und gleichzeitig erscheinen zu lassen – ein Vorgehen, das von den Mitarbeitern des Verlages größten Einsatz erforderte. Die Autoren der drei Bände danken ihnen sehr herzlich. Besonders danken sie dem Verleger, Herrn Dr. h. c. *Günther Hauff* für die großzügige Förderung des Werkes, den Herren Dr. *Bremkamp, A. Menge* und *R. Zepf* für ihre vielseitigen leitenden und redaktionellen Hilfen und ihr Verständnis in allen Fragen, Frau *S. Buhl*, die die Redaktion mit großer Sachkunde und Geduld durchführte, sowie stellvertretend für alle mit der Buchherstellung befaßten Mitarbeiter, Herrn *Fleischmann*. Ohne diese Kooperation wäre es nicht möglich gewesen, die drei Bände des Werkes heute annähernd niveaugleich vorzulegen.

Das Werk wendet sich zunächst an die Studierenden der Medizin und Zahnmedizin. Es kann darüber hinaus dem klinisch tätigen Arzt nützlich sein. In den drei Bänden ist die Anatomie in der klassischen Weise der systematischen Anatomie in funktionelle Apparate und Systeme gegliedert. Im Band 1 wird der (passive und aktive) Bewegungsapparat besprochen, der Band 2 behandelt die Eingeweide (den Stoffwechselapparat, bestehend aus Kreislaufsystem, endokrinem System, Atmungssystem und Verdauungssystem sowie den Urogenitalapparat), im Band 3 wird der Kommunikationsapparat (Nervensystem, Sinnesorgane, Haut) dargestellt. Ein weiterer geplanter Band wird die topographischen Aspekte der menschlichen Anatomie und, damit verbunden, die Anatomie der peripheren Leitungsbahnen sowie deren vollständige Systematik enthalten. Dieser ist speziell zur Verwendung im Präparierkurs gedacht.

Für eine besondere Bereicherung des Werkes halten es die Autoren, daß die hervorragenden Abbildungen aus den letzten Auflagen des Rauber/Kopsch übernommen und nach Restaurierung wieder gedruckt werden konnten. Die menschliche Anatomie hat spätestens seit Leonardo da Vinci auch einen auf die Gestalt gerichteten Aspekt, der nur durch die Anschauung der Gestalt selbst, und nicht durch bunte Schemazeichnungen (sie dienen allenfalls der Erläuterung) wiedergegeben werden kann. Diese Funktion erfüllen die übernommenen Abbildungen in unübertrefflicher Weise.

Das Werk widmen die Autoren dem Andenken an Herrn Professor Dr. Drs. h. c. *Wolfgang Bargmann*, dessen Initiativen das Erscheinen der drei Bände in neuer Gestalt entscheidend förderten.

H. Leonhardt, Kiel
im Namen der Herausgeber und Autoren

Vorwort

Der 3. Band des Werkes enthält in den ersten 4 Kapiteln allgemeine und einleitende Darstellungen, die das gesamte zentrale und periphere Nervensystem in makroskopischer und mikroskopischer Hinsicht betreffen. Die folgenden Kapitel sind dem zentralen Nervensystem und seinen Häuten sowie den Sinnesorganen und der Blutversorgung des Zentralnervensystems gewidmet. Die Systematik und Topographie des peripheren Nervensystems wird in einem weiteren Band beschrieben. Doch sind alle grundlegenden, für das Verständnis des peripheren Nervensystems erforderlichen Kenntnisse im 3. Band enthalten. Das gilt sowohl für die organisatorische und gewebliche Beschaffenheit der peripheren Nerven und Ganglien selbst wie auch für die Beziehungen des peripheren Nervensystems zur Rückenmarksebene und zur Ebene der Hirnnervenkerne.

Für den 3. Band gilt in besonderem Maße die im Geleitwort getroffene Feststellung, daß manche Kapitel wiederholt neu geschrieben werden mußten, um mit der stürmischen Entwicklung auf dem Gebiet der Neurobiologie Schritt zu halten. Die neuen Methoden, z. B. die der retrograden oder anterograden Markierung, ergaben eine Fülle neuer Zusammenhänge, die oft nicht nur den früheren Vorstellungen hinzugefügt werden konnten, sondern die tiefergreifende Korrekturen erforderten. Zu manchen grundsätzlichen Revisionen zwang besonders die Flut der mit immunhistochemischen und anderen Methoden neu aufgefundenen Überträgersubstanzen, mit denen auch neue Wirkungsmechanismen ins Blickfeld rücken, sowie die Entdeckung, daß eine Nervenzelle zu vielerlei Leistungen befähigt sein kann. Einen großen Raum nimmt die Darstellung der Transmittersysteme ein, wobei die neuen Erkenntnisse über funktionelle (biochemische) Parallelen zum endokrinen System zu würdigen sind. Ein umfangreiches Literaturverzeichnis am Ende eines jeden Kapitels gibt dem Leser die Möglichkeit, noch weiter in diese faszinierende Welt einzudringen.

Die Herausgeber hatten das Glück, für den 3. Band weitere höchst sachkundige Autoren zu gewinnen, die in den von ihnen verfaßten Manuskriptteilen aus eigener Forschung berichten konnten. So ist (in alphabetischer Reihenfolge) Frau Prof. *Krisch* (Kiel) Koautorin der Kapitel über Zwischenhirn, über Transmittersysteme und über Hirnhäute. Herr Prof. *Kubik* (Zürich) hat als Koautor u. a. im Kapitel über Hirngefäße mitgewirkt und das Kapitel über das Hör- und Gleichgewichtsorgan verfaßt. Herr Prof. *Lange* (München) ist Koautor im Hirnstamm-Kapitel, und für das Sehorgan-Kapitel konnte Herr Prof. *Leuenberger* (Genf) gewonnen werden. Der Kompetenz der Autoren sind Hinweise auf klinische Bezüge an geeigneten Stellen zu danken. Außer Röntgenaufnahmen wurden auch Abbildungen moderner bildgebender Verfahren, die heute in der medizinischen Diagnostik angewandt werden, aufgenommen.

Anschaulichkeit vermitteln vor allem die unübertroffenen Abbildungen des Rauber/Kopsch, an deren Restaurierung und Verbesserung Herr *L. H. Schnellbächer,* Frankfurt a. M., entscheidenden Anteil hat. Sie werden ergänzt durch eine große Zahl übersichtlicher, erläuternder Schemazeichnungen, deren kunstvolle Ausführung größtenteils den Zeichnern *S. Heisterberg* und *D. Erben,* Diplom-Designer in Bremen, zu danken ist. Die Arbeiten am Manuskript wurden von Mitarbeitern der Institute hilfreich und geduldig unterstützt. Die Herausgeber danken besonders Frau *R. Denker* und Frau *I. Ehmke* vom Kieler Institut sowie den Herren Priv. Doz. Dr. *A. Wree* und Dr. *G. Rehkämper* und Frau *G. Kräuhsle* vom Kölner Institut sehr herzlich.

Die Autoren waren bemüht, den Nomina anatomica (5. Aufl., William und Wilkins, Baltimore, London 1983) zu folgen. Um den Studierenden die Verständigung in Klinik und Pathologie zu erleichtern, schien es zweckmäßig, auch die dort üblichen Bezeichnungen zur Sprache zu bringen. Häufig werden dabei Eigennamen verwendet. Ein Anhang mit der Angabe von Lebensdaten zu diesen Eigennamen vermittelt eine Vorstellung über Alter und Herkunft der betreffenden Kenntnisse.

Schließlich bitten wir die Leser um kritische Hinweise, die in einer späteren Auflage berücksichtigt werden sollen.

Kiel und Köln *H. Leonhardt,* Kiel
im Sommer 1987 *K. Zilles,* Köln

Inhaltsverzeichnis

Einleitung ... 1
H. Leonhardt und K. Zilles

1 Wege zur Erforschung der Organisation des Nervensystems ... 5
H. Leonhardt

Makroskopische Methoden ... 6
Lichtmikroskopische Färbe- und Imprägnationsmethoden ... 6
Elektronenmikroskopische Methoden ... 8
Histochemische und zytochemische Methoden ... 8
Literatur ... 9

2 Entwicklung des Nervensystems ... 11
G. Töndury und K. Zilles

Primitiventwicklung ... 12
Histogenese ... 13
Neuralrohr ... 13
    Das Proneuron ... 20
    Neuroglia ... 22
Neuralleiste und Neuralleistenderivate ... 23
    Rumpfneuralleiste ... 25
    Kopfneuralleiste ... 28
Verbindungen des Neuralrohres mit der Peripherie ... 32
Synaptogenese ... 36
Wachstum des Zentralnervensystems ... 40
Literatur ... 40

3 Gliederung des Nervensystems ... 43
H. Leonhardt

Gliederung des Zentralnervensystems ... 44
Gliederung des peripheren Nervensystems ... 45
Somatische und viszerale, animale und vegetative Nervenfasern ... 45
Gliederung der Rückenmarksnerven ... 46
Gliederung der Hirnnerven ... 50
Gliederung des peripheren vegetativen (autonomen) Nervensystems ... 52
Sympathicus ... 52
Parasympathicus ... 54
Segmentale vegetative Nervenfasern ... 54
Vegetative Plexus ... 55
Intramurales Nervensystem ... 55
Literatur ... 55

4 Bauelemente des Nervensystems ... 57
H. Leonhardt

Neuron ... 59
Gliederung und Feinbau des Neurons ... 59
Neuronformen ... 64
Synapse ... 65
Überträgerstoffe ... 67
Feinbau der Synapse ... 70
Nervenfasern ... 75
    Markscheidenführende Nervenfasern ... 75
    Marklose Nervenfasern ... 79
Degeneration und Regeneration der Nervenfaser ... 79
Bahnen und Nerven ... 81
Kerngebiete und Ganglien ... 82
Neuroglia ... 85
Neuroglia des Zentralnervensystems ... 85
Liquormilieu und Blutmilieu im Zentralnervensystem ... 89
Literatur ... 94

5 Gestalt und Gliederung des Rückenmarks 97
G. Töndury

6 Rückenmarkshäute und Rückenmarksgefäße 107
G. Töndury

Rückenmarkshäute	108	**Blutgefäße des Rückenmarks**	112
Harte Rückenmarkshaut	108	Arterien	112
Cavitas epiduralis	109	Venen	116
Weiche Rückenmarkshaut	109	**Literatur**	117
Arachnoidea spinalis	110		
Pia mater spinalis	110		
Cavitas subarachnoidealis	110		

7 Gestalt und Gliederung des Gehirns 119
G. Töndury und St. Kubik

Übersicht	120	Gliederung des Vorderhirns	148
Hirnstamm	124	Ventrikel des Vorderhirns	151
Morphogenese	124	Morphogenese	151
Verlängertes Mark	125	Seitenventrikel	151
Brücke	126	Dritter Ventrikel	155
Mittelhirn	127	Plexus choroideus des Vorderhirns . . .	158
Kleinhirn	128	Stammganglien und innere Kapsel	159
Morphogenese	128	Stammganglien	160
Gestalt des Kleinhirns	131	Innere Kapsel	162
Ventrikel des Rautenhirns	133	Zwischenhirn	163
Vierter Ventrikel	133	Thalamencephalon	164
Aquaeductus mesencephali	135	Hypothalamus	166
Plexus choroideus des Rautenhirns	135	Tomographien des Schädels und Gehirns	167
Großhirn	136	**Literatur**	173
Großhirnhemisphären	136		
Morphogenese	136		
Gestalt der Großhirnhemisphären	138		

8 Hirnhäute und Hirngefäße 175
G. Töndury, St. Kubik und B. Krisch

Hirnhäute	176	**Blutgefäße des Gehirns**	191
Harte Hirnhaut	176	Arterien des Gehirns	191
Gefäße und Nerven der harten Hirnhaut . . .	178	Arteria carotis interna	191
Weiche Hirnhaut	179	Arteria vertebralis	203
Pia mater encephali	179	Arteria basilaris	206
Arachnoidea encephali	181	Circulus arteriosus cerebri	208
Cavitas subarachnoidealis und Cisternae		Angiogramm der Arteria vertebralis und der	
subarachnoideales	182	Arteria basilaris	209
Plexus choroidei	186	Zentrale Arterien des Hirnstammes	212
Schichten der Plexus choroidei	186	Venen des Gehirns und venöse Blutleiter	216
Gefäße und Nerven der Plexus choroidei . . .	189	Venae cerebri superficiales	216
Liquordynamik	190	Venae cerebri profundae	220
		Kleinhirnvenen und Venen des Hirnstammes .	223
		Venöse Blutleiter	227
		Literatur	233

9 Graue und weiße Substanz des Rückenmarks 235
G. Töndury

Graue Substanz des Rückenmarks 237
Columna ventralis 239
Columna lateralis 241
Columna dorsalis 241
Laminärer Bau der grauen Substanz 241
    Funktionelle Zuordnung der Laminae 243
Weiße Substanz des Rückenmarks 244

Eigenapparat des Rückenmarks 246
    Afferente Fasern aus den Radices dorsales ... 247
    Efferente Fasern der Radices ventrales 249
    Intra- und intersegmentale Interneurone ... 250
Leitungsbahnen des Rückenmarks 250
    Aufsteigende Bahnen 250
    Absteigende Bahnen 253
    Lähmungen bei Querschnittsläsionen des Rückenmarks 255
Literatur 257

10 Graue und weiße Substanz des Hirnstammes 259
H. Leonhardt und W. Lange

Verlängertes Mark und Brücke 264
Sensible Kerne 264
    Nucleus gracilis und Nucleus cuneatus 266
    Nucleus cuneatus accessorius 266
    Nuclei nervi trigemini 268
    Nucleus solitarius 270
    Nuclei nervi vestibulocochlearis 270
Motorische Kerne 276
    Nucleus nervi abducentis 276
    Nucleus nervi hypoglossi 276
    Nucleus motorius nervi trigemini 278
    Nucleus nervi facialis 278
    Nucleus ambiguus 278
    Nucleus nervi accessorii 278
    Nuclei salivatorii 278
    Nucleus dorsalis nervi vagi 279
    Area postrema 279
Formatio reticularis 279
    Raphekerne 280
    Formatio reticularis medialis 280
    Formatio reticularis lateralis 281
    „Zentren" in der Formatio reticularis 281
    Aufsteigendes Retikularissystem 281
    Absteigendes Retikularissystem 283
Mittelhirn 284
Tegmentum mesencephali 284

    Nucleus nervi oculomotorii 284
    Nucleus nervi trochlearis 286
    Formatio reticularis 286
Tectum mesencephali 288
    Colliculi craniales 289
    Commissura epithalamica 290
    Colliculi caudales 290
Augenbewegungen 290
Fasersysteme im Nervus opticus 291
    Optische Reflexbahnen 291
    Andere Fasersysteme im Nervus opticus 291
Lange Bahnen des Hirnstammes 295
    Aufsteigende Bahnen 295
    Absteigende Bahnen 298
    Olivensystem 301
Graue und weiße Substanz des Kleinhirns 305
Kleinhirnrinde und Kleinhirnkerne 305
    Kleinhirnrinde 305
    Kleinhirnkerne und Marklager 310
    Funktionelle Gliederung der grauen Substanz des Kleinhirns 310
Bahnen des Kleinhirns 312
    Afferente Bahnen des Kleinhirns 312
    Efferente Bahnen des Kleinhirns 315
Literatur 316

11 Graue und weiße Substanz des Zwischenhirns 319
H. Leonhardt, B. Krisch und K. Zilles

Gliederung des Diencephalon 320
Hypothalamus 321
Neuroendokriner Hypothalamus 322
    Gliederung der Neurohypophyse 322
    Neuroendokrine Systeme in der Neurohypophyse 327
    Zirkumventrikuläre Organe 332
Kerngebiete des Hypothalamus 334
    Präoptische Region 335
    Periventrikuläre Zone 336
    Mediale Zone 337
    Laterale Zone 341

Faserverbindungen des Hypothalamus 341
    Faserverbindungen des markarmen Hypothalamus mit dem Endhirn 341
    Faserverbindungen des markarmen Hypothalamus mit dem Hirnstamm 343
    Faserverbindungen des markreichen Hypothalamus mit dem Endhirn 343
    Faserverbindungen des markreichen Hypothalamus mit dem Hirnstamm 344
    Funktionen der nicht hypophysenbezogenen Kerne 345
Thalamus und Metathalamus 345

Nucleus anterior 348
Nucleus medialis 348
Nuclei intralaminares 349
    Nucleus intralamellaris 350
    Nucleus parafascicularis 350
    Nucleus centromedianus 351
    Nucleus limitans 351
Nuclei laterales 351
    Nucleus lateropolaris 354
    Nucleus fasciculosus 354
    Nucleus ventrooralis 354
    Nucleus dorsooralis 355
    Nucleus ventrointermedius 355
    Nucleus ventrocaudalis 356
    Nucleus dorsalis superficialis 357
    Nucleus dorsocaudalis 357
Nuclei mediani 358
    Nucleus parataenialis 358
    Nucleus paramedianus 358
    Nucleus commissuralis 358
    Nucleus endymalis 358
Nucleus reticularis 359
Nuclei posteriores thalami 359
    Pulvinar 359
    Metathalamus 361
Epithalamus 364
    Nucleus habenulae 364
Subthalamus 365
Kerngebiete 365
    Zona incerta 365
    Kerne des Forelschen Haubenfeldes 365
    Nucleus subthalamicus 365
Faserbahnen 366
    Ansa lenticularis 366
    Tractus subthalamicus 366
    Fasciculus lenticularis 366
Literatur 366

12 Graue und weiße Substanz der Basalganglien und basaler Vorderhirnstrukturen 371
K. Zilles

Basalganglien 372
Lage der Basalganglien 372
Phylogenetische Entwicklungstendenzen und Allometrie 373
Corpus striatum 374
Globus pallidus 377
Claustrum 379
Basale Vorderhirnstrukturen 379
Literatur 380

13 Graue und weiße Substanz des Hirnmantels 381
K. Zilles

Gliederung des Hirnmantels 382
Phylogenese einzelner Hirnrindenabschnitte .. 382
Graue und weiße Substanz des Palaeocortex ... 384
Bulbus olfactorius 384
Regio retrobulbaris 386
Tuberculum olfactorium 388
Corpus amygdaloideum 391
Septum 395
Regio praepiriformis 398
Regio peripalaeocorticalis claustralis 399
Graue und weiße Substanz des Archipalliums .. 401
Hippocampus retrocommissuralis 401
Hippocampus supracommissuralis und Hippocampus praecommissuralis 410
Regio entorhinalis 410
Regio praesubicularis 412
Regio retrosplenialis 413
Regio cingularis 415
Allokortikale Einheiten unter funktionellen Gesichtspunkten 416
Isocortex 418
Der Isocortex als organische Basis geistiger Leistungen 418
Der Isocortex bei Wirbeltieren 418
Quantitative Aspekte des Isocortex des Menschen 422
Feinbau der Hirnrinde 422
    Methoden zur Darstellung der Schichtenstruktur des Isocortex 422
    Schichtengliederung des Isocortex 423
Allgemeine Gliederung des Isocortex ... 430
Areale des Isocortex 434
    Lobus frontalis 434
    Lobus parietalis 437
    Lobus occipitalis 441
    Lobus temporalis 452
    Sprachzentren 453
    Funktionelle Spezialisation und Morphologie des Cortex 455
    Nervenzellen des Isocortex 462
    Chemoarchitektonik des Isocortex 464
Die weiße Substanz und ihre großen Faserbahnen 465
    Projektionsbahnen 465
    Kommissurenfasern 466
    Assoziationsfasern 467
Literatur 467

14 Transmittersysteme im Zentralnervensystem 473
H. Leonhardt, B. Krisch und K. Zilles

Zentrales Acetylcholin-System 474
Zentrale Aminosäuren-Systeme 475
Glutamat- und Aspartat-System 475
γ-Aminobuttersäure-System 476
Glycin-System 476
Zentrale Systeme biogener Amine 477
Dopamin-System 477
Noradrenalin-System 478
Adrenalin-System 479
Serotonin-System 479
Histamin-System 481

Zentrale neuropeptiderge Systeme 481
Vasoaktives intestinales Polypeptid-System ... 482
Endogene Opioide und verwandte
  Neuropeptide 483
Neurotensin-System 485
Cholecystokinin-System 486
Substanz-P-System 488
Somatostatin-System 488
Luliberin-System 489
Thyroliberin-System 490
Corticoliberin-System 491
Vasopressin- und Oxytocin-System 491
Renin- und Angiotensin-System 492
Weitere Neuropeptid-Systeme 493
Literatur 494

15 Sinnesorgane 497
H. Leonhardt, P. Leuenberger, St. Kubik, G. Töndury und K. Zilles

Einleitung 498
H. Leonhardt

Hautdecke und Hautsinnesorgane 498
H. Leonhardt
Haut 499
  Oberhaut 500
  Lederhaut 504
  Unterhaut 505
  Gefäße der Hautdecke 505
Hautsinnesorgane und Nerven der Hautdecke .. 507
Hautanhangsorgane 511
  Hautdrüsen 511
  Haare 514
  Nägel 518

Organe der Tiefensensibilität 519
H. Leonhardt
  Muskelspindel 519
  Sehnenorgane 521

Organe der Eingeweidesensibilität 521
H. Leonhardt
  Nervengeflechte 521
  Lamellenkörperchen 521
  Glomusorgane 521

Geschmacksorgan 523
H. Leonhardt
  Geschmacksknospe 523
  Geschmacksleitung 524

Geruchsorgan 524
H. Leonhardt
  Organum vomeronasale 526

Sehorgan 527
P. Leuenberger, G. Töndury und K. Zilles
Augapfel 527
  Äußere Augenhaut 533
  Mittlere Augenhaut 538
  Innere Augenhaut 543
  Lichtbrechende Medien des Auges ... 557
Hilfs- und Schutzorgane des Auges 561
  Bewegungsapparat des Augapfels ... 561
  Schutzorgane des Auges 564

Hör- und Gleichgewichtsorgan 568
St. Kubik
Äußeres Ohr 569
  Ohrmuschel 569
  Äußerer Gehörgang 572
  Feinbau von Ohrmuschel und äußerem
    Gehörgang 576
  Trommelfell 577
Mittelohr 581
  Paukenhöhle 581
  Ohrtrompete 598
Innenohr 604
  Gleichgewichtsorgan 608
  Hörorgan 622

Literatur 646

Eigennamen in der Anatomie 652

Bildquellennachweis 656

Sachverzeichnis 657

Einleitung

H. Leonhardt und K. Zilles

Einleitung

Der Mensch ist offenbar durch mentale Leistungen, wie Lernen, Gedächtnis, Abstraktions- und Urteilsfähigkeit, Phantasie, Sprache qualitativ oder quantitativ vor anderen Lebewesen ausgezeichnet. Dabei spielt eine entscheidende Rolle, daß das menschliche Gehirn die durch Sinnesreize erzeugten Erregungen in weit übergreifenden integrativen Leistungen verarbeiten kann und fähig ist, unabhängig von unmittelbarer reflektorischer Reizbeantwortung Spontanaktivitäten im Rahmen der genetisch festgelegten Möglichkeiten zu erzeugen.

Grundsätzlich kennzeichnet die Fähigkeit zur Reizaufnahme, zur Verarbeitung (Integration) der durch den Reiz erzeugten Erregungen und zur Reizbeantwortung das Nervensystem aller Lebewesen und ist in primitiver Form auch den Einzellern zu eigen. Eine kurze vergleichende Betrachtung der verschiedenen Formen des Nervensystems im Tierreich zeigt, wie im engen Zusammenhang mit dem jeweiligen gesamten Organismus und seiner Lebensform sich ein entsprechendes Nervensystem entwickelt hat. Die Formen der Nervensysteme zeigen dabei eine Vielfalt, die das Gehirn und Rückenmark des Menschen einerseits als eine Realisationsmöglichkeit unter vielen, aber andererseits auch als eine besonders hoch differenzierte Konstruktion erscheinen läßt.

Die einfachsten Formen des Nervensystems bestehen aus einem ausgebildeten Netz von Nervenzellen und Nervenzellausläufern. Sie bilden ein diffuses Nervensystem, das sich radiär symmetrisch, z. B. bei Cnidariern (Nesseltiere, Hydra) intraepithelial im Ektoderm und Entoderm ausbreitet. Eine Konzentration von Nervengewebe findet man hier vor allem bei den frei beweglichen Medusen, weniger bei den mehr sessilen Polypen.

Oberhalb der Cnidaria hat der Körper nur noch eine Symmetrieebene (Bilateria). Hier konzentriert sich in zunehmendem Maße das Nervengewebe zu Strängen, die in der Körperlängsachse verlaufen und zumeist die Bilateralsymmetrie widerspiegeln. Gleichzeitig sammeln sich Sinnesorgane im rostralen Körperpol („Kopf"). Damit im Zusammenhang steht eine Anhäufung von Nervenzellen, die ein Gehirn bilden.

Den Chordatieren (Chordata) kommt typischerweise ein dorsal gelegenes Neuralrohr mit einem Zentralkanal zu, das sich im Laufe der Ontogenese aus der dorsalen Epidermis abfaltet und in die Tiefe verlagert wird. Ascidien (Seescheiden), die als niedere Chordaten bezeichnet werden können, vereinfachen entsprechend ihrer sessilen Lebensweise Nervensystem und Sinnesorgane. Als Larven, die sehr oft noch für kurze Zeit frei schwimmen, besitzen diese Tiere noch ein Gehirn mit Lumen und wandständigen Sinneszellen. Dieses wird im Laufe einer Metamorphose rückgebildet. Adulte Tiere haben ein kleines kompaktes Zerebralganglion, von dem einzelne Nervenfasern ausgehen.

Ein primitives Neuralrohr ist beim *Lanzettfischchen* (Branchiostoma, Amphioxus) ausgebildet. Das Neuralrohr enthält im gesamten Verlauf von Pigmentzellen umgebene Lichtsinneszellen. Sein rostraler Anteil weist einen etwas erweiterten Zentralkanal auf, enthält ventral einzelne sekretorische Zellen („Infundibularorgan") und Pigmentzellen, dorsal eine Gruppe größerer Zellen, deren Feinbau mit dem von Lichtrezeptorzellen übereinstimmt („Joseph-Zellen") sowie granulierte katecholaminhaltige Perikarya. Eine klare Abgrenzung dieses rostralen Anteils in Form eines Gehirns liegt aber nicht vor.

Das Zentralnervensystem der *Wirbeltiere* (Vertebrata) ist in drei Hauptabschnitte gegliedert, in Prosencephalon, Rhombencephalon und Rückenmark. Diese wiederum sind Körperregionen zugeordnet, in denen die Differenzierung bestimmter Organe (Sinnesorgane, Kiemendarm, segmentierte Rumpfwand) parallel zur Gliederung des Zentralnervensystems auftritt.

In der Entwicklung der *Säugetiere* erfahren die drei Teile des Zentralnervensystems Umwandlungen, die teils auf eine Spezialisierung bestimmter Sinnesorgane, teils auf die zunehmende Ausbildung und Vergrößerung des Hirnmantels zurückgehen; diese hat beim Menschen einen Gipfel erreicht. Die Stationen dieser Veränderungen erlauben es, von phylogenetisch alten und neuen Hirnteilen zu sprechen, am Beispiel des Hirnmantels vom *Palaeopallium*, *Archipallium* und vom *Neopallium*. Wo in diesem Buch von stammesgeschichtlichen Zusammenhängen die Rede ist, handelt es sich um die Phylogenese innerhalb der Vertebratenreihe, dabei vor allem um Vergleiche in der Insektivoren-Primaten-Reihe.

Anders als in der Phylogenese, in der zuerst ein diffuses Nervensystem ausgebildet wird, entsteht in der *Ontogenese* zuerst (und vor allen anderen Organanlagen) die Anlage des Zentralnervensystems in Form der Neuralplatte. Aus dieser Anlage und aus der sich gleichzeitig differenzierenden Neuralleiste geht dann auch das periphere Nervensystem hervor. Die Ontogenese des Nervensystems wird in einem entwicklungsgeschichtlichen Kapitel besprochen. Einleitend sei vorweggenommen, daß nicht nur der frühe Beginn der Entwicklung für das Nervensystem charakteristisch ist, sondern auch der frühe Abschluß der (anatomischen) Entwicklung. Die definitive Anzahl der Nervenzellen im Zentralnervensystem, schätzungsweise 10–20 Milliarden, ist zum Zeitpunkt der Geburt beim Menschen praktisch erreicht, eine noch bis zum 3.–4. Lebensjahr anhaltende Volumenzunahme des Gehirns geht hauptsächlich auf die Vergrößerung der Nervenzellen und ihrer Fortsätze sowie auf die Umhüllung zahlreicher Axone mit Markscheiden zurück. Eine Erneuerung von später zugrundegehenden Nervenzellen findet beim Menschen nach derzeitiger Kenntnis nicht statt.

Die vielfältigen Leistungen des Nervensystems werden letztlich von einer einzigen Zellart, den *Nervenzellen*, hervorgebracht, zu deren Funktion eine zweite Zellart, die *Gliazellen*, unerläßlich ist; Nerven- und Gliazellen bilden die Bauelemente des Nervensystems (s. Kap. 4). Der innere Formenreichtum des Nervensystems entsteht aus der Vielgestaltigkeit dieser beiden Zellarten und aus der Mannifaltigkeit ihrer Anordnungen und Verbindungen.

Literatur

Bullock, T. H., G. A. Horridge: Structure and Function in the Nervous System of Invertebrates. Freeman, San Francisco 1965

Bullock, T. H., R. Orkand, A. Grinell: Introduction to Nervous Systems. Freeman, San Francisco 1977

Ebbesson, S. O. E.: Comparative Neurology of the Telencephalon. Plenum Press, New York 1980

Edinger, L.: Einführung in die Lehre vom Bau und den Verrichtungen des Nervensystems. Vogel, Leipzig 1921

Hanström, B.: Vergleichende Anatomie des Nervensystems der wirbellosen Tiere unter Berücksichtigung seiner Funktion. Springer, Berlin 1928

Hodos, W.: Evolutionary interpretation of neural and behavioral studies of living vertebrates. In Schmitt, F. O.: Neurosciences. Second Study Program. The Rockefeller University Press, New York 1970 (pp. 26–38)

Nauta, W. J. H., H. J. Karten: A general profile of the vertebrate brain, with sidelights on the ancestry of cerebral cortex. In Schmitt, F. O.: Neurosciences. Second Study Program. The Rokkefeller University Press, New York 1970 (pp. 7–25)

Rehkämper, G.: Nervensysteme im Tierreich. Bau, Funktion und Entwicklung. UTB Quelle & Meyer, Wiesbaden 1986

Remane A., V. Storch, U. Welsch: Systematische Zoologie. Stämme des Tierreiches. Fischer, Stuttgart 1986

Romer, A. S.: Vergleichende Anatomie der Wirbeltiere, 3. Aufl. Parey, Berlin 1971

Sarnat, H. B., M. G. Netsky: Evolution of the Nervous System. Oxford University Press, London 1981

Scharrer, E.: Vom Bau und Leben des Gehirns. Springer, Berlin 1936

Thenius, E., H. Hofer: Stammesgeschichte der Säugetiere. Springer, Berlin 1960

Washburn, S. L., R. S. Harding: Evolution of primate behavior. In Schmitt, F. O.: Neurosciences. Second Study Program. The Rockefeller University Press, New York 1970 (pp. 39–49)

1
Wege zur Erforschung der Organisation des Nervensystems

H. Leonhardt

Makroskopische Methoden
Lichtmikroskopische Färbe- und Imprägnationsmethoden
Elektronenmikroskopische Methoden
Histochemische und zytochemische Methoden

Die Erforschung des Zentralnervensystems stößt auf größere methodische Schwierigkeiten als die der konsistenteren und nicht von Skelett umschlossenen Organe des Körpers.

BURDACH (1819) nennt das Gehirn „das unzugänglichste aller Organe"; dagegen läßt sich das periphere Nervensystem – wenigstens in groben Zügen – technisch einfacher freilegen. So ist es verständlich, daß wir in Werken des Mittelalters grobschematischen, uns Heutigen roh erscheinenden bildlichen Darstellungen des Zentralnervensystems begegnen, die überdies ein besonderes spekulatives Interesse der Autoren an den später als Ventrikel bezeichneten „Cellulae" im Innern des Gehirns, und nicht an seiner Substanz verraten; die Cellulae galten als Wohnsitz der Seele und des Geistes.

Erste Abbildungen des Nervensystems, hinter denen offenkundig Untersuchungen am Objekt stehen, findet man bei LEONARDO DA VINCI (1452–1519), BERENGARIUS DA CARPI (1460–1530) und vor allem bei ANDREAS VESALIUS (1514–1564) und BARTHOLOMEO EUSTACHIO (1520–1574), der auch die Hirnnerven und den Sympathicus in einer Form wiedergibt, die ein Naturstudium verrät. Die Forscher späterer Jahrhunderte, besonders THOMAS WILLIS (1622–1675), wandten ihr Augenmerk immer mehr der Oberfläche und den die Ventrikel umgebenden Strukturen des Gehirns zu, ferner den Blutgefäßen des Zentralnervensystems, die durch Injektionen farbiger Massen deutlich hervorgehoben wurden. Eine verläßliche makroskopische Anatomie des Nervensystems entstand aber erst zu Ende des 18. und im Laufe des 19. Jahrhunderts. Die Einführung von härtenden Konservierungsmitteln, besonders des Formalins, in die Präparationstechnik machte es möglich, alle Einzelheiten der Form und der Architektur des Zentralnervensystems frei von dem Zeitdruck, der sich aus der Verweslichkeit des Organs für die Forscher früherer Zeiten ergab, zu untersuchen und im Bilde festzuhalten.

Makroskopische Methoden

Die heute wichtigsten makroskopischen Techniken zur Erforschung der Hirnstrukturen sind die *Faserpräparation* und der *makroskopische Hirnschnitt*. Das von KLINGLER (LUDWIG u. KLINGLER 1956) zur Meisterschaft entwickelte Verfahren der Präparation durchgefrorener fixierter Gehirne mit Uhrmacherpinzette und Spatel erlaubt es, die beiden makroskopisch hauptsächlich unterscheidbaren Strukturen, die nervenzellreiche graue Substanz und die weiße Fasersubstanz, herauszumodellieren und so ihr räumliches Verhalten bis in den Lupenbereich sichtbar zu machen. Der Hirnschnitt zeigt dagegen die Verteilung von grauer und weißer Substanz in einer Ebene. Mit Hilfe großer Hirnschnittmikrotome gelingt es, dünne Schnitte, wie sie zur Mikroskopie verwendet werden, durch das ganze Gehirn zu legen. Nach histologischer Zellfärbung tritt die Verteilung der grauen Substanz, nach Markscheidenfärbung die der weißen Substanz auch makroskopisch hervor. In derartigen Schnitten kann die Struktur bis in den mikroskopischen Bereich untersucht werden. Den Neuroanatomen und Neurophysiologen sowie den Neurochirurgen stehen heute Atlanten zur Verfügung, mit deren Hilfe sie sich anhand photographischer Wiedergaben von makroskopischen oder schwach vergrößerten Schnittpräparaten über die Architektur des Gehirns orientieren können. Die für das Verständnis der Funktion des Zentralnervensystems gleichfalls wichtige Gefäßarchitektonik kann makroskopisch und mit der Lupe an dem durch Tusche- oder Kunststoffinjektion darstellbaren Gefäßbaum untersucht werden.

Auch die Entwicklung *klinischer Untersuchungsmethoden* trägt zur Bereicherung der makroskopischen Kenntnisse vom Bau des Zentralnervensystems bei. Gröbere neuroanatomische Sachverhalte lassen sich durch *Röntgenaufnahmen* veranschaulichen. Durch Einbringen von Luft, von Kontrastmitteln oder von radioaktiven Substanzen kann man die Binnenräume des Gehirns (Ventrikulographie) einschließlich der äußeren Liquorräume (Pneumenzephalographie), die Gestalt des Rückenmarks (Myelographie) und die Blutgefäße (Angiographie) beim Lebenden darstellen. Besonders rasch hat sich in den letzten Jahren das für den Patienten schonende Verfahren der *Computertomographie* durchgesetzt, das ohne invasive Methoden, wie Injektion von Kontrastmittel oder Luft, beim Lebenden sehr präzise Informationen über Größen- und Lageänderungen von Ventrikeln und Hirnsubstanz liefert. Auf Ergebnisse dieser Verfahren, die in der klinischen Diagnostik unentbehrlich geworden sind, wird jeweils in den entsprechenden Kapiteln eingegangen. Die *Kernspin-Resonanz-Tomographie* stellt als neueste Entwicklung eine weitere Verbesserung bildgebender Verfahren zur Untersuchung des Zentralnervensystems beim Lebenden dar.

Lichtmikroskopische Färbe- und Imprägnationsmethoden

Die lichtmikroskopischen Methoden zur Erforschung der Strukturen des Nervensystems sind zahlreich, sie gehören nach wie vor zum Rüstzeug des Neuroanatomen und Neuropathologen. Unentbehrlich sind dabei die speziell für das Nervensystem entwickelten „klassischen" Färbungen und Imprägnationsmethoden. Mit ihrer Hilfe lassen sich, entsprechend der makroskopischen Unterscheidung von grauer und weißer Substanz, vorwiegend Zell- oder Faserbilder gewinnen.

Auf FRANZ NISSL (1860–1919) geht ein Verfahren zur Darstellung des in Nervenzellen stark entwickelten Ergastoplasmas, der „Nissl-Substanz", mittels basischer Farbstoffe zurück. Das „Nissl-Bild" erlaubt es, eine Typeneinteilung der Nervenzellen vorzunehmen und deren räumliche Verteilung, die Zellarchitektonik (Zytoarchitektonik) einzelner Teile der grauen Substanz, sichtbar zu machen. Durch histochemische Verfahren können natürlicherweise im Neuron vorkommende Substanzen wie Eisen, Pigmente, Zink oder Enzyme nachgewiesen werden und so die Informationen, die aus den klassischen zytoarchitektonischen Präparaten gewonnen wurden, durch die Darstellung anderer neuronaler Bestandteile ergänzt werden.

Die vollständige Gestalt einzelner Nervenzellen wird mit einer von CAMILLO GOLGI (1844–1926) erfundenen Methode sichtbar gemacht. Die *Golgi-Methode* ist ein Imprägnationsverfahren, das prachtvolle dunkelbraune bis schwarze Silhouetten der Nervenzellen auf gelbem Grund an mikroskopischen Schnitten durch Gewebe von Gehirn, Rückenmark und Ganglien hervorzaubert. Die Schwärzung der Nervenzelle, die deren Konturen bis zu den feinsten Fortsätzen und Synapsen, den Kontakten mit anderen Nervenzellen, erfaßt, beruht wahrscheinlich auf der Bildung einer Lipoprotein-Chromsilber-Verbindung im Cytoplasma, von der die Zelle vollständig ausgefüllt wird. Die mitunter beklagte Launenhaftigkeit der Golgi-Methode ist zugleich ihre Stärke: da in der Regel nur ein Bruchteil der Neurone in einer Gewebsprobe imprägniert wird, kann man ihre gestaltlichen Eigentümlichkeiten und ihr räumliches Verhalten klar erkennen; eine Schwärzung der Mehrzahl oder gar aller Zellen würde ein unentwirrbares Bild erzeugen. Die Auswahl der dargestellten Nervenzellen ist aber keine zufällige Stichprobe, da einzelne Zelltypen häufiger dargestellt werden als andere. Die Bedeutung des Golgi-Verfahrens beruht also auf der jeweils vollständigen Erfassung der Form einzelner Zellen mit allen ihren Fortsätzen und ihren Kontakten mit anderen Neuronen.

Auch die für die Nervenzellen charakteristischen fädigen Binnenstrukturen, die Neurofibrillen, werden durch Metallimprägnationen klar hervorgehoben (RAMON Y CAJAL, 1852–1934; u. a.). Den Imprägnationsverfahren, an deren Entwicklung sich vor allem die spanische Histologenschule in den ersten Jahrzehnten des 20. Jahrhunderts beteiligte, verdanken wir viele „Verschaltungsbilder" der verschiedenen Abschnitte des Nervensystems, die eine Grundlage für neurophysiologische Untersuchungen abgeben.

Zu den lichtmikroskopischen Methoden der Nervenzelldarstellung rechnete vor Jahren auch die *Chromalaun-Hämatoxylin-Färbung*. Die Färbung ist nicht spezifisch, sie stellt Nervenzellen dar, die besonders reichlich Polypeptidhormone mit Disulfidbrücken bilden (neurosekretorische Nervenzellen). Die Methode ist durch immunhistochemische Verfahren entbehrlich geworden.

Die *Anfärbung der Markscheiden*, mit denen die langen Fortsätze der Nervenzellen, die Neuriten, größtenteils Nervenfasern bilden, ermöglicht es, viele Fasersysteme lichtmikroskopisch hervorzuheben. Die gebräuchlichsten Markscheidenfärbungen gehen auf eine von CARL WEIGERT (1845–1904) entwickelte modifizierte Hämatoxylinfärbung zurück. Die Markscheiden stechen in blauschwarzer Farbe hervor, während die markscheidenfreie Substanz (graue Substanz) hellgelb getönt ist. Das Markscheidenbild zeigt die Myeloarchitektonik eines Hirnareals, die sich ergänzend neben das Bild der Zytoarchitektonik stellen läßt. Dank der Markscheidenfärbung ist es gelungen, den zeitlichen Ablauf der Reifung von Fasersystemen im Gehirn und Rückenmark zu erfassen. Aufschlußreich ist die Markscheidenfärbung außerdem insofern, als degenerierte Fasersysteme nicht angefärbt werden und sich infolgedessen im Schnittbild als helle Areale von ihrer mit Hämatoxylin gefärbten Umgebung abheben. Damit ist zugleich gesagt, daß das Studium der Entmarkungskrankheiten des Zentralnervensystems wesentlich dazu beiträgt, unsere Vorstellungen vom Verlauf nervöser Bahnsysteme zu bereichern. (Nachweis degenerierender Fasersysteme s. S. 79.) Mit Hilfe der Untersuchung degenerierender Fasern können Aufschlüsse über die Zugehörigkeit von Fasersystemen zu den Systemen der grauen Substanz gewonnen werden. Dieses Verhalten des Nervengewebes wurde in der von GUDDEN schon im letzten Jahrhundert entwickelten Methode der operativen Durchschneidung von Nerven und Faserbahn sowie der experimentellen Zerstörung von Nervengewebe ausgenutzt, um die Ursprungs- und Projektionsorte von Faserbahnen und Nervenzellansammlungen zu studieren (s. S. 79).

Zu den immer häufiger verwendeten *histochemischen Methoden* zum Studium neuronaler Verbindungen gehört der Nachweis des in periphere oder zentrale neuronale Strukturen injizierten Enzyms *Meerrettich-Peroxidase* (horseradish-peroxidase, HRP) im Perikaryon, nachdem es von den axonalen Verzweigungen am Injektionsort aufgenommen und im retrograden axonalen Transportsystem des Neurons zum dazugehörigen Perikaryon transportiert worden ist. Mit der HRP-Methode können auch die von einer Gruppe von Nervenzellkörpern ausgehenden Projektionen erfaßt werden, da das Enzym auch vom Perikaryon aufgenommen werden kann und dann im anterograden Transport in die Peripherie gelangt. Auch diese Methode ist inzwischen in Licht- und Elektronenmikroskopie anwendbar und verdrängt immer mehr die klassischen Methoden der Durchschneidungsexperimente. Der Einsatz von radioaktiv markierten Aminosäuren (z. B. ^{3}H-Prolin, ^{3}H-Leucin) stellt eine weitere wichtige Ergänzung dieser Untersuchungsmethoden dar, da nach Einbau dieser Substanzen in größere Moleküle retrograder und/oder anterograder Transport stattfindet. Durch Autoradiographie kann dann die topographische Verteilung dieser Substanzen nachgewiesen werden. In letzter Zeit hat auch die Anwendung von Lectinen und Fluoreszenzfarbstoffen eine große Bedeutung für die Aufklärung von Projektionsbahnen im Zentralnervensystem erlangt.

Außer den Nervenzellen ist noch eine zweite Zellart, die Glia, am Aufbau des Nervensystems beteiligt. Wie für die Darstellung der Nervenzellen, so wurde auch für die *Gliazellen* eine Reihe von Imprägnationsmethoden entwickelt, die deren Formenmannigfaltigkeit enthüllen. Hervorgehoben seien die *Goldsublimat-* und *Chrom-Formol-Silbermethode* von RAMON Y CAJAL, ferner die verschiedenen *Silbercarbonatmethoden* seines Schülers DEL RIO HORTEGA, dem es gelang, drei Gliazellarten jeweils elektiv darzustellen. Ferner stehen modifizierte Hämatoxylinfärbungen zur Verfügung, die sog. Gliafasern (s. S. 86) tingieren. Besonders verbreitet ist die Färbung der Gliafasern mit Kristallviolett nach HOLZER; sie verdeutlicht dem Neuropathologen das Ausmaß von Gewebsuntergängen bei Systemerkrankungen, da an die Stelle zugrundegegangener Neurone ein immer dichter werdendes Filzwerk aus Faserglia tritt (Glianarben). Auch diese Methode wird zunehmend von immunhistochemischen Verfahren der Gliafibrillen-Darstellung abgelöst. Da die verschiedenen Typen von Gliazellen nicht gleichmäßig im Nervensystem verteilt sind, ergibt sich das Bild einer Gliaarchitektonik.

In zunehmendem Maße werden quantitative Methoden zur Auswertung von histologischen Schnittpräparaten bzw. Mikrophotogrammen und elektronenmikroskopischen Aufnahmen herangezogen. Es handelt sich dabei um Zellzählungen, um Bestimmungen der Packungsdichte der Zellen in einem bestimmten Volumen, um die Ermittlung der Volumina unterschiedlicher Strukturen pro Volumeneinheit nervösen Gewebes, die Bestimmung der Volumina von Kerngebieten, Rindenarealen, der Perikarya und der Größe von intrazellulären Partikeln sowie um zahlreiche weitere Untersuchungen.

Elektronenmikroskopische Methoden

Die Untersuchungen mit konventionellen *elektronenmikroskopischen Verfahren* am kontrastierten Dünnschnitt sind für die Analyse der Strukturen und Lebensvorgänge des Nervengewebes unverzichtbare Voraussetzung. Zahlreiche Fragen grundsätzlicher Art, die in der Zeit vor der Entwicklung des Elektronenmikroskops Anlaß zu äußerst heftigen wissenschaftlichen Kontroversen waren, z. B. die Frage, ob das Nervengewebe einen Zellverband oder ein Synzytium darstelle, konnten elektronenmikroskopisch in kurzer Zeit eindeutig geklärt werden. Im Elektronenmikroskop werden kurzwellige Elektronenstrahlen durch magnetische oder elektrostatische Felder, die als „Linsen" wirken, abgelenkt, so daß ein dem Lichtmikroskop vergleichbarer Strahlengang entsteht. Der Strahlengang muß wegen der geringen Durchdringungsfähigkeit des Elektronenstrahls im Hochvakuum verlaufen, das Präparat in der Regel unter 0,1 μm dünn sein. Das Elektronenmikroskop bringt maximal eine 1,5millionenfache Vergrößerung. Aus zahlreichen Erkenntnissen, die das Elektronenmikroskop speziell am Nervengewebe vermittelte, seien der feinstrukturelle Aufbau der Zellmembranen, der erregungsübertragenden Strukturen zwischen Nervenzellen (Synapsen), der Markscheiden, des (lichtmikroskopisch nahezu strukturlosen) Raumes zwischen Nerven- und Gliazellen (Neuropil) hervorgehoben. Die Kenntnisse werden ergänzt durch solche über den allgemeinen Aufbau von Zellen.

Elektronenmikroskopisch werden auch die mit der *Gefrierbruchmethode* hergestellten Abdrucke untersucht. Das lebensfrisch entnommene Präparat wird unter Umgehung von Eiskristallbildung rasch auf −150°C gefroren und dann im Hochvakuum „aufgebrochen" und „gefriergetrocknet". Von der Bruchfläche wird durch Platin-Kohle-Bedampfung ein Abdruck hergestellt. Da beim Aufbrechen des Gewebes hauptsächlich Membranen von Zellen und Zellorganellen freigelegt und aufgebrochen werden, eignet sich die Methode besonders für die Untersuchung der für die Funktion des Nervengewebes wichtigen Membrankontakte.

Auch die *Elektronenrastermikroskopie* (Scanning-Verfahren) findet bei Untersuchungen am Nervensystem, besonders an seinen inneren und äußeren Oberflächen, breite Anwendung. Die genaue Kenntnis über die Verteilung der Kinozilien auf den Oberflächen der die Hirnventrikel auskleidenden Ependymzellen ist u. a. dieser Methode zu verdanken.

Mehrere, in der Lichtmikroskopie angewandte histochemische Verfahren lassen sich auch direkt oder durch entsprechende Koppelung mit elektronendichten Substanzen in der Elektronenmikroskopie (Zytochemie) anwenden.

Histochemische und zytochemische Methoden

Die Methoden der Histochemie und Zytochemie eignen sich hervorragend für Untersuchungen zellbiologischer Vorgänge und deren biochemische Voraussetzungen sowie für die biochemische Identifizierung bestimmter Stoffe. Derartige Untersuchungen werden häufig auf interdisziplinärer Basis vorgenommen, wobei Morphologen, Biochemiker und Physiologen vorteilhaft zusammenarbeiten. Von *Histochemie* spricht man, wenn die Untersuchungen lichtmikroskopisch, von *Zytochemie,* wenn sie elektronenmikroskopisch durchgeführt werden. In beiden Fällen werden zumeist chemische oder immunchemische, im Reagenzglasversuch bekannte Nachweise auf das Gewebe übertragen.

Der Weg zu einer *Chemoarchitektonik* des Nervensystems wurde mit der Feststellung beschritten, daß bestimmte Kerngebiete im Gehirn eine positive Eisenreaktion geben, während sich andere zytoarchitektonische Areale durch Reichtum an Zink auszeichnen. Bei den komplizierteren, aber zahlreichen Enzymnachweisen wird dem Gewebe ein Stoff (Substrat) angeboten, den das erwartete Enzym umsetzt. Das Produkt der Umsetzung kann mikroskopisch sichtbar sein oder durch weitere Reaktionen sichtbar gemacht werden. Die Ergebnisse der Enzymuntersuchungen zeigen, daß verschiedene Enzyme unterschiedlich im Gehirn und Rückenmark verteilt sind und lassen zugleich Rückschlüsse auf unterschiedliche Stoffwechselabläufe in diesen Regionen zu. Durch *Enzymnachweise* kann indirekt auch auf die Art des Stoffes (Transmitter) geschlossen werden, der an einer Kontaktstelle zwischen zwei Nervenzellen die Erregung zwischen diesen überträgt (s. Synapse, S. 65); wird z. B. das Acetylcholin synthetisierende Enzym Cholinacetyltransferase nachgewiesen, so wird hieraus auf die Anwesenheit des Überträgerstoffes Acetylcholin geschlossen.

Bei der *Autoradiographie* wird ein mit einem radioaktiven Isotop versehener Stoff in den Körper verbracht, z. B. eine Aminosäure, die bei den zu untersuchenden zellbiologischen Vorgängen in Nervenzellen oder Gliazellen zur Synthese verwandt wird. Die Anwesenheit des radioaktiven Stoffes wird dann durch Überschichten des Präparates mit einem strahlenempfindlichen Film und Entwicklung des Präparates mit dem anhaftenden Film nachgewiesen. In diesem entstehen durch die Strahlenwirkung und die photographische Entwicklung Silberkörnchen, deren Lage im Gewebe am nachträglich gefärbten Schnitt bestimmt werden kann; auch elektronenmikroskopische Autoradiographie ist möglich. Die Untersuchung in verschiedenen Zeiträumen gibt Einblick in die Dynamik solcher Synthesen. So konnte z. B. auf diesem Wege gezeigt werden, daß die Membranen der Rezeptorfortsätze der Netzhautstäbchen des Auges in etwa 10 Tagen von proximal nach distal erneuert werden. Auch Probleme der Stoffverteilung und des Stofftransportes im Zentralnervensystem und seinen Zellen können mit dieser Methode untersucht werden. Ein besonders erfolgreiches Anwendungsgebiet für autoradiographische Untersuchungen ist das Studium der Verbindungen zwischen verschiedenen Kerngebieten oder zwischen Kerngebieten und ihrer Peripherie, da der Transport der markierten Substanz in bestimmten Fällen auch über das erste Neuron hinaus, also transsynaptisch (transneuronal) stattfindet.

Für histochemische Methoden, die auf die Identifizierung von Stoffen, speziell von Überträgerstoffen (Transmitter, s. Synapse, S. 73), abzielen, war die Entdeckung von FALCK u. HILLARP (1962) entscheidend, daß Katecholamine (Dopamin, Adrenalin, Noradrenalin) und 5-Hydroxytryptamin (Serotonin) am formolfixierten Gewebe mit Hilfe der *Fluoreszenzmikroskopie* nachgewiesen werden können; diese Methode zeichnet sich durch besondere Empfindlichkeit und hohe Spezifität aus. Je nach ihrem Gehalt an einem der Monoamine leuchten die Neurone in grüner bis gelbgrüner (Katecholamine) oder gelber Farbe (Serotonin) auf. Auch Tryptamin und Histamin sind fluoreszenzmikroskopisch erfaßbar. Eine Objektivierung der unterschiedlichen Farbwerte ermöglicht die Spektralanalyse (Mikrospektrofluorometrie), durch die man den verschiedenen Monoaminen entsprechenden Emissionsgipfel im Emissionsfeld des Spektrums ermitteln kann.

Sehr spezifische Verfahren zur Identifizierung von Stoffen sind die *immunhistochemischen* und *immunzytochemischen Methoden*, bei denen immunbiologische Erkenntnisse zur Identifizierung und Lokalisation bestimmter Proteine und anderer antigen wirkender Stoffe verwandt werden. Hierzu injiziert man den gereinigten Stoff (Antigen), dessen Lokalisation angestrebt wird, dem Vertreter einer anderen Tierart. Der hiernach von diesem erzeugte Antikörper wird aus dem Blut gewonnen und über den zu untersuchenden Gewebsschnitt des Tieres geschichtet, von dem das Antigen stammt. Der Antikörper bildet mit allen im Schnitt vorhandenen antigenen Strukturen Antigen-Antikörper-Verbindungen. Diese können dadurch sichtbar gemacht werden, daß an sie ein lichtmikroskopisch oder elektronenmikroskopisch sichtbarer Stoff angekoppelt wird. Je nach Art des angekoppelten Stoffes ist ein fluoreszenzmikroskopischer, lichtmikroskopisch-färberischer oder elektronenmikroskopischer Nachweis möglich. Mit Hilfe dieses Verfahrens werden z. B. Überträgersubstanzen (Transmitter) im Gehirn, Filamente in Gliazellen, Enzyme an Synapsen nachgewiesen.

Über weitere, in der Neuroanatomie gebräuchliche Methoden, die einen mehr begrenzten Anwendungsbereich haben, wird in den entsprechenden Kapiteln berichtet.

Literatur

Adams, C. W.: Neurohistochemistry. Elsevier, Amsterdam 1965

Bielschowsky, M.: Allgemeine Histologie und Histopathologie des Nervensystems. In Bumke, O., O. Foerster: Handbuch der Neurologie, Bd. I. Springer, Berlin 1935 (S. 35–226)

Björklund, A., B. Falck, U. Stenevi: Microspectrofluorometric characterization of monoamines in the central nervous system: Evidence for a new neuronal monoamine-like compound. Prog. Brain Res. 34 (1971) 63

Braak, H.: Eine ausführliche Beschreibung pigmentarchitektonischer Arbeitsverfahren. Mikroskopie 34 (1978) 215–221

Bradley, P. B.: Methods in Brain Research. Wiley, Chichester 1975

Cowan, W. M., M. Cuénod: The Use of Axonal Transport for Studies of Neuronal Connectivity. Elsevier-North Holland-Excerpta Medica Amsterdam 1975

Falck, B., N.-Å Hillarp, G. Thieme, A. Torp: Fluorescence of catecholamines and related compounds condensed with formaldehyde. J. Histochem. Cytochem. 10 (1962) 348–354

Forssmann, W. G., Chr. Heym: Techniques in Neuroanatomical Research. Springer, Berlin 1981

Golgi, C.: Untersuchungen über den feineren Bau des centralen und peripherischen Nervensystem. Fischer, Jena 1894

Haug, H.: Stereological methods in the analysis of neuronal parameters in the central nervous system. J. Microsc. 95 (1982) 165–180

Kater, St. B., Ch. Nicholson: Intracellular Staining in Neurobiology. Springer, Berlin 1973

Kretschmann, H.-J., F. Wingert: Computeranwendungen bei Wachstumsproblemen in Biologie und Medizin. Springer, Berlin 1971

Lahue, R.: Methods in Neurobiology, vol. I and II. Plenum Press, New York 1981

Ludwig, E., J. Klingler: Atlas cerebri humani. Karger, Basel 1956

Marks, N., R. Rodnight: Research Methods in Neurochemistry, vol. I–III. Plenum Press, New York, 1975

Nauta, W. J. H., S. O. E. Ebbesson: Contemporary Research Methods in Neuroanatomy. Springer, Berlin 1970

Nissl, F.: Experimentalergebnisse zur Frage der Hirnrindenschichtung. Mschr. Psychiat. Neurol. 23 (1908) 186–188

Pearse, A. G. E.: Histochemistry, Theoretical and Applied, vol. I, 4th ed. Churchill-Livingstone, Edinburgh 1980

Rogers, A. W.: Techniques of Autoradiography, 3rd ed. Elsevier-North Holland-Excerpta Medica, Amsterdam 1979

Romeis, B.: Mikroskopische Technik, 16. Aufl. Oldenbourg, München 1968

Schleicher, A., K. Zilles, A. Wree: A quantitative approach to cytoarchitectonics: Software and hardware aspects of a system for evaluation and analysis of structural inhomogeneities in nervous tissue. J. Neurosci. Meth. 18 (1986) 221–235

Shipley, R. A., R. E. Clark: Tracer Methods for in Vivo Kinetics: Theory and Applications. Academic Press, New York 1972

Sternberger, L. A.: Immunocytochemistry, 2nd ed. Wiley, New York 1979

Thaer, A. A., M. Sernetz: Fluorescence Techniques in Cell Biology. Springer, Berlin 1973

Usdin, E., S. H. Snyder: Frontiers in Catecholamine Research. Pergamon Press, Oxford 1973

Witte, P. U., H. Matthaei: Mikrochemische Methoden für neurobiologische Untersuchungen. Springer, Berlin 1980

2
Entwicklung des Nervensystems

G. Töndury und K. Zilles

Primitiventwicklung
Histogenese
Neuralleiste und Neuralleistenderivate
Verbindungen des Neuralrohres mit der Peripherie
Synaptogenese
Wachstum des Zentralnervensystems

Primitiventwicklung

Das Nervensystem, *Gehirn, Rückenmark* und *periphere Nerven*, ist ektodermalen Ursprungs. Seine Anlage, die *Neuralplatte*, erscheint als erste Organanlage in der Keimscheibe des Embryos im späten Präsomitenstadium, 16–17 Tage nach der Konzeption. Die Neuralplatte ist von der Chordaplatte und dem paraxialen Mesoderm unterlagert; ihr vorderes Ende liegt in Höhe der Rachenmembran, ihr hinteres Ende reicht bis zum Primitivknoten (Abb. 2.**1**). Ihre vorderen zwei Drittel sind breit und stellen das Primordium der Gehirn- und Augenanlage dar, das schmale hintere Drittel liefert den Halsteil des späteren Rückenmarks. Hirn- und Rückenmarksplatte gehen ohne scharfe Grenze ineinander über. Sie senken sich als Rinne, Neuralrinne, ein, schließen sich zum Rohr, *Neuralrohr*, und lösen sich von der Epidermis ab.

Der Übergang der Neuralplatte in die einschichtige Epidermisanlage ist scharf markiert (Abb. 2.**2**, menschlicher Keim, 21. Tag, 5 Somiten). Die über der Chordaplatte gelegene Partie wird zur Bodenplatte, die von den Somiten flankierten Teile liefern die Seitenplatten des Nervenrohrs. Der Neuralrohrschluß beginnt in Höhe des 4. Somiten und schreitet kranial und kaudal fort. Im 10-Somiten-Stadium (23. Tag) erreicht er den hinteren Rand des 10. Somiten, während die vorderen Teile der Gehirnanlage noch weit offen sind. Im 18-25-Somiten-Stadium ist das Rohr bis auf die beiden *Neuropori anterior* und *posterior* geschlossen. Der Neuroporus anterior schließt sich um den 25. (13–20 Somiten), der Neuroporus posterior am 27. Tag (21–29 Somiten). Das Neuralrohr umschließt jetzt einen Hohlraum, aus dem das spätere Ventrikelsystem entsteht. Der Hohlraum enthält von den Zellen der Ventrikelwand produzierte Flüssigkeit.

Wie aus Rekonstruktionen hervorgeht, sind an der Gehirnanlage bereits vor Schluß des Neuralrohres zwei, später drei Wachstumszentren nachweisbar, die als Verbreiterungen erscheinen und durch schwache Einschnürungen voneinander abgegrenzt sind. Es handelt sich zunächst um die Anlagen des *Prosencephalons* und des *Rhombencephalons*, zwischen denen sich sekundär ein *Mesencephalon* entwickelt.

Der Begriff „Mesencephalon" sollte bei Säugern und somit auch beim Menschen als selbständiges entwicklungsgeschichtliches Glied der Hirnanlage nicht verwendet werden, da den drei entwicklungsgeschichtlich abgrenzbaren Körperregionen – Vorderkopf mit Auge und Nase, Kiemenbogenregion und Rumpfregion – drei Bereiche des Zentralnervensystems, *Prosencephalon, Rhombencephalon* und *Medulla spinalis*, zuzuordnen sind. Das Rhombencephalon bildet eine genetische, strukturelle und funktionelle Einheit, die in der **Scheitelbeuge** direkt in das Prosencephalon übergeht (Abb. 2.**4**). Die Bezeichnung „Mesencephalon" wird in der folgenden Darstellung rein deskriptiv-topographisch verwendet.

Das Rhombencephalon setzt sich unter Bildung einer ventralen Krümmung, der **Nackenbeuge,** in das Rückenmark fort (Abb. 2.**4**). Es besitzt ein dünnes epitheliales Dach, das die Anlage des vierten Ventrikels abschließt; in seinem vorderen Teil ist die Ventrikellichtung etwas eingeengt, *Isthmus rhombencephali*. Der Übergang in das Prosencephalon ist durch eine zweite, ebenfalls ventral gerichtete Abknickung, die **Plica encephali ventralis,** markiert. Das Prosencephalon selbst ist kaudal gerichtet und berührt mit seinem vorderen Pol beinahe den prominenten Herzwulst. Als neue Anlagen entstehen im Dach des Rhombencephalons das Tectum (Lamina quadrigemina) und das Cerebellum. Der hintere Teil des Daches bleibt epithelial.

Die weitere Entwicklung des Hirnrohres geht aus Abb. 2.**5** hervor: Die Nackenbeuge ist ausgeprägter als in Abb. 2.**4**, an der Basis hat sich eine neue, ventralkonvexe Krümmung, die **Brückenbeuge,** gebildet, Tectum und Kleinhirnanlage sind deutlicher geworden. Das Prosencephalon gliedert sich in das Di- und das Telencephalon, das den terminalen Abschnitt des Hirnrohres bildet. Hier bleibt die Hirnwand epithelial und wird zur *Lamina terminalis*, zum rostralen Abschluß des prospektiven dritten Ventrikels. Die paarigen Hemisphärenbläschen entstehen als seitliche

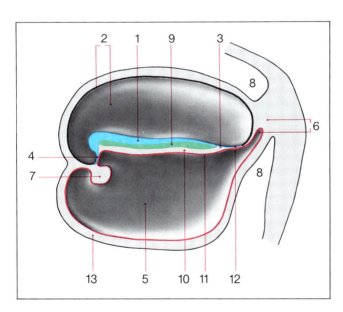

Abb. 2.**1 Schematischer Längsschnitt durch einen menschlichen Embryo von 7 Somiten.**
1 Ektoderm mit Neuralplatte
2 Amnionepithel mit Amnionhöhle
3 Primitivknoten
4 Rachenmembran
5 Dottersack
6 Allantois mit Haftstiel
7 Herzanlage und Perikardhöhle
8 extraembryonales Zölom
9 Chorda dorsalis
10 intraembryonales Mesenchym
11 Entoderm
12 Kloakenmembran
13 extraembryonales Mesenchym

Histogenese 13

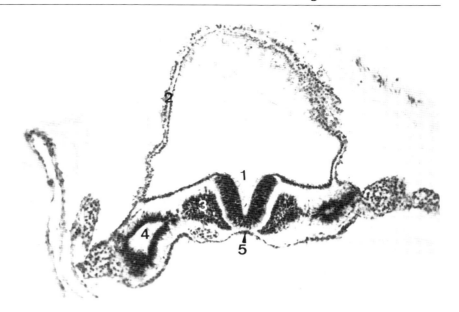

Abb. 2.**2** **Querschnitt durch die Keimscheibe eines menschlichen Embryos mit 5 Somiten.**
1 Neuralrinne
2 Amnion
3 Somit
4 Seitenplatte mit Zölom
5 Chordaplatte eingeschaltet im Dottersackepithel

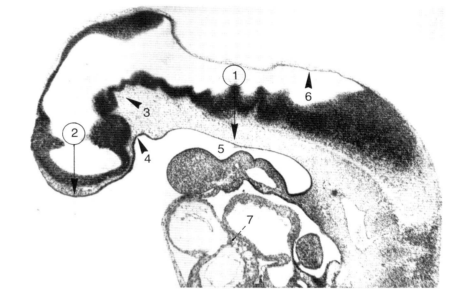

Abb. 2.**3** **Längsschnitt durch das Hirnrohr eines Embryos von 4,5 mm SSL.**
1 Rhombencephalon
2 Prosencephalon
3 Plica encephali ventralis
4 Rathkesche Tasche
5 Mundhöhle
6 Epitheliales Dach des vierten Ventrikels
7 Anschnitte durch die Herzanlage

Ausstülpungen und fassen das Gebiet der Lamina terminalis zwischen sich. Diese bildet die einzige Verbindung zwischen den beiden Hemisphären und wird in ihrem dorsalen Abschnitt zur *Kommissurenplatte*.
Die weitere *Morphogenese* wird in den Kapiteln über die einzelnen Hirnteile besprochen. Im folgenden steht die *Histogenese* des Nervensystems im Mittelpunkt der Betrachtung.

Histogenese

Neuralrohr

Die Wand des primitiven Neuralrohrs, die die spaltenförmige, sagittal gestellte Ventrikellichtung umgibt, besteht aus den beiden zellkernreichen *Seitenplatten*, die ventral durch die *Boden-* und dorsal durch die *Deckplatte* miteinander verbunden sind (Abb. 2.**6**, menschlicher Embryo, 2,5 mm). Die Außenseite des Neuralrohres ist von einer *Basalmembran* überzogen. An der inneren, ventrikulären Oberfläche des Neuralrohrs bilden die Zellen eine durchgehende Reihe von Zellkontakten aus, die im histologischen Schnittbild den Eindruck einer Membran hervorrufen und insgesamt als *Membrana limitans interna* bezeichnet werden. Auch an der äußeren Oberfläche ist eine vergleichbare, wenn auch weniger prägnante Kontaktreihe ausgebildet, die *Membrana limitans externa*.

Die *Membrana limitans interna* des Neuralrohrs kann daher mit der Membrana limitans externa der Retina beim Adulten verglichen werden, da auch hier keine eigentliche Membran vorliegt, sondern Zellkontakte in einer Reihe nebeneinander angeordnet sind. Als *Membrana limitans externa* wird von manchen Autoren auch die Basallamina bezeichnet.

Ein besonderes Charakteristikum des embryonalen Neuralrohres ist die Konzentration von Zellteilungsfiguren um die Ventrikellichtung (Abb. 2.**7**).

2 Entwicklung des Nervensystems

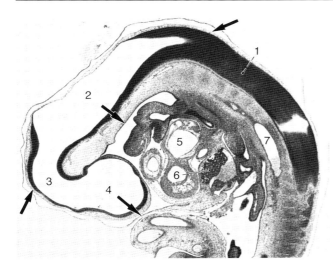

Abb. 2.**4 Längsschnitt durch das Neuralrohr eines Embryos von 6,5 mm SSL.** Beachte die starke Knickung am Übergang in das Prosencephalon, welche dem Neuralrohr die Form eines Hakens verleiht. Das Rhombencephalon geht unter Bildung der Nackenbeuge in das Rückenmark über. Scheitel- und Nackenbeuge durch Pfeile markiert.
1 Rückenmark
2 Rhombencephalon
3 Bereich des Mesencephalons
4 Prosencephalon
5 Herzanlage
6 Leberanlage
7 Aorta

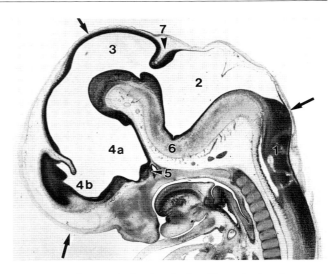

Abb. 2.**5 Längsschnitt durch das Neuralrohr eines Embryos von 12 mm SSL.**
1 Rückenmark
2 Ventriculus IV
3 Bereich des Mesencephalons
4a Diencephalon
4b Telencephalon
5 Anlage der Adenohypophyse
6 Brückenbeuge
7 Kleinhirnwulst
Die drei Pfeile markieren von hinten nach vorn: Nacken-, Scheitelbeuge und Stirnwulst.
Beachte die Anlage der Wirbelsäule und der Schädelbasis.

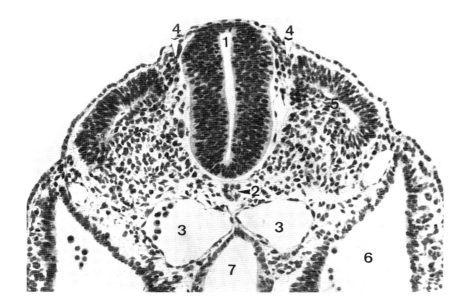

Abb. 2.**6 Querschnitt durch das Neuralrohr eines Embryos von 2,5 mm SSL (25 Somiten).**
1 Neuralrohr mit Deck-, Boden- und Seitenplatten
2 Chorda dorsalis
3 paarige dorsale Aorta
4 Neuralleiste
5 Somit mit in Auflösung begriffenem Sklerotom
6 Coelom
7 Vorderdarm

Die Neuralrohrwand ist ein mehrreihiges Epithel, dessen zylinderförmige Zellen ellipsoide Kerne enthalten, die in verschiedenen Entfernungen vom Ventrikellumen liegen und so den Eindruck einer Mehrschichtigkeit erwecken. Die Wand des Neuralrohres zeigt in diesem frühen Stadium über ihre gesamte Dicke nur dicht gepackte Zellkerne mit einem relativ schmalen Zytoplasmasaum. Man spricht in diesem Stadium nur von einer *ventrikulären Zone*. Diese Zellen, **Neuroepithelzellen** oder **Medulloblasten,** teilen sich und liefern zunächst weiter teilungsfähige Zellen desselben Typus. Sie sind keilförmig, besitzen einen dünnen zytoplasmatischen Fortsatz, der Baustein der Membrana limitans interna ist, eine breite Basis, die den Zellkern enthält und verschieden weit von der Membrana limitans externa liegt. Zellteilungsfiguren sind nur im innersten, der Ventrikellichtung nahe gelegenen Bereich zu finden (Abb. 2.7 u. 2.8). Die Teilungsspindeln stehen nur ganz ausnahmsweise senkrecht, nahezu immer sind sie parallel zur Ventrikellichtung orientiert, so daß jede Mitose zwei Tochterzellen liefert, die nebeneinander liegen (Abb. 2.8a). Frühe Prophasen und späte Telophasen fehlen in diesem lumennahen Bereich der ventrikulären Zone. Diese Stadien findet man in einiger Entfernung vom Ventrikel. Während die Zellkerne in die Prophase eintreten, nähern sie sich dem Lumen, nach Abschluß der Mitose wandern sie in der Zelle wieder nach außen. Erst später bilden die Zellen mit ihren äußeren Zellfortsätzen eine erkennbare kernarme, schmale *Zona marginalis* (Abb. 2.8b).

Alle Zellen des Neuralepithels sind teilungsfähig und in jeder Hinsicht äquivalent. Dies wurde experimentell mit der ^{3}H-Thymidin-Markierung nachgewiesen. Thymidin ist ein Baustein der DNS und wird nur dann in den Zellkern eingebaut, wenn der Kern in Vorbereitung auf die nächste Teilung seinen DNS-Gehalt verdoppelt. Wird z. B. einem Hühnerembryo im Neuralrinnenstadium (4 Somiten) markiertes Thymidin durch die geöffnete Schale appliziert, dann sind nach einer Stunde alle Zellkerne in der oberflächenfernen Zone (Außenzone) der Medullarrinne markiert, d. h., die Zellen befanden sich in der „S"-Phase (DNS-Synthese-Phase) zum Zeitpunkt der Thymidininjektion. Nach 4 Stunden findet man die Mehrzahl der markierten Zellkerne in der oberflächennahen Zone (Innenzone), wo alle Mitosen markiert sind, während die Außenzone keine markierten Zellen mehr enthält, d. h., die markierten Zellkerne sind in die Innenzone eingewandert und haben sich dort zu teilen begonnen, während die nicht markierten Zellkerne in umgekehrter Richtung emigriert sind. Ihre Kerne befinden sich in der G_1-Phase (postmitotische, präsynthetische Phase). Nach ca. 8 Stunden sind markierte Zellkerne wieder in der Außenzone, nicht markierte Kerne und Mitosen in der Innenzone. Hieraus folgt, daß die Kerne der Neuroepithelzellen in der Außenzone des Neuralepithels DNS synthetisieren, dann in die Innenzone wandern, wo sie sich teilen; nach vollendeter Mitose kehren sie wieder in die Außenzone zurück, d. h., alle Zellen des

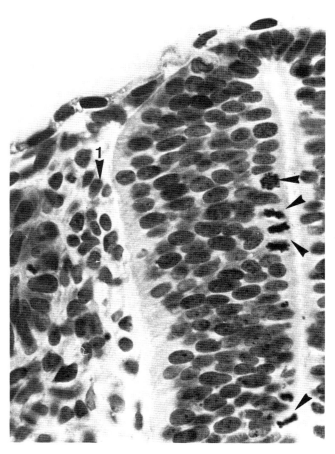

Abb. 2.**7 Ausschnitt des Neuralrohres.** Beachte die Mitosen in der ventrikulären Schicht (Keile), das mehrreihige Medullarepithel und die zellkernfreie Marginalzone.
1 Zellen der in Auswanderung begriffenen Neuralleiste

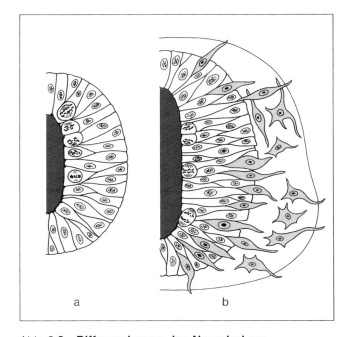

Abb. 2.**8 Differenzierung des Neuralrohres.**
a Proliferationsstadium des mehrreihigen Medullarepithels
b Älteres Stadium. Proneurone verlassen das Medullarepithel und bauen die Marginalzone auf (nach *Balinski* 1970)

Neuralepithels der untersuchten Stadien sind teilungsfähig und synthetisieren DNS.

Wird das gleiche Experiment nach Neuralrohrschluß (22-Somiten-Stadium) vorgenommen, dann liegen nach 1 Stunde wiederum alle markierten Zellkerne in der Außenzone, wo sie aber nicht mehr unmittelbar unter der Basallamina gefunden werden, sondern durch eine Reihe nicht markierter Zellen von dieser getrennt sind. Die zu diesen Zellen gehörenden Kerne enthalten einen dunklen Nucleolus in einem blassen Nucleoplasma und haben ihr Teilungsvermögen verloren. Es handelt sich um unreife Nervenzellen, die **Proneurone** (postmitotische Zellen), die aus der ventrikulären Zone auswandern und die *Intermediärzone* zwischen der Marginalzone und der ventrikulären Zone aufbauen (Abb. 2.**8b**). Vom Zeitpunkt der ersten Entstehung von Proneuronen an kommt es auch zu einer Drehung der Lage der Mitosespindel um 90° in zunehmend mehr Neuroepithelzellen. Die Folge ist eine Abtrennung der Tochterzellen nach außen und ein Verlust des Kontaktes mit der Membrana limitans interna für diese Tochterzelle. Die Lage der Mitosespindel in einer Neuroepithelzelle parallel zur Ventrikeloberfläche scheint daher die Entstehung zweier Neuroepithelzellen anzuzeigen, während eine Lage senkrecht zur Oberfläche Anzeichen für die Entstehung einer Neuroepithelzelle und eines Proneurons ist.

Die beiden schematischen Bilder (Abb. 2.**9a** u. **b**) fassen die Ergebnisse der ³H-Thymidin-Markierung zusammen: Die Zellen der Neuralrinne bilden ein mehrreihiges Epithel (Abb. 2.**9a**). Jede Neuroepithelzelle hat einen dünnen Fortsatz, der nach innen gerichtet und mittels Zelljunktionen („terminal bars") mit Nachbarzellen verbunden ist, und einen gegen die Basallamina gerichteten Fortsatz. Die DNS-Synthese erfolgt in den Zellkernen des äußeren Bereiches der ventrikulären Zone. Nach ihrem Abschluß wandern die Kerne gegen das Lumen, wo die eigentliche Zellteilung stattfindet. Die Zellen runden sich ab und lösen sich von der äußeren Grenzmembran. Alle Mitosen spielen sich von der späten Prophase bis zur Telophase in diesem lumennahen Bereich ab. Nach Abschluß der Mitose verlängern sich die Zellen wieder und lassen sich von anderen Zellen nicht mehr unterscheiden. Auf diesem Wege nehmen Zahl der Neuroepithelzellen und Wanddicke zu. Die Mitosehäufigkeit variiert von einem Teil des Neuralrohres zum anderen, sie ist im Bereich der primitiven Hirnbläschen am größten. Nach Neuralrohrschluß hat sich die Wand der Neuralanlage beträchtlich verdickt. Einzelne Zellen verlieren dann ihre Verankerung und wandern nach außen, wo sie sich unter der Marginalzone sammeln und die Intermediärzone aufbauen. Wahrscheinlich beginnt die Umwandlung der Neuroepithelzellen in nicht mehr teilungsfähige unreife Nervenzellen noch bevor sie das Neuralepithel verlassen haben, aber erst außerhalb der ventrikulären Zone erreichen sie ihre endgültige Differenzierung.

Rückenmark und Rhombencephalon

Bei menschlichen Embryonen von 5–7 mm SSL ist im Bereich des späteren Rückenmarks und des Rhombencephalons bereits eine in vollem Aufbau befindliche Intermediärzone zu finden, in der die Anlage der *Flügelplatte* und der *Grundplatte* unterschieden werden können. Die ventral gelegene Grundplatte ist breiter und zellkernreicher als die Flügelplatte und an den runden, locker eingebauten Zellkernen von dem breiten, vielreihigen Medullarepithel zu unterscheiden (Abb. 2.**10**). Am präsumptiven Rückenmark, wie in allen anderen Teilen des Zentralnervensystems, sind teilweise erhebliche zeitliche Verschiebungen der Reifungsvorgänge je nach Lokalisation der betroffenen Neuroepithelabschnitte oder Gruppen von unreifen Nervenzellen zu beobachten. Man spricht im Falle des sich entwickelnden Rückenmarks daher von rostrokaudaler und ventrodorsaler Regionalisierung, da die rostralen und ventralen Bereiche früher als die kaudalen und dorsalen Bereiche diese Reifungsvorgänge

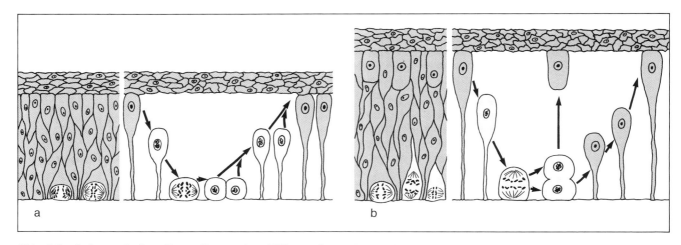

Abb. 2.**9 Schematische Darstellung der Differenzierungsvorgänge in der Wand des (a) noch offenen Neuralrohres und (b) nach Neuralrohrschluß.** Erklärungen im Text. Pfeile geben die Bewegungsrichtungen der Zellen an (nach *Hamilton, Boyd, Mossman* 1972).

zeigen. Dieser Unterschied des Wachstumsmusters zwischen Flügel- und Grundplatte kommt in Abb. 2.11, die von einem menschlichen Embryo von 12 mm stammt, deutlich zum Ausdruck: Das Neuralepithel ist dorsal vielreihig und enthält viele Mitosen, während es ventral auf 2–3 Zellreihen reduziert ist und nur vereinzelte Teilungsfiguren einschließt. Die Grundplatte hat sich keulenartig verdickt und ist durch eine Einziehung, *Sulcus limitans,* von der erst schmalen Flügelplatte abzutrennen.

Für die Wanderung der unreifen Nervenzellen aus dem Neuralepithel in die Intermediärzone scheint die radiäre Anordnung bestimmter Zellen richtungsgebend zu sein. Die Proneurone gleiten dann entlang radiär orientierter Fortsätze dieser *Radiärfaserglia* nach außen und gelangen so in die Intermediärzone. Die Radiärfaserglia wandelt sich nach Abschluß der Migration in Astroglia um. Auch die Axone der in Entwicklung begriffenen Motoneurone haben die Tendenz, diese radiäre Orientierung beizubehalten. Dies kommt in Abb. 2.12 zum Ausdruck: Die Axone der ventralen Wurzeln sind gebündelt und verlassen das Neuralrohr in einer breiten dorsoventralen Linie in Richtung auf die Myotome.

Die Migration der unreifen Nervenzellen läuft in den verschiedenen Hirnregionen unterschiedlich ab. Allgemein gilt, daß Nervenzellen ventrikelnahe gebildet werden und dann nach außen abwandern. Die Wanderung kann dann je nach Kerngebiet und Hirnabschnitt in verschiedenen Entfernungen vom Ventrikel oder von der Hirnoberfläche beendet sein. So können Kerngebiete oder Rindenformationen entstehen. Besonders gut sind diese Vorgänge in der Endhirnrinde (und hier besonders im Isocortex) und in der Kleinhirnrinde untersucht.

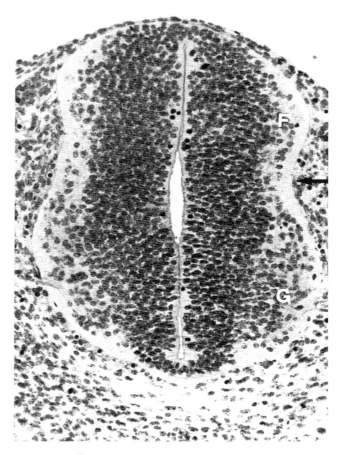

Abb. 2.**10 Querschnitt durch das Neuralrohr eines menschlichen Embryos von 7 mm SSL.** Beachte das dicke, mehrreihige Medullarepithel und die in Aufbau begriffene Intermediärzone. Spaltförmige Ventrikellichtung, Gliederung in Flügel- (F) und Grundplatte (G) am Sulcus limitans zu erkennen (Pfeil), zellkernfreie, schmale Randzone.

Abb. 2.**11 Querschnitt durch das Neuralrohr eines Embryos von 12 mm SSL.** Beachte die kolbenartig verdickte Grundplatte und die noch schmale Flügelplatte, in deren Bereich eine noch breite, vielreihige Keimschicht besteht.
1 Grundplatte
2 Flügelplatte
3 Vorläufer des Hinterstranges
4 Spinalganglion mit dorsaler Wurzel
5 Fasern der ventralen Wurzel

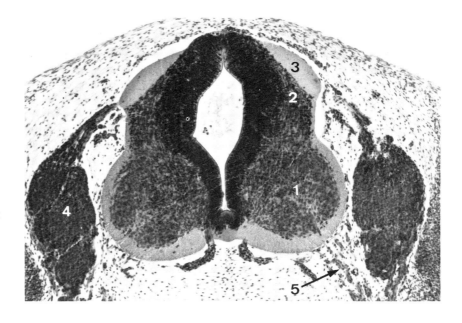

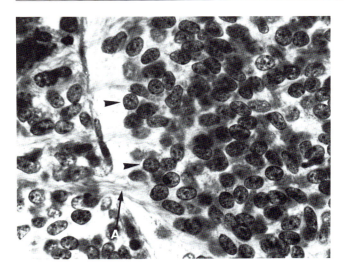

Abb. 2.**12 Ausschnitt aus dem Neuralrohr eines Embryos von 7 mm SSL.** Beachte die kugeligen Zellkerne der Proneurone (Pfeile), deren Axone (A) die Randzone radiär durchsetzen, die Membrana limitans externa durchstoßen und die Verbindung mit Myotomen herstellen.

Isocortex

In der präsumptiven Endhirnrinde (Abb. 2.13) entsteht nach der ventrikulären und marginalen Zone (s. S. 15) die intermediäre Zone durch einwachsende afferente Axone aus dem Diencephalon, aber auch anderen Hirnregionen und durch Nervenzellen, die aus der ventrikulären Zone einwandern. Diese Nervenzellen wandern dann an langen Radiärfasergliazellen mit einer Geschwindigkeit von ca. 5 μm/Stunde weiter nach außen und bilden zwischen der Marginalzone und der Intermediärzone die *kortikale Platte*, in der später die Laminae II–V des Isocortex entstehen.

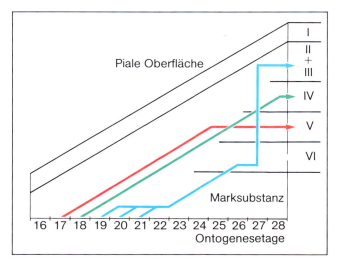

Abb. 2.**13 Schematische Darstellung der Entstehung der einzelnen Laminae des Isocortex** durch die Migration der Nervenzellen bei der Ratte. Die Zellen entstehen zwischen dem 16. und 22. Ontogenesetag und erreichen die kortikale Platte zwischen dem 21. und 28. Ontogenesetag (nach *Berry* u. Mitarb. 1964).

Zuvor waren schon unreife Neurone in die Marginalzone eingewandert; die Marginalzone ist der Teil des Isocortex, der in der Ontogenese zuerst entsteht. Bei der Bildung der kortikalen Platte wird die Marginalzone durch die einwandernden Proneurone in einen äußeren Teil, die spätere Lamina I (Lamina molecularis) und in einen der Intermediärzone benachbarten Teil, die spätere Lamina VI (Lamina multiformis) gespalten. Die kortikale Platte liegt zwischen diesen beiden präsumptiven isokortikalen Schichten. Damit kann auch von einem „zweifachen Ursprung des Isocortex" gesprochen werden, da sowohl Marginalzone als auch kortikale Platte Material für den späteren Isocortex bereitstellen. Zwischen der kortikalen Platte und der Intermediärzone erscheint eine in der Ontogenese des Menschen besonders mächtig ausgebildete Schicht, die eine deutlich geringere Packungsdichte der Nervenzellen aufweist als die kortikale Platte, aber eine relativ höhere Packungsdichte als die Intermediärzone. Diese Schicht wird als *„subplate layer"* bezeichnet. In ihr geht auch als innerste Unterschicht der zur Intermediärzone hin abgespaltene Teil der Marginalzone auf. Zwischen der Intermediärzone und der ventrikulären Zone entsteht die *subventrikuläre Zone*. Diese ist weniger zelldicht als die ventrikuläre Zone, weist aber wie diese zahlreiche Mitosen auf. Man nimmt an, daß hier neben Nervenzellen vor allem Makrogliazellen entstehen. Die Zellteilung in der subventrikulären Zone hält noch lange an, auch wenn die ventrikuläre Zone ihre Proliferationstätigkeit schon längst eingestellt hat. Die meisten experimentell erzeugten Hirntumoren gehen bei adulten Tieren von der subventrikulären Zone aus, die offenbar eine persistierende mitotische Potenz besitzt, und sind Gliazelltumoren (= Gliome).

Die Tab. 2.1 gibt eine Übersicht über die Entstehung der einzelnen Schichten in der Wand der Hemisphärenblase. Markierungsversuche mit ^{3}H-Thymidin haben ergeben, daß die kortikalen Schichten II–V im Bereich der kortikalen Platte durch Generation und Migration von Proneuronen in einer ganz bestimmten zeitlichen Abfolge entstehen. Zuerst wandern die Zel-

Tab. 2.**1 Übersicht über den Ablauf der Bildung einzelner Schichten in der Wand der Hemisphärenblase bei Embryonen und Feten.** C Isocortex, CP kortikale Platte, IZ intermediäre Zone, MZ Marginalzone, MZä äußerer Teil der Marginalzone, MZi innerer Teil der Marginalzone, SP subpyramidale Zone, SVZ subventrikuläre Zone, VZ ventrikuläre Zone, WM weiße Substanz.

	Embryo → Adultus					
piale Oberfläche ↓ ventrikuläre Oberfläche	VZ	MZ VZ	MZ IZ VZ	MZä CP MZi IZ VZ	MZä CP MZi+SP IZ SVZ VZ	C WM SVZ	C WM

len der späteren Lamina V, dann die der Lamina IV und schließlich die der Lamina III und II ein (Abb. 2.**13**). Es kann also ein deutlicher Reifungsgradient bei der Entstehung dieser isokortikalen Schichten beobachtet werden, der von innen nach außen gerichtet ist („inside-out layering"). Neuere Befunde deuten darauf hin, daß nur die späteren Pyramidenzellen an den langen Radiärfasergliazellen, die an der Membrana limitans externa befestigt sind, in die kortikale Platte einwandern, während die nicht-pyramidalen Nervenzellen (Interneurone) an kurzen Radiärfasergliazellen migrieren, die an intrakortikalen Gefäßen mit ihrem äußeren Zellfortsatz haften. Die nicht-pyramidalen Nervenzellen zeigen auch nicht die strenge von innen nach außen gerichtete Abfolge ihrer Einwanderung, sondern lassen sich diffus verteilt im gesamten Cortex nieder (Abb. 2.**14**). Am Ende der Migrationsphase ist die ventrikuläre Zone stark verschmälert (*„Matrixaufbrauch"*) und ihre Stelle nimmt das Ventrikelependym ein.

Die zeitliche Abfolge der Ankunft einiger Nervenzelltypen in der Marginalzone und kortikalen Platte im Bereich des motorischen Cortex des Menschen faßt die folgende Tab. 2.**2** zusammen.

Der normale Ablauf der Schichtenbildung scheint jedoch nicht für die Bildung korrekter neuronaler Verknüpfungen in der Hirnrinde entscheidend zu sein. Bei der sogenannten Reeler-Mutante von Mäusen endigen trotz invertierter Laminierung in der Endhirnrinde thalamokortikale und kommissurale Fasern in den entsprechenden, wenn auch falsch gelagerten Schichten. Die thalamokortikalen Fasern enden z. B. an den Sternzellen der Lamina IV, obwohl sie zunächst in die oberflächlichste Rindenschicht der Reeler-Mutante aufgestiegen sind und erst dann von außen nach innen auf die Sternzellen zuwachsen (Abb. 2.**15**).

Kleinhirnrinde

Bei der Entwicklung der Kleinhirnrinde (Abb. 2.**16**) laufen Migration und Ausbildung der einzelnen Rindenschichten völlig anders ab. Zunächst findet man im Kleinhirn zwei räumlich getrennte Orte für die Entstehung der Purkinje-Zellen, der Zellen der Kleinhirnkerne und einiger Gliazellen auf der einen Seite, der Körnerzellen, Korbzellen, Sternzellen, Golgi-Zellen und einiger Gliazellen auf der anderen Seite. Die erste Zellgruppe entsteht in einer ventrikulären Zone im Dach des IV. Ventrikels und wandert dann von innen nach außen in die Kleinhirnanlage ein. Dieser Kleinhirnanlage liegt oberflächlich ein *Stratum granulosum externum* auf, in dem die Körner-, Golgi-, Stern- und Korbzellen gebildet werden, die dann von außen nach innen einwandern. Zuvor findet die Migration aus der ventrikulären Zone (Rautenlippe) statt, erst dann folgt die Proneuronwanderung aus dem Stratum granulosum externum. Die Bildung der Purkinje-Zellen ist abgeschlossen, bevor die anderen Neuronentypen des Kleinhirns entstehen. Die Differenzierung der unrei-

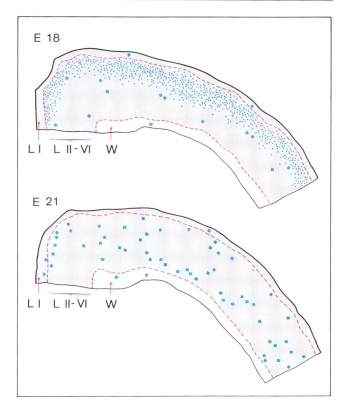

Abb. 2.**14 Diffuse, nicht laminär gebundene Einwanderung von nicht-pyramidalen Nervenzellen in den okzipitalen Isocortex.** Durch Injektion von ^{3}H-Thymidin am 18. (E 18) und 21. (E 21) Ontogenesetag wurden Neurone bei der Ratte markiert, die an diesen Tagen jeweils durch Mitose entstanden sind (Punkte entsprechen Pyramidenzellen, kleine Quadrate stellen nicht-pyramidale Zellen dar). Im Gegensatz zu den Pyramidenzellen zeigen die nicht-pyramidalen Zellen keine definierten Positionen in bestimmten Laminae in Abhängigkeit vom Zeitpunkt ihrer Entstehung, wenn sie nach der Migrationsphase (hier 3 Wochen nach der Geburt) lokalisiert werden. L I = Lamina I des Isocortex, L II–VI = Laminae II–VI des Isocortex, W = weiße Substanz (nach Originalabbildung von Prof. Dr. *J. R. Wolff*, Göttingen).

Tabelle 2.**2 Zeitpunkt der Einwanderung verschiedener Nervenzelltypen und Auftreten der Laminae im motorischen Cortex** (Area 4 nach *Brodmann*) des Menschen (Daten aus *Marin-Padilla*, 1970). Die meisten nicht-pyramidalen Nervenzellen wandern erst nach dem 7,5. Ontogenesemonat ein.

Lamina	Zelltyp	Zeitpunkt der Einwanderung
I	CAJAL-RETZIUS	vor dem 5. Ontogenesemonat
II	Pyramidenzellen	7,5. Ontogenesemonat
III	Pyramidenzellen	7,5. Ontogenesemonat
IV	Korbzellen	7. Ontogenesemonat
V	Pyramidenzellen	5. Ontogenesemonat
VI	Pyramidenzellen	5. Ontogenesemonat

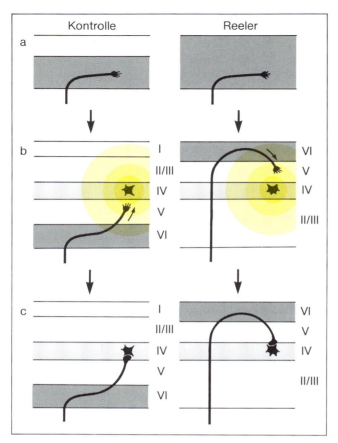

Abb. 2.15 Schematische Darstellung der Laminierung und Entstehung thalamokortikaler Bahnen im Isocortex von normalen Mäusen (= Kontrolle) und Reeler-Mutanten.
a Marginalzone; sie wird nur bei Kontrolltieren durch die einwandernden Neurone weiterer Schichten in die präsumptiven Laminae I und VI (dunkel) geteilt. Die thalamische Afferenz ist zur Kortexanlage gelangt.
b Noch nicht ausgereifte, aber schon laminierte Hirnrinde; die thalamische Afferenz wandert – wahrscheinlich durch Chemotaxis – entlang einem Gradienten (konzentrische Kreise) auf die Zelle in der Lamina IV im Zentrum der konzentrischen Kreise zu.
c Ausgereifte Hirnrinde.

fen Purkinje-Zellen (Dendritenwachstum) beginnt nach ihrer Migration erst dann, wenn die Körnerzellen aus dem Stratum granulosum externum in das Stratum granulosum internum einwandern und deren Axone als Parallelfasern an die Dendriten herantreten. Beim Menschen bilden die Purkinje-Zellen zwischen dem 3. und 4. Ontogenesemonat zunächst eine mehrreihige Zellschicht, die sich zwischen dem 4. und 7. Ontogenesemonat in die typische einschichtige Zellreihe des definitiven Stratum ganglionare umwandelt. In dieser Zeit findet auch die Synapsenbildung am Dendritenbaum statt, die sich dann bis zum Ende des 1. Lebensjahres fortsetzt. Die Kletterfasern, die vom Nucleus olivaris inferior in das Kleinhirn ziehen, bilden zunächst zwischen den Strata ganglionare und granulosum internum eine weitgehend perikaryafreie Schicht (Lamina dissecans), die aber später wieder verschwindet, wenn die Kletterfasern bis ins Stratum moleculare aufsteigen. Die Lamina dissecans ist beim Menschen zwischen dem 5. und 7,5. Ontogenesemonat ausgebildet und enthält neben den Kletterfasern auch Moosfasern.

Das Stratum granulosum externum entsteht durch einwandernde Keimzellen aus der *Rautenlippe*, die zwischen Decke und Seitenwand des kaudalen Rhombencephalons in der Flügelplatte liegt. Aus der Rautenlippe wandern auch die Zellen für die Olive, die Nuclei cochleares und die pontinen Kerne aus, so daß diese Struktur ein wichtiges Generationszentrum für Nervenzellen ist. Die Körnerzellen entstehen jedoch erst im Stratum granulosum externum ebenso wie die Stern- und Korbzellen. Durch die nach innen gerichtete Migration dieser Zellen verschwindet die äußere Körnerschicht beim Menschen gegen Ende des 2. Lebensjahres völlig. Die Wanderung aus dem Stratum granulosum externum findet in radiärer Richtung statt. Dabei haben die Fasern der *Bergmann-Gliazellen* (s. S. 21) die gleiche Funktion wie die Radiärfaserglia in der Endhirnrinde. Die Körnerzellen verlassen als erste die äußere Körnerschicht; sie werden gefolgt von den Korb- und Sternzellen, deren Migrationsweg rechtwinklig zu den inzwischen eingewachsenen Parallelfasern verläuft und im Stratum moleculare endet.

Untersuchungen an Mäuse-Mutanten haben die Kenntnisse über die ontogenetischen Mechanismen bei der Kleinhirnentwicklung vertieft. Bei der *Weaver*-Mutante, bei der die Tiere klein, hypotonisch und ataktisch sind und einen starken Tremor zeigen, kommt es zu einer Schädigung der Bergmann-Glia. Die Folge könnte eine gestörte Migration der Körnerzellen sein, die alle in der äußeren Körnerzellschicht absterben. Das Fehlen der Körnerzellen und ihrer Parallelfasern führt dann zu einer gestörten Differenzierung der Purkinje-Zellen, die im Stadium der mehrreihigen Ganglienzellschicht (s. o.) verbleiben und nur einen plumpen Dendritenbaum ausbilden. Das übrige Nervensystem der Weaver-Mutante zeigt keine Störungen. Die hier besprochenen Vorgänge bei der Ontogenese des zerebellären Cortex sind in Abb. 2.**16** zusammengefaßt.

Das Proneuron (Neuroblast)

Unreife Nervenzellen, „Neuroblasten", sind kleine, runde, amöboid bewegliche, metabolisch sehr aktive Zellen, die sich als Proneuron von anderen formativen Zellen, wie Erythroblasten, Myoblasten, Fibroblasten, durch den Verlust ihres Teilungsvermögens unterscheiden. Unter Bildung von Fortsätzen wandeln sie sich in Neurone um (Abb. 2.**8b**). Jedes Proneuron hat zunächst zwei Fortsätze, – bipolare, unreife Nervenzelle –, von denen sich der innere, gegen die Ventrikellichtung gerichtete, aus dem Verband der Membrana limitans interna loslöst und wieder eingezogen wird (transienter Dendrit), während der äußere zum Axon wird und in die Marginalzone, im Falle der Rückenmarksentwicklung die spätere weiße Substanz, vorwächst (Abb. 2.**12**). Die Zellkörper der Proneurone bleiben in der Intermediärzone liegen; diese wird zur grauen Substanz des Rückenmarks. Die Dendriten entstehen als zytoplasmatische Fortsätze dort, wo der innere Fortsatz lag, und breiten sich, oberflächenvergrößernd in der Intermediärzone aus.

Nach der Fortsatzzahl werden unipolare, bipolare und multipolare (Abb. 2.**17**), nach dem Verhalten der Axone *Binnen-* und *Wurzelzellen* unterschieden (Abb. 2.**18**): Die Axone der Binnenzellen breiten sich im Medullarrohr aus und stellen als Schalt-, Assoziations-, Strang- und Kommissurenzellen den Kontakt mit Zellen anderer Teile des Nervenrohres her, diejenigen der Wurzelzellen verlassen das Nervenrohr und wachsen als Wurzelfasern in die Peripherie, wo sie sich mit den Zellen der Myotome verbinden.

Die Kerne der Proneurone (Abb. 2.**12**) sind groß, rund und chromatinarm, sie enthalten mehrere große Nucleoli und haben eine Kernmembran mit Poren. Das Cytoplasma ist blaß und enthält Einzelribosomen oder Ribosomenrosetten. Zellorganellen, wie Mitochondrien und endoplasmatisches Reticulum, nehmen im Verlaufe der Differenzierung zu. Dies gilt auch für den Golgi-Apparat, der in der Neuroepithelzelle noch sehr unscheinbar ist. Der Proteingehalt vermehrt sich während der Differenzierung des Proneurons zum Neuron um das 2000fache. Dies kommt auch in der Zunahme von freien Ribosomen und vor allem Zisternen des rauhen endoplasmatischen Retikulums zum Ausdruck. Ein Maximum an RNS ist zu Beginn der Fortsatzbildung zu finden, deren Verlauf mit einer deutlichen Abnahme der RNS verbunden ist. Ein zweites Maximum des RNS-Gehaltes steht in Zusammenhang mit der Bildung der Nissl-Substanz, die den Proneuronen noch fehlt.

Proneurone sind außerordentlich empfindliche Zellen, die durch Röntgenstrahlen, alkylierende Substanzen und Sauerstoffmangel leicht und unwiederbringlich geschädigt werden. Während Zellen des sich intensiv teilenden Neuralepithels des Rattenembryos erst bei Anwendung von 600–800 R

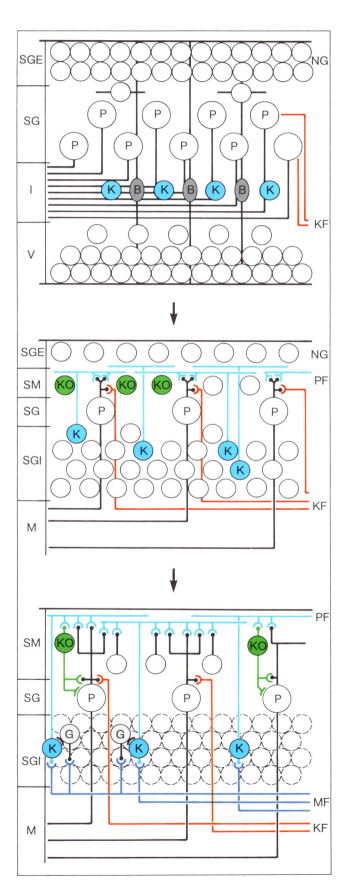

Abb. 2.**16 Schematische Darstellung der Ontogenese des zerebellären Cortex.**
B   Bergmann-Gliazelle
G   Golgi-Zelle
I   Intermediärzone
K   Körnerzelle
KF   Kletterfaser
KO Korbzelle
M   Kleinhirnmark
MF Moosfaser
NG Nervenzellen des Stratum granulosum externum
NV Neuroepithelzellen der ventrikulären Zone
P   Purkinje-Zelle
PF Parallelfaser
SG Stratum ganglionare
SGE Stratum granulosum externum
SGI Stratum granulosum internum
SM Stratum moleculare
V   ventrikuläre Zone

zerstört werden, genügen 40 R, um Proneurone innerhalb von 4 Stunden zu töten. Das fertige Neuron hingegen zeigt eine hohe Resistenz, es ist 25mal resistenter als eine Neuroepithelzelle und 400mal resistenter als ein Proneuron. Dabei hat sich nachweisen lassen, daß die Empfindlichkeit der Proneurone mit fortschreitender Differenzierung abnimmt.

Die ersten Proneurone erscheinen bei der Maus bereits am 7. Tag, beim Menschen am 23. Tag nach der Befruchtung.

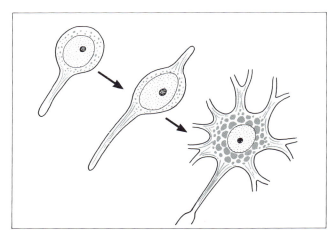

Abb. 2.**17** Uni-, bi- und multipolare Nervenzellen.

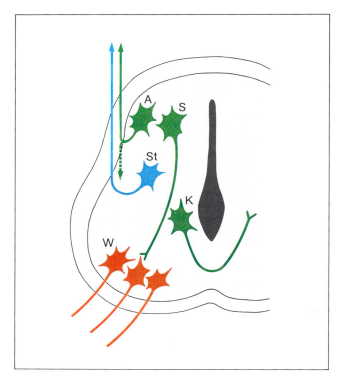

Abb. 2.**18** **Schematischer Schnitt durch eine Hälfte des Neuralrohres eines Embryos von 50 mm SSL.**
Erklärungen im Text.
W Wurzelzellen
A Assoziationszellen
S Schaltzellen
St Strangzellen
K Kommissurenzellen

Da die Proneurone im Nervenrohr dicht beisammenliegen und gegenüber Noxen sehr empfindlich sind, haben ionisierende Strahlen oder Sauerstoffmangel während der Embryonalentwicklung schwere Entwicklungsstörungen des Neuralrohres und der von ihm abstammenden Retina zur Folge.

Neuroglia

Die Gliazellen stammen aus *Glioblasten*, die wie die Proneurone aus dem Neuralepithel entstehen. Die Glioblasten wandern aus der ventrikulären Zone aus und können durch Zellteilungen in der subventrikulären und intermediären Zone, aber auch in der grauen und weißen Substanz späterer Entwicklungsstadien Gliazellen bilden.

Ependymale Glioblasten

Ependymale Glioblasten sind die Vorläufer der Ependymzellen, die als einschichtige, kubische bis zylindrische Zellschicht die Ventrikelwand auskleiden. Der kernhaltige Zellkörper liegt in der ventrikulären Zellschicht des primitiven Neuralrohres. Ein langer, dünner Fortsatz durchsetzt die ganze Neuralrohrwand; in der Zona marginalis gabelt er sich in feine Seitenzweige, die mit Füßchen an der Basallamina enden (Abb. 2.**19a**). Ein dünner, innerer Fortsatz ragt in die Ventrikellichtung hinein. Diese Zellen werden auch als *Radiärfaserglia* bezeichnet. Die Verbindung mit der äußeren Grenzmembran wird im Verlaufe der Entwicklung, die mit einer starken Verdickung der Neuralrohrwand einhergeht, gelöst. Nur im Bereiche der schmalen Deckplatte bleibt sie als Ependymkeil erhalten (Abb. 2.**19b**). Manche Autoren nehmen auch eine Umwandlung der Radiärfaserglia in Astrozyten an. Es ist auch nicht geklärt, ob alle ependymalen Glioblasten Radiärfasergliazellen sind.

Freie Glioblasten

Freie Glioblasten geben den Zusammenhang mit der Ependymschicht auf und werden zu Vorläufern der eigentlichen Neuroglia. Glioblasten erscheinen in der Mantelzone erst relativ spät. Sie haben einen spindelförmigen Zellkörper, einen ovoiden Kern und einen schmalen Zytoplasmasaum, in dem nur wenige Organellen eingeschlossen sind. Sie sind die Stammzellen der Astrozyten und der Oligodendrozyten. Im Gegensatz zu den Proneuronen bleiben Glioblasten und die aus ihnen hervorgehenden Astrozyten vermehrungsfähig, d. h., Gliazellen können auch noch beim Erwachsenen gebildet werden.

Unter den Gliazellen werden drei Typen, Astroglia, Oligodendroglia und Mikroglia, unterschieden.

Die **Astrozyten** kommen als *Kurzstrahler* (plasmatische Astroglia) mehr in der grauen, als *Langstrahler* (faserige Astroglia) mehr in der weißen Substanz vor. Beide Formen entwickeln scheibenartige Endfüßchen, die sich an der Bildung der Membrana limitans externa und den Membranae perivasculares beteiligen (Abb. 2.**19b**).

Oligodendrozyten, der zweite Gliazelltyp, erscheinen später als die Astrozyten; als Satellitenzellen der Perikarya der Neurone begleiten sie die Dendriten und breiten sich entlang der Neuriten in den Strängen der weißen Substanz von Rückenmark und Gehirn aus. In der zweiten Hälfte der uterinen Entwicklung nimmt ihre Zahl zu und erreicht einen Höhepunkt im Verlauf der Markscheidenbildung. Die Markscheiden erscheinen nicht gleichzeitig in allen Teilen des Nervensystems. Das Myelin bildet sich zuerst in nächster Nähe der Nervenzellkörper und breitet sich langsam in zellulifugaler Richtung aus. Über den zeitlichen Ablauf der Markscheidenbildung beim Menschen orientiert die Tab. 2.**3**. Die ventralen Rückenmarkswurzeln werden früher myelinisiert als die dorsalen. Ganz allgemein gilt außerdem, daß die stammesgeschichtlich älteren Strukturen früher myelinisiert werden als die stammesgeschichtlich jüngeren, so z. B. der Kleinhirnwurm und seine Verbindungen früher als die Kleinhirnhemisphären. Die Untersuchung der Markscheidenbildung erlaubt die Unterscheidung und Abgrenzung ganz bestimmter Myelinisierungsfelder und hat sehr wertvolle Resultate in bezug auf die Aufklärung von Ursprung, Verlauf und Ende bestimmter Bahnen im Zentralnervensystem gezeitigt.

Die **Mikroglia,** der dritte Gliazelltyp, ist wahrscheinlich nicht ektodermalen, sondern mesodermalen Ursprungs. Manche Untersucher nehmen eine Abstammung von aus dem Gefäßsystem ausgewanderten Monozyten an, die sich im Nervengewebe in Mikrogliazellen umwandeln.

Neuralleiste und Neuralleistenderivate

Die *Neuralleiste* ist eine selbständige, paarige, embryonale Organanlage ektodermaler Herkunft, die sich im Grenzbereich beiderseits zwischen Neuralwulst und anschließendem Hautektoderm in kraniokaudaler Richtung differenziert. Die Zellen der Neuralleiste sind pluripotent. Außer Nervenzellen der Spinal- und sensiblen Hirnnervenganglien entstammen ihr auch die Neurone der Sympathikusganglien und der intramuralen Nervengeflechte sowie die Schwannschen Zellen, die chromaffinen Zellen des Nebennierenmarkes und der Paraganglien, die Melanozyten, Teile der Mesenchymzellen, einige Knorpel- und Knochenzellen und Odontoblasten. Nach neuen Vorstellungen gehen alle im APUD-System zusammengefaßten neuralen und endokrinen Zellen auf Neuralleistenmaterial zurück.

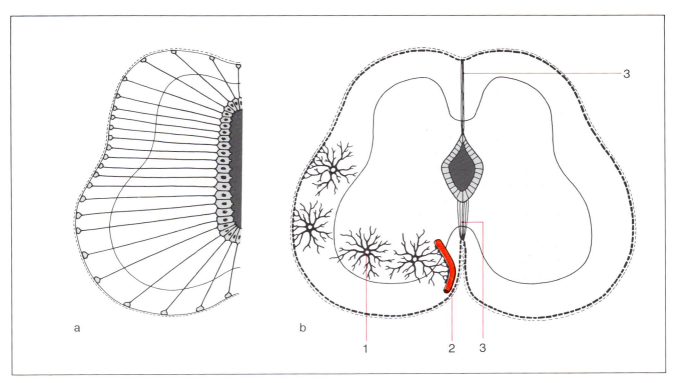

Abb. 2.**19a** **Ependymzellen** kleiden die spaltförmige Ventrikellichtung aus und durchsetzen mit äußeren Fortsätzen die ganze Neuralrohrwand. Sie enden mit Füßchen in der Membrana limitans externa.

Abb. 2.**19b** **Älteres Stadium.** Die peripheren Fortsätze der Ependymzellen sind nur im Bereiche der Deck- und Bodenplatte erhalten geblieben und bilden die sog. Ependymkeile. In der Anlage der weißen und grauen Substanz sind Astrozyten in voller Bildung begriffen.
1 Astrozyt
2 Blutgefäß
3 Ependymkeile

Tabelle 2.3 **Markscheidenbildung im menschlichen Zentralnervensystem.**

	Pränatal in Wochen						Postnatal in Wochen			
	16	20	24	28	32	36	4	8	12	16
Ventrale Rückenmarkswurzeln	+	+	+	+	+	+	+	+	+	+
Dorsale Rückenmarkswurzeln		+	+	+	+	+	+	+	+	+
Hirnnerven III, V (motorisch), IV, VIII (vestibularis)		+	+	+	+	+	+	+	+	+
Tractus spinocerebellaris posterior		+	+	+	+	+	+	+	+	+
Fasciculus longitudinalis medialis		+	+	+	+	+	+	+	+	+
Commissura ventralis medullae spinalis			+	+	+	+	+	+	+	+
Hirnnerven IV, V (sensorisch), VII, VIII (cochlearis), IX, X, XI, XII			+	+	+	+	+	+	+	+
Tractus vestibulospinalis, -cerebellaris und Lemniscus lateralis			+	+	+	+	+	+	+	+
Fasciculi gracilis und cuneatus				+	+	+	+	+	+	+
Tractus spinocerebellaris anterior				+	+	+	+	+	+	+
Tractus spinothalamicus				+	+	+	+	+	+	+
Fasern der Nebenoliven				+	+	+	+	+	+	+
Pedunculus cerebellaris cranialis				+	+	+	+	+	+	+
Tractus rubrospinalis					+	+	+	+	+	+
Tractus opticus und Tractus geniculocorticalis						+	+	+	+	+
Lemniscus medialis						+	+	+	+	+
Tractus corticospinalis und tectospinalis							+	+	+	+
Tractus ponto- und olivocerebellares							+	+	+	+
Corpus callosum, Tractus cerebellothalamicus							+	+	+	+
Striae terminalis und medullaris							+	+	+	+
Fornix								+	+	+
Tractus mamillothalamicus								+	+	+
Tractus frontopontinus und temporopontinus								+	+	+
Assoziationsbahnen der Großhirnrinde									+	+

Alle aus der Neuralleiste abgeleiteten Nervenzellen zeigen eine auffällige Abhängigkeit von einem bestimmten Protein, dem *Nerven-Wachstumsfaktor* (NGF = *nerve growth factor*). Dieser Faktor kann aus der Submaxillardrüse der Maus in besonders hoher Konzentration, aber auch aus anderen Organen, auch Tumoren, von anderen Tierarten isoliert werden. Die Zugabe von NGF zu einem in Gewebekultur gehaltenen isolierten sympathischen Ganglion induziert das Auswachsen von Nervenfasern. NGF-Injektionen bei neugeborenen oder jungen Versuchstieren führen zu einer Erhöhung der Anzahl der Neurone in sympathischen Ganglien und zu einer Vergrößerung dieser Zellen. Außerdem werden die Nebennierenmarkzellen in sympathische Neurone transformiert. NGF induziert aber nicht nur das Auswachsen von Nervenfasern, sondern bestimmt auch ihr Wachstum in Richtung des von einer NGF-Quelle ausgehenden Konzentrationsgradienten. Injektionen von NGF-Antikörpern in der Ontogenese zerstören die NGF-abhängigen Zellen der Spinalganglien und des sympathischen Nervensystems.

Bereits im frühen Neuralrinnenstadium lassen sich die Zellen der präsumptiven Neuralleiste jederseits im Grenzbereich zwischen Neuralwulst und Hautektoderm nachweisen (Abb. 2.**20**). Sie unterscheiden sich von Neuralepithelzellen durch ihre rundliche Kernform und ihr helleres Cytoplasma. Nach Abschluß der Neurulation sind sie als mehr oder weniger keilförmiger Zellstrang unter der Epidermis in der Fusionszone der beiden Medullarwülste eingeschlossen (Abb. 2.**21**). Schon nach kurzer Zeit beginnen sie ihre Auswanderung. In Abb. 2.**22** sind die Migrationswege der Rumpfneuralleistenzellen, die weite Strecken zurücklegen, synoptisch eingetragen. Danach müssen zwei Ausbreitungsrichtungen unterschieden werden, von denen die eine dorsolateral entlang des Integumentes, die andere ventral zwischen Neuralrohr und Myotomen führt. Markierungsversuche mit ^{3}H-Thymidin zeigten, daß die dorsolateral auswandernden Zellen zu Melanozyten der Haut werden, ein Nachweis, der auch bei Züchtung von Neuralleistenzellen in vitro und im Transplantationsversuch gelang. Die ventral auswandernden Zellen sammeln sich seitlich vom Nervenrohr und bilden die eigentliche Neuralleiste, an der man zwei Anteile unterscheidet, die *Crista neuralis spinalis* (Rumpfneuralleiste) und die *Crista neuralis cranialis* (Kopfneuralleiste).

Die Abstammung der Spinalganglien- und der Schwannschen Zellen von der Neuralleiste konnte schon Anfang des Jahrhunderts gezeigt werden. Nach Entferung der dorsalen Hälfte der Rückenmarksanlage mitsamt der präsumptiven Neuralleiste bei Froschembryonen fehlten den Keimen im Operationsfeld später die Radices dorsales samt Spinalganglien. Die Radices ventrales hingegen, die sich aus den Axonen von Nervenzellen im motorischen Bereich des Nervenrohres zusammensetzen, entwickelten sich normal, blieben aber unmyelinisiert, da keine Schwannschen Zellen entwickelt waren. Damit war bewiesen, daß die Spinalganglienzellen und die Schwannschen Zellen von der Neuralleiste stammen und für das Auswachsen der ventralen Wurzelfasern nicht nötig sind.

In Abb. 2.**23** ist das Verhalten der präsumptiven Neuralleiste bei einem menschlichen Embryo mit 8 Somiten (25 Tage post conceptionem) zu sehen. Die Medullaranlage ist im mittleren Keimscheibendrittel bereits zum Rohr geschlossen und von der Epidermis überwachsen. In Höhe des 8. Somiten öffnet sich das Rohr und läuft, sich verbreiternd und abflachend, gegen das kaudale Ende der Keimscheibe aus. Kranial geht es in die noch breit offene Hirnanlage über.

In diesem frühen Stadium sind im Bereich des noch offenen Hirnrohres die Anlagen von je zwei Kopfneuralleisten zu finden, einer rostralen am Übergang des Pros- in das Rhombencephalon und einer kaudalen im Bereich des mittleren Drittels des Rhombencephalons. Beide Leisten sind völlig voneinander getrennt. Die Rumpfneuralleiste beginnt kranial vom ersten Somitenpaar. Ihre Zellen sind noch durchweg in das Dach des Neuralrohres eingeschaltet, wo sie einen keilförmigen Zellstrang bilden, der bis in Höhe des 6. Somiten nachweisbar ist. Wie Querschnitte durch Hühnerkeimscheiben in diesem frühen Stadium zeigen, beginnen sich die Zellen im vorderen Bereich aus der keilförmigen Masse herauszulösen und ihre Auswanderung nach beiden Seiten einzuleiten (Abb. 2.**24**). Im kaudalen Drittel fehlt noch jede Andeutung einer Leiste.

Rumpfneuralleiste

Entsprechend ihrer kraniokaudalen Differenzierung findet man in keinem Stadium eine klar abgrenzbare Rumpfneuralleiste, die sich entlang der ganzen Länge des Rückenmarks erstreckt. Das zeigt ihr Verhalten bei einem Embryo von 2,5 mm (25-Somiten-Stadium), bei dem sie nur im Bereich des 7.–18. Somiten deutlich zu erkennen ist. Abb. 2.**25a** stammt aus dem Areal des 10. Somiten. Die Neuralleistenzellen bilden auf beiden Seiten einen kleinen kompakten Haufen, der mit dem Neuralrohrdach in Verbindung steht und seitlich zwischen Rückenmark und oberer Somitenkante liegt. In Höhe des 17. Somiten sind nur wenige rundkernige Zellen zu sehen, die, in einer Reihe ausgerichtet, zwischen die deutlich konturierten Somiten und das Nervenrohr eingefügt sind (Abb. 2.**25b**). Im Bereiche der kaudalen Segmente 19–25 fehlen die Neuralleisten, während sie in Höhe der kranialen Segmente 1–7 nicht mehr als gut abgrenzbare, morphologische Gebilde zu erkennen sind (Abb. 2.**25c**). Ihre Zellen haben sich vom Neuralrohr losgelöst und sind mikroskopisch von den Mesenchymzellen, die aus den benachbarten Somiten ausgeschwärmt sind, nicht zu unterscheiden. Die Neuralleiste verschwindet also als zusammenhängender, gut abgrenzbarer Zellstrang, sobald die Vermischung der beiden Zellarten zustande

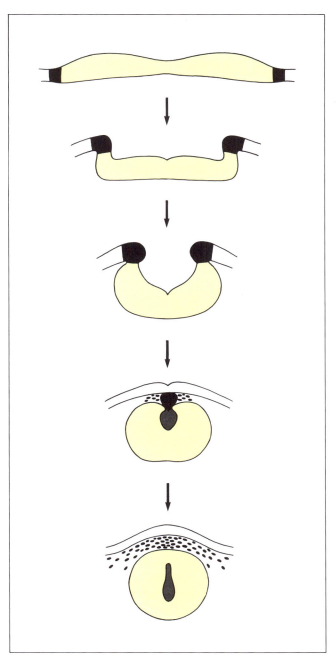

Abb. 2.**20 Schematische Darstellung der Entwicklung der Neuralleiste** vom Stadium der Medullarplatte bis zum Migrationsstadium.
gelb Neuralplatte, Neuralrinne, Neuralrohr
schwarz Neuralleiste

2 Entwicklung des Nervensystems

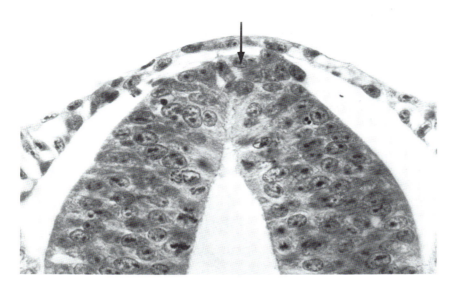

Abb. 2.**21** **Schnitt durch die dorsale Hälfte des Neuralrohres** eines Hühnerembryos kurz nach Neuralrohrverschluß. Beachte die keilförmig zwischen die beiden Seitenplatten eingeklemmten Neuralleistenzellen, die z. T. ihren epithelialen Verband bereits aufgegeben haben (Pfeil).

gekommen ist. Sie geht niemals direkt in Ganglien über und erstreckt sich nie in einem Zusammenhang vom Ohrbläschen bis zur kaudalen Spitze des Nervenrohres.

Die Spinalganglien bilden sich im lockeren Mesenchym neben dem Neuralrohr, das teils von ektodermalem Zellmaterial der Neuralleiste, teils vom mesodermalen Mesenchym der Somiten herstammt, zuerst als eine zusammenhängende Zelleiste, die später segmentiert wird. Das zeigen Schnitte durch einen Embryo von 4,5 mm. In Abb. 2.**26** ist ein paramedianer Sagittalschnitt durch die Halsregion des Keimlings reproduziert. Die Ganglienanlagen bilden ein abgeflachtes, dorsal zusammenhängendes Band, das ventral in Höhe der Intersegmentalgefäße girlandenartig eingekerbt ist und sich von den mitgeschnittenen Sklerotomen deutlich abhebt. Das Band besteht aus dicht gelagerten, intensiv gefärbten Zellen, während die ventral

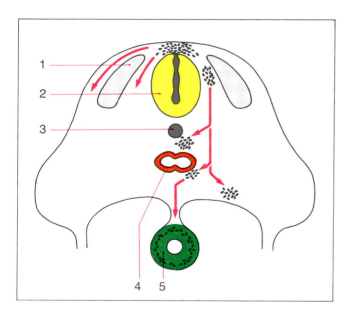

Abb. 2.**22** **Migrationswege (Pfeile) der Rumpfneuralleistenzellen,** vgl. Text.
1 Somit
2 Neuralrohr
3 Chorda dorsalis
4 Aorta
5 Darmrohr

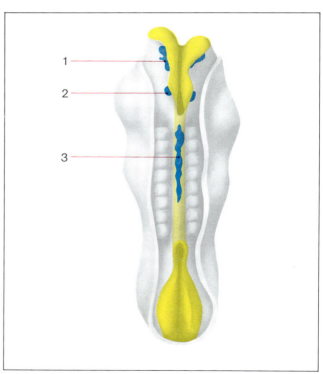

Abb. 2.**23** **Präsumptive Neuralleisten bei einem menschlichen Embryo mit 8 Somiten** (nach *Veit* 1922).
1 rostrale Kopfneuralleiste
2 kaudale Kopfneuralleiste
3 Rumpfneuralleiste

Neuralleiste und Neuralleistenderivate 27

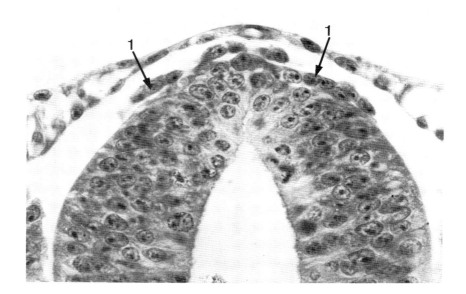

Abb. 2.**24** **Neuralrohr des Hühnerembryos.** In Auswanderung begriffene Neuralleistenzellen (1).

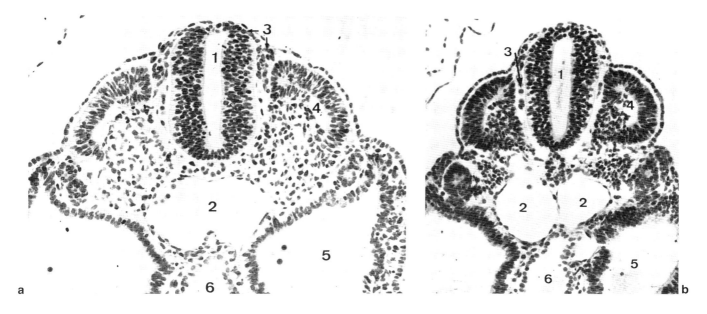

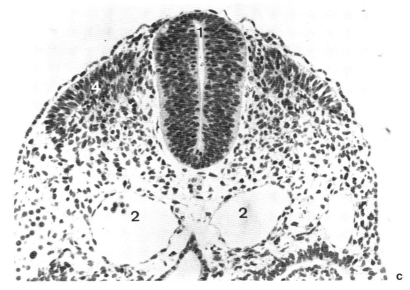

Abb. 2.**25** **Verhalten der Rumpfneuralleiste auf Querschnitten durch einen Embryo von 2,5 mm SSL.**
a In Höhe des 10. Somiten.
b In Höhe des 17. Somiten.
c In Höhe des 5. Somiten.

1 Neuralrohr
2 Aorta
3 in Auswanderung begriffene Zellen der Neuralleiste
4 Somit in Auflösung
5 Coelom
6 Darmanlage

28 2 Entwicklung des Nervensystems

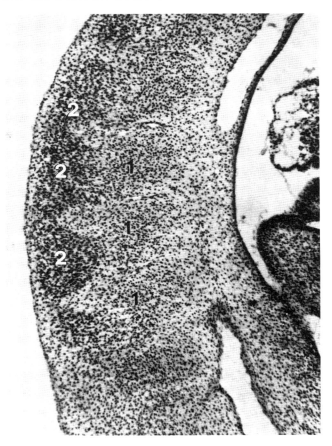

Abb. 2.26 **Parasagittalschnitt durch die Rückenregion eines Embryos von 4,5 mm SSL.** Spinalganglienanlagen in Form eines zellreichen, dorsal zusammenhängenden, ventral girlandenartigen Bandes, das sich deutlich von den Sklerotomen abhebt.
1 Sklerotome
2 Spinalganglienanlagen

anschließenden Sklerotome kleinzelliger und lockerer gebaut sind. Im Alter von 6–7 mm ist die Segmentierung abgeschlossen, die unreifen Nervenzellen befinden sich in voller Differenzierung. Sie sind bipolar und senden ihre zentralen Fortsätze unter Bildung der Radices dorsales in das Nervenrohr, wo sie die ovalen Bündel in der Peripherie der Flügelplatte, die Vorläufer der Hinterstränge, zusammensetzen (Abb. 2.**11**). Damit verschwinden auch die zelligen Verbindungen im Bereiche des dorsalen Ganglienleistenrandes. Vom ventralen Rand der Ganglienanlagen wachsen die peripheren Fortsätze der unreifen Nervenzellen aus und vereinigen sich mit den Axonen der Radices ventrales (vgl. S. 32 und Abb. 2.**37**) zur Bildung der Spinalnerven. In den Stadien von 8–16 mm SSL ist der Segmentierungsprozeß abgeschlossen (Abb. 2.**27**).

Experimente an Amphibienkeimen haben ergeben, daß die segmentale Anordnung der Spinalganglien nicht mit einer metameren Gliederung des Nervenrohres verbunden ist, sondern von den Somiten induziert wird. Bleibt die Somitenbildung unvollständig oder unterbleibt sie streckenweise, dann hängen an solchen Stellen auch die Spinalganglien zusammen. Entfernung von Somiten auf der einen Seite oder einseitige Einpflanzung zusätzlicher Somiten führt zu einer gleichsinnigen Änderung der Zahl der Spinalganglien (Abb. 2.**28**).

Kopfneuralleiste

Die Kopfneuralleiste bildet in keinem Stadium ihrer Entwicklung ein zusammenhängendes Band, sondern ist von Anfang an in zwei Hauptteile gegliedert, die bereits vor Neuralrohrschluß nachweisbar sind, die rostrale und kaudale Leiste (Abb. 2.**23**). Die rostrale Leiste trägt zur Bildung der Adenohypophyse in der Mediansagittalebene bei (Sternzellen der Hypophyse als „periphere Glia", APUD-Zellen in der Adenohypophyse und der Infundibularwand des Hypothalamus) und verschwindet dann rasch wieder. Die kau-

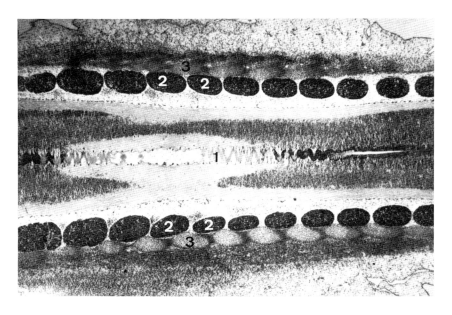

Abb.2.**27 Horizontalschnitt durch die Brustregion eines Embryos von 16 mm SSL.** Beachte die regelmäßige Anordnung der Spinalganglienanlagen, die mit den knorpeligen Wirbelbögen abwechseln.
1 Neuralrohr
2 Spinalganglien
3 Wirbelbögen

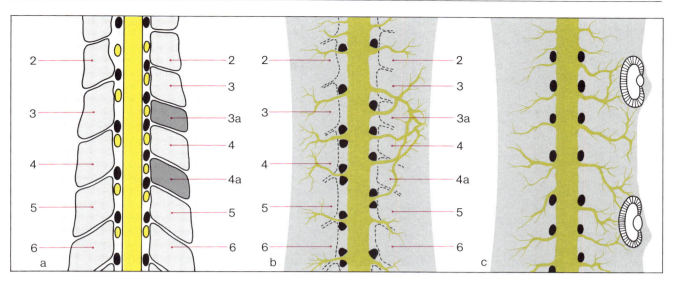

Abb. 2.28a Schnitt durch eine Amblystomalarve, welcher 2 zusätzliche Somiten (3a und 4a) implantiert wurden. Ihnen entsprechen je 2 zusätzliche Wirbelbögen und Spinalganglien. Die Zahlen bezeichnen die einzelnen Somiten.

Abb. 2.28b Rekonstruktion der Spinalnerven derselben Larve. 5 segmentale Nerven versorgen die Gliedmaße der operierten Seite, normal sind es 3.

Abb. 2.28c Rekonstruktion der Spinalnerven einer Larve, welcher nach operativer Entfernung einer Gliedmaßenknospe 2 Augenanlagen implantiert wurden (nach *Detwyler* u. *van Dyke* 1934).

dale Leiste ist in drei dorsal zusammenhängende Teile gegliedert und an der Bildung der Ganglien der gemischten Branchialnerven V, VII, IX und X beteiligt. Hirn- und Spinalnervenganglien sind aber nicht ohne weiteres vergleichbar. Wie sich experimentell nachweisen ließ, stammt das Bildungsmaterial der Spinalganglien ausschließlich aus den Neuralleisten, während an der Entwicklung der Hirnnervenganglien neben der Kopfneuralleiste besondere Verdickungen der Epidermis beteiligt sind. Es handelt sich dabei um *Plakoden*, Verdickungen im seitlichen Ektoderm, die bei Fischen und Amphibien zwei Längsreihen, die dorsolaterale und die weiter ventral gelegene epibranchiale Reihe bilden (Abb. 2.**29**). Aus diesen Epidermisverdickungen wandern Zellen in die Tiefe aus und bilden nervöse Strukturen. Die *Dorsolateralplakoden* spielen eine Rolle bei der Entwicklung der Organe der Seitenlinie und des Labyrinthes und lassen bei niederen Vertebraten einen mittleren, labyrinthären, eine prä- und einen postlabyrinthären Teil unterscheiden. Die *epibranchialen Plakoden* stehen in enger Beziehung zum dorsalen Ende der Kiementaschen. Aus ihnen gehen Neurone des Geschmackssinnes hervor. Bei Amnioten fehlt das Seitenliniensystem. Von den Dorsolateralplakoden bleibt nur der mittlere Teil, die labyrinthäre oder Ohrplakode, erhalten, aus der sich das häutige Labyrinth und das dazu gehörige Ganglion vestibulocochleare entwickeln. Von den Epibranchialplakoden, die beim menschlichen Embryo als rudimentäre Epidermisverdickungen erscheinen, stammen die Zellen des Ganglion geniculi n. facialis, des Ganglion inferius n. glossopharyngei und des Ganglion inferius n. vagi ab.

Der jeweilige Anteil der Neuralleiste bzw. der Plakoden an der Entwicklung der Hirnnervenganglien ist besonders beim Menschen schwer abzuschätzen, da nur das Experiment – Ausschaltung der präsumptiven Anlagen, Transplantation oder Markierung mit radioaktiven Substanzen – eine Klärung des doppelten Ursprungs der Hirnnervenganglien bringen kann.

Das Trigeminusganglion setzt sich aus Zellen beiderlei Herkunft zusammen. Durch einen operativen Eingriff an der Keimscheibe des Hühnchens war es möglich, eine der beiden Komponenten auszuschalten und damit ihren Anteil an der normalen Entwicklung abzuschätzen. Das Trigeminusganglion besteht bei Keimlingen von 60–72 Stunden normalerweise aus einer Zentralzone kleiner, spät differenzierender und einer Randzone großer, früh differenzierender, dunkler Zel-

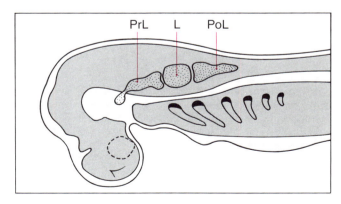

Abb. 2.29 Seitenansicht einer Amphibienlarve mit Darstellung der Dorsolateral- und der Epibranchialplakoden (schwarz) (nach *Balinski* 1972).
L   Labyrinthplakode
PrL prälabyrinthäre Plakode } Dorsolateralplakoden
PoL postlabyrinthäre Plakode

len, die sich mit Silber imprägnieren lassen und histochemische Besonderheiten aufweisen (Abb. 2.**30a**). Wurde der präotische Teil des Rhombencephalons bei 40–48stündigen Hühnerembryonen (16 Somiten) entfernt, dann entwickelten sich 1–2 kleine, plakodale Ganglien, die sich aus einer einheitlichen Zellpopulation zusammensetzen, aus großen, argyrophilen Zellen, wie sie in der Randzone normaler Ganglien gefunden werden (Abb. 2.**30b**). Im reziproken Versuch wurde auf der einen Seite die Trigeminusplakode entfernt mit dem Resultat, daß sich ein kleines, fast ausschließlich aus kleinen Zellen zusammengesetztes „Leisten"-Ganglion entwickelte (Abb. 2.**30c**).

Aus diesem Ergebnis kann geschlossen werden, daß die Trigeminusplakoden nur große Zellen produzieren, die kleinen Zellen aber Derivate der Neuralleisten sind. Beim Hühnerembryo sollen alle plakodalen Ganglien aus großen Zellen bestehen. Im Unterschied zum Trigeminusganglion bleiben aber Leisten- und Plakodenganglien der Nn. glossopharyngeus und vagus getrennt.

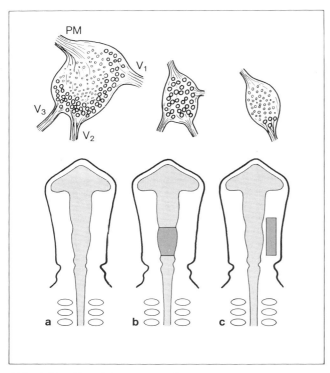

Abb. 2.**30 Entwicklung des Ganglion trigeminale** (nach *Hamburger* 1962).
a Normaler Hühnerembryo mit 16 Somiten mit normalem Ganglion.
 V_1 N. ophthalmicus
 V_2 N. maxillaris
 V_3 N. mandibularis
 PM Portio major n. trigemini
b Status nach operativer Entfernung des rostralen Teiles des Rhombencephalons mit Einschluß der prospektiven Trigeminusleisten; unten: Operationsschema, oben: postoperatives Resultat.
c Operative Entfernung der Trigeminusplakode. Das postoperativ entstandene kleine Ganglion besteht nur aus Zellen der Trigeminusleiste.

Auch beim Menschen tragen Epidermisverdickungen zur Entwicklung der Hirnnervenganglien bei. Übereinstimmend zerfällt die kaudale Kopfneuralleiste bei allen bis heute beschriebenen menschlichen Embryonen in drei Abschnitte, nämlich in die
– rostrale oder Trigeminusleiste im Bereiche des vorderen Rhombencephalons,
– Fazialisleiste (Crista praeotica) und
– Glossopharyngeus- und Vagusleiste (Crista postotica).

Trigeminusleiste

Wie Abb. 2.**31**, die von einem Horizontalschnitt durch den vorderen Teil des Rhombencephalons eines Embryos mit 25 Somiten stammt, zeigt, bildet die Trigeminusleiste in diesem Stadium einen kleinen, unscharf begrenzten, lockeren Zellhaufen, der mehrere Mitosen und einige Zellkernfragmente einschließt und mit dem darüber liegenden Oberflächenepithel lose zusammenhängt. Dieses ist verdickt, 2–3schichtig, und hebt sich von der einschichtigen Epidermis der Nachbarschaft deutlich ab. Es handelt sich dabei um eine Trigeminusplakode, deren Zellen ihre Auswanderung eben eingeleitet hatten. In der Tiefe vermischen sich die beiden Zellpopulationen zur Bildung des *Ganglion trigeminale (semilunare)*.

Fazialisleiste

Die Ganglien der Nn. facialis und vestibulocochlearis stammen, entgegen früheren Vorstellungen, aus voneinander unabhängigen Anlagen.

Der *N. facialis*, der zweite Branchialnerv, gehört bei im Wasser lebenden Tieren zur ersten epibranchialen Plakode, dazu versorgt er die Muskeln des Zungenbeinbogens. Bei Landbewohnern verschwinden die Seitenlinienorgane, die Muskulatur des Hyoidbogens wird zur Gesichtsmuskulatur, der N. facialis zu einem überwiegend motorischen Nerven, der neben motorischen Fasern für die mimischen Gesichtsmuskeln viszerosensorische Fasern aus Geschmacksknospen in der Zunge führt. Die zu diesen Fasern gehörenden Zellen im Ganglion geniculi sind fast ausschließlich aus dem Epithel der ersten epibranchialen Plakode ausgewandert. Der *N. vestibulocochlearis* dagegen ist ein sensorischer Nerv, dessen Ganglien wahrscheinlich rein plakodaler Herkunft sind. Ihre Zellen stammen aus dem Epithel des Ohrbläschens, einem Derivat der mittleren dorsolateralen Plakode. Die beiden Ganglienanlagen VII und VIII werden nur temporär aneinander gelegt, Ende der 4. Woche sind sie wieder getrennt.

An der Bildung des *Ganglion geniculi n. facialis* ist die erste epibranchiale Plakode maßgeblich beteiligt. Wird diese beim Hühnchen im 18-Somiten-Stadium entfernt, dann fehlt auf der Operationsseite das Ganglion. Abb. 2.**32a** zeigt das Rhombencephalon mit Ohrbläschen und Fazialisleiste im 25-Somiten-Stadium beim Menschen. Ohrbläschen und Fazialisleiste sind durch Mesenchymzellen getrennt. Die Fazialisleiste ist noch mit der Neuralrohrwand in Verbindung, von dieser treten Zellen in sie über. Die Mitbeteiligung der ersten epibranchialen Plakode an der Entwicklung des Ganglion geniculi ist nur auf Transversalschnitten zu sehen (Abb. 2.**32b**).

Das *Ganglion vestibulocochleare* ist wahrscheinlich rein plakodaler Herkunft. Seine erste Anlage entsteht aus Zellen, die aus dem Epithel des Ohrbläschens auswandern und sich an seiner Basis, später medial ansammeln. In diesem frühen Stadium sind Akustikus- und Fazialisganglion durch eine Mesenchymlage klar getrennt; sie legen sich erst sekundär aneinander, bleiben aber dank histologischer Besonderheiten unterscheidbar: Unreife Nervenzellen sind in der Anlage des Fazialisganglion zu sehen, bevor ein klar umschriebenes Ganglion vestibulocochleare erkennbar ist.

Postotische Neuralleiste

Die postotische Neuralleiste liefert das Zellmaterial der intrakranialen Ganglien der Nn. glossopharyngeus und vagus. Sie ist bei Embryonen von 2,5 mm noch wenig ausgeprägt und bildet im Gebiet des 3. Schlundbogens eine lockere, kaum abgrenzbare Zellverdichtung, die keine Verbindung mit dem Neuralrohr mehr hat. In gleicher Höhe zeigt das Oberflächenepithel eine umschriebene Proliferation gegen die Tiefe zu, die sich im Mesenchym verliert. Bei einem Embryo von 4 mm ist die Verbindung der Neuralleiste mit der Epidermis besonders deutlich. Die Anlagen der bei-

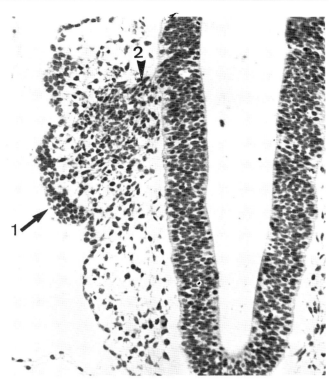

Abb. 2.**31 Menschlicher Embryo von 2,5 mm SSL.** Entwicklung des Trigeminusganglions. Trigeminusplakode als Epidermisverdickung deutlich zu sehen (1), Trigeminusleiste (2).

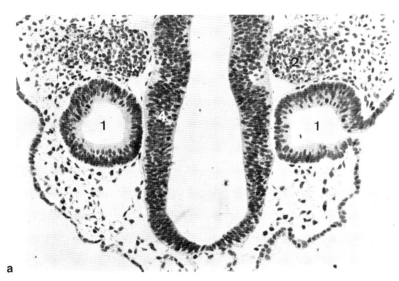

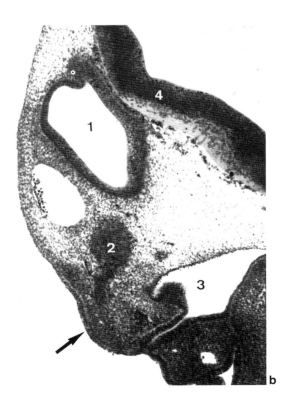

Abb. 2.**32a Horizontalschnitt durch das Rhombencephalon,** die Anlagen der Ohrbläschen und die Anlage des Ganglion geniculi n. facialis (vgl. Text). Ganglion geniculi n. facialis und Ohrbläschen sind durch Mesenchymzellen getrennt. Embryo von 2,5 mm SSL. Legende s. Abb. 2.**32b**.

Abb. 2.**32b Frontalschnitt in Höhe des Ohrbläschens** (Embryo 7 mm SSL).
1 Ohrbläschen
2 Ganglion geniculi n. facialis in Verbindung mit der epibranchialen Plakode, die an der verdickten Epidermis deutlich zu erkennen ist (Pfeil)
3 Schlunddarm mit zweiter Schlunddarmtasche
4 Hirnwand

32   2 Entwicklung des Nervensystems

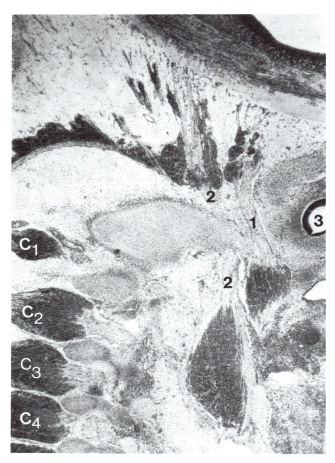

Abb. 2.**33** **Längsschnitt durch die Derivate der postotischen Neuralleiste bei einem Embryo von 8 mm SSL.**
1   Foramen jugulare mit durchtretenden Nn. glossopharyngeus (1) und vagus (2). Beachte die intra- und extrakranialen Ganglien der beiden Nerven
3   Ohrbläschen
C_1–C_4 Spinalganglien

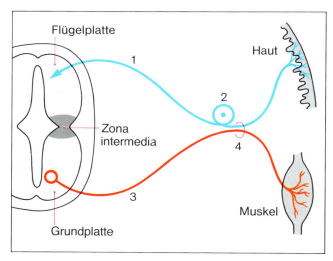

Abb. 2.**34** **Schematischer Querschnitt durch die Anlage des Neuralrohres.**
1 Radix dorsalis
2 Ganglion spinale
3 Radix ventralis
4 N. spinalis

den Ganglien sind durch ein Blutgefäß weitgehend getrennt. Im Gegensatz zum Trigeminusganglion bleiben Leisten- und Plakodenganglion getrennt. Dies ist in Abb. 2.**33**, die von einem Embryo von 8 mm stammt, zu sehen.

Verbindungen des Neuralrohres mit der Peripherie

Das frühe Neuralrohr ist ein in sich geschlossenes Organ, das erst sekundär mit der Peripherie verbunden wird. Bereits kurz nach Neuralrohrschluß lösen sich Zellen aus dem Verband des mitotisch aktiven Neuralepithels und wandern in die schmale, zellfreie Zona marginalis ein, wo sie zwischen dieser und der ventrikulären Zone die Intermediärzone aufbauen (Abb. 2.**8b**). Diese besteht zunächst nur aus postmitotischen Zellen, erst später findet man freie Glioblasten, die auch aus dem Neuralepithel stammen und die Stammzellen der Astrozyten und Oligodendrozyten sind. Nach ihrem funktionellen Verhalten unterscheidet man an der Mantelzone *Grund-* und *Flügelplatte* und die sie verbindende *Zona intermedia* (Abb. 2.**34**). Diese liegt im Gebiete des Sulcus limitans, der Grund- und Flügelplatte trennt und sich über das Rückenmark hinaus bis zum Übergang des Hirnstammes in das Diencephalon erstreckt. Die Grundplatte wird zum efferenten (motorischen), die Flügelplatte zum afferenten (sensorischen) Teil des Neuralrohres.

Vordere Wurzeln der Rückenmarksnerven, Radices ventrales. In Abb. 2.**10** ist ein Querschnitt durch das Rückenmark eines menschlichen Embryos von 7 mm zu sehen, bei dem die Bildung von Grund- und Flügelplatte in vollem Gange ist. Die *Grundplatte* ist zellreicher und breiter als die Flügelplatte und enthält viele Wurzelzellen, deren Axone z. T. bereits Zona marginalis, Membrana limitans externa und Meninx primitiva, die Hirnhautanlage, durchstoßen haben und in die Peripherie vorwachsen (Abb. 2.**12**). Dies zeigt auch Abb. 2.**35**, die von einem Horizontalschnitt durch einen Embryo von 5 mm stammt: Die Axone verlassen das Rückenmark in einer kontinuierlichen Linie und konvergieren gegen die Mitte des von ihnen innervierten Myotoms. Sie sind von Schwannschen Zellen begleitet, die an ihren spindeligen Kernen zu erkennen sind, in dieser frühen Phase aber noch keine geschlossene Hülle um die auswachsenden Axone bilden. Die Grundplatte enthält also bereits in diesem frühen Stadium entlang jeder Seite eine Säule aus Zellen, die aus dem Neuralepithel der ventrikulären Zone ausgewandert sind und ihre Differenzierung zu motorischen Nervenzellen eingeleitet haben. Ihre Axone bilden die vorderen Wurzeln, *Radices ventrales*, der Rückenmarksnerven.

Untersuchungen am Hühnerembryo haben gezeigt, daß sich die in der Grundplatte von 2–4 Tage alten Embryonen enthaltene schlanke ventrolaterale Zellsäule aus gleichartigen, runden Proneuronen zusammensetzt und ohne Unterbrechung von den Hals- bis

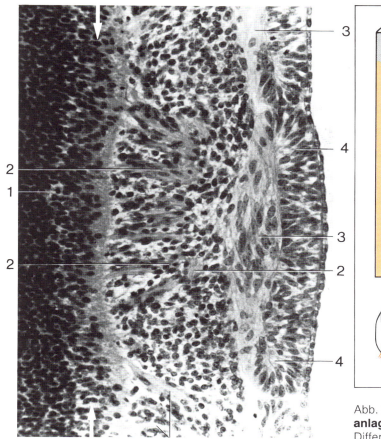

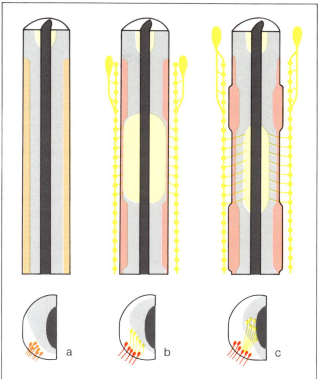

Abb. 2.**35 Horizontalschnitt durch das Neuralrohr in Höhe der Grundplatte.** Beachte die ununterbrochene Zellsäule (Pfeil), die sich aus Wurzelzellen zusammensetzt, deren Axone in Richtung Mitte der Myotome auswachsen.
1 Zona intermedia
2 Axone der motorischen Wurzelzellen in der Grundplatte
3 Myotom
4 Dermatom

Abb. 2.**36 Horizontalschnitte durch die Rückenmarksanlage von Hühnerkeimlingen** zur Darstellung der inneren Differenzierung der Grundplattenderivate. Darunter altersentsprechende Querschnitte durch das Brustmark (nach *Hamburger* 1954).
a Ausgangssituation (motorische Proneurone orange).
b Beginnende Sonderung der Zellsäule im Brustgebiet in somato- (rot) und viszeromotorische (gelb) Proneurone, letztere verlagern sich dorsomedial und bilden eine Zellsäule (**c**), deren Zellen mit der Anlage des Truncus sympathicus in Verbindung treten (Rr. communicantes albi).

zu den Lumbal- und Sakralsegmenten erstreckt; sie hat überall den gleichen Umfang (Abb. 2.**36a**). Mitte des 4. Tages werden erstmals Unterschiede sichtbar, indem sich die Zellsäule im Brustgebiet in somato- und viszeromotorische Proneurone zu sondern beginnt (Abb. 2.**36b, c**). Die Zellsäule wird lockerer, die viszeromotorischen Proneurone, die an ihrer länglichen Form und starken Argyrophilie zu erkennen sind, beginnen sich dorsomedial zu verlagern, wo sie sich zu einer Zellsäule vereinigen, die auf die Brustsegmente beschränkt ist und deren unreife Nervenzellen mit der Anlage des Truncus sympathicus in Verbindung treten. Nach Abschluß ihrer Wanderung runden sie sich ab und verlieren ihre Argyrophilie. Beim Menschen liegen gleichartige Verhältnisse vor mit der Besonderheit, daß die viszeromotorischen Proneurone dorsolateral wandern. Sie vereinigen sich zur Bildung des Nucleus intermediolateralis, der sich von C_8 bis L_1 erstreckt, bei Embryonen von 30 mm auf dem Querschnitt zu erkennen ist und die Zellpopulation des Seitenhornes bildet.

Neben Zellwanderungen spielen bei der Differenzierung der Grundplatte *degenerative Prozesse* an den unreifen Nervenzellen eine grundlegende Rolle. Der Tod von unreifen Nervenzellen gehört zum normalen histologischen Bild des Keimes. Diese Beobachtung ist leicht verständlich, wenn man berücksichtigt, daß sich viel mehr Proneurone bilden, als Motoneurone für die Innervation der Rumpf- und Extremitätenmuskeln nötig sind (= *histogenetische Zelldegeneration*). Offenbar steht die Zahl der überlebenden Zellen im Vorderhorn unter der Kontrolle der Peripherie. Dies konnte experimentell erhärtet werden: Wird bei einer Amphibienlarve, bevor die motorischen Nerven einwachsen, eine der beiden vorderen Extremitätenanlagen operativ entfernt, dann nimmt die Zahl der absterbenden Zellen in der Grundplatte der mit ihr verbundenen Teile des Halsmarkes zu, umgekehrt hat die Implantation einer zusätzlichen Gliedmassenanlage eine Abnahme der Zellnekrosen zur Folge. Aber nicht nur die Größe des peripheren Zielgebietes (z. B. Muskeln) bestimmt das Ausmaß und den Zeitpunkt des histogenetischen („spontanen") Zelltodes, sondern auch der Eintritt der normalen Erregungsübertragung. Durch experimentelle Blockade der Funktionsaufnahme mit Substanzen, die die Acetylcholinwirkung an der Muskulatur durch Blockade der cholinergen Rezeptoren verhindern (z. B. Curare, α-Bungarotoxin), kann der spontane Zelltod der Motoneurone aufgehalten werden. Wird die Blockade wieder aufgehoben, dann tritt die histogenetische Zelldegeneration ein.

Die **hinteren Wurzeln der Rückenmarksnerven,** *Radices dorsales,* entstehen aus den Axonen der unreifen Nervenzellen in den Spinalganglienanlagen (vgl. S. 26). Die Spinalganglienzellen sind zunächst bipolar; sie haben einen zentralen und einen peripheren Fortsatz. Die zentralen Fortsätze sind zu Bündeln zusammengefaßt, die als Radices dorsales in das Neuralrohr einstrahlen, wo sie bei 6 Wochen alten Embryonen die gut definierten ovalen Bündel in der Peripherie der Flügelplatte bilden (Abb. 2.**11**). Die peripheren Fortsätze vereinigen sich mit den ventralen Wurzeln zu Spinalnerven und erreichen in Spinalnervenästen ihr Ziel. Im Verlaufe der Ausreifung der Spinalganglienzellen nähern sich die Abgangsstellen der beiden Fortsätze und verbinden sich derart, daß aus bipolaren pseudounipolare Zellen werden. Diese Form ist für Neurone der reifen Spinalnervenganglien charakteristisch.

Das Rückenmark zeigt also eine äußere Gliederung, *Neuromerie,* die ihren Ausdruck in der segmentalen Anordnung der Spinalnervenwurzeln und der aus ihrer Vereinigung hervorgehenden Spinalnerven findet und die von der Metamerie der Somiten induziert wird. Dem Neuromer entspricht das Rückenmarkssegment. Die Neuromerie ist nicht in der Organisation des Rückenmarks begründet, sie wird allein durch die Metamerie der Somiten induziert. Neuromerie und Metamerie sind daher keine morphologisch gleichwertige Begriffe.

Rückenmarkssegment. In Abb. 2.**37** ist ein Querschnitt durch die Mitte eines Rückenmarkssegmentes eines menschlichen Embryos von 11 mm zu sehen. Das Rückenmark hat in diesem frühen Stadium eine sagittal gestellte, in ihrer Mitte bauchig erweiterte Lichtung. Die keulenförmig geschwollenen, zellkernreichen Anlagen der Vorderhörner sind ventrolateral vorgewachsen, während die Anlagen der Hinterhörner erst angedeutet sind. Die Marginalzone ist kernlos und noch sehr schmal; noch marklose Axone von motorischen Vorderhornzellen verlassen das Neuralrohr in ventrolateraler Richtung (Abb. 2.**35**). Die zentralen Fortsätze von in Ausreifung begriffenen Spinalganglienzellen lassen sich bis in die Randzone verfolgen. *Dorsale* und *ventrale* Wurzeln vereinigen sich zum kurzen *Spinalnerven,* der sich in vier Äste teilt, den R. *dorsalis* zur Rückenregion, den R. *ventralis* zu der ventrolateralen Rumpfwand und den Extremitäten, den R. *meningeus* zu den Meningen und den R. *communicans cum trunco sympathico.*

Das Rückenmarkssegment, *Neuromer,* gehört funktionell zu einem Metamer. Es erhält Afferenzen aus einer bestimmten Region der Haut *(Dermatom)* und sendet motorische Impulse (Efferenzen) einer bestimmten Muskelgruppe *(Myotom)* zu. Das Schema (Abb. 2.**38**) zeigt, daß die aus der Haut dem Neuralrohr zugeführten Erregungen direkt oder durch Vermittlung eines oder mehrerer *Schaltneurone* (Interneurone) auf ein *Motoneuron* übermittelt werden. Damit ist die primitivste Form eines nervösen Leitungsbogens, der aus einem afferenten, evtl. einem Schaltneuron und einem efferenten Neuron besteht, geschlossen. Das Perikaryon des afferenten Neurons liegt außerhalb des Neuralrohres in einem Spinalganglion, dasjenige des efferenten Neurons in der Grundplatte, das Schaltneuron in der Zona intermedia. Durch die Ausbildung von intersegmentalen Neuronen werden die Neuromere zu einer Einheit verbunden. Schalt- und intersegmentale Neurone bilden den *Eigenapparat des Rückenmarkes.*

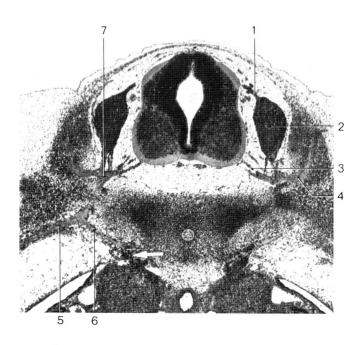

Abb. 2.**37 Querschnitt durch ein Neuromer** (menschlicher Embryo von 11 mm SSL).
1 Radix dorsalis
2 Ganglion spinale
3 Radix ventralis
4 R. dorsalis n. spinalis
5 R. ventralis n. spinalis
6 R. communicans cum trunco sympathico
7 N. spinalis
Pfeil weist auf Ganglion sympathicum

Verbindungen des Neuralrohres mit der Peripherie

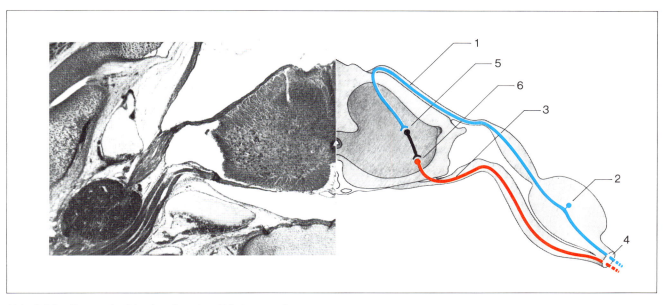

Abb. 2.38 Querschnitt durch ein Rückenmarkssegment eines Fetus von 9 cm SSL (Halsmark).
1 Radix dorsalis
2 Ganglion spinale
3 Radix ventralis
4 N. spinalis
5 Interneuron
6 Motoneuron

Abhängigkeit der Entwicklung des Nervensystems von der Peripherie. Periphere Nerven und Nervenzentren zeigen eine gewisse Übereinstimmung ihrer Entwicklung mit der Entwicklung der Organe, die sie versorgen. So sind z. B. die Gliedmaßennerven kräftiger und die dazu gehörigen Spinalganglien zellreicher als Nerven und Ganglien des Rumpfes. Das Rückenmark selbst zeigt eine zervikale und eine lumbale Schwellung des Vorderhorns *(Intumescentiae cervicalis und lumbalis)*, von dem die Gliedmaßen versorgt werden. Dieses Verhalten geht, wie experimentell bewiesen werden kann, auf eine direkte Korrelation zwischen Zentrum und Peripherie zurück.

Nicht nur die Dicke der Nerven, d. h. die Zahl der Nervenfasern, hängt von den von ihnen versorgten Organen ab, sondern auch der Weg, den sie nehmen, d. h. die Gestaltung des ganzen peripheren Nervensystems wird von der Peripherie determiniert.

Das Aussprossen der Nervenfasern ist am besten in der Gewebekultur zu verfolgen. Dies wurde bereits zu Beginn des Jahrhunderts an kleinen Explantaten von noch undifferenziertem Neuralrohrgewebe gezeigt (Abb. 2.39). Die mit fingerähnlichen Pseudopodien versehenen *Wachstumskegel* der auswachsenden Neuriten kriechen entlang des Deckgläschens oder einer andern festen Struktur; stoßen sie auf ein Hindernis, ändern sie ihre Wachstumsrichtung und folgen diesem. Ihre Motilität geht auf kontraktile zytoplasmatische Mikrofilamente zurück.

Das Längenwachstum ist nicht ein einfacher Streckprozeß, neues Material wird fortlaufend im Perikaryon gebildet und fließt ständig im Axon peripherwärts *(anterograder axonaler Transport)*. Werden regenerie-

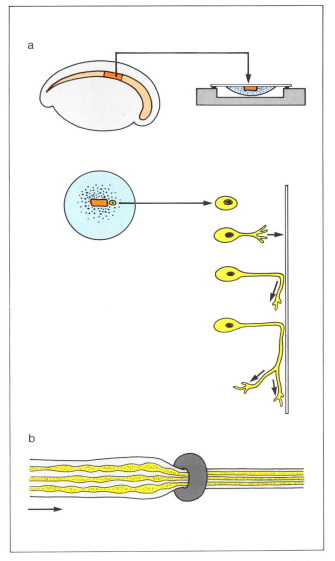

Abb. 2.39 Verhalten eines kleinen Neuralrohrstückes in vitro (vgl. Erklärungen im Text) (nach *Harrison* 1907).

rende Nervenfasern durch einen einschnürenden Arterienring geleitet, dann kommt es im proximalen Stumpf zu einer Rückstauung des peripher fließenden Materials, was Schwellung und spiralige Aufrollung der einzelnen Fasern zur Folge hat (Abb. 2.**39b**).

Auf die Frage „Was lenkt die auswachsenden Nervenfasern?" geben embryonale Transplantationen Antwort. Experimente an Amphibienlarven zeigen folgendes: Wird eine vordere Extremitätenknospe einer Molchlarve, die normalerweise von Rr. ventrales der Halssegmente C_{3-5} versorgt wird (Abb. 2.**40a**), vor dem Einwachsen von Nervenfasern ausgeschnitten und in nächster Nähe wieder eingepflanzt, dann werden die Nerven des Armgeflechtes vom normalen Weg in Richtung des Transplantates abgelenkt (Abb. 2.**40b**). Bei nicht zu großer Distanz dringen sie in dieses ein und verästeln sich darin wie die in der normal liegenden Gliedmaße der Gegenseite. Die transplantierte Extremität wird voll funktionsfähig und bewegt sich in Koordination mit den anderen Gliedmaßen. Wird die Knospe zu weit weg vom Ursprung dieser Nerven implantiert, dann wachsen Rr. ventrales der ortsständigen Nerven (C_{6-8}) ein (Abb. 2.**40c**).

Dasselbe geschieht nach Implantation einer zusätzlichen Gliedmaßenknospe. Liegt diese in nächster Nähe der Wirtsknospe, dann verzweigen sich die Äste des Plexus brachialis und übernehmen auch die Innervation der zusätzlichen Gliedmaße. Wird ein Hindernis, etwa ein Glimmerplättchen, in den Weg gelegt, dann wird es von den vorwachsenden Fasern umwachsen; diese bilden Schleifen um dasselbe und erreichen indirekt ihr Ziel. Wird aber die zusätzliche Extremitätenanlage weiter weg eingepflanzt oder ist das Hindernis zu groß, werden die Fasern nicht „angezogen". Lokale Nerven wachsen in sie ein (Abb. 2.**40c**), können aber nicht für eine normale Funktion sorgen, die Gliedmaße kann sich nicht bewegen. Daraus muß geschlossen werden, daß nur diejenigen Rückenmarkssegmente, von denen die Nerven der Extremitätengeflechte stammen, die Gliedmaßenfunktion kontrollieren können. Die Zentren für die Bewegungen der vorderen und der hinteren Gliedmaßen sind austauschbar. Werden vordere an die Stelle von hinteren Gliedmaßenknospen transplantiert, gewinnen die Extremitäten die volle, normale Beweglichkeit. Extremitätenknospen, die in die Kopfregion transplantiert werden, bewegen sich hingegen synchron mit den Kiemen und dem Kiefer.

Der **Einfluß des Nervensystems auf die peripheren Organe,** mit denen es verbunden ist, bildet das Gegenstück zur Abhängigkeit des Zentralnervensystems von der Peripherie. Dieser Einfluß auf periphere Organe betrifft nicht die Anfangsstadien der Entwicklung, ist aber von großer Bedeutung für die folgende Differenzierung. Myotuben, aus denen später Muskelfasern entstehen, bilden sich z. B., bevor Nerven da sind. Ihre Differenzierung kann auch bei vollständigem Fehlen der Nervenversorgung für eine gewisse Zeit weitergehen und bis zum Zeitpunkt der Funktionsaufnahme andauern. Unterbleibt die Innervation, dann verfallen sie aber einer fettigen Degeneration und werden resorbiert, d. h., die Nerven sind für die Ausreifung und die Existenz von Muskelgewebe unerläßlich.

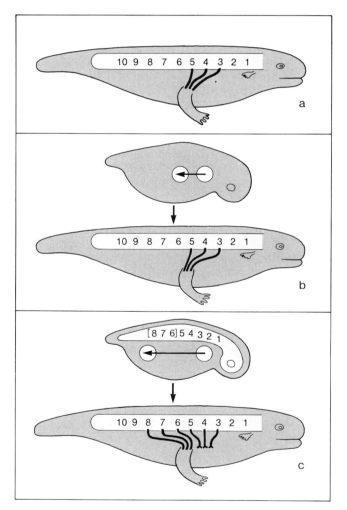

Abb. 2.**40 Innervation der vorderen Gliedmaße bei Triton.**
a Normale Situation: einwachsende Nervenfasern stammen aus den Zervikalsegmenten 3, 4, 5.
b Extremitätenknospe wurde vor Einwachsen von Nervenfasern exzidiert und weiter kaudal implantiert. Die Innervation erfolgt aus den gleichen Segmenten wie bei ungestörter Entwicklung.
c Wird die Extremitätenanlage zu weit kaudal implantiert, dann wachsen Rr. ventrales in die ortsständigen Rückenmarksnerven ein (nach *Barth* 1953)

Synaptogenese

Eine selektive elektronenmikroskopische Darstellung paramembranöser Komponenten in frühesten Stadien der Synaptogenese (Abb. 2.**41**) ist bei Kontrastierung durch Phosphorwolframsäure (anstelle von Osmiumsäure) möglich. Dabei zeigt sich folgendes: Eine unreife Synapse ist durch unregelmäßig konturierte elektronendichte Bänder unter den präsumptiven prä- und postsynaptischen Membranen gekennzeichnet;

der synaptische Spalt enthält eine feine Linie elektronendichten Materials. Die Zellmembranen werden durch die Kontrastierung nur ganz schwach oder gar nicht dargestellt. Während der Synaptogenese verbreitern sich dann alle kontrastierten Bänder, die das morphologische Äquivalent der paramembranösen Komponenten sind. Das ehemals kontinuierliche, durch einzelne Spitzen charakterisierte präsynaptische Band löst sich in einzelne polygonale Bereiche auf („dense projections"). Während der Zeit, in der diese Veränderungen stattfinden, reifen Verhalten und Hirnstromkurve aus, so daß zwar keine kausale Beziehung zwischen den morphologischen und funktionellen Veränderungen nachgewiesen ist, aber eine auffallende zeitliche Übereinstimmung festgestellt werden kann. Zur Morphologie der Synapse beim Adulten s. S. 65. Quantitative Untersuchungen der Synapsendichte im Isocortex von Säugetieren zeigen, daß vor allem in der frühen postnatalen Periode Synapsen rasch neugebildet werden. In der Lamina molecularis des parietalen Cortex der Ratte nimmt die Synapsendichte innerhalb von 14 Tagen von ca. 2×10^8 pro mm^3 auf 14×10^4 pro mm^3 zu. Die Synaptogenese folgt einer strengen zeitlichen Sequenz in den verschiedenen Hirnregionen, so daß jede Hirnregion eine für sie charakteristische synaptogenetische Periode aufweist.

Die Synaptogenese beginnt schon, bevor alle unreifen Nervenzellen in die entsprechenden Hirnregionen eingewandert sind; in anderen Fällen wurde jedoch auch beobachtet, daß Nervenzellen ihre späteren prä- und postsynaptischen Membranen für einige Zeit dicht aneinander lagern können, ohne daß synaptische Membranspezialisationen zu beobachten sind. Diese treten dann erst mit einer Verzögerung von Tagen auf. Die Synaptogenese ist nicht von einer funktionierenden Erregungsübertragung abhängig; Synapsen entstehen auch bei experimentell durchgeführter Funktionsblockade. Die adäquate Funktion scheint jedoch wichtig für die Stabilisierung einmal entstandener Synapsen zu sein; ein Entzug adäquater Reize („Deprivation") führt zu einer Reduktion der Synapsendichte.

Untersuchungen über die Synaptogenese bei Vogelembryonen ergaben Einblicke in die Entwicklung der spinal-motorischen Systeme. Sie bestätigen zunächst die Beobachtung, daß die Differenzierung des Rückenmarkes von kranial nach kaudal fortschreitet und innerhalb eines bestimmten Abschnittes der Rückenmarksanlage die ventralen Areale den dorsalen in der Entwicklung voraus sind. Zwischen dem 2. und 3. Bebrütungstag findet man bereits in der Peripherie vorwachsende Axone, die die Verbindung des Neuralrohres mit den zugehörigen Myotomen herstellen, während Kollateralen aus Fasern der hinteren Wurzeln erst am 6.–7. Tag Kontakt mit Interneuronen oder Motoneuronen aufnehmen. Kontraktionen von Halsmyotomen wurden bei 3½ Tage alten Embryonen registriert, d. h., Motoneurone funktionieren, lange bevor sie ausgereift sind und eine synaptische Verbindung mit afferenten Axonen hergestellt ist. Assoziationszellen entwickeln sich wenig später als Motoneurone und

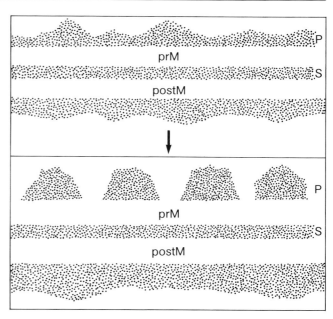

Abb. 2.**41 Schematische Darstellung der Morphogenese von Synapsen bei Phosphorwolframsäurekontrastierung.** Das obere Bild zeigt ein frühes unreifes Stadium, das untere Bild die Verhältnisse einer reifen Synapse. Die auffälligste Veränderung findet am präsynaptischen Band statt (nach *Bloom* u. *Aghajanian* 1968).
prM   präsynaptische Membran
postM   postsynaptische Membran
S   elektronendichtes Material im synaptischen Spalt
P   präsynaptisches Band

stellen wahrscheinlich interneuronale Verbindungen mit Fasern aus dem Mittelhirn her. Das ventrale Kommissurensystem ist ebenfalls am 4. Tag nachweisbar. Damit ist die morphologische Voraussetzung für bilaterale Integration der ersten Bewegungen geschaffen. Die ersten morphologisch feststellbaren Synapsen erscheinen im Neuropil der Grundplatte des Halsmarkes von 2–4 Tage alten Hühnerembryonen (Abb. 2.**42**). Es handelt sich dabei ausschließlich um in Bildung begriffene axo-dendritische Synapsen, die im präsynaptischen Pol in nächster Nähe der Membran einige wenige runde Transmitter enthaltende synaptische Bläschen, Vesikel, zeigen. Der nächste Schritt der Differenzierung (6.–7. Tag) scheint die Verdikkung der synaptischen Membranen zu sein, die zuerst am postsynaptischen Pol sichtbar wird und bis zur völligen Ausreifung der Synapsen andauert. Zwischen dem 9. und 11. Tag vermehren sich die Synapsen und die Zahl der synaptischen Vesikel, und es werden die ersten axo-somatischen Kontakte hergestellt. Voll ausdifferenzierte Synapsen sind vom 13. Tag an zu finden, d. h., die Synaptogenese dauert bei Hühnerkeimlingen 10 Tage und endet mit Beginn der Markscheidenbildung.

Entsprechend dem Prinzip der kraniokaudalen Ausreifung des Rückenmarkes beim Hühnerembryo beginnt die Synapsenbildung im Lumbosakralmark erst am 5. Bebrütungstag.

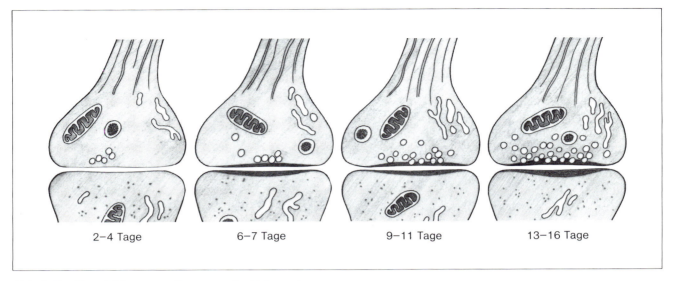

Abb. 2.**42 Entwicklung von Synapsen im Halsmark von Hühnerkeimlingen.** Erklärungen im Text (nach *Foelix* u. *Oppenheim* 1973).

Untersuchungen über das Verhalten und die Synapsenbildung bei Macacusembryonen von 17–41 mm (42–51 Tage post conceptionem) (Beobachtung durch das intakte, transparente Amnion bei intakter Plazenta und Nabelschnur, anschließend Entnahme und Untersuchung auf Hautreflexe und kinematographische Registrierung spontaner Bewegung, dann licht- und elektronenmikroskopische Aufarbeitung) führten zur Unterscheidung von vier Stadien der Synapsenbildung (Abb. 2.**43**).

1. Stadium (Präreflexperiode). Die jüngsten Embryonen (17–22 mm, 42–45 Tage) zeigten noch keine spontanen Bewegungen, auch konnten nach Entnahme aus dem Amnionsack keine kutanen Reflexe ausgelöst werden. Das licht- und elektronenmikroskopisch untersuchte Halsmark ist in diesem Stadium noch ganz unreif. Die Ependymschicht ist im dorsalen Bereich dick, reicht bis unter die Meninx primitiva und enthält viele Mitosen, während sie ventral reduziert und mitosefrei ist (s. Abb. 2.**11**). Der Zentralkanal ist spaltförmig. Die Grundplatte enthält viele bereits weitgehend differenzierte multipolare Neurone, während die Flügelplatte schmal und wenig differenziert ist. Die Randzone fehlt in der dorsalen Mittellinie. Sie besteht aus

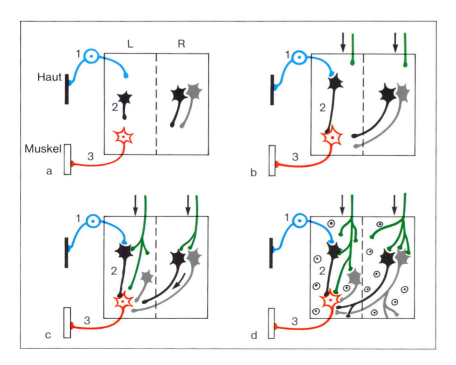

Abb. 2.**43 Schematische Darstellung der Entwicklung der synaptischen Schaltung in einem Nervenzentrum,** dargestellt anhand des spinalen motorischen Systems (nach *Bodian* 1970).
a Präsynaptisches Stadium.
  1 afferentes Neuron
  2 Interneuron
  3 efferentes (motorisches) Neuron
b Schließung des einfachen Leitungsbogens zwischen einem afferenten und einem efferenten Neuron, dazwischengeschaltetes Interneuron, 1–2 Synapsen, Beginn lokaler Reflexe.
c Ipsilaterale und kontralaterale Impulszuleitung (Pfeile). Exzitatorische und inhibitorische Neurone. Beginn der intersegmentalen und gekreuzten Reflexe.
d Weiterer Ausbau des Schaltsystems im ZNS und Beendigung der synaptischen Verknüpfung, Entwicklung der Neuroglia, Myelinbildung.

Synaptogenese

Bündeln markloser Nervenfasern, enthält noch keine Glioblasten und wird von radiär verlaufenden ependymalen Fortsätzen durchsetzt (Abb. 2.**12**).
Beide Wurzeln setzen sich wie die Randzone aus unmyelinisierten Axonen mit dazwischengelagerten Schwannschen Zellen zusammen, die noch keine Tendenz zeigen, sie zu umhüllen. Elektronenmikroskopisch wurden in der Grundplatte viele, dicht liegende, unreife Motoneurone mit großem Zellkern, rauhem endoplasmatischem Reticulum, aber erst schwach entwickelten Dendriten festgestellt. Der vollständige Mangel an Synapsen erklärt, daß kutane Reflexe nicht auslösbar waren.

2. Stadium (Schließung des einfachen Leitungsbogens durch Interneurone). Embryonen von 24–28 mm (46–47 Tage) zeigten erstmals spontane Bewegungen wie Öffnen und Schließen des Mundes, Abduktion der Arme, Vorderarm- und Hautreflexe, die nach Entnahme aus dem Amnion durch taktile Reize der Palma manus ausgelöst werden konnten. Rumpf- und Beinmuskeln zeigten noch keine spontanen Kontraktionen. Am Rückenmark von Embryonen dieses Stadiums tritt die Substantia gelatinosa in der Hintersäule hervor, der Hinterstrang reicht bis zur Mittellinie, und in der Randzone tauchen die ersten Glioblasten auf (Abb. 2.**44**). Verglichen mit dem jüngeren Stadium treten Mitosen in der dorsalen Ependymschicht zurück. Elektronenmikroskopisch sind in der Vordersäule axo-dendritische Synapsen mit deutlichen synaptischen Membranen und sphärischen Synapsenbläschen zu finden. In der dorsalen Säule und in der Zona intermedia, die nicht näher untersucht wurden, müssen im Hinblick auf die Auslösbarkeit von kutanen Reflexen interneuronale Synapsen erwartet werden. Der Schluß der primären Leitungsbogen durch Interneurone ist das erste Ziel der Synaptogenese. Damit wird die Übertragung von Afferenzen auf Motoneurone frühzeitig gesichert.

3. Stadium (Beginn intersegmentaler und gekreuzter Reflexe). Die in die Untersuchung einbezogenen ältesten Embryonen von 32–41 mm (48–51 Tage) zeigten außer den bereits erwähnten spontane und reflektorische Bewegungen des Rumpfes, der Beine und des Schwanzes, auch intersegmentale gekreuzte und ungekreuzte Reflexe. Im Rückenmark ist in diesem Stadium der Zentralkanal weiter reduziert, die meisten Motoneurone liegen jetzt weit auseinander, die Zwischenräume werden von Dendriten eingenommen. Viele Glioblasten wandern in die Randzone aus. Außer axo-dendritischen sind jetzt auch axo-somatische Synapsen nachweisbar. Die synaptischen Bläschen sind zahlreicher und erscheinen ausgereifter als bei den jüngeren Embryonen.
Diese Beobachtungen zeigen, daß das neuromuskuläre System bei Macacus wie bei Hühnerembryonen funktionsfähig wird, bevor das ganze Zentralnervensystem ausgereift ist. Dies gilt auch für Teile des sensorischen Systems. Die Hautsensibilität wird als erste funktionsreif; lange vor der Markscheidenbildung können bei

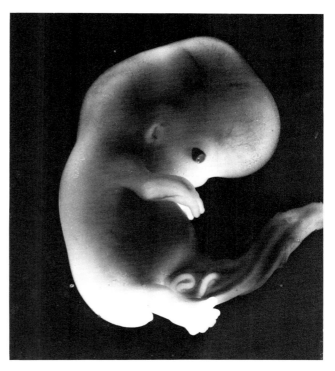

Abb. 2.**44 Rechte Profilansicht eines menschlichen Embryos von 23 mm SSL.** In diesem frühen Stadium können erstmals durch Beklopfen des intakten Amnions Bewegungen ausgelöst werden.

Macacusembryonen von 48–51 Tagen durch periorale Reize Wischreflexe der Arme ausgelöst werden.

4. Stadium (Vollendung der Synapsenbildung und Beginn der Markscheidenbildung). Drei Wochen nach den ersten Synapsen treten Gliazellen auf, die Axone umhüllen (Abb. 2.**43d**). Da die Markscheidenbildung in allen Regionen des Zentralnervensystems der neuronalen und synaptischen Reifung folgt und mit dem Ende der Synapsenbildung zusammenfällt, ist eine Myelinscheide für die Funktion embryonaler Neurone offenbar nicht nötig.
Beim menschlichen Embryo kommen Bewegungen bereits vor der 8. Schwangerschaftswoche post menstruationem vor, Reflexe sind bei Keimlingen von 8½–9 Wochen auslösbar (Untersuchungen an 15 Embryonen im Alter von 7 bis etwas über 8 Wochen = 18–26 mm SSL nach Uterotomie, Abb. 2.**44**). Durch Druck oder leichtes Beklopfen des Amnions konnten rasche, kurze Bewegungen der Arme oder der Beine ausgelöst werden. Bei stärkerem Schlag auf das Amnion kontrahierten sich alle 4 Gliedmaßen. Kopfbewegungen wurden nicht registriert. Die Erregbarkeit des neuromuskulären Apparates blieb für die Dauer genügender O_2-Versorgung erhalten.
Die ersten Antworten des sensorischen Systems konnten auf äußere Stimulation bei Embryonen von 7,5 Wochen (19,5–22 mm SSL) durch taktile Reize der Oberlippe ausgelöst werden. Wenig später (8½ Wochen) wird auch das vom N. mandibularis versorgte Hautareal reflexogen, während das Innervationsgebiet

des N. ophthalmicus erst in der 13. Woche auf Reize antwortet. Die reflexogenen Zonen breiten sich zuerst langsam, dann rascher aus, so daß der ganze Körper ab der 13. und 14. Woche auf kutane Reizung reagiert. In dieser Entwicklungsphase wurden noch keine respiratorischen Reflexe beobachtet, hingegen wurden taktile Reize der Lippen eines 14 Wochen alten Fetus mit Schluckbewegungen beantwortet.

Wachstum des Zentralnervensystems

Das Wachstum des Zentralnervensystems – gemessen an der Zunahme des Hirngewichtes – zeigt beim Menschen deutliche geschlechtsspezifische Unterschiede, das Gehirn wächst bei Mädchen rascher als bei Knaben. Weibliche Individuen erreichen die Hälfte ihres definitiven Hirngewichtes nach ca. 4 postnatalen Monaten, männliche erst einen Monat später, und 95% ihres adulten Hirngewichtes erreichen Mädchen nach 21, Knaben erst nach 26 postnatalen Monaten. Auch die Werte für die Hirngewichte bei Adulten unterscheiden sich zwischen beiden Geschlechtern. Der Vergleich der Werte einer Stichprobe aus den Jahren 1966 bis 1976 mit Stichproben vom Ende des letzten Jahrhunderts macht eine deutliche Beschleunigung des Hirngewichtswachstums in den letzten 100 Jahren erkennbar (Akzeleration). Die Akzeleration findet vor allem in der frühen postnatalen Periode statt. So erreichten vor einem Jahrhundert Mädchen das halbe Endgewicht des Gehirns mit 8, Knaben mit 10 postnatalen Monaten. Die Hirngewichte der Adulten zeigen jedoch keine signifikanten Veränderungen in den letzten 100 Jahren.

Eine ausreichende Ernährung spielt für das Wachstum des Gehirns eine große Rolle. Kommt es während der Zeit zwischen der Geburt und dem 5.–8. Lebensjahr zu einer schweren Unterernährung beim Menschen, dann wird nicht die normale Zellenanzahl, Synapsendichte und Markscheidenreifung erreicht. Neurologische Ausfallserscheinungen (Malnutrition-Syndrom) sind die Folge.

Literatur

Altman, J.: Postnatal growth and differentiation of the mammalian brain, with implication for a morphological theory of memory. In Quarton, G., T. Melnechuk, F. O. Schmitt: The Neurosciences: A Study Program. Rockefeller University Press, New York 1967

Balinski, B. J.: An Introduction to Embryology, 3rd ed. Saunders, Philadelphia 1970

Bartelmez, G. W.: The subdivisions of the neural folds in man. J. comp. Neurol. 35 (1922/23) 321–347

Bartelmez, G. W., A. S. Dekaban: The early development of the human brain. Contrib. Embryol. Carneg. Instn 37 (1962) 15–32

Batten, E.: The origin of the acustic ganglion in the sheep. J. Embryol. exp. Morph. 6 (1958) 597–615

Berry, M., J. T. Eayrs: Histogenesis of the cerebral cortex. Nature (Lond.) 197 (1963) 884–885

Berry, M., A. W. Rogers: The migration of neuroblasts in the developing cerebral cortex. J. Anat. (Lond.) 99 (1965) 691–709

Berry, M., A. W. Rogers: Histogenesis of mammalian neocortex. In Hassler, R., H. Stephan: Evolution of the Forebrain. Thieme, Stuttgart 1966

Berry, M., A. W. Rogers, J. T. Eayrs: Pattern of cell migration during cortical histogenesis. Nature (Lond.) 203 (1964) 591–593

Bloom, F. E., G. K. Aghajanian: Fine structural and cytochemical analysis of the staining of synaptic junctions with phosphotungstic acid. J. Ultrastruct. Res. 22 (1968) 361–375

Bodian, D.: Development of fine structure of spinal cord in monkey fetuses. II. Pre-reflex period to period of long intersegmental reflexes. J. comp. Neurol. 133 (1968) 113–166

Bodian, D.: A model of synaptic and behavioral ontogeny. In Schmitt, F. O.: Development of the Nervous System. The Neurosciences, 2nd Study Program. Rockefeller University Press, New York 1970

Boulder Committee: Embryonic vertebrate central nervous system: Revised terminology. Anat. Rec. 166 (1970) 257–262

Bueker, E. D.: Limb ablation experiments on the embryonic chick and its effect as observed on the mature nervous system. Anat. Rec. 97 (1947) 157–174

Caviness jr., V. S., P. Rakic: Mechanisms of cortical development: a view from mutations in mice. Ann. Rev. Neurosci. 1 (1978) 297–326

Chan-Palay, V.: Neuronal plasticity in the cerebellar cortex and lateral nucleus. Z. Anat. Entwickl.-Gesch. 142 (1973) 23–35

Choi, B. H., L. W. Lapham: Radial glia in the human fetal cerebrum: A combined Golgi, immunofluorescent and electron microscopic study. Brain Res. 148 (1978) 295–311

Chronwall, B., J. R. Wolff: Prenatal and postnatal development of GABA-accumulating cells in the occipital neocortex of rat. J. comp. Neurol. 190 (1980) 187–208

Chu-Wang, I.-W., R. W. Oppenheim: Cell death of motoneurons in the chick embryo spinal cord. I. A light and electron microscopic study of naturally occuring and induced cell loss during development. J. comp. Neurol. 177 (1978) 33–58

Conel, J. L.: The Postnatal Development of the Human Cerebral Cortex, vols. I–VIII. Harvard University Press, Cambridge/Mass. 1939–1967

Cowan, W. M.: Anterograde and retrograde transneuronal degeneration in the central and peripheral nervous system. In Nauta, J. H., S. O. E. Ebbeson: Contemporary Research Methods in Neuroanatomy. Springer, New York 1970

Cowan, W. M.: Neuronal death as a regulative mechanism in the control of cell number in the nervous system. In Rockstein, M.: Development and Aging in the Nervous System. Academic Press, New York, London 1973

Desmond, M. E., R. O'Rahilly: The growth of the human brain during the embryonic period proper. Anat. Embryol. 162 (1981) 137–151

Detwiler, S. R.: An experimental study of spinal nerve segmentation in Amblystoma with reference to the plurisegmental contribution to the brachial plexus. J. exp. Zool. 67 (1934) 395–441

Detwiler, S. R., R. H. Van Dyke: Further observations upon abnormal growth responses of the spinal nerves in Amblystoma embryos. J. exp. Zool. 69 (1934) 137–164

Duckett, S.: The germinal layer of the growing human brain during early fetal life. Anat. Rec. 161 (1968) 231–246

Fambrough, D. M.: Cellular and developmental biology of acetylcholine receptors in skeletal muscle. In de Robertis, E., J. Schacht: Neurochemistry of Cholinergic Receptors. Raven, New York 1974

Fitzgerald, J. E., W. F. Windle: Some observations on early fetal movement. J. comp. Neurol. 76 (1942) 159–167

Fleischhauer, K.: Postnatale Entwicklung der Neuroglia. Acta neuropath., (Berl.), Suppl. 4 (1968) 20–32

Foelix, R. F., R. W. Oppenheim: Synaptogenesis in avian embryo: Ultrastructure and possible behavioral correlates. In Gottlieb, G.: Behavioral Embryology, Vol. I. Academic Press, New York–London 1973 (pp. 104–139)

Frick, H., H.-J. Nord: Domestikation und Hirngewicht. Anat. Anz. 113 (1963) 307–316

Fujita, H., S. Fujita: Electron microscopic studies on neuroblast differentiation in the central nervous system. Z. Zellforsch. 60 (1963) 463–478

Fujita, H., S. Fujita: Electronmicroscopic studies on the differentiation of the ependymal cells and the glioblast in the spinal cord of domestic fowl. Z. Zellforsch. 64 (1964) 262–272

Fujita, S.: The matrix cell and cytogenesis in the developing central nervous system. J. comp. Neurol. 120 (1963) 37–42

Fujita, S.: Application of light and electron microscopic autoradiography to the study of cytogenesis of the forebrain. In Hassler, R., H. Stephan: Evolution of the Forebrain. Thieme, Stuttgart 1966

Gaze, R. M.: The Formation of Nerve Connections. Academic Press, London, New York 1970

Gilbert, M. S.: The early development of the human diencephalon. J. comp. Neurol. 62 (1935) 81–115

Glücksmann, A.: Cell deaths in normal vertebrate ontogeny. Biol. Rev. 26 (1951), 59–86

Gottlieb, B.: Introduction to behavioral embryology. In: Behavioral Embryology, vol. I. Academic Press, New York–London 1973 (pp. 3–45)

Guillery, R. W.: The effect of lid suture upon the growth of cells in the dorsal lateral geniculate nucleus of kittens. J. comp. Neurol. 148 (1973a) 417–422

Guillery, R. W.: Quantitative studies of transneuronal atrophy in the dorsal lateral geniculate nucleus of cates and kittens. J. comp. Neurol. 149 (1973b) 423–438

Hamburger, V.: Motor and sensory hyperplasia following limb bud transplantation in chick embryos. Physiol. Zool. 12 (1939) 268–284

Hamburger, V.: Mitotic patterns in spinal cord of the chick embryo and their relation to histogenesis process. J. comp. Neurol. 88 (1948) 221–283

Hamburger, V.: Experimental analysis of the dual origin of the trigeminal ganglion in the chick embryo. J. exp. Zool. 148 (1961) 91–117

Hamburger, V.: Specifity in neuruogenesis. J. cell. comp. Physiol. 60 (1962) 81–92

Hamburger, V.: Cell death in the development of the lateral motor column of the chick embryo. J. comp. Neurol. 160 (1975) 535–546

Hamburger, V., R. Levi-Montalcini: Proliferation, differentiation and degeneration in the spinal ganglion of the chick embryo under normal and abnormal conditions. J. exp. Zool. 111 (1949) 457–501

Hamburger, V., E. Wenger, R. Oppenheim: Motility in the chick embryo in the absence of sensory imput. J. exp. Zool. 162 (1966) 133–160

Hamilton, H. C., J. D. Boyd, H. W. Mossman: Human Embryology, 4th ed. Heffer, Cambridge 1972

Harrison, R. G.: An experimental study of the relation of the nervous system to the developing musculature in the embryo of the frog. Amer. J. Anat. 3 (1904) 197–219

Harrison, R. G.: Observations on the living developing nerve fiber. Proc. Soc. exp. Biol. (N.Y.) 4 (1907) 140–143

Harrison, R. G.: In Wilers, Sally: Organization and Development of the Embryo. Yale University Press, New Haven/Conn. 1969

Hicks, S. P., C. J. D'Amato: Effects of ionizing radiations on mammalian development. Advanc. Teratol. 1 (1966)

Himwich, H. E., W. A. Himwich: Developing Brain. Thomas, Springfield/Ill. 1970

Hines, M.: Studies in the growth and differentiation of the telencephalon in man. The fissura hippocampi. J. comp. Neurol. 34 (1922) 73–171

His, W.: Die Neuroblasten und deren Entstehung im embryonalen Mark. Arch. Anat. Entwickl.-Gesch. (1889) 249–300

His, W.: Die Entwicklung des menschlichen Gehirns während der ersten Monate. Hirzel, Leipzig 1904

Hochstetter, F.: Beiträge zur Entwicklungsgeschichte des menschlichen Gehirns, Bd. I u. II. Deuticke, Leipzig und Wien 1919, 1929

Hogg, J. D.: Sensory nerves and associated structures in the skin of human fetuses of 8 to 14 weeks of menstrual age correlated with functional capability. J. comp. Neurol. 75 (1941) 371–410

Holmdahl, D. E.: Neuralleiste und Ganglienleiste beim Menschen. Z. mikro-anat. Forsch. 36 (1934) 137–178

Hooker, D.: The Origin of Overt Behaviour. University of Michigan Press, Ann Arborg/Mi. 1944

Hooker, D.: Early human fetal behaviour, with a preliminary note on double simultaneous fetal stimulation. Res. Publ. Ass. nerv. ment. Dis. 33 (1954) 98–113

Hooker, D.: Evidence of prenatal function of the central nervous system in man. James Arthus Lecture on the Evolution of the Human Brain for 1957. American Museum of Natural History, New York

Horstadius, S.: The Neural Crest. Oxford University Press, London 1950

Hughes, A. F. W.: Aspects of Neural Ontogeny. Academic Press, New York 1968

Humphrey, T.: Some correlations between the appearence of human fetal reflexes and the development of the nervous system. Progr. Brain Res. 4 (1964) 93–135

Jacobson, M.: Developmental Neurobiology: Plenum Press, New York 1978

Kahle, W.: Die Entwicklung der menschlichen Großhirnhemisphäre. Springer, Berlin 1969

Källén, B.: Early morphogenesis and pattern formation in the central nervous system. In De Haan, R. L., H. Ursprung: Organogenesis. Holt, Rinehart & Winston, New York 1965 (pp. 107–128)

Kostovic, I., P. S. Goldman-Rakic: Transient cholinesterase staining in the mediodorsal nucleus of the thalamus and its connections in the developing human and monkey brain. J. comp. Neurol. 219 (1983) 431–447

Kostovic, I., P. Rakic: Development of prestriate visual projections in the monkey and human fetal cerebrum revealed by transient cholinesterase staining. J. Neurosci. 4 (1984) 25–42

Kretschmann, H.-J., A. Schleicher, F. Wingert, K. Zilles, H.-J. Löblich: Human brain growth in the 19th and 20th century. J. Neurolog. Sci. 40 (1979) 169–188

Landmesser, L., G. Pilar: Synaptic transmission and cell death during normal ganglionic development. J. Physiol. (Lond.) 241 (1974) 737–749

Landmesser, L., G. Pilar: Fate of ganglionic synapses and ganglion cell axons during normal and induced cell death. J. Cell. Biol. 68 (1976) 357–374

Landrieu, P., A. Goffinet: Mitotic spindle fiber orientation in relation to cell migration in the neo-cortex of normal and reeler mouse. Neuroscience Letters 13 (1979) 69–72

Langworthy, O. R.: Development of behavior patterns and myelinization of the nervous system in the human fetus and infant. Contrib. Embryol. Carneg. Instn. 24 (1933) 1–58

Levi-Montalcini, R.: Events in the developing nervous system. Progr. Brain Res. 4 (1964a) 1–29

Levi-Montalcini, R.: The nerve growth factor. Ann. N. Y. Acad. Sci. 118 (1964b) 149–168

Levi-Montalcini, R., P. U. Angeletti: Nerve growth factor. Physiol. Rev. 48 (1968) 534–569

Levitt, P., P. Rakic: Immunoperoxidase localization of glial fibrillary acidic protein in radial glial cells and astrocytes of the developing rhesus monkey brain. J. comp. Neurol. 193 (1980) 815–840

Lieberman, A. R.: Some factors affecting retrograde neuronal responses to axonal lesions. In Bellairs, R., E. G. Gray: Essays on the Nervous System. Clarendon, Oxford 1974

Marin-Padilla, M.: Prenatal and postnatal ontogenesis of the human motor cortex: A Golgi study. I. The sequential development of the cortical layers. Brain Res. 23 (1970a) 167–183

Marin-Padilla, M.: Prenatal and early postnatal ontogenesis of the human motor cortex: A Golgi study. II. The basketpyramidal system. Brain Res. 23 (1970b) 185–191

Molliver, M. E., I. Kostovic, H. van der Loos: The development of synapses in cerebral cortex of the human fetus. Brain Res. 50 (1973) 403–497

Oppenheim, R. W., R. Pittman, M. Gray, J. L. Maderdrut: Embryonic behavior, hatching and neuromuscular development in the chick following a transient reduction of spontaneous motility and sensory input by neuromuscular blocking agents. J. comp. Neurol. 179 (1978) 619–640

O'Rahilly, R., E. Gardner: The timing and sequence of events in the development of the human nervous system during the embryonic period proper. Z. Anat. Entwickl.-Gesch. 134 (1971) 1–12

Pannese, E.: The histogenesis of the spinal ganglia. Advanc. Anat. Embryol. Cell Biol. 47 (1974) 1–97

Pittman, R., R. W. Oppenheim: Cell death of motoneurons in the chick embryo spinal cord. IV. Evidence that a functional neuromuscular interaction is involved in the regulation of naturally occuring cell death and the stabilization of synapses. J. comp. Neurol. 187 (1979) 425–446

Poliakov, G. I.: Some results of research into the development of the neuronal structure of the cortical ends of the analyzers in man. J. comp. Neurol. 117 (1961) 197–212

Poliakov, G. I.: Embryonal and postembryonal development of neurons of the human cerebral cortex. In Hassler, R., H. Stephan: Evolution of the Forebrain. Thieme, Stuttgart 1966

Politzer, G.: Die Entstehung des Ganglion acusticum beim Menschen. Acta anat. (Basel) 26 (1956) 1–13

Prestige, M. C.: Differentiation, degeneration and the role of the periphery: Quantitative considerations. In Schmitt, F. O.: Development of the Nervous System. The Neurosciences, 2nd Study Program. Rockefeller University Press, New York 1970

Privat, A.: Postnatal gliogenesis in the mammalian brain. Int. Rev. Cytol. 40 (1975) 281–323

Purpura, D. P.: Morphogenesis of visual cortex in the preterm infant. In Brazier, M. A. B.: Growth and Development of the Brain. Raven, New York 1975

Rakic, P.: Mode of cell migration to the superficial layers of fetal monkey neocortex. J. comp. Neurol. 145 (1972) 61–84

Rakic, P.: Cell migration and neuronal ectopias in the brain. In Bergsma, D., J. Langman, N. W. Paul: Morphogenesis and Malformation of Face and Brain. Liss, New York 1975

Rakic, P., J. P. Bourgeois, M. F. Eckenhoff, N. Zecevic, P. Goldman-Rakic: Concurrent overproduction of synapses in diverse regions of the primate cerebral cortex. Science 232 (1986) 232–235

Rees, R. P., M. B. Bunge, R. P. Bunge: Morphological changes in the neuritic growth cone and target neuron during synaptic junction development in culture. J. Cell Biol. 68 (1976) 240–263

Retzius, G.: Die Cajal'schen Zellen der Großhirnrinde beim Menschen und bei Säugetieren. Biol. Unters. 5 (1893) 1–9

Rice, F. L., H. Van der Loos: Development of the barrels and barrel field in the somatosensory cortex of the mouse. J. comp. Neurol. 171 (1977) 545–560

Rickmann, M., B. M. Chronwall, I. R. Wolff: On the development of non-pyramidal neurons and axons outside the cortical plate. The early marginal zone as a pallial anlage. Anat. Embryol. 151 (1977) 285–307

Roux, W.: Der Kampf der Theile im Organismus. Engelmann, Leipzig 1881

Sauer, F. C.: Mitosis in the neural tube. J. comp. Neurol. 62 (1935) 377–405

Sauer, F. C.: The interkinetic migration of embryonic epithelial nuclei. J. Morph. 60 (1936) 1–11

Sauer, M. E., A. C. Chittenden: Deoxyribonucleic acid content of cell nuclei in the neural tube of the chick embryo: Evidence for intermitotic migration of nuclei. Exp. Cell Res. 16 (1959) 1–6

Schadé, J. P.: Differential growth of nerve cells in cerebral cortex. Growth 23 (1959) 159–168

Schadé, J. P., K. Meeter, W. B. van Groeningen: Maturational aspects of the dendrites in the human cerebral cortex. Acta morph. neerl.-scand. 5 (1964) 37–48

Schaper, A.: Die frühesten Differenzierungsvorgänge im Centralnervensystem. Arch. Entwickl.-Mech. Org. 5 (1897) 81–132

Schmechel, D. E., P. Rakic: A Golgi study of radial glial cells in developing monkey telencephalon: Morphogenesis and transformation into astrocytes. Anat. Embryol. 156 (1979) 115–152

Sherman, S. M., R. W. Guillery, J. H. Kaas, R. J. Sanderson: Behavioral, electrophysiological and morphological studies of binocular competition in the development of the geniculocortical pathways of cats. J. comp. Neurol. 158 (1974) 1–18

Sidman, R. L.: Cell proliferation, migration and interaction in the developing mammalian central nervous system. In Schmitt, F. O.: The Neurosciences, 2nd Study Program. Rockefeller University Press, New York 1970

Sidman, R. L., P. Rakic: Neuronal migration with special reference to developing human brain: A review. Brain Res. 62 (1973) 1–35

Sievers, J., U. Mangold, M. Berry, C. Allen, H. G. Schlossberger: Experimental studies on cerebellar foliation. I. A qualitative morphological analysis of cerebellar fissuration defects after neonatal treatment with 6-OHDA in the rat. J. comp. Neurol. 203 (1981) 751–769

Sperry, R. W.: Chemoaffinity in the orderly growth of nerve fiber patterns and connections. Proc. nat. Acad. Sci. (Wash.) 50 (1963) 703–710

Sperry, R. W.: Plasticity of neural maturation. Develop. Biol., Suppl. 2 (1968) 396–327

Starck, D.: Die Neencephalisation (Die Evolution zum Menschenhirn). In Heberer, G.: Menschliche Abstammungslehre. Fischer, Stuttgart 1965

Starck, D.: Embryologie. Thieme, Stuttgart 1965; 3. Aufl. 1975

Tennyson, V. M.: The fine structure of the developing nervous system. In Himwich, Williamina A.: Developmental Neurobiology. 1970 (pp. 47–116)

Veit, O.: Untersuchung eines in situ fixierten, operativ gewonnenen menschlichen Eies der vierten Woche. Z. Anat. Entwickl.-Gesch. 63 (1922) 343–414

Verbitskaya, L. B.: Some aspects of the ontogenesis of the cerebellum. In Llinás, R.: Neurobiology of Cerebellar Evolution and Development. A. M. A. Education and Research Foundations, Chicago 1969

Watterson, R. L.: Structure and mitotic behaviour of the early neural tube. In De Haan, R. L., H. Ursprung: Organogenesis. Holt, New York 1965 (pp. 129–159)

Weiss, P.: Nervous system (Neurogenesis). In Willier, B. H., P. Weiss, V. Hamburger: Analysis of Development. Saunders, Philadelphia 1955 (pp. 346–401)

Weston, J. A.: A radioautographic analysis of the migration and localisation of trunk neural crest cells in the chick. Develop. Biol. 6 (1963) 279–310

Weston, J. A.: The migration and differentiation of neural crest cells. Advanc. Morphogenes. 8 (1970) 41–114

Windle, W. F.: Development of neural elements in human embryos of four to seven weeks gestation. Exp. Neurol., Suppl. 5 (1970) 44–83

Winick, M.: Malnutrition and brain development. J. Pediat. 74 (1969) 667–679

Wolff, J. R.: Ontogenetic aspects of cortical architecture: Lamination. In Brazier, M. A. B., H. Petsche: Architectonics of the Cerebral Cortex. Raven, New York 1978

Wolff, J. R.: Some morphogenetic aspects of the development of the central nervous system. In Immelmann, K., G. W. Barlow, M. Main, L. Petrinovich: Behavioral Development. The Bielefeld Interdisciplinary Project. Cambridge University Press, New York 1980

Yakovlev, P. L. A. R. Lecours: The myelogenetic cycles of regional maturation of the brain. In Minkowski, A.: Development of the Brain in Early Life. Sci. Publ., Oxford, Edinburgh 1967

Zecevic, N., P. Rakic: Differentiation of Purkinje cells and their relationship to other components of developing cerebellar cortex in man. J. comp. Neurol. 167 (1976) 27–48

Zilles, K.: Ontogenesis of the visual system. Advanc. Anat. Embryol. Cell Biol. 54 (1978) 1–138.

Zilles, K., C.-M. Becker, A. Schleicher: Transmission blockade during neuronal development. Observations on the trochlear nucleus with quantitative histological methods and with ultrastructural and axonal transport studies in the chick embryo. Anat. Embryol. 163 (1981) 87–123

Zilles, K., R. Werners, U. Büsching, A. Schleicher: Ontogenesis of the laminar structure in areas 17 and 18 of the human visual cortex. A quantitative study. Anat. Embryol. 174 (1986) 339–353

3 Gliederung des Nervensystems

H. Leonhardt

Gliederung des Zentralnervensystems
Gliederung des peripheren Nervensystems
   Somatische und viszerale, animale und vegetative Nervenfasern
   Gliederung der Rückenmarksnerven
   Gliederung der Hirnnerven
   Gliederung des peripheren vegetativen (autonomen) Nervensystems

3 Gliederung des Nervensystems

Der folgende Überblick über die Grundzüge der Gliederung des Nervensystems beschreibt den Organisationszustand, zu dem die zuvor geschilderte Entwicklung des Nervensystems führt, und faßt damit die Ergebnisse der im vorhergehenden Kapitel beschriebenen Vorgänge zusammen. Zugleich bilden diese Grundzüge der Gliederung des Nervensystems den Ausgangspunkt für die Darstellungen der Teile des Nervensystems in den folgenden Kapiteln dieses Lehrbuches und im Präparierband.

Das Nervensystem wird in *Zentralnervensystem, ZNS,* und *peripheres Nervensystem* gegliedert. Das ZNS besteht aus Gehirn und Rückenmark. Das periphere Nervensystem setzt sich aus der Summe aller Nerven einschließlich der Ganglien außerhalb des ZNS zusammen. Wie im ZNS so sind auch im peripheren Nervensystem die Nervenzellansammlungen und die Leitungen lokal unterschiedlich, aber in regelhafter Ordnung verteilt. *Nervenzellansammlungen* bilden im *ZNS* die *graue Substanz,* das *Griseum,* im *peripheren Nervensystem* die *Ganglien.* Aus *Leitungsbahnen* bestehen im *ZNS* die Teile der *weißen Substanz,* des *Album,* im *peripheren Nervensystem* die *Nerven.*

Bei der Tätigkeit des Nervensystems spielen Reizaufnahme, Verarbeitung (Integration) der durch den Reiz erzeugten Erregung und die aus der Verarbeitung resultierende „Antwort" eine überragende Rolle. Die Reize werden in afferenten (sensiblen) Fasern von Nerven des peripheren Nervensystems dem Zentralnervensystem übermittelt. Die Integrationsorte liegen im Zentralnervensystem. Die Verarbeitung kann auf unterster Ebene als „unbedingter" (präformierter) Reflex, auf höherer Ebene als „bedingter" (erlernter) Reflex und/oder auf höchster Ebene als Willenshandlung stattfinden.

Die „Antworten" erreichen in efferenten (motorischen) Fasern von Nerven des peripheren Nervensystems die Erfolgsorgane. Darüber hinaus kann das Zentralnervensystem spontan Erregungen bilden, die auch auf dem Weg efferenter Nervenfasern zur Wirkung kommen können. Das Zentralnervensystem kann ferner – als übergeordnetes Steuerorgan auch der endokrinen Drüsen – auf afferente Erregungen mit hormonalen Efferenzen antworten (s. Hypothalamus-Hypophysen-System).

Gliederung des Zentralnervensystems

Die Gliederung des Zentralnervensystems ergibt sich aus den im vorigen Kapitel beschriebenen Entwicklungsvorgängen. Aus dem im Kopfbereich verbreiterten Neuralrohr gehen das Vorderhirn, *Prosencephalon,* und das Rautenhirn, *Rhombencephalon,* hervor (Abb. 3.**1**). Im Rumpfbereich entsteht aus dem Neuralrohr das *Rückenmark.* Mit der Hirngliederung ist eine Aufgliederung des zentralen Hohlraums zum Ventrikelsystem verbunden.

Das **Rückenmark,** *Medulla spinalis,* ist der am einfachsten gebaute Teil des ZNS – ein Organ, das über die Rückenmarksnerven mit Rumpfwand und Extremitäten sowie mit den Rumpfeingeweiden verbunden ist. In der im Rückenmark zentral gelegenen grauen Substanz liegen u. a. die Perikarya der efferenten Fasern dieser Rückenmarksnerven. Die Tätigkeit des Rückenmarkes steht unter dem Einfluß übergeordneter Teile des ZNS; die Verbindungen mit diesen umgeben als *weiße* die *graue Substanz.* Das Rückenmark enthält den engen Zentralkanal.

Das **Rautenhirn,** *Rhombencephalon,* folgt kranial auf das Rückenmark. Es besteht aus *verlängertem Mark, Nachhirn, Mittelhirn* und *Kleinhirn.* Das der grauen Substanz des Rückenmarkes vergleichbare *Tegmentum rhombencephali* enthält die Kerngebiete der Hirnnerven sowie einen die Leistungen der Hirnnerven koordinierenden „Eigenapparat", die *Formatio reticularis.* Absteigende Fasern aus der Formatio reticularis gelangen ins Rückenmark. Durch aufsteigende Fasern ist sie teils mit übergeordneten vegetativen Kerngebieten im Hypothalamus, teils mit der Großhirnrinde verbunden. Das Rautenhirn schließt den IV. Ventrikel ein.

Dem *Tegmentum rhombencephali (Tegmentum pontis* und *Tegmentum mesencephali)* sind in verlängertem Mark, Nachhirn und Mittelhirn Strukturen auf- und eingelagert, die sich meist im Zusammenhang mit der starken Ausbildung des Großhirns entwickelt haben und den Hirnteilen ihre charakteristische Gestalt geben.

Dem *verlängerten Mark, Myelencephalon* (Medulla oblongata), das bis in Höhe des unteren Teils des IV.

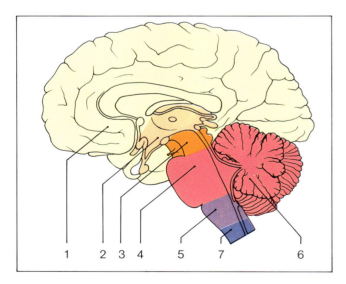

Abb. 3.**1 Gliederung des Zentralnervensystems.**
blau — Medulla spinalis
violett, rot und orange — Derivate des Rhombencephalons
beige und gelb — Derivate des Prosencephalons
1 Telencephalon
2 Diencephalon
3 Mesencephalon
4 Pons
5 Medulla oblongata
6 Cerebellum
7 Medulla spinalis

Ventrikels reicht, sind basal die langen absteigenden Faserbündel der Pyramidenbahn angelagert, eine Leitungsbahn der Willkürmotorik. Seitlich und dorsal verlaufen aufsteigende Faserbündel.

Das *Nachhirn, Metencephalon,* umschließt den oberen Teil des rautenförmigen IV. Ventrikels. Das Tegmentum pontis ist in seinem Bereich ventral von der Brücke, dorsal vom Kleinhirn bedeckt. Die *Brücke, Pons,* wird durch starke Faserbündel aufgeworfen, die u. a. das Großhirn mit dem Kleinhirn verbinden. Das *Kleinhirn, Cerebellum,* ist beiderseits über drei „Kleinhirnstiele" mit Rückenmark und Großhirn verbunden.

Das *Mittelhirn, Mesencephalon,* enthält als Ventrikelanteil ein dünnes Rohr, den *Aquaeductus cerebri,* der III. und IV. Ventrikel verbindet. Im Tegmentum mesencephali liegt der walzenförmige rote Kern, *Nucleus ruber.* Basal schließen sich an das Tegmentum die beiden *Hirnschenkel, Crura cerebri,* an. Zwischen diesen und dem Tegmentum ist beiderseits schalenförmig der dunkel pigmentierte schwarze Kern, *Substantia nigra,* eingeschoben. Seitlich sind in das Tegmentum starke aufsteigende Bahnen eingesenkt, dorsal ist ihm das Mittelhirndach, *Tectum mesencephali,* als *Vierhügelplatte, Lamina quadrigemina (tecti),* aufgelagert.

Als **Hirnstamm,** *Truncus encephalicus,* werden in der systematischen Anatomie gemeinsam die Teile des Rautenhirns einschließlich Mittelhirn bezeichnet. In der Klinik werden üblicherweise auch die Basalganglien und das Zwischenhirn zum Hirnstamm gerechnet.

Aus dem **Prosencephalon,** das rostral anschließt, gehen Zwischenhirn und Endhirn hervor. Das Tegmentum rhombencephali (als Fortsetzung der grauen Substanz des Rückenmarks Kerngebiet für Hirnnerven) endet mit dem Mittelhirn; Zwischenhirn und Endhirn haben keine Hirnnervenkerne.

Das *Zwischenhirn, Diencephalon,* umschließt den III. Ventrikel. Es besteht beiderseits aus den folgenden, zum Teil mächtig entwickelten Hirnteilen: dem *Thalamus,* einer zentralen Kerngruppe, dem *Epithalamus* mit dem *Corpus pineale* (Epiphyse), der dorsal dem Thalamus aufsitzt, dem *Hypothalamus,* einer basalen Kerngruppe, aus dem das Infundibulum zur Neurohypophyse abwärts zieht, und aus dem *Globus pallidus,* einem seitlichen Kern, der in nachbarschaftlicher und funktioneller Beziehung zu den ausgedehnten subkortikalen Kerngebieten des Endhirns steht. Der Globus pallidus gehört zu den mächtig entwickelten „Basalganglien", die wie der Thalamus u. a. mit der Hirnrinde verbunden sind.

Großhirn wird der Teil des Endhirns genannt, der nicht an der Bildung der Basalganglien beteiligt ist. Es besteht aus den beiden *Großhirnhemisphären,* von denen jede einen Seitenventrikel enthält, und legt sich als Hirnmantel, *Pallium,* über Basalganglien, Zwischenhirn und Teile des Hirnstammes. Seine starke Entwicklung ist für den Menschen charakteristisch. Die mit der Großhirnrinde in Zusammenhang stehenden Fasermassen geben auch anderen Hirnteilen, z. B. der Brücke, ein typisch „menschliches" Aussehen.

Gliederung des peripheren Nervensystems

Dem Verständnis der Grundzüge der Gliederung des peripheren Nervensystems dient es, wenn vorab die häufig angewandte Unterscheidung von animalen und vegetativen Nerven geklärt und in Beziehung zu den auf den Bauplan des Wirbeltierkörpers bezogenen Begriffen somatische und viszerale Nervenfasern gesetzt wird.

Somatische und viszerale, animale und vegetative Nervenfasern

Die Unterscheidung von **somatischen und viszeralen Nervenfasern** entspricht dem Bauplan des Wirbeltierkörpers.

Somatische Nervenfasern verbinden das ZNS mit der Leibeswand und ihren Derivaten, im Rumpfbereich den ventrolateral aus ihr hervorgehenden Extremitäten. *Viszerale Nervenfasern* verknüpfen das ZNS mit Eingeweiden im weitesten Sinn einschließlich der glatten Muskulatur und der Drüsen in allen Körperregionen sowie mit ihren Derivaten, im Kopfbereich den Abkömmlingen der Viszeralbögen.

Somatische und viszerale Nervenfasern sind entweder *afferent* oder *efferent.*

Während alle *Rückenmarksnerven* immer aus somatischen und viszeralen Fasern zusammengesetzt sind, unterscheiden sich die *Hirnnerven* in dieser Hinsicht erheblich von ihnen und auch untereinander.

Die Unterscheidung von somatischen und viszeralen Nervenfasern ist nicht völlig identisch mit der in der Medizin (Physiologie) gebräuchlichen funktionellen Unterscheidung in animale und vegetative Nerven (Nervenfasern). Diese sind nach gängiger Vorstellung Teile eines „animalen" und eines „vegetativen Nervensystems".

Animale und vegetative (autonome) Nervenfasern. Ein Teil der Leistungen des Nervensystems ist auf die Umwelt gerichtet, mit der der Organismus durch Nerven in Kommunikation steht. Ein anderer Teil des Nervensystems stimmt die Leistungen der einzelnen Organe und Organsysteme aufeinander ab und paßt sie den wechselnden Erfordernissen an, er ist auf die Eingeweide (im weitesten Sinn) ausgerichtet. Man unterscheidet deshalb in der Medizin gewöhnlich ein „animales Nervensystem" („Umweltnervensystem") und ein „vegetatives (autonomes) Nervensystem" („Eingeweidenervensystem"). Das animale Nervensystem steuert die Beziehungen des Organismus zur Umwelt, es ist ein „oikotropes Relationssystem". Das vegetative Nervensystem regelt dagegen den inneren Betrieb des Organismus, es ist ein „idiotropes Regulationssystem".

Der Begriffsbestimmung „animal-vegetativ" liegt u. a. das subjektive Kriterium „bewußt – unbewußt" zugrunde. Die allgemeine Erfahrung lehrt, daß die Leistungen des animalen Nervensystems häufig weit ins Bewußtsein (bewußte Empfindung, bewußte Motorik) vordringen, die des vegetativen Nervensystems dagegen weitgehend unbewußt und dem Willen nicht zugänglich, autonom, ablaufen. Bei genauerer Analyse der Funktionen der „beiden Nervensysteme" zeigt sich aber, daß diese Verallgemeinerung nicht haltbar ist. Die „beiden Nervensysteme" sind Teilaspekte eines einzigen Nervensystems, beide „Teile" wirken im peripheren Nervensystem, mehr aber noch im ZNS, eng zusammen, eine genaue Abgrenzung ist nur stellenweise möglich. Trotz dieser Bedenken ist es aus didaktischen Gründen zweckmäßig, an geeigneten Stellen „animales" und „vegetatives" Nervensystem zu unterscheiden.

Die beiden Begriffe wurden und werden in verschieden weitem Umfang definiert. Die eng gezogene Begriffsbestimmung bezieht sich allein auf das periphere Nervensystem, die weiter gefaßte schließt die zugehörigen Kerne und Bahnen des Zentralnervensystems mit ein.

Setzt man die Begriffe animales und vegetatives Nervensystem in Beziehung zu den somatischen und visceralen Nervenfasergruppen, so ergeben sich folgende Übereinstimmungen und Diskrepanzen.

Bei den **Rückenmarksnerven** repräsentieren die somatischen Nervenfasern zugleich das animale, die visceralen das vegetative Nervensystem (Abb. 3.2). Jeder Rückenmarksnerv führt somatomotorische, somatosensible, visceromotorische und viscerosensible Fasern. *Somatomotorische* (efferente) Nervenfasern ziehen immer zur quergestreiften Muskulatur der Leibeswand und der Extremitäten, *somatosensible* (afferente) Fasern kommen aus der Haut und aus der Muskulatur (aus Muskel- und Sehnenspindeln).

Visceromotorische (efferente) Fasern der Rückenmarksnerven ziehen (unter Zwischenschaltung vegetativer Ganglien) zur glatten Muskulatur von Eingeweiden, zu Gefäßen und Drüsen sowie – aus den oberen Thorakalnerven – zum Herzmuskel. *Viscerosensible* (afferente) Fasern der Rückenmarksnerven stammen aus Eingeweiden.

Afferente animale (somatosensible) Nervenfasern aus der Haut und der Muskulatur der Leibeswand und der Extremitäten vermitteln Empfindungen, die in das Bewußtsein gelangen (können). Afferente vegetative (viscerosensible) Fasern aus Eingeweiden leiten Afferenzen, die (meist) nicht bewußt werden. Efferente animale (somatomotorische) Nervenfasern ziehen immer nur zur quergestreiften Muskulatur von Leibeswand und Extremitäten und dienen Bewegungen, die dem Willen unterstehen (können). Efferente vegetative (visceromotorische) Fasern vermitteln Erregungen zur glatten Muskulatur von Eingeweiden, zu Gefäßen und Drüsen und zum Herzmuskel, die dem Willen (meist) nicht unterstehen.

Bei den **Hirnnerven** sind dagegen beide Begriffspaare nicht deckungsgleich (Abb. 3.3 u. 3.4). Die Ursache hierfür liegt darin, daß im Kopf-Hals-Bereich (entwicklungsgeschichtlich Branchialbereich) Abkömmlinge viszeraler Anlagen in den Dienst der Kommunikation mit der Umwelt treten. Viszerosensible Fasern vermitteln hier nicht nur (unbewußte) Erregungen aus Eingeweiden, sondern – im Fall der Geschmacksfasern – auch bewußte Sensibilität. Und visceromotorische Fasern leiten nicht nur (unbewußte) Erregungen zur glatten Muskulatur der Eingeweide und zu Drüsen, sondern – im Fall der Hirnnerven V, VII, IX, X und XI – auch bewußte Motorik zu quergestreifter Muskulatur, die aus Viszeralbögen hervorgeht (Gesichts-, Schlund-, Kehlkopfmuskulatur, M. trapezius, M. sternocleidomastoideus). Da aber bei den Hirnnerven, im Unterschied zu den Rückenmarksnerven, die Funktionen unterschiedlich auf die einzelnen Nerven verteilt sind – die Hirnnerven sind stark spezialisiert – werden von diesen Einschränkungen nicht alle Hirnnerven in gleichem Maße betroffen.

Gliederung der Rückenmarksnerven

Das Rückenmark ist durch 31 Paar Rückenmarksnerven, *Nn. spinales* (Spinalnerven), mit Rumpfwand, oberer und unterer Extremität und – über den Truncus sympathicus – mit Kopf-, Brust-, Bauch- und Beckeneingeweiden verbunden. Rückenmark und Rückenmarksnerven stehen in enger Beziehung zu den Segmenten der Wirbelsäule und der Leibeswand. Man spricht deshalb auch von Rückenmarkssegmenten und unterscheidet „Halsmark", „Brustmark", „Lendenmark" und „Sakralmark". Doch stimmen die Rückenmarkssegmente und die Wirbelsäulensegmente wegen

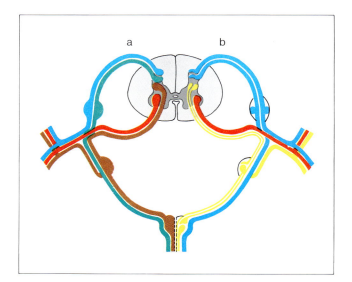

Abb. 3.**2 Gliederung des peripheren Nervensystems.**
a Bauplan-Gliederung.   **b** Funktionelle Gliederung.
blau   Somatosensibilität   blau   Sensibilität
grün   Viszerosensibilität   gelb   vegetative Motorik
braun Viszeromotorik   rot   animale Motorik
rot   Somatomotorik

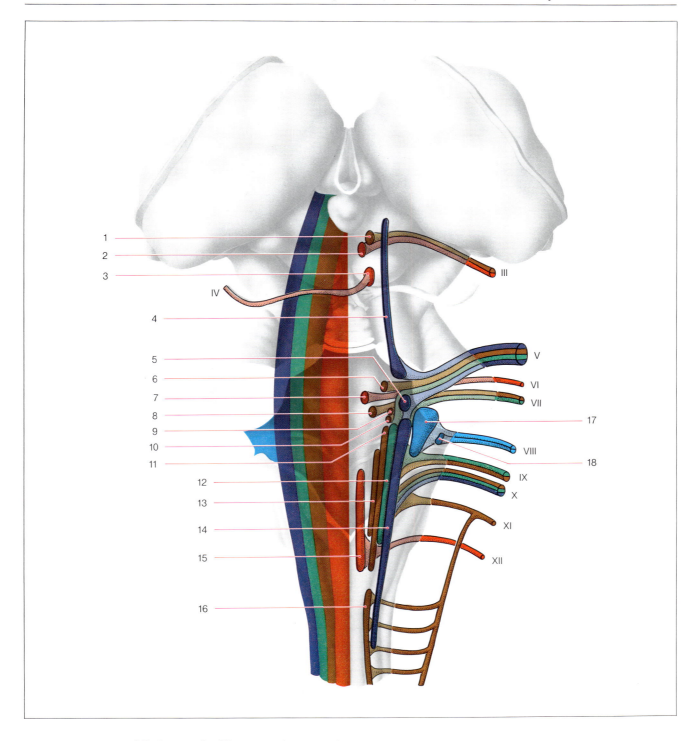

Abb. 3.3 **Bauplan-Gliederung der Hirnnervenkerne und der Hirnnerven.** Schema.
blau   Somatosensibilität
grün   Viszerosensibilität
braun   Viszeromotorik
rot   Somatomotorik
Links die Anlage der Kernsäulen, rechts die Hirnnervenkerne. Die Hirnnerven sind durch römische Ziffern bezeichnet.
1 Nucleus n. oculomotorii
2 Nucleus oculomotorius accessorius
3 Nucleus n. trochlearis
4 Nucleus mesencephalicus n. trigemini
5 Nucleus pontinus n. trigemini
6 Nucleus motorius n. trigemini
7 Nucleus n. abducentis
8 Nucleus n. facialis
9 Nucleus salivatorius rostralis
10 Nucleus salivatorius caudalis
11 Nucleus ambiguus
12 Nucleus solitarius
13 Nucleus dorsalis n. vagi
14 Nucleus spinalis n. trigemini
15 Nucleus n. hypoglossi
16 Nucleus spinalis n. accessorii
17 Nuclei vestibulares
18 Nuclei cochleares

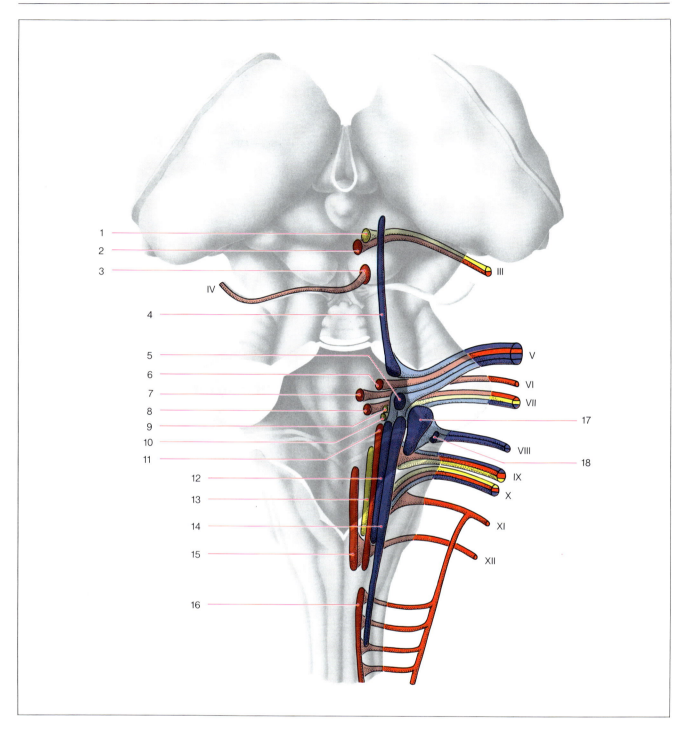

Abb. 3.**4 Funktionelle Gliederung der Hirnnervenkerne und der Hirnnerven.** Schema.
blau   Sensibilität
gelb   vegetative Motorik
rot   animale Motorik
Die Hirnnerven sind durch römische Ziffern bezeichnet.
 1 Nucleus n. oculomotorii
 2 Nucleus ocu omotorius accessorius
 3 Nucleus n. trochlearis
 4 Nucleus mesencephalicus n. trigemini
 5 Nucleus pontinus n. trigemini
 6 Nucleus motorius n. trigemini
 7 Nucleus n. abducentis
 8 Nucleus n. facialis
 9 Nucleus salivatorius rostralis
10 Nucleus salivatorius caudalis
11 Nucleus ambiguus
12 Nucleus solitarius
13 Nucleus dorsalis n. vagi
14 Nucleus spinalis n. trigemini
15 Nucleus n. hypoglossi
16 Nucleus spinalis n. accessorii
17 Nuclei vestibulares
18 Nuclei cochleares

Gliederung des peripheren Nervensystems

des „Ascensus virtualis medullae spinalis" (vgl. S. 100) in der Höhe nicht völlig oder nicht überein.

Zur Bezeichnung des Spinalnerven oder seines Rückenmarkssegmentes werden in Abkürzung der Wirbelsäulenabschnitt und die Nummer des Nerven angegeben, z. B. C_1, Th_2, L_3 usw. Zur groben Orientierung dienen die Begriffe Hals-, Brust-, Lenden- und Sakralnerven.

Jeder **Spinalnerv** entsteht im Foramen intervertebrale aus der Vereinigung von zwei Wurzeln, der vorderen, motorischen *Radix ventralis* und der hinteren, sensiblen *Radix dorsalis*, die in Nähe des Spinalnerven das reiskorngroße *Ganglion spinale* enthält (Abb. 3.**5**). Beim Spinalnerven handelt es sich also um einen gemischten Nerven von ca. 1 cm Länge, der afferente und efferente Fasern führt und sich unmittelbar nach Durchtritt durch das Foramen intervertebrale in vier Äste, Rami, teilt: *R. dorsalis, R. ventralis, R. meningeus* und *R. communicans*. Die *Rr. dorsales* versorgen die Haut des Rückens etwa handbreit neben der Wirbelsäule sowie die autochthone Rückenmuskulatur. Die kräftigeren *Rr. ventrales* innervieren die Haut und die Muskulatur der ventrolateralen Rumpfwand und der Extremitäten sowie die Haut und einige Muskeln des Halses. Die sensiblen, zarten *Rr. meningei* laufen in den Wirbelkanal zu den Rückenmarkshäuten zurück. Die *Rr. communicantes* verbinden die Spinalnerven mit dem Truncus sympathicus.

Die **vordere Wurzel**, *Radix ventralis*, wird von den Neuriten der Wurzelzellen der efferenten Neurone der Spinalnerven gebildet. Man unterscheidet somatomotorische und viszeromotorische (vegetative) Wurzelzellen.

Die Perikarya der *somatomotorischen Neurone* (Wurzelzellen), die „Motoneurone", liegen gruppenweise im Vorderhorn der grauen Substanz. Auf die insgesamt etwa ½ Million „Motoneurone" wirken viele Millionen übergeordneter Neuronenketten direkt oder

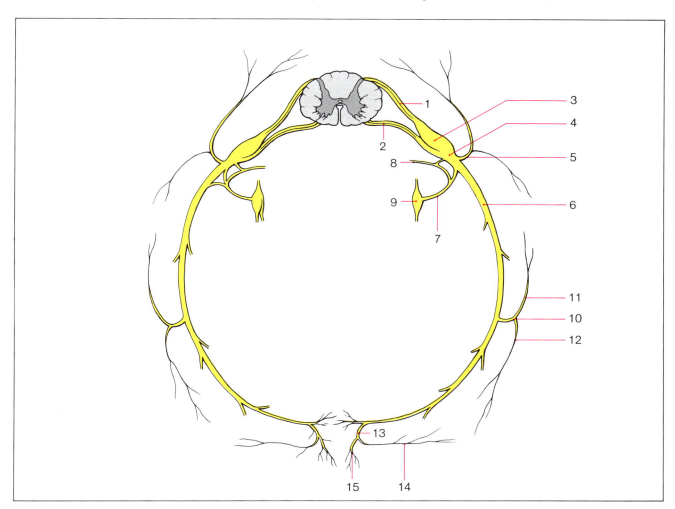

Abb. 3.**5** **Peripheres Nervensystem: Rückenmarkssegment, Spinalnervenpaar.**
1 Radix dorsalis
2 Radix ventralis
3 Ganglion spinale
4 N. spinalis
5 R. dorsalis
6 R. ventralis
7 R. communicans
8 R. meningeus
9 Ganglion trunci sympathici
10 R. cutaneus lateralis mit dorsalem (11) und ventralem (12) Ast
13 R. cutaneus ventralis mit lateralem (14) und medialem (15) Ast

indirekt ein (Konvergenzprinzip). Die Neuriten der somatomotorischen Wurzelzellen bilden die „gemeinsame motorische Endstrecke" aller aus höheren Kerngebieten (und durch hintere Wurzeln) einlaufenden Erregungen. Die „gemeinsame motorische Endstrecke" – der „efferente Schenkel des animalen peripheren Nervensystems" – besteht demnach hinsichtlich der neuronalen Gliederung aus einem einzigen Neuron, es endet mit der myoneuralen Synapse an quergestreiften Muskelfasern.

Die Perikarya der *viszeromotorischen (vegetativen) Neurone* (Wurzelzellen) liegen im Seitenhorn des Rückenmarkes (Sympathikuszellen in den Segmenten C_8-L_{2-3}) und medial davon (Parasympathikuszellen in den Segmenten S_{2-4}). Sie bilden das 1. Neuron einer in der Regel aus zwei Neuronen zusammengesetzten efferenten Bahn des peripheren vegetativen Nervensystems. Ihre Neuriten treffen als „präganglionäre Fasern" in den vegetativen Ganglien des peripheren Nervensystems auf die Perikarya des 2. Neurons.

Die Neuriten der *Sympathikuswurzelzellen* (C_8–L_{2-3}) ziehen nach Vereinigung der vorderen und hinteren Wurzel im Spinalnerven und verlassen diesen in Rr. communicantes zu den weitgehend segmental angeordneten Ganglien des Truncus sympathicus, die beiderseits der Wirbelsäule vor den Rippenköpfen liegen. Über das Verhalten des 2. Neurons s. Gliederung des peripheren vegetativen (autonomen) Nervensystems, S. 52.

Die Neuriten der *Wurzelzellen des Parasympathicus* (S_{2-4}) verlassen die Sakralnerven als Nn. splanchnici pelvini. Diese innervieren die Beckeneingeweide im Anschluß an das Innervationsgebiet des N. vagus. Die Perikarya des 2. Neurons liegen in organnahen vegetativen Ganglien (s. Gliederung des peripheren vegetativen [autonomen] Nervensystems, S. 52).

Zu einem „System der segmentalen vegetativen Fasern" werden Fasern von Wurzelzellen zusammengefaßt, die mit den Neuriten der Sympathikuswurzelzellen verlaufen. Die Perikarya des 2. Neurons dieser efferenten vegetativen Bahn liegen gleichfalls in Sympathikusgrenzstrangganglien. Vom „klassischen" Sympathikussystem unterscheidet sich das „System der segmentalen vegetativen Fasern" dadurch, daß sich die Nervenfasern des 2. Neurons streng segmental ausbreiten und über andere Transmitter (zumeist Acetylcholin) als das 2. Neuron des Sympathicus (zumeist Noradrenalin) die Erregung in der Haut der Rumpfwand und der Extremitäten übertragen, s. Gliederung des peripheren vegetativen (autonomen) Nervensystems.

Die **hintere Wurzel,** *Radix dorsalis,* besteht (größtenteils) aus den gebündelten Neuriten der sensiblen „pseudounipolaren" Nervenzellen, deren Perikarya im Spinalganglion liegen. Sie setzen sich aus somatosensiblen und viszerosensiblen Nervenzellen zusammen und bilden das „erste Neuron der afferenten Leitung".

Die *somatosensiblen Fasern* leiten Erregungen aus der Haut und den Rezeptoren der Muskulatur (aus Muskel- und Sehnenspindeln) von Rumpfwand und Extremitäten zu den Perikarya des 2. Neurons der afferenten Leitung (Strangzellen) in Rückenmark bzw. Medulla oblongata. Der „afferente Schenkel des animalen peripheren Nervensystems" besteht, wie der efferente, hinsichtlich der neuronalen Gliederung aus einem einzigen Neuron. Insgesamt treten durch die hinteren Wurzeln der Spinalnerven etwa 2 Millionen Nervenfasern ins Rückenmark ein.

Die *viszerosensiblen Nervenzellen* führen Erregungen aus Rezeptoren der Eingeweide und Gefäße. Auch der „afferente Schenkel des vegetativen peripheren Nervensystems" wird – im Gegensatz zum efferenten – aus einem einzigen Neuron aufgebaut. Die afferenten Nervenfasern verlaufen in Sympathikusästen zum Spinalnerven, die Perikarya liegen (meist) im Spinalganglion, die Neuriten ziehen gleichfalls über die hintere Wurzel zum 2. Neuron der afferenten Leitung (Strangzellen) im Rückenmark oder zum 1. Neuron der efferenten viszeromotorischen Leitung (*Reflexschleife*; bei Afferenzen aus der *Darmwand: lange Reflexschleife*).

Afferente Nervenfasern aus der Darmwand, deren Perikarya im *intramuralen Nervensystem* (s. S. 55) liegen, können bereits in einem prävertebralen Ganglion an Perikarya einer Zelle des 2. efferenten Neurons endigen *(kurze Reflexschleife).*

Das *Spinalganglion,* ein sensibles Ganglion, liegt in der hinteren Wurzel jedes Spinalnerven kurz vor deren Zusammenschluß mit der vorderen Wurzel.

Eine eigene, in diesem schematischen Überblick nicht erfaßte neuronale Gliederung besitzt das intramurale, großenteils von peptidergen und aminergen Neuronen aufgebaute Nervensystem des Darmes (s. S. 55).

Gliederung der Hirnnerven

Das an das Gehirn angegliederte periphere Nervensystem wird von 12 Paar Hirnnerven, *Nn. craniales* (Kopfnerven), gebildet. Die Hirnnerven unterscheiden sich sowohl von den Rückenmarksnerven als auch untereinander, sie sind ungleichwertig hinsichtlich ihrer Entstehung, Zusammensetzung und Funktion. Dieses Verhalten hat seine Ursache in der Eigenart der Bildung des Kopfes, dessen Anlage und Entwicklung sich nicht mit der segmentalen Anlage von Rumpf und Gliedmaßen vergleichen lassen.

Die Numerierung der Hirnnerven von I bis XII bezeichnet die Abfolge ihres Austritts aus dem Gehirn von rostral nach kaudal. Bei der im folgenden durchgeführten Ordnung der Hirnnerven nach Faserkomponenten und peripherer Zuordnung müssen deshalb z. T. weit auseinander liegende Hirnnerven in Gruppen zusammengefaßt werden.

Die *neuronale Gliederung* der (echten) Hirnnerven (N. III–XI) gleicht in folgendem der der Rückenmarksnerven:
– Die afferente Leitung besteht aus einem einzigen (pseudounipolaren oder bipolaren) Neuron, dessen Perikarya in einem dem Spinalganglion vergleichbaren Ganglion enthalten sind (ausgenommen Afferenzen aus der Kaumuskulatur im 3. Trigeminusast).

– Die willkürmotorische (animale) efferente Leitung wird wie im Rückenmark durch ein Neuron, die „gemeinsame motorische Endstrecke", repräsentiert.
– Die vegetative, efferente Leitung setzt sich, wie bei Rückenmarksnerven, aus zwei Neuronen zusammen, wobei die Perikarya des 2. Neurons auch bei Hirnnerven in vegetativen Ganglien im Kopfbereich (parasympathisch) bzw. im Truncus sympathicus (sympathisch) liegen. Im Unterschied zu den Rückenmarksnerven treten die afferenten und efferenten Anteile von Hirnnerven aber gemeinsam in das Gehirn ein oder aus dem Gehirn aus.

Reine Sinnesnerven sind die Riechnerven, *Nn. olfactorii* (I), der Sehnerv, *N. opticus* (II), und der Hör- und Gleichgewichtsnerv, *N. vestibulocochlearis* (VIII). Doch können die Nn. olfactorii und der N. opticus nicht den übrigen afferenten Leitungen peripherer Nerven gleichgestellt werden. Die *Nn. olfactorii*, die Neuriten primärer Sinneszellen im Riechepithel der Nasenschleimhaut, treten ohne Vermittlung eines weiteren afferenten Neurons direkt in einen vorgeschobenen basalen Teil des Endhirns, den Bulbus olfactorius, ein. Der *N. opticus* ist eine vorgeschobene Bahn des Zwischenhirns, ein Teil der Sehbahn und besteht aus den Neuriten des Stratum ganglionare n. optici. Die Nn. olfactorii und der N. opticus enthalten deshalb, im Unterschied zu dem (echten Hirnnerven) *N. vestibulocochlearis*, auch kein (sensibles) Ganglion.

Sieht man von den in das Endhirn eintretenden Nn. olfactorii und dem zum Zwischenhirn gehörenden N. opticus ab, so sind alle weiteren (echten) Hirnnerven an das Rautenhirn angeschlossen. Das *Tegmentum rhombencephali* enthält, vergleichbar der grauen Substanz des Rückenmarkes, in den Hirnnervenkernen III–XI die Wurzelzellen der efferenten Fasern („Ursprungskerne", *Nuclei originis, Nuclei motorii* und „Autonome Kerne") und die Perikarya des 2. Neurons der afferenten Leitung („Endkerne", *Nuclei terminationis, Nuclei sensorii*) dieser Hirnnerven. Eine Sonderstellung nimmt dabei der motorische Zungennerv, der *N. hypoglossus* (XII), insofern ein, als er die motorische Wurzel eines obersten Spinalnerven („Okzipitalnerv") darstellt, dessen Kerngebiet den Übergang der grauen Substanz des Rückenmarkes in das Tegmentum rhombencephali markiert und dessen sensible Wurzel in der Embryonalentwicklung rückgebildet wurde.

Die **Augenmuskelnerven** bilden eine eigene Gruppe rein motorischer Nerven, die der Augenmotorik (Blickeinstellung) dienen. Augenmuskelnerven sind der *N. oculomotorius* (III), *N. trochlearis* (IV) und *N. abducens* (VI). Sie werden auch zu den somatomotorischen Nerven gezählt. Der N. oculomotorius führt auch viszeromotorische (vegetative parasympathische) Fasern, die (unter Zwischenschaltung eines vegetativen Ganglions) die inneren Augenmuskeln versorgen.

Die **Branchialnerven** sind eine den Viszeralbögen zugeordnete Hirnnervengruppe („Kiemenbogennerven"). Branchialnerven sind der *N. trigeminus* (V, 1. Viszeralbogen), *N. facialis* (VII, 2. Viszeralbogen), *N. glossopharyngeus* (IX, 3. Viszeralbogen) und *N. vagus* (X, 4. Viszeralbogen) sowie der vom N. vagus abgegliederte *N. accessorius* (XI).

Die *Branchialnerven* führen *Afferenzen* aus der äußeren Haut des Kopfes (allgemeine Hautsensibilität, auch zur Somatosensibilität gerechnet) und aus Eingeweiden (Viszerosensibilität einschließlich Geschmack). Die *Efferenzen* gelangen zu den Derivaten der Schlundbogenmuskeln im Kopf-Hals-Bereich sowie zu den vegetativen Ganglien der Eingeweide (Viszeromotorik einschließlich Sekretomotorik). Doch besitzen die viszeromotorischen Nerven, die zur Muskulatur von Gesicht, Schlund und Kehlkopf, zum M. trapezius und zum M. sternocleidomastoideus ziehen (Viszeralbogenabkömmlinge) und Muskeln innervieren, die im Dienste der Kommunikation mit der Umwelt stehen, eine „spezielle viszeromotorische" Komponente aus schnelleitenden, willkürmotorischen (animalen) Fasern vom Typ somatomotorischer Nerven („gemeinsame motorische Endstrecke").

Die verschiedenen Faserkomponenten sind bei den höheren Vertebraten ungleich auf die stark spezialisierten Branchialnerven verteilt. Alle Faseranteile der Branchialnerven treten – im Unterschied zu den Spinalnerven – jeweils gemeinsam seitlich aus dem Gehirn aus oder in dieses ein.

Der *N. trigeminus*, dessen Branchialnervenanteil ($V_{2,3}$) durch Angliederung einer zusätzlichen sensiblen Hirnnervenanlage (V_1) für den embryonalen Stirnfortsatz erweitert ist, führt hauptsächlich Fasern der allgemeinen Haut- und Schleimhautsensibilität aus dem Kopf. Ferner enthält er „spezielle viszeromotorische" (willkürmotorische) Fasern für die Kaumuskulatur.

Der *N. facialis* führt viszeromotorische (vegetative parasympathisch sekretomotorische), sowie „spezielle viszeromotorische" (willkürmotorische) Fasern für die Gesichtsmuskulatur und viszerosensible (Geschmacks-) Fasern.

Der *N. glossopharyngeus* und der *N. vagus* sind ähnlich wie der N. facialis zusammengesetzt; ihre „speziellen viszeromotorischen" (willkürmotorischen) Fasern versorgen die quergestreifte Muskulatur von Schlund, Oesophagus und Kehlkopf. Der N. vagus besitzt darüber hinaus einen starken Anteil allgemeiner viszeromotorischer (vegetativer parasympathischer) Fasern für Herz, Atem- und Verdauungstrakt sowie einen kleinen Anteil von Fasern der allgemeinen Hautsensibilität aus dem äußeren Gehörgang.

Der *N. accessorius*, ein verselbständigter motorischer Anteil des N. vagus, besitzt ein ausgedehntes Kerngebiet, das weit ins Halsmark reicht; er tritt – als Anteil eines Schlundbogennerven – seitlich aus dem Rückenmark aus und führt nur „spezielle viszeromotorische" (willkürmotorische) Fasern für den M. trapezius und den M. sternocleidomastoideus.

Als „motorische Wurzel" tritt der *N. hypoglossus* ventrolateral aus dem Gehirn aus – am oberen Ende einer ventrolateralen Furche, in der auch alle folgenden motorischen Spinalnervenwurzeln das Rückenmark verlassen.

Gliederung des peripheren vegetativen (autonomen) Nervensystems

Das vegetative Nervensystem versorgt die glatte Muskulatur in Eingeweiden, das Herz, die Blutgefäße, Drüsen, Haarmuskeln und die Geschlechtsorgane. Diese Organe und Organteile werden von den Neuriten des 2. Neurons, der vegetativen efferenten Leitung versorgt. Die zum 2. Neuron gehörenden Perikarya liegen in vegetativen Ganglien. Die Nervenzellen des 2. Neurons bilden mit den von ihnen innervierten Organen eine Funktionseinheit, vergleichbar etwa der „neuromuskulären Einheit" von Motoneuronen und Skelettmuskelfasern. An den Dendriten und Perikarya dieses 2. Neurons bilden die Neuriten des im ZNS angesiedelten 1. Neurons, der (sympathischen bzw. parasympathischen) Wurzelzellen Synapsen.

An den Dendriten dieses 2. efferenten Neurons können zudem afferente Fasern aus der *Darmwand*, deren Perikarya im *intramuralen Nervensystem* (s. S. 55) liegen, Synapsen bilden (*kurze Reflexschleife*).

Die *vegetativen Ganglien* liegen, bedingt durch phylo- und ontogenetische Vorgänge, in unterschiedlichem Abstand zu den von ihren Neuronen innervierten Organen. In topographischer Hinsicht lassen sie sich in paravertebrale, prävertebrale und intramurale Ganglien unterteilen. Die *paravertebralen Ganglien* liegen neben der Wirbelsäule nahe dem Rückenmark und werden durch die Ganglien des Truncus sympathicus repräsentiert. Die *prävertebralen Ganglien*, vor der Wirbelsäule auf halbem Weg zwischen Rückenmark und Organen gelegen, enthalten vorwiegend Sympathikus-, aber auch Parasympathikusneurone. Die *intramuralen*, in den Organen angesiedelten *Ganglien* bestehen aus Parasympathikusneuronen (Abb. 3.**6**).

Sympathicus

Die Ganglien des Sympathicus bilden im *Truncus sympathicus* einen weitgehend einheitlichen Strang, der beiderseits an die Wirbelsäule grenzt („Grenzstrang") und von der Schädelbasis bis zum Steißbein reicht. Er besteht aus einer Reihe von Ganglien, die untereinander durch Nervenfaserbündel, *Rr. interganglionares*, zu einer Kette verbunden sind.

Die Grenzstrangganglien, *Ganglia trunci sympathici*, sind, mit geringer Variabilität, im Brust-, Lenden- und Sakralbereich segmental ausgebildet; das unterste Sakralganglienpaar verschmilzt zu einem unpaaren Ganglion. Im Halsbereich dagegen sind sie auf drei (seltener zwei) Ganglien reduziert. Das größte unter ihnen ist das etwa 2 cm lange spindelförmige *Ganglion cervicale superius*. Es schließt die Perikarya des 2. Neurons des gesamten Kopfsympathikus (Auge, Speicheldrüsen, Gefäße) sowie einen Teil der Perikarya des 2. Neurons des zum Herzen ziehenden Sympathicus ein. Im Kopf selbst gibt es keine Sympathikusganglien (vereinzelte kleine Gruppen von Perikarya des 2. Neurons ausgenommen); vegetative Ganglien im Kopfbereich enthalten die Perikarya des 2. Neurons des Parasympathicus. Das *kleine Ganglion cervicale medium* liegt in Höhe des 5. Halswirbels, das *Ganglion cervicale inferius* verschmilzt meist mit dem 1. Brustganglion zum *Ganglion cervicothoracicum* (Ganglion stellatum).

Die *Rr. communicantes* verbinden die Grenzstrangganglien mit den Spinalnerven. In den Segmenten C_8-L_{2-3}, in denen die Perikarya der präganglionären Neurone, die Wurzelzellen, des gesamten Sympathicus im Seitenhorn des Rückenmarks liegen, führen die Rr. communicantes prä- und postganglionäre Nervenfasern. Die präganglionären Fasern treffen im Grenzstrangganglion desselben Segmentes, sowie mit im Grenzstrang auf- und absteigenden Kollateralen, auch in weiteren Grenzstrangganglien auf Nervenzellen des 2. Neurons. Zahlreiche präganglionäre Fasern ziehen überdies an den Grenzstrangganglien vorbei zu prävertebralen Ganglien.

Jedes präganglionäre Neuron steht durchschnittlich mit 8–10 Zellen des 2. Neurons in synaptischer Verbindung. Hierdurch wird die in einem dünnen Faserbündel aus dem Rückenmark geleitete Erregung präganglionärer Neurone auf eine große Zahl nachgeschalteter Zellen des 2. Neurons übertragen, die Erregung breitet sich diffus aus. Bis Th_7 überwiegen die aufsteigenden Kollateralen der präganglionären Neurone, im Halsgrenzstrang findet man nur aufsteigende efferente Fasern. Von Th_{11} an überwiegen die absteigenden Kollateralen; der Lenden- und Sakralgrenzstrang führen nur absteigende efferente Fasern.

Die *Rr. interganglionares* bestehen zu etwa 50% aus auf- und absteigenden Kollateralen der präganglionären Rr. communicantes. Die übrigen sind afferente Fasern, hauptsächlich „Schmerzfasern" aus den Eingeweiden, deren Perikarya großenteils in den Spinal-

---

Abb. 3.**6 Peripheres Nervensystem: Schema des vegetativen Nervensystems** (aus *Frick*, H., H. *Leonhardt*, D. *Starck*: Allgemeine Anatomie, 2. Aufl. Thieme, Stuttgart 1980).

- III N. oculomotorius
- VII N. facialis
- IX N. glossopharyngeus
- X N. vagus
- 1 Ganglion ciliare
- 2 Ganglion pterygopalatinum
- 3 Ganglion oticum
- 4 Ganglion submandibulare
- 5 Ganglion cervicale superius
- 6 Ganglion cervicothoracicum (stellatum)
- 7 Ganglia cardiaca
- 8 Ganglion coeliacum
- 9 Ganglion mesentericum superius
- 10 Ganglia aorticorenalia
- 11 Ganglion mesentericum inferius
- 12 Nn. splanchnici pelvini (Nn. erigentes)
- 13 Ganglia pelvina
- 14 Nervenfaser für Vasodilatatoren und Schweißdrüsen („segmentale vegetative Nervenfasern")

Gliederung des peripheren Nervensystems

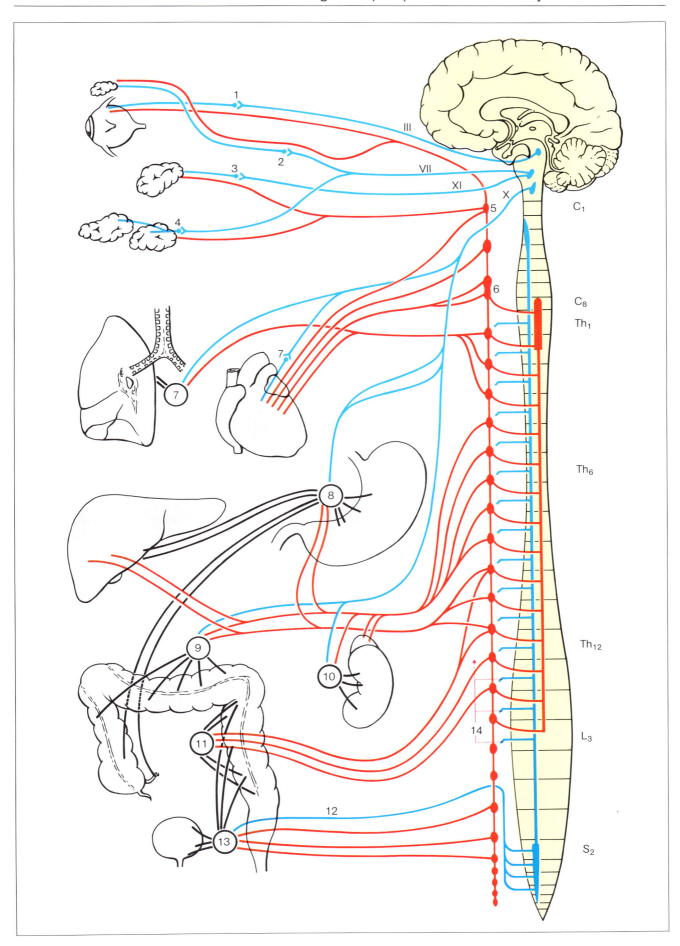

ganglien, teilweise aber auch in den Grenzstrangganglien liegen. Diese „Schmerzfasern" treten in den Radices dorsales von C_8-L_{2-3} ins Rückenmark ein. Zuvor können sie als „paramedulläre" (weil neben der Medulla spinalis gelegene) afferente Leitung noch unterschiedlich weit in den Rr. interganglionares verlaufen.

Postganglionäre Nervenfasern, Neuriten des 2. Neurons, gelangen aus dem Truncus sympathicus in *Rr. communicantes* in alle Spinalnerven. Die postganglionären Fasern aus dem oberen Halsganglion ziehen größtenteils als Geflechte mit den Kopfarterien (z. B. Plexus caroticus externus, Plexus caroticus internus) zu den Kopforganen. Da die präganglionären Fasern für das obere Halsganglion aus den Rückenmarkssegmenten C_8–Th_3 entspringen, hat eine Verletzung dieser Segmente oder des Halsgrenzstrangs den Ausfall des Kopfsympathikus zur Folge: Die vom Sympathicus innervierte glatte Muskulatur der Orbita und der Iris des Auges der betroffenen Seite verliert ihren Tonus; die Pupille ist klein, das Auge zurückgesunken, der Lidspalt verengt (Hornersche Zeichen). Die postganglionären Nervenfasern aus dem mittleren und unteren Halsganglion versorgen Herz und Bronchien, das untere Halsganglion entläßt außerdem postganglionäre Fasern zur oberen Extremität. Die präganglionären Fasern dieser Ganglien stammen aus den Segmenten Th_3–Th_7. Die postganglionären Nervenfasern aus den übrigen Sympathikusganglien verlaufen in den Rr. communicantes zu Spinalnerven und ziehen mit diesen in die Peripherie zur Rumpfwand oder Extremität.

Die Eingeweidenerven, *Nn. splanchnici,* des Sympathicus für Bauch- und Beckeneingeweide werden größtenteils nicht in Grenzstrangganglien auf das 2. Neuron „geschaltet", sondern laufen als präganglionäre Fasern an den Grenzstrangganglien vorbei in die Leibeshöhle. Die Perikarya des 2. Neurons liegen in prävertebralen Ganglien des Eingeweideraums.

Die *prävertebralen Ganglien,* größere, makroskopisch sichtbare Knoten, liegen häufig an Gefäßen (Beispiele: *Ganglia coeliaca, Ganglion mesentericum superius, Ganglion mesentericum inferius*). Die aus ihnen hervorgehenden postganglionären Fasern ziehen in dichten Geflechten, *vegetativen Plexus,* die sich der Wand großer Arterien anlegen, zu den Eingeweiden. Die prävertebralen Ganglien sind variabel ausgebildet. Bei der Ansiedlung vegetativer 2. Neurone in Ganglien erreichen einige Perikarya die Ansiedlung nicht ganz und bilden gelegentlich proximal gelegene kleinere Ansammlungen. Das erklärt, daß auch außerhalb von Ganglien, z. B. im ganzen Verlauf der Nn. splanchnici, Perikarya postganglionärer Neurone gefunden werden und „intermediäre" Ganglien zwischen Grenzstrang und prävertebralen Ganglien vorkommen. Da auch die Perikarya des 2. Neurons des Parasympathicus für die Brust-, Bauch- und Beckeneingeweide nicht immer ganz in die Peripherie hinaus intramural verlagert sind, enthalten prävertebrale Ganglien in großer Zahl auch Perikarya des parasympathischen 2. Neurons. In den postganglionären Faserngeflechten der prävertebralen Ganglien können demnach auch parasympathische postganglionäre Nervenfasern verlaufen.

Parasympathicus

Am Parasympathicus unterscheidet man nach Lage der Wurzelzellen und der Ganglien sowie des Innervationsgebietes einen Kopfteil und einen Sakralteil. Beide Teile versorgen Eingeweide.

Vom Kopfteil, dem *mesenzephal-rhombenzephalen Parasympathicus,* verlaufen präganglionäre Fasern mit den Hirnnerven III, VII, IX und X. Die Erfolgsorgane der parasympathischen Fasern der Nerven III, VII und IX liegen im Kopfbereich. Das parasympathische Ausbreitungsgebiet des *N. vagus* erstreckt sich dagegen bis weit in den Bauchraum und grenzt nahe der linken Dickdarmbiegung an das des sakralen Parasympathicus. Die parasympathischen Ganglien des Kopfteiles, die die Perikarya des 2. Neurons einschließen – die Ganglia ciliare, pterygopalatinum, oticum und submandibulare –, liegen Ästen des N. trigeminus an, in denen die Rr. postganglionares zu ihren Erfolgsorganen ziehen. Die parasympathischen Ganglien des N. vagus liegen teils als prävertebrale, teils als intramurale Ganglien im Brust- und Bauchraum.

Der Sakralteil, *sakraler Parasympathicus,* verläßt mit den Radices ventrales von S_{2-4} das Rückenmark und versorgt über *Nn. splanchnici pelvini* die Eingeweide des kleinen Beckens. In den Nn. splanchnici pelvini verlaufen präganglionäre Fasern zu parasympathischen Ganglien, die organnah im Bindegewebsraum des kleinen Beckens oder intramural, in den Organen, angesiedelt sind.

Segmentale vegetative Nervenfasern

Der mesenzephal-rhombenzephale und der sakrale Parasympathicus versorgen die Kopfeingeweide sowie die Eingeweide der Brust-, Bauch- und Beckenhöhle, aber nicht die Rumpfwand. Diese und die Extremitäten erhalten segmentale Nervenfasern, die sich einerseits hinsichtlich des Transmitters ihres 2. Neurons wie Parasympathikusfasern verhalten und von manchen Autoren zu diesen gerechnet werden. Andererseits sind die segmentalen vegetativen Nervenfasern in ihrem Verlauf und in der Lage ihres 2. efferenten Neurons in Grenzstrangganglien weitgehend in die Organisation des Sympathicus integriert; sie werden deshalb von anderen Autoren dem Sympathicus zugeschrieben.

Die *segmentalen vegetativen Nervenfasern* sind Neuriten von Perikarya, die in allen Rückenmarkssegmenten im Bereich der Basis des Seitenhorns liegen. Die Neuriten treten in der vorderen Wurzel aus und treffen im Grenzstrangganglion desselben Segmentes auf das 2. Neuron, dessen Neuriten als postganglionäre Nervenfasern mit den Spinalnerven zu Rumpfwand und Extremitäten gelangen. Im Unterschied zu den Sympathikusfasern, die sich nicht segmentbezogen in der

Rumpfwand ausbreiten, halten sich die segmentalen vegetativen Nervenfasern streng an die durch die „Schmerzfasern" abgezeichneten Segmentgrenzen. Da die segmentalen vegetativen Fasern u. a. die Schweißdrüsen innervieren, kann der Ausfall der Innervation eines Hautsegments auch mit Hilfe eines (chemischen) Haut-Schweiß-Tests nachgewiesen werden.

Nicht hinreichend klar sind Herkunft und Zuordnung von vegetativen Nervenfasern, die auf die Gefäße der Kopfhaut antagonistisch (vasodilatatorisch) zum Sympathicus einwirken; sie ziehen offenbar als peptiderge Fasern mit den Ästen des N. trigeminus zur Kopfhaut. Ihre präganglionären Perikarya sollen im Kerngebiet des N. trigeminus, die Perikarya ihres 2. Neurons im (sensiblen) Ganglion trigeminale des N. trigeminus liegen. Ferner wird angenommen, daß auch mit den Ästen des N. facialis Fasern zur Haut gelangen, die sich im Hinblick auf die Hautdrüsen antagonistisch (sekretomotorisch) zum Sympathicus verhalten.

Vegetative Plexus

Die vegetativen Nervenfasern, die von den prävertebralen Ganglien zu den Eingeweiden ziehen, enthalten in unterschiedlicher Verteilung meist sowohl Sympathikus- als auch Parasympathikusanteile. Die Sympathikusfasern sind postganglionäre Fasern, die Parasympathikusfasern großenteils präganglionäre Fasern, die zu intramuralen Ganglien ziehen. Die Nervenfasern bilden dichte, filzartige Fasergeflechte, *Plexus nervorum autonomicorum*, an der Wand der Aorta und der großen Arterien. Mit den Ästen der Arterien treten die vegetativen Nervenfasern in die Organe ein. Die sympathischen und parasympathischen Faseranteile sind in den Plexus präparatorisch nicht mehr zu trennen, wohl aber mit histochemischen (fluoreszenzmikroskopischen, immunhistochemischen) Methoden zu unterscheiden. Obwohl die vegetativen Plexus größtenteils zusammenhängen, werden Teile dieser Nervengeflechte besonders benannt – zumeist nach den Arterien, deren Wände sie bedecken, oder nach den Organen, zu denen sie ziehen, z. B. Plexus coeliacus, Plexus renalis.

Umfangreiche Geflechte der in die Wand der inneren Organe eintretenden autonomen Nervenfasern und Perikarya autonomer Neurone – bei vielen Organen (Harnblase, Prostata, Bronchien und an anderen Stellen) Perikarya des 2. efferenten Parasympathikusneurons – bilden einen *organständigen, intramuralen Anteil des autonomen (vegetativen) Nervensystems*. Im Magen-Darm-Trakt setzen die organständigen Neurone einen eigenständigen Anteil des autonomen Nervensystems, das *intramurale Nervensystem*, zusammen. Soweit bisher bekannt, kommt es nur im Magen-Darm-Trakt vor.

Intramurales Nervensystem

Vom *äußeren* vegetativen Nervensystem, das in Form von Axonen des 1. (oder 2.) efferenten Neurons des *Parasympathicus* und von Axonen des 2. efferenten Neurons des *Sympathicus* in die Darmwand eintritt, ist das *innere, intramurale* Nervensystem zu unterscheiden. Das innere Nervensystem des Darmes ist gegenüber dem äußeren in gewissem Umfang selbständig. Es setzt kurze und lange Neuronenkreise zusammen, in die teilweise auch Neurone des äußeren Nervensystems mit einbezogen sind, und es liegt am „Zügel" des äußeren Nervensystems, kann aber dessen (erregende oder hemmende) Afferenzen zum Darm in einer Weise modifizieren, daß letztlich eine aus dem inneren Nervensystem gesteuerte Motorik resultiert. Mit dem intramuralen Nervensystem wird im Magen-Darm-Trakt die zweigliederige Kette der efferenten vegetativen Leitung, bestehend aus 1. und 2. Neuron des Parasympathicus und des Sympathicus, aus denen sonst die efferente Leitung des autonomen Nervensystems zusammengesetzt ist, um weitere Neurone „verlängert". Auch die periphere afferente Leitung, die sonst aus einem Neuron aufgebaut ist, wird durch das innere Nervensystem im Magen-Darm-Trakt untergliedert.

Das innere, intramurale, Nervensystem übertrifft das äußere in der Vielfalt seiner Übertragersubstanzen, in der Hauptsache *Monamine* und *Peptide*, s. Bauelemente S. 84 und Bd. II, Intramurales Nervensystem.

Literatur

Ariëns Kappers, C. U., G. C. Huber, E. C. Crosby: The Comparative Anatomy of the Nervous System of Vertebrates, Including Man, vol. I and II. Macmillan, New York 1936 (Reprint 1960)

Bowsher, D.: Introduction to the Anatomy and Physiology of the Nervous-System. Blackwell, Oxford 1975

Brodal, A.: Neurological Anatomy, 3rd ed. Oxford University Press, London 1981

Carpenter, M. B.: Human Neruoanatomy, 7th ed. Williams & Wilkins, Baltimore 1976

Carpenter, M. B.: Core Text of Neuroanatomy, 2nd ed. Williams & Wilkins, Baltimore 1978

Clara, M.: Das Nervensystem des Menschen, 3. Aufl. Barth, Leipzig 1959

Crosby, E. C., T. Humphrey, E. W. Lauer: Correlative Anatomy of the Nervous System. Macmillan, New York 1962

DeArmond, S. J., M. M. Fusco, M. M. Dewey: Structure of the Human Brain. A photographic atlas, 2nd ed. Oxford University Press, London 1976

Forssmann, W. G., Chr. Heym: Neuroanatomie. Springer, Berlin; 4. Aufl. 1985

Frick, H., H. Leonhardt, D. Starck: Allgemeine Anatomie. Spezielle Anatomie I. Spezielle Anatomie II., 2. Aufl. Thieme, Stuttgart 1980

Gaskell, W. H.: On the relation between the structure, function, distribution and origin of the cranial nerves; together with a theory of the origin of the nervous system of vertebrata. J. Physiol. (Lond.) 10 (1889) 153–211

Kahle, W., H. Leonhardt, W. Platzer: Taschenatlas der Anatomie. Nervensystem und Sinnesorgane, Bd. III, 3. Aufl. Thieme, Stuttgart 1979; 5. Aufl. 1986

Nomina anatomica: International Anatomical Nomenclature Committee: Nomina anatomica. 5th ed. Williams & Wilkins, Baltimore 1983

Starck, D.: Die Neencephalisation. In Heberer, G.: Menschliche Abstammungslehre. Fischer, Stuttgart 1965

4

Bauelemente des Nervensystems

H. Leonhardt

Neuron
    Gliederung und Feinbau des Neurons
    Neuronformen
    Synapse
    Übertragerstoffe
    Feinbau der Synapse
    Nervenfasern
Bahnen und Nerven
Kerngebiete und Ganglien
Neuroglia
    Neuroglia des Zentralnervensystems
Liquormilieu und Blutmilieu im Zentralnervensystem

4 Bauelemente des Nervensystems

Das Zentralnervensystem (ZNS), Gehirn und Rückenmark, besteht aus einer Masse von Nervengewebe, in die nur spärliches Bindegewebe in Begleitung der Blutgefäße eindringt. Das Nervengewebe setzt sich aus Nervenzellen und Gliazellen zusammen. Die Nervenzellen sind die Träger der spezifischen Funktion des ZNS, die Gliazellen bilden ein „Hilfsgewebe", das teils isolierende Funktionen ausübt, teils auch Aufgaben erfüllt, die in anderen Organen vom Bindegewebe wahrgenommen werden – Aufgaben der Stoffverteilung, der Abwehr, der Reparatur durch Narbenbildung, mechanische Aufgaben. Von Gliazellen gehen die meisten Tumoren des ZNS aus. Nerven- und Gliazellen sind eng miteinander verwoben, die Gliazellen füllen die Räume zwischen den Nervenzellen mit ihren Fortsätzen wie angegossen aus. Die zwischenzelligen Spalträume des ZNS sind nahezu überall nur etwa 20 nm weit.

An der *Nervenzelle* unterscheidet man den Zelleib, Soma oder (weil er das den Zellkern umgebende Cytoplasma enthält) Perikaryon genannt. Das Perikaryon entsendet auf der einen Seite Dendriten, mehrere, häufig stark verzweigte baumartige Zellausläufer. Auf der anderen Seite verläßt der Neurit, ein einziger langer Fortsatz, der über 100 cm messen kann, das Perikaryon.

Die *Anordnung der Nervenzellen* und ihrer Fortsätze verleiht dem ZNS eine makroskopisch sichtbare Binnenstruktur. Auf dem Schnitt durch das Gehirn oder durch das Rückenmark kann man rötlich-graue Bezirke, die „graue Substanz", und zwischen die Bildungen der grauen Substanz eingelagerte weißlichgelbe Bezirke, die „weiße Substanz", unterscheiden (Abb. 4.1). Graue und weiße Substanz sind in den einzelnen Teilen des ZNS jeweils charakteristisch angeordnet; die Art ihrer Verteilung erlaubt es, die Lage jedes beliebigen Schnittes durch das ZNS zu bestimmen. So liegt, um zwei Beispiele zu geben, im Querschnitt durch das Rückenmark die gesamte graue Substanz zentral in Form eines H oder eines Schmetterlings und wird nahezu vollständig von der weißen Substanz umgeben. Bei Groß- und Kleinhirn dagegen bildet ein Teil der grauen Substanz als „Hirnrinde" die oberflächliche Schicht, während andere Teile in der Tiefe der Hirnsubstanz subkortikale, „unter der Rinde" gelegene, Areale von grauer Substanz bilden.

Die *graue Substanz, Substantia grisea* (kurz: Griseum), besteht aus Ansammlungen von Perikarya und ihren Dendritenbäumen. Einzelne Ansammlungen grauer Substanz werden meist Kerngebiet oder Kern, *Nucleus*, genannt. Die graue Substanz an der Oberfläche des Großhirns bezeichnet man als Großhirnrinde, *Cortex cerebri*, die an der Kleinhirnoberfläche als Kleinhirnrinde, *Cortex cerebelli*. Die Gesamtzahl der Nervenzellen des menschlichen Gehirns wird auf 10^{10} geschätzt.

Die *weiße Substanz, Substantia alba* (kurz: Album), setzt sich aus gebündelten Neuriten zusammen, die aus der grauen Substanz kommen oder in diese eintreten. Ihre weiße Färbung erhält sie dank der Massierung

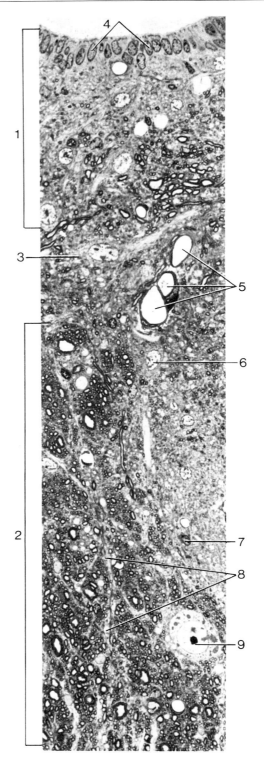

Abb. 4.1 **Graue und weiße Substanz.** Kaninchen, sakrales Rückenmark, Regio intermediomedialis.
1 graue Substanz
2 weiße Substanz
3 kleine Nervenzelle
4 Ependym
5 Blutgefäße
6 Zellkern einer Makrogliazelle
7 Oligodendrozyt
8 Gliasepten
9 Zellkern einer großen Nervenzelle
Richardson-Färbung, 500fach

von lipidreichen Markscheiden, von denen die Mehrzahl der Neuriten eingehüllt wird. Die Neuritenbündel nehmen einen für jeden Anteil der weißen Substanz charakteristischen Verlauf. Sie ziehen von einem Teil der grauen Substanz zu einem anderen, wobei sie Bahnen, *Tractus,* oder Bündel, *Fasciculi,* bilden. Die meisten Tractus oder Fasciculi werden nach den Teilen der grauen Substanz benannt, die sie miteinander verbinden. So zieht z. B. der Tractus corticospinalis von der Großhirnrinde zur grauen Substanz des Rückenmarks.

Die *Glia* (Neuroglia) ist in der grauen und weißen Substanz vertreten, ihre Anwesenheit und die Art ihrer Verteilung beeinflußt aber so gut wie nicht das makroskopische Bild des Hirnschnittes. Nur mikroskopisch erkennt man, daß Gliaabkömmlinge an der äußeren und inneren Oberfläche des ZNS und in der Umgebung der Hirngefäße durch reiche Fortsatzbildung einen geweblichen Abschluß bilden.

Neuron

Die Nervenzelle, der *Neurozyt,* ist das erregbare, erregungserzeugende und -leitende Bauelement aller Teile des Nervensystems. Man bezeichnet die Nervenzelle mit allen ihren Fortsätzen als *Neuron.* Neurone sind durch Kontaktstrukturen, *Synapsen,* miteinander verknüpft.

Der Ausdruck Neuron hebt den funktionellen Aspekt des Bauelementes Nervenzelle hervor. Die Erregung, die sich in der Zellmembran des Neurons von den Dendriten oder vom Perikaryon bis zum distalen Ende des Neuriten ausbreitet, erfährt an dessen Kontaktstelle mit dem folgenden Neuron eine charakteristische Umwandlung (s. Synapse, S. 65). Das Neuron erweist sich hierdurch nicht nur als morphologisches, sondern auch als funktionelles Bauelement. Diese Erkenntnis ist in der Neuronenlehre festgehalten.

Die *Neuronenlehre* hat folgenden Inhalt: Das Neuron ist als alleiniger Träger nervaler Funktionen eine *funktionelle Einheit;* die Neurone stehen durch Synapsen miteinander in Verbindung. Jedes Neuron entsteht aus einer Neuroepithelzelle ektodermaler Herkunft, ist also auch eine *genetische Einheit.* Der Stoffwechsel der meist zahlreichen und langen Fortsätze des Neurons wird vom zellkernhaltigen Perikaryon als dem Stoffwechselzentrum des Neurons gesteuert, das Neuron ist eine *trophische Einheit.*

Auch in der Pathologie erweist sich das Neuron als trophische Einheit. So werden z. B. von einer Durchtrennung des Neuriten alle Teile des Neurons betroffen (s. aufsteigende und absteigende Degeneration bzw. Reaktion, S. 79).

Das Neuron teilt die Eigenschaft der Erregbarkeit mit allen Zellen; ein Reiz verursacht eine Erregung, die sich in der Zellmembran ausbreitet. Das Neuron unterscheidet sich von anderen Zellen aber u. a. dadurch, daß sich die Erregung an dem langen Neuriten rasch über eine oft weite Strecke hin gerichtet fortpflanzen kann.

Gliederung und Feinbau des Neurons

Die *Neurone* sind im *ZNS* über Synapsen in der Regel so miteinander verbunden, daß jeder Neurit Synapsen an Dendriten (oder am Perikaryon) eines folgenden Neurons bildet, und alle Dendriten synaptische Kontakte von Neuriten empfangen. Die Neurone bilden hierdurch dreidimensionale *Neuronenketten* und *Neuronenkreise* von gesetzmäßigem Aufbau; die Neurone im ZNS sind demnach Zwischenglieder von Neuronenkreisen.

Die *Neurone* dagegen, die das *periphere Nervensystem,* die Hirn- und Rückenmarksnerven und das an diese angeschlossene periphere vegetative Nervensystem zusammensetzen, bilden die „Anfangsglieder" und „Endglieder" von Neuronenketten. Sie sind, wie vergleichsweise die Anfangs- und Endglieder einer Schmuckkette, spezialisiert; die *Anfangsglieder* („erstes Neuron der afferenten Leitung") dadurch, daß sie Teil eines Sinnesorgans sind oder an ein Sinnesorgan anschließen, die *Endglieder* („gemeinsame motorische Endstrecke") dadurch, daß sie die Erregung auf das Erfolgsorgan (z. B. den Muskel) übertragen.

Die allermeisten Neurone sind, entsprechend dem Erregungsablauf, polar gegliedert. Dem entspricht die Unterscheidung (in Richtung des Erregungsablaufs) von *Dendriten, Perikaryon* und *Neurit.* In erster Übersicht können Dendriten und Perikaryon als Rezeptorzone (Erregungsempfänger) des Neurons und der Neurit als Leitungsapparat und Erregungsüberträger charakterisiert werden. Jeder dieser drei Teile des Neurons füllt im Neuron eine Funktion bevorzugt aus (vgl. im folgenden Abb. 4.**2**).

Perikaryon

Das Perikaryon ist der den Zellkern umgebende Zelleib. Zelleib und Zellkern bilden das *Soma,* im gewöhnlichen Sprachgebrauch „die Nervenzelle". Das Perikaryon enthält den größten Teil der für nutritive Vorgänge und Regeneration notwendigen Zellbestandteile, den Zellkern mit der genetischen Information, granuliertes endoplasmatisches Reticulum für die Proteinbildung, Mitochondrien zur Energiebildung, ferner den Golgi-Apparat, Lipofuszine sowie Neurotubuli und Neurofilamente. Je stärker der Dendritenbaum oder je länger der Neurit, um so größer ist das Perikaryon, das hauptsächlich die nutritive Struktur, das *Stoffwechselzentrum* des Neurons ist. Dem Plasmalemm des Perikaryons sitzen aber auch oft synaptische Zellkontakte auf.

Das *Plasmalemm* des Neurons gleicht, mit Ausnahme des Bereiches der Synapse, dem anderer Zellen und ist ca. 7–8 nm dick. Aussagen über funktionsabhängige Unterschiede in Dicke und Kontrast der Plasmalemm-

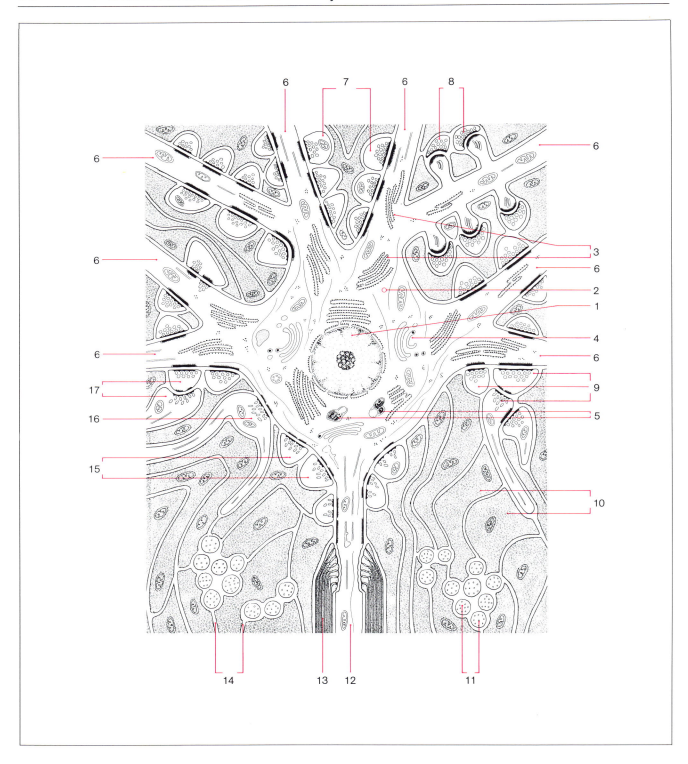

Abb. 4.2 **Multipolare Nervenzelle im Gewebsverband, Schema der Strukturen auf elektronenmikroskopischer Ebene.**
1 Zellkern mit Nucleolus
2 Perikaryon (Zelleib) mit
3 Nissl-Schollen (granuliertem endoplasmatischem Reticulum)
4 Golgi-Apparat
5 Pigmentlysosomen
6 Dendriten
7 axo-dendritische exzitatorische Synpasen
8 exzitatorische Dornsynapsen
9 komplexe Synapse
10 Makrogliaausläufer
11 dünne marklose Nervenzellausläufer
12 Neurit
13 Markscheide
14 Interzellularraum
15 axosomatische inhibitorische Synapsen
16 inhibitorische Synapse en passant
17 Synapse in Serie

schichten sind umstritten. Das Plasmalemm ist, wie das anderer Zellen, von einer Glycocalyx bedeckt.

Das *endoplasmatische Reticulum* (ER) tritt bevorzugt als granuliertes ER in schollenartiger Anordnung auf, doch werden in einigen Neuronarten (z. B. Purkinje-Zellen der Kleinhirnrinde) auch größere Mengen von glattem ER beobachtet (Abb. 4.3). Das Perikaryon enthält außer membrangebundenen Ribosomen in großer Zahl auch Polysomen frei im Cytoplasma. Das *granulierte endoplasmatische Reticulum* und die *Polysomen* sind im lichtmikroskopischen Neuronbild als basophiles Ergastoplasma sichtbar und als „Tigroidsubstanz" (griechisch tigroides= gefleckt) oder „Nissl-Substanz" bekannt (FRANZ NISSL, Psychiater, 1860–1919). Die *Nissl-Substanz* ist in verschiedenartigen Nervenzellen unterschiedlich verteilt, in den sensiblen Spinalganglienzellen z. B. ist sie staubartig, in den motorischen Zellen des Rückenmarkes grobschollig. Das „Nissl-Bild" (Abb. 4.4) spielt bei Untersuchungen der Zytoarchitektonik, d. h. des zellulären Aufbaus des Gehirns, besonders der Hirnrinde, eine große Rolle. Schädigungen des Neurons (s. S. 79) können sich in einer Verringerung der Nissl-Substanz (Chromatolyse, Tigrolyse) bemerkbar machen. Die starke Ausbildung des Ergastoplasmas ist, wie der große Nucleolus, Ausdruck der sehr starken Proteinproduktion hauptsächlich zur Erneuerung der Zytoplasmabestandteile; der Proteingehalt des Gehirns, etwa 40% der Trockenmasse, wird in einem Zeitraum von etwa 2 Wochen erneuert, bei großen Neuronen soll die Proteinsynthese erheblich größer sein. Sie wird gesteigert bei der Aktivierung von Neuronen.

Der *Golgi-Apparat,* von CAMILLO GOLGI erstmals an Nervenzellen beschrieben, ist häufig stark entwickelt und in Form mehrerer *Diktyosomen* (Golgi-Felder) in Kernnähe angeordnet. In seiner Umgebung treten primäre Lysosomen auf.

Lysosomen sind ein obligater Bestandteil aller Perikarya. Sie sind meist zahlreich, 0,2–0,5 µm groß oder größer und kommen als Primär- und Sekundärlysosomen vor. Unter den Sekundärlysosomen spielen die Lipofuszingranula als Telolysosomen in der Pathologie

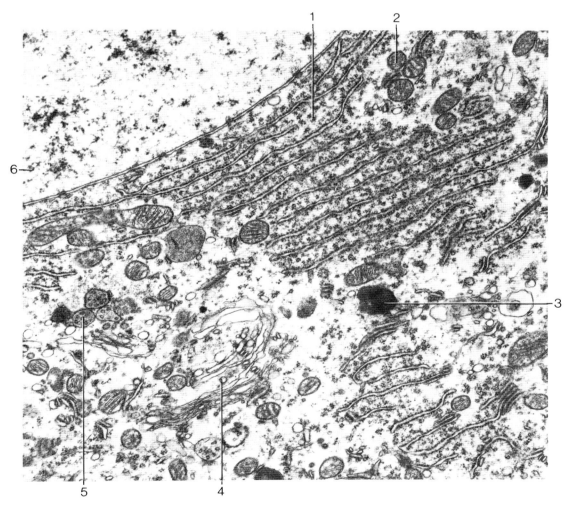

Abb. 4.**3 Zellorganellen im Perikaryon einer Nervenzelle in elektronenmikroskopischer Abbildung.** Kaninchen, Kleinhirnrinde.
1 granuliertes endoplasmatisches Reticulum (Nissl-Scholle)
2 Mitochondrien
3 Lysosom
4 Golgi-Apparat
5 multivesikuläre Körperchen
6 Zellkern, 1800fach

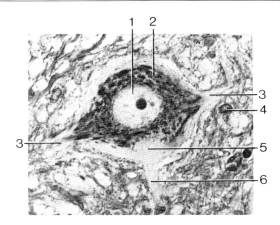

Abb. 4.4 **Multipolare Nervenzelle in lichtmikroskopischer Abbildung.** Katze, Rückenmark.
1 Zellkern mit Nucleolus
2 Perikaryon mit Nissl-Schollen
3 Dendrit
4 Zellkern eines Oligodendrozyten
5 Neuritenabgangskegel (Axonhügel)
6 Axon
  Klüver-Barrera-Färbung, 560fach

eine große Rolle. Auch die Anwesenheit von multivesikulären Körperchen ist in diesem Zusammenhang erwähnenswert.

Die *Lipofuszinpigmente* lassen eine deutliche nervenzellspezifische Ausbildung und Anordnung in den Zellen einzelner zentralnervöser Systeme erkennen. Lipofuszingranula treten in Nervenzellen relativ früh auf. Sie sind 1–3 µm groß oder größer, rund oder gelappt und elektronenmikroskopisch unterschiedlich dicht, auch vakuolär. Anhand der Lipofuszinpigmente werden zytoarchitektonische Untersuchungen an der Hirnrinde durchgeführt.

Mitochondrien kommen nicht nur im Perikaryon, sondern auch in synapsennahen Dendritenbezirken und in der präsynaptischen Neuritenstrecke gehäuft vor, hier auch in Degenerationsformen. Die Mitochondrien besitzen Cristae, die häufig axial ausgerichtet sind. Sie sind im Perikaryon gewöhnlich kleiner (Neubildungen?) als in den Zellausläufern. Mitochondrien werden im Neuriten proximodistal (anterograd) transportiert; bei experimenteller Schnürung des Neuriten entstehen proximal von der Schnürung große Mitochondrienansammlungen.

Neurotubuli, röhrchenförmige gestreckte Strukturen von etwa 20 nm Durchmesser, sind in allen Teilen des Neurons anzutreffen. Im Perikaryon sind sie in unterschiedlichen Richtungen, in den Nervenzellfortsätzen, besonders im Neuriten, aber parallel und in regelmäßigen Abständen angeordnet. In ihrem Verhalten (z. B. gegenüber Temperaturunterschieden) gleichen die Neurotubuli den Mikrotubuli anderer Zellen. Neurotubuli können wahrscheinlich in allen Teilen des Neurons aus löslichem Tubulin aggregieren. Es gibt Hinweise dafür, daß die Neurotubuli bei Transportvorgängen im Neuron eine Rolle spielen.

Auch *Neurofilamente* sind in großer Zahl in allen Teilen des Neurons nachweisbar, im Neuriten sind sie parallel ausgerichtet. In großen Neuritenquerschnitten findet man mehr Filamentquerschnitte als in kleinen. Die Neurofilamente werden bei einem Durchmesser von etwa 10 nm der Gruppe der Intermediärfilamente zugerechnet. Bei diesen spielen (in anderen Zellarten nachgewiesen) spezifische Proteine eine Rolle. Die Aufgabe der Neurofilamente ist nicht bekannt. Sie liegen den mit lichtmikroskopischen Versilberungsmethoden darstellbaren Neurofibrillen zugrunde; Neurofibrillenbilder wurden häufig in älteren histologischen Untersuchungen über Nervenzellverbindungen im ZNS angewandt.

Die Nervenzellen einiger weniger Kerngebiete (Substantia nigra, Locus coeruleus) enthalten *Melanin*. *Eisenverbindungen* sind für andere Kerne (Nucleus ruber) charakteristisch.

Zellkern

Der Zellkern liegt bei den meisten Nervenzellen zentral im Perikaryon; Randständigkeit des Zellkerns kann Ausdruck einer besonders hohen synthetischen Aktivität (z. B. in der Entwicklung oder nach Schädigung des Neurons) sein. Er ist in der Regel diploid, meist auffallend groß, bläschenförmig rund und heterochromatinarm. Bei kleinen Neuronen werden auch heterochromatinreiche Kerne beobachtet. Für einige Nervenzellen (z. B. in Zwischenhirnkernen) ist eine stark eingefaltete Kernhülle charakteristisch. Der Nervenzellkern besitzt zumeist einen sehr großen *Nucleolus* (1–2,5 µm Durchmesser) als Ausdruck der starken Proteinbildung; auch zwei und mehr Nucleoli kommen vor. Die Anzahl der Nucleoli pro Nervenzellkern nimmt im Laufe der Ontogenese ab, unreife Nervenzellen haben mehr Nucleoli als ausdifferenzierte. Die Lage der Nucleoli im Zellkern ist von zahlreichen Faktoren abhängig. So kann z. B. nach Verletzungen des Neuriten eine Wanderung des Nucleolus zur Kernmembran hin beobachtet werden. Mitosen von Nervenzellen kommen nach der Geburt kaum noch vor.

Die *Kernhülle* besteht, wie gewöhnlich, aus zwei Zytomembranen. Kernporen sind ausgebildet. Die perinukleäre Zisterne kommuniziert mit den Zisternen des endoplasmatischen Retikulums. In der Gewebekultur kann beobachtet werden, daß der Zellkern in dauernder Rotation begriffen ist; für eine Umdrehung benötigt er etwa 60 min.

Dendrit

Die Dendriten sind baumartig verzweigte, vielgestaltige Fortsätze; sie empfangen über Synapsen aus vorgeschalteten Gliedern der Neuronenkette erregungsauslösende Reize. Die Synapsen stammen in der Regel von mehreren vorgeschalteten Neuronen, d. h., die Erregungen werden konvergent auf das folgende Neuron übertragen (Konvergenzprinzip). Die Zahl dieser interneuronalen Synapsen eines Dendritenbaums reicht von einzelnen bis zu vielen Tausenden. Bei efferenten Neuronen, z. B. bei den Pyramidenzellen der Großhirnrinde, findet man häufig dicht gelagerte „Dornen", „spines", an den Dendriten – bis zu 2 μm lange Vorwölbungen des Plasmalemms, deren Zahl zum Dendritenende hin zunimmt (Abb. 4.5). Die Dornen, an Pyramidenzellen bis zu 4000, vergrößern die Dendritenoberfläche erheblich. Mit Neuriten „vorgeschalteter" Neurone bilden sie *Dornsynapsen*. Die Dendriten sind der wichtigste *Rezeptorteil* des Neurons.

Ein Neuron kann wenige oder einige hundert, durchschnittlich 1000, aber auch 10 000 Synapsen (Pyramidenzelle der Großhirnrinde) tragen. Bei der „Innervation" eines Neurons wirken in der Regel mehrere, auch unterschiedliche, exzitatorische wie inhibitorische Neurone (s. S. 66). Die Summation ihrer synaptischen Signale entscheidet schließlich über die Weitergabe einer Erregung auf weitere nachgeschaltete Neurone.

Die Dendriten gehen als Zellausläufer zumeist mit breiter Basis vom Perikaryon ab, so daß zwischen Perikaryon und Dendrit keine scharfe Grenze zu ziehen ist. *Zellorganellen* des Perikaryons, besonders granuliertes endoplasmatisches Reticulum, Mitochondrien, Neurotubuli und Neurofilamente, seltener Teile des Golgi-Apparates, werden regelmäßig im Anfangsteil des Dendriten gefunden. Die feineren Dendritenverzweigungen enthalten dagegen nur noch Neurotubuli, Neurofilamente und Mitochondrien, so daß sie im elektronenmikroskopischen Schnitt nicht leicht von Neuritenanschnitten unterscheidbar sind. Im Inneren der Dornen wird regelmäßig ein kleiner Stapel von glatten Membranen gefunden, der *Dornapparat;* seine Bedeutung ist unbekannt.

Neurit

Der Neurit besteht aus einem einzigen Neuronfortsatz. Die Bezeichnung Neurit wurde in letzter Zeit zunehmend, dem englischen Sprachgebrauch folgend, abgelöst von der Bezeichnung *Axon*, die sich auf die axonale Lage des Neuriten in der (peripheren) Nervenfaser (aber auch des langen distalen Fortsatzes afferenter Neurone) bezieht (s. S. 76). Sein Plasmalemm wird dementsprechend als *Axolemm* und die Gliascheide als *Axonscheide* bezeichnet. Die Länge des Neuriten kann wenige Millimeter oder wenige bis 100 cm oder mehr betragen. Das Neuritenvolumen kann 100mal größer als das des Perikaryons sein (das Volumen aller Fortsätze einschließlich der Dendriten kann das Tausendfache des Perikaryonvolumens betragen). Der Durchmesser von Neuriten variiert etwa zwischen 0,05 μm und 20 μm. Dickere Neuriten (im ZNS ab etwa 0,6 μm, im peripheren Nervensystem ab 1–2 μm) werden von einer Markscheide umgeben (s. Nervenfaser, S. 75).

Der Neurit geht mit schmaler Basis konisch am Perikaryon ab, wodurch ein *Ursprungskegel* oder *Axonhügel* entsteht. Seine erste kurze, noch nicht von einer Mark-

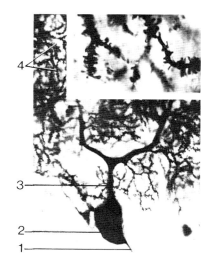

Abb. 4.**5 Dornsynapsen einer Purkinje-Zelle.** Mensch, Kleinhirnrinde.
1 Neurit (Axon)
2 Perikaryon
3 Hauptdendrit
4 Dendritenaufzweigungen
Im Inset: Dornsynapsen an Dendritenaufzweigungen. Golgi-Imprägnation, 350fach, Inset: 1400fach

scheide (s. S. 75) umgebene Anfangsstrecke wird als *Initialsegment* bezeichnet.

Der *Axonhügel* ist frei von Nissl-Substanz und daher lichtmikroskopisch zu erkennen (s. Abb. 4.4). Im Abgangskegel werden die im Perikaryon anscheinend ungeordneten Neurotubuli und Neurofilamente parallel gerichtet. Sie zeigen im Neuritenquerschnitt einen regelmäßigen Abstand zueinander. Ihre Anzahl nimmt mit dem Durchmesser des Neuritenquerschnittes zu. Das Initialsegment unterscheidet sich vom Perikaryon mit Axonhügel durch elektronendichte Materialanlagerungen oder Cisternenbildung unter dem Axolemm und durch eine deutliche Zunahme synaptischer Kontakte im Segmentbereich. Subplasmalemmale Materialanlagerungen findet man auch im Bereich der Ranvierschen Schnürringe.

Der Neurit leitet die Erregung dem folgenden, nachgeschalteten Glied in der Neuronenkette zu. Kurz vor seinem Ende gibt er regelmäßig Seitenzweige, *Kollateralen*, ab, die ein „Endbäumchen", *Telodendron*, bilden. Jeder Zweig endet mit einer präsynaptischen Anschwellung, die mit der postsynaptischen Struktur des nachgeschalteten Neurons eine (in der Regel) chemische Synapse (s. S. 65) bildet. Diese Kollateralen des (vorgeschalteten) Neurons bilden Synapsen meist an mehreren nachgeschalteten Neuronen (Divergenzprinzip).

Der Neurit ist der Leitungsapparat und Effektorteil des Neurons. Er enthält Neurotubuli und Neurofilamente in regelmäßiger Anordnung sowie längs ausgerichtete Fragmente des glatten ER; Nissl-Substanz und Golgi-Felder fehlen dagegen.

Axonstrom. Im Axonhügel beginnt ein langsamer Zytoplasmastrom, der mit einer Geschwindigkeit von

1–3 mm/Tag den Neuriten in zentrifugaler Richtung durchfließt. Er läuft, Filmaufnahmen an der Gewebekultur zufolge, in Kontraktionswellen von 3–4 Schüben in der Stunde ab. Nach experimenteller Einschnürung des Axons entsteht proximal von der Einschnürung eine säckchenförmige Axonerweiterung, in der sich Zellorganellen ansammeln. Dieser Axonstrom, „axonal flow", bewegt die ganze Zytoplasmasäule, er führt Wasser, Bausteine von Proteinen und lösliche Proteine aus dem granulierten endoplasmatischen Reticulum des Perikaryons mit sich (langsamer Transport). Auch in den Dendriten ist ein zentrifugaler Zytoplasmastrom dieser Geschwindigkeit nachzuweisen. Ein weiterer, erheblich rascher als der Axonstrom (bis etwa 500 mm/Tag) ablaufender zentrifugaler Stofftransport (schneller Transport) wird wahrscheinlich durch die Neurotubuli vermittelt; er kann durch Colchicin blockiert werden. Der schnelle Transport betrifft Proteine (einige Transmitter, die im Perikaryon gebildet werden, Enzyme u. a.). Sowohl der langsame als auch der schnelle Transport werden nach Durchschneidung des Axons im proximalen Axonstumpf beschleunigt; der Axonstrom ist eine der Grundlagen der Axonregeneration (s. S. 81). Auch ein zentripetaler, retrograder rascher Stofftransport wird beobachtet. Auf dem Weg des retrograden Transportes gelangen vermutlich auch neurotrope Viren (z. B. Herpesviren, die Erreger der Gürtelrose) im peripheren Nervensystem zu den Perikarya im Spinalganglion.

Neuronformen

Die Gliederung der Nervenzellen in Dendrit, Perikaryon und Neurit ist in den Neuronen verschiedener Grisea stark modifiziert; die Unterschiede sind für das jeweilige Griseum und für die Funktion der betreffenden Neurone bezeichnend. Die Modifikationen können sich in der Lokalisation des Dendritenabgangs, in der Art der Dendritenverzweigung, in Unterschieden der Länge und der Kollateralenbildung des Neuriten sowie in der Anordnung des Perikaryons zwischen Dendriten und Neurit bemerkbar machen (Abb. 4.**6**). Unterschiede zwischen verschiedenen Neuronformen zeigen sich zudem in starken Größenunterschieden. Die Perikarya sehr kleiner Neurone (z. B. Körnerzellen der Kleinhirnrinde) haben ein Volumen von etwa 100 µm^3, die Perikarya sehr großer Neurone (z. B. Betzsche Riesenpyramidenzellen der Großhirnrinde) von etwa 30 000 µm^3.

Die unterschiedlichen Neuronformen werden am eindrucksvollsten mit Hilfe der Golgi-Imprägnationsmethode gezeigt. Die „launische" Methode stellt immer nur vereinzelte Neurone, diese aber bis in ihre feinsten Aufzweigungen als homogen schwarzes Silhouettenbild dar. Da sehr viele andere Neurone nicht in Erscheinung treten, wird im günstigen Fall der Umriß des Neurons in allen Einzelheiten einschließlich der präsynaptischen Strukturen deutlich sichtbar. Die Golgi-Methode, eine der ältesten Methoden zur Darstellung von Nervenzellen (CAMILLO GOLGI, Anatom, 1844–1926), ist heute unentbehrlich bei Untersuchungen über Neuronformen und ihre Synapsenverteilung. Die im folgenden beschriebenen Neuronformen kommen häufig vor. Doch gibt es Neuronformen, die zwischen diese einzuordnen sind, sowie in begrenzten Teilen des ZNS auch ganz anders gestaltete Neurone.

Multipolare Neurone haben zahlreiche, allseitig ausgebildete („multipolar"), stark verzweigte Dendriten und einen Neurit, sie bilden die häufigste Neuronform. Der Dendritenbaum großer multipolarer Neurone kann sich in einem Gebiet von 0,5 mm Durchmesser und mehr ausbreiten. Multipolare Neurone vom *Typ Golgi I* (auch als Typ Deiters bezeichnet) haben einen langen Neuriten, der sich erst in großer Entfernung vom Perikaryon aufzweigt (z. B. die motorischen Vorderhornzellen des Rückenmarkes). Multipolare Neurone vom *Typ Golgi II* entwickeln einen sehr kurzen Neuriten, der schon in unmittelbarer Nähe des Perikaryons meist büschelförmige Kollateralen ausbildet (z. B. Schaltzellen, Interneurone). Die *Pyramidenzellen*, efferente Neurone der Großhirnrinde, besitzen einen langen Spitzendendriten und stark verzweigte Basaldendriten, wodurch die pyramidenförmige Gestalt des Perikaryons hervorgerufen wird. Die *Purkinje-Zellen*, einziges efferentes Neuron der Kleinhirnrinde, entwickeln einen aus einem Dendritenstamm hervorgehenden fächerartigen Dendritenbaum.

Motorische (efferente) Neurone sind Neurone vom *Typ Golgi I*. Sie zeichnen sich meist durch einen in unmittelbarer Nähe des Perikaryons stark verzweigten Dendritenbaum und einen langen Neuriten aus.

„Pseudounipolare" Neurone entstehen aus **bipolaren Neuronen**, deren dendritischer und neuritischer Fortsatz sich im perikaryonnahen Abschnitt im Laufe der Entwicklung einander nähern und schließlich miteinander verschmelzen, so daß beide Fortsätze nun über eine gemeinsame kurze Verbindung aus dem Perikaryon hervorgehen, ehe sie sich dann T-förmig aufteilen.

Sensible (afferente) Neurone (erstes Neuron der afferenten Leitung im peripheren Nervensystem) sind „pseudounipolare" Neurone; sie haben meist einen sehr langen und erst in der Peripherie aufgezweigten dendritischen Fortsatz, während der Neurit häufig kürzer ist als der dendritische Fortsatz. Die Neurone des Hör- und Gleichgewichtsnerven behalten die *bipolare* Gestalt bei. Bipolare Neurone kommen auch in der Netzhaut vor.

Unipolare Neurone, die nur einen Neuriten aussenden und bei denen das rezeptive Plasmalemm des Perikaryons nicht durch Dendritenbildung vergrößert ist, spielen bei Mammaliern keine Rolle. Einige primäre Sinneszellen (z. B. die der Riechschleimhaut), die als unipolare Neurone verstanden werden könnten, werden von den meisten Autoren aber nicht zu diesen gerechnet. In der englischsprachigen Literatur werden aber „pseudounipolare" Neurone als „unipolar" bezeichnet.

Synapse

Als Synapse (SHERRINGTON, 1857–1952) bezeichnet man die spezifische, der Erregungsübertragung dienende Kontaktstruktur, mittels der ein Neuron eine Zelle „innerviert". Grundsätzlich unterscheidet man elektrische (bioelektrische, elektrotonische) und chemische Synapsen.

Elektrische Synapse

Bei der elektrischen Synapse wird die Erregung direkt, ohne chemische Transmission, von Neuron zu Neuron weitergeleitet. Die elektrische Synapse gleicht einer *Gap junction,* bei der die Neurone an der Stelle der Erregungsübertragung durch Kontakte miteinander verbunden sind, die etwa 1,5 nm weite „Kanälchen" enthalten. Im Synapsenbereich besteht ein verminderter Membranwiderstand, der ein Überspringen der Erregung von einer zur anderen Zelle in beiden Richtungen ermöglicht (bidirektionale Übertragung). Elektrische Synapsen spielen bei niederen Wirbeltieren und Wirbellosen eine große Rolle, sie wurden bei diesen zuerst untersucht. In neuester Zeit werden elektrische Synapsen aber auch in einigen Stellen im ZNS von Mammaliern (z. B. in Hirnnervenkernen) gefunden. Die elektrische Synapse bleibt bei der folgenden Besprechung außer Betracht.

Chemische Synapse

Beim Menschen erfolgt, wie bei den übrigen Mammaliern, die Erregungsübertragung in der Regel durch chemische Synapsen. Die „konventionelle" chemische Synapse besteht aus präsynaptischer Struktur, Synapsenspalt und postsynaptischer (subsynaptischer) Struktur. Dabei wird von der vorgeschalteten Nervenzelle (präsynaptische Struktur), ausgelöst durch die in der Synapse einlaufende Erregung, ein chemischer Überträgerstoff, ein *Transmitter,* freigesetzt, der im Bereich der Synapse das Plasmalemm der nachgeschalteten Zelle (postsynaptische Struktur), die subsynaptische Membran, über den (interzellulären) Synapsenspalt hinweg beeinflußt, indem er an Proteine in der subsynaptischen Membran, die *Rezeptoren,* gebunden wird und so eine Änderung der Ionenpermeabilität hervorruft. Abhängig von der chemischen Natur des Transmitters besteht die Beeinflussung entweder in einer Steigerung der Erregbarkeit der postsynaptischen Zellmembran, *exzitatorische* (erregende) *Synapsen,* oder in einer Hemmung der Erregbarkeit der postsynaptischen Membran, *inhibitorische* (hemmende) *Synapsen.* Der *Synapsenspalt* hat bei cholinergen Synapsen eine Weite von etwa 20 nm, bei aminergen (und wahrscheinlich auch bei peptidergen) Synapsen ist er häufig weiter (Synapsen à distance).

Das Innere einer nicht erregten Nervenzelle ist gegenüber dem Außenmilieu negativ geladen aufgrund einer unterschiedlichen Ionenkonzentration an der Innen- und Außenseite des Plasmalemms (Ruhepotential).

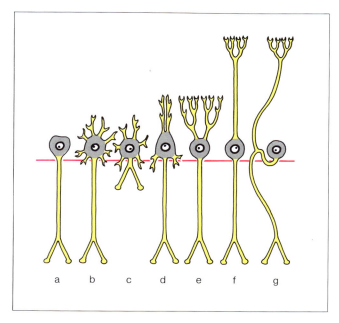

Abb. 4.**6a–g Das Schema zeigt, wie durch Abänderung einer Grundform der Nervenzelle die verschiedenen Nervenzellformen entstehen.**
a Unipolares Neuron (keine Dendriten), spielt beim Menschen keine Rolle.
b Multipolares Neuron mit langem Neuriten (zahlreiche Dendriten am Perikaryon), Typ des Motoneurons des Rückenmarks.
c Multipolares Neuron mit kurzem Neuriten (zahlreiche Dendriten am Perikaryon), Typ des Schaltneurons.
d Pyramidenzelle (Dendriten an Basis und Spitze des Perikaryons), Typ des efferenten Neurons der Endhirnrinde.
e Purkinje-Zelle (reicher, in einer Ebene ausgebreiteter Dendritenbaum an umschriebener Stelle des Perikaryons abgehend), Typ des efferenten Neurons der Kleinhirnrinde.
f Bipolares Neuron (ein Dendrit, verzweigt sich in der Peripherie und bildet ein Telodendron), Typ des sensorischen Neurons des N. vestibulocochlearis.
g Pseudounipolares Neuron (Dendriten- und Neuritenursprung vereinigt, Dendrit bildet Telodendron), Typ des sensiblen Neurons.
Die Kollateralenbildung des Neuriten ist durch eine Endgabel angedeutet. Der Querstrich gibt den Neuritenabgangskegel an.

Ein *exzitatorischer Impuls* läßt Natriumionen in die nachgeschaltete Zelle einströmen, wodurch das Ruhepotential in positiver Richtung verschoben wird (Depolarisation). Ein *inhibitorischer Impuls* führt zum Einstrom von Kalium- und Chlorionen und zu einer Verschiebung des Ruhepotentials in negativer Richtung (Hyperpolarisation) mit dem Effekt einer Hemmung der Erregbarkeit. Mit Erreichen eines Schwellenwertes wird in der nachgeschalteten Zelle ein *Aktionspotential* ausgelöst, das sich am Neuriten fortpflanzt und an dessen präsynaptischer Struktur eine Transmitterfreisetzung auslöst. Dabei integriert die Zellmembran der nachgeschalteten Zelle alle auf sie einwirkenden, aus zahlreichen an ihr gebildeten Synapsen herstammenden exzitatorischen und inhibitorischen Impulse. Nur beim Überwiegen der exzitatorischen Potentiale entsteht ein Aktionspotential (s. Lehrbuch der Physiologie!). Wenn ein Axon artifiziell stimuliert wird, leitet es zwar die Erregung vom Reizort aus in beide Richtungen, aber nur die zum Axonende gerichtete Erregung kann das nachfolgende Neuron erregen; die Erregungsübertragung durch chemische Synapsen ist mit Ausnahme des Sonderfalls der reziproken Synapse immer einseitig gerichtet (unidirektionale Übertragung).

Der *Transmitter* wird, je nach seiner chemischen Beschaffenheit, im Perikaryon oder im Axonende synthetisiert und wahrscheinlich in der präsynaptischen Struktur vor seiner Freisetzung zunächst gespeichert. *Präsynaptische Strukturen* sind in einigen Neuronen (s. aminerge Synapsen, S. 74) seriell über das ganze (markscheidenfreie) Axon verteilt, in den allermeisten Fällen aber (s. cholinerge Synapsen, S. 73) am Axonende (Ende aller Kollateralen) in Form eines *Synapsenkolbens* ausgebildet. Einige Transmitter (z. B. Acetylcholin) werden unmittelbar nach der Freisetzung enzymatisch abgebaut, ihre Bruchstücke zu erneuter Synthese reabsorbiert. Andere Transmitter (z. B. Noradrenalin) können unverändert wieder in das Axonende eintreten. Synapsen sind äußerst empfindliche Teile der Neuronenkette. Jeder dieser Vorgänge kann z. B. durch Pharmaka beeinflußt werden, auch manche Psychopharmaka greifen an der Synapse an.

Synapsenformen und -lokalisationen

Im *ZNS* werden Synapsen nur zwischen Neuronen ausgebildet, es sind *interneuronale* (neuro-neuronale) Synapsen. Vereinzelt wird auch über synapsenartige Kontakte an anderen Zellen (z. B. Ependymzellen, Tanyzyten des Zwischenhirns) berichtet; ihre Bedeutung ist nicht geklärt. Im *peripheren Nervensystem* dagegen „innerviert" das letzte efferente Neuron der Neuronenkette im animalen Nervensystem (s. S. 45) quergestreiftes Muskelgewebe, eine *neuro-muskuläre* (myo-neurale) *Synapse* („motorische Endplatte") ist ausgebildet. Im *vegetativen Nervensystem* (s. S. 45) kann das letzte, efferente Neuron u. a. glatte Muskelzellen innervieren oder *neuro-glanduläre Synapsen* an Drüsenzellen bilden. Das erste afferente Neuron im peripheren Nervensystem kann am distalen Ende des dendritischen Fortsatzes mit Sinneszellen spezielle synaptische Kontakte bilden.

Die *interneuronale* (neuro-neuronale) *Synapse* kann aus einem axo-dendritischen, axo-somatischen oder aus einem axo-axonalen Kontakt bestehen (vgl. Abb. 4.2). Bei der häufigsten Form, der *axo-dendritischen Synapse*, wird die präsynaptische Struktur vom distalen Neuritenende des vorgeschalteten Neurons, die postsynaptische Struktur von den Dendriten des nachgeschalteten Neurons gebildet. Axo-dendritische Synapsen sind häufig exzitatorische Synapsen. Die *axo-somatische Synapse* verbindet das Neuritenende des vorgeschalteten Neurons mit dem Perikaryon des nachgeschalteten. Axo-somatische Synapsen sollen häufig inhibitorisch wirken (postsynaptische Hemmung, da der erregenden axo-dendritischen Synapse des vorgeschalteten Neurons nachgeschaltet). Bei der *axo-axonalen Synapse* bildet das Neuritenende des vorgeschalteten Neurons als präsynaptische Struktur mit dem Neuriten des nachgeschalteten Neurons, der postsynaptischen Struktur, eine Synapse, die oft nahe dem Neuritenende des nachgeschalteten Neurons liegt. Auch axo-axonale Synapsen gelten als häufig inhibitorisch (präsynaptische Hemmung, da der erregenden axo-dendritischen Synapse des nachgeschalteten Neurons vorgeschaltet).

Außer diesen „konventionellen" Synapsen sind, vereinzelt und örtlich begrenzt, noch mehrere „unkonventionelle" Synapsenformen beschrieben, so z. B. *dendro-dendritische Synapsen* zwischen Dendriten benachbarter Neurone, *somato-somatische Synapsen* zwischen benachbarten Perikarya, *somato-axonale Synapsen*, bei denen das Perikaryon die präsynaptische Struktur stellt, oder *reziproke Synapsen*, bei denen im Bereich einer Synapse die beteiligten Neurone wechselweise die prä- und postsynaptische Struktur liefern. Bei *Dyaden*-Formen liegen zwei präsynaptische Strukturen einer postsynaptischen an oder umgekehrt, bei Synapsen „in Serie" (axo-axo-dendritischen Synapsen) bildet eine präsynaptische Struktur mit einem Synapsenkolben, der seinerseits präsynaptische Struktur ist, eine Synapse. In einigen Fällen findet man an einem Nervenzellausläufer eine große Zahl von, zum Teil auch invaginierten, Synapsen; ein derartiges Synapsenfeld wird gelegentlich auch *Glomerulus* (synaptischer Glomerulus) genannt. Die funktionelle Deutung derartiger „unkonventioneller" Synapsen allein aus dem morphologischen Aspekt bleibt weitgehend spekulativ. Weitere „unkonventionelle" Synapsenformen findet man an Rezeptorzellen von Sinnesorganen, im Corpus pineale und an anderen Stellen.

Die *Ausbildung von interneuronalen Synapsen* in der fetalen und postnatalen Entwicklung hängt, wie u. a. Untersuchungen über die Synapsenentwicklung in Kernen der Sehbahn der Katze gezeigt haben, in hohem Maße davon ab, daß Erregungen zugeleitet werden (Bedeutung des Angebots an Sinneseindrücken und Lernübungen für die Entwicklung funktionierender Systeme im ZNS!). Zwar werden Neurone nach der Geburt in der Regel nicht mehr neu gebildet, doch dehnt sich das Neuropil, der Filz aus Dendritenausläufern, terminalen Axonabschnitten und Gliafortsätzen zwischen den Perikarya, nachgeburtlich noch erheblich aus. Es muß angenommen werden, daß damit auch eine Zunahme der Synapsen verbunden ist. Im Gegensatz dazu gibt es auch Hinweise dafür, daß die Einschränkung der Erregungszufuhr in einem System zur Reduktion von Synapsen führt; so nimmt z. B. die Zahl der „Dornsynapsen" an Neuronen der Sehrinde (Schicht IV) der Maus bei Aufzucht in Dunkelheit ab. *Lichtmikroskopisch* werden Synapsen gewöhnlich durch Imprägnationsmethoden (Golgi-Methode; knopfförmige Darstellung der prä- und/oder postsynaptischen Struktur), durch färberische (immunhistochemische, fluoreszenzmikroskopische) Darstellung des Transmitters oder durch enzymhistochemischen Nachweis der den Transmitter abbauenden Enzyme im Synapsenspalt sichtbar gemacht. Ein Verständnis für die Funktion ergibt die elektronenmikroskopische Untersuchung. In der *Elektronenmikroskopie* haben sich für die Untersuchungen am Dünnschnitt u. a. zwei Darstellungsmethoden bewährt, das konventionelle Verfahren der Kontrastierung nach Glutaraldehyd- und Osmiumsäurefixierung und die spezifische Synapsendarstellung mit alkoholischer Phosphorwolframsäure (EPTA-Methode, *ethanolic-phosphor-tungstic-acid*) (s. S. 37). Nach neueren Erkenntnissen erfassen beide Methoden nicht völlig identische Synapsenpopulationen, sondern teilweise auch Synapsen, die nur mit einer von beiden Methoden darstellbar sind. Dies gilt z. B. für Untersuchungen in der Ontogenese. Als ebenfalls sehr erfolgreiches Verfahren hat sich die Gefrierbruchtechnik in der Elektronenmikroskopie der Synapsen erwiesen (s. S. 70).

Überträgerstoffe

Die chemische Synapse ist funktionell und strukturell durch ihren Überträgerstoff, den *Transmitter* definiert, der in dem betreffenden – durch den Transmitter charakterisierten – Neuron gebildet und von der präsynaptischen Struktur abgegeben wird. Die Wissenschaft von den Überträgerstoffen im Nervensystem hat in den letzten Jahren eine gründliche Erweiterung erfahren, der auch vermeintlich gesicherte Grundlagen geopfert werden mußten.

An Überträgerstoffen waren bis dahin bekannt als *exzitatorische* (die postsynaptische Membran depolarisierende) *Transmitter Acetylcholin*, die Katecholamine *Noradrenalin* und *Dopamin*, das Indolamin *Serotonin* (5-Hydroxytryptamin, 5-HT) und die Aminosäure *Glutaminsäure* (Glutamat) – als *inhibitorische* (die postsynaptische Membran hyperpolarisierende) *Transmitter* die Aminosäuren *γ-Aminobuttersäure (GABA)* und *Glycin* (Tab. 4.1). Schätzungen über die Prozentzahl der Synapsen im ZNS, in denen diese „klassischen" Überträgerstoffe als Transmitter wirken, ergaben, daß Acetylcholin in 5–10%, die Monoamine jedes in etwa 0,5% und die Aminosäuren zusammen in 25–40% der Synapsen Transmitter sind, daß diese Stoffe also in etwa der Hälfte aller zentralen Synapsen Erregungen übertragen. Aus neueren Untersuchungen ist außerdem bekannt, daß wenigstens einzelne dieser Transmitter auch extrasynaptisch, d. h. bei Ausbreitung im Interzellularraum auch außerhalb einer Synapsenstruktur auf die Zellmembran einer Erfolgszelle wirken können, soweit diese entsprechende Rezeptoren ausgebildet hat; das gilt z. B. in weitem Maße für Serotonin.

Tabelle 4.1 **Beispiele für Transmittersubstanzen, Orte ihres Vorkommens und wichtige Enzyme ihrer Biosynthese.**

Transmitter	Vorkommen	Enzyme der Biosynthese
Acetylcholin	neuro-muskuläre Synapse neuro-neuronale Synapse zwischen 1. und 2. efferenten Neuron des vegetativen Nervensystems Endigung des 2. efferenten Neurons des Parasympathicus Endigung des 2. efferenten Neurons des Sympathicus an Schweißdrüsen und Muskelgefäßen im Zentralnervensystem an zahlreichen Orten	Cholinacetyltransferase
Noradrenalin	Endigung des 2. efferenten Neurons des Sympathicus im Zentralnervensystem an zahlreichen Orten (Perikarya: Hirnstamm)	Tyrosinhydroxylase und Dopamin-β-Hydroxylase
Dopamin	im Zentralnervensystem an zahlreichen Orten (Perikarya: Hirnstamm, Hypothalamus)	Tyrosinhydroxylase
Serotonin	im Zentralnervensystem an zahlreichen Orten (Perikarya: Hirnstamm)	Tryptophanhydroxylase
γ-Aminobuttersäure (GABA)	im Zentralnervensystem an zahlreichen Orten, besonders Endhirn-, Kleinhirnrinde, Rückenmark	Glutaminsäuredecarboxylase
Glycin	im Zentralnervensystem an mehreren Orten, besonders Rückenmark	Serinhydroxymethyltransferase
Glutaminsäure	im Zentralnervensystem an mehreren Orten	im Krebs-Zyklus durch eine Transaminase oder aus Glutamin durch eine Glutaminase

Überträgerstoffe der anderen Hälfte der Synapsen im ZNS sind (mit größter Wahrscheinlichkeit) *Peptide* (Neuropeptide) – unterschiedlich große, aus meist wenigen Aminosäuren (zwischen drei und 44) zusammengesetzte Moleküle. Etwa 30 Peptide sind bisher immunhistochemisch in „peptidergen" Neuronsystemen des ZNS und des peripheren Nervensystems nachgewiesen.

Die Untersuchungen der letzten Jahre haben zunächst ergeben, daß die „hypothalamischen" Peptidhormone, die als Neurohormone im Hypothalamus gebildet und in den neurohämalen Regionen der Neurohypophyse, in Eminentia mediana und Neurallappen, in das Blut abgegeben werden, auch als Wirkstoff in Neuronen vorkommen, die in andere Teile des ZNS projizieren. Dann zeigte es sich, daß auch die „adenohypophysären" „gastrointestinalen" und in anderen Organen noch aufgefundenen Peptidhormone alle in bestimmten Neuronsystemen des ZNS als Wirkstoffe vertreten sind (wie umgekehrt auch die „hypothalamischen" Peptidhormone im gastro-entero-pankreatischen System vorkommen, s. Bd. II). Das heißt, die ursprünglich geübte Zusammenfassung der Peptidhormone in Gruppen entsprechend ihrem ersten Fundort (in „hypothalamische", „hypophysäre", „gastrointestinale" usw. Peptide) ist entbehrlich.

Die *Wirkung eines „klassischen" Transmitters* wird damit charakterisiert, daß er, am präsynaptischen Axonende freigesetzt, in der postsynaptischen (subsynaptischen) Membran an einen Rezeptor gebunden wird, anschließend die postsynaptische Membran streng lokal über einen Zeitraum von Millisekunden beeinflußt und am Ende dieser synaptischen Erregungsübertragung entweder durch enzymatischen Abbau oder durch Rücknahme in das präsynaptische Axonende rasch entfernt wird.

Die *Wirkung der Neuropeptide* in den peptidergen Systemen entspricht dagegen, soweit bisher bekannt, häufig nicht oder nicht in jedem Fall der Wirkungsweise klassischer Transmitter. Bei einigen Peptiden ist eine „modulierende" Wirkungsweise nachweisbar, die darin besteht, daß das Neuropeptid nach seiner Freisetzung die bekannten Aktionen „klassischer" Transmitter modifiziert, deren Freisetzung im präsynaptischen Axon blockiert oder ihre Umsetzung beeinflußt. In jedem Fall greifen die Peptide in die Signalübermittlung ein.

Da bei Peptiden einerseits ein Rücknahmemechanismus am Axonende nicht besteht, andererseits abbauende Peptidasen im Interzellularraum des ZNS nur eine geringe Rolle spielen, ist der Abbau der freigesetzten Neuropeptide vorwiegend auf die Phagozytose durch Glia angewiesen. Entsprechend länger ist die Wirkungsdauer der Neuropeptide, verglichen mit der „klassischer" Transmitter. Selbst im Falle der Luliberin (LRF) bildenden Neurone, die in Sympathikusganglien über Synapsenstrukturen direkt auf Sympathikusneurone depolarisierend wirken, unterscheidet sich die Wirkung von den „klassischen" Transmittern doch in der Zeitdauer, sie hält Minuten an.

Unterschiede zwischen den „klassischen" Transmittern und den Neuropeptiden im Gehirn ergeben sich auch aus den unterschiedlichen Konzentrationen, die bei Peptiden um mehrere Zehnerpotenzen geringer als bei Transmittern sind (Konzentration in Mol pro Milligramm Protein: Acetylcholin und Monoamine $10^{-9} - 10^{-10}$; Aminosäuren $10^{-6} - 10^{-8}$; Peptidhormone $10^{-12} - 10^{-15}$).

Im Hinblick auf die *Peptidproduktion* ist allen peptidbildenden Neuronen folgendes gemeinsam. Die Peptide werden jeweils im Perikaryon an den Zellorganellen der Proteinsynthese (am granulierten endoplasmatischen Reticulum) in Form großer Prohormon-Moleküle mit wenigstens 70 Aminosäuren synthetisiert, anschließend im Golgi-Apparat der Zelle membranverpackt, abgeschnürt und als „Elementargranula" unterschiedlichen Durchmessers (60–150 nm) im Axon zum Axonende transportiert. Die Membran des Elementargranulums enthält Enzyme, die das Prohormon jeweils zwischen zwei basischen Aminosäuren mehrfach spalten. Unter den Spaltprodukten dieses Muttermoleküls sind zumeist mehrere biologisch aktive Peptide. Nicht in jedem Neuron werden aber aus dem gleichen Muttermolekül alle überhaupt möglichen Peptide einer Peptidfamilie abgespalten, offenbar besitzt die Granulummembran nicht notwendig den kompletten Satz aller hierfür erforderlichen Enzyme. Da die Peptide teils im Perikaryon, teils auch während des axonalen Transportes schrittweise abgespalten werden, kann die Länge des Axons das Muster der aktiven Peptide am Axonende beeinflussen.

Neue Erkenntnisse auf dem Gebiet der Überträgerstoffe im Nervensystem widersprechen auch der seit mehr als 50 Jahren für zutreffend gehaltenen und (wenn auch nicht völlig zu Recht) als *Prinzip von Dale* bezeichneten Regel, wonach jedes Neuron grundsätzlich jeweils einen einzigen Transmitter herstellt. Neueste Untersuchungen zeigen, daß simultan in einem Neuron verschiedene Peptide sowie Peptide und „klassische" Transmitter gebildet und ausgeschieden werden können. Simultan auftretende Neuropeptide können von einem gemeinsamen Vorläufer-Molekül enzymatisch abgespalten werden; sie bilden dann eine „Peptidfamilie" (Tab. 4.2). Am bekanntesten sind die aus der Proopiomelanocortin-Familie herstammenden Peptide β-Lipotropin und β-Endorphin sowie ACTH und α-Melanocortin. Simultan auftretende Neuropeptide können aber auch aus verschiedenen Peptidfamilien gebildet werden, deren Vorläufer in dem einen Neuron enthalten sind (Tab. 4.3). Über simultan auftretende Peptide und „klassische" Transmitter s. Tab. **4.4**. Die simultane Anwesenheit beider in einem Neuron kann ausnahmsweise auch durch sekundäre Aufnahme des Amins zustande kommen.

Manche Beobachtung, die mit den früheren Vorstellungen über die Organisation des Nervensystems und seine Transmitter nur schwer erklärbar war, kann mit den neuen Erkenntnissen erklärt werden. So geht z. B. die bisher schwer erklärbare Atropinresistenz der „cholinergen" Innervation der Nasenschleimhaut-Drüsen durch den Parasympathicus auf vasoaktives intestinales Polypeptid (VIP) zurück, ein Neuropeptid, das gemeinsam mit Acetylcholin am Axonende freigesetzt wird. Ein weiteres Beispiel ist der Dermographismus, der auch nach totaler Sympathektomie erhalten bleibt; er beruht auf der besonderen Anordnung peptiderger, Substanz P-haltiger Neurone. Einen großen Anteil an der unterschiedlichen Ausprägung von Schmerzwahrnehmung haben peptidbildende Neurone, die im Rückenmark (Hinterhorn) durch Enkephaline das präsynaptische Axonende afferenter erster Neurone beeinflussen. Als weiteres Beispiel sei die Darmmotorik mit ihren verschiedenen Bewegungsmustern angeführt, die durch ein differenziertes Schaltmuster von Peptid- (und Monamin-) Neuronen im intramuralen Nervensystem gesteuert werden, wobei wenigstens 14 Peptide im Spiel sind (s. Bd. II).

Für das *ZNS* gilt weiterhin, unabhängig davon, daß Monamine und Peptide simultan in Neuronen vorkommen, daß (vorwiegend) monaminerge Systeme und (vorwiegend) peptiderge Systeme unterschieden werden können. Bei diesen Systemen handelt es sich um weitreichende Projektionen, die von einer lokal begrenzten Perikarya-Ansammlung ausgehen – die aminergen Systeme hauptsächlich von Kernen im Mittelhirn, die peptidergen Systeme großenteils von Kernen des limbischen Systems einschließlich Hypothalamus. Kurze peptiderge Neurone in vielen Teilen des ZNS sind dagegen Schaltneurone.

Für das *periphere Nervensystem* ist beachtenswert, daß periphere Nerven, unabhängig davon, daß Monoamine und Peptide simultan in Neuronen vorkommen, auch aus unterschiedlichen Nervenfasern zusammengesetzt sein können. So führen z. B. der N. vagus, der N. ischiadicus und die Nn. splanchnici zusätzlich zu ihren (obligaten) cholinergen Nervenfasern solche, die Substanz P, vasoaktives intestinales Polypeptid (VIP), Enkephalin, Cholecystokinin und Somatostatin enthalten, und die hintere Wurzel der Spinalnerven ist z. B. zu etwa 20% aus Substanz P-haltigen Fasern zusammengesetzt.

APUD-System

Eine bis heute nicht hinreichend geklärte Frage ist die nach der Herkunft speziell der peptidergen (und zugleich aminergen) Neurone und endokrinen Zellen. Für ihre einheitliche Herkunft spricht, daß sie beide befähigt sind, Peptide mit Hormoneigenschaften zu bilden sowie simultan biogene Amine zu produzieren und/oder aufzunehmen und Vorstufen von biogenen Aminen, d. h. Aminosäuren, anzureichern und zu den Aminen zu decarboxylieren. Die Zellen wurden deshalb von PEARSE (1968) unter der Bezeichnung „*A*mine and/or amine *P*recursor *U*ptake and *D*ecarboxylation"-Zellen, APUD-Zellen, zusammengefaßt. Viele Autoren schließen sich heute der Auffassung an, daß diese Zellen alle aus der Neuralleiste entstehen. Manche bezeichnen das APUD-System der diffusen endokrinen Zellen (s. Bd. II) als einen eigenen, dritten funktionalen Teil des Nervensystems, der mit dem zweiten Teil, dem autonomen Nervensystem, bei der Kontrolle aller Funktionen der inneren Organe mitwirkt.

Tabelle 4.2 **Beispiele für Peptid-Familien.**

Dynorphin
Enkephaline

Cholecystokinin
Gastrin

Pro-opiomelanocortin
   ACTH β-Lipotropin
   α-MSH β-Endorphin
   γ-MSH

Glucagon
GIP (Gastric inhibitory polypeptide)
VIP (Vasoactive intestinal polypeptide)
Secretin

Substanz P
Bombesin
Neurotensin

Pro-Somatostatin
   Somatostatin 28
   Somatostatin 25
   Somatostatin 14

Pro-CRF (Pro-Corticotropin-releasing factor)
   CRF (Corticotropin-releasing factor)

Tabelle 4.3 **Beispiele für simultan in Neuronen vorkommende Peptide.**

Somatostatin	+ Enkephalin
Substanz P	+ Enkephalin
CRF	+ Enkephalin
CRF	+ Vasopressin
Vasopressin	+ Dynorphin
Oxytocin	+ Enkephalin
Oxytocin	+ Cholecystokinin
TRF*	+ Somatostatin
TRF*	+ Somatotropin
TRF*	+ Substanz P

(* Thyrotropin-releasing factor)

Tabelle 4.4 **Beispiele für simultan in Neuronen gefundene Transmitter und Neuropeptide.**

Transmitter	Peptid
Acetylcholin	Somatostatin Vasoaktives intestinales Polypeptid (VIP)
Noradrenalin	Somatostatin Enkephalin Neurotensin Vasopressin
Dopamin	Enkephalin Cholecystokinin (CCK)
Serotonin	Substanz P Thyrotropin-releasing factor (TRF) Calcitonin-gene related peptide

APUD-Zellen spielen auch in der Pathologie eine zunehmend größere Rolle.

In diesem Zusammenhang ist bemerkenswert, daß das Enzym *Neuron-spezifische Enolase,* ein Isomer des glykolytischen Enzyms Enolase, mit Hilfe eines spezifischen Antikörpers sowohl in Neuronen als auch in allen peptidproduzierenden endokrinen Zellen und peripheren Nervenfasern nachgewiesen werden kann. Der Antikörper gegen die Neuron-spezifische Enolase ermöglicht es also, alle, auch die noch nicht identifizierten peptidergen (neuroendokrinen) Systeme insgesamt zu erfassen.

Feinbau der Synapse

Der Feinbau der Synapse soll im folgenden zunächst am Beispiel der **Synapsen im ZNS** untersucht werden (Abb. 4.**7**).

Präsynaptische Struktur ist das kolbenförmig verdickte Ende des Neuriten des vorgeschalteten Neurons. Dieser „Endkolben", *Bouton terminal* (Endknopf), enthält als wichtigsten, die präsynaptische Struktur kennzeichnenden Bestandteil *Synapsenbläschen,* ferner Mitochondrien, einzelne Zisternen des glatten endoplasmatischen Retikulums, Fragmente von Neurotubuli und Mikropinozytosebläschen.

Die *Synapsenbläschen,* kleine, von einer einfachen Membran gebildete Vesikel, sind *Transmitterorganellen,* die den Transmitter enthalten (speichern). Sie unterscheiden sich, abhängig vom Transmitter, in Größe, Gestalt und Elektronendichte ihres Inhaltes. Der Nachweis des Transmitters ist in vielen Fällen mit autoradiographischen, histochemischen oder fluoreszenzmikroskopischen Methoden möglich (indirekt auch durch den Nachweis der am Auf- oder Abbau der Transmitter beteiligten Enzyme).

In den *cholinergen Synapsen* (Abb. 4.**8**) haben die Synapsenbläschen, die *Acetylcholin* enthalten, bei konventioneller Elektronenmikroskopie einen Durchmesser von etwa 40 nm, sind rund und erscheinen „leer" (pharmakologische, physiologische und morphologische Untersuchungen an Homogenaten von Hirngewebe). Doch erlaubt die Anwesenheit von Bläschen dieses Typs nicht den Schluß, daß eine cholinerge Synapse vorliege, solange nicht die Gestalt der Transmitterorganellen aller anderen „konventionellen" Transmitter, besonders der Aminosäuren-Transmitter GABA, Glutaminsäure und Glycin, sicher bekannt ist. Einzelne größere, 60–150 nm messende kernhaltige Vesikel sind simultan gebildeten *Peptiden* zuzurechnen; sie können immunhistochemisch identifiziert werden. Cholinerge Synapsen kommen in Systemen und Regionen des ZNS vor, cholinerg sind die myo-neuralen Synapsen der Motoneurone sowie der Synapsen des 1. efferenten Neurons des Sympathicus und des 1. und 2. efferenten Neurons des Parasympathicus (s. Tab. 4.**1**).

In *aminergen Synapsen,* in denen die Katecholamine *Noradrenalin, Adrenalin* und *Dopamin* oder das Indolamin *Serotonin* (5-Hydroxytryptamin) Transmitter sind, messen die Vesikel bei konventioneller Elektronenmikroskopie gleichfalls etwa 40 nm, enthalten aber einen dunklen „Kern" (*kernhaltige Vesikel,* „dense core vesicles"), der sich durch einen hellen Hof von der Vesikelmembran abhebt (Abb. 4.**10**). Bei (funktioneller oder pharmakologisch bewirkter) Freisetzung von Noradrenalin oder Dopamin wird eine Aufhellung des „Kerns" beobachtet. Im Unterschied zu den Synapsenbläschen der cholinergen Synapsen kommen die kernhaltigen Vesikel aminerger Synapsen auch im Perikaryon und im Axonverlauf dieser Neurone vor; präsynaptische Strukturen zur Freisetzung von Überträgerstoffen sind bei aminergen Neuronen häufig seriell über weite Strecken des (markscheidenfreien) Axons verteilt. Häufig ist auch die postsynaptische Membran von der präsynaptischen weiter als 20 nm entfernt (Synapsen à distance). Transmitter aminerger Synapsen können fluoreszenzmikroskopisch und/oder immunzytochemisch identifiziert werden. Aminerge Synapsen werden von mehreren Systemen im ZNS, speziell noradrenerge von den (meisten) Zellen des 2. efferenten Neurons des Sympathicus gebildet (s. Tab. 4.**1**).

Abb. 4.7a–k Schematische Darstellung der am häufigsten vorkommenden Synapsenformen und Arten der Wirkstoffübertragung.
1 innervierendes Axon
2 präsynaptischer (terminaler) Axonkolben (Bouton)
3 präsynaptische Membran
4 Synapsenspalt
5 postsynaptische (subsynaptische) Membran
6 Transmitterorganellen („leere" Synapsenbläschen)
7 Transmitterorganelle („kernhaltiges" Synapsenbläschen, dense core vesicle)
8 Mitochondrium
9 Neurotubuli und axoplasmatisches Reticulum
10 Ausläufer der Axonscheide (Schwannsche Zelle)
11 Basallamina
12 fenestrierte Kapillare
13 Drüsenzelle
14 glatte Muskelzelle
a Exzitatorische Synapse (Typ Gray I, breite postsynaptische Membranverdichtung).
b Inhibitorische Synapse (Typ Gray II, schmale postsynaptische Membranverdichtung).
c Reziproke Synapse.
d Synapse „en passant".
e Myo-neurale Synapse (motorische Endplatte), postsynaptische Membran ist das Sarkolemm.
f Elektrische Synapse, prä- und postsynaptische Membran sind durch Gap junctions verbunden.
g Peptiderge Synapse.
h Peptiderges Axonende bei der Hormonabgabe an den Blutkreislauf.
i Synapse „à distance" eines aminergen Neurons.
k Synapse „à distance en passant" eines aminergen Neurons.

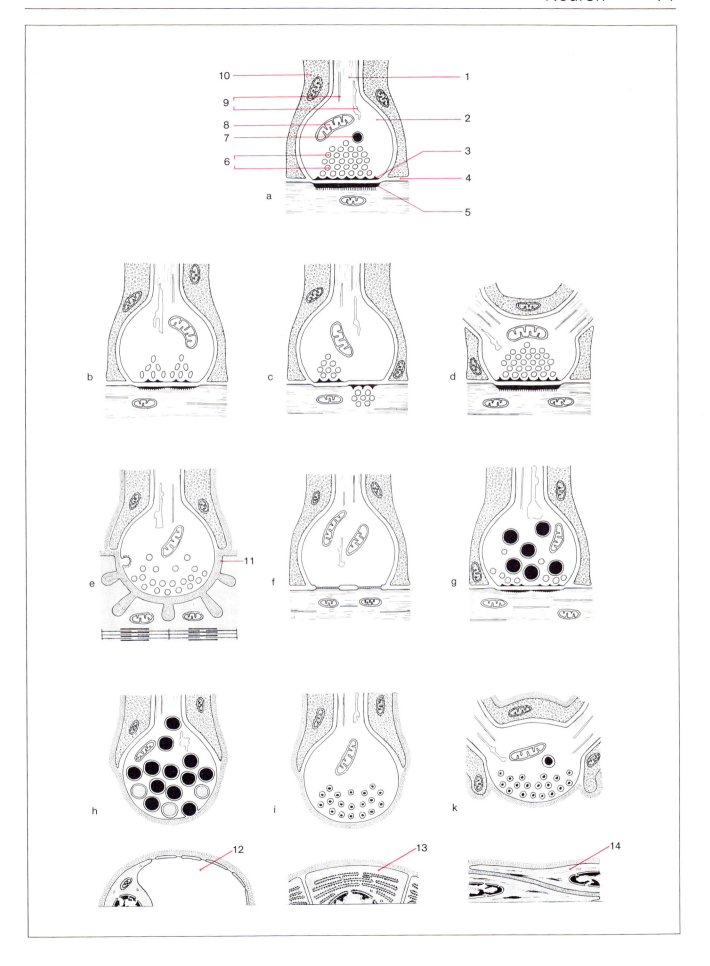

72　4 Bauelemente des Nervensystems

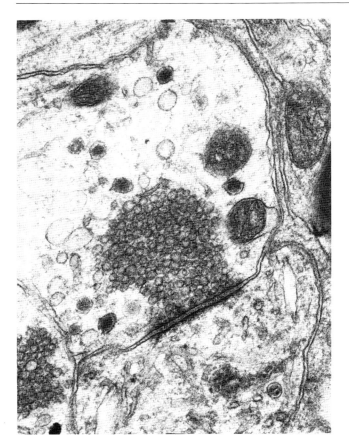

Abb. 4.**8 Synapse.** Ratte, Hypothalamus. Präparat und Aufnahme Prof. Dr. *Brigitte Krisch,* Kiel. 61 560fach

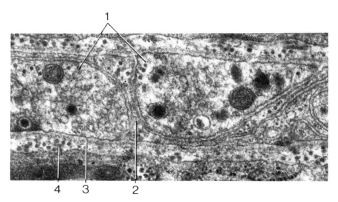

Abb. 4.**9 Aminerges Axon, präterminale Strecke, aus der Axonscheide ausgefaltet.**
1 Axon
2 Axonscheide
3 Basallamina
4 Interzellularraum
Natrix natrix, Niere. Präparat und Aufnahmen Prof. Dr. *Brigitte Krisch*, Kiel. 37 000fach

In *peptidergen Synapsen* (Abb. 4.**10**) sind die Peptide in kernhaltige Vesikel verpackt, die bei konventioneller Elektronenmikroskopie größer als die in aminergen Synapsen sind und, abhängig vom Peptid und vom Funktionszustand, 60–150 nm messen. Sie wurden früher auch als „Elementargranula" bezeichnet und sind im Perikaryon und im ganzen Axonverlauf nachweisbar. Bei der Vielzahl der Peptide und der funktionsabhängigen Variabilität der Gestalt ihrer kernhaltigen Vesikel ist deren Zuordnung zu einem Peptid nur immunzytochemisch möglich.

Strukturelle Kriterien liegen einer von GRAY getroffenen Unterscheidung zweier Synapsentypen zugrunde. Wenngleich die Unterscheidung von nur zwei Typen der Wirklichkeit nicht ganz gerecht werden dürfte, so bringt die Beachtung der die beiden Typen charakterisierenden Merkmale doch praktischen Nutzen. Der *Synapsentyp „Gray I"* zeichnet sich durch eine etwa gleichbreite Verdichtungszone an prä- und postsynaptischer Membran („symmetrische Synapse") und durch runde Synapsenbläschen (bei Glutaraldehyd-Osmiumsäure-Fixierung) aus, während der *Typ „Gray II"* eine, verglichen mit der präsynaptischen Membran, geringere Verdichtungszone an der postsynaptischen Membran (asymmetrische Synapse) sowie flache Transmitterbläschen (bei gleicher Fixierung) aufweist. Wegen der unterschiedlichen Verteilung beider Typen am nachgeschalteten Neuron wird der Typ „Gray I" (Lage vorwiegend an Dendriten) für exzitatorisch, der Typ „Gray II" (Lage bevorzugt am Perikaryon) für inhibitorisch gehalten. Diese strukturelle Charakterisierung von Synapsen spielt heute aber angesichts der zunehmenden histochemischen Transmitter-Nachweismethoden nur noch eine untergeordnete Rolle.

Präsynaptische Membran ist das Plasmalemm des Endkolbens im Ausdehnungsgebiet der Synapse. Der präsynaptischen Membran liegt innen eine Verdichtungszone an, von der Fortsätze, „dense projections", ins Innere des Endkolbens ragen. Im Gefrierbruchpräparat erweist sich diese Struktur als trigonales Maschenwerk. Die Maschenweite entspricht etwa dem Durchmesser der Synapsenbläschen, die ihren Inhalt durch die Maschen hindurch exozytotisch in den Synapsenspalt entleeren. Die Freisetzung des Transmitters ist eine durch die Membranerregung gesteuerte Form der „Neurosekretion in Quanten". Omegaförmige Einfaltungen an der präsynaptischen Membran sind Exozytosestadien. Auch am Plasmalemm des Endkolbens, das seitlich an die präsynaptische Membran anschließt, treten ähnliche Figuren auf. Sie markieren Endozytosen zur Hereinnahme der bei den Exozytosen in das Plasmalemm eingebauten Membrananteile. Diese gehen in das (glatte) endoplasmatische Reticulum des Endkolbens ein und werden von hier aus erneut mit Transmitter beladen und zu Synapsenbläschen umgestaltet oder als „Lysosomen" rücktransportiert.

Der (interzelluläre) *Synapsenspalt,* der vom Transmitter durchquert wird, ist etwa 20 nm (12–40 nm) weit. In ihm ist ein Material aus Glykoproteinen nachweisbar. Bei einigen Synapsen im ZNS findet man auch

Neuron

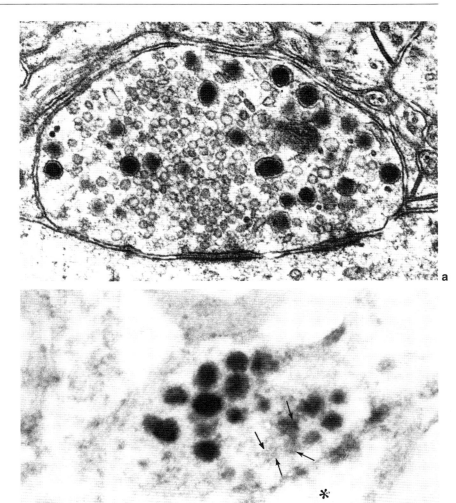

Abb. 4.**10a** u. **b**
Peptiderge Synapsen.
a Konventionelle elektronenmikroskopische Darstellung (doppelt kontrastierter Schnitt), axo-somatische Synapse, Nucleus arcuatus, Ratte. Die kernhaltigen Vesikel sind etwa 122 nm, die Vesikelkerne etwa 96 nm groß, 61 500fach.
b Immunzytochemische Darstellung einer Luliberin-haltigen peptidergen Synapse in der präoptischen Region der Ratte. Markierung des Luliberins in den granulierten Vesikeln durch Anti-Luliberin und elektronenmikroskopische Darstellung des Luliberin-Anti-Luliberin-Komplexes mit Hilfe der Peroxidase-Anti-Peroxidase-(PAP-)Technik: PAP-Ringe zeigen die Anwesenheit von Luliberin an, das nicht nur in Granula (Größe etwa 104 nm), sondern auch frei im Cytoplasma (Pfeile) vorkommt (zur Hervorhebung der spezifischen Anfärbung wird auf weitere Kontrastierung des Präparates verzichtet, Membranen und weitere Zellorganellen sind deshalb kaum sichtbar), die postsynaptische Struktur ist durch Stern markiert, 75 000fach. Präparate und Aufnahmen Prof. Dr. *Brigitte Krisch*, Kiel.

punktförmige Haftstrukturen, *Puncta adhaerentia*, zwischen beiden Membranen.
Die *postsynaptische Struktur* wird hauptsächlich durch das Plasmalemm des nachgeschalteten Neurons, die *postsynaptische Membran,* repräsentiert, die im Bereich der Synapse auch als *subsynaptische Membran* bezeichnet wird. Auf diese wirkt der Transmitter erregend oder erregungshemmend. Die Erregung pflanzt sich auf anschließende Bereiche der postsynaptischen Membran fort. Häufig wird die subsynaptische Membran, wie die präsynaptische, von einer Verdichtungszone unterlagert, die manchmal hexagonale Felderung erkennen läßt. Mitochondrien sind im postsynaptischen Feld häufig vermehrt, viele Synapsen im ZNS weisen auch eine postsynaptische Zisterne aus (glatten) Membranen auf.

Die **Synapsen im peripheren Nervensystem** sind, abhängig von der Art des Transmitters, wie die im ZNS unterschiedlich gebaut.
Cholinerge Synapsen. Interneuronale cholinerge Synapsen (zwischen dem 1. und 2. efferenten Neuron vegetativer Nerven) besitzen auch im peripheren Nervensystem den oben beschriebenen Aufbau cholinerger Synapsen. Auch die cholinergen Synapsen der efferenten Neurone an den Zellen des Erfolgsorgans, beim 2. efferenten Parasympathikusneuron des vegetativen Nervensystems z. B. an Drüsenzellen, beim Motoneuron des animalen Nervensystems an quergestreiften Muskelfasern, sind prinzipiell gleich gebaut, zeigen aber im Falle des Motoneurons einige Spezialisierungen.
Bei der (cholinergen) *neuro-muskulären* (myo-neuralen) *Synapse* des α-Motoneurons, bei der *motorischen Endplatte* (Abb. 4.**11**), findet man meist eine sehr starke präterminale Kollateralbildung, so daß ein Synapsenfeld entsteht. Jeder einzelne der so gebildeten Endkolben ist wie der vorher beschriebene cholinerge Endkolben strukturiert. Der Synapsenspalt ist aber 50–100 nm breit und wird von einem Material gefüllt, das seiner Struktur und chemischen Beschaffenheit nach der Basallamina der quergestreiften Muskelfaser nahesteht und an der Grenze der motorischen Endplatte sich auch in diese fortsetzt. Die subsynaptische Membran wird vom Plasmalemm der Muskelfaser gebildet. Das Plasmalemm weist im Bereich der motorischen Endplatte wannenförmige Vertiefungen auf, die sich den Endkolben anpassen. In den Vertiefungen ist das Plasmalemm zusätzlich in Falten gelegt, die eine

Oberflächenvergrößerung bewirken („subneurales Faltenfeld"). Der Sarkoplasmabereich, der an die motorische Endplatte angrenzt, enthält zahlreiche Mitochondrien, aber nur spärliche Myofibrillen.
Lichtmikroskopisch kann die motorische Endplatte durch Gold- oder Silberimprägnationsmethoden (Abb. 4.12) oder durch histochemische Darstellung der Acetylcholinesterase, die das freigesetzte Acetylcholin spaltet, sichtbar gemacht werden.
Prinzipiell gleichartig sind die Synapsen der Aγ-Fasern gebaut, die an intrafusalen Muskelfasern von Sehnenspindeln endigen. Sie unterscheiden sich von den Synapsen der Aα-Fasern durch geringere Ausdehnung, verursacht durch geringere terminale Kollateralenbildung der Aγ-Faser.
Zwischen den den Muskel innervierenden Nervenfasern und den Muskelfasern bestehen offenbar gegenseitige zellbiologische Wechselwirkungen. So können z. B. an einer bereits innervierten Muskelfaser weitere Axone in der Regel keine zusätzlichen Synapsen mehr bilden. Auch wirkt sich die Qualität (Fasergruppe) des innervierenden Axons auf die funktionelle Qualität der Muskelfaser aus. Und nach Unterbrechung der den Muskel innervierenden Nervenfasern (Denervation) ist dieser nicht nur gelähmt, sondern erleidet auch degenerative Veränderungen. Umgekehrt ist für die Entwicklung eines quergestreiften Muskels die früh in der Embryonalentwicklung eintretende Innervation Voraussetzung. Die motorische Endplatte kann im übrigen, wie der Muskel, eine Inaktivitätsatrophie oder eine Aktivitätshypertrophie erleiden.

Aminerge Synapsen im peripheren Nervensystem sind in der Regel Synapsen zwischen dem 2. efferenten Neuron des Sympathicus und den Zellen des Erfolgsorganes (z. B. glatte Muskelzellen). Sie unterscheiden sich vom Bautyp der cholinergen Synapsen u. a. dadurch, daß der Interzellularspalt zwischen präsynaptischer (Axonende) und postsynaptischer Struktur (Zellen des Erfolgsgewebes) weiter als bei cholinergen Synapsen ist, er kann 500 nm und mehr messen. Der Transmitter wird, ähnlich wie die Hormone endokriner Organe, in den Bindegewebsspalt freigesetzt und erreicht durch diesen gleichzeitig mehrere Zellen des Erfolgsorgans, die Erregung wird weniger „gezielt" übertragen als in cholinergen Synapsen. Man nennt die Synapsen dieser Bauweise Synapsen „à distance". Für die Erregungsübertragung *aminerger Neurone* ist zudem typisch, daß diese nicht nur am Neuritenende, sondern auch auf der weiteren Verlaufsstrecke des Neuriten Transmitter ausscheiden. Die Orte, an denen im Neuritenverlauf Transmitter abgegeben wird, zeichnen sich durch Auftreibungen, axonale *Varikositäten*, aus, der Neurit gewinnt hierdurch eine perlschnurartige Gestalt. Diese gleichsam „im Vorübergehen" den Transmitter absondernden Neuritenstrecken bilden Synapsen „en passant" und „à distance". Die Wirkstoffe, besonders Monamine und Peptide, erreichen damit ein größeres Zielgebiet als Transmittersubstanzen in Synapsen und können auch als „Modulatoren" durch Veränderung des die Neuronen umgebenden Milieus die synaptischen Übertragungen in anderen Neuronenkreisen beeinflussen.

Peptiderge Synapsen im peripheren Nervensystem, z. B. in prävertebralen vegetativen Ganglien und im intramuralen Nervensystem der Wand des Magen-Darm-Trakts (s. Bd. II: Intramurales Nervensystem), treten als Synapsen „en passant" oder „à distance", aber auch als solche vom Typ der cholinergen Synapsen auf. Bei diesem Typ der Erregungsübertragung wird besonders deutlich, daß der Besatz der Zellmembran der Empfängerzelle mit *Rezeptoren* für die Erregungsübertragung entscheidend ist.

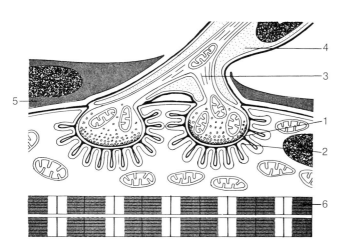

Abb. 4.**11 Myo-neuronale Synapse** (motorische Endplatte).
1 präsynaptische Membran
2 subsynaptische Membran (subneuraler Apparat)
3 Axon
4 Schwannsche Zelle
5 Bindegewebszellen
6 Myofibrille
Basallaminae und ihre Abkömmlinge —— dicker Strich
Elektronenmikroskopisches Schema (nach *Eccles*).

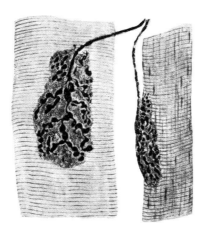

Abb. 4.**12 Myo-neurale Synapse** (motorische Endplatte, Skelettmuskel), durch Vergoldung dargestellt. Von oben und von der Seite.

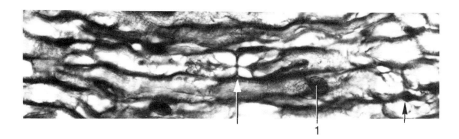

Abb. 4.**13 Ranviersche Schnürringe**
(Pfeile). Kaninchen, N. ischiadicus längs geschnitten. Das Axoplasma ist durch die Fixierung geschrumpft.
1 Zellkern einer Schwannschen Zelle
Masson-Färbung, 560fach

Nervenfasern

Der *Neurit* ist, abgesehen von seiner Beteiligung bei der Erregungsübertragung durch Ausbildung des Synapsenkolbens, der *Leitungsapparat des Neurons*. Bei dieser Funktion spielt die Gliahülle des Neuriten, des *Axons*, eine entscheidende Rolle, sie umschließt das Axon in der Regel in seinem ganzen Verlauf vom Ende des Initialsegmentes bis kurz vor Beginn des Endkolbens. Einzige Ausnahme von dieser Regel sind marklose Neuriten des ZNS, die bündelweise von Astrozytenfortsätzen umgurtet sind, im übrigen aber (häufig) hüllenlos bleiben.

Neurit und Gliascheide werden gemeinsam *Nervenfaser* genannt. Auch der lange dendritische Fortsatz des ersten Neurons der afferenten Leitung ist von einer Gliascheide umgeben und wird als Axon bezeichnet. Die Gliascheide kann das Axon auf zweierlei Weise umhüllen und damit die Leitungsgeschwindigkeit beeinflussen; sie kann mit dem Axon eine *markscheidenführende* oder eine *marklose Nervenfaser* bilden. Die Axone markscheidenführender Nervenfasern haben ein größeres Kaliber als die markloser Nervenfasern.

Markscheidenführende (markhaltige) Nervenfasern

Bei der *markscheidenführenden (markhaltigen) Nervenfaser* wird jedes einzelne Axon im ZNS und im peripheren Nervensystem von einer eigenen lipidreichen Markscheide (Myelinscheide) umgeben. Der Begriff „markhaltige Nervenfaser" schließt also in der Regel nur ein einziges Axon ein. Die Lipide der Markscheide verleihen den Nervenfasern ein weißliches Aussehen (weiße Substanz!). Kurz vor dem Synapsenkolben endet die Markscheide abrupt.

Markscheidenfärbungen für die Lichtmikroskopie werden mit Osmiumsäure, mit einer modifizierten Hämatoxylinfärbung (nach Weigert), mit Sudanschwarz oder anderen lipidlöslichen Farbstoffen durchgeführt. Mit Hilfe von Markscheidenfärbungen kann die *Myeloarchitektonik* eines Hirnteils bis in den Lupenbereich, oft auch makroskopisch sichtbar gemacht werden. Da beim krankhaften Untergang von Bahnen auch die Markscheiden zugrunde gehen, kann deren Ausfall durch Markscheidenfärbungen nachgewiesen werden.

Die *Markscheide* wird in regelmäßigen, 0,2–1 mm langen Abständen durch *Ranviersche Schnürringe* unterbrochen und in *Internodien* (interanuläre Segmente) unterteilt (Abb. 4.**13**). Axonkaliber und Dicke der Markscheide sind einander annähernd proportional; Axone von größerem Kaliber besitzen eine dickere Markscheide als solche von kleinerem Kaliber. Auch zwischen Internodienlänge und Axonkaliber besteht eine Relation derart, daß die Markscheide von Axonen mit größerem Kaliber in längere Internodien gegliedert ist als die von Axonen mit kleinerem Kaliber; der Durchmesser der markhaltigen Nervenfaser verhält sich zur Länge des Internodiums etwa wie 1 : 100. Gegen Ende der Nervenfaser werden die Internodien kürzer. Nach Abschluß der Markscheidenbildung werden keine neuen Internodien mehr gebildet; das weitere Längenwachstum des Axons ist mit einer Verlängerung der Internodien verbunden.

Die *Markscheiden* werden im *peripheren Nervensystem* von peripheren Gliazellen, den *Schwannschen Zellen*, im *ZNS* von *Oligodendrozyten* gebildet.

Die **Markscheidenbildung** (*Markreifung, Myelogenese*) beginnt **im peripheren Nervensystem** bereits im 4. Embryonalmonat. Sie ergreift im ZNS zu verschiedenen Zeiten, zum Teil erst perinatal oder postnatal, die einzelnen Systeme. Im peripheren Nervensystem wird jedes Internodium von einer einzigen *Schwannschen Zelle* gebildet. Die Schwannschen Zellen, die aus der Neuralleiste stammen, legen sich in Abständen dem auf ein entsprechendes Kaliber herangewachsenen Neuriten an und umfließen ihn derart, daß er zunächst in einer Rinne der Zelle liegt. Die Längsfalten der Schwannschen Zellen, die die Rinne begrenzen, schließen aneinander, so daß das Axon nun an einer Plasmalemmduplikatur, dem *Mesaxon*, liegt, vergleichbar dem „Meso-" in serösen Höhlen, das parietale und viszerale Serosa verbindet (Abb. 4.**14**). Bei fortlaufender Verlängerung wird das Mesaxon durch zirkuläres Ausfließen der Schwannschen Zelle um das Axon gewickelt, gleichzeitig wird das Cytoplasma aus den Wicklungen abgedrängt. Da das Plasmalemm aus Protein-Lipid-Protein-Schichten besteht, treten in den Mesaxonwicklungen benachbarte Proteinlamellen in enge Nachbarschaft miteinander. Die inneren Proteinschichten verschmelzen miteinander in Membrankontakten, die den Tight junctions gleichen. Die äußeren Lamellen werden einander stark genähert, es verbleibt aber ein minimaler Interzellularspalt, der mit dem Extrazellularraum kommuniziert.

Die *reife* **Markscheide** *(Myelinscheide)* ist, als Ergebnis dieser bei der Markreifung ablaufenden Vorgänge, aus periodisch wechselnden Protein- und Lipidlamellen

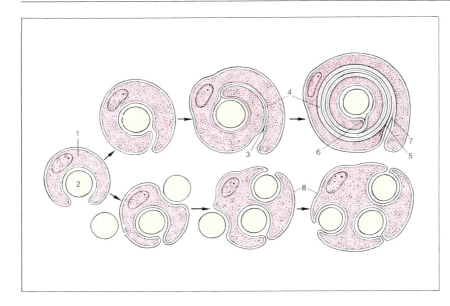

Abb. 4.**14 Entwicklung der Axonscheide.** Obere Reihe markscheidenbildende Axonscheide, untere Reihe markscheidenfreie Axonscheide.
1 Gliazelle (Schwannsche Zelle bzw. Oligodendrozyt)
2 Axon
3 Mesaxonbildung
4 Membranverschmelzung („äußere Verbundmembran")
5 Membranverschmelzung („innere Verbundmembran")
6 inneres Mesaxon
7 äußeres Mesaxon
8 Einscheidung mehrerer Axone bei markscheidenfreien Nervenfasern
(nach *Hamilton, Boyd* u. *Mossmann* aus *Kahle, W.:* Nervensystem und Sinnesorgane, Taschenatlas der Anatomie, Bd. III, 5. Aufl. Thieme, Stuttgart 1986).

aufgebaut. Sie wird im **peripheren Nervensystem** innen (periaxonal) von einer dünnen, außen von einer dickeren Zytoplasmaschicht der Schwannschen Zelle, dem Neurolemm, umschlossen, die auch den Zellkern der Schwannschen Zelle enthält.

Bei den Proteinlamellen der Markscheide wechseln verschmolzene und angelagerte Lamellen ab, jeweils durch eine Lipidlamelle voneinander getrennt (Abb. 4.15). Am Querschnitt der Markscheide bilden die miteinander verschmolzenen (inneren) Proteinlamellen der Plasmalemmata elektronenmikroskopisch die 3 nm breite *dichte Hauptlinie (major dense line)*, die angelagerten (äußeren) Proteinlamellen der beiden benachbarten Plasmalemmata die weniger dichte *Intermediärlinie (intermediate line)*. Eine derartige Periode (Hauptlinie – Lipidlinie – Intermediärlinie – Lipidlinie – Hauptlinie) ist an der fixierten Markscheide 12 nm breit. Auf diese bei der Markreifung geschilderten Weise können bei stark ummarkten Nervenfasern über 100 Wicklungen (Perioden) ausgebildet sein. Der Zellkern und die Zellorganellen werden in den nicht durch Wicklung gestrafften, sackförmigen Außenbezirk der Zelle hineinverlagert, der groß genug ist, um lichtmikroskopisch als Neurolemm sichtbar zu werden. Auch die innerste Lage der Schwannzellumhüllung enthält noch eine geringe Menge von Cytoplasma. Zwischen dieser inneren Schicht der Schwannschen Zelle und dem Axolemm bleibt ein 12–20 nm breiter *periaxonaler Spaltraum*. Er ist im Bereich des Ranvierschen Schnürrings gegen den Extrazellularraum abgedichtet (s. paranodale Zone des Axolemms, S. 78).

Die Markscheide eines Internodiums wird im peripheren Nervensystem von ringsum verlaufenden, konisch einschneidenden Auflockerungen des Myelins, den *Schmidt-Lantermanschen Einkerbungen* (Abb. 4.**16**) unvollständig durchsetzt und außen von einem Zytoplasmamantel, dem *Neurolemm*, umgeben, der den Zellkern enthält.

In den *Schmidt-Lantermanschen Einkerbungen* der Markscheide fehlt die Membranverschmelzung im Bereich der inneren Proteinlamellen, eine dichte Hauptlinie ist nicht ausgebildet. Die beiden nicht verschmolzenen Plasmalemmata fassen eine geringe Menge Cytoplasma zwischen sich. Auch die Anlagerung der äußeren Proteinlamellen ist reduziert, die Intermediärlinie auseinandergewichen, der Extrazellularraum ist geringfügig erweitert.

Auch *im ZNS* verläuft die **Markscheidenbildung** grundsätzlich gleichartig – mit dem einen Unterschied, daß jeder der *Oligodendrozyten* (s. S. 88), der Markscheidenbildner des ZNS, gleichzeitig mit mehreren

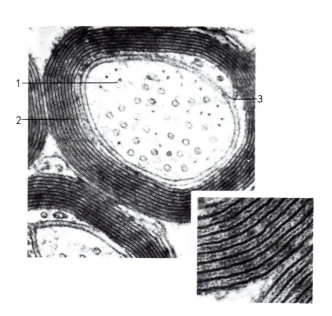

Abb. 4.**15 Markscheide, Querschnitt.** Kaninchen, zentrale Nervenfaser.
1 Axon mit Neurotubuli und Filamenten
2 lamellärer Bau der Markscheide
3 Mesaxon
Präparat und Aufnahme Dr. *Gertrud von Hehn*, Homburg/Saar. 80 000fach, Inset: 220 000fach.

Zellausläufern jeweils die Markscheide eines Internodiums an mehreren benachbarten Neuriten ausbildet. Im peripheren Nervensystem grenzen die Nervenfasern über eine Basallamina an den endoneuralen Spaltraum. Im ZNS wird dagegen keine Basallamina an der Grenze der Nervenfasern ausgebildet, diese begrenzen unmittelbar den Interzellularraum. Ausnahmsweise kann diese Axolemmstrecke auch eine Synapse bilden.

Im **ZNS** wird die **Markscheide** nicht von einem zytoplasmatischen Neurolemm umgeben, die Zellkerne der im ZNS Markscheide bildenden Oligodendrozyten liegen nicht der Markscheide an.

Im **Ranvierschen Schnürring** (Abb. 4.17) („Ranvierscher Knoten") grenzen die Markscheiden zweier benachbarter Internodien derart aneinander, daß zwischen den beiden den Schnürring begrenzenden Markscheidenenden eine Lücke bleibt, in der der Extrazellularraum an das Axon grenzt; im Schnürring ist die Markscheide unterbrochen. Den Schnürring durchqueren ohne Unterbrechung lediglich das Axon und, in peripheren Nervenfasern, die Basallamina. Die Ranvierschen Schnürringe sind die Voraussetzung für die rasche *saltatorische Erregungsleitung* markhaltiger Nervenfasern.

Auch für die *Kollateralenbildung* (Aufteilung des Axons) markhaltiger Nervenfasern spielt der Ranviersche Schnürring eine Rolle. Kollateralenbildung findet immer im Bereich eines Schnürrings statt. Bei der Ausbildung von Kollateralen handelt es sich zumeist um dichotome Teilungen (Aufteilung in zwei Äste), doch kommen auch Aufteilungen in drei und mehr Äste vor. Die aus der Aufteilung hervorgehenden Axonäste besitzen zwar in der Regel ein kleineres Kaliber und eine dünnere Markscheide als die Nervenfaser vor der Teilung. Doch ist die Summe der Querschnitte aller aus Aufteilungen hervorgehenden Äste schließlich größer als der Querschnitt der ursprünglichen Nervenfaser.

Die Art und Weise, in der die den Schnürring begrenzenden internodalen Markscheiden enden, wird elek-

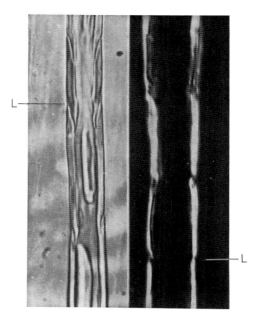

Abb. 4.**16 Schmidt-Lantermansche Einkerbungen** (L). Isolierte frische markhaltige Nervenfasern vom Frosch, links im Hellfeld (Aufnahme Prof. Dr. *Lehmann,* Essen); rechts im polarisierten Licht untersucht (Aufnahme Prof. Dr. *Horstmann,* Hamburg); Achsenzylinder dunkel, Markscheide hell aufleuchtend (Mikrophotographien, Vergrößerung etwa 900fach) (aus *Bargmann, W.:* Histologie und Mikroskopische Anatomie des Menschen, 7. Aufl. Thieme, Stuttgart 1977).

tronenmikroskopisch sichtbar (Abb. 4.17). In den *Markscheidenenden* beiderseits des Schnürrings fehlt die Verschmelzung der inneren Proteinlamellen. Bei der in der Myelogenese stattfindenden Wicklung der Schwannschen Zelle des Internodiums wird, wie in die innerste und äußerste Wicklung des Internodiums, so auch in das an den Schnürring grenzende Ende einer jeden Wicklung Cytoplasma hineinverlagert. Im Längsschnitt durch den Schnürring sieht man deshalb elektronenmikroskopisch jede einzelne dichte Hauptlinie in eine *Zytoplasmazunge* auslaufen. Die einzelnen Zytoplasmazungen biegen nacheinander –

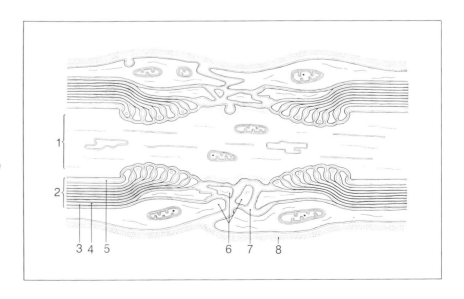

Abb. 4.**17 Ranvierscher Schnürring und paranodale Zone einer peripheren Nervenfaser.** Schema.
1 Axon mit Neurotubuli, Neurofilamenten, axoplasmatischem Reticulum (ungranuliertes ER)
2 Markscheide (Axonscheide)
3 dichte Hauptlinie, in Zytoplasmazunge auslaufend
4 Intermediärlinie, in Extrazellularraum auslaufend
5 Periaxonalspalt
6 Schwannzellfortsätze
7 Extrazellularraum im Bereich des Schnürrings
8 Basallamina

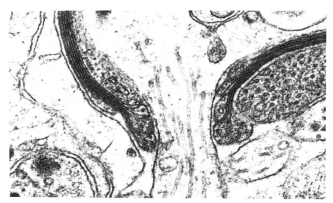

Abb. 4.**18 Markscheide, terminales Ende.** Ratte, Zwischenhirn. Die dichten Hauptlinien der Markscheide laufen in Zytoplasmazungen aus. Präparat und Aufnahme Prof. Dr. *Brigitte Krisch*, Kiel. 47 300fach

zunächst die der inneren Wicklungen, dann, aufeinander folgend, die der anschließenden weiter außen liegenden Wicklungen – zum Axon hin ab. Jede einzelne Zytoplasmazunge bildet mit dem Axolemm eine Art Zellkontakt – in der peripheren Nervenfaser unter Verringerung des Periaxonalspaltes auf etwa 3 nm, in der zentralen Nervenfaser durch Zwischenlagerung eines substanzdichten Materials.

Der *Periaxonalspalt* des Internodiums wird durch die Kontakte der Zytoplasmazungen mit dem Axolemm gegen den Extrazellularraum des Schnürrings abgedichtet. Die Strecke des Axolemms, die von den Zytoplasmazungen der Markscheidenwickel tangiert wird, die also die Abdichtung des Periaxonalspaltes enthält, bezeichnet man als *paranodale Zone*. In der *internodalen Zone* des Axolemms dagegen, die im Schnürring zwischen beiden paranodalen Zonen verbleibt, grenzt das Axolemm unmittelbar an den Extrazellularraum des Schnürrings, eine Situation, die die saltatorische Erregungsleitung im Schnürring ermöglicht. In zentralen Nervenfasern ist der Extrazellularraum des Schnürrings Teil des allgemeinen Extrazellularraums. Im ZNS bildet das Axon im Bereich des Ranvierschen Schnürrings eine subplasmalemmale Membranverdichtung ähnlich der im Initialsegment aus. In peripheren Nervenfasern ist der Extrazellularraum dagegen umhüllt von Zytoplasmaausläufern der äußeren Schicht (Neurolemm) der Schwannschen Zelle, die miteinander locker verzahnt sind. Der von diesen Ausläufern bedeckte Extrazellularraum des Schnürrings ist zudem von einem nicht näher definierten elektronendichten Material ausgefüllt. Der Axondurchmesser ist in der paranodalen Zone geringfügig verringert, in der internodalen Zone vergrößert (Ranvierscher „Knoten").

Am Ende des *Initialsegmentes* im proximalen Anfang des ersten Internodiums einer Markscheide und im distalen Ende des letzten Internodiums (Abb. 4.**18**) kurz vor der präsynaptischen Struktur bilden die Markscheidenlamellen gleichfalls Zytoplasmazungen, die am Axolemm enden und im übrigen denen einer paranodalen Strecke eines Schnürrings gleichen.

Die Bedeutung der Markscheide für die Erregungsleitung liegt darin, daß bei markhaltigen Nervenfasern eine sprunghaft von Schnürring zu Schnürring ablaufende, *saltatorische Erregungsleitung* möglich wird, die bei größerem Faserquerschnitt und längeren Internodien („stark ummarkte Nervenfaser") in größeren Sprüngen und damit rascher abläuft als bei kleinerem Faserquerschnitt („schwach ummarkte Nervenfaser"). Bei marklosen Nervenfasern dagegen findet man keine sprunghafte, sondern eine kontinuierliche, sehr viel langsamere Erregungsleitung (s. Lehrbuch der Physiologie). Die Tab. 4.**5** zeigt die Zusammenhänge zwischen Nervenfaserquerschnitt und Leitungsgeschwindigkeit beim Warmblüter im peripheren Nervensystem. Die Daten gelten auch für entsprechende Nervenfasern im ZNS.

Tabelle 4.**5 Nervenfasergruppen.**

Gruppe	Nervenfaserquerschnitt	Leitungsgeschwindigkeit (Warmblüter)	Beispiel
markscheidenführende Nervenfasern			
A α	10–20 μm	60–120 m/s	motorische Nervenfasern zu Skelettmuskelfasern
β	7–10 μm	40–60 m/s	sensible Nervenfasern aus der Haut (Berührungsempfindung)
γ	4–7 μm	30–40 m/s	motorische Nervenfasern zu Muskelspindeln
δ	3–4 μm	15–30 m/s	sensible Nervenfasern aus der Haut (Wärme-, Kälte-, Schmerzempfindung)
B	1–3 μm	3–15 m/s	präganglionäre vegetative Nervenfasern
marklose Nervenfasern			
C	0,3–1 μm	0,5–2 m/s	postganglionäre vegetative Nervenfasern

Marklose Nervenfasern

Bei den marklosen Nervenfasern des *peripheren Nervensystems* (Abb. 4.19) begleitet eine Schwannsche Zelle meist jeweils mehrere bis zahlreiche Axone eine Strecke weit, doch kommen auch einzelne Axone in Schwannschen Zellen vor. Die Axone sind, häufig jedes für sich, manchmal auch mehrere gemeinsam, in rinnenförmige Vertiefungen der Schwannschen Zelle eingesenkt. Die die Rinne begrenzenden Ränder der Schwannschen Zelle legen sich über dem eingesenkten Axon aneinander, so daß dieses an einer Membranduplikatur, dem Mesaxon, liegt. Der Vorgang gleicht dem bei Beginn der Markscheidenbildung, doch unterbleibt bei marklosen Nervenfasern die Wickelung und damit die Myelinbildung. Der Begriff „marklose Nervenfaser" schließt also in der Regel mehrere Axone ein. Da keine Markscheide entsteht, fehlt auch die Segmentierung der Axonhülle in Internodien. Die die Axone begleitenden Schwannschen Zellen sind End-zu-End miteinander verzahnt und durch Zellkontakte verbunden. Im Bereich einer Synapse „à distance" oder „en passant" ist das Axon (oder sind mehrere Axone) aus der Gliascheide ausgefaltet, so daß es unmittelbar an die Basallamina des Bindegewebsraums grenzt. Im *ZNS* werden ähnliche Umscheidungen markloser Axone gefunden. Häufiger sieht man aber marklose Neuriten ohne individuelle Gliascheide bündelweise von Astrozytenfortsätzen mehr oder weniger vollständig umhüllt.

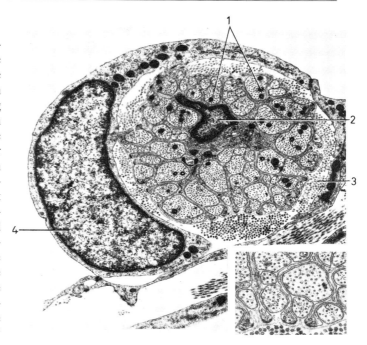

Abb. 4.**19 Peripherer Nerv, markscheidenfrei, quergeschnitten** (postganglionäre Neurone des vegetativen NS). Kaninchen.
1 Axone
2 Kern der Schwannschen Zelle
3 perineurale Bindegewebsfäserchen
4 Perineuralepithel
Präparat und Aufnahme Frau *Helga Zuther-Witzsch,* Homburg/Saar. 9000fach, Inset: 18 000fach.

Degeneration und Regeneration der Nervenfaser

Die zellbiologischen Beziehungen und Abhängigkeiten der Teile des Neurons lassen sich aus den Reaktionen des Neurons auf Schädigung seiner Teile ablesen. Die Zerstörung des nutritiven Neuronteils, des Perikaryons, führt erwartungsgemäß zum Untergang des gesamten Neurons, eine Regeneration ist nicht möglich. In einzelnen Fällen, in denen ein vorgeschaltetes oder ein nachgeschaltetes Neuron Synapsen nahezu ausschließlich mit dem zugrundegehenden Neuron bildet (derartige Verknüpfungen kommen z. B. in der Sehbahn vor), kann auch das vor- oder nachgeschaltete Neuron beeinträchtigt werden („transneuronale Degeneration"); die Funktionstüchtigkeit eines Neurons hängt von dem Bestand seiner (afferenten und/oder efferenten) synaptischen Verbindungen ab.

Degeneration

Absteigende Veränderungen (Abb. 4.**20**). Die Durchtrennung des Axons hat zunächst den Untergang des distalen Fragmentes, die absteigende (anterograde, Wallersche) Degeneration zur Folge, das Axon ist vom nutritiven Zentrum des Neurons, die Markscheide von der Unversehrtheit des Axons abhängig. Das Axon schwillt an, die Mitochondrien und das axoplasmatische Reticulum gehen zugrunde. Nach zwei Tagen beginnen Axon und Markscheide in größere, dann in kleinere Fragmente zu zerfallen. Die zugleich einsetzenden chemischen Veränderungen des Myelins führen zu einer charakteristischen Färbbarkeitsänderung der Myelinballen. Sie sind zunächst, in der zweiten und dritten Woche, in einem von MARCHI angegebenen Verfahren nach Chromsäurevorbehandlung mit Osmiumsäure stark färbbar (Marchi-Stadium), später können sie bei Abbau der Lipide zu Neutralfetten mit *Scharlachrot* angefärbt werden (Scharlachrotstadium). Phagozyten bindegewebiger und gliöser Herkunft räumen schließlich die Gewebsreste ab.

Aufsteigende Veränderungen. Auch der proximale Axonstumpf und das Perikaryon selbst werden in Mitleidenschaft gezogen, sie zeigen, nach drei Tagen bereits morphologisch nachweisbar und nach 14 Tagen deutlich ausgeprägt, retrograde (aufsteigende) Veränderungen: Das Perikaryon rundet sich ab, die Dendritenzweige und ihre afferenten Synapsen werden reduziert, Mikrogliazellen treten in der Umgebung des Perikaryons vermehrt auf. Die Nissl-Schollen „zerfallen" in staubartige Teilchen *(Chromatolyse, Tigrolyse)*, der Zellkern rückt in die Peripherie des Perikaryons, Lysosomen sind vermehrt. Die Veränderungen wurden von Nissl im Sinne einer Aktivitätssteigerung („primäre Reizung") verstanden. Später hielt man sie, ausgehend von der Vorstellung, daß der „Hauptab-

4 Bauelemente des Nervensystems

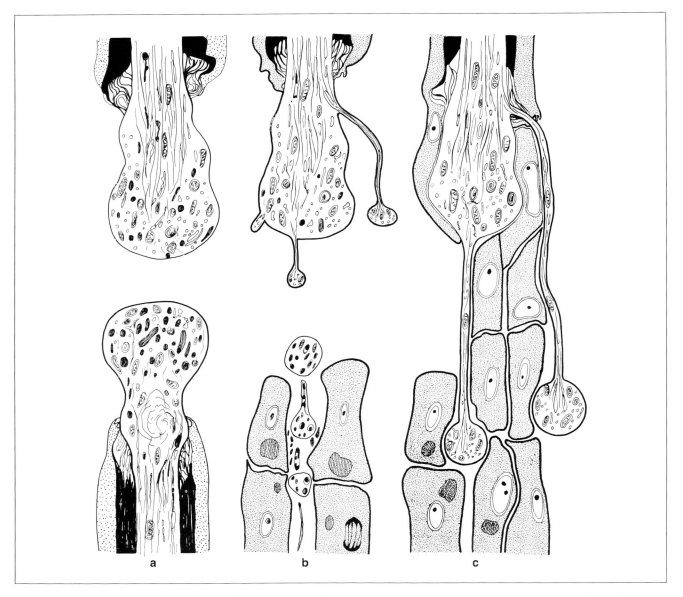

Abb. 4.**20 Veränderungen einer durchtrennten, markhaltigen Nervenfaser, halbschematische Darstellung.**
a 48 Std. nach der Durchschneidung treten an den Schnittflächen Verdickungen des Axons auf, in denen sich Mitochondrien, Vesikel, Tubuli und andere Einschlüsse anreichern.
b Einige Tage später sprießen aus dem proximalen Stumpf Axonfortsätze mit Endanschwellungen aus, während im distalen Stumpf die Wallersche Degeneration mit Axonzerfall und Proliferation der phagozytierenden Schwannschen Zellen einsetzt.
c Während des weiteren Verlaufs der Regeneration erreichen die Axonsprossen den distalen Stumpf und folgen der „Leitschiene", die aus den Schwannschen Zellen besteht (aus *Kreutzberg, G. W.:* Pathology of the Nervous System III. McGraw-Hill, New York 1972).

nehmer" der im Perikaryon produzierten Proteine verlorengegangen ist, für Degenerationserscheinungen. Neue Analysen bei retrograder Reaktion sprechen indessen für eine Interpretation der Veränderungen im Perikaryon im Sinne einer *Regeneration* und nicht Degeneration. Die Verlagerung des Zellkerns und die Vermehrung und Vergrößerung der Nucleoli sind Phänomene, die auch in der unreifen, sich differenzierenden Nervenzelle gesehen werden. Mit der Auflösung der Nissl-Schollen treten zahlreiche freie Ribosomen und Ribosomenrosetten auf, die gleichfalls an die synthetisch aktiven jungen Neurone erinnern. Die Vermehrung der Lysosomen wird mit dem erhöhten Anfall von Produkten bei der Syntheseleistung des Perikaryons erklärt werden, die durch Lysosomen beseitigt werden.

Die absteigenden und aufsteigenden Veränderungen ermöglichen es, experimentell angewandt, den Verlauf von Bahnen und deren neuronale Zusammenhänge zu erforschen.

Regeneration

In den Fällen, in denen das Perikaryon die retrograden Veränderungen überlebt, können das Axon und seine Markscheide regenerieren. Die Regeneration kann schon zu einem Zeitpunkt beginnen, zu dem die Veränderungen am distalen Fragment noch nicht völlig beendet sind. Die Regeneration geht im Perikaryon mit einer Zunahme der Nissl-Substanz einher und endet schließlich mit der Wiederherstellung des ursprünglichen Zellbildes. Die Aussprossung des Axons beginnt am proximalen Axonstumpf mit einer keulenförmigen Anschwellung, aus der mehrere Zellausläufer hervorgehen. Diese „suchen tastend" den Weg in die Peripherie. Der Vorgang kann in der Gewebekultur simuliert und durch Filmaufnahmen anschaulich gemacht werden. Zur erfolgreichen Axonregeneration führen nur solche Zellausläufer, denen der Weg zum Erfolgsorgan strukturell gewiesen wird. Die Wegweiser werden von den, noch im früheren Verlauf der Nervenfaser liegengebliebenen Schwannschen Zellen gebildet: Sie lagern sich in bandartige Reihen, *Hanken-Büngnersche Bänder*, um. Zwischen ihnen wächst das Axon zum Erfolgsorgan, täglich 2–3 mm. Am Erfolgsorgan werden Synapsen ausgebildet. Nach Beendigung des Längenwachstums nimmt das Axonkaliber zu. Gleichzeitig werden von den Schwannschen Zellen wieder Markscheiden ausgebildet.

Zellausläufer des proximalen Axonstumpfes, die den strukturell vorgebildeten Weg in die Peripherie verfehlen oder denen kein derartiger Wegweiser zur Verfügung steht, „verirren" sich in spiralförmigem Wachstum im umgebenden Bindegewebe *(Peroncitosche Spiralen)* und stellen schließlich das Wachstum ein. In den Fällen, in denen das Erfolgsorgan unmöglich erreicht werden kann, z. B. nach Amputationen oder bei Narbenbildungen, entsteht aus der Masse der frustran aussprossenden Zellausläufer schließlich ein makroskopisch sichtbarer Knoten, ein Neurinom. Mit einer Nervennaht versucht der Chirurg, die Hanken-Büngnerschen Bänder des distalen Fragmentes so nah wie möglich dem proximalen Stumpf anzunähen. Chirurgisch verbunden werden dabei die Perineuralscheiden. Werden den Zellausläufern dabei nicht die ursprünglichen Leitstrukturen, sondern die eines anderen zugrundegegangenen Nerven angeboten, so gelingt es auch, dessen Erfolgsorgan neu zu innervieren.

Bahnen und Nerven

Gleichgerichtete Nervenfasern verlaufen in der Regel gemeinsam. Im *ZNS* bilden sie *Bahnen*, die die weiße Substanz zusammensetzen. Im *peripheren Nervensystem* sind gleichgerichtete Nervenfasern zu *Nerven* zusammengeschlossen.

Bei der Bündelung von Nervenfasern zu **Bahnen** im ZNS spielt Bindegewebe im allgemeinen keine Rolle. Die einzelne Nervenfaser einer Bahn ist – anders als im peripheren Nervensystem – von keiner Basallamina umgeben. Einzige verbindende Struktur sind *Astrozyten* (s. S. 86), zumeist fibrillenreiche Formen, die mit langen Ausläufern Bündel von Nervenfasern (unvollständig) umgurten.

In den **Nerven** des peripheren Nervensystems dagegen sind die Nervenfasern durch Bindegewebe und durch eine besondere zelluläre, von den Hirnhäuten abgeleitete Umscheidung zu Kabel zusammengefaßt, die ihrerseits wieder durch Bindegewebe zusammengefaßt werden und gemeinsam den Nerven zusammensetzen (Abb. 4.**21**). Das Bindegewebe des Nerven ist in einem charakteristischen Schachtelsystem angeordnet, das – von kleineren zu größeren Einheiten fortschreitend – aus drei Schichten besteht, aus Endoneurium, Perineurium und Epineurium.

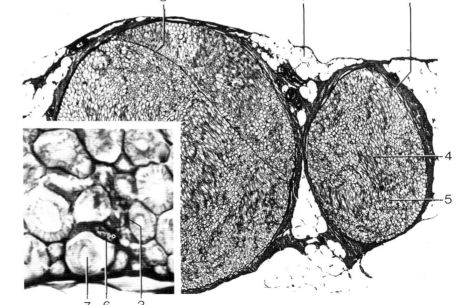

Abb. 4.**21 Peripherer Nerv, quergeschnitten.** Die Abbildung zeigt zwei von Perineurium umgebene Faserkabel aus dem N. ischiadicus des Kaninchens.
1 Epineurium
2 Perineurium
3 Endoneurium
4 schräg geschnittene Nervenfasern zeigen deren spiralförmigen Verlauf an
5 quergeschnittene Nervenfasern
6 Schwannscher Zellkern
7 markscheidenhaltige Nervenfaser, Azanfärbung 52fach, Inset: 800fach.

Das *Endoneurium* umgibt als Endoneuralscheide die von einer Basallamina eingehüllten einzelnen Nervenfasern und füllt den Raum zwischen diesen aus. Der Endoneuralraum liegt im Innern des vom Perineurium scharf begrenzten Nervenfaserkabels. Er enthält zartes lockeres Bindegewebe und Blutkapillaren, vereinzelt auch Mastzellen und Histiozyten. Im Endoneuralraum läuft eine proximodistale Flüssigkeitsströmung von einigen Millimetern in der Stunde ab, die ihren Ursprung in der Interzellularflüssigkeit der weichen Hirnhaut hat.

Das *Perineurium* umgibt als *Perineuralscheide* Bündel von wenigen bis mehreren hundert Nervenfasern. Diese durch Perineurium gebildeten Kabel sind präparatorisch voneinander gut abgrenzbar. Die Perineuralscheide wird von mehreren konzentrischen Lagen des *Perineuralepithels* gebildet, eines Abkömmlings des subduralen Neurothels der weichen Hirnhaut. Zwischen die Epithellamellen sind kollagene Fasern in spiralförmigem, vorwiegend zirkulärem Verlauf eingelagert, auch elastische Netze sind ausgebildet. Die flachen Zellen der Perineuralscheide sind durch ausgedehnte Zonulae occludentes verbunden und bilden eine Diffusionsbarriere, doch zeigen die Zellen Zeichen einer starken Pinozytoseaktivität. Die Perineuralscheide begleitet auch die aus der Aufteilung des Nerven hervorgehenden Äste und Zweige (Abb. 4.22). Innerhalb des einzelnen Kabels nehmen die Nervenfasern stellenweise einen schraubenförmigen Verlauf; hierdurch wird eine geringe Verlängerung des Nerven ohne Dehnung der Nervenfasern ermöglicht (Reservelänge).

Das *Epineurium* umschließt die vom Perineurium gebildeten Nervenfaserkabel und verbindet sie untereinander und mit der Umgebung durch lockeres, faserführendes Bindegewebe. Die Nervenfaserkabel können aus dem Epineurium makroskopisch-präparatorisch isoliert werden. Das Epineurium geht unscharf in das Bindegewebe der Umgebung über. Die Bindegewebsfasern verlaufen annähernd längs, sind gewellt und erlauben eine Verschiebung der einzelnen Kabel gegeneinander bei Verbiegung des Nerven, wirken aber einer Überdehnung entgegen.

Kerngebiete und Ganglien

Die Perikarya der Neurone bilden im ZNS die *Kerngebiete* der grauen Substanz. Im *peripheren Nervensystem* sind die Perikarya in *Ganglien* zusammengefaßt, die als millimeter- bis zentimetergroße knotenförmige Anschwellung in Nerven oder Nervenwurzeln liegen.

In den **Kerngebieten** ist, wie in den Bahnen des ZNS, Bindegewebe in der Regel nicht vertreten, ausgenommen perivaskuläres Bindegewebe. Auch in den Kerngebieten werden die verbindenden Strukturen durch *Astrozyten*, hier hauptsächlich protoplasmatische fibrillenarme Formen, gebildet. Die Astrozytenausläufer hüllen zumeist jedes einzelne Perikaryon und seine Dendriten ein, lediglich im Bereich von Synapsen wird das Plasmalemm der Nervenzellen nicht von Glia bedeckt. Nur ausnahmsweise bestehen direkte Kontakte zwischen Perikarya oder Dendriten benachbarter Neurone. Das im Raum zwischen den Perikarya häufig anzutreffende filzartige Geflecht aus Dendritenausläufern, terminalen Axonabschnitten und Gliazellfortsätzen wird auch als *Neuropil* bezeichnet.

Ganglien des peripheren Nervensystems sind entweder sensible (sensorische) Ganglien oder vegetative Ganglien. Man unterscheidet *sensible (sensorische) Ganglien* mit den Perikarya des *1. afferenten* Neurons des *animalen und vegetativen Nervensystems* und *vegetative Ganglien* mit den Perikarya des *2. efferenten* Neurons des *vegetativen Nervensystems*.

Ein *sensibles Ganglion* mit den Perikarya des ersten afferenten Neurons der betreffenden Nerven enthält die Hinterwurzel eines jeden Spinalnerven sowie jeder (echte) Hirnnerv mit afferenten Fasern, nämlich die Branchialnerven und der Hör- und Gleichgewichtsnerv.

Das *Spinalganglion* (Abb. 4.23) liegt in der Hinterwurzel des Spinalnerven kurz vor deren Zusammenschluß mit der vorderen Wurzel, bedeckt von einer tütenförmigen Ausziehung der Rückenmarkshäute. Die Hirnhäute bilden um das Spinalganglion eine kollagenfaserreiche Kapsel, die sich distal in das Perineurium des Spinalnerven fortsetzt. Die Kapsel ist verbunden mit dem lockeren Bindegewebe, von dem das Ganglion durchsetzt wird; es entspricht dem Endoneurium des Spinalnerven und führt zahlreiche Blutgefäße. In das Stroma sind die pseudounipolaren *Nervenzellperikarya* eingebettet, jedes von einem Kranz von *Mantelzellen* (Satellitenzellen), peripheren Gliazellen, umgeben. Der Fortsatz der pseudounipolaren Nervenzelle teilt sich nach kurzem, meist noch innerhalb des Satel-

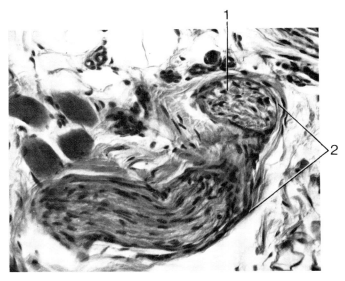

Abb. 4.**22 Peripheres Ästchen eines Nerven der Lippe des Menschen, längs und quer geschnitten.** Die Nervenfasern (1) werden bis zu den feinsten Aufteilungen von der Perineuralscheide (2) umgeben. Hämatoxylin-Eosin, 220fach.

Kerngebiete und Ganglien 83

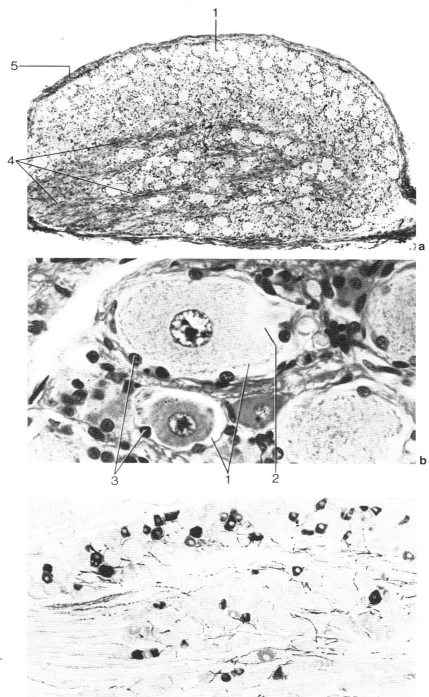

Abb. 4.**23a** u. **b Spinalganglion** (Katze).
a Übersicht, 56fach.
b Ausschnittvergrößerung, 560fach.
1 Spinalganglienzellen (Perikarya pseudounipolarer Neurone)
2 Neuritenabgangskegel
3 Mantelzellen
4 einstrahlende Nervenfasern der hinteren Wurzel
5 Bindegewebskapsel
Azanfärbung.

Abb. 4.**23c Immunoreaktive Substanz P in unterschiedlich großen Ganglienzellen und Nervenfasern (Spinalganglion Meerschweinchen).** Nachweis durch Immunhistochemie mit monoklonalem Antikörper gegen Substanz P und Streptavidin-Biotin-Peroxidase-Technik. Vergr. 100fach. Präparat und Aufnahme Prof. Dr. *E. Weihe*, Mainz.

litenzellmantels gelegenen, gewundenen Verlauf T-förmig in den peripheren (dendritischen) und zentralen (neuritischen) Fortsatz auf. Das Perikaryon ist häufig (je nach Transmitter) auffallend groß (bis 100 µm und mehr) und rund, gleichmäßig mit feinverteilter Nissl-Substanz angefüllt, ausgenommen die Stelle, an der der Fortsatz abgeht. Der bläschenförmige helle große Zellkern hat einen stark ausgebildeten Nucleolus. Die kleinen Mantelzellen bilden einen kettenartigen Gürtel um die Ganglienzelle und schließen lückenlos aneinander, die Mantelzellkerne sind unregelmäßig verteilt. Zwischen Gruppen von Ganglienzellen verlaufen markscheidenführende Nervenfasern. Die Spinalganglienzellen zeigen erhebliche Größenunterschiede. Neuere Untersuchungen haben gezeigt, daß das Neuropeptid Substanz P in den Neuronen der Spinalganglien (Abb. 4.**23c**) und der sensiblen Kopfganglien als wahrscheinlicher Transmitter nachgewiesen werden kann. In den mittelgroßen und vor allem in den kleinen Neuronen der Spinalganglien kommen alleine oder in Kolokalisation mit Substanz P auch Opioide aus der Peptidfamilie der Prodynorphine

(Leu-enkephalin, Neoendorphin, Dynorphin A) vor. Die Rolle dieser Opioide bei der Schmerzleitung muß noch geklärt werden.

Die *Hirnnervenganglien, die sensiblen Ganglien der Branchialnerven* V, VII, IX und X *(Ganglion trigeminale, Ganglion geniculi, Ganglion superius* und *Ganglion inferius des N. glossopharyngeus* und *des N. vagus)* sind prinzipiell gleich dem Spinalganglion aufgebaut, variieren aber in der Größe erheblich. Die Ganglien des N. VIII *(Ganglion spirale, Ganglion vestibulare)* enthalten dagegen bipolare Nervenzellperikarya. Eine Besonderheit dieser bipolaren Nervenzellen besteht darin, daß die meisten ihrer Perikarya von einer Markscheide umgeben sind.

Die sympathischen wie parasympathischen *vegetativen Ganglien* (Abb. 4.**24**) variieren stark in der Größe. Sie sind von einer Bindegewebskapsel umgeben und besitzen ein lockeres bindegewebiges Stroma. Die unterschiedlich großen vegetativen multipolaren *Ganglienzellen* (Perikarya) – das zweite Neuron der vegetativen Efferenzen – werden von *Mantelzellen* umhüllt. Das Cytoplasma enthält feinverteilte Nissl-Substanz, gelegentlich auch Lipofuszingranula. Der Zellkern ist groß, rund oder oval und enthält 1–2 große Nukleolen. Zweikernige Nervenzellen sind nicht selten. Die Nervenzellfortsätze können meist eine Strecke weit verfolgt werden, sie haben einen spiral- oder knäuelförmigen Verlauf, der Neurit ist schwer zu identifizieren. Zwischen Ganglienzellgruppen verlaufen starke Bündel vorwiegend markscheidenfreier Nervenfasern. Alle vegetativen Ganglien enthalten, soweit in ihnen die Kontakte zwischen dem 1. und 2. efferenten Neuron liegen, cholinerge, zumeist auch noch peptiderge Synapsen.

Das *intramurale, innere (vegetative) Nervensystem* in der Wand des Magen-Darm-Traktes (s. Bd. II) unterscheidet sich in seinem Feinbau vom äußeren vegetativen Nervensystem, das in Form von Nervenfasern des 1. (oder 2.) efferenten Parasympathikusneurons und des 2. Sympathikusneurons in die Darmwand eintritt. Während die Nervenfaserbündel des *äußeren* Nervensystems durch Endoneurium verbunden und von Perineuralscheiden zusammengefaßt sind, werden die Perikarya und Zellausläufer des *inneren* Nervensystems allein von Gliazellen und deren Ausläufern begleitet; der Aufbau des intramuralen Nervensystems ähnelt an den Stellen seiner knotenförmigen Verdichtung deshalb eher dem des Neuropils im Zentralnervensystem als dem Bauprinzip des peripheren Nervensystems.

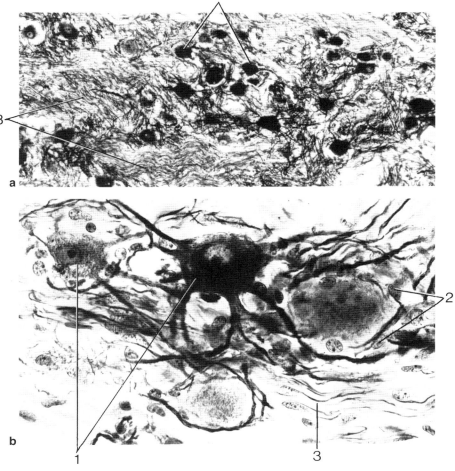

Abb. 4.**24**a u. **b** **Vegetatives Ganglion** (Mensch).
a Übersicht, 140fach.
b Ausschnittvergrößerung, 560fach.
1 vegetative multipolare Ganglienzellen
2 Mantelzellen
3 Nervenfasern
Boeke-Versilberung

Neuroglia

Am Aufbau des ZNS und des peripheren Nervensystems ist neben den Nervenzellen als zweites Gewebselement die Neuroglia (kurz: Glia) beteiligt.

Während in den Nervenzellen Erregungsbildung, Erregungsverarbeitung und Erregungsleitung stattfinden, üben die Gliazellen, *Gliozyten,* „Hilfsfunktionen" bei der Ionenverteilung, der Markscheidenbildung, dem Aufbau mechanischer Strukturen, der Kompartimentierung und der Isolierung der Perikarya und Dendriten von Neuronen in der grauen Substanz aus. Die Glia ist bei Degenerations- und Regenerationsvorgängen von Nervenfasern und bei Gefäßerkrankungen beteiligt und zur Narbenbildung befähigt. Hauptquelle von Tumoren im ZNS ist die Glia. Die Anzahl der Gliazellen im ZNS übersteigt die der Nervenzellen um etwa das Zehnfache. Doch sind die Gliazellen im Durchschnitt kleiner als Nervenzellen, man schätzt deshalb, daß ihre Gesamtmasse etwa der der Nervenzellen entspricht. Da lokale Unterschiede im Verhältnis der Gliazellzahl zur Nervenzellzahl (Gliaindex) bestehen, kann auch die Verteilung der Gliazellen im ZNS ein (mikroskopisches) Strukturkennzeichen bestimmter Hirnregionen sein.

Im *ZNS* unterscheidet man zwei sicher aus der Neuralanlage hervorgehende Neurogliatypen, die Makroglia (Astrozyten) und die Oligodendroglia (Oligodendrozyten). Von manchen Autoren werden auch Astrozyten und Oligodendrozyten gemeinsam als Makroglia der Mesoglia gegenübergestellt. Zur Glia des ZNS rechnet man weiterhin die Ependymzellen und, als Sonderform der Ependymzellen, das Epithel der Plexus choroidei.

Im *peripheren Nervensystem* zählen die Schwannschen Zellen und die Mantelzellen (Satellitenzellen, Lemnozyten) der Ganglien und Nervenendkörperchen zur Glia, sie werden unter dem Begriff „periphere Glia" zusammengefaßt.

Als *Mesoglia (Hortega-Glia, Mikroglia)* bezeichnet man phagozytierende Zellen (Abwehrzellen), die nach heutiger Kenntnis aus den Blutgefäßen ins Hirngewebe einwandern. Sie stammen nicht aus der Neuralanlage, sondern gehen aus dem Blut- und Abwehrzellen bildenden Mesenchym hervor („Meso"-Glia), sollten also nicht zur Neuroglia gerechnet werden (s. S. 89). Doch ist diese Interpretation nicht unbestritten.

Neuroglia des Zentralnervensystems

In der Embryonalentwicklung wächst die Anlage von Gehirn und Rückenmark durch ventrikuläre Mitosen der Neuroepithelzellen (s. S. 13). Die in der ventrikulären Zone neugebildeten Zellen wandern von der Ventrikelwand ab. Aus ihnen gehen die unreifen Nervenzellen und die unreifen Gliazellen, die *Glioblasten*, hervor. Unreife Nervenzellen und Glioblasten sind etwa ab dem 3. Fetalmonat unterscheidbar. Übrig bleiben als epitheliale Auskleidung der Ventrikel die *Ependymzellen*. Die Gliaentwicklung dauert bis in die ersten Lebensjahre hinein, doch entwickeln sich auch später regelmäßig noch Gliazellen. Im Unterschied zu Nervenzellen können sich Gliazellen auch postnatal noch teilen, eine Eigenschaft, die sie u. a. zur Narbenbildung befähigt. Die spätere Neubildung von Gliazellen überschreitet aber unter normalen Bedingungen (d. h. wenn z. B. keine Entzündungen oder Verletzungen eintreten) nicht den ständigen Abbau von Gliazellen. Man kann daher von einem „*Gliazell-Turnover*" sprechen, der einer im Gleichgewicht befindlichen Reaktion (steady state) vergleichbar ist.

Ependymzellen

Die *Ependymzellen* (Abb. 4.**25**) bilden, gemeinsam mit unterlagernden Gliazellen und Kapillaren, stellenweise auch mit neuronalen Elementen, die Ventrikelauskleidung, das *Ependym*. Die Ependymzellen des Menschen und aller Mammalier sind in den weitaus größten Bereichen der Ventrikelwand kinozilienrei-

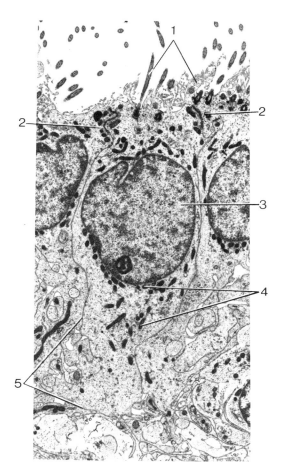

Abb. 4.**25 Kinozilienreiche Ependymzelle.**
1 apikale Kinozilien im Ventrikelraum
2 offene Interzellularkontakte
3 Zellkern
4 Mitochondrien und Lysosomen
5 Zellgrenze
Kaninchen, Seitenventrikel. 5100fach

che, epithelartige Zellen, *Ependymozyten*. Nicht selten werden in der Literatur aber auch nur die Ependymozyten allein als „Ependym" bezeichnet.

Die **Ependymozyten** sind meist kubisch, stellenweise auch hochprismatisch oder abgeflacht. Die Zellen tragen Büschel langer Kinozilien, die eine Liquorbewegung an der Ventrikelwand erzeugen, man kann die Ependymozyten deshalb als *kinozilienreiche Ependymzellen* bezeichnen. Kurze Mikrovilli sind häufig ausgebildet. Die Ependymozyten sind nahe der freien Oberfläche durch Gap junctions und durch Maculae adhaerentes miteinander verbunden – Zellkontakte, die einen Flüssigkeitsaustausch zwischen Ventrikelliquor und Interzellularflüssigkeit des ZNS ermöglichen, der offensichtlich durch die Ependymozyten kontrolliert wird (Phagozytose und andere Mechanismen) (s. Liquormilieu und Blutmilieu im ZNS, S. 89). Die basalen Fortsätze reichen nur eine kurze Strecke in das Hirngewebe. An zahlreichen Stellen grenzen sie an ausgedehnte Basallamina-Labyrinthe, die mit perivaskulären Basallaminae in Verbindung stehen; Ependymozyten und Basallaminae dienen vermutlich der Stoffverteilung zwischen Ventrikelliquor und Kapillarblut. Die *Plexusepithelzellen* sind spezialisierte Ependymozyten.

Tanyzyten. An wenigen umschriebenen Stellen der Wand des III. und IV. Ventrikels werden spezialisierte Ependymorgane ausgebildet, die *zirkumventrikulären Organe*. Die Ependymzellen dieser Organe bestehen größtenteils aus *kinozilienarmen Ependymzellen*, den langgestreckten Tanyzyten.

Die *Tanyzyten* stehen ihrer Entstehung und ihrem strukturellen Verhalten nach der Makroglia nahe („tanyzytäre Astrozyten"). Es sind langgestreckte Zellen, deren basaler, oft über 500 µm langer Fortsatz häufig an den perivaskulären Raum von Blutgefäßen angrenzt. Im Unterschied zu den Ependymozyten tragen Tanyzyten apikal kein Kinozilienbüschel, sondern nur eine einzige Zilie, es sind *kinozilienarme Ependymzellen*. Nahe der apikalen Oberfläche werden die meisten Tanyzyten durch Tight junctions verbunden; der Ventrikelliquor kommuniziert zwischen den Tanyzyten hindurch nicht mit der Flüssigkeit in den Interzellularspalten der Tanyzyten. Diese sind keine völlig einheitliche Zellart; Unterschiede in der Ausbildung und im Zellorganellenbesatz beziehen sich auf die Funktionen der einzelnen zirkumventrikulären Organe.

Makroglia

Die *Makroglia* stellt sich mit Imprägnationsmethoden in Form sternförmiger Zellen dar, die Makrogliazellen werden deshalb *Astrozyten* genannt (Abb. 4.26). Bei geeigneter Färbung lassen sich fibrillenreiche Astrozyten, „Faserglia", und protoplasmatische Astrozyten, „protoplasmatische Glia", unterscheiden. Zwischen beiden gibt es Übergangsformen. Die protoplasmatische Glia kommt überwiegend in der grauen Substanz, die Faserglia mehr in der weißen Substanz vor. Die Astrozyten sind groß, fortsatzreich und besitzen einen großen hellen Zellkern, der aber dichter als der der Nervenzellen ist. Im Unterschied zu Nervenzellen zeigen Astrozyten keine Zytoplasmabasophilie; im Nissl-Bild werden also nur die Kerne der Astrozyten angefärbt.

Die *Astrozyten* füllen die Räume zwischen den Nervenzellen, anderen Gliaelementen und den Gefäßen wie angegossen aus. Sie bilden dabei ein dreidimensionales, zellulär gegliedertes Netzwerk, das vom Ependym durch das ganze Gehirn bis zur Hirnoberfläche reicht. Lamellenförmige Astrozytenfortsätze umgeben kleine, marklose Axonbündel und bedecken die Synapsen sowie die synapsenfreien Oberflächen der Nervenzellen, wobei sie zwischen benachbarten Nervenzellen Gliabarrieren ausbilden, die meist nur an Synapsen unterbrochen sind (Abb. 4.27). Man schreibt den Astrozyten deshalb eine isolierende Aufgabe und eine Funktion bei der interneuronalen Kontaktaufnahme zu. Die labyrinthartigen, interzellulären Spalten zwischen den Astrozytenfortsätzen und zwischen diesen und den Nervenzellen sind ca. 20 nm breit. Der Extrazellularraum des Hirngewebes, d. h. die Summe der 20 nm breiten Interzellularspalten, ist, gemessen an den extrazellulären Bindegewebsräumen anderer Organe, relativ sehr klein. Nach Untersuchungen mit Inulin, das nicht in die Zellen eindringt, nimmt der Interzellularraum etwa 15 Vol% ein. Im elektronenmikroskopischen Bild allerdings macht er, beeinflußt von postmortaler Gliaschwellung, insgesamt nur 5–7% des Gesamtvolumens einer grauen Substanz aus.

Durch „Gliamembranen" wird das Hirngewebe an der Oberfläche gegen die weiche Hirnhaut und gegen die von der Oberfläche aus eingedrungenen Blutgefäße geweblich abgeschlossen. Die „Gliamembranen" bestehen aus geschichteten Astrozytenfortsätzen („Gliafüßen"). Sie liegen so dicht aneinander, daß lichtmikroskopisch der Eindruck einer Gliagrenz-„membran" entsteht *(Membrana limitans gliae superficialis, Membrana limitans gliae perivascularis)*. Gegen das gefäßführende Bindegewebe der weichen Hirn-

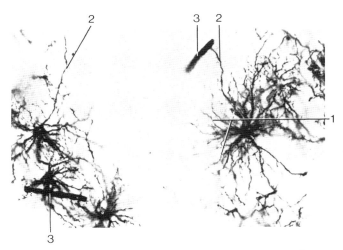

Abb. 4.**26** **Astrozyten, kurze** (1) **und lange** (2) **Fortsätze.**
3 Blutgefäße
Kleinhirn, Katze. Bodian-Versilberung. 280fach

Neuroglia 87

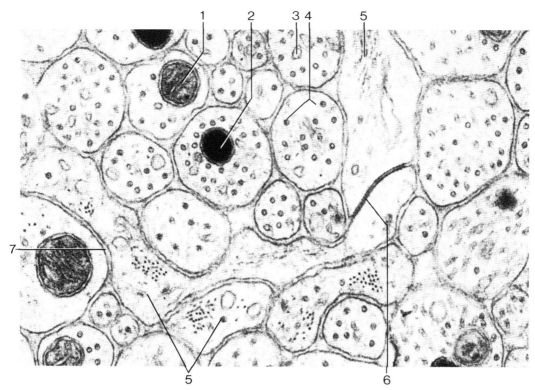

Abb. 4.**27 Nervenzellausläufer und Interzellularraum im Neuropil.** In den Nervenzellausläufern:
1 Mitochondrien
2 kernhaltige (hier: neurosekretorische) Bläschen
3 axoplasmatisches Reticulum
4 Neurotubuli, z. T. zentrales Filament sichtbar

Astrozytenfortsätze (5) mit längs- und quergeschnittenen Filamenten umgurten ein Bündelchen von Nervenzellausläufern.
6 Gap junction zwischen zwei Astrozytenfortsätzen
Der Interzellularraum (7) ist durchschnittlich 20 nm weit.
Ratte, Hypophysenstiel. Präparat und Aufnahme Prof. Dr. *Brigitte Krisch,* Kiel. 61 560fach

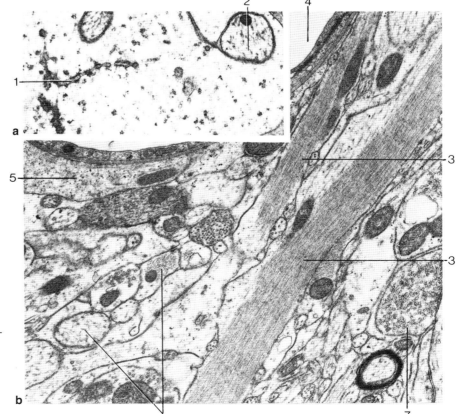

Abb. 4.**28 a u. b Makrogliafortsätze.**
a Fibrillenarmer („protoplasmatischer") Gliafortsatz.
1 granuliertes endoplasmatisches Reticulum
2 Nervenzellausläufer, vom Gliafortsatz eingeschlossen
b fibrillenreiche („fibrilläre") Gliafortsätze (3).
4 Kapillarlumen, von Endothel, Basallamina und Gliafortsatz umgeben
5 fibrillenarmer Gliafortsatz an der Kapillarwand
6 Nervenzellausläufer
7 Bouton
Kaninchen, Area praecentralis.
18 000fach

haut, das die Gehirnoberfläche bedeckt, und gegen das perivaskuläre Bindegewebe und, im Kapillarbereich, gegen die Endothelien bildet die „Gliamembran" eine Basallamina aus.

Die *protoplasmatischen Astrozyten* (Abb. 4.**28**) sind relativ substanzarm, gemessen an den fibrillenreichen Astrozyten, sie enthalten Intermediärfilamente mit einem Durchmesser von 10 nm, Mitochondrien sowie häufig Glykogengranula, die bei krankhaften Vorgängen stark vermehrt sein können. Ferner kommen glattwandiges endoplasmatisches Reticulum, Ribosomen und Polysomen regelmäßig vor. Wegen des großen Anteils, den Astrozyten am zellulären Aufbau des ZNS haben, werden die Interzellularspalten im Durchschnitt zu etwa 50% von Astrozyten begrenzt. Hieraus – und aus der perikapillären Lage von Astrozytenfortsätzen – wird die Vermutung genährt, daß die Astrozyten den Ionenfluß und die Stoffverteilung im Interzellularraum beeinflussen. Untersuchungen mehrerer Autoren kommen zu dem Ergebnis, daß Astrozyten die Kaliumkonzentration im Extrazellularraum regulieren und damit indirekt auf die Erregbarkeit von Nervenzellen Einfluß nehmen. Die perivaskulären Astrozytenfortsätze sollen bei der Entfernung von sauren Metaboliten aus dem Hirnparenchym beteiligt sein. Gliazellen können Stoffe aus dem Interzellularraum phagozytieren und in Lysosomen abbauen. Beim Hirnödem nehmen sie große Mengen von Flüssigkeit auf. Bei Gewebsausfällen im ZNS bilden Astrozyten Glianarben.

Den *fibrillenreichen Astrozyten* werden dagegen mehr mechanische Eigenschaften zugeschrieben, sie bilden Verstrebungen, Fortsatzaussteifungen, septenartige Unterteilung in der weißen Substanz. Den Gliafibrillen liegen Bündel von Intermediärfilamenten zugrunde.

Oligodendroglia

Oligodendrozyten (Abb. 4.**29**) zeichnen sich durch einen dichten Zellkern mit randständigem Heterochromatin aus. Der Zellkern wird von einem sehr schmalen, meist granulierten Cytoplasma umgeben. Es enthält große Mengen von Polyribosomen, zahlreiche Mikrotubuli und granuliertes endoplasmatisches Reticulum. Ein Golgi-Apparat ist ausgebildet, Glykogen und Filamente fehlen aber. Die spärlichen („*Oligodendrozyt*") Fortsätze sind häufig nicht im ganzen Verlauf zu verfolgen. Oligodendrozyten treten auf zwei Weisen in Erscheinung, in der grauen Substanz vorwiegend als *perineurale Satellitenzellen* und in der weißen Substanz als *interfaszikuläre Myelinisierungszellen*.

Als *Satellitenzellen* liegen mehrere Oligodendrozyten den Perikarya von Neuronen benachbart. Bei stärkerer Tätigkeit motorischer Neurone werden vermehrt Satellitenzellen in perineuraler Lage beobachtet. Aus Untersuchungen am Rückenmark der Maus wird geschlossen, daß sie sich zum Perikaryon des Neurons hinbewegen. Ihre Aufgabe an dieser Stelle ist ungeklärt. Es besteht die Vorstellung, daß sie in einer Art „Symbiose" am Metabolismus der Neurone teilhaben.

Als *Myelinisierungszellen* treten Oligodendrozyten zum Zeitpunkt der Markscheidenreifung vermehrt im Marklager auf und übernehmen die Aufgabe der Markscheidenbildung, die im peripheren Nervensystem die Schwannschen Zellen erfüllen. Ein Oligodendrozyt kann mit seinen Fortsätzen gleichzeitig mehrere Neuriten umfließen und jeweils die Markscheide eines Internodiums bilden (s. S. 75). Als Myelinisierungszellen liegen Oligodendrozyten häufig – besonders im noch wachsenden Gehirn – in Reihen angeordnet in der weißen Substanz.

Neuroglia des peripheren Nervensystems

Die Neurogliazellen des peripheren Nervensystems stammen, wie die sensiblen Hinterwurzelneurone und die zweiten efferenten Neuronen des vegetativen Nervensystems, aus der Neuralleiste. Die Zellen differenzieren sich in Schwannsche Zellen oder in Mantelzellen (Satellitenzellen, Lemnozyten) der Ganglien und der Nervenendkörperchen.

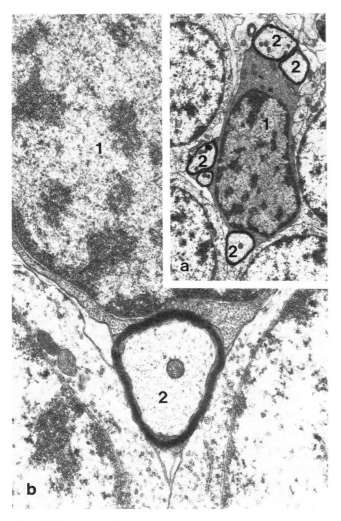

Abb. 4.**29a** u. **b Oligodendrozyt** (1 = Zellkern) **bildet Markscheiden an Axonen** (2). Kaninchen, Kleinhirn. **a** 5 100fach, **b** 18 000fach

Als *Schwannsche Zellen* bildet die periphere Neuroglia die Axonscheiden der markscheidenführenden wie der marklosen peripheren Nervenfasern. Charakteristisch für die markscheidenbildenden Schwannschen Zellen ist, daß jede Zelle nur und allein die Markscheide eines Internodiums produziert (s. S. 76).

Die *Mantelzellen* umschließen in den Ganglien des peripheren Nervensystems die Perikarya in lückenloser Lage. In den Nervenendkörperchen stellen die Mantelzellen die nichtneuronalen Zellen.

Mesoglia

Die *Mesogliazellen* des ZNS entstehen nach überwiegender, aber nicht unwidersprochener Auffassung, im Unterschied zur Makro- und Oligodendroglia, auf dem Boden des Blut- und Abwehrzellen bildenden Mesenchyms. Mesogliazellen sind perivaskuläre Phagozyten, wahrscheinlich Monozyten aus dem Blut, die ins Hirngewebe eintreten und als „Abräumzellen", Makrophagen, wirken können. Sie zählen zum mononukleären Phagozyten-System (*MPS*, s. Bd. II). Mesoglia wird auch nach ihrem Entdecker *Hortega-Glia* genannt.

Die kleinen ovalen oder spindelförmigen, farbdichten Zellen (Abb. 4.**30**) haben einen ovalen, dichten Kern und an beiden Enden büschelförmige Fortsätze, die sich in der Gewebekultur als veränderliche dünne Membranen erweisen; die Zellen sind amöboid beweglich. Während der Phagozytose runden sich die Zellen ab, Granula (Phagosomen, Lysosomen) treten auf und lassen, wenn sie herausgelöst werden, die Zellen als „Gitterzellen" erscheinen. Mesogliazellen kommen bei bestimmten Erkrankungen des Gehirns vermehrt vor.

Auch andere Abwehrzellen, z. B. Plasmazellen, wandern ins Hirngewebe ein; sie werden aber nicht unter den Überbegriff Mesoglia eingeordnet.

Als **Mikroglia** wird von manchen Autoren eine Zellart hervorgehoben, die der (inaktiven) Mesoglia gleicht. Diese Mikroglia soll ihren Ursprung in der Neuralanlage haben. Viele meinen, daß diese (im übrigen nicht eindeutig definierte) Zellart *Gliavorläuferzellen* oder *Glioblasten* verkörpere. Hierfür spricht die Beobachtung, daß in der Entwicklung z. B. des N. opticus Zellen dieser Art in dem Maße abnehmen, in dem Astrozyten und Oligodendrozyten erkennbar werden. Andere halten die Zellen für besondere, ektodermal entstandene *Phagozyten*. Das Problem ist nicht hinreichend geklärt.

Liquormilieu und Blutmilieu im Zentralnervensystem

Der *Liquor cerebrospinalis,* insgesamt 100–160 ml, füllt die *Hirnventrikel* und den *Subarachnoidealraum.* In 24 Stunden werden etwa 700 ml Liquor gebildet. Ein Teil des Liquors (die Angaben schwanken zwischen 30 und 70%) wird von den *Plexus choroidei* abgesondert, der andere Teil stammt aus den *Hirnkapillaren* und tritt aus der Ventrikelwand in die Ventrikel aus. Der Liquor cerebrospinalis ist wasserklar, eiweißarm (20–40 mg%) und enthält wenige (bis 5/mm^3) Zellen, hauptsächlich Lymphozyten und Monozyten im Verhältnis 60 : 40. Der Liquor hat für den Arzt diagnostische Bedeutung (bei Hirn- und Hirnhautentzündungen sind z. B. Proteine und Zellzahl vermehrt).

In allen Organen wird die Zusammensetzung des interzellulären Milieus von der des Blutes bestimmt, ausgenommen das ZNS. *Seine ungestörte Funktion erfordert ein vom Blutmilieu der Hirngefäße unabhängiges Interzellularmilieu,* das im wesentlichen dem *Liquor cerebrospinalis* entspricht.

Aus der Besprechung der Ependymozyten und der Makroglia ist ersichtlich, daß der innere Liquor cerebrospinalis der Hirnventrikel durch die Interzellularlücken, die Gap junctions der Ependymozyten hindurch, mit dem intramuralen Liquor im Interzellularraum (Extrazellularraum) des Hirngewebes kommuniziert. Da auch die Astrozytenfortsätze, die als Mem-

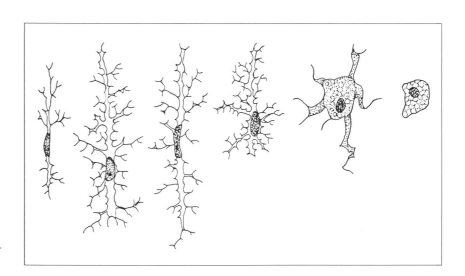

Abb. 4.**30 Mesoglia (Hortega-Glia),** bei Phagozytose Umwandlung der Hortega-Gliazelle in Körnchenzelle (rechts) (aus *Jakob, A.:* Normale und pathologische Anatomie und Histologie des Großhirns, Bd. I. Deuticke, Leipzig 1927).

brana limitans gliae superficialis die äußere Hirnoberfläche bilden, offene Interzellularlücken besitzen, besteht zudem eine Kommunikation zwischen dem intramuralen Liquor und dem „äußeren" Liquor des subpialen Spaltes (s. Hirnhäute). Die Masse des Zentralnervensystems liegt mithin in einem vom Liquor cerebrospinalis erfüllten Raum, im *Liquormilieu*. Dieser Raum ist einschließlich der Hirnventrikel ein einziger, riesenhafter Interzellularraum. Die Grenze zwischen den beiden Kompartimenten, dem Blutmilieu der Hirngefäße und dem Liquormilieu des Hirngewebes, in dem die Blutgefäße liegen, wird von der *Blut-Hirn-Schranke* in der Wand der Hirngefäße gebildet (Abb. 4.31).

Das Phänomen der *Blut-Hirn-Schranke* läßt sich durch Injektion nichttoxischer schrankenpflichtiger Markie-

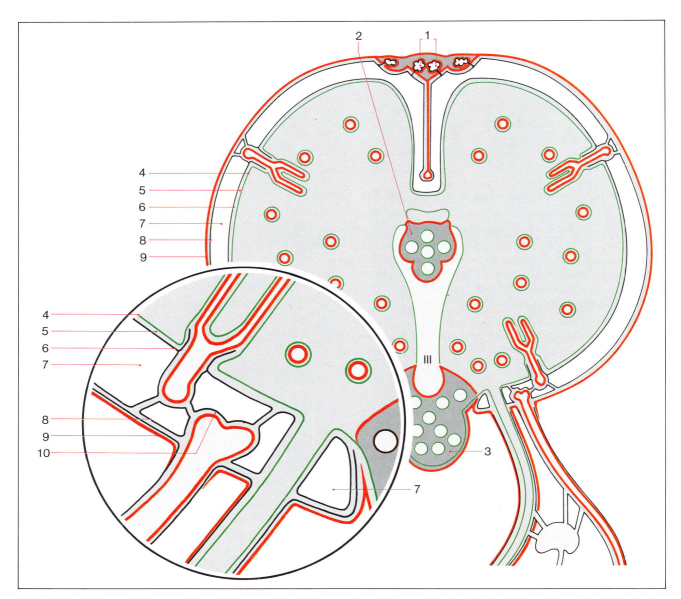

Abb. 4.**31 Blut- und Liquormilieu, Schema.** Rote Linien dichte Interzellularkontakte (Schranke, die nur über transzellulären Transport durchquert werden kann); grüne Linien offene Interzellularkontakte. Im Plexus choroideus (2) und im basalen Hypothalamus (3) sind die Blutkapillaren, wie in den meisten übrigen zirkumventrikulären Organen, „durchlässig" (grüne Kreise), die Blut-Hirn-Schranke fehlt. Die Ependymzellen dieser Regionen (Plexusepithel und Tanyzyten) sind durch „Tight junctions" (rote Linie) verbunden; die Grenze zwischen Blut- und Liquormilieu wird von den Ependymzellen gebildet. Im übrigen Gehirn sind dagegen die Blutkapillaren „undurchlässig" (rote Kreise); es besteht eine Blut-Hirn-Schranke. Die Ependymzellen und die Gliazellen der äußeren Hirnoberfläche bilden offene Kontakte (grüne Linien); die Grenze zwischen Blut- und Liquormilieu liegt in den Gefäßendothelien.
1 Granulationes arachnoidales im Sinus sagittalis superior
4 Membrana limitans gliae superficialis
5 subpialer Raum
6 innere Leptomeninxlamelle (Pia mater)
7 Arachnoidealraum
8 äußere Leptomeninxlamelle (Arachnoidea)
9 Dura mater
10 perivaskulärer Raum
III dritter Ventrikel

rungsstoffe entweder in die Blutbahn oder in den Liquorraum, von beiden Kompartimenten aus, demonstrieren. Für Untersuchungen vom Blutweg her wird seit Jahrzehnten Trypanblau verwendet, das an Blutproteine gekoppelt eine schrankenpflichtige Verbindung eingeht. Für Untersuchungen aus beiden Kompartimenten hat sich die licht- und elektronenmikroskopisch nachweisbare Meerrettichperoxidase bewährt. Auf diese Weise könne auch experimentelle Eingriffe in die Blut-Hirn-Schranke sichtbar gemacht werden.

Die Ursachen der Blut-Hirn-Schranke liegen sowohl in den interendothelialen Zellkontakten als auch in den Eigenschaften der lumenwärts gerichteten Zellmembran der Endothelzellen.

Die bei allen Kapillaren in allen Organen obligaten interendothelialen Kontakte, die *Zonulae occludentes,* sind zwischen den ungefensterten Endothelzellen der Hirngefäße mehrreihig und besonders dicht. In ihrem Bereich sind die äußeren Blätter benachbarter Zellmembranen durch – beiden Membranen gemeinsame – Protein-Lipid-Mizellen in mehreren, einander überkreuzenden Linien miteinander verschmolzen. Im Gefrierbruchpräparat, in dem die Zellmembranen jeweils in ein inneres und äußeres Blatt aufgebrochen werden, erscheinen diese Zonen der Verschmelzung als Leisten, die den Interzellularraum bei normalem Blutdruck weitgehend verschließen. Wasser, Atemgase und lipidlösliche Substanzen können die Blut-Hirn-Schranke ungehindert passieren, die sind nicht auf den Interzellularspalt angewiesen. Der *interendotheliale Transport* anderer Substanzen ist dagegen, abhängig hauptsächlich von der Molekülgröße, weitgehend blockiert.

Für diese anderen, schrankenpflichtigen Stoffe bleibt zur Passage der Gefäßwand grundsätzlich nur der *transzelluläre Weg* entweder durch Mikropinozytose oder durch aktiven Transport oder andere besondere Transportmechanismen. Die Mikropinozytoserate der Kapillarendothelien im Zentralnervensystem ist sehr niedrig, und der Transport von Substanzen in Pinozytosebläschen fällt kaum ins Gewicht. Schrankenpflichtige Substanzen können transendothelial nur dann transportiert werden, wenn für sie ein *besonderer* (stereospezifischer) *Transportmechanismus* besteht, wie z. B. für Glucose, oder wenn sie in *aktivem Transport* gegen ein Konzentrationsgefälle unter Energieverbrauch mit Hilfe spezifischer Enzyme zwischen Blut- und Liquormilieu ausgetauscht werden. Derartige Vorgänge ermöglicht die lumenwärtige Zellmembran der Endothelzellen.

An der *lumenwärts gerichteten Zellmembran* ist die Na^+/K^+-ATPase lokalisiert, sie ist empfindlicher gegenüber Noxen als die abluminale Seite. 0,8–1% der Fläche endothelialer Zellmembranen bestehen aus Poren von 0,7–0,9 nm Radius, die von Enzymen kontrolliert werden; die Durchgängigkeitsraten für Ionen und für Moleküle ähnlicher Größe und Konfiguration können wegen dieser spezifischen Kontrolle unterschiedlich sein. Der Enzymgehalt dieser „enzymatischen Barriere" in der endothelialen Zellmembran liegt weit über dem des Hirnparenchyms; der Gehalt der Kapillarendothelien an γ-Glutamyl-transpeptidase ist etwa 20mal, der an alkalischer Phosphatase etwa 15mal und der an Glucose-6-phosphatase etwa 6mal höher als im Parenchym. Spricht die Fähigkeit der endothelialen Zellmembran, sterisch unterschiedliche Moleküle derselben chemischen Zusammensetzung, z. B. die D- und L-Glucose zu unterscheiden, für spezifische Transportmechanismen, so signalisiert die hohe Zahl der Mitochondrien in den Endothelzellen der Hirnkapillaren – sie ist pro Zelle etwa 5- bis 6mal höher als z. B. in den Endothelzellen der Muskelkapillaren – für den Ablauf energiefordernder aktiver Transportmechanismen gegen das Konzentrationsgefälle.

Bemerkenswert sind *lokale Unterschiede* in der Dichte der Schranke, die sowohl die interendothelialen Kontakte als auch die Zellmembran der Endothelien betreffen; zwischen verschiedenen Kerngebieten derselben Hirnregion gibt es Unterschiede in der Effektivität der Blut-Hirn-Schranke. Lokale Unterschiede in der Dichte der Blut-Hirn-Schranke unter pathologischen Bedingungen hängen dagegen von der Noxe und der betreffenden schrankenpflichtigen Substanz ab. Man rechnet deshalb mit unterschiedlicher Strukturdichte der Zonulae occludentes in den verschiedenen Hirnregionen, aber auch mit unterschiedlicher Substruktur der lumenwärts gerichteten endothelialen Zellmembran. Zudem beeinflussen wahrscheinlich aber auch regionale Unterschiede in der Stoffwechselrate des Hirngewebes, die Kapillardichte pro Flächeneinheit und die Durchflußrate des Blutes das Ausmaß der Gefäßpermeabilität, d. h. die Dichte der Blut-Hirn-Schranke insgesamt.

Das *Ausmaß des transendothelialen Transportes* chemisch komplizierterer Substanzen, wie z. B. von Medikamenten, richtet sich nach den Verteilungskoeffizienten des nicht-ionisierten Anteils einer solchen Verbindung zwischen der Wasser- und Lipidphase. Je stärker lipidlöslich der bei physiologischem pH nicht-ionisierte Anteil einer Verbindung ist, desto besser kann dieser die Barriere durch das Kapillarendothel überwinden. Einen *Schrankeneffekt* verursachen weder die Perizyten, die den Kapillarendothelien stellenweise anliegen, noch die umgebende Basallamina, die aus der Verschmelzung der Basallamina von Endothel und marginaler Glia hervorgeht. Auch die Astrozytenfortsätze, die als marginale Gliafüße allein die Grenze des Nervengewebes zur Gefäßwand bilden und etwa 99% der Gefäßwandoberfläche bedecken, üben keine direkte Schrankenfunktion aus; sie werden durch Interzellularkontakte, die den Interzellularraum offen lassen, durch Gap junctions, aneinander geheftet. Die starke Verzahnung der Astrozytenfortsätze allerdings führt zu ausgedehnten Windungen des Interzellularraumes, die eine Verlangsamung des interzellulären Transportes und eine Vergrößerung der metabolisch aktiven, den Interzellularraum begrenzenden *Gliawände* zur Folge haben.

Das vom Liquormilieu beherrschte Hirnparenchym wird oberflächlich, gegen die Hirnhäute zu, durch die marginale Glia und ventrikelwärts durch das Ependym abgegrenzt. Beide Parenchymgrenzen verschließen aber das intramurale Liquorkompartiment nicht.

Die an der *Hirnoberfläche* spärlicher als perivaskulär ausgebildeten Interzellularspalten, in denen die *marginalen Gliafortsätze* durch Gap junctions verbunden sind, erlauben eine Liquorströmung zwischen dem Interzellularraum des Gehirns und dem subpialen, von einer Basallamina ausgefüllten, Spaltraum. Da die oberflächliche marginale Glia aber aus zahlreichen, annähernd oberflächenparallel angeordneten Glialamellen zusammengesetzt ist, wird auch diese Liquorströmung durch ausgedehnte Gliawände, von denen die Interzellularspalten begrenzt werden, kontrolliert. Der zwischen marginaler Glia und Pia gelegene subpiale Spaltraum kommuniziert mit dem perivaskulären Spaltraum der Hirngefäße und dem Interzellularraum der Leptomeninx.

Auch die *Ependymzellen*, die als einschichtige Lage kinozilienreicher Ependymozyten die *Ventrikel auskleiden*, sind durch Gap junctions verbunden, Interzellularkontakte, die der koordinierten Funktion der Zellen dienen, aber den Interzellularraum nicht verschließen (Abb. 4.**32**). Eine von den Ependymozyten kontrollierte Liquorströmung zwischen dem Interzellularraum des Gehirns und den Hirnventrikeln ist deshalb möglich.

Dieses gesamte Liquorsystem wird gegen die *Dura mater*, die stellenweise fenestrierte Kapillaren besitzt und insgesamt im *Blutmilieu* liegt, durch eine mit der Blut-Hirn-Schranke wirkungsgleiche Barriere, eine „*Liquor-Blut-Schranke*", abgegrenzt; sie ist in der *Neurothelzellschicht*, der an das Blutmilieu der Dura mater grenzenden Leptomeninxschicht, lokalisiert.

Anders liegt die Grenze zwischen Blutmilieu und Liquormilieu (Abb. 4.**33**) in den *neurohämalen Regionen der zirkumventrikulären Organe* – kleiner Ependymorgane in der Medianebene des Gehirns, in der Wand des III. Ventrikels die *Neurohypophyse* (die *Eminentia mediana* und der *Neurallappen* der Hypophyse), das *Gefäßorgan der Lamina terminalis*, das *Subfornikalorgan*, die *Zirbeldrüse*, in allen Ventrikeln die *Plexus choroidei*, in der Wand des IV. Ventrikels die *Area postrema*. Die Kapillaren der neurohämalen Regionen haben als Ausdruck der hier fehlenden Blut-Hirn-Schranke ein fenestriertes Endothel sowie weite perivaskuläre Räume; sie liegen im *Blutmilieu*. Neurohämale Regionen sind „Fenster", durch die Wirkungen aus dem Liquormilieu in das Blutmilieu und in umgekehrter Richtung leicht möglich sind.

Ventrikelwärts ist die Grenze zwischen Blutmilieu und Liquormilieu in den neurohämalen Regionen als „*Blut-Liquor-Schranke*" in die Ebene ihrer spezialisierten Ependymzellen, der *Tanyzyten*, verschoben. Im *seitlichen Grenzgebiet* zwischen dem Blutmilieu der neurohämalen Region und dem Liquormilieu des angrenzenden Hirnparenchyms wird der Stoffübertritt über interzelluläre Spalten u. a. durch eine große Zahl *phagozytierender Zellen* kontrolliert. Auch gegen den *äußeren Liquor* besteht (in Tierversuchen bisher fest-

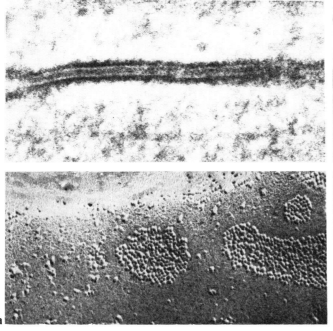
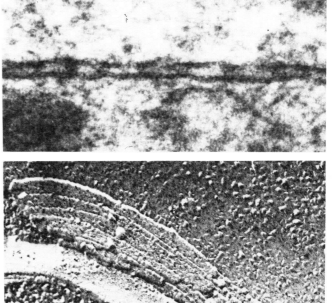

Abb. 4.**32a** u. **b Interzellularkontakte, oben transmissionselektronenmikroskopisches Bild, unten Gefrierbruchpräparat.**
a Gap junctions zwischen Makrogliafortsätzen des basalen Hypothalamus.

b Tight junctions zwischen Tanyzyten des Organum vasculosum laminae terminalis (oben) bzw. der Eminentia mediana (unten).
Ratte. Präparate und Aufnahmen Prof. Dr. *Brigitte Krisch*, Kiel. **a** oben 211 200fach, unten 88 500fach, **b** oben 124 800fach, unten 72 300fach

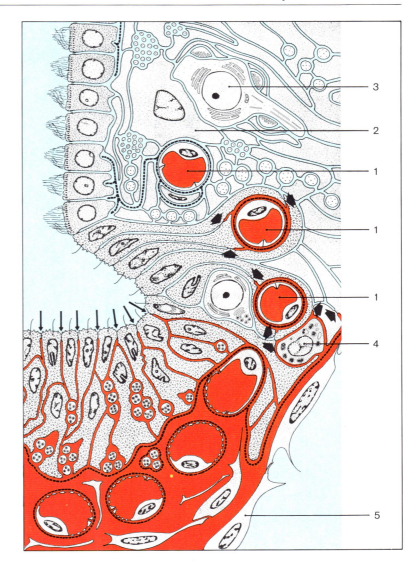

Abb. 4.**33** **Blut- und Liquormilieu am Beispiel einer hypothalamischen Region, Schema.** Blutmilieu rot, Liquormilieu blau. Das Blutmilieu des perivaskulären Raumes der Eminentia mediana (unten; fehlende Blut-Hirn-Schranke, fenestrierte Kapillaren) breitet sich interzellulär bis zu den apikalen Tight junctions (einfache Pfeile) der Tanyzyten und subendothelial lateralwärts bis zu den perivaskulären Tight junctions (Pfeilköpfe) der Tanyzytenfüße aus. Das Liquormilieu des Ventrikels (oben links) kommuniziert mit dem Interzellularraum des Gehirns.
1 Kapillaren mit Blut-Hirn-Schranke
2 Makrogliazelle
3 Nervenzellperikaryon
4 phagozytierende Gliazelle
5 Pia mater

gestellt) eine Abgrenzung von Blutmilieu und Liquormilieu durch mehrfache Lagen von *Meningealzellen,* die durch Zonulae occludentes und Kittsubstanzen miteinander verbunden sind.

Die Analyse der *Blut-Hirn-Schranke,* der *Blut-Liquor-Schranke* und der *Liquor-Blut-Schranke* zeigt, daß es sich in jedem Fall um eine *kontrollierte Grenze zwischen Blutmilieu und Liquormilieu* handelt. Die unterschiedlichen Bezeichnungen sind historisch zu verstehen, sie besitzen heute allenfalls topographische Bedeutung.

Von der Flüssigkeitsdynamik (Hämodynamik und Liquordynamik) her betrachtet bildet jede dieser drei Varianten der Schranke zwischen Blut- und Liquormilieu eine Abschirmung des weitgehend ruhenden Liquormilieus vor dem im arteriellen Kreislaufschenkel andrängenden Blutmilieu. Der Mechanismus des *Liquorabflusses über die Pacchionischen Granulationen* hauptsächlich in den Sinus sagittalis superior und deren Aufbau ist nicht hinreichend geklärt. Nach Untersuchungen an Affen sind Pacchionische Granulationen Protrusionen der äußeren Leptomeninx und des Arachnoidearaumes, die neben ihrer Funktion als Volumenpuffer auf transzellulärem Weg eine Liquordrainage in die Sinus und Venen der Dura ermöglichen. Beim *Liquorabfluß über Lymphwege* wird, Tierversuchen zufolge, der Liquor aus den Meningealräumen über perivaskuläre und perineurale (endoneurale) Bindegewebsräume Lymphgefäßen zugeleitet, die – soweit sie aus dem Schädelraum Liquor leiten – in tiefe Halslymphknoten einmünden. Hierbei kann allerdings krankhafterweise lymphatisches Gewebe aus der Peripherie perivaskulär zentralwärts entgegen der Liquorströmung vorwachsen, so daß in extremen Fällen der Perivaskularraum von Hirngefäßen im Liquorraum als prälymphatischer Raum bezeichnet werden kann. Krankhafterweise ist hier offenbar eine Verschiebung zwischen Lymph-(Blut-)Milieu und Liquormilieu möglich.

Literatur

Akert, K.: Dynamic aspects of synaptic ultrastructure. Brain Res. 49 (1973) 511–518

Andres, K. H.: Morphological criteria for the differentiation of synapses in vertebrates. J. neural. Transm. Suppl. XII (1975) 1–37

Barón, M., A. Gallego,: The relation of the microglia with the pericytes in the cat cerebral cortex. Z. Zellforsch. 128 (1972) 42–57

Bennett, M. V. L.: Synaptic Transmission and Neuronal Interaction. Society of General Physiology Series, vol. 28. Raven Press, New York 1974

Bennett, M. V. L., D. A. Goodenough: Gap junctions, electronic coupling, and intercellular communication. Neurosci. Res. Program Bull. 16 (1978) 371–486

Bloom, F. E.: Correlating structure and function of synaptic ultrastructure. In Schmitt, F. O. The Neurosciences: Second Study Program. Rockefeller University Press, New York 1970 (pp. 729–747)

Bodenheimer, T. S., M. W. Brightman: A blood-brain barrier to peroxidase in capillaries surrounded by perivascular spaces. Amer. J. Anat. 122 (1968) 249–268

Bodian, D.: Neuron junctions: A revolutionary decade. Anat. Rec. 174 (1972) 73–82

Bradybury, M.: The Concept of a Blood-Brain Barrier. Wiley, New York 1979

Brierley, J. B., A. W. Brown: The origin of lipid phagocytes in the central nervous system: I. The intrinsic microglia. II. The adventitia of blood vessels. J. comp. Neurol. 211 (1982) 397–417

Brightman, M. W.: The intracerebral movement of proteins injected into blood and cerebral fluid of mice. Prog. Brain Res. 29 (1967) 34–37

Brightman, M. W., T. S. Reese: Junctions between intimately apposed cell membranes in the vertebrate brain. J. Cell Biol. 40 (1969) 648–677

Brightman, M. W., L. Prescott, T. S. Reese: Intercellular junctions of special ependyma. In Knigge, K. M., D. E. Scott, H. Kobyashi, S. Ishii: Brain-Endocrine Interaction II. The Ventricular System. London, New York, Sydney: Karger, Basel 1975 (pp. 146–165)

Buijs, R. M., P. Pévet, I. F. Swaab: Chemical transmission in the brain: The role of amines, amino acids and peptides. Prog. Brain Res. 55 (1982)

Bunge, R. P.: Structure and function of neuroglia: Some recent observations. In Schmitt, F. O.: The Neurosciences: Second Study Program. Rockefeller University Press, New York 1970 (pp. 782–797)

Dermietzel, R.: Junctions in the central nervous system of the cat. IV. Interendothelial junctions of cerebral blood vessels from selected areas of the brain. Cell Tissue Res. 164 (1975) 45–62

Cajal, S. Ramon y: Histologie du Système Nerveux de l'Homme et des Vértébrés, vol. I, II. Maloine, Paris 1909–1911. Neudruck Madrid: Instituto Ramon y Cajal 1955

Cajal, S., Ramon y: Die Neuronenlehre. In Bumke, O., O. Foerster: Handbuch der Neurologie, Bd. I. Springer, Berlin 1935 (S. 887–994)

Chan-Palay, V., S. L. Palay: The form of velate astrocytes in the cerebellar cortex of monkey and rat: High voltage electron microscopy of rapid Golgi preparations. Z. Anat. Entwickl.-Gesch. 138 (1972) 1–19

Couteaux, R., K. Akert, J. E. Heuser, T. S. Reese: Ultrastructural evidence for vesicle exocytosis. Neurosci. Res. Program Bull. 15 (1977) 603–607

Dropp, J. J.: Mast cells in the central nervous system of several rodents. Anat. Rec. 174 (1972) 227–238

Eames, R. A., H. J. Gamble: Schwann cell relationship in normal human cutaneous nerves. J. Anat. 106 (1970) 417–435

Fleischhauer, K.: Ependyma and subependymal layer. In Bourne, G. H.: The Structure and Function of Nervous System, vol. VI. Academic Press, New York 1972

Gainer, H.: Peptides in Neurobiology. Plenum Press, New York 1977

Gray, E. G.: The fine structure of nerve. Comp. Biochem. Physiol. 36 (1970) 419–448

Hall, S. M., P. L. Williams: Studies on the 'incisures' of Schmidt and Lanterman. J. Cell Sci. 6 (1970) 767–791

Haug, H.: Quantitative data in neuroanatomy. Prog. Brain Res. 33 (1970) 113–127

Haymaker, W., R. D. Adams: Histology and Histopathology of the Nervous System. Thomas, Springfield/Ill. 1982

Heuser, J. E., T. S. Reese: Structure or the synapse. In Kandel, E. R.: Handbook of Physiology, The Nervous System, vol. I, part 1. American Physiological Society, Bethesda, Md. 1977 (pp. 261–294)

Heuser, J. E., T. S. Reese, M. J. Dennis, Y. Jan, L. Jan, L. Evans: Synaptic vesicle exocytosis captured by quick freezing and correlated with quantal transmitter release. J. Cell Biol. 81 (1979) 275–300

Hild, W.: Das Neuron. In Bargmann, W.: Handbuch der mikroskopischen Anatomie des Menschen, Bd. IV/4. Springer, Berlin 1959

Horridge, G. A.: Interneurons. Freeman, London 1968

Hortega del Rio, P., J. M. Prado: Investigaciones sobre la neuroglia de los ganglios simpáticos. Arch. Histol. (B. Aires) 1 (1942) 83–138

Hunt, C. C.: Relation of function to diameter in afferent fibers of muscle nerves. J. gen. Physiol. 38 (1954) 117–131

Hydén, H.: The Neuron, Elsevier, Amsterdam 1967

Jatzkewitz, H.: Neurochemie. Eine Einführung. Thieme, Stuttgart 1978

Jones, D. G.: Some Current Concepts of Synaptic Organization. Advanc. Anat. Embryol. Cell Biol. 55 (1978) 1–69

Kanig, K.: Einführung in die allgemeine und klinische Neurochemie. Fischer, Stuttgart 1973

Katz, B.: Nerv, Muskel und Synapse. Einführung in die Elektrophysiologie. Thieme, Stuttgart 1971

Kojima, T., K. Saito, S. Kakimi: An Electron Microscopic Atlas of Neurons. University of Tokyo Press, Tokyo 1975

Kornelliussen, H.: Ultrastructure of normal and stimulated motor endplates. With comments on the origin and fate of synaptic vesicles. Z. Zellforsch. 130 (1972) 28–57

Kuffler, S. W., J. G. Nicholls: From Neuron to Brain: A Cellular Approach to the Function of the Nervous System. Sinauer, Sunderland, Mass 1976

Lehmann, H. J.: Die Nervenfaser. In Bargmann, W.: Handbuch der mirkskopischen Anatomie des Menschen, Bd. IV/4. Springer, Berlin 1959 (S. 515–701)

Leonhardt, H.: Ependym und circumventrikuläre Organe. In Oksche, A., L. Vollrath: Handbuch der mikroskopischen Anatomie des Menschen, Bd. IV/10. Springer, Berlin 1980 (S. 177–666)

Levi-Montalcini, R.: Nerve Cells, Transmitters and Behaviour. Elsevier-North Holland Excerpta Medica, Amsterdam 1980

Manolov, S., W. Ovtscharoff: Structure and cytochemistry of the chemical synapses. Int. Rev. Cytol. 77 (1982) 243–284

Morris, J. H., A. R. Hudson, G. Weddell: A study of degeneration and regeneration in the divided rat sciatic nerve based on electron microscopy. I–IV, Z. Zellforsch. 124 (1972) 76–203

Myers, R. D., R. R. Drucker-Colin: Neurohumoral Coding of Brain Function. Plenum Press, New York 1974

Nicholls, J. G.: Repair and Regeneration of the Nervous System. Dahlem Workshop Reports. Life Sciences Research Report 24. Springer, Berlin 1982

Oehmichen, M.: Mononuclear phagocytes in the central nervous system. Origin, mode of distribution, and function of progressive microglia, perivascular cells of intracerebral vessels, free subarachnoidal cells, and epiplexus cells. In Bauer, H. J., G. Baumgarten, A. N. Davison, H. Gänshirt, P. Vogel: Neurology Series, vol. XXI. Springer, Berlin, 1978 (pp. 1–167)

Orkand, R. K.: Glial cells. In Kandel, E. R.: Handbook of Physiology. Cellular Biology of Neurons, vol. I, part 2. American Physiological Society, Bethesda, Md. 1977 (pp. 855–875)

Palay, S. L., V. Chan-Palay: General morphology of neurons and neuroglia. In Kandel, E. R.: Handbook of Physiology. The Nervous System, vol. I. part 1. American Physiological Society, Bethesda, Md. 1977 (pp. 5–37)

Pannese, G.: The satellite cells of the sensory ganglia. Advanc. Anat. Embryol. Cell Biol. 65 (1981) 1–111

Pappas, G. D., D. P. Purpura: Structure and Function of Synapses. Raven Press, New York 1972

Peters, A., S. L. Palay, H. F. de Webster: The Fine Structure of the Nervous System: The Neurons and Supporting Cells. Saunders, Philadelphia 1976

Pfenninger, K. H.: Synaptic morphology and cytochemistry. Prog. Histochem. Cytochem. 5 (1) (1973) pp. 1–86

Philips, D. D., R. G. Hibbs, H. P. Ellison, H. Shapiro: An electron microscopic study of central and peripheral nodes of Ranvier. J. Anat. 111 (1972) 229–238

Rakic, P.: Local circuit neurons. Neurosci. Res. Program Bull. 13 (1975) 289–446

Rapoport, S. I.: Blood-Brain Barrier in Physiology and Medicine. Raven Press, New York 1976

Reiser, K. A.: Die Nervenzelle. In Bargmann, W.: Handbuch der mikroskopischen Anatomie des Menschen, Bd. IV/4. Springer, Berlin 1959

Schadé, J. P., D. H. Ford: Basic Neurology, 2nd ed. Amsterdam: Elsevier-North Holland-Excerpta Medica, Amsterdam 1973

Scharf, J.-H.: Sensible Ganglien. In Bargmann, W.: Handbuch der mikroskopischen Anatomie des Menschen, Bd. IV/3. Springer, Berlin 1958

Scheibel, M. E., A. B. Scheibel: Of pattern and place in dendrites. Rev. Neurobiol. 13 (1970) 1–26

Sears, T. A.: Neuronal-Glial Cell Interrelationships. Dahlem Workshop Reports. Life Sciences Report, vol. XX. Springer, Berlin 1982

Shelanski, M. L., H. Feit: Filaments and tubules in the nervous system. In Bourne, G. H.: The Structure and Function of Nervous Tissue, vol. VI. Academic Press, New York 1972 (pp. 47–80)

Shepherd, G. M.: The Synaptic Organization of the Brain. An Introduction. Oxford University Press, London 1974

Steiner, F. A.: Neurotransmitter und Neuromodulatoren. Thieme, Stuttgart 1971

Stensaas, L. J., W. H. Reichert: Round and amoeboid microglial cells in the neonatal rabbit brain. Z. Zellforsch. 119 (1971) 147–163

Stevens, C. F.: The neuron. Sci. Amer. 241 (1979) 54–65

Stewart, R. M., R. N. Rosenberg: Physiology of glia: Glial-neuronal interactions. Int. Rev. Neurobiol. 21 (1979) 275–309

Szentágothai, J.: Neuron Concept Today. Akadémiai Kiado, Budapest 1977

Unsicker, K.: Zur Innervierung innersekretorischer Drüsen bei Säugetieren (Adenohypophyse und Nebenschilddrüse). Z. Zellforsch. 121 (1971) 283–291

Van Harreveld, A., J. Steiner: Extracellular space in frozen and ethanol substituted central nervous tissue. Anat. Rec. 166 (1970) 117–129

Zenker, W., H. Gruber: Über Form, Anordnung, Zahl und Größe der myoneuralen Synapsen multiple innervierter Skelettmuskelfasern. Z. mikro.-anat. Forsch. 76 (1967) 361–377

5 Gestalt und Gliederung des Rückenmarks

G. Töndury

5 Gestalt und Gliederung des Rückenmarks

Das *Rückenmark, Medulla spinalis*, bildet den spinalen Teil des Zentralnervensystems. Es erstreckt sich beim Erwachsenen vom oberen Rand des Atlas bis in Höhe des zweiten Lendenwirbels, wo es sich in das *Filum terminale* fortsetzt, das bis zum unteren Ende des Durasackes reicht. Die Grenze zwischen verlängertem Mark, *Medulla oblongata*, des Rautenhirns und *Medulla spinalis* wird durch die obersten Wurzelfäden des ersten Halsnerven *(N. suboccipitalis)* und das untere Ende der Pyramidenkreuzung im Foramen magnum markiert. Die Länge des Rückenmarkes hängt von der individuellen Körperlänge ab und beträgt im Mittel beim Mann 45, bei der Frau 40–42 cm.

Das Rückenmark hat die Form eines annähernd zylindrischen, dorsoventral abgeplatteten, von einem Kanal durchzogenen Stranges von symmetrischer Gestalt, der nicht an allen Stellen gleich dick ist (Abb. 5.1). Im Bereiche der Ursprungsgebiete der Wurzeln der Gliedmaßennerven zeigt es je eine spindelförmige Anschwellung, die Halsanschwellung, *Intumescentia cervicalis* für Hals und obere Extremität *(Plexus cervicalis* und *Plexus brachialis)* und die Lendenanschwellung, *Intumescentia lumbosacralis* für die untere Extremität *(Plexus lumbosacralis)*. Die Halsanschwellung liegt zwischen dem 3. Hals- und dem 3. Brustwirbel und umfaßt die vier unteren Hals- und die beiden oberen Brustsegmente des Rückenmarks. Die Lendenanschwellung ist kürzer und reicht vom 9./10. Brust- bis zum 1. Lendenwirbel. Sie besteht aus den beiden unteren Brust- und den vier oberen Lumbalsegmenten und endet im *Conus medullaris*, der von den Segmenten L_5, S_{1-5} und Co_1 gebildet wird und sich in das *Filum terminale* fortsetzt.

Oberflächengliederung. Eine tiefe vordere Längsfurche, *Fissura mediana ventralis*, und eine dorsal in der Medianebene verlaufende oberflächliche Längsrinne, *Sulcus medianus dorsalis*, die sich als *Septum dorsale* tief in das Rückenmark hinein fortsetzt, gliedern das Rückenmark in zwei symmetrische Hälften. Der *Sulcus dorsolateralis* markiert jederseits die Eintrittsstelle der *Fila radicularia dorsalia* der Rückenmarksnerven, ein etwa 2 mm breiter durchlöcherter, ventrolateral gelegener Streifen, *Sulcus ventrolateralis*, die Austrittsstelle der *Fila radicularia ventralia*. Die medianen und die beiden lateralen Längsfurchen begrenzen in

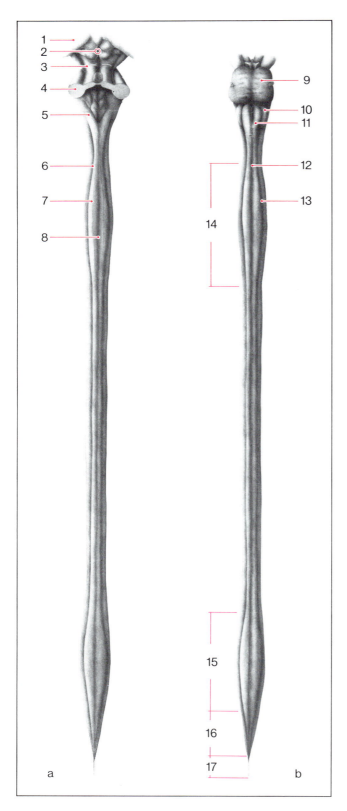

Abb. 5.1 **Hirnstamm und Rückenmark in der Ansicht von dorsal (a) und ventral (b).**
1 Thalamus
2 Lamina tecti (quadrigemina)
3 N. trochlearis
4 Pedunculus cerebellaris medius
5 Tuberculum gracile
6 Sulcus dorsolateralis
7 Funiculus dorsalis
8 Sulcus medianus dorsalis
9 Pons
10 Oliva
11 Pyramis
12 Fissura mediana ventralis
13 Sulcus ventrolateralis
14 Intumescentia cervicalis
15 Intumescentia lumbosacralis
16 Conus medullaris
17 Filum terminale

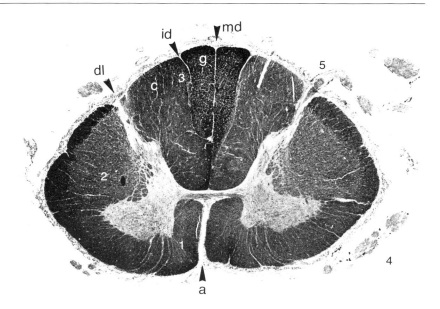

Abb. 5.2 **Querschnitt durch das Halsmark** (Markscheidenfärbung).
a Fissura mediana ventralis
c Fasciculus cuneatus (*Burdach*)
dl Sulcus dorsolateralis
g Fasciculus gracilis (*Goll*)
id Sulcus intermedius dorsalis
md Sulcus medianus dorsalis
1 Funiculus ventralis (Vorderstrang)
2 Funiculus lateralis (Seitenstrang)
3 Funiculus dorsalis (Hinterstrang)
4 Radix ventralis
5 Radix dorsalis

jeder Rückenmarkshälfte drei flache Längswülste, die *Funiculi medullae spinalis* (Abb. 5.**1a**):
Der *Vorderstrang, Funiculus ventralis,* liegt zwischen der Fissura mediana und dem Sulcus ventrolateralis, der *Seitenstrang, Funiculus lateralis,* zwischen dem Sulcus ventrolateralis und dem Sulcus dorsolateralis und der *Hinterstrang, Funiculus dorsalis,* zwischen den Sulci dorsolateralis und medianus dorsalis (Abb. 5.**2**). Im oberen Brust- und im Halsbereich wird der Hinterstrang durch den *Sulcus intermedius dorsalis* in den medial gelegenen *Fasciculus gracilis* (Gollscher Strang) und den lateralen *Fasciculus cuneatus* (Burdachscher Strang) unterteilt.

Morphogenese. Das von der Chorda dorsalis induzierte Rückenmark erstreckt sich ursprünglich durch den ganzen embryonalen Körper und erreicht zusammen mit der Chorda die Schwanzspitze. Es hat in seinem Endabschnitt eine weite Lichtung und einen rein epithelialen Bau. Embryonen von 7,5 mm SSL haben 38 Somiten und eine Schwanzanlage, an der zwei Teile unterschieden werden, ein proximaler mit ausgebildeten primitiven Wirbeln und Zwischenwirbelscheiben und äußerlich sichtbarer Metamerie und ein kurzer distaler Teil ohne Somiten, in den sich nur Chorda und Neuralrohr fortsetzen. Diese Zweiteilung ist bei Keimlingen von 11 mm SSL besonders ausgeprägt. (Abb. 5.**3**). Der letzte primitive Wirbel ist höher als die beiden vorangehenden; die Chorda, die im Lumbal- und Sakralbereich mitten durch die Wirbelsäulenanlage verläuft, verlagert sich vom 34. Segment an dorsal und dringt zusammen mit dem Rückenmark in die Schwanzspitze vor, die in diesem Stadium ihre größte Länge erreicht hat. Die Verschmelzung der beiden letzten Wirbelkörperanlagen leitet die Rückbildung der Schwanzknospe ein, von der bei Embryonen von 30–40 mm SSL nur noch ein kleiner Bürzel übrig

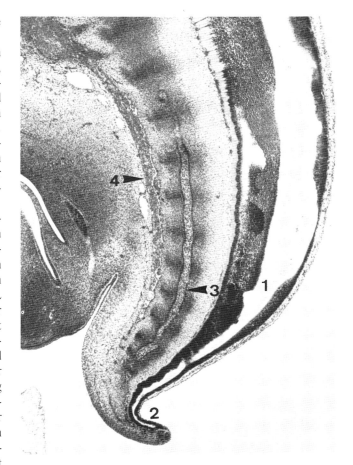

Abb. 5.**3 Sagittalschnitt durch das kaudale Ende eines menschlichen Embryos von 11 mm.**
1 Medulla spinalis
2 Schwanzspitze mit Neuralrohr
3 Chorda dorsalis in ihrem Verlauf durch die Wirbelsäulenanlage
4 Aorta dorsalis

bleibt. Die Chorda zerfällt, und das Neuralrohr löst sich in kleine Bläschen auf, die ebenfalls verschwinden. Proximal bleibt ein zellhaltiger, rein epithelial gebauter Strang übrig, der zum *Filum terminale* wird. Canalis vertebralis und Rückenmark entwickeln sich zunächst in gleichem Tempo. Vom 4. Monat an verlangsamt sich das Wachstum des Rückenmarks, während Wirbelkanal, Dura und Arachnoidea unvermindert weiterwachsen. Als Folge dieser Wachstumsdifferenz kommt es scheinbar zum Aufstieg des Rückenmarkes im Wirbelkanal *(Ascensus virtualis medullae spinalis)*. Demzufolge liegt der Conus medullaris im 6. Monat in Höhe des 4., im 7. Monat in Höhe des 3. Sakral- und beim Neugeborenen in Höhe des 3. Lendenwirbels (Abb. 5.**4**). Beim Erwachsenen findet man sein unteres Ende zwischen L_1 und L_2, bei langem Rücken zwischen Th_{12} und L_1 (Hochstand), bei kurzem Rücken tiefer als L_2 (Tiefstand).

Rückenmarksnerven-Wurzeln. Entlang dem ganzen Rückenmark entspringen lateral, jederseits in zwei Längsreihen geordnet, die Wurzelfäden, *Fila radicularia*, der Rückenmarksnerven. Diese werden nach ihren Beziehungen zur Wirbelsäule bezeichnet und eingeteilt. Man unterscheidet 8 Hals-, 12 Brust-, 5 Lenden-, 5 Sakral- und 1–2 Kokzygealnervenpaare, die aus der Vereinigung der vorderen Wurzeln, *Radices ventrales s. motoriae*, mit den hinteren Wurzeln, *Radices dorsales s. sensibiles*, entstehen (Abb. 5.**5**).

Vordere und hintere Wurzel unterscheiden sich funktionell und morphologisch. Die *Radices ventrales* bestehen aus den efferenten (motorischen) Axonen der multipolaren Nervenzellen in den Grundplattenderivaten – Vordersäule und Seitensäule – des Rückenmarks. Sie bilden grob gebündelte Fächer, die in Abständen voneinander austreten und nur in der Intumescentia lumbalis und im Conus medullaris dicht zusammengedrängt sind (Abb. 5.**5**). Die afferenten Wurzelfäden der *Radices dorsales* grenzen feingebündelt entlang dem Sulcus dorsolateralis unmittelbar aneinander und bilden in einiger Entfernung vom Rückenmark oft zwei Bündel, in denen die zentralen Fortsätze der Spinalganglienzellen zusammengefaßt sind (Abb. 5.**5**). Eine Radix ventralis enthält im Mittel 3000, eine Radix dorsalis 8000 (Th_5) bis 15000 (C_8) Fasern verschiedenen Kalibers.

Der *Ascensus medullae* bewirkt einen beträchtlichen Höhenunterschied der thorakalen und besonders der lumbalen und sakralen Segmente des Rückenmarkes gegenüber den entsprechenden Wirbeln und Zwischenwirbelkanälen. Über das Verhalten der Rückenmarkswurzeln und die skelettotope Lokalisation der Rückenmarksegmente beim Erwachsenen orientiert Abb. 5.**6**. Danach liegen in der Halsregion die Wurzeleintritte und -austritte um ein Segment höher als die entsprechenden Processus spinosi, im Bereich des 1.–6. Thorakalsegmentes beträgt die Differenz zwei, in Höhe des 7.–10. Segmentes drei Wirbelhöhen. Der 11. und 12. Brustwirbeldorn entsprechen dem 3. bis 5. Lendensegment. Die 5 Sakralsegmente sind im Gebiet des 1. Lendenwirbels zusammengedrängt.

Rückenmark-segment	Wirbelkörper	Processus spinosus
C_8	C_{6-7}	C_6
Th_6	Th_{4-5}	Th_{3-4}
L_1	Th_{10}	Th_{10}
S_{1-5}	$Th_{12}-L_1$	$Th_{12}-L_1$

Das *Filum terminale* ist ein ca. 20 cm langer Strang aus Glia- und Bindegewebe, der zum großen Teil (15 cm) frei im Subarachnoidealraum, *Cavitas subarachnoidealis*, inmitten der *Cauda equina* liegt (Abb. 5.**7**). Sein kurzes Endstück ist im *Filum durae matris spinalis* der harten Hirnhaut eingeschlossen, das den Sakralkanal durch den Hiatus sacralis verläßt und, fächerartig ausgebreitet, am Periost des zweiten Steißbeinwirbels haftet. Dadurch wird das Rückenmark in der Längsrichtung verstrebt.

Infolge des Ascensus medullae und des damit verbundenen Unterschiedes zwischen Länge des Rückenmarkes und Länge der Wirbelsäule (45 : 70 cm) müssen die Spinalnervenwurzeln einen kaudal gerichteten Verlauf nehmen, um das zugehörige Foramen inter-

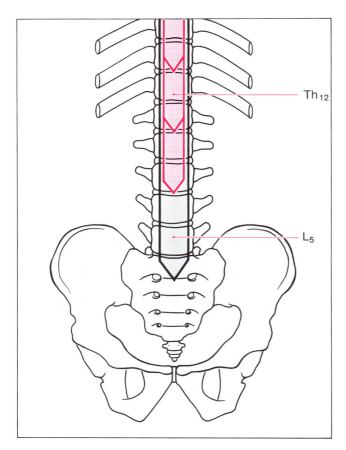

Abb. 5.**4** **Projektion des Durasackes und des Rückenmarks auf die Wirbelsäule.**
Durasack grau, Rückenmark rot konturiert. Weitere Erklärungen im Text.

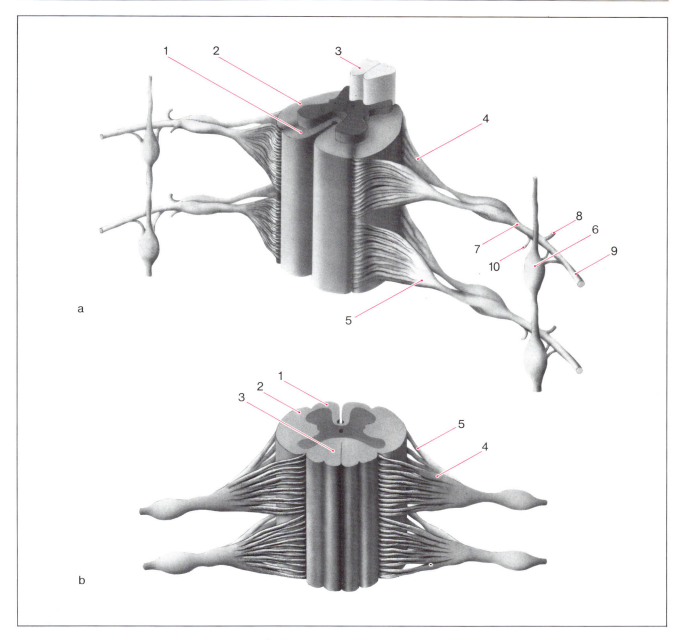

Abb. 5.**5 Rückenmarkswurzeln, Radices spinales.**
a In der Ansicht von vorne lateral, **b** von hinten gesehen.
1 Funiculus ventralis
2 Funiculus lateralis
3 Funiculus dorsalis
4 Radix dorsalis
5 Radix ventralis
6 Ganglion des Truncus sympathicus mit Rr. communicantes
7 N. spinalis
8 R. dorsalis
9 R. ventralis
10 R. meningeus

vertebrale zu erreichen. Wie Abb. 5.**8** zeigt, ist das erste Wurzelpaar kurz und zieht horizontal bis leicht ansteigend lateral. Die anschließenden Wurzeln werden länger und nehmen vom unteren Halsmark an zunehmend einen kaudal gerichteten, absteigenden Verlauf, d. h., ihr Ursprung liegt höher als ihre Austrittsstelle aus dem Wirbelkanal. Die Wurzeln der sakralen und lumbalen Nerven werden lang und vertikal und bilden die *Cauda equina*. In Höhe der Foramina intervertebralia entsteht eine winkelige Knickung, die im Brustbereich 30–45° beträgt. Sie wird nach unten größer, so daß sich die unteren Wurzeln normalerweise der Waagrechten nähern. Dieses Verhalten ist von der jeweiligen Form der Brustwirbelsäule und der Verlaufsrichtung der Rippen beeinflußt. Beim Neugeborenen liegt der Ursprung der Nervenwurzeln weiter kranial als die Austrittsstelle aus dem Wirbelkanal, so daß sie ohne Ausnahme den absteigenden Verlauf beibehalten. Bei Kindern hingegen wird bereits das für Erwachsene charakteristische Verhalten gefunden.

Jede Spinalnervenwurzel ist an drei Stellen fixiert, an der Austrittsstelle aus dem Rückenmark, im Austrittsloch aus dem Durasack und im Foramen intervertebrale. Die Foramina intervertebralia sind horizontal gerichtet; das hat die winklige Abknickung der Spinalnerven zur Folge. Jede Bewegung der Wirbelsäule ist mit Verlagerungen des Wirbelkanalinhaltes verbunden: Streckbewegungen verstärken die Abknickung der Nervenwurzeln, Beugebewegungen heben sie auf. Die aus den 5 Lenden-, den 5 Sakral- und dem Steißbeinsegment stammenden 12 Paare langer absteigender Wurzeln ordnen sich bilateral symmetrisch und dorsoventral zu beiden Seiten des Conus medullaris und erfüllen kaudal von ihm, das Filum terminale zwischen sich fassend, als *Cauda equina* den Lenden- und Sakralteil des Wirbelkanals (Abb. 5.9). In der Cauda equina sind die ventralen Wurzeln wesentlich

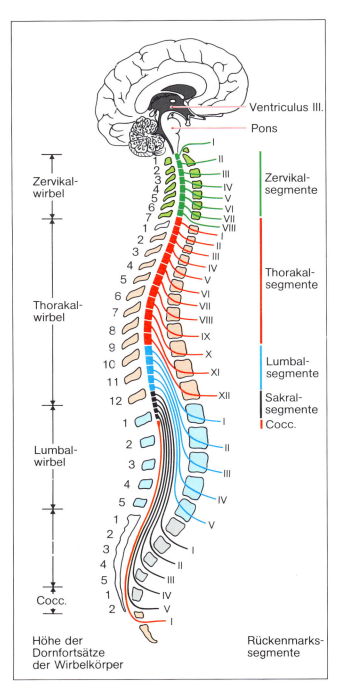

Abb. 5.**6 Spinovertebrale Topographie im Sagittalschnitt** (aus *Töndury, G.:* Angewandte und topographische Anatomie. Thieme. Stuttgart 1981).

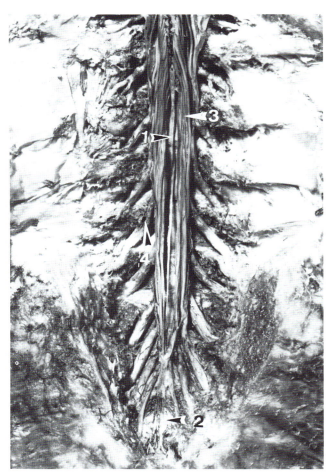

Abb. 5.**7 Filum terminale und Cauda equina.**
Die die Cauda equina bildenden Rückenmarkswurzeln sind nach außen verlagert.
1 Filum terminale
2 Filum durae matris spinalis
3 Cauda equina
4 Wurzeln von L_4 in Durahülle

Gestalt und Gliederung des Rückenmarks

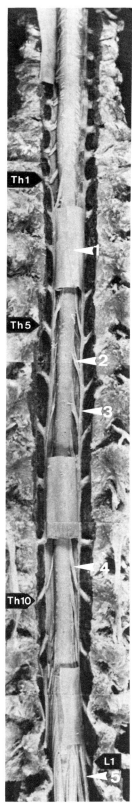

dicker als die dorsalen, auffallende Kaliberunterschiede zeigen auch die dicken Wurzeln der Spinalnerven, die den Plexus lumbosacralis zusammensetzen, verglichen mit den sehr dünnen Wurzeln der Kokzygealnerven. Die Cauda equina ist 24 cm lang und im aufrechten Stand, der Lendenlordose entsprechend, dorsal durchgebogen.

Der **Zentralkanal**, *Canalis centralis* (Abb. 5.**10**), der zum Rückenmark gehörende Teil des Ventrikelsystems, beginnt im unteren Winkel der Rautengrube des Hirnstammes, durchzieht das Rückenmark in ganzer Länge und kann am kaudalen Ende, am Übergang des Rückenmarkes in das Filum terminale, eine kleine Erweiterung, *Ventriculus terminalis*, aufweisen. Der Zentralkanal ist sehr dünn, beim Menschen aber häufig, besonders im Halsmark, stellenweise obliteriert. Im Hals- und Brustgebiet liegt er leicht ventral, lumbal genau im Zentrum und im Conus medullaris dorsal.

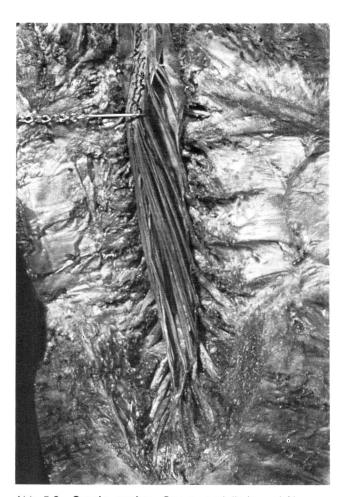

Abb. 5.**8** **Einblick in den eröffneten Wirbelkanal von dorsal.**
1 Dura mater
2 Radix dorsalis von Th$_6$
3 Schnittlinie des Durasackes
4 Radix dorsalis von Th$_{11}$
5 Radix dorsalis von L$_2$

Abb. 5.**9** **Cauda equina.** Conus medullaris und Nervenwurzeln nach links verlagert.

5 Gestalt und Gliederung des Rückenmarks

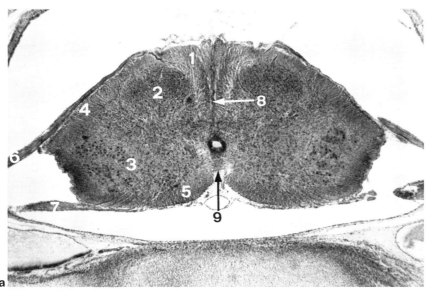

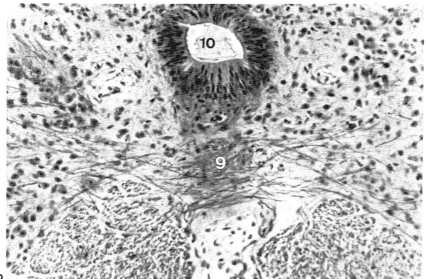

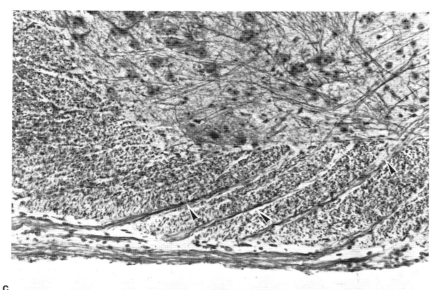

Abb. 5.**10** **Querschnitt durch das Rückenmark eines Fetus von 8 cm SSL.**
a Übersicht.
b Ausschnitt mit Anlage der Commissura alba.
c Rand der Medulla spinalis mit austretenden ventralen Wurzelfasern (Pfeilköpfe).
 1 Funiculus dorsalis
 2 Cornu dorsale
 3 Cornu ventrale
 4 Funiculus lateralis
 5 Funiculus ventralis
 6 Radix dorsalis
 7 Radix ventralis
 8 Septum medianum dorsale
 9 Commissura alba
10 Canalis centralis, von Ependym ausgekleidet

Literatur

Barr, M. L.: The Human Nervous System, 2nd ed. Harper & Row, New York 1974

Boyd, I. A., M. R. Davey: Composition of Peripheral Nerves, Livingstone, Edinburgh 1968

Brodal, A.: Neurological Anatomy, 2nd ed. Oxford University Press, London 1969

Brown, A. G.: Organization in the Spinal Cord. The Anatomy and Physiology of Identified Neurons. Springer, Berlin 1981

Carpenter, M. C.: Human Neuroanatomy, 7th ed. Williams & Wilkins, Baltimore 1976

Cowan, W. M., M. Cuenod: The Use of Axonal Transport for Studies of Neuronal Connectivity. Elsevier-North Holland-Excerpta Medica, Amsterdam 1975

Crosby, E. C., T. Humphrey, E. W. Lauer: Correlative Anatomy of the Nervous System. Macmillan, New York 1962

Elliott, H. C.: Texbook of Neuroanatomy, 2nd ed. Lippincott, Philadelphia 1969

Granit, R.: Muscle Afferents and Motor Control. Almqvist & Wiksell, Stockholm: Wiley, New York 1966

Hansen, K., H. Schliack: Segmentale Innervation. Ihre Bedeutung für Klinik und Praxis. Thieme, Stuttgart 1962

Iggo, A.: Handbook of Sensory Physiology, vol. II. Somatosensory System. Springer, Berlin 1973

Jacobson, M.: Developmental Neurobiology. Holt, Rinehart & Winston, New York 1970

Kubik, St.: Zur Topographie der spinalen Nervenwurzeln. Acta anat. (Basel) 63 (1966) 324–345

von Lanz, T., W. Wachsmuth: Praktische Anatomie, Bd. II/7. Springer, Berlin 1982

Nieuwenhuys, R., J. Voogd, Chr. von Huijzen: Das Zentralnervensystem des Menschen. Ein Atlas mit Begleittext. Springer, Berlin 1980

Phillips, C. G., R. Porter: Corticospinal Neurones: Their Role in Movement. Academic Press, London 1977

Ranson, St. W.: The Anatomy of the Nervous System, 6th ed. Saunders, Philadelphia 1939

Renshaw, B.: Central effects of centripetal impulses in axons of spinal ventral roots. J. Neurophysiol. 9 (1946) 191–204

Rexed, B. A.: Cytoarchitectonic atlas of the spinal cord of the cat. J. comp. Neurol. 100 (1974) 297–379

Sjölund, B., A. Björklund: Brain Stem Control of Spinal Mechanisms. Elsevier-North Holland-Excerpta Medica, Amsterdam 1982

Töndury, G.: L'embriologia della regione caudale nell'embrio umano in rapporto alle malformazioni dell'ano e del retto. Riv. Chir. pediat., Suppl. 6 (1964) 1–12

Töndury, G.: Angewandte und topographische Anatomie, 5. Aufl. Thieme, Stuttgart 1981

Villiger, E.: Gehirn und Rückenmark, 14. Aufl. Schwabe, Basel 1946

Warwick, R., P. L. Williams: Gray's Anatomy, 35th ed. Longmans, London 1973

Willis, W. D., R. E. Coggeshall: Sensory Mechanism of the Spinal Cord. Plenum Press, New York 1978

Windle, W. F.: The Spinal Cord and its Reaction to Traumatic Injury. Dekker, New York 1980

6 Rückenmarkshäute und Rückenmarksgefäße

G. Töndury

Rückenmarkshäute
  Harte Rückenmarkshaut
  Weiche Rückenmarkshaut
Blutgefäße des Rückenmarks
  Arterien
  Venen

Rückenmarkshäute

Rückenmark und Spinalnervenwurzeln sind von den bindegewebigen Hirnhäuten umhüllt, die sich morphologisch und in bezug auf ihre physiologische Beanspruchung unterscheiden. Am Rückenmark sind, wie am Gehirn, eine harte, äußere Haut, die *Pachymeninx* als *Dura mater spinalis* und eine innere, blutgefäßführende weiche Haut, die *Leptomeninx* als *Arachnoidea* und *Pia mater spinalis* ausgebildet. Die äußere leptomeningeale Schicht, die *Arachnoidea*, ist über einen kapillären (interzellulären) Spalt, das sog. *Spatium subdurale*, eng der Dura angelagert, während die innere leptomeningeale Schicht, die *Pia mater*, eng dem Rückenmark anliegt.

Harte Rückenmarkshaut

Die harte Rückenmarkshaut, *Dura mater spinalis* (Abb. 6.**1**), bildet einen derben, in sich geschlossenen, straffaserigen Sack, der den Krümmungen der Wirbelsäule folgt und kranial in die Dura mater encephali übergeht. Er reicht bis in Höhe des 2. Sakralwirbels, verliert dort seine Lichtung und setzt sich in das *Filum durae matris spinalis* fort (Abb. 6.**5**). Kranial erweitert er sich trichterförmig und befestigt sich am Rand des Foramen occipitale magnum. Ventral existieren Verbindungen mit dem Lig. longitudinale posterius der Wirbelsäule, die sich im Bereiche des Sakralkanales zum *Lig. sacrale durae matris* verstärken. Das Filum durae matris strahlt fächerförmig in das Periost des Steißbeines ein. In dieser Weise kommt eine kräftige Längsverstrebung zustande. Jede Zugspannung wird von den derben, vorwiegend längs verlaufenden Fasern aufgefangen. Seitliche kleine Ausstülpungen des Durasackes begleiten die beiden Nervenwurzeln in das Foramen intervertebrale und gehen in die Spinalnervenscheiden über (Abb. 6.**2**). Diese verankern den Durasack in der Frontalebene.

Die ganze Konstruktion wird noch durch besondere Bänder im Cavum epidurale verstärkt. Die Wirbelsäule beansprucht den Durasack vornehmlich auf Zug in kraniokaudaler Richtung. Dieser wird von den Verstärkungsbändern aufgefangen, die von der dorsalen Wand des Canalis sacralis in die Dura einstrahlen und sich in ihre Längsfasern fortsetzen. Aber auch von der ventralen Wand treten straffe Fasern in die Dura über und gehen als ventrale Fasern nach oben. Beide Faserkontingente sichern zusätzlich die kaudale Verankerung des Sackes. Im Bereiche der stark beweglichen Halswirbelsäule wird ein *Lig. interspinale durae matris* beschrieben, das die Dura mit dem seitlichen Umfang des Wirbelkanals verbindet, und ein *Lig. craniale*, das

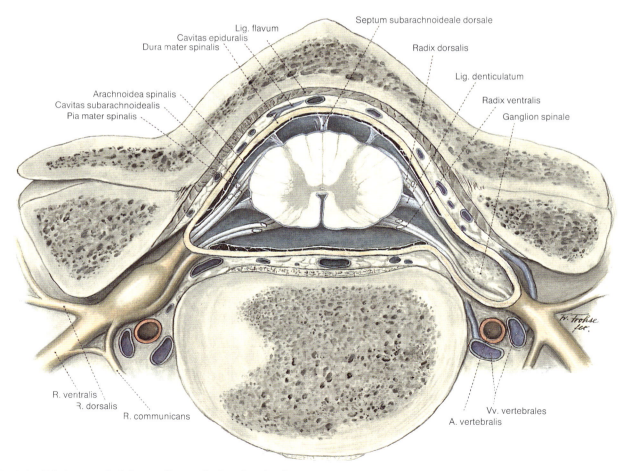

Abb. 6.**1** **Rückenmarkshäute. Querschnitt durch den vierten Halswirbel.**

sie am Axis und besonders am Atlas befestigt. Seitliche Verankerungen am Periost und an den Gelenkbändern werden besonders bei Rotationen beansprucht.

Cavitas epiduralis

Der Durasack und sein Inhalt liegen exzentrisch im Wirbelkanal und sind möglichst nahe an die Bewegungsachse der Wirbelsäule gerückt. So entsteht die *Cavitas epiduralis* (Abb. 6.**1**, 6.**2**), die dorsal weit, ventral schmal ist und zahlreiche, in Fett eingebettete Venen enthält. Sie öffnet sich in die Zwischenwirbelkanäle und steht so in Verbindung mit dem Spatium paravertebrale. Das flüssigkeitsreiche Gewebe zwischen Durasack und Wirbelkanal wirkt wie ein Polster und gestattet Bewegungen der Wirbelsäule ohne mechanische Beeinträchtigung des Rückenmarkes und seiner Nervenwurzeln. Das bei Körpertemperatur halbflüssige Fett ist nicht kompressibel; es setzt sich in die Zwischenwirbelkanäle fort und kann je nach den Druckverhältnissen im Wirbelkanal ausweichen oder wieder in den Kanal hineingesogen werden.

Die **Plexus venosi vertebrales interni anterior** und **posterior** verbinden die längsverlaufenden Venen untereinander. Sie nehmen das Blut aus dem Wirbelkanal und seinem Inhalt auf und leiten es über die Venengeflechte in den Zwischenwirbelkanälen den Interkostal- und Lumbalvenen und weiter den *Vv. azygos* und *hemiazygos* zu. Die Venen der Plexus venosi vertebrales interni sind klappenlos und haben ausgiebige, z. T. weite Anastomosen (Abb. 6.**3**). Über die *Vv. basivertebrales*, die die Wirbelkörper in sagittaler Richtung durchqueren, ist der Plexus vertebralis internus anterior mit dem Plexus vertebralis externus anterior verbunden. Weiterhin bestehen zahlreiche Anastomosen mit den großen Venengeflechten im Nackenbereich und den Sinus marginales und occipitalis durae matris, so daß das Blut notfalls nach allen Richtungen abfließen kann. Ähnlich geschützt ist der Inhalt der Zwischenwirbelkanäle: Die Spinalnerven mit ihren Wurzeln und den Ganglien sind ebenfalls von venösen Geflechten und Fettgewebe umschlossen.

Weiche Rückenmarkshaut

Die weiche Rückenmarkshaut, *Leptomeninx*, die am Rückenmark wie am Gehirn in *Arachnoidea* und *Pia mater spinalis* gegliedert ist, schließt den mit Liquor cerebrospinalis gefüllten Subarachnoidealraum, *Cavitas subarachnoidealis*, ein. Der Liquor kommuniziert mit dem Subarachnoidealliquor des Gehirns.

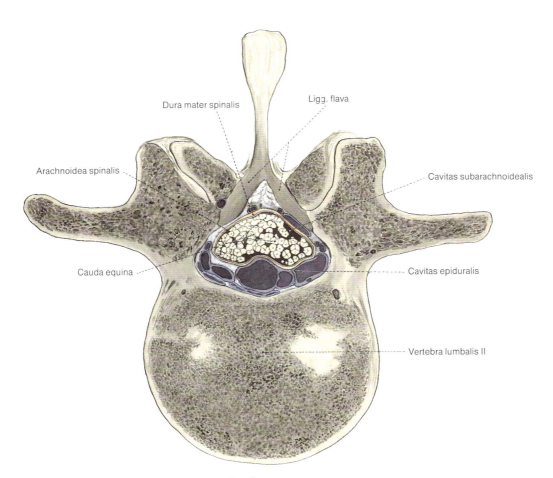

Abb. 6.**2** Rückenmarkshäute. Querschnitt durch den zweiten Lendenwirbel.

6 Rückenmarkshäute und Rückenmarksgefäße

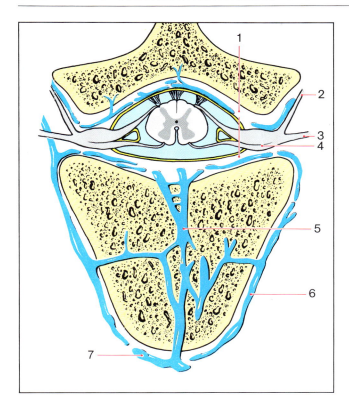

Abb. 6.**3** **Wirbelkanal und Inhalt:**
Rückenmark, Rückenmarkshäute und Plexus venosi vertebrales interni und externus anterior (nach *Töndury* 1981).
1 Cavitas epiduralis mit Plexus venosi vertebrales interni anterior und posterior
2 R. dorsalis n. spinalis
3 R. ventralis n. spinalis
4 Ganglion spinale
5 V. basivertebralis
6, 7 Plexus venosus vertebralis externus anterior

Arachnoidea spinalis

Die Spinnwebhaut, *Arachnoidea spinalis* (Abb. 6.**4**), legt sich als dünne, durchsichtige Haut der Innenfläche der Dura mater dicht an und erstreckt sich wie der Durasack vom Foramen occipitale magnum bis in Höhe von S_2, wo der von ihr gebildete Schlauch abgeschlossen ist. Arachnoidea und Dura sind stellenweise, besonders dorsal, durch feinste, kurze Bindegewebsfasern verbunden und lassen sich deshalb am Rückenmark schwerer trennen als im Gebiete des Gehirns. Die übrige, äußere Oberfläche ist glatt und glänzend. Das sog. *Spatium subdurale* zwischen den beiden Membranen ist ein virtueller, einem Interzellularraum gleichender Spalt ohne Verbindung mit anderen Räumen.
Baulich besteht die Arachnoidea aus dem lockeren fibrillären leptomeningealen Bindegewebe, das ein gefäßfreies, von elastischen Fasern umsponnenes Netzwerk bildet. Trabekel durchsetzen als zarte Fäden und schmale Bänder besonders dorsal den Subarachnoidealraum, *Cavitas subarachnoidealis*, und gehen in das Piagewebe über. Am häufigsten wird im Bereiche des Halsmarkes und des oberen Brustmarkes ein *Septum subarachnoideale medium* beobachtet. Innere Oberfläche und Trabekel sind von Zellen der Leptomeninx überzogen, die den Liquorraum abdichten.

Pia mater spinalis

Die Gefäßhaut, *Pia mater spinalis*, umschließt als gefäßreiche, dünne und zarte Haut das Rückenmark und dringt zusammen mit den Aa. sulcocommissurales (centrales) in die Tiefe der Fissura mediana (ventralis). Auf die Gefäße des Rückenmarks setzt sie sich als feine, dünne, geschlossene Lage von Leptomeningealzellen fort und hängt im Bereiche der Nervenwurzeln mit deren zartem, spärlichem Bindegewebe und der Tunica externa der Vasa radicularia zusammen. Bindegewebsfasern begleiten die in das Rückenmark eindringenden Blutgefäße.
Die Pia mater ist reich innerviert. Gefäßnerven bilden in der Gefäßwand und ihrer nächsten Umgebung dichte Netze, sie spielen eine Rolle bei der Regulation der Durchblutung des Rückenmarks. Hinzu kommen sensible Endorgane in Form oberflächlicher markloser Geflechte an den Arteriolen. Sensible Endapparate kommen auch frei im Bindegewebe vor, das von einem weitmaschigen, von Blutgefäßen unabhängigen, nervösen Netz durchzogen ist.
Das **Lig. denticulatum** verankert das Rückenmark beiderseits vom Occiput bis in Höhe des 2. Lendenwirbels an der Dura (Abb. 6.**5**, 6.**6**). Das Band hat am Rückenmark in der Pia mater eine ununterbrochene Ursprungslinie, die Innenfläche der Dura mater erreicht es aber nur mit einzelnen Zacken. Die zwischen den Zacken liegenden freien Ränder sind im Subarachnoidealraum ausgespannt. Die Ligg. denticulata bilden ein Aufhängeband, das das Rückenmark im Liquor cerebrospinalis in der Schwebe hält. Wichtige motorische Bahnen (Pyramidenbahn) liegen dorsal, sensorische Bahnen (Schmerzbahn) ventral vom Ligament (Abb. 6.**7**). Von den Anheftungszacken kreuzt der erste Zipfel des Lig. denticulatum die A. vertebralis an ihrer Eintrittsstelle in den Subarachnoidealraum dorsal. Die oberste Anheftung des Lig. denticulatum bleibt von der Arterie durch die Radix ventralis des ersten Halssegmentes getrennt und ist direkt oberhalb des Randes des Foramen occipitale magnum, etwas hinter dem N. hypoglossus angewachsen. Der letzte Zipfel ist zwischen Th_{12} und L_1 zu finden.

Cavitas subarachnoidealis

Der vom Liquor cerebrospinalis erfüllte Subarachnoidealraum, *Cavitas subarachnoidealis*, (Abb. 6.**6**) wird von Bindegewebstrabekeln, die Pia und Arachnoidea verbinden, durchsetzt. Er geht kontinuierlich in die Cavitas subarachnoidealis encephali über und reicht kaudal wie der Durasack bis zum zweiten Sakralwirbel. Dieser untere Abschnitt, der nur das Filum termi-

Weiche Rückenmarkshaut 111

nale und die Cauda equina enthält, ist besonders weit und wird auch als **Cisterna lumbalis (terminalis)** bezeichnet. Aus ihr kann durch die Lumbalpunktion Liquor entnommen werden.

Die **Lumbalpunktion** muß auf das untere Ende des Rückenmarks Rücksicht nehmen. Sie wird meist im Spatium interspinosum (L_5/S_1) vorgenommen. Die Punktionsnadel durchbohrt das kräftige Lig. interspinale und dringt in die Cavitas epiduralis und durch den Durasack in die Cisterna lumbalis ein. Die Wurzeln der Cauda equina weichen der Nadelspitze aus, so daß eine Verletzung sicher vermieden wird.

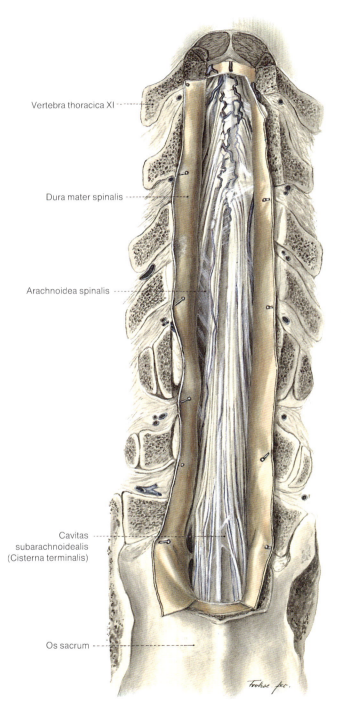
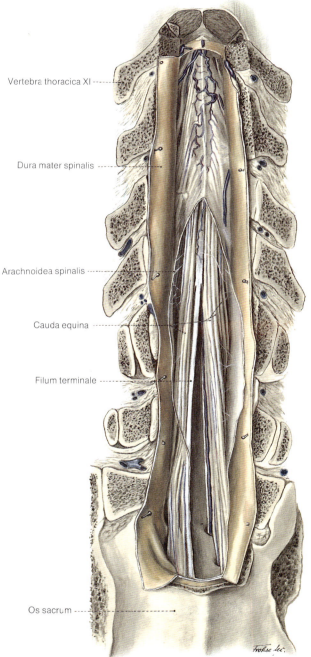

Abb. 6.4 u. 6.5 Rückenmarkshäute.
Der Wirbelkanal ist vom elften Brustwirbel bis zum kranialen Ende des Kreuzbeins durch Wegnahme der Wirbelbögen eröffnet. In Abb. 6.4 ist die Dura mater spinalis in der Mittellinie aufgeschnitten und der Arachnoideasack sichtbar.

Die Venen des Conus medullaris, des Filum terminale und der Cauda equina schimmern durch die Arachnoidea.
In Abb. 6.5 ist auch die Arachnoidea gespalten; die Cauda equina ist nach links und rechts auseinandergelegt.

112 6 Rückenmarkshäute und Rückenmarksgefäße

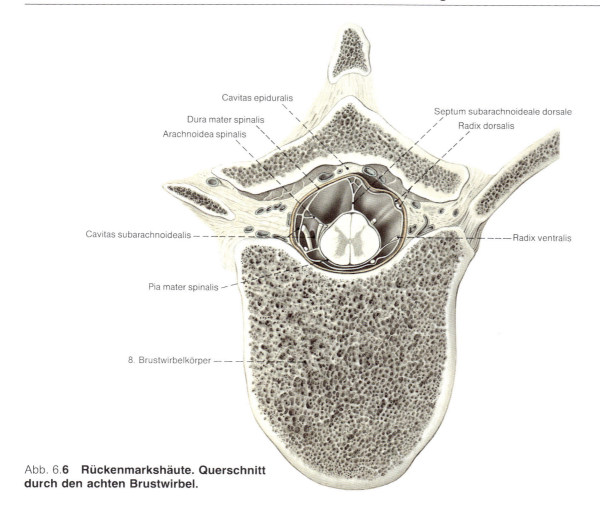

Abb. 6.6 **Rückenmarkshäute. Querschnitt durch den achten Brustwirbel.**

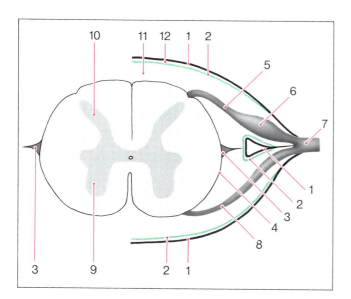

Abb. 6.7 **Querschnitt durch das Rückenmark mit Lig. denticulatum.**

1 Dura mater
2 Arachnoidea (blau)
3 Lig. denticulatum
4 Pia mater
5 Radix dorsalis
6 Ganglion spinale
7 N. spinalis
8 Radix ventralis
9 Cornu ventrale
10 Cornu dorsale
11 Subarachnoidealraum
12 Subduralraum

Blutgefäße des Rückenmarks

Arterien

Das Rückenmark wird aus zwei Quellen und auf zwei Wegen arteriell versorgt. Die Quellen arteriellen Blutes sind die *Aa. vertebrales* und die *Aorta descendens*. Die Wege, auf denen die Gefäße zum Rückenmark treten, sind als längsverlaufende absteigende vordere und hintere *Arteriae spinales* (aus den Aa. vertebrales) und beiderseits als segmentale querverlaufende *Rami spinales* (aus den Aa. vertebrales und aus Aortenästen, nämlich den hinteren Ästen der Interkostal- und Lumbalarterien) angelegt. Die Aa. spinales und die Rr. spinales sind durch Längs- und Queranastomosen verbunden und speisen ein ausgedehntes Geflecht von Gefäßen, aus dem Arterien in das Rückenmark ziehen. Diese Gefäßanlage wird im Laufe der Entwicklung in typischer Weise abgewandelt.

Die beiden längsverlaufenden *Aa. spinales ventrales* schließen sich zu einem starken Gefäß zusammen, die beiden *Aa. spinales dorsales* sind dagegen in variabler Weise schwächer ausgebildet. Die Verlaufsrichtung der Aa. spinales, die bis in Höhe des 4.–5. Halssegmentes absteigen, wird durch *Trunci arteriosi spinales* kettenförmig fortgesetzt.

Aus jedem der segmentalen *Rr. spinales* geht, nach Abgabe eines R. anterior und R. posterior in den Spinalkanal, die *A. nervomedullaris* hervor, die sich in den vorderen und hinteren Wurzelast teilt. Diese *Rami radiculares* ziehen mit der vorderen und hinteren Wurzel zum Rückenmark und folgen dabei dem durch den Ascensus des Rückenmarkes verursachten Wurzelverlauf. Aus der ursprünglich 31 Gefäßpaare umfassenden Anlage bleiben zur Zeit der Geburt noch etwa 12 Paar ungleich starke, häufig asymmetrisch ausgebildete Rr. spinales übrig, die das Brust- und obere Lendenmark erreichen, während sich alle anderen Spinaläste in der Versorgung der Wirbelsäule und der Dura erschöpfen.

Zwischen den Versorgungsgebieten der Aa. vertebrales und der Aorta descendens entsteht eine zerviko-thorakale *Übergangszone,* in der in variabler Weise Zweige von Arterien aus der A. subclavia in den Wirbelkanal zum Rückenmark ziehen.

Die **Aa. spinales anteriores** sind Äste der Aa. vertebrales. Sie werden kurz vor deren Vereinigung zur A. basilaris abgegeben, verlaufen entlang der Pyramiden und treffen sich in Höhe der Decussatio pyramidum zur Bildung des unpaaren Gefäßstammes, der vom Truncus arteriosus spinalis ventralis fortgesetzt wird. Die Vereinigungsstelle der beiden Arterien kann als Variante höher oder tiefer liegen, eine der beiden Arterien wird gelegentlich vermißt, auch kann der Stamm streckenweise verdoppelt sein.

Die **Aa. spinales posteriores** sind die dünnen ersten intrakranialen Äste der Aa. vertebrales. In seltenen Fällen stammen sie ein- oder doppelseitig aus der A. cerebelli inferior posterior oder einem ihrer Äste. Sie überkreuzen die Pars spinalis n. accessorii und teilen sich T-förmig in einen kürzeren aufsteigenden Ast zum Pedunculus cerebellaris caudalis und einen längeren absteigenden Ast; dieser erreicht entlang dem Sulcus dorsolateralis, medial von den Radices dorsales das Rückenmark und setzt sich jederseits in den Truncus arteriosus spinalis dorsalis fort.

Die **Trunci arteriosi spinales** sind weder durchgehende „Arteriae spinales", noch einheitliche Gefäßrohre von annähernd gleichem Kaliber. Sie entstehen vielmehr als Anastomosenkette der auf- und absteigenden Äste der Wurzelarterien. Der *Truncus arteriosus spinalis ventralis* (Abb. 6.**8**), der direkt vor der Fissura mediana liegt, entsteht in Höhe des 3./4. Halssegmentes aus den vereinigten beiden *Aa. spinales anteriores* und erstreckt sich bis zum Conus medullaris. Die dünnen *Trunci arteriosi spinales dorsales* (Abb. 6.**9**), die sich ebenfalls über die ganze Länge der Medulla spinalis verfolgen lassen, setzen die *Aa. spinales posteriores* fort. Zahlreiche Queranastomosen zwischen den Trunci bilden ein weitmaschiges zirkuläres Gefäßnetz um das Rückenmark (s. Abb. 6.**11**).

Die **Rr. spinales** entspringen im Halsbereich von Ästen der A. subclavia (Aa. vertebrales, cervicales ascendentes, cervicales profundae). Im Brust- und Lendenbereich sind sie Äste der Aa. intercostales und lumbales, in der Sakralregion werden sie von den Aa. sacrales laterales, iliolumbales oder von den Aa. iliacae internae abgeben. Die Rr. spinales der verschiedenen Zubringerarterien erreichen durch die Foramina intervertebralia den Wirbelkanal und verzweigen sich in drei Äste, den *R. anterior canalis spinalis,* die *A. nervomedullaris* und den *R. posterior canalis spinalis.* Die A. nervomedullaris durchbohrt nach Abgabe kleiner Zweige die Dura und teilt sich in den *R. radicularis anterior* und den *R. radicularis posterior.*

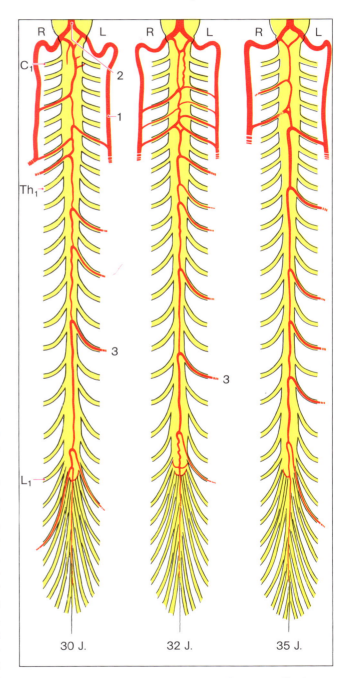

Abb. 6.**8 Truncus arteriosus spinalis ventralis (anterior),** Erklärungen im Text (nach *Dommisse* 1975).
1 A. vertebralis sinistra
2 A. basilaris
3 A. radicularis magna *(Adamkiewicz)*

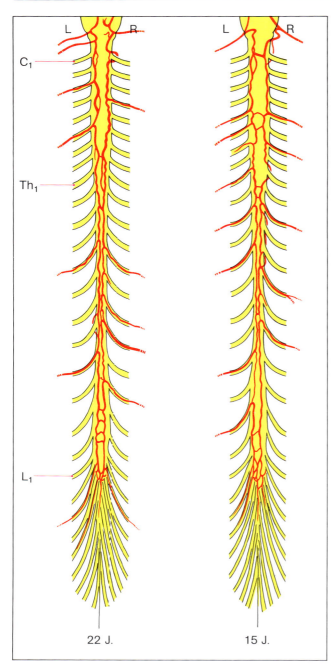

Abb. 6.9 **Trunci arteriosi spinales dorsales (posteriores),** Erklärungen im Text (nach *Dommisse* 1975).

Die **Rr. radiculares** erreichen, in kraniomedialer Richtung verlaufend, entlang der vorderen bzw. hinteren Wurzeln, das Rückenmark. Die Rr. radiculares anteriores teilen sich in Höhe der Fissura mediana, die Rr. radiculares posteriores im Sulcus dorsolateralis T-förmig in einen aufsteigenden und einen absteigenden Ast, die in ihrem der Längsachse folgenden Verlauf auf einen entgegengesetzt ziehenden Ast der Nachbararterien treffen. So entstehen die *Trunci arteriosi spinales*. Der Bereich, in dem die Rr. ascendentes und descendentes zusammentreffen, zeichnet sich als „engste Stelle", Intermediärstrecke, ab, ein Verhalten, das auch am kraniozervikalen Übergang deutlich ist. Die hinteren Längsstämme sind häufig unterbrochen, der Zuflußcharakter der Wurzelarterien zeigt sich hierin. Kleine Seitenäste der Rr. radiculares versorgen die Spinalnervenwurzeln und die Spinalganglien.

Die *Rr. radiculares* spielen für die Durchblutung des Rückenmarkes die Hauptrolle. Beim Embryo sind alle 31 Wurzelarterienpaare an seiner Versorgung beteiligt. Vom 5. Monat an kommt es zu einer progressiven Desegmentierung, die an den Aa. radiculares anteriores besonders ausgeprägt ist. Die meisten Arterien verlieren die Verbindung mit den Längsstämmen, sind sehr dünn und versorgen nur noch die Dura, die Spinalganglien und die Nervenwurzeln. Die persistierenden Äste findet man besonders im Bereiche der beiden Intumeszenzen; sie sind nach Zahl und Herkunft sehr variabel und können ein- oder doppelseitig sein. Die Äste zum Truncus arteriosus spinalis ventralis stammen vornehmlich von Aa. radiculares anteriores sinistrae, die Verbindungen zu den Trunci arteriosi spinales dorsales sind zahlreicher, aber kleiner und kommen in der Mehrzahl von rechts. Vorne kommen durchschnittlich 8 (2–17), hinten 12 (6–25) Anastomosen von ungleichem Kaliber vor. In Abb. 6.**8** u. 6.**9** sind einige Fälle zusammengestellt; diese stimmen nur darin überein, daß die Intumeszenzen besser versorgt sind als das sie trennende Brustmark und die Conusspitze.

Aufgrund der Gefäßverteilung und ihres Kalibers können am Rückenmark drei **arterielle Versorgungsgebiete** unterschieden werden (Abb. 6.**10**).

Das *obere* oder **Halsterritorium** (C_1 bis Th_2) umschließt die Intumescentia cervicalis und umfaßt 22% (10 cm) der Gesamtlänge des Rückenmarkes. Der Truncus arteriosus spinalis ventralis ist in dieser Region weit und häufig verdoppelt, was vermutlich der Persistenz eines embryonalen Durchgangsstadiums entspricht. Die oberen 3–4 Halssegmente werden von den unscheinbaren Aa. spinales anteriores und posteriores, die Intumescentia cervicalis von 2–4 Rr. radiculares, Ästen der zervikalen Portion der Aa. vertebrales, mit Blut versorgt. Diese kommen abwechselnd von rechts oder von links. Die konstanteste Arterie liegt in Höhe von C_6, eine zum unteren Teil der Intumeszenz führende Arterie begleitet die erste, zweite oder dritte Thorakalwurzel.

Das *mittlere* oder **Brustterritorium** (Th_3 bis Th_8) umfaßt bei einer Länge von 20 cm 44% der Medulla spinalis und ist bedeutend schlechter durchblutet als Hals- und Lendenbereich. Der Truncus arteriosus spinalis ventralis ist besonders im oberen Teil auffallend schwach entwickelt. Es bestehen nur wenige, dünne Queranastomosen, das längsgerichtete Arteriensystem kann bei sehr schwach ausgebildetem Gefäßnetz im mittleren Brustmark sogar unterbrochen sein.

Auch im *unteren* oder **Lenden-Sakralterritorium** (Th_{9-12}, Intumescentia lumbalis und Conus medullaris) ist bei einer Länge von 15 cm (34%) die Intumeszenz am besten vaskularisiert, der Truncus arteriosus spinalis ventralis sehr kräftig und durch bogenförmige

Anastomosen beidseits vom Conus medullaris mit den Trunci arteriosi dorsales verbunden. Hier findet man das größte Wurzelgefäß des Rückenmarkes, nämlich die *A. radicularis magna* ADAMKIEWICZ (Abb. 6.**10a**). In 46% stellt sie den einzigen Zufluß zu den vorderen zwei Dritteln der Intumescentia lumbalis dar. Sie ist immer einseitig angelegt und kommt in 77% von links (Abb. 6.**10a**). Bei tiefem Ursprung begleitet sie die Radix ventralis eines der unteren vier Thorakalnerven (75%) oder gelangt mit dem 1. oder 2. Lumbalnerven in den Durasack (10%) (Abb. 6.**10b**). Bei hohem Ursprung (15%) gibt es zwei Aa. radiculares anteriores, von denen die obere die Radix ventralis eines der Thorakalnerven Th_{5-8}, die untere die vordere Wurzel von L_4 oder L_5 begleitet (Abb. 6.**10c**). In Höhe der Fissura mediana angelangt, teilt sich die A. radicularis magna wie die anderen Wurzelarterien T-förmig und bildet den unteren Abschnitt des Truncus arteriosus spinalis ventralis. Der absteigende Ast ist besonders kräftig und verläuft geschlängelt bis zum Filum terminale, das er als dünner Faden begleitet. Die bogenförmigen Anastomosen mit den hinteren Arterienstämmen, *Rr. cruciantes,* stehen entlang der Cauda equina mit den radikulären Ästen der lumbalen und sakralen Nervenwurzeln in Verbindung. Diese, in die arteriellen Längsstämme integrierten Äste können eine insuffiziente A. radicularis magna ersetzen. Die Aa. radiculares posteriores sind in diesem Gebiet zahlen- und kalibermässig am stärksten.

Die **inneren Arterien des Rückenmarks** entspringen aus dem Truncus arteriosus spinalis ventralis, der zwei Drittel des Querschnittes versorgt, und aus den Trunci arteriosi spinales dorsales und dem pialen Arteriennetz, der Vasocorona medullaris (Abb. 6.**11**).

Die aus dem **Truncus arteriosus spinalis ventralis** stammenden *Aa. sulcocommissurales (Aa. centrales)* dringen in die Fissura mediana ein und versorgen alternierend die linke oder die rechte Rückenmarkshälfte (Abb. 6.**11**). Gelegentlich können auch zwei Äste für die rechte oder linke Hälfte aufeinanderfolgen. Im Verlauf durch die Fissur werden kurze Äste an den Vorderstrang entlassen; in der Tiefe angelangt, versorgt ein zentrales Gefäßbäumchen mit vertikalen und horizontalen Ästen das Vorderhorn, die Basis des Hinterhorns, die Commissura grisea und die Commissura alba anterior. Ein stärkerer Ast im oberen Lenden- und im Brustmark ist für die Nervenzellgruppe des *Nucleus thoracicus* (= dorsalis; Stilling-Clarkesche Säule) bestimmt. Die etwa 200–250 Aa. sulcocommissurales sind nicht gleichmäßig verteilt, sondern zahlreicher und stärker im Bereiche der Intumeszenzen als in den andern Abschnitten. 60 entfallen auf das Zervikalmark (10 cm), 60 auf das Brustmark (20 cm) und 80–100 auf das Lumbosakralmark (9–15 cm), d. h., auf eine Strecke von einem Zentimeter entfallen auf das Halsmark 6, auf das Brustmark 3 und auf das Lumbosakralmark ca. 9 Aa. centrales.

Die aus der **Vasocorona medullaris,** dem pialen Arteriennetz entspringenden Äste dringen in radiärer Richtung entlang der Pia in das Rückenmark ein. Kurze

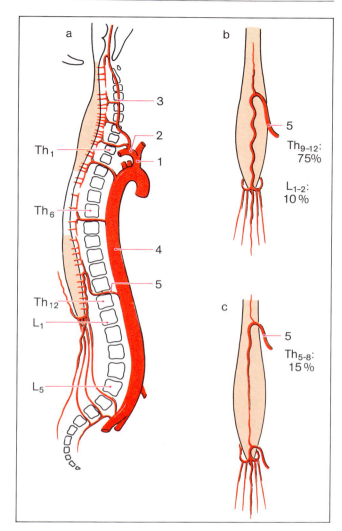

Abb. 6.**10 Blutversorgung des Rückenmarks.** A. radicularis magna (*Adamkiewicz*) und ihre Varianten.
1 Truncus brachiocephalicus
2 A. subclavia dextra
3 A. vertebralis
4 Pars thoracica aortae
5 A. radicularis magna; b, c Varianten

Äste versorgen das Randgebiet der weißen Substanz, lange Äste, *Aa. centrales,* ihre zentralen Teile und den Kopf der Hintersäule. Die längsten Äste dringen als *Aa. mediana posterior* und *interfunicularis* in den Hinterstrang.

Das **intramedulläre Kapillarnetz** ist in der grauen Substanz dichter als in der weißen Substanz. In der Marksubstanz liegt ein lockeres, longitudinales Netz vor, während die Kapillaren in der grauen Substanz dichte knäuelförmige Strukturen bilden. Die Intumeszenzen sind reichlicher kapillarisiert als die übrigen Abschnitte, das Kapillarnetz ist in den Vordersäulen dichter als in den Hintersäulen. Funktionell sind die intramedullären Arterien Endarterien. Eine gewisse Überlappung der Versorgungsgebiete der zentralen und der radiären Arterien gibt es nur in der Querrichtung, nicht aber zwischen den einzelnen Segmenten.

6 Rückenmarkshäute und Rückenmarksgefäße

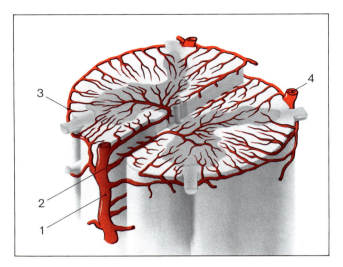

Abb. 6.11 Innere Blutversorgung des Rückenmarks.
1 Truncus arteriosus spinalis ventralis
2 A. sulcocommissuralis
3 Vasocorona medullaris
4 Truncus arteriosus spinalis dorsalis

Mehrere Blutströme erreichen getrennt das Rückenmark. Sie teilen sich an den Gabelungen der Rr. radiculares in Teilströme, die in den Rr. ascendentes nach oben, in den Rr. descendentes nach unten fließen. Im Bereiche der Intermediärstrecke der arteriellen Stämme liegen gegensinnige Stromrichtungen vor, die sich an den Treffpunkten der aufsteigenden mit den absteigenden Ästen der Wurzelarterien neutralisieren. Gegensinnige Stromrichtung ist auf die Längsstämme und die durchgehenden Anastomosen zwischen vorderem und hinterem Versorgungssystem beschränkt. Im Bereiche der Aa. centrales, perforierenden Ästen der hinteren Trunci und der Vasocorona schwenken alle Teilströme in eine radiär auf die Zentralachse zielende Richtung ein. Nach Passieren der Arteriolen und Kapillaren sammelt sich das Blut in oberflächlichen Venen und wird über Wurzelvenen den Plexus venosi vertebrales interni zugeleitet. Das Rückenmark wird also von Partialkreisläufen versorgt, deren Lokalisation und Ausdehnung von Zutrittshöhe, Zahl, Kaliber und Aufteilungsmodus der Wurzelarterien abhängt.

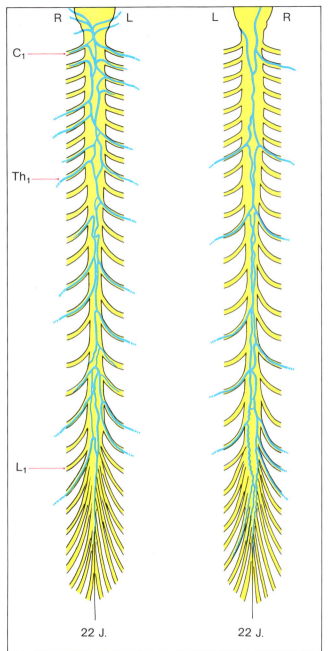

Abb. 6.12 Trunci venosi spinales ventralis und dorsales. Erklärungen im Text (nach *Dommisse* 1975).

Venen

Der venöse Blutabfluß aus dem Rückenmark beginnt mit den intramedullären Venen; diese zeigen das gleiche Verteilungsmuster wie die Arterien. Man unterscheidet tiefe Venen, *Vv. centrales*, die in Begleitung der gleichnamigen Arterien die Fissura mediana passieren, und oberflächliche Venen, die in ein piales Geflecht aufgenommen werden.

Vv. longitudinales

Die tiefen Venen drainieren die ventralen zwei Drittel der grauen Substanz und münden in die *V. longitudinalis mediana anterior* (Abb. 6.12). Die über dem ganzen Querschnitt verteilten, radiären Venen führen das Blut aus der dorsalen Säule und dem Markmantel dem pialen Venengeflecht zu. In diesem sind außer dem bereits erwähnten vorderen Längsvenenstamm eine *V. longitudinalis mediana posterior* und im Bereiche der beiden Wurzelpaare je eine *V. longitudinalis lateralis anterior* bzw. *posterior* zu finden. An den beiden Intumeszenzen ersetzt häufig ein komplexes Venensystem die Venenlängsstämme, von denen der dorsomediale Stamm streckenweise oder auch in ganzer Ausdehnung verdoppelt sein kann.

Plexus venosi vertebrales interni

Über Wurzelvenen, die am weitesten und am konstantesten im Hals- und Lendenbereich sind und unabhängig von Wurzelarterien verlaufen, gelangt das Blut in die *Plexus venosi vertebrales interni,* die sich von der Schädelbasis bis zum Steißbein erstrecken und aus weiten, klappenlosen, dünnwandigen Venen bestehen, die im Fettgewebe der Cavitas epiduralis eingebettet sind. Man unterscheidet an dem Plexus venosus vertebralis internus einen vorderen und einen hinteren Anteil (Abb. 6.**3**).

Der *Plexus venosus vertebralis internus anterior* besteht aus zwei großen Längsvenen, die lateral vom Lig. longitudinale posterius auf der Hinterfläche der Wirbelkörper und Zwischenwirbelscheiben verlaufen und durch viele Queranastomosen miteinander verbunden sind. Im Bereich der Zwischenwirbelkanäle bestehen Venenarkaden, die mit den Plexus venosi vertebrales externi kommunizieren. In der Wirbelkörpermitte sind Verbindungen mit den *Vv. basivertebrales* ausgebildet, die ihrerseits durch Vermittlung von Spongiosavenen die Wirbelkörper horizontal-radiär durchqueren und in den Plexus venosus vertebralis externus anterior übergehen.

Der *Plexus venosus vertebralis internus posterior* ist aus Venen kleineren Kalibers als der vordere Plexus aufgebaut und hängt mit Venen der Foramina intervertebralia und mit dem Plexus venosus vertebralis externus posterior zusammen.

Beide Geflechte haben okzipital Anschluß an die Sinus marginales durae matris am Rand des Foramen occipitale magnum, die hinten in den Sinus occipitalis und vorne in die Sinus petrosi inferiores und die Sinus sigmoidei einmünden. Die Verbindung ist praktisch sehr wichtig, da sie im Falle einer Resektion oder Verlegung beider Vv. jugulares internae als Abflußweg des Blutes aus dem Gehirn dient.

Über die Venen der Zwischenwirbelkanäle gelangt das Blut aus dem Plexus vertebralis internus in segmentale Venen des Halses, in Interkostal-, Lumbal- und Sakralvenen, die ihrerseits Äste der Vv. azygos, hemiazygos, lumbales ascendentes und iliacae internae sind.

Literatur

Adamkiewicz, A.: Die Blutgefäße des menschlichen Rückenmarkes. II. Die Gefäße der Rückenmarksoberfläche. S.-B. Akad. Wiss. Wien, math.-nat. Kl. 85 (1882) 101–130

Clara, M.: Das Nervensystem des Menschen, 3. Aufl. Barth, Leipzig 1959

Clemens, H. J.: Die Venensysteme der Wirbelsäule des Menschen. de Gruyter, Berlin 1961

Crock, H. V., H. Yoshizawa: The Blood Supply of the Vertebral Column and Spinal Cord in Man. Springer, Wien 1977

Domisse, G. F.: The Arteries and Veins of the Human Spinal Cord from Birth. Churchill–Livingstone, Edinburgh 1975

Heberer, G., G. Rau, H. H. Löhr: Aorta und große Arterien. Pathophysiologie, Klinik, Röntgenologie und Chirurgie. Springer, Berlin 1966

Jellinger, K.: Zur Orthologie und Pathologie der Rückenmarksdurchblutung. Springer, Wien 1978

von Lanz, T.: Über die Rückenmarkshäute. I. Die konstruktive Form der harten Haut des menschlichen Rückenmarkes und ihrer Bänder. Wilhelm Roux' Arch. Entwickl.-Mech. Org. 118 (1929) 252–307

Lindenberg, R.: Das Gefäßsystem des Rückenmarks. Springer, Berlin 1957

Piscol, K.: Die Blutversorgung des Rückenmarkes und ihre klinische Relevanz. Springer, Berlin 1972

Theiler, K.: Die Entwicklung der konstruktiven Form der Rückenmarkshäute beim Menschen. Schweiz. Arch. Neurol. Psychiat. 61 (1947) 1–36

Vogelsang, H.: Die spinale Ossovenographie. de Gruyter, Berlin 1969

Weed, L. H.: Meninges and cerebrospinal fluid. J. Anat. (Lond.) 72 (1938) 181–215

# 7

Gestalt und Gliederung des Gehirns

G. Töndury und St. Kubik

Übersicht
Hirnstamm (Rautenhirn)
  Morphogenese
  Verlängertes Mark
  Brücke
  Mittelhirn
  Kleinhirn
  Ventrikel des Rautenhirns
Großhirn (Vorderhirn)
  Großhirnhemisphären
  Gliederung des Vorderhirns
  Ventrikel des Vorderhirns
  Stammganglien (Basalganglien) und innere Kapsel
  Zwischenhirn
  Thalamencephalon
Tomographien des Schädels und Gehirns

7 Gestalt und Gliederung des Gehirns

Das normale *Hirngewicht* der erwachsenen Menschen variiert zwischen 1100 und 1500 g, wobei neben individuellen auch geschlechtsgebundene Unterschiede bestehen (Hirngewicht im Mittel 1375 g beim Mann, 1245 g bei der Frau). Für Vergleiche ist jedoch die *Hirn-Körper-Gewichtsrelation* wichtiger als das absolute Hirngewicht. So hat z. B. der Blauwal (Balaenoptera sibaldii) mit 7000 g Hirngewicht ein 5mal schwereres Gehirn als der Mensch. Vergleicht man die Hirn-Körper-Gewichtsrelation (Wal mit 74 000 kg, Mensch mit 70 kg), so erhält man beim Wal ein Verhältnis 1 : 10 000, beim Menschen 1 : 50, d. h., der Wal besitzt 0,1 g Hirnmasse pro kg Körpergewicht, der Mensch hingegen 20 g. Wäre beim Menschen die Hirn-Körper-Gewichtsrelation gleich wie bei den Walen, hätte er nur ein Hirngewicht von 7 g! Ähnlich täuschen die absoluten Zahlen beim Vergleich des Hirngewichtes zwischen Mann und Frau. Die Hirn-Körper-Gewichtsrelation ist nämlich bei der Frau günstiger (1 : 46) als beim Mann (1 : 50). Mit 22 gegen 20 g/kg Körpergewicht ist das Gehirn der Frau relativ größer. Beim Neugeborenen beträgt das Hirngewicht ein Zehntel des Körpergewichtes (ca. 400 g). Im ersten Lebensjahr wird es verdoppelt und erreicht das endgültige Gewicht zwischen dem 3.-4. Lebensjahr. Im Alter kommt es zu einer Gewichtsabnahme. Der Verlust beträgt zwischen dem 60.–70. Jahr etwa 30 g, zwischen dem 70.–80. Jahr weitere 50 g. Obwohl diese Betrachtungen des absoluten Hirngewichts und der Hirn-Körper-Gewichtsrelation wichtige Einsichten vermitteln, dürfen sie auch nicht überschätzt werden, da die kausalen Beziehungen zwischen Hirngewicht und Leistung und zwischen Hirn- und Körpergewicht keineswegs geklärt sind.

Übersicht

Gestalt und Gliederung des Gehirns ergeben sich aus seiner Entwicklung (s. S. 136). Man unterscheidet *Rhombencephalon (Rautenhirn, Hirnstamm)* und *Prosencephalon (Vorderhirn, Großhirn)* und am Übergang zwischen beiden das zum Rautenhirn zählende *Mesencephalon (Mittelhirn)* (Abb. 7.**1**). Das Rautenhirn (Hirnstamm) wird in das *Myelencephalon (verlängertes Mark, Medulla oblongata)*, in das rostral folgende *Metencephalon (Nachhirn)* und in das *Mesencephalon (Mittelhirn)* unterteilt. Der basale Teil des Nachhirns wird als *Pons (Brücke)*, sein dorsaler Teil als *Cerebellum (Kleinhirn)* bezeichnet. Das Großhirn ist in *Diencephalon (Zwischenhirn)* und *Telencephalon (Endhirn)* gegliedert.

Eine entsprechende Gliederung zeigt das von Liquor cerebrospinalis gefüllte *Ventrikelsystem*: Am Übergang des Rückenmarks in das Rautenhirn erweitert sich der *Zentralkanal* zum *vierten Ventrikel, Ventriculus quartus*. Dieser steht durch Vermittlung des *Aquaeductus mesencephali* mit dem *dritten Ventrikel, Ventriculus tertius*, der Höhlung des Diencephalons, in Verbindung. Der dritte Ventrikel kommuniziert durch die *Foramina interventricularia* mit den beiden *Seitenventrikeln, Ventriculi laterales*, der telenzephalen Großhirn-(Endhirn-)Hemisphären.

Am Gehirn insgesamt unterscheidet man die gegen die Schädelkalotte gerichtete *konvexe Oberfläche*, die allein von der *Facies superolateralis* der Großhirnhemisphären gebildet wird, und die komplizierter gestaltete, der Schädelbasis aufruhende *basale Oberfläche*, an der außer den Großhirnhemisphären mit der *Facies inferior* auch andere Hirnteile Anteil haben. An dem median sagittal geteilten Gehirn werden die *Facies medialis* der Großhirnhemisphären sowie alle weiteren Hirnteile sichtbar.

Die konvexe Oberfläche des Gehirns wird von den *Facies superolaterales* (Abb. 7.**2**) der beiden Großhirnhemisphären gebildet, die durch die tief einschneidende *Fissura longitudinalis cerebri* getrennt sind. In

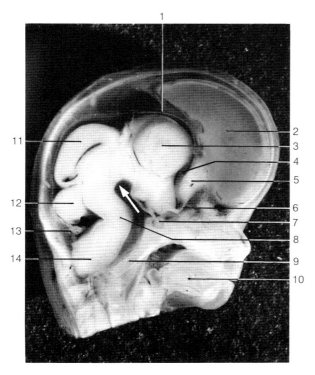

Abb. 7.1 Sagittalschnitt durch den Kopf eines Fetus von 8 cm.
1 Tectum ventriculi III.
2 Facies medialis telencephali
3 Thalamus
4 Ventriculus III. mit Foramen interventriculare
5 Kommissurenplatte
6 Lamina terminalis
7 Hypophysis in Sella turcica
8 Brückenbeuge
9 Clivus
10 Zunge
11 Tectum mesencephali, darunter Aquaeductus mesencephali
12 Cerebellum
13 Plexus choroideus ventriculi IV.
14 Medulla oblongata
Pfeil weist in die Plica encephali ventralis

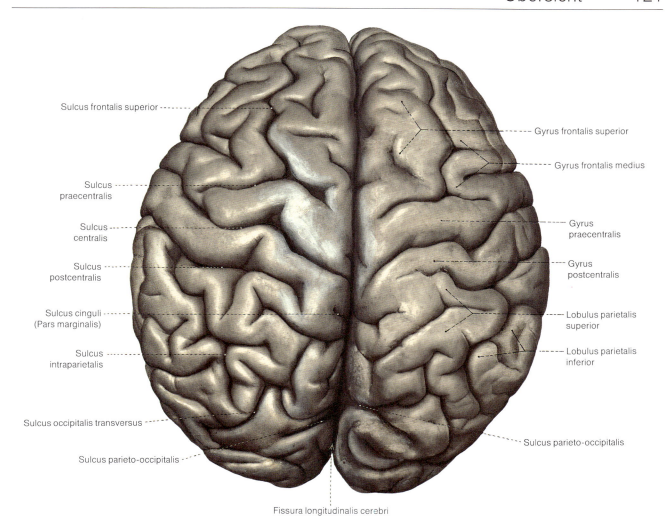

Abb. 7.2 **Furchen und Windungen der Großhirnhemisphären von oben.**

der Tiefe der Furche liegt im mittleren Drittel der *Balken, Corpus callosum,* der als mächtige Kommissur die beiden Hemisphären verbindet. Vorne und okzipital ist das Großhirn bis zur Basis geteilt; hinten überdeckt es das Kleinhirn. Zwischen Großhirn und Kleinhirn schneidet von hinten her eine tiefe Spalte ein, in die sich das *Kleinhirnzelt, Tentorium cerebelli,* einschiebt und die Unterfläche der beiden Okzipitallappen von der Facies dorsalis cerebelli trennt.

Die **basale Oberfläche des Gehirns** (Abb. 7.3, 7.28) läßt, entsprechend der Dreistufung der Schädelbasis, drei Abteilungen erkennen.

Die *hintere Abteilung der Hirnbasis* liegt unterhalb des Tentorium cerebelli in der hinteren Schädelgrube und besteht aus den Abschnitten des Rhombencephalons, aus dem verlängerten Mark, Medulla oblongata, der Brücke, Pons, und dem Kleinhirn, Cerebellum.

Die *Medulla oblongata,* als verlängertes Mark die Fortsetzung des Rückenmarks nach rostral, liegt, überlagert von der Unterfläche des Kleinhirns, in der Medianebene dem Clivus auf. Sie verdickt sich rostral keulenförmig und ist an ihrer Oberfläche durch die *Fissura mediana ventralis* in zwei symmetrische Hälf-

ten getrennt. Die *Brücke* erscheint als dicker, quer verlaufender Wulst, der sich beiderseits verschmälert und in die mittleren Kleinhirnstiele, *Pedunculi cerebellares medii,* übergeht. Diese senken sich nach hinten und lateral in das Kleinhirn ein, von dem die stark gewölbten basalen Flächen der Hemisphären zur Hirnbasis gehören. Beiderseits hinter dem mittleren Kleinhirnstiel, zum Teil ihn überlagernd, erkennt man den *Flocculus* und hinter diesem den Kleinhirnbrückenwinkel, *Trigonum pontocerebellare,* aus dem der *Plexus choroideus* des vierten Ventrikels herausragt.

Die *mittlere Abteilung der Hirnbasis (Basis pedunculi)* liegt in der Fossa cranialis media und umfaßt die beiden *Hirnschenkel, Crura cerebri,* zwei mächtige, aus den Großhirnhemisphären austretende, weiße Stränge, die nach hinten konvergieren und in die Brücke eintauchen. Die *Fossa interpeduncularis* liegt zwischen den Hirnschenkeln, ihr Boden wird von der *Substantia perforata interpeduncularis,* einer grauen, von zahlreichen Gefäßlöchern durchsetzten Fläche, gebildet. An sie schließen sich die beiden halbkugeligen *Corpora mamillaria* und rostral das *Tuber cinereum* mit dem *Infundibulum* und der *Hypophyse* an.

122 7 Gestalt und Gliederung des Gehirns

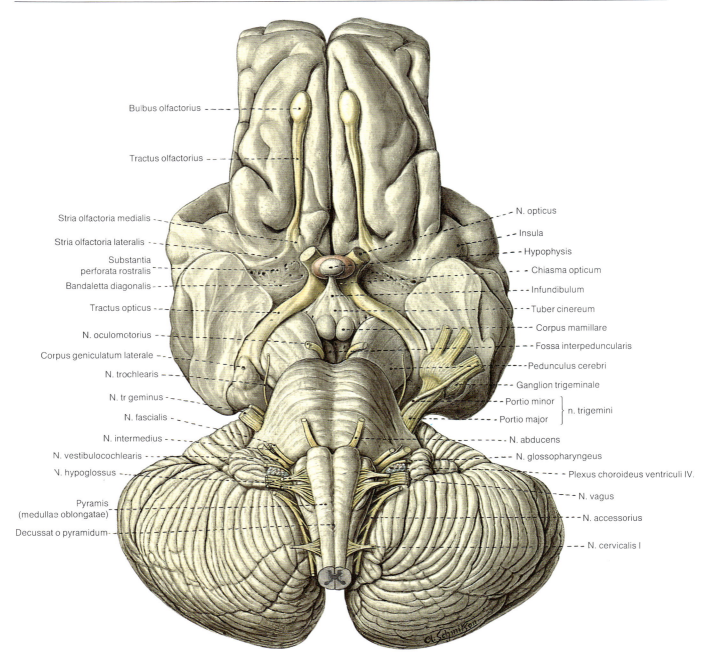

Abb. 7.3 **Basis des Gehirns nach Freilegung des Tractus opticus und der Insel durch Wegnahme von Teilen des Stirnlappens und des Schläfenlappens.**

Vor dem Infundibulum liegt das *Chiasma opticum*, das sich lateral in die *Tractus optici* fortsetzt. Diese laufen um die Crura cerebri herum und verschwinden unter den Schläfenlappen der Hemisphären. Hebt man das Chiasma opticum etwas ab, so wird die *Lamina terminalis* als zartes, grauweißes Blatt sichtbar. Seitlich vom Chiasma und kaudal vom Trigonum olfactorium liegt die *Substantia perforata rostralis* an der Basis des Telencephalons. Lateral von diesen Strukturen sind die Windungen und Furchen der Basalfläche der beiden Schläfenlappen und ihrer Pole zu sehen (Abb. 7.**28**).

In der *vorderen Abteilung der Hirnbasis* stoßen die beiden, in der vorderen Schädelgrube eingebetteten Stirnlappen in der Fissura longitudinalis cerebri zusammen. An ihrer Unterseite liegen die nur durch Piagewebe mit ihnen verbundenen *Bulbi olfactorii*, an die sich die *Tractus olfactorii* anschließen. Diese enden in den *Trigona olfactoria* (Abb. 7.**28**).
Die **mediale Oberfläche des Gehirns** (Abb. 7.**4**) kann nur auf dem Medianschnitt durch das Gehirn studiert werden. Er zeigt die *Facies medialis* der Hemisphären. Zugleich werden hierbei die Wand des dritten Ventri-

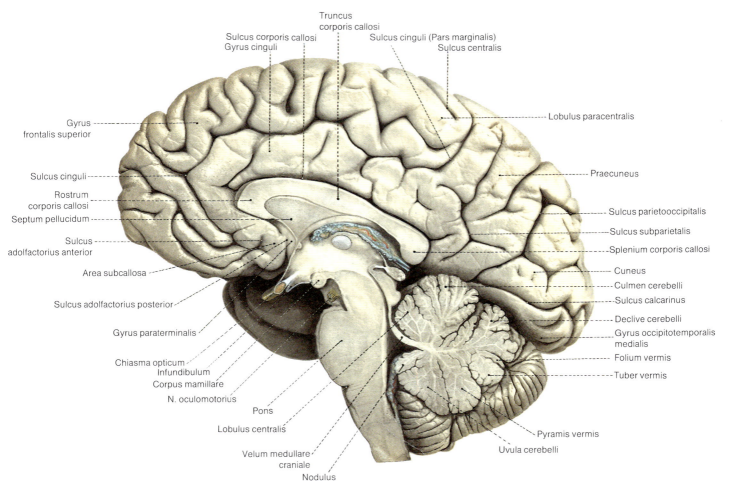

Abb. 7.4 **Medianer Sagittalschnitt durch das Gehirn.**

kels sowie Teile des Hirnstammes sichtbar. Der Schnitt durchtrennt den Balken und das Corpus fornicis, dringt durch den darunter liegenden dritten Ventrikel, durchtrennt den Ventrikelboden, den ganzen auf das Zwischenhirn folgenden Teil des Hirnstammes und das Kleinhirn.
Vom Rhombencephalon sind basal das *verlängerte Mark* und die *Brücke*, dorsal das über dem vierten Ventrikel liegende *Kleinhirn* durchtrennt. Der Ventrikelboden, die *Fossa rhomboidea*, wird im hinteren Drittel von der *Medulla oblongata*, in den vorderen zwei Dritteln vom Tegmentum pontis *(Pars dorsalis pontis)* gebildet.
Der *vierte Ventrikel* setzt den Zentralkanal des Rückenmarks direkt fort. Sein Dach erhebt sich zeltförmig zum *Fastigium* an der Unterseite des Kleinhirnwurmes. Es fällt rostral als *Velum medullare craniale* zur *Lamina tecti (quadrigemina)* ab und wird im hinteren Teil vom *Velum medullare caudale* gebildet. Im hintersten Bereich bildet die *Apertura mediana* (Magendii) eine Öffnung, durch die der Liquor des IV. Ventrikels in die Cisterna cerebellomedullaris drainiert wird.

Der Schnitt zerteilt den *Kleinhirnwurm,* dessen der Lichtung des vierten Ventrikels zugekehrte Fläche das Dach und die Seitenwände des Ventrikels über dem Brückenareal bildet.
Vom *Mesencephalon* sind *Tectum (Dach), Tegmentum (Haube)* und *Aquädukt* zu sehen. Das von der *Lamina tecti* gebildete Tectum liegt zwischen Velum medullare craniale und Commissura epithalamica. Das Tegmentum reicht kaudal bis an den vorderen Rand der Brücke, rostral geht es in das Diencephalon über.
Vom *Diencephalon* sind der dritte Ventrikel und seine Wände zu erkennen.
Der *dritte Ventrikel* ist in ganzer Ausdehnung zu überblicken (Abb. 7.**4**). An der Bildung seiner hohen Seitenwand sind *Thalamus* und *Hypothalamus* beteiligt. Der individuell unterschiedlich ausgebildete, flache *Sulcus hypothalamicus* markiert die gegenseitige Grenze der beiden Zwischenhirnareale und reicht vom Foramen interventriculare bis zum Eingang in den Aquädukt. Das *Foramen interventriculare* wird vorne und oben von der *Columna fornicis,* hinten vom Thalamus begrenzt. Die Vorderwand des Ventrikels, die

Lamina terminalis, erstreckt sich von der Commissura rostralis bis zum Chiasma opticum, dorsal geht sie in das *Rostrum corporis callosi* über. Hinter ihrem ventralen Bereich liegt der *Recessus opticus.* Im Boden des Ventrikels folgen von rostral nach kaudal aufeinander *Chiasma opticum, Infundibulum* mit *Recessus infundibuli, Tuber cinereum* und *Corpus mamillare* – Formationen, die auch an der Hirnbasis (Abb. 7.**3**) sichtbar sind. Das Dach, die *Lamina epithelialis,* wird von der – unter Balken und Fornix versteckten – bindegewebigen *Tela choroidea ventriculi tertii* (Abb. 7.**4**) zur Bildung des paarigen Plexus choroideus eingestülpt. Im Bereich des Epithalamus hat der Ventrikel zwei kleine Ausstülpungen, den *Recessus suprapinealis* und den *Recessus pinealis,* der in das *Corpus pineale* eindringt (Abb. 7.**42**). Dieses kleine Organ liegt auf dem Tectum des Mittelhirns in einer flachen dreieckigen Grube zwischen den vorderen Hügeln. Die *Commissura habenularum* begrenzt den Eingang in den Recessus von oben her, die *Commissura epithalamica* liegt unterhalb desselben.

Vom *Telencephalon* ist die *Facies medialis* freigelegt, die im mittleren Teil bis auf den Balken, *Corpus callosum,* reicht, von dem sie durch den *Sulcus corporis callosi* getrennt ist. Am Balken unterscheidet man einen zentralen Abschnitt, *Truncus,* einen rostralen Teil, der nach basal und hinten gekrümmt in das *Rostrum* übergeht, und einen kaudalen Teil, *Splenium.* Unter dem Balken folgt das *Corpus fornicis,* das sich beiderseits in die *Columna fornicis* fortsetzt. Diese umfaßt das *Foramen interventriculare* von vorne und oben und endet, hinter dem zentralen Höhlengrau des dritten Ventrikels versteckt *(Pars tecta columnae fornicis),* im *Corpus mamillare.* Zwischen Balken und Columna fornicis findet man das *Septum pellucidum,* das sich, in die Konkavität des Balkenknies eingeschoben, bis an die *Commissura rostralis* erstreckt. Es bildet einen Teil der medialen Wand des Seitenventrikel-Vorderhorns, ist mit Ausnahme der hinteren Teile paarig und umschließt das individuell verschieden große Cavum septi pellucidi.

Zur Beschreibung der einzelnen Hirnteile wird das Gehirn zunächst in zwei Teile zerlegt, in den *Hirnstamm, Truncus encephalicus,* der Mittelhirn, Brücke, Kleinhirn und verlängertes Mark umfaßt, und in das *Großhirn,* das wie ein Mantel, *Pallium,* die Basalganglien und das Zwischenhirn umschließt. Vom Hirnstamm wird dann das Kleinhirn abgetrennt.

Hirnstamm (Rautenhirn)

Im Hirnstamm drängen sich auf engem Raum zahlreiche, funktionell besonders wichtige Neuronensysteme zusammen.

Der *Hirnstamm, Truncus encephalicus,* reicht vom oberen Ende des Rückenmarkes bis zum Übergang in das Diencephalon. Die drei Abschnitte des Hirnstammes, die Medulla oblongata, das Metencephalon (Pons mit Kleinhirn) und das Mesencephalon, zeigen den gleichen Bauplan. Im Querschnitt liegt dorsal das Dach und basal die Haube (Tegmentum pontis und Tegmentum mesencephali), an das sich ventral im Metencephalon die Brücke, im Mesencephalon die Crura cerebri (Basis pedunculi cerebralis) anschließen. Im Tegmentum liegen in Längsreihen angeordnet die Hirnnervenkerne, darunter folgen die Formatio reticularis und die Basis mit den basal verlaufenden, neenzephalen Bahnen der Crura cerebri, der Brücke und der Pyramide.

Morphogenese

Die Gliederung des Hirnstammes wird aus der Entwicklung und aus dem Vergleich mit der Gliederung des Rückenmarks (Abb. 7.**5**) verständlich. Beim Übergang des Rückenmarks in das Rhombencephalon erweitert sich der Zentralkanal zum vierten Ventrikel, die Seitenplatten des Rückenmarkes werden seitlich ausgebogen und bilden die Anlage des Tegmentums, der grauen Substanz des Rautenhirns. Der *Grundplatte* entspricht das Gebiet zwischen Sulcus medianus und Sulcus limitans, der *Flügelplatte* das Areal seitlich vom Sulcus limitans (Abb. 7.**6b**). Die motorischen und sensiblen Kerngebiete liegen damit nicht mehr hintereinander, wie im Rückenmark, sondern weitgehend nebeneinander.

Während aber die Seitenplatten des Rückenmarks zusammenhängende Säulen liefern – die Grundplatten die Vordersäulen, die Flügelplatten die Hintersäulen – lösen sie sich im Rautenhirn auf. An die Stelle der Grundplatten treten die efferenten (motorischen) Hirnnervenkerne, die sich in zwei Längsreihen anordnen (Abb. 7.**6c**): Die *somatomotorischen Kerne* der Nn. III, IV, VI und XII liegen im Ventrikelboden unmittelbar neben dem Sulcus medianus, lateral von diesen folgen die *viszeromotorischen Kerne* der Branchialnerven V, VII, IX, X und XI. An die Stelle der *Flügelplatten* treten einzelne, in einer Längskette liegende sensible Kerne, am weitesten lateral die *somatosensiblen Kerne* der Hinterstränge und die Vestibularis- und Kochleariskerne, weiter medial zwischen somatosensiblen und viszeromotorischen Kernen die *viszerosensiblen Kerne* der Nn. V, VII, IX und X (Abb. 7.**6c**).

Von den lateralen Teilen der Flügelplatte (Rautenlippen) wandern zudem Zellen in die basalen Teile des Tegmentums und bilden viele verstreute, schwer abgrenzbare Funktionsgruppen, die insgesamt ein übergeordnetes Integrationszentrum, die *Formatio reticularis*, bilden (Abb. 7.**6c**). Sie ist im Rhombencephalon besonders gut entwickelt. Zu ihr gehören neben diffus verstreuten Neuronen der *Nucleus olivaris caudalis* in der Medulla oblongata, der *Nucleus vestibularis lateralis* (Deiters) im Gebiet der Brücke und der *Nucleus ruber* im Mesencephalon.

Mit der Entwicklung der Großhirnrinde erreichen enzephale Projektionsbahnen den Hirnstamm und bilden die *Hirnschenkel* (Basis des Hirnstiels) des Mittelhirns, die basalen Teile der *Brücke* und die *Pyramiden* der Medulla oblongata.

Anstelle der Deckplatte des Rückenmarks entsteht das Dach des vierten Ventrikels, *Tegmen ventriculi quarti*, das im hinteren Teil des vierten Ventrikels (Myelencephalon) stellenweise epithelial bleibt und als *Lamina epithelialis* gemeinsam mit der zarten *Tela choroidea ventriculi quarti* der Pia mater den Plexus choroideus des vierten Ventrikels bildet. Im rostralen Teil des Ventrikeldachs entsteht das Kleinhirn (Abb. 7.**6c**).

Im *Mesencephalon* liegen die Derivate der Grundplatten im Boden des Aquaeductus mesencephali (Abb. 7.**7**). Die beiden Flügelplatten stoßen in der dorsalen Mittellinie zusammen. Aus Zellen der Grundplatte entwickelt sich im unteren Bereich der Kern des *N. trochlearis*, im oberen Bereich entstehen der somato- und der viszeromotorische Kern des *N. oculomotorius*. Aus der Flügelplatte gehen Zellen hervor, die basal wandern, die Anlage der *Substantia nigra*. Die Herkunft des *Nucleus ruber* von der Flügel- oder von der Grundplatte ist unklar.

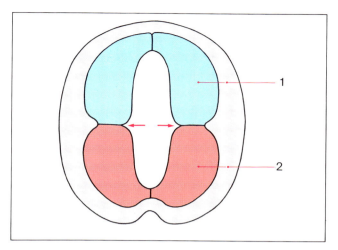

Abb. 7.**5 Querschnitt durch die Anlage des Rückenmarks,** vgl. Text.
1 Flügelplatte (blau)
2 Grundplatte (rot)

Verlängertes Mark

Das *verlängerte Mark*, Medulla oblongata, ist der am weitesten kaudal gelegene Teil des Hirnstammes. Es entsteht aus dem *Myelencephalon* und schließt ohne scharfe Abgrenzung etwa in Höhe des Foramen (occipitale) magnum, dicht oberhalb des Austrittes der Wurzeln des ersten Zervikalnervenpaares, an das Rückenmark an. Die rostrale Grenze bildet der hintere Rand der Brücke.

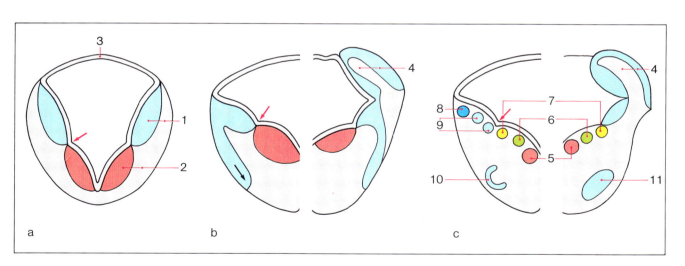

Abb. 7.**6 Querschnitt durch das Myelencephalon und das Metencephalon** zur Demonstration der Differenzierung der Grund- (2) und der Flügelplatte (1).
a Ausgangssituation.
b und **c** zeigen das Ausschwärmen von Zellen aus der Flügelplatte und ihre ventrale Migration. Weitere Erklärungen im Text.
rot Grundplatte und Grundplattenderivate
blau Flügelplatte und Flügelplattenderivate

3 Tectum rhombencephali
4 Kleinhirnanlage
5 somatomotorischer Kern ⎫
6 branchialmotorischer Kern ⎬ Derivate der Grundplatte
7 viszeromotorischer Kern ⎭
8 somatosensibler Kern ⎫
9 viszerosensible Kerne ⎬ Derivate der Flügelplatte
10 Nucleus olivaris caudalis
11 Nuclei pontis ⎭
Pfeile weisen auf Sulcus limitans

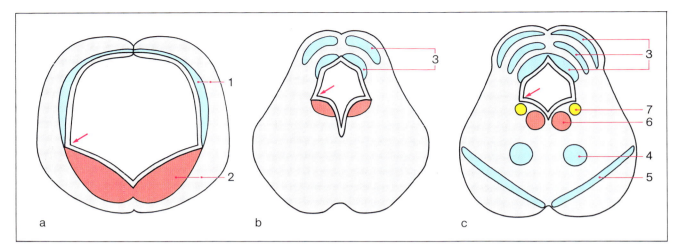

Abb. 7.**7 Schematische Querschnitte durch das sich entwickelnde Mesencephalon.** Rot Grundplatte und Grundplattenderivate, blau Flügelplatte und Flügelplattenderivate
1 Flügelplatte
2 Grundplatte
3 Tectum
4 Nucleus ruber
5 Substantia nigra
6 somatomotorischer Kern des N. oculomotorius
7 viszeromotorischer Kern des N. oculomotorius
Pfeile weisen auf den Sulcus limitans

Auf der **basalen Seite der Medulla oblongata** kreuzen die Fasern des Tractus corticospinalis (pyramidalis) lateralis zur Gegenseite. Diese Pyramidenkreuzung, *Decussatio pyramidum,* macht sich häufig bei oberflächlicher Lage durch die Unterbrechung der *Fissura mediana ventralis* an der Grenze zur Medulla oblongata bemerkbar (Abb. 7.8). Kreuzen die Fasern in der Tiefe, so verläuft die Fissur ohne Unterbrechung vom Rückenmark bis zum hinteren Brückenrand. Zu beiden Seiten der Fissur liegt die Pyramide, *Pyramis (medullae oblongatae),* Längswülste aus Fasern der Pyramidenbahn, die aus der Brücke kommend spinalwärts verlaufen. Der *Sulcus ventrolateralis* ist eine meist gut ausgebildete Rinne zwischen Pyramide und Olive, in der die Wurzelfäden des N. hypoglossus austreten (Abb. 7.3). Als *Oliva* wird die ovale Erhebung zwischen dem Sulcus ventrolateralis und dem *Sulcus retro-olivaris* bezeichnet. In der Tiefe der Olive liegt der Nucleus olivaris caudalis, ein zur Formatio reticularis gehörender Kern. Im Sulcus retro-olivaris, der bis zum Recessus lateralis ventriculi quarti reicht, verlassen die Wurzeln der Nn. XI (Radices craniales), X und IX das Gehirn.

Die **dorsale Seite der Medulla oblongata** kann nach Entfernung des Kleinhirns überblickt werden. Am isolierten Präparat ist keine scharfe Grenze zum Rückenmark feststellbar (Abb. 7.9). Der *Sulcus medianus dorsalis,* der die beiden Hinterstränge trennt, läuft ohne Unterbrechung bis zum unteren Ende des vierten Ventrikels, wo er durch den Obex, eine kleine, quergestellte Gewebsbrücke am unteren Ende des Rautengrubendaches, abgeriegelt ist. Der *Sulcus intermedius dorsalis* bildet beiderseits die Grenze zwischen den beiden Hinterstrangfaszikeln: Der medial gelegene *Fasciculus gracilis* (Goll) besteht aus aufsteigenden Fasern der unteren, der laterale *Fasciculus cuneatus* (Burdach) aus Fasern der oberen Rückenmarkshälfte. Am Übergang beider Seiten auseinandergedrängt, endet jeder in einer nodulären Schwellung, *Tuberculum gracile.* Lateral und etwas rostral davon schwillt der Fasciculus cuneatus zum *Tuberculum cuneatum* an. Zur Medulla oblongata gehört das untere Drittel der *Fossa rhomboidea* (Abb. 7.9).

Brücke

Die *Brücke, Pons,* bildet einen queren Wulst auf der Basalseite des Hirnstammes. In der Mitte weist die Brücke eine flache, längs verlaufende Rinne, *Sulcus basilaris,* auf, in der die A. basilaris liegt. Der Sulcus basilaris wird durch die Bündel der Pyramidenbahn rechts und links von ihm hervorgerufen. Lateral wird die Brücke verschmälert und geht auf beiden Seiten in den mittleren Kleinhirnstiel, Pedunculus cerebellaris medius, über, der Fasern der Brückenkerne kleinhirnwärts führt. Zur Brücke gehören die rostralen zwei Drittel der Rautengrube.

Auf dem Querschnitt kann man an der Brücke Pars dorsalis und Pars ventralis unterscheiden: Die *Pars dorsalis pontis,* die als *Tegmentum pontis* zwischen dem Boden der Rautengrube und den querverlaufenden Brückenfasern liegt, enthält Ursprungs- und Endkerne der Nn. trigeminus, abducens, facialis *und vestibulocochlearis.* Die *Pars ventralis pontis* besteht zur Hauptsache aus den querverlaufenden Fasern der Großhirn-Brücken-Kleinhirnbahn, den Brückenkernen, Nuclei pontis, und den längsverlaufenden Faserbündeln der Pyramidenbahn.

Hirnstamm 127

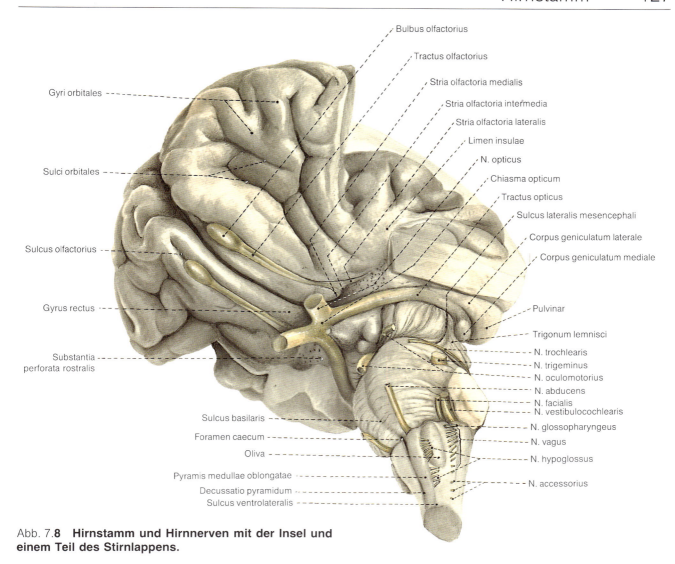

Abb. 7.8 Hirnstamm und Hirnnerven mit der Insel und einem Teil des Stirnlappens.

Mittelhirn

Das *Mittelhirn, Mesencephalon,* liegt in der Incisura tentorii der harten Hirnhaut (s. S. 178) und wird kaudal vom oberen Rand der Brücke, rostral in Höhe der Einmündungsstelle der V. cerebri magna (Galeni) in den Sinus rectus, vom Thalamus begrenzt. Lateral liegen dem Mittelhirn die Vv. basilares cerebri an, die, von der Basis herkommend, um das Mesencephalon herum die V. cerebri magna erreichen. An seiner kaudalen Grenze verlaufen die Nn. trochleares, die am hinteren Rand der Vierhügelplatte austreten und um die Pedunculi cerebri herum basalwärts ziehen (Abb. 7.9). In situ liegen die Nn. trochleares zwischen Mesencephalon und Tentoriumrand.

Die Gliederung des Mesencephalons ergibt sich aus dem Querschnitt (Abb. 7.7). Man unterscheidet von dorsal nach ventral *Tectum* (Vierhügelplatte, Lamina tecti), *Tegmentum* (Haube) und *Basis pedunculi cerebri* (Hirnschenkel). Der *Pedunculus cerebri* (Hirnstiel) ist aus der Basis pedunculi als seiner *Pars ventralis* (früher Crura cerebri genannt) und aus dem Tegmentum als seiner *Pars dorsalis* zusammengesetzt.

Das *Tectum mesencephali* ist der dorsal vom Aquaeductus mesencephali gelegene Teil des Mesencephalons. Es wird von der *Lamina tecti (quadrigemina)* gebildet, die vom *Velum medullare craniale* bis zur *Fossa commissurae epithalamicae* reicht. An ihr lassen sich die vorderen, größeren Hügel, Colliculi craniales, und die hinteren, kleineren Hügel, Colliculi caudales, unterscheiden, die durch eine Längsfurche getrennt sind. Diese geht kaudal in das *Frenulum veli medullaris cranialis* über, das sich an das rostrale Ende des Velum medullare craniale anschließt. Kranial verbreitert sich die Längsfurche zu einem Dreieck, dem das *Corpus pineale* aufruht.

Jeder der vier Hügel geht lateral in einen Bindearm, *Brachium,* über. Das *Brachium colliculi cranialis* zieht als schmaler, weißer Strang vom Colliculus cranialis in einer Rinne unter dem Thalamus zum *Corpus geniculatum laterale* (Abb. 7.9). Das breitere *Brachium colliculi caudalis* verbindet den Colliculus caudalis mit dem

7 Gestalt und Gliederung des Gehirns

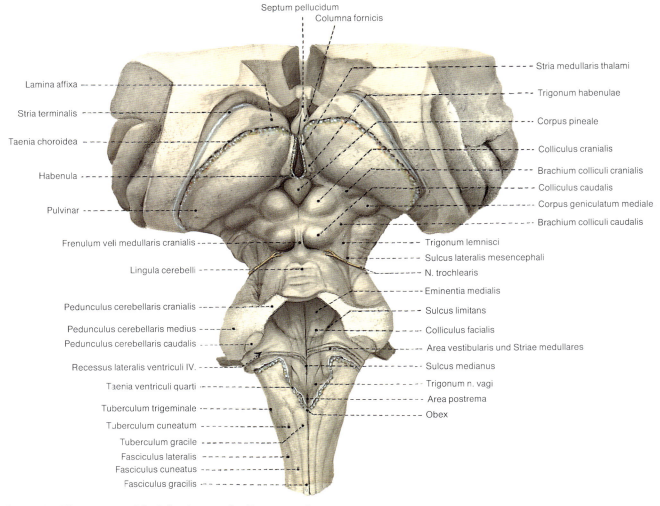

Abb. 7.**9 Hirnstamm, Vierhügelgegend, Rautengrube nach Entfernung des Kleinhirns.**

unter dem Thalamus versteckten *Corpus geniculatum mediale*. Beide Corpora geniculata gehören zum *Diencephalon*, das mediale empfängt vor allem Erregungen aus dem Colliculus caudalis, im lateralen Kniehöcker, dem „primären Sehzentrum", endet ein Teil des Tractus opticus.

In der Ansicht von unten (Abb. 7.**3**) und von der Seite sind die *Hirnschenkel (Pars ventralis pedunculi)* zu sehen, die als mächtige, weiße Stränge, aus dem Großhirn kommend, gegen den vorderen Rand der Brücke konvergieren. Sie fassen die *Fossa interpeduncularis* zwischen sich. Diese bildet ein Dreieck mit Basis an den Corpora mamillaria und Spitze an der Brücke.

Vom *Tegmentum mesencephali (Pars dorsalis pedunculi)* ist von außen nur wenig zu erkennen. Angeschlossen an den Hirnschenkel und von diesem durch eine Längsrinne, *Sulcus lateralis*, getrennt, bildet es einen kleinen Teil der Seitenwand des Mittelhirns. Es liegt oberhalb der Hirnschenkel zwischen *Substantia nigra* und *Tectum mesencephali* und wird vom *Aquaeductus mesencephali* durchlaufen.

Kleinhirn

Morphogenese

Das *Kleinhirn, Cerebellum,* entsteht als bilateral symmetrische Anlage aus dem dorsolateralen Teil der Flügelplatte des Metencephalons, die sich zur Rautenlippe verdickt und das Primordium des Kleinhirns bildet (Abb. 7.**6b, c,** vgl. S. 125). Jede der beiden Rautenlippen ragt teilweise in die Ventrikellichtung hinein, teilweise überragt sie das Metencephalon (intra- und extraventrikulärer Teil der Kleinhirnanlage). Zunächst wächst ihr intraventrikulärer Anteil (Abb. 7.**1**) rasch und dehnt sich medial aus, so daß die Rautenlippen von rechts und links kaudal vom Tectum mesencephali verschmelzen. Kurz darauf wird der extraventrikuläre Teil auf Kosten des intraventrikulären vergrößert. Vor Ende des 3. Monats ist außerhalb des Ventrikels eine quere *Kleinhirnplatte* entstanden, die seinen rostralen Teil überbrückt. Die lateralen Teile der Kleinhirnplatte wachsen rascher als der mittlere schmale Teil. Sie liefern die *Hemisphären,* der mittlere Teil den *Kleinhirnwurm* (Abb. 7.**10**).

Kleinhirn 129

Abb. 7.**10 Kleinhirnanlage eines Fetus von 15 cm.**
Das Kleinhirn bedeckt nur den oberen Teil des 4. Ventrikels, das epitheliale Dach des unteren Teiles ist abgerissen.
1 Flocculus } Lobus flocculonodularis
2 Nodulus
3 Anlage des Vermis cerebelli } Corpus cerebelli
4 Anlage der Kleinhirnhemisphäre
5 Fissura prima
6 Plexus choroideus ventriculi IV.
7 Fossa rhomboidea, Pars myelencephalica
Pfeil weist auf Fissura posterolateralis
× Anlage des Lobus occipitalis

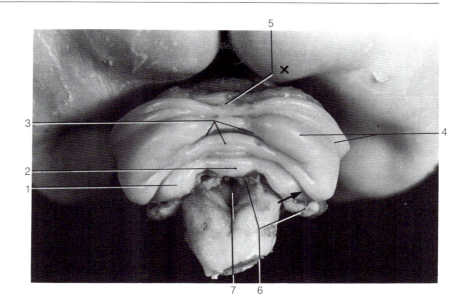

Ende des 3. Monats erscheinen Furchen (Abb. 7.**11**), zuerst die *Fissura dorsolateralis (posterolateralis)*. Sie gliedert die Kleinhirnanlage in den phylogenetisch ältesten Teil, den *Lobus flocculonodularis*, der besondere vestibuläre Bahnen empfängt, und in das phylogenetisch jüngere *Corpus cerebelli*, das spinale Bahnen erhält und sich beim Menschen progressiv entwickelt.
Mit dem Wachstum gliedert sich das Organ in den unpaaren *Vermis cerebelli* und die paarigen Hemisphären, *Hemisphaeria cerebelli*. Gleichzeitig treten an der Oberfläche, im Wurm früher als in den Hemisphären, transversal verlaufende Spalten, *Fissurae cerebelli*, auf, die das Kleinhirn in einzelne Läppchen aufteilen (Abb. 7.**10** u. **11**). Sie dehnen sich lateral aus, so daß bestimmte Areale des Wurmes ohne Unterbrechung in die Hemisphären übergehen. Die *Fissura prima* bildet sich kurz nach Erscheinen der Fissura dorsolateralis als tiefe Spalte im Corpus cerebelli und teilt es in den *Lobus cranialis* und den *Lobus caudalis*. Im Bereiche des Vermis trennt sie *Culmen* und *Declive*, im Hemisphärenareal liegt sie zwischen dem *Lobulus quadrangularis* und dem *Lobulus simplex* (vgl. Abb. 7.**15**). Ungefähr zur gleichen Zeit erscheinen zwei weitere Furchen im Bereiche des Wurms, die *Fissura secunda* zwischen Uvula und Pyramis und die *Fissura praepyramidalis* zwischen Pyramis und Tuber vermis. Ende des 4. Monats sind in der Regel alle wichtigen Furchen ausgebildet.
Das ganze Organ vergrößert sich in dorsaler Richtung, wobei die hinteren, unteren Teile der Hemisphären stärker wachsen als der entsprechende Wurmanteil. So entsteht eine tiefe mediane Kerbe, die *Vallecula cerebelli* (Abb. 7.**12**), in der die hinteren Teile des Kleinhirnwurmes liegen. Von den vielen Furchen, die sich im weiteren Verlauf des Wachstums entwickeln, sei noch die tief einschneidende *Fissura horizontalis* zwischen *Lobulus semilunaris cranialis* und *Lobulus semilunaris caudalis* der Hemisphären erwähnt.

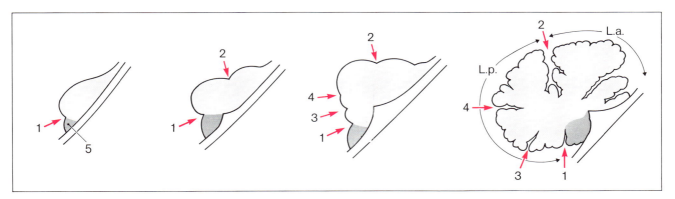

Abb. 7.**11 Kleinhirnentwicklung:** Bildung der wichtigsten Furchen auf dem Sagittalschnitt durch die Anlage des Kleinhirnwurmes gesehen.
1 Fissura dorsolateralis
2 Fissura prima
3 Fissura secunda
4 Fissura praepyramidalis
5 Nodulus
L.a. Lobus cranialis (anterior)
L.p. Lobus caudalis (posterior)

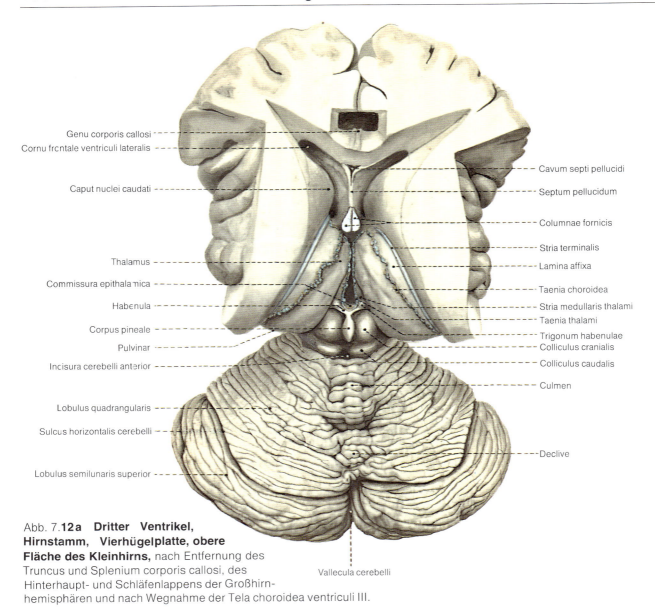

Abb. 7.12a Dritter Ventrikel, Hirnstamm, Vierhügelplatte, obere Fläche des Kleinhirns, nach Entfernung des Truncus und Splenium corporis callosi, des Hinterhaupt- und Schläfenlappens der Großhirnhemisphären und nach Wegnahme der Tela choroidea ventriculi III.

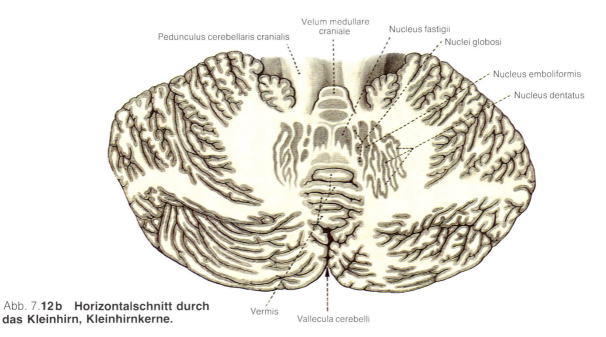

Abb. 7.12b Horizontalschnitt durch das Kleinhirn, Kleinhirnkerne.

Kleinhirn 131

Gestalt des Kleinhirns

Das *Kleinhirn, Cerebellum*, liegt am isolierten Gehirn unter den Okzipitallappen der beiden Großhirnhemisphären und ist von diesen durch eine Fissur getrennt, in die in situ das Tentorium cerebelli eingeschoben ist. Es umgreift von beiden Seiten her die Medulla oblongata und den Pons und füllt mit diesen die Fossa cranialis posterior aus. Mit dem Hirnstamm ist es durch drei Stiele, *Pedunculi cerebellares*, verbunden.

Am Kleinhirn unterscheidet man den unpaaren *Kleinhirnwurm, Vermis cerebelli*, und die beiden *Hemisphären, Hemisphaeria cerebelli* (vgl. im folgenden Abb. 7.13 u. 7.14). Seine obere Fläche ist nur wenig, die untere dagegen stark konvex gewölbt und dem Grunde der Fossa cranialis posterior zugewendet. Beide Flächen gehen seitlich im Kleinhirnrand ineinander über.

Die *obere Fläche* hat die Form eines breiten Daches, das dem Tentorium cerebelli dicht anliegt. Der obere Anteil des Wurms bildet den Dachfirst und geht ohne scharfe Grenze in die seitlich abfallenden Hemisphären über. Die *untere Fläche* (Abb. 7.14) hat einen basalen und einen frontalen Teil. Der basale Abschnitt ist lateral konvex gebogen und median tief eingeschnitten. In diese Kerbe legt sich die Falx cerebelli mit dem Sinus occipitalis (Abb. 7.13). Der frontale Teil zeigt eine tiefe mediane Rinne, die in eine tiefe Furche, die *Vallecula cerebelli*, ausmündet. In dieser liegt zwischen den halbkugelig vorgewölbten Hemisphären der untere Anteil des Wurms. In die Furche ragen der hintere Teil des Mesencephalons, der Pons und der obere Teil der Medulla oblongata, das Kleinhirn sitzt rittlings auf dem rostralen Ende des vierten Ventrikels. Seitlich steht es mit der Pars petrosa ossis tempo-

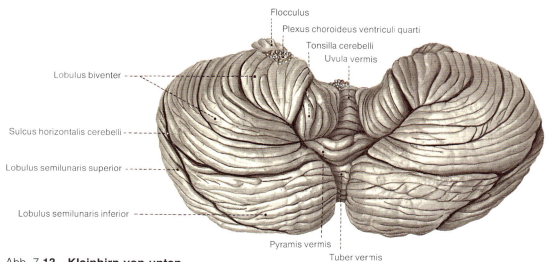

Abb. 7.**13** **Kleinhirn von unten.**

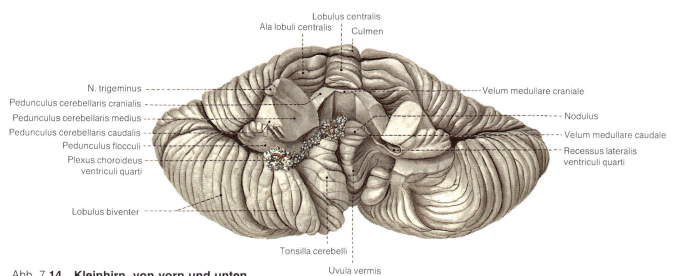

Abb. 7.**14** **Kleinhirn, von vorn und unten.**
Rechts in der Abbildung ist die Tonsilla cerebelli entfernt.

ralis, dem Sinus sigmoideus, der Pars mastoidea ossis temporalis und der Pars squamosa ossis occipitalis in Kontakt.

Durch die tief einschneidende *Fissura horizontalis* werden die obere und untere Kleinhirnfläche voneinander getrennt. Die auffällige Fissur erstreckt sich als tiefe Spalte um die lateralen Ränder der Hemisphären bis zum Beginn der Vallecula cerebelli.

Der *Kleinhirnrand* läuft dem Sulcus sinus transversi entlang bis zu seinem Übergang in den Sulcus sinus sigmoidei. An dieser Stelle hat das Kleinhirn seinen größten Durchmesser. Die seitlichen Teile des Kleinhirnrandes laufen parallel zur oberen Felsenbeinkante nach vorne.

Die Oberfläche des Kleinhirns ist durch bogenförmige *Furchen*, die transversal von einem Hemisphärenrand zum anderen ziehen und dabei den Wurm überqueren, in kleinere Einheiten unterteilt. Tief einschneidende Furchen gliedern die Hemisphären in *Lappen* und *Läppchen*, die durch entsprechende Abschnitte des Vermis untereinander verbunden sind. Die Läppchen werden ihrerseits durch seichte Furchen weiter in leistenförmige *Windungen* gegliedert. Am Sagittalschnitt (vgl. Abb. 7.4) zeigt das Oberflächenrelief mit der weißen Substanz zusammen ein charakteristisches, baumartiges Bild, den „Lebensbaum", *Arbor vitae*. Die weißen Marklamellen stellen den Stamm und die Äste des Baumes dar, die Windungen erscheinen im Querschnitt als Blätter, *Folia cerebelli*.

Am menschlichen Kleinhirn sind zwei ungleich große Hauptabschnitte zu unterscheiden: Der *Lobus flocculonodularis* und das *Corpus cerebelli*, sie werden durch die *Fissura dorsolateralis* voneinander getrennt.

Der *Lobus flocculonodularis* besteht aus dem *Nodulus*, dem *Pedunculus flocculi* und dem *Flocculus* (Abb. 7.14). Der Nodulus ist nur auf dem Sagittalschnitt durch den Wurm zu sehen (Abb. 7.4), während der Flocculus ganz oberflächlich basal neben dem Brückenarm liegt (Abb. 7.3).

Das *Corpus cerebelli* wird durch die *Fissura prima* in den *Lobus cranialis* und den *Lobus caudalis* unterteilt. Die beiden Schenkel der V-förmigen Fissura prima verlaufen von der Grenze der vorderen zwei Drittel des Wurms zum Hemisphärenrand.

Abweichend von dieser Terminologie wird der Lobus caudalis gelegentlich als Lobus medius, der Lobus flocculonodularis als „Lobus caudalis" bezeichnet.

Der *Lobus cranialis* liegt im vorderen Bereich der oberen Fläche des Kleinhirns zwischen Velum medullare craniale bzw. Pedunculus cerebellaris cranialis und Fissura prima. Der *Wurm* beginnt rostral mit der *Lingula*, die auf dem Velum medullare craniale liegt (vgl. Abb. 7.9), mit dem sie fest verwachsen ist. Der *Lobus caudalis* ist wesentlich größer als der Lobus cranialis. Er nimmt den hinteren Teil der oberen Fläche und die ganze untere Fläche ein. Ein direkt oberhalb des Foramen (occipitale) magnum liegender Teil des Lobus caudalis wird als *Tonsilla* bezeichnet. Gemeinsam mit dem zugeordneten Teil des Wurms, mit der *Uvula*, kann er bei intrakranialer Druckerhöhung (z. B. durch Tumor oder Hirnödem) in das Foramen (occipitale) magnum gepreßt und geschädigt werden.

Weitere Folgen intrakranieller Druckerhöhung an dieser Stelle sind Kompression der Aa. vertebrales und Unterbrechung der Liquorzirkulation. Die schwersten Folgen hat aber der auf die Medulla oblongata ausgeübte Druck; er kann durch Schädigung des Atem- und des Kreislaufzentrums zum plötzlichen Tod führen.

Tabelle 7.1 **Gliederung des Kleinhirns** (von rostral nach kaudal).

Vermis	Hemisphaerium
1. Corpus cerebelli	
Lobus cranialis:	
Lingula	
Lobulus centralis	Ala lobuli centralis
Culmen	Lobulus quadrangularis
Fissura prima	
Lobus caudalis:	
Declive	Lobulus simplex
Folium vermis	Lobulus semilunaris cranialis
Tuber vermis	Lobulus semilunaris caudalis
	Lobulus paramedianus (gracilis)
Pyramis vermis	Lobulus biventer
Uvula vermis	Tonsilla cerebelli
Fissura posterolateralis (dorsolateralis)	
2. Lobus flocculonodularis:	
Nodulus	Flocculus

Eine weitergehende, rein beschreibende Unterteilung des Corpus cerebelli des Wurms (s. Tab. 7.1 u. Abb. 7.15) hat keine Beziehung zur Funktion und bleibt im weiteren außer Betracht.

Von der **Phylogenese** her kann das Kleinhirn in Palaeo-, Archi- und Neocerebellum unterteilt werden, eine Gliederung, die zugleich funktionelle Unterschiede betrifft und klinische Bedeutung hat.

Das *Palaeocerebellum* ist der stammesgeschichtlich älteste Teil des Kleinhirns. Es umfaßt außer *Nodulus* und *Flocculi* die *Lingula* und bildet bei vielen Fischen fast das ganze Organ. Beim Menschen ist es der weitaus kleinste Abschnitt, der aber in der Ontogenese zuerst erscheint und dessen Fasern als erste myelinisiert werden. Es erhält über die direkte und indirekte sensorische Kleinhirnbahn vestibuläre Erregungen, die das Cerebellum über den Pedunculus cerebellaris caudalis erreichen.

Zum *Archicerebellum* rechnet man den *Lobus cranialis*, die zur Unterfläche gehörenden *Tonsillen* und die *Uvula*. Bei Amphibien und primitiven Säugern bildet es den größten Teil des Kleinhirns, bei höheren Säugern und beim Menschen ist es relativ klein. Das Archicerebellum empfängt vor allem propriozeptive Erregungen über die Tractus spinocerebellares aus dem Bewegungsapparat, außerdem empfängt es auch kortikale und extrapyramidale Impulse. Der Begriff *Archicerebellum* kann also nicht direkt mit dem Begriff *Archipallium* des Prosencephalons verglichen werden, da die Bezeichnung Archi- in beiden Fällen verschiedene Aspekte betont.

Das *Neocerebellum* umfaßt als phylogenetisch jüngster Teil alles, was zwischen Fissura prima und Fissura dorsolateralis liegt, mit Ausnahme der beim Archicerebellum bereits erwähnten Anteile der Unterfläche (Tonsillen und Uvula).

Es umfaßt also den weitaus größten Teil des Lobus caudalis und erscheint in der Phylogenese bezeichnenderweise bei Tieren, die sich durch geschmeidige, gewandte Bewegungen auszeichnen; bei Primaten und besonders beim Menschen wird es zum dominierenden Abschnitt des Kleinhirns. Seine Tätigkeit steht unter der Kontrolle der Großhirnrinde und der Oliven.

Kleinhirnarme. Das Kleinhirn ist mit dem Mittelhirn durch den *Pedunculus cerebellaris cranialis* (früher *Brachium conjunctivum* genannt), mit der Brücke durch den *Pedunculus cerebellaris medius* (früher *Brachium pontis*) und mit der Medulla oblongata durch den *Pedunculus cerebellaris* caudalis (früher *Corpus restiforme*) verbunden (vgl. Abb. 7.14).

Ventrikel des Rautenhirns

Das Ventrikelsystem des Hirnstammes besteht aus dem *vierten Ventrikel* und dem *Aquaeductus mesencephali*. Es setzt sich kaudal in den Zentralkanal des Rückenmarks, rostral in den dritten Ventrikel fort.

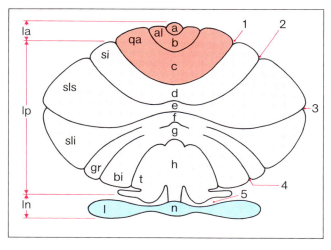

Abb. 7.**15** **Schematische Einteilung des menschlichen Kleinhirns** (nach *Jansen* und *Brodal*).

Vermis cerebelli:

a	Lingula	f	Tuber vermis
b	Lobulus centralis	g	Pyramis vermis
c	Culmen	h	Uvula vermis
d	Declive	n	Nodulus
e	Folium vermis		

Hemisphäre:

al Ala lobuli centralis
qa Lobulus quadrangularis (Pars cranialis)
si Lobulus simplex (Lobulus quadrangularis [Pars caudalis])
sls Lobulus semilunaris cranialis
sli Lobulus semilunaris caudalis
gr Lobulus gracilis
bi Lobulus biventer
t Tonsilla cerebelli
ln Lobus flocculonodularis
la Lobus cranialis
lp Lobus caudalis
l Flocculus
1 Fissura prima
2 Fissura posterior superior
3 Fissura horizontalis
4 Fissura praepyramidalis
5 Fissura dorsolateralis

Vierter Ventrikel

Der vierte Ventrikel, *Ventriculus quartus,* ist der Liquorraum des Rhombencephalons, der einerseits den Liquor cerebrospinalis aus dem dritten Ventrikel über den Aquaeductus mesencephali aufnimmt und andererseits in offener Kommunikation mit der Cavitas subarachnoidealis steht. Er hat, wie Ausgüsse zeigen, die Form einer dreieckigen Lanzette, deren Spitze gegen den Aquaeductus mesencephali gerichtet ist. Die beiden Seitenecken entsprechen basal gerichteten, engen seitlichen Aussackungen des Ventrikels, die im Bogen um die Pedunculi cerebellares caudales verlaufen und in die dünnwandigen *Recessus laterales* führen. Der Ventrikel öffnet sich über die *Apertura*

134 7 Gestalt und Gliederung des Gehirns

mediana (Magendii) und die *Aperturae laterales ventriculi quarti* (Luschkae) in die Cavitas subarachnoidealis.

Das *Dach, Tegmen ventriculi quarti,* ist zeltförmig und ragt mit seinem First in die weiße Substanz des Kleinhirns hinein. Die rostrale Dachlamelle, das *Velum medullare craniale,* ist zwischen den medialen Rändern der Pedunculi cerebellares craniales ausgespannt, bildet die obere Wand des Giebels, *Fastigium,* und liegt kranial vom Nodulus. Die in der *Vallecula cerebelli* versteckte, kaudale Dachlamelle kann präparatorisch durch Herausbrechen der beiden Tonsillae cerebelli freigelegt werden. In ihrem vorderen Abschnitt liegt in der Mitte der kleine *Nodulus,* an den sich seitlich das rechte bzw. linke *Velum medullare caudale* als zarte, halbmondförmige, weiße Marklamelle anschließt. Das Velum ist mit seinem konvexen oberen Rand am Nodulus, an der Uvula und Pyramis, am Mark der Kleinhirnhemisphäre und lateral am Pedunculus flocculi angeheftet. Der hintere Abschnitt der kaudalen Dachlamelle wird von der *Lamina epithelialis des Plexus choroideus* gebildet. Oberhalb des Obex liegt die *Apertura mediana ventriculi quarti* für den Liquorabfluß in die Cisterna cerebellomedullaris. Die basal gerichteten *Recessus laterales* sind dünnwandige, seitliche Zipfel des vierten Ventrikels, die sich am Hinterrand der Flocculi mit der *Apertura lateralis ventriculi quarti* in die Cisternae pontis laterales öffnen (Abb. 7.**14**).

Der *Boden* des vierten Ventrikels, die *Fossa rhomboidea,* wird von der dorsalen Fläche der Brücke und des oberen Teiles der Medulla oblongata gebildet (Abb.

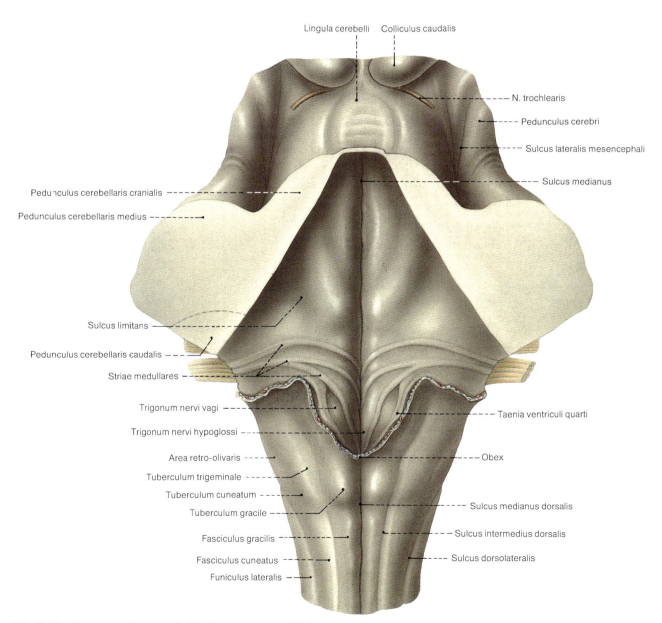

Abb. 7.**16 Rautengrube nach Entfernung des Kleinhirns.**

7.**16**). Er ist rautenförmig und besteht aus drei Anteilen, von denen der kraniale die Form eines Dreieckes hat, das lateral von den Pedunculi cerebellares craniales begrenzt wird und dessen Spitze in den Aquaeductus mesencephali übergeht. Seine Basis liegt in Höhe der Foveae craniales, zwei kleinen Einsenkungen seitlich von den Eminentiae mediales. Der untere Anteil ist ebenfalls dreieckig; er setzt sich mit seiner kaudal gerichteten Spitze in den Canalis centralis fort. Seine seitliche Begrenzung bildet die *Taenia ventriculi quarti*, die Abrißlinie des unteren Rautengrubendaches. Oberer und unterer Abschnitt grenzen im Mittelteil aneinander, dem breitesten Teil der Rautengrube, der seitlich in die basal gerichteten Recessus laterales übergeht. In seinem Bereich verlaufen unmittelbar unter dem Ependym variabel ausgebildete quere Nervenfaserstränge, *Striae medullares ventriculi quarti*, von der Mittellinie der Rautengrube zum lateralen Winkel (Abb. 7.**9**).

Die Rautengrube wird durch den *Sulcus medianus* in zwei symmetrische Hälften geteilt (Abb. 7.**16**). Auf jeder Seite der Furche liegt die spindelförmige *Eminentia medialis*, die lateral vom *Sulcus limitans* begrenzt ist und dem Gebiet der Grundplatte im embryonalen Rhombencephalon entspricht. Oberhalb der Striae medullares zeigt sie eine längliche Anschwellung, den *Colliculus facialis*, der vom Kern des N. abducens und dem ihn überwölbenden inneren Knie des N. facialis hervorgerufen wird. Seitlich davon ist der Sulcus limitans zur *Fovea cranialis* verbreitert. Unterhalb der Striae medullares bildet die Eminentia medialis das *Trigonum n. hypoglossi*, das den Hypoglossuskern überlagert. Unter dem kaudal folgenden *Trigonum n. vagi*, früher *Ala cinerea* genannt, liegt der dorsale Kern des N. vagus (Abb. 7.**9**).

Lateral vom Sulcus limitans liegt das Gebiet der Flügelplatte mit den Endkernen der Schlundbogennerven (Branchialnerven). Kranial folgt der *Locus coeruleus*, der auf die Seitenwand des Ventrikels übergreift und dessen bläulich-grünliche Farbe von einer unterlagernden pigmentierten Zellgruppe herrührt. Unterhalb der Striae medullares, an der Spitze des Trigonum n. vagi, erweitert sich der Sulcus limitans zur *Fovea caudalis*. Lateral von ihr beginnt die leicht erhabene *Area vestibularis*, die im *Recessus lateralis* mit dem *Tuberculum acusticum* endet. Die *Area vestibularis* liegt über den Kernen des N. vestibularis; das Tuberculum acusticum enthält den dorsalen Kern des N. cochlearis. Die Maße des vierten Ventrikels sind in Abb. 7.**17** eingetragen.

Aquaeductus mesencephali

Der vierte Ventrikel geht kranial in den *Aquaeductus mesencephali* (Sylvii) über, einen engen Kanal, der das Mesencephalon durchsetzt und sich in Höhe der Commissura epithalamica trichterförmig in den dritten Ventrikel öffnet (Abb. 7.**4**). Der Aquädukt ist vom zentralen Höhlengrau, einer markarmen, intensiv durchbluteten grauen Substanz, umgeben und hat eine durchschnittliche Länge von 1,1 cm (0,7–1,2 cm),

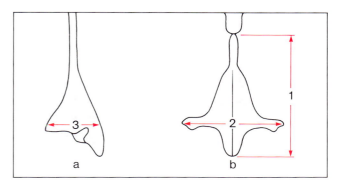

Abb. 7.**17 Ventriculus quartus.**
Umrißzeichnungen eines Ausgusses mit Maßen.
a Laterale Ansicht, **b** Aufsicht von dorsal.
1 Bodenlänge 2,9 cm (2,1–3,7 cm)
2 Bodenbreite 1,3–2 cm (1,2–2,3 cm)
3 Höhe 1,3 mm (1,1–1,7 mm)

gemessen unmittelbar kaudal der Commissura epithalamica bis zum hinteren Rand der Lamina tecti (quadrigemina). Man unterscheidet drei unterschiedlich weite Abschnitte, einen vorderen und hinteren engen Teil mit dreiseitigem Lumen und eine mittlere 4,5 mm lange Ampulle mit mehr rundlicher Lichtung.

Plexus choroideus des Rautenhirns

Ein Plexus choroideus wird im Rautenhirn nur als *Plexus des vierten Ventrikels* in der kaudalen Hälfte der Rautengrube ausgebildet. Ihre kraniale Hälfte und der Aquaeductus mesencephali bleiben frei von Plexus choroideus. Am Aufbau des Plexus choroideus sind das, hier zur *Lamina epithelialis*, einer einschichtigen Epithellage, verdünnte Dach der unteren Hälfte der Rautengrube und die *Tela choroidea*, eine zarte Bindegewebsschicht der weichen Hirnhaut, beteiligt.

Die Lamina epithelialis des Plexus choroideus erstreckt sich vom Nodulus und vom freien Rand des Velum medullare caudale zum lateralen unteren Rand des Ventrikels, der nach Abriß des Dachs zur *Taenia ventriculi quarti* wird. Die Pia mater überzieht, von der Dorsalseite der Medulla oblongata kommend, als *Tela choroidea* die Lamina epithelialis und das Velum medullare caudale. In der Tiefe geht sie auf die Unterseite des Kleinhirns über (Abb. 7.**18** u. 7.**19**). So bildet die Tela choroidea ein mehr oder weniger adhärentes Doppelblatt, das die Gefäße des Plexus choroideus einschließt.

Der paarige *Plexus choroideus ventriculi quarti* ist T-förmig, hat links und rechts je einen sagittalen und einen queren Schenkel (Abb. 8.**46**). Die quergestellten Schenkel verlaufen entlang dem hinteren Rand des Velum medullare caudale und des Pedunculus flocculi in den Recessus lateralis und hängen frei in die Cisterna pontis lateralis hinein. Ihr freier, vom Flocculus, der Tonsilla cerebelli und den Nn. glossopharyngeus, vagus und accessorius umrahmte Abschnitt wird als „Bochdaleksches Blumenkörbchen" bezeichnet (Abb. 7.**3**).

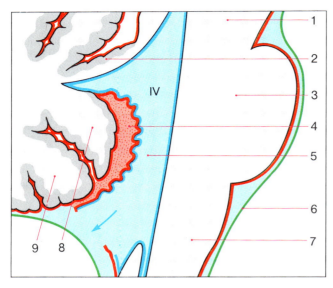

Abb. 7.**18** **Sagittalschnitt durch das Kleinhirn und den Hirnstamm nahe der Mittellinie** (nach *Gray*).
blau   Ependym
rot   Pia mater
grün   Arachnoidea
1 Mesencephalon
2 Velum medullare craniale mit Lingula
3 Pons
4 Plexus choroideus ventriculi IV.
5 Ventriculus IV.
6 Cisterna pontocerebellaris
7 Medulla oblongata
8 Nodulus
9 Uvula
Pfeil auf Apertura mediana gerichtet

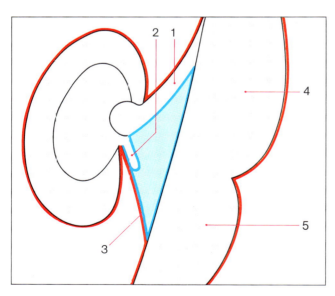

Abb. 7.**19** **Sagittalschnitt durch das Kleinhirn und den Hirnstamm seitlich vom Nodulus** (nach *Gray*).
1 Velum medullare craniale
2 Velum medullare caudale
3 Tela choroidea ventriculi IV.
4 Pons
5 Medulla oblongata

Großhirn (Vorderhirn)

Als Großhirn, *Cerebrum*, bezeichnet man die Derivate des Vorderhirns, *Prosencephalon*: die beiden Großhirnhemisphären des Endhirns, *Telencephalon*, und das zwischen diesen eingebettete Zwischenhirn, *Diencephalon*, das durch die innere Kapsel in das Telencephalon integriert ist und kaudal ohne scharfe Grenze in das Mittelhirn übergeht.

Großhirnhemisphären

Die Großhirnhemisphären bilden außen den Hirnmantel, *Pallium*, der sich über die innen gelegenen *Basalganglien* und das *Zwischenhirn* legt. Der Hirnmantel besteht beim Menschen zu etwa 10% aus dem phylogenetisch sehr alten *Palaeopallium* und dem alten *Archipallium* und zu etwa 90% aus phylogenetisch neuen Teilen, dem *Neopallium*. Die Gestalt des Hirnmantels erklärt sich aus der Morphogenese.

Morphogenese

Die paarigen *Großhirnhemisphären* (Endhirnhemisphären), bei Embryonen von 6–7 mm SSL beiderseits je eine Ausbuchtung des Prosencephalons, wachsen rasch und überdecken nach und nach die übrigen Hirnteile (Abb. 7.**20**). Die mittlere unpaare, beide Hemisphären verbindende *Lamina terminalis*, die vordere Wand des ursprünglich unpaaren Telencephalons, bleibt dagegen im Wachstum zurück. Sie wird von Fasern durchwachsen, die von Hemisphäre zu Hemisphäre verlaufen (Abb. 7.**1**) und hierdurch zur *Kommissurenplatte* verdickt. Hier entstehen die vordere Kommissur, *Commissura rostralis*, die von Fasern der basalen Teile des Schläfen- und des Riechhirns gebildet wird und der Balken, *Corpus callosum*, der überwiegend Kommissurensystem des Neopalliums ist (Abb. 7.**36**).

Die *Hemisphärenbläschen* (Embryo von 19 mm SSL) bestehen zunächst aus zwei Abschnitten von unterschiedlichem Bau, aus der dicken *Pars basalis* und der dünnen *Pars dorsalis s. pallialis* (Abb. 7.**20**). Der dicke *basale Abschnitt* bildet den Boden des künftigen Seitenventrikels. Als Ganglienhügel, *Colliculus ganglionaris*, wölbt sich die Anlage des *Corpus striatum* in die Ventrikellichtung vor. Eine tiefe Furche, *Sulcus terminalis*, trennt den Ganglienhügel der Endhirnanlage vom *Thalamus* der Zwischenhirnanlage. Der dünne dorsale Abschnitt wird zur medialen, dorsalen und lateralen Wand des Ventrikels. Die unteren Teile der medialen Wand, die sich an den Thalamus anlehnen, sind dünn, sie bestehen nur aus dem einschichtigen Wandbelag des Ventrikels, dem späteren Ependym. Ihm legt sich eine zarte Pialamelle an und stülpt die mediale Wand teilweise zur Bildung des *Plexus choroideus* in die Ventrikellichtung ein (Abb. 7.**20**). Die Einstülpungslinie, die *Fissura choroidea*, beginnt in Höhe des späteren Foramen interventriculare und

Großhirn

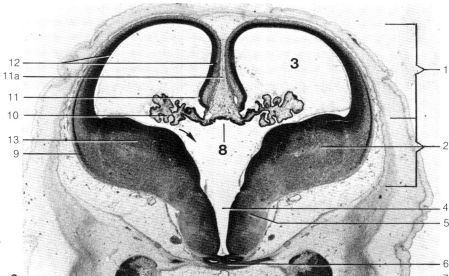

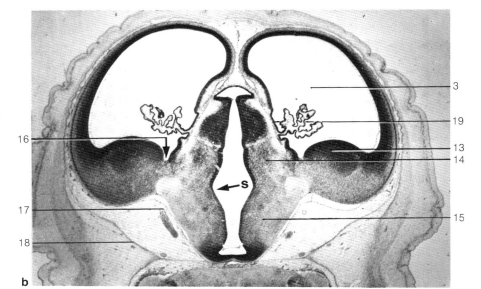

Abb. 7.20 **Frontalschnitte durch die Anlage des Endhirns.**
a in Höhe des Foramen interventriculare (Pfeil).
b in Höhe des Hemisphärenstiels.

1   Pars dorsalis (pallialis telencephali)
2   Pars basalis telencephali
3   Ventriculus lateralis
4   Ventriculus III.
5   Diencephalon
6   Anlage des Chiasma opticum
7   Ganglion n. trigemini
8   Dach des 3.Ventrikels
9   Palaeocortex
10 Plexus choroideus ventriculi lateralis
11 Anlage des Hippocampus
11a Anlage der Falx cerebri
12 Neocortex-Anlage
13 Colliculus ganglionaris
14 Thalamus
15 Hypothalamus
16 Sulcus terminalis
17 Pia mater
18 Dura mater
19 Lamina affixa
s   Sulcus hypothalamicus

erstreckt sich entlang der medialen Wand nach hinten. Sie wird in das bogenförmige Wachstum der Hemisphäre einbezogen und gelangt mit dieser um das hintere Ende des Ganglienhügels herum an seine Basis: Der Plexus choroideus des Seitenventrikels ist im zentralen Teil und im Unterhorn ausgebildet, Vorder- und Hinterhorn enthalten keinen Plexus.

Oberhalb der Fissura choroidea verdickt sich die mediale Wand des Ventrikels zur Bildung des *Hippocampus*, der leicht in die Ventrikellichtung vorspringt. Darüber folgt, durch eine kaum merkliche Einziehung begrenzt (erste Anlage des Sulcus hippocampi), das *Neopallium*. In den basalen Partien der Hemisphärenwand ist die erste Anlage des *Palaeopalliums* zu erkennen.

Die anfangs halbkugeligen, später eiförmigen, nach hinten divergierenden Hemisphärenbläschen vergrößern sich sehr rasch – zwischen der 5. Woche und dem Ende des 4. Monats um das 3000fache. In der 5. Woche beträgt das Gewicht der Hemisphärenbläschen 7%, in der 20. Woche 90% des Gesamtgewichtes der Hirnanlage.

Die Hemisphären wachsen ungleichmäßig (Abb. 7.21): Unter Bildung des *Lobus frontalis* dehnen sie sich nach vorne und oben aus; dadurch wird die *Lamina terminalis*, die den vorderen Pol des frühembryonalen Gehirns markiert, zwischen den Hemisphären in die Tiefe versenkt. Gleichzeitig vergrößern sie sich nach hinten und unten, indem sie den *Lobus occipitalis* und den *Lobus temporalis* bilden und hierbei das Diencephalon, Mesencephalon und den oberen Teil des Metencephalons mehr und mehr überlagern (Abb. 7.22). Der *Lobus parietalis* entsteht aus dem mittleren Teil des Bläschens, dessen zentraler Abschnitt langsamer wächst als die Randpartien. Die so entstehende flache Eindellung (Abb. 7.24), die *Fossa lateralis cerebri* (Sylvii), wird von den sie begrenzenden, stark proliferierenden Rändern mehr und

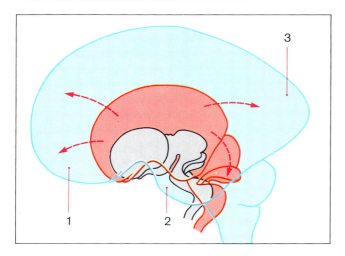

Abb. 7.21 **Die Umrißkonturen von drei übereinander gezeichneten fetalen Gehirnen.**
Die Pfeile zeigen die Wachstumsrichtungen der Hemisphären an (nach *Starck* 1975).
graue Kontur: Embryo von 25 mm SSL
rote Kontur: Embryo von 53 mm SSL
blaue Kontur: Fetus von 96 mm SSL
1 Frontalpol
2 Temporalpol
3 Okzipitalpol

mehr überlagert und schließlich ganz zugedeckt. Die einander entgegenwachsenden, lippenartigen Wülste begrenzen jetzt den *Sulcus lateralis* und werden zum Deckel, *Operculum*, der Fossa lateralis, die in der Tiefe der Furche versteckte Hirnrinde wird zur Insel, *Lobus insularis* (Abb. 7.24).
Das bogenförmige Auswachsen der Hemisphären findet am ausdifferenzierten Gehirn seinen deutlichsten Ausdruck in der Ausdehnung der Seitenventrikel und anderer Strukturen, wie Nucleus caudatus, Hippokampusformation, Fornix u. a. m.
Die beiden Hemisphären wachsen dabei über den Hirnstamm hinaus, rücken einander näher und flachen sich medial gegenseitig ab. Die abgeflachten medialen Oberflächen gehen unter Bildung der Mantelkante in die konvexen lateralen Oberflächen über. In den zwischen den beiden Hemisphären gelegenen Spalt, *Fissura longitudinalis cerebri*, entwickelt sich die Falx cerebri.
Entwicklung der Windungen und Furchen (Abb. 7.22a–c). Die beiden Hemisphären sind ursprünglich glattwandig (lissenzephal). Erst in der zweiten Hälfte der Schwangerschaft werden sie gyrenzephal, es bilden sich Windungen (Gyri) und Furchen (Sulci cerebri). Furchen entstehen an Stellen geringeren, Windungen an Stellen stärkeren Wachstums. Das Oberflächenrelief entwickelt sich, wie die Abb. 7.22 bis 7.24 zeigen, im Verlaufe des 5. bis 8. Monats. Je früher eine Furche erscheint, um so tiefer ist sie am ausdifferenzierten Gehirn, das heißt, um so höher sind die sie begrenzenden Gyri. Früh entstehende *primäre Sulci* sind in der Lage relativ konstant, später gebildete *sekundäre* und *tertiäre Sulci* dagegen sind variabler.
An der *medialen Hemisphärenwand* treten der *Sulcus hippocampi*, der *Sulcus parieto-occipitalis* und der *Sulcus calcarinus* früh und fast gleichzeitig auf. In Abb. 7.22b, die von der Facies medialis eines Fetus von 24 cm SSL aufgenommen wurde, sind auch der *Sulcus corporis callosi* und der *Sulcus cinguli* zu sehen. Im Vergleich dazu fehlen an der Facies medialis eines Fetus von 19 cm noch sämtliche Furchen (Abb. 7.22a).
An der *lateralen (konvexen) Hemisphärenwand* (Abb. 7.24) erscheint die *Fossa lateralis cerebri* bereits bei Embryonen von 25 mm SSL. Sie wird, wie beschrieben, von den Rändern, die sich frühzeitig erheben und aufeinander zuwachsen, vollständig überlagert. Der *Sulcus lateralis* markiert die Kontaktlinie der von oben, hinten und unten vorwachsenden Opercula, des Operculum temporale, Operculum parietale und des Operculum frontale, das als letztes seine endgültige Größe erreicht (Abb. 7.24). Zur Zeit der Geburt ist die *Insel* fast vollständig zugedeckt. Von den anderen Furchen bildet sich zuerst der *Sulcus centralis*, der am Gehirn eines Fetus von 19 cm SSL erst angedeutet, am Gehirn eines Fetus von 24 cm SSL deutlich ausgeprägt ist (Abb. 7.23, 7.24). Die *Sulci prae-* und *postcentrales* sowie die *Sulci intraparietalis* und *temporalis superior* erscheinen etwas später als der Sulcus centralis. Die Ansicht von oben (Abb. 7.23) zeigt eine deutliche Asymmetrie der Furchen beider Seiten; das Furchungsmuster ist rechts weiter entwickelt als links.

Gestalt der Großhirnhemisphären

Die paarigen Großhirnhemisphären werden durch die *Fissura longitudinalis cerebri* getrennt, die vorne und hinten ganz durchschneidet, in den zentralen Partien aber nur bis in Höhe des Balkens reicht (Abb. 7.2, 7.4). Jede Hemisphäre ist beim Erwachsenen 16–17 cm lang und an ihrer breitesten Stelle 7 cm breit.
An jeder Hemisphäre unterscheidet man drei Flächen, die der Falx cerebri zugewandte, abgeflachte *Facies medialis*, die konvex gebogene *Facies superolateralis* und die basale *Facies inferior*, und drei Pole, den *Polus frontalis*, den *Polus occipitalis* und den *Polus temporalis*. Die Facies medialis geht an der Mantelkante, *Margo superior*, die sich als scheitelwärts gekrümmter Bogen vom Polus frontalis zum Polus occipitalis erstreckt, in die Facies superolateralis über. Im *Margo inferior* stoßen die Facies inferior und die Facies superolateralis aneinander. Der *Margo medialis* zwischen der Facies medialis und der Facies inferior ist zweigeteilt; er fehlt dort, wo die beiden Hemisphären durch die *Lamina terminalis* und die Derivate der Kommissurenplatte *(Commissura rostralis* und *Corpus callosum)* miteinander verbunden sind (Abb. 7.4). Der vordere Teil erstreckt sich vom Polus frontalis zur Lamina terminalis, der hintere vom Polus occipitalis zum Splenium corporis callosi.
Die äußere Oberfläche der Hemisphären wird von einer mehr oder weniger dicken Lage grauer Substanz,

Großhirn

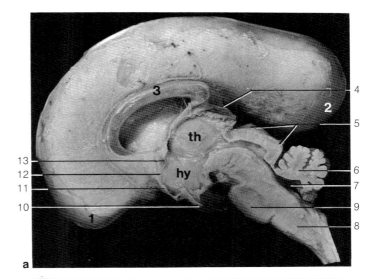

Abb. 7.**22** **Facies medialis cerebri.**
a Fetus von 19 cm, **b** Fetus von 24 cm SSL.
1 Polus frontalis
2 Polus occipitalis
3 Corpus callosum
4 Tela choroidea ventriculi III.
5 Lamina (tecti) quadrigemina
6 Vermis cerebelli
7 Ventriculus IV.
8 Medulla oblongata
9 Pons
10 Infundibulum
11 Chiasma opticum
12 Lamina terminalis
13 Commissura rostralis
14 Sulcus corporis callosi
15 Sulcus cinguli
16 Lamina terminalis
17 Fasciculus opticus
18 Sulcus subparietalis
19 Sulcus parieto-occipitalis
20 Splenium corporis callosi
21 Sulcus calcarinus
22 Sulcus lunatus
th Thalamus
hy Hypothalamus

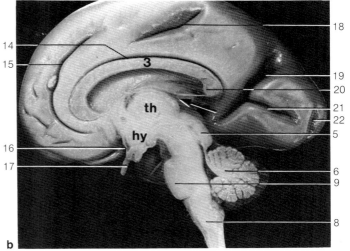

der Großhirnrinde (Endhirnrinde), *Cortex cerebri*, gebildet, die größtenteils Neocortex ist. Sie bedeckt auf den Windungen und in den Furchen die weiße Substanz, das Mark, das kammartig in die einzelnen Windungen hineinragt. Mark und Rinde bilden zusammen den Hirnmantel, das *Pallium*, den die Basalganglien und das Diencephalon umhüllenden Anteil der Hemisphären.

Glatt und ungefurcht ist nur ein sehr kleiner Teil des Palliums, der *Bulbus* und *Tractus olfactorius* beiderseits an der Unterfläche des Stirnlappens, die zusam-

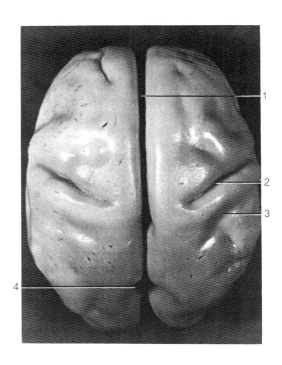

Abb. 7.**23** **Ansicht der beiden Hemisphären von oben.** Fetus von 24 cm SSL.
1 Fissura longitudinalis cerebri
2 Sulcus centralis
3 Sulcus postcentralis
4 Sulcus parieto-occipitalis

7 Gestalt und Gliederung des Gehirns

men mit dem Palaeocortex das Riechhirn, *Rhinencephalon*, bilden. Zu dem Palaeocortex, der phylogenetisch ältesten Hirnrinde, rechnet man die *Substantia perforata rostralis* an der Basis cerebri, den „*Lobus piriformis*" an der medialen Seite des Lobus temporalis und Teile des Mandelkerns, *Corpus amygdaloideum*, der im Inneren des Schläfenlappens liegt und mit der Rinde des Palaeopalliums verbunden ist.

Zum Archipallium, einem gleichfalls phylogenetisch alten Teil des Hirnmantels, der an der medialen Hemisphärenwand von Embryonen von 19 mm SSL bereits nachweisbar ist (Abb. 7.**20**), gehören die Hippokampusformationen, von denen der *Hippocampus* in die mediale Wand des Schläfenlappens („Hippocampus retrocommissuralis") einbezogen ist. Teile des Archipalliums bilden auf der Dorsalseite des Corpus callosum das *Indusium griseum* und die *Striae longitudinales medialis* und *lateralis* („Hippocampus supracommissuralis"). Das *Indusium griseum* ist ein grauer, dünner Rindenbelag, der sich vom Rostrum bis zum Splenium corporis callosi erstreckt, wo es sich über den *Gyrus fasciolaris* in den *Gyrus dentatus* fortsetzt. Diese kortikalen Teile bilden an der inneren Mantelkante einen unvollständigen Ring um den Balken, der in äußeren und inneren Randbogen gegliedert werden kann.

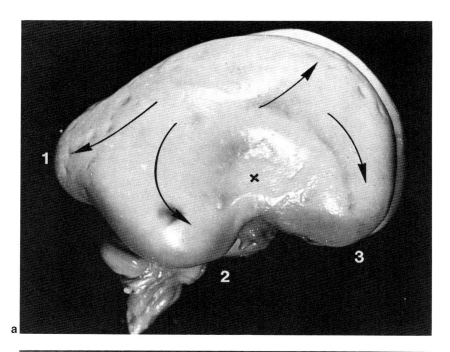

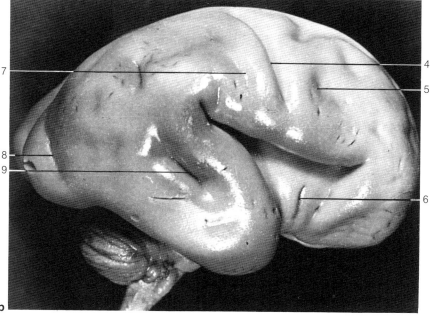

Abb. 7.**24 Aufsichten auf die Facies laterales** bei einem
a Fetus von 11 cm SSL (14.–15. Woche),
b Fetus von 24 cm SSL (24.–25. Woche).
Erklärungen im Text
1 Polus occipitalis
2 Polus temporalis
3 Polus frontalis
4 Sulcus centralis
5 Sulcus praecentralis
6 Lobus insularis (Insula) mit Sulcus centralis insulae
7 Sulcus postcentralis
8 Sulcus parieto-occipitalis
9 Sulcus temporalis superior
X Fossa lateralis cerebri (Sylvii)

Großhirnlappen

An den Großhirnhemisphären unterscheidet man fünf Lappen, *Lobi cerebri:* Stirnlappen, *Lobus frontalis,* Scheitellappen, *Lobus parietalis,* Hinterhauptslappen, *Lobus occipitalis,* und Schläfenlappen, *Lobus temporalis,* sowie die in der Tiefe des Sulcus lateralis cerebri versteckt liegende Insel, *Lobus insularis.* Die ringförmig um das Corpus callosum angeordneten Anteile der Großhirnhemisphären (starke Beteiligung des Archipalliums) sollen als *Hippokampusformation* außerhalb der Lappengliederung in ihrem Zusammenhang beschrieben werden.

Die Hemisphärenlappen sind weder morphologische noch funktionelle Einheiten, die Lappengliederung erleichtert aber die topographische Orientierung am Gehirn und spielt deshalb besonders in der Neurochirurgie eine Rolle. Die Projektion des Sulcus lateralis und des Sulcus centralis auf die Schädeloberfläche ist z. B. von praktischer Bedeutung. Die Lappengrenzen sind an der Facies superolateralis deutlicher als an der Facies medialis. Sie werden durch primäre, früh in der Ontogenese entstehende, konstante Furchen markiert.

Furchen und Windungen der Facies superolateralis hemisphaerii (vgl. im folgenden Abb. 7.**25**–7.**27**). Die Grenze zwischen *Stirn-* und *Schläfenlappen* bildet der vordere Teil des *Sulcus lateralis* („Fissura Sylvii"). Der tief einschneidende Sulcus lateralis verläuft schräg nach hinten oben und endet, umgeben vom *Gyrus supramarginalis,* an der Grenze zum Scheitellappen. Über und etwas hinter dem Temporalpol teilt sich der Sulcus lateralis in drei Äste, von denen der horizontal verlaufende *R. anterior* und der kurze, aufsteigende *R. ascendens* in den *Gyrus frontalis inferior* einschneiden und diesen in die *Pars orbitalis* und die *Pars triangularis* (Operculum frontale) unterteilen. Der lange *R. posterior* bildet die Fortsetzung des Sulcus nach hinten.

Die Grenze zwischen *Stirn-* und *Scheitellappen* wird durch den *Sulcus centralis* gezogen. Er ist neben dem Sulcus lateralis cerebri die konstanteste und praktisch wichtigste Furche der Facies superolateralis. Der Sul-

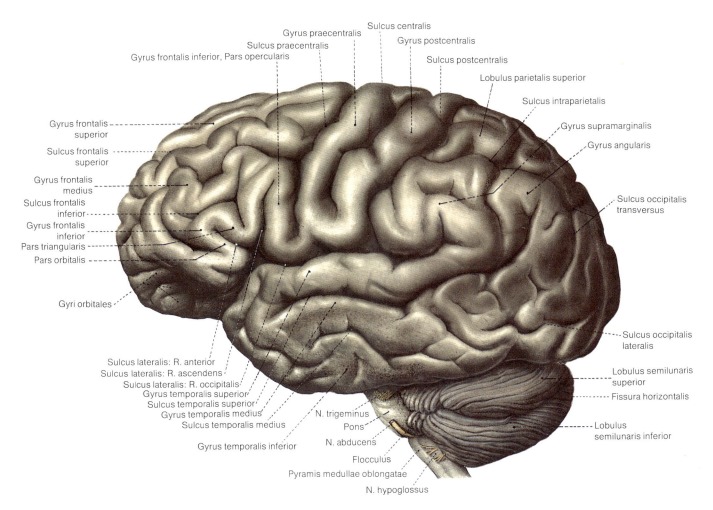

Abb. 7.**25** **Furchen und Windungen der linken Großhirnhemisphäre von der Seite.**

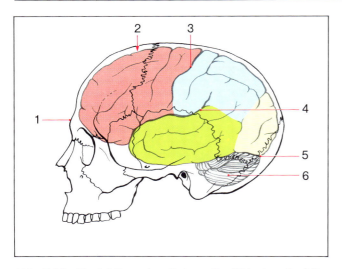

Abb. 7.**26** **Projektion der linken Großhirnhemisphäre auf den Schädel** (nach *Krönlein*).
1 Glabella
2 Fissura longitudinalis cerebri
3 Sulcus centralis
4 Sulcus lateralis cerebri
5 Protuberantia occipitalis interna
6 Cerebellum
Stirnlappen: rot
Scheitellappen: blau
Hinterhauptslappen: gelb
Schläfenlappen: grün

cus centralis, eine tiefe Furche, zieht von der Mantelkante aus schräg nach unten bis dicht an den Sulcus lateralis heran, mündet aber nicht in diesen ein. Das obere Ende des Sulcus centralis überquert häufig die Mantelkante und greift verschieden weit auf die Facies medialis über. Er beschreibt häufig zwei nach vorn konvexe Biegungen, eine am Übergang vom oberen in das mittlere und eine am Übergang vom mittleren in das untere Drittel. Der Beginn des Sulcus centralis oben projiziert sich etwas hinter die Mitte der Verbindung Glabella (Nasenwurzel) – Inion (Protuberantia occipitalis externa) (Abb. 7.**26**).

Zwischen *Scheitel-* und *Hinterhauptslappen* dringt der *Sulcus parieto-occipitalis* auf der Medialseite der Großhirnhemisphäre ein; er schneidet mit seinem oberen Ende meist noch die Mantelkante und markiert damit die Grenze auch auf der konvexen Seite.

Die vordere Grenze zwischen *Hinterhauptslappen* einerseits und *Scheitel-* und *Schläfenlappen* andererseits bezeichnet auf der konvexen Seite der Hemisphäre etwa eine Linie, die in Verlängerung des oberen Endes des *Sulcus parieto-occipitalis* bis zur seichten *Incisura praeoccipitalis* an der Unterkante der Hemisphäre zu denken ist.

Sekundäre und *tertiäre Furchen* unterteilen die Lappen auf der konvexen Facies superolateralis hemisphaerii.

Stirnlappen. Parallel zum Sulcus centralis verlaufen der *Sulcus praecentralis* und der *Sulcus postcentralis*. Der zum Stirnlappen gehörende *Sulcus praecentralis* ist inkonstant und häufig zweiteilig. Er greift an der Mantelkante auf die mediale Fläche über und begrenzt den *Gyrus praecentralis*. An den Sulcus praecentralis schließen sich drei horizontale Windungen an, die *Gyri frontales superior, medius* und *inferior*, sie werden durch die *Sulci frontales superior* und *inferior* getrennt.

Scheitellappen. Der *Sulcus postcentralis* des Scheitellappens ist weitgehend konstant; er reicht häufig über die Mantelkante hinweg auf die Facies medialis und begrenzt den *Gyrus postcentralis*, der hinter dem Sulcus postcentralis folgende Teil des Scheitellappens wird durch den horizontalen inkonstanten *Sulcus intraparietalis* in einen *Lobulus parietalis superior* und einen *Lobulus parietalis inferior* unterteilt. Der *Gyrus supramarginalis* umringt als U-förmige Windung das hintere Ende des *Sulcus lateralis*, der *Gyrus angularis* das Ende des *Sulcus temporalis superior* im Schläfenlappen. Beide Windungen gehören zum Lobus parietalis (Abb. 7.**24** u. 7.**25**).

Hinterhauptslappen. Die Außenfläche des *Lobus occipitalis* ist sehr unregelmäßig gestaltet, zwei Furchen werden namentlich hervorgehoben. Der variable *Sulcus occipitalis transversus* setzt den *Sulcus intraparietalis* auf den Okzipitallappen fort, und der *Sulcus lunatus*, eine bogenförmige, in der Nähe des Polus occipitalis gelegene Furche, gilt als vordere Grenze der Sehrinde.

Schläfenlappen. Die unterhalb des Sulcus lateralis cerebri gelegene Außenfläche des *Lobus temporalis* ist durch die horizontal verlaufenden *Sulci temporales superior* und *inferior* in drei Windungen gegliedert, von denen der *Gyrus temporalis inferior* zum großen Teil der Facies inferior cerebri angehört (Abb. 7.**25**). Der Sulcus temporalis superior zieht parallel zum Sulcus lateralis und wird an seinem hinteren Ende vom *Gyrus angularis* des Lobus parietalis umfaßt. Der obere Teil des *Gyrus temporalis superior* bildet das *Operculum temporale*. Entfernt man die Opercula frontale und frontoparietale, so sieht man am Boden des Sulcus lateralis, unmittelbar hinter der Insel, 2–3 quere Windungen, die *Gyri temporales transversi*, Heschlsche Querwindungen, die in den Gyrus temporalis superior übergehen und in der Tiefe mit der Insel zusammenhängen.

Insellappen. Die in der Tiefe des Sulcus lateralis cerebri gelegene Insel (Abb. 7.**24**) ist an ihrer vorderen, oberen und hinteren Seite durch den tiefen *Sulcus circularis* von der Nachbarschaft abgesetzt. Der *Sulcus centralis insulae* unterteilt sie in einen vorderen und einen hinteren Abschnitt, von denen der vordere einige kurze Windungen zeigt, *Gyri breves insulae* (Abb. 7.**38**), die nach vorne konvergierend zusammenfließen. Der hintere Teil bildet eine längere, meist gespaltene Windung, *Gyrus longus insulae*. Der nach vorn und basal gerichtete Inselpol geht in die *Substantia perforata rostralis* über (Abb. 7.**8**).

Furchen und Windungen der Facies medialis et inferior hemisphaerii. Die *Facies medialis hemisphaerii* (Abb. 7.**4** u. 7.**27**) wird durch den bogenförmigen *Sulcus corporis callosi* vom Balken getrennt und etwa in ihrer Mitte durch den *Sulcus cinguli* und den daran

Großhirn

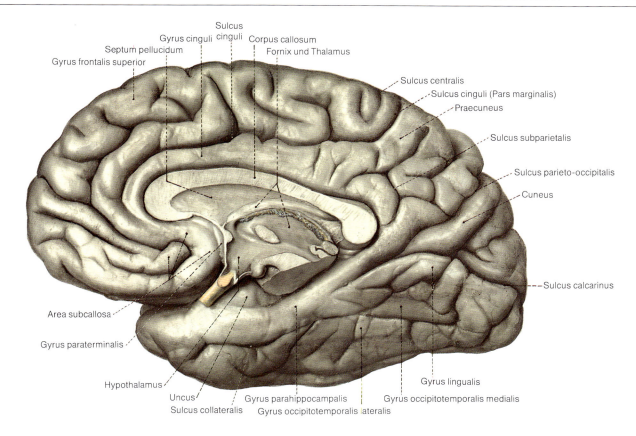

Abb. 7.**27** **Rechte Großhirnhemisphäre;** mediale Fläche und untere Fläche des Schläfen- und des Hinterhauptlappens nach Durchschneidung des rechten Hirnschenkels.

anschließenden, sehr variablen *Sulcus subparietalis* in zwei Zonen, eine Innen- und eine Außenzone, geteilt. Zur Innenzone gehört der *Gyrus cinguli*, der den Balken von vorne her umgreift und hinter dem Splenium corporis callosi in den Gyrus parahippocampalis übergeht.

Vor der Lamina terminalis liegt der senkrecht gestellte, schmale *Gyrus paraterminalis (Gyrus subcallosus)*, davor, unmittelbar unter dem Balkenknie, die *Area subcallosa (Area parolfactoria)*. Beide Windungen bilden zusammen die *Area praecommissuralis*, die sich in das *Indusium griseum* und in die *Striae longitudinales* an der Oberfläche des Balkens fortsetzt.

Die Außenzone besteht aus den medialen Flächen des *Lobus frontalis* und des *Lobus parietalis*, deren gegenseitige Grenze durch das auf die mediale Fläche übergreifende obere Ende des *Sulcus centralis* markiert wird. Der Sulcus centralis wird von der Rinde des *Lobulus paracentralis* umfaßt, der seinerseits von zwei senkrecht gegen die Mantelkante aufsteigenden Ästen des *Sulcus cinguli* umrahmt wird. Als *Gyrus frontalis medialis* wird die Windung im vorderen Bereich des Frontallappens bezeichnet, die oberhalb des Sulcus cinguli liegt.

Der *Lobus occipitalis* ist durch den tief einschneidenden *Sulcus parieto-occipitalis* vom Lobus parietalis abgesetzt. Er begrenzt zusammen mit dem *Sulcus subparietalis* und der Mantelkante den *Praecuneus*, ein etwa viereckiges Rindenfeld im hinteren Bereich des Scheitellappens. Der *Sulcus calcarinus* verläuft an der Grenze der Facies medialis zur Facies inferior hemisphaerii vom Polus occipitalis aus leicht bogenförmig nach vorn; unter spitzem Winkel vereinigt er sich mit dem Sulcus parieto-occipitalis. Der zwischen den beiden Furchen gelegene keilförmige *Cuneus* bildet die mediale Fläche des Okzipitallappens.

An der *Facies inferior hemisphaerii* (Abb. 7.**28**) haben die Lobi frontalis, temporalis und occipitalis anteil; die Temporal- und Okzipitallappen gehen basal ohne Grenze ineinander über, der basale Ursprungsteil des *Sulcus lateralis cerebri* bildet dagegen eine deutliche Grenze zwischen Frontal- und Temporallappen.

7 Gestalt und Gliederung des Gehirns

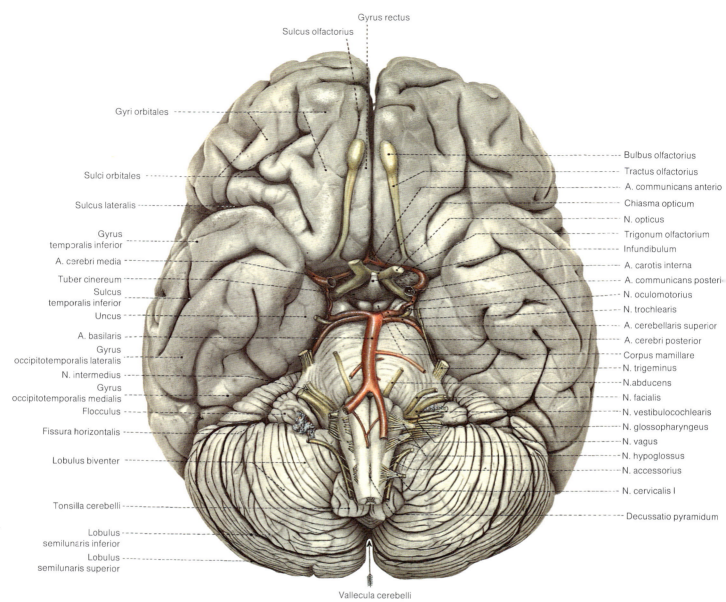

Abb. 7 **28 Hirnbasis.**

An der basalen Fläche des *Stirnlappens* unterscheidet man den von *Bulbus* und *Tractus olfactorius* beinahe vollständig zugedeckten *Sulcus olfactorius,* der zusammen mit der Fissura longitudinalis cerebri den *Gyrus rectus* begrenzt. Der laterale Bereich ist durch die variablen *Sulci orbitales* in unregelmäßige *Gyri orbitales* gegliedert.

Der aus zwei bis drei Teilen bestehende, längsverlaufende *Sulcus occipitotemporalis* (Abb. 7.**31**) liegt zwischen dem *Gyrus occipitotemporalis medialis* und dem *Gyrus occipitotemporalis lateralis,* der am Unterrand des Lobus temporalis ohne Grenze in den Gyrus temporalis inferior übergeht, während die mediale Längswindung medial vom *Sulcus collateralis* begrenzt wird. Der Sulcus collateralis reicht bis in den Okzipitallappen (vgl. Abb. 7.**27**) und setzt sich gelegentlich als *Sulcus rhinalis* in den Schläfenpol fort. Der vordere Abschnitt des Sulcus collateralis trennt den Gyrus parahippocampalis, der hintere Abschnitt den *Gyrus lingualis* vom Gyrus occipitotemporalis. Der *Sulcus hippocampi* ist die mediale Grenzlinie des *Gyrus parahippocampalis,* der basalen Fortsetzung des *Gyrus cinguli*. Er endet in einem hakenförmig umgebogenen Fortsatz, *Uncus*. Der *Hippocampus* ist eine durch den Sulcus hippocampi erzeugte, längliche Vorwölbung im Unterhorn des Seitenventrikels (Abb. 7.**30** u. 7.**31**).

Riechhirn

Zum *Riechhirn* (Abb. 7.**28**), *Rhinencephalon,* gehören der Bulbus olfactorius und Strukturen, die Fasern aus dem Bulbus olfactorius erhalten. In diesem einschränkenden Sinne umfaßt es den Bulbus olfactorius, den Tractus olfactorius, das Trigonum olfactorium, die Striae olfactoriae medialis et lateralis und die Gyri

olfactorii medialis et lateralis. Hinzu kommen als Derivate des Palaeocortex die Substantia perforata rostralis, die Area subcallosa, der Gyrus paraterminalis, die Bandaletta diagonalis, die Rinde des Lobus piriformis und Teile des Corpus amygdaloideum (Mandelkern).
Der *Bulbus olfactorius* erhält als primäres Riechzentrum die marklosen Fasern der *Nn. olfactorii,* die selbst Axone des primären Neurons der Riechleitung sind. Ihre Perikarya entstammen den Riechplakoden und liegen im Epithel der Schleimhaut der Regio olfactoria nasi (vgl. S. 524).

Morphogenese. Der *Bulbus olfactorius* entwickelt sich aus einer zapfenförmigen Ausstülpung des Hemisphärenbläschens, in die sich ursprünglich auch die Ventrikellichtung mit einem Fortsatz erstreckt. Später verklebt die Wand, und die Lichtung verschwindet. Der Bulbus olfactorius ruht auf der Siebbeinplatte und ist nur lose mit der Facies orbitalis des Stirnlappens verbunden. Bei Feten ist er relativ groß (Abb. 7.**29**), bleibt dann im Wachstum zurück und ist bei Erwachsenen das abgeplattete, längsovale Ende des Tractus olfactorius (Abb. 7.**28**).

Der *Tractus olfactorius,* ein schmaler weißer Faserstrang, schließt an den Bulbus olfactorius an. Der Tractus senkt sich zunehmend in den Sulcus olfactorius ein und verbreitert sich am hinteren Rand der Facies orbitalis des Stirnlappens zum *Trigonum olfactorium.* Hier teilen sich die Fasern in meist zwei, auch drei streifenförmige Bündel, *Striae olfactoriae.*
Die *Stria olfactoria lateralis* läuft entlang dem vorderen Rand der Substantia perforata rostralis zum Limen insulae, wendet sich unter Bildung eines spitzen Winkels nach hinten medial und erreicht den Uncus und den medialen Teil des Corpus amygdaloideum (Gyrus semilunaris). Die *Stria olfactoria medialis* zieht entlang der Substantia perforata rostralis zur Facies medialis cerebri und endet im *Gyrus paraterminalis,* einer unter dem Rostrum und vor der Lamina terminalis gelegenen Hirnwindung. Eine gelegentlich ausgebildete *Stria olfactoria intermedia* geht von der Spitze des Trigonum olfactorium zur *Substantia perforata rostralis;* ein *Tuberculum olfactorium* ist beim Menschen nur rudimentär am vorderen Rand der Substantia perforata rostralis entwickelt (Abb. 7.**8**).
Die *Substantia perforata rostralis,* ein durch herausgezogene Hirngefäße durchlöchertes Feld, liegt kaudal vom Trigonum olfactorium und den beiden divergierenden Striae olfactoriae medialis und lateralis im Winkel zwischen Chiasma opticum, Tractus opticus und Uncus (vgl. Abb. 7.**3**). Sie geht kontinuierlich in die graue Substanz des Tuber cinereum und rostral in die Rinde des Gyrus paraterminalis über (Abb. 7.**27**).

Hippokampusformation

Die *Hippokampusformation* bildet einen wesentlichen Teil des kortikalen *limbischen Systems* (s. S. 401ff.). Als Hippokampusformation werden bestimmte Rindenanteile des *Archicortex* zusammengefaßt, die an der medialen Hemisphärenfläche in Form eines äußeren und inneren Bogens angeordnet sind.

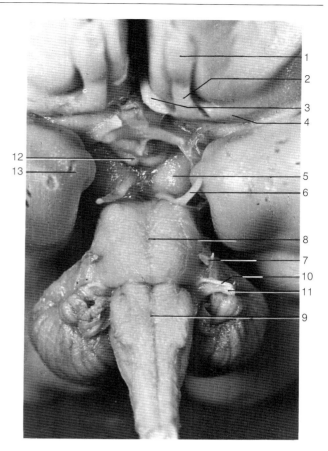

Abb. 7.**29 Bulbus, Tractus olfactorius et Striae olfactoriae bei einem Fetus von 24 cm SSL.**
1 Bulbus olfactorius
2 Tractus olfactorius
3 Stria olfactoria medialis
4 Stria olfactoria lateralis
5 Crus cerebri
6 N. oculomotorius
7 N. trigeminus
8 Pons
9 Medulla oblongata
10 N. facialis
11 N. vestibulocochlearis
12 Corpus mamillare
13 Polus temporalis

Morphogenese. Die Anlage der Hippokampusformation liegt in der medialen Wand des primitiven Hemisphärenbläschens entlang dem *Sulcus hippocampi,* unmittelbar oberhalb der Fissura choroidea ventriculi lateralis (Abb. 7.**20**). Mit der Entwicklung des Lobus temporalis werden beide Furchen und mit ihnen auch das von ihnen begrenzte Archipallium in das bogenförmige Wachstum der Hirnbläschen einbezogen. Am ausdifferenzierten Gehirn bilden sie einen Bogen, der sich vom Foramen interventriculare zum vorderen Ende des Unterhorns des Seitenventrikels erstreckt (Abb. 7.**30**).

Die verschiedenen Anteile der bogenförmigen Anlage der Hippokampusformation entwickeln sich beim Menschen in unterschiedlichem Ausmaß. Der obere Teil des Sulcus hippocampi wird von den Fasern des Balkens durchsetzt und bildet am fertigen Gehirn den *Sulcus corporis callosi,* der den Balken vom darüberliegenden Pallium trennt (Abb. 7.**4**). Die Anlage der Hippokampusformation erfährt hier nur eine geringgradige Differenzierung. Sie wird zum *Indusium griseum* („Hippocampus supracommissuralis"), einem

146   7 Gestalt und Gliederung des Gehirns

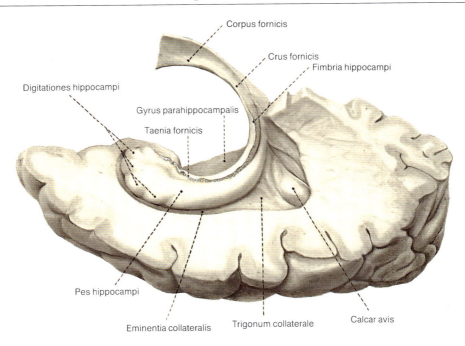

Abb. 7.**30** **Unterhorn und Hinterhorn des Seitenventrikels, Fornix und Hippocampus.**

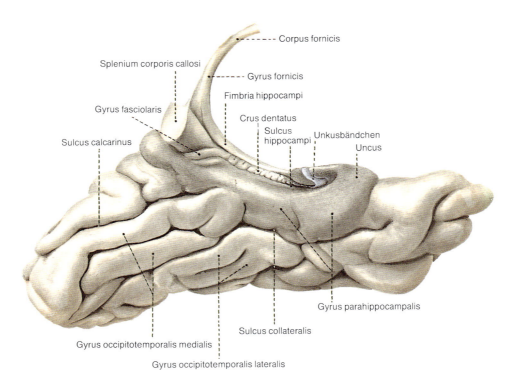

Abb. 7.**31** **Gyrus fasciolaris, Gyrus dentatus und Unkusbändchen der linken Hemisphäre.**

dünnen, grauen Belag auf dem Balken (Abb. 7.33). Im unteren, temporalen Abschnitt („Hippocampus retrocommissuralis") entstehen die eigentlichen Strukturen der Hippokampusformation: Der Sulcus hippocampi vertieft sich und wölbt die mediale Wand des Unterhorns als *Ammonshorn, Cornu Ammonis,* tief in die Ventrikellichtung hinein (Abb. 7.30), während die beiden Lippen des Sulcus hippocampi den *Gyrus dentatus* und den *Gyrus parahippocampalis* liefern. Frontalschnitte durch den basalen Teil der medialen Wand des Schläfenlappens zeigen diese Anordnung. Die Rinde des *Gyrus parahippocampalis* erstreckt sich vom Sulcus collateralis zum Sulcus hippocampi, wo sie in das Unterhorn einsinkt, das Ammonshorn bildet und im dorsomedialen Bogen in den Gyrus dentatus übergeht.

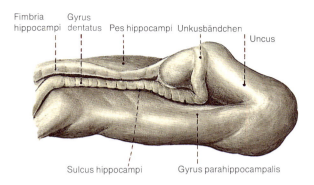

Abb. 7.**32** **Hippokampusformationen.**

Der *Hippocampus* besteht aus der komplex gefalteten, mäanderförmig eingerollten Rinde des Gyrus dentatus und des Ammonshorns, die sich über das *Subiculum,* eine Übergangszone, in die Rinde des *Gyrus parahippocampalis* fortsetzt (Abb. 7.**31**). Der Hippocampus bildet eine ca. 5 cm lange Erhebung im Boden des Unterhorns des Seitenventrikels, deren vorderes Ende tatzenartig zum *Pes hippocampi* verbreitert ist und häufig 3–4 Erhebungen, „Digitationes hippocampi", zeigt. Gegen den Ventrikel ist er von einer dünnen, weißen Lamelle, *Alveus hippocampi,* überlagert, die sich vor allem aus den Axonen der großen Pyramidenzellen des Hippocampus zusammensetzt. Diese bündeln sich und vereinigen sich zu einer dünnen Marklamelle, *Fimbria hippocampi,* die sich unter dem Splenium corporis callosi in das *Crus fornicis* fortsetzt. Ihr gegen den Ventrikel umgebogener Rand geht in der Fissura choroidea in das Plexusepithel über. Wird der Plexus choroideus entfernt, dann entsteht eine Abrißlinie, die *Taenia fornicis* (Abb. 7.**30**). Diese bildet den am weitesten medial gelegenen Teil des Unterhorndaches und begrenzt zusammen mit der *Taenia choroidea* den Eingang zur *Fissura choroidea* im Bereich des Unterhorns.

Der *Gyrus dentatus* (Abb. 7.**31** u. 7.**32**) ist ein schmaler, grauer, durch zahlreiche Kerben und Erhebungen ausgezeichneter Wulst zwischen dem Sulcus hippocampi und der Fimbria hippocampi. Seine mediale Basis bildet den medialen Rand der Hemisphärenrinde. Gyrus dentatus und Fimbria hippocampi verlaufen bis zum Splenium corporis callosi zusammen nach hinten aufwärts, dann trennen sie sich. Die Fimbria setzt sich in das Crus fornicis fort, während der Gyrus dentatus unter Verlust seiner Zähnelung in den *Gyrus fasciolaris* und das *Indusium griseum* übergeht. Nach vorne abwärts erstreckt sich der Gyrus dentatus bis in die Kerbe zwischen Uncus und Gyrus parahippocampalis, wo er dorsal abbiegt und als glattes Band *(Uncusband, Limbus Giacomini)* die Unterfläche des Uncus medial kreuzt und diesen in den Gyrus uncinatus und Gyrus intralimbicus unterteilt.

Das *Indusium griseum,* die dünne, wenig differenzierte Rinde an der Oberfläche des Balkens, dringt auf beiden Seiten in den Sulcus corporis callosi ein und geht kontinuierlich in die Rinde des *Gyrus cinguli* über. Vorne setzt es sich über Genu und Rostrum corporis callosi hinweg in den *Gyrus paraterminalis* fort (Abb. 7.**27**). Die *Striae longitudinales,* die rudimentäre weiße Substanz des Indusium griseum, sind in die graue Substanz eingebettet (Abb. 7.**33**). Sie kommen aus der *Area praecommissuralis* und gehen durch Vermittlung des *Gyrus fasciolaris* in die *Fimbria hippocampi* über. Die beiden paarigen Striae longitudinales liegen an der Balkenoberfläche, die *Striae longitudinales mediales* dicht beisammen, die *Striae longitudinales laterales* versteckt in der Tiefe des Sulcus corporis callosi (Abb. 7.**46**).

Im **limbischen System,** einem funktionellen Zusammenschluß verschiedenartiger Hirnteile (s. S. 401ff.), in dem die *Hippokampusformation* (Abb. 7.**32**) eine zentrale Rolle spielt, sind hauptsächlich allokortikale Rindenbereiche zusammengeschlossen, die an der medialen Hemisphärenfläche in Form eines äußeren und eines inneren Bogens angeordnet sind. Der äußere Bogen besteht aus Teilen des *Gyrus parahippocampalis* und des *Gyrus cinguli.* Zum inneren Bogen gehören *Hippocampus, Gyrus fasciolaris, Indusium griseum* mit *Striae longitudinales, Gyrus paraterminalis* und *diagonales Band von Broca (Bandaletta diagonalis)* sowie *Septumregion* und *Fornix* (Abb. 7.**32**).

In das limbische System sind außerdem einbezogen der *Mandelkern,* die subkortikalen Kerne in *Corpus mamillare, Thalamus (Nuclei anteriores thalami)* und *Habenula* sowie im Mittelhirn Kerne der *Formatio reticularis (Nuclei tegmenti)* und der *Nucleus interpeduncularis.* Rinden- und Kerngebiete sind durch Bahnen zu vielgliedrigen gegenläufigen Neuronenkreisen zusammengeschlossen.

Gliederung des Vorderhirns

Die Gliederung des Vorderhirns in Kerngebiete und Bahnen ergibt sich aus Schnitten durch das Gehirn. Ein Horizontalschnitt durch die beiden Großhirnhemisphären ca. 1 cm oberhalb des Balkens legt das *Centrum semiovale* frei (Abb. 7.33), das Marklager des Gehirns, das sich aus Kommissurenfasern des Balkens, Fasern von Projektionsbahnen und Assoziationsfasern zusammensetzt und von der gefalteten Rinde umrahmt ist. Die in verschiedenen Richtungen geschnittenen Bahnen sind auf dem Schnitt nicht zu unterscheiden. Das Centrum semiovale wird von zahlreichen Blutgefäßen, Rr. medullares, durchsetzt, die in der subkortikalen Randzone Äste der Arterien und Venen der Facies superolateralis hemisphaerii sind, im mittleren Bereich des Centrum semiovale aus den Aa. und Vv. thalamostriatae stammen.

Der *Balken,* das *Corpus callosum* (Abb. 7.4, 7.33), bildet als größte Kommissur eine breite Verbindungsbrücke zwischen den beiden Hemisphären. Er besteht aus quer verlaufenden Fasern, die meist gleiche Rindenareale in beiden Hemisphären reziprok verbinden (Abb. 7.34). In der Fissura longitudinalis cerebri sind diese Fasern, die sich im Centrum semiovale nach vorn, außen, unten und hinten ausbreiten (Radiatio corporis callosi), in einer dicken Platte zusammengefaßt; auf dem Medianschnitt hat sie Balkenform (s. Abb. 7.4).

Das *Ventrikelsystem des Vorderhirns,* der dritte Ventrikel und die Seitenventrikel, werden in tiefer gelegten Schnitten eröffnet. Zugleich werden hierbei die

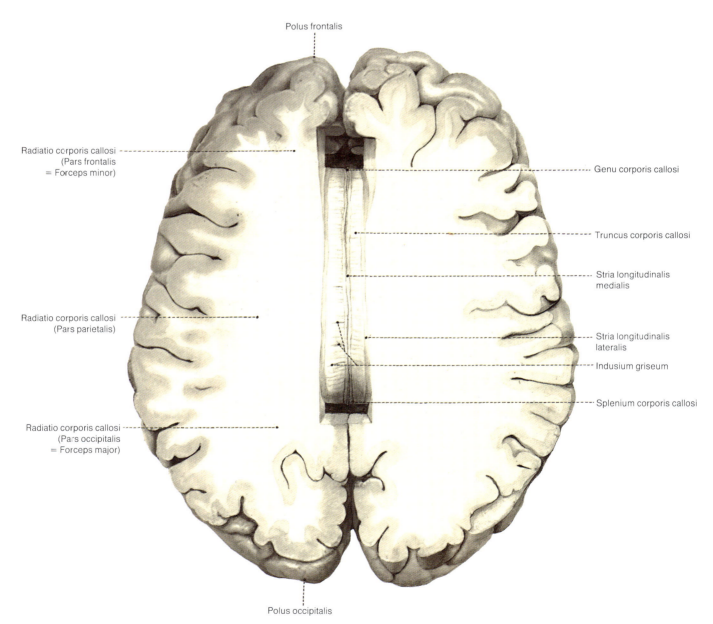

Abb. 7.33 **Balken von oben und Centrum semiovale nach Wegnahme der oberen Teile beider Großhirnhemisphären.**

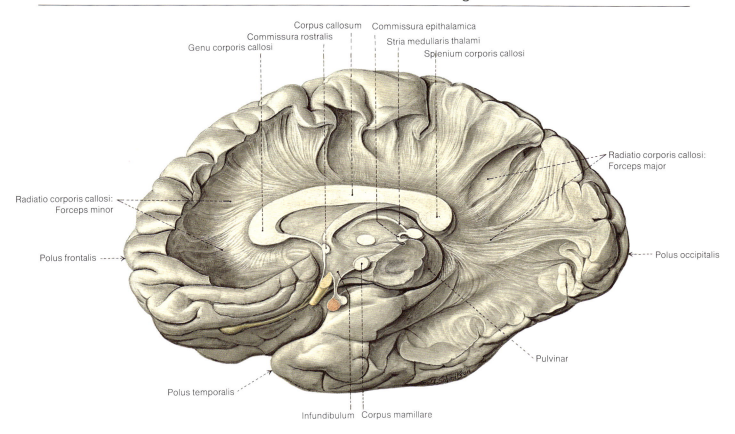

Abb. 7.**34 Balkenstrahlung der rechten Hemisphäre und Kommissuren.**

basalen *Stammganglien*, die *innere Kapsel* und weitere Bahnen sowie das in das Endhirn integrierte *Zwischenhirn* sichtbar.

Morphogenese der Kommissuren. Die beiden embryonalen Hemisphärenbläschen sind durch das *Telencephalon medium* miteinander verbunden, dessen Lichtung vorne durch die *Lamina terminalis* abgeschlossen ist (Abb. 7.**1**, 7.**36**). Die Lamina terminalis ist eine dünne epitheliale Lamelle, die von der Anlage des Chiasma opticum aus nach oben steigt und ohne scharfe Grenze in das ebenfalls *epitheliale Dach des Diencephalons* übergeht. Ihr rostraler Abschnitt beginnt sich bei Embryonen von 20 mm SSL zu verdikken und wird zur *Kommissurenplatte*, die die vorderen Ränder der Foramina interventricularia miteinander verbindet (Abb. 7.**35**). In dieser Kommissurenplatte sind die Anlagen der vorderen Kommissur, *Commissura rostralis*, der Fornixkommissur, *Commissura fornicis*, und des Balkens, *Corpus callosum*, enthalten, d. h., sie bildet den Weg für Fasern zwischen beiden Hemisphären. Die ersten Fasern stammen aus dem Palaeocortex und erscheinen im unteren Teil der Kommissurenplatte bei Embryonen von ca. 25 mm SSL. Sie bilden bald einen drehrunden Strang, der den größten Teil der *Commissura rostralis* darstellt. Die Anlage der

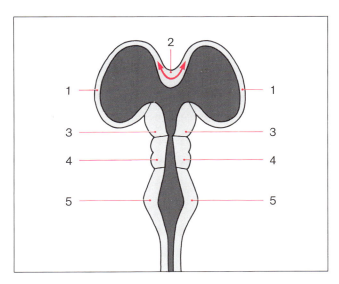

Abb. 7.**35 Schematischer Horizontalschnitt durch das embryonale Großhirn mit Darstellung der Kommissurenplatte.**
1 Hemisphärenbläschen
2 Kommissurenplatte
3 Diencephalon
4 Mesencephalon
5 Rhombencephalon

zum Archicortex gehörenden *Commissura fornicis* liegt weiter dorsal. An sie schließt die Anlage des *Corpus callosum* an, die bei Feten von ca. 50 mm SSL erscheint (Abb. 7.**36**). Durch Zunahme der Fasern wächst sie rasch in die Breite und in die Länge. Da die neu hinzukommenden Fasern entlang der Oberfläche der bereits gebildeten Fasern oder zwischen diesen vorwachsen, bleibt die Form des Balkens während dessen Entwicklung im wesentlichen unverändert. Bei Feten von 120 mm SSL ist die spätere Gliederung in *Genu*, *Truncus* und *Splenium* schon zu erkennen (Abb. 7.**36c**). Seine endgültige Lage über dem Dach des Diencephalons ist die Folge der Faservermehrung beim Auswachsen der Hemisphären. Dabei wird die Anlage der *Commissura fornicis* zusammen mit dem Fornix nach hinten genommen, während die Teile der Kommissurenplatte unter dem Balken stark verdünnt und zum *Septum pellucidum* werden; in ihm bilden sich mit Flüssigkeit gefüllte Hohlräume, die sich zum *Cavum septi pellucidi* vereinigen (Abb. 7.**39**).

Das *Corpus callosum* erscheint auf dem Medianschnitt (Abb. 7.**4**) als eine ca. 10 cm lange, gebogene Struktur, die nach vorn und nach hinten von den beiden Hemisphären beträchtlich überragt wird. Sein vorderer Abschnitt hat die Form eines Hakens mit nach vorn unten gerichteter Krümmung. Man unterscheidet folgende ineinander übergehende Teile (Abb. 7.**4**): Das *Rostrum corporis callosi* setzt sich über die *Lamina rostralis* in die *Lamina terminalis* fort, das *Genu corporis callosi* umfaßt das *Septum pellucidum* von vorne, als *Truncus corporis callosi* und *Splenium corporis callosi* bezeichnet man das hintere, aufgetriebene Ende des Balkens. In der Ansicht von oben bildet ein schmaler medianer Streifen des Truncus und des Spleniums den Boden der Fissura longitudinalis cerebri; die lateralen Teile des Balkens werden erst nach Abtragung des Gyrus cinguli sichtbar (Abb. 7.**33**). Die Oberfläche des Balkens ist vom *Indusium griseum* bedeckt, das um das Balkenknie herum in den *Gyrus paraterminalis* übergeht. Nach hinten und unten setzt es sich in den *Gyrus fasciolaris* fort (Abb. 7.**31**). Die untere Fläche des Truncus ist in der Mitte mit dem *Corpus fornicis*, vorne mit dem *Septum pellucidum* verbunden, auf beiden Seiten bildet sie das *Dach der Seitenventrikel*.

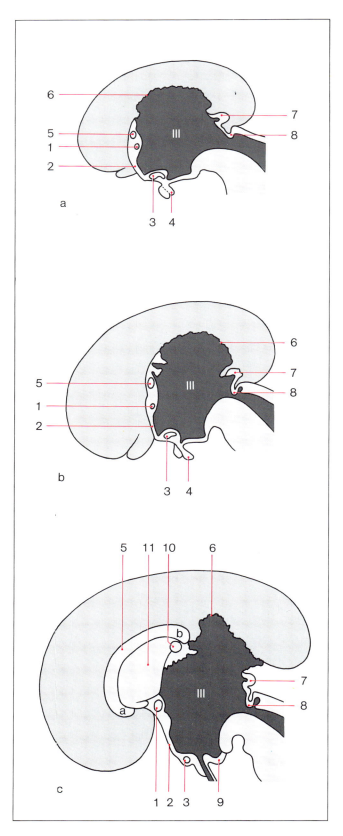

Abb. 7.**36 Entwicklung des Balkens** in 3 aufeinanderfolgenden Stadien (nach *Ludwig*).
a Embryo von 58 mm SSL.
b Fetus von 80 mm SSL.
c Fetus von 120 mm SSL.
III Ventriculus III.
 1 Commissura rostralis
 2 Lamina terminalis
 3 Anlage des Chiasma opticum
 4 Anlage der Hypophyse
 5 Anlage des Corpus callosum
    a) Genu corporis callosi
    b) Splenium corporis callosi
 6 Tela choroidea ventriculi III.
 7 Corpus pineale
 8 Commissura epithalamica
 9 Corpus mamillare
10 Commissura hippocampi
11 Septum pellucidum

Das Splenium überlagert den *Epithalamus*, das *Corpus pineale* und die *Lamina tecti (quadrigemina)*, bleibt aber von diesen Gebilden durch die Cisterna venae cerebri magnae (Galeni) getrennt (Abb. 7.**4**).

Da der Balken kürzer ist als die beiden Hemisphären, sind nur seine mittleren Fasern quergestellt, die vorderen, durch das Balkenknie zu den Frontalpolen und die hinteren, durch das Splenium zu den Okzipitalpolen ausstrahlenden Fasern sind U-förmig gebogen. Wegen ihrer zangenförmigen Anordnung werden die vorderen als *Forceps frontalis (minor)*, die hinteren als *Forceps occipitalis (major)* bezeichnet.

Ventrikel des Vorderhirns

Morphogenese

Das *Prosencephalon*, bei Embryonen von 10–12 mm SSL bereits in *Diencephalon* und *Telencephalon* unterteilt, enthält die Anlagen des dritten Ventrikels und der beiden Seitenventrikel (Abb. 7.**35**). Die Binnenräume der beiden Hemisphärenanlagen werden zu den *Seitenventrikeln*, sie stehen beim Embryo in breiter Kommunikation mit dem Raum des *Telencephalon medium*, dem „Cavum Monroi", das vorn von der Lamina terminalis begrenzt ist. Die *Lamina terminalis* geht ventral in den Boden, dorsal in die Decke des Diencephalons über (Abb. 7.**36a**), das Cavum Monroi bildet von Anfang an einen Teil des *dritten Ventrikels*. Die weite Öffnung, die auf beiden Seiten das Cavum Monroi mit den Anlagen der Seitenventrikel verbindet, ist das *Foramen interventriculare primitivum* (Abb. 7.**22**).

Die gestaltliche Umbildung der Hemisphären beeinflußt die Form der Seitenventrikel, die sich entsprechend dem expansiven Wachstum der Hemisphären vergrößern und gegen die Hemisphärenpole gerichtete Divertikel, die Anlagen der Ventrikelhörner, bilden (Abb. 7.**37**). Das ursprünglich weite Cavum Monroi hingegen wird zu einem engen Spalt, der ohne Grenze in den dritten Ventrikel übergeht. Dessen Verbindungen zu den beiden Seitenventrikeln werden zu den *Foramina interventricularia* (Monroi).

Seitenventrikel

An jedem *Seitenventrikel*, *Ventriculus lateralis*, unterscheidet man die *Pars centralis (Cella media)* und drei unscharf abgegrenzte Hörner, das *Cornu frontale (anterius)*, das *Cornu occipitale (posterius)* und das *Cornu temporale (inferius)*. Die Pars centralis und das Cornu temporale enthalten den *Plexus choroideus ventriculi lateralis*, während die Cornua frontale und occipitale als sekundäre Ausdehnungen des Ventrikelraumes in die später entstehenden Stirn- und Okzipitallappen keinen Plexus beherbergen.

Die Strukturen, die an der *Wandbildung* der Seitenventrikel beteiligt sind, sollen anhand einer Präparation beschrieben werden.

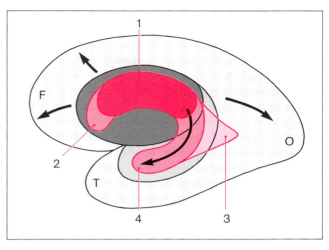

Abb. 7.**37 Wachstum der Hemisphäre und Ausdehnung des Seitenventrikels** unter Bildung der 3 Ventrikelhörner.
F Frontal-, O Okzipital-, T Temporalpol
1 Pars centralis ventriculi lateralis
2 Cornu frontale
3 Cornu occipitale
4 Cornu temporale
Pfeile geben die Wachstumsrichtung der Hemisphären an.

Das *Dach* der Seitenventrikel wird von der *Radiatio corporis callosi* gebildet (Abb. 7.**33**, 7.**34**). Zur Eröffnung der Kammerlichtungen müssen die an die Striae longitudinales laterales anschließenden Teile des Balkens längs durchtrennt, abgehoben und unter Sichtkontrolle entlang dem oberen Rand des Nucleus caudatus entfernt werden. Hierbei werden das Cornu frontale, die Pars centralis und das Cornu occipitale eröffnet und der Zugang zum Cornu temporale freigelegt (Abb. 7.**38**).

Das *Vorderhorn, Cornu frontale (anterius)* (Abb. 7.**38**), dringt als vertikal gestellter, medial konvexer Spaltraum nach vorn lateral in den Lobus frontalis ein und ist durchschnittlich 2,5 cm lang, gemessen vom Zentrum des Foramen interventriculare bis zum blinden Ende des Vorderhorns in Höhe des Balkenknies. Im Frontalschnitt sind drei Begrenzungen zu erkennen. Dach, mediale und laterale Wand. Das Dach wird von den Fasern des *Truncus corporis callosi* gebildet, das *Genu* liefert den vorderen Abschluß und das *Rostrum* den schmalen Boden des Vorderhorns. Die mediale Wand wird vom *Septum pellucidum*, die laterale Wand vom prominenten Kopf des *Nucleus caudatus* dargestellt. Beide gehen in einer schmalen Rinne am Boden ineinander über. In Höhe des *Foramen interventriculare* grenzt das *Septum pellucidum* an die vordere Zirkumferenz der Columna fornicis, unter dem Boden des Vorderhorns erkennt man die Fasern der längsgeschnittenen *Commissura rostralis* (Abb. 7.**47**).

Die *Pars centralis (Cella media)* des Seitenventrikels ist ein niederer Spalt mit abgerundeter, lateraler und spitzer, medialer Kante, der vom Foramen interventri-

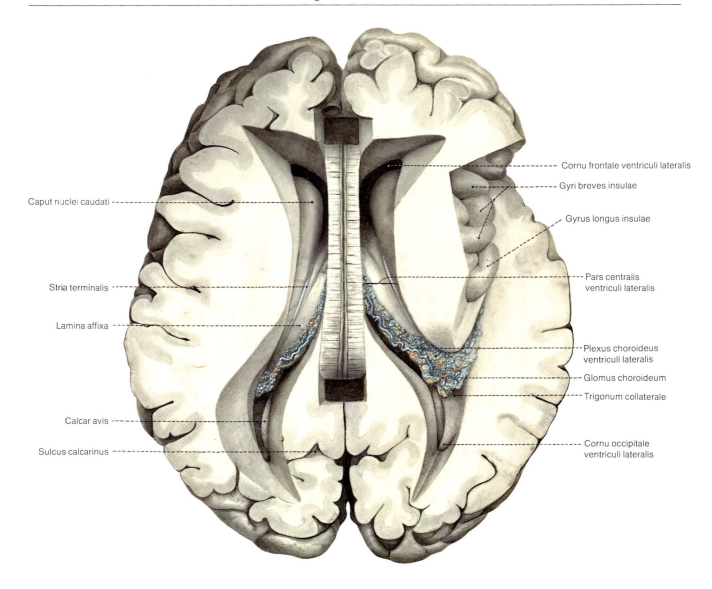

Abb. 7.**38 Linker und rechter Seitenventrikel von oben eröffnet.** Rechts ist die Insel freigelegt.

culare bis zum Splenium corporis callosi reicht. Im Dach findet man die queren Fasern des *Truncus corporis callosi*, im Boden das *Corpus nuclei caudati*, die *Stria terminalis* und die von der Lamina affixa bedeckte Dorsalfläche des *Thalamus*, den *Plexus choroideus* sowie *Crus* und *Corpus fornicis* (Abb. 7.**48**). Gemessen vom Zentrum des Foramen interventriculare zum hinteren Ende des Thalamus ist die Pars centralis 4 cm lang.

Die *Stria terminalis* (Abb. 7.**39**) in der Pars centralis ist ein Längsstreifen von markhaltigen Nervenfasern in der Rinne zwischen Corpus nuclei caudati und Thalamus. Sie ist die wichtigste efferente Bahn des Corpus amygdaloideum und verbindet dieses mit den Kernen lateral von der Columna fornicis und dorsal der Commissura rostralis. Vorne ist die Stria terminalis breit, sie wird nach hinten zusehends schmäler, um – immer dem Nucleus caudatus angeschmiegt – in das Dach des Unterhorns überzutreten. Die Stria terminalis markiert die Grenze zwischen Telencephalon und Diencephalon. Parallel mit ihr verläuft unter dem Ependym die *V. thalamostriata superior* zum Foramen interventriculare, wo sie in die Tela choroidea ventriculi tertii übertritt und in die V. cerebri interna einmündet (vgl. S. 221). Medial folgt die *Lamina affixa*, eine mit der Dorsalfläche des Thalamus verwachsene epitheliale Lamelle, an deren medialem Rand der *Plexus choroideus ventriculi lateralis* fixiert ist. Seine Abrißlinie, *Taenia choroidea*, setzt sich über das Foramen interventriculare in die *Taenia thalami* fort. Medial folgen, unter dem Balkenrest versteckt, das *Crus* und in seiner Fortsetzung das *Corpus fornicis*, an deren freiem (lateralem) Rand der Plexus choroideus gleichfalls befestigt ist. Seine Abrißlinie an dieser Stelle ist die *Taenia fornicis*. Beide Taenien – die Taenia choroidea und die Taenia fornicis – begrenzen die *Fissura choroidea* (vgl.

Ventrikel des Vorderhirns

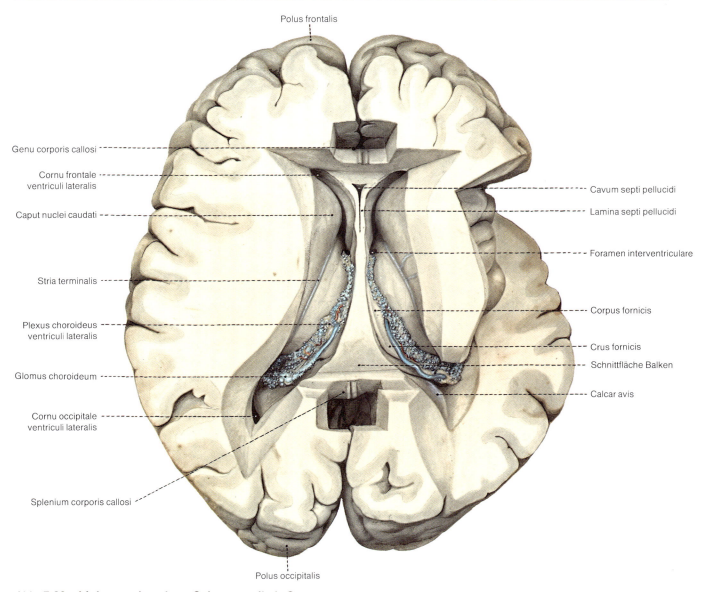

Abb. 7.39 **Linker und rechter Seitenventrikel, Septum pellucidum, Foramen interventriculare nach Entfernung des Balkens.**

S. 137 und Abb. 7.20). Fornix und Balken liegen oberhalb der Fissur.
Das hintere Ende der *Pars centralis* zeigt eine dreieckige Erweiterung, *Pars triangularis*, aus der Hinter- und Unterhorn des Ventrikels hervorgehen.
Das *Hinterhorn, Cornu occipitale* (Abb. 7.39 u. 7.40), ist in seiner Ausbildung auffallend variabel; nicht selten findet man Form- und Größenasymmetrien zwischen beiden Seiten, gelegentlich kann es sogar ein- oder beidseitig fehlen. Es ist, gemessen vom okzipitalen Ende der Pars triangularis zum Ventrikelpol, durchschnittlich 3,4 cm lang. Das Cornu occipitale ist ein nach lateral konvexes Divertikel, das oben und lateral von den Fasern des *Splenium corporis callosi* („Tapetum") abgeschlossen ist. An der medialen Wand sind zwei übereinander gelegene Vorwölbungen, der *Bulbus cornus occipitalis* und der *Calcar avis* zu sehen (Abb. 7.38). Der oben gelegene Bulbus wird von den Fasern des *Forceps occipitalis* hervorgerufen, die in lateral konvexem Bogen in die mediale Rinde des Lobus occipitalis einstrahlen. Unter dem Calcar avis dringt der *Sulcus calcarinus* gegen den Ventrikel vor. Im übrigen vereinigen sich laterale und mediale Wand am Übergang in das Unterhorn unter Bildung des *Trigonum collaterale*.
Das *Unterhorn, Cornu temporale* (Abb. 7.40), durchschnittlich 4 cm lang, ist der weiteste Teil des Seitenventrikels. Es liegt in der Nähe der Facies medialis des Schläfenlappens und reicht von der Pars triangularis bis in Nähe des Temporalpoles. Nach außen projiziert sich das Unterhorn auf den Sulcus temporalis superior. Als leicht lateral gekrümmter Bogen umfaßt es den Hemisphärenstiel von hinten und basal. Das Dach des Unterhorns wird von der *Balkenstrahlung*, sublentikulären *Fasern des Hemisphärenstieles*, der *Cauda nuclei caudati* und der *Stria terminalis* gebildet. Die Cauda

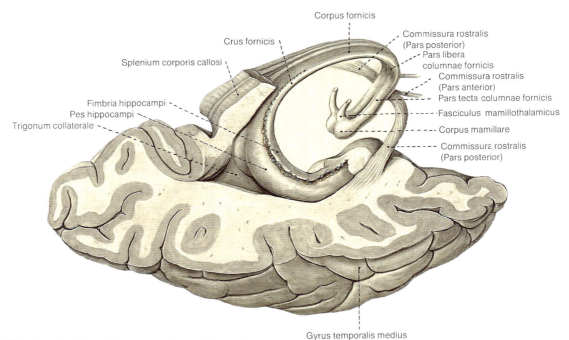

Abb. 7.**40 Fornix, Pes hippocampi und Commissura rostralis.**

nuclei caudati und die Stria terminalis, die in der Pars centralis des Seitenventrikels im Boden liegen, gelangen wegen des relativ kleinen Radius ihrer bogenförmigen Krümmung, verglichen mit der des Ventrikels, in das Dach des Unterhorns. Unter der lateralen Wand breitet sich die *Radiatio optica* aus. Der Boden beginnt an der Abgangsstelle des Hinterhorns mit dem Trigonum collaterale und setzt sich in die *Eminentia collateralis* fort (Abb. 7.**30**). Medial von diesen Formationen liegt der *Hippocampus (Cornu Ammonis)*, der in Höhe des Splenium corporis callosi anfängt und, leicht nach außen gebogen, durch das ganze Unterhorn zieht (Abb. 7.**40**). Sein verbreiterter Endteil, *Pes hippocampi*, zeigt mehr oder weniger deutliche Einkerbungen an der Oberfläche, *Digitationes hippocampi* (Abb. 7.**30**). An seiner ventrikelwärts gerichteten Fläche ist der Hippocampus von einer dünnen Marklamelle, *Alveus hippocampi,* überzogen, aus der sich Fasern herauslösen und Bündel bilden, die zur *Fimbria hippocampi* zusammentreten (vgl. S. 147 und Abb. 7.**49**). Am freien Rand der Fimbria ist der Plexus choroideus fixiert; bei Abriß des Plexus entsteht ein scharfer Rand, die *Taenia fornicis*.

Fornix. Zur besseren Übersicht über den Plexus choroideus des Seitenventrikels und den Fornix werden Truncus und Splenium corporis callosi entfernt. Abb. 7.**40** vermittelt die Aufsicht auf beide Strukturen. Der *Fornix* (Gewölbe), unter dem Balken gelegen, ist eine Projektionsbahn im Randbogen der Hemisphäre und verbindet die *Hippokampusformation* mit dem *Corpus mamillare.* Man rechnet ihn zum Archipallium. Er beginnt als *Fimbria hippocampi*, ein flaches, weißes, aus dem *Alveus hippocampi* hervorgehendes Band, medial auf dem Hippocampus (Abb. 7.**30**). Der laterale, konvex gebogene Rand der Fimbrie ist gegen den Ventrikel gerichtet und geht in die Lamina epithelialis des *Plexus choroideus* des Seitenventrikels über. Die nach Abriß des Plexus entstehende *Taenia fornicis* verläuft medial von der *Taenia choroidea* und ihr parallel (Abb. 7.**40**). Die Taenia fornicis bildet den am weitesten medial gelegenen Teil des Unterhorndaches und begrenzt zusammen mit der Taenia choroidea die *Fissura choroidea* im Unterhorn. In Höhe des Splenium corporis callosi löst sich die Fimbrie vom Hippocampus und geht in das *Crus fornicis* über, das in okzipital konvexem Bogen zur Unterfläche des Balkens zieht. Die beiden Crura konvergieren gegen die Mittellinie und vereinigen sich unter dem Truncus corporis callosi zum *Corpus fornicis*, das sich bis zum oberen Umfang der Foramina interventricularia erstreckt. Die dorsale Seite des Corpus fornicis ist in der Mittellinie mit der Unterfläche des Balkens verwachsen, seine lateralen Teile sind frei und laufen in die *Taenia fornicis* aus. An den Crura und am Corpus fornicis unterscheidet man eine dorsale, dem Ventrikel zugewandte und eine ventrale, von der Pia unterlagerte Fläche. Der nach hinten offene Winkel zwischen den beiden Crura ist bis in Höhe des Splenium corporis callosi von einer dünnen Marklamelle, der *Commissura fornicis*, ausgefüllt. Häufig ist die Kommissur mit der Balkenunterfläche verwachsen, gelegentlich durch einen kapillären Spalt von ihr getrennt. Gegen den vorderen Umfang des Foramen interventriculare trennen sich die beiden im Corpus fornicis vereinigten Fornices wieder. Sie lösen sich vom Balken ab und umgreifen als paarige *Columna fornicis* im Bogen, nach vorne und unten divergierend, die Foramina interventricularia (Abb. 7.**38,** 7.**42**). Der vordere Umfang der Columnae verbindet sich mit dem hinteren Rand des Septum pellucidum und mit der Commis-

Ventrikel des Vorderhirns

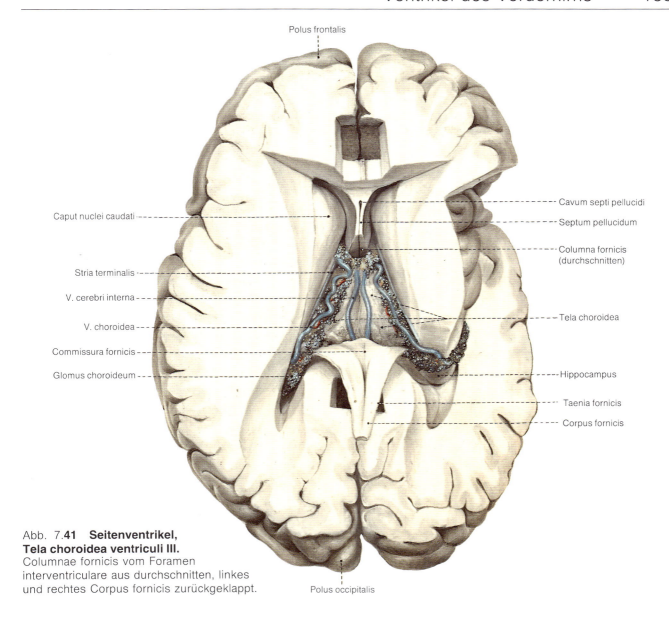

Abb. 7.**41** **Seitenventrikel, Tela choroidea ventriculi III.** Columnae fornicis vom Foramen interventriculare aus durchschnitten, linkes und rechtes Corpus fornicis zurückgeklappt.

sura rostralis. Im weiteren Verlauf senken sie sich als *Pars tecta columnae fornicis* in die laterale Wand des dritten Ventrikels und enden in den Corpora mamillaria.

Nach seinem Verlauf können also am Fornix drei Teile unterschieden werden: ein *Hemisphärenteil* mit Fimbria hippocampi und Crus fornicis, ein der *Kommissurenplatte* zuzurechnender Teil mit Corpus fornicis und Pars libera columnae fornicis und ein *dienzephaler (hypothalamischer) Teil,* die Pars tecta columnae fornicis, die mit *postkommissuralen Fasern* im Corpus mamillare endet, während die *präkommissuralen Fasern* des Fornix als mehr oder weniger kompaktes Bündel vor der Commissura rostralis zu den Septumkernen, dem vorderen Teil des Hypothalamus und dem Diagonalband von Broca verlaufen.

Dritter Ventrikel

Der unpaare dritte Ventrikel, *Ventriculus tertius,* wird eröffnet durch Ablösen der Tela choroidea von den Columnae fornicum und den Laminae affixae (Abb. 7.**41**). Mit der Entfernung der Tela choroidea wird das *Dach des dritten Ventrikels* von seiner Verankerung auch am medialen Rand des Thalamus gelöst. Die entstehende Abrißlinie, *Taenia thalami,* folgt der Stria medullaris thalami nach hinten, geht auf das Trigonum habenulae über und vereinigt sich auf der Commissura habenularum mit der Taenia der Gegenseite. Beide Tänien setzen sich über die Foramina interventricularia in die *Taeniae choroideae,* die auf beiden Seiten den freien Rand der Lamina affixa bilden, fort. Sie begrenzen den Eingang zum spaltförmigen, zwischen den beiden Thalami gelegenen Ventrikel (Abb. 7.**12**). Zum *Dach des Ventrikels* rechnet man auch die Strukturen des *Epithalamus,* die Striae medullares thalami, Habenulae, Trigona habenularum, Commissura habe-

156   7 Gestalt und Gliederung des Gehirns

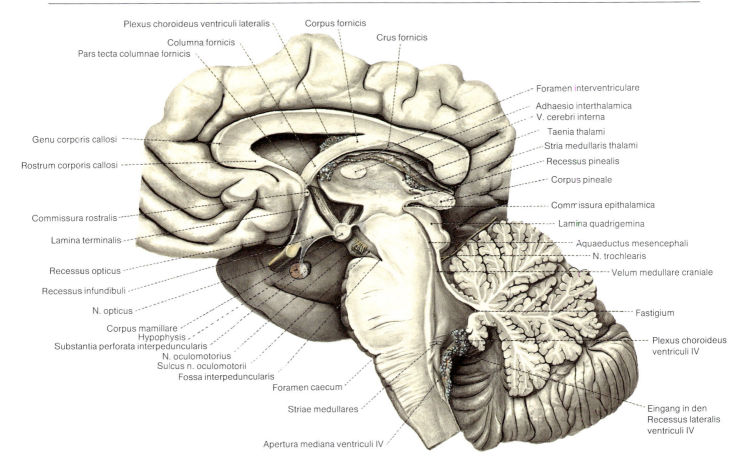

Abb. 7.42 **Medianer Sagittalschnitt durch Hirnstamm und Zwischenhirn.** Pars tecta columnae fornicis und Fasciculus mamillothalamicus freigelegt, Taenia thalami durch Ablösung des Plexus choroideus ventriculi III sichtbar gemacht.

nularum, Corpus pineale und Commissura epithalamica (Abb. 7.**42**).

Die *Stria medullaris thalami* ist ein weißer Markstreifen an der dorsomedialen Thalamusfläche, der im *Nucleus habenulae* endet.

Das *Corpus pineale* (Zirbeldrüse, Epiphysis cerebri), eine endokrine Drüse, hat die Form eines abgeplatteten Pinienzapfens, dessen Basis in zwei kurzen Stielen, den beiden *Habenulae*, befestigt ist. Die Habenulae ihrerseits sind durch die *Commissura habenularum* miteinander verbunden und am Übergang in den Thalamus zum *Trigonum habenulae* verbreitert. Das Corpus pineale liegt, eingebettet in der Tela choroidea und lateral von den beiden Vv. cerebri internae flankiert, zwischen Splenium corporis callosi und Lamina tecti (Abb. 7.**42**). Das Dach des dritten Ventrikels bildet zwei kleine Aussackungen, den in das Corpus pineale hineinreichenden *Recessus pinealis* und den *Recessus suprapinealis*, eine kleine Ausstülpung zwischen Ventrikeldach und Epiphyse (s. Abb. 7.**43a**).

Eine vergrößerte Zirbeldrüse kann einen Druck auf den Aquaeductus mesencephali und die beiden Venen ausüben und zur Rückstauung des venösen Blutes oder zum Verschluß des Aquäduktes mit nachfolgendem Hydrocephalus internus des dritten Ventrikels führen.

In der *Commissura epithalamica*, einem queren Faserstrang vor dem Epiphysenstiel, kreuzen Fasern aus dem Zwischen- und Mittelhirn.

Die *Vorderwand des dritten Ventrikels* wird von den divergierenden *Columnae fornicum* und der quer verlaufenden *Commissura rostralis* gebildet (Abb. 7.**42**). Die von den drei Strukturen umrahmte dreieckige Einsenkung wird vorne von der *Lamina terminalis* abgeschlossen, die als Vorderwand des Ventrikels weiter unten auch den *Recessus opticus* vorne begrenzt. Sie ist Teil des *Telencephalon medium*.

Der *Ventrikelboden* (Abb. 7.**42**, vgl. Abb. 7.**4**) gehört zum *Hypothalamus* und wird von einer dünnen, grauen Lamelle gebildet. Ihr mittlerer, trichterförmiger Teil, das *Infundibulum*, enthält den *Recessus infundibuli* und setzt sich in den Hypophysenstiel fort. Hinter dem Infundibulum folgt das *Tuber cinereum* und dahinter das *Corpus mamillare*. Von dieser Stelle an bis zum Eingang in den Aquaeductus mesencephali verstärkt sich die untere Wand zum *Subthalamus*, dem Übergangsgebiet zwischen Diencephalon und Mesencephalon.

Die *laterale Wand des dritten Ventrikels* wird oben von der medialen Fläche des Thalamus, unten von der des Hypothalamus gebildet. Die Furche zwischen beiden,

Ventrikel des Vorderhirns

der *Sulcus hypothalamicus*, läuft horizontal oder schräg vom Foramen interventriculare zum Aquädukt. Die *Adhaesio interthalamica* (Abb. 7.**42**) verbindet als parenchymatöse Brücke die beiden medialen Thalamusflächen etwa in der Ventrikelmitte; sie besteht aus Zellkörpern und wenigen interthalamischen Fasern, ist sehr variabel ausgebildet und fehlt in etwa 30% der Fälle. Funktionell scheint sie bedeutungslos zu sein. Eine zusammenhängende Darstellung des gesamten Ventrikelsystems gibt Abb. 7.**43a**. Einige für die Praxis besonders wichtige Meßlinien und -größen sind in Abb. 7.**43b** u. **c** wiedergegeben.

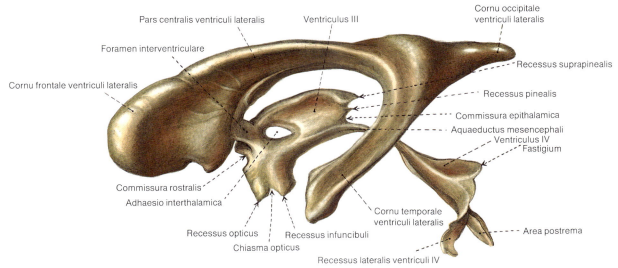

Abb. 7.**43a** **Ausgußpräparat des Ventrikelsystems von der linken Seite gesehen.**

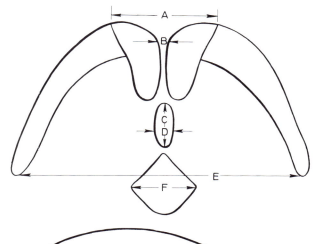

Abb. 7.**43b** **Ventrikelmaße (Durchschnittswerte)** (nach *Epstein*). **Vorderansicht.**

A	Abstand zwischen den Seitenventrikeln	3,8 cm
B	Breite des Septum pellucidum	0,3 cm
C	Höhe des III. Ventrikels	2,5 cm
D	Breite des III. Ventrikels	1,0 cm
E	Abstand zwischen den Temporalhörnern	8,0 cm
F	Querdurchmesser des IV. Ventrikels	1,7 cm

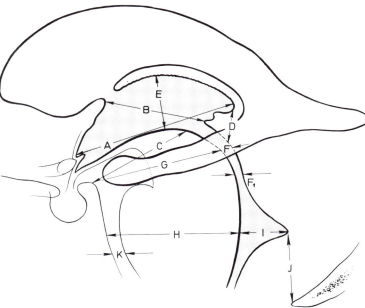

Abb. 7.**43c** **Seitenansicht**

A	Recessus opticus – Recessus suprapinealis des III. Ventrikels	4,4 cm
B	Foramen interventriculare (Monroi) – Aquäduktursprung	3,0 cm
C	Hintere Klinoidfortsätze – Aquäduktursprung	3,5 cm
D	Recessus suprapinealis des III. Ventrikels – Aquädukt	0,5 cm
E	Höhe des III. Ventrikels	1,5 cm
F	Aquäduktdurchmesser	0,2 cm
F_1	Aquäduktdurchmesser	0,2 cm
G	Hintere Klinoidfortsätze – mittlerer Aquäduktbereich	4,0 cm
H	Clivus – Boden des IV. Ventrikels	4,0 cm
I	Boden des IV. Ventrikels – Fastigium	1,6 cm
J	Fastigium – Basis der hinteren Schädelgrube	3,4 cm
K	Sagittaldurchmesser der Cisterna pontis	0,4 cm

Plexus choroideus des Vorderhirns

Die Plexus choroidei des dritten Ventrikels und der Seitenventrikel bilden eine gemeinsame Struktur, einen zusammenhängenden „Plexus choroideus prosencephali". Dieser kann von seiner Bindegewebsseite, von der „Tela choroidea prosencephali" her, sichtbar gemacht werden durch Eröffnung der Fissura transversa, des queren Spaltes unterhalb von Balken und Fornix und oberhalb von Thalamus und Dach des III. Ventrikels (vgl. Abb. 7.44). Hierzu wird die Fornixplatte am Übergang in die Columnae fornicum durchtrennt und zusammen mit dem Splenium corporis callosi entfernt (Abb. 7.41). Die Bindegewebsplatte ist etwa dreieckig mit abgerundeter Spitze an den Columnae fornicum und mit Basis unter dem Splenium corporis callosi. Lateral reicht sie bis an den medialen Rand der Lamina affixa. Der Zusammenhang der Plexus erklärt sich aus ihrer Entwicklung.

Morphogenese. Die *Plexus choroidei des Prosencephalons*, des dritten Ventrikels und der Seitenventrikel, entstehen im epithelialen wie im bindegewebigen Anteil aus einer gemeinsamen Anlage. Die gemeinsame *epitheliale Anlage, Lamina epithelialis*, geht auf das Dach des Vorderhirnbläschens zurück. Mit dem Auswachsen der Endhirnhemisphären wächst auch die *Lamina epithelialis prosencephali* bilateral zur Seite aus, sie wird als *Lamina epithelialis ventriculi lateralis* Wandteil des Seitenventrikels. Unpaar verbleibt in der Mitte als Dach des dritten Ventrikels die *Lamina epithelialis ventriculi tertii*. Die gemeinsame *bindegewebige Anlage, die Tela choroidea*, geht auf die Anlage der Pia mater, die *Meninx primitiva* zurück, die die Lamina epithelialis des Vorderhirnbläschens bedeckt. Mit dem Auswachsen der Endhirnhemisphären wächst die Tela choroidea, gemeinsam mit der Lamina epithelialis, bilateral zur Seite aus und stülpt die Lamina epithelialis der Seitenventrikel und des dritten Ventrikels als Plexus choroidei in die Ventrikellichtungen vor. Im einzelnen entsteht folgendes.

Die *Lamina epithelialis der Plexus choroidei* des III. Ventrikels und der Seitenventrikel (Abb. 7.20) bleiben über das Foramen interventriculare kontinuierlich verbunden. An den Seitenventrikel grenzt die Lamina epithelialis als mediale Wand des Telencephalons. Ihre obere Ansatzlinie folgt dem inneren Randbogen und ist später am Fornixrand zu finden. Die untere Ansatzlinie verläuft anfänglich in der telodienzephalen Grenze, im Sulcus terminalis. Im Laufe der Entwicklung legt sich ein Teil der Epithellamelle auf den Thalamus, verwächst mit ihm und wird zur Lamina affixa. Dadurch entsteht eine sekundäre Ansatzlinie der Epithellamelle, die Taenia choroidea. Die breite epitheliale Wandlamelle wird von der Tela choroidea

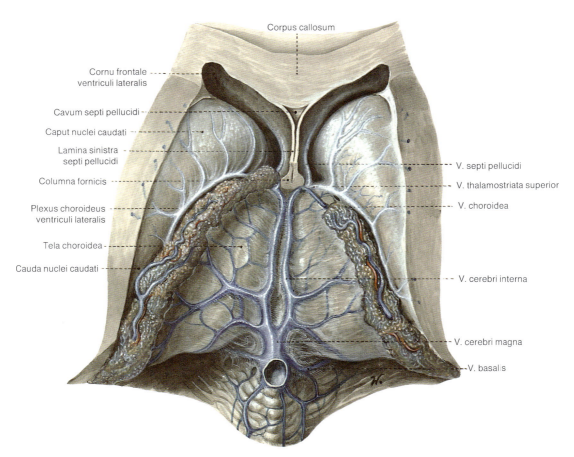

Abb. 7.44 **Tela choroidea ventriculi tertii und Plexus choroideus ventriculi lateralis.** Truncus und Splenium corporis callosi abgetragen, Columnae fornicis am Foramen interventriculare durchgeschnitten, Corpus fornicis, Crura fornicis, Hinterhauptlappen des Großhirns entfernt. Rechts ist das vordere Stück des Plexus choroideus weggenommen.

Stammganglien (Basalganglien) und innere Kapsel

in den Ventrikel eingestülpt und liefert den epithelialen Belag des Plexus choroideus. Dabei entsteht als Spalt die Fissura choroidea. Vom Dach des dritten Ventrikels hängt der paarige Plexus choroideus ventriculi tertii wie ein Kandelaber in die Ventrikellichtung hinein. Über den Foramina interventricularia vereinigen sich die Einstülpungslinien der Adergeflechte (Abb. 7.**48**).

Im Verlaufe der Entwicklung wachsen die beiden Hemisphären und mit ihnen der Balken und die unter ihm versteckten Fornices nach hinten und legen sich wie eine Haube über das Diencephalon (Abb. 7.**1**, 7.**22**). Die Pia wird mitgenommen und vorne in sich selbst gefaltet (Abb. 7.**42**). Sie bildet mit der Tela choroidea prosencephali eine Art Sandwich, Lamina interposita, die in einem lockeren Bindegewebe eingebettete Gefäße zu den Plexus choroidei und zwei große Venen, Vv. cerebri internae, einschließt (Abb. 7.**44**). Die beiden Venen ziehen links und rechts von der Mittellinie nach hinten und vereinigen sich unter dem Splenium corporis callosi zur V. cerebri magna (Galeni). An dieser Stelle trennen sich die beiden Pialamellen, die obere geht auf das Splenium, die untere auf das Tectum mesencephali über. Diese Stelle begrenzt den Eingang in die Fissura transversa cerebri, den Spalt, der oben von Balken und Fornix, unten von der freien, dorsalen Fläche des Thalamus und dem Dach des dritten Ventrikels begrenzt ist (Abb. 7.**22**).

Stammganglien (Basalganglien) und innere Kapsel

Als *Stamm-* oder *Basalganglien*, *Nuclei basales*, werden die subkortikalen Kerne des Endhirns zusammengefaßt, die aus dem Colliculus ganglionaris des Endhirns, z. T. aus dem Zwischenhirn entstehen. Zu ihnen gehören der *Nucleus caudatus*, das *Putamen*, der *Globus pallidus*, das *Claustrum* und das *Corpus amygdaloideum* an der Spitze des Unterhornes.

Morphogenese. Am Endhirnbläschen werden Pars pallialis und Pars basalis unterschieden (Abb. 7.**20**). Aus der *Pars pallialis* entsteht der, den oberen Hirnstamm umhüllende, Hemisphärenmantel, aus der *Pars basalis* der in den Ventrikel vorgewölbte Ganglienhügel, *Colliculus ganglionaris;* er ist durch eine tiefe Furche, *Sulcus terminalis*, vom Thalamus des Zwischenhirns getrennt. Unter der Furche besteht in der Tiefe eine schmale Verbindungsbrücke zwischen Endhirn und Zwischenhirn, der primäre *Hemisphärenstiel*. In ihm allein können Fasern zwischen Thalamus und Rinde (Pallium) auswachsen. Alle auf- und absteigenden Bahnen des Endhirns, die diesen Stiel auf engem Raum zusammengedrängt passieren, bilden insgesamt die Innere Kapsel, *Capsula interna* (Abb. 7.**45**, 7.**46**). Mit Zunahme der Projektionsfasern im Verlaufe des Wachstums verbreitet sich der Hemisphärenstiel, der zunächst an der Vorderfläche des Thalamus liegt, auf

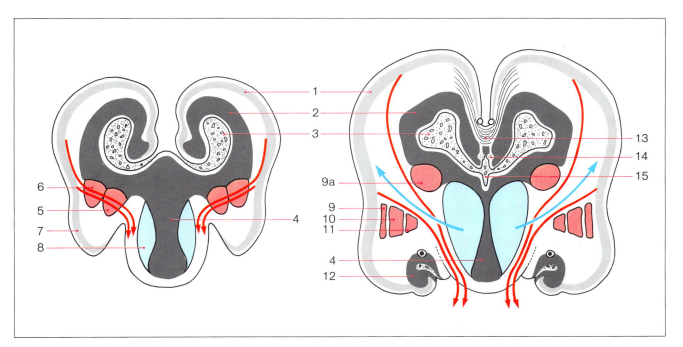

Abb. 7.45 Entwicklung der Capsula interna im Frontalschnitt gesehen (nach *Hamilton-Boyd-Mossman* 1972).
1 Neocortex
2 Ventriculus lateralis
3 Plexus choroideus
4 Ventriculus III.
5 Corpus striatum mediale
6 Corpus striatum laterale
7 Cortex piriformis
8 Thalamus
9 Claustrum
9a Nucleus caudatus
10 Putamen
11 Globus pallidus
12 Cornu temporale ventriculi lateralis
13 Corpus callosum
14 Fornix
15 Lamina interposita

160 7 Gestalt und Gliederung des Gehirns

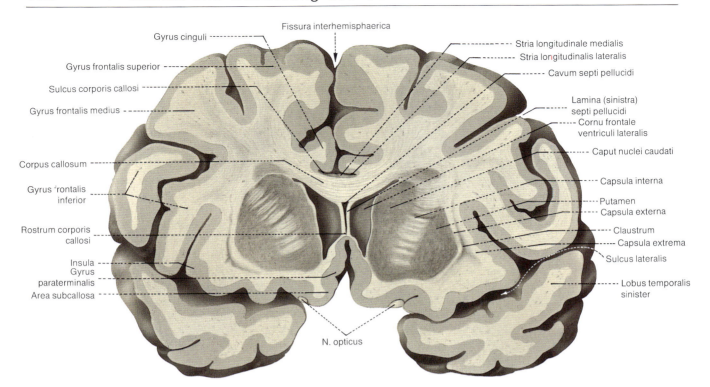

Abb. 7.46 **Gehirn, Frontalschnitt I, hintere Schnittfläche von vorn gesehen.**

dessen Seitenflächen; der laterale Anteil des Zwischenhirns wird zum Endhirn abgedrängt und in dieses einbezogen. Der anfänglich tiefe Sulcus terminalis wird nach hinten verlängert und von weißer Substanz, der späteren *Stria terminalis,* ausgefüllt (Abb. 7.**49**). Diese verläuft dann in der Rinne zwischen Nucleus caudatus und Thalamus.

Die ursprünglich einheitliche graue Masse des *Ganglienhügels* wird von den durchwachsenden Fasern der inneren Kapsel in zwei Kerne zerlegt, den dorsomedial gelegenen *Nucleus caudatus* und das ventrolaterale *Putamen,* an das sich lateral als äußere Kapsel, *Capsula externa,* eine dünne Faserschicht anschließt. Zwischen der Rinde der Insel und der Außenfläche des Putamen siedelt sich das *Claustrum* an, ein weit lateral verschobenes Glied der Stammganglien (nach anderer Vorstellung ein Teil der Inselrinde). Es wird durch eine weitere dünne Marklamelle, die äußerste Kapsel, *Capsula extrema,* von der Inselrinde getrennt (Abb. 7.**47**).

Putamen und *Nucleus caudatus* bleiben basal in breitem zelligem Zusammenhang. Darüber hinaus ist die ganze innere Kapsel von Streifen grauer Substanz durchsetzt, die die beiden Kerne, besonders hinten, radspeichenförmig miteinander verbinden und der ganzen Formation ein streifiges Aussehen verleihen. Mediobasal schließt sich an die Anlage des Putamens eine dichte Zellansammlung aus dem Subthalamus, die Anlage des Globus pallidus, an.

Zur Terminologie: Nucleus caudatus und Putamen, aus einer gemeinsamen Anlage entstanden und sekundär unvollständig durch Fasern der inneren Kapsel in die beiden Kerne unterteilt, werden wegen der Streifen grauer Substanz, durch die sie stellenweise verbunden bleiben, als Streifenkörper, *Corpus striatum,* zusammengefaßt. Beide Kerne gehören nicht nur der Entstehung und dem Feinbau nach zusammen, sie bilden auch funktionell eine Einheit.

Der Globus pallidus (das „Pallidum"), der einzige Abkömmling des Zwischenhirns unter den Basalganglien, wird durch hirnstammwärts wachsende Nervenfasern der inneren Kapsel lateral abgedrängt und dem Putamen angelagert; Globus pallidus und Putamen bilden hierdurch zwar sekundär ein gemeinsames Kerngebiet, das auch als Linsenkern, *Nucleus lentiformis,* bezeichnet wird. Putamen und Globus pallidus bleiben aber durch eine weiße Marklamelle, *Lamina medullaris lateralis,* getrennt, unterscheiden sich in ihrer Farbe (pallidus = blaß) und sind nicht nur ihrer Entstehung nach, sondern auch feinbaulich und funktionell verschieden (vgl. S. 372ff.). Der Begriff „Nucleus lentiformis" sollte deshalb aufgegeben werden.

Stammganglien

Als *Stammganglien* (eigentlich: Kerne des Hirnstammes im weiteren, vom Kliniker verwendeten Sinn) werden die aus dem Endhirn hervorgegangenen basalen Kerne, *Nucleus caudatus* und *Putamen* und das *Claustrum* und *Corpus amygdaloideum* sowie der *Globus pallidus* aus dem Zwischenhirn zusammengefaßt

Stammganglien und innere Kapsel

(vgl. im folgenden die Frontal- und Horizontalschnitte Abb. 7.**46**–7.**51**).

Der *Nucleus caudatus* ist C-förmig, er beginnt rostral oben mit einer Verdickung, dem Kopf, *Caput nuclei caudati*, der in den verschmälerten Körper, *Corpus nuclei caudati*, übergeht und in einen dünnen Strang, den Schwanz, *Cauda nuclei caudati*, ausläuft. Das Caput liegt in der Seitenwand des Vorderhorns, das Corpus am Boden der Pars centralis, die Cauda im Dach des Unterhorns des Seitenventrikels. Im Parasagittalschnitt und in Frontalschnitten in Höhe des Vorderhorns sieht man, daß das Caput nuclei caudati vorne und basal mit dem Putamen verwachsen ist. In den nach hinten folgenden Teilen durchqueren mehr oder weniger breite Stränge grauer Substanz die Capsula interna und verbinden die beiden Kerne miteinander (Abb. 7.**46** u. 7.**47**). Im Vorderhorn und in der Pars centralis hat der laterale Rand des Nucleus caudatus Beziehungen zum Balken, der mediale Rand zum Thalamus. Er umgreift das Putamen von vorn, oben und hinten. Seine laterale Fläche ist glatt, seine freie, dem Ventrikel zugewandte Fläche von Ependym überzogen. Die Cauda nuclei caudati läuft an der Spitze des Cornu temporale ventriculi lateralis in das Corpus amygdaloideum aus (Abb. 7.**48** u. 7.**49**).

Das *Putamen*, ein scheibenförmiger Kern, liegt lateral dem Globus pallidus an, von diesem durch eine Marklamelle, *Lamina medullaris lateralis* mit Fasern der *Commissura rostralis*, die von ganz vorne zwischen den beiden Kernen eindringen, getrennt (Abb. 7.**47**). Putamen und Globus pallidus bilden durch Zusammenlagerung gemeinsam eine kegelförmige Kerngruppe („Nucleus lentiformis"). Vorne basal setzt sich das Putamen in die frontale und basale Konvexität des Corpus striatum fort. Oben, hinten und unten hat es einen freien Rand, der eine gezackte Kante bildet, dessen Zacken sich in Blätter grauer Substanz fortsetzen.

Der *Globus pallidus* (das „Pallidum") ist niedriger und kürzer als das Putamen und bildet den apikalen, medial gelegenen Teil der gemeinsamen kegelförmigen Kerngruppe (Abb. 7.**47** u. 7.**48**). An der Bildung der kapsulären Fläche der Kerngruppe ist das Putamen vorn, oben und hinten, der Globus pallidus zentral und basal beteiligt. Im Horizontalschnitt in Höhe der Adhaesio interthalamica ist die Spitze des Globus pallidus medial auf die Stria terminalis gerichtet. Die innere Kapsel bildet an dieser Stelle, winkelig geknickt, ihr Knie. An das Kapselknie schließen sich ein kurzer vorderer und ein langer hinterer Schenkel an (Abb. 7.**50** u. 7.**51**).

Das *Claustrum* ist eine dünne, sagittal gestellte Lamelle grauer Substanz, eingelagert im Mark zwischen Putamen-Außenfläche *(Capsula externa)* und

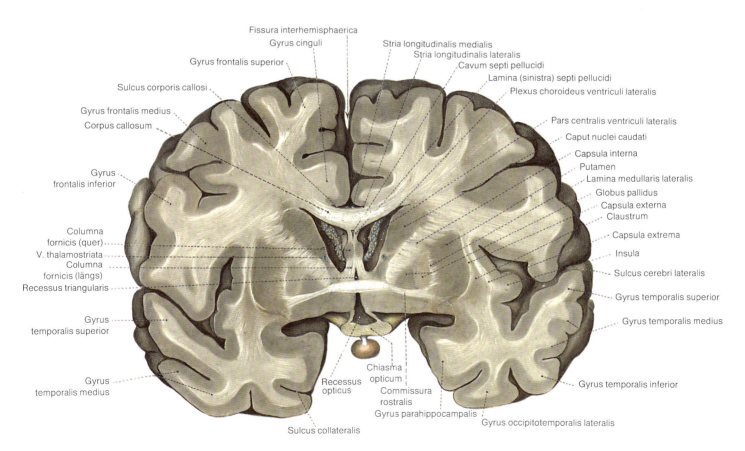

Abb. 7.**47** **Gehirn, Frontalschnitt II, hintere Schnittfläche von vorn gesehen.**

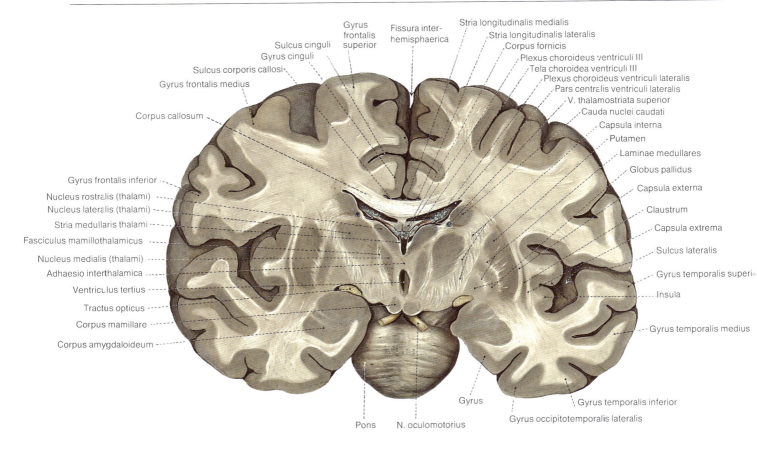

Abb. 7.48 Gehirn, Frontalschnitt III, hintere Schnittfläche von vorn gesehen.

Inselrinde *(Capsula extrema)* (Abb. 7.46–7.51). Die der Insel zugewandte Fläche des Claustrums zeigt Leisten und Furchen, seine Innenfläche ist glatt. Am oberen Rand verdünnt sich das Claustrum, während es sich am unteren Rand verdickt und von der Inselrinde entfernt (vgl. Abb. 7.47 u. 7.48).

Das *Corpus amygdaloideum* („Nucleus amygdalae", Mandelkern), ein unmittelbar vor dem Unterhornende des Seitenventrikels gelegener Kern, hat im Schnitt die Form einer runden Scheibe, die vorne mit der Rinde des Gyrus temporalis superior zusammenhängt und sich nach oben in das Claustrum, nach hinten in die Cauda nuclei caudati fortsetzt (Abb. 7.48). Fasern der Capsula externa trennen den Mandelkern vom Putamen, kaudal besteht eine Verbindung mit dem ventralen Teil des Hippocampus. Im Mandelkern beginnt die *Stria terminalis*, die efferente und afferente Fasern führt. Er gehört zu den Zentren des Allocortex und hängt mit der Rinde des Uncus, dort den *Gyrus semilunaris* und den *Gyrus ambiens* vorwölbend, und mit der Substantia perforata anterior (Area olfactoria) zusammen.

Innere Kapsel

Die *innere Kapsel, Capsula interna,* liegt als Schicht markhaltiger Fasern medial der oberen Grenzen von Putamen und Globus pallidus und lateral von Nucleus caudatus und Thalamus (Abb. 7.47–7.51). Durch die innere Kapsel verlaufen alle zum Cortex aufsteigenden, kortiko-afferenten, und vom Cortex absteigenden, kortiko-efferenten Fasern auf engstem Raum zusammengedrängt. Oberhalb dieses Engpasses breiten sie sich als *Corona radiata* fächerartig nach allen Seiten aus und erreichen die Großhirnrinde.

Auf dem Horizontalschnitt untersucht, bildet die innere Kapsel einen nach lateral offenen Winkel, das Knie, *Genu capsulae internae* (Abb. 7.50 u. 7.51), an das sich zwei Schenkel anschließen. Der kürzere, vordere Schenkel, *Crus anterius capsulae internae,* liegt zwischen dem Caput nuclei caudati und den vorderen Grenzen von Putamen und Globus pallidus, der hintere, längere Schenkel, *Crus posterius capsulae internae,* grenzt medial an den Thalamus. Lateral wird der hintere Schenkel größtenteils vom Globus pallidus und nur in kleinem Ausmaß ganz hinten vom Putamen begrenzt. Das Knie der inneren Kapsel entspricht der Spitze des Globus pallidus und grenzt am lateralen Umfang des Foramen interventriculare an das Epen-

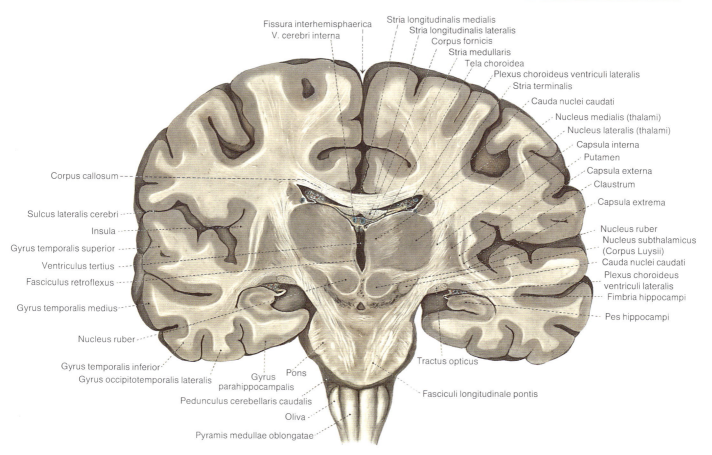

Abb. 7.49 Gehirn, Frontalschnitt IV, hintere Schnittfläche von vorn gesehen.

dym des Seitenventrikels. Die auf- und absteigenden Bahnen sind in den drei Abschnitten der inneren Kapsel in regelhafter Weise angeordnet.

Zwischenhirn

Das *Zwischenhirn, Diencephalon*, umschließt den dritten Ventrikel. Es wird im Verlaufe der Ontogenese vollständig in das Endhirn integriert, so daß nur seine *basale Fläche* der direkten Untersuchung zugänglich ist (Abb. 7.52). Die dorsale Fläche wird erst nach Abtragen der medialen Teile der Hemisphären und Herauslösen des Balkens sowie der darunter gelegenen Fornixplatte sichtbar. Die *dorsale Fläche* wird vom *Epithalamus* und der *dorsalen Thalamusfläche* gebildet (Abb. 7.53). Die *laterale Wand* ist mit dem hinteren Schenkel der Capsula interna verbunden.

Morphogenese. Das Diencephalon wird in der Ontogenese sekundär in das Telencephalon integriert. Zunächst hat es eine freie, annähernd sagittal gestellte seitliche Außenfläche, die beiderseits dem Ganglienhügel der Hemisphärenblasen nur anliegen. Im Hemisphärenblasenstiel sind allerdings Diencephalon (Thalamus) und Telencephalon (Ganglienhügel) verwachsen. Durch den Hemisphärenblasenstiel verlaufen alle vom Endhirn auswachsenden und zum Endhirn ziehenden neenzephalen Bahnen. Mit der Zunahme der Bahnen wird der Hemisphärenblasenstiel so sehr verbreitert, daß er die gesamte Außenwand des Diencephalons einnimmt und in das Telencephalon integriert.

Im Zwischenhirn, das keine Endkerne oder Ursprungskerne von Hirnnerven enthält, vergleichbar denen im Rautenhirn, wird die im Rückenmark und noch im Rautenhirn nachweisbare Gliederung in Längszonen nicht fortgesetzt. Eine Ordnung der Strukturen im Zwischenhirn ergibt sich aus der ontogenetischen Anlage von vier Zonen, die unterschiedliche Ausdehnung erlangen, auch beim ausdifferenzierten Gehirn unterscheidbar bleiben und von ventral (basal) nach dorsal aufeinander folgen: Hypothalamus, Thalamus ventralis (Subthalamus), Thalamus dorsalis und Epithalamus; kaudal (okzipital) schließt sich der Metathalamus an.

Thalamencephalon

Als Thalamencephalon werden Thalamus ventralis (Subthalamus), Thalamus dorsalis, Epithalamus und Metathalamus zusammengefaßt und gemeinsam dem Hypothalamus gegenübergestellt (vgl. Abb. 7.48 u. 7.49 sowie 7.52 u. 7.53).

7 Gestalt und Gliederung des Gehirns

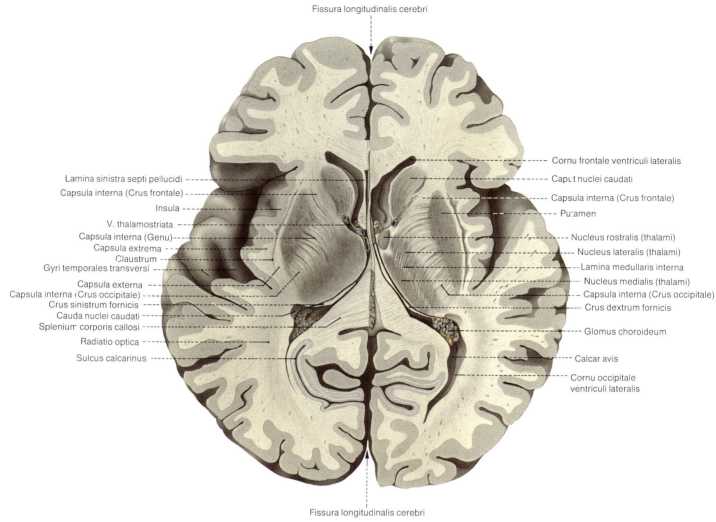

Abb. 7.**50 Horizontalschnitte durch das Gehirn des Menschen.** Die Schnittebene durch die rechte Hemisphäre liegt weiter dorsal als die Schnittebene durch die linke Hemisphäre.

Thalamus ventralis (Subthalamus)

Als *Thalamus ventralis (Subthalamus)* bezeichnet man eine Mischzone, in die während der Ontogenese von hinten Elemente aus dem Tegmentum, von vorne aus den Basalganglien und von unten aus dem Hypothalamus eindringen. Diese zwischen Thalamus und Substantia nigra gelegene Zone enthält u. a. den *Nucleus subthalamicus*. Kaudal geht das Gebiet kontinuierlich in das Tegmentum des Mittelhirns über (Abb. 7.**49**).

Thalamus

Aus dem *Thalamus dorsalis* der ursprünglichen Anlage wird in der Ontogenese der mächtige, mit zahlreichen Verbindungen auch zur Großhirnrinde ausgestattete *Thalamus* im engeren Sinn, die größte Kernmasse des Thalamencephalons (Abb. 7.**53**). Das Kerngebiet entwickelt sich parallel zur Hirnrindenentfaltung. Das stark gegliederte, insgesamt etwa eiförmige Kerngebiet in der Seitenwand des Zwischenhirns grenzt medial an den III. Ventrikel, lateral an die Basalganglien und die innere Kapsel. In der Grenzfurche zwischen Thalamus und Nucleus caudatus verläuft die *Stria terminalis*. Die rostrale Spitze der eiförmigen Kernmasse liegt mit dem *Tuberculum anterius thalami* am Foramen interventriculare, ihre abgerundete Basis bildet den okzipital überhängenden Wulst des *Pulvinar*. Er prägt die Dorsalseite des Zwischenhirns, indem er als mächtiger Höcker beiderseits lateral der Habenularregion und des Tectum mesencephali, über dem Corpus geniculatum laterale, nach unten vorspringt. Thalamus und Basalganglien werden durch den *Sulcus terminalis*, in dem die V. thalamostriata superior verläuft, gegeneinander abgegrenzt.

Am *Sulcus terminalis* beginnt die mediale Hemisphärenwand mit einer dünnen Gewebslamelle, die sich ontogenetisch sekundär auf die Dorsalfläche des Thalamus umschlägt und als *Lamina affixa* mit dieser

Thalamencephalon

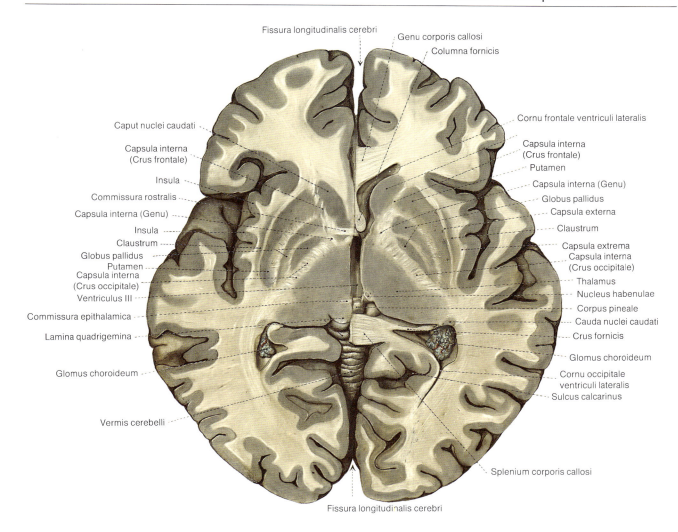

Abb. 7.51 Horizontalschnitte durch das Gehirn des Menschen. Die Schnittebene durch die rechte Hemisphäre liegt weiter dorsal als die Schnittebene durch die linke Hemisphäre.

verklebt. An ihrem medialen Rand geht sie in den Plexus choroideus des Seitenventrikels über.
Die Längsachsen der beiden Thalami weichen nach hinten auseinander und fassen den Epithalamus und die Vierhügelplatte zwischen sich. An der dorsalen, leicht konvex gewölbten Fläche werden ein lateraler und ein medialer Anteil unterschieden. Der laterale Anteil ist in den Boden der Pars centralis des Seitenventrikels einbezogen und mit der Lamina affixa verklebt, die an ihrem Rand die Taenia choroidea trägt (Abb. 7.53). Der mediale breitere, freie Anteil wird von der Tela choroidea überlagert. Entlang der Grenze der dorsalen und medialen Thalamusflächen zieht als weißer Markstreifen die *Stria medullaris thalami* vom Tuberculum anterius zur Habenula. An ihrem Oberrand ist der Plexus choroideus des III. Ventrikels angewachsen (Taenia thalami). Die medialen Thalamusflächen bilden den oberen Teil der lateralen Wand des dritten Ventrikels, sie sind in ihrer Mitte häufig miteinander verwachsen (Adhaesio interthalamica).

Epithalamus

Der *Epithalamus* mit dem *Corpus pineale* und den Epiphysenstielen, den beiden *Habenulae,* ist ein kleines spezielles Areal im dorsalen Zwischenhirnbereich (Abb. 7.53). Er nimmt das Gebiet zwischen den beiden divergierenden Thalami ein. Das Corpus pineale (Epiphysis cerebri, Zirbeldrüse) liegt hinten im Dach des III. Ventrikels, befestigt an den beiden *Habenulae*. Sie sind an der Basis des Corpus pineale miteinander durch die *Commissura habenularum* verbunden und am Übergang in den Thalamus zum *Trigonum habenulae* verbreitert. Das Dach des III. Ventrikels ist vom Balken und vom Fornix bedeckt und wird hauptsächlich vom Plexus choroideus des III. Ventrikels gebildet.

166   7 Gestalt und Gliederung des Gehirns

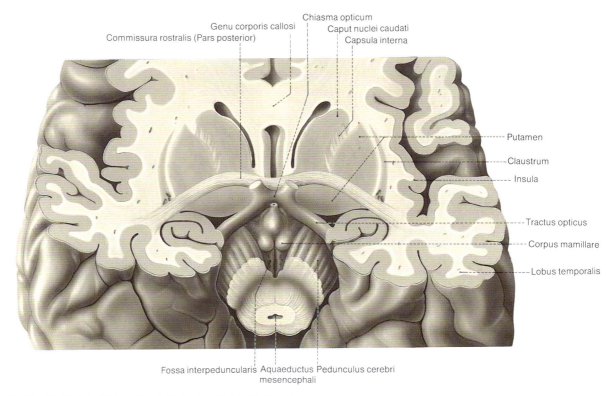

Abb. 7.**52** **Zwischenhirn von basal, rostrale Kommissur von der Hirnbasis aus freigelegt.**

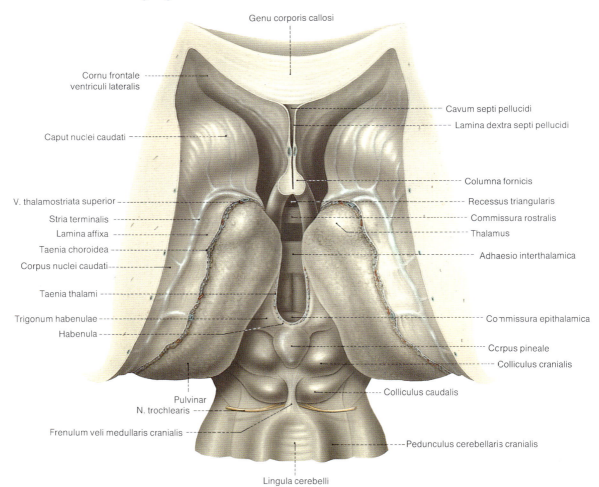

Abb. 7.**53** **Mittelhirn, Zwischenhirn und Nucleus caudatus von oben.**

Metathalamus

Als *Metathalamus* bezeichnet man auf jeder Seite die beiden *Kniehöcker, Corpora geniculata,* die aus dem Thalamus nachträglich ausgegliedert, als Zwischenstationen in der Sehbahn (Corpus geniculatum laterale) und Hörbahn (Corpus geniculatum mediale) auch eine funktionelle Sonderstellung erhalten. Die Kniehöcker liegen seitlich unter dem Pulvinar – das unscharf begrenzte *Corpus geniculatum laterale* am Ende des Tractus opticus, das gut abgegrenzte *Corpus geniculatum mediale* in Verlängerung des unteren Bindearms medial vom lateralen Höcker (Abb. 7.**9**).

Hypothalamus

Der *Hypothalamus* umfaßt den Boden des Zwischenhirns (Abb. 7.**3**, 7.**4**, 7.**8**, 7.**34**, 7.**42**, 7.**48**); er ist als einziger Zwischenhirnteil im ausdifferenzierten Gehirn an der Hirnbasis auch von außen sichtbar. Der Boden des Zwischenhirns wird durch das *Chiasma opticum* und lateral durch den *Tractus opticus* begrenzt, der jederseits um den Pedunculus cerebri nach dorsal zieht. Unmittelbar hinter dem Chiasma ist der Boden trichterförmig als *Infundibulum* ausgezogen, es setzt sich in den Hypophysenstiel fort. Eine Vorwölbung an der Rückseite des Trichters bildet das *Tuber cinereum.* Kaudal vom Infundibulum heben sich die zwei halbkugelförmigen weißlichen *Corpora mamillaria* von der Zwischenhirnbasis ab. Hinter diesen beginnt mit der *Substantia perforata interpeduncularis* das *Mittelhirn* (Abb. 7.**52**).

An der seitlichen Wand des III. Ventrikels zeichnet sich die obere Grenze des Hypothalamus gegen den Thalamus als *Sulcus hypothalamicus* ab, eine Furche, die vom Foramen interventriculare bis zum Eingang in den Aquaeductus mesencephali verläuft. Im Bereich des Hypothalamus bildet der III. Ventrikel den *Recessus opticus* als Nische des Telencephalon medium.

Tomographien des Schädels und Gehirns

In der Diagnostik von Hirnerkrankungen und Erkrankungen im Schädelinneren werden zur Darstellung der Strukturen zwei Methoden bevorzugt: die *Computertomographie* und die *Kernspintomographie.* Beide Methoden haben gegenüber den früheren Röntgenverfahren den Vorteil, daß sie Weichteilstrukturen detailliert darstellen sowie die Liquorräume, die früher nur durch Luft- oder Kontrastmittelfüllung darstellbar waren, abbilden. Bei beiden Verfahren wird die zu untersuchende Körperregion „in Schnitte zerlegt".

Bei der *Computertomographie (CT)* erfolgen die Untersuchungen mit Hilfe gebündelter Röntgenstrahlen und Detektoren (u. a. Jodkristalle) als Strahlenempfänger, denen Verstärker nachgeschaltet sind. Je nach Gerätetyp rotieren Röntgenröhre und Detektoren um den Patienten, oder es dreht sich bei stationären Detektoren nur die Röntgenröhre. Gemessen werden die Absorptionen der Röntgenstrahlen in den verschiedenen Geweben der untersuchten, wenige Millimeter dicken Körperregion. Aus zahlreichen Meßdaten errechnet ein Computer Dichtewerte für dieses Gewebe und rekonstruiert aus kleinen, unterschiedlich hellen Bildpunkten ein Schnittbild dieser Region. Bei der CT werden vorzugsweise axiale Schnittebenen angewandt.

Die *Kernspintomographie* oder *magnetische Resonanz (MR)* hat gegenüber der Computertomographie drei wesentliche Vorteile: Sie verwendet keine ionisierenden Strahlen, hebt durch größere Kontrastunterschiede im Weichteilbereich feinere Strukturen hervor und ermöglicht neben Axial- auch Koronar- (Frontal-) und Sagittalschnitte ohne Lageänderung des Patienten. Als Nachteil des Verfahrens gilt die lange Untersuchungszeit (20–30 Min. oder länger, je nach Registriermethode), während der sich der Patient absolut ruhig verhalten muß, denn Bewegungen stören die Darstellung der Strukturen. Bei diesem Verfahren werden die Bilder einer Schnittserie nicht einzeln nacheinander, sondern gleichzeitig angefertigt.

Die MR nutzt die Eigendrehimpulse der Atomkerne (Kernspin). Werden diese in einen äußeren Ringmagneten (mit Feldstärken von 0,15–2 Tesla) gebracht, so richten sie sich parallel zu seinen Feldlinien aus. Diese magnetische Ordnung kann von außen durch hochfrequente magnetische Wechselfelder gestört werden; die rotierenden Atomkerne werden ausgelenkt. Nach Beendigung solcher Störungen kehren die Magnetfelder der Atome in die Ausgangsposition zurück (Nord-Süd-Richtung des Ringmagneten). Die Richtungswechsel erzeugen ihrerseits hochfrequente Wechselfelder, die über eine Antennenspule gemessen werden. Ein Prozeßrechner erstellt aus den verschiedenen Impulsen Bilder. Für die Kernspintomographie werden vor allem die überall im Körper vorhandenen Wasserstoffatome genutzt.

Zunächst sollen Computertomogramme aus 4 verschiedenen Schnitthöhen (Abb. 7.**55**–7.**58**) gezeigt werden, denen entsprechende anatomische Schnitte durch den Schädel zum Vergleich beigegeben sind. Computertomogramm und anatomischer Schnitt stimmen nicht völlig überein, da sie von unterschiedlichen

168 7 Gestalt und Gliederung des Gehirns

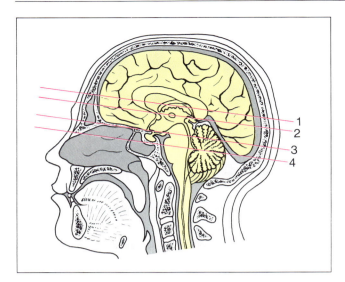

Abb. 7.54 **Sagittalschnitt durch den Kopf mit eingetragenen Schnittebenen** der in den Abb. 7.55–7.58 reproduzierten Horizontalschnitte.

Individuen stammen. Die 1,5 cm dicken anatomischen Schnitte (Horizontalschnitte) wurden in und parallel zur „Deutschen Horizontalen" (Verbindungslinie Boden der Orbita oberer Rand des äußeren Gehörganges) angefertigt und in der Ansicht von dorsal photographiert. Zum besseren Verständnis sind in Abb. 7.54, einem Sagittalschnitt durch den Schädel mit eingezeichneten Konturen des Gehirns, die Schnittebenen der reproduzierten Schnitte eingetragen.

Im *Schnitt 1* (Abb. 7.55), durch das Balkenknie gelegt, sind beiderseits von der Großhirnhemisphäre die Lobi frontalis, parietalis und occipitalis sowie der Sulcus lateralis und die Insel getroffen, vom mäßig erweiteren Seitenventrikel das Vorderhorn und die Pars centralis geschnitten. Im Computertomogramm dagegen sind die Seitenventrikel stärker und asymmetrisch erweitert. Beiderseits sind auch der Nucleus caudatus und die Capsula interna zu sehen. Da die Schnittebene links etwas tiefer als rechts liegt, sind auf der linken Seite zusätzlich Globus pallidus, Claustrum sowie Capsula externa und Capsula extrema zu erkennen.

Im *Schnitt 2* (Abb. 7.56) sind von den beiden Großhirnhemisphären zu erkennen der Lobus frontalis, Lobus temporalis und der Lobus occipitalis sowie der Sulcus lateralis und die Insel. Von den Seitenventrikeln ist beiderseits der Übergang vom Hinterhorn in das Unterhorn zu sehen. Im Schnitt liegen die beiden Thalami und die Lichtung des III. Ventrikels, beiderseits der Nucleus caudatus, das Putamen und der Globus pallidus sowie die weißen Substanzen Capsula interna, Capsula externa und Capsula extrema.

Der *Schnitt 3* (Abb. 7.57) geht beiderseits durch den Meatus nasi superior, die seitlich anschließenden Cellulae ethmoidales anteriores und mitten durch die Orbita. Beiderseits ist der Bulbus mit der vorderen Augenkammer, der Linse und dem austretenden N. opticus sowie den Mm. rectus medialis und rectus lateralis geschnitten. Im Schnitt liegen das Chiasma opticum, die Fossa interpeduncularis sowie das Mittelhirn. Seitlich folgen die basalen Teile der Schläfenlappen mit den Unterhörnern der Seitenventrikel und dorsal die Okzipitallappen (Sehrinde!).

Der *Schnitt 4* (Abb. 7.58) liegt in der „Deutschen Horizontalen". Er zeigt die Incisura tentorii mit der im Hiatus liegenden Brücke, die A. basilaris, die Cisterna pontis und die Sinus cavernosi mit den eintretenden Aa. carotides internae. Seitlich vom Tentorium sind die basalen Teile der Schläfen- und Okzipitallappen geschnitten. Vorne (oben) sind die Nasenhöhlen, Cellulae ethmoidales, Keilbeinhöhlen und Kieferhöhlen getroffen.

Die Abb. 7.59–7.62 zeigen den erheblichen Zugewinn an Information, der mit der Kernspintomographie bei Untersuchungen des Gehirns gewonnen werden kann. Es entstehen Bilder, die weitgehend einem makroskopisch-anatomischen Hirnschnitt entsprechen. Durch dieses bildgebende Verfahren kann die Diagnostik von Hirnerkrankungen und vor allem die Lokalisation pathologischer Prozesse erheblich verbessert werden. Ein Medianschnitt durch den Kopf ist in Abb. 7.59 dargestellt. Neben zahlreichen Strukturen im Bereich der Mundhöhle, Nasenhöhle, des Rachens und der Schädelbasis ist der Medianschnitt durch das Gehirn zu erkennen. Das Muster der Gyri und Sulci ist im dorsalen Bereich etwas undeutlicher wegen der dort stattgefundenen Überlagerung durch die Falx cerebri, die leicht schräg zur Bildebene steht. Ventrikelsystem und Subarachnoidalraum sind dunkelgrau bis schwarz, die angeschnittene Hirnsubstanz im Bereich des Corpus callosum, Cerebellum, Rhombencephalon und Rückenmark dagegen hellgrau dargestellt.

zu Abb. 7.56a

1 Nucleus caudatus
2 Putamen
3 Globus pallidus
4 Thalamus
5 Claustrum
6 Insel
7 Capsula interna (Genu)
8 Columnae fornicis
9 Orbita (angeschnitten)
10 Ventriculus III
11 Cornu temporale ventriculi lateralis mit Plexus choroideus
12 Sulcus calcarinus
13 Sulcus temporalis superior
14 Sinus sagittalis superior
15 Falx cerebri
16 V. cerebri magna
17 Sinus frontalis

Tomographien des Schädels und Gehirns

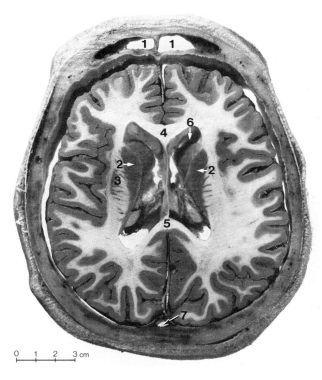
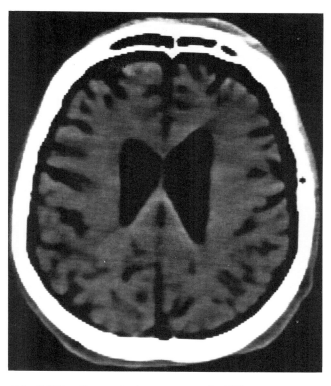

Abb. 7.55a Horizontalschnitt 1 in Höhe des Genu corporis callosi.
1 Sinus frontalis
2 Caput nuclei caudati
3 Putamen
4 Genu corporis callosi
5 Splenium corporis callosi
6 Vorderhorn des Seitenventrikels
7 Sinus sagittalis superior

Abb. 7.55b Computertomogramm in Höhe von Schnitt 1 (Prof. Dr. A. Valavanis, Zürich).

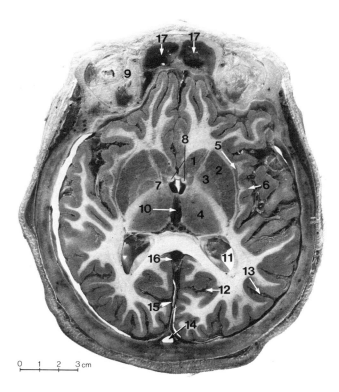
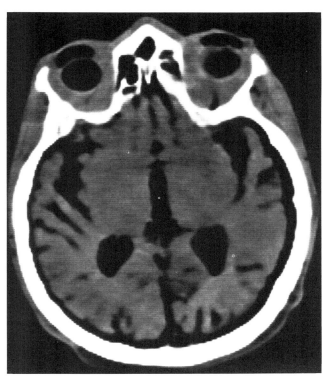

Abb. 7.56a Horizontalschnitt 2 durch das Neurocranium in Höhe des Foramen interventriculare.

Abb. 7.56b Computertomogramm in Höhe von Schnitt 2 (Prof. Dr. A. Valavanis, Zürich).

7 Gestalt und Gliederung des Gehirns

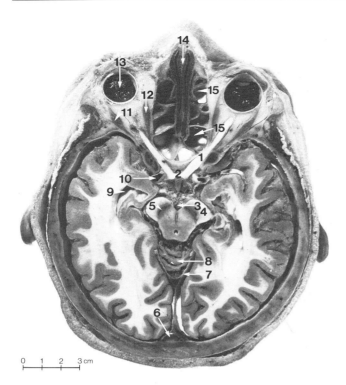
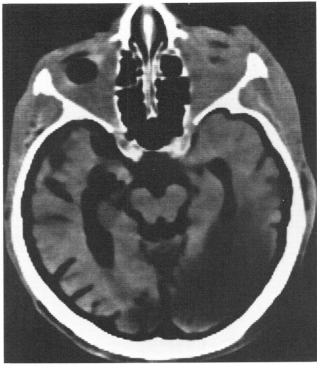

Abb. 7.**57a** **Horizontalschnitt 3 durch das Neurocranium in Höhe des Mittelhirns.**
1 N. opticus
2 Chiasma opticum
3 Fossa interpeduncularis
4 Crus cerebri
5 Substantia nigra
6 Sinus sagittalis superior
7 Tentorium cerebelli
8 Vermis cerebelli
9 Cornu temporale ventriculi lateralis mit Plexus choroideus

Abb. 7.**57b** **Computertomogramm in Höhe von Schnitt 3** (Prof. Dr. A. Valavanis, Zürich).

10 A. carotis interna (Pars cavernosa)
11 M. rectus lateralis
12 M. rectus medialis
13 Bulbus oculi
14 Septum nasi
15 Cellulae ethmoidales

Die Abb. 7.**60**–7.**62** zeigen Horizontalschnitte durch das Gehirn in der Kanthomeatalebene. Diese Ebene stellt eine Verbindung zwischen dem äußeren Augenlidwinkel (Kanthus) und dem äußeren Gehörgang dar (Meatus acusticus externus). Sie wird auch manchmal (ungenauer) als Orbitomeatalebene bezeichnet. Diese Ebene ist um ca. +17° gegen die Deutsche Horizontale gekippt. Die Lage der drei Schnitte (Abb. 7.**60**–7.**62**) ist in Abb. 7.**59** eingetragen.

Der am weitesten dorsal gelegene Schnitt (Abb. 7.**60**) läßt die Unterschiede zwischen Hirnrinde und dem hellgrauen Marklager erkennen. Einzelne Gyri, wie z. B. Gyrus praecentralis, Gyrus postcentralis und Gyrus cinguli, können genau lokalisiert werden.

Der Schnitt in Abb. 7.**61** zeigt neben den Gyri, Sulci und der Hirnrinde als dunkelgraue bis schwarze Strukturen Teile des Ventrikelsystems. Der Nucleus caudatus und das Putamen können wegen ihrer etwas dunkleren Färbung von der umgebenden weißen Substanz unterschieden werden. Selbst so relativ kleine Gebilde wie die Fimbria hippocampi oder die Radiatio optica sind erkennbar. Innerhalb der Ventrikel ist auch der Plexus choroideus wegen seiner etwas helleren Färbung in dieser Darstellung sichtbar.

Die Abb. 7.**62** läßt neben zahlreichen schon oben erwähnten Strukturen den Tractus opticus, Nucleus accumbens, Pedunculus cerebri, Tectum und Cerebellum erkennen. Am Kleinhirn sind sogar einzelne Folien differenzierbar.

Die hohe Ortsauflösung und der gute Weichteilkontrast der MR-Technik verlangen detaillierte neuroanatomische Kenntnisse, um die Möglichkeiten dieses bildgebenden Verfahrens in der klinischen Diagnostik ausschöpfen zu können.

Tomographien des Schädels und Gehirns

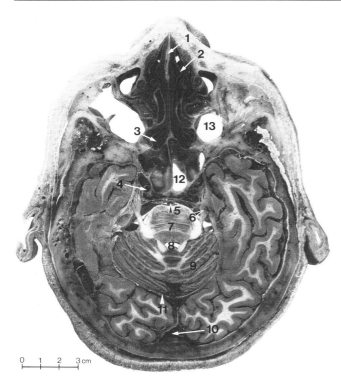
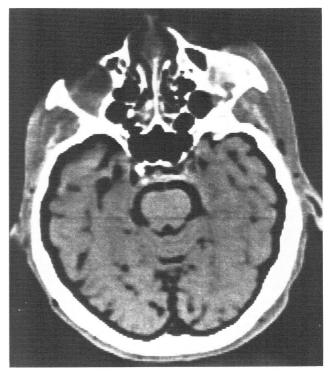

Abb. 7.**58a** Horizontalschnitt 4 durch das Neurocranium in Höhe des Hiatus tentorii.
1 Septum nasi
2 Concha nasalis media
3 Concha nasalis superior
4 A. carotis interna (Pars cavernosa)
5 A. basilaris
6 N. trigeminus
7 Pons (Tegmentum)

Abb. 7.**58b** Computertomogramm in Höhe von Schnitt 4 (Prof. Dr. A. Valavanis, Zürich).

8 Ventriculus IV
9 Cerebellum
10 Sinus sagittalis superior
11 Tentorium cerebelli
12 Sinus sphenoidalis
13 Sinus maxillaris

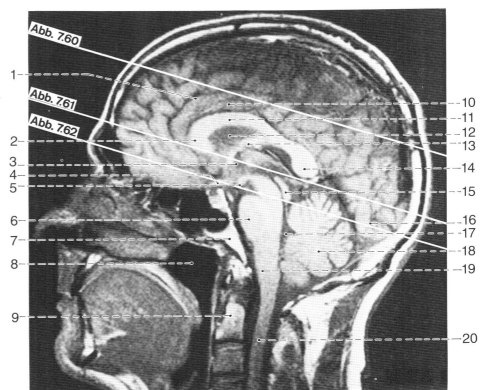

Abb. 7.**59** MR-Bild eines Sagittalschnitts durch den Kopf in der Medianebene (Abb. Proff. Dr. G. Friedmann und Dr. K. Zilles, Köln).
1 Sulcus cinguli
2 Genu corporis callosi
3 Ventriculus III.
4 N. opticus
5 Corpus mamillare
6 Pons
7 Clivus
8 Epipharynx
9 Dens axis
10 Gyrus cinguli
11 Truncus corporis callosi
12 Septum pellucidum
13 Fornix
14 Splenium corporis callosi
15 Tectum
16 Sulcus calcarinus
17 Ventriculus IV.
18 Cerebellum
19 Medulla oblongata
20 Medulla spinalis

172　7 Gestalt und Gliederung des Gehirns

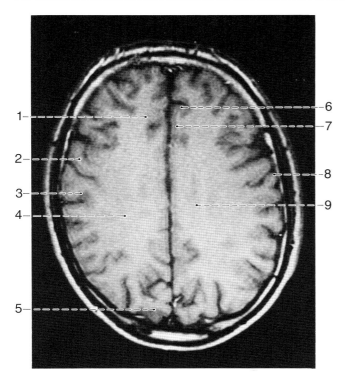

Abb. 7.60　**MR-Bild eines Horizontalschnitts durch den Kopf** (Abb. Proff. Dr. *G. Friedmann* und Dr. *K. Zilles*, Köln).
1 Lobus frontalis
2 Gyrus praecentralis
3 Gyrus postcentralis
4 Lobus parietalis
5 Lobus occipitalis
6 Sulcus cinguli
7 Gyrus cinguli
8 Sulcus centralis
9 Centrum semiovale

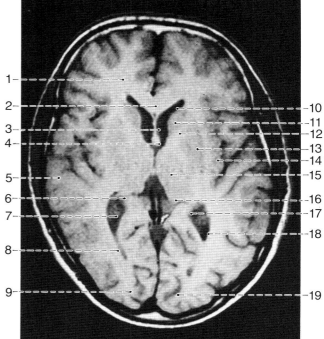

Abb. 7.61　**MR-Bild eines Horizontalschnitts durch den Kopf** (Abb. Proff. Dr. *G. Friedmann* und Dr. *K. Zilles*, Köln).
1 Lobus frontalis
2 Genu corporis callosi
3 Septum pellucidum
4 Fornix
5 Lobus temporalis
6 Fimbria hippocampi
7 Plexus choroideus
8 Radiatio optica
9 Lobus occipitalis
10 Cornu anterius ventriculi lateralis
11 Nucleus caudatus
12 Capsula interna
13 Putamen
14 Insula
15 Thalamus
16 Pulvinar thalami
17 Hippocampus
18 Cornu inferius ventriculi lateralis
19 Sulcus calcarinus

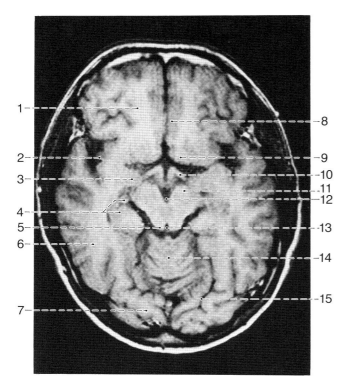

Abb. 7.62　**MR-Bild eines Horizontalschnitts durch den Kopf** (Abb. Proff. Dr. *G. Friedmann* und Dr. *K. Zilles*, Köln).
1 Lobus frontalis
2 Insula
3 Corpus amygdaloideum
4 Hippocampus
5 Tectum
6 Lobus temporalis
7 Lobus occipitalis
8 Gyrus cinguli
9 Nucleus accumbens
10 Tractus opticus
11 Pedunculus cerebri
12 Fossa interpeduncularis
13 Aquaeductus cerebri
14 Cerebellum
15 Sulcus calcarinus

Literatur

Alexander, L.: Die Anatomie der Seitentaschen der vierten Hirnkammer. Z. Anat. Entwickl.-Gesch. 95 (1931) 531–707

Bassett, D. L.: A Stereotopic Atlas of Human Anatomy. Williams & Wilkins, Baltimore 1954

Blinkov, S. M., J. J. Glezer: The Human Brain in Figures and Tables. Basic Books, New York 1968

Brodal, A.: Neurological Anatomy in Relation to Clinical Medicine. Oxford University Press, New York 1969

Carpenter, M. B.: Human Neuroanatomy, 7th ed. Williams & Wilkins, Baltimore 1976

Clara, M.: Das Nervensystem des Menschen, 2. Aufl. Barth, Leipzig 1953

Elliott, H. Ch.: Textbook of Neuroanatomy, 2nd ed. Lippincott, Philadelphia 1969

Ferner, H.: Nervensystem, Haut und Sinnesorgane. In Benninghoff, A., K. Goerttler: Lehrbuch der Anatomie des Menschen, 11/12. Aufl., Bd. III. Urban & Schwarzenberg, München 1979

Ferner, H., R. Kautzky: Angewandte Anatomie des Gehirns und seiner Hüllen. In Olivercrona, H., W. Tönnis: Handbuch der Neurochirurgie, Bd. I/1. Springer, Berlin 1959 (S. 1–107)

Gudmondsson, K., A. L. Rhoton jr., J. G. Rushton: Detailed anatomy of the trigeminus nerve. J. Neurosurg. 35 (1971) 592–600

Hamaway, J., W. Scott, C. Strother: Atlas of the Human Brain and the Orbit for Computed Tomography. Warren & Green, St. Louis 1977

Hochstetter, F.: Beiträge zur Entwicklungsgeschichte des Gehirns. Deuticke, Wien–Leipzig 1929

Jansen, J., A. Brodal: Aspects of Cerebellar Anatomy. Grundt Tanum, Oslo 1954

Key, A., G. Retzius: Studien in der Anatomie des Nervensystems und des Bindegewebes. Norstedt, Stockholm 1875

Kretschmann, H.-J., W. Weinrich: Neuroanatomie der kraniellen Computertomographie. Grundlagen und klinische Anwendung. Thieme, Stuttgart 1984

von Lanz, T., W. Wachsmuth: Praktische Anatomie, Bd. I/1. Teil: Kopf. Teil B: Gehirn- und Augenschädel. Hrsg. J. Lang u. W. Wachsmuth. Springer, Berlin 1979

Larsell, O.: The development of the cerebellum in man in relation to its comparative anatomy. J. comp. Neurol. 87 (1947) 85–129

Lazorthes, G.: Le Système Nerveux Central. Description, Systématisation, Exploration. Masson, Paris 1967

Meschan, J.: Synopsis of Radiologic Anatomy with Computed Tomography. Saunders, Philadelphia 1975

Mettler, F. A.: Neuroanatomy, 2nd ed. Mosby, St. Louis 1948

Nieuwenhuys, R., J. Voogd, Chr. van Huijzen: Das Zentralnervensystem des Menschen. Ein Atlas mit Begleittext. Übersetzt von W. Lange. Springer, Berlin 1980

Osborne, A. G.: Normal and pathologic anatomy of the tentorial notch by computed tomography. Neuroradiology 12 (1976) 52–53

O'Connel, J. E. A.: The anatomy of the optic chiasma and heteronymous hemianopia. J. Neurol. Neurosurg. Psychiat. 36 (1973) 710–723

Paturet, G.: Traité d'Anatomie Humaine, T. IV: Système nerveux. Masson, Paris 1964

Peter, K.: Ein Plattenmodell der 4. Hirnkammer. Z. Anat. Entwickl-Gesch. 106 (1937) 398–406

Poirier, P., A. Charpy, A. Nicolas: Traité d'Anatomie Humaine, Vol. III. Masson, Paris 1920

Purpura, D. P., J. P. Schadé: Growth and Maturation of the Brain. Elsevier, Amsterdam 1964

Rakic, P., P. I. Yakovlev: Development of the corpus callosum in man. J. comp. Neurol. 132 (1968) 45–72

Ribet, R. M.: Trou de Magendie? Trous de Luschka? Travaux du Lab. d'Anat. Fac. Méd. Alger, Anatomie normale. Imprimerie Imbert, Alger 1941 (pp. 71–77)

Richter, E.: Die Entwicklung des Globus pallidus und des Corpus subthalamicum. Springer, Berlin 1965

Salomon, G., Y. P. Huang: Computed Tomography of the Brain. Springer, Berlin 1980.

Saxena, R. C., M. A. Beg, A. C. Das: Double straight sinus. J. Neurosurg. 41 (1974) 724–727

Schreider, E.: Brain weight correlations calculated from original results. Amer. J. phys. Anthropol. 25 (1966) 153–158

Schwartz, Ph.: Die traumatischen Schädigungen des ZNS durch die Geburt. In: Die Arten der Schlaganfälle des Gehirns und ihre Entstehung. Springer, Berlin 1930

Seeger, W.: Topographical Anatomy of the Brain and Surrounding Structure for Neurosurgeons, Neuroradiologists and Neuropathologists. Springer, Berlin 1978

Sieglbauer, F.: Lehrbuch der normalen Anatomie des Menschen. Urban & Schwarzenberg, München 1958

Spann, W., H. O. Dustmann: Das menschliche Hirngewicht und seine Abhängigkeit von Lebensalter, Körperlänge, Todesursache und Beruf. Dtsch. Z. ges. gerichtl. Med. 56 (1965) 299–317

Szikla, G., G. Bouvier, T. Hori: Localization of brain sulci and convolutions by arteriography. A stereotactic anatomo-radiological study. Brain Res. 95 (1975) 497–502

Tandler, J.: Lehrbuch der systematischen Anatomie, Bd. IV. Vogel, Leipzig 1929

Testut, L., A. Latarjet: Traité de'Anatomie Humaine, vol. II. Doin, Paris 1948

Tobias, P. V.: Brain size, gray matter and race-fact or fiction? Amer. J. phys. Anthropol. 32 (1970) 3–25

Torkildson, A.: The gross anatomy of the lateral ventricles. J. Anat. (Lond.) 68 (1933/34) 480–491

Williams, P. L., R. Warwick: Gray's Anatomy, 36th ed. Churchill, Livingstone, Edinburgh 1980

Wilson, J. T.: On the nature and modo of origin of the foramen of Magendie. J. Anat. (Lond.) 71 (1977) 423–429

Ziehen, Th.: Zentralnervensystem. In Bardeleben, K., O. H. Eggeling: Handbuch der Anatomie des Menschen, Bd. IV/1. Fischer, Jena 1903

8
Hirnhäute und Hirngefäße

G. Töndury, St. Kubik und B. Krisch

Hirnhäute
 Harte Hirnhaut
 Weiche Hirnhaut
 Plexus choroidei
 Liquordynamik
Blutgefäße des Gehirns
 Arterien des Gehirns
 Venen des Gehirns und venöse Blutleiter

8 Hirnhäute und Hirngefäße

Das Gehirn ist von bindegewebigen Hüllen, *Meninges cerebri*, umgeben. Diese sind in die äußere harte Hirnhaut, *Pachymeninx*, die *Dura mater encephali*, und in die innere weiche Hirnhaut, *Leptomeninx*, gegliedert, die aus zwei Anteilen besteht, aus der zarten gefäßlosen *Arachnoidea encephali* und der gefäßführenden *Pia mater encephali*.

Die *Hirngefäße* stehen im arteriellen und im venösen Schenkel in enger Beziehung zu den Hirnhäuten, die ihnen im intrakraniellen Verlauf Stabilität wie auch hinreichende Beweglichkeit gewähren. Kleine Arterien und Venen werden bei ihrem Durchtritt durch die Hirnoberfläche im Hirnparenchym eine kurze Strecke von Ausläufern der Leptomeninx begleitet. Im venösen Schenkel stellt die Pachymeninx starre inkompressible Abflußrohre in Form der *Sinus durae matris* bereit.

Hirnhäute

Die *Pachymeninx*, *Dura mater encephali*, ist größtenteils mit dem inneren Periost der Schädelknochen verwachsen, ein Epiduralraum besteht deshalb nicht, er kann im Schädel nur künstlich entstehen. Die äußeren Zellagen der *Leptomeninx*, die *Arachnoidea encephali*, liegen der Dura dicht an. Zwischen Dura und äußerem Blatt der Leptomeninx wird normalerweise kein Subduralraum ausgebildet, das äußere Leptomeninxblatt wird beim Lebenden durch den Liquordruck der Dura angelegt. Der Spalt zwischen beiden kann aber künstlich, z. B. durch Blutung, eröffnet werden. Das innere Blatt der Leptomeninx, die *Pia mater encephali*, das der Hirnfläche überall unmittelbar aufliegt, folgt allen Furchen und Vertiefungen und begleitet als zarte Bindegewebshülle die in die Hirnsubstanz eindringenden Gefäße. Die Leptomeninx schließt den von Liquor cerebrospinalis gefüllten Subarachnoidealraum, *Cavitas subarachnoidealis*, ein. In Ventrikelbereichen, in denen die Hirnwand von einer einzigen Ependymzellage, der *Lamina choroidea epithelialis*, gebildet wird, verwächst diese mit dem stark vaskularisierten Piabindegewebe, der *Tela choroidea*, zum gefäßreichen *Plexus choroideus*, der in die Ventrikellichtung eingestülpt wird (vgl. S. 186 und Abb. 8.**10**).

Harte Hirnhaut

Die *Pachymeninx* (harte Hirnhaut), die *Dura mater encephali*, ist ein derbes Kollagenfasergewebe in straffem, geflechtartigem Verband. Sie kleidet die Innenfläche der Schädelhöhle aus, wobei sie großflächig mit dem inneren Periost der Schädelknochen, dem *Endocranium*, verwachsen ist (Abb. 8.**1**). Ein Epiduralraum wie im Wirbelkanal besteht nicht. Dura und Periost

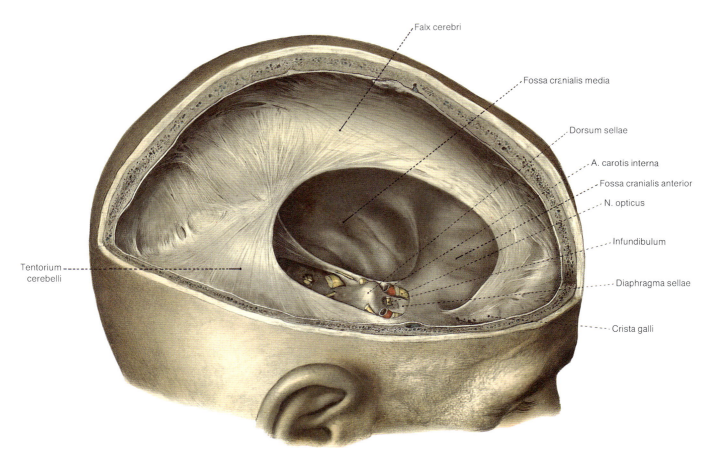

Abb. 8.**1 Harte Hirnhaut, rechte Hälfte des Schädeldaches entfernt.**

bilden im Schädel eine untrennbare Bindegewebsmembran, ausgenommen die an den Schädelknochen verlaufenden venösen Blutleiter, *Sinus durae matris*; ihr Lumen entsteht dadurch, daß beide Blätter lokal auseinanderweichen (Abb. 8.**2**). Am Rand des Foramen (occipitale) magnum lösen sich beide Blätter voneinander und ziehen getrennt in den Wirbelkanal. In ihm ist die Dura mater spinalis frei und unabhängig vom Periost ausgespannt, hier ist ein Epiduralraum ausgebildet (s. S. 108).

Die aus Dura mater encephali und Periost zusammengesetzte Membran, im gewöhnlichen Sprachgebrauch mit der Bezeichnung Dura gemeint, ist beim Neugeborenen besonders im Bereich der Fontanellen fest mit dem Knochen verhaftet. Mit zunehmendem Alter, mit dem Verschluß der Fontanellen und der Knochennähte, kann die Dura leichter vom Knochen gelöst werden. An den Schädelnähten, an der Schädelbasis, an der Crista galli, den Processus clinoidei, den kleinen Keilbeinflügeln und der Pyramidenkante bleibt sie am Knochen fixiert.

Die Dura bildet septumartige Faserplatten – es sind Duplikaturen, an denen das Periost nicht beteiligt ist (Abb. 8.**1**–8.**3**). Sie schieben sich als *Falx cerebri* sagittal in die Fissura longitudinalis cerebri zwischen die beiden Großhirnhemisphären, als *Tentorium cerebelli* transversal zwischen Okzipitallappen und Kleinhirn und als *Falx cerebelli* sagittal in die Vallecula cerebelli.

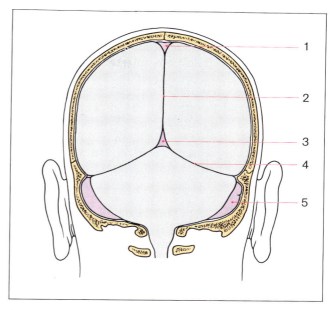

Abb. 8.**2 Schematischer Frontalschnitt durch den Kopf zur Darstellung der Durasepten und der durch sie bedingten Unterteilung der Schädelhöhle.**
1 Sinus sagittalis superior
2 Falx cerebri
3 Sinus rectus, an der Vereinigung der Falx cerebri mit dem Tentorium cerebelli
4 Tentorium cerebelli
5 Sinus sigmoideus

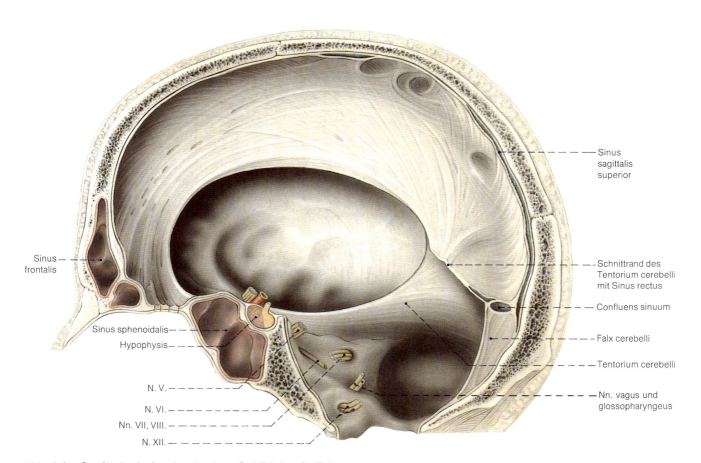

Abb. 8.**3 Sagittalschnitt durch den Schädel mit Falx cerebri und Tentorium cerebelli.**

Die Blutleiter in der Fläche und im freien Rand dieser Septen, der *Sinus sagittalis inferior* und der *Sinus rectus*, sind Erweiterungen zwischen den beiden Blättern der Duplikatur. Kleine Duraduplikaturen sind als *Diaphragma sellae* über der Hypophyse und als Bedeckung des Cavum trigeminale ausgebildet, in dem das Ganglion trigeminale liegt.

Die Hirnsichel, *Falx cerebri*, ist vorne an der Crista galli, der Crista frontalis und am Foramen caecum angeheftet, im ganzen Verlauf an den Rändern des Sulcus sinus sagittalis superioris befestigt und hinten an der Protuberantia occipitalis interna fixiert. Die sagittal gestellte Platte verbreitert sich hinten und läuft flügelförmig in das Tentorium cerebelli aus. Sie enthält in ihrem oberen Rand den *Sinus sagittalis superior*, in ihrem unteren freien Rand den *Sinus sagittalis inferior*.

Das Kleinhirnzelt, *Tentorium cerebelli*, ist hinten an der Protuberantia occipitalis interna, beiderseits an den Rändern des Sulcus sinus transversi und seitlich an der Oberkante der Schläfenbeinpyramide befestigt. Nahe der Felsenbeinspitze zieht es über die Impressio trigemini hinweg zum Processus clinoideus posterior und erreicht rostral mit einem Ausläufer den Processus clinoideus anterior. In der Mittellinie stößt der First des Zelts an die Falx cerebri und schließt den *Sinus rectus* ein. Die medialen Ränder des Tentoriums umgrenzen eine Öffnung, *Incisura tentorii*, deren Boden vom Dorsum sellae gebildet wird. Durch sie, die den Kleinhirnraum mit dem Großhirnraum verbindet, zieht der Hirnstamm.

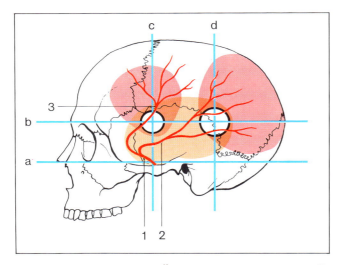

Abb. 8.4 Projektion der Äste der A. meningea media auf die äußere Schädelfläche; mit Angaben der Trepanationsstellen zur Aufsuchung der Äste (nach *Krönlein-König*).
a Frankfurter Horizontale
b obere Horizontale
c Vertikale über der Mitte des Jochbogens
d Vertikale am Hinterrand des Proc. mastoideus.
1 A. meningea media
2 R. parietalis
3 R. frontalis
Die Kreise geben die Trepanationsstellen an, die farbig markierten Areale zeigen die Lage der bei Verletzungen auftretenden Hämatome.

Die *Falx cerebelli*, an der Crista occipitalis interna angeheftet und bis zum Foramen (occipitale) magnum ziehend, ragt nur wenig sichelförmig in die Vallecula cerebelli vor. Ihr Anheftungsrand schließt den *Sinus occipitalis* ein.

Das *Diaphragma sellae* ist zwischen den Processus clinoidei als horizontale Duraplatte über dem Türkensattel ausgespannt. Es wird von einer weiten Öffnung für den Hypophysenstiel durchbohrt. Der Türkensattel selbst wird von Periost ausgekleidet, das mit der Bindegewebskapsel der Hypophyse, die mit der Leptomeninx in Verbindung steht, durch lockeres Bindegewebe verbunden ist.

Die Dura mater encephali versieht weitgehend mechanische Funktionen nach zwei Seiten. Für die *Schädelkalotte* ist sie Teil eines Rundbogengewölbes mit Längs- und Querverstrebungen durch die Durasepten. Alle Einwirkungen auf den Schädel teilen sich der Dura mit, die als Kräfteverteiler wirkt – eine Wirkung, die auch das Gehirn schützt. Diese Funktion drückt sich in den Fasersystemen aus (s. Bd. I). Für das *Gehirn* ist die Dura schützende Haube gegen mechanische Einwirkungen, zugleich wird das nahezu schwerelos im Liquor cerebrospinalis ruhende Gehirn durch die Durasepten stabilisiert und das venöse Blut aus dem Gehirn durch die Sinus durae matris in kompressionsgeschützten Röhren abgeleitet.

Gefäße und Nerven der harten Hirnhaut

Die Dura mater ist, wie das Periost, in ihrer Organisation den Schädelknochen „zugewandt". Sie wird aus eigenen Arterien, die zugleich Knochenarterien sind, und nicht aus Ästen der Hirnarterien versorgt, und sie wird, im Unterschied zur weichen Hirnhaut, wie Knochenhaut sensibel innerviert.

Auch *mikroskopisch-anatomisch* erweist sich die Dura als dem Schädelknochen „zugewandt". Die stellenweise fenestrierten Blutgefäße der Dura sind – im Unterschied zu den Hirngefäßen, die eine Blut-Hirn-Schranke besitzen (s. S. 186) – wie die Gefäße der übrigen Organe für Stoffe, die im Blut transportiert werden, durchlässig; die Dura liegt im *Blutmilieu* (vgl. S. 182). Ihr Blutmilieu ist gegen das Liquormilieu des Gehirns und der Leptomeninx durch ein niedriges Epithel, das *Neurothel*, abgegrenzt, das eine sehr effektive *Blut-Liquor-Schranke* zwischen Blutmilieu und Liquormilieu bildet.

Arterien

Die Arterien der harten Hirnhaut, *Aa. meningeae*, verlaufen zwischen Schädelknochen und Dura. Sie versorgen die Dura mit kleinen Zweigen, größere Äste dringen in die platten Schädelknochen ein und durchbluten die Diploë.

Die *A. meningea media*, die weitaus stärkste und ärztlich wichtigste Duraarterie, zieht als Ast der A. maxillaris durch das Foramen spinosum in die mittlere Schädelgrube (Abb. 8.4), wo sie sich in den vorderen *R.*

frontalis und den hinteren *R. parietalis* teilt. Die Teilung kann bereits im Foramen spinosum, dicht oberhalb desselben oder erst in der Schädelhöhle erfolgen. Stamm und Äste verlaufen in Furchen des Knochens und versorgen die Dura, den Knochen und mit perforierenden Ästen auch Weichteile des Schädels. Der frontale Ast dringt steil ansteigend in die vordere Schädelgrube und anastomosiert regelmäßig mit der A. lacrimalis. Der parietale, fast horizontal nach hinten ziehende Ast verästelt sich im Bereiche des Scheitelbeines und der Squama occipitalis.

Die A. meningea media wird bei *Schädeltraumata*, besonders bei Splitterfrakturen der Lamina interna des Stirn-, Schläfen- oder Scheitelbeines leicht verletzt. Bei Einriß der Wand des Arterienstammes oder eines seiner Äste kommt es zu *epiduralen Blutungen, Hämatomen,* die das Gehirn komprimieren und zu lebensbedrohenden Zuständen führen. Bei Verletzungen des Arterienstammes breitet sich das Hämatom unmittelbar oberhalb der Jochbogenebene aus. Hämatome aus dem vorderen Ast können sich scheitelwärts ausdehnen. Hämatome aus dem hinteren Ast liegen über dem Ohr.

Die *A. meningea anterior* ist ein kleiner Ast der A. ethmoidalis anterior, der in der vorderen Schädelgrube abzweigt. Er versorgt die Dura in kleinem Umfang im Bereich der vorderen Schädelgrube und des benachbarten Teils der Falx cerebri.

Die *A. meningea posterior* aus der A. pharyngea ascendens tritt durch das Foramen jugulare in die hintere Schädelgrube und versorgt dort die Dura. Häufig ist eine zweite A. meningea posterior ausgebildet, die aus der A. vertebralis nahe dem Foramen (occipitale) magnum hervorgeht. Ein akzessorischer Ast aus der A. occipitalis kann die Dura durch das Foramen mastoideum erreichen.

Venen

Die Venen der harten Hirnhaut, *Vv. meningeae,* begleiten die Arterien und münden teils in Sinus durae matris, teils in Vv. diploicae. Ein größerer Ast tritt durch das Foramen spinosum mit dem Plexus pterygoideus in Verbindung. Sinus durae matris s. S. 227ff., Vv. diploicae und emissariae.

Nerven

An der Dura sind die Wände der venösen Sinus und deren Zuflüsse sowie Teile der basalen Dura schmerzempfindlich, große Gebiete der Dura sind dagegen unempfindlich. An der sensiblen Innervation der Dura beteiligen sich die drei Äste des *N. trigeminus* und der *N. vagus.* Die Duraäste entspringen bereits im intrakraniellen Verlauf der Nerven, ausgenommen der R. meningeus des N. mandibularis.

Der *N. ophthalmicus* innerviert mit dem *R. tentorii,* rückläufig den N. trochlearis begleitend, das Tentorium cerebelli sowie das hintere Drittel der Falx cerebri, mit dem *R. meningeus* (aus dem N. ethmoidalis anterior) die Dura der vorderen Schädelgrube über der Lamina cribrosa und den vorderen Teil der Falx cerebri.

Der *N. maxillaris* entläßt vor Eintritt in das Foramen rotundum den *R. meningeus medius,* der sich mit dem vorderen Ast der A. meningea media in der Dura ausbreitet und diese in ihrem Ausbreitungsgebiet innerviert.

Der *N. mandibularis* gibt unmittelbar unterhalb des Foramen ovale den *R. meningeus* ab, der anschließend zusammen mit der A. meningea media rückläufig durch das Foramen spinosum in die mittlere Schädelgrube tritt und in ihrem hinteren Bereich die Dura innerviert.

Der *R. meningeus* aus dem *Ganglion superius* des N. vagus versorgt die Dura der hinteren Schädelgrube im Bereich der Sinus transversus und occipitalis.

Weiche Hirnhaut

Die *Leptomeninx* (weiche Hirnhaut) ist zwischen Hirnoberfläche und Durainnenfläche ausgebreitet, sie schließt den mit Liquor cerebrospinalis gefüllten äußeren Liquorraum, die *Cavitas subarachnoidealis,* ein. Hierdurch entstehen zwei Blätter der Leptomeninx, ein äußeres, den Liquorraum außen begrenzendes, der Dura eng anliegendes Blatt und ein inneres Blatt, das der Hirnoberfläche anliegt (Abb. 8.5). Zwischen beiden sind spinnwebfeine Bälkchen ausgespannt, die durch den äußeren Liquorraum ziehen. Üblicherweise werden die – in beiden Blättern verankerten – Bälkchen dem *äußeren Blatt* zugerechnet, dieses wird hierdurch zur Spinnwebhaut, *Arachnoidea encephali.* Das *innere Blatt,* das den Endverlauf der Hirngefäße vor ihrem Eintritt in das Hirngewebe bedeckt, wird dagegen als *Pia mater encephali* bezeichnet. In Wirklichkeit bilden beide Blätter gemeinsam ein kompliziertes, zusammenhängendes System von Meningealzellamellen.

Beide Blätter entwickeln sich aus einer gemeinsamen Anlage, der *Meninx primitiva,* die als zell- und kapillarreicher Mantel das embryonale Gehirn überzieht. Die *Cavitas subarachnoidealis,* die beide Blätter unvollständig trennt, entsteht sekundär durch Dehiszenz.

Elektronenmikroskopische Untersuchungen decken den folgenden Aufbau beider Blätter und den Zusammenhang zwischen ihnen auf.

Pia mater encephali

Das *innere Blatt der Leptomeninx,* die *Pia mater encephali,* ist aus zwei oder mehr Lamellen aufgebaut. Zwischen der, das Gehirn unmittelbar bedeckenden, innersten Lamelle, der *Intima piae,* und der gliösen Hirnoberfläche liegt eine *Basallamina,* die von den Endfüßen der das Hirngewebe begrenzenden Astrozytenfortsätze gebildet wird (Abb. 8.6). Hier ist stellenweise ein Gitter von Retikulinfasern aufgebaut. Die auf die Intima piae folgende Lamelle bildet mit dieser

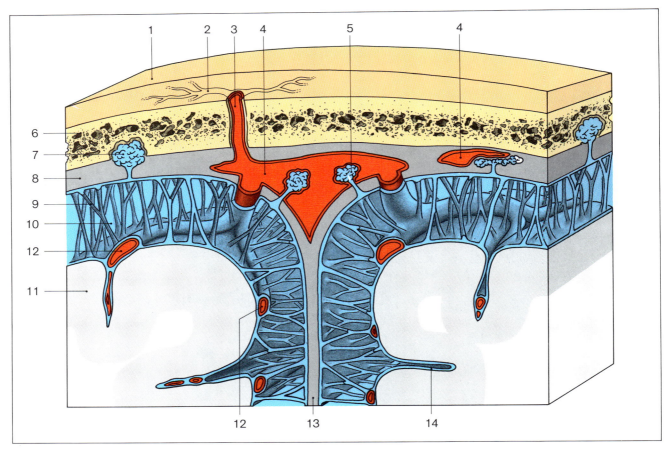

Abb. 8.5 **Hirnhäute im Frontalschnitt durch die Schädelkalotte.** Schema.
1 Kopfhaut
2 oberflächliche Kopfvene
3 V. diploica
4 Lacunae laterales des Sinus sagittalis superior
5 Pacchionische Granulation im Sinus sagittalis superior
6 Schädeldach
7 Pacchionische Granulation in Foveola granularis des Schädeldaches
8 Dura mater encephali und Periost (verwachsen)
9 Arachnoidea (äußere Leptomeninxlagen)
10 Subarachnoidealraum (Arachnoidearaum)
11 Hirnrinde
12 Hirnvenen
13 Falx cerebri
14 Pia mater encephali (innere Leptomeninxlagen)

eine Art Verschiebeschicht; der Interzellularraum zwischen beiden, ein „Piaraum", enthält keine Fasern. In den weiteren, nach außen folgenden, lokal unterschiedlich stark ausgebildeten Lamellen, insgesamt auch als *Epipia* bezeichnet, sind die Trabekel verankert, die durch den Subarachnoidealraum ziehen. Ihre Bewegungen, verursacht z. B. durch Arterienpulsation, werden durch die Verschiebeschicht aufgefangen und nicht auf die Hirnoberfläche übertragen.

Gefäßdurchtritt durch die Hirnoberfläche. Diese Lamellenkonstruktion ist besonders an den Stellen der Hirnoberfläche ausgeprägt, an denen kleine Blutgefäße in das Gehirn eintreten oder aus ihm austreten. Die oberflächliche *Basallamina* begleitet alle Aufzweigungen der Gefäße und liegt auch noch in der Kapillarebene zwischen Kapillarrohr und perivaskulärer Glia. Die innerste und die folgende, den Gleitspalt begrenzende *Meningeallamelle* begleiten das Gefäß bis etwa zum Beginn der Kapillaraufzweigungen. Auch der Spalt zwischen beiden ist eine Strecke weit ins Hirngewebe zu verfolgen, im mikroskopischen Schnitt wird er als *Virchow-Robinscher Raum* bezeichnet. Seine Anwesenheit gibt den Gefäßen nahe der Hirnoberfläche eine geringe Beweglichkeit und erlaubt es z. B. bei der Präparation, Hirngefäße leicht und ohne Zerreißungen des Hirngewebes aus dem Parenchym zu ziehen. In diesem Niveau sind die *Basallamina der perivaskulären Glia* und die *perivaskuläre Basallamina* noch zu unterscheiden. Mit Verringerung des Gefäßquerschnittes sind Meningeallamellen und Virchow-Robinscher Raum nicht mehr nachweisbar, der Kapillare liegt eine einfache Basallamina an, die sie von der perivaskulären Glia trennt.

Gefäße und Nerven im Subarachnoidealraum. An Stellen, an denen Blutgefäße aus dem Subarachnoidealraum unter die Pia oder aus der Pia in den Subarachnoidealraum treten, geht die *meningeale Bedeckung* der Gefäße lückenlos über in die *äußerste Meningeallamelle der Pia*, und beim Eintritt von Gefäßen in die Arachnoideallamellen setzen sich die perivaskulären

Meningealzellen lückenlos in die *innerste Meningeallamelle der Arachnoidea* fort (vgl. Abb. 8.**6**). Periarterielle Nervenfasern, postganglionäre Sympathikusfasern aus dem oberen Halsganglion, werden mit eingescheidet. Auch marklose und schwach ummarkte Nervenfasern, die den Subarachnoidealraum durchqueren, werden von einer *Meningeallamelle* umgeben. Der Subarachnoidealraum wird vollständig von einer zusammenhängenden Schicht platter Meningealzellen ausgekleidet. Sie umhüllt alle Gefäße und Nerven in ihrem Verlauf durch den Liquorraum und bedeckt die Trabekel zwischen dem äußeren Meningealblatt, der Arachnoidea, und dem inneren Blatt, der Pia mater.

Die *Interzellularräume* zwischen den Meningeallamellen des äußeren, arachnoidealen, und des inneren, pialen, Blattes *der Leptomeninx* kommunizieren miteinander über den submeningealen Interzellularraum der die Arachnoideabälkchen bedeckenden Meningeallamelle und über den perivaskulären, gleichfalls von der Meningeallamelle bedeckten Spaltraum. Dieser kommuniziert über den perivaskulären Raum der intrazerebralen Kapillaren und den Interzellularraum zwischen den perikapillären Gliafortsätzen mit dem *Interzellularraum der Gliafüße*, die die Kapillaren umgeben. Da die Meningealzellen Enzyme besitzen, die Transmittermetaboliten abbauen, wird vermutet, daß dieser *dem Hirngewebe und der Leptomeninx gemeinsame Interzellularraum* für den Abbau von Überträgerstoffen wichtig ist, die nicht in das Axonende zurückgenommen werden und für die auch keine abbauenden Enzyme im Interzellularraum bereitstehen, z. B. für Neuropeptide.

Im Bereich der *Plexus choroidei* verbindet sich die Pia encephali als Adergeflecht, *Tela choroidea*, mit der Lamina choroidea epithelialis, dem spezialisierten Ependym, zur Bildung des Plexus choroideus. Feinbau des Plexus choroideus s. S. 186.

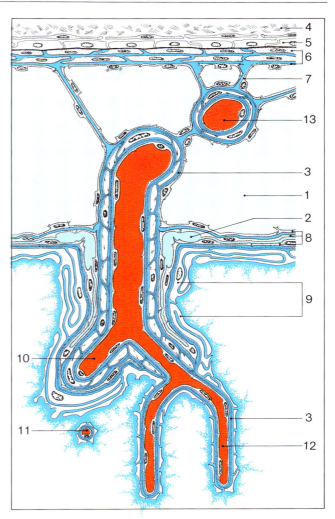

Abb. 8.**6** **Hirnhäute und Liquorräume** (vgl. Abb. 8.**7**!). Schema.
1 Subarachnoidealraum (Arachnoidearaum)
2 Virchow-Robinscher Raum
3 Interzellularraum der Leptomeninx und des Gehirns
4 Dura mater und Periost (verwachsen)
5 Neurothel
6 Arachnoidea (äußere Leptomeninxlagen)
7 Leptomeninxbedeckung von Arachnoideabälkchen und Gefäßen
8 Pia mater (innere Leptomeninxlagen)
9 marginale Gliamembranen
10 Arteriole
11 Kapillare quer geschnitten
12 Kapillare längs geschnitten
13 kleine Arterie

Arachnoidea encephali

Das *äußere Blatt der Leptomeninx*, die *Arachnoidea encephali*, ist gleichfalls, wie das innere Blatt, die Pia encephali, aus mehreren Lagen von Meningealzellen aufgebaut (vgl. Abb. 8.**6**). Die äußerste, an die Dura grenzende Lage, *Neurothel* genannt, zeichnet sich durch die Ausbildung verschließender Interzellularkontakte und einer Interzellularsubstanz aus, die gemeinsam die *Liquor-Blut-Schranke* (Abb. 8.**7**) aufbauen.

Die Arachnoidea ist als gefäßfreie Membran wie ein Sack faltenlos über das Gehirn hinweggezogen. Ihre Außenfläche ist glatt und spiegelnd und schmiegt sich der von der Dura mater ausgekleideten Schädelwand an. Beide, Dura und Arachnoidea, sind durch einen kapillären Spalt getrennt und lassen sich normalerweise ohne Mühe voneinander lösen. Die Arachnoidea begleitet die Dura in die Fissura longitudinalis cerebri und die Incisura tentorii in die Tiefe. An der Konvexität der beiden Großhirnhemisphären ist sie zart und durchsichtig, an der Hirnbasis dicker und leicht milchig getrübt.

Unter dieser oberflächlichen Arachnoiden-Zellmembran folgen dünne *Trabekel*, die ein dreidimensionales Netzwerk („Spinnwebhaut") zwischen Pia und Arachnoiden-Zellmembran bilden (vgl. Abb. 8.**5**). Sie bestehen aus schmalen Bündeln kollagener Fibrillen, die von einem feinen Netzwerk elastischer Fasern umgeben und von Zytoplasmafortsätzen der Meningealzellen umhüllt sind. Die Trabekel durchsetzen die *Cavitas* *subarachnoidealis,* ihr dichtes Netz fehlt im Bereich der *Cisternae subarachnoideales* oder ist hier stark reduziert. In der Arachnoidea und in den Trabekeln kommen marklose und markarme *Nervenfasern* vor, deren Bedeutung nicht geklärt ist.

Granulationes arachnoideales

Die *Granulationes arachnoideales, Pacchionische Granulationen* (Abb. 8.5), sind von der Arachnoidea ausgehende grauweißliche, gefäßlose Ausstülpungen, die durch die Dura besonders in den Sinus sagittalis superior oder in seine seitlichen Ausweitungen, *Lacunae laterales,* eintauchen. Am Schädel des Erwachsenen können sie kleine Grübchen, *Foveolae granulares,* erzeugen, die Diploë erreichen und sich in Äste der Vv. diploicae einsenken. Die ersten, nur mit der Lupe sichtbaren, feinen, zottenartigen Ausstülpungen, *Villi arachnoideales,* treten im zweiten Lebensjahr auf. Mit zunehmendem Alter werden sie zahlreicher und ordnen sich gruppenweise an. Feinbaulich bestehen die Granulationen aus zahlreichen, feinen Zotten, die von einer ein- oder mehrschichtigen Zellage überzogen und vom Sinusendothel bedeckt sind. Funktionell soll es sich um Einrichtungen im Dienste der Liquorresorption handeln. Über den dabei wirksamen Mechanismus gibt es unterschiedliche und widersprüchliche Vorstellungen.

Arachnoidealzotten bildet auch die Arachnoidea spinalis dort aus, wo die trichterförmigen Duraausstülpungen in das Epineurium der Wurzeln übergehen (Subarachnoidealwinkel). Die *Villi arachnoideales spinales* perforieren die Dura und stehen im engen Kontakt entweder mit epiduralen Venen *(Villi paravenosi)* oder mit epiduralen Lymphgefäßen *(Villi paralymphatici).*

Cavitas subarachnoidealis und Cisternae subarachnoideales

Cavitas subarachnoidealis

In der *Cavitas subarachnoidealis,* dem *Subarachnoidealraum,* werden die Inkongruenzen zwischen Arachnoidea und Pia ausgeglichen, die sich daraus ergeben, daß die Arachnoidea als äußeres Leptomeninxblatt der Dura und damit der Schädelwand eng anliegt, die Pia mater dagegen dem Oberflächenrelief des Gehirns folgt. Der Subarachnoidealraum ist über den Windungen der Hemisphären sehr eng, über den Furchen etwas weiter und im Bereiche der Räume und Einsenkungen zwischen den einzelnen Hirnteilen sowie zwischen Hirnteilen und großen Gefäßen sehr weit; hier werden *Cisternae subarachnoideales* gebildet (Abb. 8.8 u. 8.9). Diese kommunizieren untereinander und sind, mit Liquor cerebrospinalis gefüllt, ein Wasserkissen für das auf der Schädelbasis ruhende Gehirn. Die Zisternen enthalten das Wabenwerk der faserhaltigen Trabekel, an denen die im Liquorraum verlaufenden Stämme und größeren Äste der Hirnarterien befestigt

---

Abb. 8.7 Elektronenmikroskopische Darstellung der Milieukompartimente im Gehirn (Blutmilieu und Liquormilieu) und ihrer Abgrenzungen, hervorgehoben durch Meerrettichperoxidase als Markierungsfarbstoff. Ratte. Die Schnitte sind nicht kontrastiert (die Gewebsstrukturen deshalb nur schwach erkennbar), um die Markierung deutlich hervorzuheben (Präparate und Aufnahmen Prof. Dr. *Brigitte Krisch,* Kiel).
a *Liquor-Blut-Schranke zwischen der Leptomeninx und der Dura mater.* Nach epiduraler Applikation von Peroxidase ist das Neurothel (NT) von der Seite der Dura (hier abgelöst) kräftig angefärbt, die hirnwärts anschließenden äußeren Arachnoidealagen (EA), die im Arachnoidearaum (A) verlaufenden Gefäße (G) sowie das Neuropil (N) sind ungefärbt. 6000fach.
b *Ausbreitung und Abgrenzung des interzellulären Liquormilieus.* Nach Injektion von Peroxidase in den Ventrikel oder ins Neuropil sind die Interzellularspalten des Neuropils (NP) markiert (1). Die Markierung betrifft auch den Spalt zwischen der marginalen Glia, ihrer Basallamina und der anschließenden inneren Pialage (2) sowie die Interzellularspalten der Leptomeninx (3; vgl. **c**). Das Neurothel (NT) ist nicht geschwärzt. Der Arachnoidearaum (A) ist nicht gefärbt und darin verlaufende Gefäße (G) sind mit Leptomeningealzellen vollständig bedeckt, deren zum Arachnoidearaum weisende Oberflächen frei von Markierung sind. Dagegen begrenzen diese Leptomeningealzellen einen kräftig markierten perivaskulären Spalt (4), der sich in die perivaskulären Spalten der Hirnkapillaren fortsetzt (vgl. **f, g**). Das Gefäßendothel ist an seiner luminalen Oberfläche nicht markiert. 7040fach.
c Versuchsansatz wie in **b**, stärkere Vergrößerung eines zarten Meningealtrabekels, aus zwei Leptomeningealzellfortsätzen bestehend. Die *Interzellularspalten der Leptomeningealzellen* sind markiert (5), der Arachnoidearaum (A) und die ihm zugewandte Oberfläche der Leptomeningealzellen sind frei von Markierung. 20325fach.
d Nach Injektion von Peroxidase in den *Arachnoidearaum* (A) ist nur dieser markiert (6), das Neuropil (N), die Interzellularspalten der Leptomeninx (M) sowie das Gefäß (G) und seine perivaskulären Spalten sind frei von Markierung. 2979fach.
e Venole im Cortex cerebri nach Injektion von Peroxidase in den Ventrikel oder ins Neuropil. *Anfärbung der Basallamina der Membrana limitans gliae perivascularis (7) und der perivaskulären Spalten (8).* Beide Markierungen schließen den nicht markierten Piatrichter (9) ein, der sich tütenartig entlang des Gefäßes (G) von der Hirnoberfläche einsenkt. Die Vergrößerung ist zu schwach, um die Markierung der *Interzellularspalten* des Neuropils (N) zu erkennen. Das Gefäßendothel ist nicht markiert (10). 1540fach.
f Nachweis der Blut-Hirn-Schranke durch Injektion von Peroxidase in den Ventrikel oder in das Neuropil. (11) Markierung des Interzellularraums im Neuropil, die Markierung setzt sich in den perivaskulären Raum (12) fort und dringt in den interendothelialen Spalt ein (13), vgl. **g**!
g Ausschnitt aus **f**, zeigt den Abbruch *(Blut-Hirn-Schranke)* der Markierung des interendothelialen Spaltes (13) einer Hirnkapillare bei *Markierung des interzellulären Liquormilieus.* 4300fach.

Weiche Hirnhaut 183

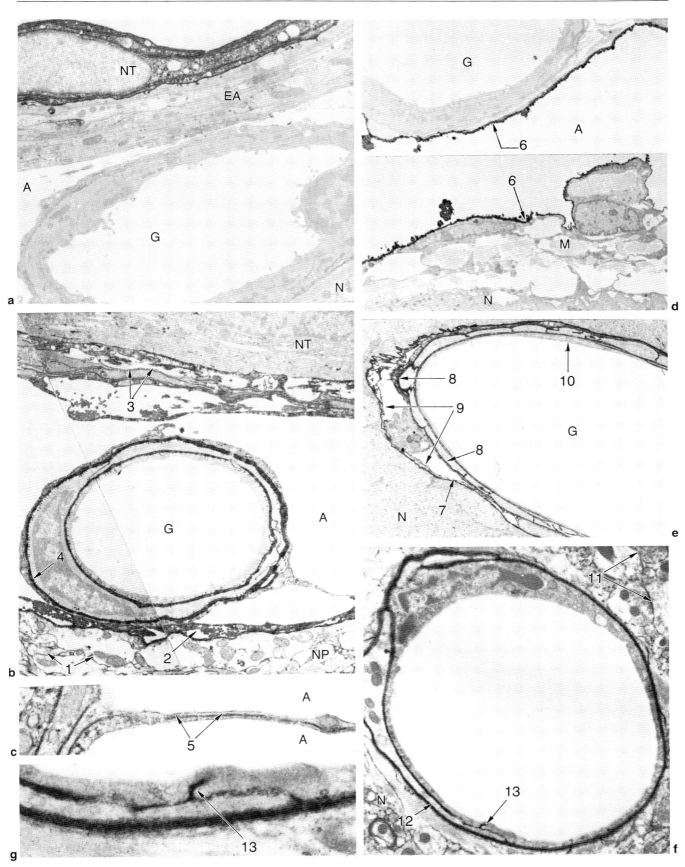

Abb. 8.7 a–g

sind. Verdichtungen des Wabenwerkes und der Trabekel grenzen die Zisternen unvollständig voneinander ab, verlangsamen und lenken den Liquorfluß und verhindern bei Eröffnen einer Zisterne die plötzliche Entleerung der benachbarten Räume und damit den Kollaps des gesamten Subarachnoidealraumes. Die vielgestaltige Oberfläche des Gehirns und seiner großen Gefäße hat unterschiedlich große Zisternen zur Folge. Nur die wenigsten sind in der offiziellen anatomischen Nomenklatur, in den Nomina anatomica, festgehalten, die meisten der Erweiterungen des Subarachnoidealraumes spielen aber in der Neurochirurgie eine Rolle, sie werden deshalb im folgenden, auch über die Bezeichnungen der Nomina anatomica hinausgehend, beschrieben.

Cisternae subarachnoideales

Die **Cisterna cerebellomedullaris,** die größte und praktisch wichtigste Zisterne (sie kann beim Lebenden zur Gewinnung von Liquor cerebrospinalis durch Subokzipitalstich punktiert werden), ist ventral von der Medulla oblongata und der Tela choroidea ventriculi IV, dorsolateral vom Vermis und von den Tonsillae cerebelli begrenzt (Abb. 8.**8**) und hat einen Durchmesser von durchschnittlich 2,7 cm und eine Tiefe von 1,5–2 cm. In die Cisterna cerebellomedullaris öffnet sich die *Apertura mediana ventriculi IV (Magendii).* Nach unten geht sie ohne scharfe Grenze durch das Foramen occipitale magnum in die Cavitas subarachnoidealis spinalis über, nach oben setzt sie sich in die Cisterna cerebelli superior fort und verbindet sich so mit dem dorsalen Zisternensystem. Beiderseits steht sie mit der Cisterna basalis in Verbindung. Sie enthält meist eine Schlinge der A. cerebelli inferior posterior.

Als **Cisterna basalis** werden 7 *paarige laterale* und 4 *unpaare mediane* Kammern insgesamt zusammengefaßt (Abb. 8.**8** u. 8.**9**). Sie erstrecken sich an der Unterfläche des Hirnstammes von der Medulla oblongata bis zur Lamina terminalis und sind durch Septen voneinander abgeteilt.

Paarige laterale basale Zisternen (Abb. 8.**9**). Die *Cisterna cerebellomedullaris lateralis,* ventrolateral von der Medulla oblongata gelegen, erstreckt sich vom hinteren Rand der Brücke bis zum Foramen occipitale magnum. Eine dorsale Scheidewand trennt sie von der Cisterna cerebellomedullaris, eine vordere von der Cisterna pontocerebellaris. Sie beherbergt die A. vertebralis, den Anfangsteil der A. cerebelli inferior posterior und die Nn. IX, X, XI, XII, die sie in das Foramen jugulare bzw. den Canalis hypoglossi begleitet.

Die *Cisterna pontocerebellaris* liegt unter Brückenarm und Flocculus; sie umfaßt also den Bereich des Kleinhirnbrückenwinkels. Medial ist sie durch ein Septum von der Cisterna ambiens getrennt, lateral dehnt sie sich in den Meatus acusticus internus, nach vorne in das Cavum trigeminale aus. Die Cisterna pontocerebellaris enthält den Recessus lateralis ventriculi IV mit der Apertura lateralis ventriculi IV *(Luschkae),* die Aa. cerebelli inferior anterior und labyrinthi, die Nn. facialis und vestibulocochlearis und, in einer besonderen Arachnoidealscheide eingeschlossen, den N. trigeminus.

Die *Cisterna ambiens* umarmt, von basal nach dorsal verlaufend, das Mesencephalon. Sie verbindet die Cisterna interpeduncularis mit der Cisterna venae cerebri magnae und enthält das P2-Segment der A. cerebri posterior (s. S. 207), die Aa. cerebelli superior, quadrigemina, thalamogeniculata, choroideae posteriores lateralis und medialis und die V. basalis *(Rosenthal).* Die A. cerebelli superior und der N. trochlearis verlaufen in einer eigenen von der Arachnoidea gebildeten Scheide durch die Zisterne.

Die *Cisterna cruralis* liegt lateral von der Cisterna ambiens zwischen Crus cerebri und Gyrus parahippocampalis und wird von der A. choroidea anterior durchlaufen. Ein zwischen dieser Arterie und der A. communicans posterior gelegenes Septum trennt sie von der Cisterna interpeduncularis.

Die *Cisterna fissurae lateralis (Sylvii)* leitet den Liquor von basal nach dorsal und verteilt ihn über die Facies

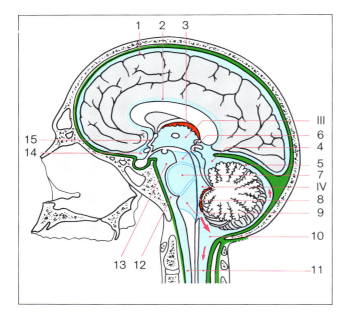

Abb. 8.8 Cisternae subarachnoideales.
1 Cavitas subarachnoidealis
2 Cisterna corporis callosi
3 Plexus choroideus ventriculi III.
4 Cisterna v. cerebri magnae
5 Cisterna cerebelli superior
6 Cisterna ambiens
7 Cisterna pontocerebellaris
8 Plexus choroideus ventriculi IV.
9 Cisterna cerebellomedullaris lateralis
10 Cisterna cerebellomedullaris (magna)
11 Cavitas subarachnoidealis spinalis
12 Cisterna pontis mediana
13 Cisterna interpeduncularis
14 Cisterna chiasmatis
15 Cisterna laminae terminalis
III, IV dritter, vierter Ventrikel

superolateralis cerebri. Ihr in der Fossa lateralis cerebri gelegener Anfangsteil ist von der Cisterna carotica durch starke Arachnoidealbänder getrennt. Durch diese gelangt die A. cerebri media in die Zisterne, wo sie die Aa. lenticulostriatae abgibt. An der Vereinigungsstelle der Kanten des Frontal- und Temporallappens verengt sich die Zisterne und wird schwer zugänglich. Über der Insel verbreitert sie sich wieder und schließt die Bifurkation der A. cerebri media, die Ursprünge der kortikalen Äste und die V. cerebri media in sich ein.

Die *Cisterna carotica* umscheidet den intrakranialen Abschnitt der A. carotis interna und den Ursprung der Aa. ophthalmica, communicans posterior und choroidea anterior.

Die *Cisterna olfactoria* liegt im Sulcus olfactorius. Sie enthält den Bulbus und Tractus olfactorius und erstreckt sich von der Lamina cribrosa bis zur Cisterna chiasmatis.

Unpaare mediane basale Zisternen. Die *Cisterna pontis mediana* liegt zwischen der Basalfläche des Pons und dem Clivus. In ihr verlaufen die A. basilaris, der Anfangsteil der Aa. cerebelli inferiores anteriores und die Nn. abducentes.

Die *Cisterna interpeduncularis*, die größte unter den basalen Zisternen, liegt im Bereich der Fossa interpeduncularis und der Corpora mamillaria und reicht nach vorne bis zum Dorsum sellae. Eine zwischen den beiden Temporallappen ausgespannte Lamelle (*Liliequist*-Membran) trennt sie von der Cisterna chiasmatis. Die hintere Zisternenwand stülpt sich dreieckig aus und schließt das vordere Drittel der A. basilaris, die Aa. cerebelli superiores und quadrigeminae und die Nn. oculomotorii ein.

Die *Cisterna chiasmatis*, die das Chiasma opticum, die Nn. optici, das Infundibulum und den Hypophysenstiel beherbergt, ist hinten durch die Liliequistsche Membran von der Cisterna interpeduncularis getrennt, seitlich der Cisterna carotica und vorne der Cisterna laminae terminalis benachbart. Immer begleitet eine Ausstülpung der Arachnoidea den N. opticus in die Orbita, gelegentlich hat auch der Hypophysenstiel eine Ausstülpung, die ihn bis in die Sella turcica hinein begleitet. Die Cisterna chiasmatis enthält kleine, von der A. carotis interna zum Chiasma opticum und zum Hypophysenstiel verlaufende Arterienäste.

Die *Cisterna laminae terminalis* erstreckt sich von der oberen Chiasmafläche bis zum Balkenknie. Ein vom Trigonum olfactorium zum Chiasma opticum reichendes Septum trennt sie von der Cisterna carotica. Die A. cerebri anterior gelangt durch dieses Septum in die Zisterne, die auch noch die A. communicans anterior, deren Rr. perforantes und die A. recurrens *Heubneri* enthält.

Dorsale Zisternen. Die *Cisterna corporis callosi* (Abb. 8.**8**) verbindet die Cisterna laminae terminalis mit der Cisterna venae cerebri magnae. Ihre obere Grenze wird vom unteren Rand der Falx cerebri gebildet. Sie schließt die Aa. und Vv. pericallosae ein und verteilt den Liquor auf die mediale Hemisphärenfläche.

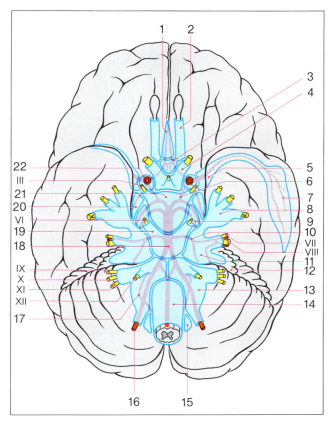

Abb. 8.**9 Beziehungen der basalen Zisternen zum basalen Arteriensystem und zu den Hirnnerven** (modifiziert nach *Yasargil*).
1 Cisterna corporis callosi
2 Cisterna olfactoria
3 Cisterna laminae terminalis mit A. cerebri anterior
4 Cisterna chiasmatis
5 Cisterna fissurae lateralis mit A. cerebri media
6 A. communicans posterior
7 A. cerebri media
8 Cisterna trigemini
9 Cisterna ambiens mit A. cerebri posterior und A. cerebelli superior
10 A. cerebelli inferior anterior
11 Cisterna pontocerebellaris
12 Flocculus
13 Cisterna cerebellomedullaris lateralis
14 Cisterna spinalis anterior
15 Cisterna spinalis posterior
16 A. vertebralis
17 A. cerebelli inferior posterior
18 A. basilaris
19 Cisterna pontis mediana
20 Cisterna cruralis mit A. choroidea anterior
21 Cisterna interpeduncularis
22 Cisterna carotica
römische Ziffern: Hirnnerven

Die *Cisterna venae cerebri magnae* (Galeni) liegt zwischen Splenium corporis callosi und Lamina tecti und reicht hinten bis zum Velum medullare craniale. Sie enthält das Corpus pineale, die V. cerebri magna mit den Endabschnitten ihrer Seitenäste, die Aa. quadrigeminae, choroideae posteriores mediales, splenii und das Segment P3 der Aa. cerebri posteriores. Sie steht vorne mit der Cisterna corporis callosi, hinten mit der Cisterna cerebelli superior und beiderseits mit der Cisterna ambiens in Verbindung.

Plexus choroidei

Die Plexus choroidei der vier Hirnventrikel sind gleichartig aufgebaut; geringe Unterschiede zwischen prosenzephalen und rhombenzephalen Plexus dürfen außer Betracht bleiben.

Der *Plexus choroideus* besteht aus einer einschichtigen epithelialen Platte, der *Lamina choroidea epithelialis*, mit der sich von außen her eine gefäßführende Bindegewebsschicht, die *Tela choroidea*, verbindet. Die Lamina epithelialis ist ihrer Entstehung nach ein bis auf das Ependym zurückgebildeter Teil der Hirnwand (Abb. 8.10). Im Bereich der „Plexusaufhängung", der Tänien, geht die epitheliale Hirnwand nahezu unvermittelt in das Ependym der Hirnwand über; mit der Entfernung eines Plexus choroideus wird mithin das Ventrikelsystem in den leptomeningealen Liquorraum hinein eröffnet. Die bindegewebige Tela choroidea ist ein speziell vaskularisierter, pulsierender Ausläufer der Leptomeninx.

Als Teil der Hirnwand ist der Plexus choroideus eines jeden Ventrikels immer über *zwei Tänien* mit der übrigen Hirnwand verbunden. Durch den meist zu einem *Spalt* verschmälerten Abstand zwischen beiden Tänien dringen das Bindegewebe und die Blutgefäße der Tela choroidea in den Plexus ein und wölben die *Plexuszotten* in den Ventrikel vor. Die Plexuszotten sind gestielt und faltenförmig, die Falten des Plexus im Seitenventrikel annähernd parallel zur Längsrichtung des Plexus ausgerichtet. Die Zotten enthalten in ihren am weitesten distal gelegenen Teilen hauptsächlich weite Kapillaren, im proximalen Teil und an der Zottenbasis Arteriolen, kleine Arterien und weite Venen.

Schichten der Plexus choroidei

Lamina choroidea epithelialis

Die *Plexusepithelzellen* sind annähernd kubisch, über den Zottenstielen flacher, über den Zottenkuppen höher (und reicher an Ergastoplasma). Die ventrikuläre Oberfläche der Zellen trägt zentral eine einzelne Zilie oder ein dünnes Kinozilienbüschel sowie zahlreiche Mikrovilli. Die basale Oberfläche ist durch starke Einfaltungen gleichfalls stark oberflächenvergrößert (Abb. 8.11).

Im *Cytoplasma* der Plexusepithelzellen (Abb. 8.12) findet man neben Ergastoplasma supranukleär einen gut ausgebildeten Golgi-Apparat, Lysosomen, Lipofuszingranula und Lipidtropfen. Biondi-Ringe, ringförmige oder polymorphe Einschlüsse der Plexusepithelzellen, treten mit zunehmendem Alter auf, nach dem 55. Lebensjahr sind sie sehr deutlich und zahlreich.

Die Plexusepithelien sind polar differenziert und zeigen Merkmale *transportierender Epithelien*, wie sie z. B. auch die Epithelien des proximalen Nierentubulus aufweisen. Sie sind apikal durch „tight junctions" (Zonulae occludentes) aneinander geheftet, wodurch der interzelluläre Spalt versiegelt und für den Transport von Makromolekülen verschlossen ist. Charakteristisch für transportierende Epithelien sind die Vergrößerung der apikalen Oberfläche durch lange, unregelmäßige Mikrovilli und der basalen Oberfläche durch Membraneinfaltungen („basales Labyrinth") sowie im lateralen Plasmalemm die Enzyme des aktiven energiefordernden Transportes, besonders Na^+-K^+-ATPase.

Die *Bildung des Liquor cerebrospinalis* umfaßt folgende Teilschritte. Durch die gefensterten, weiten Kapillaren ohne Blut-Hirn-Schranke tritt proteinhaltige Flüssigkeit in das weite Plexusstroma ein (Abb. 8.13) (vgl. zirkumventrikuläre Organe, S. 332). Aus ihr schleusen die Plexusepithelien selektiv einzelne Komponenten durch Ultrafiltration und verschiedene aktive, sekretorische Transportprozesse aus. Im Ergebnis wird die Homoiostase des Liquors streng gewahrt, der, verglichen mit dem Plasmaultrafiltrat, eine höhere Na^+- und Mg^{2+}-Konzentration und eine niedrigere Ca^{2+}-Konzentration aufweist. Weitere *Hydrolasen* dürften für den Transport von Metaboliten zur Verfügung stehen; das Plexusepithel hat im ZNS die höchsten Aktivitäten an saurer Phosphatase, β-Glucuronidase und Arylsulfatase sowie einen hohen Gehalt an unspezifischer Esterase. Ein gleichfalls hoher *Lyasen*gehalt (Carboanhydrase) wird im Zusammenhang mit dem Elektrolyttransfer gesehen.

Die Plexusepithelien können an ihrer apikalen wie basalen Seite Stoffe durch Pinozytose aufnehmen,

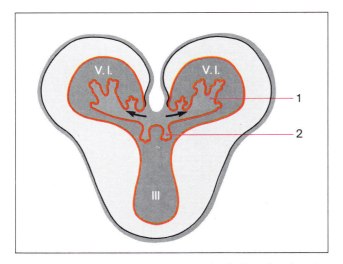

Abb. 8.10 Schematischer Frontalschnitt durch das embryonale Vorderhirn in Höhe der Foramina interventricularia: Übergang der Lamina choroidea epithelialis ventriculi lateralis in die Lamina choroidea epithelialis ventriculi III.
1 Plexus choroideus ventriculi lateralis
2 Plexus choroideus ventriculi III
  Pfeile in Fissura choroidea

z. B. Hämosiderin nach Blutungen in den Ventrikel. Ein Teil des aufgenommenen Materials wird in den zahlreichen Lysosomen abgefangen, ein Teil auch vorwiegend basal ausgeschieden, vermutlich als Ausdruck einer *Clearance*-Funktion im Zusammenhang mit der Bewahrung der Homoiostase. Lipidtropfen gehören zum normalen Zellbild. Nach Auffassung vieler tauchen in der Folge dieser Vorgänge jenseits des 30. Lebensjahres in den Plexusepithelien zunehmend die *Biondi-Ringe (Biondi-Körper)* auf (benannt nach einem Neuropathologen) – Filamentbündel (Filamentform des Amyloids), die in Lysosomen aufgenommen aber nicht abgebaut werden können. Hieraus entstehen die kleinen bis mehrere Mikron großen isolierba-

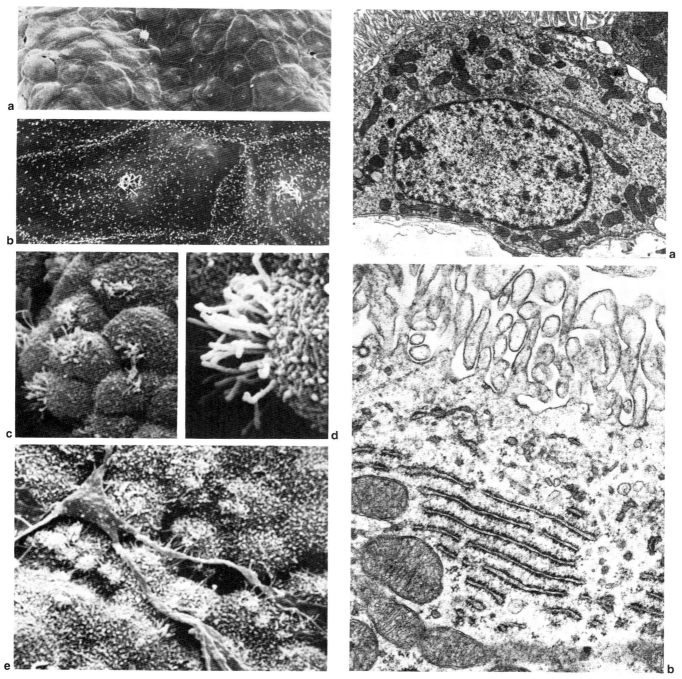

Abb. 8.11a – e **Plexus choroideus im Rasterelektronenmikroskop.**
a, b Mensch, 27. Entwicklungswoche, Mikrovillussaum an den Zellgrenzen, Kinozilienentwicklung.
c – e Kaninchen, adult, in e ramifizierte Epiplexuszelle.
Endvergrößerungen in der Projektion **a** 1 : 300, **b** 1 : 2000, **c** 1 : 14000, **d** 1 : 4800, **e** 1 : 1350

Abb. 8.12a u. b **Plexus choroideus, IV. Ventrikel, Kaninchen.**
a Plexusepithelzelle Übersicht.
b Mikrovilli und supranukleäres Cytoplasma.
Endvergrößerungen **a** 1 : 7200, **b** 1 : 24000

8 Hirnhäute und Hirngefäße

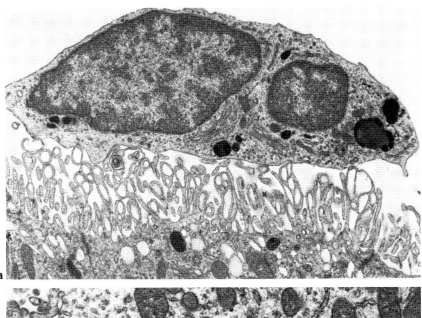

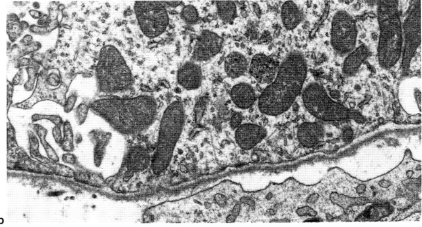

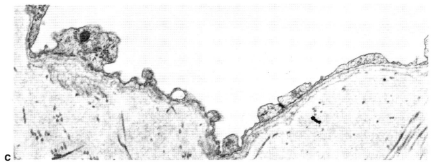

Abb. 8.13 **Plexus choroideus, IV. Ventrikel, Kaninchen.**
a Epiplexuszelle
b Basis einer Plexusepithelzelle; im perivaskulären Raum Anschnitt eines Fibrozyten.
c Endothel einer Plexuskapillare.
Endvergrößerungen **a** 1 : 10500, **b** 1 : 15000, **c** 1 : 9000

ren harten Körper, in denen ringförmige, durch Silberimprägnation darstellbare Filamentbündel ein helles Konglomerat von eisen- und lipofuszinhaltigem Material einschließen. Zur Clearance- und Abwehrfunktion der Plexus sind auch die *Makrophagen* im Plexusstroma sowie die von hier aus auf die ventrikuläre Oberfläche der Plexusepithelien durchgewanderten Makrophagen, die *Kolmerschen Epiplexuszellen*, zu rechnen.

Die charakteristischen Merkmale einer sekretbereitenden Drüsenzelle fehlen in den Plexusepithelien völlig.

Tela choroidea

Das *leptomeningeale Bindegewebe* des Plexus choroideus ist locker gebaut und enthält die Blutgefäße des Plexus, größtenteils auffallend weite fenestrierte Kapillaren. In den Maschen des Bindegewebes kommen zahlreiche „freie" Zellen vor, Mastzellen, Plasmazellen und phagozytierende Zellen (Histiozyten). Aus ihnen rekrutieren sich mit großer Wahrscheinlichkeit auch die Kolmerschen Epiplexuszellen. Diese sind ihrem histochemischen Verhalten nach größtenteils Monozytenabkömmlinge.

Der interstitielle Bindegewebsraum grenzt einerseits an die dünne regelmäßige Basallamina der Plexusepithelien, andererseits ist er an seiner Basis von einer mehrschichtigen Lage leptomeningealer Zellen begrenzt. Die *Tela choroidea* ist in ihrem Aufbau mit der Pia-Arachnoidea-Membran identisch; selbst Elemente des subduralen Neurothels sind offenbar in sie eingebaut. Zwischen den leptomeningealen Zellen sind Tight junctions, Gap junctions und Maculae adhaerentes ausgebildet.

Die *Tela choroidea prosencephali* ist eine dreieckige Pialamelle unter dem Balken und dem Corpus fornicis, die durch die Fissura choroidea in den Seitenventrikel eindringt, dabei die Lamina choroidea epithelialis einstülpt und mit ihr den Plexus choroideus des Seitenventrikels bildet. Über dem Foramen interventriculare setzt sich dieser in den Plexus choroideus des dritten Ventrikels fort (Abb. 8.**14**). Die beiden Lagen der Pia mater in der Fissura transversa cerebri unterhalb des Splenium corporis callosi und über dem Corpus pineale bilden die *Lamina interposita,* eine sandwichartige Membran, die die Vv. cerebri internae einschließt. Die *Tela choroidea rhombencephali* liegt über dem hinteren Dachbereich des vierten Ventrikels, wo sie mit der Lamina choroidea epithelialis den Plexus choroideus des vierten Ventrikels bildet.

Gefäße und Nerven der Plexus choroidei

Arterien

Die Plexus choroidei der *Seitenventrikel* werden vom ventrikulären Abschnitt der *Aa. choroideae anteriores* und den *Aa. choroideae posteriores laterales,* der Plexus des *3. Ventrikels* von den *Aa. choroideae posteriores mediales* und der des *4. Ventrikels* von den *Aa. cerebelli inferiores posteriores,* gelegentlich auch aus den *Aa. cerebelli inferiores anteriores* oder den *Aa. labyrinthi* versorgt (Abb. 8.**14**). Die Aa. choroideae durchbluten die Adergeflechte und durch *Rr. perforantes* auch wichtige tiefe Hirnstrukturen.

Die *A. choroidea anterior* ist ein Ast der A. carotis interna. Ihr basaler Abschnitt folgt dem Tractus opticus und gibt *Rr. perforantes* ab (s. S. 195). Beim Corpus geniculatum laterale tritt der Arterienstamm durch die Fissura choroidea in das Unterhorn des Seitenventrikels ein und dringt, etwa 1 cm vom vorderen Ende des Plexus entfernt, in diesen ein. Der ventrikuläre Abschnitt bildet, bevor er den Plexus erreicht, eine Schlinge, die 4–5 dünne Äste an den Endabschnitt des Plexus abgibt. Der Stamm teilt sich im Plexus in 4–5 randständig verlaufende Parallelläste, von denen 2–3 unter starker Verzweigung im *Glomus choroideum* enden; 1–2 Äste ziehen zum Foramen interventriculare weiter und anastomosieren mit Ästen der Aa. choroideae posteriores lateralis und medialis. Ein auf der Ventrikelwand im Sulcus terminalis verlaufender Ast gibt Rr. perforantes zur lateralen Hälfte des Corpus geniculatum laterale, zum retrolentikulären Teil der Capsula interna und zur Radiatio optica ab.

Die *Aa. choroideae posteriores laterales,* 3–4 Äste, kommen von der A. cerebri posterior. Die am weite-

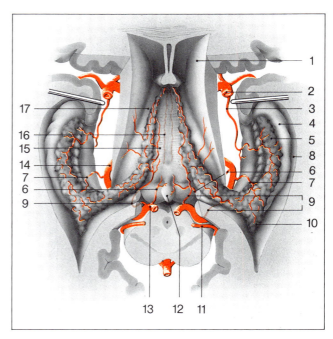

Abb. 8.**14** **Blutversorgung der Plexus choroidei ventriculi laterales et tertii.**
1 Nucleus caudatus
2 A. carotis interna
3 A. choroidea anterior
4 Hippocampus
5 Plexus choroideus ventriculi lateralis
6 A. choroidea posterior medialis
7 A. choroidea lateralis
8 Cornu inferius
9 Aa. choroideae posteriores laterales
10 Glomus choroideum
11 A. cerebelli superior
12 Corpus pineale
13 A. cerebri posterior (P3-Segment)
14 A. cerebri posterior (P2-Segment)
15 Lamina interposita
16 Plexus choroideus ventriculi tertii
17 Thalamus

sten distal gelegene A. choroidea lateralis entspringt aus dem P2-Segment der Arterie und dringt etwa 0,5 cm von der A. choroidea anterior entfernt durch die Fissura choroidea in den Plexus ein. Sie versorgt den Plexus im Unterhorn und das *Glomus choroideum.* Die zwei anderen Arterien sind Äste des P3-Segmentes der A. cerebri posterior und erreichen über den Thalamus hinweg die Tela choroidea. Einige Äste verlaufen zum Plexus choroideus, andere versorgen das Pulvinar und den dorsolateralen Teil des Thalamus, den Nucleus caudatus, das Corpus fornicis und die Ventrikelwand.

Die *A. choroidea posterior medialis* entstammt dem P2-Segment der A. cerebri posterior. Ihr basaler Abschnitt steigt der Seitenfläche des Mesencephalons entlang in die Cisterna ambiens bis zur Lamina tecti auf und entläßt *Rr. perforantes* zur Basis des Hirnstiels und zum Tegmentum mesencephali, zum Corpus geniculatum laterale und zur Lamina tecti (Quadrigemina). Neben dem Corpus pineale tritt dann der Stamm in die Tela choroidea ein und zieht in ihr, seitlich der V. cerebri interna, bis zum Foramen interventriculare, wo er mit Endästen der anderen Arterien des Plexus anastomosiert. Der Ventrikelabschnitt der A. choroidea posterior medialis versorgt den Plexus choroideus ventriculi III und gibt Äste zum Corpus pineale, zur Habenula und zum dorsomedialen Teil des Thalamus ab.

A. cerebelli inferior posterior s. S. 205.

Venen

Das aus den Plexus choroidei der Seitenventrikel und des 3. Ventrikels abfließende Blut wird über die großen *Vv. choroideae* oder direkt den *Vv. cerebri internae,* das Blut aus dem Plexus choroideus des 4. Ventrikels den *Basalvenen* zugeleitet.

Nerven

Mit den Arterien gelangen postganglionäre sympathische Fasern, die aus dem *Ganglion cervicale superius* und dem *Ganglion cervicothoracicum* stammen, in die Adergeflechte, wo sie ein umfangreiches Geflecht bilden. Dieses breitet sich teils in der Wand der Blutgefäße, teils frei im Bindegewebe aus und endet unter dem Plexusepithel oder zwischen den Epithelzellen. Auch extrahypothalamische Neurophysin-Projektionen aus dem Gebiet des *Nucleus paraventricularis* sind beschrieben.

Liquordynamik

Die Angaben über Bildung, Bewegung und Resorption des Liquor cerebrospinalis weisen erhebliche Unterschiede auf.

Liquorbildung

Die Gesamtmenge des Liquor cerebrospinalis beträgt beim Erwachsenen etwa 140 ml (110–160 ml), beim Kleinkind 80–120 ml und beim Säugling 40–60 ml. Diese Menge wird täglich etwa dreimal erneuert. In 24 Stunden sollen 500 (–700) ml Liquor produziert werden. Der Liquor wird zu 55–70% von den Plexus choroidei in die Ventrikel abgegeben, zum anderen Teil stammt die Flüssigkeit aus den Hirnkapillaren und tritt aus der Ventrikelwand aus (Liquor-Massenbewegung über den Interzellularraum des Gehirns.) Ob Liquor auch im Bereich des äußeren Liquorraumes gebildet wird, ist unklar.

Faktoren der Liquorbewegung

(s. Abb. 8.**8**). Bei der Liquorbewegung werden *zwei Komponenten* unterschieden, eine Strömung des Liquors von den Bildungsorten zu den Resorptionsstellen und eine durch die arterielle Pulswelle hervorgerufene „Hin- und Herbewegung", die die Liquorströmung überlagert. Bei der Liquorströmung sind *zwei Wege* zu unterscheiden, der gut bekannte *Weg über die Ventrikel* und die Öffnungen des IV. Ventrikels und der beim obstruktiven Hydrocephalus für wahrscheinlich gehaltene und im Tierexperiment nachweisbare *transmurale Weg* durch das Hirnparenchym.

Ventrikuläre Liquorströmung. Die Hauptmenge des Liquors stammt aus den Seitenventrikeln, von denen der Liquor durch die Foramina interventricularia in den dritten Ventrikel und durch den Aquädukt in den vierten Ventrikel fließt. Durch die Aperturae mediana und laterales erreicht er die Cisterna cerebellomedullaris und die Cisternae pontis laterales und breitet sich im Subarachnoidealraum aus. Beim Kind treten etwa 0,1 ml/min Liquor aus den Öffnungen in den Subarachnoidealraum. In den basalen Zisternen aufsteigend, fließt er entlang der Hirnarterien und ihrer Äste in die Cisterna chiasmatis, von dieser in die paarige Cisterna fossae lateralis cerebri. Von hier aus wird der Liquor in die Subarachnoidealräume der Hirnfurchen an der Facies superolateralis hemisphaerii verteilt. Über die Cisterna laminae terminalis und die Cisterna corporis callosi gelangt er auf die mediale Fläche der Hemisphären, denen auch Liquor aus der Cisterna venae cerebri magnae zugeführt wird. Diese steht ihrerseits durch Vermittlung der Cisternae ambientes mit der Cisterna interpeduncularis und über die Cisterna cerebellaris superior mit der Cisterna cerebellomedullaris in Verbindung. Absteigend erreicht der Liquor von der Cisterna cerebellomedullaris und der Cisterna pontis aus die Cavitas subarachnoidealis spinalis.

Die wichtigste treibende Kraft bei der Bewegung des Liquors durch das Ventrikelsystem ist die *arterielle Pulsation* der Plexus choroidei, während die – wegen der begrenzten Elastizität des Hirngewebes – geringeren Pulsationen des Gehirns zwar die Bewegung des Ventrikelliquors nicht wesentlich beeinflussen, aber zur Entleerung der Venen auf der Hirnoberfläche und zur Bewegung des subarachnoidealen Liquors beitragen sollen. Die arterielle Pulsation der Plexus verursacht gleichzeitig die Hin- und Herbewegung des Liquors, die zu einer Vermischung der nach ihrer Herkunft verschiedenartigen Liquorbestandteile führt. Diese allgemeine Strömungsrichtung wird lokal durch den Kinozilienschlag der Ependymzellen modifiziert; stellenweise können unmittelbar an der Ependymoberfläche gegenläufige Strömungen entstehen; diese Details der Liquorströmung sind beim Menschen aber kaum untersucht.

Die *transmurale Liquorströmung* nimmt den Weg über den Interzellularraum des Gehirns (insgesamt etwa 15 Vol%), der mit dem Ventrikelsystem über die Interzellularräume der Ependymzellen kommuniziert. Die Verbindung ist im Tierversuch mehrfach mit Markierungsstoffen nachgewiesen, sie mündet u. a. in perivaskuläre Bindegewebsräume.

Über die *zeitlichen Verhältnisse der Liquordynamik* beim Menschen geben szintigraphische Untersuchungen Auskunft. Bei lumbaler Injektion kann eine Aktivität in der Cisterna cerebellomedullaris nach 4–8

Stunden beobachtet werden. Bei subokzipitaler Injektion wandert die Aktivität innerhalb von 1–2 Stunden von der Cisterna cerebellomedullaris in die basalen Zisternen und nach weiteren 1–2 Stunden in die Zisternen der Konvexität. Nach 3–6 Stunden ist der gesamte Subarachnoidealraum des Schädels betroffen. Aus anderen Untersuchungen geht hervor, daß die Aktivität 30–40 min nach Injektion in der Brustregion des spinalen Subarachnoidealraumes und nach 60–90 min in der lumbalen Zisterne nachgewiesen werden kann. In den Ventrikeln tritt nach subokzipitaler oder lumbaler Injektion beim Menschen im Normalfall keine Aktivität auf. Beim Hydrocephalus internus wird dagegen ein Übertritt ins Ventrikelsystem („Ventrikelreflux") beobachtet. (Im Unterschied zum Menschen entsteht z. B. beim Kaninchen nach subokzipitaler Injektion immer in Minuten ein das ganze Ventrikelsystem betreffender Reflux.) Bei intraventrikulärer Injektion breitet sich beim Menschen die Aktivität innerhalb der ersten Stunde in den Seitenventrikeln und im III. Ventrikel aus, nach 2–4 Stunden sind auch der IV. Ventrikel und die Cisterna cerebellomedullaris betroffen. Unklar ist, in welchem Ausmaß die Diffusion bei dieser Ausbreitung eine Rolle spielt.

Liquorresorption

Die *Granulationes arachnoideales (Pacchionische Granulationen)*, die besonders in die Lacunae laterales des Sinus sagittalis superior hineinragen, gelten seit altersher und vielerorts auch heute noch als die Stellen, an denen der Liquor (ausschließlich oder hauptsächlich) ins Venenblut der Sinus und in andere Duragefäße übertritt. Als wichtigster Faktor bei der Drainage des Liquors ins Sinusblut gilt der hydrostatische Druckgradient zwischen Liquor und Sinusblut. Die Arachnoidealzellen der Zotten zeigen eine auffällige Membranvesikulation. Man nimmt an, daß der Liquor außer in Duragefäße (auch?) an anderen Stellen resorbiert wird. In erster Linie kommt hierfür der Weg über das Endoneurium der Hirn- und Rückenmarksnerven (in Fortsetzung der von Meningealzellen umgebenen intrakranialen Perineuralräume) in Betracht. Aus dem Endoneurium ist offenbar ein Flüssigkeitsabstrom in Lymphbahnen (und Lymphknoten) möglich. Markierungsstoffe gelangen im Tierversuch auf diesem Weg rasch (in Minuten) aus dem Ventrikelsystem des Gehirns und aus seinem Interzellularraum in tiefe Halslymphknoten und aus dem äußeren Liquor des Rückenmarkes in paravertebrale Lymphknoten.

Blutgefäße des Gehirns

Die Blutgefäße des Gehirns lassen sich im arteriellen und venösen Schenkel röntgenologisch darstellen, die zerebrale *Angiographie* hat große diagnostische Bedeutung. Die Röntgendarstellung der Hirngefäße beim Lebenden hat u. a. gezeigt, daß die Stromgebiete der Hauptarterien ungeachtet der bestehenden Anastomosen funktionell voneinander getrennt sind, d. h., bei Kontrastfüllung einer der beiden Karotiden auf der Röntgenaufnahme gelangt nur der ihr zugeordnete Gefäßbezirk zur Darstellung (Abb. 8.**26**). Da das Blut die zerebrale Blutbahn in etwa 4–6 Sekunden passiert, wird jeweils nur die Gefäßstrecke erfaßt, in der sich das Kontrastmittel im Moment der Aufnahme befindet. Unmittelbar nach der Injektion desselben erscheinen die Arterien, dann die Kapillaren und schließlich die Venen auf der Aufnahme. Man spricht von der arteriellen, kapillären und venösen Phase oder von Arteriogramm bzw. Phlebogramm. Während Arterien und Venen einzeln zur Darstellung kommen, ergeben die mit Kontrastmittel gefüllten Kapillaren nur eine diffuse Verschattung. Angiogramme sind für die Lokalisation von Tumoren und zur Diagnose primärer Gefäßprozesse (Aneurysmen, Angiome, Gefäßverschlüsse usw.) von größter diagnostischer Bedeutung. Um eine räumliche Vorstellung zu gewinnen und die oft aufeinander projizierten Gefäßäste differenzieren zu können, sind mehrere Aufnahmen in verschiedenen Richtungen nötig (a.-p., Seiten-, Schräg-, halbaxiale, axiale Aufnahmen).

Arterien des Gehirns

An der Durchblutung des Gehirns beteiligen sich die beiden **Aa. carotides internae** und die **Aa. vertebrales.** Ihre Versorgungsgebiete lassen sich durch eine Linie abgrenzen, die von der Einkerbung des Sulcus parietooccipitalis an der Mantelkante zum Corpus pineale verläuft. Das vor der Grenzlinie gelegene Gebiet umfaßt auf jeder Seite den Frontal- und den Parietallappen, den Temporalpol und den Zwischenhirnboden mit Einschluß der Hypophyse; es wird von der A. carotis interna durchblutet. Die hinter der Grenzlinie gelegenen Hirnabschnitte, – Okzipital- und ein Teil des Temporallappens, Splenium corporis callosi, kaudale Teile des Thalamus und der Capsula interna, Rautenhirn –, werden von der A. vertebralis versorgt.
Die Aa. carotides internae und die zur A. basilaris vereinigten Aa. vertebrales bilden an der Hirnbasis einen Arterienring, **Circulus arteriosus cerebri** (Willisii), der die beiden Versorgungsgebiete miteinander verbindet.

Arteria carotis interna

Die *A. carotis interna* ist beiderseits ein Ast der A. carotis communis. Sie steigt im Spatium lateropharyngeum zur Schädelbasis auf, dringt durch den Canalis caroticus und über das Foramen lacerum in den Sinus cavernosus, perforiert medial vom Processus clinoideus anterior die Dura mater und tritt in die Fossa cranialis media ein. Nach ihrem Verlauf und topographischen Verhalten lassen sich also vier Abschnitte unterscheiden.

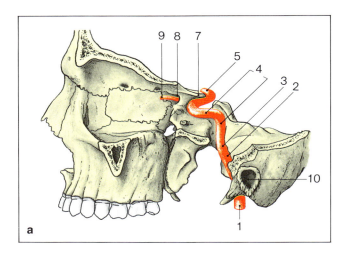

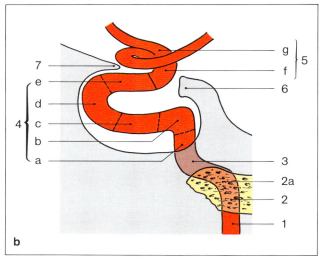

Abb. 8.**15a** u. **b** **Pars petrosa und Pars cavernosa der A. carotis interna.**
1 Pars cervicalis a. carotidis internae
2 Kanalabschnitt der Arterie (Pars petrosa)
2a Karotisknie (Curvatura petrosa)
3 Curvatura fibrocartilaginea
4 Pars cavernosa
   a Ganglionabschnitt
   b Curvatura cavernosa posterior
   c unterer Siphonschenkel ⎫
   d Siphonknie   ⎬ Karotissiphon
   e oberer Siphonschenkel ⎭
5 Pars cerebralis a. carotidis internae in Cisterna carotica
   f Endabschnitt der Arterie
   g Karotisgabel
6 Processus clinoideus posterior
7 Processus clinoideus anterior
8 Canalis opticus
9 A. ophthalmica
10 Porus acusticus externus

Die **Pars cervicalis,** der leicht S-förmig gebogene astlose Anfangsteil, beginnt mit einer spindelförmigen Auftreibung, *Sinus caroticus,* und erreicht, dorsal von der A. carotis externa und in Begleitung des N. vagus und der V. jugularis interna aufsteigend, den Canalis caroticus. Vor ihrem Eintritt in den Kanal bildet sie einen Bogen, der ihr gestattet, den Exkursionen der Kopfgelenke zu folgen.

Die **Pars petrosa** verläuft im Karotiskanal zuerst gestreckt nach oben, biegt dann im Karotisknie nach vorne und medial um und zieht beim Eintritt in die Schädelhöhle oberhalb der Synchondrosis sphenopetrosa (Fibrocartilago basalis) nach oben medial (Abb. 8.**15**). Sie füllt den Kanal nur zur Hälfte aus und wird von der Kanalwand durch eine flüssigkeitsgefüllte perivaskuläre Spalte und den Plexus venosus caroticus internus getrennt. Dieses flüssigkeitsreiche Polster dient dem Ausgleich der Kaliberschwankungen bei der Arterienpulsation und dämpft die Gefäßgeräusche. Bei ihrem Verlauf durch den Karotiskanal konvergieren die beiden Karotiden derart, daß ihre Austrittsstellen aus dem Kanal etwa 25 mm voneinander entfernt liegen, während sie an den Eintrittsstellen einen Abstand von etwa 60 mm haben. Die Pars petrosa liegt in ihrem Verlauf zur Schädelhöhle zuerst unmittelbar neben der Pars ossea tubae auditivae und der Cochlea, weiter vorne ist sie durch eine dünne Knochenlamelle und die Dura, die den Boden der Impressio trigemini und das Dach des horizontalen Teiles des Canalis caroticus bilden, vom Ganglion trigeminale getrennt (Pars ganglionaris). Vom Eintritt in den Kanal an ist sie von einem sympathischen Nervengeflecht, *Plexus caroticus internus,* umsponnen.

Mit der **Pars cavernosa** (Abb. 8.**15**) wendet sich die A. carotis interna am medialen Rand des Foramen lacerum hirnwärts, steigt an der Seitenfläche des Keilbeinkörpers nach oben, durchbohrt die Dura und tritt in den Sinus cavernosus ein. Seitlich vom Processus clinoideus posterior biegt sie nach vorne um. Die derart entstehende dorsalkonvexe Krümmung wird als hinteres Knie der Pars cavernosa bezeichnet. Sein abführender Schenkel zieht horizontal nach vorn und beschreibt unter der Wurzel des Processus clinoideus anterior eine scharfe, nach vorn konvexe Krümmung, vorderes Knie der Pars cavernosa. Etwas medial vom Processus clinoideus anterior und unterhalb des Fasciculus opticus durchbricht sie das Diaphragma sellae, verläßt den Sinus cavernosus und tritt in die Cisterna chiasmatis ein. Mit Ausnahme ihrer Anlagerung an den Knochen im Bereich des Sulcus caroticus ist sie vor allem dorsal und im Mittelbezirk von Endothel überzogen und allseitig von Venenblut umspült.

Der nach vorne konvexe Bogen der A. carotis interna im vordersten Abschnitt des Sinus cavernosus und die erste Verlaufsstrecke der Pars cerebralis wird als **Karotissiphon** bezeichnet. An diesem unterscheidet man einen unteren, einen oberen Schenkel und das Siphonknie (Abb. 8.**15**). Die Krümmungen der Pars cavernosa entstehen erst kurz vor der Geburt und werden im Verlaufe des Lebens immer ausgespro-

Blutgefäße des Gehirns

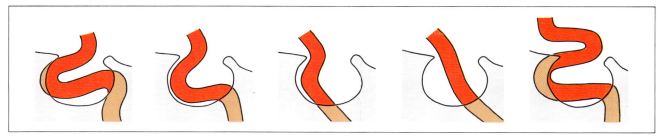

Abb. 8.16 **Varianten des von der A. carotis interna gebildeten Siphons** (nach *Krayenbühl* u. *Yasargil*).

ner. Die in Abb. 8.16 zusammengesetzten Beobachtungen zeigen, daß die Form des Siphons von einer starken Krümmung bis zum geraden Verlauf variieren kann. Biegt der intrakraniale Endabschnitt der A. carotis interna nach vorne ab, entsteht ein S-förmiger Doppelsiphon.

Aus der Tab. 8.1 ergibt sich, daß bei Jugendlichen bis zum 20. Lebensjahr die gestreckten und die U-Formen überwiegen. Nach dem 20. Jahr werden diese seltener, jetzt erscheint die Omegaform, die bei über 50jährigen in 50,7% der Fälle beobachtet wurde, während die gestreckte und die U-Form nur noch in 5,2 bzw. 15% registriert wurden.

Tabelle 8.1 **Formen des Karotissiphons.**

Formen des Karotissiphons	0–20 J.	21–50 J.	51–74 J.
a) U-Form	40,1%	35,0%	15,0%
b) V-Form	14,6%	24,5%	22,3%
c) Arkusform	45,2%	14,6%	5,2%
d) Omegaform	–	23,7%	50,7%
e) Doppelsiphon	–	1,4%	4,1%
f) Megasiphon	–	0,2%	2,3%
g) Dolichosiphon	–	0,4%	1,5%

Einige Autoren halten die Karotiskrümmungen für Regulationseinrichtungen, die größere Druckschwankungen in den zerebralen Gefäßen verhindern sollen.

Die **Pars cerebralis** der A. carotis interna liegt in der Cisterna chiasmatis und verläuft horizontal nach hinten bis etwa in Höhe des Dorsum sellae, wo sich ihr Endstück scheitelwärts wendet. Sie erreicht die Hirnbasis unterhalb der Substantia perforata rostralis und teilt sich hier T-förmig in zwei Endäste, die *Aa. cerebri anterior* und *cerebri media*, auf (Abb. 8.17 u. 8.18).

Äste der Partes cervicalis, petrosa und cavernosa der A. carotis interna

Die **Pars cervicalis** der Arterie ist meist astlos. Nur selten entläßt sie eine A. pharyngea accessoria zum Pharynx und einen R. ganglionaris zum Ganglion cervicale superius.

Die aus der **Pars petrosa** stammenden *Aa. caroticotympanicae* versorgen die Schleimhaut der Paukenhöhle, die A. canalis pterygoidei, ein kleiner inkonstanter Ast, begleitet den N. canalis pterygoidei und anastomosiert mit einem Ast der A. palatina major.

Äste der **Pars cavernosa.** Der konstante *Truncus meningohypophysialis* versorgt mit *Rr. meningei* den vorderen Ansatz des Tentorium cerebelli und die Dura am Clivus, wo sie mit den gleichen Ästen der Gegen-

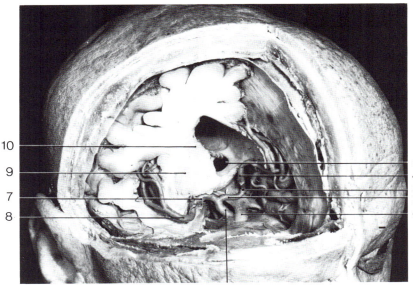

Abb. 8.17 **A. carotis interna dextra und ihre Gabelung in die Aa. cerebri anterior und media** nach Wegnahme der vorderen Hälfte des Lobus frontalis.
1 A. carotis interna
2 A. cerebri anterior, Pars praecommunicalis
3 A. communicans anterior
4 Pars postcommunicalis a. cerebri anterioris
5 erweitertes Foramen interventriculare
6 N. opticus
7 A. cerebri media, Pars sphenoidalis
8 A. cerebri media, Pars insularis
9 Putamen und Globus pallidus
10 Nucleus caudatus

seite anastomosieren. Die *A. hypophysialis inferior* durchblutet die Neurohypophyse (vgl. Gefäßversorgung der Hypophyse, S. 323. Die *A. sinus cavernosi* versorgt die Sinuswände, die durchquerenden Nerven, das Ganglion semilunare und die benachbarte Dura der mittleren Schädelgrube, wo sie mit der A. meningea media anastomosiert.

Äste der Pars cerebralis der A. carotis interna

Als erster Ast der Pars cerebralis (Abb. 8.**18**) entspringt die **A. ophthalmica** unmittelbar nach Durchtritt der A. carotis interna durch die Dura mater. Sie liegt unterhalb des Fasciculus opticus und gelangt durch den Canalis opticus in die Orbita, wo sie ihre Äste entläßt. In gleicher Höhe werden die Aa. tuberohypophysiales abgegeben, die die Unterfläche des Fasciculus opticus und des Chiasma opticum, das Tuber

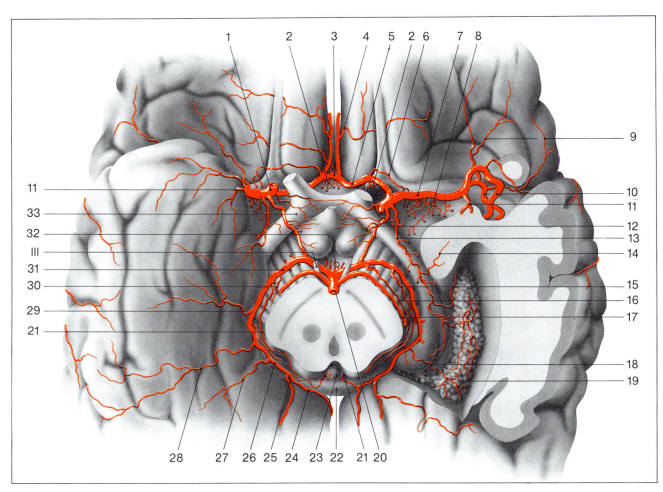

Abb. 8.**18** **Aa. carotides internae (Pars cerebralis) und ihre Äste. Endäste der A. basilaris und ihre Anastomosen mit der A. carotis interna. Circulus arteriosus cerebri.**
1 A. carotis interna
2 Aa. centrales breves
3 A. communicans anterior
4 A. frontobasalis medialis
5 A. cerebri anterior
6 A. centralis longa
7 A. cerebri media
8 Aa. centrales anterolaterales
9 A. frontobasalis lateralis
10 Truncus superior und inferior (Pars insularis)
11 A. temporopolaris
12 A. communicans posterior
13 A. choroidea anterior
14 A. uncalis
15 A. thalamogeniculata
16 A. quadrigemina
17 A. cerebelli superior
18 A. choroidea lateralis
19 Plexus choroideus
20 A. basilaris
21 A. choroidea posterior medialis
22 Splenium corporis callosi
23 Corpus pineale
24 R. calcarinus
25 R. parietooccipitalis
26 A. occipitalis medialis
27 A. occipitalis lateralis
28 R. temporalis inferior posterior
29 R. temporalis inferior anterior
30 A. circumferentialis brevis
31 A. cerebri posterior
32 Aa. perforantes interpedunculares
33 Tractus opticus
III N. oculomotorius

cinereum, den Hypophysenstiel und den Hypophysenvorderlappen versorgen und mit den entsprechenden Ästen der Gegenseite und der A. hypophysialis inferior anastomosieren.

Arteria communicans posterior

Die *A. communicans posterior* (Abb. 8.**18**) ist in der Regel ein Ast des Karotisendstückes, seltener der A. cerebri media. Nach Überkreuzung des Tractus opticus verläuft sie durch die Cisterna interpeduncularis okzipitalwärts und mündet rechtwinklig in die A. cerebri posterior ein. Damit verbindet sie die A. carotis interna mit dem Astsystem der Aa. vertebrales. Die A. communicans posterior liegt in der Cisterna interpeduncularis frei und ist von einer Arachnoidealhülse umgeben, die mit der Hülse des N. oculomotorius verbunden ist. Gelegentlich ist sie im Bereich des Processus clinoideus posterior an die Dura mater fixiert oder liegt sie in einer Knochenrinne, eine Lage, die operative Eingriffe bei Aneurysmen erschwert.

Aus der vorderen Hälfte der A. communicans posterior entspringen 2–10 Aa. perforantes, die das Chiasma opticum, den Tractus opticus, das Tuber cinereum, die Corpora mamillaria, den Subthalamus, die Pars posterior hypothalami und den vorderen und ventralen Teil des Thalamus versorgen. Der stärkste und konstanteste Ast, die *A. praemamillaris*, perforiert die Hirnbasis vor den Corpora mamillaria.

Variationen der A. communicans posterior betreffen meist Länge und Kaliber, nicht aber ihre Versorgungsgebiete. Über die Genese von Asymmetrien und Kaliberschwankungen gibt die embryonale Entwicklung Aufschluß. Danach ist die A. communicans posterior der kaudale Endast der primitiven A. carotis interna, der bis zur Ausbildung der A. vertebralis das Blut dem Rhombencephalon zuführt; ihr kaudaler Abschnitt, der Äste an das Di- und Mesencephalon abgibt, stellt den Anfangsteil der A. cerebri posterior dar. Die Ausbildung des zerebralen Astes erfolgt im Verlaufe des Wachstums der Hemisphären. Die anfänglich starken Aa. diencephalicae und mesencephalicae bleiben kleinkalibrig und erscheinen schließlich als Seitenäste der A. cerebri posterior. Da die Blutzufuhr zu dieser von der A. basilaris übernommen wird, bleibt der proximale Abschnitt der primitiven A. communicans posterior im Wachstum zurück und wird zur definitiven dünnen A. communicans posterior (67,5%). Bleibt er weitlumig, so bildet er das Anfangsstück einer aus der A. carotis interna entspringenden A. cerebri posterior (24,5%). In diesen Fällen ist das P1-Segment der A. cerebri posterior, das dem ursprünglichen hinteren Abschnitt der primitiven A. communicans posterior entspricht, hypoplastisch. Selten fehlt die Arterie einseitig (3–11%) oder beidseitig (0,3–15%); sie kann auch doppelt angelegt sein (6,7%).

Arteria choroidea anterior

An der *A. choroidea anterior* (Abb. 8.**18**), dem dünnsten Ast der A. carotis interna, der zwischen dem Abgang der A. communicans posterior und der Gabelungsstelle des Karotisstammes abgegeben wird, unterscheidet man einen basalen und einen ventrikulären Teil. Selten ist sie ein Ast aus der Karotisgabelung, der A. cerebri media oder der A. communicans posterior. Der basale Abschnitt verläuft zwischen Tractus opticus und medialem Rand des Temporallappens um den Hirnschenkel herum nach hinten. Der ventrikuläre Abschnitt dringt seitlich vom Corpus geniculatum laterale mit Rr. choroidei ventriculi lateralis durch die Fissura choroidea in das Unterhorn des Seitenventrikels zum Plexus choroideus des Seitenventrikels und mit Rr. choroidei ventriculi tertii zur Tela choroidea und zum Plexus choroideus des dritten Ventrikels.

Äste des basalen Abschnittes. Der basale Abschnitt der A. choroidea anterior entläßt *kortikale Äste,* die die Gyri parahippocampalis und dentatus sowie den Uncus parahippocampalis versorgen und mit temporalen Ästen der Aa. cerebri media und posterior anastomosieren. Tiefe Äste der manchmal aus der A. cerebri media oder der A. carotis interna entspringenden *Rr. corporis amygdaloidei* durchbluten das Corpus amygdaloideum. Gelegentlich gibt die A. choroidea anterior einen Ast zum Hippocampus ab.

Die perforierenden Äste, die entlang dem Tractus opticus abgehen (Abb. 8.**18**), sind Endarterien. Sie versorgen zahlreiche basale Hirnteile, den Tractus opticus, das Crus occipitale der Capsula interna mit dem Anfangsteil der Radiatio optica, das innere Segment des Globus pallidus, den ventrolateralen Teil des Thalamus, die Basis pedunculi cerebri, rostrale Teile der Substantia nigra und des Nucleus ruber sowie den Subthalamus. Ihr Verschluß führt zu einer kontralateralen Hemiplegie, Fazialis- und Hypoglossuslähmung und nicht selten zu Hemianästhesie und Hemianopsie. Die dem Corpus geniculatum laterale abgegebenen Zweige anastomosieren mit Zweigen der A. cerebri posterior und bilden um den Kniehöcker einen oberflächlichen arteriellen Plexus. Die den Tractus opticus perforierenden Äste nehmen auch an der Vaskularisation des Hypothalamus teil. Sie sind kompensatorisch verstärkt, wenn die hypothalamischen Äste der A. communicans posterior schwach sind.

Arteria cerebri anterior

Aus der Bifurkation der A. carotis interna, die unmittelbar über dem Processus clinoideus anterior liegt, gehen die *Aa. cerebri anterior* und *cerebri media* hervor (Abb. 8.**17**).

An der *A. cerebri anterior* (Abb. 8.**17**–8.**20**), die 1–3 mm dick ist, werden topographisch zwei Abschnitte unterschieden, die am Abgang der A. communicans anterior aneinander grenzen; die an die Hirnbasis verlaufende *Pars praecommunicalis* (A_1-Segment) und hinter dem Abgang der A. communicans anterior die anschließende *Pars postcommunicalis* (A_2-Segment).

Die *Pars praecommunicalis a. cerebri anterioris* (A_1-Segment) (Abb. 8.**18**), der in der Cisterna laminae terminalis gelegene Abschnitt der A. cerebri anterior, überkreuzt, medial und nach vorne verlaufend, den Fasciculus opticus, die Substantia perforata rostralis und das Trigonum olfactorium. Vor der Lamina terminalis, am Eingang der Fissura longitudinalis cerebri, liegen die beiden Arterien dicht beisammen und werden durch die kurze A. communicans anterior miteinander verbunden. Eine vollständige (0,5%) oder partielle Verschmelzung (4%) der beiden Arterien wird selten beobachtet. Hingegen bestehen häufig beträchtliche Kaliberunterschiede zwischen den beiden Partes praecommunicales. Diese entlassen in ihrem Verlauf zur Fissura longitudinalis cerebri eine Reihe dünner Äste, die in die Hirnsubstanz eindringen und tiefe, zentral gelegene Hirnabschnitte durchbluten (vorderer Hypothalamus, Stammganglien, Capsula interna).

Die kurze *A. communicans anterior* ist sehr variabel, sie kann verdoppelt, verdreifacht, V-, Y- oder netzförmig sein, Varianten, die sich aus dem Geflecht ableiten lassen, das die beiden Aa. cerebri anteriores des embryonalen Gehirns miteinander verbindet. Zusammen mit den Partes praecommunicales bildet die A. communicans anterior den vorderen Teil des Circulus arteriosus cerebri (vgl. S. 209) und stellt die wichtigste Verbindung zwischen den Versorgungsgebieten der beiden Aa. carotides internae dar. Sie fehlt nur in 0,3% der Fälle.

Die *Pars postcommunicalis a. cerebri anterioris* (A_2-Segment) (Abb. 8.**19**) zieht innerhalb der Cisterna corporis callosi bis zum Balkenknie, das sie in nach vorn konvexem Bogen umfaßt. Sie setzt sich auf den Balken fort und endet in der Nähe des oberen Randes des Splenium corporis callosi. In 2–5% vereinigen sich die beiden A_2-Segmente zu einem unpaaren Stamm, der *A. pericallosa azygos* (Abb. 8.**21**).

Äste der Pars praecommunicalis (Abb. 8.**18**). Kleine oberflächliche Äste versorgen das Chiasma opticum, den Fasciculus und den Tractus opticus. 8–12 dünne, gerade aufsteigende *Aa. centrales longa* und *brevis* durchstoßen den medialen Teil der Substantia perfo-

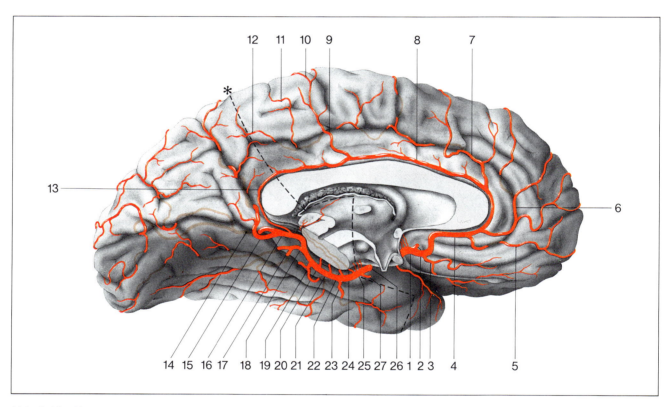

Abb. 8.**19 Versorgungsgebiet der Aa. cerebri anterior und posterior und ihrer Äste an der Facies medialis cerebri.** Unterbrochene Linie markiert die Grenze zwischen den von den Ästen der A. carotis interna bzw. A. basilaris durchbluteten Hemisphärenabschnitten.
1 A. cerebri anterior (A1-Segment)
2 A. communicans anterior
3 A. frontobasalis medialis
4 Pars postcommunicalis (A2-Segment)
5 A. frontopolaris
6 A. frontalis medialis anterior
7 A. callosomarginalis
8 A. pericallosa
9 A. parietalis interna
10 A. paracentralis
11 A. praecunea
12 A. parietooccipitalis
13 Arcus arteriosus pericallosus
14 R. calcarinus
15 R. parietooccipitalis
16 A. occipitalis medialis
17 A. occipitalis lateralis
18 Pars quadrigemina (P3-Segment)
19 R. temporalis inferior posterior
20 Aa. choroideae posteriores laterales
21 Pars postcommunicalis (P2-Segment)
22 A. thalamogeniculata
23 R. temporalis inferior anterior
24 A. choroidea posterior medialis
25 Rr. perforantes interpedunculares
26 A. cerebri posterior (P1-Segment)
27 A. communicans posterior

rata rostralis und durchbluten den vorderen Abschnitt des Hypothalamus, das Septum pellucidum, die Columna fornicis, den Mittelteil der Commissura rostralis, das Caput nuclei caudati, den Globus pallidus und den vorderen Schenkel der Capsula interna. Die *A. centralis longa (A. recurrens Heubneri)* (Abb. 8.**18**) wird in der Nähe der A. communicans anterior abgegeben und erreicht rücklaufend die Substantia perforata rostralis. Mit 4–5 Ästen versorgt sie das Caput nuclei caudati, das vordere Drittel des Nucleus lentiformis und den vorderen Schenkel der Capsula interna. Ihr Ausfall führt zu Aphasie, Hemiparesis und zur Lähmung der Gesichts- und Zungenmuskeln.

Äste der A. communicans anterior. Die vordere Gruppe der Aa. centrales breves bilden 6–7 dünne Äste (Abb. 8.**18**). Sie durchbluten das Chiasma opticum, das Rostrum corporis callosi, die Lamina terminalis, die Commissura rostralis und die Area praeoptica hypothalami. Bei ihrem Ausfall treten geistige Veränderungen und Elektrolytstörungen auf. Aus ihrer Mitte geht in etwa 9% ein unpaarer Ast hervor, der als *A. cerebri anterior media* bezeichnet wird und in der Fissura longitudinalis cerebri dem Balken entlang läuft. Als zusätzliches sog. drittes A$_2$-Segment ist sie dünn und reicht gewöhnlich bis zum vorderen Drittel des Balkens. Bei Hypoplasie der Aa. cerebri anteriores ist sie größer und liefert die beidseitigen Aa. pericallosae.

Äste der Pars postcommunicalis (Abb. 8.**19**). Unterhalb des Balkenknies entspringen aus dem S-förmig gekrümmten, aufsteigenden Teil der Pars postcommunicalis die *A. frontobasalis medialis,* die parallel der basalen Mantelkante verläuft und die mediobasale Fläche des Lobus frontalis versorgt. Die *A. frontalis medialis anterior* folgt dem Anfangsteil des Sulcus cinguli und gibt Äste dem Gyrus cinguli und dem

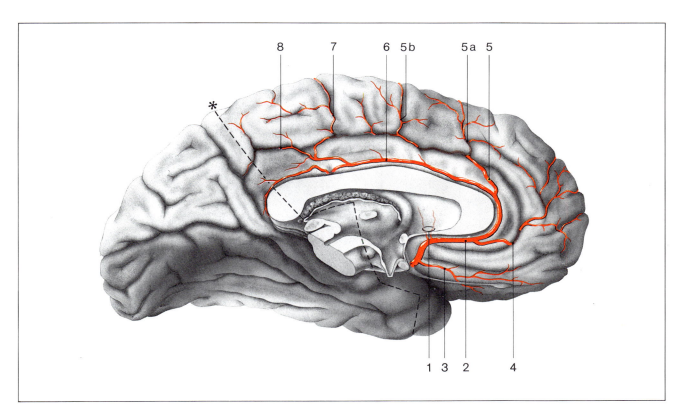

Abb. 8.**20** **A. cerebri anterior, Pars postcommunicalis.**
1 Aa. striatae anteriores
2 Pars postcommunicalis
3 A. frontobasalis medialis
4 A. frontopolaris
5 A. callosomarginalis
5a A. praefrontalis
5b A. cingularis
6 A. pericallosa
7 A. parietalis interna
8 A. parietooccipitalis
Die kaudale Grenze des Versorgungsgebietes ist mit einer durch den Stern bezeichneten gestrichelten Linie markiert.

Gyrus frontalis superior ab. Wenn sie verdoppelt oder verdreifacht vorkommt, wird der erste Ast *A. frontopolaris* genannt (Abb. 8.**19**).

Oberhalb des Balkens teilt sich das A_2-Segment in die *A. callosomarginalis* und die *A. pericallosa* (Abb. 8.**20**). Die A. callosomarginalis liegt im mittleren Abschnitt des Sulcus cinguli und versorgt mit ihren beiden Ästen den Gyrus cinguli und den hinteren Abschnitt des Gyrus frontalis superior. Die A. pericallosa verläuft in Fortsetzung des Stammes im Sulcus corporis callosi und endet in der Nähe des Splenium corporis callosi, wo sie mit dem R. corporis callosi dorsalis, einem Ast der A. cerebri posterior, anastomosiert. Die Aa. cerebri anterior, pericallosa und der R. corporis callosi dorsalis der A. cerebri posterior bilden also um den Balken einen Arterienbogen, *Arcus arteriosus pericallosus* (Abb. 8.**19**). Aus seiner Konkavität entspringen absteigende Äste zum Corpus callosum, Septum pellucidum, Fornix und zum Dach des dritten Ventrikels. Etwa in Höhe des hinteren Drittels des Balkens entläßt die A. pericallosa die kräftige *A. parietalis interna,* die als Endast der A. cerebri anterior betrachtet wird. Ihre drei Verzweigungen, die *Aa. paracentralis, praecunea und parietooccipitalis,* versorgen den Lobulus paracentralis und den Praecuneus. Die A. parietooccipitalis anastomosiert mit benachbarten Ästen der A. cerebri posterior. Die kortikalen Äste des A_2-Segmentes versorgen außer der medialen Hemisphärenfläche auch noch einen Streifen des Cortex der lateralen Fläche (Abb. 8.**22**). Ihr Verteilungsmuster ist variabel und kann bei demselben Individuum Seitenunterschiede aufweisen.

Durch *Anastomosen* sind die beiden Aa. cerebri anteriores untereinander und mit den Aa. cerebri media und posterior verbunden. Kontralaterale Verbindungen bilden die A. communicans anterior und die Anastomosen der Aa. callosomarginales und pericallosae. In der Nähe der Mantelkante anastomosieren sie mit Ästen der A. cerebri media, im Bereich des Sulcus parietooccipitalis mit solchen der A. cerebri posterior. Dank dieser Anastomosen können im Notfall beide Aa. cerebri anteriores *distal* der A. communicans anterior unterbunden werden. Ihre Unterbindung an der Abgangsstelle der A. carotis interna hingegen wäre ein Kunstfehler, denn die Ausschaltung der Pars praecommunicalis hätte den Wegfall der Durchblutung des vorderen Teiles des Hypothalamus zur Folge.

Arteria cerebri media

Die A. cerebri media (Abb. 8.**22**, 8.**23**), 3–4 mm dick, ist der stärkste Ast der A. carotis interna. An ihr unterscheidet man topographisch zwei Abschnitte, die *Pars sphenoidalis* und die *Pars insularis* (Abb. 8.**17**), die beide in der Cisterna fissurae lateralis liegen.

Die *Pars sphenoidalis* a. cerebri mediae (M1-Segment) verläuft parallel zur Ala minor ossis sphenoidalis vom Chiasma opticum zum Limen insulae, setzt also die Richtung der A. carotis interna fort und bildet den vorgeschriebenen Weg, den zerebrale Embolien nehmen. Sie unterkreuzt die Substantia perforata rostralis und gibt vor allem zentrale Äste, Aa. centrales anterolaterales, ab. Am Limen insulae biegt sie rechtwinklig aufwärts ab und setzt sich in die Pars insularis fort.

Die *Pars insularis a. cerebri mediae* (M2-Segment) teilt sich am Limen insulae in einen *Truncus superior* und einen *Truncus inferior,* die, in der Tiefe des Sulcus lateralis cerebri an der Inseloberfläche aufwärts steigend, nach hinten ziehen. Die Seiten- und Endäste der beiden Stämme bilden die *Pars terminalis (Pars corticalis).* Sie versorgen die Insel, die Opercula und die Facies superolateralis hemisphaerii mit Ausnahme einer schmalen Zone entlang der oberen und unteren Mantelkante (Abb. 8.**22**).

Äste der Pars sphenoidalis. Die aus der inferomedialen Seite des M1-Segments entspringenden *Aa. centrales anterolaterales* (Aa. lenticulostriatae) dringen nach ein- oder mehrfacher Schlingenbildung in die lateralen Zweidrittel der Substantia perforata rostralis ein (Abb. 8.**18**). In etwa 40% der Fälle findet man nur einen Ursprungsstamm, der 10–15 Äste entläßt. In je 30% entspringen gleich viele Äste aus zwei Ursprungsstämmen oder direkt aus dem M1-Segment. In 10% sind einige Äste oder der gemeinsame Stamm Zweige des Truncus superior oder Truncus inferior des M2-Segmentes oder der A. frontobasalis lateralis.

Die leicht bogenförmig aufsteigenden, teils dorsolateral, teils ventrolateral gerichteten intrazerebralen

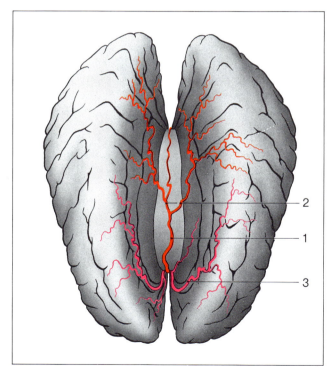

Abb. 8.**21** **A. pericallosa azygos. Im abgebildeten Fall entläßt sie die beiden Aa. pericallosae.**
1 A. pericallosa azygos
2 Aa. pericallosae
3 A. callosomarginalis dextra

Blutgefäße des Gehirns

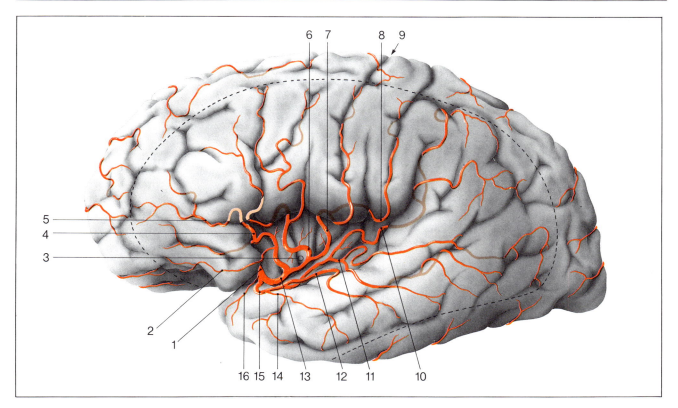

Abb. 8.22 Versorgungsgebiete der A. cerebri media und ihrer Äste an der Facies superolateralis hemisphaerii. Die Areale über bzw. unter der unterbrochenen Linie werden von Zweigen der Aa. cerebri anterior bzw. cerebri posterior durchblutet.
1 A. cerebri media
2 R. inferior
3 Insula
4 A. frontobasalis lateralis
5 R. externus
6 A. sulci praecentralis
7 A. sulci centralis
8 A. sulci postcentralis
9 Sulcus centralis
10 Aa. supramarginalis und gyri angularis
11 A. temporalis posterior
12 A. temporalis intermedia
13 Truncus superior (M2-Segment)
14 A. temporalis anterior
15 Truncus inferior (M2-Segment)
16 A. temporopolaris

Gefäßabschnitte bilden zwiebelschalenartig angeordnete Gefäßreihen und durchbluten die Substantia innominata, den lateralen Teil der Commissura rostralis, den größten Teil des Putamens, das laterale Segment der Capsula interna mit der angrenzenden Corona radiata, das Corpus nuclei caudati und den oberen Teil des Caput nuclei caudati (Abb. 8.24). Ein am äußeren Rand des Putamens aufsteigender Ast wird „Arterie der Hirnhämorrhagie" bezeichnet. Wegen ihrer Beziehungen zu den klassischen Apoplexiegebieten gilt diese Bezeichnung aber auch für andere perforierende Äste. Ein Verschluß der A. cerebri media verursacht schwere Schäden, von denen meist die ganze kontralaterale Körperhälfte betroffen ist.

Die *A. temporopolaris* ist meist der einzige kortikale Ast des M1-Segmentes. Sie versorgt den Temporalpol (Abb. 8.**18,** 8.**22**). Fehlt sie, wird ihr Versorgungsgebiet von der kompensatorisch verstärkten A. temporalis anterior übernommen. Zusätzliche kortikale Äste des M1-Segmentes können als A. uncalis und als A. temporalis anterior ausgebildet sein.

Äste der Pars insularis (Abb. 8.**22**). Zahl und Ursprungsform der einzelnen kortikalen Äste der Pars insularis sind variabel, ihre Versorgungsgebiete hingegen ziemlich konstant. Um diese an der Hemisphärenoberfläche gelegenen Gebiete zu erreichen, bilden sie Schleifen, die, aus der Tiefe des Sulcus lateralis kommend, um die Operkulumkanten an die Oberfläche der Facies superolateralis hemisphaerii gelangen (Abb. 8.**24**). Ihr charakteristisch gebogener Verlauf erklärt sich aus der Entwicklung der Facies superolateralis hemisphaerii. Diese hat in der ersten Hälfte des fetalen Lebens eine glatte Oberfläche. Die Aa. insulares verlaufen flach über die Inselanlage hinweg. Mit der Ausbildung der Opercula werden die kortikalen Äste über der Insel eingeschlossen. Sie kommen unter Schleifen- und Bogenbildungen aus der Tiefe an die Oberfläche der Konvexität (Abb. 8.**24**). Der ganze Arterienbaum bildet einen Fächer und breitet sich nach allen Richtungen aus, während die Arterienstämme in der Tiefe des Sulcus lateralis eingeschlossen sind. Auf Röntgenbildern sind zwei Schlingenreihen zu sehen (Abb. 8.**25**). Die obere geradlinige Reihe

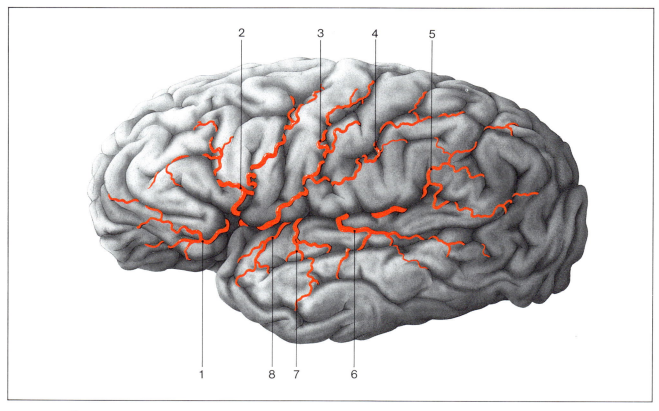

Abb. 8.23 Äste der Pars terminalis a. cerebri mediae.
1 A. frontobasalis lateralis (R. externus)
2 A. sulci praecentralis
3 A. sulci centralis
4 A. sulci postcentralis
5 Aa. supramarginalis und gyri angularis
6 A. temporalis posterior
7 A. temporalis intermedia
8 A. temporalis anterior

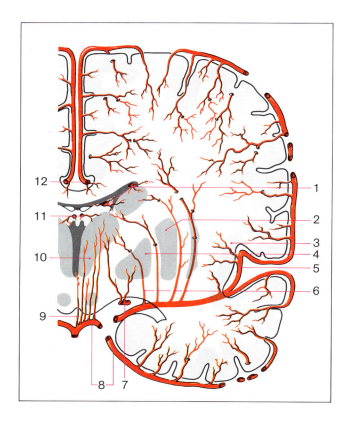

Abb. 8.24 Blutversorgung der Rinde, der weißen Substanz und der Stammganglien. Pars insularis der A. cerebri media (schleifenförmiger Verlauf der Äste zum Frontal- und Temporallappen).
1 A. choroidea posterior lateralis
2 Putamen
3 Insula
4 Globus pallidus
5 A. cerebri media (Pars insularis)
6 Aa. centrales anterolaterales (lenticulostriatae)
7 A. choroidea anterior
8 A. cerebri posterior
9 Aa. perforantes interpedunculares
10 Thalamus
11 A. choroidea posterior medialis
12 A. pericallosa (aus der A. cerebri anterior)

entspricht dem Sulcus insularis superior, die untere dem Sulcus lateralis cerebri. Diagnostisch wichtig ist die obere Reihe, weil sie bei Tumoren der Umgebung abgebogen erscheint und sich ihre Schlingen entrollen. Die oft aufeinandergelagerten Schlingen der Inselregion bieten ein auf den ersten Blick unentwirrbares Bild. Die Bestimmung der einzelnen Äste ist jedoch von großem Interesse, da sie funktionell wichtige Gebiete (motorische, sensorische Rinde, Sprachzentrum usw.) versorgen.

Unter den kortikalen Ästen der A. cerebri media werden die aufsteigenden *Aa. frontoparietales* und die absteigenden *Aa. temporales* unterschieden. Die Aufteilungsform der A. cerebri media ist variabel. In 90% teilt sie sich am Limen insulae spitzwinklig, so daß ihre Pars insularis aus zwei Sekundärstämmen besteht, von denen der obere Stamm die aufsteigenden, frontoparietalen, der untere die absteigenden, temporalen Äste liefert (Abb. 8.**22**). Selten ist eine fächerförmige Aufteilung mit drei oder mehreren Sekundärstämmen, aus denen die kortikalen Äste in verschiedenen Kombinationen entspringen.

Die geschlängelten Sekundärstämme und die initialen Abschnitte der kortikalen Äste liegen auf der Insel in der Tiefe des Sulcus lateralis cerebri und werden in der klinischen Literatur als „Ansae insulares" oder „Sylvische Gefäßgruppe" bezeichnet. Normalerweise liegt diese in der sog. Siphon-Inzisivum-Linie, der Verbindungslinie zwischen Os incisivum und Siphonknie. Eine Abweichung von dieser Linie deutet auf einen raumfordernden Prozeß hin.

Äste des Truncus superior des M2-Segmentes. *Frontoparietale Äste* (Abb. 8.**22**) verlaufen aufsteigend geschlängelt in den Furchen; nur dort, wo sie aus einem Furchenabschnitt in einen benachbarten übertreten, liegen sie an der Oberfläche. Die *A. frontobasalis lateralis* versorgt mit ihrem *R. inferior* den laterobasalen Teil des Frontallappens, mit dem *R. externus* die Gyri frontales medius und inferior.

Die *A. sulci praecentralis (frontalis ascendens)* verläuft im Sulcus praecentralis und durchblutet die frontale Hälfte des Gyrus praecentralis und die hinteren Teile der Gyri frontales medius und inferior.

Die *A. sulci centralis,* einer der stärksten frontoparietalen Äste, verläuft im Sulcus centralis aufsteigend, ohne aber die Mantelkante zu erreichen, und versorgt die benachbarten Hälften der Gyri prae- und postcentrales.

Die *A. sulci postcentralis (parietalis anterior s. ascendens)* folgt dem Sulcus postcentralis, durchblutet die hintere Hälfte des Gyrus postcentralis und die vorderen Abschnitte der Gyri parietales. Die hinteren Abschnitte dieser Windungen werden von der *A. supramarginalis* versorgt.

Die *A. supramarginalis (parietalis posterior)* und die *A. gyri angularis* sind meist Endäste des Truncus superior, können aber auch dem Truncus inferior entstammen (Abb. 8.**22**, 8.**23**). Die A. supramarginalis durchblutet den Gyrus supramarginalis und die weiße Substanz zwischen Insel und Unterhorn mit der darin

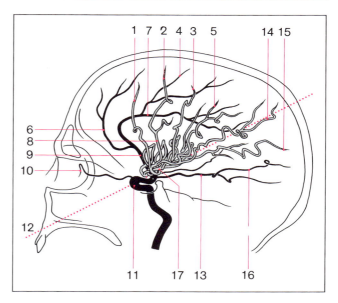

Abb. 8.**25 Schema des normalen Karotisangiogramms, seitlich** (nach *Krayenbühl* u. *Yasargil*).
 1 A. orbitofrontalis
 2 Aa. operculares frontales (A. praecentralis)
 3 Aa. operculares parietales (A. centralis)
 4 A. callosomarginalis
 5 Aa. operculares parietales
 6 A. frontopolaris
 7 A. pericallosa
 8 Aa. insulares
 9 A. cerebri anterior
10 A. ophthalmica
11 Siphon
12 Siphon-Incisivum-Linie
13 A. choroidea anterior
14 A. gyri angularis
15 A. temporalis posterior
16 A. cerebri posterior
17 A. cerebri media

enthaltenen Sehstrahlung. Ihr Verschluß führt zur Hemianopsie. Die A. gyri angularis verzweigt sich im Gyrus angularis und gibt oft einen Ast an die Heschlschen Windungen ab. Ihr Ausfall hat eine sensorische Aphasie kombiniert mit Alexie und Hemianopsie zur Folge.

Äste des Truncus inferior des M2-Segmentes. *Temporale Äste* sind schräg nach hinten unten gerichtet und treten von einer Furche in die andere über, verlaufen also im Gegensatz zu den aufsteigenden frontoparietalen Ästen senkrecht zu den Furchen (Abb. 8.**22**).

Die *A. temporalis anterior* entspringt beim Limen insulae als erster kortikaler Ast der A. cerebri media. Sie versorgt in erster Linie den Gyrus temporalis superior, breitet sich aber auch auf den Temporalpol und die vordere Hälfte der Gyri temporales medius und inferior aus. Bei fehlender A. temporalis intermedia und schwacher Entwicklung der A. temporalis posterior versorgt sie auch einen Teil des sensorischen Sprachzentrums von *Wernicke*.

Die *A. temporalis intermedia* ist inkonstant und breitet sich, wenn vorhanden, im mittleren Gebiet des Temporallappens aus.

Die *A. temporalis posterior* ist meistens der Endast des Truncus inferior des M2-Segmentes. Sie entläßt gewöhnlich Äste zur unteren Hälfte des Temporallappens und zu den Gyri temporales transversi, kann aber auch Gebiete versorgen, die sonst zur A. cerebri posterior gehören. Sie bildet den Hauptzufluß zum sensorischen Sprachzentrum von *Wernicke*, wird deshalb auch als „Arterie der Wernickeschen Aphasie" bezeichnet.

Rr. insulares. Das Inselgebiet wird von zahlreichen Seitenästen der Sekundärstämme der A. cerebri media und der Rr. corticales mit Blut versorgt. Das oberflächliche Anastomosennetz speist die Rinde der Insel, die Capsula extrema, das Claustrum, die Capsula externa, das Putamen und das Corpus amygdaloideum.

Angiogramm der Arteria carotis interna

Die Röntgenuntersuchung der A. carotis interna nach Injektion von Kontrastmittel, das Karotisangiogramm, wird im Seitenbild und im Vorderbild durchgeführt.

Das **Seitenbild** gibt Auskunft über die einzelnen Karotisabschnitte und zahlreiche Karotisäste (Abb. 8.**25**). Der Karotissiphon projiziert sich auf die Sella turcica. Seine Form ist, abgesehen von Varianten, von der Projektionsrichtung der Strahlen und der Kopflage abhängig. Die dünnen Äste der *Pars cavernosa* kommen normalerweise nur selten zur Darstellung. Der erste identifizierbare Ast, die *A. ophthalmica,* stammt aus dem Siphonknie. Aus der darauffolgenden, okzipital konvexen Biegung zweigen die A. choroidea anterior und die A. communicans posterior ab, von denen sich die dünne *A. choroidea anterior* unterhalb der A. temporalis posterior projiziert. Oft ist sie auf dem Angiogramm nur mit Mühe wahrzunehmen, weil sie von den Ansae insulares überlagert ist. Die *A. communicans posterior* ist im Karotisangiogramm in 30–40%, im Vertebralisangiogramm in 27% der Fälle erkennbar. Als Variante kann sie verstärkt sein und sich in die A. cerebri posterior fortsetzen (s. S. 207).

Die *Karotisgabel* ist auf Seitenbildern schlecht zu lokalisieren, weil sich die Anfangsteile der Aa. cerebri anterior und cerebri media aufeinander projizieren. Von der *A. cerebri anterior* kommen nur die Pars postcommunicalis und die größeren kortikalen Äste zur Darstellung. Röntgenologisch unterscheidet man an ihr die S-förmig gekrümmte Pars ascendens, das frontal konvexe Knie und die über dem Corpus callosum gelegene Pars horizontalis (A. pericallosa) (Abb. 8.**25**). Wegen der Variabilität der Pars praecommunicalis der A. communicans anterior (vgl. S. 209) ist ihre Identifizierung im seitlichen Angiogramm erschwert. Die sichere Erkennung der Äste der *A. callosomarginalis* braucht Übung, weil sie in das Astsystem der A. cerebri media projiziert erscheinen. Ist die gegenseitige A. cerebri anterior auch abgebildet, so verläuft sie als Verdoppelung mehr oder weniger deutlich erkennbar neben den Gefäßen der injizierten Seite.

Um das Seitenbild der *A. cerebri media* analysieren zu können, muß ihr anatomischer Verlauf vergegenwärtigt werden (Abb. 8.**23**). Ihre Pars sphenoidalis erscheint als blind endendes Gefäßstück. Das blinde Ende wird durch das Knie der A. cerebri media vorgetäuscht. Gut erkennbar sind die zwei Schlingenreihen der Ansae insulares. Die komplizierten Überlagerungen der Äste lassen sich mit Hilfe der stereoskopischen Aufnahme- und Betrachtungsmethode auflösen. Zwei Endäste, die Aa. gyri angularis und supramarginalis, überlagern die Aa. pericallosa und callosomarginalis. Sie auseinanderhalten zu können ist für die Diagnose partieller Mediaverschlüsse wichtig, weil die Kollateralen eine Unversehrtheit der terminalen Mediaäste vortäuschen können.

Das **Vorderbild** *(a.-p. Bild* = Bild im anterior-posterioren Strahlengang) zeigt vor allem die T-förmige Aufteilung des Karotisendstückes, Karotisgabel, die

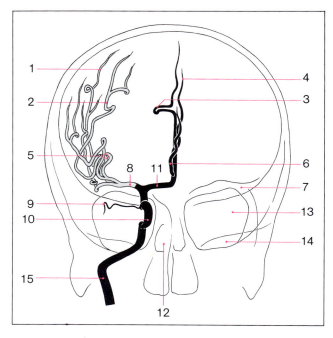

Abb. 8.**26 Schema des normalen Karotisangiogramms, a.-p. Bild** (nach *Krayenbühl* u. *Yasargil*).
1 Aa. operculares parietales
2 Aa. operculares frontales
3 A. sulci cinguli
4 A. callosomarginalis
5 Aa. insulares
6 A. frontopolaris
7 Orbitaldach
8 A. cerebri media
9 A. ophthalmica
10 Siphon
11 A. cerebri anterior
12 Siebbeinzellen
13 Keilbeinflügel
14 Felsenbein
15 A. carotis interna

basalen Abschnitte der Aa. cerebri anterior und cerebri media und die Rr. perforantes. Der sagittal gerichtete *Karotissiphon* erscheint in dieser Sicht stark verkürzt, ähnlich einer kurzen Krümmung oder Verdickung (Abb. 8.**26**).

Die *A. cerebri anterior* zeigt einen L-förmigen Verlauf. Die horizontal gestellte, leicht S-förmig gekrümmte *Pars praecommunicalis* biegt neben der Mittellinie rechtwinklig aufwärts, steigt stark geschlängelt bis zur Schädelkalotte auf und bildet die *„mediane arterielle Achse"* des Gehirns. Ihre Verschiebung auf die Gegenseite weist auf raumfordernde Prozesse hin. Das untere Segment des vertikalen Abschnittes bildet die Projektion der A. pericallosa, das obere Segment die A. callosomarginalis.

Die Seitenäste halten sich zunächst auch in der Paramedianebene, lateral biegen nur ihre Endabschnitte ab. Sie sind wie die Stämme aufeinander projiziert, können aber an halbschrägen Aufnahmen auseinandergehalten werden. Die Identifikation der A. communicans anterior ist nur in Halbschrägaufnahmen möglich, da die überschneidenden Schlingen der Pars postcommunicalis auf a.-p. Aufnahmen eine Querverbindung vortäuschen können.

Die *A. cerebri media* bildet eine spiegelbildliche L-Form zur A. cerebri anterior. Ihre horizontal nach außen gerichtete *Pars sphenoidalis* setzt sich über der lateralen Hälfte der Orbita in die vertikal aufsteigende *Pars insularis* fort. Aus dem Keilbeinabschnitt zweigen die *Aa. perforantes* und die *A. frontobasalis lateralis* ab. Die Aa. perforantes erscheinen zwiebelschalenartig nebeneinandergereiht, die A. orbitofrontalis kann auf a.-p. Aufnahmen mit der A. ophthalmica verwechselt werden. Durch die Überlagerung der hintereinander gelegenen Schlingen und Bögen der *Ansae insulares* entsteht das Bild eines mehrarmigen Kandelabers. Wegen dieser angiographischen Erscheinungsform werden die frontoparietalen Äste der Pars insularis von den Röntgenologen als *„Kandelaberarterien"* bezeichnet.

Arteria vertebralis

Die *A. vertebralis* ist der erste Ast der A. subclavia. Sie entspringt rechts in 1–2%, links in 4–6% direkt aus dem Aortenbogen. Nach ihrem Verlauf unterscheidet man vier Abschnitte, die Partes praevertebralis, transversaria, atlantis und intracranialis (Abb. 8.**27**).

Die **Pars praevertebralis** erstreckt sich vom Ursprung der Arterie bis zu ihrem Eintritt in das Foramen processus transversi des 6. Halswirbels.

Pars transversaria. In über 93% der Fälle dringt die A. vertebralis in das Foramen processus transversi von C_6, selten (4,5%) in dasjenige von C_5 und nur ganz ausnahmsweise in das Foramen processus transversi von C_4 (0,7%) bzw. C_7 (1,2%). Die in das Foramen eintretende Arterie ist von einer Vene und dem N. vertebralis, einem Ast des Ganglion cervicothoracicum (stellatum), begleitet und steigt in nächster Nachbarschaft der Wurzeln der Zervikalnerven und der

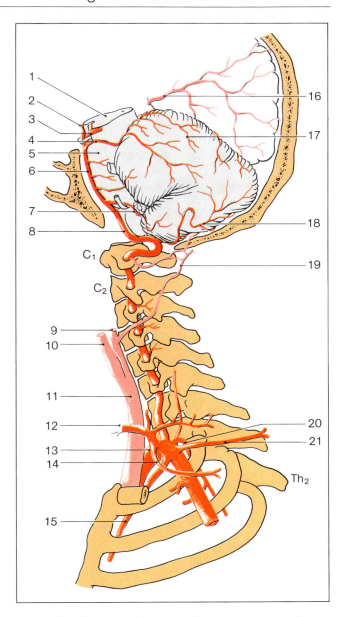

Abb. 8.**27** Extra- und intrakranieller Verlauf der A. vertebralis und ihrer Äste. Vaskularisationsgebiet des hinteren Abschnittes des Circulus arteriosus cerebri.

1 Schnitt durch das Mittelhirn
2 A. communicans posterior
3 A. cerebri posterior
4 A. cerebelli superior
5 Pons
6 A. basilaris
7 A. cerebelli inferior anterior
8 A. vertebralis sinistra
9 A. carotis externa
10 A. carotis interna
11 A. carotis communis
12 Truncus thyrocervicalis
13 A. subclavia
14 A. suprascapularis
15 A. thoracica interna
16 A. cerebri posterior dextra
17 A. cerebelli superior
18 A. cerebelli inferior posterior
19 A. occipitalis
20 Truncus costocervicalis
21 A. transversa colli

Regio uncovertebralis der Halswirbelsäule beinahe senkrecht nach oben. Sie ist in ein dichtes Venengeflecht eingehüllt, das erst im unteren Halsbereich in einen oder zwei Venenstämme übergeht, die den Kanal durch das Foramen processus transversi von C$_6$ verlassen.

Pars atlantis. Nach Verlassen des Foramen processus transversi von C$_2$ beschreibt die Arterie einen nach außen konvexen Bogen und durchsetzt das Foramen processus transversi atlantis. Dabei biegt sie am Rand des Foramens fast im rechten Winkel nach hinten um und zieht entlang der Massa lateralis dorsal, um dann in einen nahezu horizontal verlaufenden Abschnitt überzugehen. Sie wird in der Tiefe des Trigonum suboccipitale in Beziehung zum *N. suboccipitalis* und zur Kapsel der Articulatio atlantooccipitalis gefunden. Um den Rand der Membrana atlantooccipitalis posterior herum zieht sie nach vorne, durchbricht die Dura

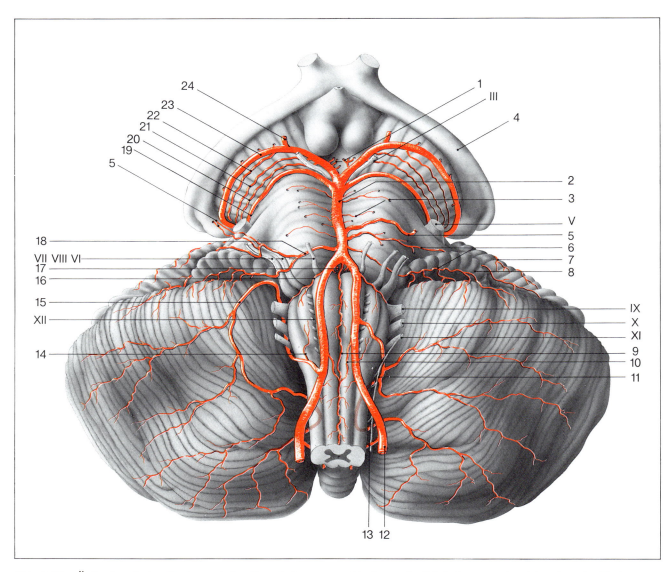

Abb. 8.**28 Äste der A. basilaris und der Pars intracranialis der A. vertebralis.** Die römischen Ziffern bezeichnen die entsprechenden Hirnnerven.
 1 Aa. perforantes interpedunculares
 2 A. basilaris
 3 Rr. ad pontem breves et longi
 4 Tractus opticus
 5 A. labyrinthi
 6 A. cerebelli inferior anterior (separater Ursprung der Äste)
 7 Äste der A. cerebelli superior
 8 Flocculus
 9 A. fissurae medianae ventralis
10 A. spinalis anterior
11 A. cerebelli inferior posterior (absteigender Typ)
12 A. vertebralis
13 A. spinalis posterior
14 A. olivaris
15 A. cerebelli inferior posterior (aufsteigender Typ)
16 A. sulci lateralis posterioris
17 Rr. medullares mediales
18 A. cerebelli inferior anterior
19 A. cerebelli superior
20 A. circumferentialis brevis
21 A. quadrigemina
22 A. thalamogeniculata
23 A. cerebri posterior
24 A. communicans posterior

und die Arachnoidea oberhalb des N. cervicalis I und tritt durch das Foramen (occipitale) magnum in die Schädelhöhle. Sie bildet also einen Doppelsiphon, der mit dem Karotissiphon vergleichbar ist. Dank ihrer besonderen Einbauart wird sie bei Drehungen des Kopfes weder angespannt noch gezerrt. Die Pars atlantis anastomosiert mit der A. occipitalis (Ast der A. carotis externa) und der A. cervicalis profunda (Ast der A. subclavia). Die extradural in Höhe des Foramen (occipitale) magnum entspringende *A. meningea posterior* versorgt die Dura auf dem Clivus und in der hinteren Schädelgrube.

Pars intracranialis (Abb. 8.28). Nach Eintritt in die hintere Schädelgrube steigt die A. vertebralis gestreckt oder geschlängelt zuerst lateral, dann, vor der Medulla oblongata gelegen, aufwärts. Ihr paramedullärer Abschnitt liegt ventral vom ersten Zahn des Lig. denticulatum und von den Radices spinales n. XI. Ihr paramedullärer Abschnitt überkreuzt den N. hypoglossus, die Olive und die Pyramis. Die beiden Aa. vertebrales vereinigen sich unter Bildung eines spitzen Winkels, seltener bogenförmig zur A. basilaris. Die Vereinigungsstelle liegt gewöhnlich an der Brücken-Bulbus-Grenze und projiziert sich auf die Mitte des Clivus. Vorgeschoben auf den Pons erscheint sie in ca. 26,5%. Ihr Kaliber beträgt im Durchschnitt 5–6 mm. Die beiden Aa. vertebrales sind nur in 26% gleichkalibrig; meist ist die A. vertebralis sinistra größer als die dextra.

Äste der Pars intracranialis der A. vertebralis

Zwei **Rr. meningei** treten am Foramen (occipitale) magnum zu Dura und Knochen, der *R. meningeus anterior* im vorderen Umfang, der *R. meningeus posterior* im hinteren Bereich des Foramen magnum.

Die dünne **A. spinalis posterior** wird meist unmittelbar nach Durchtritt durch die Dura mater abgegeben. Sie ist häufig ein Ast der A. cerebelli inferior posterior, verläuft schräg absteigend auf der dorsolateralen Seite der Medulla oblongata und teilt sich T-förmig auf. Ihr schwächerer aufsteigender Ast versorgt den Hinterstrang und den Boden des IV. Ventrikels, der stärkere absteigende Ast läuft entlang des Sulcus dorsolateralis zum Halsmark.

Die ebenfalls kleinkalibrigen **Aa. olivares** entspringen aus dem paraolivaren Abschnitt der A. vertebralis oder sind Äste der A. cerebelli inferior posterior.

Die **A. cerebelli inferior posterior** (Abb. 8.28, 8.29), der stärkste Ast der A. vertebralis, entspringt meist in Höhe des unteren, seltener des oberen Pols der Olive. Topographisch unterscheidet man einen basalen, einen medullären und einen terminalen Abschnitt. Der basale Abschnitt kann ab- oder aufsteigen. Im ersteren Fall liegt die Arterie zwischen dem N. hypoglossus und der Pars spinalis n. accessorii. Bei aufsteigendem Verlauf überkreuzt sie die Nerven der Vagusgruppe (Nn. IX, X, XI) und bildet in Höhe des Flocculus eine Schleife um die Nn. facialis und vestibulocochlearis. Es besteht keine Konkordanz zwischen den

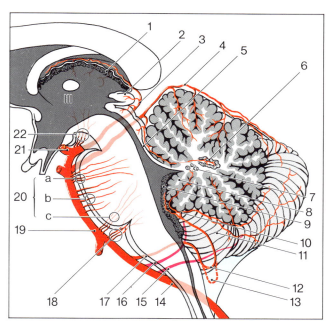

Abb. 8.29 Verlaufsvarianten der A. cerebelli inferior posterior, A. cerebelli superior sowie Perforansäste der A. vertebralis und der A. basilaris.

 1 Plexus choroideus ventriculi III.
 2 Corpus pineale
 3 A. choroidea posterior medialis
 4 A. cerebelli superior
 5 Pedunculus cerebellaris cranialis
 6 Nucleus dentatus cerebelli
 7 Nuclei fastigii, emboliformis und globosus
 8 Uvula vermis
 9, 10 Plexus choroideus ventriculi IV mit Ast der A. cerebelli inferior posterior
11 Tonsilla cerebelli
12 Obere Schleife der A. cerebelli inferior posterior
13 Cisterna cerebellomedullaris (mit hineinragender unterer Schleife der A. cerebelli inferior posterior)
14 A. vertebralis
15 Verlaufstyp III der A. cerebelli inferior posterior
16 Verlaufstyp II der A. cerebelli inferior posterior
17 Verlaufstyp I der A. cerebelli inferior posterior
18 Rr. medullares mediales
19 A. basilaris
20 Rr. ad pontem mediani
   a vordere Gruppe
   b mittlere Gruppe
   c hintere Gruppe
21 A. cerebri posterior (P1-Segment)
22 Aa. perforantes interpedunculares

beiden Seiten. Der medulläre Abschnitt erreicht den Recessus lateralis ventriculi IV entlang der Dorsalseite der Medulla oblongata und entläßt kleine Äste zu ihren lateralen und dorsalen Abschnitten (s. S. 214). Der terminale Abschnitt ist variabel. Er kann S-förmig gekrümmt sein und in Höhe des unteren Pols der Kleinhirntonsille eine untere, oft in die Cisterna cerebellomedullaris hineinragende Schleife, im Bereiche des Nodulus cerebelli eine obere Schleife bilden (Abb. 8.29). Die untere Schleife kann bis in das Foramen occipitale magnum hinunterreichen, eine angiographisch darstellbare Lage, die aber nicht als (zuverlässiges) Zeichen für eine Verlagerung der Kleinhirntonsille bewertet werden darf. Die obere Schleife wird bei Kleinhirnbrückenwinkeltumoren nach unten, bei Tonsillentumoren nach oben verlagert. Der terminale Abschnitt der A. cerebelli inferior posterior liefert *Rr. ventriculares* für die Fossa rhomboidea, den *R. choroideus ventriculi quarti* zum Plexus choroideus des IV. Ventrikels, Äste zur Kleinhirnunterfläche und die *A. vermis inferior*. Ist die A. cerebelli inferior posterior ein Ast der A. basilaris, kann die A. vermis inferior aus der A. vertebralis stammen und als zusätzliche Kleinhirnarterie erscheinen.

Normalerweise versorgt die A. cerebelli inferior posterior die Unterfläche des Kleinhirnwurms und der homolateralen Kleinhirnhemisphäre. Beim sog. extensiven Variationstypus dehnt sich ihr Versorgungsgebiet auf den medialen Teil der kontralateralen Hemisphäre aus (Abb. 8.**30**), beim regressiven Typus werden nur der Kleinhirnwurm und der mediale Teil der Hemisphäre von ihr durchblutet, der laterale Teil erhält Äste aus der A. cerebelli inferior anterior (Abb. 8.**30**).

Die **A. spinalis anterior** (Abb. 8.**28**) wird kurz vor der Vereinigung der beiden Aa. vertebrales abgegeben. Sie entläßt kleine Äste zur Medulla oblongata und vereinigt sich noch in der hinteren Schädelgrube mit der Arterie der Gegenseite zur unpaaren A. spinalis anterior, die in der Fissura mediana ventralis medullae spinalis kaudal verläuft.

Aus dem Vereinigungswinkel der beiden Aa. vertebrales entspringen einige *Rr. medullares,* die durch das Foramen caecum in die Medulla oblongata eindringen, und die *A. fissurae medianae ventralis,* die in der Fissura mediana ventralis kaudal verläuft.

Arteria basilaris

Die *A. basilaris* (Abb. 8.**28**) zieht gestreckt (25%) oder unter Schleifenbildung in der Cisterna pontis rostral und gabelt sich am vorderen Brückenrand oder in der Fossa interpeduncularis hinter den Corpora mamillaria in die beiden *Aa. cerebri posteriores.* Bezogen auf die Schädelbasis liegt die Bifurkation meist in Höhe des Dorsum sellae. Mit zunehmendem Alter verbiegt sich die verlängerte Arterie, und die Bifurkationsstelle verlagert sich rostral. Die Konkavität der Verbiegung ist meist gegen die stärkere A. vertebralis gerichtet. Selten ist die A. basilaris die Fortsetzung der A. vertebralis sinistra (1,3%). In solchen Fällen endet die kontralaterale Arterie als A. cerebelli inferior posterior. Der Durchmesser der A. basilaris variiert zwischen 2,7 und 4,3 mm.

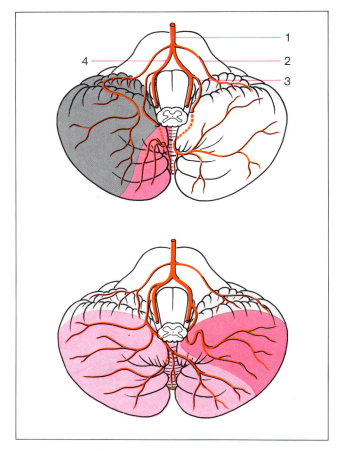

Abb. 8.**30 Varianten der Versorgungsgebiete der Aa. cerebellares inferiores.**
1 A. basilaris
2 A. cerebelli inferior anterior
3 A. cerebelli inferior posterior
4 A. vertebralis
hellgrau normales Versorgungsgebiet von 2
dunkelgrau extensiver Typ von 2
weiß normales Versorgungsgebiet von 3
hellrot extensiver Typ von 3
dunkelrot regressiver Typ von 3

Äste der Arteria basilaris

Die **A. cerebelli inferior anterior** (Abb. 8.**28**) ist in Dreivierteln der Fälle ein Ast des hinteren Drittels der A. basilaris. In 9% wird sie unmittelbar nach ihrer Bildung, in 16% vom mittleren Drittel abgegeben. Auf dem Pons seitwärts verlaufend, überquert sie den N. abducens und entläßt Rr. ad pontem. Medial der Nn. facialis und vestibulocochlearis teilt sie sich in zwei Äste auf, von denen der vordere den erwähnten Nerven („nerve related trunk") folgt und beim Eingang oder im Meatus acusticus internus eine Schleife bildet, aus der die A. labyrinthi entspringt. Das rückläufige Schleifenstück gibt Aa. perforantes zum Pedunculus cerebellaris medius ab und versorgt mit ihren Endästen die untere Hemisphärenfläche in der Nähe der Fissura horizontalis cerebelli. Der hintere Ast („nerve unrelated trunk") versorgt den Flocculus, den inferomedialen Teil der Kleinhirnhemisphäre und den Plexus choroideus ventriculi IV. Separater Ursprung der beiden Äste aus der A. basilaris führt zur Verdoppelung der A. cerebelli inferior anterior (20%). Sie anastomosiert mit der A. cerebelli inferior posterior und mit der A. cerebelli superior.

Die *A. labyrinthi* stammt in 85% aus der A. cerebelli inferior anterior, nur in 15% ist sie ein Ast der A. basilaris (Abb. 8.**28**). In zwei Dritteln der Fälle sind zwei Aa. labyrinthi ausgebildet, von denen die obere zwischen dem N. facialis und dem N. cochlearis, die untere zwischen dem Boden des Meatus acusticus internus und dem unteren Anteil der Pars vestibularis n. VIII verläuft. Ist nur ein Stamm vorhanden, liegt er zwischen N. facialis und Pars cochlearis n. VIII (Über die Versorgungsgebiete der A. labyrinthi vgl. S. 644).

Die **Aa. pontis** *(Rr. ad pontem)* verteilen sich auf die ganze Länge der A. basilaris. Die *Rr. ad pontem mediani* entspringen aus der Dorsalseite, die *Rr. ad pontem breves* und *longi* aus der lateralen Seite der Arterie (Abb. 8.**36**). Zusätzliche Brückenäste stammen aus der A. cerebelli inferior anterior und der A. labyrinthi.

Die **A. cerebelli superior** (Abb. 8.**28**, 8.**29**), die stärkste der Kleinhirnarterien (0,7–1,5 mm Durchmesser), entspringt kurz vor der Gabelung der A. basilaris und liegt in der Cisterna interpeduncularis, wo sie durch den N. oculomotorius von der A. cerebri posterior getrennt ist. Der folgende, pedunkuläre Abschnitt dringt in die Cisterna ambiens, wo er über dem N. trigeminus eine kaudal gerichtete Schlinge bildet und in zwei Äste zerfällt. Diese steigen bogenförmig der lateralen Mesencephalonfläche entlang zur Kleinhirnoberfläche. Der *R. lateralis (marginalis)* biegt in Höhe der vorderen Kleinhirnkante seitlich ab und versorgt den superolateralen Teil der Hemisphäre und den Nucleus dentatus cerebelli. Der *R. medialis* bildet die Fortsetzung des Arterienstammes; er entläßt 2–3 Äste zur Dorsalfläche der Hemisphäre. Sein in der Cisterna quadrigemina gelegener Endabschnitt gibt Zweige zum Pedunculus cerebellaris cranialis, Colliculus caudalis und zum Velum medullare craniale ab und endet als *A. vermis superior* (Abb. 8.**29**). Gelegentlich entspringt die A. choroidea posterior medialis aus dem Endabschnitt in der Cisterna quadrigemina. Die A. cerebelli superior anastomosiert auf der Kleinhirnoberfläche mit Ästen der Aa. cerebelli inferiores und im Bereich der Lamina tecti (quadrigemina) mit der A. cerebri posterior. Sie versorgt die homolaterale Hälfte der Dorsalfläche des Kleinhirns. Ist eine der beiden Arterien schwächer als die andere, wird ein Teil ihres Versorgungsgebietes kompensatorisch von der kontralateralen Arterie übernommen.

Arteria cerebri posterior

Aus der Gabelung der A. basilaris gehen die Aa. cerebri posteriores (Durchmesser 0,6–1,7 mm) hervor (Abb. 8.**28**), an denen man vier Abschnitte unterscheidet (Abb. 8.**19**, 8.**31**).

Die kurze *Pars praecommunicalis* (P1-Segment) reicht vom Ursprung des Gefäßstammes bis zur Anastomose mit der A. communicans posterior. Sie verläuft in der Cisterna interpeduncularis und überkreuzt den N. oculomotorius.

Die *Pars postcommunicalis* (P2-Segment), die von der A. communicans posterior bis zum Ursprung des R. temporalis inferior posterior reicht, umgreift in ihrem dorsal gerichteten Verlauf das Mesencephalon. Sie liegt in der Cisterna ambiens und ist nach oben der V. basalis, nach unten den Aa. cerebelli superior, choroidea posterior medialis, quadrigemina und thalamogeniculata benachbart (Abb. 8.**18**).

Pars quadrigemina (P3-Segment). Nach Abgang der A. temporalis inferior posterior tritt der Arterienstamm in die Cisterna quadrigemina, biegt seitlich der Vierhügelplatte nach oben und erreicht zwischen dem Corpus geniculatum laterale und dem Pulvinar thalami die mediale Hemisphärenfläche, wo er sich in seine Endäste verzweigt. Diese von dem R. temporalis inferior posterior bis zur Endteilung reichende Strecke wird als Pars quadrigemina (P3-Segment) bezeichnet. In Fällen mit der Endteilung in der Cisterna ambiens fehlt das P3-Segment; die Fortsetzung des Stammes bildet der obere Endast, die A. occipitalis medialis.

Die *Pars terminalis* (P4-Segment) versorgt fast ausschließlich die hintere Großhirnrinde an der Hirnbasis mit den Aa. occipitalis lateralis und medialis.

Äste der Pars praecommunicalis (P1-Segment) ziehen zum Zwischenhirn und zum Mittelhirn. Die *Aa. perforantes interpedunculares* (Abb. 8.**18**, 8.**28**, 8.**29**) *(Aa. centrales posteromediales)* entspringen einzeln oder aus einem gemeinsamen Stamm, dringen in die Substantia perforata posterior ein, versorgen die Corpora mamillaria, den Hypothalamus, Subthalamus, die tiefen Strukturen des rostralen Mesencephalons, vordere und hintere Teile des Thalamus und das Cornu occipitale der inneren Kapsel.

Die ebenfalls aus dem P1-Segment stammenden *Aa. circumferentiales breves* steigen an der lateralen Fläche des Mesencephalons auf und geben Rr. perforantes an die Basis pedunculi cerebralis und das Tegmentum mesencephali ab (Abb. 8.**18**, 8.**28**, 8.**37**).

Die *A. quadrigemina* entspringt in 80% aus dem P1-Segment und in 20% aus dem P2-Segment. Sie zieht in der Cisterna ambiens zum Tectum mesencephali und entläßt Äste zur Basis pedunculi cerebralis und zum Tegmentum mesencephali sowie zu den Corpora geniculata. Ihre Endäste bilden ein Geflecht über der Lamina tecti (Abb. 8.**18**, 8.**37**).

Äste der Partes postcommunicalis (P2-Segment) und **quadrigemina** (P3-Segment). Die *Aa. thalamogeniculatae*, 3–6 Arterien, stammen meistens aus dem P2-Segment, seltener aus dem P3-Segment, perforieren die Basis thalami und die Corpora geniculata und versorgen den posterolateralen Thalamusabschnitt, das Crus occipitale capsulae internae und die Corpora geniculata (Abb. 8.**18**, 8.**37**).

Die kurzen *Rr. perforantes pedunculares* sind feine Seitenäste des P2-Segmentes. Sie durchbluten die Tractus corticospinalis und corticonuclearis, die Nuclei ruber und niger (Abb. 8.**37**).

Die *Rr. temporalis inferior anterior* und *posterior* sind schräg absteigende kortikale Äste des P2-Segmentes (Abb. 8.**19**). Sie versorgen die Basalfläche des Temporallappens und am Rand der konvexen Hemisphärenfläche den Gyrus temporalis inferior. Ein inkonstanter

R. temporalis inferior intermedius entspringt aus dem P2-Segment und der hintere Ast aus der A. occipitalis lateralis. Gelegentlich zweigen alle temporalen Äste aus der A. occipitalis ab (Abb. 8.**31**). Die zum Gyrus parahippocampalis abgegebenen Äste der Rr. temporales inferiores durchbluten auch den Gyrus dentatus und den Hippocampus. Eine starke *A. hippocampalis* kann ein selbständiger Ast des P2-Segmentes sein.

Die aus dem P2- und P3-Segment stammenden *Rr. choroidei posteriores laterales* und *mediales* (Abb. 8.**14**) durchbluten den Plexus choroideus des Seitenventrikels und des III. Ventrikels und tiefe Hirnstrukturen (s. S. 189).

Äste der Pars terminalis (P4-Segment), der Endaufteilung der A. cerebri posterior, ziehen hauptsächlich zur Großhirnrinde. Die *A. occipitalis lateralis* (Abb. 8.**18, 8.19, 8.31**) ist der laterale (im Angiogramm der untere) Endast der A. cerebri posterior. Er verläuft schräg nach hinten zur Basalfläche des Okzipitallappens und zum hinteren Abschnitt des Temporallappens und ihren Randzonen an der konvexen Hemisphärenfläche (Abb. 8.**19, 8.31**).

Die *A. occipitalis medialis*, der mediale, im Angiogramm obere Endast der A. cerebri posterior, steigt unter dem Pulvinar thalami zum Rand des Tentorium cerebelli auf, von wo aus sie zur medialen Fläche des Lobus occipitalis zieht und sich in die Rr. parietooccipitalis und calcarinus teilt. Der *R. parietooccipitalis* verläuft entlang oder im Sulcus parietooccipitalis zur Mantelkante und durchblutet den oberen Teil des Cuneus, das hintere Fünftel des Praecuneus und einen Teil des Lobulus parietalis superior. Der *R. calcarinus* zieht in der Tiefe des Sulcus calcarinus zum Okzipitalpol, wo er auch auf die laterale Fläche des Lobus occipitalis übergreift. Er versorgt den Gyrus occipitotemporalis medialis und den unteren Teil des Cuneus. Die *Sehrinde* wird in 43% ausschließlich vom R. parieto-occipitalis, in 23% überwiegend vom R. calcarinus und in 31% von beiden durchblutet.

In der Nähe der oberen Zeltspitze gibt die A. occipitalis medialis Äste zum Isthmus gyri cinguli, zum Pulvinar thalami und zum Splenium corporis callosi (R. corporis callosi dorsalis) ab. Letztere anastomosieren auf der Dorsalseite des Balkens mit der A. pericallosa (Abb. 8.**19, 8.31**).

Circulus arteriosus cerebri

Im Circulus arteriosus cerebri (Willisii) sind die Arterien zum Großhirn miteinander verbunden und bilden einen Anastomosenkranz um die zentralen Teile der Hirnbasis (Abb. 8.**18**). Die beiden Aa. cerebri anterio-

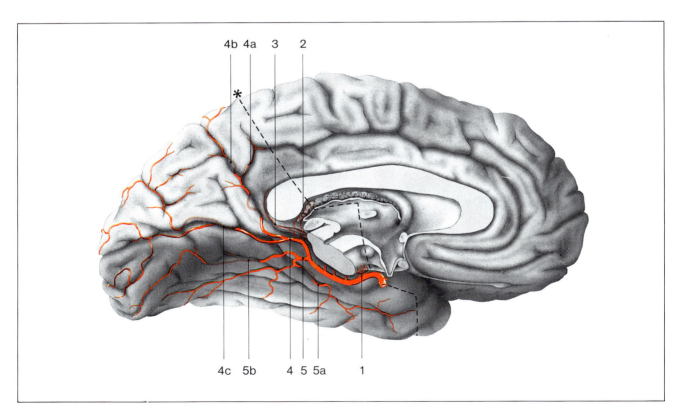

Abb. 8.**31** **A. cerebri posterior.**
Pars postcommunicalis und ihre Hauptäste.
1 Aa. perforantes interpedunculares
2 Rr. choroidei posteriores laterales und mediales
3 R. corporis callosi dorsalis
4 A. occipitalis medialis
 a R. parietalis
 b R. parietooccipitalis
 c R. calcarinus
5 A. occipitalis lateralis
 a Rr. temporales anteriores
 b Rr. temporales posteriores

Gestrichelte Linie (mit Stern markiert) bezeichnet rostrale Grenze des Versorgungsgebietes

res sind durch die A. communicans anterior, die Aa. carotides internae durch die Aa. communicantes posteriores mit den Aa. cerebri posteriores verbunden. Diese Anastomosen verknüpfen die Stromgebiete der A. basilaris mit denjenigen der beiden Aa. carotides internae.

Der Circulus arteriosus cerebri liegt in der Cisterna basalis und umfängt von vorne nach hinten die Lamina terminalis, das Chiasma opticum, das Tuber cinereum, die Corpora mamillaria und die Fossa interpeduncularis. Häufig sind Varianten (Abb. 8.**32**). Unter 1000 Gehirnen wurde die lehrbuchmäßige Beschreibung nur in 53,8% gefunden, 46,2% wiesen Abweichungen auf, die am häufigsten die Aa. communicantes betrafen; von diesen zeigten die Aa. communicantes posteriores häufiger Varianten als die A. communicans anterior.

Der Circulus arteriosus cerebri, der im Angiogramm gezielt dargestellt werden kann, hilft bei der seitengleichen Blutversorgung des Großhirns, die Vereinigung der beiden Aa. vertebrales zur A. basilaris garantiert die Durchblutung des Hirnstammes und des Kleinhirns. Varianten und Abnormitäten können angiographisch erfaßt werden.

Angiogramm der Arteria vertebralis und der Arteria basilaris

Nach Kontrastfüllung einer der beiden Aa. vertebrales werden die homolaterale A. vertebralis, die A. basilaris und die Arterien der hinteren Schädelgrube sichtbar. Variabel ist die Füllung der kontralateralen Arterie und der A. cerebelli inferior posterior. Eine der beiden Aa. cerebri posteriores kann fehlen, wenn diese vorwiegend oder ganz aus der A. carotis interna gespeist wird.

Das **Seitenbild** des normalen Vertebralis-Basilaris-Angiogrammes ist in Abb. 8.**33** dargestellt. Es zeigt die gradlinige Pars transversaria a. vertebralis, die lateral gerichtete Schleife beim Querfortsatz des Axis, die wegen der orthograden Projektion nicht immer erkennbar ist. Seitlich von der Massa lateralis atlantis findet sich die aufsteigende Pars atlantis, dann ein im Sulcus a. vertebralis dorsomedial gerichteter Abschnitt, der mit der Pars intracranialis einen Winkel mit Spitze an der Durchtrittsstelle des Gefäßes durch die Dura bildet. Etwa in der Mitte des Clivus geht die A. vertebralis meist kontinuierlich in die A. basilaris über. Ist die kontralaterale Arterie mitgefüllt (16% der Fälle), erscheinen die beiden Gefäße dicht beisammen liegend. Ihre Vereinigungsstelle zur A. basilaris ist oft schwer erkennbar, da sie von den Felsenbeinen überlagert wird.

Die sehr feinen *Aa. spinales anterior und posterior* können mit der Subtraktionsmethode identifiziert werden, sonst sind sie nur zufällig angiographisch sichtbar. Die *A. cerebelli inferior posterior* bildet über dem Foramen (occipitale) magnum eine S-förmige Schleife und verläuft dann weiter am Boden der hinteren Schädelgrube. Einige Äste können sich außerhalb der Knochengrenze projizieren. Die parallel zur Squama occipitalis aufsteigenden kortikalen Äste sind fast immer, die Vermisäste hingegen nur selten sichtbar. Die Schleifen der A. cerebelli inferior posterior markieren die Lage der Tonsille (Abb. 8.**33**), deshalb dienen sie der Diagnose von infratentoriellen raumfordernden Prozessen als eine der wichtigsten Orientierungsmarken. Eine bis zur Axishöhe hinunterhängende Schleife wurde beim Arnold-Chiari-Syndrom beobachtet.

Die leicht frontal-konvexe *A. basilaris* steigt parallel zum Clivus auf und gibt die dünne *A. cerebelli inferior anterior* und gelegentlich die *A. labyrinthi* ab. Etwas kaudal vom Dorsum sellae zweigen rechtwinklig die *Aa. cerebelli superiores* ab; sie kommen immer beidseitig zur Darstellung. Ihr erster, leicht bogenförmiger Abschnitt projiziert sich normalerweise in die Verbindungslinie Tuberculum sellae – Protuberantia occipitalis interna (TP-Linie). Da er in der Incisura tentorii liegt, wird sein Verlauf durch supra- und infratentorielle Druckänderung beeinflußt. Der zweite Abschnitt ist Z-förmig mit Kulminationspunkt am freien Tentoriumrand und einem zur Protuberantia occipitalis interna steil absteigenden Endstück.

Die Bifurkation der A. basilaris zeigt hinsichtlich ihrer Form und ihres Abstandes vom Tuberculum sellae viele Varianten. Die beiden aus der Bifurkation hervorgehenden *Aa. cerebri posteriores* überlagern sich gegenseitig und ziehen parallel zur *A. cerebelli superior* oberhalb der Pyramidenkante nach dorsal. Aus ihrem leicht kaudal-konvexen Anfangsteil entspringen die *Rr. choroidei posteriores* und verlaufen bogenförmig nach vorne. Im unteren Bogenschenkel liegt der R. choroideus posterior lateralis höher als der R. medialis. Der obere Bogenschenkel markiert die Lage der Fissura choroidea und des hinteren Abschnittes des Thalamus. Distal der Rr. choroidei zweigen die Rr. corporis callosi dorsales ab. Sie zeichnen sich durch einen spiraligen Verlauf aus.

Die beiden großen kortikalen Endäste der A. cerebri posterior, die *Aa. occipitales lateralis und medialis* bilden einen nach hinten offenen Winkel. Die Äste der A. occipitalis lateralis projizieren sich wegen der Schräglage des Tentoriums infratentoriell und können deshalb mit Ästen der A. cerebelli superior verwechselt werden. Die *A. occipitalis medialis* erscheint oberhalb des temporalen Astes und strebt der Lambdanaht zu.

Von den zentralen Ästen kommen die *Rr. thalamici* regelmäßig zur Darstellung und sind gut erkennbar. Schließlich sind manchmal auch die *Aa. communicantes posteriores* als kleine, gegen die Processus clinoidei anteriores gerichtete Äste zu sehen.

Das *halbaxiale* **Vorderbild** ist schematisch in Abb. 8.**34** dargestellt. Alle Abschnitte der extrakranialen Schleife der *A. vertebralis* sind gut übersehbar. Ihr intrakranialer Abschnitt zieht vom Außenrand des Foramen (occipitale) magnum schräg aufsteigend gegen die Mitte des Clivus und setzt sich in die *A. basilaris* fort. Bei Füllung der kontralateralen Arterie projiziert sich ihre Vereinigungsstelle in den Bereich

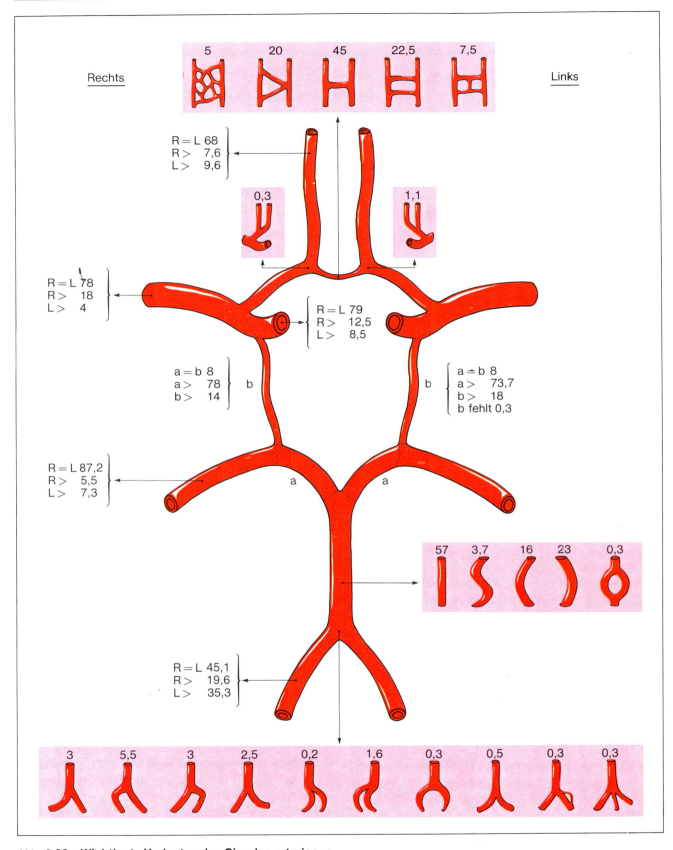

Abb. 8.32 **Wichtigste Varianten des Circulus arteriosus cerebri.**

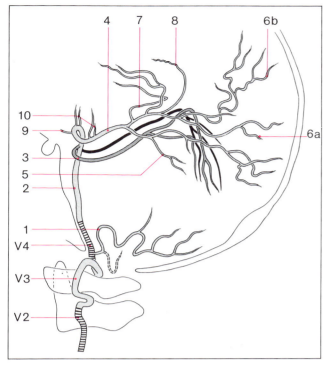

Abb. 8.33 Schema des normalen Vertebralisangiogramms von der Seite (nach *Krayenbühl* und *Yasargil*).
V 2 A. vertebralis in der 2. Strecke
V 3 A. vertebralis in der 3. Strecke
V 4 A. vertebralis intrakraniell
1   A. cerebelli inferior posterior
2   A. basilaris
3   A. cerebelli superior
4   A. cerebri posterior
5   A. temporooccipitalis
6a A. occipitalis lateralis
6b A. occipitalis medialis
7   Aa. choroideae posteriores mediales und laterales
8   R. corporis callosi dorsalis
9   A. communicans posterior
10 Rr. thalamici

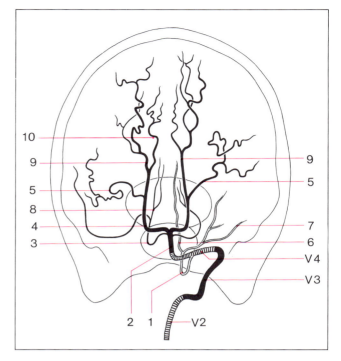

Abb. 8.34 Schema eines normalen Vertebralisangiogramms im a.-p. Bild (nach *Krayenbühl* und *Yasargil*).
V 2 A. vertebralis in der zweiten Strecke
V 3 A. vertebralis in der dritten Strecke (zwischen Axis und Atlas)
V 4 A. vertebralis intrakraniell
1   A. cerebelli inferior posterior
2   A. basilaris
3   A. cerebelli superior
4   A. cerebri posterior
5   A. temporooccipitalis
6   A. vermis
7   R. tonsillohemisphaericus
8   R. cranialis vermis
9   A. occipitalis lateralis
10 A. occipitalis medialis

des Foramen (occipitale) magnum. Der erste Teil der *A. cerebelli inferior posterior* wird, je nach Richtung des Röntgenstrahlenganges von der A. vertebralis streckenweise überdeckt, so daß ihre Schleifen bald medial, bald lateral, unterhalb oder oberhalb des Arterienstammes erscheinen. Die *A. vermis* steigt paramedian im gefäßarmen Gebiet zwischen den Aa. cerebri posteriores leicht geschlängelt nach oben. Eine Seitenverschiebung dieser Äste weist auf raumfordernde subtentorielle Prozesse hin. Die feinen Äste der A. basilaris *(R. ad pontem, Aa. paramedianae, A. labyrinthi)* sind von Knochenstrukturen überlagert und bleiben deshalb im Angiogramm meist unsichtbar. Die Teilungsstelle der A. basilaris kann oberhalb, unterhalb oder in Höhe des Dorsum sellae liegen und hat W-, V- oder Omegaform. Die *Aa. cerebri posteriores* umfassen in medial-konkavem Bogen das Mesencephalon und geben an individuell verschiedenen Stellen die *Aa. occipitales* ab. Den Endteil des Bogens bildet die gegen die Lambdanaht aufsteigende *A. occipitalis medialis*. Dort, wo die beiden Aa. occipitales mediales einander am nächsten liegen, ist der hintere Rand des Tentoriums. Eine Verbindungslinie zwischen diesem Punkt und der äußersten und höchsten Stelle der Felsenbeine markiert seine Lage.

Die *Aa. cerebelli superiores* haben einen ähnlichen Verlauf wie die Aa. cerebri posteriores und werden in ihrer Endstrecke von diesen überlagert. Brücken- oder Kleinhirntumoren haben eine Verformung der symmetrischen U- oder Omegaform dieser Kleinhirnarterien zur Folge. Die Lage der beschriebenen Gefäße ist aber sehr variabel, so daß aus einer Verlagerung allein keine Rückschlüsse auf raumfordernde Prozesse gezogen werden dürfen.

Zentrale Arterien des Hirnstammes

Bei der vorangehenden Darstellung der systematischen Aufteilung der Hirnarterien konnten die zentrale Arterienversorgung des Großhirns einschließlich Zwischenhirn, zugleich mit der Endaufteilung der großen Hirnarterien, in den Grundzügen besprochen werden. Auf die gleichzeitige Darstellung der zentralen Arterienversorgung des Hirnstammes wurde zunächst zugunsten der Übersichtlichkeit der Systematik verzichtet. Sie folgt in diesem Abschnitt.

Zentrale Arterien des Kleinhirns

Das Kleinhirn wird gewöhnlich von den drei paarigen Ästen der Aa. vertebrales und A. basilaris, von den *Aa. cerebelli superiores, inferiores anteriores* und *inferiores posteriores* mit Blut versorgt (vgl. S. 206–207). Aufgrund der Astverteilung unterscheidet man ein kortikales und ein zentrales Versorgungsgebiet.
Kortikales Versorgungsgebiet. Die ganze obere Hemisphärenfläche und der obere Anteil des Wurmes werden von der *A. cerebelli superior*, der untere Wurmanteil und der größte Teil der Hemisphärenunterfläche von der *A. cerebelli inferior posterior* durchblutet (Abb. 8.**29**). Die *A. cerebelli inferior anterior* versorgt regulär den Flocculus und eine schmale Randzone neben der Fissura horizontalis cerebelli. Die Ausdehnung der einzelnen Durchblutungsgebiete kann, abhängig vom Kaliber der einzelnen Arterien, ein- oder doppelseitig variieren. Meist ersetzen sich benachbarte Äste gegenseitig.

Die größeren kortikalen Äste verlaufen meist quer oder schräg über die Windungen hinweg. Dank reichlicher Anastomosen kommen Erweichungsherde in der Kleinhirnrinde selten vor. Die kleinen Äste folgen den Furchen und geben kammartig angeordnete perpendikuläre Äste ab, von denen die kurzen zur Rinde, die langen in die weiße Substanz ziehen.

Das *zentrale Versorgungsgebiet* umfaßt die Kleinhirnkerne. Die *A. nuclei dentati* ist ein Ast der *A. cerebelli superior*, folgt dem Pedunculus cerebellaris superior und tritt durch den Hilus in den Nucleus dentatus ein, wo sie sich radiär verästelt (Abb. 8.**29**). Die Nuclei emboliformis, globosus und fastigii erhalten Blut aus einem Ast der *A. cerebelli inferior posterior*, der, zwischen Tonsille und Vermis eindringend, die Kerne erreicht. Im Gegensatz zum Großhirn gibt es im Kleinhirn Anastomosen zwischen den kortikalen und zentralen Gefäßterritorien.

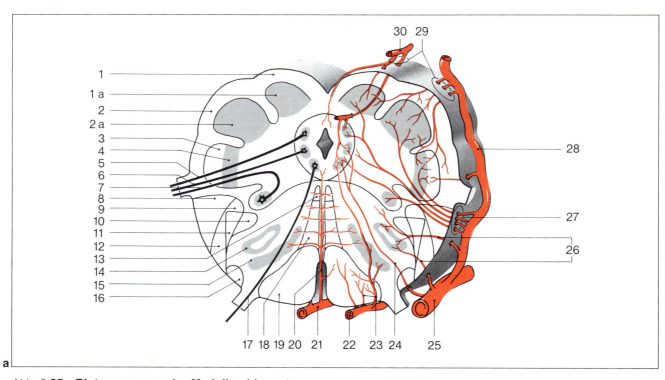

Abb. 8.**35 Blutversorgung der Medulla oblongata.**
a Unterer (geschlossener) Teil, **b** oberer (offener) Teil.
1 Funiculus gracilis
1a Nucleus gracilis
2 Funiculus cuneatus
2a Nucleus cuneatus
3 Tractus spinalis n. V.
4 Nucleus spinalis n. V.
5 Nucleus solitarius
6 Nucleus dorsalis n. X.
7 Nucleus ambiguus
8 Tractus spinocerebellaris dorsalis
9 Tractus rubrospinalis
10 Lemniscus trigeminalis
11 Tractus spinothalamicus
12 Tractus spinocerebellaris ventralis
13 Fasciculus longitudinalis medialis
14 Nucleus olivaris caudalis
15 Nucleus olivaris accessorius medialis
16 Tractus olivospinalis
17 Nucleus nervi hypoglossi

Blutgefäße des Gehirns

Zentrale Arterien von Medulla oblongata, Brücke und Mittelhirn

Die Arterien für Medulla oblongata, Brücke und Mittelhirn entspringen teils direkt aus den *Aa. vertebrales* und der *A. basilaris,* teils stammen sie aus deren Ästen *(Aa. spinales anterior* und *posteriores, Aa. cerebelli* und *A. cerebri posterior).* Sie bilden ein oberflächliches, sehr variables Gefäßnetz, so daß nur eine allgemeine Charakterisierung möglich ist. Die innere Verteilung der Arterien ist hingegen relativ konstant und in allen drei Abschnitten des Hirnstammes, in Medulla oblongata, Brücke und Mittelhirn, ähnlich. Je nach Lage ihrer Eintrittsstellen und ihrer Versorgungsgebiete können ventrale, laterale und dorsale Gefäße und Gefäßterritorien unterschieden werden. Die *ventralen Äste* werden von den längsverlaufenden *Aa. spinales* und der *A. basilaris* abgegeben, die *lateralen und dorsalen Äste* stammen aus den *Aa. cerebelli* und *cerebri posteriores,* die den Hirnstamm bogenförmig umfassen. Die ventralen Arterien versorgen die paramedian gelegenen Bahnen (Pyramidenbahn, medialer Teil des Lemniscus medialis) und die motorischen Kerne der Nn. III, IV, VI, XII, die lateralen durchbluten die im seitlichen Teil der Haubenregion verlaufenden Bahnen und die motorischen Kerne der Nn. V, VII, IX, X, XI. Die dorsalen Äste sind an der Blutversorgung der Hinterstrangkerne, der Vestibularis- und Kochleariskerne und des Pedunculus cerebellaris caudalis beteiligt.

Arterien der Medulla oblongata

Zur *ventralen Arteriengruppe* gehören die *Rr. medullares mediales et laterales.* Die Rr. medullares mediales des kaudalen Abschnittes der Medulla sind Äste der *A. spinalis anterior,* die des oberen Abschnittes stammen aus der *A. basilaris* und treten im Bereich der Fissura mediana ventralis am hinteren Brückenrand in den Hirnstamm. In der Mittellinie oder dicht daneben durchstoßen sie die Medulla bis nahe an das periventrikuläre Grau und versorgen den Fasciculus longitudinalis medialis, den Tractus tectospinalis, die medialen Abschnitte des Lemniscus medialis, den Tractus corticospinalis und den Nucleus olivaris caudalis (Abb. 8.35). Die für die Pyramidenbahn bestimmten, kurzen *Rr. pyramidales* stammen aus der A. spinalis anterior, die *Rr. medullares laterales* aus den Aa. vertebrales oder der A. spinalis anterior. Sie verlaufen entlang den Hypoglossuswurzeln und verästeln sich im Hypoglossuskern und im Nucleus dorsalis n. vagi.

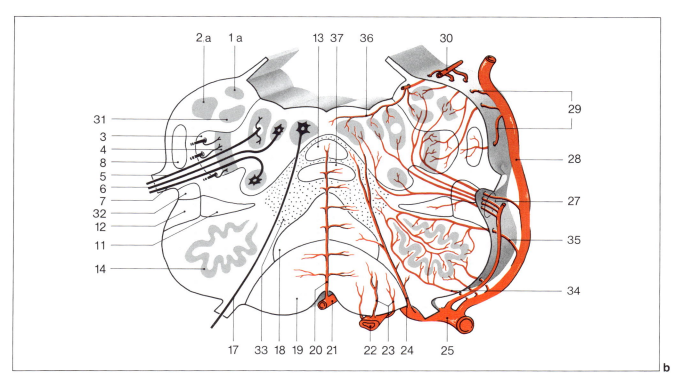

18 Lemniscus medialis
19 Tractus corticospinalis
20 Rr. medullares mediani
21 A. fissurae medianae ventralis (aus A. basilaris)
22 A. spinalis anterior
23 Aa. pyramidales inferiores
24 A. sulci lateralis anterioris
25 A. vertebralis
26 Aa. olivares
27 Aa. sulci lateralis posteriores
28 A. cerebelli inferior posterior
29 Aa. medullae oblongatae posteriores
30 A. spinalis posterior
31 Nucleus vestibularis inferior
32 Tractus olivocerebellaris
33 Formatio reticularis
34 A. olivaris superior
35 A. olivaris posterior
36 Rr. ventriculi IV.
37 Tractus tectospinalis

Durchblutungsstörungen im vorderen Gefäßterritorium verursachen das sog. vordere und mediane bulbäre Syndrom, das durch eine homolaterale Parese des N. hypoglossus und eine kontralaterale Hemiplegie und Hemiparästhesie charakterisiert ist.

Die *Äste der seitlichen Gefäßgruppe*, die *Rr. sulci retro-olivaris*, stammen im oberen Bereich der Medulla aus der A. basilaris, im unteren aus den Aa. cerebelli inferior posterior und vertebralis. Sie dringen durch den Sulcus retro-olivaris in die Haubenregion ein, verlaufen bogenförmig aufsteigend und durchbluten die Kerne der Nn. IX, X und XI, den Nucleus spinalis n. V., den unteren Vestibulariskern und die ventromedialen Teile der Hinterstrangkerne. Der Ausfall der lateralen Gefäßgruppe verursacht das laterale Bulbus- oder Wallenbergsche Syndrom. Wegen des variablen Ursprungs der einzelnen Äste der Gruppe kann das Syndrom nicht auf eine bestimmte Arterie zurückgeführt werden. Auf der Läsionsseite treten vor allem Dysphonie, Dysphagie, gustatorische Anästhesie (Lähmung der Nn. IX, X), Sensibilitätsstörungen im Gesicht (N. V.), Vertigo und Nystagmus (N. vestibularis) auf.

Die zwischen der medialen und lateralen Gefäßregion gelegene Olive wird von den variablen Aa. olivares mit Blut versorgt, Ästen der Aa. vertebralis und cerebelli posterior inferior.

Die Äste der *dorsalen Gefäßgruppe*, die *Rr. medullares posteriores* und *ventriculi IV*, stammen aus der A. cerebelli inferior posterior und dem aufsteigenden Ast der A. spinalis posterior, von dem die meisten in den Hinterstrang oder den Pedunculus cerebellaris caudalis eindringen. Kleine ventrikuläre Äste verzweigen sich am Boden des vierten Ventrikels und versorgen die dorsalen Anteile der Hinterstrangkerne, der Nuclei spinalis n. V., n. XII., dorsalis n. vagi und des

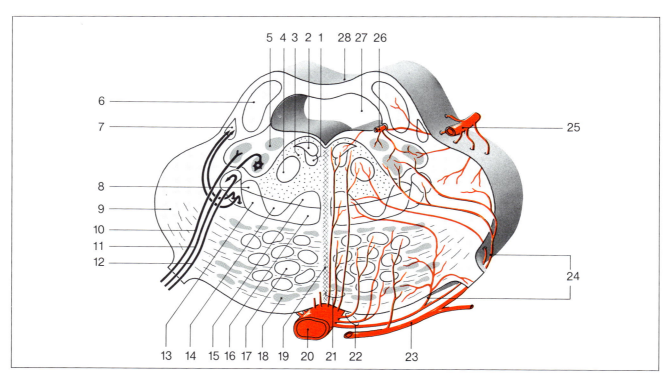

Abb. 8.**36 Blutversorgung der Brücke (oberer Abschnitt).**
1 Tractus tectospinalis
2 Fasciculus longitudinalis medialis
3 Formatio reticularis
4 Fasciculus tegmentalis centralis
5 Locus coeruleus
6 Pedunculus cerebellaris cranialis
7 Tractus spinocerebellaris ventralis
8 Tractus rubrospinalis
9 Pedunculus cerebellaris medius
10 Nucleus principalis n. V.
11 Nucleus motorius n. V.
12 Tractus spinalis n. V.
13 Lemniscus lateralis
14 Tractus spinothalamicus
15 Lemniscus trigeminalis
16 Lemniscus medialis
17 Tractus corticospinalis
18 Nuclei pontis
19 Raphe pontis
20 A. basilaris
21 Rr. ad pontem mediani
22 Rr. ad pontem breves
23 A. cerebelli inferior anterior
24 Rr. ad pontem longi
25 A. cerebelli superior
26 R. ventriculi IV.
27 Ventriculus IV.
28 Velum medullare anterius

Nucleus solitarius. Ihr Ausfall bewirkt das hintere Medullasyndrom (Störungen der Koordination, Asynergie und Hypotonie auf der Seite der Läsion).

Arterien der Brücke

Die Arterien der Brücke, *Rr. ad pontem,* stammen aus den *Aa. basilaris, cerebelli inferior anterior* und *cerebelli superior* (Abb. 8.**36**).

Zur *ventralen Gefäßgruppe* gehören *Rr. ad pontem mediani* und *breves.* Erstere bilden drei Gruppen. Die Äste der vorderen und hinteren Gruppe entspringen als Büschel am vorderen oder hinteren Ende der A. basilaris und verlaufen konvergierend gegen den Colliculus facialis. Die kleinen Arterien der mittleren Gruppe stammen aus der Dorsalseite der A. basilaris, dringen senkrecht in die Pars ventralis pontis ein, erreichen aber den Ventrikelboden nicht. Als *Rr. ad pontem breves* werden kurze, feine Äste der A. basilaris und des basalen Abschnittes der A. cerebelli inferior anterior bezeichnet, die nach kurzem, oberflächlichem Verlauf in die Pars ventralis pontis eindringen, wo sie sich verzweigen. Zum Versorgungsgebiet der vorderen Gefäßgruppe gehören die Nuclei pontis, die Pyramidenbahn, der Tractus pontocerebellaris, der mediale Teil des Lemniscus medialis, der Tractus tectospinalis und der Fasciculus longitudinalis medialis und der Abduzenskern. Vaskuläre Störungen dieses Gebietes führen zu einer homolateralen Parese des N. abducens und einer kontralateralen Hemiplegie und Hypästhesie (vorderes Ponssyndrom).

Zur *lateralen Gefäßgruppe* gehören die *Rr. ad pontem longi,* Äste der Aa. basilaris und cerebelli inferior anterior, die an der Grenze Pons-Pedunculus cerebellaris medius in die Tiefe dringen, wo sie bogenförmig verlaufen. Zirkulationsstörungen in ihrem Versor-

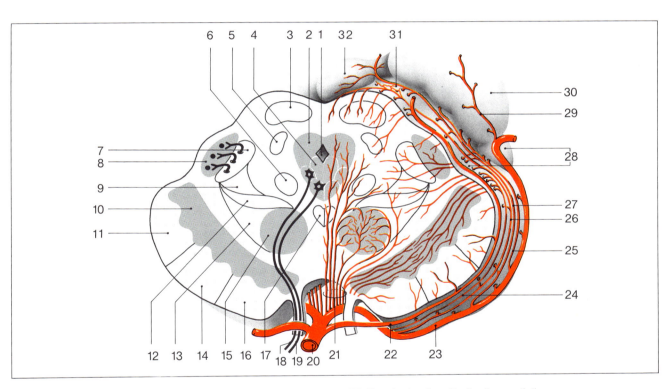

Abb. 8.**37 Blutversorgung des Mesencephalon.**
1 Aqaeductus mesencephali
2 Substantia grisea centralis
3 Colliculus cranialis
4 Perlia-Kern
5 Lemniscus trigeminalis dorsalis
6 Fasciculus tegmentalis centralis
7 Lemniscus lateralis
8 Corpus geniculatum mediale
9 Tractus spinothalamicus
10 Nucleus niger
11 Tractus temporopontinus
12 Lemniscus trigeminalis
13 Lemniscus medialis
14 Tractus corticospinalis
15 Nucleus ruber
16 Tractus frontopontinus
17 Fasciculus longitudinalis medialis
18 Westphal-Edinger Kern
19 Nucleus n. oculomotorii
20 A. basilaris
21 Aa. perforantes interpedunculares
22 A. cerebelli superior
23 A. cerebri posterior (P2-Segment)
24 Aa. circumferentiales breves
25 A. thalamogeniculata
26 A. quadrigemina
27 A. choroidea posterior medialis
28 Corpora geniculata
29 A. choroidea posterior lateralis
30 Pulvinar thalami
31 Lamina tecti (quadrigemina)
32 Corpus pineale

gungsgebiet, das sich auf die Kerne der Nn. facialis, vestibulocochlearis, trigeminus und abducens erstreckt, verursachen das sog. laterale Ponssyndrom.

Die aus der A. cerebelli superior stammenden Zweige bilden die dorsale Gefäßgruppe, von der außer dem Pedunculus cerebellaris medius auch die Kerne der Nn. trigeminus, abducens und vestibulocochlearis versorgt werden.

Arterien des Mittelhirns

Das Mittelhirn wird auf beiden Seiten von mehreren Arterienbogen umfaßt, aus denen die radiär angeordneten inneren Gefäße (Aa. perforantes und geniculatae) entspringen (Abb. 8.**37**). Die stärksten Arkaden bilden die A. cerebelli superior und die Pars postcommunicalis (P2-Segment) der A. cerebri posterior, die schwächsten die *Aa. circumferentiales breves*. Die langen Bogenabschnitte der Aa. cerebelli superior, cerebri posterior, choroidea posterior medialis, quadrigemina und thalamogeniculata werden als *Aa. circumferentiales longae* zusammengefaßt.

Das bis zum Aquädukt hinaufreichende paramediane Gebiet umfaßt die Kerne der Nn. oculomotorius und trochlearis, den Fasciculus longitudinalis dorsalis, den Tractus tectospinalis, den Nucleus ruber und den medialen Teil des Nucleus niger; es wird durch die Aa. interpedunculares versorgt, die als Büschel aus der Pars praecommunicalis der A. cerebri posterior entspringen und durch die Substantia perforata interpeduncularis in das Mesencephalon eintreten. Ihr Ausfall ruft das pedunkuläre Syndrom hervor, das sich in einer homolateralen Parese der Augenmuskeln und kontralateralen Hemianästhesie äußert. Da der Fasciculus longitudinalis dorsalis von der Durchblutungsstörung mitbetroffen ist, ist die Koordination der Augenbewegungen behindert.

Das *basale Gefäßterritorium* (Basis pedunculi cerebri) und das *laterale Territorium* (lateraler Teil des Tegmentum und des Nucleus niger) erhalten Rr. perforantes aus den Aa. circumferentiales breves und longae. Das *dorsale Territorium*, das Tectum mesencephali, erhält Blut aus der A. quadrigemina und der A. choroidea posterior medialis. Die Corpora geniculata werden von Rr. geniculati der Aa. thalamogeniculata, quadrigemina, choroidea anterior und choroidea posterior medialis mit Blut versorgt.

Venen des Gehirns und venöse Blutleiter

Die dünnwandigen, klappenlosen Hirnvenen münden in die venösen Blutleiter, Sinus durae matris. Sie verlaufen unabhängig von den Arterien und lassen sich aufgrund ihrer Lage und der von ihnen drainierten Hirnabschnitte in zwei Gruppen, die *Vv. cerebri superficiales* und die *Vv. cerebri profundae*, zusammenfassen. Die oberflächlichen Hirnvenen leiten das Blut aus der Hirnrinde und der Marksubstanz dem Sinus sagittalis superior und verschiedenen basalen Sinus zu, während die tiefen Venen die tief liegenden Teile des Markes, die Basalganglien und die dorsalen Abschnitte des Diencephalons drainieren und das Blut letztlich der V. cerebri magna Galeni zuführen. Beide Venengruppen bilden morphologisch getrennte Systeme, sind aber durch zahlreiche intra- und extrazerebrale Anastomosen untereinander verbunden.

Venae cerebri superficiales

Die oberflächlichen Hirnvenen, *Vv. cerebri superficiales*, wurzeln in einem pialen Venennetz. In dieses münden die kurzen *Vv. corticales*, die Rinde und subkortikale Zone der Marksubstanz drainieren, und die langen *Vv. medullares*, die aus dem Centrum semiovale stammen. Die aus dem pialen Venennetz hervorgehenden Venenstämme halten sich in ihrem Verlauf durch die Cavitas subarachnoidealis weder an die Arterien, noch an Furchen und Windungen. Kurz vor ihrer Einmündung in einen Sinus oder in eine seiner Seitenlakunen werden sie in die Dura eingeschlossen. Diese mit der Dura verlöteten oder in ihr eingeschlossenen Venenabschnitte werden als „Brückenvenen" bezeichnet.

Zahl, Kaliber und Topographie der oberflächlichen Venen sind sehr variabel. Aus diesem Grunde ist auch die in der Literatur verwendete Nomenklatur uneinheitlich, was die Beschreibung der Venen erschwert. Im folgenden wird die offizielle Nomenklatur (Nomina anatomica) verwendet und, wo nötig, werden klinische oder radiologische Bezeichnungen in den Abbildungen in Klammern beigefügt.

Venen der Facies superolateralis hemisphaerii

Das Blut aus der oberen Hälfte der Facies superolateralis hemisphaerii fließt über aufsteigende Venen, *Vv. cerebri superiores*, in den Sinus sagittalis superior, das aus der unteren Hälfte über absteigende Venen, *Vv. cerebri inferiores*, in die Sinus transversi und sphenoparietales (Abb. 8.**38**). Aus beiden Hälften führt die V. cerebri media superficialis Blut zum Sinus sphenoparietalis.

Die **Vv. cerebri superiores,** 6–12 aufsteigende Venen, bilden vier Gruppen: Vv. frontales, frontoparietales, parietales und occipitales.

Von den *Vv. frontales* drainieren die vordersten, *Vv. praefrontales* (frontopolares) den Polus frontalis und dessen Basalfläche, die andern, *Vv. frontales anteriores* und *posteriores*, leiten das Blut aus den Gyri frontales superior und medius ab. Die Dreiergruppe der *Vv. frontoparietales* (Vv. Rolandicae), die *Vv. praecentrales, centrales* und *postcentrales*, verlaufen den gleichnamigen Furchen parallel und drainieren die Gyri prae- und postcentrales. Die *Vv. parietales* leiten das Blut aus dem Lobulus parietalis superior, die *Vv. occipitales superiores* aus den Gyri occipitales superiores ab. Die frontalen Venen münden in der Strömungsrichtung, die parietalen und okzipitalen entgegen der Flußrichtung in den Sinus sagittalis superior ein.

Venen des Gehirns und venöse Blutleiter

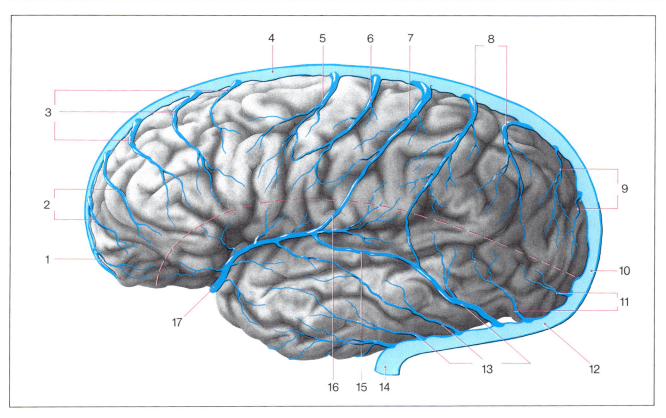

Abb. 8.38 Schematische Darstellung der Vv. cerebri superficiales.
1 V. frontopolaris
2 Vv. frontales anteriores
3 Vv. frontales posteriores
4 Sinus sagittalis superior
5 V. praecentralis
6 V. centralis
7 V. postcentralis
8 Vv. parietales
9 Vv. occipitales superiores
10 Confluens sinuum
11 Vv. occipitales inferiores
12 Sinus transversus
13 Vv. temporales inferiores
14 Sinus sigmoideus
15 V. anastomotica inferior (Labbé)
16 V. anastomotica superior (Trolard)
17 V. cerebri media superficialis
Gestrichelte Linie: Grenze zwischen den Einzugsgebieten der auf- und absteigenden Venen.

Vv. cerebri inferiores. Die Einzugsgebiete der zum Sinus transversus absteigenden *Vv. occipitales inferiores* und *temporales* umfassen die Gyri occipitales inferiores, temporalis medius und inferior und die basale Randzone der Temporal- und Okzipitallappen. Die sinusnahen Endabschnitte beider Gruppen sind mit dem Tentorium cerebelli bzw. dem Duraüberzug des Felsenbeins verwachsen und verankern die untere Hemisphärenfläche an diese.

Die **V. cerebri media superficialis** beginnt über dem Gyrus angularis, folgt dem Sulcus lateralis cerebri und mündet gewöhnlich am Hinterrand der Ala minor ossis sphenoidalis in den Sinus sphenoparietalis, seltener direkt in den Sinus cavernosus. Gelegentlich vereinigt sie sich mit der V. basalis oder biegt am Temporalpol nach hinten und endet im Sinus petrosus superior. Sie drainiert die Umgebung des Sulcus lateralis und die Opercula.

Vv. anastomoticae. Die Vv. cerebri superficiales stehen durch Vermittlung des pialen Venennetzes miteinander in ausgiebiger Verbindung (Abb. 8.38). Daneben existieren kräftigere, horizontale und sagittale Anastomosen zwischen den einzelnen Venenstämmen und Venengruppen. Horizontale Anastomosen sind häufiger in der Tiefe der Furchen als an der Oberfläche der Windungen zu finden. Wichtiger als diese sind vertikale Anastomosen, die *V. anastomotica superior* und die *V. anastomotica inferior*, die den Sinus sagittalis superior mit den basalen Sinus verbinden.

Die *V. anastomotica superior (magna)*, die *Trolardsche Vene*, wird im oberen Abschnitt durch die V. postcentralis, im unteren durch die V. cerebri media superficialis gebildet. Sie verläuft von der Mantelkante schräg abwärts und verbindet den Sinus sagittalis superior mit dem Sinus sphenoparietalis, seltener mit dem Sinus cavernosus oder dem Sinus petrosus superior. Die *V. anastomotica inferior (parva)*, die *Labbésche Vene*, überquert schräg absteigend den Lobus temporalis. Sie stellt die Anastomose zwischen einer verstärkten V. temporalis inferior und der V. cerebri media superficialis dar und verbindet so via Trolardsche Vene den Sinus sagittalis superior mit dem Sinus transversus.

8 Hirnhäute und Hirngefäße

Venen der Facies medialis hemisphaerii

Die Facies medialis hemisphaerii wird durch den Sulcus cinguli in eine Innen- und eine Außenzone unterteilt (vgl. S. 142).

Die **Venen der Außenzone,** die *Vv. frontopolaris, frontales medialis anterior* und *posterior, paracentralis, praecunea* und die *Vv. occipitales mediales*, sind aufsteigende Venen (Abb. 8.**39**). Sie zeigen die gleiche Anordnung wie die Venen der Facies superolateralis und können von diesen getrennt oder mit einem gemeinsamen Stamm in den Sinus sagittalis superior münden. Vereinigen sich die Venen, dann liegen die Vereinigungsstellen der frontalen Venen an der konvexen, die der parietookzipitalen Venen an der medialen Fläche der Hemisphären. Die Endabschnitte der Venen verlaufen, unabhängig, ob sich die Venenpaare vereinigen oder nicht, nach hinten und münden am oberen Rand in den Sinus. Die nach hinten gebogenen frontalen Venen münden in Stromrichtung, die nach vorne gebogenen Endabschnitte der parietookzipitalen Venen sind an der Falx cerebri fixiert und münden am unteren Sinusrand gegen die Stromrichtung ein. Die Venen aus der Gegend des Sulcus centralis haben einen annähernd senkrechten Verlauf. Dank der schrägen Vereinigung der Venen mit der Sinuswand entstehen klappenähnliche Falten, die normalerweise den Rückfluß des Blutes in die Venen verhindern. Verteilung der Zuflußgebiete der einzelnen aufsteigenden Venen s. Abb. 8.**40**.

Venen der Innenzone. Die eine der hinteren Venen, die *V. corporis callosi dorsalis (limbica posterior)* drainiert die hintere Hälfte des Balkens und des Gyrus cinguli, die andere, die *V. cuneata*, die Umgebung des Sulcus calcarinus. Beide münden mit einem gemeinsa-

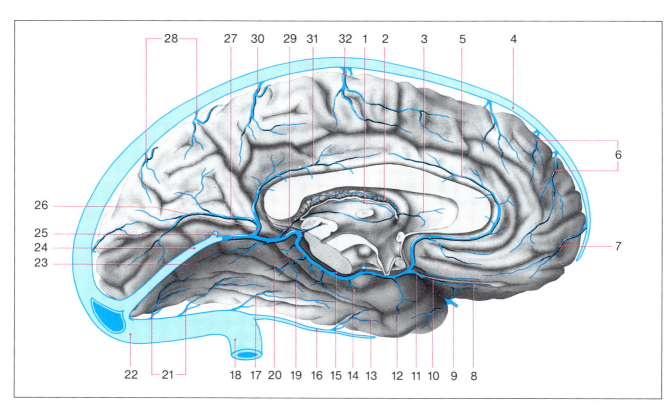

Abb. 8.**39** Venen der mediobasalen Hemisphärenfläche (Vv. cerebri internae).
1 V. thalamostriata superior
2 V. choroidea
3 V. septi pellucidi
4 Sinus sagittalis superior
5 V. cerebri (limbica) anterior
6 Vv. frontales mediales anteriores
7 V. frontopolaris
8 V. frontalis inferior
9 V. cerebri media superficialis
10 V. olfactoria
11 V. cerebri media profunda
12 V. temporopolaris
13 V. temporalis anterior inferior
14 V. parahippocampalis
15 V. choroidea inferior
16 Sinus petrosus superior
17 V. temporalis posterior inferior
18 Sinus sigmoideus
19 V. occipitotemporalis medialis
20 V. basalis
21 Vv. occipitales inferiores
22 Sinus transversus
23 V. cerebri magna (Galeni)
24 Sinus rectus
25 Sinus sagittalis inferior
26 V. cuneolimbica
27 V. cuneata
28 Vv. occipitales mediales
29 V. cerebri interna
30 V. praecunea
31 V. posterior corporis callosi (limbica posterior)
32 V. paracentralis

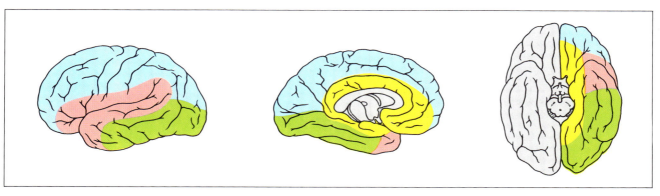

Abb. 8.40 Drainagegebiete der Hirnvenen.
blau   Vv. cerebri externae ascendentes
grün   Vv. cerebri externae descendentes
rot   V. cerebri media superficialis
gelb   V. basalis

men Stamm (V. cuneolimbica) in die V. cerebri magna (Abb. 8.39). Die *V. cerebri anterior* (limbica anterior) leitet Blut aus dem vorderen Teil des Balkens und des Gyrus cinguli ab. Sie begleitet die gleichnamige Arterie und mündet im Bereiche der Substantia perforata rostralis in die V. basalis *(Rosenthal)* ein (Abb. 8.41).

Venen der Facies inferior hemisphaerii und basales Venensystem

Entsprechend den Abflußrichtungen gibt es an der Hirnbasis vier Drainageterritorien (Abb. 8.40):
- Der basale Teil des Frontalpoles wird durch die medialen und lateralen Vv. frontopolares (praefrontales) in den Sinus sagittalis superior drainiert.
- Der laterale Teil des Frontallappens und des Frontalpoles gehören zum Einzugsgebiet der V. cerebri media superficialis.
- Die Randzone des Temporal- und des Okzipitallappens wird von den Vv. temporales und occipitales inferiores, der Gyrus occipitotemporalis lateralis von der V. occipitotemporalis lateralis drainiert. Diese mündet separat oder mit den Vv. temporales vereinigt in den Sinus transversus oder petrosus superior. Ihre sinusnahen Abschnitte sind ähnlich wie die absteigenden lateralen Venen am Tentorium cerebelli befestigt. Sie können auch das Tentorium perforieren und, mit Kleinhirnvenen vereinigt, in den Sinus transversus einmünden.
- Die Venen des medialen Teiles des Frontallappens, die Vv. frontales inferiores und olfactoria, und des Gyrus parahippocampalis und occipitotemporalis medialis, die Vv. parahippocampales und occipitotemporales mediales, sind Seitenäste der V. basalis *(Rosenthal).*

Das *basale Venensystem* (Abb. 8.41) drainiert das Mittelfeld der Hirnbasis, den größten Teil des limbischen Systems, den Hypothalamus, Metathalamus, das Mesencephalon, die Stammganglien und die Capsula interna.

Die **V. basalis** *(Rosenthal)* entsteht im Bereich der Substantia perforata rostralis aus der Vereinigung der Vv. cerebri anterior und cerebri media profunda (Abb. 8.41) und verläuft dem medialen Rand des Tractus opticus entlang nach hinten. Ihr in der Cisterna ambiens gelegener dorsolateraler Teil steigt seitlich des Pedunculus cerebri zum Trigonum habenulae, wendet sich dort nach hinten und mündet in die V. cerebri magna, seltener in den Sinus rectus oder den Endabschnitt der V. cerebri interna. Münden die Vv. cerebri anterior und cerebri media profunda in die V. cerebri media superficialis, was selten der Fall ist, fehlt der basale Abschnitt der V. basalis (Abb. 8.41).

Die **V. cerebri anterior** verläuft in Begleitung der gleichnamigen Arterie. Ihre initialen Äste drainieren die vordere Hälfte des Balkens und des Gyrus cinguli, die basalen Äste, die *Vv. frontalis und olfactoria*, den mediobasalen Abschnitt des Frontallappens. Die beidseitigen Venen sind vor dem Chiasma opticum durch die *V. communicans anterior* miteinander verbunden.

Die **V. cerebri media profunda** (insularis) verläuft versteckt unter der A. cerebri media in der Tiefe des Sulcus lateralis cerebri und leitet das Blut der Inselregion ab. Beim Limen insulae nimmt sie die *V. temporopolaris* und über der Substantia perforata rostralis die *Vv. perforantes anteriores* (striatae inferiores) auf.

Die *Zuflüsse des basalen Abschnittes der V. basalis* sind lateral kleine Venen aus der lateralen Seite des Tractus opticus *(Vv. parahippocampales, occipitotemporalis medialis* und *choroidea inferior)*, medial kleine Venen des Pedunculus cerebri und die *V. interpeduncularis.* Die Vv. interpedunculares und ihre Verbindung, die *V. communicans posterior*, drainieren den Hypothalamus, das Chiasma opticum und durch die *Vv. perforantes posteriores* den Subthalamus und basale Anteile des Mesencephalons. Wie Abb. 8.41 zeigt, bilden die V. communicans anterior, die Vv. cerebri anteriores, die basalen Abschnitte der Vv. basales und die Vv. interpedunculares mit der V. communicans posterior einen unter dem Circulus arteriosus cerebri gelegenen Venenring, den *Circulus venosus cerebri* oder das Hexagon von *Trolard.*

Venae cerebri profundae

Die tiefen Hirnvenen, *Vv. cerebri profundae* (Abb. 8.**42**), die *Vv. septi pellucidi, thalamostriata superior (terminalis) und choroidea superior* drainieren die Stammganglien, die Capsula interna, den größten Teil des Centrum semiovale und die Plexus choroidei ventriculi lateralis und ventriculi tertii. Sie vereinigen sich am Hinterrand des Foramen interventriculare im *Confluens venosus anterior* zur *V. cerebri interna*.

Der Confluens dient als angiographisches Merkmal für die Lokalisation des Foramen interventriculare. Die Vv. septi pellucidi und thalamostriata superior sowie ihre auf der Ventrikelwand gelegenen Äste sind subependymale Venen.

Die **V. septi pellucidi** verläuft subependymal auf dem Septum pellucidum und vereinigt sich nach Überbrückung des Foramen interventriculare mit den Vv. thalamostriata superior und choroidea. Ihre Äste (Rr. anterior, superior, inferior und posterior) nehmen Blut aus dem Septum pellucidum, Genu corporis callosi, Caput nuclei caudati, der Lamina terminalis und aus der weißen Substanz des Polus frontalis auf.

Die **V. thalamostriata superior** *(terminalis)* beginnt am Übergang der Pars centralis des Seitenventrikels in das Cornu temporale und verläuft im Sulcus terminalis nach vorne, biegt in Höhe des Foramen interventriculare U- oder V-förmig nach hinten und medial um und mündet in die V. cerebri interna. Ihre Äste, die *Vv. nuclei caudati anterior, longitudinalis nuclei caudati, transversae nuclei caudati* drainieren das Corpus striatum, die Capsula interna und die weiße Substanz des Frontal- und Parietallappens. Blut aus dem Thalamus fließt nicht in diese Vene, sondern durch die Vv. thalamicae propriae in die V. cerebri interna und (oder) in die V. basalis. (Aus diesem Grund wäre es richtiger, den Venenstamm nicht als V. thalamostriata superior, sondern seiner topographischen Lage entsprechend als V. terminalis zu bezeichnen.) Die *V. nuclei caudati anterior* liegt auf dem Caput nuclei caudati, die *V. longitudinalis nuclei caudati* verläuft parallel zur V. thalamostriata. Die *Vv. transversae nuclei caudati* überqueren den Nucleus caudatus und münden teils in die V. longitudinalis nuclei caudati, teils in die V. thalamostriata superior. Fehlt diese, dann überqueren die Vv. transversae nuclei caudati die Dorsalfläche des Thalamus und münden einzeln in die V. cerebri interna (Abb. 8.**42**).

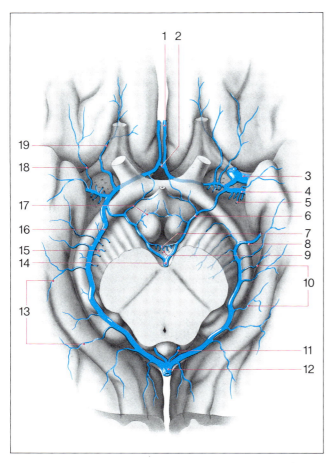

Abb. 8.**41** **V. basalis cerebri und ihre Äste und Circulus venosus cerebri (Hexagon von Trolard)** (Rechts fehlt der initiale Abschnitt der V. basalis).
1 V. cerebri anterior
2 V. communicans anterior
3 V. cerebri media superficialis
4 V. cerebri media profunda
5 Vv. perforantes anteriores
6 V. interpeduncularis
7 V. communicans posterior
8 V. choroidea inferior
9 Vv. perforantes posteriores
10 Vv. parahippocampales
11 V. cerebri interna
12 V. cerebri magna
13 Vv. occipitotemporales mediales
14 Anastomosen zu den Brückenvenen
15 Vv. pedunculares
16 V. basalis
17 Vv. tuberales
18 V. frontalis inferior
19 V. olfactoria

Vv. subependymales. Die *Vv. subependymales cornus posterioris superiores und laterales* drainieren die weiße Substanz des Parietal- und Okzipitallappens. Sie münden mittels der V. communis cornus posterioris in die V. cerebri interna.

Die *Vv. subependymales cornus inferioris mediales* überqueren den Hippocampus und die Fimbria hippocampi, vereinigen sich zu einer oder mehreren Vv. hippocampi, treten durch die Fissura choroidea aus dem Unterhorn heraus und münden in die V. basalis.

Die *Vv. subependymales cornus inferioris laterales* drainieren die weiße Substanz des Temporallappens und die laterale Seite des Hippocampus. Sie biegen sich auf das Dach des Unterhornes, um dort einen von hinten nach vorne laufenden Stamm, *V. ventriculi inferioris,* zu bilden. Diese mündet, vereinigt mit der V. choroidea inferior, in die V. basalis.

Die **V. choroidea superior** läuft im Plexus choroideus ventriculi lateralis nach vorne zum Confluens venosus anterior. Sie erhält Äste vom Hippocampus, Fornix

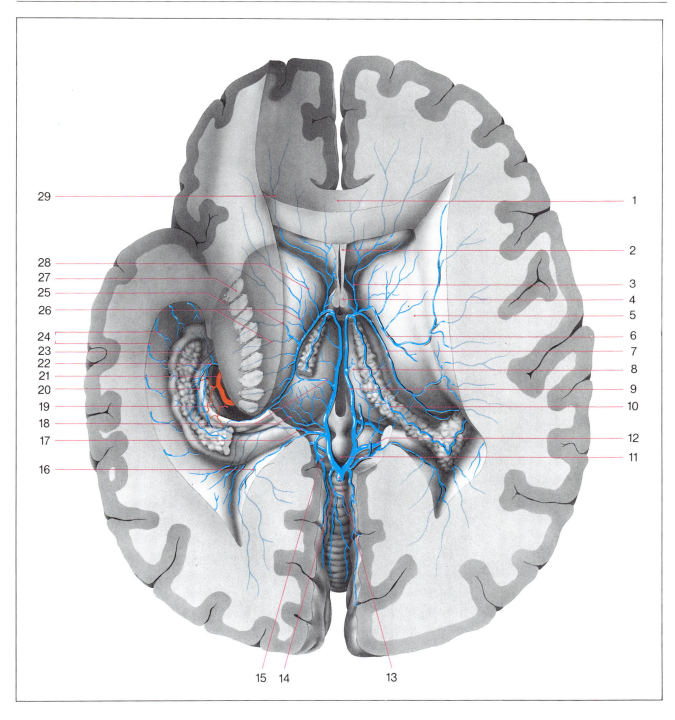

Abb. 8.**42** **Tiefe Hirnvenen, Vv. cerebri profundae.**
1 Genu corporis callosi
2 Septum pellucidum
3 V. septi pellucidi
4 Fornix
5 Nucleus caudatus
6 V. longitudinalis nuclei caudati
7 V. thalamostriata superior
8 Thalamus
9 V. cerebri interna
10 V. choroidea superior
11 Corpus pineale
12 V. basalis
13 V. cerebri magna
14 V. cerebelli medialis superior
15 V. cuneolimbica
16 Vv. subependymales cornus posterioris
17 V. communis cornus posterioris
18 Vv. thalamicae
19 Fissura choroidea
20 V. hippocampi
21 A. cerebri posterior
22 V. choroidea inferior
23 Subependymale Äste der V. hippocampi
24 Vv. subependymales cornus inferioris laterales
25 Nucleus lentiformis
26 Vv. transversae nuclei caudati
27 Capsula interna
28 V. nuclei caudati anterior
29 Venen der weißen Substanz

und Balken und anastomosiert mit der *V. choroidea inferior*. Letztere leitet das Blut aus dem im Unterhorn gelegenen Endteil des Plexus choroideus durch die Fissura choroidea in die V. basalis ab.

Die **V. cerebri interna** *(V. cerebri parva Galeni)* zieht in der Lamina interposita (Abb. 8.**43**) zur Lamina tecti. Die vorderen Abschnitte der beiden Venen liegen nahe beisammen, ihre hinteren Abschnitte weichen auseinander und vereinigen sich über dem Corpus pineale zur *V. cerebri magna (Galeni)*. Gelegentlich umfassen sie das Corpus pineale und verbinden sich hinter ihm; während der vordere Venenabschnitt gewöhnlich astfrei ist, nimmt der hintere Venen aus dem Thalamus, dem Fornix, dem Hippocampus, dem Corpus pineale und der Lamina tecti auf. Die größte Thalamusvene, die *V. thalami superior*, tritt aus der Dorsalfläche des Thalamus aus und mündet senkrecht in das Mittelstück der V. cerebri interna. Die *Vv. thalami posteriores* entstehen aus einem subependymalen Rete auf der dorsalen Thalamusfläche und auf dem Pulvinar thalami. Sie können in den Endabschnitt der V. cerebri interna, in die V. basalis oder in die V. mesencephali posterior münden. Alle Seitenäste der V. cerebri interna sind terminale Venen.

Die unpaare **V. cerebri magna (Galeni)** entsteht aus dem Zusammenfluß der Vv. cerebri internae und der Vv. basales (Abb. 8.**39**, 8.**41**, 8.**42**). Die Vereinigungsstelle *(Confluens venosus posterior)* liegt im hinteren Abschnitt der Lamina interposita zwischen Splenium corporis callosi und Corpus pineale. Die etwa 1 cm lange, ampullenartig erweiterte Vene verläuft um das Splenium herum nach oben und mündet entweder senkrecht oder nach vorne gerichtet, unmittelbar hinter der Einmündung des Sinus sagittalis inferior in den Sinus rectus (Abb. 8.**49**). Dieser sinusnahe Abschnitt ist am Tentorium cerebelli oder am hinteren Ende der Falx cerebri angeheftet.

Die *Seitenäste der V. cerebri magna* bilden die *Vv. cuneolimbica, epithalamica, azygos corporis pineale* und der gemeinsame Stamm der *Vv. colliculi superioris, colliculi inferioris* und die *V. cerebellaris superior medialis* (Abb. 8.**46**). Wegen der hohen Zahl der Äste ist der supratektale Abschnitt der Cisterna ambiens das gefäßreichste Gebiet des Hirnstammes.

Das ausgedehnte *Sammelgebiet der V. cerebri magna* umfaßt das ventrikuläre und das basale Venensystem, die Innenzone der medialen Hemisphärenfläche und Teile der Kleinhirnrinde.

Venöse Anastomosen. *Anastomosen zwischen den Venen der beiden Hemisphären* bilden an der Hirnbasis den *Circulus venosus* und über dem Balken die unpaare *V. interhemisphaerica*. Sie drainiert mit ihren beiden Ästen die gegenüber dem Genu corporis callosi gelegenen medialen Hemisphärenflächen und mündet in den Sinus sagittalis inferior.

Anastomosen zwischen den Vv. cerebri superficiales und profundae. Die Äste der V. cerebri interna stehen einerseits mit der V. basalis und den basalen Sinus, andererseits mit oberflächlichen Venen der Facies superolateralis hemisphaerii in Verbindung (Abb. 8.**43**).

Anastomosen zwischen der V. cerebri interna und der V. basalis entstehen sowohl im Plexus choroideus durch die Verbindung zwischen V. choroidea superior und inferior als auch im Nucleus lentiformis durch kapilläre Anastomosen zwischen den Vv. lenticulares superiores und inferiores. Die aus der V. longitudinalis nuclei caudati stammenden Vv. lenticulares superiores mediales und laterales verlaufen teils medial, teils lateral vom Putamen und in den Marklamellen des Pallidums basalwärts und stehen in Verbindung mit den Vv. lenticulares inferiores (perforantes), die ihrerseits in die V. basalis münden. Da die V. basalis durch

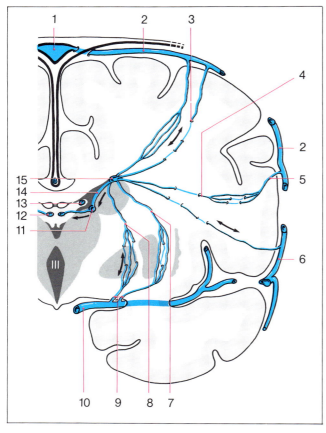

Abb. 8.**43 Anastomosen zwischen den Vv. cerebri internae und externae** (Schematischer Frontalschnitt durch die rechte Großhirnhemisphäre).
 1 Sinus sagittalis superior
 2 Vv. cerebrales externae
 3 V. anastomotica medullaris
 4 V. centri semiovalis
 5 V. medullaris
 6 V. cerebri media superficialis
 7 Vv. lenticulares superiores laterales
 8 Vv. lenticulares superiores mediales
 9 Vv. lenticulares inferiores (perforantes)
10 V. cerebri media profunda
11 V. terminalis (thalamostriata superior)
12 V. cerebri interna
13 V. choroidea
14 Vv. transversae nuclei caudati
15 V. longitudinalis nuclei caudati

Venen des Gehirns und venöse Blutleiter

Anastomosen mit den Vv. parahippocampales, occipitotemporales mediales und laterales zugleich auch mit den Sinus basales verbunden sind, gilt dieser Weg als indirekte Verbindung zwischen den basalen Sinus und der V. cerebri interna.

Die Anastomosen zwischen den Ästen der V. cerebri interna und den oberflächlichen Venen der Facies superolateralis hemisphaerii sind transmedulläre Wege. Sie werden von Venen gebildet, die fächerförmig in das Centrum semiovale einstrahlen und den Fasern der Corona radiata folgen. Ein Teil der Seitenäste der V. septi pellucidi und der V. longitudinalis nuclei caudati anastomosiert im gemeinsamen Kapillarnetz mit den Vv. medullares und corticales. Andere Äste, die als Vv. anastomoticae medullares oder Stabvenen bezeichnet werden, können makroskopisch verfolgt werden, da ihr Kaliber von Anfang bis Ende unverändert bleibt (Abb. 8.43).

Kleinhirnvenen und Venen des Hirnstammes

Die **Kleinhirnvenen**, *Vv. cerebelli*, verlaufen mit Ausnahme der V. nuclei dentati wie die Großhirnvenen unabhängig von den Arterien. Ihre größeren Stämme überqueren Furchen und Windungen in sagittaler Richtung, nur kleinere Seitenäste verlaufen transversal. Topographisch unterscheidet man eine mediale und zwei laterale Venengruppen; die medialen Venen drainieren vor allem den Kleinhirnwurm, während die lateralen Venen das Blut aus den beiden Kleinhirnhemisphären ableiten (Abb. 8.44).

Die *V. cerebelli medialis superior* leitet das Blut in die V. cerebri magna, die *V. cerebelli medialis inferior* in den Confluens sinuum oder in den Sinus transversus. Die *V. cerebelli lateralis inferior* mündet in den Sinus transversus, die *V. cerebelli lateralis superior* hingegen

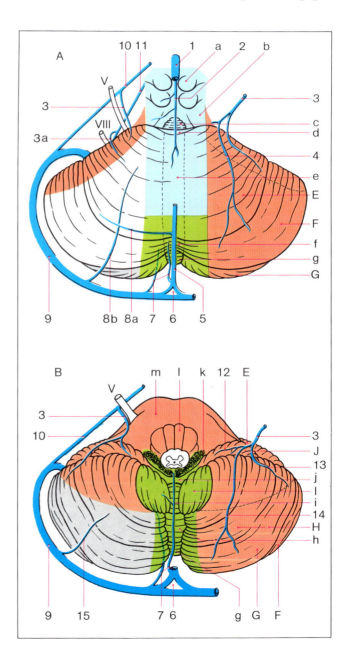

Abb. 8.**44** Einmündungsstellen der Kleinhirnvenen und Ausdehnung ihrer Sammelgebiete.
A Dorsalansicht, **B** Basalansicht.
Links: Normale Ausdehnung der Drainagegebiete.
Rechts: Alleindrainage der ganzen Hemisphäre durch die V. petrosa superior.

a Lamina tecti (quadrigemina)
b Pedunculus cerebellaris cranialis
c Lingula
d Lobulus centralis mit Ala lobuli centralis
e Culmen und Declive
E Lobulus quadrangularis
f Folium vermis
F Lobulus semilunaris superior
g Tuber vermis
G Lobulus semilunaris inferior
h Pyramis vermis
H Lobulus biventer
i Uvula vermis
I Tonsilla cerebelli
j Nodulus
J Flocculus
k Plexus choroideus ventriculi IV
l Medulla oblongata
m Pons
V N. trigeminus
VIII N. vestibulocochlearis
1 V. cerebri magna
2 V. cerebelli medialis superior (Drainagegebiet blau)
3 V. petrosa superior (Drainagegebiet orange)
3a Einmündungsvariante von 3
4 R. hemisphaericus superior
5 Sinus rectus
6 Confluens sinuum
7 V. cerebelli medialis inferior (Einmündungsvariante gestrichelt, Drainagegebiet grün)
8 V. cerebelli lateralis superior (a: querer Verlauf, b: sagittaler Verlauf. Drainagegebiet weiß)
9 Sinus transversus
10 Sinus petrosus superior
11 Sinus petrosus inferior
12 V. floccularis
13 V. cerebelli lateralis anterior
14 R. hemisphaericus inferior
15 V. cerebelli lateralis inferior (Drainagegebiet grau)

kann sagittal nach hinten zum Sinus transversus oder quergerichtet zum Sinus rectus laufen. Die *V. petrosa superior*, die Dandysche Vene, steigt vom Kleinhirn-Brückenwinkel entlang dem N. trigeminus zum Sinus petrosus superior auf, seltener folgt sie dem N. vestibulocochlearis und mündet in den Sinus petrosus inferior. Nur drei ihrer Äste, die Vv. cerebellaris lateralis anterior, floccularis und die V. nuclei dentati sind Kleinhirnvenen, die anderen drainieren die Brücke und das verlängerte Mark. Selten, wenn die V. floccularis einen starken *R. hemisphaericus superior* oder *inferior* besitzt, ersetzt sie die V. cerebelli lateralis superior oder inferior. In solchen Fällen wird fast die ganze Hemisphäre durch die V. petrosa superior drainiert. Drainagegebiete der einzelnen Kleinhirnvenen s. Abb. 8.**44.**

Die Kleinhirnvenen anastomosieren nicht nur untereinander, sondern auch mit den Venen des Mesencephalons, Pons und der Medulla oblongata, beim Foramen (occipitale) magnum mit der V. vertebralis sowie mit tiefen Halsvenen. Trotz der Einmündung der V. cerebelli medialis superior in die V. cerebri magna und der Anastomosen der einzelnen Kleinhirnvenen bleibt das Venensystem des Kleinhirns von dem des Großhirns weitgehend unabhängig.

Die mündungsnahen Endabschnitte der meisten Kleinhirnvenen sind, ähnlich wie die der Großhirnvenen, in die Dura eingebettet. So befestigen die Venen das Kleinhirn an der Decke (Tentorium) und am osteofibrösen Umfang der Kleinhirnloge, der von den Sinus petrosi superiores und transversi umrahmt wird.

Die **Venen des Hirnstammes** bilden die Fortsetzung der Rückenmarksvenen und verbinden diese mit den basalen Hirnvenen. Kaudal bilden sie, ähnlich wie die Rückenmarksvenen, ein longitudinales und ein transversales System, das durch Anastomosen zu einem eigentlichen Venennetz verbunden ist.

Topographisch gehören die Venen der Medulla oblongata und der Brücke wie die Kleinhirnvenen zum infratentoriellen System. An der Pons-Mesencephalon-Grenze sind sie durch basale und seitliche Anastomosen miteinander verknüpft. Die Anastomosen verbinden die *V. petrosa* mit der *V. basalis* und stellen dadurch eine indirekte Verbindung zwischen Sinus rectus und Sinus petrosus superior her. Die Systeme der Hirnstammvenen, die Anastomosen des infratentoriellen und des supratentoriellen Systems und die Abflußwege sind in Abb. 8.**45** u. 8.**46** zusammengefaßt.

Abb. 8.**45 Basale Venen des Hirnstammes, ihre Abfluß** ▶ **wege und Verbindungen mit den basalen Hirnvenen.**
C   Cerebellum
Cho Chiasma opticum
Cm Corpus mamillare
Hs   Hypophysenstiel
LF   Lobus frontalis
LT   Lobus temporalis (Schnittfläche)
M   Medulla oblongata
Pc   Pedunculus cerebri
Pch Plexus choroideus (cornus temporalis)
RL   Recessus lateralis ventriculi IV
Tc   Tentorium cerebelli (Schnittfläche)
FL   Flocculus
Hirnnerven mit römischen Zahlen bezeichnet.
Venen der Medulla oblongata
1 V. medullaris anteromediana ⎫
2 V. medullaris anterolateralis ⎬ longitudinales System
3 V. medullaris lateralis ⎪
4 V. medullaris posteromedialis ⎭
5 Vv. medullares transversae ⎱ transversales System
   (superior, media, inferior) ⎰
Venen der Brücke
6 V. pontis anteromedialis ⎫
7 V. pontis anterolateralis ⎬ longitudinales System
8 V. pontomedullaris ⎭
9 Vv. pontis transversae ⎱ transversales System
   (superior, inferior) ⎰
Venen des Mesencephalons
10 V. interpeduncularis
11 V. peduncularis lateralis
12 V. peduncularis transversa
Venen des Diencephalons
13 Vv. tuberales
14 Arcus retrochiasmatis
15 Arcus praemamillaris
Basale Venen des Gehirns
16 V. basalis
17 V. communicans anterior
18 V. cerebri anterior
19 V. frontalis inferior
20 Vv. thalamostriatae inferiores
21 V. cerebri media
22 V. choroidea inferior
23 V. communicans posterior
Anastomosen zwischen dem infratentoriellen System (1–9) und dem supratentoriellen System (10–23)
24 Anastomosis anteromedialis
25 Anastomosis anterolateralis
26 V. mesencephali lateralis

Venen des Gehirns und venöse Blutleiter

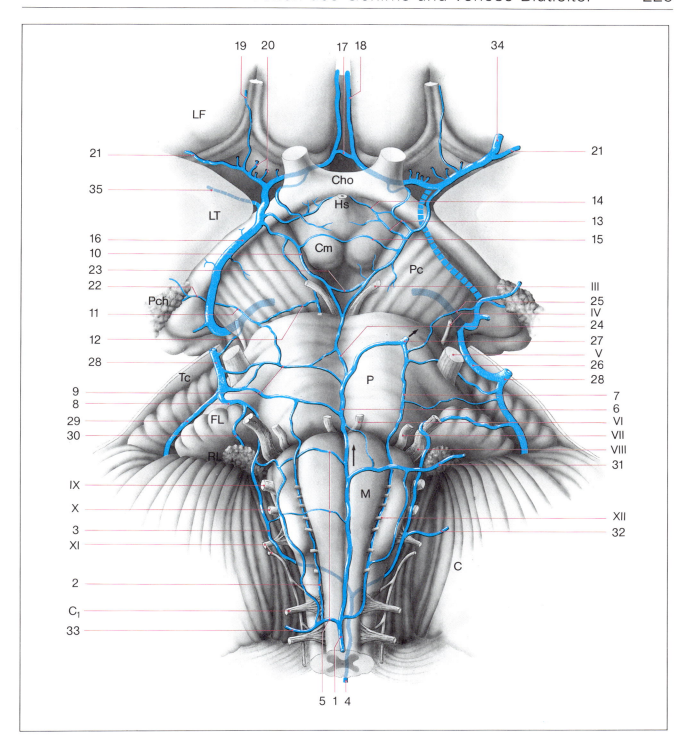

Abflußwege des infratentoriellen Venennetzes

27 Vorderer Abfluß in den Plexus basalis bzw. Sinus cavernosus
28 V. petrosa superior (folgt dem N. trigeminus und mündet in den Sinus petrosus superior). Nimmt auch Kleinhirnnerven auf: V. cerebelli anterior (29), V. recessus lateralis ventriculi IV (30)
31 V. petrosa inferior (folgt dem N. glossopharyngeus und mündet in den Sinus petrosus inferior)
32 Satellitenvene des N. accessorius; führt in den Sinus sigmoideus
33 Satellitenvene des N. hypoglossus oder des N. cervicalis I; mündet in den Sinus marginalis

Abflußwege des supratentoriellen Systems
Hauptabflußweg: V. basalis (16)
34 Abfluß der vorderen Venen in die V. cerebri media superficialis oder in den Sinus sphenoparietalis, wenn das basale Segment der V. basalis (gestrichelt) fehlt
35 Inkonstante Verbindung mit der V. cerebri media superficialis
Römische Ziffern bezeichnen die entsprechenden Hirnnerven.

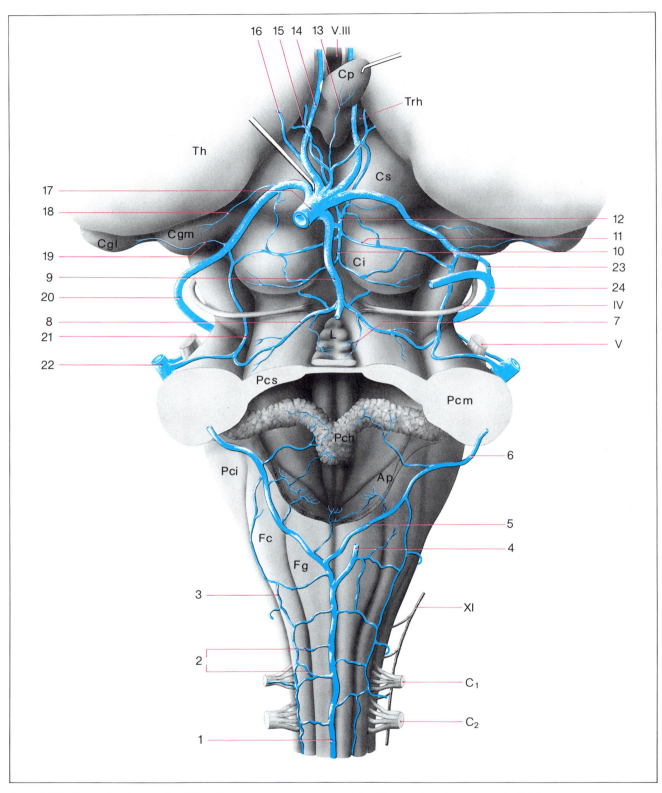

Abb. 8.46 **Dorsale Venen des Hirnstammes.**
Ap Area postrema
Cgl Corpus geniculatum laterale
Cgm Corpus geniculatum mediale
Ci Colliculus caudalis
Cp Corpus pineale
Cs Colliculus cranialis
Fc Fasciculus cuneatus
Fg Fasciculus gracilis
L Lingula
Pch Plexus choroideus ventriculi IV
Pci Pedunculus cerebellaris caudalis
Pcm Pedunculus cerebellaris medius
Pcs Pedunculus cerebellaris cranialis
Th Thalamus
Trh Trigonum habenulae
V.III Ventriculus tertius
IV N. trochlearis
V N. trigeminus
XI N. accessorius

Venen des Gehirns und venöse Blutleiter

Venöse Blutleiter

Die venösen Blutleiter der Dura mater encephali, die *Sinus durae matris,* leiten Blut aus dem Gehirn, den Hirnhäuten, den Augenhöhlen und dem Schädeldach den beiden Vv. jugulares internae zu. Sinus durae matris sind starrwandige, inkompressible, von Endothel ausgekleidete, klappenlose Blutleiter zwischen Periost und Dura, ausgenommen den Sinus sagittalis inferior und den Sinus rectus, die nur von Dura begrenzt werden. Die Sinus besitzen zwar keine Klappen, enthalten aber Bindegewebsbalken (Chordae Willisi) und Lamellen, die klappenartig die Öffnungen solcher Venen verdecken, die entgegen der Strömungsrichtung einmünden. Einige Sinus, vor allem im Bereich der Schädelkalotte und des Tentoriums, sind seitlich mit unregelmäßigen, areolär strukturierten Nischen, *Lacunae laterales,* versehen, die Dura- und Diploëvenen aufnehmen (Abb. 8.**47**).

Das System der Durasinus ist in eine obere und eine untere Gruppe gegliedert. Die *Sinus der oberen Gruppe,* die Sinus sagittalis superior und inferior, der Sinus rectus und der Sinus occipitalis, vereinigen sich im *Confluens sinuum,* der sich über die Sinus transversi in die Sinus sigmoidei und die Vv. jugulares internae fortsetzt. Die *Sinus der unteren Gruppe* sind um die beidseitigen *Sinus cavernosi* angeordnet, die das Blut aus den Orbitae und den Sinus sphenoparietales aufnehmen und über die Sinus petrosi superiores in die Sinus sigmoidei und über die Sinus petrosi inferiores direkt in die Vv. jugulares internae leiten.

Obere Gruppe der Sinus durae matris

Die Sinus der oberen Gruppe (Abb. 8.**48**, 8.**49**) vereinigen sich im Confluens sinuum.

Der **Sinus sagittalis superior** ist in die Basis der Falx cerebri eingelassen, beginnt in Höhe des Foramen caecum und folgt am Schädeldach der Ansatzlinie der Falx nach hinten. Er wird von vorne nach hinten allmählich breiter und geht in Höhe der Protuberantia occipitalis interna in den Confluens sinuum über. Häufig bestehen Asymmetrien, indem er in der Nähe der Protuberantia occipitalis interna nach links oder häufiger nach rechts abweicht und direkt in den Sinus transversus der betreffenden Seite übergeht. Das Sinuslumen enthält Trabekel und in seinem hinteren Abschnitt ein längliches Septum, das den Blutstrom bereits zweigeteilt in die Sinus transversi leitet. Im Bereiche der Scheitelbeine liegen beiderseits des Sinus *Lacunae laterales.* Die in den Sinus und in die Lakunen

◂ *Dorsale Venen der Medulla oblongata*
  1 V. medullaris posteromediana
  2 Vv. medullares transversae dorsales
  3 V. medullaris posterolateralis
  4 V. cisternae cerebellomedullaris (führt in den Sinus marginalis)
  5 V. pedunculi cerebellaris caudalis
  6 V. medullaris lateralis

Dorsale Venen des Mesencephalons
  7 V. lingularis
  8 V. pedunculi cerebellaris cranialis
  9 V. cerebelli superior medialis
 10 V. colliculi caudalis mediana
 11 V. intercollicularis
 12 V. colliculi cranialis mediana

Dorsale Äste der V. cerebri magna (Galeni)
 13 V. azygos corporis pinealis
 14 V. cerebri interna
 15 V. epithalamica
 16 V. choroidea posterior
 17 V. cerebri magna (auf die Seite gezogen)
 18 V. corporis geniculati medialis
 19 V. corporis geniculati lateralis
 20 V. basalis (dorsomediales Segment. Normallage am Hinterrand des Thalamus)
 21 V. mesencephali lateralis (laterale Anastomose zwischen supra- und infratentoriellem System)
 22 V. petrosa superior
 23 V. basalis accessoria
 24 Variante der V. basalis (der geradegestreckte Stamm mündet in den Sinus rectus, am Hinterrand des Thalamus steigt eine akzessorische Vene (23) auf

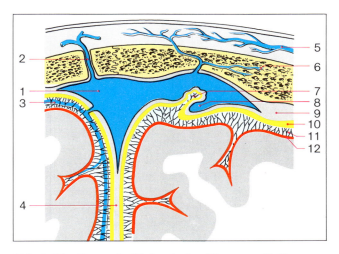

Abb. 8.**47 Querschnitt durch den Sinus sagittalis superior und seine Umgebung** (vgl. Abb. 8.**5**).
  1 Sinus sagittalis superior
  2 V. emissaria
  3 V. cerebri superficialis
  4 Falx cerebri
  5 Weichteilvene
  6 V. diploica
  7 Granulatio arachnoidealis
  8 Lacuna lateralis
  9 Dura mater
 10 Arachnoidea
 11 Cavitas subarachnoidealis
 12 Pia mater

8 Hirnhäute und Hirngefäße

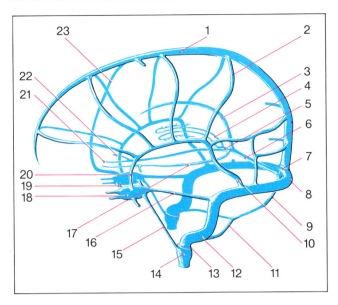

Abb. 8.48 **Sinus durae matris und ihre Verbindungen mit den Vv. cerebri.** Schematische Übersicht.
1 Sinus sagittalis superior
2 V. anastomotica superior (magna)
3 Sinus sagittalis inferior
4 Vv. cerebri internae
5 V. cerebri magna
6 Sinus rectus
7 Confluens sinuum
8 Sinus transversus
9 Sinus occipitalis
10 V. anastomotica inferior (parva)
11 Sinus marginalis
12 Sinus sigmoideus
13 Foramen jugulare
14 Bulbus v. jugularis superior
15 Sinus petrosus inferior
16 Sinus petrosus superior
17 V. basalis
18 Sinus cavernosus
19 Sinus intercavernosus anterior
20 V. cerebri media superficialis
21 V. cerebri anterior
22 V. cerebri media profunda
23 Sinus sphenoparietalis

eingebuchteten zahlreichen *Granulationes arachnoideales* wölben die obere Sinuswand aus und legen sich in die *Foveolae granulares* der Kalotte ein (vgl. S. 182). Die Lakunen drainieren Vv. diploicae und Vv. meningeae; die aufsteigenden Venen der Facies superolateralis und medialis hemisphaerii münden direkt in den Sinus ein (Abb. 8.**38**, 8.**39**). Beim Kind bestehen regelmäßig Verbindungen des Sinus sagittalis superior mit Nasenvenen, beim Erwachsenen sind solche nur nachweisbar, wenn das Foramen caecum offen geblieben ist. Durch die *Vv. emissariae parietales* steht der Sinus sagittalis superior mit den Vv. temporales superficiales, durch die *V. anastomotica superior (magna)* mit dem Sinus sphenoparietalis und über die *V. anastomotica inferior (parva)* mit dem Sinus transversus in Verbindung (Abb. 8.**48**).

Der Sinus sagittalis superior ist wegen seiner exponierten Lage direkt unter der Schädelkalotte leicht verletzbar. Chirurgische Eingriffe werden etwa 2 cm seitlich von der Sagittalnaht vorgenommen, um die Eröffnung der Seitenlakunen zu vermeiden.

Der kleinkalibrige **Sinus sagittalis inferior** (Abb. 8.**48**) ist im freien Rand der Falx cerebri enthalten. Er entspringt, als Fortsetzung der V. interhemisphaerica etwa in der Falxmitte und mündet am vorderen Tentoriumrand in den Sinus rectus. Er nimmt kleine Venen aus der Falx, dem Balken und den benachbarten Gyri cingulorum auf.

Der **Sinus rectus** zieht in der Mitte des Tentoriums am Ansatz der Falx cerebri nach hinten und mündet in den Confluens sinuum. Er kann, Y-förmig gegabelt, direkt in beide Sinus transversi münden oder einseitig abgebogen sich in den linken Sinus transversus fortsetzen. Er nimmt die V. cerebri magna, kleine Venen aus der Falx und dem Tentorium und manchmal die V. cerebelli lateralis superior auf. Die V. cerebri magna mündet entgegen der Flußrichtung in den Sinus.

Als **Confluens sinuum** bezeichnet man die Vereinigungsstelle des Sinus sagittalis superior mit dem Sinus rectus, den Sinus transversi und dem Sinus occipitalis (Abb. 8.**48**, 8.**49**). Die ersten zwei sind zuführende, die anderen abführende Wege. Die Form des Confluens variiert je nach der Einmündung seiner einzelnen Komponenten. In 80% der Fälle zeigt er eine annähernd symmetrische Kreuzform, mit einem verstärkten Sinus transversus auf der rechten Seite. In einzelnen Fällen, in denen die Sinus sagittalis superior und rectus Y-förmig aufgeteilt in die Sinus transversi münden, entsteht eine dreieckige oder rhombusförmige Aussparung in der Confluensmitte (inselförmiger Typ). Asymmetrisch ist der Confluens, wenn die vertikalen Glieder seitlich U-förmig abgebogen sind (Lateralisation). Der Sinus sagittalis superior ist meistens nach rechts, der Sinus occipitalis nach links gebogen; sie setzen sich in den entsprechenden Sinus transversus fort. In seltenen Fällen kommunizieren die zwei Bögen nicht, der Confluens fehlt, und das Blut fließt nur durch einen Sinus transversus ab. Direkt in den Confluens kann die V. vermis inferior münden.

Den Hauptabflußweg des Confluens sinuum und damit der oberen Sinusgruppe bilden die Sinus transversi, einen akzessorischen Weg stellt der Sinus occipitalis dar (Abb. 8.**48**, 8.**49**).

Die **Sinus transversi** verlaufen in Form eines nach vorne gerichteten Hufeisens am seitlichen Tentoriumrand, in den Sulcus sinus transversi eingebettet, vom Confluens sinuum bis zur Basis des Felsenbeines, wo sie in die Sinus sigmoidei übergehen (Abb. 8.**48**, 8.**49**). Ihr dreieckiger Querschnitt mißt 10–12 mm, wobei der rechte Sinus meist der breitere ist. Ihre Formvarianten sind von denen des Confluens sinuum abhängig. Die Sinus transversi nehmen Vv. cerebrales inferiores, occipitotemporales, die V. anastomotica parva, laterale Kleinhirnvenen und mit Hilfe ihrer Seitenlakunen Vv. diploicae occipitales und Duravenen auf.

Der **Sinus sigmoideus** setzt links und rechts den Sinus

transversus fort (Abb. 8.**48**, 8.**49**). Am Übergang zwischen beiden mündet der Sinus petrosus superior ein. Der Sinus sigmoideus verläuft S-förmig im tiefen Sulcus sinus sigmoidei nach unten medial und endet im Bulbus v. jugularis superior in der hinteren Abteilung des Foramen jugulare.

Der stark vertiefte Anfangsteil des Sinus liegt im Bereiche der Sutura temporoparietalis nur 2–4 mm von der Schädelaußenfläche entfernt; deshalb ist er hier leicht verletzbar. Sein absteigender Teil ist dem Antrum mastoideum und den Cellulae mastoideae eng benachbart. Der Sinus sigmoideus nimmt den Sinus petrosus superior, die V. aquaeducti vestibuli, die Vv. emissariae mastoidea und condylaris und die V. sigmoideoantralis auf (Abb. 8.**51**). Letztere drainiert das Antrum mastoideum und die Cellulae mastoideae. Dieser Weg und die enge Nachbarschaft zwischen Sinus und Antrum bzw. Cellulae mastoideae erklären die Gefahr des Übergreifens von Entzündungsprozessen vom Mittelohr auf den Sinus.

Der **Sinus occipitalis** entspringt aus dem Confluens sinuum, oder aus einem (meist dem linken) Sinus transversus, steigt in der Wurzel der Falx cerebelli ab und teilt sich oberhalb des Foramen occipitale magnum in die zwei *Sinus marginales,* von denen jeder im Bulbus v. jugularis superior der entsprechenden Seite endet. Ist der Sinus occipitalis verdoppelt, setzt sich jeder in den Sinus marginalis seiner Seite fort. Aus der Teilungsstelle zieht ein Venenast oder ein Geflecht zum Plexus venosus foraminis ovalis hin. Der Sinus occipitalis nimmt Duravenen und Vv. diploicae occipitales auf (Abb. 8.**48** u. 8.**50**).

Untere Gruppe der Sinus durae matris

Der paarige **Sinus cavernosus** ist die Sammelstelle der unteren Sinusgruppe (Abb. 8.**48**–8.**50**). Er liegt lateral von der Sella turcica und dem Keilbeinkörper, ist etwa 2 cm lang und reicht von der Fissura orbitalis superior bis zur Spitze der Felsenbeinpyramide. Hinten und unten ist er etwa 1 cm breit, vorne und oben schmäler. Die obere und die laterale Wand wird von Ausstrahlungen des Tentorium cerebelli, die untere Wand von der Ala ossis sphenoidalis gebildet. Den unteren Teil der medialen Wand stellt der Keilbeinkörper, den oberen ein Duraseptum, das den Sinus von der Hypophyse trennt. Der Sinus cavernosus entwickelt sich aus einem Venengeflecht, das die A. carotis interna und den N. abducens umgibt und sekundär zu einem einheitlichen Raumsystem verschmilzt. Blutgefüllte Sinus cavernosi haben beim Lebenden eine weitgehend einheitliche Lichtung und enthalten nur wenig Bindegewebstrabekel, die vor allem peripher, bei den Veneneinmündungsstellen liegen. Einen mehr kavernösen, von Bindegewebsbalken durchsetzten Bau zeigen dagegen die kollabierten Sinus bei der Leiche.

Im Sinus cavernosus liegt die von Endothel bedeckte Pars cavernosa der A. carotis interna und lateral von ihr der N. abducens. In der seitlichen Wand des Sinus cavernosus verlaufen, von oben nach unten verfolgt,

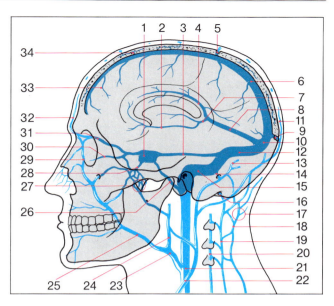

Abb. 8.**49 Basales Sinussystem und seine akzessorischen Ableitungswege.**

1 Sinus cavernosus
2 V. basalis
3 Sinus petrosus superior
4 Sinus sagittalis inferior
5 V. emissaria parietalis
6 Sinus sagittalis superior
7 V. cerebri magna
8 Sinus rectus
9 V. emissaria occipitalis
10 Confluens sinuum
11 V. occipitalis
12 Sinus transversus
13 V. auricularis posterior
14 V. emissaria mastoidea
15 Sinus sigmoideus
16 V. emissaria condylaris
17 Plexus venosus vertebralis externus
18 V. mediana nuchae
19 V. cervicalis profunda
20 V. vertebralis
21 V. jugularis interna
22 V. jugularis externa
23 V. facialis communis
24 V. retromandibularis
25 V. facialis
26 Sinus petrosus inferior
27 Plexus pterygoideus
28 Plexus venosus foraminis ovalis
29 V. angularis
30 V. ophthalmica inferior
31 V. ophthalmica superior
32 V. frontalis
33 Aufsteigende Venen der medialen Hemisphärenfläche
34 V. diploica

die Nn. oculomotorius, trochlearis und ophthalmicus. Rechter und linker Sinus stehen am vorderen und hinteren Umfang der Fossa hypophysialis durch je einen bogenförmigen, kurzen Blutleiter, *Sinus intercavernosus anterior* und *posterior,* miteinander in Verbindung. So entsteht eine Art „Venenring" um die

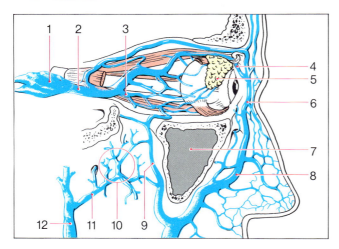

Abb. 8.**50 Sinus cavernosus, Vv. ophthalmicae und ihre Anastomosen.**
1 Sinus cavernosus
2 V. ophthalmica superior
3 V. ophthalmica inferior
4 V. supratrochlearis
5 Glandula lacrimalis
6 V. angularis
7 Sinus maxillaris
8 V. facialis
9 V. faciei profunda
10 Plexus pterygoideus
11 V. maxillaris
12 V. retromandibularis

Hypophyse, *Sinus circularis*, der das venöse Blut aus der Drüse, aus dem Corpus und Sinus sphenoidalis und dem Diaphragma sellae aufnimmt (Abb. 8.**50**).
In den Sinus cavernosus münden auf jeder Seite die *V. ophthalmica superior*, der *Sinus sphenoparietalis*, kleine *Duravenen* der vorderen und der mittleren Schädelgrube, Venen des Sinus sphenoidalis und gelegentlich der vordere Ast der V. meningea media.
Die **V. ophthalmica superior** beginnt bei der Incisura frontalis mit der V. nasofrontalis. Sie liegt anfänglich an der medialen Seite des Augapfels, verläuft dann zwischen M. rectus superior und Fasciculus opticus schräg nach hinten und auswärts. Bei der Orbitaspitze überkreuzt sie den Sehnerven, nimmt die V. ophthalmica inferior auf und tritt seitlich vom Fasciculus opticus durch die Fissura orbitalis superior in den Sinus cavernosus ein (Abb. 8.**49**, 8.**50**). Die Vv. ophthalmicae nehmen Blut aus den Organen der Orbita (Auge, Augenmuskeln, Tränendrüse), aus der Conjunctiva, dem Augenlid und der Nasenhöhle (Vv. ethmoidalis anterior und posterior) auf. Von großer praktischer Bedeutung sind die Verbindungen der V. ophthalmica superior über die V. angularis mit den oberflächlichen Gesichtsvenen und den Nasenvenen, Anastomosen, die eine vorgezeichnete Bahn für die Ausbreitung von Entzündungen der Nasenhöhle und der Oberlippe in den Sinus cavernosus bilden (Abb. 8.**50**).
Der **Sinus sphenoparietalis** entspringt meist aus einer Seitenlakune des Sinus sagittalis superior, verläuft parallel der Sutura frontoparietalis, dann am Rand der Ala minor zum Sinus cavernosus (Abb. 8.**50**). Sein äußerst dünnwandiger parietaler Abschnitt ist an der Kalotte stark fixiert und deshalb bei Trepanationen leicht verletzbar. Der Sinus nimmt Duravenen, vordere Diploëvenen und die V. cerebri media superficialis auf. Dort wo sich die Vene beim Temporalpol nach hinten wendet und in den Sinus petrosus superior mündet, biegt auch der Sinus sphenoparietalis nach hinten um und mündet nach Überquerung der mittleren Schädelgrube in den Sinus petrosus superior oder in den Sinus transversus. Dieser akzessorische Sinus der mittleren Schädelgrube wird *Sinus ophthalmopetrosus* genannt.

Die Hauptabflußwege der Sinus cavernosi sind auf jeder Seite die Sinus petrosi superior und inferior (Abb. 8.**48**, 8.**49**, 8.**50**).

Der *Sinus petrosus superior* ist in den Sulcus sinus petrosi superioris am Oberrand der Pars petrosa ossis temporalis eingebettet. In seinem ersten Abschnitt überbrückt er den N. trigeminus und den N. abducens. Der N. abducens liegt im Dorello-Kanal und wird durch das Lig. sphenopetrosum vom Sinus getrennt. Der Sinus petrosus superior mündet in den Anfangsteil des Sinus sigmoideus entgegen der Blutflußrichtung ein. Er verbindet die Blutleiter der oberen Gruppe mit den Sinus der unteren Gruppe und nimmt die Vv. tympanicae, Duravenen, die V. petrosa superior und gelegentlich basale Hirnvenen und die V. anastomotica parva auf.

Der **Sinus petrosus inferior** verläuft entlang der Fissura petrooccipitalis; er verläßt durch diese vor dem Foramen jugulare die Schädelhöhle und erreicht von der Außenseite der Schädelbasis her den Bulbus v. jugularis superior (Abb. 8.**51**). Sein extrakranialer Teil, der die Pars nervosa foraminis jugularis überquert und den N. glossopharyngeus von den Nn. vagus und accessorius trennt, hat gewöhnlich den Bau einer Vene mit einer Einmündungsklappe, er kann aber auch den Sinuscharakter beibehalten. Der intrakraniale Teil des Sinus nimmt die V. labyrinthi, Venen des Pons, der Medulla oblongata und des Kleinhirns auf. In den extrakranialen Abschnitt münden die Plexus venosi caroticus und canalis hypoglossi sowie Vv. pharyngeae.

Im **Plexus basilaris,** einem Venengeflecht auf dem Clivus, anastomosieren der Sinus intercavernosus posterior und die Sinus petrosi; durch seine Vermittlung haben sie Anschluß an die Venengeflechte im Wirbelkanal (Abb. 8.**51**). Besondere Abflußbahnen, die die Sinus cavernosi via Plexus pterygoidei und Sinus petrosus inferior indirekt mit den Vv. jugulares internae verbinden, sind die Plexus venosi foraminis ovalis und carotici interni und der Sinus petrooccipitalis.

Der **Sinus petrooccipitalis** ist der einzige extrakranial gelegene Sinus. Er entspringt aus dem Sinus cavernosus, verläßt die Schädelhöhle durch das Foramen lacerum, folgt der Außenfläche der Fissura petroocpitalis und mündet in den extrakranialen Teil des Sinus petrosus inferior.

Venae emissariae

Die **Vv. emissariae** sind klappenlose Venen, die intra- und extrakranialen Kreislauf miteinander verbinden und vermutlich eine wichtige Ausgleichsfunktion erfüllen, da in ihnen das Blut in beiden Richtungen fließen kann (Abb. 8.47, 8.49).

Die **Vv. emissariae parietales** treten durch die, neben der Sutura sagittalis und vor der Lambdanaht gelegenen, Foramina parietalia aus und verbinden den Sinus sagittalis superior mit den Vv. temporales superficiales (Abb. 8.49).

Die **Vv. emissariae mastoideae** dringen auf jeder Seite durch das hinter dem Warzenfortsatz gelegene Foramen mastoideum und verbinden die Sinus sigmoidei mit den Vv. auriculares posteriores oder den Vv. occipitales. Sie stellen konstante und praktisch sehr wichtige Anastomosen dar. Gelegentlich sind diese Venen so stark, daß ihre operative Verletzung den Anschein der Eröffnung des Sinus sigmoideus erweckt.

Die **Vv. emissariae condylares** verlaufen durch die Canales condylares und verbinden die Sinus sigmoidei mit dem Plexus venosus vertebralis externus.

Die **V. emissaria occipitalis,** die durch die Protuberantia occipitalis externa dringt, zieht vom Confluens sinuum zu den Vv. occipitales.

Die paarigen **Plexus venosi,** die in Begleitung größerer Arterien oder Nerven durch die Schädelbasis ziehen, dienen der gleichen Funktion wie die Vv. emissariae. Der *Plexus venosus foraminis ovalis* verbindet den Sinus cavernosus mit dem Plexus pterygoideus (Abb. 8.49). Der *Plexus venosus caroticus internus*, der die A. carotis interna durch den Canalis caroticus begleitet, leitet Blut aus dem Sinus cavernosus entweder über den Sinus petrosus inferior oder direkt in die V. jugularis interna. Der *Plexus venosus canalis hypoglossi* durchzieht zusammen mit dem N. hypoglossus den Nervenkanal und bildet eine Anastomose zwischen dem Plexus venosus foraminis occipitalis und dem Sinus petrosus inferior (Abb. 8.51).

Der *Plexus venosus foraminis occipitalis*, der oberste Abschnitt des Plexus venosus vertebralis internus, steht vorne mit dem Plexus basilaris, seitlich mit dem Plexus venosus canalis hypoglossi, hinten mit dem Sinus occipitalis in Verbindung (Abb. 8.51). Akzessorische Anastomosen bilden die die Membranae atlantooccipitalis und atlantoaxialis perforierenden Venen via Plexus suboccipitalis mit den Vv. vertebrales und cervicales profundae. Diese Anastomosen verbinden die obere mit der unteren Sinusgruppe und diese beiden mit den Plexus venosi vertebrales interni und externi (Abb. 8.49).

Alle Verbindungen zwischen den Sinus durae matris und extrakranialen Venen beanspruchen besondere Aufmerksamkeit, weil sich auf diesem Wege Infektionen von den Kopfweichteilen auf die Hirnhäute aus-

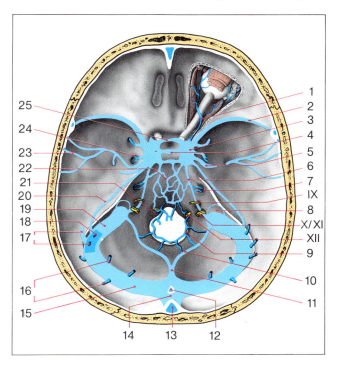

Abb. 8.**51** **Anastomosen zwischen den Sinus durae matris und den extrakranialen Venen.**
 1 V. ophthalmica superior
 2 Sinus sphenoparietalis
 3 Sinus cavernosus
 4 Sinus intercavernosus posterior
 5 Sinus petrooccipitalis
 6 Sinus petrosus inferior
 7 Vv. labyrinthi
 8 Bulbus v. jugularis superior
 9 Plexus venosus foraminis occipitalis (vertebralis internus)
10 Sinus marginalis
11 Sinus occipitalis
12 Sinus sagittalis inferior
13 Sinus sagittalis superior
14 Confluens sinuum
15 Sinus transversus
16 Vv. cerebri inferiores
17 V. sigmoideoantralis
18 Abgang der V. emissaria mastoidea
19 Sinus sigmoideus
20 Sinus petrosus superior
21 Plexus venosus canalis hypoglossi
22 Plexus basilaris
23 V. meningea media
24 Plexus venosus foraminis ovalis
25 Sinus intercavernosus anterior

breiten können. Praktisch am wichtigsten sind in dieser Hinsicht die Anastomosen zwischen den Vv. ophthalmicae superiores und den Vv. nasofrontales, die über die Vv. angulares mit den Vv. faciales verbunden sind (Abb. 8.50), und die Anastomosen zwischen den Vv. mastoideoantrales und den Sinus sigmoidei (Abb. 8.51).

Literatur

Allen, D. J., F. N. Low: Scanning electron microscopy of the subarachnoid space in the dog. III. Cranial levels. J. comp. Neurol. 161 (1975) 515–540

Allen, D. J., L. J. A. Didio: Scanning and transmission electron microscopy of the encephalic meninges in dogs. J. Submicr. Cytol. 9 (1977) 1–22

Allsopp, G., H. J. Gamble: Light and electron micrsocopic observations on the development of the blood vascular system of the human brain. J. Anat. 128 (1979) 461–477

Andres, K. H.: Über die Feinstruktur der Arachnoidea und Dura mater von Mammalia. Z. Zellforsch. 79 (1967) 272–295

Andres, K. H.: Zur Feinstruktur der Arachnoidalzotten bei Mammalia. Z. Zellforsch. 82 (1967) 92–109

Argenson, G., J. P. Francke, S. Sylla, H. Dintimille, S. Papasian, V. Di Marino: The vertebral arteries (segments V1 and V2). Anat. Clin. 2 (1980) 29–41

Ariëns Kappers, J.: Strukturelle und funktionelle Änderungen im telencephalen Plexus chorioideus des Menschen während der Ontogenese. Wien. Z. Nervenheilkd., Suppl. 1 (1966) 30–48

Arutiunov, A. I., M. A. Baron, N. A. Majorova: The role of mechanical factors in the pathogenesis of short-term and prolonged spasm of the cerebral arteries. J. Neurosurg. 40 (1974) 459–472

Baptista, A. G.: Studies on the arteries of the brain. Neurology (Minneap.) 13 (1963) 825–835

Bargmann, W., A. Oksche, J. D. Fix, W. Haymaker, R. D. Adams: Meninges, choroid plexuses, ependyma, and their reactions. In Haymaker, W., R. D. Adams: Histology and Histopathology of the Nervous System. Thomas, Springfield/Ill. 1982 (pp. 560–712)

Bauer, U.: Anatomische Varianten des Sinus sigmoideus, des Foramen jugulare und der Vena jugularis. Z. Anat. Entwickl.-Gesch. 135 (1971) 34–42

Bedford, M. A.: The sinus cavernosus. Brit. J. Ophthal. 50 (1966) 41–46

Blinkov, S. M., N. Y. Vassine: Les grandes artères intracérébrales du lobe temporal et de l'insula chez l'homme. Acta anat. (Basel) 61 (1965) 502–510

Bradbury, M. W. B., H. F. Cserr, R. J. Westrop: Drainage of cerebral interstitial fluid into deep cervical lymph of the rabbit. Amer. J. Physiol. 240 (1981) F329–F336

Brightman, M. W., L. Prescott, T. S. Reese: Intercellular junctions of special ependyma. In Knigge, K. M., D. E. Scott, H. Kobayashi, S. Ishii: Brain – endocrine interaction II. The ventricular system in neuroendocrine mechanisms. International Symposium Shizuoka 1974. Karger, Basel 1975 (pp. 146–165)

Brismar, J.: Orbital phlebography. IV. The cavernous sinuses of the scull-base. Acta radiol. Diagn. 16 (1975) 1–16

Browder, J., H. A. Kaplan: Anatomical features of the straight sinus and its tributaries. J. Neurosurg. 44 (1976) 55–61

Carpenter, M. B., C. R. Noback, M. L. Moss: The anterior choroidal artery. Its origins, course, distribution and variations. Arch. Neurol. Psychiat. (Chic.) 71 (1954) 714–722

Dahl, E.: The innervation of the cerebral arteries. J. Anat. (Lond.) 115 (1973) 53–63

David, M.: L'obstruction des trous de Magendie et de Luschka. Neuro-chirurgie 7 (1961) 210–227

Davson, H.: Physiology of the Cerebrospinal Fluid. Little, Brown & Co., Boston, 1967 (pp. 1–100)

Davson, H., G. Hollingsworth, M. B. Segal: The mechanism of drainage of the cerebrospinal fluid. Brain 93 (1970) 665–678

Decker, K., H. Backmund: Angiographie des Hirnkreislaufs. Thieme, Stuttgart 1968

Delmas, A., G. Bertrand: La veine retro-rolandiqustue. C. R. Ass. Anat. 61 (1950) 116–122

Delmas, A., J. Chifflet: Le pressoir d'Herophile. C. R. Ass. Anat. 61 (1950) 123–131

Delmas, A., B. Pertuiset, G. Bertrand: Les veines du lobe temporal. Rev. Oto-neuro-ophtal. 23 (1951) 224–230

Dermietzel, R., K. Meller, W. Tetzlaff, M. Waelsch: In vivo and in vitro formation of the junctional complex in choroid epithelium. A freeze-etching study. Cell Tissue Res. 181 (1977) 427–441

Dohrmann, G. J.: The plexus choroideus: A historical review. Brain Res. 18 (1970) 197–218

Dudley jr., A. W.: Cerebrospinal blood vessels: normal and diseased. In Haymaker, W., R. D. Adams: Histology and Histopathology of the Nervous System. Thomas, Springfield/Ill. 1982 (pp. 714–796)

Duvernoy, H. M.: The Superficial Veins of the Human Brain. Springer, Berlin 1975

Duvernoy, H.: An angioarchitectonic study of the brain. Anat. Clin. 1 (1979) 207–222

Faulhaber, K.: Anatomisch-physiologische Grundlagen der Liquorproduktion und -resorption. Radiologe 17 (1977) 443–447

Földi, M., G. Gátai, N. Papp, Z. Eöllös, A. Mézáros: Abtransport von corpusculären Teilchen aus dem Subarachnoidealraum beim Hund. Z. ges. exp. Med. 133 (1960) 110–112

Francke, J. P., A. Macke, J. Clarisse, J. C. Libersa, P. Dobbelaere: The internal carotid arteries. Anat. Clin. 3 (1982) 243–261

Galloway, R. J., T. Greitz: The medial and lateral choroid arteries. Acta radiol. (Stockh.) 53 (1960) 353–366

Gänshirt, H.: Der Hirnkreislauf. Physiologie, Pathologie, Klinik. Thieme, Stuttgart 1972

Gillot, C., C. Aaron, P. Chassaing: La phlébographie cérébrale (Etude radio-anatomique des systèmes veineux basilaires). C. R. Ass. Anat. 121 (1964) 134–144

Greitz, T., S. E. Sjörgen: The posterior inferior cerebellar artery. Acta radiol. Diagn. 1 (1963) 284–297

Grepe, A.: Anatomy of the cranial nerves in the basal cisterns. A radiologic postmortem investigation. Acta radiol. Diagn. 16 (1975) 17–38

Grisoli, J., G. Piganiol, R. Sedan: L'artère cérébrale communicante anterieure. C. R. Ass. Anat. 99 (1958) 349–355

Gryspeerot, L.: Angiographic studies of the blood flow in the circle of Willis. Acta radiol. Diagn. 1 (1963) 298–313

Hauge, T.: Catheter vertebral angiography. Acta radiol. (Stockh.) Suppl. 109 (1954) 1–129

Hossmann, K. A., I. Klatzo: Cerebrovascular transport mechanisms. Springer, Berlin 1983

Hübner, H. S.: Zum Verlauf der A. carotis interna im Bereich des Halses. Anat. Anz. 121 (1967) 489–496

Kameyama, M., S. Okinaka: Collateral circulation of the brain. Neurology (Minneap.) 13 (1963) 279–286

Kaplan, G. P., K. B. Hartman, C. R. Creveling: Localization of catechol-O-methyltransferase in the leptomeninges, choroid plexus and ciliary epithelium. Implication for the separation of central and peripheral catechols. Brain Res. 204 (1981) 353–360

Kaplan, H. A., H. H. Ford: The Brain Vascular System. Elsevier, Amsterdam 1966

Kautzky, R.: Ein Grundplan der cerebrospinalen Innervation der Hirnhäute und Hirngefäße. Z. Anat. Entwickl.-Gesch. 115 (1951) 570–583

Kautzky, R., K. J. Zülch: Neurologisch-neurochirurgische Röntgendiagnostik und andere Methoden zur Erkennung intrakranialer Erkrankungen. Die kraniale Angiographie. Springer, Berlin 1955 (S. 118–209)

Key, A., G. Retzius: Studien in der Anatomie des Nervensystems und des Bindegewebes. I. Der feinere Bau der Häute des Gehirns und Rückenmarks. Samson & Wallin, Stockholm 1875

Koritké, J. G., A. Tourande, G. Monnier, Cl. Maillot: Les veines superficielles du bulbe: essai de systématisation. C. R. Ass. Anat. 149 (1970) 791–801

Krayenbühl, H., M. G. Yasargil: Die zerebrale Angiographie, 2. Aufl. Thieme: Stuttgart 1965; 3. Aufl. 1979

Krisch, B., H. Leonhardt, A. Oksche: The meningeal compartments of the median eminence and the cortex. A comparative analysis in the rat. Cell Tissue Res. 228 (1983) 597–640

Krisch, B., H. Leonhardt, A. Oksche: Compartments and perivascular arrangement of the meninges covering the cerebral cortex of the rat. Cell Tissue Res. 238 (1984) 459–474

Kubik, St., P. Groscurth, M. Manestar, B. Szarvas: Anleitung zur Hirnpräparation. Hausdruckerei Universität Zürich 1976; 7. Aufl. 1982

Lang, J.: Zur Vaskularisation der Dura mater cerebri I. Z. anat. Entwickl.-Gesch. 135 (1971) 20–34

Lang, J.: Zur Vaskularisation der Dura mater II. Durazotten am Eingang in den Canalis opticus. Z. anat. Entwickl.-Gesch. 141 (1973) 223–236

Lang, J., K. Debes: Über Kleinhirnvenen und Drainagegebiete des Cerebellum. Verh. anat. Ges. (Jena) 71 (1977) 719–723

Lang, J., K. Schäfer: Über Form, Größe und Varabilität des Plexus choroideus ventriculi IV. Morph. Jb. 123 (1977) 727–741

Lang, J., W. Wachsmuth: Kopf, Teil B. Gehirn und Augenschädel. In von Lanz, T., W. Wachsmuth: Praktische Anatomie, Bd. I/1. Springer, Berlin 1979

Lange, W., Z. Halata: Die Ultrastuktur der Kapillaren der Kleinhirnrinde und das perikapilläre Gewebe. Z. Zellforsch. 128 (1972) 83–99

Lazorthes, G.: Vascularisation et Circulation Cérérales. Masson, Paris 1961

Lazorthes, G., A. Gouazé, J. J. Santini, G. Salamon: The arterial circle of the brain (Circulus arteriosus cerebri). Anat. Clin. 1 (1979) 241–258

Lazorthes, G., A. Gouazé, J. J. Santini, Y. Lazorthes, J. Laffont: Polygone de Willis et anastomoses artérielles corticales. C. R. Ass. Anat. 158 (1973) 533–542

Lehmann, H. J.: Über Struktur und Funktion der perineuralen Diffusionsbarrière, Z. Zellforsch. 46 (1957) 232–241

Leonhardt, H.: Ependym und Circumventrikuläre Organe. In: Oksche, A., L. Vollrath: Handbuch der mikroskopischen Anatomie des Menschen. Neuroglia I. Nervensystem, 10. Teil. Springer, Berlin 1980 (pp. 177–666)

Liliequist, B.: The subarachnoid cisterns, an anatomic and röntgenologic study. Acta radiol. (Stockh.), Suppl. 185 (1959)

Matsuyama, T., S. Sziosaka, M. Matsumoto, S. Yoneda, K. Kimura, H. Abe, T. Hayakawa, H. Inoue, M. Tohyama: Overall distribution of vasoactive intestinal polypeptide-containing nerves on the wall of cerebral arteries: An immunohistochemical study using whole-mounts. Neuroscience 10 (1983) 89–96

Mayet, A.: Nerven und Nervenausbreitungen im subarachnoidalen Balkenwerk und in der Arachnoidea der Cisterna cerebellomedullaris des Menschen. Z. Zellforsch. 67 (1965) 723–733

McRae, D. L., G. Castorina: Variations in corpus callosum, septum pellucidum and fornix and their effect on the encephalogram and cerebral angiogram. Acta radiol. Diagn. 1 (1963) 872–880

Meschan, I.: An Atlas of Anatomy Basic to Radiology. Saunders, Philadelphia 1975

Millen, J. W., D. H. Woollam: The Anatomy of the Cerebrospinal Fluid. Oxford University Press, London 1962

von Mitterwallner, F.: Variationsstatistische Untersuchungen an den basalen Hirngefäßen. Acta anat. (Basel) 24 (1955) 51–88

Möller, A.: Selective postmortem angiography of the posterior fossa. Acta radiol. Diagn. 12 (1972) 401–409

Nadjmi, M., G. Moissl, M. Ratzka, A. Pöschmann: Zerebrale Gefäße im Angiotomogramm. Thieme, Stuttgart 1977

Oberson, R.: Anatomie et physiopathologie neuroradiologiques de la circulation du LCR. Role du foramen de Pacchioni. J. Neuroradiol. 5 (1978) 17–26

Oksche, A., M. Vaupel-von Harnack: Elektronenmikroskopische Studien über Altersveränderungen (Filamente) der Plexus chorioidei des Menschen (Biopsiematerial). Z. Zellforsch. 93 (1969) 1–29

Oksche, A., H. Kirschstein: Entstehung und Ultrastruktur der Biondi-Körper in den Plexus chorioidei des Menschen (Biopsiematerial). Z. Zellforsch. 124 (1972) 320–341

Oksche, A., W. Möller: Zytobiologie der Plexus chorioidei als Grenzfläche zwischen der Blutbahn und dem Liquor cerebrospinalis. (Eine Übersicht). Anat. Anz. 131 (1972) 433–447

Padget, D. H.: The development of the cranial arteries in the human embryo. Contr. Embryol. Carneg. Instn. 212 (1948) 207–260

Piffer, C. R.: Microscopic studies on the transition between the sigmoid sinus, the superior bulb of the jugular vein and the first portion of the internal jugular vein. Acta anat. (Basel) 105 (1979) 121–133

Platzer, W.: Die Variabilität der A. carotis interna im Sinus cavernosus in Bezug zur Variabilität der Schädelbasis. Morph. Jb. 98 (1957) 227–243

Plum, F., B. K. Siesjö: Recent advances in CSF. Physiol. Anestesiol. 42 (1975) 708–731

Privat, J. M., F. Bonnel: Anatomical bases of sub-occipital puncutre. Anat. Clin. 1 (1979) 297–300

Ratcliffe, J. F.: The arterial anatomy of the adult human lumbar vertebral body: a microarteriographic study. J. Anat. (Lond.) 131 (1980) 57–79

Rodríguez, E. M., Tj. van Wiemersma, B. Greidanus: Cerebrospinal Fluid (CSF) and Peptide Hormones. Karger, Basel 1982

Schaltenbrand, G.: Plexus und Meningen. In Bargmann, W.: Handbuch der mikroskopischen Anatomie des Menschen, Bd. IV/2. Springer, Berlin 1955

Shuangshoti, S., M. G. Netsky: Histogenesis of choroid plexus in man. Amer. J. Anat. 118 (1966) 283–316

Szikla, G., G. Bouvier, T. Hori, V. Petrov: Angiography of the Human Brain Cortex. Springer, Berlin 1977

Szikla, G., P. Loayza, D. Recoules, G. Lecaque, G. Salamon: The cortical territory of the posterior cerebral artery: patterns of branching and areas of supply. Stereoangiographic localization of gyri and sulci. Anat. Clin. 1 (1979) 223–240

Tennyson, V. M., G. D. Pappas: The fine structure of the choroid plexus: adult and developmental stages. In Lajtha, A., D. H. Ford: Brain barrier systems. Prog. Brain Res. 29 (1968) 63–85

Teufel, J.: Einbau der A. carotis interna in den Canalis caroticus unter Berücksichtigung des transbasalen Venenabflusses. Morph. Jb. 106 (1964) 180–274

Töndury, G.: Angewandte und topographische Anatomie, 5. Aufl. Thieme, Stuttgart 1981

Weed, L. H.: The absorption of the cerebrospinal fluid into the venous system. Amer. J. Anat. 31 (1923) 191–221

Wood, J. H.: Neurobiology of Cerebrospinal Fluid, Vols. I–II. Plenum Press, New York 1980, 1983

Woodbury, D. M.: Blood-cerebrospinal fluid – brain fluid relations. In Ruch, Th. C., D. H. Patton: Physiology and Biophysics, 19th ed. Saunders, Philadelphia 1966

Yasargil, M. G.: Microneurosurgery. Thieme, Stuttgart 1984

9

Graue und weiße Substanz des Rückenmarks

G. Töndury

Graue Substanz des Rückenmarks
    Columna ventralis
    Columna lateralis
    Columna dorsalis
    Laminärer Bau der grauen Substanz
Weiße Substanz des Rückenmarks
Eigenapparat des Rückenmarks
Leitungsbahnen des Rückenmarks

Die **graue Substanz,** *Substantia grisea,* liegt im Rückenmark in der Umgebung des Zentralkanals (Abb. 9.**1**). Sie hat die Form eines „H", dessen Querbalken als schmale Brücke mit eingeschlossenem Zentralkanal die beiden senkrechten Balken verbindet. Der von Ependym ausgekleidete *Zentralkanal* ist rundum von der *Substantia (grisea) intermedia* umgeben, die die (vordere und hintere) „Commissura grisea" bildet. Ein schmaler Streifen grauer Substanz unmittelbar unter dem Ependym des Zentralkanals wird als *Substantia gelatinosa centralis* bezeichnet. Zwischen Substantia intermedia und Fissura mediana ventralis liegt als Brücke weißer Substanz die *Commissura alba*.

Die beiden senkrechten Balken des „H" sind Querschnitte durch *Säulen,* die in verschiedenen Höhen des Rückenmarks unterschiedliche Form und Umfang haben. Sie sind Derivate der Flügel- und der Grundplatte und gehen durch Vermittlung der *Substantia (grisea) intermedia lateralis* (Zona intermedia) ineinander über. Man unterscheidet die Vordersäule, *Columna ventralis,* und die Hintersäule, *Columna dorsalis.* Im Bereiche der Substantia intermedia lateralis ist im Brustmark die viel kleinere Seitensäule, *Columna lateralis (Columna intermediolateralis),* zu erkennen, die sich von C_8 bis L_2 erstreckt. Sie fehlt im Halsmark und im unteren Lenden- und Sakralmark. Im Querschnitt bilden sich die Säulen als *Hörner* der grauen Substanz ab, als Vorderhorn, *Cornu ventrale,* Hinterhorn, *Cornu dorsale* und Seitenhorn, *Cornu laterale.*

Das *Vorderhorn* ist in den Schnitten durch alle Höhen des Rückenmarks kürzer als das Hinterhorn, in Höhe der Intumeszenzen ist es verbreitert. Das schmale *Hinterhorn* ist dorsolateral gerichtet und besteht aus der leicht eingezogenen *Basis cornus dorsalis,* die in die Substantia intermedia lateralis übergeht, dem Hals, *Cervix,* und dem Kopf, *Caput cornus dorsalis,* der in eine Spitze, *Apex,* ausläuft. Auffällig ist die dem Caput kappenartig aufsitzende *Substantia gelatinosa (Rolandi),* die bei Markscheidenfärbung in allen Höhen gut zu erkennen ist (s. Abb. 9.**3c**). Das *Seitenhorn* ist wenig ausgeprägt, schmal und läuft lateral spitz aus. Besonders im Halsmark findet man im Winkel zwischen Hinter- und Vorderhorn die *Formatio reticularis,* eine aus gerüstartig angeordneten, in den Seitenstrang vorspringenden Balken grauer Substanz bestehende Struktur, die kaudal abnimmt und kranial zunehmend dichter wird (s. Abb. 9.**3a**). Sie ist aber funktionell nicht mit der Formatio reticularis des Rautenhirns vergleichbar.

Die **weiße Substanz,** *Substantia alba,* umgibt die graue Substanz vollständig. Sie wird durch die Fasern der vorderen und hinteren Wurzel, durch die grauen Säulen und die Rinnen an der Oberfläche des Rückenmarks unscharf in Stränge, *Funiculi,* unterteilt. Man unterscheidet Vorder-, Seiten- und Hinterstrang, *Funiculus ventralis, lateralis* und *dorsalis* (s. Abb. 9.**1**). Der *Funiculus ventralis* reicht von der Fissura mediana ventralis bis zu den am weitesten lateral gelegenen Bündeln der Radix ventralis; die *Commissura alba* verbindet die Vorderstränge beider Seiten. Der *Funiculus lateralis* liegt lateral von der grauen Substanz zwischen den Fasern der vorderen und hinteren Wurzel. Der *Funiculus dorsalis* wird medial vom Septum medianum begrenzt und reicht lateral bis zum Hinterhorn. Im oberen Brust- und im Halsmark wird er durch das *Septum cervicale intermedium,* das vom Sulcus intermedius posterior aus in den Hinterstrang eindringt, unscharf in den medialen *Fasciculus gracilis (Goll)* und den lateralen *Fasciculus cuneatus (Burdach)* unterteilt.

Höhenunterschiede in der Ausbildung von grauer und weißer Substanz. Vergleichende Untersuchungen der Querschnittsform des Rückenmarks in verschiedenen Höhen zeigen eine charakteristische Änderung von Form und Größe des Querschnittes sowie der Menge der grauen und der weißen Substanz (Abb. 9.**2**).

Der *Gesamtquerschnitt* ist im Bereiche der Intumes-

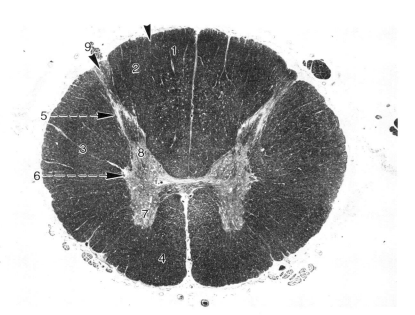

Abb. 9.**1 Querschnitt durch das obere Brustmark** (Markscheidenfärbung).
1 Fasciculus gracilis   ⎱ Funiculus
2 Fasciculus cuneatus ⎰ dorsalis
3 Funiculus lateralis
4 Funiculus ventralis
5 Substantia gelatinosa
6 Cornu laterale
7 Cornu ventrale
8 Cornu dorsale
9 Zona terminalis
(Keil weist auf Sulcus intermedius posterior)

zenzen am größten und beträgt zervikal 11 × 7 mm, lumbal 9 × 7 mm, im Brustteil ist er am kleinsten (6 × 7 mm). Das Halsmark hat einen querovalen, das Brustmark einen kreisrunden und das Lendenmark einen annähernd quadratischen, ventral abgeplatteten Querschnitt.

Die *weiße Substanz* ist im oberen Halsmark am stärksten ausgebildet, da sie dort die Gesamtheit aller efferenten, absteigenden, und afferenten, aufsteigenden, Leitungsbahnen des Rückenmarks enthält, sie nimmt kraniokaudal ab und bildet im Sakralmark (Conus medullaris) nurmehr einen schmalen Mantel um die graue Substanz. Vom mittleren Brustmark an abwärts bildet nur der Fasciculus gracilis den Hinterstrang.

Die *graue Substanz* ist in den Intumeszenzen am stärksten, im Brustmark am schwächsten entwickelt. Querschnitte durch die Intumescentia cervicalis zeigen eine sehr starke Anschwellung der Vorderhörner, die breit und plump sind, und auffallend schmale Hinterhörner (Abb. 9.**3**). Im oberen Halsmark (C_{1-4}) sind die Vorderhörner schmal und wie im Brustmark fast senkrecht gestellt (Abb. 9.**3b**), die Substantia intermedia centralis bildet ein breites Band. Im Brustmark (Th_{2-12}) kommt die graue Substanz einer „H"-Figur am nächsten (Abb. 9.**1**). Vorder- und Hinterhorn sind schlank und senkrecht gestellt, der Querbalken schmal mit elliptischem, querem Zentralkanal. In der Intumescentia lumbalis sind die Hinterhörner dicker und runder als in der Halsanschwellung bei starker Ausprägung der Vorderhörner (Abb. 9.**3c**). Beide hängen durch Vermittlung einer breiten Zona intermedia lateralis zusammen. Der Querbalken des „H" ist kurz und breit und nimmt im Sakralmark mehr und mehr an Höhe zu.

Graue Substanz des Rückenmarks

Die graue Substanz des Rückenmarks enthält die Perikarya von *Wurzelzellen* und von *Binnenzellen*, sie ist großenteils in *Säulen* und *Kerngebiete* (Zellgruppen) gegliedert, die zugleich eine laminäre Anordnung erkennen lassen.

Wurzelzellen sind efferente (motorische) Neuronen, deren Axone in der vorderen Wurzel aus dem Rückenmark austreten. *Somatomotorische Wurzelzellen* der Columna ventralis entsenden ihre Axone zu den Muskeln des Bewegungsapparats, *viszeromotorische Wurzelzellen* der Columna lateralis zu den Eingeweiden.

Binnenzellen haben Axone, die das Zentralnervensystem nicht verlassen. Man unterscheidet Strangzellen und Interneurone (Zellen des Eigenapparats).

Die *Strangzellen* in der Columna dorsalis bilden das zweite Neuron der afferenten (sensiblen), mit der hinteren Wurzel in das Rückenmark eintretenden Leitung. Ihre Axone verlaufen in den Strängen der weißen Substanz zu höher gelegenen Kerngebieten.

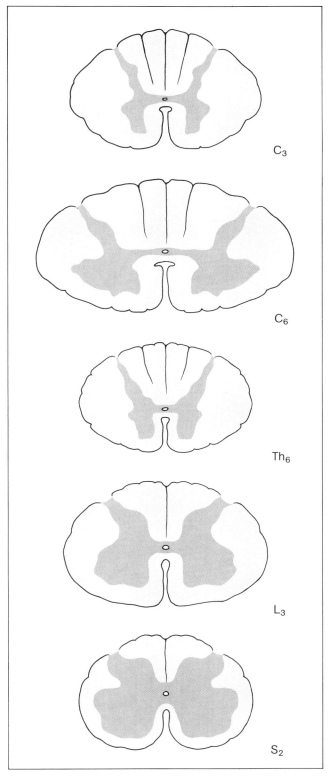

Abb. 9.**2 Konturzeichnungen des Rückenmarksquerschnittes in verschiedenen Höhen.** Die Schnitthöhe ist jeweils aus der Angabe des Rückenmarksegmentes ersichtlich. C Halsmark, Th Brustmark, L Lendenmark, S Sakralmark.

9 Graue und weiße Substanz des Rückenmarks

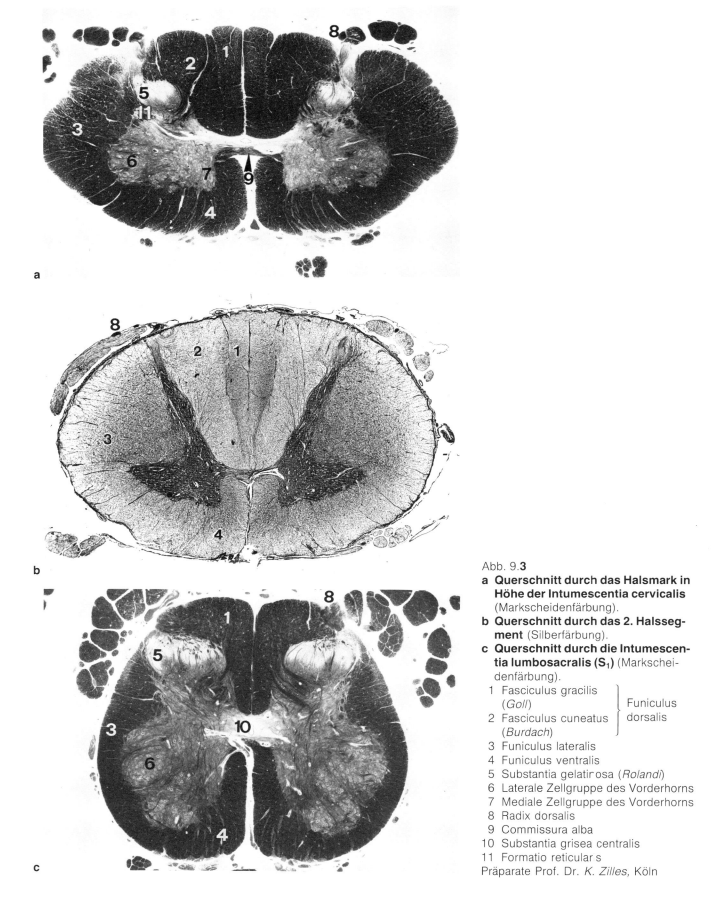

Abb. 9.3
a **Querschnitt durch das Halsmark in Höhe der Intumescentia cervicalis** (Markscheidenfärbung).
b **Querschnitt durch das 2. Halssegment** (Silberfärbung).
c **Querschnitt durch die Intumescentia lumbosacralis (S_1)** (Markscheidenfärbung).

1 Fasciculus gracilis (*Goll*) } Funiculus dorsalis
2 Fasciculus cuneatus (*Burdach*)
3 Funiculus lateralis
4 Funiculus ventralis
5 Substantia gelatinosa (*Rolandi*)
6 Laterale Zellgruppe des Vorderhorns
7 Mediale Zellgruppe des Vorderhorns
8 Radix dorsalis
9 Commissura alba
10 Substantia grisea centralis
11 Formatio reticularis

Präparate Prof. Dr. *K. Zilles*, Köln

Die *Interneurone*, in allen Teilen der grauen Substanz verstreut, sind Schalt-, Kommissuren- oder Assoziationszellen sowie Renshaw-Zellen. Als *Schaltzellen* verbinden sie Neurone innerhalb der grauen Substanz ein- und derselben Seite eines Segments. Als *Kommissurenzellen* verbinden sie Neurone der einen Seite mit Neuronen der Gegenseite, ihre Axone kreuzen in der Commissura alba zur Gegenseite. Als *Assoziationszellen* verbinden Schaltzellen Neurone verschiedener Segmente derselben Seite durch auf- und absteigende Kollateralen zu größeren funktionellen Einheiten (intersegmentaler Korrelationsapparat). Die *Renshaw-Zellen* sind allein den großen Motoneuronen zugeordnet. Sie werden von – noch in der grauen Substanz rückläufigen – Kollateralen der Motoneurone innerviert und bilden hemmende Synapsen am Perikaryon des betreffenden Motoneurons (rekurrente Hemmung, *Feed-back*-Mechanismus).

Als *Eigenapparat des Rückenmarks* werden häufig die Neurone und Bahnen zusammengefaßt, über die Rückenmarksreflexe und -automatismen ablaufen. Den *Leitungsapparat* bilden dagegen die Neurone und Bahnen, die aus dem Rückenmark in das Gehirn aufsteigen oder aus diesen zum Rückenmark absteigen.

Columna ventralis

Im *Vorderhorn*, in der *Columna ventralis*, liegen als Wurzelzellen die auffällig großen multipolaren *motorischen Vorderhornzellen*, die einen sehr reich entwickelten Dendritenbaum haben, der sich in andere Teile des Vorderhorns und bis in die Zona intermedia lateralis und die Columna lateralis ausbreiten kann. Die Axone dieser *Motoneurone* verlassen das Rückenmark über die Radix ventralis, um als Aα-Fasern die quergestreifte Skelettmuskulatur zu innervieren. Die α-Motoneurone sind die „gemeinsame motorische Endstrecke" aller die Motorik des Bewegungsapparates beeinflussenden Systeme, sie bilden mit Skelettmuskelfasern *neuromuskuläre Funktionseinheiten*. Andere, kleinere Perikarya von 15–20 µm Durchmesser, die γ-Motoneurone, versorgen mit efferenten Aγ-Fasern die intrafusalen Fasern von Muskelspindeln. Weitere Zellen, unter ihnen auch Renshaw-Zellen, gehören als Binnenzellen zum interneuronalen Apparat.

Die *somatomotorischen Wurzelzellen* bilden längliche Kerne, die sich über eine bestimmte Höhe des Rückenmarks erstrecken; ein Verhalten, das auf Querschnitten schwer zu erkennen ist und nur selten im Längsschnitt dargestellt wird. Abb. 9.**4** zeigt, daß die Somata der Motoneurone schmale Haufen bilden, die keine segmentale Anordnung erkennen lassen. Drei säulenartige Zellgruppen werden beschrieben, eine *mediale*, eine *zentrale* und eine *laterale* Gruppe, die eine weitere Unterteilung in ventrale und dorsale Teile zeigen. In Abb. 9.**5** sind diese Gruppen synoptisch dargestellt.

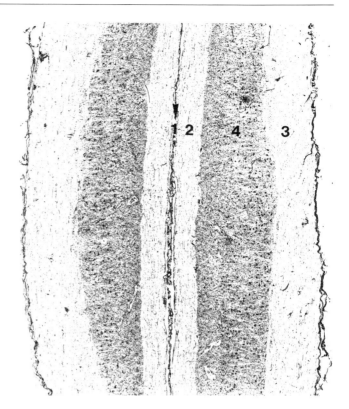

Abb. 9.**4 Frontalschnitt durch das Brustmark des Erwachsenen in Höhe der Fissura mediana** (Silberfärbung).
1 Fissura mediana
2 Funiculus ventralis
3 Funiculus lateralis
4 Columna ventralis
Präparat Prof. Dr. *K. Zilles*, Köln

Die *mediale Zellgruppe* erstreckt sich durch das ganze Rückenmark; sie fehlt nur im 5. Lenden- und 1. Sakralsegment und ist im Brustmark und in den oberen 3 Lumbalsegmenten in eine *ventromediale* (1) und eine *dorsomediale* (2) Gruppe unterteilt. C_1 besitzt nur die dorsomediale Zellgruppe.

Die *zentrale Zellgruppe* ist nur im 4.–6. Hals- und im 2.–5. Lenden- und 1. Sakralsegment nachweisbar. Die zervikale Gruppe wird als Phrenikuskern (3) bezeichnet; experimentelle und klinische Daten beweisen, daß ihre Neurone das Zwerchfell innervieren. Die Bedeutung des Lumbosakralkernes (4) ist unbekannt.

Schließlich liegt der spinale Akzessoriuskern (5) am ventralen Rand der Vordersäule von C_{1-5} (6) in mehr intermediärer Lage.

Die *laterale Zellgruppe* kommt nur in den beiden Intumeszenzen vor und enthält die Motoneurone für die Gliedmaßenmuskeln. Sie ist weiter in eine *ventrolaterale* (6) (C_{4-8}; L_{2-5}; S_1), eine *dorsolaterale* (7) (C_5–Th_1; L_{2-5}; $S_{1,2}$) und eine *retrodorsolaterale* Gruppe (8) (C_8; Th_1; S_{1-3}) unterteilt.

9 Graue und weiße Substanz des Rückenmarks

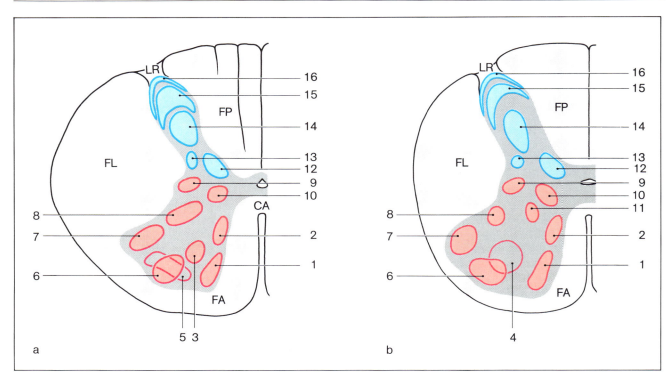

Abb. 9.5a u. b   Zellgruppen in der grauen Substanz des Rückenmarks (rechte Seite).

Vordersäule:
mediale Zellgruppe:
 1 Nucleus ventromedialis (C_1–Co_1)
 2 Nucleus dorsomedialis (Th_1–L_3)
zentrale Zellgruppe:
 3 Nucleus n. phrenici im Halsmark (C_{4-7})
 4 Nucleus lumbosacralis (L_1–S_1)
 5 Nucleus n. accessorii (Radix spinalis) ($C_{1-5\ (6)}$)

laterale Zellgruppe:
 6 Nucleus ventrolateralis (C_{4-8} und L_2–S_1)
 7 Nucleus dorsolateralis (C_5–Th_1 und L_2–S_2)
 8 Nucleus retrodorsolateralis (C_8, Th_1 und S_{1-3})
Zona intermedia und laterale Säule:
 9 Nucleus intermediolateralis (C_8–L_2)
 10 Nucleus intermediomedialis (Th_1–L_2)
 11 Nucleus parasympathicus sacralis (S_2–S_4)

Hintersäule
 12 Nucleus thoracicus (C_8–L_3)
 13 Nucleus proprius (C_1–Co_1)
 14 Caput cornus dorsalis
 15 Substantia gelatinosa (*Rolandi*) (C_1–Co_1)
 16 Apex cornus dorsalis (Zona spongiosa)
 CA Commissura alba
 FA Funiculus ventralis
 FL Funiculus lateralis
 FP Funiculus dorsalis
 LR Lissauersche Randzone

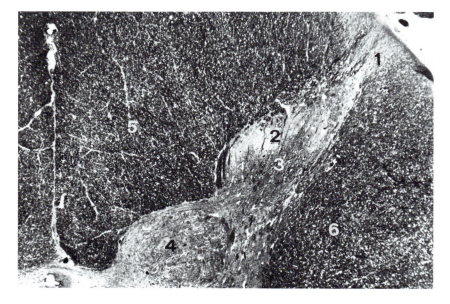

Abb. 9.5c   Zellgruppen und Faserbahnen im dorsalen Teil des Rückenmarks (Markscheidenfärbung).
 1 Apex cornus dorsalis
 2 Substantia gelatinosa (Rolandi)
 3 Cervix cornus dorsalis
 4 Nucleus thoracicus
 5 Funiculus dorsalis
 6 Funiculus lateralis

Columna lateralis

Die *Substantia intermedia lateralis* der *Columna lateralis* ist zwischen C_8 (oder Th_1) und L_2 (oder L_3) gut ausgeprägt und enthält viele relativ kleine visceromotorische Wurzelzellen. In der Substantia intermedia lateralis werden im Bereich dieser Segmente zwei Zellgruppen, die intermediolaterale und die intermediomediale, unterschieden.

Die *intermediolaterale Zellgruppe* (9), das Ursprungsgebiet des *Sympathicus*, entsendet ihre Axone über die ventralen Wurzeln, sie ziehen weiter als *Rr. communicantes (albi)* zum *Truncus sympathicus*.

Die *intermediomediale Zellgruppe* (10), die näher dem Zentralkanal liegt, besteht in den Segmenten C_8–L_2 vorwiegend aus *Interneuronen*. Die intermediomediale Zellgruppe der Segmente S_2-S_4 dagegen wird aus visceromotorischen Wurzelzellen gebildet, die ihre Axone als *Nn. splanchnici pelvini* in den *Plexus pelvinus* zur Versorgung der Beckeneingeweide entsenden. Diese Zellgruppe bildet den *sakralen Teil des Parasympathicus*.

Columna dorsalis

Die *Hintersäule* enthält Gruppen von *Binnenzellen*, die sich über die ganze Länge des Rückenmarks erstrecken und andere, die auf die thorakalen und oberen lumbalen Segmente beschränkt sind. An ihnen enden in großer Zahl afferente Fasern aus den *Radices dorsales*, aber auch Fasern aus benachbarten Rückenmarkszonen und höheren Gehirnzentren. Afferente Erregungen werden hier teils über *Interneurone*, teils über *Strangzellen* geschaltet und weitergeleitet.

Die *Zona spongiosa* s. *marginalis (Apex cornus dorsalis)* bildet die schmale, dorsale Grenzschicht der Hintersäule, die von vielen dünnen Fasern aus der anschließenden *Lissauerschen Randzone (Tractus dorsolateralis)* durchsetzt wird und mittelgroße Nervenzellen enthält. Diese gehören als apikale Zellen zum Eigenapparat des Rückenmarks. Ihre Axone gelangen in den Seitenstrang, wo sie sich in auf- und absteigende Äste teilen. Sie sind in den Lumbalsegmenten besonders reichlich zu finden.

Die *Substantia gelatinosa (Rolandi)* fehlt in keinem Segment und ist in den lumbosakralen und im ersten Zervikalsegment besonders breit. Sie besteht hauptsächlich aus kleinen Zellen mit kurzem Axon (Golgi Typ II) (intrasegmentale Axone).

Größere Perikarya in Lamina V (s. S. 242) sind mit dünnen Fasern aus der Hinterwurzel (Schmerz- und Temperaturfasern) synaptisch verbunden, ihre Axone kreuzen in der Commissura alba und setzen den *Tractus spinothalamicus lateralis* der Gegenseite zusammen.

Die *Substantia gelatinosa* spielt eine bedeutende Rolle bei der Umschaltung von Schmerzfasern aus der Hinterwurzel in die Tractus spinothalamici. Die *Interneurone der Substantia gelatinosa* erhalten absteigende Afferenzen aus dem *Nucleus raphes magnus* im Rhombencephalon (s. S. 280), die durch ihren Transmitter *Serotonin* die Interneurone stimulieren. Diese wirken durch Freisetzung des Neuropeptids *Enkephalin* hemmend auf die Synapsen der in der Lamina V endenden primären Schmerzfasern (Aδ- und C-Fasern), deren Perikarya in den Spinalganglien liegen. Da die primären Schmerzfasern auf diese Weise präsynaptisch gehemmt werden, unterbleibt die Freisetzung ihres Neuropeptids *Substanz P*, das bei fehlender Inhibition durch die Substantia gelatinosa die Schmerzerregung auf die Strangzellen der Tractus spinothalamici überträgt. Die Substantia gelatinosa ist daher die entscheidende neuronale Struktur im Rückenmark, die unter der Steuerung rhombenzephaler Kerngebiete die *Schmerzleitung* modifizieren kann.

Daß an den *Interneuronen der Substantia gelatinosa* zugleich auch Axonkollateralen der großen myelinisierten Aβ-Fasern enden, die *Berührungsempfindungen* aus der Peripherie leiten, war Anlaß, das Modell eines neuronalen Schaltkreises zu entwickeln, in dem Stimulation der Berührungsempfindung über Aβ-Fasern in der Substantia gelatinosa eine Aktivierung verursacht, die zu einer präsynaptischen Hemmung der Substanz P-Freisetzung an den Schmerzterminalen in der Lamina V führen kann (*Gate-Control-Theorie* der Schmerzleitung). Obwohl dieses Modell z. B. die analgetische Wirkung der Akupunktur erklären könnte, kann es nicht als bewiesen gelten; neurophysiologische Untersuchungen haben eine Reihe von Widersprüchen nachgewiesen.

Der *Nucleus proprius* der Hintersäule, der aus vielen kleinen und etwas größeren, verstreut liegenden Zellen zusammengesetzt ist, erstreckt sich, wie die Substantia gelatinosa, über die ganze Länge des Rückenmarks. Der Kern enthält zudem eine beträchtliche Zahl längs verlaufender markhaltiger Fasern (Längsbündel der Hintersäule), die aus der dorsalen Wurzel in die Hintersäule einstrahlen (Abb. 9.**3a, c**).

Der *Nucleus thoracicus* (= *dorsalis*; *Stilling-Clarkesche Säule*) in der Basis der Hintersäule ist auf die Segmente C_8–L_3 beschränkt. Er besteht aus großen Zellen, die propriozeptive Erregungen empfangen und deren Axone im *Tractus spinocerebellaris dorsalis (Flechsig)* kleinhirnwärts verlaufen. Am stärksten entwickelt ist er in den unteren Brust- und oberen Lendensegmenten, dort sind seine Zellen auch besonders groß.

Laminärer Bau der grauen Substanz (Rexed-Schema)

Aus lokalen Unterschieden der Größe, Form, Verteilungsart und Dichte der Perikarya sowie aus lokal unterschiedlichen Besonderheiten der Axone und Dendriten dieser Perikarya ergibt sich eine *Zytoarchitektonik* der grauen Substanz des Rückenmarkes, die eine noch weitergehende Untergliederung als die bisher besprochene erlaubt. Sie weist beim Menschen wie bei allen höheren Säugern eine gleichartige Gliederung in zehn Laminae auf, deren Grenzen Übergangszonen sind, in denen sich die Struktur allmählich oder plötzlich ändert. Einige dieser neun Laminae entsprechen bekannten Zellsäulen (Abb. 9.6), so die Laminae I–IV dem Caput des Hinterhorns, die Lamina II der Substantia gelatinosa (Rolandi) und die Laminae III und IV dem Nucleus proprius. Andere Laminae enthalten gemischte Zellpopulationen.

Die *Lamina I*, eine extrem dünne Schicht, liegt als schmaler zarter Schleier grauer Substanz dem Hinterhorn auf, hat retikuläres Aussehen und wird von vielen Nervenfaserbündeln durchsetzt. Sie besteht aus kleinen, spindelförmigen Zellen, zwischen die mittelgroße Perikarya eingestreut sind und entspricht der früher beschriebenen Zona spongiosa. Nur wenige Fasern aus der Hinterwurzel bilden Synapsen in dieser Schicht.

Die *Lamina II* bildet ein gut begrenztes Band, das den Kopf der Hintersäule kappenartig umgreift und aus dicht gelagerten kleinen Zellen besteht.

Die *Lamina III* enthält größere, weniger dicht liegende Zellen als Lamina II, von der sie deutlich abgesetzt ist.

Der Bereich der Lamina II–III entspricht der Ausdehnung der Substantia gelatinosa.

Die *Lamina IV*, die breiteste Zone unter den vier ersten Laminae, durchsetzt das Hinterhorn als queres Band und enthält Zellen, die in Form und Größe stark variieren. In ihr enden viele Fasern aus der Radix dorsalis mit axodendritischen und axosomatischen Synapsen.

Die *Lamina V* umfaßt den Hals des Hinterhorns, ist breiter als die bisher beschriebenen Schichten und wird von vielen Nervenfasern durchsetzt, die das Eigenbündel der Hintersäule bilden. Nach ihrer Zytoarchitektonik werden zwei Teile unterschieden, ein lateraler mit einer großen Zahl prominenter Zellen und dazwischen gelagerten, transversal, dorsoventral und longitudinal verlaufenden Nervenfasern, der im Halsmark besonders gut entwickelt ist *(Nucleus reticularis)*, und ein breiterer, medialer Teil mit gemischter Zellpopulation. Hier enden viszero-afferente Fasern aus der Hinterwurzel *(Substantia visceralis secundaria)* (Abb. 9.6).

Die *Lamina VI* ist wie die Lamina V zweigeteilt; sie fehlt zwischen Th_4 und L_2 und ist in den beiden Intumeszenzen, wo sie die breite Basis des Hinterhorns bildet, am besten entwickelt. Im medialen Drittel sind dicht gelagerte kleine Zellen, in den lateralen zwei Dritteln größere dreieckige oder mehr sternförmige Zellen enthalten.

Physiologische Studien weisen auf *funktionelle Differenzen* zwischen den Laminae des Hinterhorns hin: Afferente Erregungen aus der Haut werden den dorsalen, propriozeptive Erregungen den Zellen der mehr ventral gelegenen Zonen zugeleitet. Keine der sechs Laminae kann aber ausschließlich mit einer bestimmten Sinnesqualität in Beziehung gebracht werden. Viele Axone von lateral gelegenen Zellen treten in die Fasciculi proprii der Seitenstränge über und müssen zum Eigenapparat des Rückenmarks gerechnet werden.

Die *Laminae VII–IX* sind besonders in den Intumeszenzen gut entwickelt und zeigen komplizierte topographische Beziehungen. Im Thorakalmark sind sie am besten zu überblicken. Im 3. Thorakalsegment beispielsweise umfaßt die Lamina VII einen Teil der Zona intermedia und die Basis des Vorderhorns (Abb. 9.6), ihre ventrale Grenze ist gegen die Lamina VIII ausgebogen. Diese wird vom Großteil der Basis und von der mittleren Zone des Vorderhorns gebildet, während die Lamina IX die Spitze des Vorderhorns

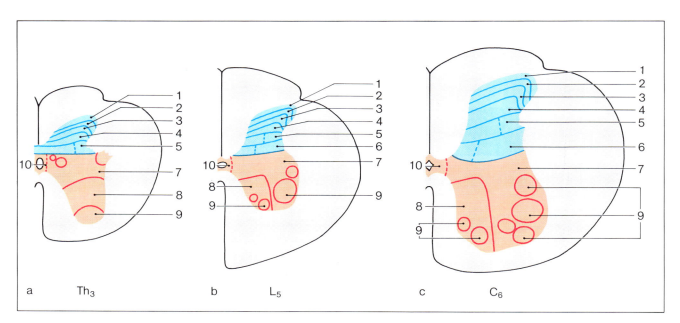

Abb. 9.6 Laminärer Bau der grauen Substanz des Rückenmarks der Katze (nach *Rexed* 1964).
a Brust-, **b** Lumbal-, **c** Zervikalsegment.

1–10 Laminae I–X des Rexed-Schemas. Erklärungen im Text.

einnimmt. Die Zellen der sich bildenden motorischen Kerne der Gliedmaßenmuskeln in den Intumeszenzen wandern im Verlaufe der Differenzierung der Grundplatte zum Vorderhorn lateral und dehnen sich auch dorsal aus, so daß sie schließlich, wie in Abb. 9.6c zu sehen ist, den ganzen lateralen Bereich des Vorderhorns einnehmen und die Lamina VIII vollständig medial abdrängen. Gleichzeitig wandern Zellen der Lamina VII ventral und trennen schließlich die Lamina VIII und IX (Abb. 9.6c).

Die *Lamina VII* nimmt eine breite heterogene Zone ein und durchsetzt die Zona intermedia auf jeder Seite. Zervikal und lumbal dringt sie bis in das Vorderhorn vor, medial grenzt sie an die Substantia gelatinosa centralis. Im Thorakalmark enthält sie den *Nucleus thoracicus (= dorsalis; Stilling-Clarkesche Säule)*, der in den unteren Thorakal- und den beiden oberen Lumbalsegmenten am größten ist und Kollateralen aus dem Hinterstrang empfängt. *Der Nucleus intermediolateralis* ist ebenfalls auf die Brust- und die beiden oberen Lendensegmente beschränkt. Zwischen den beiden Zellsäulen und in den Intumeszenzen, wo sie mit einem Zipfel bis in die Spitze des Vorderhorns reicht (Abb. 9.6c), ist die Zellpopulation gleichmäßig verteilt und besteht aus mittelgroßen Zellen. In ihrem medialen Teil liegt der *Nucleus intermediomedialis*, der aus einer Gruppe kleiner und mittelgroßer Zellen besteht und über die ganze Länge des Rückenmarks verfolgt werden kann.

Die *Lamina VIII* bildet im Thorakalmark die Basis der Vordersäule (Abb. 9.6), in den Intumeszenzen ist sie auf deren mediale Hälfte beschränkt (Abb. 9.6b). Ihre Zellpopulation erscheint größen- und formmäßig heterogen; neben kleinen Zellen enthält sie Zellen, die nur wenig kleiner sind als die großen motorischen Vorderhornzellen. Die Axone vieler kleiner und mittelgroßer Zellen (Kommissuren-Zellen) kreuzen in der Commissura alba nach der Gegenseite.

Die *Lamina IX* umfaßt im Thorakalmark die Spitze des Vorderhorns, in den Intumeszenzen hat sie sich in dorsolateraler Richtung ausgedehnt. Sie enthält die großen Motoneurone, deren Axone über die ventrale Wurzel das Rückenmark verlassen, und zahlreiche kleinere Zellen, darunter die Perikarya von γ-Motoneuronen und vielen Interneuronen.

Die *Lamina X* ist in allen Segmenten vorhanden und entspricht der Substantia gelatinosa centralis, die den Zentralkanal umfaßt.

Funktionelle Zuordnung der Laminae

Wie bereits erwähnt, gelten die Angaben über den laminären Bau der grauen Substanz des Rückenmarks sehr wahrscheinlich für alle höheren Säuger mit Einschluß des Menschen. Diese Annahme erlaubt folgende Rückschlüsse:

Die *Laminae I–IV* sind die Hauptrezeptorenschichten für exterozeptive (Haut-) Afferenzen. Wichtige Bahnen, die Erregungen höheren Zentren zuleiten, nehmen hier ihren Ursprung *(Tractus spinothalamici lateralis und ventralis)*. In ihnen sind bevorzugt Synapsen absteigender Projektionen und Perikarya zahlreicher Neuropeptidsysteme nachweisbar (s. Kap. 14).

Die *Laminae V und VI* erhalten absteigende Fasersysteme aus der sensorischen und motorischen Großhirnrinde und aus subkortikalen Zentren. Gleichzeitig empfangen sie propriozeptive Erregungen aus sensorischen Organen des Rumpfes und der Gliedmaßen. Sie bilden ein reflektorisches Integrationszentrum.

Die *Lamina VII* scheint eine vom Mesencephalon beherrschte Reflexzone zu sein mit umfassenden propriospinalen Verbindungen. Ihr lateraler Teil hat auf- und absteigende Verbindungen mit dem Mittelhirn und dem Cerebellum (spinozerebellare, spinotektale, spinoretikuläre, tektospinale, retikulospinale und rubrospinale Bahnen); diese spielen eine große Rolle für die Regulation von Haltung und Bewegung. Ihr medialer Teil ist ein propriospinales und autonomes Reflexzentrum. Die Lamina VII, die sich im Bereiche der Intumeszenzen bis in die Spitze des Vorderhorns ausdehnt, bildet ein inhibitorisches Zentrum, das von den *Renshaw*-Zellen beherrscht wird (Abb. 9.6).

Die *Lamina VIII* ist eine Reflexzone, die von bulbo- und propriospinalen Verbindungen dominiert wird. Möglicherweise wirkt sie als Modulator für die Muskelaktivität und übt diese Funktion durch Vermittlung der γ-Motoneuronen aus.

Die *Lamina IX* endlich ist die primäre motorische Zone der grauen Substanz des Rückenmarks. Sie besteht aus allen Motoneuronen der Medulla spinalis (α- und γ-Motoneuronen), die in funktionellen Gruppen zusammengefaßt sind. Die medialen Zellgruppen innervieren axiale Muskeln, von lateralen Zellgruppen aus wird die Gliedmaßenmuskulatur versorgt, eine Ansicht, die bis zu einem gewissen Grad experimentell bestätigt wurde.

Bei verschiedenen Tierarten wurden die Nerven einzelner Muskeln durchtrennt und die anschließende retrograde Degeneration der betroffenen Motoneuronen verfolgt. Bei der Katze wurden nach Durchschneiden verschiedener Nerven der hinteren Gliedmaßen alle degenerierenden Zellen im lateralen Teil der Vordersäule gefunden. Dabei lagen die Perikarya von Neuronen, die mehr distal gelegene Muskeln innervieren, dorsal von den Somata der Motoneuronen, die für die proximalen Muskeln bestimmt sind.

Humanbiologisch interessanter sind Ergebnisse einer Rekonstruktion der Vordersäule des menschlichen Rückenmarkes aus Serienschnitten, in denen die Segmente von L_1 an bis zum Übergang in das Filum terminale erfaßt sind. Die großen motorischen Vorderhornzellen bilden Säulen, die besondere Muskeln und Muskelgruppen der unteren Extremitäten versorgen. Die Innervationszentren aller wichtigen Muskelgruppen wurden identifiziert und mit klinischen Beobachtungen an Patienten, die an einer Poliomyelitis mit persistierenden Lähmungen erkrankt waren, in Korrelation gebracht. Die Ergebnisse sind in Abb. 9.7 zusammengestellt und lassen folgende allgemeine Rückschlüsse zu:

9 Graue und weiße Substanz des Rückenmarks

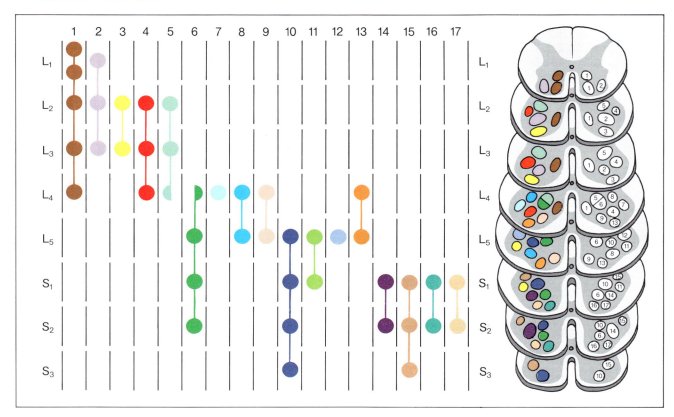

Abb. 9.7 Rekonstruktion der motorischen Zellsäulen der Lumbalsegmente 1–5 und der Sakralsegmente 1–3 des Rückenmarks. Erklärungen im Text (nach *Sharrard* 1955).
1 M. erector spinae und Dammuskeln
2 M. psoas major
3 Mm. adductorii
4 M. quadriceps
5 M. sartorius
6 Kniebeuger (Mm. biceps, semitendinosus, semimembranosus)
7 M. tibialis anterior
8 M. tibialis posterior
9 M. tensor fasciae latae
10 M. triceps surae
11 Mm. peronaei
12 M. extensor digitorum longus
13 Mm. glutaeus medius und minimus
14 M. flexor digitorum longus
15 kleine Fußmuskeln
16 Rotatoren des Hüftgelenkes
17 M. glutaeus maximus

Die proximalen Beinmuskeln werden von ventral, die distalen Muskeln von dorsal gelegenen Zellsäulen aus innerviert. Die oberen Lendensegmente versorgen die Muskeln der Hüft- und Oberschenkelregion, die unteren Lenden- und oberen Sakralsegmente die Muskeln des Unterschenkels und des Fußes. Gewisse Muskeln, wie die Mm. tibiales anterior und posterior, flexores digitorum longus und hallucis longus werden von kurzen, andere Muskeln, wie die Schenkelbeuger und -adduktoren und der M. quadriceps femoris von langen Zellsäulen aus innerviert. Da die Lumbalsegmente immer doppelt so lang sind wie die Sakralsegmente, sind Zellsäulen, die einen Muskel über die Sakralsegmente versorgen, immer kürzer als solche, die einen Muskel über das erste und zweite Lumbalsegment innervieren.

Weiße Substanz des Rückenmarks

Die weiße Substanz, aus verschiedenkalibrigen markhaltigen und marklosen Nervenfasern, Astrozyten und Blutgefäßen aufgebaut, bildet einen geschlossenen Mantel um die graue Substanz, der grob in Vorder-, Seiten- und Hinterstrang gegliedert ist (s. S. 236). Die drei Stränge setzen sich aus kurzen und langen Fasern zusammen, die vornehmlich längs verlaufen und zu Bündeln (Fasciculi) einheitlicher Funktion zusammengeschlossen sind.

Die *kurzen* Fasern gehören zum *Eigen-* oder *Reflexapparat* des Rückenmarks und umschließen als *Fasciculi proprii* (Grundbündel) mit Ausnahme der Spitze des Hinterhorns die ganze graue „H"-Figur (Abb. 9.8). Sie bestehen aus den Neuriten von Interneuronen, die Afferenzen aus Wurzelfasern empfangen, sie über mehrere Segmente ausbreiten und durch Vermittlung von Kollateralen auf Motoneurone übertragen (vgl. zusammengesetzte Leitungsbogen, S. 247). Die Fasern teilen sich beim Übertritt in die Grundbündel T-förmig in einen längeren aufsteigenden und einen kürzeren absteigenden Ast. Aufsteigende Äste erstrecken sich über drei, absteigende über ein bis zwei Segmente, d. h., die Faserzusammensetzung der Fasciculi proprii wechselt von Segment zu Segment.

An die Grundbündel schließen sich nach außen Bündel aus langen Fasern an, die spinopetal, d. h. absteigend vom Gehirn zum Rückenmark verlaufen und Anschluß an Motoneurone gewinnen, oder *spinofugal* von der Medulla spinalis zu Gehirnzentren aufsteigen. Auf- und absteigende lange Fasern bilden Leitungsbahnen, die als Tractus insgesamt den *Leitungsapparat* des Rückenmarks zusammensetzen. Ein Tractus ist ein einheitlich gebautes, vorwiegend längs verlaufendes, weitgehend exakt abgrenzbares Faserbündel gleichen Ursprungs und gleicher Endigung, das mit Ursprung und Einstrahlungsort der Leitungsbahn bezeichnet wird. Der *Tractus corticospinalis lateralis* (Pyramidenseitenstrangbahn) z. B. besteht aus absteigenden Fasern, die die motorische Rinde einer Großhirnhemisphäre vorwiegend über Interneurone mit den motorischen Zellen der kontralateralen Vordersäule des Rückenmarks verbinden und im Querschnitt an charakteristischer Stelle im Seitenstrang zu finden sind. Der *Tractus spinothalamicus ventralis* dagegen zieht z. B. als aufsteigende Bahn im Vorderstrang hirnwärts und endet in einem Kern des Thalamus.

Kenntnisse über die Lokalisation auf- und absteigender Bahnen im Rückenmarksquerschnitt gehen vor allem auf pathologisch-anatomische Untersuchungen am Rückenmark von Patienten zurück, die bestimmte motorische oder sensorische Ausfallserscheinungen zeigten. Besonders geeignet hierfür ist die *Weigert*sche Markscheidenfärbung. Im unversehrten Rückenmark erscheint die weiße Substanz mehr oder weniger homogen dunkelblau angefärbt, von einer Bündelbildung der Nervenfasern ist kaum etwas zu erkennen (vgl. Abb. 9.**3**). Schädigungen der Neurone dagegen haben einen degenerativen Zerfall der Markscheiden zur Folge, die im Umfang der geschädigten Bahn nicht mehr anfärbbar sind; die Lage der Bahn wird in diesem „Negativbild" sichtbar. Je nach Sitz der Läsion unterscheidet man ab- oder aufsteigende Degenerationen. In Abb. 9.**9** ist ein Querschnitt durch das Rückenmark eines Patienten zu sehen, der eine Halbseitenlähmung (zerebrale Hemiplegie) rechts zeigte mit Krankheitsherd in der linken Capsula interna, wo die motorischen Bahnen für die gekreuzte Körperhälfte auf relativ sehr kleinem Raume zusammenliegen und wo deshalb eine relativ kleine Blutung großen Schaden verursachen kann. Es kam zur *absteigenden* Degeneration des Tractus pyramidalis, dessen Fasern am Übergang in das Rückenmark zum großen Teil (75–90%) nach der Gegenseite kreuzen und als Tractus corticospinalis lateralis im Seitenstrang verlaufen; die ungekreuzten Fasern bilden den Tractus corticospinalis ventralis. Beide Stränge blieben ungefärbt. Das Beispiel für eine

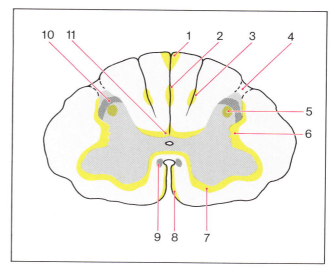

Abb. 9.**8 Querschnitt durch das untere Halsmark mit eingezeichneten Fasciculi proprii.**
1 *Philippe-Gombault*sche Triangel
2 Fasciculus septomarginalis (ovales Feld von *Flechsig*)
3 Fasciculus interfascicularis (*Schultze*sches Komma)
4 Tractus dorsolateralis (*Lissauer*sche Randzone)
5 Längsbündel der Hintersäule
6 Fasciculus proprius lateralis
7 Fasciculus proprius ventralis
8 Fasciculus sulcomarginalis
9 Tractus longitudinalis medialis
10 Substantia gelatinosa (*Rolandi*)
11 Fasciculus proprius dorsalis

aufsteigende Degeneration zeigt Abb. 9.**10**, die von einem Querschnitt durch das obere Thorakalmark eines an Tabes dorsalis Erkrankten stammt. Ungefärbt weil degeneriert bleiben die aufsteigenden Fasciculi graciles der Hinterstränge. In diesen sind die aufsteigenden Äste der hinteren Wurzelfasern der Kokzygeal-, Sakral-, Lumbal- und Thorakalnerven zusammengefaßt (vgl. S. 252 und Abb. 9.**20**).

Die Pyramidenseitenstrang-, die Hinterstrang- und einige wenige andere Rückenmarksbahnen lassen sich als kompakte Stränge in ganzer Breite ihres Kalibers über die ganze Länge des Rückenmarks verfolgen. Die meisten anderen Bahnen sind aber nur im Zentrum kompakt, werden dann rasch diffuser und verlieren ihre Grenzen. Es kommt zu Überlappungen, so daß zwei oder mehr Systeme das gleiche Areal einzunehmen scheinen. Weitere Bahnen, so besonders phylogenetisch alte Reflexbahnen, führen gegenläufige, auf- und absteigende Verbindungen.

9 Graue und weiße Substanz des Rückenmarks

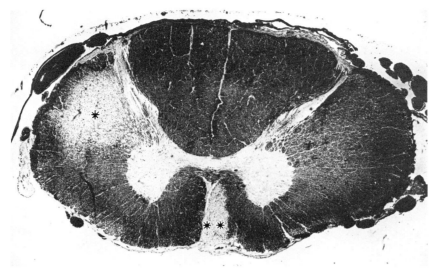

Abb. 9.**9 Querschnitt durch das Halsmark** (Markscheidenfärbung). Ungefärbt gebliebene Zonen im Seitenstrang – Tractus corticospinalis lateralis (*) – und im Vorderstrang – Tractus corticospinalis ventralis (**) – als Beispiel für eine absteigende Degeneration mit Zerfall der der motorischen Rinde entstammenden Fasern.

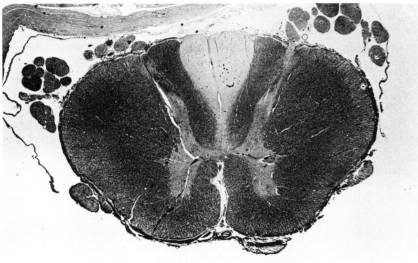

Abb. 9.**10 Querschnitt durch das obere Brustmark** (Markscheidenfärbung). Ausfall der beiden Fasciculi graciles bei einer Tabes dorsalis als Beispiel für eine aufsteigende Degeneration.

Eigenapparat des Rückenmarks

Zum Eigenapparat des Rückenmarks werden das afferente und das efferente Neuron des Spinalnerven sowie die Interneurone im Rückenmark gerechnet, er setzt sich zusammen aus allen Nervenzellen und -fasern, die der intra- und intersegmentalen Verknüpfung der Rückenmarksegmente dienen und den Ablauf einfacher und komplizierter Reflexe ermöglichen (Abb. 9.**11**). An seinem Aufbau sind alle afferenten und efferenten Wurzelfasern der Spinalnerven beteiligt. Die Perikarya der dazugehörenden Neurone sind die Wurzelzellen, die für die Hinterwurzeln in den Spinalganglien, für die Vorderwurzeln in den Vordersäulen und den Zonae intermediae liegen. Das System der Interneurone bilden die Schalt-, Assoziations- und Kommissurenzellen.

Der Eigenapparat dient der Tätigkeit des Rückenmarks als *Reflexorgan*. Er ist sein stammesgeschichtlich ältester Teil, der die ständig zufließenden Erregungen von der Körperoberfläche, von Muskeln, Sehnen und Gelenken, von Eingeweiden und Gefäßen verarbeitet und beantwortet. Seine Tätigkeit bleibt normalerweise unter der Bewußtseinsschwelle.

Ein *Reflex* ist ein vom Willen unabhängiger und zumeist unbewußt ablaufender motorischer (oder sekretomotorischer) Vorgang, der durch eine exterozeptive oder propriozeptive Erregung ausgelöst wird. Die morphologische Grundlage des Reflexes ist der *Reflexbogen*, der im einfachsten Fall aus einem afferenten Schenkel mit einer synaptischen Verbindung zu einem efferenten Schenkel besteht. Der *afferente* Schenkel wird von Fasern aus Muskelspindeln gebildet, die das Rückenmark über die dorsalen Wurzeln erreichen. Im Hinterstrang entlassen sie auf- und absteigende Äste, deren Kollateralen in die graue Substanz eindringen und die Verbindung mit Motoneuronen derselben Seite und Segmenthöhe herstellen. Die Axone der Motoneurone, der *efferente* Schenkel, verlaufen zum Muskel und erregen extrafusale

Fasern. Zahlreiche Kollateralen der efferenten Axone enden an Schaltzellen, die ihrerseits mit den Motoneuronen in der Vordersäule synaptisch verbunden sind. Diesen *monosynaptischen* Reflexen oder *direkten* (einfachen) Reflexbögen werden die *polysynaptischen* Reflexe oder *indirekten* (zusammengesetzten) Reflexbögen gegenübergestellt. Bei diesen werden Erregungen, die über eine bestimmte dorsale Wurzel dem Rückenmark zugeleitet werden, Motoneuronen anderer Segmente meist unter Einschaltung von Interneuronen übermittelt (intersegmentale Reflexbögen). Die zugeführten Erregungen werden über Kollateralen der auf- und absteigenden Äste von Hinterstrangfasern auf Motoneurone und Assoziationszellen übermittelt, deren auf- und absteigende Äste die Fasciculi proprii bilden und sich über mehrere Segmente erstrecken. Kollateralen erreichen viele Motoneurone (Abb. 9.12). Viele dieser Fasern kreuzen die Mittellinie in der Commissura alba und erreichen Motoneurone der kontralateralen Seite. Man spricht von unilateralen und von gekreuzten Reflexen.

Afferente Fasern aus den Radices dorsales

Die afferenten Fasern aus den Radices dorsales sind die zentralen Fortsätze der Spinalganglienzellen, die als Fila radicularia in ununterbrochener Reihe entlang dem Sulcus dorsalis lateralis in das Rückenmark eintreten (s. Abb. 5.5). Gleich nach Eintritt in das Rückenmark teilt sich jedes Filum in ein größeres mediales und ein kleineres laterales Bündel. Das mediale Bündel umfaßt Fasern verschiedener Dicke. Seine Eintrittsstelle bildet die Wurzeleinstrahlungszone (Abb.

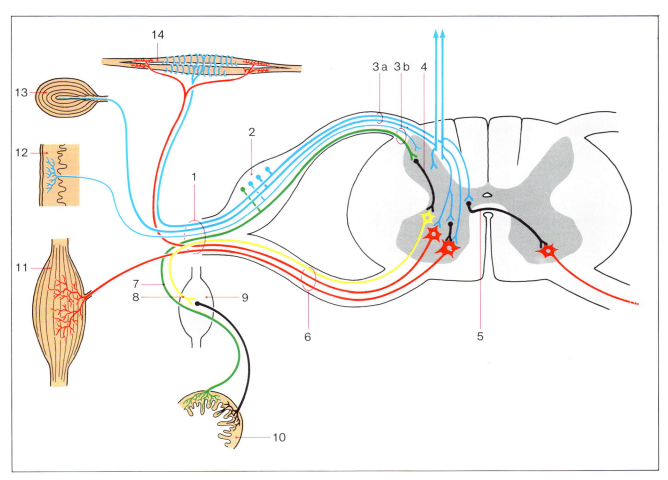

Abb. 9.11 **Rückenmarkssegment mit Radices dorsalis und ventralis** (nach *Carpenter* 1976). Bündelung der Fasern der hinteren Wurzel beim Eintritt in das Rückenmark: mediales Bündel mit dicken, markreichen, rasch leitenden, laterales Bündel mit dünnen, marklosen und markarmen, langsam leitenden Fasern.
1 N. spinalis
2 Radix dorsalis mit Ganglion spinale
3a mediales Bündel
3b laterales Bündel
4 Interneuron
5 Neuron commissurale
6 Radix ventralis
7 viszerosensible Faser
8 R. communicans cum trunco sympathico
9 Ganglion sympathicum
10 Dünndarm
11 Muskel
12 freie Nervenendigung
13 Lamellenkörperchen
14 Muskelspindel

248   9 Graue und weiße Substanz des Rückenmarks

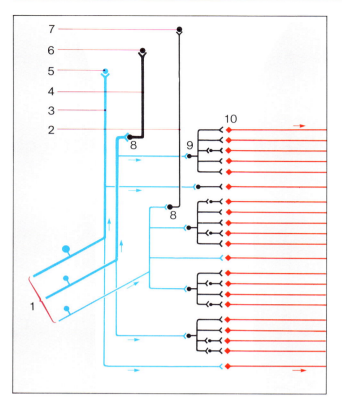

Abb. 9.**12** **Hintere Wurzelfasern mit T-förmiger Teilung in auf- und absteigenden Ast,** Schaltschema. Abgang von Kollateralen, die mit Schalt-, Assoziations- und Strangzellen oder direkt mit Motoneuronen synaptisch verbunden sind.
1 Radix dorsalis
2 Tractus spinothalamicus
3 Tractus spinobulbaris (Hinterstrangbahn)
4 Tractus spinocerebellaris dorsalis
5 Hinterstrangkern
6 Kleinhirn
7 Thalamuskern
8 Strangzellen
9 Interneurone
10 Motoneurone

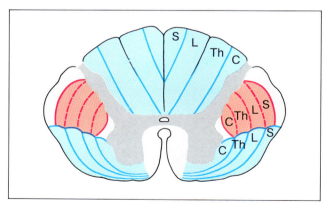

Abb. 9.**13** **Schematischer Querschnitt durch das 5. Halssegment.** Somatotope Gliederung des Hinterstranges und der beiden wichtigsten Bahnen im Vorder-Seitenstrang: Tractus corticospinalis lateralis, Tractus spinothalamicus.
C   Halsnerven-Bahnen
Th Brustnerven-Bahnen
L   Lendennerven-Bahnen
S   Sakralnerven-Bahnen

9.**11**). Viele Axone dringen direkt in die graue Substanz ein und bilden das *Längsbündel der Hintersäule*. Die marklosen oder sehr schwach myelinisierten Fasern des lateralen Bündels bauen die *Lissauer*sche Randzone (Abb. 9.**8**), *Fasciculus dorsolateralis*, auf. Kurz nach Eintritt in das Rückenmark teilt sich auch jede einzelne Faser in einen längeren aufsteigenden und einen kürzeren absteigenden Ast, von dem feine Seitenäste, Kollateralen, in die graue Substanz eindringen und in den Kernen der Hintersäule, der intermediären Zone oder der Vordersäule enden. Das Ende der beiden Äste wird als Endkollaterale bezeichnet. Über die Kollateralen werden Erregungen auf Neurone des Eigenapparates der gleichen Seite übertragen.

Die *aufsteigenden* Äste (Abb. 9.**12**) der Fasern der medialen Portion der Fila radicularia verlaufen im Hinterstrang als Leitungsapparat hirnwärts. Andere Fasern verlassen nach kürzerem Verlauf den Hinterstrang, dringen in die Basis der Hintersäule ein und treten in synaptische Verbindung mit den Neuronen des Nucleus thoracicus, dessen Axone im *Tractus spinocerebellaris dorsalis* kleinhirnwärts ziehen.

Von den *kurzen absteigenden* Ästen der Fasern des medialen Bündels, die wesentlich dünner sind als die aufsteigenden Äste, dringen die kürzesten direkt in die graue Substanz der Hintersäule ein. Die längeren Äste sind in geschlossenen Bündeln zusammengefaßt, wie im *Fasciculus interfascicularis (Schultzesches Komma)*, der zwischen dem Fasciculus gracilis und dem Fasciculus cuneatus liegt, und im *Fasciculus septomarginalis* (Abb. 9.**8**).

Die *Kollateralen*, die von den auf- und absteigenden Ästen abgegeben werden, sind viel feiner als die Fasern, denen sie entstammen. Sie dringen teils in die Vorder-, teils in die Hintersäule ein, wo sie mit Schaltzellen oder direkt mit Motoneuronen in Kontakt treten. Einzelne Kollateralen sollen die Mittellinie in der dorsalen Kommissur kreuzen und in der kontralateralen Hintersäule enden.

Jede über die Radix dorsalis zugeleitete Erregung wird durch Kollateralen direkt oder durch Vermittlung von Schaltzellen indirekt auf motorische Wurzelzellen übertragen. Assoziationszellen sorgen für die Ausbreitung der Erregung über mehrere Segmente, während Strangzellen ihre Axone direkt über die Hinterstrangbahnen („Tractus spinobulbaris") zu den Hinterstrangkernen hirnwärts senden.

Efferente Fasern der Radices ventrales

Die efferenten (motorischen) Fasern der Radices ventrales sind zum größten Teil Axone der großen Vorderhornzellen; im Thorakalmark kommen die etwas dünneren Fasern der Zellen des Nucleus intermediolateralis hinzu und im Sakralmark diejenigen des sakralen Parasympathicus.

Die α-**Motoneurone**, die großen somatomotorischen Vorderhornzellen (Durchmesser bis 100 μm), sind multipolar und haben ein reich verzweigtes Dendritensystem, das sich nach allen Seiten ausbreitet und in der Längsrichtung besonders ausgeprägt ist. Ihre Axone verlaufen im allgemeinen zuerst medial, sie vereinigen sich zu Bündeln, die die Vordersäule verlassen und in schräger Richtung den Vorderstrang durchstoßen (s. Abb. 5.**10c**). Nach Verlassen der grauen Substanz erhalten sie eine dicke Markscheide. Die Länge der Axone variiert mit der Distanz der zu innervierenden Muskeln. Fasern für die Innervation der Mm. interossei pedis z. B. können bis zu einem Meter lang sein, Fasern zu Nackenmuskeln nur wenige Zentimeter betragen. 70–80% der Neuriten geben vor Verlassen des Rückenmarkes drei bis vier Kollateralen ab, die in die graue Substanz zurücklaufen und an den inhibitorischen *Renshaw*-Zellen (in Lamina VII) synaptisch enden (Abb. 9.**14**). Die Zahl der α-Motoneurone wechselt. Sie ist in den beiden Intumeszenzen besonders groß und wird im Thorakalmark auf 1200–1500 pro Segmenthälfte geschätzt (über Kernbildung vgl. S. 239 und Abb. 9.**5**).

Die α-Motoneurone innervieren *extrafusale* Muskelfasern über die *motorische Endplatte*. Die Zahl der von einer Nervenfaser innervierten Muskelfasern variiert; sie ist um so kleiner, je feiner abgestuft ein Muskel arbeitet. Bei den äußeren Augenmuskeln und den Kehlkopfmuskeln liegt sie unter zehn und beträgt bei grob arbeitenden Muskeln der unteren Gliedmaßen mehrere Hundert. Die Gesamtzahl der von einer Nervenfaser innervierten Muskelfasern wird als *neuromuskuläre Einheit* bezeichnet.

Das periphere motorische Neuron ist der einzige Weg, auf dem motorische Impulse die Skelettmuskeln erreichen. Die Oberflächenmembran der Dendriten und der Perikarya ist von vielen tausend Synapsen bedeckt, die Impulse aus peripheren Rezeptoren und aus Zentren des Gehirns übermitteln (Abb. 9.**15**).

Zerstörung von Motoneuronen bedeutet eine endgültige Unterbrechung jeder nervösen Impulsleitung zum Muskel. Eine schlaffe Lähmung mit nachfolgender Degeneration der Muskelfasern folgt. Zerstörte Motoneurone werden nie ersetzt. Neurone teilen sich nicht mehr, und das adulte Zentralnervensystem hat beim Menschen keine Reserve an unreifen, teilungsfähigen Zellen. Ihr Verlust kann auch nicht durch einen anderen neuronalen Mechanismus kompensiert werden.

Die γ-**Motoneurone** senden ihre Axone zu *intrafusalen* Fasern innerhalb der Muskelspindeln. Sie sind kleiner als α-Motoneurone und haben dünnere, langsamer leitende Fasern, die das Rückenmark auch über die ventralen Wurzeln verlassen. Sie bringen intrafusale Muskelfasern zur Kontraktion, wodurch es zur Erregung sensibler Muskelspindelendigungen kommt, die ihrerseits über einen direkten Reflexbogen α-Motoneurone erregen (s. S. 246).

Die **viszeromotorischen Wurzelzellen** bilden den *Nucleus intermediolateralis*, das Kerngebiet des *Sympathicus* (C_8-L_2). Sie sind kleiner als die somatomotorischen Vorderhornzellen, enthalten weniger Nissl-Substanz, haben ein weniger reichlich verzweigtes Dendritenbäumchen und einen dünneren, langsamer leiten-

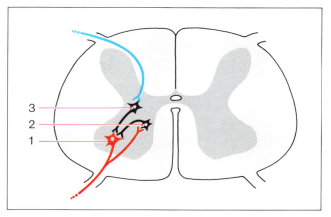

Abb. 9.**14 Somatomotorische Vorderhornzelle und inhibitorisch wirkende Renshaw-Zelle.** Erläuterungen im Text.
1 α-Motoneuron
2 Renshaw-Zelle
3 Interneuron

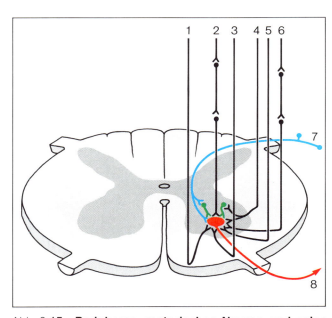

Abb. 9.**15 Peripheres, motorisches Neuron und seine Synapsen.**
1 Tractus vestibulospinalis
2 Tractus rubroreticulospinalis
3 Tractus olivospinalis
4 Tractus corticospinalis lateralis
5 Tractus tectospinalis
6 Tractus reticulospinalis
7 Radix dorsalis
8 Radix ventralis

den Neuriten, der zur B-Klasse der Nervenfasern gehört. Über die vordere Wurzel des Rückenmarkes erreichen ihre myelinisierten Axone den Spinalnerven und seinen R. ventralis, den sie schon nahe an seinem Ursprung wieder verlassen, um sich im *R. communicans (albus)* in das nächstgelegene *Ganglion sympathicum* einzusenken (vgl. Abb. 9.**11**).

Die spinalen *Parasympathikusfasern,* die vom 2.–4. oder 5. Sakralsegment ausgehen, verlassen das Rükkenmark auch über die entsprechenden ventralen Wurzeln und gelangen als *Nn. splanchnici pelvini* zum vegetativen Beckenplexus.

Intra- und intersegmentale Interneurone

Über die *Radices dorsales* werden dem Rückenmark beständig exterozeptive, aus der Haut und aus inneren Organen, und propriozeptive, aus Muskeln, Sehnen und Gelenken stammende Sensationen zugeleitet und direkt oder indirekt auf Motoneurone in der Vordersäule übertragen. *Kollateralen* dieser Wurzelfasern stehen aber auch in Verbindung mit *Interneuronen*. Zu diesen gehören Schalt-, Assoziations- und Kommissurenzellen.

Schaltzellen sind kleine Nervenzellen, die überall in der grauen Substanz vorkommen und deren Axone nahe beieinanderliegende Zellen und Nervenzellgruppen miteinander verbinden. Ihre Axone bleiben marklos und treten nicht in die weiße Substanz über. Sie empfangen Impulse über mehrere afferente Fasern und sorgen für die Ausbreitung der zufließenden Erregungen innerhalb eines Segmentbereiches. Als Beispiele seien die kleinen Zellen in der Substantia gelatinosa (Lamina II) angeführt, deren Axone an eine andere Stelle derselben Schicht ziehen, Zellen in den Laminae IV und V, die ihre Axone ventral, und Zellen in der Basis der Hintersäule, in der Zona intermedia und im medialen Teil der Vordersäule, die sie kontralateral senden (Abb. 9.11).

Als *Assoziationszellen* werden kleine, multipolare Zellen bezeichnet, die vornehmlich in den Randpartien der grauen Substanz liegen und ihre Axone in die weiße Substanz abgeben, wo sie die *Fasciculi proprii* bilden. Mit Übertritt in die weiße Substanz teilt sich jede Faser in einen auf- und einen absteigenden Ast. So können einfließende Erregungen eine beträchtliche Ausbreitung über mehrere Segmente erfahren. *Kommissurenzellen* in der Vordersäule (Lamina VIII) entsenden Fasern zur Gegenseite.

Zu den Fasciculi proprii gehören (Abb. 9.8):
– das *Vorderseitenstranggrundbündel*, das Vorder-, Seitenhorn und die ventrolaterale Seite des Hinterhorns umsäumt,
– das *Hinterstranggrundbündel*, das ein schmales Feld an der dorsalen Seite der grauen Kommissur einnimmt,
– *intersegmentale Fasern* des Eigenapparates, die auch im medialen Teil der *Lissauer*schen Randzone, im Längsbündel der Hintersäule und im *Fasciculus sulcomarginalis* des Vorderstrangs vorkommen,
– die Fasern der *Commissura alba*, in der Axone der Kommissurenzellen in der Vordersäule kreuzen, dabei mehrere Segmente überspringen und Verbindungen mit den Zellsystemen der Gegenseite herstellen.

Reflexe. Über die neuronale Gliederung der Reflexe, des *Muskeleigen-* und *Muskelfremdreflexes*, des *viszeroviszeralen*, *viszerosomatischen* und *somatoviszeralen Reflexes* sowie des *vasodilatorischen Axonreflexes* und des *fortgeleiteten (übertragenen) Schmerzes* s. Band 4!

Leitungsbahnen des Rückenmarks

Der *Leitungsapparat des Rückenmarks* besteht aus allen langen auf- und absteigenden Bahnen, die das Rückenmark als *Projektionsbahnen* mit dem Gehirn verbinden. Die auf- und absteigenden Fasern bilden Bündel, *Tractus*, die an bestimmten Stellen der weißen Substanz lokalisiert, mehr oder weniger exakt abgrenzbar sind und nach Ursprung und Endigung bezeichnet werden. Sie lassen sich aber auf dem Querschnitt des gesunden, mit der *Weigert*schen Methode gefärbten Markmantels nicht voneinander abgrenzen, da die ganze weiße Substanz mehr oder weniger homogen blauschwarz erscheint. Die Kenntnis der Lokalisation der Rückenmarksbahnen des Menschen geht überwiegend auf Untersuchungen krankhaft veränderter Medullae spinales zurück.

Aufsteigende Bahnen

Die zum Rhombencephalon und Thalamus und von dort nach Umschaltung zur Großhirnrinde aufsteigenden sensorischen Bahnen des Rückenmarks (Abb. 9.16) enden hauptsächlich in der Körperfühlsphäre der Großhirnrinde (s. S. 437ff.). Die Bahnen verlaufen teils im Vorder-Seitenstrang, teils im Hinterstrang. Die *Vorder-Seitenstrangbahnen* leiten *protopathische Sensorik* aus der Haut und aus Eingeweiden, der *Tractus spinothalamicus lateralis* vorwiegend Erregungen von Schmerz- und Temperaturrezeptoren, der *Tractus spinothalamicus ventralis* hauptsächlich durch grobe Druck- und Berührungsreize ausgelöste Erregungen. Die *Hinterstrangbahnen* vermitteln *epikritische Sensorik*, d. h. Erregungen des fein abgestimmten, lokalisierbaren Druck- und Tastsinns aus der Haut, lokalisierbare feinere Schmerz- und Temperaturempfindungen sowie Erregungen der Tiefensensibilität aus den Sinnesorganen der Muskeln, Sehnen und Gelenke und verschaffen damit Kenntnis von der Lage der Gliedmaßen und der Winkelstellung der Gelenke (Lagesinn), von der Ausgiebigkeit einer ausgeführten Bewegung (Bewegungssinn, Kinästhesie) sowie von der angewandten Energie (Kraftsinn) – der medial gelegene *Fasciculus gracilis (Goll)* aus der unteren Körperhälfte, der laterale *Fasciculus cuneatus (Burdach)* aus der oberen Körperhälfte (Abb. 9.17).

Alle sensorischen Bahnen sind aus *drei* hintereinander geschalteten *Neuronen* zusammengesetzt.

Die Perikarya des *1. Neurons* liegen außerhalb des Rückenmarks im Spinalganglion, ihre Axone ziehen über die Radix dorsalis in das Rückenmark.

Die Perikarya des *2. Neurons* sind bei den Vorder-Seitenstrangbahnen segmental (in Höhe des Wurzeleintritts) in der Hintersäule des Rückenmarks enthalten, bei den Hinterstrangbahnen liegen sie in den Hinterstrangkernen der Medulla oblongata. Die Axone des 2. Neurons kreuzen aus der Hintersäule segmental oder höher in der Commissura alba zur Gegenseite und verlaufen im Vorder-Seitenstrang hirnwärts. Die Axone des 2. Neurons aus den Hinterstrangkernen kreuzen in der Mitte der Medulla oblongata (Fibrae arcuatae internae) und erreichen im Lemniscus medialis den Thalamus.

Die Perikarya des *3. Neurons* liegen in einem Thalamuskern, ihre Axone ziehen im Pedunculus thalami superior zur Großhirnrinde.

Vorder-Seitenstrang- und Hinterstrangbahnen zeichnen sich durch eine strenge *somatotope Gliederung* aus (s. Abb. 9.13).

Tractus spinothalamici

Tractus spinothalamicus lateralis. Das *1. Neuron* dieser Schmerz- und Temperaturbahn ist mit kleinen Perikarya in den Spinalganglien vertreten, die markarmen oder marklosen Axone (δ- und C-Fasern) sind im *lateralen* Bündel der Radix dorsalis zusammengefaßt (Abb. 9.12). Sie dringen in den Fasciculus dorsolateralis (*Lissauer*sche Randzone) ein, wo sie sich T-förmig in den kurzen aufsteigenden und den noch kürzeren absteigenden Ast teilen. Die absteigenden Äste verbinden sich mit Zellen des Eigenapparates des Rückenmarkes, die aufsteigenden, die sich über 1–2 Segmente verfolgen lassen, enden in synaptischer Verbindung mit Strangzellen der Laminae V. Die Neuriten des *2. Neurons* kreuzen in den Commissurae grisea und alba nach der Gegenseite und vereinigen sich zum *Tractus spinothalamicus lateralis,* der sich im Seitenstrang an den Tractus spinocerebellaris ventralis anschließt und im Thalamus endet. Die aus einem bestimmten Segment stammenden Fasern sind in Lamellen zusammengefaßt, wobei die Lamellen mit den Fasern aus der unteren Körperhälfte am weitesten lateral und hinten, die Fasern aus der oberen Körperhälfte medial und vorne liegen.

Der einseitige Ausfall des Tractus spinothalamicus lateralis führt zum kontralateralen Verlust der Schmerz- und Temperaturempfindungen kaudal von der Läsion (Analgesie und Thermoanästhesie). Zysten oder Erweiterungen des Zentralkanals im Sinne einer Syringomyelie können durch Druck die in der Kommissur kreuzenden Fasern zerstören und eine doppelseitige Analgesie verursachen.

Dank ihrer oberflächlichen Lage ist die Schmerzbahn für chirurgische Eingriffe (Traktotomie), die bei andauernden starken, auf Medikamente nicht ansprechenden Schmerzen angezeigt sein kann, gut zugänglich.

Der **Tractus spinothalamicus ventralis** (s. Abb. 9.16) vermittelt Berührungs- und Druckempfindungen. Die Perikarya des *1. Neurons* sind mittelgroße Spinalganglienzellen, deren markhaltige Axone (Aβ-Fasern) im *medialen* Bündel der Radix dorsalis den Hinterstrang erreichen, wo sie sich T-förmig teilen. Die absteigenden Äste entlassen Kollateralen zum Reflexapparat des Rückenmarks, während sich die aufsteigenden Äste über mehrere Segmente erstrecken. Sie treten in synaptische Beziehung zu den in den Laminae II–IV diffus verteilten Zellen, deren Neuriten in der Commissura alba kreuzen und den lamellär gebauten Traktus bilden. Dieser ist weniger scharf begrenzt als der

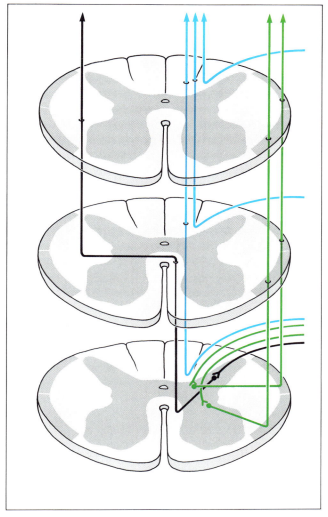

Abb. 9.16 **Aufsteigende Rückenmarksbahnen.**
blau   Hinterstrangbahn (Tractus spinobulbaris)
grün   Tractus spinocerebellares ventralis und dorsalis
schwarz Tractus spinothalamicus

Tractus spinothalamicus lateralis. Während die Schmerzfasern in Segmenthöhe kreuzen, breiten sich die Fasern der Berührungsbahn über eine beträchtliche Länge des Rückenmarks aus. Auch diese Bahn, die im ganzen Rückenmark nachweisbar ist, zeigt eine somatotope Gliederung, indem die Fasern aus den Sakralsegmenten des Rückenmarks an der Oberfläche, die Fasern aus dem Halsmark in der Tiefe liegen.

Unterbrechungen des Tractus spinothalamicus ventralis haben keinen vollständigen Verlust der Berührungs- und Druckempfindungen zur Folge, da Fasern der taktilen Empfindungen auch in den homolateralen Hintersträngen geleitet werden.

Funiculus dorsalis

Der *Hinterstrang, Funiculus dorsalis,* wird insgesamt von den Bahnen der epikritischen Sensibilität, *Fasciculus gracilis* und *Fasciculus cuneatus* („Tractus spinobulbaris"), gebildet. Die Hinterstrangbahnen leiten Erregungen aus Meissnerschen Tastkörperchen und Mus-

252   9 Graue und weiße Substanz des Rückenmarks

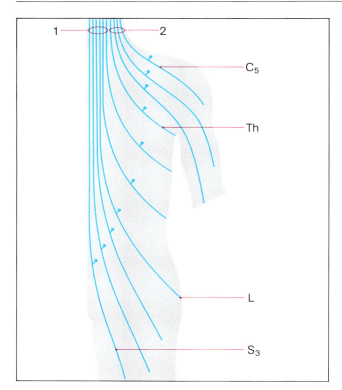

Abb. 9.**17 Anordnung der aufsteigenden Fasern im Hinterstrang.**
1 Fasciculus gracilis
2 Fasciculus cuneatus

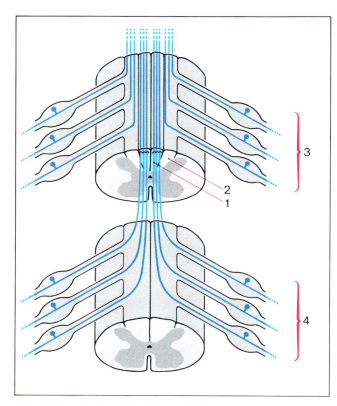

Abb. 9.**18 Aufbau der Hinterstränge.**
1 Fasciculus gracilis
2 Fasciculus cuneatus
3 Wurzelfasern aus der oberen Körperhälfte
4 Wurzelfasern aus der unteren Körperhälfte

kelspindeln hirnwärts. Es ist eine stammesgeschichtlich neue Bahn, die bei niederen Wirbeltieren erst sehr schwach entwickelt ist. Beim Menschen umfaßt sie 39% der weißen Substanz des Rückenmarkes. Sie ist aus den Neuriten des *1. Neurons* der afferenten Leitung zusammengesetzt, dessen Perikarya zu den größten Zellen in den Spinalganglien gehören. Die im *medialen* Bündel der Radices dorsales verlaufenden, rasch leitenden Neuriten haben eine dicke Markscheide (A-Fasern) und dringen über die Wurzeleinstrahlungszone direkt in den Hinterstrang ein, wo sie sich T-förmig in den langen aufsteigenden und den kürzeren und dünneren absteigenden Ast aufteilen. Die aufsteigenden Äste bilden die streng somatotop geordnete Hinterstrangbahn, die in den Hinterstrangkernen endet, während die dünneren absteigenden Äste mit den Zellen des Eigenapparates in Verbindung treten (Abb. 9.**17**, 9.**18**).

Der **Fasciculus gracilis** *(Goll)*, der medial liegt, besteht aus den langen aufsteigenden Fasern aus Radices dorsales der Sakral-, Lumbal- und unteren Brustsegmente, er ist deshalb in allen Segmenten des Rückenmarks nachweisbar.

Den **Fasciculus cuneatus** *(Burdach)* setzen die kürzeren aufsteigenden Fasern aus den dorsalen Wurzeln der oberen Brust- und der Halssegmente zusammen, er beginnt in Höhe des 4.–6. Brustsegmentes. Die beiden Faszikel der Hinterstrangbahn sind im Halsmark durch das Septum intermedium voneinander getrennt.

Während die mit einer bestimmten Wurzel eintretenden Fasern aufwärts verlaufen, werden sie von den in höheren Segmenten eindringenden Fasern immer mehr medial gedrängt. Infolgedessen liegen im Halsmark die Fasern sakralen Ursprungs dorsomedial am nächsten beim Septum medianum dorsale, weiter außen reihen sich die lumbalen, dann die thorakalen und schließlich die zervikalen Fasern an.

Nicht alle Fasern der Hinterstrangbahn erreichen die Hinterstrangkerne. Kürzere Fasern verlassen den Hinterstrang und enden in der Hintersäule in synaptischer Verbindung mit Zellen des *Nucleus dorsalis* (vgl. *Tractus spinocerebellaris dorsalis*).

Tractus spinocerebellares

Die *spinozerebellaren Bahnen, Tractus spinocerebellares,* leiten Erregungen aus Muskeln, Sehnen und Gelenken zum Kleinhirn und bestehen aus zwei Neuronen. Die Perikarya des *1. Neurons* sind große Zellen im Spinalganglion. Der Neurit gehört zu den rasch leitenden, markreichen A-Fasern, die im *medialen* Bündel der Radix dorsalis den Hinterstrang erreichen. Nach dem Verhalten des *2. Neurons* werden zwei aufsteigende Kleinhirnbahnen unterschieden, der stammesgeschichtlich ältere Tractus spinocerebellaris ventralis und der jüngere Tractus spinocerebellaris dorsalis (Abb. 9.**16**).

Der **Tractus spinocerebellaris ventralis** verläuft lateral vom Tractus spinothalamicus lateralis und setzt sich aus Neuriten des *2. Neurons* zusammen, deren Perikarya an der Basis der Hintersäule lateral in den Laminae V, VI, VII (Nucleus proprius) liegen. Diese Zellen bilden eine Säule, die kaudal bis in die Sakralsegmente hinunterreicht. Ihre Axone kreuzen z. T. nach der Gegenseite und ziehen zur Medulla oblongata und zur Brücke und erreichen von hier aus das Kleinhirn über den *Pedunculus cerebellaris cranialis.*

Der **Tractus spinocerebellaris dorsalis** schließt sich dorsal an den Tractus spinocerebellaris ventralis an, erscheint in Höhe des 3. Lumbalsegmentes und nimmt bis in Höhe des 8. Zervikalsegmentes ständig an Umfang zu. Die Bahn wird in zwei morphologisch gleichwertige Leitungen unterteilt, eine Unterteilung, die Folge des besonderen Verhaltens der Axone des *1. Neurons* ist. Diese steigen nach Eintritt in den Hinterstrang über mehrere Segmente aufwärts, bevor sie mit dem 2. Neuron in synaptischen Kontakt treten. Die aus Sakral- und unteren Lumbalsegmenten stammenden Wurzelfasern verlaufen im *Fasciculus gracilis.* Von L_3 an treten sie in den *Nucleus dorsalis* ein. Dieser Kern empfängt auf- und absteigende Kollateralen aus dem Hinterstrang, wobei eine einzige Wurzel afferente Fasern zum Kern in 6–7 Segmenten liefert. Die Fasern aus den Zervikalnervenwurzeln ziehen im *Fasciculus cuneatus* rostral und enden im *Nucleus cuneatus accessorius*, wo sie mit den Zellen des *2. Neurons* in Verbindung treten. Im ipsilateralen Pedunculus cerebellaris caudalis erreichen die Fasern des 2. Neurons das Kleinhirn.

Weitere aufsteigende Bahnen

Der **Tractus spinotectalis,** eine phylogenetisch alte Reflexbahn, deren 1. Neuron nicht bekannt ist, wird von Neuriten aus Perikarya der Hintersäule gebildet. Die Fasern kreuzen zur Gegenseite und verlaufen in enger Beziehung zum spinothalamischen System mittelhirnwärts. Der Tractus spinotectalis endet in den tiefen Schichten des Colliculus cranialis und in lateralen Teilen des zentralen Höhlengraus.

Die Fasern des **Tractus spinoreticularis** stammen aus allen Teilen des Rückenmarks und verlaufen ungekreuzt im Vorder-Seitenstrang. Die Bahn ist Teil eines phylogenetisch sehr alten polysynaptischen Systems (vgl. Formatio reticularis, S. 279ff.), das an Zellen der *Formatio reticularis* der Medulla oblongata und der Brücke endet.

Der **Tractus spinoolivaris** beginnt mit den Neuriten seines 2. Neurons, dessen Perikarya an der Basis des Hinterhorns liegen. Sie kreuzen zur Gegenseite und ziehen dann ventral vom Tractus spinocerebellaris ventralis an der Übergangsstelle von Funiculus lateralis und Funiculus ventralis zu den Nuclei olivares accessorii medialis und lateralis. Von dort wird die Erregung nach synaptischer Umschaltung zur Kleinhirnrinde weitergeleitet. Der Tractus spinoolivaris erhält seine Afferenzen von Hautrezeptoren und proprioceptiven Rezeptoren, vor allem aus den Sehnenspindeln. Durch physiologische Untersuchungen ist auch ein *Tractus spinoolivaris dorsalis* beschrieben worden, der im Funiculus dorsalis liegen soll und ebenfalls epikritische und Tiefensensibilität über die Hinterstrangkerne dem akzessorischen Olivenkern zuleitet.

Die Position des Tractus spino-olivaris am Übergang des Seitenstrangs zum Vorderstrang deckt sich mit der Beschreibung der *Helwegschen Dreikantenbahn* in älteren Untersuchungen. Dort wurde allerdings ein *Tractus olivospinalis,* also eine von den Olivenkernen zum Rückenmark absteigende Bahn vermutet. Bisher konnte aber noch nicht die Existenz einer solchen Verbindung beim Menschen nachgewiesen werden.

Absteigende Bahnen

Die absteigenden Bahnen des Rückenmarkes kommen teils aus der *Großhirnrinde,* teils aus *subkortikalen Korngebieten.* Sie übermitteln Erregungen aus übergeordneten motorischen Grisea an die „gemeinsame motorische Endstrecke", an die motorischen Vorderhornneurone, deren Neuriten das Rückenmark über die vordere Wurzel verlassen. Aus der Großhirnrinde kommt die *Pyramidenbahn,* die *Willkürmotorik* vermittelt. Im *Hirnstamm* entspringen Bahnen, die *extrapyramidal motorische* Erregungen sammeln und zum Rückenmark leiten oder *Reflexbahnen* bilden.

Tractus corticospinales (pyramidales)

Jede der beiden Pyramidenbahnen, der *Tractus corticospinalis lateralis* und der *Tractus corticospinalis ventralis* (Abb. 9.**19**) setzt sich aus über 1 Million Fasern verschiedenen Kalibers zusammen, die, aus der frontalen und parietalen Hirnrinde (Areale 4, 6, 3, 1, 2) kommend, die Capsula interna passieren, im Hirnschenkel die Brücke erreichen und in der Medulla oblongata an die Oberfläche treten und die beiden Pyramiden vorwölben. Am Übergang in das Rückenmark kreuzen 75–90% der Fasern in der Tiefe der Fissura mediana nach der Gegenseite, *Decussatio pyramidum,* und verlaufen weiter absteigend im *Tractus corticospinalis lateralis* kaudal. Die übrigen 10–25% der Fasern kreuzen zunächst nicht, sondern ziehen im ipsilateralen Vorderstrang als *Tractus corticospinalis ventralis* abwärts.

Der **Tractus corticospinalis lateralis** (Pyramidenseitenstrangbahn) läßt sich bis zum unteren Ende des Rückenmarkes verfolgen. Er liegt im hinteren Teil des Seitenstranges zwischen dem Tractus spinocerebellaris dorsalis und dem Eigenbündel der Hintersäule, Fasciculus proprius lateralis (Abb. 9.**19**). Unterhalb der Lendensegmente ist er am Rand des Rückenmarkes zu finden, da hier die hintere Kleinhirnbahn fehlt. In seinem absteigenden Verlauf nimmt das Kaliber des Tractus zunehmend ab, da Fasern fortlaufend in die Vordersäule übertreten: 55% der Fasern enden in den Hals-, 20% in den Brust- und 25% in den Lumbosakralsegmenten. Die Fasern dringen in Höhe der Zona intermedia in die graue Substanz. Die meisten Fasern enden in Kontakt mit Interneuronen, wenige direkt an Motoneuronen.

Der **Tractus corticospinalis ventralis** (Pyramidenvorderstrangbahn) (Abb. 9.**19**, 9.**20**) liegt ventral vom Tractus vestibulospinalis, dicht an der Fissura mediana ventralis und erschöpft sich im oberen Brustmark. Er kommt nur beim Menschen und bei höheren Affen vor und ist von variablem Kaliber (10–25% der Fibrae corticospinales). Im Extremfall, wenn alle Pyramidenbahnfasern am Übergang in das Rückenmark nach der Gegenseite kreuzen, fehlt das Faserbündel. Die Fasern des Tractus corticospinalis ventralis kreuzen segmental in der Commissura alba und enden in der Zona intermedia und im zentromedialen Teil des Vorderhorns.

Extrapyramidale motorische Bahnen

Die extrapyramidalen motorischen Bahnen stammen alle aus Kernen im Hirnstamm. Während die Pyramidenbahnen, die entscheidenden Bahnen für die Willkürmotorik, aus einem einzigen Neuron bestehen, sind die extrapyramidal-motorischen polysynaptische Bahnen (s. Kap. 10).

Tractus tectospinalis. Die Perikarya der Neurone des *Tractus tectospinalis* (Abb. 9.**20**) liegen in den tiefen Schichten des Colliculus cranialis. Die Fasern kreuzen – Decussatio tegmentalis dorsalis – und verlaufen weit vorne im Vorderstrang, nahe der Fissura mediana ventralis. Die meisten Fasern enden in den oberen vier Halssegmenten, nur wenige erreichen die unteren Segmente. Sie dringen in den ventromedialen Teil des Vorderhorns und breiten sich in den Laminae VI, III und VIII aus. Sie enden nie direkt an Motoneuronen, sondern an Neuronen des Eigenapparates.

Der **Tractus rubrospinalis** *(Monakow)* (Abb. 9.**19**, 9.**20**) besteht aus gekreuzten Fasern, die dem magnozellulären Teil des *Nucleus ruber* entstammen und im Seitenstrang des Rückenmarks ventral vom Tractus corticospinalis lateralis verlaufen. Bei den meisten Säugern erstreckt er sich durch das ganze Rückenmark, beim Menschen fehlt er unterhalb der Brustsegmente. Seine Fasern enden in der lateralen Hälfte der Lamina V, in der Lamina VI und den dorsalen und zentralen Teilen der Lamina VII an großen und kleinen Nervenzellen. Wie die Tractus corticospinales zeichnet sich auch der Tractus rubrospinalis durch eine strenge somatotope Gliederung aus. Über den Tractus rubrospinalis kontrolliert der Nucleus ruber den Tonus in Beugemuskelgruppen.

Der **Tractus vestibulospinalis** entspringt im *Nucleus vestibularis lateralis (Deiters)* und ist im Vorderstrang über die ganze Länge des Rückenmarks zu verfolgen. Er zeigt auch, wie die bereits beschriebenen Bahnen, eine somatotope Gliederung, indem die ventrodorsalen Fasern für die Hals-, die dorsokaudalen für die lumbosakralen und die intermediären Fasern für die Brustsegmente bestimmt sind. Die Fasern dringen in die graue Substanz ein und breiten sich in der Lamina VIII und in den medialen und zentralen Teilen der Lamina VII aus. Dort bilden sie axodendritische und axosomatische Synapsen mit allen Zellen; direkte Synapsen mit Motoneuronen sind eine Ausnahme. Über den Tractus vestibulospinalis werden Erregungen aus dem Vestibularapparat und bestimmten Gebieten des Kleinhirns übermittelt.

Die **Tractus reticulospinales** sind im ganzen Vorder-Seitenstrang des Rückenmarks nachweisbar. Sie nehmen ihren Ursprung in der *Formatio reticularis* von Brücke und Medulla oblongata. So unterscheidet man zwei Faserbündel, den Tractus pontoreticulospinalis und den Tractus bulboreticulospinalis.

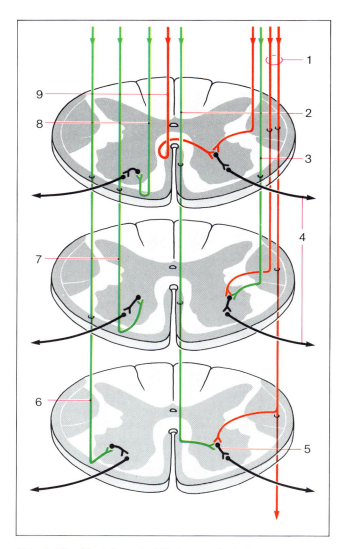

Abb. 9.**19 Absteigende Rückenmarksbahnen.**
rot Pyramidenbahnen, grün extrapyramidale Bahnen
1 Tractus corticospinalis lateralis
2 Fasciculus longitudinalis medialis
3 Tractus rubrospinalis
4 Motoneurone
5 Interneuron (Schaltzelle)
6 Tractus olivospinalis
7 Tractus vestibulospinalis
8 Tractus tectospinalis
9 Tractus corticospinalis ventralis

Der *Tractus pontoreticulospinalis* setzt sich aus Fasern zusammen, die Fortsätze von Zellen in den *Nuclei reticulares pontis caudalis* und *rostralis* sind (vgl. S. 280). Die Fasern bleiben ungekreuzt und sind im ipsilateralen Vorderstrang, lateral von der Pyramidenvorderstrangbahn zu finden. Sie enden an Zellen in der Lamina VIII und im anschließenden Teil der Lamina VII, wo auch Fasern der Tractus vestibulospinalis und tectospinalis gefunden werden.

Der *Tractus bulboreticulospinalis* entspringt vor allem im *Nucleus reticularis gigantocellularis* (vgl. S. 280) und besteht auch zum großen Teil aus ungekreuzten, ipsilateralen Fasern, die im medialen Teil des Seitenstranges verlaufen und in die zentralen Teile der Lamina VII und in die Lamina IX eindringen, wo sie zusammen mit Fasern der Tractus rubrospinalis und corticospinales an α- und γ-Neuronen enden.

Fasciculus longitudinalis medialis vgl. S. 303 und Abb. 9.20.

Lähmungen bei Querschnittsläsionen des Rückenmarks

Läsion des Pyramidenseitenstrangareales

Ein Ausfall der *Pyramidenseitenstrangbahn* hat eine Teillähmung, *Parese*, (keine vollständige Lähmung, *Paralyse*) der betroffenen Muskeln zur Folge, da die Pyramidenvorderstrangbahn und andere Bahnen erhalten bleiben und auch der Eigenapparat des Rückenmarks für die Innervation der Vorderhornzellen zur Verfügung stehen. Die Parese betrifft ungefähr gleichmäßig alle Muskeln, z. B. der betroffenen Extremität. In den paretischen Muskeln macht sich nach einer kurzen initialen Phase schlaffer Lähmung Hypertonie, spastische Starre, bemerkbar als Folge des Wegfalls der inhibitorischen kortikalen Impulse. Die Sehnen- und Knochenreflexe sind im Bereich der paretischen Muskeln gesteigert. Eine Atrophie fehlt, da die Muskeln trotz der Unterbrechung der Pyramidenbahn mit ihrem trophischen Zentrum, den Vorderhornzellen, in Verbindung stehen.

Bei *Vorderhornaffektionen* hingegen sind die befallenen Muskeln vollständig gelähmt (Paralyse). Selten sind aber alle Muskeln einer Extremität betroffen. Dies erklärt sich aus den topographischen Verhältnissen in der Vordersäule (Abb. 9.7). Da die Kerne für die einzelnen Muskeln insgesamt über ein großes Gebiet verteilt sind, ist das Risiko, daß sie alle gleichzeitig durch eine und dieselbe umschriebene Läsion vernichtet werden, für sie geringer als für die enggeschlossenen, ein kleines Areal einnehmenden Pyramidenfaserbündel. Die gelähmten Muskeln sind atonisch, die Reflexe verschwunden. Die Läsion hat rasch eine hochgradige Atrophie der betroffenen Muskeln zur Folge.

Ein klinisches Merkmal zur Diagnostik auch sehr kleiner *Pyramidenbahnläsionen* ist der *Babinski-Reflex*. Er besteht aus einer Dorsalflexion der Großzehe (und eventuell auch der anderen Zehen), wenn die Fuß-

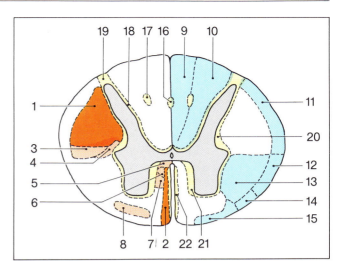

Abb. 9.**20 Schematische Darstellung der Lage des Eigenapparates (gelb) und der langen aufsteigenden (blau) und absteigenden (orange, hellrot) Bahnen im Rückenmark des Menschen.**

Pyramidenbahn:
 1 Tractus corticospinalis lateralis
 2 Tractus corticospinalis ventralis

Extrapyramidale Bahnen:
 3 Tractus rubrospinalis
 4 Tractus bulboreticulospinalis
 5 Fasciculus longitudinalis medialis
 6 Tractus pontoreticulospinalis
 7 Tractus tectospinalis
 8 Tractus vestibulospinalis

Aufsteigende Bahnen:
 9 Fasciculus gracilis
 10 Fasciculus cuneatus
 11 Tractus spinocerebellaris dorsalis
 12 Tractus spinocerebellaris ventralis
 13 Tractus spinothalamicus lateralis
 14 Tractus spinothalamicus ventralis,
    Tractus spinotectalis und
    Tractus spinoreticularis
 15 Tractus spino-olivaris

Eigenapparat:
 16 Fasciculus septomarginalis (ovales Bündel)
 17 Fasciculus interfascicularis (*Schultze*sches Komma)
 18 Fasciculi proprii dorsales
 19 Tractus dorsolateralis (*Lissauer*sche Randzone)
 20 Fasciculi proprii laterales
 21 Fasciculi proprii ventrales
 22 Fasciculus sulcomarginalis

sohle mit z. B. dem Griff des Reflexhammers von der Ferse in Richtung Zehen bestrichen wird. Dabei spreizen sich meist zusätzlich die Zehen fächerförmig. Die neuroanatomische Grundlage dieses Reflexes ist jedoch ungeklärt. Während beim Erwachsenen der Reflex ein wichtiger Hinweis auf eine Pyramidenbahnstörung sein kann, tritt er beim Neugeborenen auf, ohne daß er hier als pathologisches Zeichen gewertet wird. Der Babinski-Reflex des Neugeborenen verschwindet mit der Ausreifung der Pyramidenbahn etwa um das 2. Lebensjahr.

Totale Querschnittsläsion

Eine Querschnittsläsion (transversale Erkrankung oder Verletzung) des Rückenmarks, wie sie nach Wirbelfrakturen und Luxationen zustande kommt, hat, wenn sie vollständig ist, eine simultane vollkommene Aufhebung der Sensibilität und Motilität unterhalb der Läsion, eine Paralyse, zur Folge, da alle Verbindungen des Gehirns mit den spinalen Zentren unterbrochen sind. Es besteht Atonie und Areflexie in den gelähmten Bezirken. Neben der Skelettmuskulatur ist immer auch die Muskulatur von Mastdarm und Blase gelähmt, wenn die Läsion das Rückenmark oberhalb des Sakralmarks oder im Sakralmark trifft.

Halbseitenläsion

Die Erscheinungen, die auf einer nur halbseitigen Durchtrennung des Rückenmarks beruhen, werden als *Brown-Séquard*scher Symptomenkomplex bezeichnet (Abb. 9.**21** u. 9.**22**). Es handelt sich dabei um folgende Erscheinungen, die sich in den distal von der Läsionsstelle gelegenen Körperteilen einstellen.
Seite der Läsion:
– motorische Lähmung, zugleich vasomotorische Lähmung,
– Störungen der Tiefen- und Oberflächensensibilität,
– Hyperästhesie für Berührungsreize.

Gegenseite:
– Störung der Schmerz- und Temperaturempfindung, bilateraler Verlust in den lädierten Segmenten, kontralateraler Verlust unterhalb der Läsion.

Die gleichseitige motorische Lähmung ist die Folge des Ausfalls der Pyramidenseitenstrangbahn, von der Impulse den gleichseitigen Motoneuronen übermittelt werden. Die Vasomotorenlähmung beruht auf der Unterbrechung der gleichseitigen Vasokonstriktoren. Die Störung der Tiefensensibilität ist die Folge des Ausfalls der Hinterstrangbahnen und der spinozerebellaren Bahnen.

Die gekreuzte Anästhesie betrifft immer Schmerz- und Temperaturempfindungen, in typischen Fällen ist auch die Berührungsempfindung gestört. Dies findet seine Erklärung darin, daß Schmerz- und Temperaturbahn ausschließlich gekreuzte Bahnen sind, während Tasteindrücke teils gekreuzt (Seitenstränge), teils ungekreuzt (Hinterstränge) hirnwärts geleitet werden. Der schmale anästhetische Streifen oberhalb des gelähmten Gebietes (Abb. 9.**22**, dunkelviolett) beruht auf dem Wegfall der in das zerstörte Rückenmarkssegment eintretenden Fasern der Hinterwurzeln derselben Seite.

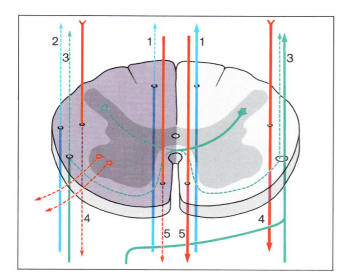

Abb. 9.**21 Rechtsseitige Halbseitenläsion des Rückenmarks.** Lädierte Hälfte violett, in Degeneration befindliche Bahnen mit unterbrochener Linie dargestellt (vgl. Text und Abb. 9.**18**, 9.**19**, 9.**20**).
1 Hinterstrangbahn (aufsteigende Degeneration)
2 Tractus spinocerebellaris
3 Tractus spinothalamicus lateralis
4 Tractus corticospinalis lateralis
5 Tractus corticospinalis ventralis

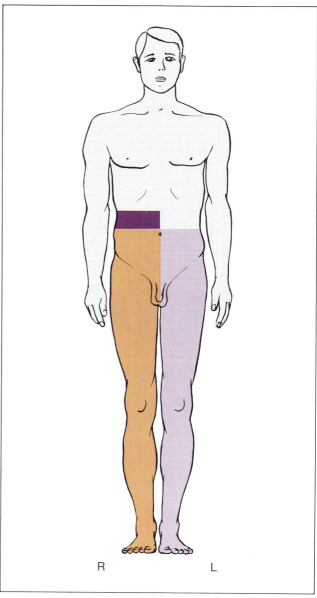

Abb. 9.**22 Brown-Séquards Symptomenkomplex bei rechtsseitiger Halbseitenläsion des Rückenmarks in Höhe von Th$_{12}$.**

Literatur

Andersson, S.: Projections of different spinal pathways to the second somatic sensory area in cat. Acta physiol. scand. 56, Suppl. 194 (1962) 1–74
Bernhard, C. G.: The cerebrospinal System. In Nachmansohn, D., H. H. Merritt: Nerve Impulse Transactions of the Fifth Conference J. Macy, jr. Foundation, New York 1954 (pp. 95–134)
Berry, C. M., R. S. Karl, J. C. Hinsey: Course of spinothalamic and medial lemniscal pathways in the cat and rhesus monkey. J. Neurophysiol. 13 (1950) 149–156
Bloom, W., C. W. Fawcett: A Textbook of Histology, 10th ed. Saunders, Philadelphia 1975
Bok, S. T.: Das Rückenmark. In von Möllendorff, W.: Handbuch der mikroskopischen Anatomie des Menschen. Springer, Berlin 1928 (S. 478–578)
Brown, A. G.: Organization in the Spinal Cord. The anatomy and physiology of identified neurones. Springer, Berlin 1981
Carpenter, M. B., B. M. Stein, J. E. Shriver: Central projections of spinal dorsal roots in the monkey. II. Lower thoracic, lumbosacral and coccygeal dorsal roots. Amer. J. Anat. 123 (1968) 75–118
Chu, L. W.: Cytological study of anterior horn cells isolated from human spinal cord. J. comp. Neurol. 100 (1954) 381–413
Cooper, S., C. S. Sherrington: Gower's tract and spinal border cells. Brain 63 (1940) 123–134
Earle, K. M.: The tract of Lissauer and its possible relation to the pain pathway. J. comp. Neurol. 96 (1952) 93–111
Eccles, J. C., J. P. Schade: Organization of the Spinal Cord. Amer. Elsevier, New York 1964
Elliott, H. C.: Studies on the motor cells of the spinal cord. I. Distribution in the normal human cord. Amer. J. Anat. 70 (1942) 95–117
Elliott, H. C.: Studies on the motor cells in the spinal cord. II. Distribution in the normal fetal cord. Amer. J. Anat. 72 (1943) 29–38
Förster, A.: Die Leistungsbahnen des Schmerzgefühls und die chirurgische Behandlung der Schmerzzustände. Urban & Schwarzenberg, Berlin 1927
Grant, G., B. Rexed: Dorsal spinal root afferents to Clarke's column. Brain 81 (1958) 567–576
Ha, H., N. Lin: Cell origins of the ventral spinocerebellar tract. J. comp. Neurol. 133 (1968) 185–215
Hyndman, O. R.: Lissauer's tract section. A contribution to chordotomy for the relief of pain (preliminary report). J. int. Coll. Surg. 5 (1942) 394–400
Mumenthaler, M.: Neurologie, 6. Aufl. Thieme, Stuttgart 1979, 7. Aufl. 1982
Pearson, A. A.: Role of gelatinous substance of spinal cord in conduction of pains. A. M. A. Arch. Neurol. Psychiatr. 68 (1952) 515–529
Ralston, H. J.: The organization of the substantia gelatinosa Rolandi in the cat lumbosacral spinal cord. Z. Zellforsch. 67 (1967) 1–23
Ralston, H. J.: The fine structure of neurons in the dorsal horn of cat spinal cord. J. comp. Neurol. 132 (1968) 275–302
Ralston, H. J.: Dorsal root projections to the dorsal horn neurons in the cat spinal cord. J. comp. Neurol. 132 (1968) 303–330
Ranson, St. W.: The tract of Lissauer and the substantia gelatinosa Rolandi. Amer. J. Anat. 16 (1914) 97–126
Renshaw, B.: Activity in the simplest spinal reflex pathways. J. Neurophysiol. 3 (1940) 370–387
Renshaw, B.: Influence of discharge of motoneurons upon excitation of neighbouring motoneurons. J. Neurophysiol. 4 (1941) 167–183
Renshaw, B.: Central effect of centripetal impulses in axons of spinal ventral roots. J. Neurophysiol. 9 (1946) 191–204
Rexed, B.: Some aspects of the cytoarchitectonics and synaptology of the spinal cord. Progr. Brain Res. 11 (1964) 58–92
Romanes, G. J.: Cell columns in the cord of a human foetus of fourteen weeks. J. Anat. (Lond.) 75 (1941) 145–152
Romanes, G. J.: Cunningham's Textbook of Anatomy, 10th ed. Oxford University Press, London 1964
Sharrard, W. J. W.: Correlation between changes in the spinal cord and muscle paralysis in poliomyelitis – a preliminary report. Proc. roy. Soc. Med. (Sect. Orthop.) 46 (1953) 346–349
Sharrard, W. J. W.: The distribution of the permanent paralysis in the lower limb in poliomyelitis. J. Bone Jt Surg. 37-B (1955) 540–558
Shriver, J. E., B. M. Stein, M. B. Carpenter: Central projection of spinal dorsal roots in the monkey. Amer. J. Anat. 123 (1968) 27–74
Sjölund, B., A. Björklund: Brain Stem Control of Spinal Mechanisms. Elsevier-North Holland-Excerpta Medica, Amsterdam 1982
Smith, M. C.: The anatomy of the spinocellular fibers in man. I. The course of the fibers in the spinal cord and brain stem. J. comp. Neurol. 108 (1957) 285–352
Sprague, J. M.: A study of motor cell localization in the spinal cord of the rhesus monkey. Amer. J. Anat. 82 (1948) 1–26
Struppler, A., P. Hiedl: Anatomie der schmerzleitenden und schmerzverarbeitenden Systeme des Menschen. In Frey, R., M. U. Gerbershagen: Schmerz und Schmerzbehandlung heute. Bd. I. Fischer, Stuttgart 1977
Szentagothai, J.: Neuronal and synaptic arrangement in the substantia gelatinosa Rolandi. J. comp. Neurol. 122 (1964) 219–239
Truex, R. C., M. Taylor: Gray matter lamination of the human spinal cord. Anat. Rec. 160 (1968) 502–505
Windle, W. F.: The Spinal Cord and Its Reaction to Traumatic Injury. Dekker, New York 1980

10

Graue und weiße Substanz des Hirnstammes (Rautenhirn)

H. Leonhardt und W. Lange

Verlängertes Mark und Brücke
   Sensible Kerne
   Motorische Kerne
   Formatio reticularis
Mittelhirn
   Tegmentum mesencephali
   Tectum mesencephali
   Augenbewegungen
   Fasersysteme im Nervus opticus
   Lange Bahnen des Hirnstammes
Graue und weiße Substanz des Kleinhirns
   Kleinhirnrinde und Kleinhirnkerne
   Bahnen des Kleinhirns

Dem Verständnis der Organisation von grauer und weißer Substanz des Hirnstammes dient ein Blick auf die Ontogenese dieses Hirnteils beim Menschen (vgl. S. 12). Das Gehirn geht aus zwei Auftreibungen („Gehirnbläschen") hervor, dem rostral gelegenen *Prosencephalon* (Vorderhirn) und dem kaudal folgenden *Rhombencephalon* (Rautenhirn); an dieses schließt sich das Rückenmark an (s. Abb. 2.4, 2.5). Aus dem Rhombencephalon entwickeln sich die in der systematischen Anatomie besonders benannten Hirnteile des Hirnstammes, das *Myelencephalon* (verlängertes Mark, Medulla oblongata), das *Metencephalon* (Nachhirn mit Brücke und Kleinhirn) und das *Mesencephalon* (Mittelhirn). Diese Differenzierungen des Rautenhirns sind aus phylogenetisch alten, *paläoenzephalen,* und aus neuen, *neenzephalen* Anteilen zusammengesetzt; das Einwachsen neuer Bahnen in alte Hirnteile führt zur Ausbildung von „Durchdringungsstrukturen".

Die Einheit des Hirnstammes (Rautenhirn) ist in der einheitlichen Anlage seiner grauen Substanz, des *Tegmentum rhombencephali* („Haube"), begründet (s. Abb. 7.6, 7.7): es verkörpert den phylogenetisch alten Anteil des Rautenhirns, das hinsichtlich dieser einheitlichen Anlage nicht dem Prosencephalon, wohl aber dem Rückenmark vergleichbar ist, das ebenfalls eine einheitlich angelegte graue Substanz besitzt.

Die Gleichgewichtigkeit der Bezeichnungen Rhombencephalon (= Myelencephalon + Metencephalon) und Mesencephalon sowie der Termini Tegmentum pontis rhombencephali und Tegmentum mesencephali in den Nomina anatomica (4. Auflage) läßt die Entstehung beider Teile aus dem embryonalen Rhombencephalon nicht mehr erkennen.

Im Rückenmark wie im Rautenhirn ist die graue Substanz in *somatomotorische, viszeromotorische, viszerosensible* und *somatosensible* Kernsäulen gegliedert. Allerdings sind die Kernsäulen im Rautenhirn anders angeordnet und anders gewichtet als im Rückenmark (Abb. 7.6). Im Rautenhirn liegen sie nicht wie im Rückenmark von ventral nach dorsal hintereinander, sondern weitgehend nebeneinander, medial die Grundplatten-, lateral die Flügelplattenderivate, d. h. die somatomotorischen Kerne liegen nahe der Medianebene, es folgen lateral anschließend die viszeromotorischen, die viszerosensiblen und am weitesten außen die somatosensiblen Kerne. Die viszeralen Kerne sind im Rautenhirn weit stärker repräsentiert als im Rückenmark, während die somatomotorischen Kerne im Rautenhirn, gemessen an den umfangreichen somatomotorischen Kerngebieten des Rückenmarks, einen geringeren Raum einnehmen.

Das Ventrikelsystem des Rautenhirns – *Aquaeductus cerebri* und *Fossa rhomboidea* (Rautengrube) – ist von einer subependymalen Schicht grauer Substanz ausgekleidet, dem zentralen Höhlengrau, *Substantia grisea centralis.* Es ist am Boden der Rautengrube schwach, in der Wand des Aquäduktes dagegen stark ausgebildet und setzt sich in die Wand des III. Ventrikels hinein fort. Das zentrale Höhlengrau enthält marklose Nervenfasern sowie einzelne verstreute und kleine Gruppen von Nervenzellen, die dem autonomen Nervensystem zugerechnet werden.

Ein weiterer wesentlicher Unterschied zwischen Hirnstamm und Rückenmark besteht darin, daß der *Eigenapparat des Rautenhirns* nicht nur, wie der des Rückenmarks, lokale (segmentale) Bedeutung hat, sondern zu einem dominierenden Koordinationsapparat, der *Formatio reticularis* (s. S. 279), ausgestaltet ist.

Eine Besonderheit des Rautenhirns ist die Ausbildung des *Kleinhirns* aus einem zunächst paarigen Wulst im Bereich der vorderen Hälfte der beiden Rautenlippen (Abb. 7.6c). Jeder der beiden Wülste besitzt eine mediale und eine laterale Verdickung, die beiden Wülste wachsen in der Medianebene zusammen. Die Besiedelung dieser Kleinhirnanlage erfolgt durch Zellen aus dem phylogenetisch alten Vestibularisgebiet der Rautenlippe; auch in der Kleinhirnentwicklung bilden sich zunächst die alten Hirnteile heraus (Palaeocerebellum).

Mit zunehmender Differenzierung der neenzephalen Großhirnanteile wachsen neenzephale Bahnen in das Rautenhirn vor, legen sich diesem basal an und dringen in bereits ausgebildete alte Hirnteile ein; dem mesenzephalen Rautenhirnabschnitt lagert sich beiderseits ein Hirnschenkel, dem metenzephalen die Brücke, dem myelenzephalen die Pyramide und die Olive an. Im Zusammenhang mit der Ankoppelung der Großhirn-Brückenfasern an die Brückenkerne erfährt auch das „Neukleinhirn" (Neocerebellum) eine starke Entwicklung. Die Entfaltung von Brücke und Kleinhirnhemisphären kennzeichnet das menschliche Metencephalon. Am Querschnitt durch das ausdifferenzierte Rautenhirn kann man in jeder Höhe (Mesencephalon, Metencephalon, Myelencephalon) die drei Komponenten seiner Organisation in drei Etagen angeordnet finden: Am Ventrikelboden (und am Boden des Aquäduktes) liegen die Derivate der alten Kernsäulen. Darunter folgen der Integrationsapparat und seine Derivate – *Tegmentum rhombencephali* –, an die sich die neenzephalen Bahnen anschließen – *Pes rhombencephali.*

Hirnnervenkerne

Im Bereich des *Tegmentum rhombencephali* liegen die Kerngebiete der *Hirnnerven III–XII;* nur sie sind ihrer Organisation und ihrem histologischen Bau nach echte Nerven. Die anders organisierten „Hirnnerven" I und II werden mit den Hirnteilen besprochen, deren Bestandteil sie sind; die *Nn. olfactorii* (I) mit dem *Endhirn,* die *Nn. optici (II)* mit dem *Zwischenhirn.* Aus dem Rautenhirn treten, von rostral nach kaudal aufeinanderfolgend, die Hirnnervenpaare aus (Abb. 7.3):

Nervus oculomotorius   (III)
Nervus trochlearis   (IV)
Nervus trigeminus   (V)
Nervus abducens   (VI)
Nervus facialis   (VII)
Nervus vestibulocochlearis (VIII)

Nervus glossopharyngeus (IX)
Nervus vagus (X)
Nervus accessorius (XI)
Nervus hypoglossus (XII)

Die Abfolge der Austrittsstellen der Hirnnerven ist besonders beim Menschen von der sehr starken Ausbildung der Brücke beeinflußt. Während die Fasern des N. trigeminus von den Brückenfasern noch umwachsen werden – der Nerv tritt an der Grenze von Brücke und mittlerem Kleinhirnstiel aus dem Hirnstamm – werden die Nn. abducens, facialis und vestibulocochlearis und ihre Austrittsstellen kaudal an den unteren Brückenrand verschoben; die Nn. facialis und vestibulocochlearis verlassen, dicht zusammengedrängt, im „Kleinhirn-Brückenwinkel" den Hirnstamm.

Eine Übersicht über die Gliederung und Faserzusammensetzung der Hirnnerven ist in dem einleitenden Kap. 3 gegeben. Sie zeigt, daß die Hirnnerven hinsichtlich ihrer Entstehung, Zusammensetzung und Funktion ungleichwertig und, verglichen mit den Rückenmarksnerven, stark spezialisiert sind. Ungleichwertigkeit der Hirnnerven bedeutet, daß diese in unterschiedlicher Weise afferente Fasern den Kernsäulen zu- und efferente Fasern von den Kernsäulen ableiten. Die vier Kernsäulen (beiderseits von medial nach lateral die somatomotorische, viszeromotorische, viszerosensible und somatosensible Kernsäule) „zerfallen" hierdurch, anders als die weitgehend durchziehenden Kernsäulen des Rückenmarks, in „Fragmente", in einzelne Kerne, die aber stellenweise noch zusammenhängen.

Unter den *Hirnnervenkernen* unterscheidet man, wie im Rückenmark, *sensible (sensorische) Endkerne, Nuclei terminationis (Nuclei sensorii)* und *motorische Ursprungskerne, Nuclei originis (Nuclei motorii)*. Die sensiblen Kerne sind aus den Perikarya des somatosensiblen oder viszerosensiblen 2. Neurons der afferenten Leitung zusammengesetzt, die motorischen Kerne bestehen aus den somatomotorischen und viszeromotorischen Perikarya der efferenten Leitung.

Eine Ordnung der Hirnnerven III–XII, die dem Bauplan und der Funktion gerecht wird, ergibt sich aus folgender Betrachtungsweise (Abb. 10.1, Tab. 10.1).

Jede der vier Kernsäulen verkörpert zusammen mit den angeschlossenen Bahnen im Bauplan des Rhombenzephalons ein System *(Somatomotorik, Viszeromotorik, Viszerosensibilität* und *Somatosensibilität)*, das selbst wieder in größere funktionelle Einheiten eingebaut ist. Jedes der vier Systeme wird durch Hirnnerven in einer *allgemeinen* Form sowie in einer den Beson-

Tabelle 10.1 **Aufstellung über die Vertretung der Kernsäulensysteme in den Hirnnerven** (vgl. Abb. 10.1).

Somatosensibilität	allgemeine	Hautsensibilität, Tiefensensibilität	N. V	Haut der Stirn und des Gesichts, Kaumuskeln, äußere Augenmuskeln
	spezielle	Gleichgewichts- und Hörsinn	N. VIII	Gleichgewichts- und Hörorgan
Viszerosensibilität	allgemeine	Schleimhautsensibilität	N. V N. VIII N. IX N. X	Schleimhaut Vorderdarm, Atemwege, Baucheingeweide
	spezielle	Geschmackssinn	N. VII N. IX N. X	Geschmacksorgan
Viszeromotorik	allgemeine	Eingeweidemotorik einschließlich Sekretomotorik	N. VII N. IX N. X	Speicheldrüsen, Tränendrüsen Speicheldrüsen, Schleimhautdrüsen, glatte Muskulatur Darm, Atemwege
	spezielle	Motorik quergestreifter Muskeln viszeraler Herkunft	N. V N. VII N. IX N. X N. XI	Kau-, Gaumenmuskeln, M. tensor tympani Gesichts-, Hyalmuskeln, M. stapedius Pharynxmuskeln Kehlkopfmuskeln, oberer Oesophagus M. sternocleidomastoideus, M. trapezius
		Motorik glatter Muskeln	N. III	innere Augenmuskeln
Somatomotorik	allgemeine	Zungenmotorik	N. XII	Zungenmuskeln (= Derivat der Leibeswand)
	spezielle	Augenmotorik	N. III N. IV N. VI	äußere Augenmuskeln (= Derivate spezieller Anlagen der Kopfbildung)

262 10 Graue und weiße Substanz des Hirnstammes

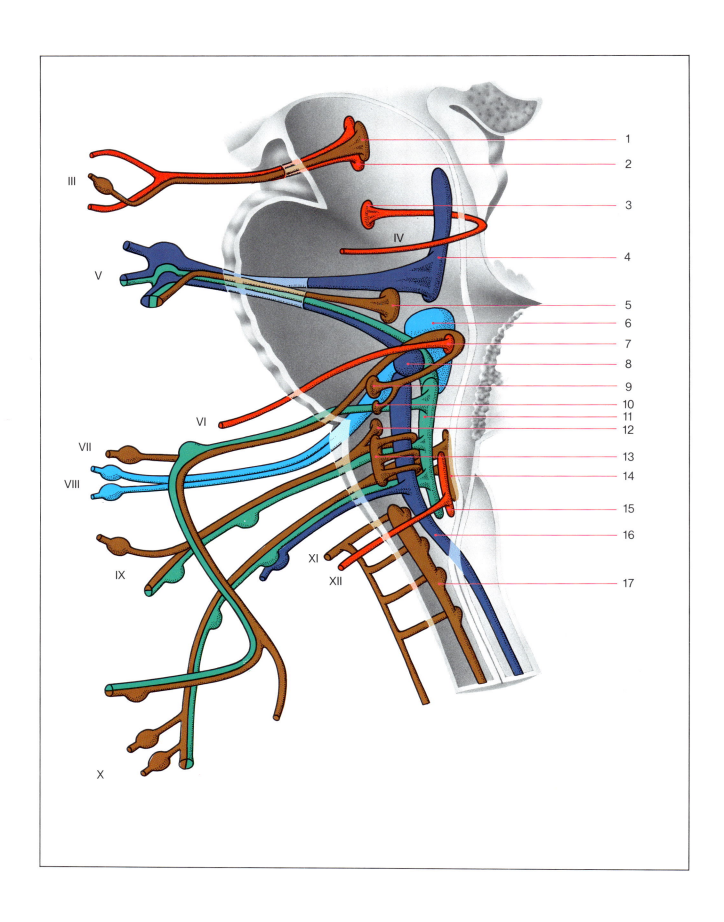

derheiten der Kopfbildung angepaßten *speziellen* (funktionell spezialisierten) Form repräsentiert. Tab. 10.1 zeigt, daß die vier Systeme in allgemeiner und/oder spezieller Form unterschiedlich in der Zusammensetzung der Hirnnerven vertreten sind.

Bei der Darstellung der grauen und weißen Substanz des Rautenhirns werden, entsprechend der konventionellen Gliederung des Hirnstamms, zuerst die Kerne und die Formatio reticularis des verlängerten Marks und der Brücke, dann die des Mittelhirns besprochen. Anschließend folgt für verlängertes Mark, Brücke und Mittelhirn gemeinsam die Besprechung der langen neenzephalen Bahnen. Der grauen und weißen Substanz des Kleinhirns ist ein besonderes Kapitel vorbehalten.

Die Beschreibung der Hirnnervenkerne kann entweder von den Kernsäulen (Systemen) ausgehen und deren Vertretung in den einzelnen Hirnnerven aufzeigen oder die Hirnnerven zum Ausgangspunkt der Darstellung nehmen und die Beteiligung der einzelnen Kernsäulen (Systeme) an ihnen darlegen. Im folgenden wird von den Kernsäulen ausgegangen.

Formatio reticularis

Die starke Spezialisierung der Hirnnerven setzt die Möglichkeit ihrer Kooperation voraus. Im Unterschied zu den Spinalnervenkernen, die in beschränktem Umfang afferente Erregungen eines Spinalnerven mit efferenten Erregungen desselben Nerven (Reflex auf Rückenmarksebene, z. B. Eigenreflex) beantworten können, führen die in einem Hirnnerven einlaufenden afferenten Erregungen zu efferenten Erregungen aus zumeist anderen Hirnnervenkernen und über andere Hirnnerven. So bildet für zahlreiche Reflexe, deren efferenter Schenkel z. B. in den Nn. facialis, glossopharyngeus, vagus, hypoglossus und in oberen Rückenmarksnerven liegt, der N. trigeminus den afferenten Schenkel. Die hierbei wirksamen Neuronen-Kreise und die hierdurch ausgelösten Bewegungsabläufe (Reflexe auf Hirnstammebene; z. B. Schluckreflex) sind erheblich komplizierter als die Reflexe auf Rückenmarksebene.

Die Kooperation zwischen Hirnnervenkernen wird durch den „Eigenapparat" des Hirnstammes, die *Formatio reticularis,* ermöglicht. Diese erhält Erregungen aus den Hirnnerven und dem Rückenmark sowie aus übergeordneten Grisea des Zwischen- und Endhirns. Sie ist aber steuernd nicht nur den Hirnnerven, sondern auch den Rückenmarksnerven übergeordnet und dient zugleich der Integration von Leistungen des Prosenzephalons in rhombenzephale Aktivitäten. Sie assoziiert die Motorik von Funktionen, die für den Bestand des Gesamtorganismus unerläßlich sind, wie Nahrungsaufnahme, Atmung, Kreislauf und ist durch afferente und efferente Fasern mit Hirnstamm, Rückenmark, Kleinhirn, Zwischenhirn und Endhirn verbunden.

Die unscharf begrenzten *Assoziationsfelder* nehmen große Bezirke der Formatio reticularis ein. In der Physiologie werden sie auch als „Zentren" bezeichnet (z. B. „Atmungszentren", „Zentren für Kreislauforgane"). In ihnen sind Hirnnervenkerne zu fein abgestimmten Leistungsgemeinschaften zusammengeschlossen, dabei werden einfache oder mehrfache Afferenzen in vielfache Efferenzen verarbeitet (z. B. bei der Inspiration, Exspiration, beim Schluckreflex, Saugreflex, Niesreflex). Läsionen im Bereich der Formatio reticularis führen dementsprechend zu vielfältigen, häufig lebensbedrohlichen Störungen. Die wenigsten dieser aus physiologischen Untersuchungen bekannten Assoziationsfelder und nicht alle der auf- und absteigenden Verbindungen der Formatio reticularis sind anatomisch genau zu definieren und/oder mit der Funktion in Übereinstimmung zu bringen.

Bei niederen Wirbeltieren, bei denen die Formatio reticularis als „Nucleus motorius tegmenti" noch ein übergeordnetes Bewegungszentrum ist, wird diese aus wenigen sehr langen Neuronen zusammengesetzt. In der Phylogenese gehen die Aufgaben des Bewegungszentrums auf übergeordnete Grisea, zuletzt auf die Großhirnrinde über. In der Formatio reticularis entstehen bei zunehmender Ausbildung kleiner Neurone Assoziationsfelder.

Die Formatio reticularis des Hirnstammes bildet ein zusammenhängendes System, das sich kaudal in die Zona reticularis des Rückenmarks, kranial bis in die intralaminären Thalamuskerne fortsetzt. In unterschiedlichen Höhen werden die Leistungen des Retikularissystems vorwiegend aus den Afferenzen der sensiblen Hirnnervenkerne gespeist und an die motorischen Hirnnervenkerne vermittelt, die in der entsprechenden Hirnstammhöhe liegen. Da die Hirnnervenkerne bestimmten Funktionen zugeordnet sind, werden die Funktionen der entsprechenden Organsysteme in verschiedenen Höhen der Formatio reticularis repräsentiert („Zentren" in der Formatio reticularis).

Abb. 10.1 **Bauplangliederung der Hirnnerven** (nach *Braus-Elze*).
blau   somatoafferente Fasern und Kerne
grün   viszeroafferente Fasern und Kerne
rot   somatoefferente Kerne und Fasern
braun   viszeroefferente Kerne und Fasern
Hirnnerven mit römischen Ziffern bezeichnet
 1 Nucleus oculomotorius accessorius
 2 Nucleus n. oculomotorii
 3 Nucleus n. trochlearis
 4 Nucleus mesencephalicus n. trigemini
 5 Nucleus motorius n. trigemini
 6 Nuclei cochleares und Nuclei vestibulares
 7 Nucleus n. abducentis
 8 Nucleus pontinus n. trigemini
 9 Nucleus n. facialis
10 Nucleus salivatorius cranialis
11 Nucleus solitarius
12 Nucleus salivatorius caudalis
13 Nucleus ambiguus
14 Nucleus dorsalis n. vagi
15 Nucleus n. hypoglossi
16 Nucleus spinalis n. trigemini
17 Nucleus n. accessorii

Die *Nuclei pontis* dagegen, in der Fasermasse der Brücke verstreute Kerne, bestehen aus Perikarya, deren Axone den mittleren Kleinhirnstiel zusammensetzen. Sie bilden das zweite Neuron des Tractus corticopontocerebellaris, sind nicht der Formatio reticularis zuzurechnen und werden im Zusammenhang mit den langen Bahnen besprochen.

Formatio reticularis von verlängertem Mark und Brücke. Im *verlängerten Mark* (und z. T. im Halsmark) liegen die motorischen, z. T. auch die sensiblen Kerne der *Nn. hypoglossus, accessorius, vagus* und *glossopharyngeus* und teilweise des *N. trigeminus*. In der *Formatio reticularis* der Medulla oblongata sind dementsprechend mindestens drei lebensnotwendige Funktionskomplexe repräsentiert, *Atmung, Kreislauf* und *Nahrungstransport*.

Im *unteren Bereich der Brücke* liegen im Boden der Rautengrube die *Kochlearis-* und *Vestibulariskerne*. Die *Formatio reticularis* dieser Hirnstammhöhe vermittelt *akustische* und *vestibuläre Orientierung*.

Im *oberen Bereich der Brücke* sind im Boden der Rautengrube die Kerne der *Nn. facialis, abducens* und teilweise des *N. trigeminus* lokalisiert. In der *Formatio reticularis* dieser Region sind die Funktionen der *Nahrungsaufnahme* und *-verarbeitung* (Kauen, Saugen, auch Lecken) repräsentiert.

Die Formatio reticularis von verlängertem Mark und Brücke wird wegen dieser lebensnotwendigen vorwiegend vegetativen Funktionen von manchen Autoren als Formatio reticularis im engeren Sinn beschrieben.

Formatio reticularis des Mittelhirns. Im *Mittelhirn* sind die motorischen Kerne der *Nn. trochlearis* und *oculomotorius* untergebracht, die, gemeinsam mit dem Kern des *N. abducens* in der Brücke, in enger Verbindung mit der Sehbahn stehen. Die *Formatio reticularis* dient, soweit sie diesen Hirnnerven zugeordnet ist, der *optischen Raumorientierung*. Dabei spielt das mediale Längsbündel – *Fasciculus longitudinalis medialis* – eine große Rolle; es erstreckt sich hinunter bis zu den Hirnnervenkernen der Brücke und des verlängerten Markes.

Große Teile der Formatio reticularis mesencephali stehen aber darüber hinaus, als „Nucleus motorius tegmenti" zusammengefaßt, im Dienst der übergeordneten *Koordination der gesamten Motorik* und der Vermittlung extrapyramidal-motorischer Erregungen und Hemmungen. Dieser Teil der Formatio reticularis ist mit übergeordneten extrapyramidal-motorischen Kernen (Striatum, Pallidum) und mit dem Kleinhirn und den unteren Olivenkernen eng verbunden. Eine zentrale Stellung nehmen der *Nucleus ruber* und seine Verbindungen, besonders die *zentrale Haubenbahn*, ein.

Wegen der engen Verknüpfung der Formatio reticularis mesencephali mit der Augenmotorik und der Motorik des gesamten Bewegungsapparates wird sie nicht gesondert, sondern in Zusammenhang mit den im Mittelhirn zu besprechenden motorischen Kernen und ihren Verbindungen sowie mit dem extrapyramidalmotorischen System im Hirnstammbereich dargestellt.

Verlängertes Mark und Brücke

Sensible Kerne

Der aus verlängertem Mark und Brücke bestehende untere Anteil des Hirnstamms enthält die sensiblen Hirnnerven- und die Hinterstrangkerne (Abb. 10.2).

In den sensiblen Hirnnervenkernen sind insgesamt *allgemeine Somatosensibilität* (Hautsensibilität und Tiefensensibilität aus den Muskel- und Sehnenrezeptoren), *spezielle Somatosensibilität* (Gleichgewichts- und Hörsinn), *allgemeine Viszerosensibilität* (Schleimhautsensibilität) und *spezielle Viszerosensibilität* (Geschmackssinn) lokalisiert. Die allgemeine Somatosensibilität ist allein in den Hinterstrangkernen (Haut von Rumpf und Extremitäten) und im sensiblen Kerngebiet des N. trigeminus (Haut von Gesicht und Stirn) repräsentiert. Die Kerne der allgemeinen Viszerosensibilität sind auf die Trigeminuskerne und den Nucleus solitarius verteilt, in dessen Bereich auch der Geschmackskern liegt. Gleichgewichts- und Hörsinn sind in den Kernen des N. vestibulocochlearis lokalisiert.

Die *Spezialisierung der Hirnnerven* zeigt sich bei den sensiblen Hirnnervenkernen der Branchialnerven in folgendem: Der N. trigeminus übernimmt im Laufe der Phylogenese die (somatosensible) Innervation der Haut des Gesichtes und der Stirne sowie der Mundschleimhaut, soweit sie aus der (ektodermalen) primären Mundbucht hervorgeht; er verliert dabei weitgehend die viszerosensible Komponente, die von den übrigen Branchialnerven (Nn. facialis, glossopharyngeus, vagus) übernommen wird, deren somatosensiblen Anteile stark reduziert sind.

Abb. 10.**2** **Funktionelle Gliederung der Hirnnerven.**
blau   afferente Fasern und Kerne
rot   efferente willkürmotorische Kerne und Fasern
gelb   efferente vegetative Kerne, Fasern und Ganglien
Hirnnerven mit römischen Ziffern bezeichnet
 1 Nucleus oculomotorius accessorius
 2 Nucleus n. oculomotorii
 3 Nucleus n. trochlearis
 4 Nucleus mesencephalicus n. trigemini
 5 Nucleus motorius n. trigemini
 6 Nuclei cochleares und Nuclei vestibulares
 7 Nucleus n. abducentis
 8 Nucleus pontinus n. trigemini
 9 Nucleus n. facialis
10 Nucleus salivatorius cranialis
11 Nucleus solitarius
12 Nucleus salivatorius caudalis
13 Nucleus ambiguus
14 Nucleus dorsalis n. vagi
15 Nucleus n. hypoglossi
16 Nucleus spinalis n. trigemini
17 Nucleus n. accessorii

Verlängertes Mark und Brücke 265

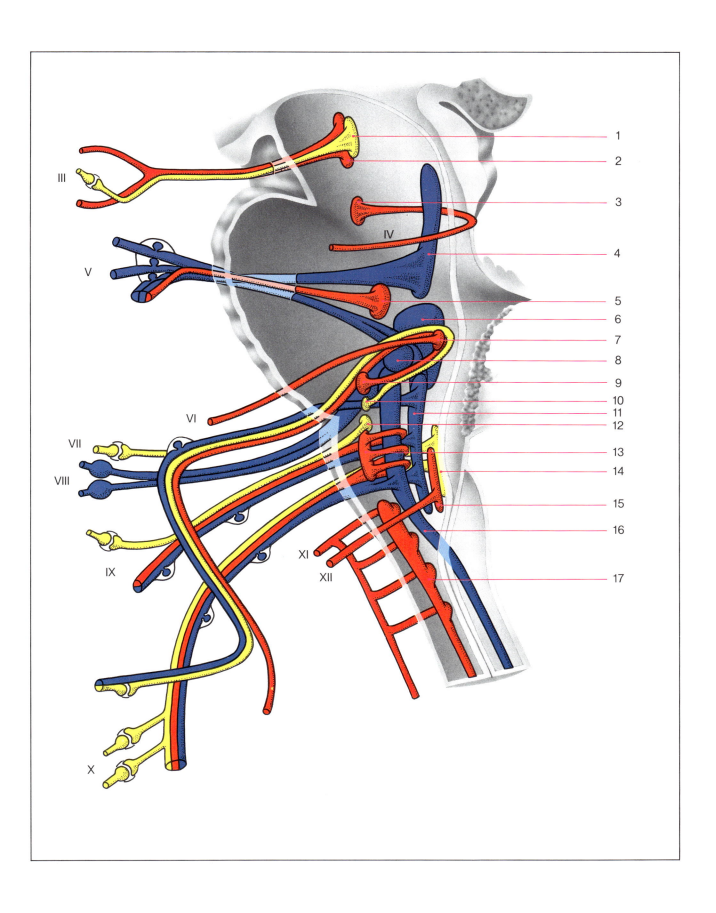

Die in den Hirnstamm eintretenden, afferenten Nervenfasern teilen sich, ähnlich den afferenten Rückenmarksnervenfasern, T-förmig in einen kurzen aufsteigenden und einen langen absteigenden Ast.

Die *absteigenden Äste der Branchialnerven* schließen sich zu Bündeln zusammen, die als „Tractus spinales" bis in das Rückenmark reichen, wobei die somatosensiblen und die viszerosensiblen Äste je einen eigenen Strang bilden.

Die absteigenden *somatosensiblen* Äste sind im *Tractus spinalis n. trigemini* gebündelt und endigen am *Nucleus spinalis n. trigemini*. Er liegt in Verlängerung der Kerne in der Hintersäule des Rückenmarks und entspricht diesen auch hinsichtlich der Leitung von exterozeptiven Afferenzen. Dem Tractus spinalis n. trigemini schließen sich die absteigenden Äste der wenigen somatosensiblen Fasern der übrigen Branchialnerven an.

Die absteigenden *viszerosensiblen* Fasern der Branchialnerven einschließlich der Geschmacksfasern in den Nn. facialis, glossopharyngeus und vagus sind im *Tractus solitarius* vereinigt, der bis in das untere Halsmark reicht. Zum Tractus solitarius treten zudem die absteigenden Äste der wenigen viszerosensiblen Fasern des N. trigeminus. Alle Fasern endigen am *Nucleus solitarius* – die Geschmacksfasern im rostralen, die Fasern aus der Schleimhaut von Rachen, Kehlkopf und Speiseröhre im kaudalen Kernteil.

Die kurzen *aufsteigenden Äste* der afferenten Fasern der Branchialnerven endigen nahe der Eintrittsstelle in den Hirnstamm, die aufsteigenden *somatosensiblen* Fasern im sensiblen Hauptkern des N. trigeminus, *Nucleus pontinus n. trigemini*. Dieser entspricht den Hinterstrangkernen des Rückenmarks. Einen aufsteigenden *viszerosensiblen* Ast besitzt unter den Branchialnerven nur der N. facialis; dieser endet in der rostralen Fortsetzung des Nucleus solitarius, im *Nucleus ovalis*.

In den sensiblen Hirnnervenkernen liegen die Perikarya des 2. Neurons der aufsteigenden Bahnen. Ihre Axone bilden die *Lemniscus-Systeme* (s. S. 295), das mittlere Glied der in der Regel aus drei Neuronen zusammengesetzten Bahnen, über die primäre Afferenzen zum kontralateralen Cortex geleitet werden.

Parallelgeordnet den Lemniscus-Systemen sind multisynaptische Verbindungen in der *Formatio reticularis* und gegenläufige Bahnen aus dem Cortex zu den wichtigsten Schaltstationen der aufsteigenden Bahnen.

Nucleus gracilis und Nucleus cuneatus

Der *Nucleus gracilis* und der *Nucleus cuneatus* gehören als Hinterstrangkerne noch zum Apparat des Rückenmarks, liegen aber bereits kaudal in der Medulla oblongata. Sie wölben dorsolateral in Verlängerung der aufsteigenden Hinterstränge (s. Abb. 7.**9**), unmittelbar kaudal von der Rautengrube, die Oberfläche der Medulla oblongata in Form zweier Höcker, des *Tuberculum gracile* (medial) und des *Tuberculum cuneatum* (lateral), vor (Abb. 10.**3**).

Afferenzen. In den Hinterstrangkernen endigen die propriozeptive Afferenzen leitenden Fasern aus den Radices dorsales der Spinalnerven (vgl. Abb. 9.**11**), deren Perikarya in den Spinalganglien liegen (1. Neuron der Hinterstrangbahn).

Efferenzen. Die aus den Hinterstrangkernen stammenden Fasern des zweiten Neurons kreuzen größtenteils in bogenförmigem Verlauf *(Fibrae arcuatae internae)* zur Gegenseite, wo sie im *Lemniscus medialis* zum Thalamus ziehen.

Nucleus cuneatus accessorius

Als *Nucleus cuneatus accessorius (lateralis)* wird ein kleiner Kern lateral vom oberen Abschnitt des Nucleus cuneatus bezeichnet. Es handelt sich um ein Äquivalent des Nucleus thoracicus, der im Halsmark fehlt. Er empfängt Afferenzen aus der oberen Körperhälfte und dem Arm. Seine efferenten Fasern ziehen als *Fibrae arcuatae externae ventrales* in der Fissura mediana zwischen den beiden Pyramiden an die ventrale Oberfläche der Medulla oblongata und erreichen über die ventrale Fläche von Pyramide und Olive der Gegenseite hinweg den *Tractus spinocerebellaris dorsalis*. Mit diesem gelangen sie im Pedunculus cerebellaris caudalis in das Kleinhirn, wo sie in der Rinde des Lobus cranialis und der Region hinter der Fissura prima sowie in einem Feld im Bereich von Pyramis und Lobus gracilis enden.

Als *Fibrae arcuatae externae dorsales* werden einzelne Faserbündelchen aus dem Nucleus cuneatus accessorius bezeichnet, die dorsal an die Hirnoberfläche treten und im unteren Kleinhirnstiel derselben Seite ins Kleinhirn ziehen. Diese Fasern entsprechen dem Tractus spinocerebellaris dorsalis des Halsmarkes. Ihre Projektionen entsprechen denen der Fibrae arcuatae externae ventrales, liegen aber etwas dorsal von diesen.

Abb. 10.**3** **Afferente Systeme: Spinalnerven.** Lage der Bahnen und Kerne in der Ansicht von dorsal.
1 Nuclei intralaminares thalami
2 Nucleus ventralis posterolateralis thalami
3 Tractus spinoreticularis
4 Formatio reticularis medialis
5 Tractus spinothalamicus
6 Radix dorsalis n. spinalis
7 Fasciculus cuneatus
8 Fasciculus gracilis
9 Nucleus cuneatus
10 Nucleus gracilis
11 Lemniscus medialis
12 Nucleus ventralis posterolateralis thalami

Verlängertes Mark und Brücke 267

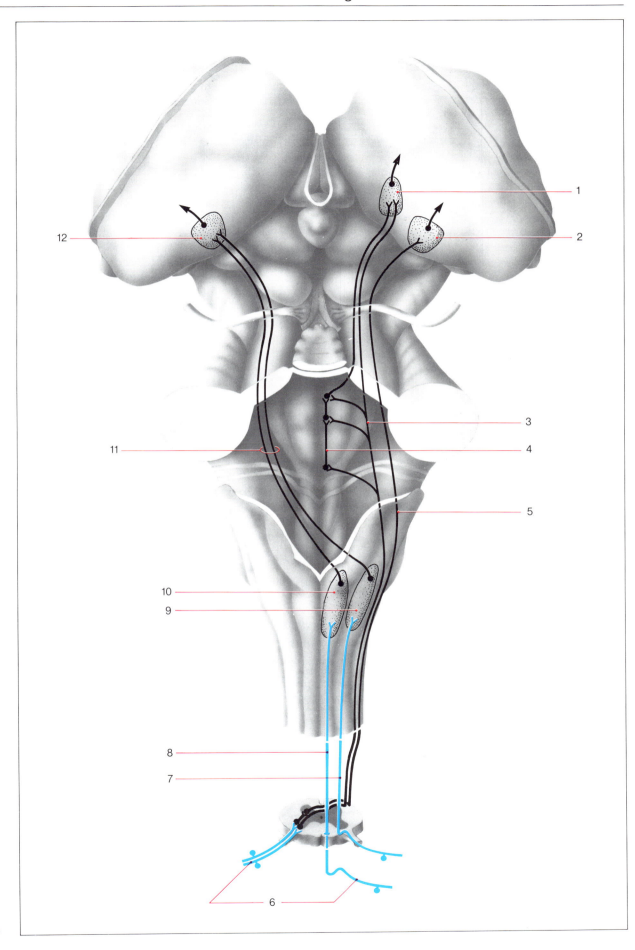

10.3

Nuclei sensorii nervi trigemini

Das sensible Kerngebiet des N. trigeminus, das größte aller Hirnnerven, ist in drei Anteile gegliedert (Abb. 10.4), in den im Boden der Rautengrube liegenden *Hauptkern*, den in das Rückenmark absteigenden *spinalen Kern* und in den in das Mittelhirn aufsteigenden *mesenzephalen Kern*. Zu diesen Kernen ziehen die Fasern der *Radix sensoria n. trigemini*, die seitlich in Höhe des mittleren Kleinhirnstiels in die Brücke eintreten. Zum *Hauptkern* und zum *spinalen Kern* ziehen die Neuriten von Perikarya, die im Ganglion trigeminale liegen. Zum *mesenzephalen Kern*, der aus den pseudounipolaren Perikarya des ersten Neurons einer afferenten Leitung (aus Propriozeptoren) zusammengesetzt ist, steigen die dendritischen Fortsätze dieser Neurone auf.

Der Hauptkern, **Nucleus pontinus n. trigemini,** liegt dorsolateral, rostral vom Recessus lateralis ventriculi IV, in der oberen Hälfte der „Brückenhaube", Tegmentum pontis (Abb. 10.4). In ihm enden die aufsteigenden, kurzen Äste („aufsteigende Wurzel") der Neuriten des 1. afferenten Neuron, vorwiegend Fasern der epikritischen Sensibilität (feine Druck- und Berührungsempfindung). Der Kern ist den Hinterstrangkernen vergleichbar.

Afferenzen zu den sensiblen Kernen des N. trigeminus stammen aus der Haut der Stirn und des Gesichtes (Hautsensibilität = allgemeine Somatosensibilität), aus den Kaumuskeln, äußeren Augenmuskeln (Tiefensensibilität = allgemeine Somatosensibilität) und aus den Schleimhäuten von Mund- und Nasenhöhle (Schleimhautsensibilität = allgemeine Viszerosensibilität). Auch somatosensible Fasern im *N. facialis* und im *N. vagus* (Hautsensibilität = allgemeine Somatosensibilität) enden im Kerngebiet des N. trigeminus.

Efferenzen. Die dem Hauptkern entstammenden Fasern bilden den *Fasciculus tegmentalis ventralis*, kreuzen als *Fibrae arcuatae internae* in der Raphe die Medianebene und schließen sich auf der Gegenseite zum *Lemniscus trigeminalis* zusammen. Ungekreuzte Fasern bilden den *Tractus trigeminothalamicus dorsalis*. Die Fasern des Lemniscus trigeminalis enden im kaudalen Teil der Nuclei laterales thalami (vgl. S. 351), der in den Cortex des Gyrus postcentralis projiziert.

Der spinale Kern, **Nucleus spinalis n. trigemini,** reicht bis in das Zervikalmark, wo er sich in die Hintersäule des Rückenmarks fortsetzt. Er entspricht, auch hinsichtlich der hier einlaufenden protopathischen Afferenzen (Schmerz-, Temperatur- und nicht lokalisierbare Druck- und Berührungsempfindungen) dem Kerngebiet der Hintersäule.

Afferenzen. Die langen absteigenden Äste der afferenten Trigeminuswurzel schließen sich als *Tractus spinalis n. trigemini* zusammen und enden in unterschiedlicher Höhe in somatotoper Anordnung am spinalen Kern. Die aus dem halbkreisförmigen periora- len, den Mund und die Nasenspitze einschließenden Hautareal (starker Faseranteil aus dem 3. Ast des N. trigeminus) stammenden Fasern enden im kranialen Teil des spinalen Kerns, die Fasern aus dem anschließenden halbkreisförmigen, die Augenlider und die mittlere Gesichtspartie umgebenden Hautareal (starker Faseranteil aus dem 2. Ast) ziehen zum mittleren und die aus dem halbkreisförmigen Hautareal von Stirn und seitlicher Gesichtsregion (starker Faseranteil aus dem 1. Ast) zum unteren Kernanteil.

Viszerosensible Fasern aus der Mund- und Nasenschleimhaut gelangen absteigend im *Tractus solitarius*, der die absteigenden viszerosensiblen Fasern aller Kiemenbogennerven enthält, zum *Nucleus solitarius*.

Da die primäre Mundbucht in der Embryonalentwicklung von Ektoderm ausgekleidet ist, sind zumindest die aus diesem Bereich stammenden Trigeminusfasern entwicklungsgeschichtlich den somatosensiblen Fasern des N. trigeminus zuzurechnen.

Zum spinalen Kern ziehen zudem somatosensible Fasern, die im *R. auricularis posterior n. facialis* aus der Haut hinter der Ohrmuschel kommen, und deren Perikarya im Ganglion geniculi liegen, sowie somatosensible Fasern des *R. auricularis n. vagi* aus der Haut der Vorderfläche der Ohrmuschel (Umgebung der Öffnung des äußeren Gehörganges) und der hinteren unteren Wand des äußeren Gehörganges, deren Perikarya das Ganglion superius n. vagi enthält.

Efferenzen entspringen als *protopathische* Bahn des *Lemniscus trigeminalis* vom kaudalen Anteil des spinalen Trigeminuskernes, kreuzen kaudal in der Medulla oblongata und legen sich als *Tractus trigeminothalamicus lateralis* dem Tractus spinothalamicus an.

Der mesenzephale Kern, **Nucleus mesencephalicus n. trigemini,** liegt seitlich vom zentralen Höhlengrau des Mittelhirns unter der Lamina tecti. Er besteht aus den *Perikarya des ersten Neurons* (!) der afferenten propriozeptiven Leitung. Propriozeptive Fasern des *N. mandibularis* ziehen, aus den Rezeptoren der Kaumuskeln, des Kiefergelenks, der Zähne und der äußeren Augenmuskeln kommend, ohne Unterbrechung in der Radix motoria am Ganglion trigeminale vorbei, verlaufen als „aufsteigende Wurzel", *Tractus mesencephalicus n. trigemini*, dem mesenzephalen Kern entlang und treten dort an ihre meist pseudounipolaren Perikarya heran. Dies sind die einzigen sensiblen Fasern,

---

Abb. 10.4 Afferente Systeme: N. trigeminus. Lage der Bahnen und Kerne in der Ansicht von dorsal.
V_1 N. ophthalmicus
V_2 N. maxillaris
V_3 N. mandibularis
1 Nucleus ventralis posteromedialis thalami
2 Tractus trigeminothalamicus dorsalis
3 Tractus trigeminothalamicus lateralis und Lemniscus trigeminalis
4 Nucleus mesencephalicus n. trigemini
5 Nucleus pontinus n. trigemini
6 Nucleus motorius n. trigemini
7 Nucleus spinalis n. trigemini

Verlängertes Mark und Brücke 269

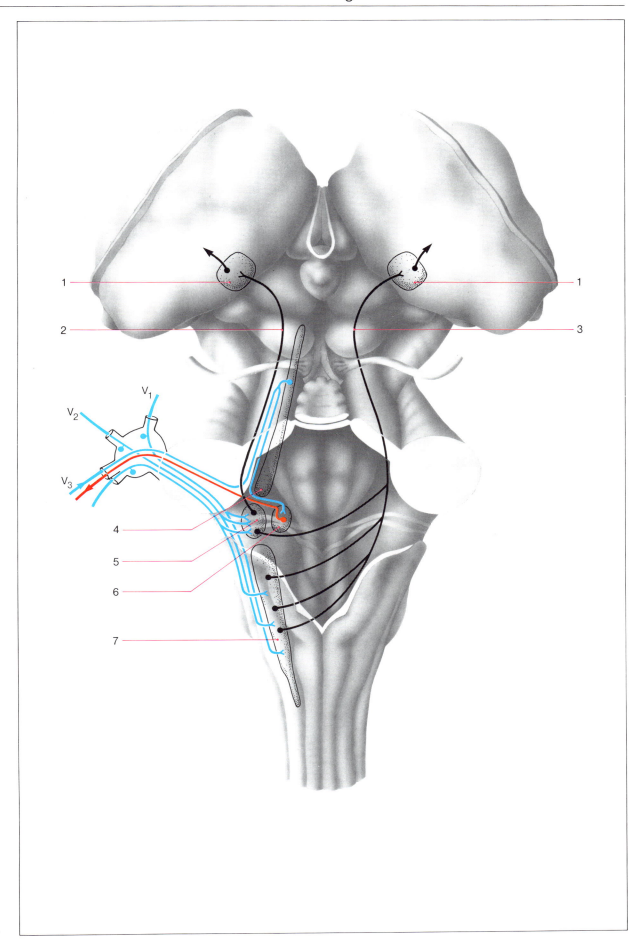

10.4

deren Perikarya nicht außerhalb des Zentralnervensystems in einem Ganglion liegen! Die Neuriten dieser Zellen ziehen im *Tractus mesencephalicus n. trigemini* abwärts zum motorischen Trigeminuskern und in die Formatio reticularis.

Nucleus solitarius

Der *Nucleus solitarius*, eine dünne, langgestreckte Zellsäule, liegt in der Medulla oblongata dorsal medial vom Nucleus spinalis n. trigemini im Boden der Rautengrube (Abb. 10.**5**). Der Kern reicht etwa von der mittleren Höhe der Rautengrube bis zur Pyramidenkreuzung. Er besteht aus den Perikarya des 2. afferenten Neurons allgemeiner und spezieller *viszerosensibler* Leitungen, die ihm vom Schlundbogennerven zugeführt werden.

Die **Afferenzen** zum Nucleus solitarius sind im Tractus solitarius zusammengefaßt, einem zunächst kräftigen, lateral vom Kern absteigenden Bündel. Kollateralen und Faserendigungen dringen in den Kern ein, wodurch das Kaliber des Traktes rasch abnimmt.

Im rostralen Teil des Nucleus solitarius, der *Pars gustatoria* (Geschmackskern), die etwa in Höhe des Fasereintritts in die Medulla oblongata liegt, enden spezielle viszeroafferente Fasern, *Geschmacksfasern* aus den *N. facialis* (Perikarya im Ganglion geniculi), *N. glossopharyngeus* (Perikarya im Ganglion inferius) und *N. vagus* (Perikarya im Ganglion inferius).

Im kaudalen Teil, der *Pars cardiorespiratoria* des Kernes, enden allgemein viszeroafferente Fasern. Diese stammen aus der Zunge und der Tuba auditiva *(N. facialis)*, aus der Schleimhaut des Mittelohres, des Rachens und der Speiseröhre *(N. glossopharyngeus)* und aus der Schleimhaut der Atemwege und des Verdauungstraktes sowie aus dem Herzen *(N. vagus)*.

Einige dieser Fasern kreuzen kaudal im Obexgebiet und enden, im Tractus solitarius der Gegenseite aufsteigend, im kontralateralen Kerngebiet. Aufsteigende Fasern des N. facialis enden zudem in einem rostral den Nucleus solitarius verlängernden, dorsal vom sensiblen Hauptkern gelegenen „Nucleus ovalis".

Efferenzen des Nucleus solitarius ziehen zum Nucleus dorsalis n. vagi, zum Nucleus parabrachialis medialis (Geschmacksbahn!) und im *Fasciculus longitudinalis dorsalis* zum Nucleus tegmentalis dorsalis und weiter nach rostral. Die Geschmacksfasern gelangen letztlich zum kortikalen Projektionsfeld im frontalen und parietalen Operculum und im Limen insulae (Geschmacksbahn s. S. 297). Absteigende Fasern treten gekreuzt als *Tractus solitariospinalis* in das Rückenmark ein.

Nuclei nervi vestibulocochlearis

Die *Nuclei n. vestibulocochlearis* mit den Perikarya des 2. afferenten Neurons der Gleichgewichts- und der Hörbahn liegen weit lateral im Boden des Recessus lateralis der Rautengrube. In den beiden Nuclei cochleares enden die Fasern der Pars cochlearis, des unteren Anteils des N. VIII, die aus dem Ganglion spirale stammen. In die Nuclei vestibulares dringen die Fasern der Pars vestibularis ein, die sich aus den zentralen Fortsätzen der bipolaren Zellen im Ganglion vestibulare zusammensetzt. Diese bildet den oberen Anteil des N. VIII. Im Kleinhirn-Brückenwinkel tritt die Pars cochlearis ventral und lateral vom unteren Kleinhirnstiel am Unterrand der Brücke in das Rautenhirn, die Pars vestibularis medial von diesem in die Brücke ein.

Nuclei cochleares

Die *Nuclei cochleares* liegen im Boden des Recessus lateralis hintereinander und sind dem unteren Kleinhirnstiel angelagert – der *Nucleus cochlearis dorsalis* liegt dorsal von diesem unter einer Vorwölbung des Rautengrubenbodens, „Tuberculum acusticum", der *Nucleus cochlearis ventralis* ventrolateral am unteren Kleinhirnstiel (Abb. 10.**6**).

Die **Afferenzen** zu den Nuclei cochleares stammen aus dem Cortischen Organ. Sie werden ihnen über das 1. Neuron der Hörbahn zugeleitet, dessen Perikarya im Ganglion spirale liegen. Bei ihrem Eintritt in die Medulla oblongata teilen sich die Fasern der *Pars cochlearis (n. octavi)*, wie alle afferenten Wurzelfasern, T-förmig in zwei Äste für die beiden Kerne.

Es besteht eine strenge Zuordnung der Schneckenabschnitte zu Teilen der Kochleariskerne; diese sind tonotopisch gegliedert, die einzelnen Tonfrequenzen auf die Kernareale verteilt. Die Fasern aus der basalen Schneckenwindung projizieren in dorsomediale, die aus der oberen Windung in ventrolaterale Kernteile.

Als **Efferenzen** gehen aus den Kochleariskernen die Fasern des 2. Neurons der Hörbahn hervor. Diese ziehen entweder direkt, ohne Einschaltung eines Interneurons, in die laterale Schleife der Gegenseite (z. T. auch derselben Seite), wobei sie Kollateralen an den oberen Olivenkern abgeben, oder sie enden am kontralateralen (oder ipsilateralen) oberen Olivenkern, am Kern des Trapezkörpers oder am Kern der lateralen Schleife und werden durch das Neuron eines dieser Kerne fortgesetzt. Es bestehen also direkte und indirekte Verbindungen zwischen den Kochleariskernen und den Colliculi caudales.

Abb. 10.**5 System der Viszerosensibilität einschließlich Geschmack.** Lage der Bahnen und Kerne in der Ansicht von dorsal.
Hirnnerven mit römischen Ziffern bezeichnet.
 1 Nucleus ventralis posteromedialis thalami
 2 Nucleus tegmentalis dorsalis
 3 Nucleus parabrachialis medialis
 4 Nucleus ovalis
 5 Nucleus solitarius, pars gustatoria
 6 Nucleus solitarius, pars cardiorespiratoria
 7 Nucleus spinalis n. trigemini
 8 Tractus trigeminothalamicus dorsalis
 9 Fasciculus longitudinalis dorsalis
10 Nucleus dorsalis n. vagi
11 Area postrema

Verlängertes Mark und Brücke 271

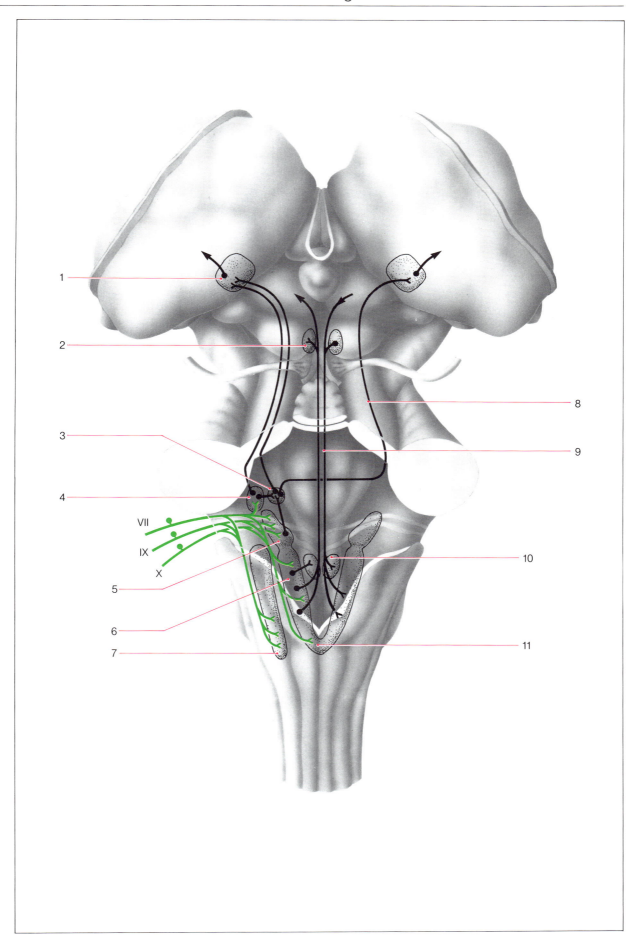

10.5

272 10 Graue und weiße Substanz des Hirnstammes

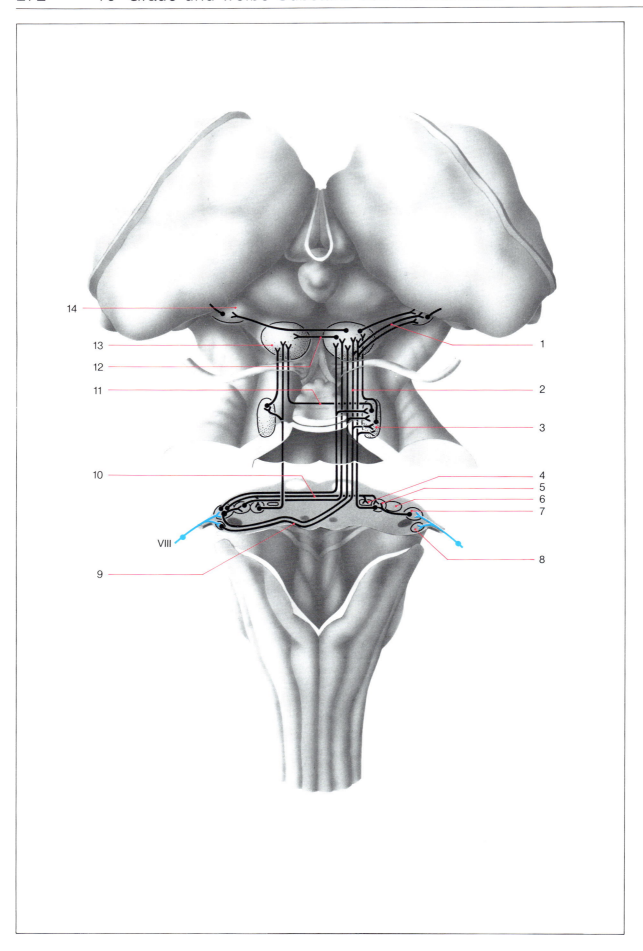

10.6

Die aus den Kochleariskernen entspringenden Fasern ziehen in zwei transversal gerichteten Bündeln zur Gegenseite. Die aus dem ventralen Kern stammenden Fasern bilden das *Corpus trapezoideum*, während die Fasern aus dem dorsalen Kern die *Striae acusticae dorsales* zusammensetzen.

Die Fasern des *Corpus trapezoideum* verlaufen unter dem unteren Kleinhirnstiel und dem Tractus spinalis n. trigemini hindurch zur Gegenseite, biegen dann im lateralen Bereich der Brücke abrupt rostral um und gelangen als laterale Schleife, *Lemniscus lateralis*, zum *Colliculus caudalis*. Auf ihrem Weg zur Gegenseite ziehen die Fasern in Windungen, durchflochten mit denen der Gegenseite, am gleichseitigen oberen Olivenkern vorbei. Sie bilden dabei gemeinsam mit den aus der Gegenseite herüberwechselnden Fasern die im Schnitt vierseitige Faserplatte des Corpus trapezoideum. Ein Teil der das Corpus trapezoideum zusammensetzenden Fasern erreicht, wie die *Striae acusticae dorsales* (unter Abgabe von Kollateralen zum oberen Olivenkern), direkt den Colliculus caudalis (direkte Verbindung zwischen Kochleariskern und unterem Hügel). Ein anderer Faseranteil besteht aus Axonen von Neuronen, deren Perikarya in den *Nuclei olivaris rostralis, corporis trapezoidei* und *lemnisci lateralis* liegen. Ein kleines Faserkontingent tritt in den ipsilateralen Nucleus olivaris cranialis ein; diese Leitung behält auch in den folgenden Neuronen die ursprüngliche Seite bei.

Die *Striae acusticae dorsales* stammen aus dem dorsalen Kochleariskern; sie verlaufen teils im Ventrikelboden zunächst zur Mitte (– sie sind nicht identisch mit den Striae medullares ventriculi quarti, s. S. 134 –), dringen dann, die Medianebene kreuzend, auf der kontralateralen Seite in die Tiefe der Brücke. Dort legen sie sich, rechtwinklig nach kranial umbiegend, der lateralen Schleife an, indem sie Kollateralen zum oberen Olivenkern abgeben; sie können auch in diesem enden. Teils dringen sie aus dem dorsalen Kern auch auf der ipsilateralen Seite ventral in die Brücke vor und ziehen dann über die Medianebene hinweg zur lateralen Schleife und mit Kollateralen zum oberen Olivenkern der Gegenseite. In der lateralen Schleife erreichen sie den Colliculus caudalis.

Ein kleiner Anteil der Wurzelfasern soll nicht an den Nuclei cochleares endigen, sondern durch den ventralen Kochleariskern direkt zum Trapezkern oder zum oberen Olivenkern oder zum Kern der lateralen Schleife derselben Seite oder der Gegenseite ziehen.

Der obere Olivenkern, *Nucleus olivaris rostralis*, ist ein Zellkomplex mit einem medialen und einem lateralen Anteil; er liegt ventral und lateral vom Abduzenskern und wird, gemeinsam mit diesem vom Fazialisknie umrundet. Der obere Olivenkern ist ein Schaltkern der Hörbahn und zugleich ein wichtiges Reflexzentrum für die weitere Verarbeitung von Erregungen aus dem Hörorgan.

Reflexverbindungen aus dem oberen Olivenkern (z. T. auch aus den Kochleariskernen) ziehen dorsal zum Abduzenskern (reflektorische Augenbewegungen), zum motorischen Trigeminuskern und zum Fazialiskern (reflektorische Einstellung der Muskeln des Mittelohrs), zur Formatio reticularis und über das mediale Längsbündel der Formatio reticularis in das Rückenmark (reflektorische Körperbewegungen, Lausch- und Schreckbewegungen).

Nuclei vestibulares

Die *Nuclei vestibulares* liegen medial und zum Teil rostral von den Kochleariskernen unter einer flachen Erhebung, *Area vestibularis*, im Boden und in der Seitenwand der Rautengrube. Im allgemeinen werden vier Kerne, ein oberer, ein medialer, ein unterer und ein lateraler Kern, unterschieden. Drei von ihnen, der obere, der mediale und der untere Kern sind, gemessen an ihren Afferenzen, echte Endkerne für einlaufende Vestibulariserregungen. Der laterale Kern dagegen muß eher als vorgeschobener Kleinhirnkern der Formatio reticularis betrachtet werden (Abb. 10.7).

Der beim Menschen stark entwickelte *Nucleus cranialis (Bechterew)* liegt in der lateralen Wand der Rautengrube, dorsal von der Umbiegung des unteren Kleinhirnstiels und am meisten dem Kleinhirn genähert. Der langgestreckte *Nucleus medialis (Schwalbe)* reicht seitlich vom Sulcus limitans bis in die Gegend der Hinterstrangkerne. Auch der kaudal und lateral folgende *Nucleus caudalis (Roller)* erstreckt sich bis zur Gegend der Hinterstrangkerne. Der gleichfalls stark entwickelte *Nucleus lateralis (Deiters)* schließt seitlich und kaudal an den Nucleus cranialis an.

Das *Ganglion vestibulare* setzt sich aus den bipolaren Perikarya des 1. afferenten Neurons der Vestibularisbahn zusammen. Die in die Medulla oblongata eintretenden Fasern bilden ein aufsteigendes und ein absteigendes Bündel zu den Vestibulariskernen, z. T. auch direkt zur Kleinhirnrinde.

Der obere und der mediale Kern entsenden subkortikale Efferenzen zu den Augenmuskelkernen (vestibulomesenzephale Projektion) und zum Kleinhirn sowie kortikale Efferenzen über den Thalamus zur Groß-

---

Abb. 10.6 **Akustisches System.** Lage der Bahnen und Kerne in der Ansicht von dorsal. Vereinfachtes Schema.
VIII N. cochlearis
 1 Brachium colliculi caudalis
 2 Lemnicus lateralis
 3 Nucleus lemnisci lateralis
 4 Nucleus corporis trapezoidei
 5 Nucleus olivaris rostralis (medialis)
 6 Nucleus olivaris rostralis (lateralis)
 7 Nucleus cochlearis ventralis
 8 Nucleus cochlearis dorsalis
 9 Striae acusticae dorsales
10 Corpus trapezoideum
11 Decussatio lemniscorum lateralium
12 Commissura colliculi caudalis
13 Colliculus caudalis
14 Corpus geniculatum mediale

10 Graue und weiße Substanz des Hirnstammes

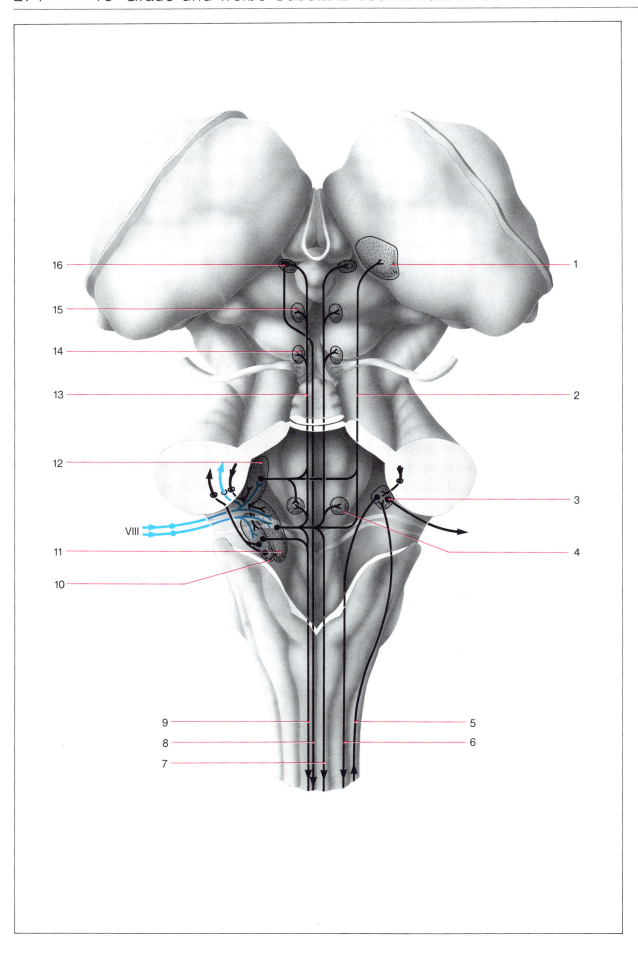

10.7

hirnrinde der Gegenseite. Efferenzen des medialen Kerns ziehen zudem mit Fasern des unteren Kerns ins Rückenmark. Auch der untere Kern projiziert ins Kleinhirn. Der laterale Kern ist durch Afferenzen mit dem Kleinhirn und dem Rückenmark verbunden und schickt Efferenzen in das Rückenmark. Im einzelnen bestehen die im folgenden beschriebenen Verbindungen.

Afferenzen *der Nuclei vestibulares cranialis, medialis und caudalis.* Die *aufsteigenden* Fasern der Pars vestibularis leiten Erregungen aus den Cristae ampullares des Gleichgewichtsorgans. Ein Teil derselben zieht als „direkte sensorische Kleinhirnbahn" ohne Unterbrechung in den Nuclei vestibulares an der medialen Seite des unteren Kleinhirnstieles zum Lobus flocculonodularis des Kleinhirns („Vestibulocerebellum"). Ein anderer, stärkerer Teil endet in den Nuclei cranialis und medialis.

Die *absteigenden* Fasern der Pars vestibularis leiten Erregungen aus den Maculae sacculi und utriculi. Sie verlaufen als starkes Bündel dorsolateral vom Tractus solitarius zu den Nuclei medialis und caudalis.

Weitere Afferenzen zu den Nuclei cranialis, medialis und caudalis kommen aus dem Flocculus und dem Nodulus sowie bilateral aus dem Nucleus fastigii.

Efferenzen der *Nuclei vestibulares cranialis, medialis* und *caudalis.* Die subkortikalen efferenten Fasern aus den *Nuclei cranialis* und *medialis* verlaufen im *Fasciculus longitudinalis medialis* zu den *Kernen der äußeren Augenmuskeln* und zum rostral vorgelagerten *Nucleus interstitialis Cajal*. Die Fasern aus dem oberen Kern verbleiben ipsilateral, die aus dem medialen Kern nehmen einen bilateralen Verlauf.

Aus dem *Nucleus interstitialis Cajal* entspringt eine gegenläufige absteigende Bahn, die sich als *Tractus interstitiospinalis* zunächst dem Fasciculus longitudinalis medialis anlegt und dann weiter mit dem Tractus vestibulospinalis durch das Rückenmark zieht. Die Bahn verbindet im rostralen Verlauf die Augenmuskel- und die Vestibulariskerne, und ist an der Stabilisierung von Netzhautbildern durch Augenbewegungen in Kompensation von Kopfbewegungen beteiligt.

Die zum *Kleinhirn* ziehenden (efferenten) Fasern aus den Vestibulariskernen gelangen als „indirekte sensorische Kleinhirnbahn" im *Tractus vestibulocerebellaris* über den unteren Kleinhirnstiel zu den *Nuclei fastigii* und zur *Rinde* des Kleinhirnwurms und des Flocculus. Sie werden von Fasern aus den sensiblen Kernen des V., IX. und X. Hirnnerven begleitet.

Die zum *Rückenmark* ziehenden efferenten Fasern aus dem *Nucleus medialis* bilden gemeinsam mit efferenten Fasern aus dem *Nucleus caudalis* als kaudale Fortsetzung des Fasciculus longitudinalis medialis den *Tractus vestibulospinalis medialis* im Vorderstrang des Rückenmarks nahe der Fissura mediana (vgl. Abb. 9.20). Er reicht bis in das obere Brustmark und übt eine Kontrolle über die Muskeln des Halses und der oberen Extremität aus.

Efferenzen zur *Großhirnrinde* aus dem *Nucleus cranialis* und dem *Nucleus medialis* kreuzen in Kernhöhe die Medianebene und verlaufen als *Tractus vestibulothalamicus* zum *Nucleus ventralis posteroinferior thalami*. Dieser projiziert in die Rinde des parietalen Cortex, u. a. in die Area 3a.

Afferenzen des *Nucleus vestibularis lateralis.* Der *Nucleus vestibularis lateralis (Deiters),* ein großzelliger Kern, ist der *Formatio reticularis* als Koordinationskern zuzurechnen. Er erhält nur wenige *primäre Vestibularisafferenzen,* doch enden zahlreiche *Axone von Purkinje-Zellen* aus dem Wurm des Vorderlappens in ihm. Darin gleicht er den Kleinhirnkernen; er kann auch als ventral in die Formatio reticularis verlagerter Kleinhirnkern angesehen werden.

Weitere afferente Fasern zum Nucleus lateralis sind Kollateralen der *Hörbahn* sowie des *Tractus spinocerebellaris dorsalis.*

Der Kern ist bei Fischen und Vögeln, an die für die Erhaltung des Gleichgewichts im Raum besondere Aufgaben gestellt sind, stark ausgebildet. Bei Fischen und Urodelen liegt in seiner Nähe beiderseits eine riesenhafte Zelle, die *Mauthnersche Zelle,* die mit einem ausgedehnten Dendritenbaum versehen ist. Sie empfängt afferente Erregungen aus Kernen des N. vestibulocochlearis und des N. trigeminus, aus dem Kleinhirn und dem Mittelhirndach und endet mit einem mächtigen Neuriten, der *Mauthnerschen Faser,* gekreuzt im Vorderstrang des Rückenmarks an den Vorderhornzellen, die die Schwanzmuskulatur versorgen.

Efferenzen des *Nucleus vestibularis lateralis.* Die efferenten Fasern aus dem Nucleus vestibularis lateralis bilden teils den *Tractus vestibulospinalis lateralis,* teils treten sie in den *Fasciculus longitudinalis medialis* ein. Der Tractus vestibulospinalis verläuft im Vorderstrang des Rückenmarks bis zum Sakralmark und endet an den motorischen Vorderhornzellen. Die in den Fasciculus longitudinalis medialis eintretenden Fasern ziehen größtenteils ipsilateral, zum kleinen Teil auch kontralateral zu den *Augenmuskelkernen*, zu den *motorischen Vorderhornzellen* des oberen Halsmarkes und zum *Nucleus ruber* (Einfluß des Labyrinthorgans auf Augenbewegung und Extrapyramidalmotorik).

Abb. 10.**7 Vestibularissystem.** Lage der Bahnen und Kerne in der Ansicht von dorsal. Vereinfachtes Schema.
VIII N. vestibularis
1 Nucleus ventralis posteroinferior thalami
2 Tractus vestibulothalamicus
3 Nucleus vestibularis lateralis
4 Nucleus n. abducentis
5 Tractus spinovestibularis
6 Tractus vestibulospinalis lateralis
7 Tractus vestibulospinalis medialis dexter
8 Tractus interstitiospinalis
9 Tractus vestibulospinalis medialis sinister
10 Nucleus vestibularis caudalis
11 Nucleus vestibularis medialis
12 Nucleus vestibularis cranialis
13 Fasciculus longitudinalis medialis
14 Nucleus n. trochlearis
15 Nucleus n. oculomotorii
16 Nucleus interstitialis (Cajal)

Weitere efferente Fasern aus dem lateralen Gebiet des Nucleus lateralis ziehen im N. VIII zu den *Sinneszellen* des Labyrinthorgans. Die Efferenzen üben an den Rezeptorzellen einen inhibitorischen Einfluß auf die Übertragung von Vestibularisafferenzen aus (in Abb. 10.7 nicht beziffert).

Motorische Kerne

Die *motorischen Hirnnervenkerne* erhalten, soweit sie Willkürimpulse vermitteln *(somatomotorische* und *spezielle viszeromotorische* Kerne), übergeordnete afferente Fasern größtenteils über den *Tractus corticonuclearis* (s. S. 298) aus der Hirnrinde. Sie werden auf diesem Weg entweder doppelseitig (Okulomotoriuskern, motorischer Trigeminuskern, Stirnanteil des Fazialiskerns, Nucleus ambiguus) oder nur von der Gegenseite (Abduzenskern, Gesichtsanteil des Fazialiskerns, Hypoglossuskern) oder nur von derselben Seite (Trochleariskern) innerviert. Hinzu kommen Zuflüsse aus der *Formatio reticularis,* die für die *allgemein viszeromotorischen* Kerne die hauptsächlichen Afferenzen liefert.

Die Säule der *somatomotorischen* Hirnnervenkerne liegt am nächsten der Medianebene. Sie setzt sich aus den Kernen der Augenmuskelnerven *(Nn. oculomotorius, trochlearis* und *abducens)* sowie dem *Nucleus n. hypoglossi* zusammen. Die Kerne der Nn. oculomotorius und trochlearis liegen im Mittelhirn und werden mit diesem besprochen (s. S. 284).

Zu den *viszeromotorischen* Hirnnervenkernen rechnet man die „willkürmotorischen" Kerne der *speziellen Viszeromotorik* und die *parasympathischen Kerne der allgemeinen Viszeromotorik* der Schlundbogennerven V, VII, IX, X und XI. Zu den letzteren gehört auch der *Nucleus accessorius n. oculomotorii* (s. S. 285). Die Kernsäule der viszeromotorischen Hirnnerven liegt lateral von der somatomotorischen Säule, ursprünglich oberflächennah im Boden der Rautengrube.

Im Laufe der Phylogenese sondern sich bei den Branchialnerven die „allgemein viszeromotorischen" *(vegetativ-parasympathischen)* und die „speziell viszeromotorischen" *(willkürmotorischen)* Kernanteile zunehmend deutlicher voneinander. Während die parasympathischen Kerne ihre oberflächennahe Lage beibehalten, verlagern sich die willkürmotorischen Kerne ventral in die Tiefe. Ihre efferenten Fasern lassen diese Verlagerung noch erkennen, indem sie zuerst dorsal verlaufen und dann unter Bildung eines „inneren Knies" zur Austrittsstelle aus dem Hirnstamm ziehen. Diese Schleifenbildung ist an den Fasern des N. facialis am ausgeprägtesten. Dabei bewahren die willkürmotorischen Kerne des N. trigeminus und des N. facialis einerseits und die des N. glossopharyngeus und des N. vagus andererseits eine in der Phylogenese früh vorgegebene Nachbarschaft, so daß eine rostrale und eine kaudale Kerngruppe unterschieden werden können.

Nucleus nervi abducentis

Der *Nucleus n. abducentis* ist oval, etwa 3,5 mm lang und liegt im Boden der Rautengrube nahe ihrer Mitte (Abb. 10.**8**). Er wölbt, gemeinsam mit dem inneren Fazialisknie, den *Colliculus facialis* (vgl. Abb. 7.**20**) auf und setzt sich aus großen Perikarya zusammen, die ihre Axone zum M. rectus lateralis aussenden (spezielle Somatomotorik).

Afferenzen zum Nucleus n. abducentis kommen aus dem *Tractus corticonuclearis* der Gegenseite, aus beiden *Okulomotoriuskernen* und zudem aus der paramedianen *Formatio reticularis pontis.* Diese Verbindungen bilden die nervöse Grundlage für konjugierte Augenbewegungen.

Efferenzen. Eine Gruppe kleinzelliger Perikarya im Nucleus n. abducentis entsendet Fasern, die über den *Fasciculus longitudinalis medialis* zum *Okulomotoriuskern der Gegenseite* verlaufen.

Die efferenten Axone durchqueren die Brücke in ventrokaudaler Richtung, wobei sie die Formatio reticularis, das Corpus trapezoideum und den Lemniscus medialis durchsetzen und nahe der Medianebene am kaudalen Brückenrand die Medulla oblongata verlassen.

Nucleus nervi hypoglossi

Der *Nucleus n. hypoglossi* enthält die Perikarya des N. hypoglossus (allgemeine Somatomotorik) (vgl. Abb. 10.**2**), der der ventralen Wurzel eines obersten Spinalnerven entspricht. Er versorgt die Zungenmuskeln, die einzigen, am Kopf vorkommenden somatischen Muskeln (Leibeswandmuskeln).

Der gestreckte, etwa 18 mm lange, 1–2 mm dicke Hypoglossuskern ist aus mehreren Zellgruppen aufgebaut. Er nimmt im Boden des unteren Winkels der Rautengrube nahe der Medianebene ein dreieckiges, leicht vorgewölbtes Feld, *Trigonum n. hypoglossi,* ein. Kaudal reicht er bis in die ventrale Wand des Zentralkanals, kranial bis nahe an die Striae medullares. Die beiden Kerne liegen in der Medianebene so dicht

---

Abb. 10.**8 Visuelles System.** Lage der Bahnen und Kerne in der Ansicht von dorsal.
Hirnnerven mit römischen Ziffern bezeichnet.
1 Area praetectalis
2 Nucleus interstitialis (Cajal)
3 Colliculus cranialis
4 Nucleus n. oculomotorii
5 Nucleus n. trochlearis
6 Nucleus n. abducentis
7 Nucleus praepositus hypoglossi
8 Tractus spinotectalis
9 Nuclei vestibulares
10 Fasciculus longitudinalis medialis (links und teilweise rechts zusammengefaßt)
11 Afferenzen aus Areae 17, 18, 19
12 Afferenzen aus Area 8

Motorische Kerne 277

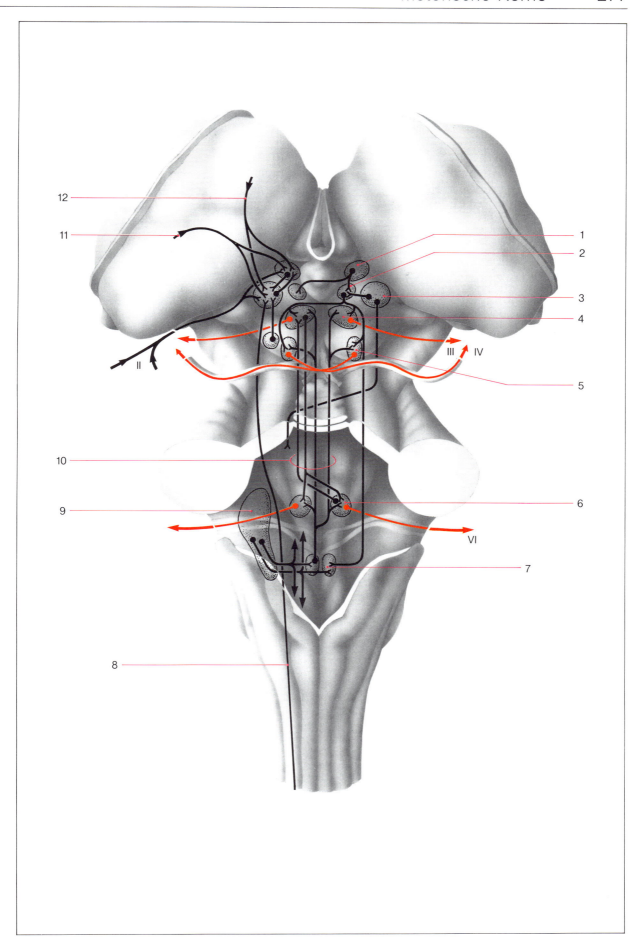

beisammen, daß Dendriten von Nervenzellen der einen Seite in das Kerngebiet der anderen Seite hineinreichen. Ob ausnahmsweise auch Neuriten der einen Seite in den Kern der anderen Seite übertreten, ist nicht hinreichend geklärt.

Unter den Zellgruppen des Hypoglossuskernes werden eine *ventromediale* für die Innervation der Zungenbinnenmuskulatur, eine *ventrolaterale* für die Versorgung des M. genioglossus und eine *kaudale* Gruppe für die Mm. styloglossus und hyoglossus unterschieden.

Afferenzen erhält der Hypoglossuskern außer über den *Tractus corticonuclearis* der Gegenseite auch aus der *Formatio reticularis lateralis* der Brücke.

Die **efferenten** Hypoglossusfasern ziehen durch die Formatio reticularis, z. T. auch durch den unteren Olivenkern, und verlassen die Medulla oblongata mit 10–15 Wurzelfäden, wie die motorische Wurzel eines Spinalnerven, im Sulcus ventrolateralis; diese treten in zwei Bündeln durch die Dura und vereinigen sich im Canalis n. hypoglossi zum Nervenstamm.

Nucleus motorius nervi trigemini

Der *Nucleus motorius n. trigemini*, der am weitesten kranial gelegene willkürmotorische Kern der Schlundbogennerven, ist etwa 3 mm lang und liegt seitlich im Boden der oberen Hälfte der Rautengrube, rostral und medial vom sensiblen Hauptkern (vgl. Abb. 10.**2**).

Seine **Afferenzen** stammen aus absteigenden Kollateralen der im *Tractus mesencephalicus n. trigemini* vereinigten Fasern zum Nucleus mesencephalicus, den aufsteigenden Fasern des 1. afferenten Neurons der propriozeptiven Leitung aus den Kaumuskeln. Die Neurone sind damit Glied eines Eigenreflexes der Kaumuskulatur. Weitere Afferenzen kommen, außer über die *Tractus corticonuncleares* beider Seiten, aus der *Formatio reticularis lateralis pontis*.

Efferenzen. Die efferenten Nervenfasern des Nucleus motorius n. trigemini beschreiben ein „inneres Knie" und verlassen den Hirnstamm als *Radix motoria n. trigemini;* diese legt sich rostral der *Radix sensoria* und kaudal dem *Ganglion trigeminale* an.

Nucleus nervi facialis

Der ca. 4 mm lange willkürmotorische *Nucleus n. facialis* folgt kaudal auf den motorischen Trigeminuskern. Er liegt seitlich im Boden der Rautengrube etwa an der Grenze zwischen oberer und unterer Hälfte, kaudal und lateral vom *Colliculus facialis*, ca. 5 mm von der Oberfläche der Rautengrube entfernt in der Tiefe (vgl. Abb. 10.**2**). Entsprechend den von ihm innervierten mimischen Gesichtsmuskeln ist er in mehrere Zellgruppen gegliedert.

Afferenzen erhält der Fazialiskern aus dem kontralateralen *Tractus corticonuclearis*, die Zellgruppe für die Stirnmuskulatur auch aus dem ipsilateralen Trakt; weitere Zuflüsse kommen aus der *Formatio reticularis pontis*.

Bei einer *zentralen Fazialislähmung* (Krankheitsherd oberhalb des Fazialiskerns einer Seite, z. B. in der inneren Kapsel) ist die Stirnmuskulatur von der Lähmung ausgespart, während eine Ausschaltung unterhalb des Kernes zu einer totalen Lähmung führt (periphere Fazialislähmung).

Efferenzen. Die dem Kern entstammenden *efferenten Fasern* beschreiben innerhalb der Medulla oblongata einen dorsal gerichteten Bogen, das innere Fazialisknie, *Genu n. facialis;* sie steigen dabei zunächst dorsorostral an, schließen sich zu einem Bündel zusammen und umrunden den Abduzenskern, mit dem sie gemeinsam am Boden der Rautengrube den Colliculus facialis aufwerfen. Sie ziehen dann ventrokaudal zu ihrer Austrittsstelle seitlich unterhalb des hinteren Brückenrandes.

Nucleus ambiguus

Der *Nucleus ambiguus*, aus dem die willkürmotorischen Fasern der *Nn. glossopharyngeus* und *vagus* hervorgehen, hat etwa die Ausdehnung des Nucleus n. hypoglossi. Er schließt sich in einigem Abstand seitlich tief im Boden der unteren Hälfte der Rautengrube dem Fazialiskern an (vgl. Abb. 10.**2**).

Die **Afferenzen** zum Nucleus ambiguus kommen aus den *Tractus corticonucleares* beider Seiten.

Seine **efferenten** *Fasern* ziehen zunächst, fächerförmig konvergierend, rostrodorsal und verlassen dann in zwei Portionen den Hirnstamm. Die *kraniale, größere Portion* schließt sich den sensiblen Fasern der *Nn. IX* und *X* an und verläßt mit diesen den Hirnstamm. Die Fasern der *kaudalen kleinen Portion* verlassen als *Radices craniales n. accessorii* den Hirnstamm.

Nucleus nervi accessorii

Den aus der kleinen kaudalen Portion des Nucleus ambiguus kommenden *Radices craniales n. accessorii* legen sich *Radices spinales n. accessori* an. Sie treten aus dem *Nucleus n. accessorii*, einer im Halsteil des Rückenmarks dorsal von der Vordersäule gelegenen, im Anschluß an den Nucleus ambiguus vom 1. bis zum 6. Halssegment absteigenden Kernsäule aus, verlassen, segmental gebündelt, seitlich hinter dem Lig. denticulatum das Rückenmark und bilden einen im Subarachnoidealraum aufsteigenden Strang. Dieser vereinigt sich vorübergehend mit den Radices craniales zum *Truncus n. accessorii*. Die Fasern der Radices craniales verlassen den Truncus alsbald, um sich als *R. internus* dem N. vagus zur Innervation der Kehlkopfmuskeln anzulegen, während die Fasern der Radices spinales den *R. externus* zur Versorgung der Mm. sternocleidomastoideus und trapezius zusammensetzen.

Nuclei salivatorii

Die beiden kleinen, rundlichen, kleinzelligen parasympathischen „Speichelkerne", *Nuclei salivatorii cranialis* und *caudalis*, liegen in der visceromotorischen Kernsäule zwischen dem Nucleus n. facialis (rostral) und dem Nucleus ambiguus (kaudal) (vgl. Abb. 10.**2**).

Afferenzen empfangen die Speichelkerne aus dem *Nucleus tegmentalis dorsalis* im kaudalen Bereich des Tegmentum mesencephali, der selbst Zuflüsse aus Kernen des Hypothalamus und des limbischen Systems erhält.

Efferenzen. Der *Nucleus salivatorius cranialis* entsendet aus zwei unscharf voneinander abgegrenzten Zellgruppen die sekretomotorischen präganglionären Fasern zum *Ganglion pterygopalatinum*. In ihm liegt das 2. Neuron zur Innervation der Tränendrüse und kleiner Drüsen der Nasen- und Mundschleimhaut. Außerdem erreichen Fasern des Nucleus salivatorius cranialis das *Ganglion submandibulare*, das die Glandula submandibularis innerviert.

Aus dem unscharf abgegrenzten *Nucleus salivatorius caudalis* ziehen die sekretomotorischen präganglionären Fasern mit dem N. glossopharyngeus zum *Ganglion oticum*. In ihm liegt das 2. Neuron zur Innervation der Glandula parotidea.

Nucleus dorsalis nervi vagi

Der parasympathische *Nucleus dorsalis n. vagi* liegt unter dem *Trigonum n. vagi* („Ala cinerea") etwa in Höhe des Hypoglossuskernes und seitlich von diesem, aber oberflächlicher (weiter dorsal) als die Speichelkerne im Boden der Rautengrube. Er ist ca. 20 mm lang und hat etwa die Ausdehnung des Hypoglossuskernes (vgl. Abb. 10.**2**).

Afferenzen erhält der Kern über den Fasciculus longitudinalis dorsalis hauptsächlich aus den Nuclei solitarius, tegmentalis dorsalis und weiter rostral gelegenen Strukturen.

Efferenzen. Die visceromotorischen präganglionären Fasern bilden im N. vagus den stärksten Faseranteil. Sie ziehen zu vegetativen Ganglien im Brust- und Bauchraum, aus denen die postganglionären Fasern zur Eingeweideinnervation im Vagusbereich kommen.

Area postrema

Die *Area postrema*, ein zirkumventrikuläres Organ (s. S. 332), liegt, paarig ausgebildet, als seichte Erhebung lateral im unteren Winkel der Rautengrube. Der orale Anteil der Area postrema überlagert den Nucleus solitarius. Das Organ ist beim Menschen in der ersten Lebenshälfte gut ausgebildet, es atrophiert später.

Die *Oberfläche* der Area postrema wird, wie die nahezu aller zirkumventrikulären Organe, von Ependymzellen gebildet, deren jede (im Unterschied zu den übrigen Ependymzellen) nur eine Kinozilie trägt. Das reich vaskularisierte Organ besitzt eine spezifische Gefäßarchitektur. Den weiten, sinusartigen Kapillaren fehlt die Blut-Hirn-Schranke, sie sind von weiten perivaskulären Räumen umgeben. Dieses Gefäßverhalten hebt deutlich die Grenze der Area postrema zum umgebenden Neuropil hervor (Area postrema s. S. 334).

Formatio reticularis

Die *Formatio reticularis* verbindet als Eigenapparat des verlängerten Marks und der Brücke die Hirnnerven zu einer Leistungsgemeinschaft. Dank *afferenter* Leitungen aus dem Rückenmark, dem Vestibularissystem, dem Nucleus ruber und aus übergeordneten Hirnregionen sowie *efferenter* Leitungen zum Rückenmark, zum Kleinhirn, zum Zwischenhirn und zur Großhirnrinde wird sie zum übergeordneten Koordinationsapparat. Eigenapparat und Koordinationsapparat sind intern durch das *mediale Längsbündel* verknüpft und durch das Olivensystem *(Nucleus olivaris caudalis* und *Nebenoliven)* erweitert. Auch der *Nucleus olivaris cranialis* der Hörbahn kann zur Formatio reticularis gezählt werden.

Der *Eigenapparat* setzt sich, wie die folgenden Beispiele zeigen, aus einfachen und komplexen Leitungsbögen zusammen. Bei *einfachen Leitungsbögen* spielt der N. trigeminus als afferenter Schenkel die wichtigste Rolle. Absteigende Fasern aus dem Tractus spinalis n. trigemini bilden Reflexbögen mit efferenten Neuronen des motorischen Trigeminus- und Fazialiskerns beider Seiten (Kaureflexe, Lidschlußreflex), des Akzessorius- und des Hypoglossuskerns und der Vorderwurzelzellen der oberen Halssegmente des Rückenmarks. *Zusammengesetzte Leitungsbögen*, an denen Zellen der Formatio reticularis in der Umgebung des Nucleus ambiguus beteiligt sind („Schluckzentrum"), ermöglichen den Saugreflex und, über afferente Fasern der Nn. glossopharyngeus und vagus, den Würg- und Schluckreflex, bei dem der efferente Schenkel von den Nn. trigeminus, facialis, glossopharyngeus, vagus und hypoglossus gebildet wird.

Der *Koordinationsapparat*, die Formatio reticularis im eigentlichen Wortgebrauch, vermittelt koordinierte Leistungen von Hirn- und Rückenmarksnerven, koordinierte Zusammenarbeit von Muskelgruppen u. a.

Als Beispiel sei der Niesreflex angeführt. Bei diesem führen afferente Erregungen aus der Nasenschleimhaut zu forcierter Inspiration und anschließender Exspiration (efferenter Schenkel über Interkostalnerven und N. phrenicus). Die durch den Koordinationsapparat integrierten Erregungen werden den motorischen Kernen der Hirn- und Rückenmarksnerven über eine gemeinsame absteigende Bahn vermittelt.

In der *Formatio reticularis* im engeren Sinn werden im Tegmentum des Hirnstammes beiderseits der Medianebene drei rostrokaudal ausgerichtete, unscharf gegeneinander abgegrenzte Zonen unterschieden, *median* (paramedian) die Zone der *Raphekerne*, lateral anschließend die *mediale Zone*, die „Formatio reticularis medialis", und weiter lateral die *laterale Zone*, die „Formatio reticularis lateralis".

Zur Formatio reticularis zählt man zudem ein absteigendes und ein aufsteigendes *Fasersystem*. Das absteigende Fasersystem zieht aus der Formatio reticularis bis in das Rückenmark. Da die Formatio reticularis ihrerseits durch absteigende Fasern aus der Hirnrinde beeinflußt wird, steigt dieses „absteigende Retikularis-

System" letzten Endes aus der Hirnrinde ab. Das „aufsteigende Retikularis-System" besteht aus mehrgliedrigen Leitungen, die – vom Rückenmark und von Hirnnervenkernen ausgehend – über die Formatio reticularis in den Thalamus, den Hypothalamus, das Corpus striatum projizieren und letzten Endes zur Hirnrinde aufsteigen.

Die aufsteigenden und absteigenden Anteile des Retikularissystems können anatomisch nicht scharf getrennt werden. Interaktionen zwischen beiden Anteilen finden auf allen Ebenen der Formatio reticularis statt.

Raphekerne

Die *Raphekerne* der medianen (paramedianen) Zone enthalten zahlreiche serotoninerge Neurone mit aufsteigenden und absteigenden weitreichenden Projektionen, die in große Teile des Zwischenhirns, der Basalganglien und der Endhirnrinde ziehen. Man unterscheidet unter den Raphekernen fünf Untergruppen, die als längliche schmale Zellansammlungen in folgender Anordnung von rostral nach kaudal aufeinander folgen:

Der **Nucleus raphe dorsalis** liegt in der Umgebung des Aquäduktes und erstreckt sich vom rostralen Ende des Bodens der Rautengrube bis in Höhe der hinteren Begrenzung der Colliculi craniales. *Afferenzen* zum Kern stammen aus dem Locus coeruleus, *Efferenzen* streuen in weite Gebiete. Sie ziehen rostral in den Thalamus und in die Nuclei habenulae, gelangen im medialen Vorderhirnbündel, Fasciculus telencephalicus medialis, zum Hypothalamus, in die präoptische Region, in Septumkerne und, weiter aufsteigend, in das Corpus striatum und den Neocortex sowie, weiter absteigend, zur präpiriformen Rinde und zum Corpus amygdaloideum. Kaudal gerichtete Projektionen erreichen die Formatio reticularis der Brücke und den Locus coeruleus.

Der **Nucleus raphe superior** im Boden des rostralen Viertels der Rautengrube reicht gleichfalls noch bis in das Mittelhirn hinein. Seine *Projektionen* schließen sich größtenteils denen des dorsalen Raphekernes an. Andere Projektionen ziehen zur Kleinhirnrinde und zu Kleinhirnkernen.

Der **Nucleus raphe pontis** liegt im Boden des mittleren Drittels der Rautengrube. Seine Faserverbindungen sind nicht sicher bekannt.

Der **Nucleus raphe magnus** durchsetzt als schmaler Kern den Boden der Rautengrube vollständig in dorsokaudaler Richtung. *Aufsteigende Projektionen* ziehen in das zentrale Höhlengrau des Aquäduktes und weiter in den Hypothalamus. *Absteigende Projektionen* gelangen zum unteren Olivenkern, in die Formatio reticularis der Medulla oblongata und weiter ins Rückenmark.

Der **Nucleus raphe obscurus** ist ein dünner, aber lang ausgezogener Kern, der paramedian in der Tiefe des Bodens des unteren Drittels der Rautengrube liegt. Seine Faserverbindungen sind nicht hinreichend bekannt.

Formatio reticularis medialis

Die *Formatio reticularis medialis* schließt sich seitlich an die Raphekerne an und besteht aus Ansammlungen meist großer Perikarya, für die lange, wenig verzweigte, transversal ausgestreckte Dendriten charakteristisch sind. Die Neuriten verzweigen sich dichotom in einen langen aufsteigenden und einen langen absteigenden Ast, die zahlreiche Kollateralen abgeben.

Die *Afferenzen* zur Formatio reticularis medialis kommen aufsteigend aus dem Rückenmark, von Umschaltkernen aller sensiblen Hirnnerven und aus dem Kleinhirn (größtenteils vom Nucleus fastigii). Absteigende Afferenzen stammen aus dem Hypothalamus, dem limbischen System und der prämotorischen Großhirnrinde.

In der Formatio reticularis medialis kann man die folgenden fünf unscharf gegeneinander und gegen die Umgebung abgegrenzten Zellansammlungen unterscheiden. Sie folgen in rostrokaudaler Richtung aufeinander.

Als **Nucleus cuneiformis** wird eine lockere Zellansammlung im Mittelhirn, ventrolateral vom mesenzephalen Trigeminuskern und dorsal vom Nucleus ruber gelegen, bezeichnet. Vom Nucleus cuneiformis wird gelegentlich ein *Nucleus subcuneiformis* unterschieden.

Der **Nucleus reticularis pontis rostralis** liegt ventral vom Locus coeruleus im Boden der oberen Hälfte der Rautengrube. Er empfängt *Afferenzen* aus der Endhirnrinde, aus anderen Kernen der Formatio reticularis, hauptsächlich aus dem Nucleus gigantocellularis sowie über den Tractus spinoreticularis aus dem Rückenmark. *Efferenzen* ziehen aufsteigend in die Formatio reticularis mesencephali und ipsilateral absteigend im Tractus pontospinalis durch den Vorderstrang des gesamten Rückenmarks. Die Fasern enden segmental in der Substantia intermedia des Rückenmarks, die Erregungen werden über Interneurone auf α-und γ-Motoneurone übertragen.

Der **Nucleus reticularis tegmenti pontis (Bechterew)** wird von einer Zellansammlung gebildet, die tief im Boden der Rautengrube an der Grenze des Tegmentums zur Brücke wenig oberhalb der Mitte der Rautengrube liegt. Er hat gegenläufige Verbindungen zu Kleinhirnkernen. Weitere *Efferenzen* des Kerns enden an Nuclei pontis.

Der **Nucleus reticularis pontis caudalis** schließt lateral an den vorgenannten Kern an. Seine *Afferenzen* kommen aus der Endhirnrinde und aus anderen Teilen der Formatio reticularis, besonders aus dem Nucleus medullae oblongatae centralis. *Gegenläufige Verbindungen* bestehen mit der Formatio reticularis des Mittelhirns sowie, über die Tractus spinoreticularis und pontospinalis, mit dem Rückenmark. Die im Tractus pontospinalis absteigenden Fasern enden, wie die des Nucleus reticularis rostralis, in der Substantia intermedia des Rückenmarks an Interneuronen.

Der **Nucleus gigantocellularis,** ventromedial vom Nucleus n. abducentis gelegen, nimmt ein umfängliches Gebiet im Boden der unteren Hälfte der Rautengrube ein. Er empfängt *Afferenzen* aus der Endhirnrinde, gekreuzte und ungekreuzte aus dem Kleinhirn (Nucleus fastigii) sowie aus anderen Teilen der Formatio reticularis. Über den Tractus tectospinalis kommen Erregungen aus dem Colliculus cranialis und über den Tractus spinoreticularis aus dem Rückenmark. *Efferenzen* werden dem Nucleus reticularis pontis oralis zugeführt; sie ziehen im Tractus bulbospinalis in das Rückenmark, wo sie segmental in der Substantia intermedia enden und ihre Erregungen über Interneurone auf α- und γ-Motoneurone übertragen.

Der **Nucleus praepositus hypoglossi,** ein kleiner, unscharf begrenzter flach ausgebreiteter Kern, liegt rostral vom Hypoglossuskern, oberflächlich im Boden der Rautengrube. Er spielt eine wichtige Rolle bei der Koordination der Augenbewegungen (s. S. 290). Seiner engen Verbindung mit der Formatio reticularis wegen sei er hier angeführt. *Afferenzen* kommen aus der gleichseitigen Formatio reticularis pontis mediana, dem gleichseitigen Nucleus interstitialis Cajal und den Vestibulariskernen beider Seiten, wobei die Afferenzen aus den ipsilateralen Vestibulariskernen inhibitorisch, die aus den kontralateralen Kernen exzitatorisch wirken. *Doppelläufige* ipsilaterale *Verbindungen* bestehen mit dem Kleinhirn. Die *Efferenzen* des Nucleus praepositus hypoglossi ziehen zu den Kernen der äußeren Augenmuskeln beider Seiten.

Formatio reticularis lateralis

Die *Formatio reticularis lateralis* weist Verdichtungen aus meist kleinen Perikarya auf, deren Axone größtenteils in die mediale Zone einstrahlen sollen. Zum erheblichen Teil projizieren sie in motorische Hirnnervenkerne, von denen einige im Bereich der Formatio reticularis lateralis liegen. Diese vermittelt wahrscheinlich bulbäre Reflexe, wobei sie auch Afferenzen aus höheren Ebenen des Gehirns verarbeitet.

Die folgenden vier unscharf abgegrenzten, von rostral nach kaudal aufeinander folgenden Kernareale heben sich in der Formatio reticularis lateralis hervor.

Als **Nucleus tegmentalis pedunculopontinus (Pars compacta)** bezeichnet man einen großzelligen relativ gut begrenzten kleinen Kern, der im Mittelhirn in Höhe des Colliculus caudalis ventrolateral vom mesenzephalen Trigeminuskern und vom Nucleus cuneiformis gefunden wird. Er erhält über ein abgrenzbares Bündel starke *Afferenzen* aus dem Globus pallidus.

Der **Nucleus parabrachialis lateralis** ist am rostralen Ende der Rautengrube seitlich zwischen Pedunculus cerebellaris cranialis (medial) und Lemniscus lateralis (lateral) eingeschoben.

Der **Nucleus parabrachialis medialis** liegt rostral-kaudal vom vorgenannten Kern, aber medial vom Pedunculus cerebellaris cranialis und lateral vom Tractus tegmentalis centralis. Er vermittelt viszerale Afferenzen zum Thalamus, erhält *Afferenzen* aus dem Geschmackskern und sendet *Efferenzen* zum Thalamus (Nucleus ventrocaudalis parvocellularis).

Der **Nucleus medullae oblongatae centralis** schließlich nimmt in der Medulla oblongata ein relativ großes Feld im Gebiet ventrolateral vom Nucleus n. hypoglossi und medial vom Nucleus ambiguus ein und ist bis nahe an den Beginn des Halsmarkes zu verfolgen. Er erhält *Afferenzen* über den Tractus spinoreticularis aus dem Rückenmark sowie Zuflüsse aus dem Tractus solitarius, dem Vestibularissystem, dem akustischen System und den Trigeminuskernen. Die *Efferenzen* steigen teils zu rostralen Retikulariskernen auf, hauptsächlich zu den Nuclei gigantocellularis, reticularis pontis caudalis und in die Formatio reticularis mesencephali, teils ziehen sie im Tractus bulbospinalis ins Rückenmark und enden dort segmental in der Substantia intermedia an Interneuronen.

„Zentren" in der Formatio reticularis

Teilbereiche der Formatio reticularis, in denen die Koordination bestimmter Leistungen (Atmung, Vasomotorik, Erbrechen u. a.) erfolgt, die aber nicht oder nur teilweise mit den oben beschriebenen „Retikulariskernen" übereinstimmen und selbst morphologisch nicht deutlich abgegrenzt werden können, werden vom Physiologen als „Zentren" bezeichnet (Abb. 10.**9**).

Atmungszentren. Das Zentrum für *Inspiration* wird im Mittelfeld in der Tiefe des Bodens der unteren Hälfte der Rautengrube lokalisiert, das für *Exspiration* in einem weiter dorsal und lateral anschließenden Feld. Der rostrale Anteil des Nachhirns soll ein übergeordnetes Zentrum für Hemmung und Erregung der Atmung (pneumotaktisches Zentrum) enthalten.

Kreislaufzentren (Vasomotorenzentren). Das kaudale Mittelfeld der Medulla oblongata (Formatio reticularis im Bereich der Nn. glossopharyngeus und vagus) gilt als *Depressorzentrum.* Bei Reizung sinkt der Blutdruck. Bei Reizung der übrigen Formatio reticularis der Medulla oblongata steigt dieser dagegen an *(Pressorzentrum).*

Ein *Brechzentrum* ist in der Formatio reticularis in Höhe der Olivenkerne nachweisbar. Auch die Zentren für Kauen, Saugen, Schlucken, Würgen, Husten, Niesen sind in der Formatio reticularis der Medulla oblongata lokalisiert.

Aufsteigendes Retikularissystem

Die zur Hirnrinde aufsteigenden sensiblen Bahnen des Rückenmarks (s. S. 295) und der sensiblen Hirnnerven (s. S. 297) leiten jeweils nur bestimmte Afferenzen (z. B. die Hinterstränge epikritische und propriozeptive, die Tractus spinothalamici protopathische Afferenzen), die ihnen über bestimmte erste afferente Neuronen zugeführt werden; diese Bahnen sind „modalitätsspezifisch". Ihren Weg durch den Hirnstamm markieren die Lemnisci (Lemniscus spinalis, Lemniscus medialis, Lemniscus trigeminalis), die insgesamt als *Lemniskussysteme* zusammengefaßt werden. Diese sind aus wenigen Neuronen bekannter

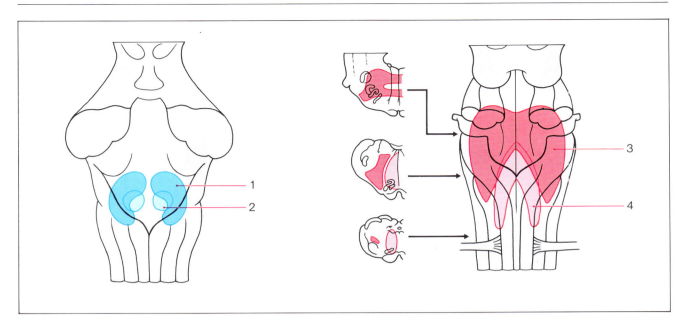

Abb. 10.**9a** u. **b** „Zentren" der Formatio reticularis. Blau: Atemzentrum des Affen. Rot: Kreislaufzentrum der Katze (nach *Kahle* 1979).

1 Exspiration
2 Inspiration
3 Reizung führt zum Blutdruckanstieg
4 Reizung führt zum Absinken des Blutdruckes

Zahl, die meisten aus drei Neuronen, zusammengesetzt.

Das *aufsteigende Retikularissystem* (Abb. 10.**10**) unterscheidet sich von den Lemniskussystemen dadurch, daß es über Kollateralen und Zwischenneurone Afferenzen aus nahezu allen ersten afferenten Neuronen erhält, wobei die Spezifität der sensorischen Modalitäten gelöscht wird („Modulation sensorischer Impulse"). Es ist hinsichtlich der Sinnesmodalitäten unspezifisch. Lediglich die Bahn für Schmerzempfindung wird unter Wahrung ihrer Spezifität im aufsteigenden Retikularissystem geleitet. Sein Weg durch den Hirnstamm geht „extralemniskal" über die Formatio reticularis. An der Zusammensetzung des aufsteigenden Retikularissystems sind viele Neurone beteiligt, deren genaue Zahl unbekannt ist.

Bekannt sind dagegen die großen, hauptsächlichen Stationen dieses „unspezifischen afferenten extralemniskalen Systems". Man unterscheidet Projektionen aus dem Rückenmark und aus Hirnnervenkernen in die Formatio reticularis, Projektionen aus der Formatio reticularis in intralaminäre Thalamuskerne und aus diesen diffus in die Hirnrinde. Weitere Projektionen des aufsteigenden Retikularissystems sind auf das Corpus striatum (Verlauf mit den thalamostriatalen Fasern), die Zona incerta, die präoptische Region, die Septumregion und andere Hypothalamusregionen gerichtet.

Projektionen aus Rückenmarksafferenzen in die Formatio reticularis: Die aus dem Rückenmark aufsteigenden Retikularisfasern bilden den *Tractus spinoreticularis*, der im Vorderseitenstrang mit dem Tractus spinothalamicus lateralis verläuft (vgl. S. 295). Die Perikarya der aufsteigenden Fasern liegen in der Substantia intermedia; sie erhalten über Zwischenneurone Erregungen aus Kollateralen der primären afferenten Neurone. Die Fasern kreuzen in der Commissura alba zum Tractus spinoreticularis der Gegenseite und endigen in der Formatio reticularis, bevorzugt im Nucleus gigantocellularis, Nucleus medullae oblongatae centralis und Nucleus reticularis pontis caudalis.

Projektionen aus Hirnnervenafferenzen in die Formatio reticularis werden durch Kollateralen der primären afferenten Neurone, z. T. durch Zwischenneurone vermittelt. In die Substantia reticularis projizieren alle afferenten Systeme der Hirnnerven. Olfaktorische Projektionen werden über das mediale Vorderhirnbündel, optische Projektionen über (auch gegenläufige) tektoretikuläre Fasern vermittelt.

Projektionen aus der Formatio reticularis in intralaminäre Thalamuskerne stammen teils aus den Gebieten, in denen spinoretikuläre Afferenzen bevorzugt endigen (direkte Projektionen), teils aus anderen Gebieten der Formatio reticularis.

Projektionen aus intralaminären Thalamuskernen zur Hirnrinde sind weit gefächert. Die Fasern sind teils Kollateralen von thalamostriatalen Verbindungen, teils stammen sie aus intralaminären Kernen.

Die *Wirkung* der über das aufsteigende Retikularissystem vermittelten Erregungen besteht in einer Aktivierung der Hirnrinde („aktivierendes Retikularissystem"). Die Stimulation des „aktivierenden Retikularissystems" durch sensorische Zuflüsse versetzt den Organismus über die Aktivierung der Großhirnrinde schlagartig in einen hellwachen Zustand, der Aufmerksamkeit und Wahrnehmung ermöglicht.

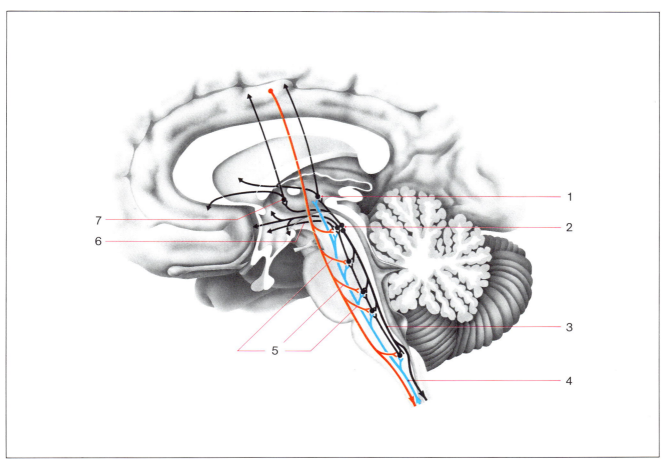

Abb. 10.**10** Einige auf- und absteigende Retikularissysteme.
1 Nuclei intralaminares thalami
2 Formatio reticularis mesencephali
3 Tractus rubrospinalis
4 Tractus spinoreticularis
5 Fibrae corticotegmentales aus dem Tractus corticospinalis
6 Fasciculus telencephalicus medialis
7 Nuclei ventrales thalami

Absteigendes Retikularissystem

Die von der *Hirnrinde* absteigenden Fasern des Retikularissystems kommen größtenteils von der prämotorischen Rinde und verlaufen mit der Pyramidenbahn. Sie enden teils bilateral in der mesenzephalen Formatio reticularis, teils kontralateral in der medialen und der lateralen Formatio reticularis von Brücke und verlängertem Mark (vgl. Abb. 10.**10**).

Die *mesenzephale Formatio reticularis* erhält zudem Afferenzen aus dem limbischen Cortex, mit denen auch absteigende Fasern aus dem medialen Vorderhirnbündel, dem Tractus mamillotegmentalis und der Stria medullaris thalami (über Nucleus habenulae, Fasciculus retroflexus und Nucleus interpeduncularis) verlaufen. Aus der mesenzephalen Formatio reticularis ziehen Fasern zur pontinen und medullären Formatio reticularis.

Die *Formatio reticularis von Brücke und verlängertem Mark*, die außer kortikalen auch Afferenzen aus der mesenzephalen Formatio reticularis und dem Nucleus ruber der Gegenseite aufnimmt, setzt das absteigende Retikularissystem durch Projektionen in die motorischen Hirnnervenkerne und in das Rückenmark fort.

Aus der *Formatio reticularis medialis* zieht der *Tractus reticulospinalis* mit einer pontospinalen und einer bulbospinalen Komponente in ganzer Länge durch das Rückenmark. Er ist beim Menschen aus Neuronenketten zusammengesetzt. Die Faserbündelchen verlaufen teils gekreuzt, teils ungekreuzt in lockerer Anordnung zunächst als Bestandteil der zentralen Haubenbahn durch die Formatio reticularis und anschließend in den Vorderseitenstrang des Rückenmarks.

Im Tractus reticulospinalis absteigende Fasern beeinflussen den Muskeltonus. Bei Reizung im medialen Feld der Medulla oblongata sinkt der Muskeltonus (Hemmungsareal für Dehnungsreflexe), bei Reizung der Formatio reticularis im Nachhirn und Mittelhirn wird dieser erhöht (Bahnungsareal für Dehnungsreflexe).

Die Bedeutung des Tractus reticulospinalis ist bei Fischen und Amphibien besonders augenfällig. Bei ihnen verläuft er gemeinsam mit dem Tractus vestibulospinalis und dem Tractus tectospinalis in das Rückenmark. Dieser Koordinationsapparat bildet bei diesen niederen Vertebraten als motorischer Haubenkern, *Nucleus motorius tegmenti,* das übergeordnete motorische Zentrum. Endhirnrinde und Pyramidenbahn sind hier noch nicht ausgebildet.

Die *pontospinale* Komponente des Tractus reticulospinalis führt u. a. Fasern aus dem Nucleus reticularis pontis rostralis und dem Nucleus reticularis pontis caudalis und verläuft ungekreuzt im Vorderstrang. Die bulbospinale Komponente entspringt großenteils im Nucleus gigantocellularis und zieht, teils gekreuzt, teils ungekreuzt, im vorderen Bereich des Seitenstranges abwärts. Die Fasern des Tractus reticulospinalis endigen segmental in der Zona intermedia und beeinflussen über Interneurone die α- und γ-Motoneurone.

Die aus der *Formatio reticularis lateralis* „absteigenden" Fasern sind kurz. Gemeinsam mit kurzen aufsteigenden Fasern stellen sie über Interneurone Verbindungen zwischen sensiblen (sensorischen) Komponenten von Hirnnerven und motorischen Hirnnervenkernen her. Sie bilden damit eine wesentliche strukturelle Grundlage für bulbäre Reflexe selbst sowie für deren Modulation durch übergeordnete Hirnregionen.

Mittelhirn

Im Mittelhirn, *Mesencephalon,* sind drei Komponenten deutlich gegeneinander abgegrenzt (s. Querschnitt, S. 215). Zentral im Mittelhirn liegt das *Tegmentum mesencephali.* Diesem ist das aus der Flügelplatte stammende *Tectum mesencephali* aufgelagert. Die Grenze zwischen Tegmentum und Tectum liegt in der Ebene des *Aquaeductus cerebri.* Ventral schließen die beiderseits im Hirnschenkel, *Crus cerebri,* zusammengefaßten neenzephalen Bahnen an, vom Tegmentum durch die *Substantia nigra* getrennt. Das Tegmentum erreicht nur in der Fossa interpeduncularis und im Bereich des Trigonum lemnisci die Oberfläche.

Das Mittelhirn hat beim Menschen und bei den übrigen Mammaliern nicht mehr die übergeordnete Bedeutung, die es bei den niederen Vertebraten besitzt. Bei Nichtsäugetieren ist das Tectum mesencephali ein stark entwickeltes großes sensorisches Zentralorgan. In ihm endigt der größte Teil des Tractus opticus („Tectum opticum"). Es empfängt zudem afferente Fasern aus den Kernen des N. vestibulocochlearis, des N. trigeminus sowie aus dem Rückenmark (Berührungs-, Schmerz- und Temperaturafferenzen). Es zeigt dementsprechend auch eine besonders deutliche mehrschichtige Gliederung. Schon bei den Fischen gewinnen aber einige Optikusfasern auch Anschluß an das Zwischenhirn mit dem Vorläufer des Corpus geniculatum laterale der Mammalier. Bei den Mammaliern werden viele Funktionen des Mittelhirndaches in die Endhirnrinde oder in das Zwischenhirn verlagert.

Beim Menschen tritt nur noch ein Teil der Fasern direkt aus dem Tractus opticus in das Tectum mesencephali ein; an die oberen Hügel der Vierhügelplatte werden zusätzlich durch Fasern aus dem Corpus geniculatum laterale Erregungen aus der Sehbahn vermittelt.

Die unteren Hügel sind zwar noch Bestandteil der Hörbahn, doch ist diese ebenso wie die Sehbahn über das Tectum mesencephali hinaus bis zur Endhirnrinde vorgedrungen. Auch die Bahnen der Körpersensibilität ziehen über das Mittelhirn hinaus in das Zwischenhirn (Thalamus).

Im Zusammenhang mit der Verlagerung vieler Funktionen des Mittelhirndaches in das Prosencephalon bleibt bei den Mammaliern die Massenzunahme des Mittelhirns (Tegmentum und Tectum) hinter der des Prosenzephalons zurück, der Mittelhirnventrikel wird nur als Aquädukt ausgebildet. Bei den Vertebraten entsteht das Mittelhirn als Übergangsteil des Rautenhirns zum Prosencephalon „in der Mitte" zwischen beiden. Durch Anlagerung der Substantia nigra und der neenzephalen Bahnen in Form der Crura cerebri auf der Ventralseite des Tegmentum mesencephali wird das Mittelhirn bei den Mammaliern zusätzlich umgestaltet.

Tegmentum mesencephali

Das *Tegmentum mesencephali,* Mittelhirnhaube, enthält als sensiblen Kern den *Nucleus mesencephalicus n. trigemini* mit den Perikarya des 1. Neurons der Afferenzen aus den Kau- und den äußeren Augenmuskeln (s. S. 268). Motorische Kerne sind die beiden Augenmuskelkerne, der *Nucleus n. oculomotorii* (spezielle Somatomotorik) mit dem parasympathischen Kernanteil, dem *Nucleus accessorius (autonomicus, Edinger-Westphal)* sowie der *Nucleus n. trochlearis* (spezielle Somatomotorik). Die Formatio reticularis des Mittelhirns ist vor allem der Extrapyramidalmotorik zugeordnet (insgesamt „Nucleus motorius tegmenti"). In ihr liegt der *Nucleus ruber.* Das basal dem Tegmentum anliegende ausgedehnteste Kerngebiet, die *Substantia nigra,* gehört, wie der Nucleus ruber, zum extrapyramidal-motorischen System. Den Aquaeductus cerebri umgibt das zentrale Höhlengrau, *Griseum centrale,* das von kleinen, dicht gelagerten Nervenzellen gebildet wird.

Nucleus nervi oculomotorii

Aus dem *Nucleus n. oculomotorii* geht der N. oculomotorius hervor (vgl. Abb. 10.**8**), der alle äußeren Augenmuskeln, ausgenommen den M. rectus lateralis und den M. obliquus superior innerviert. Mit Parasympathikusfasern („mesenzephaler Parasympathicus") versorgt er die glatte Muskulatur im Augeninnern.

Die Nervenfasern aus dem Nucleus n. oculomotorii ziehen in Form eines seitwärts konvexen Bogens in mehreren Strängen teilweise durch den Nucleus ruber nach ventral, durchsetzen die medialen Ausläufer der Substantia nigra und treten in 9 bis 12 Bündeln im Sulcus medialis cruris cerebri an der Grenze zwischen Crus cerebri und Haube aus. Anschließend vereinigen sie sich zu dem im Verhältnis zur Größe des Innervationsgebietes recht dicken Nervenstamm.

Mittelhirn

Der Nucleus n. oculomotorii besteht aus großzelligen somatomotorischen Teilen, die vom paarigen lateralen Hauptkern und dem unpaaren Zentralkern (Perlia-Kern) gebildet werden sowie aus dem kleinzelligen parasympathischen, paarigen Nucleus oculomotorius accessorius (autonomicus, *Edinger-Westphal*).

Hauptkern des Nucleus nervi oculomotorii

Der *Hauptkern* des *N. oculomotorius* wird von Gruppen kleiner Kerne gebildet, die in der rostralen Hälfte des Mittelhirns ventral (basal) vom Aquädukt an das zentrale Höhlengrau anschließen (Abb. 10.**11**). Die in der Längsachse des Mittelhirns ausgestreckten Kerngruppen beider Seiten konvergieren nach ventral (basal), verschmelzen kaudal zum unpaaren Perlia-Kern und bilden dabei gemeinsam einen rostral verjüngten winkelförmigen Keil. Man unterscheidet beiderseits den *Nucleus dorsolateralis*, den *Nucleus intermedius* und den *Nucleus ventromedialis* sowie kaudal den unpaaren *Nucleus caudalis centralis*. Der gleichfalls unpaare „*Nucleus centralis" (Perlia)* ist nach Vorkommen und Ausbildung sehr inkonstant.

Die Zuordnung der äußeren Augenmuskeln zu diesen Kerngruppen (Somatotopik) ist z. T. umstritten. Wahrscheinlich gelten folgende Beziehungen. Der M. rectus inferior wird vom dorsolateralen, der M. obliquus inferior vom intermediären, der M. rectus medialis vom ventromedialen und der M. rectus superior vom dorsomedialen Kern (zwischen Nucleus dorsolateralis und Nucleus intermedius) innerviert. Die Neurone des unpaaren Nucleus caudalis centralis versorgen den M. levator palpebrae superioris. Die Neurone des Perlia-Kernes, denen früher eine Funktion bei der Konvergenz zugeschrieben wurde (Innervation des M. rectus medialis), innervieren wahrscheinlich den M. rectus superior.

Afferenzen erhält der Nucleus n. oculomotorii über den Fasciculus longitudinalis medialis aus dem Abduzenskern der Gegenseite und dem Nucleus praepositus hypoglossi derselben Seite. Weitere Afferenzen aus den ipsi- und kontralateralen Nuclei interstitiales Cajal vermitteln Erregungen aus der Area praetectalis und dem ipsilateralen oberen Hügel (und damit indirekt aus beiden Retinae sowie aus den ipsilateralen Areae 17, 18, 19 der Okzipitalrinde und einem Teil der ipsilateralen Area 8 der Frontalrinde; auch zum oberen Hügel aufsteigende Fasern des Tractus spinotectalis und Fasern aus dem gleichseitigen unteren Hügel beeinflussen indirekt den Okulomotoriuskern (s. Augenbewegungen, S. 290).

Die **Efferenzen** des Nucleus n. oculomotorii zu den Augenmuskeln verlaufen ipsilateral. Weitere Efferenzen ziehen im Fasciculus longitudinalis medialis zum Abduzenskern beider Seiten.

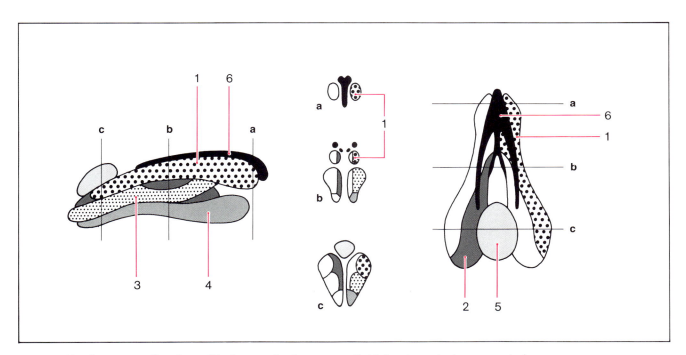

Abb. 10.**11 Somatotopik des Okulomotoriuskernes.**
Die Augenmuskeln sind in folgender Weise in den Teilen des Okulomotoriuskernes repräsentiert:
1 M. rectus inferior
2 M. rectus superior
3 M. obliquus inferior
4 M. rectus medialis
5 M. levator palpebrae superioris
6 Nucleus accessorius Edinger Westphal (nach *Warwick*)
Das linke Teilbild zeigt den Okulomotoriuskern von lateral, das rechte Teilbild in der Ansicht von dorsal. Durch die mit a, b und c markierten Striche werden frontale Schnittebenen von rostral (a) nach kaudal (c) bezeichnet, die im mittleren Teilbild dargestellt sind.

Nucleus oculomotorius accessorius

Der kleinzellige *Nucleus oculomotorius accessorius (autonomicus, Edinger-Westphal)* enthält die spindelförmigen Perikarya der präganglionären Parasympathikusfasern im N. oculomotorius. Der gleichfalls keilförmige Kern ist zwischen die dorsal divergierenden Schenkel des Hauptkerns eingelagert. Kaudal entsendet er beiderseits einen flügelförmigen Ausläufer nach dorsal und lateral. Aus dem rostralen Bezirk des Kerns wird der M. sphincter pupillae, aus dem kaudalen der M. ciliaris versorgt (vgl. Abb. 10.**14**).

Afferenzen erhält der Nucleus accessorius aus der Area praetectalis derselben Seite und (über die Commissura epithalamica) der Gegenseite (und damit indirekt aus der Area striata der Okzipitalrinde).

Die **Efferenzen** des Nucleus accessorius ziehen im ipsilateralen N. oculomotorius zum 2. Neuron im (gleichseitigen) Ganglion ciliare.

Nucleus nervi trochlearis

Im *Nucleus n. trochlearis* sind allein die Perikarya des N. trochlearis zur Innervation des M. obliquus superior versammelt. Der Kern schließt kaudal an den ventromedialen Anteil des Nucleus n. oculomotorii an und liegt am Boden des Aquäduktes in Höhe der Colliculi caudales der Vierhügelplatte (vgl. Abb. 9.**8**).

Afferenzen erhält der Nucleus n. trochlearis (wie der Hauptkern des Nucleus n. oculomotorii) aus dem Nucleus praepositus hypoglossi und dem Nucleus interstitialis Cajal beider Seiten. Der Kern ist nicht mit dem Nucleus n. abducentis direkt verbunden.

Efferenzen. Die Nervenfasern ziehen nach Austritt aus dem Kern zunächst im Rhombencephalon eine kurze Strecke weit kaudolateral und verlaufen dann um den Aquädukt und das zentrale Höhlengrau herum dorsal in den rostralen Anteil des Velum medullare superius, wo sie zur Gegenseite *(Decussatio nervorum trochlearium)* kreuzen. Sie treten seitlich vom Frenulum veli medullaris superioris, unmittelbar unter den unteren Hügeln der Vierhügelplatte, zur Oberfläche. Der N. trochlearis verläßt als einziger Hirnnerv den Hirnstamm auf der Dorsalseite!

Formatio reticularis

Während die Formatio reticularis im verlängerten Mark und in der Brücke vorwiegend der Integration von Leistungen der Hirnnerven dient, steht bei der Formatio reticularis des Mittelhirns die Integration des *extrapyramidal-motorischen Systems* in die Leistungen der Hirnnerven und des Rückenmarks im Vordergrund. Zu den abgrenzbaren Kerngebieten und Bahnen der Formatio reticularis mesencephali werden deshalb auch solche gerechnet, die gleichzeitig Bestandteil des extrapyramidal-motorischen Systems sind.

Abgrenzbare Kerngebiete sind die beiden großen extrapyramidal-motorischen Kerne, der *Nucleus ruber,* der zentral gelegene Hauptkern des Tegmentums, und die *Substantia nigra,* die dem Tegmentum ventral aufgelagert ist. Kleinere abgrenzbare Kerne werden als *Nuclei tegmenti* zusammengefaßt, unter ihnen der *Nucleus interstitialis (Cajal),* der *Nucleus Darkschewitsch* sowie der *Nucleus dorsalis tegmenti* und der *Nucleus ventralis tegmenti.* Am rostralen Ende des Mittelhirns, in der prätektalen Region (Übergang zum Zwischenhirn) erstreckt sich dorsolateral zwischen den oberen Hügeln der Lamina tecti und der Commissura epithalamica der *Nucleus praetectalis* (Nuclei praetectales). Die Nuclei tegmenti und die Nuclei praetectales bilden gemeinsam den rostralen Abschnitt des „motorischen Haubenkernes". Am kaudalen Ende des Mittelhirns liegt ventromedial und oberflächennah der *Nucleus interpeduncularis.*

Afferente Fasern zur Formatio reticularis mesencephali insgesamt stammen aus der Großhirnrinde, dem Corpus striatum und dem Globus pallidus, aus Zwischenhirn, Lamina tecti und Kleinhirn.

Efferente Fasern verlaufen in der zentralen Haubenbahn zum Nucleus olivaris inferior, ziehen zum Rückenmark, zum Corpus striatum und zum Thalamus.

Nucleus ruber

Der *Nucleus ruber* hebt sich im Querschnitt durch das Mittelhirn als deutlich abgegrenzte Zellverdichtung beiderseits inmitten des Tegmentums von der übrigen Formatio reticularis ab.

Die rötliche Farbe des Kerns auf dem frischen Hirnschnitt rührt von dem hohen Gehalt seiner Perikarya an kolloidalem Eisen her, nachweisbar z. B. mit der Berliner-Blau-Reaktion. Ein relativ hoher, wenngleich nicht so starker Eisengehalt ist auch für weitere, zum extrapyramidal-motorischen System gehörende Kerne (Substantia nigra, Globus pallidus, Striatum, Nucleus dentatus) bezeichnend.

Der Nucleus ruber ist walzenförmig und reicht vom Mittelhirn aus rostral weit gegen das Zwischenhirn vor. Afferente Fasern aus den Basalganglien bilden einen weißen Fasermantel um den Kern. In einer Rinne seiner medialen Begrenzung verläuft der Fasciculus retroflexus von den dorsal gelegenen Nuclei habenulae ventral zum Nucleus interpeduncularis. Der kaudale Anteil des Kerns wird medial von den Fasern des N. oculomotorius durchquert.

Der Nucleus ruber besteht aus einem größeren, beim Menschen gut entwickelten kleinzelligen neenzephalen Anteil, *Pars parvocellularis* („Neorubrum") und einem kleineren, ventrokaudal gelegenen großzelligen paläozephalen Teil, *Pars magnocellularis* („Palaeorubrum"), der beim Menschen weitgehend zurückgebildet ist.

Der Kern bildet eine zentrale Schaltstelle im extrapyramidal-motorischen System (vgl. Abb. 10.**19**) und vermittelt als solche übergeordnete extrapyramidal-motorische (palladiäre, kortikale sowie zerebelläre) Erregungen über nachgeordnete Kerne der Formatio reticularis von Brücke und verlängertem Mark an das Kleinhirn und zum kleinen Teil auch an das Rückenmark. Die im Nucleus ruber verarbeiteten Erregungen wirken bei der Steuerung von Muskeltonus und Körperhaltung. Bei Schädigung des Kernes entstehen Ruhetremor und choreatisch-atethotische Bewegungen, zugleich ist der Muskeltonus gestört.

Afferenzen zum Nucleus ruber stammen aus dem Nucleus dentatus der Gegenseite *(Tractus cerebellorubralis)*, aus den Colliculi craniales *(Tractus tectorubralis* mit Efferenzen aus dem optischen System zum *Palaeorubrum)*, dem Globus pallidus derselben Seite *(Tractus pallidorubralis* über die *Ansa lenticularis*; Efferenzen der extrapyramidal-motorischen Basalganglien), und, in geringem Ausmaß, aus der gleichseitigen frontalen und präzentralen Großhirnrinde *(Tractus corticorubralis)*. Hinzu kommen Kollateralen aus der medialen Schleife und dem Vestibularissystem.

Efferente Fasern bilden den starken *Tractus tegmentalis centralis*, zentrale Haubenbahn (s. S. 300), der überwiegend aus rubroolivären Fasern zum *Nucleus olivaris caudalis* besteht. Die *Fasciculi rubroreticulares* verbinden mit anderen Teilen der Formatio reticularis. Die Fasern des *Tractus rubroolivaris* schließen einen Neuronenkreis, der vom Nucleus dentatus über den Nucleus ruber und den Nucleus olivaris caudalis zurück zum Kleinhirn führt. Weitere efferente Fasern aus dem Palaeorubrum kreuzen alsbald in der ventralen Haubenkreuzung, *Decussatio tegmenti ventralis (Forel)*, und ziehen anschließend als (beim Menschen schwach entwickelter) *Tractus rubrospinalis (Monakow)* im Seitenstrang bis in das untere Halsmark.

Substantia nigra

Die *Substantia nigra* liegt als im Querschnitt durch das Mittelhirn transversal gerichtetes schalenförmiges Kerngebiet beiderseits zwischen der Basis des Tegmentums und dem Crus cerebri und reicht vom rostralen Ende der Brücke weit in das Zwischenhirn hinein bis nahe an den Globus pallidus heran.

An der Substantia nigra unterscheidet man einen dorsalen Anteil, die *schwarze Zone* oder *Pars compacta*, und einen ventralen Anteil, die *rote Zone* oder *Pars reticularis*. Die dicht gelagerten Perikarya der Pars compacta enthalten bei Menschenaffen und beim Menschen (vom 4. Lebensjahr an) reichliche Einlagerungen von schwarzen Melaningranula („Substantia nigra"). Die Pars reticularis zeichnet sich durch rötliche Färbung (Eisengehalt) der melaninfreien Perikarya aus, die in lockerem Verband angeordnet sind. Sie reicht rostral bis an den Globus pallidus heran, während die schwarze Zone weiter kaudal verschoben ist und bis in die Brückenregion verfolgt werden kann.

In der *schwarzen Zone* sind die melaninhaltigen Perikarya in Gruppen angeordnet, wodurch die schwarze Zone schon makroskopisch fleckförmig gezackt aussieht. Sie läßt eine mediale, eine dreigeteilte intermediäre und eine laterale Kerngruppe erkennen. Im stärker gegliederten kaudalen Kernanteil sind dorsal im Schnitt einige lockere, ventral mindestens drei dichte Kerngruppen unterscheidbar, die in sich weiter untergliedert sind. Bei der Paralysis agitans, einer Erkrankung des extrapyramidal-motorischen Systems, zeigen die einzelnen Kerngruppen zu unterschiedlichen Zeiten des Krankheitsverlaufs pathologische Veränderungen. Insgesamt kommt es bei dieser Erkrankung zu einem zunehmenden Verlust an Nervenzellen.

Melaninhaltige Zellen sind einzeln oder in kleinen Ansammlungen auch außerhalb der Substantia nigra anzutreffen, so in der Umgebung des Nucleus ruber, ventral des medialen Längsbündels in Höhe des Nucleus oculomotorius, dorsal des Nucleus interpeduncularis, im dorsalen Vaguskern und im Locus coeruleus in der Seitenwand des IV. Ventrikels (s. aminerge Systeme, S. 477).

Die *rote Zone* ist erheblich breiter als die schwarze, gegen das Crus cerebri zackig begrenzt und faserreich. Die Perikarya liegen in lockerer Anordnung zwischen die Fasern verstreut, sie bilden keine kernartigen Ansammlungen. An zwei Stellen, im rostralen und im kaudalen Bereich, ist je ein kleiner schwarzer Kern aus melaninhaltigen Zellen eingelagert.

Die Substantia nigra ist im extrapyramidal-motorischen System bei der Vermittlung von rasch einsetzenden Bewegungen und von unwillkürlichen Mitbewegungen beteiligt. Schädigungen führen zum Bild des Parkinsonismus (Paralysis agitans) mit Muskelstarre, Ruhetremor, Mangel an Mitbewegungen und „Maskengesicht" („Salbengesicht", mimische Starre).

Afferente Fasern verbinden den rostralen Teil der Substantia nigra mit dem Nucleus caudatus *(Fibrae strionigrales)*. Die *Fibrae corticonigrales* kommen aus der präfrontalen Großhirnrinde (Areae 9–12). Den kaudalen Kernteil erreichen Fasern aus dem Putamen und der präzentralen Großhirnrinde (Areae 4 und 6).

Efferente Fasern aus der Substantia nigra stammen größtenteils aus dem dorsalen, melaninhaltigen Kernteil und verlaufen als *Fibrae nigrostriatales* zum Corpus striatum. Fasern aus dem ventralen, melaninfreien Teil ziehen zum Thalamus. Die nigrostriatalen Fasern sind dopaminerg (s. S. 477). Zwischen ihnen und dem Corpus striatum bestehen topische Beziehungen derart, daß kraniale und kaudale Abschnitte der Substantia nigra und des Striatums gegenläufig im Sinne eines Rückmeldekreises miteinander verbunden sind.

Nucleus interstitialis (Cajal) und Nucleus Darkschewitsch

Der *Nucleus interstitialis (Cajal)* und der *Nucleus Darkschewitsch*, zwei in der Formatio reticularis abgrenzbare Kerne, werden gleichfalls zum extrapyramidal-motorischen System gerechnet. Sie sind dem medialen Längsbündel angelagert und durch afferente und efferente Fasern mit diesem verbunden.

Nucleus interstitialis (Cajal)

Als *Nucleus interstitialis (Cajal)* bezeichnet man eine kleine rostrale Zellgruppe, die nahe am Übergang des Aquäduktes in den III. Ventrikel seitlich vom Okulomotoriuskern liegt; sie ist von diesem durch das mediale Längsbündel getrennt. Der Kern markiert das rostrale Ende des medialen Längsbündels und zugleich den rostralen Anfang der Formatio reticularis.

Afferenzen erhält der Kern über das *mediale Längsbündel* aus Vestibulariskernen. Weitere afferente Verbindungen kommen aus dem gleichseitigen Corpus striatum und dem Globus pallidus (über die Ansa lenticularis) sowie aus dem Kleinhirn (Nucleus fastigii und Nucleus dentatus der Gegenseite), dem ipsilateralen Colliculus cranialis und den Areae praetectales beider Seiten.

Efferenzen gelangen über das *mediale Längsbündel* zu Augenmuskelkernen (Einfluß des Vestibularissystems), in den kaudalen Teil des Hirnstammes und in das Halsmark.

Nucleus Darkschewitsch

Der *Nucleus Darkschewitsch* besteht aus einer Gruppe kleiner Perikarya am rostralen Ende des medialen Längsbündels im zentralen Höhlengrau nahe dem Eingang in den Zentralkanal und ventrolateral von diesem gelegen.

Afferenzen stammen, wie beim Nucleus interstitialis, aus dem gleichseitigen Striatum und dem Globus pallidus, gekreuzte Fasern aus dem Kleinhirn.

Die **Efferenzen** ziehen, wie die des Nucleus interstitialis, als Fasciculus interstitiospinalis kaudal zum Rückenmark.

Area tegmentalis ventralis

Die *Area tegmentalis ventralis* wird von einer unscharf begrenzten Ansammlung von Perikarya an der Basis des Mittelhirns gebildet, die rostroventral vom Nucleus ruber und dorsokaudal vom Nucleus mamillaris medialis liegt.

Die Area erhält **Afferenzen** aus den Septumkernen, die teilweise im Nucleus praeopticus umgeschaltet werden. Gegenläufige Verbindungen der Area tegmentalis ventralis bestehen mit den Septumkernen.

Efferenzen dopaminerger Neurone ziehen aus der Area tegmentalis ventralis im *medialen Vorderhirnbündel* zum Tuberculum olfactorium, zum Nucleus accumbens, zu den Nuclei septi laterales und zum Kopf des Nucleus caudatus.

Area praetectalis

Als *Area praetectalis* werden mehrere unscharf begrenzte Zellgruppen zusammengefaßt, die im Grenzbereich Mittelhirn/Zwischenhirn, rostral vom Colliculus cranialis und dorsolateral vom Aquädukt liegen. Sie gilt als wichtige Schaltstelle in der Bahn für den Lichtreflex der Pupillen.

Afferenzen gelangen aus beiden Retinae über das Brachium colliculi cranialis aus der lateralen Portion des Tractus opticus und aus den ipsilateralen okzipitalen Rindenfeldern zum Kern.

Efferente, kurze Fasern verlaufen zum Nucleus oculomotorius accessorius *(Edinger-Westphal)* derselben Seite und über die Commissura epithalamica, z. T. auch ventral vom Aquädukt, zum *Edinger-Westphal*-Kern der Gegenseite. Außerdem gibt es reziproke Verbindungen mit dem ipsilateralen Colliculus cranialis.

Nucleus tegmentalis dorsalis (Gudden)

Die bisher genannten Kerne sind der *Formatio reticularis* unmittelbar zuzuordnen. Sie vermitteln koordinierende Einflüsse auf die Motorik, ihre afferenten und efferenten Fasern stehen in Beziehung zum *medialen Längsbündel* (s. S. 303).

Weitere Kerne im Mittelhirnbereich dagegen gehören zum *vegetativen Nervensystem* im weiteren Sinn. Sie erhalten afferente Fasern u. a. aus dem olfaktorischen System. Ihre efferenten Fasern treten in das *dorsale Längsbündel*, eine vegetative Bahn, ein. Die Kerne sind häufig nur schwer abgrenzbar, einige von ihnen sind Bestandteil des zentralen Höhlengraus.

Der *Nucleus tegmentalis dorsalis (Gudden)* repräsentiert eine von mehreren Zellverdichtungen im zentralen Höhlengrau. Er liegt an der Grenze der Brücke zum Mittelhirn kaudal vom Nucleus n. trochlearis nahe der Medianebene, ventral vom kaudalen Ende des Aquädukts. Beim Menschen ist er, verglichen mit makrosmatischen Säugern, relativ schwach entwickelt. Der Kern erhält **Afferenzen** aus dem Corpus mamillare *(Tractus mamillotegmentalis)*, die über das *dorsale Längsbündel* dem Nucleus tegmentalis dorsalis mitgeteilt werden. Afferenzen aus dem Nucleus habenulae (olfaktorisches System) werden indirekt über den Nucleus interpeduncularis herangeführt.

Efferente Fasern treten wieder in das *dorsale Längsbündel* ein.

Nucleus interpeduncularis

Der unpaare *Nucleus interpeduncularis*, eine beim Menschen, verglichen mit anderen Mammaliern, schwach entwickelte Zellansammlung, liegt im kaudalen Grenzgebiet des Mittelhirns median im Tegmentum nahe der basalen Oberfläche der Fossa interpeduncularis. Er ist in Verbindungen des vegetativen Nervensystems eingeschaltet.

Afferenzen gelangen zum Kern über den *Fasciculus retroflexus (Meynert) (Tractus habenulointerpeduncularis)*. Sie stammen aus dem Nucleus habenulae medialis sowie aus dem Pulvinar thalami und den Nuclei praetectales.

Efferenzen des Nucleus interpeduncularis ziehen hauptsächlich zum Nucleus tegmentalis dorsalis.

Tectum mesencephali

Das Mittelhirndach, *Tectum mesencephali*, legt sich dem Tegmentum mesencephali auf. Es besteht aus der Vierhügelplatte, *Lamina tecti*, und den paarigen Bindearmen, *Brachia colliculorum cranialium* und *caudalium*. Die *Colliculi craniales* sind an die Sehbahn, die *Colliculi caudales*, an die Hörbahn angeschlossen. Jeder der beiden oberen Hügel ist seitlich durch einen oberen Bindearm, *Brachium colliculi cranialis*, mit einem seitlichen Kniehöcker des Thalamus, *Corpus geniculatum laterale*, und mit den Pulvinar thalami verknüpft, jeder der beiden unteren Hügel durch einen unteren Bindearm, *Brachium colliculi caudalis*, mit einem medialen Kniehöcker, *Corpus geniculatum mediale*, des Thalamus verbunden. Im prätektalen Grenzbereich zum Zwischenhirn treten mesenzephale und dienzephale Kerngebiete in enge Nachbarschaft.

Colliculi craniales

In den *Colliculi craniales* liegen beim Menschen Reflexzentren für Augenbewegungen. Schädigungen der Colliculi haben zwar keinen Ausfall der Bilderkennung zur Folge, doch können visuelle Reflexe gestört sein (vgl. S. 290). Jeder der beiden Colliculi craniales zeigt eine Schichtengliederung aus abwechselnd grauer und weißer Substanz, die auf eine bei niederen Vertebraten noch deutlicher ausgeprägte Schichtung zurückzuführen ist.

Die drei oberflächlichen Schichten werden vom schwach entwickelten *Stratum zonale* (1. Schicht), dem *Stratum griseum superficiale* (2. Schicht) und dem stärker ausgebildeten *Stratum opticum* (3. Schicht) gebildet. Die aus dem Tractus opticus stammenden Fasern strahlen in die zweite Schicht, das *Stratum griseum superficiale*, ein (Abb. 10.**12**). Hier enden sie an den Dendriten des zweiten Neurons der optischen Reflexbahn, dessen Axone die Erregung dem *Stratum griseum medium* (4. Schicht) weiterleiten. Dieses besteht aus kleinen Interneuronen und großen efferenten Neuronen, deren Neuriten bis zur 7. Schicht absteigen und den Colliculus cranialis verlassen. Die 5. Schicht, *Stratum medullare medium*, besteht aus afferenten Fasern des Tractus spinotectalis, aus Fasern der Rinde des Okzipitallappens und afferenten Kollateralen der medialen und der lateralen Schleife. Das *Stratum griseum profundum* (6. Schicht) enthält weitere Schaltneurone und große efferente Neurone, deren Axone zusammen mit den Axonen aus der 4. Schicht in das *Stratum medullare profundum* (7. Schicht) einstrahlen, den Colliculus cranialis verlassen und als *Fibrae tectonucleares* in das Tegmentum mesencephali eindringen.

Untersuchungen mit Hilfe der Acetylcholinesterase-Reaktion ergeben, daß beim Menschen im Colliculus cranialis eine periodische vertikale Segmentation, eine Säulenbildung, zusätzlich zur horizontalen Schichtenbildung besteht. Die vertikalen acetylcholinesterasereichen Segmente sind 200–400 µm breit und hauptsächlich in der mittleren grauen Schicht ausgebildet. Ihr gegenseitiger Abstand beträgt 1,1 µm. Diese Säulen erhalten alternierend optische Afferenzen aus dem ipsi- und kontralateralen Auge.

Afferenzen. Die Colliculi craniales erhalten über die oberen Bindearme eine Anzahl Optikusfasern – nach Untersuchungen am Rhesusaffen auch aus der Fovea centralis retinae – sowie kortikotektale, spinotektale und bulbotektale Fasern.

Efferenzen. Unter den *Fibrae tectonucleares*, die die Colliculi craniales mit dem Tegmentum mesencephali verbinden, unterscheidet man einen dorsalen und einen ventralen Anteil, von denen der dorsale in die Formatio reticularis zieht. Der ventrale Anteil umgibt zunächst seitlich das zentrale Höhlengrau und verläuft dann zur Mitte zwischen Nucleus ruber und medialem Längsbündel. In der dorsalen Haubenkreuzung *(Meynert)* kreuzt er zur Gegenseite, gibt Fasern an die

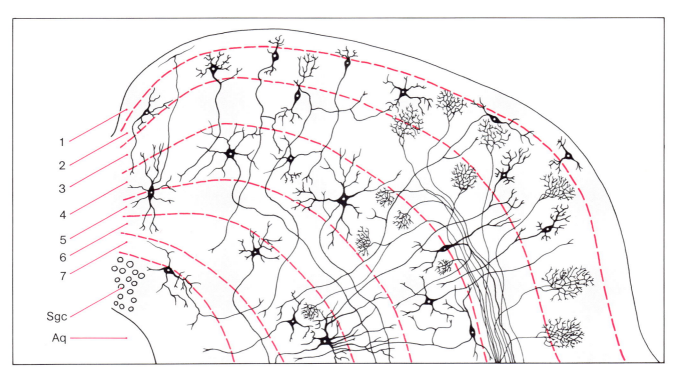

Abb. 10.**12** **Neurontypen des Colliculus cranialis der Katze,** Endigungen von aufsteigenden (Optikus-) Fasern und von absteigenden kortikotektalen Fasern unter Verwendung der Befunde von *Ramón y Cajal, Viktorov* und *Tömböl*.

Die Ziffern geben die Schichten an (nach *Székely* 1973).
Sgc   Substantia grisea centralis
Aq   Aquaeductus mesencephali

Augenmuskelkerne ab (reflektorische Augenbewegungen auf Lichtreize) und zieht als *Tractus tectospinalis* durch Mittelhirn, Brücke und verlängertes Mark (Abgabe von Fasern zum Nucleus n. facialis als Grundlage des Lidschlußreflexes) weiter in den Seitenstrang des Rückenmarkes (reflektorische Körperbewegungen auf Lichtreize, vgl. Abb. 9.**21**). Dieser Faserzug bildet eine optische Reflexbahn, er setzt, gemeinsam mit absteigenden Fasern aus dem unteren Hügel, die optisch-akustische Reflexbahn zusammen.

Die Colliculi craniales sind durch zahlreiche Kommissurenfasern miteinander verbunden, *Commissura colliculorum cranialium*.

Commissura epithalamica

Die *Commissura epithalamica (Commissura posterior)* liegt an der vorderen Begrenzung der Lamina tecti. Sie führt Fasern aus verschiedenen Systemen der Haube im Bereich der oberen Hügel.

Colliculi caudales

Die *Colliculi caudales* enthalten den, in die zentrale Hörbahn eingeschalteten, von einer dünnen Schicht markhaltiger Fasern umgebenen *Nucleus colliculi caudalis*. Dieser empfängt afferente Fasern aus der Hörbahn und entläßt efferente Fasern in sie (vgl. S. 298). Die Colliculi caudales enthalten ein akustisches Reflexzentrum, verarbeiten aber auch, wie die Colliculi craniales, Informationen verschiedener Modalitäten.

Afferenzen kommen aus der zentralen Hörbahn sowie aus dem spinalen und bulbären Teil der medialen Schleife.

Efferenzen werden außer der zentralen Hörbahn auch der zentralen Haubenbahn, dem medialen Längsbündel und dem Tractus tectospinalis (akustische Reflexbahn) zugeleitet.

Auch die Colliculi caudales sind durch Kommissurenfasern, *Commissura colliculorum caudalium,* miteinander verbunden, in denen auch Fasern des Lemniscus lateralis zur Gegenseite geleitet werden.

Augenbewegungen

Die zentralen neuronalen Grundlagen der koordinierten Bewegungen beider Augen sind vielfältig. Sie beruhen auf Verbindungen der Augenmuskelkerne mit der Formatio reticularis pontis, den Vestibulariskernen, dem Nucleus praepositus hypoglossi, dem Nucleus interstitialis *(Cajal)*, den Colliculi craniales, der Area praetectalis und der Großhirnrinde.

Die Kerne des III. und des VI. Hirnnerven enthalten außer Motoneuronen auch Interneurone, die über den *Fasciculus longitudinalis medialis* gegenläufige Verbindungen zwischen ihnen herstellen. Die Interneurone eines Nucleus n. abducentis projizieren zum Nucleus n. oculomotorii allein der Gegenseite und enden an einer Zellgruppe, die den M. rectus medialis versorgt. Auf diesem Weg soll die konjugierte Blickführung zur Seite vermittelt werden. Die Interneurone eines jeden Nucleus n. oculomotorii projizieren dagegen zu beiden Abduzenskernen.

Zellen der paramedianen, pontinen *Formatio reticularis*, die zum ipsilateralen Nucleus n. abducentis und zum Nucleus praepositus hypoglossi projizieren, kontrollieren wahrscheinlich die horizontalen Blickbewegungen.

Bilaterale *Afferenzen* aus den *Vestibulariskernen* verbinden die Augenmuskelkerne mit dem Gleichgewichtsorgan (Teil des vestibulo-okulären Reflexweges). Dabei wirken die ipsilateralen Afferenzen inhibitorisch, die kontralateralen exzitatorisch. Über diese Verbindungen wird das auf die Retina geworfene Bild dadurch stabilisiert, daß die äußeren Augenmuskeln die Körperbewegungen reflektorisch kompensieren. Bei Drehbeschleunigungen des Körpers, z. B. im Karussell oder auf einem Drehstuhl, kommt es zur reflektorischen vestibulookularen Kompensation in Form von Nystagmus (s. Lehrbücher der Physiologie).

Der *Nucleus praepositus hypoglossi* erhält *inhibitorische Afferenzen* von den gleichseitigen Vestibulariskernen, *exzitatorische* von den Vestibulariskernen der Gegenseite. Weitere Afferenzen kommen vom ipsilateralen Nucleus interstitialis Cajal. Mit dem Kleinhirn bestehen gegenläufige Verbindungen. *Efferenzen* des Nucleus praepositus hypoglossi ziehen zu den Kernen der Augenmuskeln beider Seiten. Der Nucleus praepositus hypoglossi spielt als „präokulomotorisches Zentrum" eine wichtige Rolle bei raschen horizontalen und vertikalen Augenbewegungen, bei vestibulär oder visuell gesteuerten Folgebewegungen und bei der Fixierung des Blickes.

Auch der *Nucleus interstitialis Cajal* gilt als „präokulomotorisches Zentrum". Er erhält *Afferenzen* aus den Vestibulariskernen, der Area praetectalis, dem oberen Hügel sowie aus dem „frontalen Augenfeld" (Area 8) der Großhirnrinde. *Efferenzen*, außer den schon erwähnten, ziehen zum gleichseitigen Nucleus praepositus und zu den Nuclei n. oculomotorii und n. trochlearis beider Seiten.

Der *obere Hügel* erhält Afferenzen aus dem Sehorgan, dem Hörorgan und dem Rückenmark. Die *visuellen Afferenzen* kommen zum Teil direkt aus beiden Retinae, zum Teil indirekt aus der Sehrinde derselben Seite. Die *auditiven Afferenzen* ziehen über Verbindungen mit den unteren Hügeln, die somatosensiblen über Fasern aus dem Rückenmark zum oberen Hügel. Die *Efferenzen* wirken sich teils über Fasern zum Nucleus interstitialis Cajal, teils über präokulomotorische Zellen der Formatio reticularis auf die äußeren Augenmuskeln aus. Die Verbindungen des oberen Hügels werden wirksam bei reflektorischer Drehung des Kopfes und der Augen zur Seite der Quelle visueller, auditiver oder sensibler Stimuli.

Die *Area praetectalis* ist, außer bei Akkomodations- und Pupillenreflexen, auch bei der Kontrolle der Augenbewegungen beteiligt. Besonders vertikale

Augenbewegungen sollen in der Area praetectalis repräsentiert sein. Ihre *Efferenzen* bestehen in Verbindungen zum Nucleus interstitialis (Cajal) beider Seiten und ausgedehnten Projektionen zum homolateralen Colliculus cranialis. Weitere Efferenzen, die zur gleichseitigen unteren Olive ziehen, sind Teil der Bahn, über die Erregungen aus dem visuellen System Zugang zum Vestibulocerebellum erhalten.

Ein großes *okzipitales Rindenfeld*, das etwa den Areae 17, 18 und „19" entspricht, kontrolliert Augenbewegungen, die durch visuelle Reize veranlaßt werden. Die *Efferenzen* dieses Rindengebietes ziehen zur Area praetectalis und zum oberen Hügel.

Aus einem kleinen *frontalen Rindenfeld*, einem Teil der Area 8 im hinteren Anteil der mittleren Stirnwindung („kortikales Blickzentrum") werden willkürliche, nicht von Lichtreizen ausgelöste Augenbewegungen gesteuert. Die Fasern aus diesem Rindenfeld ziehen gleichfalls zur Area praetectalis und in den oberen Hügel.

Fasersysteme im Nervus opticus

Optische Reflexbahnen

Die Sehbahn ist Abkömmling und Bestandteil des Zwischenhirns. Die Perikarya ihrer Neuronen liegen in der Retina und im Corpus geniculatum laterale. Eine Neuronengruppe projiziert als Sehstrahlung zur Okzipitalrinde (Sehrinde) (Abb. 10.**13**).

Einige retinofugale Fasern des N. opticus oder Kollateralen von retinofugalen Fasern verlassen die Sehbahn am Chiasma opticum, dringen in den vorderen Anteil des Hypothalamus ein und enden im Nucleus suprachiasmaticus. Über diese retinohypothalamische Projektion hat das visuelle System Anteil an der Steuerung rhythmisch ablaufender vegetativer Vorgänge im Rahmen der Zirkadianperiodik.

Optische Reflexe werden im übrigen über *retinotektale Fasern* vermittelt, sie sollen deshalb im Zusammenhang mit dem Hirnstamm besprochen werden, in dem die meisten Kerngebiete liegen, die an den optischen Reflexen beteiligt sind.

Während die meisten Fasern des Tractus opticus in das Corpus geniculatum laterale projizieren, zieht eine Anzahl von Fasern an diesem vorbei in den oberen Bindearm und mediokaudal weiter in das Tectum mesencephali, wo sie im Colliculus cranialis enden. Optische reflektorische Impulse werden über Kerne und Bahnen des Mittelhirns geleitet, über die oberen Bindearme, die oberen Hügel und die Hirnnervenkerne; auch die Area praeoptica ist hierbei beteiligt.

Der *parasympathische Licht-Pupillenreflex* (Pupillenverengerung bei Belichtung des Auges) wird über Fasern aus der Retina ausgelöst. Diese ziehen zur Area praetectalis, die ihrerseits mit dem Nucleus oculomotorius accessorius derselben und – als konsensueller Reflexweg – auch mit dem Kern der Gegenseite in Verbindung steht (Abb. 10.**14**). Der efferente Schenkel des Reflexbogens verläßt das Gehirn im N. oculomotorius und erreicht als Radix oculomotoria das Ganglion ciliare.

Der *Konvergenz-Pupillenreflex* (Pupillenverengung bei Konvergenz) läuft auf einem vom Lichtreflex unabhängigen Weg; beide Reflexe können unabhängig voneinander gestört sein (Argyll-Robertsonsches Phänomen). In diesem Fall ist die durch einen Lichtreiz induzierbare Pupillenverengung erloschen, der Konvergenz-Pupillenreflex dagegen erhalten.

Das Zentrum der vom *Sympathikus* bewirkten *Pupillendilatation* liegt im Nucleus intermediolateralis im oberen Thorakalmark („Centrum ciliospinale"). Seine, ihrer Herkunft nach unbekannten *Afferenzen* verlaufen seitlich in der Medulla oblongata und im Rückenmark. Seine *Efferenzen* treffen im Ganglion cervicale superius auf das 2. efferente Neuron, dessen Fasern über den Plexus caroticus internus den Bulbus oculi erreichen.

Der Weg des *parasympathischen Akkommodationsreflexes* (Zunahme der Linsenkrümmung beim Nahsehen) gleicht am Beginn des afferenten Schenkels (Fasern aus der Retina) und am Ende des efferenten Schenkels (Efferenzen des Nucleus oculomotorius accessorius) dem Licht-Pupillenreflex, schließt aber die Sehrinde ein. Die Fasern aus der Retina enden im Corpus geniculatum laterale an Neuronen, die in die Area striata projizieren. Über Zwischenneurone ist diese mit der Area praetectalis derselben Seite verbunden. Diese beeinflußt den Nucleus oculomotorius accessorius beiderseits. Die *Efferenzen* zum Ziliarmuskel gehen über das Ganglion ciliare (Perikarya des 2. efferenten Neurons).

Andere Fasersysteme im Nervus opticus

Zahlreiche anatomische, physiologische und pathophysiologische Beobachtungen lassen vermuten, daß im N. opticus neben der klassischen Sehbahn zwei afferente Fasersysteme enthalten sind, die zwar aus der Retina kommen, aber nicht in den Grisea des visuellen Systems (Corpus geniculatum laterale, Colliculus cranialis) endigen: das *akzessorische optische System* und das *retino-hypothalamische System*. Beide sind einander in der prächiasmatischen Region eng benachbart, aber hinsichtlich ihres Aufbaues und ihrer Funktionen noch nicht hinreichend bekannt. Sie gehören zu den stammesgeschichtlich alten Anteilen des optischen Systems, sind in den verschiedenen Vertebratenklassen aber unterschiedlich ausgeprägt. Das ist unter anderem ein Grund für die uneinheitliche Terminologie in der Literatur.

Auch efferente Fasern werden im N. opticus vermutet, doch liegen hier genauere Kenntnisse nur für die Vögel vor, die ein großes Kerngebiet am dorsalen Übergang des Tektums in das Tegmentum haben; es wird als Nucleus isthmo-opticus bezeichnet und schickt efferente Fasern zur Retina. Bei Säugetieren ist eine entsprechende Struktur nicht bekannt.

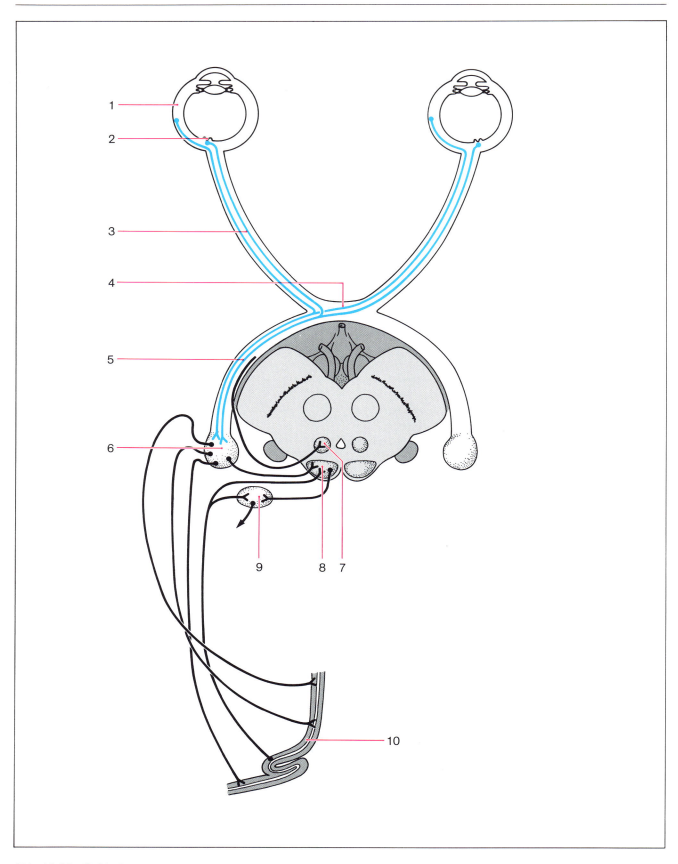

Abb. 10.13 Sehbahn: Retino-genikulo-kortikale Verbindungen.

1 Retina
2 Macula lutea
3 N. opticus
4 Chiasma opticum
5 Tractus opticus
6 Corpus geniculatum laterale
7 Area praetectalis
8 Colliculus cranialis
9 Pulvinar thalami
10 Sehrinde (Area 17)

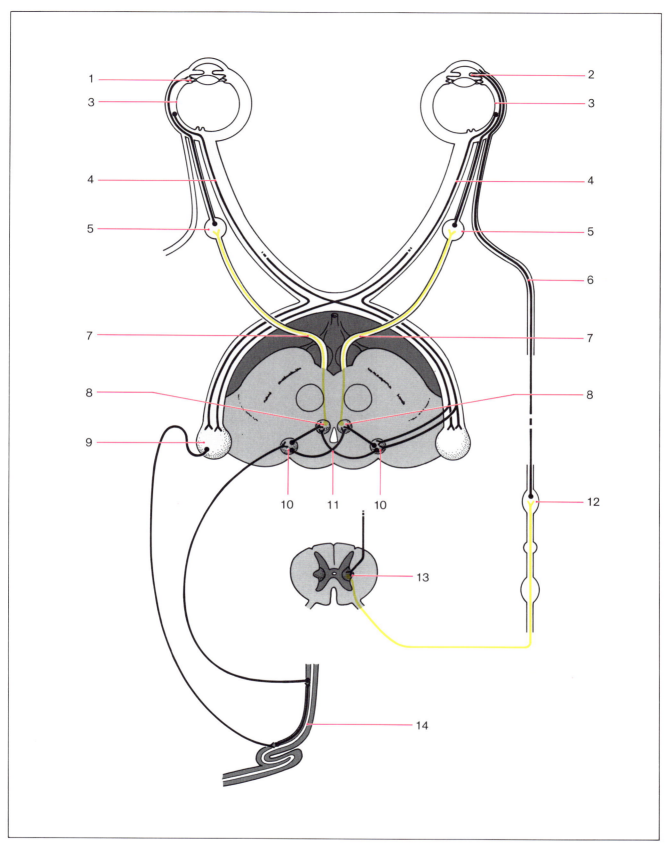

Abb. 10.**14 Neuronale Verbindungen für den Akkommodationsreflex** (links) **und für den Pupillenreflex** (rechts).

1 Corpus ciliare
2 Iris
3 Retina
4 N. opticus
5 Ganglion ciliare
6 R. sympathicus
7 Radix oculomotoria
8 Nucleus oculomotorius accessorius
9 Corpus geniculatum laterale
10 Area praetectalis
11 Commissura epithalamica
12 Ganglion cervicale superius
13 Centrum ciliospinale
14 Sehrinde

Akzessorisches optisches System

Das *akzessorische optische System* vermittelt nach derzeitiger Kenntnis hauptsächlich Reflexe (Pupillenreflexe, Lidschluß beim Blendreflex, Tränen- und Niesreflex bei plötzlicher starker Lichteinwirkung, vielleicht auch Reflexe über das limbische System und den Hypothalamus). Die Fasern endigen vorwiegend in den *Nuclei terminales tractus optici* im Mittelhirn, aber auch im *Nucleus subthalamicus,* in der *Substantia nigra* und vermutlich in Grisea des limbischen Systems.

Die *Perikarya* des akzessorischen optischen Systems liegen, der einen Auffassung nach, im nasalen Netzhautbereich, nach anderen Vorstellungen sind sie über die ganze Netzhaut verstreut. Entsprechend ihrem Verlauf im N. opticus werden ein *ventraler* (vorderer, basaler), horizontal gerichteter und ein *dorsaler* (hinterer, oberer) *Faserzug* unterschieden, die an unterschiedlichen Stellen im Bereich des Chiasma opticum den N. opticus verlassen und in einem gemeinsamen Kerngebiet, den *Nuclei terminales tractus optici,* enden. Auf ihrem Verlauf dorthin bedecken die Fasern große Areale der lateralen und ventralen Oberfläche des Zwischen- und des Mittelhirns, basal der Hauptprojektion des Tractus opticus. Der ventrale (basale) Faserzug ist Teil des parasympathischen Reflexbogens.

Die *Nuclei terminales tractus optici,* basal im Tegmentum mesencephali gelegen, lassen sich in eine dorsale, eine laterale und eine mediale Zellgruppe unterteilen.

Der *Nucleus terminalis dorsalis,* an der vorderen und lateralen Begrenzung des Colliculus cranialis und medial vom Brachium colliculi cranialis gelegen, ist bei den Primaten stark entwickelt. Er hat eine enge Verbindung mit den prätektalen Kernen.

Der *Nucleus terminalis lateralis,* der unmittelbar oberhalb der dorsolateralen Kante des Hirnschenkels liegt, steht in enger Beziehung zum Corpus geniculatum mediale. Die den Kern zusammensetzenden Zellen können nur schwer von den Zellen des Corpus geniculatum laterale und der Zona incerta des Subthalamus abgegrenzt werden.

Der *Nucleus terminalis medialis,* in Höhe der austretenden Okulomotoriuswurzel gelegen, ist bei zahlreichen Mammaliern etwa dreieckig und grenzt an die ventrale Oberfläche des Tegmentums unmittelbar vor dem Austritt des N. oculomotorius, medial vom Hirnschenkel. Er steigt dorsolateral zur Formatio reticularis des Mittelhirns an und ist von der Substantia nigra und der Zona incerta umgeben.

Der *Nucleus subthalamicus* erhält Fasern aus dem ventralen (basalen) Faserzug, der das Crus cerebri durchbohrt. Kollateralen von Fasern zum Nucleus terminalis medialis gelangen zum Nucleus subthalamicus und zur *Substantia nigra.* Fasern aus dem dorsalen Bündel aus der Gegend des Nucleus terminalis lateralis verlaufen gleichfalls zur Substantia nigra sowie zum Nucleus terminalis medialis.

Die Substantia nigra und der Nucleus terminalis medialis sind zellulär gleichartig zusammengesetzt. Eine funktionelle Zusammengehörigkeit beider Kerne ergibt sich aus ihrem Gehalt an dopaminergen Fasern wie auch aus der Überlappung von Dendritenfeldern in der Pars compacta der Substantia nigra und von Zellausläufern von Neuronen des ventralen Haubenareals.

Ein Einfluß des akzessorischen optischen Systems auf das *limbische System* ergibt sich aus Tierversuchen, die zeigen, daß durch Blitzlichtreize über Strukturen des limbischen Systems hypothalamische Aktivitäten ausgelöst werden können. Der Reflex läuft wahrscheinlich über den dorsalen (oberen) Faserzug zum Nucleus terminalis medialis und weiter über den Fasciculus mamillothalamicus zum vorderen Thalamuskerngebiet. Sein Einfluß auf den *vestibulo-okulären Reflex* wird entweder durch direkte Efferenzen der Nuclei terminales oder indirekt über den unteren Olivenkern und die von ihm ausgehenden Kletterfasern vermittelt.

Retino-hypothalamisches System

Zahlreiche experimentelle und klinische Beobachtungen sprechen dafür, daß über einen Einfluß des Lichtes auf hypothalamische Kerne neuroendokrine Prozesse beeinflußt und dadurch Endokrinum, Stoffwechsel und Gonadenfunktionen gesteuert werden (Synchronisation tageszeitlicher, zirkadianer Rhythmen). Während bei Nicht-Säugetieren photosensitive Areale im Gehirn selbst vorkommen, wird bei Mammaliern die Lichtwirkung wahrscheinlich durch ein retino-hypothalamisches Fasersystem vermittelt, das zum weit überwiegenden Teil im Nucleus suprachiasmaticus endet. Afferenzen zu anderen hypothalamischen Kernen sind teilweise noch hypothetisch (Abb. 10.**15**).

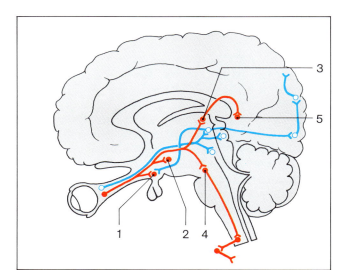

Abb. 10.**15 Das retino-hypothalamische System wird durch weitere Verbindungen zu einem retino-endokrinen System erweitert.** Die in der Abb. 10.**15** dargestellten Verbindungen konnten mit Hilfe von tritiummarkierten Aminosäuren und Fucose nach intraokularer Injektion bei Tupaia glis nachgewiesen werden (nach *Conrad* u. *Stumpf* 1975).
1 Nucleus suprachiasmaticus
2 Area hypothalamica anterior
3 Nucleus anterodorsalis thalami
4 Nucleus opticus ventralis mesencephalicus
5 ipsilateraler retrosplenialer Cortex

Die *Perikarya* des retino-hypothalamischen Systems in der Retina sind bisher nicht sicher identifiziert. Die *Fasern* sind Bestandteil einer „optisch-vegetativen Reflexbahn", verlassen die Sehbahn im Bereich des Chiasma opticum und ziehen anschließend, wie autoradiographische Untersuchungen an der Ratte zeigen, durch die Lamina terminalis zum Nucleus suprachiasmaticus beider Seiten.

Der *Nucleus suprachiasmaticus* reicht bis nahe an die ventrolaterale Oberfläche des dritten Ventrikels und die dorsale Begrenzung des Chiasma opticum heran (Nucleus suprachiasmaticus s. Zwischenhirn, S. 335). Die *retino-hypothalamischen* Fasern machen etwa 20% der Faserendigungen im Nucleus suprachiasmaticus, hauptsächlich in dessen ventrolateralem und kaudalem Anteil, aus und bilden asymmetrische Synapsen.

Nichtretinale Afferenzen zum Nucleus suprachiasmaticus und Efferenzen des Kerns zu anderen hypothalamischen Gebieten s. Hypothalamus (S. 335).

Lange Bahnen des Hirnstammes

Dem Tegmentum des Rautenhirns sind die langen, von der Großhirnrinde absteigenden neenzephalen motorischen Bahnen an- und eingelagert, die Pyramidenbahn und die Großhirn-Brückenbahnen. Sie werfen im Mittelhirn die Crura cerebri, in der Brücke gemeinsam mit den ihnen zugeordneten Brückenkernen und deren Fasern den Brückenwulst auf; im verlängerten Mark zeichnen sich die Pyramidenbahnen als Pyramiden ab. Hinzu kommen die aus dem Rückenmark, dem Trigeminuskerngebiet und den Akustikuskernen aufsteigenden sensorischen Schleifenbahnen. Weitere, nicht neenzephale absteigende Bahnen sind die extrapyramidal-motorische zentrale Haubenbahn, an die sich das Olivensystem anschließt, der Tractus rubrospinalis, der Tractus tectospinalis, das dorsale Längsbündel als hauptsächlich absteigende „vegetative" Bahn und schließlich als doppelläufige große Assoziationsbahn der Formatio reticularis das mediale Längsbündel.

Aufsteigende Bahnen

Die **Schleifenbahnen**, *Lemnisci*, sind Teil der zur Hirnrinde der Gegenseite aufsteigenden, afferenten Leitung protopathischer und epikritischer Erregungen (Abb. 10.**16**). Sie bilden das 2. Neuron dieser Projektionen und verbinden sensible Endkerne des Rückenmarks und des Hirnstammes mit sensorischen Schaltkernen des Thalamus. Man unterscheidet beiderseits die *Lemnisci spinalis, medialis* und *trigeminalis*, die sich im Hirnstamm zum „Lemniscus medialis" im weiteren Sinn, zur „Körperfühlbahn", zusammenschließen, und den *Lemniscus lateralis*, der Bestandteil der Hörbahn ist. Der Lemniscus spinalis führt afferente Fasern aus Rückenmarkskernen und dem Nucleus solitarius, der Lemniscus trigeminalis solche aus dem Hauptkern und dem spinalen Kern des N. trigeminus und der Lemniscus lateralis Fasern aus den Nuclei cochleares.

Ein Teil der Fasern soll im Mittelhirn den Lemniscus medialis verlassen und über den Pedunculus corporis mamillaris in das Corpus mamillare gelangen. Ein weiterer Faseranteil trifft vermutlich in den Nuclei tegmenti, Zellansammlungen in der Formatio reticularis dorsal vom Trochleariskern, auf das 3. Neuron, das über den Fasciculus longitudinalis dorsalis (Schütz) zum Hypothalamus verläuft.

Diese, die „mediale Schleife im weiteren Sinn" zusammensetzenden Fasern vereinigen sich in ihrem Verlauf durch die Brücke an der Basis der Brückenhaube zu einem geschlossenen Bündel, das im Mittelhirn dorsolateral verläuft und direkt unter der Oberfläche des „Schleifendreiecks", *Trigonum lemnisci* liegt (Dreieck zwischen oberem Kleinhirnstiel, Brücke und unterem Bindearm; chirurgischer Zugang zur Unterbrechung der „Schmerzbahn"). Die Afferenzen werden dann vom Thalamus (kaudaler Anteil der Nuclei laterales thalami) über die *Fibrae thalamocorticales*, die Axone des 3. Neurons, der „Körperfühlsphäre" der Großhirnrinde, dem Gyrus postcentralis und dorsal angrenzenden Rindenteilen, zugeleitet.

Lemniscus spinalis

Als Lemniscus spinalis wird der Hirnstammteil des *Tractus spinothalamicus (lateralis* und *anterior)* bezeichnet, der sich aus Axonen von Zellen der Hintersäule des Rückenmarks zusammensetzt. Es handelt sich um die Fortsätze des 2. Neurons der Bahn, die Schmerz-, Temperatur-, Druck- und Berührungserregungen zum Thalamus leiten. Sie kommen von der Gegenseite, kreuzen im Rückenmark in Segmenthöhe und verlaufen im Vorderseitenstrang hirnwärts (Abb. 9.**18**). Der Tractus spinothalamicus zeigt bis zu seiner Endigung im Thalamus eine streng somatotope Ordnung; Fasern aus tieferen Segmenten sind Fasern aus höheren Segmenten lateral angelagert. In der Medulla oblongata bilden sie noch locker geordnete Bündel, im Mittelhirn schließen sie sich seitlich der medialen Schleife dicht an. Sie enden vor allem in den Nuclei ventrales posteromedialis und posterolateralis, die in die Rinde des Gyrus postcentralis projizieren, und in den Nuclei intralaminares.

Dem Tractus spinothalamicus sind zwei weitere, zunächst auch in den Lemniscus einmündende Bahnen angelagert, der Tractus spinoreticularis und der Tractus spinotectalis.

Tractus spinoreticularis

Die Fasern des *Tractus spinoreticularis*, deren Perikarya in der intermediären grauen Substanz des Rückenmarks der Gegenseite (z. T. auch derselben Seite) liegen, verlassen in verschiedenen Höhen den Lemniscus spinalis und endigen an Nervenzellen der *Formatio reticularis*. Sie bilden das erste Glied einer aus zahlreichen Neuronen zusammengesetzten Kette, die zu den intralaminären Thalamuskernen und z. T. auch in das zentrale Höhlengrau des Mittelhirns ziehen.

296   10 Graue und weiße Substanz des Hirnstammes

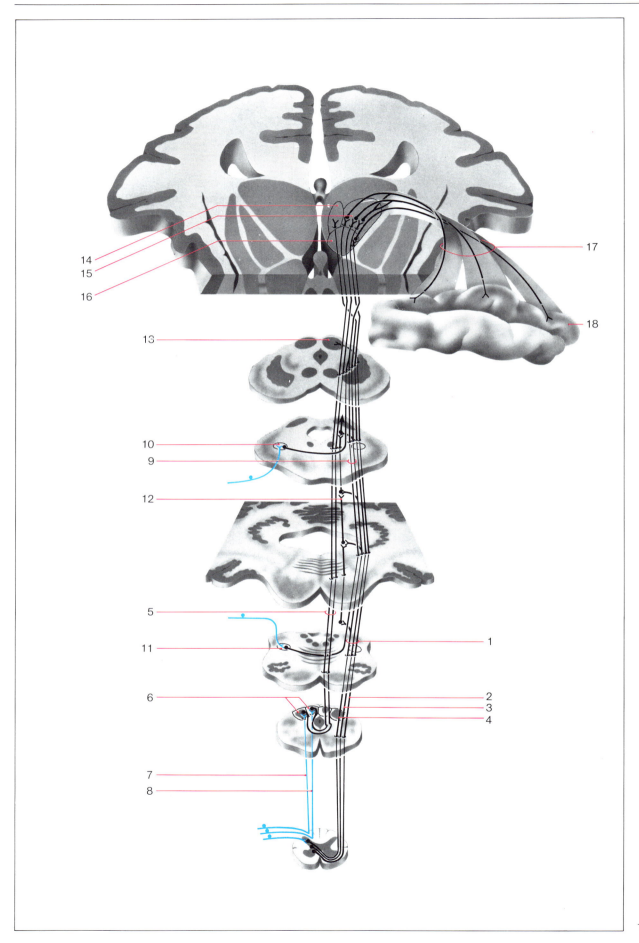

Tractus spinotectalis

Der *Tractus spinotectalis* führt Fasern aus Strangzellen des Rückenmarks zu den Colliculi craniales (Pupillenreaktion bei Schmerzempfindung). Die im Rückenmark segmental kreuzenden Fasern bilden im Lemniscus spinalis den am weitesten lateral gelegenen Teil.

Lemniscus medialis

Der Lemniscus medialis im engeren Sinn setzt sich aus den Axonen des 2. Neurons der Hinterstrangbahn zusammen, deren Perikarya in den Nuclei gracilis und cuneatus liegen, und endet als *Tractus bulbothalamicus* im Thalamus. Er ist wie der Hinterstrang somatotop gegliedert. Die aus den Hinterstrangkernen austretenden Fasern kreuzen als *Fibrae arcuatae internae* in der Schleifenkreuzung, *Decussatio lemniscorum*, nach der Gegenseite und bilden in der Medianebene eine nahtähnliche Struktur, die Raphe. Nach der Kreuzung schließen sie sich unter Bildung des Lemniscus medialis dem Lemniscus spinalis und dem Lemniscus trigeminalis an, wobei die Fasern aus dem Nucleus gracilis zunächst ventral von den Fasern aus dem Nucleus cuneatus liegen. In der Brücke und im Mittelhirn findet man sie lateral von diesen. Im Querschnitt untersucht, nehmen die Fasern des Tractus bulbothalamicus etwa die mediale Hälfte des Lemniscus medialis ein. Sie enden im *Nucleus ventralis posterolateralis thalami*. Die zur Rinde des Gyrus postcentralis aufsteigenden Fasern des 3. Neurons, Fibrae thalamocorticales, bewahren die somatotope Ordnung.

Lemniscus trigeminalis

Im *Lemniscus trigeminalis* („Fasciculus tegmentalis ventralis Spitzer") verlaufen die Fasern aus dem spinalen Kern und dem Hauptkern des N. trigeminus zum Thalamus. Die Fasern aus dem spinalen Trigeminuskern, der die dorsale Kernsäule des Rückenmarks hirnwärts fortsetzt, leiten protopathische, die Fasern aus dem Nucleus pontinus n. trigemini epikritische Erregungen zum Thalamus. Sie kreuzen in Höhe der Kerngebiete zur Gegenseite und lagern sich im Bereich der Brücke dem Lemniscus medialis dorsomedial an. Sie endigen im *Nucleus ventralis posteromedialis thalami,* der in die Rinde des Gyrus postcentralis projiziert.

Protopathische Fasern aus dem kaudalen Anteil des spinalen Trigeminuskerns kreuzen kaudal in der Medulla oblongata zur Gegenseite und legen sich als *Tractus trigeminothalamicus lateralis* dem Tractus spinothalamicus an. Die aus dem Hauptkern stammenden Fasern kreuzen ebenfalls größtenteils zur Gegenseite, ein kleiner Teil bleibt ungekreuzt und zieht als *Tractus trigeminothalamicus dorsalis* nach rostral. Über den Lemniscus trigeminalis werden auch geringe, aus den Nn. facialis, glossopharyngeus und vagus stammende somatosensible Afferenzen dem Thalamus zugeleitet.

Die der allgemeinen *Viszerosensibilität* dienenden Fasern der Nn. trigeminus, facialis, glossopharyngeus und vagus treffen im Nucleus solitarius auf das 2. Neuron, das über den *Fasciculus longitudinalis dorsalis (Schütz)* direkt (oder über ein weiteres Neuron in den Nuclei tegmenti dorsal vom Trochleariskern) in den Hypothalamus projiziert und dessen Fasern von gegenläufigen Fasern begleitet werden. Ein weiterer Faseranteil soll im Mittelhirn den Lemniscus medialis verlassen und im Corpus mamillare endigen. Die Geschmacksfasern dagegen (die spezielle Viszerosensibilität leitenden Fasern) ziehen in der Geschmacksbahn zur Großhirnrinde.

Geschmacksbahn

Die aus dem *Nucleus gustatorius*, dem rostralen Anteil des *Nucleus solitarius*, aufsteigenden Fasern des 2. Neurons der Geschmacksbahn entlassen Kollateralen zu den Speichelkernen (reflektorische Speichelsekretion) und zum dorsalen Vaguskern (reflektorische Magensaftsekretion). In einem rostral vom Nucleus solitarius gelegenen Kern, dem *Nucleus parabrachialis medialis,* treffen sie auf das 3. Neuron der Geschmacksbahn, dessen Fasern teils homo-, teils kontralateral zum *Nucleus ventralis posteromedialis pars parvocellularis* ziehen. Im Querschnitt der medialen Schleife gesehen, nehmen diese Fasern nur einen kleinen, ganz medial gelegenen Bereich ein. Ein kleiner Teil der Fasern des 2. Neurons soll auch direkt, im *Tractus trigeminothalamicus dorsalis* verlaufend, zum Thalamus gelangen. Die Fasern des 3. Neurons der Geschmacksbahn ziehen zur Rinde des Operculum parietale (Ventralfläche in der Ebene des Gyrus postcentralis) und des Limen insulae.

Ein Teil der Fasern des 2. Neurons verläßt im Mittelhirn den Lemniscus medialis und erreicht über den Pedunculus corporis mamillaris das *Corpus mamillare*. Ein weiterer Faseranteil trifft vermutlich in den Nuclei tegmenti, Zellansammlungen in der Formatio reticularis dorsal vom Trochleariskern, auf das 3. Neuron, das über den Fasciculus longitudinalis dorsalis (Schütz) zum *Hypothalamus* verläuft.

Abb. 10.**16 Lemniskussysteme.**
1 Lemniscus spinalis
2 Tractus spinotectalis
3 Tractus spinothalamicus
4 Tractus spinoreticularis
5 Lemniscus medialis
6 Hinterstrangkerne
7 Fasciculus cuneatus
8 Fasciculus gracilis
9 Lemniscus trigeminalis
10 sensibler Hauptkern des N. trigeminus
11 spinaler Kern des N. trigeminus
12 Formatio reticularis
13 Colliculus cranialis
14 Nuclei intralaminares
15 Nucleus ventralis posterolateralis
16 Nucleus ventralis posteromedialis
17 oberer Thalamusstiel
18 Gyrus postcentralis

Lemniscus lateralis und Hörbahn

Als *Lemniscus lateralis* bezeichnet man den Teil der Hörbahn, der sich aus gekreuzten und ungekreuzten Fasern der Nuclei cochleares und olivares craniales zusammensetzt und zwischen dem Corpus trapezoideum und dem Colliculus caudalis verläuft. Er tritt seitlich vom Lemniscus medialis in das Mittelhirn über und zieht dorsal vom Schleifenbündel der Körperfühlbahn, gleichfalls direkt unter der Oberfläche des Trigonum lemnisci gelegen, weiter zum Colliculus caudalis der Vierhügelplatte, wo er im Nucleus colliculi caudalis endet. Im Lemniscus lateralis sind die Fasern des 2. und 3. Neurons der Hörbahn zusammengefaßt.

Die Hörbahn setzt sich größtenteils aus den dem *Nucleus colliculi caudalis* entstammenden Fasern (3. bzw. 4. Neuron der Hörbahn) zusammen, die im unteren Bindearm, *Brachium colliculi caudalis*, den medialen Kniehöcker, *Corpus geniculatum mediale*, erreichen. Die aus diesem hervorgehenden Fasern ziehen als zentrale Hörstrahlung, *Radiatio acustica*, durch den sublentikulären Teil der Capsula interna zur Hörrinde und leiten ihr Afferenzen aus den Kochleariskernen beider Seiten zu. Die gleichseitige Projektion kommt größtenteils aus dem ventralen Kochleariskern über den gleichseitigen oberen Olivenkern, doch bestehen im Brückenbereich wahrscheinlich auch Faserverbindungen, die Erregungen von der kontralateralen zur ipsilateralen Seite zurückvermitteln.

Ein kleiner Teil der Schleifenfasern endet kaudal vom Nucleus colliculi caudalis im *Nucleus lemnisci lateralis*. Ein Teil der diesem Kern entstammenden Fasern verläuft am Colliculus caudalis vorbei und erreicht im unteren Bindearm direkt das Corpus geniculatum mediale.

Der *Nucleus colliculi caudalis* ist durch Interneurone mit dem Kern der anderen Seite und dem Colliculus cranialis verbunden. Letztere bilden ein Glied in der Reflexkette, über die Augen-, Kopf- und Rumpfbewegungen als Antwort auf akustische Reize zustande kommen.

Die Hörbahn ist in allen Abschnitten doppelläufig. Absteigende Fasern aus der Hörrinde bilden eine Neuronenkette, die parallel zu den aufsteigenden Fasern das Cortische Organ erreicht. Die Perikarya des letzten Neurons dieser efferenten Bahn liegen als kleine Zellgruppen in der Nähe des oberen Olivenkerns. Die aus dem Kern austretenden Fasern bilden das „olivokochleare Bündel von Rasmussen", das zum Teil im Tegmentum kreuzt, zum Teil ungekreuzt das Hörorgan erreicht. Die Fasern treten zunächst in die Pars vestibularis n. VIII und aus dieser über eine Anastomose in die Pars cochlearis über und enden an den Basen der Haarzellen des Cortischen Organs (inhibitorischer Einfluß auf die sensorische zentripetale Leitung).

Absteigende Bahnen

Tractus pyramidalis

Der *Tractus pyramidalis* (Abb. 10.17), die („willkürmotorische") Pyramidenbahn, beginnt mit Fasern für die motorischen Hirnnervenkerne – *Fibrae corticonucleares* – und die Motoneurone der Vordersäule des Rückenmarks – *Fibrae corticospinales* – im Gebiet der vorderen Zentralwindung und in weiter rostral gelegenen Rindenregionen. Die *Fibrae corticonucleares* und *corticospinales* zeichnen sich durch eine strenge somatotope Ordnung aus, die sie im ganzen Verlauf der Pyramidenbahn einhalten. In der inneren Kapsel liegen die Fibrae corticonucleares am weitesten vorne im Kapselknie. Es folgen im hinteren Schenkel der Capsula interna die Fibrae corticospinales, die ihrerseits, von vorne nach hinten verfolgt, aus Fasern für die obere Extremität, den Rumpf und die untere Extremität bestehen (s. S. 465).

Im *Crus cerebri* nimmt die Pyramidenbahn etwa das mittlere Drittel ein, medial begleitet vom Tractus frontopontinus, lateral vom Tractus temporopontinus, wobei die Fibrae corticonucleares medial, die Fibrae corticospinales lateral liegen.

Im *Pons* wird das zunächst noch weitgehend geschlossene Faserbündel in einzelne Faszikel aufgespalten, die senkrecht zum queren Verlauf der Fibrae transversae die Brücke durchqueren und sich an ihrem Unterrand erneut zu einem einheitlichen Bündel zusammenschließen, das aber nur noch Fibrae corticospinales umfaßt. Die Fibrae corticonucleares haben zuvor die Pyramidenbahn verlassen.

In der *Medulla oblongata* wölben die oberflächlich verlaufenden Pyramidenbahnfasern beiderseits einen Längswulst, die Pyramide vor. Die beiden Pyramidenbahnen werden durch die Fissura mediana (anterior) getrennt und konvergieren nach unten. In 3–5 Bündelchen kreuzen die meisten Fasern zur Gegenseite und vereinigen sich schließlich zum *Tractus corticospinalis lateralis* des Rückenmarks. Etwa 15% der Fasern bleiben ungekreuzt und verlaufen als *Tractus corticospinalis ventralis* im Vorderstrang des Rückenmarks nach kaudal.

Abb. 10.**17 Pyramidenbahn.**
1 Gyrus postcentralis
2 Tractus corticonuclearis
3 Nucleus n. oculomotorii
4 Nucleus n. trochlearis
5 Nucleus n. abducens
6 Nucleus n. facialis, Stirnteil
7 Nucleus motorius n. trigemini
8 Nucleus n. hypoglossi
9 Nucleus ambiguus
10 Nucleus n. accessorii
11 Decussatio pyramidum
12 Tractus corticospinalis lateralis
13 Tractus corticospinalis ventralis

Lange Bahnen des Hirnstammes 299

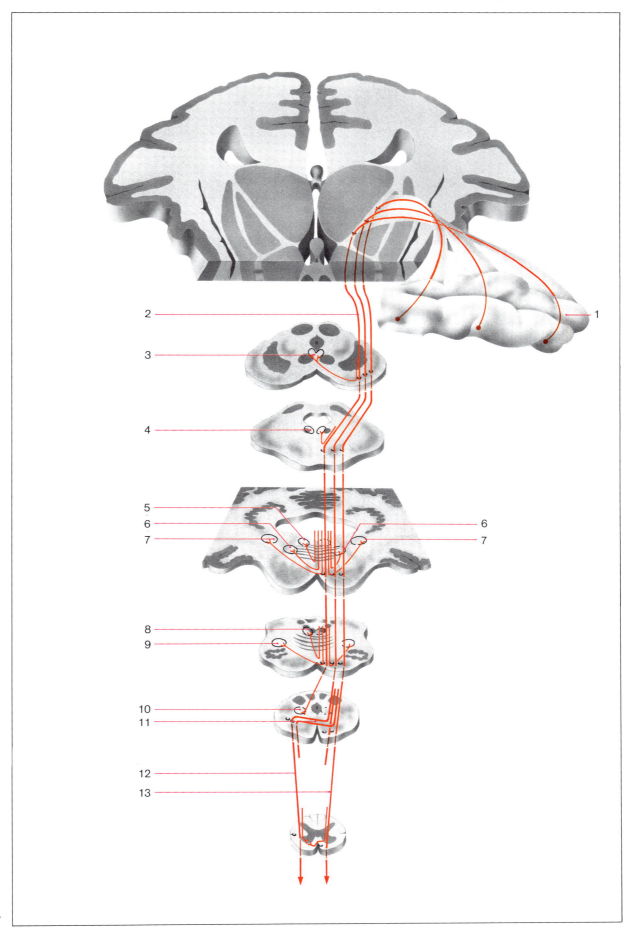

10.17

Die meisten *Fibrae corticonucleares* verlassen die Pyramidenbahn bündelweise im Verlauf einer längeren Strecke, jeweils etwa in Höhe der von ihnen innervierten einzelnen Hirnnervenkerne. Diese erhalten Fibrae corticonucleares teils von beiden Seiten, teils nur von der Gegenseite (oder derselben Seite). Doppelseitig innerviert werden der Kern des N. oculomotorius, der motorische Kern des N. trigeminus, der rostrale (Stirn-)Teil des Nucleus n. facialis und des Nucleus ambiguus. Nur kontralaterale Fasern erhalten der Nucleus n. abducentis, der kaudale (Gesichts-)Teil des Nucleus n. facialis und der Kern des N. hypoglossus; doch soll ein medialer Kernanteil des N. hypoglossus doppelseitig versorgt werden. Der Kern des N. trochlearis erhält nur ipsilaterale Fasern.

Ein kleiner Anteil der Fibrae corticonucleares verläßt als „Fibrae aberrantes" *(Déjérine)* in unterschiedlichen Höhen des Mittelhirns und der Brücke die Pyramidenbahn. Diese Fasern schließen sich zu Bündelchen („Tractus aberrans mesencephali", „Tractus aberrans pontis") zusammen und verlaufen im Verband des Lemniscus medialis abwärts und treten von hier aus in den gegenseitigen Kern des N. abducens und des N. hypoglossus, in die beidseitigen Nuclei ambigui und in den gleichseitigen Kern des N. accessorius ein.

Tractus corticopontini und Nuclei pontis

Die **Tractus corticopontini**, Großhirn-Brückenbahnen, bestehen aus den Fasern des 1. Neurons des Tractus corticopontocerebellaris, Großhirn-Brücken-Kleinhirnbahn. Die Perikarya des 2. Neurons liegen in den Nuclei pontis, bilden mit ihren Fasern den mittleren Kleinhirnstiel der Gegenseite und endigen größtenteils in der Rinde der Kleinhirnhemisphären.

Die Tractus corticopontini stammen aus der Rinde aller Hirnlappen. Starke Faserzüge kommen als *Tractus frontopontinus* aus dem Stirnlappen, als *Tractus temporopontinus* aus dem Schläfen- und als *Tractus occipitopontinus* aus dem Hinterhaupts-(und Scheitel-)Lappen. „Zentropontine" Fasern aus dem Gebiet der vorderen Zentralwindung sind in der Pyramidenbahn enthalten. Die Tractus corticopontini verlaufen wie die Pyramidenbahn durch die innere Kapsel (s. S. 465) und gelangen in das Crus cerebri. Die „zentropontinen" Fasern scheren in der Brücke aus der Pyramidenbahn aus.

Die Großhirn-Brücken-Kleinhirnbahn ist beim Menschen besonders stark ausgebildet, ihre Fasern sind topographisch geordnet; man vermutet lokalisatorische Beziehungen zwischen Großhirnrinde, Brückenkernen und Kleinhirnrinde.

Der *Tractus frontopontinus (Arnoldsches Bündel)* setzt sich aus Fasern aller Rindenanteile des Stirnlappens, bevorzugt aber aus den Areae 4 und 6 nach *Brodmann* zusammen. Diese ziehen durch den vorderen Schenkel der inneren Kapsel und liegen im Crus cerebri auf der medialen Seite der Pyramidenbahn.

Der *Tractus temporopontinus (Türcksches Bündel)* stammt aus der Rinde des Schläfenlappens, wahrscheinlich mit Ausnahme des Temporalpols. Er zieht durch den hinteren Schenkel der Capsula interna und liegt im Crus cerebri lateral von der Pyramidenbahn.

Als *Tractus occipitopontinus* wird ein – verglichen mit den beiden vorgenannten – schwächeres Faserbündel aus der Rinde des Hinterhauptslappens bezeichnet. Ihm lagern sich Fasern aus dem Scheitellappen an. In der inneren Kapsel verläuft er mit dem Tractus temporopontinus durch den hinteren Schenkel. Im Crus cerebri zieht er lateral von der Pyramidenbahn, zwischen dieser und dem Tractus temporopontinus.

Die **Nuclei pontis**, Brückenkerne, die Perikarya des 2. Neurons des Tractus corticopontocerebellaris, liegen verstreut zwischen den Faserbündeln der Pyramidenbahn und den Fibrae pontis transversae. Sie bilden Gruppen von Zellen von teilweise unterschiedlicher Größe. Die aus den Brückenkernen austretenden markhaltigen Fibrae pontocerebellares bilden, gemeinsam mit Fasern der Tractus corticopontini die makroskopisch sichtbaren Fibrae pontis transversae.

Afferenzen erhalten die Nuclei pontis hauptsächlich aus den Tractus corticopontini, aber auch aus dem Nucleus tegmenti pontis. Dieser empfängt seinerseits rückläufig über absteigende Zweige des oberen Kleinhirnstieles Fasern aus Kleinhirnkernen, so daß die Nuclei pontis auch einen Neuronenkreis mit dem Kleinhirn schließen.

Die meisten *efferenten* Fasern der Brückenkerne kreuzen in der Raphe pontis zur Gegenseite und erreichen im kontralateralen Pedunculus cerebellaris medius die Kleinhirnrinde (Moosfasern). Die Fasern zur Kleinhirnhemisphäre stammen aus medialen, in der Umgebung der Faserbündel der Pyramidenbahn gelegenen Brückenkernen. Nur wenige Fasern ziehen gekreuzt oder ungekreuzt zur Rinde des Wurmes. Sie kommen aus weit lateral und weit medial gelegenen Brückenkernen. Von der gesamten Kleinhirnrinde empfangen nur Lingula, Uvula und Nodulus keine Brückenfasern.

Tractus tegmentales centralis und medialis

Der **Tractus tegmentalis centralis** (Abb. 10.**18**), die zentrale Haubenbahn, ist die wichtigste absteigende Bahn des extrapyramidal-motorischen Systems. Er durchzieht das Mittelhirn dorsolateral von der Kreuzung der oberen Kleinhirnstiele und liegt unscharf begrenzt zentral im Tegmentum pontis, seitlich vom Fasciculus longitudinalis medialis.

Die in der zentralen Haubenbahn absteigenden Fasern stammen zur Hauptsache aus dem End- und dem Zwischenhirn (Striatum, Globus pallidus und Zona incerta), dem Mittelhirn (Nucleus ruber, Formatio reticularis und zentrales Höhlengrau), der Brücke und dem verlängerten Mark (Formatio reticularis). Die meisten Fasern enden im *Nucleus olivaris caudalis.* Über den *Tractus olivocerebellaris* erreichen von hier aus die Erregungen das Kleinhirn. Ein kleiner Teil der Fasern der zentralen Haubenbahn setzt sich in Form kurzer, hintereinander geschalteter Neurone in das Rückenmark hinein fort.

Die Fasern aus *Striatum* und *Globus pallidus* verlaufen zunächst in der *Ansa lenticularis*. Ihnen legen sich Fasern aus der Zona incerta an, einer hinter der Ansa lenticularis gelegenen Zellgruppe. Dieser Teil der zentralen Haubenbahn umgibt den *Nucleus ruber* mit einem Faserfilz und zieht anschließend, an diesem vorbei, zum unteren Olivenkern.

Die Zuflüsse aus dem *Nucleus ruber* stammen aus dem kleinzelligen Teil des Kerns und bilden insgesamt den kräftigen *Fasciculus rubroolivaris (Probst-Gamper)*. Ihm schließen sich Fasern aus der Formatio reticularis in der Umgebung des Nucleus ruber und aus dem zentralen Höhlengrau an. Andere Fasern aus dem Nucleus ruber bilden Ketten kurzer Neurone und endigen als *Fasciculi rubroreticulares* in der Formatio reticularis.

Die Fasern aus der *Formatio reticularis pontis* und *medullae oblongatae* treten in verschiedenen Höhen in die zentrale Haubenbahn ein.

Der **Tractus tegmentalis medialis** führt Fasern aus dem zentralen Höhlengrau des Mittelhirns dem rostralen Anteil der *medialen Nebenolive* zu.

Da einerseits starke Faseranteile beider Tractus tegmentales aus Zellen stammen, die über den oberen Kleinhirnstiel Afferenzen empfangen, und da andererseits die von den Tractus tegmentales innervierten unteren Olivenkerne in das Kleinhirn projizieren, können die Tractus tegmentales als Teil eines olivo-zerebellaren Neuronenkreises angesehen werden.

Olivensystem

Als Olivensystem bezeichnet man gemeinsam den unteren Olivenkern, die Hauptolive, *Nucleus olivaris caudalis*, und die beiden Nebenoliven, *Nucleus olivaris accessorius medialis* und *Nucleus olivaris accessorius dorsalis* mit ihren afferenten und efferenten Verbindungen.

Der untere Olivenkern entwickelt sich als Neuhirnbildung im Zusammenhang mit der Ausbildung des Neozerebellums aus den Nebenoliven, die Althirnbildungen sind. Er ist bei den Primaten und beim Menschen stark ausgebildet und spielt beim Menschen in der Koordination von Präzisionsbewegungen der Extremitäten, besonders der Hand, eine wichtige Rolle. Die Nebenoliven dagegen stehen im Zusammenhang mit der Koordination der Massenbewegungen von Rumpf und Extremitäten.

Der **Nucleus olivaris caudalis** (Abb. 10.**19**) wölbt an der ventrolateralen Oberfläche der Medulla oblongata seitlich der Pyramide die Olive vor. Oberflächlich über die Olive ziehen die Fibrae arcuatae externae hinweg. Im Querschnitt durch die Medulla oblongata bildet der umfangreiche untere Olivenkern ein gefaltetes Band von der Gestalt eines Sackes, der sich dorsomedial in das *Hilum nuclei olivaris* öffnet. Er wird von der zentralen Haubenbahn umgeben, deren Fasern von außen in ihn eindringen.

Afferente Fasern zum unteren Olivenkern stammen zur Hauptsache aus dem Nucleus ruber und werden ihm über die zentrale Haubenbahn zugeführt. In ihr ver-

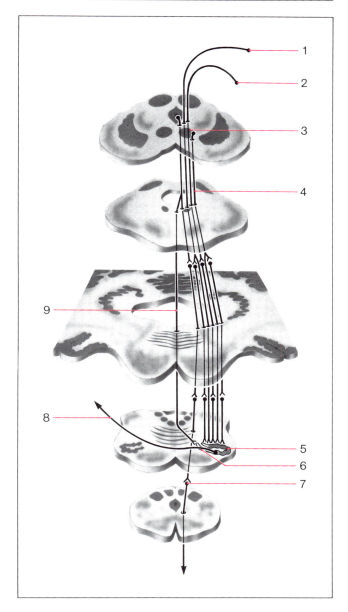

Abb. 10.**18 Tractus tegmentales centralis und medialis.**
1 Fibrae pallidoolivares
2 Fibrae pallidotegmentales
3 Nucleus ruber
4 Fasciculus rubroolivaris
5 Oliva inferior
6 Nucleus olivaris accessorius medialis
7 Fibrae reticuloreticulares
8 Fibrae olivocerebellares
9 Tractus tegmentalis medialis

laufen auch Fasern aus der Großhirnrinde und aus Nuclei reticulares.

Die *efferenten Fasern* des unteren Olivenkerns ziehen gebündelt als Tractus olivocerebellaris in das Kleinhirn. Sie verlassen den Kern durch das Hilum, wechseln über die Medianebene hinweg zur Gegenseite, durchqueren die dorsale Lamelle des unteren Olivenkerns der Gegenseite, sammeln sich dorsal von diesem

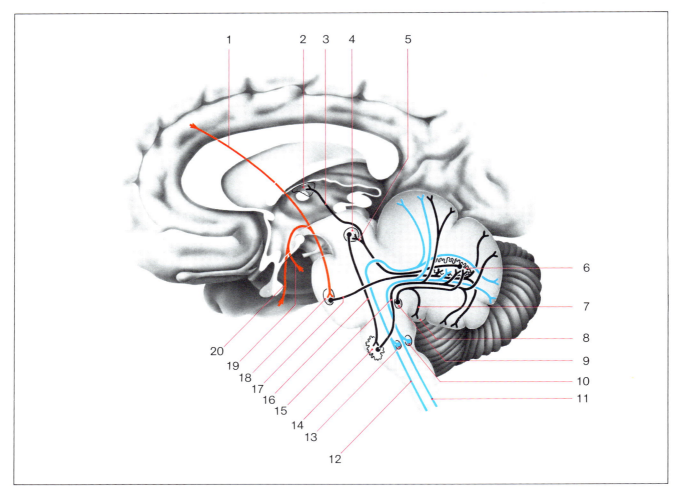

Abb. 10.19 Afferente und efferente Verbindungen des Kleinhirns.
1 Tractus frontopontinus
2 Nuclei ventralis lateralis und ventralis anterior thalami
3 Tractus cerebellothalamicus
4 Nucleus ruber
5 Tractus cerebellorubralis
6 Nucleus dentatus
7 Fasciculus uncinatus cerebelli
8 Lobus flocculonodularis
9 Nuclei vestibulares
10 Nucleus cuneatus accessorius
11 Tractus spinocerebellaris dorsalis
12 Tractus spinocerebellaris ventralis
13 Formatio reticularis myelencephali
14 Oliva inferior
15 Fibrae olivocerebellares
16 Tractus tegmentalis centralis
17 Pedunculus cerebellaris medius (Fibrae pontocerebellares)
18 Nuclei pontis
19 Tractus occipitopontinus
20 Tractus temporopontinus

und gelangen in der Peripherie des kontralateralen unteren Kleinhirnstiels als Kletterfasern (unter Abgabe von Kollateralen zum Nucleus dentatus) zur Rinde der Kleinhirnhemisphäre.
Die beiden Nebenoliven, der **Nucleus olivaris accessorius medialis** zwischen dem Hauptkern und dem Lemniscus medialis und der **Nucleus olivaris accessorius dorsalis**, dorsal vom Hauptkern im Tractus olivocerebellaris der Gegenseite, sind kleine Zellgruppen, an denen ein rostraler und ein kaudaler Teil unterschieden werden.
Die *afferenten Fasern* zu den *rostralen Anteilen* der Nebenoliven stammen teils aus dem zentralen Höhlengrau des Mittelhirns (über den *Tractus tegmentalis medialis*), teils aus dem Rückenmark (über den *Tractus spinoolivaris*, „Helwegsche Dreikantenbahn"). Die *efferenten Fasern* der *rostralen Anteile* projizieren über den *Tractus olivocerebellaris* in die Pars intermedia der Kleinhirnhemisphäre der Gegenseite (Grenzgebiet zwischen Hemisphäre und Wurm) und entsenden Kollateralen zu den Nuclei emboliformis und globosus.
Die *afferenten Fasern* zu den *kaudalen Anteilen* der Nebenoliven kommen über den *Tractus spinoolivaris* aus dem Rückenmark. Ihre *Efferenzen* verlaufen im *Tractus olivocerebellaris* – unter Abgabe von Kollateralen zum Nucleus fastigii – zum Kleinhirnwurm.
Über das Olivensystem werden, wie der Verlauf der afferenten und efferenten Fasern zeigt, efferente Erregungen des Kleinhirns unter Einflußnahme von afferenten Erregungen aus dem Rückenmark, aus dem

extrapyramidalmotorischen System und der Hirnrinde an das Kleinhirn rückgemeldet.

Fasciculus longitudinalis dorsalis (Schütz)

Der *Fasciculus longitudinalis dorsalis (Schütz)* (Abb. 10.**20**), das dorsale Längsbündel, ist eine wichtige vegetative efferente Bahn des Hypothalamus mit vorwiegend ungekreuzten, schwach myelinisierten Fasern, die auch aufsteigende Anteile führt. Die im Hypothalamus periventrikulär verlaufenden Fasern, *Fibrae periventriculares*, entspringen (oder endigen) größtenteils in rostralen medialen Hypothalamuskernen, im Tuber cinereum und in den Corpora mamillaria. Die efferenten Fasern ziehen zunächst zum *Nucleus dorsalis tegmenti*. Hier treten olfaktorische Zuflüsse aus dem Nucleus habenulae (über den Nucleus interpeduncularis) in das dorsale Längsbündel ein, das im Mittelhirn gebündelt ventral unter dem Ependym des Aquäduktes verläuft. In der Brücke und im verlängerten Mark liegt es paramedian dorsal subependymal im Boden der Rautengrube und ist bis in die Formatio reticularis des Rautenhirns zu verfolgen, mit der es Fasern austauscht. Einzelne Faserzüge ziehen ins Rückenmark.

Die *auf- und absteigenden Fasern* des *dorsalen Längsbündels* verbinden den Hypothalamus mit Kernen des Hirnstammes. Fasern ziehen zu den Colliculi craniales, dem akzessorischen Okulomotoriuskern, den Speichelkernen und dem dorsalen Vaguskern; die parasympathischen Kerne sind über das dorsale Längsbündel untereinander verbunden. Weitere Fasern ziehen zum motorischen Trigeminus-, zum Fazialis-, zum Hypoglossuskern und zum Nucleus ambiguus.

Lange aufsteigende Fasern verlaufen im dorsalen Längsbündel vom Nucleus solitarius (Geschmacksfasern!) sowie aus der Formatio reticularis zum Hypothalamus; serotoninerge Fasern aus dem dorsalen Raphekern gelangen auf diesem Weg bis in die Septumregion.

Die genannten Verbindungen über das dorsale Längsbündel bilden insgesamt die Grundlage für den Einfluß gustatorischer und olfaktorischer Afferenzen auf die Speichelsekretion sowie auf die Zungen- und Schlundmotorik (Würgereflex) u. a.

Im *Rückenmark* wird das dorsale Längsbündel durch ein unter dem Ependym des Zentralkanals gelegenes Bündel markloser vorwiegend peptiderger Fasern fortgesetzt, in denen mehrere Peptidsysteme vertreten sind. Sie projizieren in die Regio intermediolateralis des Rückenmarks (vegetative Kerne) und sind besonders im unteren Lumbal- und im Sakralmark stark vertreten (Innervation der Beckeneingeweide).

Fasciculus longitudinalis medialis

Das mediale Längsbündel, *Fasciculus longitudinalis medialis* (Abb. 10.**21**), die große Assoziationsbahn der Formatio reticularis, ist doppelläufig und deshalb weder den absteigenden noch den aufsteigenden Bahnen allein zuzuordnen. Das Bündel reicht vom rostra-

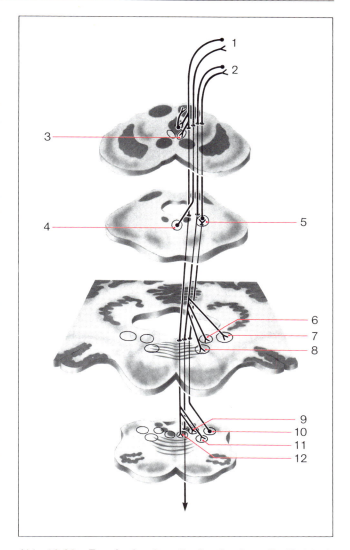

Abb. 10.**20 Fasciculus longitudinalis dorsalis** (Schütz).
1 Tuber cinereum
2 Corpus mamillare
3 Nucleus oculomotorius accessorius
4 Nucleus raphes dorsalis
5 ventraler Haubenkern
6 Nucleus salivatorius cranialis
7 Nucleus motorius n. trigemini
8 Nucleus n. facialis
9 Nucleus dorsalis n. vagi
10 Nucleus solitarius
11 Nucleus salivatorius caudalis
12 Nucleus n. hypoglossi

len Ende des Mittelhirns bis in das untere Halsmark und verläuft mit markhaltigen Fasern paramedian am zentralen Höhlengrau, im Mittelhirn ventral von den Augenmuskelkernen, im Nachhirn unmittelbar ventral vom dorsalen Längsbündel und in der Medulla oblongata und im Rückenmark paramedian unter dem Ependym im Boden der Rautengrube bzw. in der ventralen Wand des Zentralkanals.

Das mediale Längsbündel ist keine einheitliche, zwischen zwei Kernen verlaufende Bahn, sondern es wird aus verschiedenen Fasersystemen zusammengesetzt,

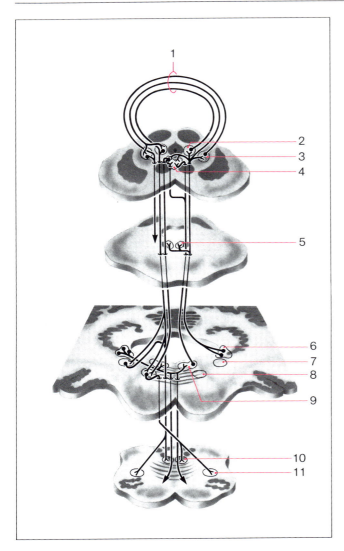

Abb. 10.**21** **Fasciculus longitudinalis medialis.**
1 Commissura epithalamica
2 Nucleus Darkschewitsch
3 Nucleus interstitialis (Cajal)
4 Nucleus n. oculomotorii
5 Nucleus n. trochlearis
6 Nuclei vestibulares
7 Nucleus motorius n. trigemini
8 Nucleus n. facialis
9 Nucleus n. abducentis
10 Nucleus n. hypoglossi
11 Nucleus ambiguus

Der vestibuläre Anteil besteht aus aufsteigenden und absteigenden Fasern. Aufsteigende Fasern aus dem lateralen, medialen und unteren *Vestibulariskern* ziehen gekreuzt und ungekreuzt zum Abduzenskern. Aufsteigende Fasern aus dem oberen Vestibulariskern verlaufen zum gleichseitigen Trochlearis- und Okulomotoriuskern. Aufsteigende Fasern aus dem oberen, medialen und lateralen Vestibulariskern gelangen schließlich rostral zu den ipsilateralen und (durch die Commissura epithalamica) den kontralateralen extrapyramidalmotorischen Kernen, zum *Nucleus interstitialis (Cajal)* und dem *Nucleus Darkschewitsch*. Absteigende Fasern aus dem lateralen, medialen und unteren Vestibulariskern ziehen gekreuzt und ungekreuzt zum spinalen Akzessoriuskern und zu Vorderhornzellen (Innervation von Halsmuskeln).

Über den *extrapyramidalmotorischen* Anteil des medialen Längsbündels gelangen Einflüsse des extrapyramidalmotorischen Systems zu den motorischen Hirnnervenkernen und zu Kernen von Halsmuskeln. Er führt hauptsächlich absteigende Fasern aus dem *Nucleus interstitialis (Cajal)* und dem *Nucleus Darkschewitsch* (sowie aus *Nuclei reticulares*). Die Kerne erhalten ihrerseits afferente Fasern aus extrapyramidalmotorischen Kernen, nämlich über die Ansa lenticularis aus dem gleichseitigen Striatum und Pallidum sowie gekreuzte Fasern aus dem Kleinhirn. Die absteigenden Fasern ziehen gleichseitig zum motorischen Fazialis- und Trigeminus-, zum Hypoglossuskern und zum Nucleus ambiguus sowie zu motorischen Vorderhornzellen des Halsmarkes.

Der *internukleäre* Anteil des medialen Längsbündels verknüpft hauptsächlich *motorische Hirnnervenkerne* und ermöglicht damit koordinierte Bewegungen der äußeren Augenmuskeln (Bulbusbewegungen), der Lidmuskeln, der Kau-, Zungen- und Schlundmuskulatur (Schlucken, Sprechen). Die internukleären Fasern verbinden den Okulomotoriuskern mit dem gleichseitigen Fazialiskern und beiderseits mit dem Abduzens-, dem Fazialis-, dem motorischen Trigeminus- und dem Hypoglossuskern und Nucleus ambiguus der Gegenseite. Nur wenige Fasern aus den sensiblen Trigeminuskernen treten in das mediale Längsbündel ein.

Die internukleären Fasern aus den *sensiblen Trigeminuskernen* ziehen größtenteils dorsolateral in der Haube des Rautenhirns zu motorischen Hirnnervenkernen zumeist derselben Seite. Faserverbindungen mit dem Nucleus ambiguus, dem dorsalen Vaguskern und dem motorischen Trigeminuskern ermöglichen den Würg- und Schluckreflex. Der Niesreflex kommt über Fasern zum Hypoglossuskern, zum Nucleus ambiguus und zu den motorischen Vorderhornzellen des Halsmarks, aus denen der N. phrenicus entspringt, zustande. Zum Fazialiskern bestehen doppelseitige Verbindungen (Grundlage des Kornealreflexes), Fasern zum Nucleus salivatorius cranialis vermitteln den Tränenreflex.

die in unterschiedlichen Höhen ein- und austreten. Bei den das mediale Längsbündel zusammensetzenden Fasersystemen kann man einen vestibulären, extrapyramidalmotorischen und internukleären Anteil unterscheiden.

Der *vestibuläre Anteil* des medialen Längsbündels verbindet die Vestibulariskerne mit den Kernen der Augen- und Halsmuskeln sowie mit dem extrapyramidalmotorischen System. Diese Verbindungen sind die Grundlage für den Einfluß des Gleichgewichtsapparates auf Augen- (Nystagmus) und Kopfbewegungen.

Graue und weiße Substanz des Kleinhirns

Das Kleinhirn dient der Koordination und Feinabstimmung der Motorik und der Regulation des Muskeltonus. Einen Überblick über die Verteilung der grauen und weißen Substanz gewinnt man anhand zweier Schnitte durch das Kleinhirn. Ein *Medianschnitt* durch den Kleinhirnwurm zeigt die Gliederung des Kleinhirns in schmale Windungen oder Blätter, zwischen denen tiefe Furchen einschneiden (Abb. 123). Jedes Blatt, *Folium*, besitzt einen Kern aus weißer Substanz, *Lamina alba*, der von der Kleinhirnrinde überzogen ist. Die Aufzweigungen der weißen Substanz haben zur Bezeichnung „Lebensbaum", *Arbor vitae*, geführt. Der zum oberen Kleinhirnstiel leicht ansteigende *Horizontalschnitt* bringt die Ausdehnung des *Marklagers* und die in das Mark eingelagerten *Kleinhirnkerne* zur Ansicht (Abb. 130). Die graue Substanz des Kleinhirns besteht aus *Kleinhirnrinde* und *Kleinhirnkernen*, die weiße Substanz setzt sich in die paarigen *Kleinhirnstiele* fort.

Kleinhirnrinde und Kleinhirnkerne

Die *Kleinhirnrinde* erhält, pauschal betrachtet, zwei exzitatorische afferente Eingangssysteme, die Moosfasern und die Kletterfasern, und besitzt ein einziges inhibitorisches Ausgangssystem, die Axone der Purkinje-Zellen. Die der Kleinhirnrinde beim Eingang parallel, beim Ausgang nachgeschalteten *Kleinhirnkerne* erhalten (beim Eingang) Kollateralen der Rindenafferenzen und sind (beim Ausgang) Projektionsgebiet der efferenten Rindenaxone, der Axone der Purkinje-Zellen. Die *Kleinhirnkerne* stellen die efferenten Verbindungen des Kleinhirns mit dem übrigen Gehirn her. Ihre Erregung ist das Resultat aus exzitatorischen Einflüssen der Eingangssysteme und inhibitorischen Impulsen aus der Rinde. Der inhibitorische Ausgang der Rinde, den die Axone der Purkinje-Zellen vermitteln, ist seinerseits das Ergebnis aus den exzitatorischen Eingängen und inhibitorischen Einflüssen der *Interneurone in der Rinde*. Insgesamt bewirkt das Ausgangssystem der Kleinhirnrinde eine inhibitorische Modulation des Erregungsmusters der Kleinhirnkerne.

Kleinhirnrinde

Die Kleinhirnrinde (Abb. 10.**23**), *Cortex cerebelli*, des Menschen ist etwa 0,8 mm dick und besitzt eine Flächenausdehnung von annähernd 1200 cm^2. Sie ist im Prinzip überall gleichartig gebaut und läßt drei unscharf begrenzte **Rindenschichten** unterscheiden – das *Stratum moleculare*, das *Stratum ganglionare* und das *Stratum granulosum*, die hinsichtlich der Verteilung der Perikarya charakteristische Unterschiede zeigen.

Das *Stratum moleculare*, die *Molekularschicht*, ist beim Menschen etwa 450 µm dick, liegt oberflächlich und grenzt an die weiche Hirnhaut. Sie ist „zellarm", „leer", und besteht in der Hauptsache aus stark verästelten Dendriten und dünnen, parallel zur Oberfläche verlaufenden Axonen; die wenigen Perikarya gehören Sternzellen an, deren Fortsätze sich in der

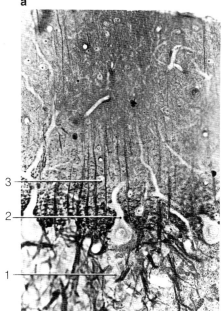 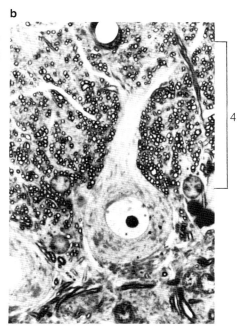

Abb. 10.**22a** **Übersicht über die Myeloarchitektonik der Kleinhirnrinde.** In der Körnerschicht (1) verlaufen die markhaltigen Neuriten der Purkinje-Zellen, die markhaltigen Kletterfasern und die markhaltigen Moosfasern, daneben in manchen Abschnitten der Kleinhirnrinde (Wurmabschnitte des Lobus cranialis) auch reichlich markhaltige Körnerzellaxone, die durch die Purkinje-Zell-Schicht (2) hindurchziehen und bis in die untere Hälfte der Molekularschicht (3) reichen. Man bezeichnet die Summe aller markhaltigen Fasern in der Körnerschicht als Plexus intragranularis, in der Purkinje-Zell-Schicht als Plexus ganglionaris und in der Molekularschicht als Plexus supraganglionaris.

Abb. 10.**22b** **Plexus supraganglionaris der Kleinhirnrinde.** Der Plexus supraganglionaris (4) ist in den Wurmabschnitten des Lobus cranialis besonders stark entfaltet. Er besteht zum allergrößten Teil aus markhaltigen Parallelfasern, enthält aber auch markhaltige rückläufige Kollateralen der Purkinje-Zell-Axone.

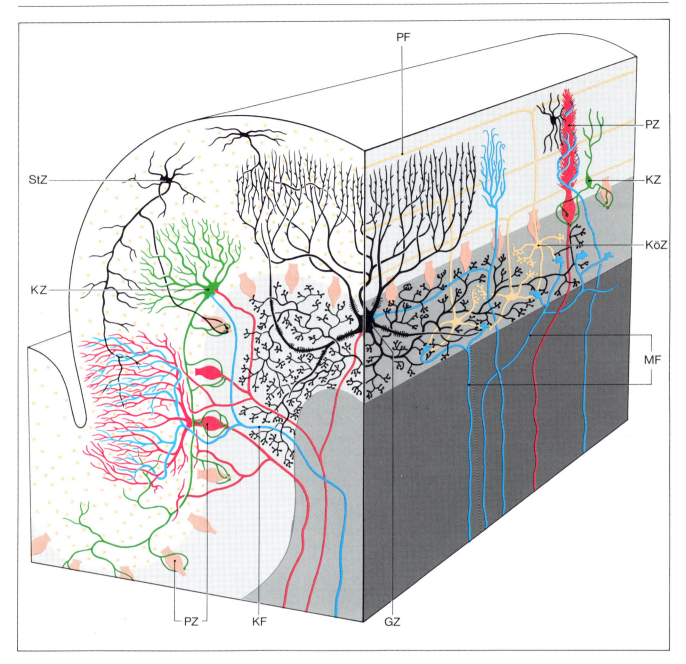

Abb. 10.23 **Schematische Übersicht über die Verschaltung der neuronalen Elemente in der Kleinhirnrinde.** Die Purkinje-Zellen mit ihrem weit ausladenden Dendritenbaum beherrschen das Bild der Kleinhirnrinde. Ihre markhaltigen Neuriten sind die einzigen Efferenzen aus der Kleinhirnrinde. Sie enden mit inhibitorischen Synapsen an den Kleinhirnkernen. Am Dendritenbaum der Purkinje-Zellen (P. Z.) enden mit exzitatorischen Synapsen die Kletterfasern (K. F.), die aber auch schon in der Körnerschicht mit Kollateralen exzitatorisch an den Körner-Zellen (Kö. Z.) enden. Eine weitere Afferenz in die Kleinhirnrinde sind die Moosfasern (M. F.), die an den Dendriten der Körner-Zellen, aber auch an Golgi-Zellen (G. Z.) exzitatorisch enden. Von den Körner-Zellen steigt ein Axon senkrecht in die Molekularschicht auf und teilt sich dort in zwei Parallelfasern (P. F.) auf, die senkrecht zu der Ebene verlaufen, in der sich die Dendritenbäume der Purkinje-Zellen ausbreiten. Die Parallelfasern enden exzitatorisch an den Dendriten der Purkinje-Zellen. In den beiden Afferenzbögen zum Dendritenbaum der Purkinje-Zellen sind die Golgi-Zellen (G. Z.), die Korbzellen (K. Z.) und die Sternzellen (St. Z.) mit inhibitorischen Wirkungen als modulierende Interneurone eingeschaltet. Daneben geht von den Neuriten der Purkinje-Zellen eine rückläufige Kollaterale ab, die mit inhibitorischen Synapsen an den Purkinje-Zellen, aber auch an den Golgi-Zellen endet. Auf diese Weise kann der intrakortikale Erregungskreislauf auf mannigfaltige Weise moduliert werden. Querstrich am Axonende: inhibitorische Synapse.

Molekularschicht ausbreiten. Im Lichtmikroskop läßt sich bei konventioneller Färbung der Aufbau der Molekularschicht aus Zellausläufern und Synapsenfeldern nicht erkennen.

Das *Stratum ganglionare,* die *Schicht der Purkinje-Zellen,* besteht hauptsächlich aus den etwa 30 µm großen, birnenförmigen Zellkörpern der Purkinje-Zellen, von denen meist zwei Hauptdendriten ausgehen, die sich auch bei Übersichtsfärbungen häufig eine kurze Strecke weit in die Molekularschicht verfolgen lassen. Auch große Perikarya anderer Neurone (Korb-Zellen, Golgi-Zellen) können im Stratum ganglionare angetroffen werden.

Das *Stratum granulosum,* die *Körnerschicht,* ist an der Windungskuppe etwa 350 µm dick, im Furchental aber schmäler. Sie wird von sehr zahlreichen, dicht liegenden *Körner-Zellen* gebildet, von denen in Übersichtsfärbungen nur die Zellkerne abgrenzbar sind (beim Menschen etwa drei Millionen im mm^3 Körnerschicht). Zwischen den Körner-Zellen bleiben perikaryonfreie Inseln, „Glomeruli cerebellares", („Glomerula cerebellaria"), Orte ausgedehnter Synapsenbildungen.

Diese Dreischichtung der Rinde, verursacht durch die Lage der Perikarya unterschiedlich gestalteter Neurone zeigt an, daß diese als Ausdruck ihrer Verschaltung regelhaft lokalisiert sind.

Die Gestalt und Verschaltung der Neurone in der Kleinhirnrinde können nur durch Imprägnationsverfahren, die Synapsen auch elektronenmikroskopisch aufgezeigt werden. In der Anordnung der verschiedenen Perikarya, ihrer Dendritenbäumchen und Neuriten wird eine geometrische Ordnung erkennbar, die sich aus deren Ausrichtung zum Längsverlauf der Kleinhirnwindung ergibt (Abb. 10.**24**).

Die *Purkinje-Zellen,* die größten Perikarya der Kleinhirnrinde, sind für diese typisch. Ihre (meist) zwei Hauptdendriten verzweigen sich mehrfach in der Molekularschicht und bilden einen bis zur Oberfläche reichenden Dendritenbaum, der sich, wie die Zweige eines Spalierobstbaumes, zweidimensional in einer etwa 200 µm breiten Ebene (Tiefe 20–30 µm) ausbreitet und immer quer zur Längsrichtung der Kleinhirnwindung steht. Da die Purkinje-Zellen in weitgehend regelmäßigen Abständen von 50–100 µm nebeneinander liegen und aufeinander folgen, entsteht das Bild eines geometrischen Musters.

Die beiden *exzitatorischen* afferenten Systeme sind auf die Dendriten der Purkinje-Zellen gerichtet, die afferenten *Kletterfasern* direkt, die afferenten *Moosfasern* indirekt, indem sie ihre Afferenzen über Körnerzellen und deren Parallelfasern den Purkinje-Zellen zuleiten.

Inhibitorische Zuflüsse erhalten Purkinje-Zellen aus den *Golgi-Zellen, Sternzellen* und *Korbzellen* sowie aus rückläufigen inhibitorischen Kollateralen zum eigenen Perikaryon.

An den *Hauptdendriten* und ihren perikaryonnahen Zweigen *(Sekundärdendriten)* bilden die *Kletterfasern* in Parallelkontakten ihre *exzitatorischen* Synapsen. An den feineren Aufzweigungen, den *Tertiärdendriten,* liegen die *exzitatorischen* Synapsen der *Parallelfasern* – Axone von *Körner-Zellen,* die aus der Körnerschicht in die Molekularschicht aufsteigen, sich dichotom aufteilen und – in der Längsachse der Kleinhirnwindung (parallel mit dieser, aber senkrecht zur Ausbreitungsebene der Purkinje-Zellen) verlaufend – an den Tertiärdendriten mehrerer Hundert hintereinander liegender Purkinje-Zellen unter Ausbildung von *Dornsynapsen* endigen. Etwa 200 000 Parallelfasersynapsen liegen an jeder Purkinje-Zelle. Die exzitatorischen Einflüsse der Parallelfasern auf die Purkinje-Zelle stellen eine Divergenzschaltung der *Moosfasern* dar (s. Glomeruli cerebellares).

Die exzitatorischen *Kletterfasern* kommen aus den kontralateralen unteren Olivenkernen und endigen in Kleinhirnhemisphäre und -wurm in transversaler (mediolateraler) Verteilung, senkrecht zur longitudinalen (rostrokaudalen) Verteilung der Projektionsfelder der Moosfasern. Sie ranken sich an den Hauptdendriten der Purkinje-Zellen hoch und bilden mit ihnen ausgedehnte axodendritische *Parallelkontakte.* Auf ihrem Weg zur Kleinhirnrinde geben sie Kollateralen an Kleinhirnkerne ab.

Die Kletterfasern aus dem *Olivenhauptkern,* der über den Tractus tegmentalis centralis Afferenzen aus dem Nucleus ruber erhält, ziehen zur Kleinhirnhemisphäre und geben in ihrem Verlauf durch das Mark Kollateralen an den Nucleus dentatus ab. Die Kletterfasern aus den *rostralen* Teilen der *Olivennebenkerne* (Afferenzen aus dem zentralen Grau des Mittelhirns über den Tractus tegmentalis medialis und aus dem Rückenmark über den Tractus spino-olivaris) projizieren in die Pars intermedia der Hemisphäre (Grenzgebiet zwischen Kleinhirnhemisphäre und -wurm) und entsenden Kollateralen zu den Nuclei emboliformis und globosus, diejenigen aus den *kaudalen* Teilen der *Olivennebenkerne* (Afferenzen durch den Tractus spino-olivaris) endigen im Wurm und entlassen Kollateralen zum Nucleus fastigii.

Die Kletterfasern durchqueren, noch mit einer Markscheide versehen, die Körnerschicht und steigen, unter Verlust ihrer Markscheide zu den Hauptdendriten der Purkinje-Zellen auf, jede Kletterfaser endigt am Dendritenbaum einer einzigen Purkinje-Zelle (topische Zuordnung von Olivenkerngebieten und Rindengebieten). Kollateralen enden an einigen Stern- und Korbzellen und bilden an diesen exzitatorische Synapsen.

Die *Moosfasern* führen Afferenzen aus Kernen des Rückenmarks, der Medulla oblongata, der Brücke, aus Vestibulariskernen und aus der Vierhügelplatte zur Kleinhirnrinde. Jede Moosfaser entsendet zunächst wie die Kletterfaser auf ihrem Weg zur Kleinhirnrinde eine Kollaterale an Kleinhirnkerne.

Die Moosfasern projizieren, je nach Herkunft, bilateral in unterschiedliche Bezirke der Kleinhirnhemisphäre und des Wurms. Moosfasern des *N. vestibularis* (primäre Wurzelfasern oder sekundäre vestibulo-zerebellare Fasern) endigen im Lobus flocculonodularis. Moosfasern der *Tractus spinocerebellares* (aus dem Nucleus thoracicus) und Fasern des *Nucleus cuneatus accessorius* (lateralis) projizieren in den Vorderlappen und in die Region hinter der Fissura prima sowie in ein Feld im Bereich der Pyramis und des Lobulus gracilis, wobei die Fasern, die Erregungen aus dem Bein

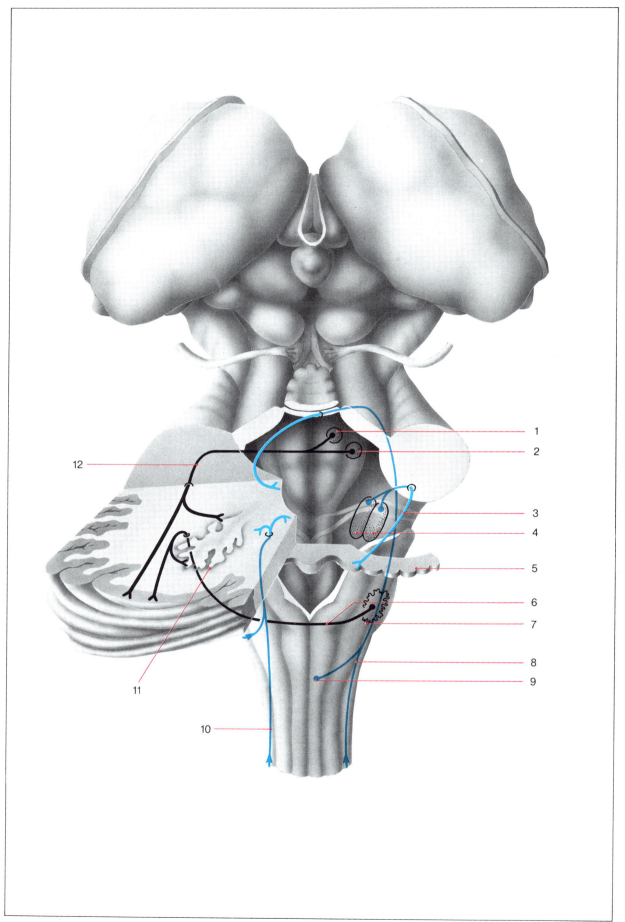

(Tractus spinocerebellaris posterior) leiten, ventral von denen des Arms enden. Fasern aus den *Nuclei pontis* (mit Afferenzen aus dem Cortex und dem Nucleus reticularis tegmenti pontis) ziehen zu allen Lappen der Kleinhirnhemisphären, im Wurm bevorzugt in Declive, Folium und Tuber.

Jede Moosfaser teilt sich in der Kleinhirnrinde in auseinanderstrebende Zweige auf, von denen jeder im Bereich eines *Glomerulus cerebellaris* mit Dendriten von Körner-Zellen eine kompliziert gebaute exzitatorische Synapse („Glomerulus-Synapse") bildet, in deren Bereich auch kurze Axone von Golgi-Zellen mit Synapsen endigen. Weitere Moosfaserafferenzen ziehen zu den Dendriten von Golgi-Zellen. In den Glomerulus-Synapsen beginnt die weitere, mehrgliedrige Verarbeitung der über Moosfasern herangeführten Afferenzen, die letzten Endes die Purkinje-Zellen über Parallelfasern erreichen.

Die *Körner-Zellen* haben je drei bis fünf Dendriten mit klauenförmig gestalteten Anschwellungen ihrer Endaufzweigungen, die im Bereich der Glomeruli cerebellares exzitatorische Erregungen aus Moosfasern und inhibitorische aus Golgi-Zellen empfangen. Das dünne Axon durchquert die Purkinje-Zell-Schicht und steigt in der Molekularschicht bis nahe an die Oberfläche der Kleinhirnrinde auf. Hier teilt es sich T-förmig in zwei *Parallelfasern,* die – zusammen etwa 3 mm lang – im Längsverlauf der Kleinhirnwindung in entgegengesetzten Richtungen auseinanderstreben. Dabei kreuzen sie die senkrecht zu ihrem Verlauf stehenden Ebenen von über 300 Dendritenbäumen der (efferenten) Purkinje-Zellen. An feineren Aufteilungen *(Tertiärdendriten)* bilden die Parallelfasern die exzitatorischen *Dornsynapsen.* Jede Purkinje-Zelle wird auf diese Weise von etwa 200 000 Körner-Zellen erreicht, aber eine Körner-Zelle hat jeweils nur eine Synapse an einer Purkinje-Zelle. Weitere exzitatorische Synapsen bilden die Parallelfasern mit den Dendriten der *Sternzellen. Inhibitorische Interneurone,* die *Golgi-Zellen, Korbzellen* und *Sternzellen,* greifen in die Verschaltungen ein. Sie werden von den in der Kleinhirnrinde einlaufenden Afferenzen miterregt und wirken inhibitorisch auf Purkinje-Zellen.

Abb. 10.**24 Afferente Verbindungen des Kleinhirns.**
1 Formatio reticularis pontis
2 Nuclei pontis
3 Fasciculus uncinatus cerebelli
4 Nuclei vestibulares
5 Lobus flocculonodularis
6 Tractus olivocerebellaris
7 Oliva inferior
8 Tractus spinocerebellaris ventralis
9 Formatio reticularis myelencephali
10 Tractus spinocerebellaris dorsalis mit Zufluß vom Nucleus cuneatus lateralis
11 Nucleus dentatus
12 Pedunculus cerebellaris medius

Die *Golgi-Zellen,* die locker angeordnet in der Körnerschicht liegen, entsenden einen umfangreichen Dendritenbaum, der sich basal in der Molekularschicht in allen Ebenen ausbreitet und bis unter die Oberfläche der Kleinhirnrinde reicht. Sie empfangen exzitatorische Afferenzen aus Parallelfasern sowie inhibitorische Impulse aus rückläufigen Kollateralen der Axone von Purkinje-Zellen. Der kurze Neurit der Golgi-Zelle endet mit büschelförmigen Kollateralen im Bereich von *Glomeruli cerebellares,* wo er inhibitorische Synapsen an Körner-Zellen bildet (hemmende Rückkopplung für Körner-Zellen).

Die *Korbzellen* („innere Sternzellen"), liegen in der Molekularschicht nahe bei den Purkinje-Zellen. Ihr Dendritenbaum verzweigt sich in der Molekularschicht und empfängt u. a. exzitatorische Afferenzen von Körner-Zellen aus Parallelfasern. Der lange Neurit zieht an mehreren Purkinje-Zellen entlang und gibt zu jeder Zelle eine Kollaterale ab, die mit ihren Zweigen das Perikaryon korbartig umschließt und mit ihm an der Basis und am Initialsegment inhibitorische Synapsen bildet.

Die *Sternzellen* („äußere Sternzellen") sind kleiner als die Korbzellen und in der äußeren Hälfte der Molekularschicht angesiedelt. Über ihre nach allen Richtungen im Stratum moleculare ausgestreckten Dendriten empfangen sie exzitatorische Erregungen von Parallelfasern. Ihr Neurit bildet inhibitorische Synapsen am Dendritenbaum von jeweils etwa 12 Purkinje-Zellen.

Als *Lugaro-Zellen* werden große Zellen in der Körnerschicht bezeichnet, die sich von Golgi-Zellen durch ein bipolares oder trianguläres Perikaryon und Dendritenarmut, vor allem aber durch den Besitz von reichlichen Lipofuszingranula unterscheiden, die sonst in dieser Menge in keiner Zellart der Kleinhirnrinde vorkommen. Sie sind über das ganze Stratum ganglionare und Stratum granulare verstreut, im übrigen aber unregelmäßig über die verschiedenen Folia des Kleinhirns verteilt. Die synaptischen Verbindungen dieser Zellen und ihre Funktion sind unbekannt.

Efferenzen der Kleinhirnrinde. Purkinje-Zellen endigen als einzige *Efferenzen* der Kleinhirnrinde an den Neuronen der Kleinhirnkerne mit inhibitorischen Synapsen. Die *Kleinhirnkerne* enthalten das zweite Neuron der Kleinhirnefferenzen – ausgenommen Efferenzen zu Vestibulariskernen, in die Axone von Purkinje-Zellen direkt eintreten.

Neuroglia. Wie in allen Teilen des Gehirns, ist die Neuroglia auch am Aufbau des Kleinhirns beteiligt. Stark ausgebildet sind die *Astrozyten,* deren Zellkörper an der Grenze von Mark und Rinde, in der Körnerschicht und im unteren Drittel der Molekularschicht liegen. Für das Kleinhirn charakteristisch (und an die geometrische Anordnung der Neurone angepaßt) ist ein besonderer Astroglia-Zelltyp, die *Golgi-Epithelzelle.* Ihre Zellkörper liegen am Übergang der Körnerschicht zur Purkinje-Zell-Schicht, ihre kandelaberartigen Fortsätze, die *Bergmannschen Gliafasern,* ziehen radiär durch die Molekularschicht und bilden mit ihren Endfüßen die oberflächliche Gliagrenzschicht. Eine weitere, durch mehrere kurze „gefiederte" Fortsätze ausgezeichnete Gliazellart ist die *Fañanas Glia,* die wahrscheinlich den Satellitenzellen zugerechnet werden muß. Auch *Oligodendrozyten* sind als markscheidenbildende Zellen in der Kleinhirnrinde regelmäßig anzutreffen.

Kleinhirnkerne und Marklager

Das Marklager mit den Kleinhirnkernen nimmt beim Menschen etwa 67% des Kleinhirnvolumens ein, 33% entfallen auf die Kleinhirnrinde. Das Marklager setzt sich aus den afferenten Kleinhirnbahnen, den kortikonukleären Fasern der Purkinje-Zellen und den efferenten Bahnen der Kleinhirnkerne zusammen. Diese, *Nuclei dentatus* (lateralis), *emboliformis, globosus* (intermedius) und *fastigii* (medialis), liegen subkortikal und sind bilateral-symmetrisch im Marklager angeordnet.

Der **Nucleus dentatus** ist der größte unter ihnen. Er liegt am weitesten lateral und hat die Gestalt eines gefalteten Beutels oder, im Schnitt, eines stark gefalteten Bandes, ähnlich der des unteren Olivenkerns. Das Hilum nuclei dentati ist nach medial oben zum oberen Kleinhirnstiel hin gerichtet. Am Nucleus dentatus werden ein kleinerer dorsomedial gelegener, magnozellulärer alter, und ein größerer, ventrolateraler, parvozellulärer junger Anteil unterschieden. Der magnozelluläre Kernteil wird früher myelinisiert und zeigt eine geringere Eisenreaktion als der parvozelluläre. Die *afferenten,* der Rinde entstammenden *Fasern* treten von außen an den Kern heran, bilden einen dichten Markmantel, das „Vließ", und dringen radiär in den Kern ein, wo sie sich in „Endbäumchen" aufsplittern. Weitere Afferenzen stammen aus Kollateralen der Bahnen, die aus der Olive und den Brückenkernen zur Kleinhirnrinde ziehen. Die vom Nucleus dentatus ausgehenden *efferenten Fasern* verlassen den Kern durch das Hilum und bilden die Hauptmasse des oberen Kleinhirnstiels. Die Fasern aus dem magnozellulären Kernteil ziehen zum Nucleus ruber, die aus dem parvozellulären zu den Nuclei lateralis und intralaminares thalami.

Der **Nucleus emboliformis** liegt medial unmittelbar dem Hilum des Nucleus dentatus an. Seine Zellen sind größer als die des Nucleus dentatus. In diesen Kern treten wahrscheinlich *afferente Fasern* aus der Intermediärzone der Kleinhirnrinde ein. Seine *efferenten Fasern* ziehen durch den oberen Kleinhirnstiel zu den Nuclei intralaminares thalami.

Der **Nucleus fastigii** liegt nahe der Medianebene im Marklager des Wurmes. Seine kaudalen Teile sind häufig vereinigt, so daß insgesamt das Bild eines oral offenen V entsteht. Einige Autoren unterscheiden einen medialen, kompakteren und einen lateralen, locker gebauten Kernteil. Der Nucleus fastigii erhält *Afferenzen* aus der Rinde des Wurmes, aus Vestibulariskernen und den akzessorischen Olivenkernen. Seine *efferenten Fasern* kreuzen größtenteils die Medianebene. Ungekreuzte und gekreuzte Fasern laufen im unteren Kleinhirnstiel zu den Vestibulariskernen und zu Kerngebieten der Medulla oblongata.

Der **Nucleus globosus** liegt lateral vom Nucleus fastigii und ist in orokaudaler Richtung etwas kürzer als dieser. Seine Zellen sind kugelförmig angeordnet, doch löst sich der Kern oral in einzelne Zellgruppen auf. Sein kaudales Ende bildet dagegen meist eine dünne, solide Zellansammlung. Die Nervenzellen sind unterschiedlich groß, die meisten aber kleiner als die des Nucleus fastigii. Die *afferenten Fasern* zum Nucleus globosus stammen wahrscheinlich aus der Rinde des Wurms oder aus der Intermediärzone sowie aus dem medialen Vestibulariskern. Ein Teil der *efferenten Fasern* schließt sich dem oberen Kleinhirnstiel an, ein anderer Teil läuft zur Medulla oblongata.

Das **Marklager** besteht zum weit überwiegenden Teil aus den zur Rinde aufsteigenden afferenten Fasern und den von der Rinde zu den Kleinhirnkernen ziehenden efferenten Fasern der Purkinje-Zellen. Über Assoziations- und Kommissurenfasern ist wenig bekannt, sie spielen offenbar, verglichen mit der Großhirnrinde, keine große Rolle.

Assoziationsfasern sollen, ohne die Medianebene zu kreuzen, die Rinde benachbarter Windungen, Kommissurenfasern die beiden Hemisphären verbinden. Auf ihrem Weg begleiten sie vermutlich die zur Gegenseite kreuzenden Projektionsbahnen vor und hinter dem Nucleus fastigii eine kurze Strecke weit.

Funktionelle Gliederung der grauen Substanz des Kleinhirns

Funktionsprinzip der Neurone

Kleinhirnrinde und Kleinhirnkerne kooperieren nach folgendem Prinzip: Die efferenten exzitatorischen Neurone des Kleinhirns, die Neurone der Kleinhirnkerne, empfangen über Kollateralen von Moos- und Kletterfasern ständig exzitatorische Erregungen, d. h. die Kleinhirnkerne sind im Zustand andauernder tonischer Erregung. Auf diese Neurone wirken die inhibitorischen Purkinje-Zellen (Transmitter GABA) hemmend. Zur Ausbildung und Weitergabe der Erregung von Neuronen der Kleinhirnkerne, zu Kleinhirnefferenzen, kann es nur in dem Ausmaß kommen, in dem die inhibitorische Wirkung von Purkinje-Zellen zurückgedrängt wird. Die Kleinhirnkerne entsenden zugleich Axonkollateralen in die Rinde.

Die die Afferenzen integrierende Organisation der Kleinhirnrinde setzt sich aus den Moosfasern, den Körner-Zellen und ihren Parallelfasern, den Purkinje-Zellen und den inhibitorischen Interneuronen zusammen. Deren räumliches Arrangement beeinflußt das Ergebnis der Integration der Moosfaserafferenzen. Dieses wird schließlich von den Kletterfasern „abgerufen". Die Moosfaser- und Kletterfaserafferenzen wirken dabei in folgender Weise:

Die *Moosfaserendigungen* überlappen sich gegenseitig, jede Körnerzelle steht mit mehreren Moosfaserendigungen in Verbindung. Bei starker Moosfasererregung werden Herde von Körner-Zellen und damit zugleich streifenförmige Parallelfaserbündel aktiviert. Ein stark aktiviertes Parallelfaserbündel ist etwa 200 μm breit (Breite der Purkinje-Zell-Dendriten) und 3 mm lang, es erregt in seinem Bereich viele Zehntausende von Purkinje-Zell-Dendriten sowie die Dendriten der inhibitorischen Stern- und Korbzellen. Von den erregten Stern- und Korbzellen werden aber in einer etwa 1 mm breiten Zone beiderseits des aktivierten Parallelfaserstreifens die Purkinje-Zellen inhibitorisch beeinflußt. Die *Golgi*-Zellen schließlich „kontrollieren" mit ihrem breiten Dendritenbaum das Ausmaß des erregten Parallelfaserbündels; bei „Überbreite" werden sie erregt und „begrenzen" durch inhibitorische Beeinflussung der Körnerzelldendriten in den Glomeruli cerebellares die Weiterleitung erregender Afferenzen durch die Parallelfasern. Auf diese Weise huschen in rascher Folge ständig wechselnde Muster aus aktivierten Parallelfaserstreifen über die Kleinhirnrinde hin.

Die *Kletterfaserafferenzen* dagegen, die streng lokalisiert an den Purkinje-Zellen endigen, führen immer zur Erregung einzelner Purkinje-Zellen. Das Ausmaß der von Kletterfaserafferenzen erzeugten Entladungsfrequenz hängt aber von dem jeweils aktuellen „Ladungszustand" der Purkinje-Zelle ab. Die Entladungsfrequenz spiegelt mithin das Ergebnis der Verarbeitung der Moosfaserafferenzen wider.

Aus physiologischen Untersuchungen weiß man, daß das räumliche Arrangement der Interneurone sowie der Parallelfasern und der Purkinje-Zellen so beschaffen ist, daß das Kleinhirn „Vorinformationen" über Bewegungsabläufe ständig mit „Rückinformationen" aus dem Bewegungsapparat und dem Gleichgewichtsorgan „vergleichen" und korrigierend und anpassend, als stabilisierendes Regelsystem, in die Bewegungsabläufe eingreifen kann. Das Kleinhirn beeinflußt dabei den Muskeltonus und die zeitliche Abfolge der Bewegungen und sorgt in Zusammenarbeit mit dem Gleichgewichtsorgan des Innenohrs für die Erhaltung des Gleichgewichts.

Durch die zahlreichen hemmenden Neurone der Kleinhirnrinde werden afferente Erregungen wieder frühzeitig (nach spätestens 30 ms) gelöscht. Lange anhaltende Erregungskreise können auch deshalb nicht entstehen, weil exzitatorische Neuronenkreise in der Kleinhirnrinde fehlen. Spätestens im übernächsten Neuron trifft die in der Kleinhirnrinde einlaufende Erregung auf ein inhibitorisches Neuron. Die einlaufenden Erregungen werden unmittelbar verarbeitet und beantwortet, das ganze System ist immer zur Informationsverarbeitung bereit.

Voraussetzung für den raschen und präzisen Ablauf dieser Vorgänge ist u. a. auch die weitreichende Myelinisierung der Nervenfasern. Die Markscheide der Kletterfasern z. B. endet erst in Höhe der Schicht der Purkinje-Zellen. Die Moosfasern, die Axone der Purkinje-Zellen und deren rückläufige Kollateralen sowie stellenweise auch die Parallelfasern haben eine Markscheide. Myelinisierte Axone werden deshalb an drei Stellen gehäuft („Plexus") angetroffen, in der Körnerschicht sowie unterhalb und oberhalb der Schicht der Purkinje-Zellen.

Funktionelle Zuordnung von Kleinhirnrinde und Kleinhirnkernen

Die Kleinhirnrinde ist in allen Bezirken prinzipiell gleichartig in der geschilderten Weise gebaut, regionale Unterschiede sind quantitativer Natur. So ist die Zahl der Golgi-Zellen pro Volumeneinheit im Kleinhirnwurm etwa doppelt so groß wie in den Hemisphären, und in den phylogenetisch alten Kleinhirnteilen sind die Purkinje-Zellen und die Sternzellen größer als im Neocerebellum. Doch führen diese Unterschiede nicht zu einer deutlichen zytoarchitektonischen Feldergliederung wie in der Endhirnrinde. Eine funktionelle Gliederung der Kleinhirnrinde ergibt sich vielmehr aus Untersuchungen an Katzen, Hunden und Affen über die unterschiedliche Verteilung der afferenten Fasern zur Kleinhirnrinde und der efferenten Fasern von der Kleinhirnrinde zu den Kleinhirnkernen sowie aus Reizuntersuchungen (vgl. auch S. 307, 309!).

Die *afferenten Fasern*, Moosfasern und Kletterfasern, endigen je nach Herkunft in unterschiedlichen Arealen der Kleinhirnrinde. Im Hinblick darauf kann man die Kleinhirnrinde jeder Seite in drei sagittal gerichtete, parallele Zonen einteilen, eine *mediale Zone* im Bereich des Kleinhirnwurms, eine *intermediäre Zone* am Übergang von Kleinhirnwurm und Hemisphäre und eine *laterale Zone*, die der Hemisphäre angehört. Kleinhirnwurm und Intermediärzone empfangen Moosfasern und Kletterfasern mit Erregungen aus dem spinalen und vestibulären Bereich, die Kleinhirnhemisphäre erhält Moosfasern und Kletterfasern mit Erregungen aus dem Endhirn.

Die Fasern der aus dem Rückenmark stammenden *Tractus spinocerebellares* ziehen als Moosfasern in die Rinde des Kleinhirnwurms im Vorderlappenbereich (Pyramis, Uvula und angrenzende Intermediärzone). Die aus den Vestibulariskernen kommenden *vestibulozerebellären Fasern* enden als Moosfasern in der Rinde des Lobus flocculonodularis und der Uvula. Die *pontozerebellären Fasern* dagegen, die aus Brückenkernen stammen und Erregungen aus dem Endhirn zum Kleinhirn vermitteln, enden als Moosfasern in der Hemisphärenrinde. Die *olivo-zerebellaren Kletterfasern* aus den Olivenkernen vermitteln spinale Erregungen zur Rinde des Wurms, kortikale Erregungen zur Hemisphärenrinde.

Die *efferenten Fasern der Kleinhirnrinde* ziehen, je nach Herkunft aus Wurm, Intermediärzone oder Hemisphäre, zu unterschiedlichen Kernen. Zu *Vestibulariskernen* direkt ziehen Fasern aus der Rinde des Wurms (Lobus cranialis, Pyramis, Uvula, Nodulus) und des Flocculus. Im *Nucleus fastigii* enden efferente Rindenfasern aus allen Teilen des Wurms. Die *Nuclei emboliformis* und *globosus* sind Ziel der Rindenefferenzen aus der Intermediärzone. Der große *Nucleus dentatus* nimmt die meisten efferenten Fasern aus der Rinde der Kleinhirnhemisphäre auf.

Aus Reizversuchen an Tieren ergibt sich überdies eine Zuordnung einzelner Abschnitte der drei Zonen jeder Kleinhirnhälfte zu Körperregionen *(somatotopische Gliederung)*. In der Reihenfolge von rostral nach kaudal sind (teils einseitig, teils doppelseitig) untere Extremität, Rumpf, obere Extremität, Hals und Kopf repräsentiert. Diese Verteilung zeigt sich bei zentraler Reizung der Kleinhirnrinde (Auslösung von Kontraktionen und Tonusveränderungen am Bewegungsapparat der entsprechenden Körperregion) und auch bei peripherer taktiler Reizung (Ableitung von hierdurch ausgelösten Potentialen in der Kleinhirnrinde). Inwieweit diese Ergebnisse auf den Menschen übertragbar sind, ist nicht hinreichend geklärt.

Bahnen des Kleinhirns

Das Kleinhirn hängt (wenn man von der Lamina epithelialis des Dachs des IV. Ventrikels absieht) mit dem Hirnstamm allein durch seine afferenten und efferenten Faserverbindungen (Projektionsbahnen) zusammen. Diese bilden beiderseits die drei *Kleinhirnstiele* und das unpaare *Velum medullare craniale* (das paarige Velum medullare caudale ist ein intrazerebellarer Faserstrang). Etwa drei Viertel der Fasermassen sind *afferente*, ein Viertel *efferente* Verbindungen des Kleinhirns – eine Relation, die damit übereinstimmt, daß die Kleinhirnrinde ständig aus einer großen Zahl von Afferenzen auswählt und dabei nur relativ wenig efferente Erregungen freigibt.

Die *Afferenzen* zum Kleinhirn stammen hauptsächlich aus dem Gleichgewichtsorgan, dem Rückenmark (Tiefensensibilität) und der Großhirnrinde. Sie erreichen das Kleinhirn beiderseits über alle drei Stiele, wobei die Verteilung der afferenten Fasergruppen auf die Pedunculi cerebellares die Phylogenese des Kleinhirns widerspiegelt. Die Afferenzen aus dem Gleichgewichtsorgan zum Archicerebellum (Vestibulocerebellum) gelangen ursprünglich beiderseits über einen einzigen Stiel zum Kleinhirn. Ihnen lagern sich im Verlaufe der Phylogenese afferente Bahnen aus dem Rückenmark und dem Hirnstamm (Tiefen- und Hautsensibilität) an, die zum *Palaeocerebellum* ziehen. Hinzu kommen Fasern aus den Oliven, die alte und neue Anteile enthalten. Die neenzephalen Bahnen zum „Neukleinhirn", *Neocerebellum* (Pontocerebellum), bilden später jederseits einen mittleren Kleinhirnstiel, durch den die „alten" Bahnen in den oberen und unteren Kleinhirnstiel abgedrängt werden.

Die *Efferenzen* des Kleinhirns verlaufen beiderseits größtenteils durch den oberen, zum kleineren Teil durch den unteren Kleinhirnstiel. Sie erreichen Vestibulariskerne sowie indirekt (über das extrapyramidalmotorische System) den motorischen Endapparat im Rückenmark und (über Thalamuskerne) die Großhirnrinde; auch die Ordnung der efferenten Fasergruppen steht mithin in Beziehung zur Stammesgeschichte des Kleinhirns.

Die drei *Kleinhirnstiele* (und das Velum medullare craniale) sind hinsichtlich ihrer Faserkomponenten also unterschiedlich zusammengesetzt. Während die *oberen* Kleinhirnstiele außer efferenten Bahnen nur eine einzige afferente Leitung (aus dem Rückenmark) führt (Afferenzen aus der Vierhügelplatte bilden das Velum medullare craniale), bestehen die *mittleren* Kleinhirnstiele nur aus afferenten Fasern. In den *unteren* Kleinhirnstielen dagegen verlaufen unterschiedliche afferente Leitungen (aus Rückenmark, Hinterstrangkernen, Olivenkernen und Vestibulariskernen und aus der Formatio reticularis) und unterschiedliche efferente Leitungen (zu Olivenkernen und Vestibulariskernen); die unteren Kleinhirnstiele sind, im Unterschied zu den oberen und mittleren, recht „bunt" zusammengesetzt.

Afferente Bahnen des Kleinhirns

Unterer Kleinhirnstiel

Der **Tractus vestibulocerebellaris** umfaßt zwei afferente Faserbündel, von denen das kleinere aus dem Vestibularapparat, das größere aus Vestibulariskernen stammt (Abb. 10.24). Die Fasern verlaufen medial im unteren Kleinhirnstiel, *Pedunculus cerebellaris caudalis*. Die direkt aus dem Gleichgewichtsorgan (Bogengänge) kommenden Fasern enthalten Neuriten von bipolaren Nervenzellen (1. Neuron der afferenten Leitung) des *Ganglion vestibulare*. Sie ziehen nach Eintritt in das Rautenhirn als „direkte sensorische Kleinhirnbahn" zum Lobus flocculonodularis sowie zur Uvula und Lingula des Wurms derselben Seite. Die Fasern aus den *Nuclei vestibulares medialis* und *caudalis* entspringen in Kernbereichen, die selbst nicht aus Vestibularisfasern, sondern aus dem Rückenmark (spinovestibuläre Fasern) Zuflüsse erhalten. Diese Fasern kreuzen im Kleinhirn zur anderen Seite oder enden bilateral in Flocculus, Nodulus und Uvula. Die Fasern aus dem *Nucleus vestibularis cranialis*, der aus den Bogengängen seine Afferenzen erhält, ziehen ebenfalls zu Flocculus, Nodulus und Uvula.

Der **Tractus olivocerebellaris**, die stärkste afferente Bahn im unteren Kleinhirnstiel, setzt sich aus Fasern aus den Olivenkernen *(Nucleus olivaris caudalis, Nuclei olivaris accessorii dorsalis* und *medialis)* zusammen.

Abb. 10.**25 Efferente Verbindungen des Kleinhirns.**
1 Nucleus ventralis anterior thalami
2 Nucleus ventralis lateralis thalami
3 Tractus cerebellothalamicus
4 Fasciculus uncinatus cerebelli, Ramus ascendens
5 Nuclei vestibulares
6 Lobus flocculonodularis
7 Nucleus fastigii
8 „Brachium conjunctivum ascendens"
9 „Brachium conjunctivum descendens"
10 Tractus cerebellorubralis

Bahnen des Kleinhirns 313

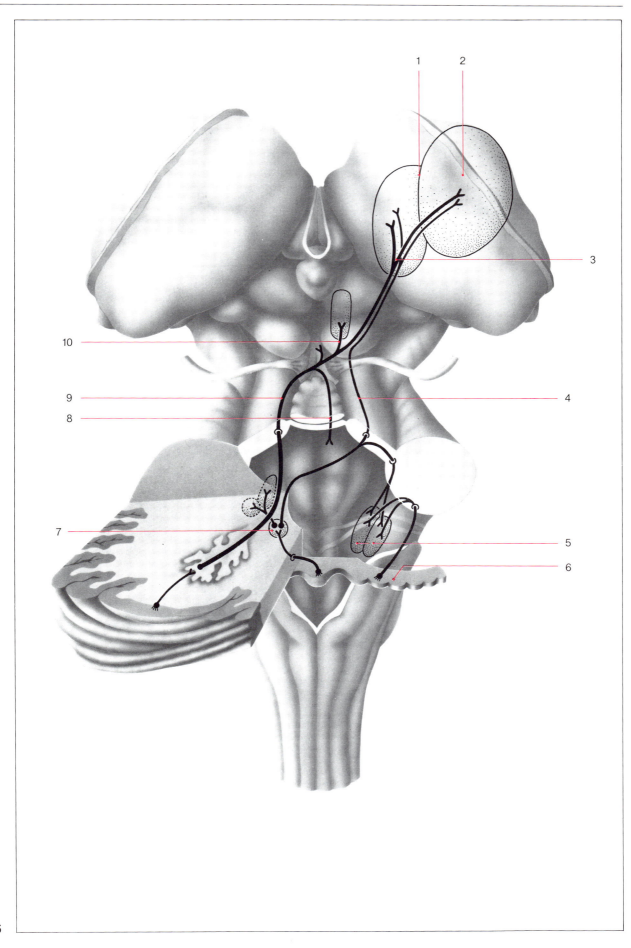

10.25

Die Fasern des Hauptkernes treten aus dem Hilum nuclei olivaris, begleitet von den Fasern aus den Nebenkernen, in die „Olivenzwischenschicht" und kreuzen hier zur Gegenseite. Im Tractus olivocerebellaris erreichen sie das Kleinhirn, wo sie nach Abgabe von Kollateralen an die Kleinhirnrinde als Kletterfasern an den Purkinje-Zellen des ganzen Rindengebietes enden. Dabei ist eine Zuordnung von bestimmten Olivenkernarealen zu bestimmten Rindenarealen erkennbar. Die Fasern aus der dorsalen Hälfte des Hauptkernes ziehen zur oberen Fläche der kontralateralen Kleinhirnhemisphäre, die aus der ventralen Hälfte zu ihrer Unterfläche, die Fasern des dorsalen Nebenkerns enden in oberen Anteilen des Wurms, die des medialen in seinen unteren Bereichen. Über den Tractus olivocerebellaris erhält das Kleinhirn indirekt Erregungen aus der Formatio reticularis, der Großhirnrinde und den Basalganglien sowie aus dem Rückenmark.

Als **Tractus reticulocerebellaris** bezeichnet man häufig ein Faserbündel, das aus mehreren Zellarealen der *Formatio reticularis medullae oblongatae* stammt und im ipsilateralen unteren Kleinhirnstiel zur Rinde der gesamten gleichseitigen Kleinhirnhälfte zieht. Der Hauptanteil der Fasern kommt aus einem Kerngebiet dorsolateral von der Olive („Nucleus reticularis lateralis") und endigt hauptsächlich im Wurm. Dieses Kerngebiet erhält vorwiegend Zuflüsse aus dem Rückenmark (spinoretikuläre Fasern im Vorderseitenstrang mit Erregungen aus der Hautsensibilität). Darüber hinaus verlaufen im Tractus reticulocerebellaris noch Fasern aus anderen Zellarealen der Formatio reticularis, die Afferenzen aus dem Nucleus ruber, den Vestibulariskernen, der Großhirnrinde und, als Teil eines Rückmeldekreises, auch aus dem Nucleus fastigii des Kleinhirns erhalten.

Tractus spinocerebellaris dorsalis *(Flechsig)*. In den beiden Tractus spinocerebellares dorsales zieht das Hauptkontingent der afferenten Fasern aus dem *Rückenmark* direkt zum Kleinhirn. Sie leiten Erregungen aus Muskel-, Sehnen-, Gelenk- und Hautrezeptoren. Weitere direkte Afferenzen aus dem Rückenmark erreichen das Cerebellum über die *Fibrae arcuatae externae dorsales*, indirekte Afferenzen im *Tractus olivocerebellaris*, in *retikulo-zerebellaren* und *ponto-zerebellaren Fasern*.

Die Perikarya des Tractus spinocerebellaris dorsalis bilden im Rückenmark in den Segmenten Th_1–L_2 den *Nucleus thoracicus (Nucleus dorsalis, Stilling-Clarkesche Säule)*, dessen Axone als schmales somatotop gegliedertes Band ungekreuzt im Seitenstrang dorsolateral und oberflächennah aufwärts ziehen und im unteren Kleinhirnstiel den Lobus cranialis und ein Feld im Bereich von Pyramis und Lobulus gracilis erreichen.

Die **Fibrae arcuatae externae dorsales** entspringen im *Nucleus cuneatus accessorius*, der lateral und rostral vom Nucleus cuneatus liegt und Erregungen aus dem Halsmark empfängt. Sie ziehen in den unteren Kleinhirnstiel derselben Seite und enden im Vorder- und Hinterlappen des Kleinhirns.

Eine den Afferenzen aus dem Rückenmarksbereich (Nucleus thoracicus, Nucleus cuneatus) entsprechende afferente Bahn (2. afferentes Neuron) aus dem *Trigeminusbereich* ist in Tierversuchen nachgewiesen, aber beim Menschen nicht sicher lokalisiert. Es wird vermutet, daß Nervenfasern aus allen sensiblen Trigeminuskernen (teils über den oberen, teils über den unteren Kleinhirnstiel) zum Kleinhirn gelangen.

Die **Fibrae arcuatae externae ventrales** und die **Striae medullares ventriculi quarti** führen Fasern aus den *Nuclei arcuati*, einer oberflächlichen, vor dem Tractus pyramidalis und medial von ihm gelegenen Kerngruppe, die kaudal verlagerten Brückenkernen entspricht. Sie enthalten Perikarya des 2. Neurons einer Großhirnkleinhirnbahn, die in der Großhirnrinde beginnt und deren Fasern mit der Pyramidenbahn in die Medulla oblongata verlaufen, wo sie zu den Nuclei arcuati treten. Die *Fibrae arcuatae externae ventrales* ziehen mit Fasern beider Seiten außen herum quer über die Pyramide und die Olive hinweg zum Pedunculus cerebellaris caudalis. Die *Striae medullares ventriculi quarti* durchstoßen die Raphe der Medulla oblongata und erreichen aufsteigend den Boden der Rautengrube, wo sie als markreiche, oberflächliche Fasern an der breitesten Stelle quer lateral zum unteren Kleinhirnstiel der Gegenseite und zum Flocculus verlaufen.

Oberer Kleinhirnstiel

Der **Tractus spinocerebellaris ventralis** *(Gowers)* erreicht als einzige afferente Bahn im oberen Kleinhirnstiel, *Pedunculus cerebellaris cranialis*, das Kleinhirn. Er besteht wie der Tractus spinocerebellaris dorsalis aus den Fasern des 2. Neurons einer Leitung der Tiefensensibilität, dessen Perikarya an der Basis des Hinterhorns liegen. Die Fasern, die Afferenzen aus der Rumpfwand und den unteren Extremitäten leiten, kreuzen größtenteils in der Commissura alba zur Gegenseite und steigen dann im Seitenstrang, ventral an den Tractus spinocerebellaris dorsalis anschließend, kleinhirnwärts. In Höhe der Austrittsstelle des N. trigeminus schlingen sie sich von lateral und dorsal um das efferente Faserbündel im oberen Kleinhirnstiel und erreichen an dessen medialer Seite nahe dem Velum medullare craniale den Vermis cerebelli. Die im Rückenmark zur Gegenseite übergewechselten Fasern kreuzen zuvor im Kleinhirn wieder zur ursprünglichen Seite zurück; ein kleiner Faseranteil endet bilateral. Aus Ergebnissen physiologischer Untersuchungen an der Katze wird geschlossen, daß die entsprechende Leitung aus der oberen Extremität nicht auf der Gegenseite, sondern ipsilateral das Kleinhirn erreicht.

Im **Velum medullare craniale** ziehen tekto-zerebellare Fasern aus dem akustischen Reflexzentrum der Colliculi caudales zum Kleinhirn; vermutlich enthält das Bündel auch Fasern aus dem optischen System.

Mittlerer Kleinhirnstiel

Der **Tractus pontocerebellaris** nimmt den gesamten mittleren Kleinhirnstiel, *Pedunculus cerebellaris medius*, ein, der beim Menschen ausschließlich aus diesen afferenten Fasern besteht. Diese mächtigste afferente Kleinhirnbahn wird von den Fasern des 2. Neurons des *Tractus corticopontocerebellaris* gebildet.

Die Perikarya des Tractus pontocerebellaris liegen in den Brückenkernen, *Nuclei pontis*. Ihre Fasern kreuzen größtenteils in der Brücke und verlaufen im kontralateralen mittleren Kleinhirnstiel zur Kleinhirnhemisphäre und zum Wurm der Gegenseite; der Wurm enthält auch ungekreuzte Afferenzen. In seinem Bereich und in der (rostralen) Intermediärzone überlappen sich die pontinen (aus dem Großhirn kommenden) und die spinalen Projektionen. Allein Lingula, Uvula und Nodulus, in die vestibuläre Afferenzen projizieren, bleiben frei von Brückenafferenzen.

Efferente Bahnen des Kleinhirns

Oberer Kleinhirnstiel

Im oberen Kleinhirnstiel, *Pedunculus cerebellaris cranialis* (früher: „Brachium conjunctivum"), der den weitaus größten Teil aller efferenten Fasern aus dem Kleinhirn umfaßt, verlassen die zu einem gemeinsamen Bündel vereinigten Fasern der *Tractus cerebellorubralis* und *cerebellothalamicus* das Kleinhirn (Abb. 10.**25**). Sie dringen von hinten in das Tegmentum mesencephali ein, wo sie zur Gegenseite kreuzen *(Decussatio pedunculorum cerebellarium cranialium)* und dann in unterschiedlicher Richtung weiter verlaufen („Brachium conjunctivum ascendens"): Der Tractus cerebellothalamicus zieht am Nucleus ruber vorbei zum Thalamus, während der Tractus cerebellorubralis im Nucleus ruber endet. Vor dieser Kreuzung der oberen Kleinhirnstiele entsenden die vereinigten Bündel Kollateralen, die insgesamt einen eigenen, absteigenden Faserzug bilden („Brachium conjunctivum descendens"), der zu Kernen der Formatio reticularis pontis und medullae oblongatae (und wahrscheinlich auch im Fasciculus longitudinalis medialis zu den Kernen der Nn. trochlearis und abducens zieht.

Der **Tractus cerebellothalamicus** stellt den größten Faseranteil des oberen Kleinhirnstieles. Er setzt sich aus den Fasern des *Nucleus dentatus* zusammen, die den Kern durch das Hilum verlassen, wo sich ihm Fasern aus dem *Nucleus emboliformis* anschließen. Nach der Kreuzung erreicht er, am Nucleus ruber vorbeiziehend, den Thalamus. Seine aus dem Nucleus dentatus stammenden Fasern enden in den Kernen der *Nuclei laterales* und *intralaminares thalami*.

Der **Tractus cerebellorubralis** führt Fasern aus dem *Nucleus dentatus*, dem *Nucleus globosus* und dem *Nucleus emboliformis*. Er tritt nach der Kreuzung der oberen Kleinhirnstiele in den *Nucleus ruber* der Gegenseite ein. Die Fasern aus dem Nucleus dentatus enden im kleinzelligen, diejenigen aus den beiden anderen Kernen im großzelligen Anteil des Kernes. Diese Efferenzen werden teils über den *Tractus tegmentalis centralis* zum unteren Olivenkern weitergeleitet, teils gelangen sie über den *Tractus rubrospinalis* in das Rückenmark.

Andere Fasern des Tractus cerebellorubralis endigen im zentralen Grau, aus dem der *Tractus tegmentalis medialis* hervorgeht.

Der *Tractus rubrospinalis* soll auch eine kleine Anzahl rückläufiger, rubro-zerebellarer Fasern enthalten.

Unterer Kleinhirnstiel

Die afferenten Fasern verlaufen vorwiegend im lateralen, die efferenten im medialen Teil des unteren Kleinhirnstieles, *Pedunculus cerebellaris caudalis*.

Die efferenten Fasern stammen aus dem *Nucleus fastigii* und ziehen als „fastigiobulbäre Fasern" zur *Formatio reticularis medullae oblongatae* und zu *Vestibulariskernen*. Dabei gelangen sie, teils den oberen Kleinhirnstiel der Gegenseite hakenförmig umfassend, in den kontralateralen unteren Kleinhirnstiel („Fasciculus uncinatus cerebelli") und in diesem zu den gegenseitigen Kerngebieten, teils erreichen sie in geradem Verlauf über den ipsilateralen unteren Kleinhirnstiel („Fibrae rectae") die gleichseitigen Kerngebiete. Über die aus der Formatio reticularis und den Vestibulariskernen in das Rückenmark absteigenden Fasern beeinflußt der Nucleus fastigii die motorischen Vorderhornzellen, über Fasern, die sich dem Fasciculus longitudinalis medialis anschließen, auch motorische Hirnnervenkerne.

Die **ipsilateralen fastigiobulbären Fasern,** „*Fibrae rectae*", kommen aus dem rostralen Teil des Nucleus fastigii. Ihre vestibuläre Komponente endet am *oberen* und am *lateralen Vestibulariskern*.

Die **kontralateralen fastigiobulbären Fasern,** „*Fasciculus uncinatus cerebelli*", stammen aus dem kaudalen Teil des Nucleus fastigii. Sie kreuzen unmittelbar nach Austritt aus dem Kern und legen sich im Anschluß an die hakenförmige Umrundung der Wurzel des kontralateralen oberen Kleinhirnstiels den „Fibrae rectae" im unteren Kleinhirnstiel der Gegenseite an. Die gekreuzten fastigiobulbären vestibulären Fasern enden im *unteren* und im *lateralen Vestibulariskern*. Eine geringe Anzahl von Nervenfasern soll sich bei Überquerung des oberen Kleinhirnstiels dem Tractus cerebellothalamicus anschließen.

Zu den efferenten Fasern im unteren Kleinhirnstiel sind auch die *direkten* **zerebellovestibulären Fasern** zu rechnen – Axone von Purkinje-Zellen in der Rinde von Flocculus, Nodulus und Uvula, die ohne Einschaltung eines weiteren Neurons in Kleinhirnkernen und ungekreuzt direkt zu *allen vier Vestibulariskernen* ziehen. Innerhalb dieser Fasergruppe bilden die Fasern aus der Rinde des Flocculus eine spezielle Verbindung zum oberen Vestibulariskern, während die vom Wurm kommenden Fasern im lateralen Vestibulariskern enden.

Weitere efferente Fasern im unteren Kleinhirnstiel verlaufen im *Tractus olivocerebellaris* gegenläufig vom *Nucleus dentatus* zum *Nucleus olivaris*.

Literatur

Aghajanian, G. K., R. Y. Wang: Habenular and other midbrain raphe afferents demonstrated by a modified retrograde tracing technique. Brain Res. 122 (1977) 229–242

Angaut, P., A. Brodal: The projection of the „vestibulocerebellum" onto the vestibular nuclei in the cat. Arch. ital. Biol. 105 (1967) 441–479

Angevine, J. B., E. L. Mancall, P. I. Yakovlev: The human cerebellum. Atlas of Gross Topography in Serial Sections. Little, Brown & Co., Boston 1961

Augustine, J. R.: The intermediate root of the trigeminal nerve in the dog (Canis familiaris). Anat. Rec. 169 (1971) 697–704

Bacsik, R. D., N. L. Strominger: The cytoarchitecture of the human anteroventral cochlear nucleus. J. comp. Neurol. 147 (1973) 281–290

Baker, R., M. Gresty, A. Berthoz: Neuronal activity in the prepositus hypoglossi nucleus correlated with vertical and horizontal eye movement in the cat. Brain Res. 101 (1975) 366–371

Battista, A., K. Fuxe, M. Goldstein, M. Ogana: Mapping of central monoamine neurons in the monkey. Experientia (Basel) 28 (1972) 688–690

Beckstaed, R. M., A. Frankfurter: The distribution and some morphological features of substantia nigra neurons that project to the thalamus, superior colliculus and pedunculopontine nucleus in the monkey. Neuroscience 7 (1982) 2377–2388

Bobillier, P., S. Seguin, F. Petitjean, D. Salvert, M. Touret, M. Jouvet: The raphe nuclei of the cat brain stem: a topographical atlas of their efferent projections as revealed by autoradiography. Brain Res. 113 (1976) 449–486

Bowsher, D.: Role of the reticular formation in responses to noxious stimulation. Pain 2 (1976) 361–378

Braak, H.: Über die Kerngebiete des menschlichen Hirnstammes. I. Oliva inferior, Nucleus conterminalis und Nucleus vermiformis corporis restiformis. Z. Zellforsch. 105 (1970) 442–456

Braak, H.: Über die Kerngebiete des menschlichen Hirnstammes. II. Die Raphekerne. Z. Zellforsch. 107 (1970b) 123–141

Braak, H.: Über das Neurolipofuscin in der unteren Olive und dem Nucleus dentatus cerebelli im Gehirn des Menschen. Z. Zellforsch. 121 (1971a) 573–592

Braak, H.: Über die Kerngebiete des menschlichen Hirnstammes. IV. Der Nucleus reticularis lateralis und seine Satelliten. Z. Zellforsch. 122 (1971b) 145–159

Braak, H.: Über die Kerngebiete des menschlichen Hirnstammes. V. Das dorsale Glossopharyngeus- und Vagusgebiet. Z. Zellforsch. 135 (1972) 415–438

Breuer, E.: Biometrische Analyse der Frischvolumina des Rhombencephalon, des Cerebellum und des IV. Ventrikels von 78 menschlichen adulten Gehirnen. Gegenbaurs morph. Jb. 119 (1973) 288–307

Brodal, A.: The Cranial Nerves. Blackwell, Oxford 1954

Brodal, A.: The reticular formation of the brain stem. Anatomical aspects and functional correlations. Oliver Boyd, Edinburgh 1957

Brown, J. T., V. Chan-Palay, S. L. Palay: A study of afferent input to the inferior olivary complex in the rat by retrograde axonal transport of horseradish peroxidase. J. comp. Neurol. 176 (1977) 1–22

Carpenter, M. B., J. W. Harbison, P. Peter: Accessory oculomotor nuclei in the monkey: projections and affects of discrete lesions. J. comp. Neurol. 140 (1970) 131–154

Carpenter, M. B., K. Nakano, R. Kim: Nigrothalamic projections in the monkey demonstrated by autoradiographic technics. J. comp. Neurol. 165 (1976) 401–416

Chan-Palay, V.: Cerebellar Dentate Nucleus. Springer, Berlin 1977

Conrad, L. C. A., Ch. M. Leonard, D. W. Pfaff: Connections of the median and dorsal raphe nuclei in the rat: an autoradiographic and degeneration study. J. comp. Neurol. 156 (1974) 179–206

Courville, J., C. de Montigny, Y. Lamarre: The Inferior Olivary Nucleus. Anatomy and Physiology. Raven Press, New York 1980

Cowey, A., V. H. Perry: The projection of the fovea to the superior colliculus in rhesus monkeys. Neuroscience 5 (1980) 53–61

Crosby, E. C., E. W. Lauer: Anatomie des Mittelhirns. In Schaltenbrand, G., P. Bailey: Einführung in die stereotaktischen Operationen mit einem Atlas des menschlichen Gehirns. Thieme, Stuttgart 1959

Crosby, E. C., T. Humphrey, E. W. Lauer: Correlative Anatomy of the Nervous System. Macmillan, New York 1962

Darian Smith, J.: The trigeminal system. In Iggi, A.: Handbook of Sensory Physiology, Somatosensory System. Springer, Berlin 1973 (pp. 271–314)

Eccles, J. C., M. Ito, J. Szentágothai: The Cerebellum as a Neuronal Machine. Springer, Berlin 1967

Edwards, S. B.: Autoradiographic studies of the projections of the midbrain reticular formation: descending projections of nucleus cuneiformis. J. comp. Neurol. 161 (1975) 341–358

Edwards, S. B., J. S. De Olmos: Autoradiographic studies of the projections of the midbrain reticular formation: ascending projections of nucleus cuneiformis. J. comp. Neurol. 165 (1976) 417–432

Felten, D. L., A. M. Laties, M. B. Carpenter: Monoamine-containing cell bodies in the squirrel monkey brain. Amer. J. Anat. 139 (1974) 153–166

Feremutsch, K.: Mesencephalon. In Hofer, H., A. H. Schultz, D. Starck: Primatologie, Bd. II/2. Karger, Basel 1965

Fuxe, K., G. Jonsson: Further mapping of central 5-hydroxytryptamine neurons: studies with the neurotoxic dihydroxytryptamines. In Costa, E., G. L. Gessa, M. Sandler: Advances in Biochemical Psychopharmacology, vol. X. Raven Press, New York 1974 (pp. 1–12)

Garver, D. L., J. R. Sladek jr.: Monoamine distribution in primate brain. I. Catecholamine-containing perikarya in the brain stem of Macaca speciosa. J. comp. Neurol. 159 (1975) 289–304

Gerhard, L., J. Olszewski: Medulla oblongata and Pons. In Hofer, H., A. H. Schultz, D. Starck: Primatologia, Bd. II/2. Karger, Basel 1965

Giesler jr., G. J., J. C. Liebeskind: Inhibition of visceral pain by electrical stimulation of the periaqueductal gray matter. Pain 2 (1976) 43–48

Gould, B. B., A. M. Graybiel: Afferents to the cerebellar cortex in the cat: evidence for an intrinsic pathway leading from the deep nuclei to the cortex. Brain Res. 110 (1976) 601–612

Graybiel, A. M.: Direct and indirect preoculomotor pathways of the brainstem: an autoradiographic study of the pontine reticular formation in the cat. J. comp. Neurol. 175 (1977) 37–78

Groenewegen, H. J., J. Voogd: The parasagittal zonation within the olivocerebellar projection. I. Climbing fiber distribution in the vermis of cat cerebellum. J. comp. Neurol. 174 (1977) 417–488

Hajdu, F., R. Hassler, I. J. Bak: Electron microscopic study of the substantia nigra and the strio-nigral projection in the rat. Z. Zellforsch. 146 (1973) 207–221

Hattori, T., P. L. McGeer, H. C. Fibiger, E. G. McGeer: On the source of GABA-containing terminals in the substantia nigra. Electron micrsocopic autoradiographic and biochemical studies. Brain Res. 54 (1973) 103–114

Henneman, E.: Motor functions of the brain stem and basal ganglia. In Mountcastle, V. B.: Medical Physiology, 14th ed., vol. I. Mosby, St. Louis 1980 (pp. 787–812)

Highstein, S. M., K. Maekawa, A. Steinacker, B. Cohen: Synpatic input from the pontine reticular nuclei to abducens motoneurons and internuclear neurons in the cat. Brain Res. 112 (1976) 162–167

Hobson, J. A., M. A. B. Brazier: The Reticular Formation Revisited: Specifying Function for a Non-Specific System. Raven Press, New York 1980

Holstege, G., H. G. J. M. Kuypers: Propriobulbar fibre connections to the trigeminal, facial and hypoglossal motor nuclei. I. An anterograde degeneration study in the cat. Brain 100 (1977) 239–264

Holstege, G., H. G. J. M. Kuypers, J. J. Dekker: The organization of the bulbar fibre connections to the trigeminal, facial and hypoglossal motor nuclei. II. An autoradiographic tracing study in cat. Brain 100 (1977) 265–286

Hopkins, D. A., L. W. Niessen: Substantia nigra projections to the reticular formation, superior colliculus and central gray in the rat, cat and monkey. Neurosci. Lett. 2 (1976) 253–259

Huang, C.-M., G. Liu, R. Huang: Projections from the cochlear nucleus to the cerebellum. Brain Res. 244 (1982) 1–8

Hubbard, J. E., V. Di Carlo: Fluorescence histochemistry of monoamine-containing cell bodies in the brain stem of the squirrel monkey (Saimiri sciureus). I. The locus coeruleus. J. comp. Neurol. 147 (1973) 553–566

Hubbard, J. E., V. Di Carlo: Fluorescence histochemistry of monoamine-containing cell bodies in the brain stem of the squirrel monkey (Saimiri sciureus). II. Catecholamine-containing groups. J. comp. Neurol. 153 (1974a) 369–384

Hubbard, J. E., V. Di Carlo: Fluorescence histochemistry of monoamine-containing cell bodies in the brain stem of the squirrel monkey (Saimiri sciureus). III. Serotonin-containing groups. J. comp. Neurol. 153 (1974b) 385–398

Hultborn, H., K. Mori, N. Tsukahara: The neuronal pathway subserving the pupillary light reflex. Brain Res. 159 (1978) 255–267

Ito, M.: Cerebellar learning control of vestibuloocular mechanisms. In Desiraju, T.: Mechanisms in Transmission of Signals for Conscious Behavior. North Holland-Excerpta Medica, Amsterdam 1976 (pp. 1–22)

Ito, M.: The Cerebellum and Neural Control. Raven Press, New York 1984

Jakob, A.: Das Kleinhirn. In von Möllendorff, W.: Handbuch der mikroskopischen Anatomie des Menschen, Bd. IV. Springer, Berlin 1928 (S. 674–916)

Jansen, J.: On the morphogenesis and the morphology of the mammalian cerebellum. In Jansen, J., A. Brodal: Aspects of Cerebellar Anatomy. Ranum, Oslo, 1954 (pp. 13–81)

Jansen, J.: On the efferent connections of the cerebellum. In Ariens Kappers, J.: Progress in Neurobiology, vol. I. Elsevier, Amsterdam 1956 (pp. 232–239)

Jansen, J., A. Brodal: Das Kleinhirn. In von Möllendorff, W. Handbuch der mikroskopischen Anatomie des Menschen, Bd. IV/8, Springer, Berlin 1958 (S. 1–323)

Keidel, W. E., W. D. Neff: Auditory System. Anatomy, Physiology (Ear). Handbook of Sensory Physiology. In Autrum, H., R. Jung, W. R. Loewenstein, D. M. McKay, H. L. Tauber: Handbook of Sensory Physiology, vol. V/1. Springer, Berlin 1974

Kornhuber, H. H.: Vestibular System, Part 1: Basic Mechanisms. In Autrum, H., R. Jung, W. R. Loewenstein, D. M. McKay, H. L. Teuber: Handbook of Sensory Physiology, vol. VI/1. Springer, Berlin 1974

Kotchabhakdi, N., G. H. Hoddevik, F. Walberg: Cerebellar afferent projections from the perihypoglossal nuclei: an experimental study with the method of retrograde axonal transport of horseradish peroxidase. Exp. Brain Res. 31 (1978) 13–29

Kuhlenbeck, H.: The Central Nervous System of Vertebrates, vol. I–V. Karger, Basel 1967–1978

Kuypers, H. G. J. M., G. F. Martin (eds): Anatomy of descending pathways to the spinal cord. Prog. Brain Res. 57 (1982)

Lange, W.: Cell number and cell density in the cerebellar cortex of man and some other mammals. Cell Tissue Res. 157 (1975) 115–124

Lange, W.: The myelinated parallel fibers of the cerebellar cortex and their regional distribution. Cell Tissue Res. 166 (1976) 489–496

Lange, W.: The myelination of the cerebellar cortex in the cat. Cell Tissue Res. 188 (1978) 509–520

Larramendi, L. M. H., N. Lemkey-Johnston: The distribution of recurrent Purkinje collateral synapses in the mouse cerebellar cortex: An electron micrsocpic study. J. comp. Neurol. 138 (1970) 451–482

Larsell, O.: Morphogenesis and evolution of the cerebellum. Arch. Neurol. Psychiat. (Chic.) 31 (1935) 373–395

Laude, M., D. Le Gars: Descriptive anatomy of the posterior root of the trigeminal nerve in man. Anat. Clin. 2 (1981) 223–228

Lindvall, O.: Mesencephalic dopamine afferents to the lateral septal nucleus of the rat. Brain Res. 87 (1975) 89–95

Llinas, R., K. Walton: Place of cerebellum im motor learning. Brain Mechanisms in Memory and Learning 4 (1979) 17–36

Lorente de Nó, R.: The Primary Acoustic Nuclei. Raven Press, New York 1981

Maciewicz, R. J., K. Eagen, C. R. S. Kaneko, S. M. Highstein: Vestibular and medullary brainstem afferents to the abducens nucleus in the cat. Brain Res. 123 (1977) 229–240

Maciewicz, R. J., C. R. S. Kaneko, S. M. Highstein, R. Baker: Morphophysiological identification of interneurons in the oculomotor nucleus that project to the abducens nucleus in the cat. Brain Res. 96 (1975) 60–65

Manthy, P. W.: The ascending input to the midbrain periaqueductal gray of the primate. J. comp. Neurol. 211 (1982) 50–64

Massari, V. J., Y. Tizahi. D. M. Jacobowitz: Potential noradrenergic regulation of serotonergic neurons in the median raphe nucleus. Exp. Brain Res. 34 (1979) 177–182

Miller, I. D.: Die Zytoarchitektonik der Nuclei nervi oculomotorii, trochlearis and abducentis. J. Hirnforsch. 20 (1979) 3–10

Mizuno, N., E. K. Sauerland: Trigeminal proprioceptive projections to the hypoglossal nucleus and the cervical ventral gray column. J. comp. Neurol. 139 (1970) 215–226

Moore, R. Y., F. E. Bloom: Central catecholamine neuron systems: anatomy and physiology of the dopamine systems. Ann. Rev. Neurosci. 1 (1978) 129–169

Morest, D. K.: Connexions of the dorsal tegmental nucleus in rat and rabbit. J. Anat. (Lond.) 95 (1961) 229–246

Morest, D. K.: Experimental study of the projections of the nucleus of the tractus solitarius and the area postrema in the cat. J. comp. Neurol. 130 (1967) 277–300

Mumenthaler, M., H. Schliack: Läsionen peripherer Nerven. Diagnostik und Therapie, 4. Aufl. Stuttgart, New York: Thieme, Stuttgart 1982

Nathan, P. W., M. C. Smith: The rubrospinal and tegmental tracts in man. Brain 105 (1982) 223–269

Newman, P. P.: Visceral Afferent Functions of the Nervous System. Arnold, London 1974

Nieuwenhuys, R.: Topological analysis of the brain stem: a general introduction. J. comp. Neurol. 156 (1974) 255–276

Nobin, A., A. Björklund: Topography of the monoamine neuron systems in the human brain as revealed in fetuses. Acta physiol. scand., Suppl. 388 (1973) 1–40

Nygren, L.-G., L. Olson: A new major projection from locus coeruleus: the main source of noradrenergic nerve terminals in the ventral and dorsal columns of the spinal cord. Brain Res. 132 (1977) 85–93

Olszewski, J., D. Baxter: Cytoarchitecture of the Human Brain Stem, 2nd ed. Karger, Basel 1982

Oscarsson, O.: Functional organization of the spino- and cuneocerebellar tracts. Physiol. Rev. 45 (1965) 495–522

Oscarsson, O.: Functional units of the cerebellum – sagittal zones and microzones. Trends Neurosci. 2 (1979) 143–145

Oscarsson, O., B. Sjölund: The ventral spino-olivocerebellar system in the cat. I. Identification of five paths and their termination in the cerebellar anterior lobe. Exp. Brain Res. 28 (1977a) 469–486

Oscarsson, O., B. Sjölund: The ventral spino-olivocerebellar system in the cat. II. termination zones in the cerebellar posterior lobe. Exp. Brain Res. 28 (1977b) 487–503

Palay, S. L.: V. Chan-Palay: Cerebellar Cortex. Cytology and Organization. Springer, Berlin 1974

Petrovický, P.: Note on the connections of Gudden's tegmental nuclei. Acta anat. (Basel) 86 (1973) 165–190

Raphan, T., B. Cohen: Brainstem mechanisms for rapid and slow eye movements. Ann. Rev. Physiol. 40 (1978) 527–552

Rhoton, A. L.: Afferent connections of the facial nerve. J. comp. Neurol. 133 (1968) 89–100

Riley, H. A.: An Atlas of the Basal Ganglia, Brain Stem and Spinal Cord. Hafner, New York 1960

Rinvik, E., I. Grofová, O. P. Ottersen: Demonstration of nigrotectal and nigroreticular projections in the cat by axonal transport of proteins. Brain Res. 112 (1976) 388–394

Sachsenweger, R.: Neuroophthalmologie, Thieme, Stuttgart 1982

Samii, M., P. J. Jannetta: The Cranial Nerves. Anatomy, Pathology, Pathophysiology, Diagnosis, Treatment. Springer, Berlin 1981

Schlesinger, B.: The Upper Brainstem in the Human. Its Nuclear Configuration and Vascular Supply. Springer, Berlin 1976

Siegel, J. M.: Behavioral functions of the reticular formation. Brain Res. 1 (1979) 69–105

Sipe, J. C., J. N. Riley, R. Y. Moore: The tegmental reticular nucleus: a cytoarchitectonic, Golgi, fluorescence histochemical and ultrastructural analysis. Cell Tissue Res. 194 (1978) 463–479

Smith, R. L.: Axonal projections and connections of the principal sensory trigeminal nucleus in the monkey. J. comp. Neurol. 163 (1975) 347–376

Sotelo, C.: The fine structural localization of norepinephrine-^{3}H in the substantia nigra and area postrema of the rat. An autoradiographic study. J. Ultrastruct. Res. 36 (1971) 824–841

Steiger, H.-J., J. A. Büttner-Ennever: Oculomotor nucleus afferents in the monkey demonstrated with horseradish peroxidase. Brain Res. 160 (1979) 1–15

Taber, E., A. Brodal, F. Walberg: The raphe nuclei of the brainstem in the cat. I. Normal topography and cytoarchitecture and general discussion. J. comp. Neurol. 114 (1960) 161–187

Taber Pierce, E., W. E. Foote, J. A. Hobson: The efferent connection of the nucleus raphe dorsalis. Brain Res. 107 (1976) 137–144

Tarlov, E., S. Roffler-Tarlov: The representation of extraocular muscles in the oculomotor nuclei: experimental studies in the cat. Brain Res. 34 (1971) 37–52

Tolbert, D. L., H. Bantli, J. R. Bloedel: Anatomical and physiological evidence for a cerebellar nucleo-cortical projection in the cat. Neuroscience 1 (1976) 205–217

Tulloch, I. F., G. W. Arbuthnott: Electrophysiological evidence for an input from the anterior olfactory nucleus to substantia nigra. Exp. Neurol. 66 (1979) 16–29

Ungerstedt, U.: Stereotaxic mapping of the monoamine pathways in the rat brain. Acta physiol. scand., Suppl. 367 (1971) 1–49

Valverde, F.: The neuropil in superficial layers of the superior colliculus of the mouse. A correlated Golgi and electron microscopic study. Z. anat. Entwickl.-Gesch. 142 (1973) 117–147

Voogd, J.: The Cerebellum of the Cat. Van Gorcum, Assen 1964

Voogd, J.: Comparative aspects of the structure and fibre connexions of the mammalian cerebellum. In Fox, C. A., R. S. Snider: Progr. Brain Res. 25 (1967) 94–135

Walberg, F.: Fastigiofugal fibers to the perihypoglossal nuclei in the cat. Exp. Neurol. 3 (1961) 525–541

Wiesendanger, R., M. Wiesendanger, D. G. Rüegg: An anatomical investigation of the corticopontine projection in the primate (Macaca fascicularis and Saimiri sciureus)-II. The projection from frontal and parietal association areas. Neuroscience 4 (1979) 747–765

Zimny, R., T. Sobusiak, W. Silny: The pattern of afferent projection from the VIIIth, IXth and X[th] cranial nerve to the inferior vestibular nucleus. An experimental study in the dog with Nauta method. Anat. Anz. 130 (1972) 285–296

11
Graue und weiße Substanz des Zwischenhirns

H. Leonhardt, B. Krisch und K. Zilles

Gliederung des Dienzephalons
Hypothalamus
    Neuroendokriner Hypothalamus
    Kerngebiete des Hypothalamus
    Faserverbindungen des Hypothalamus
Thalamus und Metathalamus
    Nucleus anterior
    Nucleus medialis
    Nuclei intralaminares
    Nuclei laterales
    Nuclei mediani
    Nucleus reticularis
    Nuclei posteriores thalami
Kerngebiete und Faserbahnen des Epithalamus
Kerngebiete und Faserbahnen des Subthalamus

Gliederung des Dienzephalons

Während der *Ontogenese* des menschlichen Gehirns ist eine Etagengliederung des Dienzephalons klar erkennbar. Der Hypothalamus liegt am weitesten basal, nach kranial und okzipital folgen der Subthalamus (Thalamus ventralis), der Thalamus (Thalamus dorsalis) mit dem Metathalamus und schließlich am weitesten kranial der Epithalamus. Im Laufe der Ontogenese drängen dann die großen Faserbahnen, die vom Neopallium zum Hirnstamm und Rückenmark, vom Thalamus und Metathalamus zum Neo- und Archipallium auswachsen und die Thalamus und Basalganglien verbinden, aus dem Subthalamus den Globus pallidus nach lateral ab. Der Globus pallidus gerät so in engste topographische Beziehungen zum Putamen und bildet mit diesem telenzephalen Kerngebiet als Abkömmling des Subthalamus den genetisch inhomogenen Nucleus lentiformis (Abb. 11.**1**).

Die wichtigste Grenzlinie in diesem Zwischenhirnkomplex ist der *Sulcus hypothalamicus*. Der Sulcus hypothalamicus (Sulcus diencephalicus ventralis) ist, wie auch die anderen Sulci des Zwischenhirns (Tab. 11.**1**), eine Grenzlinie zwischen dienzephalen Kerngebieten, in denen lokale, starke Zellvermehrungen in der Ontogenese stattfinden.

Tabelle 11.**1 Etagengliederung des Dienzephalons durch Furchen.**

Epithalamus
    Sulcus diencephalicus dorsalis
Thalamus
    Sulcus diencephalicus medius
Subthalamus
    Sulcus diencephalicus ventralis
    (= Sulcus hypothalamicus)
Hypothalamus

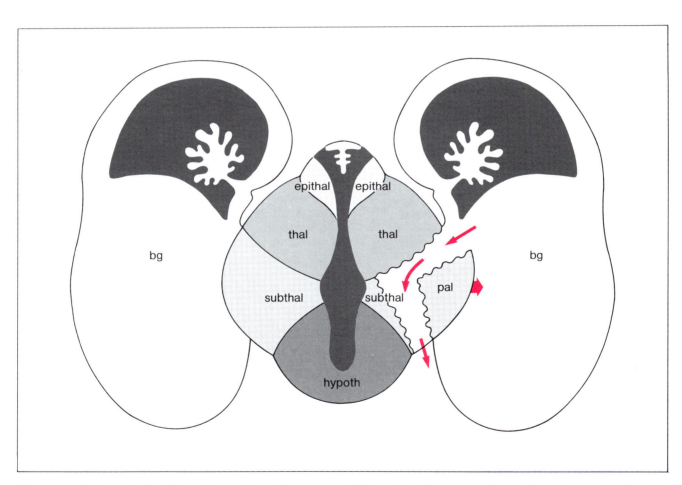

Abb. 11.**1 Schematische Darstellung eines Transversalschnittes durch das Diencephalon.** Die linke Bildseite zeigt die ursprünglichen topographischen Beziehungen zwischen dem telencephalen Ganglienhügel (= bg), aus dem Putamen und Nucleus caudatus entstehen, und dem in Etagen gegliederten Diencephalon, bestehend aus Epithalamus (= epithal), Thalamus dorsalis (= thal), Subthalamus (= subthal) und Hypothalamus (= hypoth). Die rechte Bildhälfte zeigt die topographische Beziehung, nachdem die Fasern der Capsula interna (= rote Pfeile) den Subthalamus durchdrungen haben. Ein lateraler Teil wurde dabei abgesprengt (= dicker Pfeil) und entwickelt sich zum Globus pallidus (= pal), während der mediale Teil als eigentlicher Subthalamus (= subthal) im Diencephalon medial der Capsula interna verbleibt.

Der Sulcus hypothalamicus wird oft als eine kraniale Fortsetzung des Sulcus limitans gedeutet. Epithalamus, Thalamus und Subthalamus entsprächen dann der Flügelplatte und der Hypothalamus der Grundplatte. Diese schematische Darstellung ist jedoch nicht mit den Befunden an embryonalen Gehirnen zu vereinbaren, denn der Sulcus limitans endet schon in den rostralen Bereichen des Hirnstamms.

Die Gleichsetzung bestimmter Thalamusabschnitte mit der Grundplatte oder Flügelplatte erscheint auch deshalb nicht sinnvoll, weil diesen Begriffen im Hirnstamm und Rückenmark eine funktionelle Gliederung in motorische und sensorische Bereiche zugeordnet werden kann, im Diencephalon aber eine entsprechende Abgrenzung motorischer und sensorischer Bezirke durch die Sulci nicht möglich ist.

Wie das Studium der ontogenetischen Entwicklung, so können auch vergleichend-anatomische Aspekte zum Verständnis der Gliederung des Dienzephalons, besonders des Thalamus beitragen; ein Vergleich von Tierarten mit verschieden hoch entwickelten Hirnrinden zeigt, daß der Thalamus parallel zur Entfaltung des Neocortex (s. S. 422) Umbauvorgänge und erhebliche Differenzierungen aufweist. Ergebnisse von Untersuchungen an Nicht-Primaten können deshalb nur mit äußerster Vorsicht auf den Menschen übertragen werden.

Der *Thalamus* ist für das Pallium die wichtigste Umschaltstation. Bei der Umschaltung z. B. der afferenten Erregungen im Thalamus wird die Information nicht einfach weitergegeben, sondern es kommt hier zu einer Informationsvorverarbeitung. Hierdurch hängt das Telencephalon vom Thalamus ab, in dem nahezu alle Anteile des Endhirns repräsentiert sind.

Hypothalamus

Der Hypothalamus bildet den am weitesten basal gelegenen Teil des Zwischenhirns. Er umfaßt den Boden und den unteren Anteil der seitlichen Wände des III. Ventrikels und ist als einziger Zwischenhirnteil im voll entwickelten Gehirn an der Hirnbasis sichtbar (s. Abb. 7.**3** u. 7.**4**). Die obere Grenze des Hypothalamus wird an der Ventrikelwand durch den Sulcus hypothalamicus markiert. Rostral reicht der Hypothalamus bis zur Lamina terminalis, steht aber darüber hinaus mit olfaktorischen und limbischen Anteilen des Stirnhirns in Verbindung. Kaudal geht er in das Tegmentum mesencephali über, als kaudale Grenze wird eine unmittelbar hinter den Corpora mamillaria errichtete Frontalebene angesehen. Der Hypophysenstiel verbindet als trichterförmiges Infundibulum unmittelbar hinter dem Chiasma opticum den Hypothalamus mit der Hypophyse.

Im Hypothalamus, dessen Volumen nur etwa 0,4% des Gesamtvolumens des Zentralnervensystems ausmacht, sind lebenswichtige Funktionen vereinigt. Er enthält die relativ selbständigen (»autonomen«) *vegetativen Steuerungszentren* und greift auf mehreren Wegen in vegetative Funktionen im weitesten Sinn ein: Durch *hormonale Efferenzen* steuert er hauptsächlich periphere endokrine Drüsen, durch *nervale* greift er in Regulationen ein, bei denen Sympathikus und Parasympathikus beteiligt sind; Funktionen im Zusammenhang mit Nahrungs- und Wasseraufnahme, Wärmeregulation, Fortpflanzung, Schlaf und affektiver Abwehr werden durch nervale Efferenzen des Hypothalamus gesteuert. Im Hypothalamus ist eine sehr große Zahl der zentralen *neuropeptidergen Perikarya* versammelt, deren Ausläufer zum Teil in zahlreiche Regionen des ZNS ziehen. Mehrfache enge Verbindungen des Hypothalamus mit dem limbischen System sind die Grundlage des Einflusses, den das limbische System (s. S. 416) und über dieses auch noch andere Hirnteile auf die Funktionen des Hypothalamus ausüben.

Die Unterscheidung von hormonalen und nervalen Efferenzen und die Tatsache, daß die Hormone der hormonalen Efferenzen in den neurohämalen Regionen der Neurohypophyse (Eminentia mediana und Neurallappen, s. S. 322) an das Blut abgegeben werden, ermöglichen es, die Hypothalamusneurone zunächst in zwei Gruppen einzuteilen, in *hypophysenbezogene* und *nicht hypophysenbezogene* Neurone.

Die hypophysenbezogenen neuroendokrinen Neurone sind Bestandteil der periventrikulären Zone und der vorderen Kerngruppe der medialen Zone – Hypothalamusareale und -kerne, die zugleich auch Neurone enthalten, die nicht (oder nicht nur) in die Neurohypophyse, sondern (auch) in andere Hirnteile projizieren. Man kann deshalb zwar (weitgehend) die größtenteils peptidergen Neurone, nicht aber die Hypothalamusareale und -kerne in nur neuroendokrine (hypophysenbezogene) und nur neuropeptiderge (nicht hypophysenbezogene) unterteilen.

Die *hypophysenbezogenen*, größtenteils peptidergen, *neuroendokrinen Neurone* bilden im *Hypothalamus-Hypophysen-System* das übergeordnete Kernstück der zentralen neuroendokrinen Steuerung.

Zu den *nicht auf die Hypophyse bezogenen Neuronen* gehören weitere neuropeptiderge markarme Systeme des Hypothalamus sowie Kerne und markscheidenreiche Bahnen, die besonders eng mit dem *limbischen System* verbunden sind und als „markreicher Hypothalamus" allen übrigen Arealen und Systemen gegenübergestellt werden, die den „markarmen Hypothalamus" bilden.

Die *hypophysenbezogenen neuroendokrinen Neurone* des Hypothalamus, die den *Hypothalamusanteil im Hypothalamus-Hypophysen-System* stellen, nehmen als Hormonbildner eine Sonderstellung nicht nur im markarmen Hypothalamus, sondern im gesamten ZNS ein. Sie sollen deshalb, gemeinsam mit ihren *neurohämalen Regionen* in der *Neurohypophyse*, einem zirkumventrikulären Organ, vorweg besprochen werden. Ein Überblick über die weiteren *zirkumventrikulären Organe*, deren neurohämale Regionen und ihre Beziehungen zu neuroendokrinen Systemen folgt. Anschließend wird auf die *nicht hypophysenbezogenen Neurone* des Hypothalamus eingegangen.

Neuroendokriner Hypothalamus

Die *hypophysenbezogenen neuroendokrinen Neurone*, in der periventrikulären Zone verstreut liegende Neurone des „*hypophysiotropen Areals*" und Neurone des *Nucleus infundibularis* in der medialen Zone, sowie Neurone der *Nuclei supraopticus* und *paraventricularis*, projizieren in die beiden neurohämalen Regionen der Neurohypophyse, in die Eminentia mediana und in den Neurallappen (vgl. Bd. II, Endokrines System). Die in der *Eminentia mediana* freigesetzten Hormone werden auf dem Gefäßweg (Weg der Portalgefäße) der nachgeschalteten Adenohypophyse zugeführt. Sie wirken indirekt auf die Organsysteme des Körpers, indem sie als *Steuerhormone* Bildung und Abgabe der Hormone der Adenohypophyse steuern, die ihrerseits entweder durch glandotrope Hormone indirekt oder durch effektorische Hormone direkt die Organe beeinflussen. Die im *Neurallappen* an das Blut des Körperkreislaufs abgegebenen Hormone wirken nach vorläufigem Verständnis als *Effektorhormone* direkt auf ihre Zielorgane. Beide neurohämale Regionen liegen im Blutmilieu, in ihnen ist keine Blut-Hirn-Schranke ausgebildet (vgl. Kapitel 4).

An der **Adenohypophyse** (Hypophysenvorderlappen) unterscheidet man die Partes distalis, intermedia und infundibularis. Die *Pars distalis* bildet den vorne basal gelegenen größten Teil des Drüsenkörpers, in den die Pars distalis der Neurohypophyse von hinten und unten eingesenkt ist. Als *Pars intermedia* wird ein schmaler Streifen von Drüsengewebe an der Grenze von Vorder- und Hinterlappen bezeichnet, in dem Kolloidzysten als Reste der Höhlung der Rathkeschen Tasche vorkommen. Die *Pars infundibularis (Pars tuberalis)* legt sich als schmaler Drüsenanteil vorne dem Infundibulum an.

Als **Hypophyse**, *Glandula pituitaria*, bezeichnet man das in der Sella turcica des Keilbeins gelegene Organ, zusammengesetzt aus *Lobus anterior (Adenohypophyse)* und *Lobus posterior (Neurallappen)* (s. Bd. II). Der *Hypophysenstiel* wird von der Pars proximalis der Neurohypophyse und von der Pars infundibularis der Adenohypophyse gemeinsam gebildet.

Gliederung der Neurohypophyse

Als **Neurohypophyse** wird das gesamte *Infundibulum*, der trichterförmige basale Anhang des Hypothalamus bezeichnet (Abb. 11.2). In der Ontogenese wächst die Neurohypophyse der Adenohypophyse entgegen, die aus der Rathkeschen Tasche der ektodermalen Mundbucht zur Neurohypophyse hin auswächst und deren distalen Teil von vorne umgibt. Die Neurohypophyse schließt an das Tuber cinereum, das den Boden des

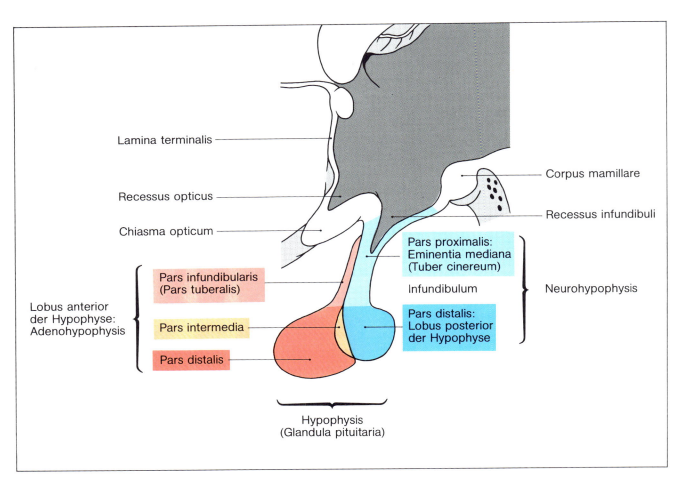

Abb. 11.2 **Gliederung der Adeno- und Neurohypophyse.**

Hypothalamus bildet, an. Die Grenze zwischen beiden bildet, äußerlich sichtbar, der Sulcus *tubero-infundibularis*. Während das Tuber cinereum Nervenzellperikarya, so besonders den Nucleus infundibularis, enthält, wird die Neurohypophyse allein aus Axonbündeln, Tanyzyten und Pituizyten sowie aus Blutgefäßen zusammengesetzt.

Die *menschliche Neurohypophyse* zeichnet sich vor den meisten tierischen durch ihre Länge aus. Der *Recessus infundibuli* dringt als Trichter nur eine kurze Strecke in die Neurohypophyse ein. Im Anfangsteil liegt eine in den Trichter vorspringende, bei vielen Tieren deutlicher als beim Menschen ausgebildete Erhebung, die *Eminentia mediana*. Sie wird durch Gefäße verursacht, die in die Trichterwand einwachsen.

An der *Neurohypophyse* unterscheidet man das Anfangsstück, *Pars proximalis neurohypophyseos*, mit der *Eminentia mediana* und den Hypophysenhinterlappen (Neurallappen), *Pars distalis neurohypophyseos*. Zwischen beiden ist als *Zwischenstück* eine nach vorne gerichtete leichte Biegung („Knie der Neurohypophyse") ausgebildet. Dem proximalen Abschnitt legt sich vorne die *Pars infundibularis der Adenohypophyse* an, der distale Abschnitt hat Kontakt mit deren *Pars distalis*, das „Knie der Neurohypophyse" ragt in die Übergangszone beider Vorderlappenteile. Die *Pars intermedia der Adenohypophyse* ist in der Grenzzone der Partes distales von Vorder- und Hinterlappen ausgebildet.

Die **Blutgefäße der gesamten Hypophyse** werden aus *oberen* und *unteren Hypophysenarterien* gespeist, die oberen entspringen oberhalb, die unteren unterhalb des Diaphragma sellae beiderseits aus der *A. carotis interna*. Die Gefäßarchitektur der Hypophyse ist dadurch charakterisiert, daß die Zweige der Hypophysenarterien zunächst *Primärplexus* bilden, ausgedehnte, in sich gegliederte *neurohämale Regionen*, aus denen das Blut, in *Portalgefäßen* gesammelt, größtenteils dem Kapillarbett der Adenohypophyse, dem *Sekundärplexus*, zugeführt wird (sie erhält allein auf diesem Wege Blut). Ein Anteil des Blutes aus dem Primärplexus des Neurallappens wird direkt in die Venen des Körperkreislaufs eingeleitet. Die Gefäße sind im einzelnen folgendermaßen angeordnet (Abb. 11.3).

Die *oberen Hypophysenarterien* bilden um den proximalen Teil der Neurohypophyse einen Arterienring, den „*Mantelplexus*". Aus diesem entspringen „*Spezialgefäße*", lange Kapillarschleifen, die in die Infundibularwand eindringen und ein (subependymales) *Kapillarnetz* speisen. Mantelplexus, Spezialgefäße und Kapillarnetz bilden zusammen den *Primärplexus*. Er erstreckt sich beim Menschen auch auf den dorsalen Bereich des Tuber cinereum. Aus ihm wird das Blut in langen *Portalvenen* (vordere, hintere und seitliche Gefäße) dem *Sekundärplexus* zugeleitet. Wegen der charakteristischen Gefäßanordnung, in der zwei Kapillargeflechte durch Venen verbunden sind, die hierin der Pfortader der Leber gleichen, werden die vom

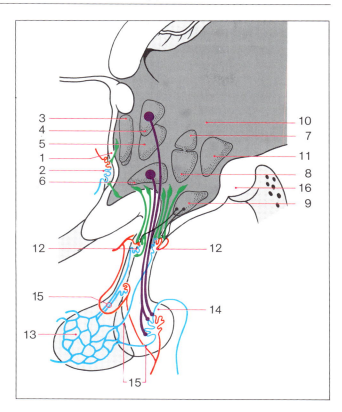

Abb. 11.**3 Hypothalamus-Hypophysen-System, medianer Sagittalschnitt,** Schema.
1 Lamina terminalis
2 Organum vasculosum laminae terminalis (neurohämale Region: perivaskulär Endigungen von Steuerhormon-Neuronen)
3 Nuclei praeoptici
4 Nucleus paraventricularis
5 Nucleus anterior hypothalami
6 Nucleus supraopticus
7 Nucleus dorsomedialis
8 Nucleus ventromedialis
9 Nucleus infundibularis
10 Area lateralis hypothalami (nicht deutlich abgegrenzt)
11 Nucleus posterior hypothalami
12 Eminentia mediana (neurohämale Region: perivaskulär Endigungen von Steuerhormon-Neuronen)
13 Adenohypophyse
14 Hypophysenhinterlappen (neurohämale Region: perivaskulär Endigung der Effektorhormon-Neuronen des Tractus hypothalamohypophysialis)
15 portale Gefäße
16 Corpus mamillare

Primärplexus zur Adenohypophyse ziehenden Gefäße „Portalvenen" genannt. Der Primärplexus der Pars proximalis der Neurohypophyse wölbt die Eminentia mediana vor.

Neurohämale Region der Eminentia mediana (Abb. 11.4). Im Zusammenhang mit der Gefäßeinsprossung in die Pars proximalis entsteht eine organspezifische Gliederung der Eminentia mediana, die in den meisten tierischen Neurohypophysen übersichtlicher erscheint als beim Menschen. Bei der *Ratte*, dem in dieser

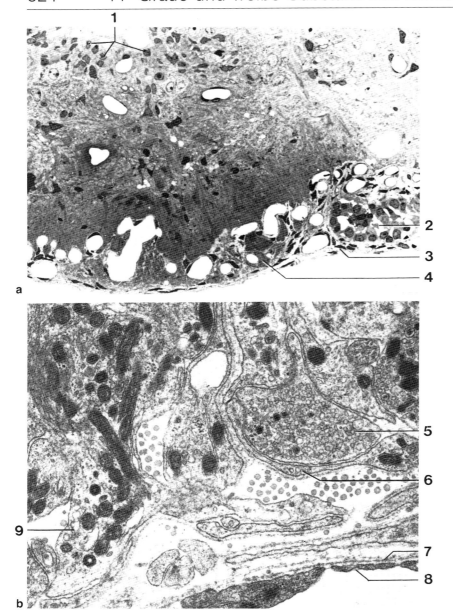

Abb. 11.4a u. b Neurohämale Region am Beispiel der Eminentia mediana der Ratte.
a Spezialgefäße basal in der Eminentia mediana
1 Tanyzytenzellkerne nahe am Lumen des III. Ventrikels
2 Pars tuberalis der Adenohypophyse
3 Pia mater
4 Bündel neurosekretorischer Fasern reichen bis zur Pia mater
b Neurohämale Region, perivaskulärer, die Spezialgefäße umgebender Bindegewebsraum
5 Nervenzellausläufer
6 Tanyzytenfuß, bedeckt von der äußeren Basallamina
7 innere (perivaskuläre) Basallamina
8 Kapillare mit gefenstertem Endothel
9 Tanyzytenfuß.
a Richardson-Färbung, 350fach,
b 30 550fach

Hinsicht meist untersuchten Mammalier, unterscheidet man am Frontalschnitt vom Ventrikellumen aus nach außen folgende Schichten: Die *Ependymschicht* wird von *Tanyzyten* gebildet, die apikal durch „tight junctions" miteinander verbunden sind und hierdurch die außen (basal) folgenden perivaskulären Räume gegen das Ventrikellumen abdichten. Die Ependymschicht und die darunter folgende *subependymale Schicht* grenzen an die *Zona interna,* in der zwischen den Tanyzytenfortsätzen der *Tractus hypothalamo-hypophysialis* (s. S. 326) verläuft, er ist im Frontalschnitt quer getroffen. Die außen (basal) folgende *Zona externa* kann in eine innere Zona reticularis und eine äußere (basale) Zona palisadica unterteilt werden. In der *Zona reticularis* sind Fasern des *Tractus hypothalamo-hypophysialis* und des *Tractus tubero-infundibularis* (s. S. 326) zwischen Tanyzyten- und Gliafortsätzen schräg angeschnitten. In der *Zona palisadica,* die an die Gefäße der Eminentia mediana angrenzt, verlaufen alle Fasern, Tanyzyten- und Gliafortsätze gestreckt auf die Gefäße zu, die unterschiedlich weit zwischen die Fortsätze in die Zona palisadica eindringen. Diese *Gliederung in Schichten,* die bei den meisten Mammaliern gefunden wird, hängt von der oberflächlichen Lage der Gefäße ab.

Beim *Menschen,* dessen Recessus infundibuli nur eine kurze Strecke in die sehr lange Neurohypophyse eindringt, wird eine vergleichbare Gliederung der Eminentia mediana in Schichten, beginnend mit der inneren Ependymschicht, nur noch in einem kleinen, dorsal am Anfang des Infundibulums gelegenen Bereich, früher *Zona neurovasculosa* genannt, erkennbar. Hier liegen die gegen das Ependym vordringenden Spezialgefäße noch relativ oberflächlich. Distal hiervon, unterhalb des Recessus infundibuli, dringen die *Spezialgefäße* aus dem hauptsächlich vorne die Neurohypophyse bedeckenden *Mantelplexus* tiefer in die Neurohypophyse ein (Abb. 11.**5**). Die Zonenbildung

Hypothalamus

Abb. 11.**5a** **Blutversorgung des Bodens des menschlichen Zwischenhirns.** (aus *Duvernoy, H.:* The Vascular Architecture of the Median Eminence. Karger, Basel 1972).

cho Chiasma opticum
bo Tractus opticus
pc Anschnitt des Mesenzephalons
cm Corpora mamillaria
t Hypophysenstiel
si Sulcus infundibularis

Eine gepunktete Linie umgibt das Areal, das von der postinfundibularen Eminentia mediana (PIE in Abb. 11.**5b**) eingenommen wird. Die Zeichnung zeigt nur das tiefe Gefäßnetz.

1 und 1' Arteriolen, die die PIE versorgen
2 Tiefes Gefäßnetz, das ausschließlich durch tuberale Venen (3') drainiert wird
4 und 4' Tiefes Kapillarnetz mit gemischter Drainage über laterale tuberale Venen und über lange hintere Portalgefäße (5)
5' Ast eines Portalgefäßes, das das oberflächliche Gefäßnetz drainiert; dieses Gefäßnetz ist in der Zeichnung nicht enthalten
6 Tiefes Gefäßnetz, das ausschließlich über Portalgefäße (5) in Richtung Adenohypophyse drainiert wird
7 Ast der oberen Hypophysenarterien, die das tiefe Gefäßnetz (8) der Eminentia mediana erreichen; dieses Gefäßnetz wird durch tiefe Portalgefäße (9) drainiert

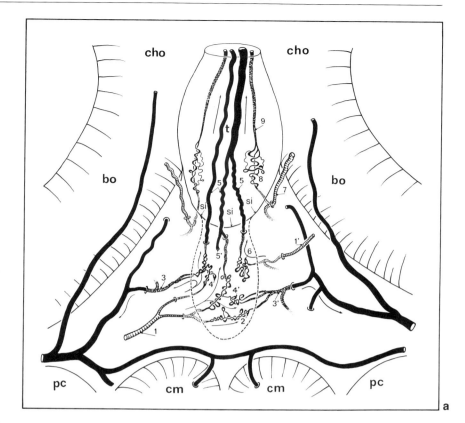

Abb. 11.**5b** **Gefäßarchitektur der Eminentia mediana. Mensch.** Medianer Sagittalschnitt durch den Boden des III. Ventrikels (aus *Duvernoy, H.:* The Vascular Architecture of the Median Eminence. Karger, Basel 1972).

OCH Chiasma opticum
ME Eminentia mediana
IR Recessus infundibuli
S Hypophysenstiel
PIE postinfundibulärer Teil der Eminentia mediana (Tuber posterius), von der Eminentia mediana durch den Sulcus infundibularis (SI) abgegrenzt
MB Corpus mamillare

Tuberohypophysiale Gefäßverbindungen: 1) Anterolaterale Verbindungen
1 Kapillarschlingen des tiefen Netzes des Primärplexus werden durch tuberale Arterien (abwärts weisender Pfeil) versorgt. Einige Venolen ziehen zu tuberalen Venen (aufwärts weisender Pfeil)
2 Portalgefäße

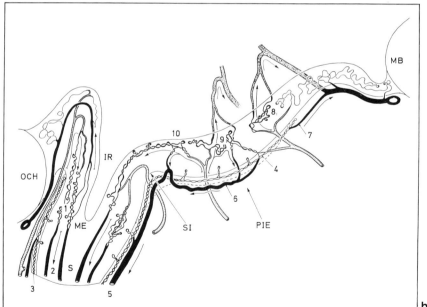

3 Oberflächliches Netz und seine Drainage
2) Posteriore Verbindungen
4 Oberflächliches Netz begrenzt das Tuber posterius und setzt sich in das oberflächliche Netz des Primärplexus fort (5 in Abb. 11.**5a**)
6 Portalgefäß
7 Drainage des oberflächlichen Netzes durch tuberale Vene
8 Tiefes Netz, ausschließlich durch tuberale Venen (Pfeile) drainiert
9 Tiefes Netz mit gemischter Drainage (zur Hypophyse und zum Tuber)
10 Tiefes Netz. Abfluß ausschließlich zur Hypophyse (Pfeil)

weicht – bei distal abnehmender Beteiligung von Tanyzytenfortsätzen – einer *zirkulären Anordnung* unscharf abgegrenzter Gewebsschichten. Im selben Maße nimmt die Länge beider Schenkel der Spezialgefäße zu, sie sind bei kaum einem anderen Mammalier so lang wie beim Menschen. Die *Zona externa* wird hierbei in die Neurohypophyse hineinverlagert (*Internation* der Zona externa), an der Oberfläche ist sie nur noch in Spuren nachweisbar; im Inneren der Pars proximalis der Neurohypophyse dagegen liegen als Inseln perivaskuläre Gewebsareale von der Struktur der Zona externa jeweils um ein zentrales Gefäß, das keine Blut-Hirn-Schranke besitzt. In ihnen enden Axone neuroendokriner Systeme des *Tractus tubero-infundibularis,* die *Steuerhormone* bilden, die Inseln entsprechen insgesamt der neurohämalen Region der Eminentia mediana anderer Mammalier. Das Blut aus den abführenden Schenkeln der Spezialgefäße wird in *langen Portalvenen* dem Sekundärplexus zugeleitet. Die Bündel der *Effektorhormone* führenden Axone des *Tractus hypothalamo-hypophysialis* weichen den Inseln aus, sie ziehen weiter in die Pars distalis der Neurohypophyse.

Neurohämale Region der Zwischenzone der Neurohypophyse. Die Gefäße der Pars proximalis der Neurohypophyse setzen sich in deren Zwischenzone fort. In ihr ist eine *Gruppe von Spezialgefäßen* ausgebildet, die sich in zweierlei Hinsicht von denen der Pars proximalis unterscheiden. 1. Sie sind nicht quer zur Ausrichtung der Pars proximalis, sondern in deren Längsrichtung angeordnet, einzelne von ihnen können weit in der Pars proximalis aufsteigen. 2. Sie werden nicht allein aus den oberen, sondern auch aus den unteren Hypophysenarterien mit Blut versorgt. Das Blut aus den abführenden Schenkeln dieser Spezialgefäße wird in *kurzen Portalvenen* dem Sekundärplexus (Kapillarblut der Adenohypophyse) zugeleitet. Die neurohämale Region dieser Zwischenzone setzt insgesamt die der Pars proximalis fort und kann, vergleichend betrachtet, der Eminentia mediana zugerechnet werden.

Neurohämale Region des Neurallappens. In den Neurallappen treten die Gefäße der Pars proximalis und der Zwischenzone in veränderter Anordnung ein, sie sind zirkulär um eine unscharf begrenzte „zentrale Zone" geordnet, die der ventrikelnahen Zona interna der Eminentia mediana entspricht und in der der Effektorhormone transportierende *Tractus hypothalamo-hypophysialis,* der ja auch in der Eminentia mediana in der Zona interna verläuft, endet. Die Zona externa dagegen, die in der Pars proximalis (Eminentia mediana) der Neurohypophyse des Menschen noch zirkulär die Spezialgefäße umgibt und die Endigungen der *Steuerhormone* bildenden Axone des *Tractus tubero-infundibularis* aufnimmt, ist im Neurallappen nicht mehr vertreten.

Als Äquivalent des *Mantelplexus* im Neurallappen werden Gefäße (Arteriolen und Kapillaren) angesehen, die die „zentrale Zone" umgeben. Als Fortsetzung des Mantelplexus der Zwischenzone der Neurohypophyse erhalten sie Blut aus den oberen Hypophysenarterien. Zugleich empfangen auch sie Blut aus den unteren Hypophysenarterien, die hinten unten in den Neurallappen eintreten. Aus dem Mantelplexus-Äquivalent entspringen schlingenförmige Ästchen, vergleichbar den *Spezialgefäßen* der Pars proximalis, die in die „zentrale Zone" ziehen. Die Kapillaren bilden in der Übersicht „Verdichtungszonen", zwischen ihnen verbleiben „Zwischenstreifen", die reich an Pituizyten sind. Die *Pituizyten* sind an die räumlichen Verhältnisse des Neurallappens angepaßte, teils abgerundete, teils fortsatzreiche Astrogliazellen. Sie stehen in einem nicht hinreichend erforschten Zusammenhang mit der Freisetzung der Neurohormone; bei experimentell stimulierter Hormongabe werden Zellvergrößerung, Mitosen und Lipidvermehrung beobachtet. Der Neurallappen enthält keine Nervenzellperikarya.

Den *Gefäßen des Neurallappens* fehlt die Blut-Hirn-Schranke, sie werden von zartem perivaskulärem Bindegewebe umgeben; insgesamt bilden sie die *neurohämale Region* des Neurallappens. In ihnen liegen Endanschwellungen und nahe dem Axonende auftretende Axonauftreibungen, *Herring-Körper,* der Axone des *Tractus hypothalamo-hypophysialis.* Der Neurallappen ist Stapel- und Abgabeort der Neurohormone.

Das *Kapillarbett des Neurallappens* mündet einerseits direkt in *Venen,* die den Neurallappen verlassen (Abtransport von Effektorhormonen in den Körperkreislauf), andererseits bestehen *kapilläre Verbindungen zum Sekundärplexus* (Kapillarbett der Adenohypophyse).

Das *Kapillarbett der Adenohypophyse,* das Blut nur aus den vorgeschalteten neurohämalen Regionen empfängt, wird über obere und untere Hypophysenvenen in den Körperkreislauf drainiert; die Venen münden teils in die Sinus cavernosi und intercavernosi, teils auch in Venen des Knochenmarkes der Sella turcica.

Grenzen zwischen Blutmilieu der Neurohypophyse und Liquormilieu. Das aufgrund der fehlenden Blut-Hirn-Schranke in den *neurohämalen Regionen* der *Neurohypophyse* herrschende *Blutmilieu* unterscheidet sich durch seinen Reichtum an Neurohormonen nicht nur von dem *Liquormilieu* des weitaus größten Teils des Gehirns (s. S. 89), sondern auch von dem *Blutmilieu aller anderen Organe* im Körperkreislauf, damit auch von dem Blutmilieu der Dura mater, die stellenweise fenestrierte Kapillaren besitzt. Da im Hirnparenchym Blut- und Liquormilieu durch die Blut-Hirn-Schranke sehr effektiv geschieden werden (s. S. 89), liegt die Frage nahe, ob nicht auch in den Grenzbereichen der neurohämalen Regionen der Neurohypophyse (und anderer zirkumventrikulärer Organe) eine entsprechende Schranke besteht.

Die Frage kann aus Beobachtungen am Menschen vorläufig nicht beantwortet werden. Aus Tieruntersuchungen ergibt sich aber, daß nicht nur eine *Blut-Liquor-Schranke* zwischen der neurohämalen Region und dem Ventrikelliquor durch dichte Interzellularkontakte zwischen Tanyzyten besteht, sondern daß eine derartige Schranke auch gegen das Liquormilieu des seitlich an die proximale Neurohypophyse anschließende Neuropil ausgebildet ist. Basal (außen) dichtet eine *Meningeallamelle,* die sich auf den Hypophysenstiel fortsetzt und die gesamte Hypophyse einschließt, das Blutmilieu der Neurohypophyse gegen das umgebende Milieu, das Blutmilieu der Dura mater, ab; die Zellen der Meningeallamelle sind durch dichte Kontakte miteinander verbunden; sie bilden eine Blut-Blut-Schranke.

Aus Tieruntersuchungen ergibt sich weiterhin, daß der *Arachnoidearaum* (Subarachnoidealraum), der allseits von Leptomeningealzellen ausgekleidet und von Neurothelzellen gegen die Dura abgedichtet ist, ringförmig im Umkreis des Hypophysenstiels endet. In die Lücke zwischen der die Neurohypophyse bedeckenden Meningeallamelle und dem ringförmigen Abschluß des Arachnoidearaums dringt Duragewebe und mit ihm das *Blutmilieu der Dura* ein. Es ist lateral gegen den Arachnoidearaum durch die „Liquor-Blut-Schranke" des *Neurothels,* medial gegen die Neurohypophyse durch die „Blut-Blut-Schranke" (zwischen dem Blutmilieu des allgemeinen Körperkreislaufs der Dura und dem mit Neurohormonen angereicherten Blutmilieu der neurohämalen Region) abgegrenzt.

Zahlreiche *Phagozyten* sichern zudem die Barriere im Umkreis der Schranke zwischen neurohämaler Region und seitlich anschließendem Liquormilieu des Neuropils.

Einzelne Beobachtungen über die entsprechenden Blutmilieu-Liquormilieu-Grenzen beim Menschen ordnen sich in diese Befunde ein.

Neuroendokrine Systeme in der Neurohypophyse

Neurone, die identische *Peptide* herstellen, setzen jeweils ein mit der Bezeichnung des betreffenden Neurohormons (Neuropeptids) benanntes *neuroendokrines System* zusammen. Im folgenden werden die in die neurohämalen Regionen der Neurohypophyse eintretenden Zellausläufer dieser Neurone besprochen. Ihre *Perikarya,* die zum Teil verstreut in der periventrikulären grauen Substanz, zum Teil in Kernen des Hypothalamus liegen, kommen mit der Darstellung der grauen und weißen Substanz des Hypothalamus (s. S. 334) zur Sprache.

Monoaminerge Neuronsysteme spielen bei der Freisetzung der Peptide neuroendokriner Systeme in den neurohämalen Regionen eine entscheidende Rolle.

Projektionen Steuerhormone bildender Neurone in die neurohämale Region der Eminentia mediana (*Pars proximalis der Neurohypophyse*). Die Steuerhormone werden nicht kontinuierlich, sondern in Intervallen stoßweise, in „bursts", freigesetzt, ablesbar am Blut-Hormonspiegel. Dabei spielen sowohl die Zirkadianperiodik als auch kürzere, etwa 1½ oder 3 Stunden dauernde, Zeitintervalle eine Rolle, die durch Efferenzen des *Nucleus suprachiasmaticus* terminiert werden. Bei der Freisetzung der Steuerhormone in der Eminentia mediana ist u. a. Dopamin beteiligt, das in Neuronen des *Nucleus infundibularis (arcuatus)* gebildet wird.

Die Steuerhormone bildenden Neurone und die Neurone des Nucleus infundibularis, die die Freisetzung der Steuerhormone regulieren, werden als *tuberoinfundibuläres System* zusammengefaßt. Wahrscheinlich verlaufen auch Efferenzen aus dem Nucleus ventromedialis in dem System. Ihre Axone ziehen weitgehend gemeinsam, wenn auch in unterschiedlicher Anordnung, im *Tractus tubero-infundibularis* zur Eminentia mediana (Abb. 11.**6**).

Als Tractus tubero-infundibularis werden auch, im ursprünglichen Sinn, allein die Fasern aus dem Nucleus infundibularis und dem Nucleus ventromedialis bezeichnet. Für die Faserbahnen der die Steuerhormone bildenden Perikarya hat sich ein eigener Begriff noch nicht eingebürgert.

Die Bezeichnungen der *Steuerhormone* sind infolge der stürmischen Entwicklung auf diesem Gebiet uneinheitlich, für einige der Wirkstoffe sind mehrfache Bezeichnungen (und Abkürzungen) im Gebrauch. Nach einer Entschließung der internationalen Commission on Biochemical Nomenclature von 1974 sollen Steuerhormone, wenn sie die Freisetzung eines Hormons der Adenohypophyse stimulieren (Releasing factors oder hormones), als *Liberine,* wenn sie diese inhibieren (Release inhibiting factors oder hormones), als *Statine* bezeichnet und der Name des betroffenen Hormons vorangestellt werden. Über Steuerhormone s. Tab. 11.**2**. Noch sind nicht alle Steuerhormone (Steuerfaktoren) hinreichend bekannt, und nicht alle sind Peptide; der inhibierende Faktor für Prolactin z. B. ist Dopamin. Es ist ferner damit zu rechnen, daß die Wirkung eines Steuerhormons mehr als ein Vorderlappenhormon betrifft.

Die *Lage der Steuerhormone bildenden Neurone* wurde zunächst hauptsächlich aus Tieruntersuchungen bekannt. In zunehmendem Maße werden neuerdings Untersuchungen auch am Menschen durchgeführt, die Ergebnisse stimmen weitgehend mit den an anderen Mammaliern gewonnenen überein.

Perikarya, die verstreut, nicht als Kerne abgegrenzt, subependymal in der periventrikulären Zone des Hypothalamus liegen, die Perikarya eines jeden Neurohormons in einer anderen Gegend des „*hypophysiotropen Areals",* entsenden Axone mit den Steuerhormonen *Luliberin* (LRF, LHRH), *Somatostatin (SRIF)* oder *Thyroliberin (TRF)* in die Eminentia mediana. Axone, die den Corticotropin releasing factor *Corticoliberin (CRF)* und *vasoaktives intestinales Polypeptid* (VIP) abgeben, kommen aus dem *Nucleus paraventricularis* (s. S. 338). Aus dem *Nucleus infundibularis* (Nucleus arcuatus), einem gut abgrenzbaren Kern in der Wand des Infundibulum, der seinerseits Afferenzen aus anderen Hirnteilen erhält (s. S. 337), stammen Axone, die den Prolactin inhibiting factor *Prolactostatin (PIF)* (= das Katecholamin *Dopamin*) transportieren und solche, die *Pro-opiomelanocortin-Derivate* abgeben (und die auch *Prolactin* enthalten

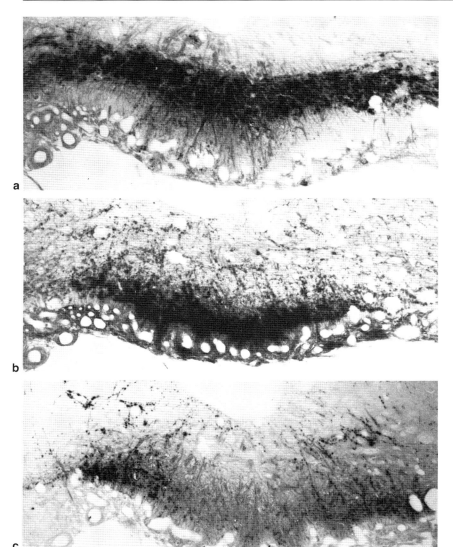

Abb. 11.6 **Lokalisation von drei neuroendokrinen Systemen in der Eminentia mediana am Beispiel der Ratte.**
Aufeinanderfolgende Frontalschnitte durch die Mitte des Organs desselben Tieres. Unterschiedliche Verteilung neurosekretorischer Fasern.
a Vasopressin in der Zona interna.
b Somatostatin in der Zona palisadica.
c LRF in der Zona palisadica und in der perikapillären Schicht seitlich.
Immunhistochemische Darstellung der Fasersysteme, 220fach.

können), sowie andere Axone, die *Somatoliberin (Somatokrinin)* freisetzen. Die efferenten, zur Eminentia mediana gerichteten, marklosen Fortsätze dieser Systeme bilden, jedes System für sich, innerhalb des *Tractus tubero-infundibularis* eine weitgehend geschlossene Bahn. Die Neurohormone sind in Form von unterschiedlich großen Bläschen mit dichtem Kern in den Axonen und Axonendigungen enthalten. Die einzelnen Steuerhormone können aber nicht sicher in Beziehung zu den Größenklassen der Sekretgranula gesetzt werden; zu ihrem sicheren Nachweis bedarf es der Methoden der Immunhistochemie.

In der Eminentia mediana enden auch die Axone der die Hormonfreisetzung kontrollierenden Neurone. An der *Kontrolle* der Freisetzung der Steuerhormone sind *dopaminerge Axone* des Nucleus infundibularis und (wahrscheinlich) auch Axone des Nucleus ventromedialis beteiligt. Hinzu kommen *noradrenerge Fasern* aus dem Hirnstamm (s. S. 478) sowie *γ-Aminobuttersäure-(GABA-)*haltige und *serotoninerge* Nervenfasern. Stimulierend oder inhibierend sind bei der Freisetzung auch *Histamin, Opioide* und *Angiotensin II* sowie *VIP* beteiligt. Diese die Freisetzung der Steuerhormone regulierenden Neurone vermitteln zugleich auch Einflüsse aus anderen Hirnteilen, besonders aus dem limbischen System und aus dem Nucleus suprachiasmaticus.

Luliberin stimuliert die Lutropin- (LH-, ICSH-) und die Follitropin-(FSH-)produzierenden Zellen der Adenohypophyse; deren Hormon regt die Zwischenzellen im Ovar und Hoden zur Hormonproduktion an und bewirkt Ovulation und Luteinisierung des Eifollikels. *Dopaminerge* Neurone, die in der Nähe von Blutgefäßen endigen, regulieren, gemeinsam mit *noradrenergen* Fasern aus dem Hirnstamm und mit *GABAergen* Fasern, die Luliberin-Freisetzung aus den Axonendigungen. Luliberin wird rhythmisch etwa im 1½-Stunden-Intervall freigesetzt. Eine ständige Freisetzung würde, wie Versuche mit künstlich zugeführten Luliberin-Gaben zeigten, die Lutropinabgabe in der Adenohypophyse stark reduzieren (Reduktion von Rezeptoren). Aber auch die Zerstörung des Nucleus infundibularis im Tierversuch hat, verbunden mit einer drastischen Abnahme von Dopamin in der Eminentia

Tabelle 11.**2** **Übersicht über die für den Menschen wichtigen hormonellen Efferenzen des Hypothalamus-Hypophysen-Systems**
(Bezeichnungen entsprechend der Nomenclature of Peptide Hormones der Commission on Biochemical Nomenclature, 1974. Bezeichnungen der Endocrine Society und weitere gebräuchliche Bezeichnungen, wenn hiervon abweichend, in [ ].

Hypothalamische Hormone	Adenohypophysäre Hormone
A. Steuerhormone	
Liberine	
Folliberin (Follicle stimulating hormone-releasing factor = *FSH-RF*) +)	*Follitropin* (Follicle stimulating hormone = *FSH*)
Luliberin (Luteinizing hormone-releasing factor = *LH-RF* [*LRF*]) [= *LHRH*; = *GnRH*]	*Lutropin* (Luteinizing hormone = *LH*; = interstitial cell stimulating hormone = *ICSH*)
Prolactoliberin (Prolactin-releasing factor = *PRF*; Vasoaktives intestinales Polypeptid = *VIP*)	*Prolactin* (Mammotropic hormone = *PRL*) [= Luteotropic hormone *LTH*]
Corticoliberin (Corticotropin-releasing factor = *CRF*)	*Corticotropin* (Adrenocorticotropic hormone = *ACTH*)
Thyroliberin (Thyrotropin-releasing factor = *TRF*) [= *TRH*]	*Thyrotropin* (Thyrotropic hormone = *TSH*)
Somatoliberin (Somatotropin-releasing factor; = growth hormone-releasing factor = *GH-RF*)	*Somatotropin* (Somatotropic hormone = *STH*; = growth hormone = *GH*)
Melanoliberin (Melanotropin-releasing factor = *MRF*) +)	*Melanotropin* (Melanocyte stimulating hormone = *MSH*)
Statine	
Prolactostatin (Prolactin-release inhibiting factor = *PIF*; Dopamin)	*Prolactin* (Mammotropic hormone = *PRL*) [= Luteotropic hormone *LTH*]
Somatostatin (Somatotropin-release inhibiting factor = *SRIF*)	*Somatotropin* (Somatotropic hormone = *STH*; = growth hormone = *GH*)
Melanostatin (Melanotropin-release inhibiting factor = *MIF*) +)	*Melanotropin* (Melanocyte stimulating hormone = *MSH*)
B. Effektorhormone	
Ocytocin (*Oxytocin* = *OXT*) [= *OT*]	
Vasopressin (= *VP*; = *Adiuretin* = *ADH*)	

+) Die Existenz dieser Wirkstoffe wird aufgrund indirekter Befunde postuliert, ihr chemischer Aufbau ist noch nicht gesichert.

mediana, ein Versiegen der LH- und FSH-Sekretion der Adenohypophyse mit schwerwiegenden Konsequenzen für die Gonadenfunktion und die Geschlechtsreifung zur Folge. Neuere Untersuchungsergebnisse deuten zudem darauf hin, daß Luliberin in den portalen Gefäßen durch Endopeptidasen enzymatisch abgebaut wird und daß Dopamin diesen Abbau steigert. Die Endopeptidasen stehen dabei unter Kontrolle des Serumspiegels der Sexualsteroide. Zur Therapie muß Luliberin in 1½-Stunden-Intervallen angewandt werden.

Die Reproduktionsfunktionen werden zudem langfristig vom Thymus beeinflußt; das Thymushormon *Thymosin* stimuliert die Luliberinsekretion.

Somatostatin inhibiert, *Somatoliberin* stimuliert die Produktion des Wachstumshormons Somatotropin in der Adenohypophyse. *Vasoaktives intestinales Polypeptid-(VIP-)* haltige neuropeptiderge Projektionen aus dem Nucleus paraventricularis in die Eminentia mediana inhibieren die Somatostatin-Freisetzung und stimulieren damit indirekt die Freisetzung des Wachstumshormons in der Adenohypophyse, das etwa im 3-Stunden-Intervall (Rhythmus der Somatoliberin-Freisetzung) abgegeben wird.

Thyroliberin setzt das Thyrotropin in der Adenohypophyse frei, das die Schilddrüse zu Wachstum und Sekretion anregt.

Corticoliberin stimuliert die Bildung und Freisetzung des ACTH sowie des α-MSH und des β-Endorphin in der Adenohypophyse. Seine Wirkung wird verstärkt durch *Vasopressin*, das aus Fasern des Nucleus paraventricularis, die in die Eminentia mediana ausscheren, in das Portalblut eintritt und in der Adenohypophyse als Co-Faktor wirkt. Die Fasern stehen unter *monoamin*ergem Einfluß; Reserpingaben führen zum Versiegen der Monoamine und zum völligen Verschwinden des Vasopressins aus diesen Fasern.

Vasoaktives intestinales Polypeptid (VIP) wird, stimuliert durch *Serotonin*, in der Eminentia mediana freigesetzt und anschließend über Portalgefäße (10fach stärkere Konzentration als im übrigen Kreislauf) zur Adenohypophyse transportiert und wirkt hier als Steuerhormon der Prolactin-Freisetzung, als Prolactin-releasing-factor *Prolactoliberin* (nachgewiesen auch beim Menschen). Diesem stimulierenden Effekt des VIP auf die Prolactin-Freisetzung wirkt Dopamin als Prolactin-release-inhibiting-factor *Prolactostatin* entgegen, doch haben beide offenbar unterschiedliche Rezeptoren. Die VIP-Wirkung wird durch *Thyroliberin*, das die Prolactin-Freisetzung über eigene Rezeptoren fördert, potenziert. Die VIP-Wirkung wird durch Östrogene verstärkt.

Weitere Steuerhormon-Systeme sind hauptsächlich physiologisch und biochemisch untersucht, morphologische Details sind dagegen noch lückenhaft. Über die Wirkung der von den Steuerhormonen gesteuerten adenohypophysären Hormone s. Bd. II, Endokrines System.

Projektionen Effektorhormone bildender Neurone in die neurohämale Region des Neurallappens *(Pars distalis der Neurohypophyse)*. Mit der Entdeckung und Untersuchung dieser Projektionen durch *W. Bargmann* und *B.* und *E. Scharrer* wurde 1949 der Grundstein zu dem heute überragenden Gebäude der Neuroendokrinologie gelegt (s. Bd. II). Zur neurohämalen Region des Neurallappens ziehen Axone aus den beiden magnozellulären Kernen des medialen Hypothalamus, aus dem Nucleus supraopticus und dem Nucleus paraventricularis (Abb. 11.7). *Vasopressin* und *Oxytocin*, die sich nur durch eine Aminosäure unterscheiden, entstehen in gesonderten Perikarya aus verschiedenen Prohormonen. *Provasopressin* besteht aus *Vasopressin*, dem *Neurophysin II* als „Träger" und einem *Glykoprotein*. In Vasopressin bildenden Perikarya können zugleich *Substanz P* wie auch *Dynorphin* auftreten. *Prooxytocin* ist aus *Oxytocin* und dem *Neurophysin I* zusammengesetzt. In Oxytocin bildenden Perikarya sind zudem *Proenkephalin* und *met-Enkephalin* sowie *Cholecystokinin* nachweisbar. Beide

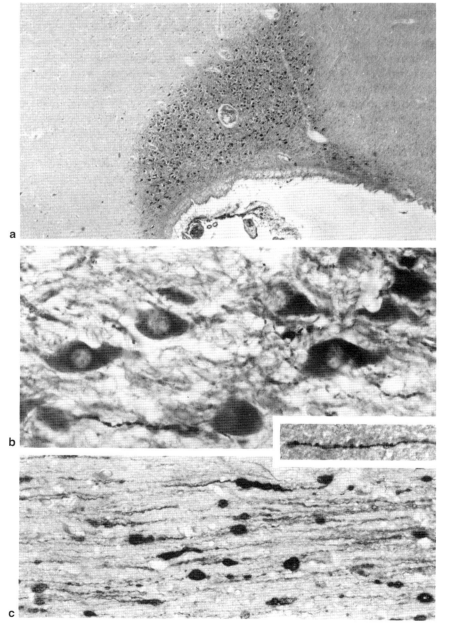

Abb. 11.7 **Ausschnitte aus dem Hypothalamus-Hypophysen-System des Menschen, immunhistochemische Darstellung.**
a Nucleus supraopticus, Übersicht.
b Perikarya aus dem Nucleus supraopticus.
c Tractus hypothalamohypophysialis.
Inset: Nervenfaser aus dem Tractus hypothalamohypophysialis.
Hormonnachweise durch anti-Vasopressin. Die Präparate stammen von älteren Menschen, Fixierung mehr als 24 Stunden nach Eintritt des Todes.
Vergr.: **a** 35fach, **b** 560fach, **c** 220fach, Inset 560fach.

Kerne enthalten auffallend große, dicht gedrängte Perikarya und sind stark vaskularisiert (Überwachung des osmotischen Druckes des Blutes durch Vasopressin bildende Perikarya). Die Axone beider Kerne bilden gemeinsam den starken *Tractus hypothalamohypophysialis.* In sehr starken Anschwellungen im Neurallappen, den *Herring-Körpern,* wird Neurosekret gespeichert und bei mangelndem Bedarf abgebaut – ein Vorgang, der auch in anderen endokrinen Zellen beobachtet wird.

Vasopressin steigert den Blutdruck und fördert die Rückresorption von Wasser aus den Nierenkanälchen; bei Vasopressinmangel entsteht ein Diabetes insipidus. *Oxytocin* regt die in der Schwangerschaft sensibilisierte glatte Muskulatur des Uterus und der Brustdrüsenendstücke zur Kontraktion an (Geburtseinleitung mit Hilfe von Oxytocin!); bei Unterfunktion besteht Wehenschwäche.

Regelkreise. Perikarya und Fortsätze neuroendokriner Neurone tragen Synapsen, sie stehen unter zentralnervösem Einfluß. *Produktion* und *Abgabe* der Neurohormone können demnach (über verschiedene Ebenen des ZNS) *nervös* gesteuert werden (z. B. zirkadiane Rhythmen, Einfluß der Psyche auf den ovariellen Zyklus). Sie können aber auch humoral wie bei endokrinen Drüsen durch *Rückmeldungen* aus der Peripherie gesteuert sein, so z. B. im Falle der Vasopressinproduktion in den Nuclei supraopticus und paraventricularis. Da die Blutgefäße der Kerngebiete eine Blut-Hirn-Schranke besitzen, sind für steuernde Rückmeldungen aus der Peripherie selektive Aufnahmemechanismen (Rezeptoren) für das entsprechende Hormon Voraussetzung. Schließlich können Produktion und Abgabe einzelner Neurohormone auch in gemischt *humoral-neuronalen* Regelkreisen ablaufen, wie z. B. die Oxytocinfreisetzung, die beim Säugen durch sensible Reize an der Brustwarze stimuliert wird.

Steuerhormone und Effektorhormone. Die ursprüngliche Einteilung der hypophysenbezogenen Neurohormon-Systeme in peptiderge *Steuerhormon-* und *Effektorhormon*-Systeme vereinfacht die Wirklichkeit allerdings. Folgende Beobachtungen stimmen nicht oder nicht ohne weiteres mit diesem Einteilungsschema überein.

Effektorhormone können nicht nur periphere Organe (*Vasopressin* die Nierentubuli, *Oxytocin* die glatte Muskulatur in Uterus und Brustdrüse), sondern in Einzelfällen auch die Adenohypophyse direkt beeinflussen; und *Steuerhormone* können im einzelnen nicht allein direkt die Freisetzung von Hypophysenhormonen steuern, sondern auch – in der Eminentia mediana selbst oder indirekt über den Einfluß auf Neurone der Tuberkerne – die *Freisetzung anderer Steuerhormone* regeln.

So ist z. B. zwar nicht daran zu zweifeln, daß eine Freisetzung des ACTH aus der Nebennierenrinde durch *CRF* gesteuert wird. Doch hat, funktionellen und morphologischen Befunden zufolge, eine kleine Gruppe von *Vasopressin*neuronen, deren Ausläufer in die Eminentia mediana eindringen und an Kapillaren sowie mit Kontakten an Epithelzellen der Pars tuberalis enden, hierbei eine zusätzliche Funktion.

Andere Untersuchungen zeigen, daß *peptiderge Neurone (Substanz P, Enkephalin oder Neurotensin)* die *Freisetzung anderer Peptide* in der Eminentia mediana steuern; unklar ist, ob sie dabei direkt die Axonmembran der betreffenden Neurone oder Tanyzyten oder glatte Muskelzellen der portalen Gefäße beeinflussen. Auch Synapsen, die enkephalinerge Axonendigungen an *Pituizyten* (Gliazellen) des Neurallappens bilden, werden im Zusammenhang mit der Freisetzung von Effektorhormonen gesehen.

Sicher entspricht auch die mit dem Konzept des Hormontransportes aus der Eminentia mediana über Portalgefäße zur Adenohypophyse meist verbundene Vorstellung, die *Adenohypophyse* werde auf diesem Weg gleichmäßig von Steuerhormonen überflutet, nicht ganz der Wirklichkeit. Aus Modellversuchen an der Adenohypophyse muß geschlossen werden, daß *nicht alle Kapillaren zugleich* und in gleichem Ausmaß durchblutet werden, und daß nicht alle *Kapillarendothelien* immer in gleicher Weise *durchgängig* sind. Schließlich ist die *Ausbreitung der Steuerhormone im Interzellularraum* der Adenohypophyse durch starke Windungen des Interzellularraumes und durch fokale Maculae occludentes zwischen Epithelzellen eingeschränkt. Da auch diese Faktoren hormonell steuerbar sind, kann die Adenohypophyse grundsätzlich auch über diese Faktoren der Stoffverteilung hormonell gesteuert werden.

Ein weiterer *indirekter Steuermechanismus* ist mit kurzen *Projektionen* von Steuerhormon-Neuronen in die *Tuberkerne* gegeben. So bilden z. B. *Somatostatin*-Neurone, die in der Mehrheit ihre Ausläufer in die Eminentia mediana entsenden, mit einigen Fortsätzen auch Synapsen an Neuronen des *Nucleus infundibularis,* der seinerseits Steuerhormone führende Fasern in die Eminentia mediana schickt.

Entgegen dem ursprünglichen Konzept von den peptidergen Neurohormonen können auch „klassische" Transmitter, wie *Dopamin* und *Serotonin* als *Steuerhormone* wirken. Zudem wird das ursprüngliche Konzept noch dadurch kompliziert, daß einige *Peptide und Monoamine simultan* (zugleich im selben Neuron) vorkommen können (s. S. 69).

Nachdem *Dopamin* bereits vor einiger Zeit als *Prolactin-inhibiting-factor* bekannt geworden ist, weiß man auch, daß *Serotonin führende Fasern* in den perivaskulären Räumen der Eminentia mediana regelmäßig vorkommen; ihre Bedeutung ist noch unklar (Einfluß auf neurosekretorische Axonendigungen, glatte Muskelzellen von Portalgefäßen, Kapillaren der Adenohypophyse? Wirkung direkt als Steuerhormon?).

Bei simultaner Bildung z. B. von Vasopressin, Substanz P und Dynorphin oder von Oxytocin, met-Enkephalin und Cholecystokinin in magnozellulären Neuronen oder z. B. von Neurotensin und Dopamin in Neuronen des Nucleus infundibularis entsteht die Frage nach den funktionellen Folgen bei gemeinsamer Freisetzung jeweils mehrerer Wirkstoffe; sie sind in den meisten Fällen schwer übersehbar – besonders bei simultaner Freisetzung etwa von *Somatostatin* und *Enkephalin,* die in denselben Elementargranula in Axonendigungen in der Eminentia mediana auftreten, und die nach bisherigen Erfahrungen gegensinnige Wirkungen entfalten.

Zirkumventrikuläre Organe

Die Neurohypophyse mit ihren neurohämalen Regionen wird zu den *zirkumventrikulären Organen* gezählt. Sie ist als *Komponente der neuroendokrinen Systeme* von allen das am besten untersuchte Organ; verglichen mit den über die Eminentia mediana und den Neurallappen gewonnenen Kenntnissen sind die über die übrigen zirkumventrikulären Organe, ausgenommen die Plexus choroidei und das Corpus pineale, sehr gering. Da die zirkumventrikulären Organe gemeinsame Baueigentümlichkeiten aufweisen, die sonst an keiner anderen Stelle des ZNS vorkommen, und da mindestens zwei weitere von ihnen offenbar gleichfalls als Komponenten neuroendokriner Systeme angesehen werden müssen, erscheint es angebracht, die übrigen zirkumventrikulären Organe im Anschluß an die Neurohypophyse zu besprechen.

An einigen kleinen, scharf begrenzten Stellen des III. und IV. Ventrikels ist die Hirnwand so sehr verdünnt, daß sie allein noch vom Ependym gebildet wird. Das Ependym, zusammengesetzt aus Ependymzellen und subependymaler Gewebeplatte, ist an diesen Stellen stark und in unterschiedlicher Weise spezialisiert, so daß organartige Bildungen, *Ependymorgane* oder *zirkumventrikuläre Organe,* entstehen (Abb. 11.**8**). Die (meisten) zirkumventrikulären Organe grenzen mithin sowohl an den inneren (Ventrikel-) als auch an den äußeren (Subarachnoideal-)Liquor. Die (meist) unpaar ausgebildeten zirkumventrikulären Organe liegen in der Medianebene oder sind, wie die Plexus choroidei der Seitenventrikel, während der Ontogenese aus einer unpaaren Anlage in der Medianebene ausgewachsen.

Zu den zirkumventrikulären Organen rechnet man bei Mammaliern, den Menschen eingeschlossen, in allen Ventrikeln die *Plexus choroidei,* in der Wand des III. Ventrikels, die *Neurohypophyse* mit dem *Neurallappen* der Hypophyse und der *Eminentia mediana,* das Gefäßorgan der Lamina terminalis, *Organum vasculosum laminae terminalis,* das Subfornikalorgan, *Organum subfornicale,* das *Corpus pineale,* das Subkommissuralorgan, *Organum subcommissurale,* und in der Wand des IV. Ventrikels die *Area postrema.* Submammalier besitzen noch weitere zirkumventrikuläre Organe. Umfassende Kenntnisse über die Funktion dieser Organe sind bisher hinsichtlich der *Neurohypophyse* (s. S. 322), der *Plexus choroidei* (s. S. 186) und des *Corpus pineale* (s. Bd. II) erarbeitet und in den entsprechenden Kapiteln beschrieben.

Das bisher über diese Organe Bekanntgewordene zeigt, daß sie, trotz aller strukturellen Gemeinsamkeiten, funktionell uneinheitlich sind. Das *Gefäßorgan der Lamina terminalis* und das *Subfornikalorgan,* die keine bzw. eine eingeschränkte Blut-Hirn-Schranke besitzen und eine neurohämale Region bilden, sind wahrscheinlich, vergleichbar der Neurohypophyse, *Komponenten neuroendokriner Systeme.* Die *Area postrema,* die gleichfalls eine *neurohämale Region* bei fehlender Blut-Hirn-Schranke enthält, läßt dagegen einen direkten Zusammenhang mit neuroendokrinen Systemen nicht erkennen; sie ist vielmehr *Trigger-Zone für vegetative Reflexe,* die durch schrankenpflichtige Stoffe im Blut an dieser Stelle wegen der fehlenden Blut-Hirn-Schranke ausgelöst werden können. Im *Subkommissuralorgan* besteht, im Unterschied zu allen anderen zirkumventrikulären Organen, eine Blut-Hirn-Schranke, seine modifizierten Ependymzellen sind *sekretorisch* tätig, vergleichbar den Zellen einer exokrinen Drüse.

Organum vasculosum laminae terminalis

Im **Gefäßorgan der Lamina terminalis,** *Organum vasculosum laminae terminalis (OVLT),* wölben Gefäßschlingen von außen den unteren Anteil der dünnen, rostral den III. Ventrikel begrenzenden Lamina terminalis in den III. Ventrikel vor. Das Organ ist beim Menschen rudimentär ausgebildet. Beobachtungen am OVLT gehen auf Tieruntersuchungen zurück, beim Kaninchen ist das Organ 1,2 mm hoch.

Nach Untersuchungen an Mammaliern ist das OVLT Abgabeort für die Steuerhormone *Somatostatin, Luliberin* und für *Motilin* und steht darin der Eminentia mediana nahe. Wie diese hat sie eine weite, nach allen Seiten gut abgegrenzte *neurohämale Region.* In wesentlichen Punkten unterscheidet sich das OVLT aber von der Eminentia mediana. So entwickeln sich in

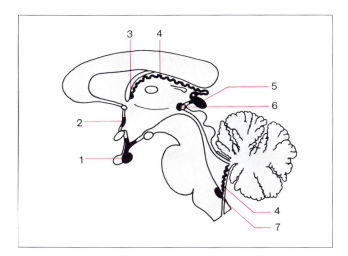

Abb. 11.**8** **Zirkumventrikuläre Organe, medianer Sagittalschnitt, menschliches Gehirn.** Schema.
1 Neurohypophyse
2 Organum vasculosum laminae terminalis
3 Organum subfornicale
4 Plexus choroidei
5 Corpus pineale
6 Organum subcommissurale
7 Area postrema

der Ontogenese die neuroendokrinen Projektionen in das OVLT zeitlich unabhängig von denen in die Eminentia mediana, und die Luliberin-Fasern verhalten sich darin anders als die in der Eminentia mediana, da sie Neurone im OVLT selbst beeinflussen. Die Frage, ob das im OVLT freigesetzte Luliberin auf die Gonaden wirkt, wird unterschiedlich beantwortet; zyklische Schwankungen des Luliberin im OVLT sind beschrieben. In die Regulation des Luliberin im OVLT greifen Monoamine ein. Das *Gefäßbett* des OVLT ist unabhängig von dem der Eminentia mediana und entwickelt sich bereits pränatal. Gefäßverbindungen zur Eminentia mediana sind nicht bekannt, so beteiligt sich das Somatostatin im OVLT auch nicht an der durch Steroidhormone induzierten Modulation der Produktion von Wachstumshormon, im Gegensatz zu den Somatostatinprojektionen in die Eminentia mediana. *Gefäßverbindungen* sind dagegen zu präoptischen Kernen ausgebildet. Auffällig ist eine früh in der Entwicklung angelegte Gefäßverbindung zum Subfornikalorgan. Diese Unterschiede, besonders in der Gefäßanordnung, zwischen OVLT und Eminentia mediana lassen vermuten, daß das OVLT als Vermittler des Blutwegs für Neurohormone Funktionen ausübt, die die Eminentia mediana nicht leisten kann, und damit diese ergänzt. Das OVLT ist zudem auch *Vermittler neuronaler Verbindungen* (Trigger-Zone). Es besitzt Angiotensin-II-empfindliche Zellen, deren Zerstörung vermehrtes Trinken nach Salzbelastung verhindert.

Organum subfornicale

Das **Subfornikalorgan**, *Organum subfornicale (SFO)*, ist zwischen den Foramina interventricularia unter den Fornices befestigt. Am SFO sind die Plexus choroidei des III. Ventrikels und der Seitenventrikel angeheftet. Das Organ ist beim Menschen stecknadelkopfgroß ausgebildet, doch wurden Kenntnisse über das Organ bisher allein aus Tieruntersuchungen gewonnen. Beim Kaninchen hat das Organ einen Durchmesser von 0,4 mm, beim Gorilla ein Organvolumen von 1,3 mm^3. Im SFO können in getrennten *neurohämalen Regionen Somatostatin* und *Luliberin* enthaltende Axonendigungen in den perivaskulären Räumen fenestrierter Kapillaren nachgewiesen werden. Die postkapillaren Venen aus beiden neurohämalen Regionen drainieren in die Kapillaren der Plexus choroidei, eine Gefäßverbindung, die andere zirkumventrikuläre Organe nicht aufweisen. Das Luliberin aus dem SFO ist offenbar an der zyklischen (nicht an der tonischen) Freisetzung von LH und FSH beteiligt (Hypersekretion von FSH am Pro-Oestrus-Tag).
Das SFO spielt außerdem als *Vermittler neuronaler Wege* (Trigger-Zone) im Zusammenspiel des *Angiotensin-II-Systems* und der neurosekretorischen Nuclei supraopticus und paraventricularis eine Rolle. Angiotensin II aus dem Blut, das der Blut-Hirn-Schranke unterliegt, führt über das SFO, das keine Blut-Hirn-Schranke besitzt, zur Vasopressin-Ausschüttung, es hat auf diesem Weg zugleich einen Trink- und Pressor-Effekt. *Angiotensin-converting Enzym* ist immunhistochemisch im SFO nachweisbar. Das SFO besitzt Angiotensin-II-Rezeptoren. Vom SFO gehen efferente Verbindungen zu den Kerngebieten des Hypothalamus aus, die bei der verhaltensmäßigen und physiologischen Kontrolle des Wasserhaushaltes beteiligt sind, zu Kernen im anteroventralen Drittel des ventrikelnahen Hypothalamus, den großzelligen *Nuclei supraopticus* und *paraventricularis*, und zum kleinzelligen *Nucleus periventricularis*, der in die Eminentia mediana und in alle motorischen Kerne des autonomen Nervensystems projiziert. Die Durchtrennung dieser Verbindungen führt im Tierversuch zu mäßiger Polyurie, zu mangelhafter Harnkonzentration und zu gestörtem Trinkverhalten. Die neuronale Vermittlung dieser Effekte ergibt sich u. a. auch daraus, daß der Trink-Effekt auch durch elektrische Stimulation des SFO hervorgerufen werden kann. Die Verbindung zum Nucleus supraopticus ist monosynaptisch, wie Degenerationsexperimente zeigen. Nach neuen Untersuchungen soll das SFO an der zentralen Kontrolle des Flüssigkeitsgleichgewichtes beteiligt sein. Offenbar ist das SFO aber nicht nur Trigger-Zone in dem speziellen Vasopressin-System, sondern darüber hinaus noch in größeren Zusammenhängen; *Efferenzen* aus dem SFO ziehen auch zum *medialen präoptischen Kern*, zum *Nucleus suprachiasmaticus* sowie zum *OVLT*.

Organum subcommissurale

Das **Subkommissuralorgan**, *Organum subcommissurale (SCO)*, bedeckt im Anschluß an das Corpus pineale die Commissura epithalamica unmittelbar vor dem Tectum mesencephali am Übergang des III. Ventrikels in den Aquaeductus cerebri. Das Organ ist bei Neugeborenen gut ausgebildet und auch beim Erwachsenen noch nachweisbar, spielt aber im Laufe des postnatalen Lebens beim Menschen offenbar keine Rolle. Alle Untersuchungen am SCO wurden an Tieren durchgeführt, bei der Maus ist das Organ etwa 1 mm lang.
Die *Ependymzellen* des SCO sezernieren bei den meisten Wirbeltieren einen strukturlosen Faden aus Glykoproteinen, den *„Reissnerschen Faden"*. Dieser ist etwa 50 μm dick und bei großen Wirbeltieren 1 m lang und länger, er erstreckt sich durch Aquädukt und IV. Ventrikel in den Zentralkanal des Rückenmarks und ist bis in dessen kaudales Ende zu verfolgen. Die Wachstumsrate beträgt täglich bis etwa 10% der Gesamtlänge (bei der Maus absolut 7,5 mm). Einflüsse der Temperatur, Jahreszeit, des Lichtes auf das Wachstum wurden festgestellt. Über die Funktion des Reissnerschen Fadens und damit des SCO gibt es unterschiedliche Vorstellungen. Der Reissnersche Faden wird von manchen als Einrichtung zur *Eliminierung von Liquorinhaltsstoffen* (z. B. Zelldetritus) angesehen. Andere Autoren stellten fest, daß er für das regelrechte *Auswachsen des Achsenskeletts und des Rückenmarkes* wichtig sei. Als *„Sagittalorgan"* soll er im Zusammenwirken mit Liquorkontaktneuronen des Rückenmarkes (ähnlich wie die Cupula im Gleichge-

wichtsorgan) zur Wahrnehmung von Bewegungen in der Längsachse des Körpers beitragen. Die Frage nach der Funktion des Reissnerschen Fadens ist noch nicht überzeugend beantwortet. Wiederholt wurde auch über Zeichen einer basalen Sekretion der Ependymzellen des SCO mit den zytologischen Merkmalen endokriner Sekretion berichtet. Die Blut-Hirn-Schranke ist ausgebildet.

Area postrema

Die **Area postrema** *(AP)* mit dem anschließenden schmalen Gewebsstreifen der *Area subpostrema* ist ein nur bei Mammaliern und Vögeln vorkommendes zirkumventrikuläres Organ. Es ist beim Menschen und einigen weiteren Mammaliern paarig, bei anderen unpaar ausgebildet.
Beim Menschen ist die AP im kaudalen Ende der Rautengrube beiderseits zwischen Ala cinerea und Taenia rhombencephali eine schmale, millimeterlange Erhebung. Am Querschnitt hebt sich die AP durch ihre reiche Vaskularisation deutlich vom umgebenden Gewebe ab. Die Gefäße besitzen keine Blut-Hirn-Schranke, die AP ist insgesamt eine extrem schwellfähige *neurohämale Region*. Beim Menschen atrophiert das Organ häufig in der 2. Lebenshälfte. Nahezu alle Beobachtungen über die AP wurden an Tieren gemacht.
Die AP ist reich an *Perikarya* – zumeist *noradrenergen*, auch *enkephalinergen* und *dopaminergen* – und zahlreiche *serotoninerge* und *noradrenerge Axone* treten in das Organ ein. *Substanz-P-haltige Fasern* aus dem Nucleus solitarius bilden Synapsen an Dendriten und Somata von Neuronen der AP.
Seit vielen Jahren ist die AP als *Trigger-Zone für den Brechreflex* bekannt. Schrankenpflichtige Stoffe aus dem Blut gewinnen in der AP Zutritt zu Neuronen des ZNS. Die zahlreichen Efferenzen der AP ziehen größtenteils in die unmittelbar benachbarten Kerngebiete, über die zahlreiche *Eingeweidereflexe* ablaufen (z. B. Nucleus parabrachialis, Nucleus solitarius). *Angiotensin II* vermag über die AP kardiovaskuläre Effekte zu erzeugen, auch das Eß- und Trinkverhalten kann offenbar über die AP beeinflußt werden. Ein eindeutiger Zusammenhang der AP mit neuroendokrinen Systemen konnte bisher nicht nachgewiesen werden.

Kerngebiete des Hypothalamus

Die **graue Substanz** des Hypothalamus ist an vielen Stellen in nicht deutlich abgegrenzte Kerngebiete gegliedert – markscheidenhaltige Bahnen, die in anderen Hirnteilen oft die Abgrenzung von Kerngebieten erleichtern, fehlen im „markarmen Hypothalamus" weitgehend. Unterschiede in der grauen Substanz, die zur Bestimmung von Kernen geführt haben, sind bei Übersichtsfärbungen in etwa 9 nicht immer leicht unterscheidbaren Perikaryon-Größen gegeben. Hieraus erklärt sich, daß von verschiedenen Autoren die graue Substanz des Hypothalamus in nicht immer gleich viele Kerngebiete aufgegliedert wird und daß manche Bereiche, die nicht weiter unterteilt werden können, als Areal bezeichnet werden. Die graue Substanz des Hypothalamus läßt sich, entsprechend ihrer lateral gerichteten Entwicklung aus der periventrikulären Matrixschicht, in *drei longitudinale Zonen* unterteilen; von medial nach lateral folgen beiderseits aufeinander die *periventrikuläre*, die *mediale* und die *laterale Zone*.

Die Pariser Nomina anatomica unterscheiden dagegen in rostro-kaudaler Richtung die *Regio hypothalamica anterior*, *Regio hypothalamica intermedia* und *Regio hypothalamica posterior* und heben von diesen Regionen die *Regio hypothalamica dorsalis* ab.

Die **periventrikuläre Zone,** die eine rostro-kaudale Gliederung kaum erlaubt, ist schmal. Sie wird aus mehreren Lagen kleiner Perikarya, darunter zahlreiche neuroendokrine peptiderge Neurone, und marklosen Nervenfasern zusammengesetzt. Die *neuroendokrinen Neurone*, die keine deutlich abgegrenzten Kerngebiete bilden, sind Produzenten von *Steuerhormonen* (Releasing hormones, Release inhibiting hormones, s. S. 327). Als abgrenzbares Kerngebiet wird dagegen der am weitesten basal in der Wand des Infundibulum gelegene, hypophysenbezogene Neurone enthaltende *Nucleus infundibularis* (Nucleus arcuatus) der periventrikulären Zone zugerechnet.
In der zellreichen **medialen Zone** sind die Zellen und Kerne in drei Gruppen zusammengelagert, in eine vordere, intermediäre und hintere Gruppe.
Die *vordere Gruppe* wird von dem schlecht abgrenzbaren *Nucleus anterior* sowie den beiden deutlich hervortretenden magnozellulären neurosekretorischen Kernen, den *Nuclei supraopticus* und *paraventricularis* gebildet.
Die *intermediäre Gruppe* umfaßt die *Nuclei dorsomedialis* und *ventromedialis*, die nur unscharf voneinander abgegrenzt werden können.
Die *hintere*, „mamilläre", *Gruppe* ist als „markreicher Hypothalamus" unmittelbar an Verbindungen mit dem limbischen System beteiligt. Sie wird vom *Nucleus mamillaris medialis* und *Nucleus mamillaris lateralis* gebildet. Zur hinteren Gruppe rechnet man zudem ein mehr diffuses, markarmes, dorsal anschließendes Gebiet, insgesamt als *Nucleus posterior* bezeichnet. Dieser setzt sich in das Höhlengrau um den Aquädukt und in das Tegmentum mesencephali fort.
Die **laterale Zone,** von der medialen durch den postkommissuralen Fornix abgetrennt und seitlich von der inneren Kapsel und der subthalamischen Region begrenzt, wird als *Area hypothalamica lateralis*, laterales Feld des Hypothalamus, zusammengefaßt. Eine Untergliederung ist kaum möglich.
Die **präoptische Region,** ein schmaler vertikaler Gewebsbereich zwischen Commissura rostralis und rostraler Grenze des Chiasma opticum, die noch den am weitesten rostral gelegenen Teil des III. Ventrikels

begrenzt, ist aus der Anlage des Telencephalon hervorgegangen. Die präoptische Region steht aber in inniger struktureller Beziehung zum Hypothalamus und muß deshalb in diesem Zusammenhang besprochen werden. Sie enthält vier Zellgruppen, die vertikal ausgerichteten *Nuclei praeoptici medialis* und *lateralis*, den *Nucleus praeopticus periventricularis* sowie über dem Chiasma opticum den kleinen *Nucleus suprachiasmaticus*. Die Kerne setzen die drei hypothalamischen Zonen rostral fort.

An die präoptische Region schließt sich beiderseits rostral die *Septumregion* an, die Teil der medialen Wand der Endhirnhemisphäre ist (s. Abb. 11.**15**).

Die **weiße Substanz** ist im „markarmen Hypothalamus" nur spärlich vertreten; seine Faserverbindungen sind markscheidenarm oder -frei. Im „markreichen Hypothalamus" sind deutlich markscheidenhaltige Bahnen ausgebildet. Die *Faserverbindungen des Hypothalamus* sind einerseits Glieder größerer Neuronenkreise, die *limbisches System* und *Mittelhirn* funktionell verbinden. Der Hypothalamus ist über Verbindungen zur präoptischen Region und zur Septumregion sowie über den Faseraustausch mit der Hippokampusformation und dem Corpus amygdaloideum in die Endhirnanteile dieser Neuronenkreise eingeschlossen, durch Verbindungen zum Mittelhirn (und zu tieferen Teilen des Hirnstammes) ist er in deren Mittelhirnanteil eingebunden; er bildet die Zentrale dieser Neuronenkreise. Andererseits sind im Hypothalamus auch sehr kleine Neurongruppen zu Funktionseinheiten zusammengeschlossen, die Schlüsselfunktionen in größeren Neuronenkreisen ausüben. Bei der folgenden Besprechung der hypothalamischen Kerne können deshalb die angegebenen Afferenzen und Efferenzen nicht jedesmal den gesamten Zusammenhang sondern nur die wichtigsten oder nächstliegenden Glieder des Systems angeben.

Präoptische Region

Die Kerne der präoptischen Region, einer telenzephalen Anlage, die *Nuclei praeoptici medialis* und *lateralis* mit dem *Nucleus suprachiasmaticus*, setzen zwei der hypothalamischen Längszonen rostral fort, der mediale Kern die mediale, der laterale Kern die laterale Zone. Beide Kerne verhalten sich weitgehend gleichartig und können deshalb als *Nucleus praeopticus* gemeinsam besprochen werden. Auch die periventrikuläre Zone setzt sich rostral als *Nucleus praeopticus periventricularis* fort, ohne allerdings ihren Charakter dabei zu verändern; diese rostrale Region bedarf deshalb keiner weiteren Besprechung, sie enthält u. a. Luliberin bildende Perikarya. Eine besondere Stellung nimmt dagegen der *Nucleus suprachiasmaticus* ein. Der *Nucleus praeopticus* ist als wichtige telenzephaldienzephale Schaltstelle völlig in den Hypothalamus integriert. Die Kerne sollen deshalb noch vor der Besprechung der vorderen Zellgruppen der Längszonen erörtert werden.

Nucleus suprachiasmaticus

Der *Nucleus suprachiasmaticus*, ein kleiner, unscharf begrenzter Kern, liegt dorsal und kaudal vom Chiasma opticum im rostralen Bereich der Wand des III. Ventrikels (Abb. 11.**9**). Er ist, der Beschaffenheit der kleinzelligen verschiedenen peptidergen Perikarya und der lokal unterschiedlichen Afferenzen und Transmitter nach, heterogen zusammengesetzt. Der Nucleus suprachiasmaticus nimmt insofern eine besondere Stellung ein, als er Afferenzen aus dem optischen System erhält und für die Synchronisation zirkadianer (und anderer) Rhythmen der zentralen neuroendokrinen Systeme offenbar große Bedeutung hat. Diese zunächst bei Nagetieren festgestellten Afferenzen sind neuerdings auch beim Menschen gefunden worden. Bei der Synchronisation solcher Rhythmen werden noch weitere Einflüsse aus anderen Hirnregionen, z. B. aus dem Corpus pineale, wirksam.

Afferenzen. Außer retinalen Afferenzen ziehen nichtretinale Fasern zum Nucleus suprachiasmaticus aus dem *supraoptischen Faserkomplex*, dem *Nucleus praeopticus medialis*, dem *Mandelkern* und dem *hypophy-*

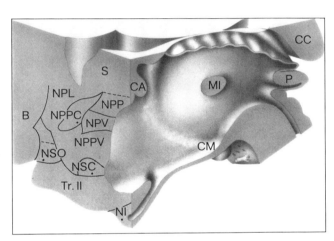

Abb. 11.**9 Lage des Nucleus suprachiasmaticus** (NSC) **beim Menschen** im Frontalschnitt durch die rechte Hälfte des Zwischenhirns (medianer Sagittalschnitt durch Zwischenhirn und Mittelhirn) (nach *Hartwig* u. *Wahren*, 1981).

B	Basalganglien
CA	Commissura rostralis
CC	Corpus callosum
CM	Corpus mamillare
MI	(„Massa intermedia") Adhaesio interthalamica
NI	Nucleus infundibularis
NPL	Nucleus praeopticus lateralis
NPP	(„Nucleus prothalamicus periventricularis") Area praeoptica periventricularis (dorsalis)
NPPC	(„Nucleus prothalamicus principalis centralis") Area hypothalamica anterior
NPPV	(„Nucleus prothalamicus principalis ventralis") Area praeoptica periventricularis (ventralis)
NPV	Nucleus paraventricularis
NSC	Nucleus suprachiasmaticus
NSO	Nucleus supraopticus
P	Corpus pineale
S	Septum
Tr. II	Tractus opticus

siotropen Areal mit *peptidergen Fasern* sowie aus *kortikohypothalamischen noradrenergen Projektionen* zum lateralen Kernteil. *Serotoninerge* Fasern zum hinteren Kernanteil stammen aus den *Raphekernen* des Mittelhirns. Ein weiterer Faserzug kommt (bei Ratte und Katze) aus dem *Corpus geniculatum laterale* und der *Zona incerta* und projiziert über die Meynertsche Kommissur in den Nucleus suprachiasmaticus beider Seiten. Zudem sind bilaterale Afferenzen aus dem *medialen Septumareal* und der *Hippokampusrinde* beschrieben.

Efferenzen des Nucleus suprachiasmaticus können bis in den präkommissuralen Anteil der Lamina terminalis verfolgt werden. Aus Beobachtungen in Tierexperimenten und klinischen Erfahrungen über endokrine Vorgänge bei Reizungsversuchen und bei Läsionen des Nucleus suprachiasmaticus schließt man, daß er direkte Faserverbindungen zu den periventrikulären Kernen *(Nuclei paraventricularis, ventromedialis, dorsomedialis hypothalami, periventricularis thalami)*, zum *Mamillarkernkomplex,* zum *Organum vasculosum laminae terminalis,* ins *laterale Septum* und (über die Stria medullaris thalami) zum *Nucleus habenularis lateralis* hat.

Bekannt sind Einflüsse des Nucleus suprachiasmaticus auf die *zyklische Bildung* des Steuerhormons *Luliberin* (LRF, LHRH) für die gonadotropen Hormone, auf die *zirkadiane Produktion* des Steuerhormons *Corticoliberin* (CRF) für das ACTH und auf die *rhythmische Abgabe* des *Wachstumshormons* (6,3-Stunden-Rhythmus); aus Untersuchungen an nachtaktiven Nagetieren ist auch die Vermittlung von Licht-induzierten *zirkadianen Verhaltensweisen* durch den Nucleus suprachiasmaticus bekannt. Elektrische Reizung des suprachiasmatischen Areals führt im Tierexperiment zu Ovulation, *Läsion* des Areals zum Sistieren der Ovulation und der Gelbkörperbildung, bei männlichen Tieren zur Paarungsunfähigkeit. Man nimmt an, daß die Wirkung des Kernes über die Efferenzen zu den periventrikulären Kernen und zu den diffus in der hypophysiotropen Region angeordneten Luliberin produzierenden Perikarya vermittelt wird (s. Steuerhormone, S. 327).

Offenbar wirkt der Nucleus suprachiasmaticus auch im Zusammenspiel mit dem *Serotonin-System* und dem *Corpus pineale* in dem Sinne, daß die exzitatorische Lichtwirkung auf den Kern inhibitorische Neurone erregt, wodurch letztlich im Corpus pineale die Enzymproduktion und die Abgabe des Epiphysenhormons Melatonin reduziert werden – Neurone, die ihrerseits durch serotoninerge Projektionen aus *Raphe-Kernen* inhibiert werden, die gleichfalls Afferenzen aus dem akzessorischen optischen System (s. S. 291) empfangen. Vermehrte Serotoninabgabe im Nucleus suprachiasmaticus in der Nachtzeit verringert die inhibitorische Wirkung des Kerns auf das Corpus pineale mit der Folge einer vermehrten Melatoninbildung (Höhepunkt um Mitternacht). Melatonin stimuliert die Serotoninproduktion in den Raphekernen und übt, da Serotonin auch auf *neuroendokrine Zellen* im hypophysiotropen Areal inhibitorisch wirkt, damit indirekt eine inhibitorische Kontrolle neuroendokriner Vorgänge aus. Daß dabei auch zirkadiane Wirkungen nicht ausgeschlossen sind, ergibt sich aus dem vorher Besprochenen.

Auf welche Weise sich diese und weitere, noch nicht bekannte, Mechanismen beim Menschen zu einem mehrwöchigen *Zyklus* summieren und inwieweit hier noch genetische Faktoren im Sinne einer inneren Periodik unabhängig vom Zirkadianrhythmus eingreifen, bleibt vorläufig unbekannt.

Nucleus praeopticus

Der *Nucleus praeopticus* ist ein länglicher, im Frontalschnitt parallel zur Wand des III. Ventrikels senkrecht gestellter, schmaler Kern mit einem medialen und einem lateralen Anteil. Er erstreckt sich etwa in der Frontalebene der Lamina terminalis in ganzer Höhe zwischen Nucleus supraopticus und Commissura rostralis. Der Kern ist mit Afferenzen und Efferenzen in weitreichende limbische und in speziell hypothalamische Zusammenhänge eingebunden.

Afferenzen zum Nucleus praeopticus werden über vorwiegend peptiderge Fasern aus dem *Corpus amygdaloideum* über den *Nucleus interstitialis striae terminalis* und über die präkommissurale Komponente der *Stria terminalis,* aus den *Septumkernen* sowie aus der *orbitofrontalen Hirnrinde* über das *mediale Vorderhirnbündel,* aus dem *Nucleus suprachiasmaticus* über *periventrikuläre Fasern* herangeführt. Weitere Afferenzen kommen im *medialen Vorderhirnbündel* aus dem *Nucleus ventromedialis hypothalami* und dem *zentralen Grau* des Mittelhirns.

Efferenzen des Nucleus praeopticus ziehen in der *Stria terminalis* (zum Teil mit gegenläufigen peptidergen Projektionen) zu Kernen des *Corpus amygdaloideum,* im *medialen Vorderhirnbündel* zu den *Septumkernen,* zum *Tuberculum olfactorium* und *Nucleus olfactorius anterior,* zu den meisten *hypothalamischen Kernen (Nuclei anterior, dorsomedialis, posterior hypothalami, Nucleus infundibularis)* und ins *Mittelhirn (zentrales Grau, Area tegmentalis ventralis* und *Formatio reticularis, Raphekerne).*

Periventrikuläre Zone
Hypophysiotropes Areal

Als *hypophysiotropes Areal* wird der schmale periventrikuläre ungegliederte Streifen grauer Substanz bezeichnet, der in loser Verteilung Perikarya von Steuerhormone bildenden Neuronen enthält. Im *rostralen* Bereich bis zur Lamina terminalis liegen hauptsächlich *Luliberin* bildende Perikarya (speziesabhängig mehr im mediobasalen Hypothalamus oder mehr in der Area praeoptica) (Abb. 11.**10** u. 11.**11**), der mittlere Bereich des Areals enthält *Somatostatin* sowie *Thyroliberin* produzierende Perikarya.

Afferenzen zum hypophysiotropen Areal kommen aus dem *Nucleus suprachiasmaticus* (Untersuchungen an

Nagetieren) und/oder aus anderen Kernen, die Zirkadianperiodik (s. S. 291) vermitteln. Die 1½-Stunden-Rhythmik der Luliberinfreisetzung in der Eminentia mediana (nicht im Gefäßorgan der Lamina terminalis) wird dort durch *dopaminerge* Fasern aus dem Nucleus infundibularis (und wahrscheinlich auch durch GABAerge Fasern) gesteuert.

Neuroendokrine Efferenzen der *Luliberin-, Somatostatin-* und *Thyroliberin*-Neurone ziehen als *steuerhormonhaltige* Fasern gebündelt im *Tractus tubero-infundibularis* zur *Eminentia mediana*. Neuroendokrine Efferenzen des *Luliberin-* und des *Somatostatin-*Systems ziehen (Untersuchungen an Tieren) auch zum *Gefäßorgan der Lamina terminalis* und zum *Subfornikalorgan*.

Neuropeptiderge Efferenzen des *Luliberin*-Systems s. S. 489, des *Somatostatin-Systems* s. S. 488, des *Thyroliberin*-Systems s. S. 490.

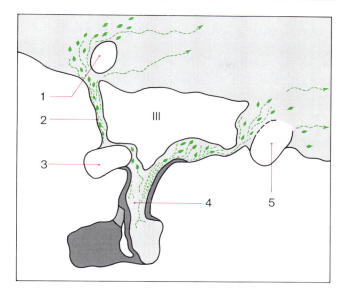

Abb. 11.**10 Lokalisation der Perikarya und der Fasern des Luliberin-Systems im Hypothalamus des menschlichen Feten.** Die Perikarya sind bevorzugt verstreut auf hypothalamische Areale: Sie liegen im Septum vor und unterhalb der Commissura rostralis (1), in der Lamina terminalis (2), mediobasal hinter dem Chiasma opticum (3) und im hinteren Bereich der Eminentia mediana (4) sowie prämammillär vor dem Corpus mamillare (5). Die Fasern ziehen zu den neurohämalen Regionen des Organum vasculosum laminae terminalis und der Eminentia mediana sowie in extrahypothalamischem Verlauf zum Epithalamus (oben) und zum Mittelhirn (rechts) gerichtet. III dritter Ventrikel (nach *Bugnon, Bloch* u. *Fellmann,* 1977).

Nucleus infundibularis

Der *Nucleus infundibularis (Nucleus arcuatus),* ein kleinzelliger, gut abgrenzbarer Kern, liegt in der Wand des Infundibulum unmittelbar am Eingang in den Recessus infundibuli in einem Gebiet, in dem die Ventrikelwand bereits von den Tanyzyten gebildet wird, die anschließend die Eminentia mediana gegen den Ventrikel abgrenzen. Der rechte und linke Kern sind miteinander verbunden, so daß eine bogenförmige Kernmasse (Nucleus „arcuatus") besteht. Im Nucleus infundibularis sind unterschiedliche Neurongruppen zusammengefaßt. Der Kern ist der Hauptvertreter, wahrscheinlich sogar der einzige Vertreter der Neurone, die *alle Pro-opiomelanocortin-Abkömmlinge* bilden können: immunhistochemisch lassen sich – oft in demselben Neuron – als Abkömmlinge das adrenocorticotrope Hormon *Corticotropin (ACTH)* und sein Derivat, das α-*Melanotropin (α-MSH)* sowie das β-*Lipotropin (β-LPT)* und dessen wichtigstes Derivat, das β-*Endorphin (β-END),* seiner Wirkung nach ein endogenes Opioid, nachweisen (vgl. die entsprechenden Epithelien der Adenohypophyse, Bd. II!). Simultan kann in den Perikarya auch *Prolactin* produziert werden. Ein Areal des Nucleus infundibularis enthält Neurone, die den Prolactin-inhibiting-factor *Prolactostatin* (das Katecholamin *Dopamin*) bilden. In ihnen kann auch *Neurotensin* nachweisbar sein. Eine andere Gruppe von Perikarya produziert *Somatoliberin (Somatokrinin),* den Gegenspieler des Somatostatin in der Adenohypophyse.

Afferenzen zu Neuronen des Nucleus infundibularis kommen u. a. aus der präoptischen Region *(Nucleus praeopticus, Nucleus anterior hypothalami),* sowie mit mehrfachen neuropeptidergen Projektionen aus dem *Mandelkern* und aus dem *Hippocampus* über die *Stria terminalis* und den *Nucleus interstitialis striae terminalis*. Die Peptidproduktion wird (wie in der Adenohypophyse, s. Bd. II) angeregt durch *Corticoliberin* führende Afferenzen aus dem Nucleus paraventricularis.

Neuroendokrine Efferenzen gelangen zur Abgabe der Steuerhormone im *Tractus tubero-infundibularis* in die Eminentia mediana (s. S. 327).

Neuropeptiderge Efferenzen des Pro-opiomelanocortin-Systems s. S. 483.

Mediale Zone

Die mediale Zone enthält in der *vorderen Zellgruppe* in den beiden großzelligen Kernen *Nucleus supraopticus* und *Nucleus paraventricularis* neuroendokrine Neurone. Der *Nucleus anterior* der vorderen Zellgruppe und die durch starken Faseraustausch verbundenen *Nuclei dorsomedialis* und *ventromedialis* der mittleren Zellgruppe sind, noch als Kerne des „markarmen Hypothalamus", an vegetativen, nicht neuroendokrinen Vorgängen beteiligt, sie bilden, soweit sie peptidproduzierende Neurone besitzen, neuropeptiderge Projektionen. Dasselbe gilt für die *Nuclei mamillares medialis* und *lateralis* des „markreichen Hypothalamus" der *hinteren Zellgruppe,* die Schaltstellen im limbischen System sind.

Nucleus supraopticus

Der *Nucleus supraopticus* besteht aus einer größeren dorsolateralen und einer kleineren ventromedialen

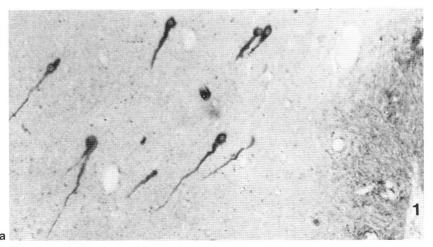
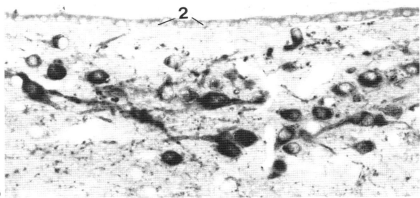

Abb. 11.**11a** u. **b** **Lokalisation von Perikarya des Luliberin- und des Somatostatin-Systems am Beispiel der Ratte. a** Luliberin-Perikarya in der Umgebung des Organum vasculosum laminae terminalis (1). **b** Somatostatin-Perikarya unter dem Ependym (2) der Wand des III. Ventrikels. Immunhistochemische Darstellung, PAP-Methode.
a Vergr. 220fach, **b** Vergr. 350fach.

Komponente, beide sind durch bandartige Reihen von Perikarya verbunden. Der vordere Pol des Kernes liegt oberhalb des Chiasma opticum und des Tractus opticus. Ausläufer des Kernes parallel zum Tractus opticus und entlang dem kaudalen Anteil des Chiasma opticum ragen in das Tuber cinereum. Gelegentlich können weitere Perikarya dorsal des Kerns gegen den Nucleus paraventricularis zu angetroffen werden. In den Perikarya (Abb. 11.**12**) sind entweder *Vasopressin und Neurophysin II* (auch gemeinsam mit *Substanz P* oder *Dynorphin*) oder *Oxytocin und Neurophysin I* (auch gemeinsam mit *met-Enkephalin* oder *Cholecystokinin*) nachweisbar, Vasopressin und Oxytocin werden nicht im selben Perikaryon produziert (Abb. 11.**13**). Der Kern ist sehr stark vaskularisiert.
Afferenzen zum Nucleus supraopticus kommen u. a. als *noradrenerge Fasern* des ventralen Bündels aus Medulla oblongata und Metencephalon (Zellgruppen A1, A2, A5, A7, s. S. 478) sowie aus dem *Subfornikalorgan*. Weitere Afferenzen erhält der Kern auf dem Blutweg (Blutosmolarität).
Neurohormonale Efferenzen ziehen im *Tractus hypothalamo-hypophysialis* in den Neurallappen. Einige Vasopressin-haltige Axone scheren in die Eminentia mediana aus.
Neuropeptiderge Efferenzen des Vasopressin- und des Oxytocin-Systems s. S. 491.

Nucleus paraventricularis

Der *Nucleus paraventricularis* liegt in flächenhafter Ausdehnung parallel zur Ventrikelwand über dem Nucleus anterior und medial von ihm in Höhe der Columna fornicis. Hintere Ausläufer des Kernes können in das Tuber cinereum ragen, vorne ist der Kern Bestandteil der Wand des Recessus praeopticus. Im Nucleus paraventricularis sind, wie im Nucleus supraopticus, die magnozellulären Perikarya dicht gelagert, das Kerngebiet ist stark vaskularisiert. Die Perikarya produzieren, wie im Nucleus supraopticus, entweder *Vasopressin* und *Neurophysin II* (auch gemeinsam mit *Substanz P* oder *Dynorphin*) oder *Oxytocin* und *Neurophysin I* (auch gemeinsam mit *met-Enkephalin* oder *Cholecystokinin*). Zusammengefaßt im Gebiet des Nucleus paraventricularis sind die kleinzelligen Perikarya, die den Corticotropin-releasing-factor *Corticoliberin (CRF)* produzieren. An den magnozellulären Kernteil schließt sich dorsal ein weiterer parvozellulärer Teil an, der u. a. *Neurotensin* bildende und *Thyroliberin* bildende Perikarya enthält. In Perikarya des Nucleus paraventricularis sind zudem *Renin* und *Angiotensin II* nachgewiesen.
Afferenzen zum Kern kommen u. a. aus dem *Nucleus suprachiasmaticus* (mit peptidergen Fasern) sowie als *noradrenerge Fasern* aus den Zellgruppen *A1, A2, A5,* und *A7*. Weitere afferente Fasern ziehen mit Eingeweideafferenzen im *Fasciculus longitudinalis dorsalis (Schütz)* aus dem *Nucleus solitarius*.

Kerngebiete des Hypothalamus

Neurohormonale Efferenzen gelangen im Tractus *hypothalamo-hypophysialis* zum Neurallappen (s. S. 330).

Die **neuropeptidergen Efferenzen** verlaufen gemeinsam mit denen des Nucleus supraopticus.

Nucleus anterior hypothalami

Der *Nucleus anterior hypothalami* liegt, unscharf abgegrenzt, im Feld zwischen Nucleus supraopticus und Nucleus paraventricularis, etwas lateral von diesen. Er bildet hauptsächlich eine Schaltstelle zwischen Rindenarealen, medialen Hypothalamuskernen und Mittelhirnkernen.

Afferenzen zum Nucleus anterior werden als vielfältige neuropeptiderge Projektionen in der Stria terminalis (s. S. 342) herangeführt, in ihrer präkommissuralen Komponente aus dem *Corpus amygdaloideum* (kortikomediale Kerngruppe), in der postkommissuralen Komponente aus dem *Subiculum*.

Die **Efferenzen** verlaufen im *medialen Vorderhirnbündel* einerseits durch die Regio praeoptica zur lateralen Septumregion, andererseits zum *Nucleus ventromedialis hypothalami*, zur *Area tegmentalis dorsalis* und *ventralis*, zum *Nucleus raphe dorsalis*, zum *zentralen Grau* und zur *Formatio reticularis* des Mittelhirns. In der *Stria terminalis* laufen Efferenzen in das *Corpus amygdaloideum* zurück.

Nucleus ventromedialis

Der *Nucleus ventromedialis*, in der medialen Zone nahe am Ependym, medial-kaudal von der Columna fornicis gelegen, schließt sich dorsal unmittelbar an den Nucleus infundibularis an und ist von diesem durch den etwas größeren Durchmesser seiner Perikarya zu unterscheiden. Dorsolateral grenzt der Nucleus ventromedialis an den Nucleus supraopticus und an die Area hypothalamica lateralis. Ein dorsaler Anteil des Kernes kann von der Hauptkernmasse abgelöst sein.

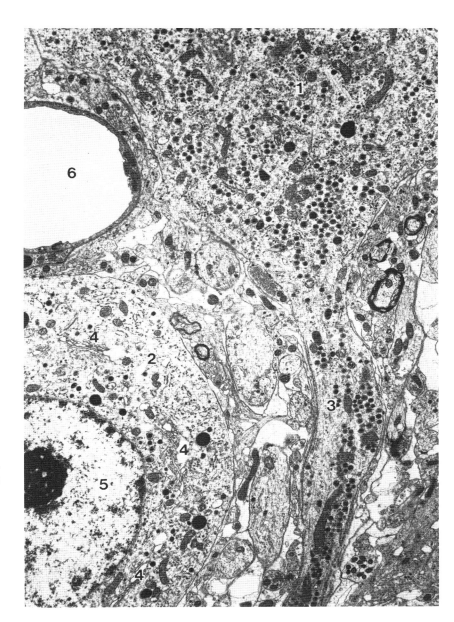

Abb. 11.**12 Elektronenmikroskopische Abbildung zweier neurosekretorischer Zellen.**
1, 2 Perikarya mit kernhaltigen neurosekretorischen Vesikeln, granuliertem endoplasmatischem Reticulum, Lysosomen, Mitochondrien, bei 4 Golgi-Apparat
3 Zellausläufer mit neurosekretorischen Vesikeln
5 Zellkern
6 Kapillare
Ratte, Nucleus supraopticus.
Vergr. 9720fach.

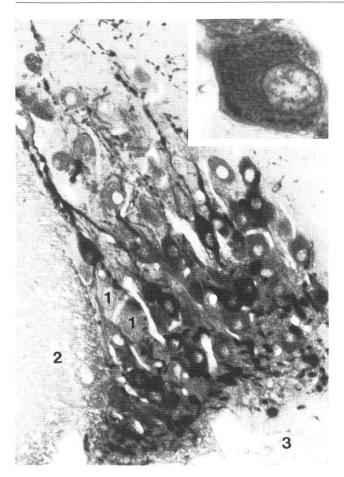

Abb. 11.**13 Neurosekretorische Zellen, spezifische (immunhistochemische) Anfärbung (dunkel)**, gezeigt am Beispiel des Nucleus supraopticus der Ratte. Die unterschiedliche Dichte der Anfärbung läßt auf unterschiedlichen Vasopressingehalt schließen. Völlig ungefärbte Perikarya (1) sind wahrscheinlich Oxytocinproduzenten. Oben aus dem Kern austretende vasopressinhaltige perlschnurartige Axone münden in den Tractus hypothalamohypophysialis ein.
2 Tractus opticus
3 Pia mater
Inset: Perikaryon mit starker Reaktionsintensität bei stärkerer Vergrößerung. Vergr. 210fach, Inset 1400fach

In Perikarya der unmittelbaren Umgebung des Kernes sind mehrere Neuropeptide vertreten. Der Kern hat einen starken Faseraustausch mit dem Nucleus dorsomedialis.
Die **Afferenzen** zum Nucleus ventromedialis aus dem *Nucleus dorsalis lemnisci lateralis* in der Brücke, dem *Nucleus peripeduncularis mesencephali*, den *Nuclei septi* und dem *Nucleus anterior hypothalami* sind (größtenteils als neuropeptiderge Projektionen) im *medialen Vorderhirnbündel* enthalten. Über die präkommissurale Komponente der *Stria terminalis* laufen weitere vielfältige peptiderge Afferenzen aus dem *Corpus amygdaloideum* (kortikomediale Kerngruppe), über die postkommissurale Komponente des Fornix aus dem *Ammonshorn* und dem *Subiculum*.

Auch Zuflüsse aus der *Großhirnrinde* (Areae 6 und 8) sollen in den Kern eintreten. Reizung im Ausbreitungsgebiet des N. vagus und der Nn. splanchnici ruft eine Antwort im Nucleus ventromedialis hervor.
Die **Efferenzen** aus dem Nucleus ventromedialis sind vielseitig (Tieruntersuchungen). Im medialen Vorderhirnbündel aufsteigende Fasern ziehen zur *Regio praeoptica* und zur *lateralen Septumregion*. Aufsteigende Fasern (gegenläufige neuropeptiderge Projektionen) gelangen in der *Stria terminalis* zum *Nucleus interstitialis striae terminalis* und zum *Corpus amygdaloideum*.
Seitwärts gerichtete Fasern treten in die *Zona incerta* und in den *Thalamus* ein. Doch besitzen der Nucleus ventromedialis und das laterale Feld des Hypothalamus, die beide wahrscheinlich bei der Regulation der Nahrungsaufnahme beteiligt sind (s. S. 345), keine direkten Verbindungen miteinander; allerdings sind beide Kerngebiete durch zahlreiche reziproke Faserbündel mit dem Nucleus dorsomedialis verbunden.
Im medialen Vorderhirnbündel absteigende Fasern verlaufen zum *zentralen Grau des Mittelhirns*, zur *Area tegmentalis ventralis* und zum *Locus coeruleus*.
Der *Tractus tuberoinfundibularis* soll Efferenzen aus dem Nucleus ventromedialis zur Eminentia mediana führen, die dort bei der Freisetzung der Steuerhormone wirksam werden.

Nucleus dorsomedialis

Der *Nucleus dorsomedialis* schließt dorsal an den Nucleus ventromedialis an, grenzt lateral an die Columna fornicis, erstreckt sich vorne bis zum Nucleus paraventricularis und hinten bis zur supramamillären Region. In den Perikarya des Kerns sind mehrere Peptide vertreten. Es besteht ein starker Faseraustausch mit dem Nucleus ventromedialis und mit dem lateralen Feld des Hypothalamus.
Dorsal folgt auf den Nucleus dorsomedialis am Übergang zum Thalamus ein *dorsales Feld*, das seitlich in die *Zona incerta* des Subthalamus übergeht und Faserverbindungen mit beiden angrenzenden Kerngebieten hat.
Afferenzen zum Nucleus dorsomedialis kommen im medialen Vorderhirnbündel (neuropeptiderge Fasern) von den *Nuclei septi* und vom *Nucleus anterior hypothalami*, im Fasciculus longitudinalis dorsalis vom *Nucleus solitarius* (Eingeweideafferenzen) und wahrscheinlich auch in der postkommissuralen Komponente des Fornix aus dem *Subiculum*. *Noradrenerge Afferenzen* stammen aus der Medulla oblongata und dem Mesencephalon (Zellgruppen *A1, A2, A5, A7*). Auch aus der *Großhirnrinde* (Areae 6 und 8) ziehen Afferenzen zum Kern.
Efferenzen ziehen in ein Gebiet ventral und dorsal vom *Nucleus periventricularis thalami*. Andere neuropeptiderge Fasern verlaufen im Fasciculus longitudinalis dorsalis zum *zentralen Grau des Mittelhirns*.

Nucleus posterior hypothalami

Als *Nucleus posterior hypothalami* bezeichnet man das kaudal an den Nucleus dorsomedialis anschließende Feld. Der Kern zählt zur hinteren Kerngruppe der medialen Zone; er liegt über den Mamillarkernen und grenzt kaudal an die Area tegmentalis ventralis mesencephali.

Afferenzen zum Nucleus posterior werden diesem aus dem *Nucleus praeopticus* über das mediale Vorderhirnbündel und aus *periventrikulären Fasern* über den Fasciculus longitudinalis dorsalis zugeführt.

Efferenzen ziehen im Fasciculus longitudinalis dorsalis zu den autonomen Zentren im Hirnstamm und Rückenmark (*Nucleus accessorius n. oculomotorii, Nucleus dorsalis n. vagi, Nucleus intermediolateralis* des Rückenmarks).

Nucleus mamillaris medialis

Der *Nucleus mamillaris medialis* ist als Bestandteil des limbischen Systems beim Menschen stark entwickelt, er wölbt das Corpus mamillare vor. Die Kapsel aus weißer Substanz, die den Kern umgibt, wird lateral von den afferenten Fornixfasern, medial von den efferenten Fasern des Fasciculus mamillaris princeps gebildet.

Afferenzen zum Nucleus mamillaris medialis mit zahlreichen neuropeptidergen Projektionen kommen über den Fornix hauptsächlich aus dem *Subiculum*, zum kleineren Teil aus dem *Hippocampus*. Weitere Afferenzen stammen aus dem *Nucleus gyri diagonalis*. *Serotoninerge* Afferenzen werden dem Kern aus dem Mesencephalon (Zellgruppe *B6, B8*) und aus dem *Nucleus raphe dorsalis* des Mittelhirns (*B7*) zugeführt.

Die **Efferenzen** verlassen den Kern hauptsächlich als neuropeptiderge Fasern durch den Fasciculus mamillaris princeps und ziehen im Fasciculus mamillothalamicus zum *Nucleus anterior thalami*, im Fasciculus mamillotegmentalis zur Mittelhirnhaube (*Nucleus tegmentalis dorsalis*).

Nucleus mamillaris lateralis

Der *Nucleus mamillaris lateralis* legt sich als kleiner Kern schalenförmig dem medialen Mamillarkern seitlich an.

Die **Afferenzen** und **Efferenzen** des Nucleus mamillaris lateralis erschöpfen sich hauptsächlich in gegenläufigen Verbindungen mit der *Formatio reticularis* und dem *Nucleus tegmentalis dorsalis* des Mittelhirns über den *Pedunculus corporis mamillaris*.

Laterale Zone

Als *Area lateralis hypothalami* wird die laterale Längszone insgesamt zusammengefaßt, sie erstreckt sich zwischen Columna fornicis medial und innerer Kapsel lateral. Durch das laterale Feld zieht das mediale Vorderhirnbündel. Die relativ großen Neurone sind locker verteilt, eine Untergliederung ist nur schwer zu erkennen. Als Zellverdichtungen werden von manchen Autoren, abgesehen vom *Nucleus praeopticus lateralis*, der die laterale Zone rostral im Telencephalon fortsetzt, medial die häufig zusammenhängenden *Nuclei tuberis laterales*, die seitlich an den Nucleus infundibularis anschließen, und der *Nucleus tuberomamillaris* hervorgehoben, der ohne scharfe Begrenzung das laterale Feld weitgehend ausfüllt.

Afferenzen zum lateralen Feld kommen über das *mediale Vorderhirnbündel* aus dem *Nucleus tegmentalis dorsalis* und dem *Kern des diagonalen Bandes von Broca*. Fasern aus dem *Corpus amygdaloideum* (basolaterale Kerngruppe) erreichen als *Fibrae amygdalofugales ventrales* das laterale Feld.

Efferenzen werden aus dem lateralen Feld dem *Locus coeruleus* und (bei Tieren beobachtet) dem *Hippocampus* zugeleitet.

Faserverbindungen des Hypothalamus

Die nicht hypophysenbezogenen Kerne des Hypothalamus repräsentieren die übergeordnete, über nervale Efferenzen vermittelte Steuerung vegetativer Funktionen (s. S. 345). Hierzu bedarf es der Information aus allen Organen. Sie werden dem Hypothalamus durch Verbindungen mit der Großhirnrinde, dem Thalamus, den Basalganglien und dem Hirnstamm zugeführt. Ein großer Teil dieser Informationen nimmt den Weg über das limbische System, da die meisten der nicht hypophysenbezogenen Kerne in Neuronenketten des limbischen Systems eingegliedert sind. In allen Faserverbindungen des Hypothalamus verlaufen mehrere neuropeptiderge, in einigen auch monoaminerge Projektionen von oder zu den durch die Fasern verbundenen Kerngebieten. Im folgenden seien die wichtigsten dieser Bahnen besprochen. Sie führen außer Afferenzen meist zugleich auch Efferenzen des Hypothalamus.

Der Darstellung muß einschränkend vorausgeschickt werden, daß besonders die Kenntnisse über die Verknüpfung der Hypothalamuskerne mit Strukturen des limbischen Systems zunächst meist aus Tieruntersuchungen gewonnen wurden. Untersuchungen am Menschen bestätigen aber in zunehmendem Maße, daß sie grundsätzlich auch für den Menschen zutreffen.

Faserverbindungen des markarmen Hypothalamus mit dem Endhirn

Das *mediale (basale) Vorderhirnbündel*, **Fasciculus telencephalicus medialis,** ist eine zentrale, längsverlaufende, locker zusammengesetzte Bahn, die vom Riechhirn bis zum Tegmentum mesencephali reicht (Abb. 11.14). Absteigende Fasern kommen vom Bulbus olfactorius, von der Regio retrobulbaris, vom Tuberculum olfactorium und von der Septumregion; vom Nucleus caudatus und vom Mandelkern münden weitere Fasern ein. Sie ziehen dann durch den Nucleus tuberomamillaris des lateralen Hypothalamusfeldes, wo Fasern mit kortikalen Afferenzen zu medialen Kernen des Hypothalamus treten. Die absteigenden Fasern enden im Mittelhirn u. a. im Nucleus dorsalis tegmenti und ziehen in die Formatio reticularis des Hirnstammes (Einfluß von olfaktorischen Afferenzen z. B. auf parasympathische Kerne von Hirnnerven). Aufsteigende Fasern verlaufen zu Rindenarealen des limbischen Systems (Einfluß vegetativer Funktionen auf Verhaltensweisen). Auch kurze intrahypothalamische Fasern ziehen im medialen Vorderhirnbündel.

Die **Stria terminalis** verbindet mit gegenläufigen Fasern *in weitem Bogen* den Mandelkern mit der Septumregion und der medialen Zone des Hypothalamus. Von der medialen und kaudalen Seite des Mandelkerns aus zieht sie am Nucleus caudatus entlang zur Commissura rostralis und teilt sich hier in drei Komponenten, eine präkommissurale, vor der Kommissur absteigende, eine postkommissurale, hinter der Kommissur verlaufende, und eine kommissurale Komponente, die in die Commissura rostralis eintritt.

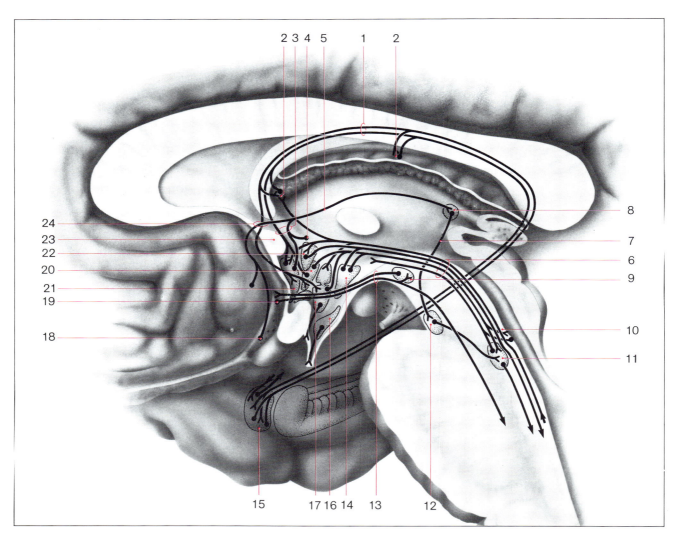

Abb. 11.**14 Einige Verbindungen des markarmen Hypothalamus.**
1 Stria terminalis (Projektion auf die Medianebene, vgl. Abb. 7.**38**)
2 Nucleus interstitialis striae terminalis (Perikarya in der Stria terminalis)
3 postkommissurale Komponente von Stria terminalis und Stria medullaris thalami
4 Area lateralis hypothalami
5 Stria medullaris thalami
6 Fasciculus longitudinalis dorsalis (Schütz)
7 Tractus habenulointerpeduncularis (retroflexus)
8 Nuclei habenulae
9 Area tegmentalis ventralis
10 Griseum centrale mesencephali
11 Nucleus tegmentalis dorsalis (Gudden)
12 Nucleus interpeduncularis
13 Fasciculus telencephalicus medialis
14 Nucleus posterior hypothalami
15 Corpus amygdaloideum
16 Nucleus infundibularis
17 Nucleus ventromedialis hypothalami
18 Nucleus gyri diagonalis
19 Nuclei septi
20 Nucleus anterior hypothalami
21 Nucleus praeopticus
22 Nucleus paraventricularis
23 Commissura rostralis
24 präkommissurale Komponente von Stria terminalis und Stria medullaris thalami

Die Stria terminalis bildet damit im markarmen Hypothalamus ein Kernstück der *Verbindungen, durch die der Hypothalamus in das limbische System integriert ist,* vergleichbar dem Fornix im markreichen Hypothalamus. Die *Stria terminalis* mit dem bei zahlreichen Mammaliern (weniger beim Menschen) gut untersuchten *Nucleus interstitialis striae terminalis* vermittelt hauptsächlich zwischen *Corpus amygdaloideum* und *vorderem Hypothalamus* mit *präoptischer Region* und führt größtenteils neuropeptiderge Fasern.

Der *Nucleus interstitialis striae terminalis* (beim Menschen verstreute Zellgruppen) ist eine wichtige Schaltstation für zahlreiche neuropeptiderge Projektionen im limbischen System, besonders zwischen Efferenzen des Corpus amygdaloideum und anderen prosenzephalen Regionen. Aus den Kernen des Corpus amygdaloideum projizieren die neuropeptidergen Systeme zunächst in zwei Portionen, einer medialen und einer lateralen Portion, in die *mediale* und *laterale Abteilung* des *Nucleus interstitialis,* wobei weitgehend eine topographische Ordnung zwischen den Kernen des Corpus amygdaloideum und den Kernanteilen des Nucleus interstitialis aufrechterhalten wird. Neuropeptiderge *Perikarya* im Nucleus interstitialis selbst haben teils an gegenläufigen Projektionen zum Corpus amygdaloideum Anteil, teils bilden sie weitere Glieder der Projektionen aus dem Mandelkern. Darüber hinaus bestehen zahlreiche Verbindungen innerhalb des Nucleus interstitialis selbst und zwischen diesem und benachbarten Kernen, über die sich die Projektionen fortsetzen, über den *Nucleus accumbens* und besonders über die *Area praeoptica*. Alle Projektionen werden über weitere Perikarya im Gebiet der Area praeoptica verlängert.

Der *Nucleus accumbens* (s. S. 374) unterscheidet sich vom übrigen Striatum nicht nur durch die andere Verteilung der Substantia-nigra-Afferenzen, sondern auch durch die reiche neuropeptiderge Innervation; der Kern ist mehr in das limbische System einbezogen als das übrige Striatum.

Die *Septumregion* steht in enger Faserverbindung mit dem Nucleus interstitialis striae terminalis, enthält selbst aber auch, besonders im *lateralen* Anteil, neuropeptidbildende Perikarya. Die *mediale* Septumregion wird dagegen von Fasern durchquert, die zur Area praeoptica, in das diagonale Band und in den Hypothalamus ziehen.

Die **Ansa peduncularis** zieht mit gegenläufigen Fasern vom Mandelkern *auf kurzem Weg* medial-rostral durch den sublentikulären Bereich zum rostralen Anteil der lateralen Zone des Hypothalamus. Ein Teil der Fasern zweigt dorsal zum medialen Thalamuskern ab. Dieser Faserzug enthält auch gegenläufige Verbindungen zwischen dem medialen Thalamuskern und dem lateralen Feld des Hypothalamus.

Faserverbindungen des markarmen Hypothalamus mit dem Hirnstamm

Der **Fasciculus telencephalicus medialis,** das *mediale (basale) Vorderhirnbündel* führt neben kortikalen Fasern auch Fasern von und zum Hirnstamm.

Der **Fasciculus longitudinalis dorsalis** *(Schütz)* erstreckt sich mit gegenläufigen größtenteils neuropeptidergen Fasern von der periventrikulären Zone des Hypothalamus bis in das Rückenmark. Seine absteigenden Fasern bilden die wichtigste efferente Bahn des Hypothalamus zum Hirnstamm und Rückenmark. *Fibrae periventriculares* des Hypothalamus sammeln sich im Mittelhirn zum Fasciculus longitudinalis dorsalis, der im ganzen Verlauf paramedian und periventrikulär, im Rückenmark unter dem Ependym des Zentralkanals liegt. Die auf- und absteigenden Fasern werden größtenteils im *zentralen Grau* des Mittelhirns oder im *Nucleus tegmentalis dorsalis* (Gudden) umgeschaltet, doch bestehen auch direkte Efferenzen des Hypothalamus zu den vegetativen Kernanteilen der Hirnnerven und zum *Nucleus intermediolateralis* des Rückenmarks.

Faserverbindungen des markreichen Hypothalamus mit dem Endhirn

Die Fasern des markreichen Hypothalamus verbinden die Mamillarkerne mit dem Thalamus, dem limbischen System des Endhirns und mit dem Mittelhirn (s. Abb. 11.**15**).

Der **Fasciculus mamillothalamicus** (Vicq d'Azyr) führt hauptsächlich neuropeptiderge Efferenzen aus dem *Nucleus mamillaris medialis* zum *Nucleus anterior thalami*. Das Faserbündel ist Bestandteil des *Papez-Kreises* des limbischen Systems. Ein afferenter Faseranteil leitet Efferenzen des *Gyrus cinguli* über den vorderen Thalamuskern zum *Corpus mamillare*. Das starke Faserbündel bildet im Anfangsteil einen gemeinsamen Stamm, *Fasciculus mamillaris princeps,* mit den Fasern des *Fasciculus mamillotegmentalis* und verläuft dann weiter, lateral ansteigend, nach vorne.

Der **Fornix,** ein beim Menschen stark ausgebildetes bogenförmiges Faserbündel, verbindet den *Hippocampus* als Teil des limbischen Systems u. a. mit dem *Corpus mamillare* als Teil des markreichen Hypothalamus, vergleichbar der Verbindung zwischen Corpus amygdaloideum und markarmem Hypothalamus durch die Stria terminalis. Wie diese, ist auch der Fornix reich an neuropeptidergen Fasern.

Die Fasern des Fornix, die größtenteils aus dem Subiculum, zum kleineren Teil aus dem Hippocampus selbst stammen, sammeln sich über dem Hippocampus zunächst zu dem blattförmigen *Alveus,* dann weiter zur *Fimbria fornicis*. Diese geht in das dorsal ansteigende, das Pulvinar umkreisende *Crus fornicis* über (s. Abb. 7.**49**). Unter dem Splenium corporis callosi tauschen in der *Commissura fornicis* beide *Crura fornicum* zunächst Fasern aus und vereinigen sich dann unter dem Truncus corporis callosi zum *Corpus fornicis,* das

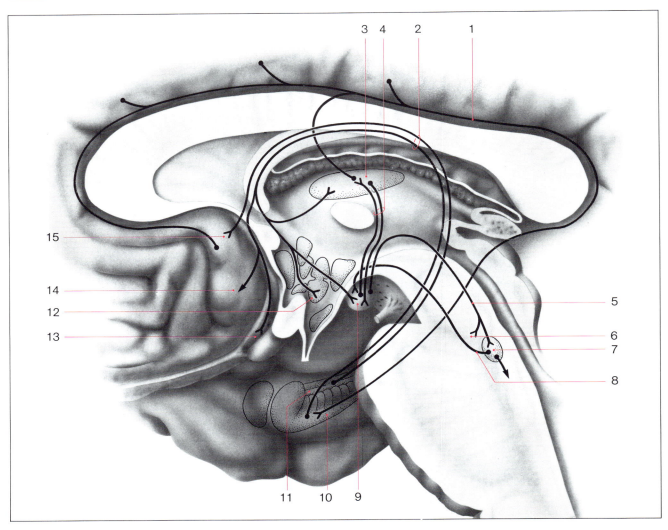

Abb. 11.**15 Einige Verbindungen des markreichen Hypothalamus.**
1 Cingulum
2 Fornix
3 Nucleus anterior thalami
4 Fasciculus mamillothalamicus
5 Fasciculus mamillotegmentalis
6 Formatio reticularis mesencephali
7 Nucleus tegmentalis dorsalis (Gudden)
8 Pedunculus corporis mamillaris
9 Corpus mamillare
10 Subiculum
11 Hippocampus
12 Nucleus ventromedialis,
13 Nucleus olfactorius anterior
14 Cortex frontalis medialis
15 Nucleus septi lateralis

durch den Balken hindurch weitere Zuflüsse aus dem limbischen System (Fasern aus dem Gyrus cinguli und dem Indusium griseum) erhält. Das Corpus fornicis teilt sich über dem Foramen interventriculare in die beiden *Columnae fornicum*. Im Bereich der Commissura rostralis teilt sich jede Columna fornicis, ähnlich wie die Stria terminalis, in eine präkommissurale und in eine postkommissurale Komponente. Die schwächere präkommissurale Komponente mit Fasern aus dem Hippocampus zieht zur präoptischen und vorderen hypothalamischen Region. Die stärkere postkommissurale Komponente, die hauptsächlich Fasern aus dem Subiculum führt, setzt beiderseits die Columna fornicis fort, indem sie nach hinten abwärts durch die graue Substanz des Hypothalamus zum *Corpus mamillare* zieht und größtenteils *im Nucleus mamillaris medialis,* zum kleineren Teil im *Nucleus anterior thalami* endigt.

Faserverbindungen des markreichen Hypothalamus mit dem Hirnstamm

Als **Pedunculus corporis mamillaris** ziehen afferente markhaltige Fasern hauptsächlich aus dem *Nucleus tegmentalis dorsalis* an der basalen Oberfläche des Mittelhirns aufwärts zu den Kernen des Corpus mamillare. Ein kleinerer Faseranteil läuft im medialen Vorderhirnbündel weiter zu den Kernen der lateralen hypothalamischen Zone. Das dünne, aber deutlich abgrenzbare Bündel leitet (wahrscheinlich) viszerale Afferenzen aus dem *Nucleus solitarius* und aus der *Formatio reticularis*.

Der **Fasciculus mamillotegmentalis** *(Gudden),* der aus dem Fasciculus mamillaris princeps als schwächerer Zweig dorsokaudal austritt, verbindet den Teil des *Corpus mamillare,* in den der Pedunculus corporis mamillaris projiziert, mit den Haubenkernen, den *Nuclei tegmentales dorsalis* und *ventralis,* im Mittelhirn. Zuflüsse aus dem medialen Vorderhirnbündel enden gleichfalls in den Haubenkernen. Diese haben Verbindungen zur *Formatio reticularis* und über diese zu *motorischen Hirnnervenkernen.*

Funktionen der nicht hypophysenbezogenen Kerne

Untersuchungen bei lokaler Reizung durch Elektroden oder nach Ausschaltung bestimmter Kernareale oder Bahnen im Hypothalamus und in anderen Hirnregionen ermöglichen eine Zuordnung bestimmter Funktionen zu Teilen des Hypothalamus, doch stimmt diese nicht immer mit anatomisch definierten Kernen überein. Offenbar bestehen im Hypothalamus unter einigen Kernen Funktionsgemeinschaften, die insgesamt betroffen sein müssen, wenn ein eindeutiges Ergebnis resultieren soll. Grundsätzlich gilt, daß Verhaltensweisen, die einen intakten Hypothalamus voraussetzen, nicht schon deshalb in ihn zu lokalisieren sind. So sind Leistungen, für die zunächst der Hypothalamus hauptverantwortlich schien, schließlich als Äußerungen weit umfassender Teile des Zentralnervensystems, hauptsächlich des limbischen Systems, zu verstehen. Das gilt z. B. für Schlafen und Wachen, für affektive Verhaltensweisen, für das Sexualverhalten. Hierbei ist der Hypothalamus weniger Initiator als vielmehr eines der ausführenden Organe, indem er diesen Verhaltensweisen das Vehikel des vegetativen Nervensystems steuernd zur Verfügung stellt. Für die *Regulation des Kreislaufs,* für die *Thermoregulation* und für die *Regulation der Nahrungs- und Wasserzufuhr* allerdings ist der nicht hypophysenbezogene Hypothalamus offenbar übergeordnete Instanz. Die Regulation der Gonadenfunktion dagegen unterliegt unmittelbar den hypophysenbezogenen Hypothalamuskernen. Über die Beteiligung des Hypothalamus an zirkadianen und anderen zyklischen Vorgängen s. S. 335.

Kreislauf- und Wärmeregulation. Durch Reizung im vorderen und lateralen Hypothalamus (präoptische Region, Nucleus anterior) können *Parasympathikuseffekte* erzeugt werden: Blutdrucksenkung, Verminderung der Herzaktion, Gefäßerweiterung, aber auch Hemmung der Wärmeproduktion. Dieses Areal besitzt einen „Thermostaten" mit thermosensitiven Neuronen.

Von einem medio-kaudalen Areal aus (mit dem Nucleus ventromedialis) können durch Reizung *Sympathikuseffekte* hervorgerufen werden: Blutdruckerhöhung, Steigerung der Herzaktion, Gefäßkonstriktion, Steigerung der Wärmeproduktion. Die Schädigung dieses Areals führt auch zur Beeinträchtigung der Regulationen aus dem vorderen Hypothalamus, da dessen Efferenzen mit betroffen sind. Lebenswichtige vegetative Funktionen werden aber von tieferen Teilen des Zentralnervensystems (Formatio reticularis des Hirnstammes, vegetative Zentren des Rückenmarks) aufrechterhalten.

Bei der **Regulation der Nahrungs- und Wasseraufnahme** besteht ein Antagonismus zwischen dem ventromedialen und dem lateralen Hypothalamus in dem Sinn, daß der dem Sympathicus übergeordnete Nucleus ventromedialis eine Art „Sättigungszentrum" bildet, während das laterale Hypothalamusareal, das dem Parasympathicus übergeordnet ist (und z. B. Efferenzen zu dem motorischen Nucleus dorsalis n. vagi entsendet), einen die Nahrungsaufnahme fördernden Einfluß ausübt.

Die Reizung eines lateralen Areals löst Nahrungs- und Flüssigkeitsaufnahme aus, die Ausschaltung dieses Areals hat Aphagie und Adipsie zur Folge. Durch Reizung des lateralen Anteils des Nucleus ventromedialis kann die Nahrungsaufnahme gehemmt werden, die Zerstörung dieses Areals führt zur Hyperphagie. Die Rezeptorneurone dieser Gebiete werden durch Schwankungen des Blutzuckerspiegels (und der Osmolarität des Blutes) erregt. Die fördernden und hemmenden Areale, die die Nahrungs- und Wasseraufnahme regulieren, werden sowohl durch Eingeweideafferenzen als auch durch Afferenzen aus dem limbischen System (das seinerseits Afferenzen aus Sinnessystemen erhält und verarbeitet) beeinflußt. Aus Tierversuchen geht hervor, daß der Nucleus ventromedialis zirkadiane Rhythmen mit denen der Nahrungsaufnahme synchronisiert.

Eine Zerstörung des Nucleus ventromedialis beider Seiten führt zur Fettsucht; ist auch der nahegelegene Nucleus infundibularis von der Zerstörung betroffen, so entsteht zusätzlich eine Atrophie der Geschlechtsorgane (Dystrophia adiposogenitalis Fröhlich).

Thalamus und Metathalamus

Der ca. 4 cm lange eiförmige Thalamus besteht zum größten Teil aus grauer Substanz, d. h. aus Ansammlungen von Nervenzellen, die auf Grund ihrer Gestalt und ihrer Verbindungen als Kerngebiete zusammengefaßt werden. Diese Kerngebiete sind durch weiße Substanz, d. h. durch Faserbahnen gegen die Umgebung und gegeneinander abgegrenzt.

Gegen die Umgebung werden die *Oberseite* des Thalamus und die freie Oberfläche seines okzipital gelegenen Anteils, des *Pulvinars,* von einer dünnen Lage weißer Substanz, dem *Stratum zonale,* bedeckt.

Dorsolateral ist das Stratum zonale vom Nucleus caudatus oberflächlich im Sulcus terminalis durch eine Faserbahn, die Stria terminalis, und die V. thalamostriata abgegrenzt. Beide Strukturen markieren zugleich die Grenze zwischen Diencephalon und Telencephalon.

Medial endet das Stratum zonale an der Stelle, an der das Ependym in das Epithel des Plexus choroideus des dritten Ventrikels übergeht. Wenn bei der Präparation des Gehirns der Plexus choroideus ventriculi tertii abreißt, wird diese Umschlaglinie als Taenia thalami sichtbar. Die Tänien beider Seiten gehen ganz okzipital auf der Commissura habenularum ineinander über und setzen sich rostral an den Foramina interventricularia beiderseits in die Taenia choroidea des Plexus choroideus ventriculi lateralis fort. Zwischen der Taenia thalami und der V. thalamostriata wird die dorsale Oberfläche des Thalamus sichtbar (s. Abb. 7.53).

Die *laterale* Oberfläche des Thalamus wird von der *Lamina medullaris externa* überzogen. Sie wird durch den zum Thalamus gehörenden Nucleus reticularis von der Capsula interna abgegrenzt.

Medial reicht der Thalamus mit seinen periventrikulären Kerngebieten unmittelbar bis unter das Ependym des dritten Ventrikels.

Basal erstreckt er sich bis zu den Kerngebieten und Fasersystemen des Subthalamus, nach *rostral* bis zum Foramen interventriculare.

Von dieser äußeren, den Thalamus gegen die Umgebung abgrenzenden Lamelle wird die *Lamina medullaris interna* unterschieden, die als weiße Substanz eine innere Gliederung der thalamischen Kerngebiete bewirkt. Sie ist eine annähernd sagittal gestellte Faserplatte, die sich am rostralen Ende Y-förmig aufspaltet und am kaudalen Ende nach medial umbiegt. Die rostralen Kerngebiete zwischen den beiden Schenkeln des Y werden als *Nuclei anteriores,* die medial der Lamina medullaris interna gelegenen als *Nuclei mediales* und der lateral gelegene Teil als *Nuclei laterales* (= ventrolaterales) bezeichnet. Kerne innerhalb der Lamina medullaris interna werden als *Nuclei intralaminares* zusammengefaßt. Lateral von der Lamina medullaris externa liegt der *Nucleus reticularis*. Periventrikulär liegen die *Nuclei mediani*.

Starke Fasermassen verbinden als *Stabkranzfaserung, Radiatio thalami,* den Thalamus mit der Hirnrinde. Sie sind aus Bahnen zusammengesetzt, die zur Hirnrinde aufsteigen, *Fasciculi thalamocorticales,* und Bahnen, die von der Rinde absteigen, *Fasciculi corticothalamici.* Die Radiatio thalami bildet einen bedeutenden Anteil der inneren Kapsel und der Corona radiata.

Die Radiatio thalami wird in vier Bündel gegliedert, Thalamusstiele, Pedunculi thalami. Der *Pedunculus thalami anterior* verbindet den Thalamus mit dem rostralen Teil der Hirnrinde des Frontallappens und der zingulären Rinde. Der *Pedunculus thalami superior* verknüpft den Thalamus mit der Rinde von Gyrus praecentralis, Gyrus postcentralis und mit den unmittelbar frontal und parietal anschließenden Hirnrindengebieten. Der starke *Pedunculus thalami posterior* verbindet den Thalamus mit der Rinde des Lobus occipitalis mit Ausnahme der Area striata und des hinteren Anteils der Rinde des Lobus parietalis, der *Pedunculus thalami inferior* mit der Rinde des Lobus temporalis der Area striata und der Regio retrosplenialis.

Die gegenläufigen thalamokortikalen und kortikothalamischen Bahnen bilden häufig *neuronale Schaltkreise.* Das thalamokortikale Glied eines solchen Schaltkreises besteht aus den Axonen großer Thalamuszellen, die z. B. durch aufsteigende Bahnen des Rückenmarks oder des Hirnstamms erregt werden und in Höhe der 3. bis 4. Schicht des Isocortex (Lamina pyramidalis externa bis Lamina granularis interna) mit zahlreichen kleinen Nervenzellen axosomatische oder axodendritische Synapsen bilden. Diese kleinen kortikalen Zellen schalten im allgemeinen auf die größeren kortikalen Zellen tieferer Schichten um, deren Axone dann in den kortikothalamischen Bahnen zu kleinen Nervenzellen im Thalamus ziehen. Diese kleinen Thalamuszellen („thalamische Schaltzellen") erhalten außerdem über synaptische Verbindungen ihrer Dendriten mit den großen Thalamuszellen weitere Informationen und schließen den neuronalen Schaltkreis durch ein Axon, das wieder thalamokortikal zu kleinen, kortikalen Nervenzellen zieht. Die verschiedenen *Kerngebiete* des Thalamus lassen sich aufgrund ihrer Nervenzellformen (Nissl-Färbung und Darstellungen mit der Golgi-Methode), ihres Gehaltes an markscheidenhaltigen Fasern, ihrer synaptischen Feinstruktur (Elektronenmikroskop) und ihrer Verbindung mit anderen Teilen des Nervensystems (Degenerationsstudien, axonaler Transport von radioaktiv markierten Aminosäuren oder Kohlenhydraten und Histochemie nach dem axonalen Transport von Meerrettichperoxidase) weiter unterteilen. Die alte Einteilung der thalamischen Kerngebiete in rindenunabhängige (trunkothalamische) und rindenabhängige (palliothalamische) Kerngebiete erscheint nicht mehr sinnvoll, da zahlreiche Untersuchungen direkte Verbindungen zwischen der Hirnrinde und sog. trunkothalamischen Kerngebieten nachweisen. Vgl. im folgenden auch Tab. 11.3!

Ähnlich der Hirnrinde erhält der Thalamus neben spezifischen Afferenzen aus motorischen oder sensorischen Systemen, die nur in bestimmten Thalamuskernen enden, auch afferente Fasern ohne definierte Zuordnung zu einem solchen System, die praktisch in allen Kerngebieten des Thalamus Terminalformationen bilden. Zu diesen „unspezifischen" Afferenzen gehören die cholinergen und noradrenergen Fasern des Tractus tegmentalis dorsalis, die aus der Area tegmentalis dorsolateralis (einschließlich der Nuclei parabrachiales und des Griseum centrale) bzw. aus dem Locus coeruleus stammen. Außerdem erreichen serotoninerge Afferenzen aus dem Nucleus raphe dorsalis über das mediale Vorderhirnbündel, die Stria medullaris und den Tractus mamillothalamicus den Thalamus. Letztlich ziehen unterschiedliche peptiderge Axone aus verschiedenen Kerngebieten ebenfalls in Thalamuskerne.

Tabelle 11.3 **Übersicht über die thalamischen Kerngebiete mit ihren wichtigsten Afferenzen, Efferenzen und Funktionen.** Die Buchstaben in Klammern stellen die in der Literatur am häufigsten gebrauchten Abkürzungen dar.

Hauptkern	Unterkerne	Afferenzen	Efferenzen	Funktion
Ncl. anterior	Ncl. anterodorsalis (AD) Ncl. anteromedialis (AM) Ncl. anteroventralis (AV)	Corpus mamillare, Gyrus cinguli	Retrosplenialer Cortex	Emotionales Verhalten, Motivation, Kurzzeitgedächtnis
Ncl. medialis (MD)	Ncl. medialis dorsalis – Pars fibrosa – Pars fasciculosa – Pars caudalis – Pars paralaminaris	Corpus amygdaloideum, präfrontaler Neocortex	Ncl. caudatus, Corpus amygdaloideum	Emotionales Verhalten, Motivation
Ncll. intralaminares	Ncl. intralamellaris Ncl. parafascicularis Ncl. centromedianus Ncl. limitans	Rückenmark, Cerebellum, gesamter frontaler Neocortex	Corpus striatum, vorderer Teil des Gyrus cinguli	Schmerzleitung, Motorik
Ncll. laterales (zur Nomenklatur s. S. 356)	Ncll. ventrales – Ncl. lateropolaris (VA) – Ncl. fasciculosus (VA) – Ncl. ventrooralis (VL) – Ncl. dorsooralis (VL) – Ncl. ventrointermedius (VP) – Ncl. ventrocaudalis (VP) – – Ncl. parvocellularis – – Ncl. ventralis externus – – Ncl. ventralis internus – – Ncl. ventralis ventralis	Rückenmark, Lemniscus medialis, Cerebellum, Globus pallidus, frontaler und parietaler Neocortex, Inselrinde	Globus pallidus, frontaler und parietaler Neocortex, Inselrinde	Motorik, Somatosensorik, Schmerzleitung, Geschmack
	Ncll. dorsales – Ncl. dorsalis superficialis (LD) – Ncl. dorsocaudalis (LP)	Lemniscus medialis, retrosplenialer Cortex, Hippocampus	Retrosplenialer Cortex, Hippocampus, parietaler Neocortex	Somatosensorisch-motorische Integration
Ncll. mediani	Ncl. parataenialis Ncl. paramedianus Ncl. commissuralis Ncl. endymalis	Kortikale Riechhirnabschnitte, Hippocampus, Corpus amygdaloideum	Griseum centrale, Corpus amygdaloideum, Gyrus subcallosus	Integration olfaktorischer Erregungen
Ncl. reticularis		Gesamte Endhirnrinde, Globus pallidus, Lemniscus medialis, Tractus spinothalamicus, Subthalamus, Hypothalamus, Ncll. medialis und intralaminares, Formatio reticularis	Ncll. medialis und intralaminares, Ncl. caudatus	Teil des retikulären Wecksystems
Ncll. posteriores	Pulvinar – Ncl. pulvinaris lateralis – Ncl. pulvinaris medialis – Ncl. pulvinaris inferior – Ncl. pulvinaris oralis	Neocortex, Tractus opticus, Corpus geniculatum laterale, Colliculus cranialis	Neocortex, Ncl. reticularis, Formatio reticularis	Visuomotorische Integration, integrative Funktionen beim Sprechen
	Metathalamus – Ncl. corporis geniculati lateralis (CGL) – – Ncl. dorsalis (CGLd) – – Ncl. praegeniculatus (CGLv)	Tractus opticus, Area striata	Area striata, Colliculus rostralis, Area praetectalis	Sehen
	– Ncl. corporis geniculati medialis (CGM) – – Ncl. medialis – – Ncl. dorsalis – – Ncl. ventralis	Colliculus caudalis, Colliculus cranialis, Lemniscus medialis, Tractus spinothalamicus, parietaler und temporaler Neocortex	Temporaler Neocortex	Hören

Nucleus anterior

Der *Nucleus anterior* besteht aus drei größeren Kerngebieten, den *Nuclei anterodorsalis, anteromedialis* und *anteroventralis* (s. Abb. 11.**16**–11.**19**).

Der *Nucleus anterodorsalis* ist allseitig von einer dünnen Lamelle aus markscheidenhaltigen Nervenfasern umgeben und so von den übrigen mehr basal und lateral liegenden Kerngebieten der Nuclei anteriores abgrenzbar. Er ist beim Menschen das kleinste Kerngebiet der Nuclei anteriores. Seine multipolaren, etwas länglichen Nervenzellen unterscheiden sich kaum von den Nervenzellen der übrigen Kerngebiete. Der Nucleus anterodorsalis enthält aber mehr myelinisierte Nervenfasern als die beiden anderen Kerne und ist so im Markscheidenbild abgrenzbar.

Der *Nucleus anteromedialis* und der *Nucleus anteroventralis* werden oft als vorderer Hauptkern, *Nucleus anteroprincipalis*, zusammengefaßt, da der Nucleus anterodorsalis sich nur durch einen etwas erhöhten Gehalt an myelinisierten Nervenfasern vom Nucleus anteroventralis unterscheidet und der Nucleus anteromedialis beim Menschen ohnehin sehr klein ist. Der Nucleus anteroventralis ist das größte und beim Menschen am weitesten dorsal gelegene Kerngebiet der Nuclei anteriores. Man unterscheidet große und kleine multipolare Nervenzellen. In beiden Kerngebieten besitzen etwa zwei Drittel der Perikarya einen Durchmesser um 20 µm (große Nervenzellen) und etwa ein Drittel einen Durchmesser um 12 µm (kleine Nervenzellen).

Subkortikale **Afferenzen** zum Nucleus anteroprincipalis und Nucleus anterodorsalis kommen vom ipsilateralen Corpus mamillare über den Fasciculus mamillothalamicus (Vicq d'Azyrsches Bündel) und enden dort oder gelangen über Kommissurenfasern zu gleichen Kerngebieten der Gegenseite. Weitere afferente Fasern ziehen vom Nucleus habenulae über die Stria medullaris thalami zum Nucleus anteroprincipalis.

Kortikale Afferenzen. Ausschaltungsexperimente an Primaten lassen auf Verbindungen vom retrosplenialen Cortex (Area 26, 29, 30 nach Brodmann, s. S. 413) zum Nucleus anterodorsalis schließen. Vom vorderen Abschnitt des Gyrus cinguli (Area 24 nach Brodmann, s. S. 415) kommen afferente Fasern zum Nucleus anteroventralis, und von der Area 32, die auf der medialen Hemishärenfläche vor dem Genu corporis callosi und vor dem limbischen Kortexanteil dieser Gegend liegt, zum Nucleus anteromedialis. Auch vom Septum kommen Afferenzen zu den Nuclei anteriores thalami.

Aussagekräftige Untersuchungen am Menschen liegen zu dem Problem der afferenten Verbindungen der Nuclei anteriores nicht vor oder lassen keine ausreichend differenzierten Schlüsse zu. Bei allen Ausschaltungsexperimenten an Tieren und Untersuchungen an Menschen mit Hirnrindenverletzungen muß immer damit gerechnet werden, daß außer dem eigentlichen Zielgebiet, der Hirnrinde, auch darunterliegende, zu anderen Regionen ziehende Faserbahnen verletzt werden. Daher ist eine Interpretation der Ergebnisse nur mit Vorsicht möglich.

Prä- und postkommissurale Fasern des Fornix verlaufen ebenfalls zu diesen Kerngebieten. Diese Fasern sind u. a. Axone von Pyramidenzellen aus dem vorderen Teil des Hippocampus, dem Feld CA 1 (s. S. 401).

Subkortikale **Efferenzen.** Bei Primaten konnten Hinweise auf eine efferente Verbindung vom Nucleus anterior zum Corpus mamillare gefunden werden. Doch fehlt auch hier die Bestätigung der Befunde am Menschen.

Es kann aber aufgrund der Untersuchungen an Primaten damit gerechnet werden, daß der Fasciculus mamillothalamicus auch beim Menschen Afferenzen und Efferenzen zu den Nuclei anteriores enthält.

Kortikale Efferenzen. Während in allen bisherigen Darstellungen aufgrund von Degenerationsuntersuchungen nach Verletzung oder Ausschaltungsexperimenten eine Verbindung von den Nuclei anteriores zum Gyrus cinguli in seiner ganzen rostrokaudalen Ausdehnung (Areae 23, 24, 26, 29 und 30) angenommen wurde und auch noch weiter rostral gelegene Rindengebiete (z. B. Area 32) Projektionsgebiete der Nuclei anteriores sein sollten, muß dies aufgrund neuester Experimente bezweifelt werden. Streng intrakortikale Injektionen von Meerrettichperoxidase bei Primaten in den vorderen Anteil des Gyrus cinguli (Area 24) und in den hinteren Anteil dieses Gyrus (Areae 23 und 29) führen nur von den Areae 23 und 29 aus zu einem retrograden Transport in alle Nuclei anteriores. Man nimmt an, daß auch beim Menschen die Nuclei anteriores über den Pedunculus thalami inferior der Capsula interna nur zum hinteren (mehr okzipital gelegenen) Anteil des Gyrus cinguli, einschließlich der retrosplenialen Rinde, projizieren (s. S. 414).

Die Nuclei anteriores sind die Umschaltstation zwischen Hypothalamus und retrosplenialer Rinde. Eine Zerstörung der Nuclei anteriores führt daher zu Störungen der Funktion des autonomen Nervensystems, es kommt beim Menschen zu Blutdruckschwankungen und zu Änderungen der Atemfrequenz. Ob es auch zu Störungen der Gedächtnisfunktion kommt, ist umstritten; immerhin sind Störungen des Kurzzeitgedächtnisses bei erhaltenem Langzeitgedächtnis (Korsakow-Syndrom) wiederholt nach Läsionen der Nuclei anteriores beschrieben worden.

Nucleus medialis

Der *Nucleus medialis* (s. Abb. 11.**18**–11.**22**), oft auch als *Nucleus mediodorsalis* (MD) bezeichnet, wird lateral, ventral und rostral von der Lamina medullaris interna und medial von den Nuclei mediani des Thalamus begrenzt. Er reicht von der Adhaesio interthalamica bis etwa zur Commissura habenularum. Im kaudalen Bereich schließt sich das Pulvinar an. Mindestens zwei Anteile werden im Nucleus medialis unterschieden, die großzellige mediale *Pars fibrosa* und die kleinzellige laterale *Pars fasciculosa.* Der großzellige Anteil nimmt im Laufe der Phylogenese bei höher entwickelten Arten, verglichen mit dem kleinzelligen Anteil, immer mehr ab. Diese Reduktion des großzelligen Anteils zu Gunsten einer kleinzelligen Population spiegelt einen allgemeinen Trend bei höher evoluierten Gehirnen wider. Das Corpus mamillare (s. S. 341) und der Neocortex sind weitere Beispiele für diese Tendenz zur Vergrößerung kleinzelliger Anteile des Zentralnervensystems („Miniaturisierung"). Auch der großzellige Anteil enthält etwa zu einem Drittel kleine Nervenzellen. Im lateralen Teil des Nucleus medialis beträgt der Anteil kleiner Nervenzellen bis zu 60%.

Im kaudalen Bereich des Nucleus medialis werden unmittelbar neben der Lamina medullaris interna und in diese einstrahlend zwei Nervenzellgruppen gefunden, die nach Zerstörung des frontalen Cortex, im Gegensatz zu den Zellen des intralaminären Nucleus centralis medialis, degenerieren. Sie werden daher dem Nucleus medialis zugerechnet und als *Pars caudalis* und *Pars paralaminaris* bezeichnet.

Myeloarchitektonisch zeigt der großzellige, mediale Anteil eine höhere Konzentration von markscheidenhaltigen Einzelfasern als der kleinzellige, laterale Anteil. Im ganz kaudalen Teil nimmt die Dichte markscheidenhaltiger Fasern stark ab; die Grenze zwischen Pars caudalis und Pulvinar, das ebenfalls relativ dünn gepackte ummarkte Nervenfasern enthält, ist deshalb schwierig zu ziehen.

Subkortikale **Afferenzen.** Durch Degenerationsversuche an Primaten wurden Afferenzen vom Corpus amygdaloideum, vom Kleinhirn über den kontralateralen Pedunculus cerebellaris cranialis (zwar hauptsächlich zu nicht dem Nucleus medialis angehörenden Kerngebieten, aber auch zur paralamellären Zone des Nucleus medialis), vom Centrum medianum und von periventrikulären Kerngebieten über den Pedunculus thalami inferior zur Pars magnocellularis des Kernes gefunden. Auch die Nuclei habenulae und der Nucleus interpeduncularis entsenden Afferenzen zum Nucleus medialis. Weitere subkortikale Afferenzen erhält er aus dem Globus pallidus, dem Basalkernkomplex und wahrscheinlich auch aus dem Nucleus caudatus.

Kortikale Afferenzen vom Allocortex. Bei Primaten wird, da Fasern aus dem Fornix zum großzelligen medialen Teil des Nucleus medialis ziehen, eine afferente Verbindung vom Allocortex, wahrscheinlich vom Hippocampus, Septum und von der Regio praepiriformis vermutet. Eine derartige Verbindung ist damit auch für den Menschen wahrscheinlich.

Kortikale Afferenzen vom Isocortex. Der Nucleus medialis erhält über den Pedunculus thalami anterior vom gesamten prämotorischen und präfrontalen Cortex Afferenzen. Vom Gyrus frontalis medialis, vom Gyrus frontalis inferior und den unmittelbar davor liegenden kortikalen Bereichen sind Projektionen zum Nucleus medialis beim Menschen festgestellt. Aber auch aus dem Temporallappen (Gyri temporales superior und medius) sollen Afferenzen zum Nucleus medialis ziehen. In experimentellen Untersuchungen an Primaten werden zudem ipsilaterale Afferenzen aus dem Gyrus praecentralis nachgewiesen, ohne daß sie bisher allerdings für den Menschen bestätigt werden konnten.

Subkortikale **Efferenzen.** Der Nucleus medialis weist, entsprechend den Ergebnissen von Degenerationsversuchen bei Primaten, zahlreiche subkortikale Zielorte auf. Neuropathologische Befunde am Menschen stimmen hiermit überein. Der großzellige Anteil des Nucleus medialis schickt Faserbahnen über den Pedunculus thalami inferior zur Area praeoptica des Hypothalamus, zur Substantia innominata, zum Kerngebiet des diagonalen Bandes von Broca und zum Corpus amygdaloideum. Intrathalamische Efferenzen ziehen zum Nucleus ventralis anterior und zum Nucleus reticularis thalami. Parallel mit den oben geschilderten Afferenzen vom Nucleus caudatus ziehen gegenläufig Efferenzen vom großzelligen Anteil des Nucleus medialis zum Nucleus caudatus.

Kortikale Efferenzen zum Allocortex. Bei Primaten konnten Efferenzen zum Tuberculum olfactorium nachgewiesen werden. Efferente Verbindungen bestehen ferner vom Nucleus medialis zum vorderen Anteil des Gyrus cinguli, hauptsächlich zur Area 24. Diese Verbindungen wurden neuerdings durch Untersuchungen mit Hilfe des retrograden Transports von Meerrettichperoxidase bestätigt.

Kortikale Efferenzen zum Isocortex ziehen zum orbitalen und lateralen präfrontalen Cortex (Area 9, 10, 11, 45, 46, 47 nach Brodmann, s. S. 437). Die am weitesten rostral im Nucleus medialis entspringenden Fasern projizieren zum orbitalen Kortexbereich, die mehr kaudal entspringenden zum lateralen präfrontalen Cortex in strenger posterokaudaler Abfolge. Auch zum Temporallappen sollen Efferenzen des Nucleus medialis ziehen.

Die präfrontale Rinde gilt als Kontrollsystem des Trieb- und Gefühlslebens. Der enge Zusammenhang des Nucleus medialis mit diesem Rindenareal muß in diesem funktionellen Zusammenhang gesehen werden.

Die neurochirurgische Durchtrennung aller Bahnen von und zur präfrontalen Rinde, die präfrontale Leukotomie, oder die Zerstörung von Teilen des Nucleus medialis thalami bei stereotaktischen Operationen, die in früheren Zeiten zur Beeinflussung krankhafter emotionaler Verhaltensweisen des Menschen durchgeführt wurden, führt zu einer Persönlichkeitsänderung, die sich in einem starken Antriebsverlust äußert und mit einer emotionalen Abstumpfung verbunden sein kann.

Nuclei intralaminares

Als *Nuclei intralaminares* thalami bezeichnet man die in der Lamina medullaris interna gelegenen Nervenzellgruppen, die vom rostralen Pol des Thalamus bis zur Commissura epithalamica reichen. Sie setzen sich aus vier Kerngruppen zusammen, den *Nuclei intralamellaris, parafascicularis, centromedianus* (Centre médian von Luys) und *limitans.* Diese Kerne wurden früher dem „Truncothalamus" zugerechnet, d. h., sie wurden als Kerngebiete ohne Verbindung mit dem Cortex angesehen. Diese Auffassung ist nach neueren Befunden falsch; inzwischen sind umfangreiche Verbindungen mit der Hirnrinde nachgewiesen.

Nucleus intralamellaris

Der *Nucleus intralamellaris* (s. Abb. 11.**17**–11.**22**), in der älteren Literatur auch als Nucleus circularis bezeichnet, liegt in der Lamina medullaris interna, soweit diese die laterale Begrenzung der Nuclei mediales bildet. Innerhalb dieses Kerngebietes bestehen zwar minimale topographische und zytoarchitektonische Differenzen, doch soll in diesem Rahmen der Nucleus intralamellaris als ein Kerngebiet besprochen werden. Die Nervenzellen des Nucleus intralamellaris lassen sich in einen überwiegenden Anteil (85%) großer Perikarya und einen kleineren Anteil (15%) kleiner Perikarya einteilen. Das Kerngebiet erreicht dorsal seine größte Ausdehnung und verschmälert sich bis auf eine dünne Platte in kaudaler Richtung.

Die zytoarchitektonischen Differenzen im Nucleus intralamellaris führten zu weitergehenden Unterscheidungen. So wird oft ein rostraler Anteil als Nucleus centralis lateralis und Nucleus centralis medialis von einem mehr kaudalen Anteil als Nucleus paracentralis unterschieden. Als ventraler Teil des Nucleus centralis medialis wird auch oft ein Nucleus submedius abgegrenzt. Andere Autoren trennen ganz rostral und dorsal noch einen Nucleus cucullaris ab.

Subkortikale **Afferenzen.** Degenerationsexperimente an Primaten lassen vermuten, daß auch beim Menschen Afferenzen aus dem Tractus spinothalamicus des Rückenmarks, dem Tegmentum, dem Nucleus dentatus und Nucleus fastigii des Kleinhirns sowie dem Nucleus caudatus zum Nucleus intralamellaris ziehen.
Kortikale Afferenzen. Verbindungen zum Nucleus intralamellaris entsenden die Areae 4, 6 und 8 nach Brodmann und der frontale orbitale Cortex sowie Bereiche des vorderen zingulären Cortex (Area 24) und motorische Supplementärfelder auf der medialen Hemisphärenfläche (Degenerationsversuche an Primaten). Die Verbindung zur Area 4 wurde im Markierungsexperiment mit radioaktiv markierten Substanzen bei Primaten nachgewiesen. Auch die Inselrinde (Claustrocortex, Regio peripalaeocorticalis claustralis) kommt als Ursprung von Afferenzen in Frage.
Subkortikale **Efferenzen** laufen hauptsächlich zu den beiden Anteilen des Corpus striatum, zum Nucleus caudatus und zum Putamen.
Kortikale Efferenzen. In Experimenten an Primaten sind neben der afferenten Verbindung zwischen der Area 24 des vorderen zingulären Cortex und dem Nucleus intralamellaris auch Efferenzen zum zingulären Cortex nachgewiesen. Die Verbindung zwischen dem vorderen zingulären Cortex und dem Nucleus intralamellaris ist besonders wichtig (s. u.) und durch elektrophysiologische Untersuchungen und Markierung mit Meerrettichperoxidase gesichert.

Die Verbindung vom Tractus spinothalamicus zum Nucleus intralamellaris kann als Schmerzleitungsbahn angesehen werden. Die Efferenzen dieses thalamischen Kerns zum vorderen zingulären Cortex bilden dann das Endstück dieser Bahn. Diese funktionelle Interpretation wird durch elektrophysiologische Untersuchungen bestätigt. Stimulation des Nucleus medialis thalami und der Nuclei intralaminares führt zur Aufhebung von Schmerzempfindung. Außerdem weisen diese thalamischen Kerngebiete und der vordere zinguläre Cortex eine besonders hohe Affinität zu Morphium auf. Auch dies unterstreicht die große Bedeutung der intralaminären Kerne und ihrer kortikalen Projektion für die Schmerzempfindung.

Die Afferenzen aus dem Tegmentum sollen eine unspezifische Weckreaktion („arousal reaction") im Thalamus bewirken. Bei den Verbindungen von und zum Corpus striatum muß zudem an eine Mitwirkung bei der Steuerung der Motorik gedacht werden.

Nucleus parafascicularis

Der *Nucleus parafascicularis* (Abb. 11.**19**–11.**21**) ist beim Menschen besonders gut ausgebildet, wird aber auch bei niederen Säugetieren gefunden. Dort ist er oft nur schwer vom Nucleus centromedianus abgrenzbar. Da er beim Menschen deutlich weniger myelinisierte Nervenfasern als der Nucleus centromedianus enthält, kann er von diesem unterschieden werden. Der Nucleus parafascicularis liegt vor dem Fasciculus retroflexus Meynert. Diese enge, rein topographische Beziehung hat zu seinem Namen geführt. Rostral wird der Kern vom Nucleus intralamellaris, dorsal vom Nucleus medialis, medial von den periventrikulären Kerngebieten und kaudal vom Nucleus limitans begrenzt.

Den etwa 80% großen Nervenzellen stehen im Nucleus parafascicularis ca. 20% kleinere Nervenzellen gegenüber.
Subkortikale **Afferenzen** aus dem Tractus spinothalamicus und dem Tegmentum enden im Nucleus parafascicularis. Auch aus dem Nucleus fastigii des Kleinhirns sind bei Primaten Afferenzen zum Nucleus parafascicularis beschrieben worden.
Kortikale Afferenzen. Aus Degenerationsstudien und Markierungsexperimenten bei Primaten kann eine bilaterale, afferente Verbindung von den Areae 4, 6 und 9 nach Brodmann vermutet werden.
Subkortikale **Efferenzen** gelangen über den Pedunculus thalami inferior zum Fundus striati (s. S. 374), zu den medialen Anteilen des Putamens und zum Nucleus caudatus.
Kortikale Efferenzen. Mit Hilfe von Meerrettichperoxidase-Markierungen im vorderen zingulären Cortex (Area 24 nach Brodmann) können efferente Verbindungen vom Nucleus parafascicularis zum Cortex aufgezeigt werden.
Da die Faserverbindungen des Nucleus parafascicularis denen der übrigen Nuclei intralamellares entsprechen, kann auch eine entsprechende Funktion (s. S.

350) angenommen werden. Physiologische und pharmakologische Experimente bestätigen diese Überlegung.

Nucleus centromedianus

Der *Nucleus centromedianus* (s. Abb. 11.**20**–11.**22**), oft auch als Centre médian von Luys oder als Nucleus centri mediani bezeichnet, ist beim Menschen und den höchsten Primaten besonders groß. Er liegt kaudal und lateral unter dem Nucleus medialis thalami, von dem er nur durch eine schmale Nervenfaserplatte getrennt ist. Kaudal wird er vom Nucleus limitans und vom Pulvinar, lateral vom Nucleus ventralis thalami begrenzt.

Innerhalb des Nucleus centromedianus kann ein ventral und kaudal gelegener Unterkern, bestehend aus kleineren (10–20 µm) Perikarya, *Pars parvocellularis*, von einem dorsal und rostral gelegenen Unterkern, aus größeren (15–25 µm) Perikarya, *Pars magnocellularis* unterschieden werden. Insgesamt enthält er ca. 25% kleine Nervenzellen („thalamische Schaltzellen").

Während die kleineren Nervenzellen der *Pars parvocellularis* mehrere größere Dendriten haben, die sich wiederholt verzweigen und in einem Bereich von ca. 50 µm um das Perikaryon herum enden, bedecken die größeren Nervenzellen der *Pars magnocellularis* mit wenigen, selten verzweigten Dendriten ein Gebiet von ca. 100 µm.

Subkortikale **Afferenzen.** Wie die anderen intralaminären Kerngebiete empfängt der Nucleus centromedianus Afferenzen aus dem Tractus spinothalamicus, dem Tegmentum mesencephali, dem Kleinhirn (Nucleus emboliformis) und der Pars medialis des Globus pallidus.

Kortikale Afferenzen. Die Areae 4, 6 und 9 des motorischen, prämotorischen und präfrontalen Cortex projizieren zum Nucleus centromedianus. Neben diesen auf der lateralen Hemisphärenseite gelegenen Ursprüngen afferenter Fasern wird auch über Afferenzen von den paramedian gelegenen Teilen des Gyrus postcentralis und des frontalen Cortex berichtet.

Subkortikale **Efferenzen.** Die wichtigsten subkortikalen Efferenzen des Nucleus centromedianus ziehen zum Corpus striatum. Die Fasern aus der Pars magnocellularis enden im Nucleus caudatus, während die Efferenzen der Pars parvocellularis zum Putamen ziehen. Efferente Verbindungen zum Globus pallidus konnten beim Menschen nicht gefunden werden.

Kortikale Efferenzen. In neueren Markierungsversuchen an Primaten wurden, wie bei allen anderen intralaminären Kerngebieten, efferente Verbindungen zum vorderen zingulären Cortex (Area 24 nach Brodmann) nachgewiesen.

Dem Nucleus centromedianus wird, wie den anderen intralaminären Kerngebieten, eine wichtige Funktion bei der Schmerzleitung zugeschrieben, da Verbindungen zum Tractus spinothalamicus bestehen. Diese Annahme wird durch elektrophysiologische und pharmakologische Experimente bestätigt. Auch die Verbindung zum vorderen zingulären Cortex, der eine hohe Affinität zu Morphium aufweist, unterstützt diese Zuordnung. Die Bahnen aus dem Cerebellum und der Formatio reticularis sowie die Efferenzen zum Corpus striatum unterstreichen die Bedeutung des Nucleus centromedianus für die Funktion des extrapyramidalmotorischen Systems.

Nucleus limitans

Der *Nucleus limitans* (s. Abb. 11.**22**) liegt an der Grenze zwischen Thalamus und Mesencephalon. Unmittelbar kaudal schließt sich die Area praetectalis mit ihren Unterkernen an. Der Nucleus medialis thalami, das Corpus geniculatum mediale und das Pulvinar bilden die dienzephalen Grenzstrukturen des Nucleus limitans. Von manchen Autoren wird er noch in weitere Unterkerne aufgeteilt (Nuclei limitantes medialis, opticus und portae), doch zeigen alle Unterkerne eine weitgehend einheitliche zytoarchitektonische Struktur mit länglichen, stark gefärbten Schwärmen von Nervenzellen. Nur ca. 11% davon sind kleinere Nervenzellen, die weitaus meisten gehören zur Gruppe der größten Perikarya mit Durchmessern um und über 20 µm.

Subkortikale **Afferenzen** sind vom Tractus spinothalamicus, vom Lemniscus medialis und vom Nucleus fastigii zum Nucleus limitans beschrieben.

Kortikale Afferenzen. Degenerationsstudien geben auch beim Menschen Hinweise auf Afferenzen vom parietookzipitalen Cortex zum Nucleus limitans.

Über *subkortikale* **Efferenzen** des Nucleus limitans liegen bisher keine eindeutigen Befunde vor.

Kortikale Efferenzen sind, wie für alle anderen Kerngebiete der Nuclei intralaminares, so auch für den Nucleus limitans zum vorderen zingulären Cortex nachgewiesen.

Wohl kaum über ein anderes thalamisches Kerngebiet gibt es so viele widersprüchliche Angaben zur Funktion wie über den Nucleus limitans. Er wird mit somatosensorischen, auditorischen und visuellen Aufgaben in Zusammenhang gebracht. Einigermaßen gesichert erscheinen aber wie bei allen anderen intralaminaren Kerngebieten nur Funktionen im Rahmen der Schmerzleitung (s. Abb. 11. **16**–11.**23**).

Nuclei laterales

Die *Nuclei laterales* bilden das größte Kerngebiet des Thalamus. Es liegt zwischen den Laminae medullares interna und externa und erstreckt sich von der Höhe des Fasciculus mamillothalamicus bis in Höhe der Commissura epithalamica. Im vorwiegend ventralen Bereich der Nuclei laterales liegen Areale, die spezifische extrathalamische Afferenzen aufnehmen (Relaiskerne, *Nuclei ventrales*).

Der dorsale Bereich der Nuclei laterales enthält Areale, die vorwiegend ohne solche Afferenzen als Integrationsgebiete funktionieren (Assoziationskerne,

352   11 Graue und weiße Substanz des Zwischenhirns

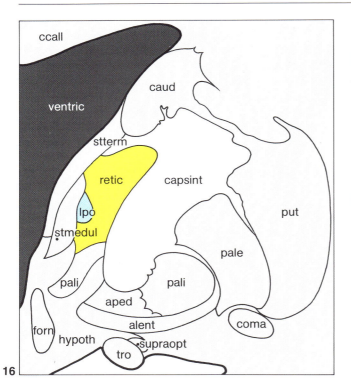
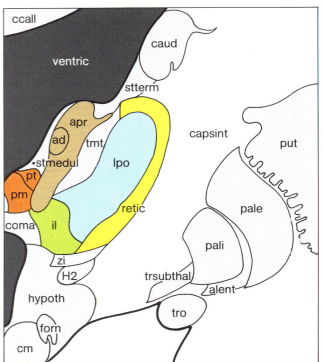
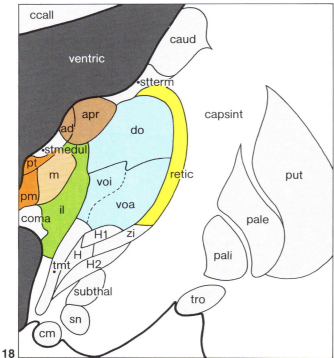
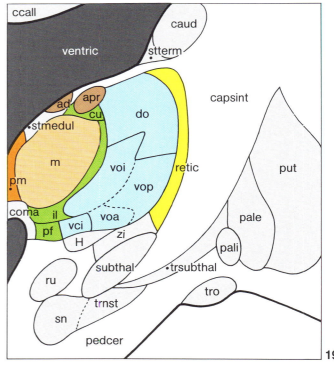

Abb. 11.16–11.23 Schematische Darstellung von Transversalschnitten durch das Diencephalon beim Menschen. Die einzelnen Abbildungen sind in rostrokaudaler Folge geordnet und haben jeweils einen Abstand von ca. 4 mm. Die Nuclei anteriores thalami sind braun, die Nuclei mediani thalami rot, die Nuclei mediales thalami apricot, die Nuclei intralaminares thalami grün, die Nuclei laterales thalami blau, das Pulvinar violett, der Nucleus reticularis thalami gelb und der Metathalamus mittelgrau gekennzeichnet.

ad	= Nucleus anterodorsalis	ce	= Nucleus centromedianus	do	= Nucleus dorsooralis
alent	= Ansa lenticularis	cm	= Corpus mamillare	forn	= Fornix
aped	= Ansa peduncularis	colls	= Colliculus cranialis	genicl	= Corpus geniculatum laterale
apr	= Nucleus anteroprincipalis	coma	= Commissura rostralis	genicm	= Corpus geniculatum mediale
brcolls	= Brachium colliculi cranialis	comp	= Commissura epithalamica	H	= Nucleus areae H
capsint	= Capsula interna	cu	= Nucleus cucullaris	H_1	= Forelsches Feld H_1
caud	= Nucleus caudatus	dc	= Nucleus dorsocaudalis	H_2	= Forelsches Feld H_2
ccall	= Corpus callosum	dim	= Nucleus dorsointermedius	hbm	= Nucleus habenulae medialis

Nuclei laterales 353

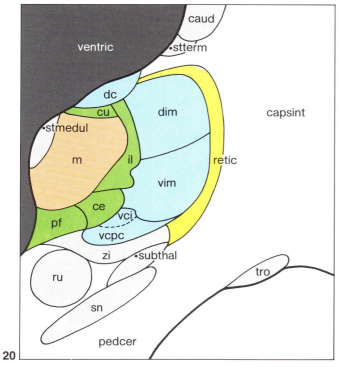
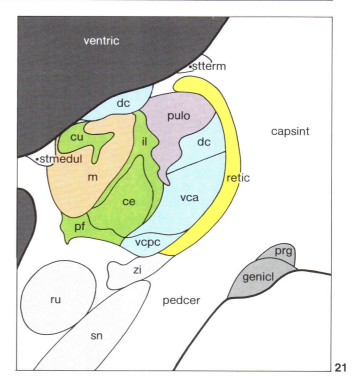
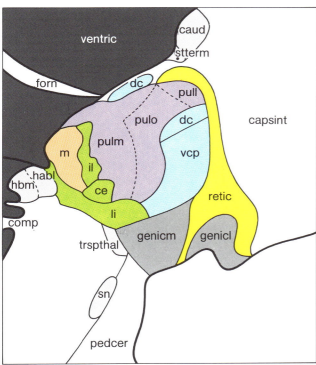
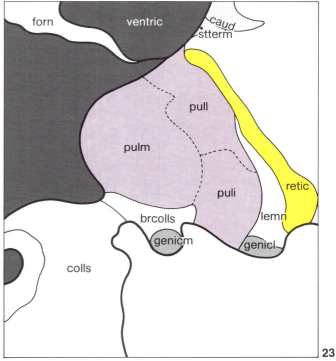

hbl	= Nucleus habenulae lateralis	puli	= Nucleus pulvinaris inferior	tro	= Tractus opticus
hypoth	= Hypothalamus	pull	= Nucleus pulvinaris lateralis	trspthal	= Tractus spinothalamicus
il	= Nucleus intralamellaris	pulm	= Nucleus pulvinaris medialis	trsubthal	= Tractus subthalamicus
lemn	= Lemniscus medialis	pulo	= Nucleus pulvinaris oralis	vca	= Nucleus ventrocaudalis anterior
li	= Nucleus limitans	put	= Putamen	vci	= Nucleus ventrocaudalis internus
lpo	= Nucleus lateropolaris	retic	= Nucleus reticularis	vcp	= Nucleus ventrocaudalis posterior
m	= Nucleus medialis	ru	= Nucleus ruber	vcpc	= Nucleus ventrocaudalis parvocellularis
pale	= Globus pallidus medialis	sn	= Substantia nigra	ventric	= Ventrikel
pali	= Globus pallidus lateralis	stmedul	= Stria medullaris	vim	= Nucleus ventrointermedius
pedcer	= Pedunculus cerebri	stterm	= Stria terminalis	voa	= Nucleus ventrooralis anterior
pf	= Nucleus parafascicularis	subthal	= Nucleus subthalamicus	voi	= Nucleus ventrooralis internus
pm	= Nucleus paramedianus	supraopt	= Nucleus supraopticus	vop	= Nucleus ventrooralis posterior
prg	= Nucleus praegeniculatus	tmt	= Tractus mamillothalamicus	zi	= Zona incerta
pt	= Nucleus parataenialis	trnst	= Tractus nigrostriatalis		

Nuclei dorsales). Zwischen diesen Nuclei ventrales und Nuclei dorsales sind beim Menschen als Zwischenetage *Nuclei centrolaterales* eingefügt. Die Abtrennung solcher Zentralkerne als eigene Kerngebiete wird aber von manchen Untersuchern abgelehnt, sie rechnen diese Areale dem dorsalen Abschnitt der Nuclei laterales zu.

Wir zählen im einzelnen folgende Kerngebiete zu den *Nuclei laterales: Nucleus lateropolaris, Nucleus fasciculosus, Nucleus ventrooralis, Nucleus dorsooralis, Nucleus ventrointermedius, Nucleus dorsointermedius, Nucleus ventrocaudalis, Nucleus dorsalis superficialis, Nucleus dorsocaudalis.* Innerhalb dieser Kerngebiete können noch weitergehende Unterteilungen vorgenommen und beim Menschen etwa 30 Kerngebiete unterschieden werden. Die folgende Darstellung berücksichtigt aber nur die zuerst genannten Kerngebiete, die größere morphologische und funktionelle Bedeutung besitzen.

Nucleus lateropolaris

Der *Nucleus lateropolaris* (Abb. 11.**16** u. 11.**17**) wird rostral von der Lamina medullaris externa, rostromedial vom Fasciculus mamillothalamicus, medial vom Nucleus fasciculosus, basal von der Zona incerta und kaudal vom Nucleus ventrooralis begrenzt.

Im angelsächsischen Sprachraum und/oder bei Untersuchungen an Primaten wird dieser Kern auch als Nucleus ventralis anterior (VA) bezeichnet. Diese Bezeichnung ist unglücklich, da sie zu Verwechslungen mit dem Nucleus ventrooralis oder mit dem zu den Nuclei anteriores gehörenden Nucleus anteroventralis führen kann.

Der Nucleus lateropolaris besteht zu 75% aus großen (ca. 20–30 μm Durchmesser) und zu 25% aus kleineren (ca. 10–20 μm Durchmesser) Nervenzellen. Er enthält myelinisierte Einzelfasern und Faserbündel, die dicht gepackt eingelagert sind.

Subkortikale **Afferenzen** sind bei Primaten und beim Menschen aus dem Cerebellum und dem lateralen Teil des Globus pallidus nachgewiesen. Die pallidalen Fasern durchkreuzen die Capsula interna auf ihrem Weg zum Thalamus.

Kortikale Afferenzen ziehen von den Areae 6, 8, und 9 nach Brodmann zum Nucleus lateropolaris.

Subkortikale **Efferenzen** sind nur zum Globus pallidus nachgewiesen.

Kortikale Efferenzen bestehen zu der Area 6, wahrscheinlich auch zu den Areae 4 und 7. Die Ergebnisse von Untersuchungen an hirnverletzten Menschen weisen auf efferente Verbindungen des medialen Teils des Nucleus lateropolaris zum Frontallappen hin, während der laterale Teil mit dem Cortex der Insula verbunden ist.

Der Nucleus lateropolaris ist eine wichtige Umschaltstation im *extrapyramidalen System* und als solche in die Bahn vom Nucleus caudatus über den Globus pallidus zur prämotorischen Rinde eingeschaltet.

Auch im retikulären Aktivierungssystem spielt er eine Rolle, da er Afferenzen vom Globus pallidus erhält, der seinerseits afferent mit der Formatio reticularis verbunden ist.

Nucleus fasciculosus

Von einigen Autoren wird der *Nucleus fasciculosus* zu den Nuclei intralaminares gerechnet. Da er jedoch von der Zytoarchitektonik und von seinen kortikalen Verbindungen her dem *Nucleus lateropolaris* ähnlich ist und auch nicht wie die anderen Kerngebiete der Nuclei intralaminares in der Lamina medullaris interna, sondern eher im Pedunculus thalami inferior sitzt, kann er auch sinnvoll zusammen mit dem Territorium laterale und besonders mit dem Nucleus lateropolaris behandelt werden.

Die Zellen des Nucleus fasciculosus sind etwas kleiner als die des Nucleus lateropolaris, das Bild im Markscheidenpräparat ist aber sehr ähnlich. Über die Faserverbindungen und über die Funktion ist beim Menschen wenig bekannt, da von Erkrankungen meist so große Gebiete betroffen werden, daß differenzierte Rückschlüsse nicht möglich sind. Offenbar hat aber der Nucleus fasciculosus im wesentlichen die gleichen Afferenzen und Efferenzen wie der Nucleus lateropolaris.

Nucleus ventrooralis

Der *Nucleus ventrooralis* (s. Abb. 11.**18** u. 11.**19**) ist eines der Kerngebiete des Thalamus, für die eine von allen Untersuchern akzeptierte Gliederung nicht möglich ist. Dies gilt nicht nur für Analysen dieser Hirnregion bei verschiedenen Species, sondern auch innerhalb einer Species. Dieser Mangel an einheitlicher morphologischer Gliederung und Nomenklatur ist um so bedauerlicher, als dieser Thalamuskern beträchtlich groß und bedeutend ist. Im folgenden wird versucht, eine an den Faserverbindungen orientierte Gliederung durchzuführen, da diese Einteilung die größte praktische Bedeutung hat. Beim Menschen lassen sich im Nucleus ventrooralis fünf Unterkerne unterscheiden. Für die folgende Beschreibung reicht die Gliederung in einen lateralen Anteil, *Nucleus ventrooralis externus*, und einen medialen Anteil, *Nucleus ventrooralis internus*.

Der Nucleus ventrooralis wird im angelsächsischen Sprachraum generell, sonst nur bei Primaten, in den Nucleus ventralis lateralis (VL) als ventraler Teil eingeschlossen.

Der *Nucleus ventrooralis externus* wird lateral von der Lamina medullaris externa, ventral vom Tegmentum mesencephali und medial vom Nucleus ventrooralis internus begrenzt. Die dorsale Begrenzung bildet der Nucleus dorsooralis (s. u.), die rostrale der Nucleus lateropolaris und die kaudale der Nucleus ventrointermedius.

Den *Nucleus ventrooralis internus* begrenzen lateral der Nucleus ventrooralis externus und medial die

Lamina medullaris interna. Der Fasciculus mamillothalamicus bildet die rostrale, das Tegmentum mesencephali die ventrale und der Nucleus ventrointermedius die kaudale Grenze.

Unter den Nervenzellen des gesamten Nucleus ventrooralis sind etwa 25% kleine Perikarya, die durch Bündel dicker, myelinisierter Nervenfasern in Gruppen gegliedert werden.

Subkortikale **Afferenzen.** Beim Menschen ziehen Fasern vom kontralateralen Nucleus dentatus des Kleinhirns über das Brachium conjunctivum am Nucleus ruber vorbei als *Tractus dentatothalamicus* zum kaudalen Teil des Nucleus ventrooralis externus, der daher als Nucleus ventrooralis posterior abgegrenzt werden kann. Neben diesen Afferenzen vom Kleinhirn erreichen Fasern des Globus pallidus medialis über den *Fasciculus thalamicus* den vorderen Teil des Nucleus ventrooralis externus, der deshalb auch als eigener Unterkern, Nucleus ventrooralis anterior, bezeichnet wird. Der Nucleus ventrooralis internus erhält Afferenzen vom Kleinhirn über das Brachium conjunctivum, von der Substantia nigra und vom Nucleus interstitialis Cajal. Auch der Globus pallidus projiziert zum medialen Teil des Nucleus ventrooralis.

Kortikale Afferenzen erhalten der Nucleus ventrooralis posterior, wie Degenerationsexperimente und Studien nach Hirnverletzungen zeigen, aus der Area 4 des Gyrus praecentralis, der Nucleus ventrooralis anterior aus der Area 6, der Nucleus ventrooralis internus aus der Area 8 und wahrscheinlich auch vom Fuß des Gyrus praecentralis.

Subkortikale **Efferenzen** vom Nucleus ventrooralis sind bisher nicht bekannt geworden.

Kortikale Efferenzen ziehen, da die kortikalen Verbindungen des Nucleus ventrooralis doppelläufig sind, in die Rindenregionen, von denen kortikale Afferenzen ausgehen.

Der Nucleus ventrooralis ist, wie seine Verbindungen zeigen, eine besonders wichtige *Umschaltstation zwischen pyramidalem und extrapyramidalem motorischem System*. Durch stereotaktische Ausschaltung dieses Thalamuskernes kann der Neurochirurg Bewegungsstörungen bekämpfen, wie Zittern (Tremor) und übermäßige Starre (Rigor), die als Hauptsymptome bei einer Erkrankung des extrapyramidalen Systems, dem Morbus Parkinson („Schüttellähmung"), auftreten.

Nucleus dorsooralis

Der *Nucleus dorsooralis* (s. Abb. 11.**18** u. 11.**19**) liegt zwischen den Laminae medullares interna et externa und über den Nuclei ventrooralis und ventrointermedius. Rostral wird er vom Nucleus lateropolaris und kaudal vom Nucleus dorsocaudalis begrenzt.

Neben polygonalen Nervenzellen enthält der Nucleus dorsooralis längliche Perikarya, die in charakteristischer Weise in sagittaler Richtung angeordnet sind. Ca. 25% der Perikarya sind klein (größter Durchmesser bis zu 20 µm), die übrigen haben Durchmesser zwischen 20 und 40 µm. Die Packungsdichte der myelinisierten Faserbündel nimmt in diesem Kerngebiet von rostral nach kaudal zu.

Subkortikale **Afferenzen** erhält der Nucleus dorsooralis, ebenso wie der Nucleus ventrooralis, aus dem Cerebellum über den Pedunculus cerebellaris superior (Brachium conjunctivum).

Kortikale Afferenzen zum Nucleus dorsooralis sind beim Menschen nicht bekannt. Bei Primaten sind Afferenzen aus den Areae 6 und 9 nachgewiesen.

Über *subkortikale* **Efferenzen** des Nucleus dorsooralis ist nichts bekannt.

Kortikale Efferenzen des Nucleus dorsooralis projizieren größtenteils auf die Felder 8 und 6 nach Brodmann des frontalen Cortex. Ein kleinerer Kernteil hat auch efferente Verbindungen zur Area 4.

Genauere und gesicherte Untersuchungen zur Funktion des Nucleus dorsooralis beim Menschen liegen nicht vor. Aufgrund seiner Verbindungen ist aber an eine Funktion im motorischen System zu denken.

Nucleus ventrointermedius

Der *Nucleus ventrointermedius* (s. Abb. 11.**20**) wird rostral und kaudal vom Nucleus ventrooralis und ventrocaudalis begrenzt. Von diesen Kerngebieten unterscheidet er sich durch größere Nervenzellen. Seine dorsale Grenze bilden die Nuclei dorsooralis und dorsocaudalis. Medial und lateral wird der Kern durch die Laminae medullares interna und externa umfaßt.

Die großen Perikarya, die etwa 75% der Gesamtpopulation ausmachen, haben einen Durchmesser von 20 bis 40 µm. Das Faserwerk der myelinisierten Nervenfasern ist dichter als das der rostral und kaudal angrenzenden Kerngebiete.

Subkortikale **Afferenzen** zum Nucleus ventrointermedius enthalten Faserzüge der Nuclei gracilis und cuneatus, des Nucleus dentatus im Cerebellum und des Nucleus vestibularis lateralis. Die vestibulären Afferenzen gelangen über Forels Haubenfaszikel, *Fasciculus tegmentalis Forel*, die den Fasciculus tegmentalis dorsolateralis aus den vestibulären Kerngebieten fortsetzen, zum ipsilateralen Nucleus ventro-intermedius. Bei Primaten sind auch Afferenzen aus dem Tractus spinothalamicus nachgewiesen.

Über *kortikale Afferenzen* zum Nucleus ventro-intermedius ist nichts bekannt.

Subkortikale **Efferenzen** des Nucleus ventro-intermedius sind nicht bekannt.

Kortikale Efferenzen zum rostralen Teil des parietalen Cortex (Area 3a nach Brodmann und Vogt) ergeben sich aus dem Studium retrograder Degenerationen im menschlichen Gehirn nach Zerstörungen der hinteren Wand des Sulcus centralis. Außerdem gibt es kortikale Projektionen zur Area 6.

Reizungen des eigentlichen Kerngebietes führen zu Wendebewegungen des Kopfes. Die Afferenzen aus dem Kleinhirn, den vestibulären Kerngebieten und den Hinterstrangkernen lassen an eine Mischung motorischer und sensorischer Funktionen denken. Die

Afferenzen aus dem Tractus spinothalamicus legen Funktionen bei der Schmerzleitung nahe.

Nucleus ventrocaudalis

Der *Nucleus ventrocaudalis* (s. Abb. 11.**19**–11.**22**) ist *die* Umschaltstation für die großen aufsteigenden sensiblen Systeme. Lateral ist er von der Lamina medullaris externa und medial von der Lamina medullaris interna umgeben. Die kaudale Grenze wird vom Pulvinar gebildet, die kaudal-basale vom Corpus geniculatum mediale, die basale von der Zona incerta und dem Mittelhirn, die rostrale vom Nucleus ventrointermedius. Der Nucleus dorsocaudalis stellt die dorsale Begrenzung dar. Der große Komplex des Nucleus ventrocaudalis kann in verschiedene Kerngebiete gegliedert werden, in den basal gelegenen *Nucleus ventrocaudalis parvocellularis,* die darüber gelegenen *Nuclei ventrocaudalis internus* (*ventrocaudalis medialis* VPM) und *externus* (*ventrocaudalis lateralis* VPL) und in den darunter gelegenen *Nucleus ventrocaudalis ventralis*.

Die *Nuclei ventrocaudales parvocellularis* und *internus* wurden früher häufig als *Nucleus arcuatus* oder *Corpus semilunare* zusammengefaßt. Unterschiede in der Zytoarchitektonik und in den Verbindungen lassen aber diese Vereinfachung nicht als sinnvoll erscheinen.

Ein weiteres Problem ergibt sich bei dem Versuch, die neueste Nomenklatur (Nomina anatomica, 5. Auflage, 1983) mit der morphologisch gut begründeten Einteilung, wie sie in den Abb. 11.**16**–11.**23** und der Tab. 11.**3** vertreten wird, zum Einklang zu bringen. Vor allem bei den Nuclei ventrales thalami ergeben sich Abweichungen. Diese werden in der offiziellen Nomenklatur als Nuclei ventrolaterales aufgeführt. Unsere Nuclei ventrointermedius und ventrocaudalis werden dort als Nuclei ventrales posteriores mit den Unterkernen Nucleus ventralis posterolateralis und Nucleus ventralis posteromedialis bezeichnet. In anderen Fällen ist jedoch eine solche Zuordnung ohne grobe Vereinfachung der tatsächlichen strukturellen Gegebenheiten nicht möglich.

Der *Nucleus ventrocaudalis parvocellularis* enthält kleine Perikarya (größter Durchmesser 15–18 μm), zwischen denen man noch kleinere thalamische Schaltzellen findet. Er liegt rostral und medial der Nuclei ventrocaudales internus und externus und ist wegen seines geringen Markscheidengehaltes deutlich abgrenzbar.

Die *Nuclei ventrocaudales internus* und *externus* enthalten sehr große (30–40 μm), mittelgroße (20–30 μm) und ca. 25% kleine (10–20 μm) Perikarya, die auch im Golgi-Bild charakteristische Unterschiede zeigen. Die großen Nervenzellen haben Dendriten mit relativ wenigen Verzweigungen und Axone mit ein oder zwei Abzweigungen von Kollateralen, die in weit entfernten thalamischen Gebieten oder in der Formatio reticularis des Mittelhirns enden. Die mittelgroßen Nervenzellen zeigen reich verzweigte Dendriten, die mit den Afferenzen typische synaptische Komplexe (Glomeruli) bilden, und Axone mit zahlreichen Kollateralen, die zum Cortex aufsteigen. Der dritte und kleinste Zelltyp stellt die thalamischen Schaltzellen.

Die Packungsdichte ummarkter Nervenfasern und sehr großer Perikarya ist im Nucleus ventrocaudalis externus höher als im Nucleus ventrocaudalis internus und gestattet so die Unterscheidung der beiden Kerngebiete.

Der *Nucleus ventrocaudalis ventralis* enthält überwiegend kleine, schwach anfärbbare Perikarya mit Durchmessern zwischen 10 und 30 μm. Die Zellen werden von stark myelinisierten Nervenfasern umgeben.

Nucleus ventrocaudalis parvocellularis

Subkortikale **Afferenzen** mit Geschmackserregungen vom ipsilateralen Nucleus solitarius direkt oder über den Nucleus parabrachialis medialis konnten in Experimenten an Primaten nachgewiesen werden.
Kortikale Afferenzen aus der Area 3 und der Inselrinde (= Claustrocortex) wurden gleichfalls an Primaten gefunden.
Subkortikale **Efferenzen** vom Nucleus ventrocaudalis parvocellularis sind bisher nicht bekannt geworden.
Kortikale Efferenzen zum vorderen insulären Cortex werden bisher aufgrund von Degenerationsexperimenten an Primaten und Untersuchungen am Menschen nur vermutet.

Nucleus ventrocaudalis externus

Subkortikale **Afferenzen** zum Nucleus ventrocaudalis externus kommen aus den kontralateralen Nuclei gracilis und cuneatus über den Lemniscus medialis. Der Nucleus gracilis ist dabei in den lateralen, der Nucleus cuneatus in den mehr medialen Bereichen des thalamischen Kerngebietes repräsentiert.
Eine somatotope Verteilung, die der bei den Hinterstrangbahnen entspricht, zeigen auch spinothalamische Afferenzen, die von der kontra- und ipsilateralen Körperseite kommen. Während die lemniskalen Afferenzen in typischen Glomeruli enden, zeigen die spinothalamischen Endigungen keine spezifischen Synapsenkomplexe, sondern enden in Boutons als axosomatische und axodendritische Synapsen.
Afferenzen werden auch aus der Formatio reticularis, dem Nucleus reticularis thalami und dem Hypothalamus beschrieben.
Kortikale Afferenzen gelangen aus den Areae 3, 1, 2, 5 und 7 nach Brodmann zum Nucleus ventrocaudalis externus. Diese afferenten Axone haben ungewöhnlich große Durchmesser (6–8 μm) und bilden durch terminale Arborisation weite Gebiete für synaptische Kontakte im Thalamus.
Subkortikale **Efferenzen** zu anderen thalamischen Kerngebieten und zum Nucleus reticularis thalami sind zwar bisher nur bei Nagetieren nachgewiesen worden, werden aber auch für den Menschen vermutet.
Kortikale Efferenzen ziehen hauptsächlich zum Gyrus postcentralis. Genaue topographische Beziehungen zwischen den Areae 3, 1 und 2 des Gyrus postcentralis und der rostrokaudalen Verteilung der Perikarya im

Nucleus ventrocaudalis externus lassen sich nachweisen. Dabei senden Perikarya über die ganze rostrokaudale Ausdehnung Axone zur Area 3; die Area 1 erhält Axone vornehmlich aus dem kaudalen Anteil des thalamischen Kerngebietes und die Area 2 aus Kollateralen von Axonen zu den Areae 3 und 1. Diesen topographischen Beziehungen in der Sagittalebene lassen sich genaue Zuordnungen in der Transversalebene an die Seite stellen. Degenerationsversuche an Primaten haben gezeigt, daß Efferenzen aus dem lateralen Teil des Nucleus ventrocaudalis externus zum medialen Bereich des Gyrus postcentralis ziehen, während die Axone aus dem medialen Bereich des Thalamuskerns zum lateralen Teil des Gyrus postcentralis projizieren. Neben dieser gut geklärten Verbindung zum parietalen Cortex gibt es auch Efferenzen zum Gyrus praecentralis.

Nucleus ventrocaudalis internus

Subkortikale **Afferenzen.** Kontra- und ipsilaterale Afferenzen kommen aus dem im Stammhirn liegenden sensorischen Hauptkern des N. trigeminus, ziehen in die Trigeminusschleife („ventrales Haubenbündel"), schließen sich als Lemniscus trigeminalis dem Lemniscus medialis an und enden im Nucleus ventrocaudalis internus. Bei Primaten wurden weitere Afferenzen auch aus dem Fasciculus longitudinalis medialis nachgewiesen.
Kortikale Afferenzen. Die Areae 3, 1 und 2 und die dem Gyrus postcentralis okzipital folgenden Areae 5 und 7 projizieren in dieser Abfolge von rostral nach kaudal auf den Nucleus ventrocaudalis internus.
Subkortikale **Efferenzen.** In Degenerationsversuchen wurden Efferenzen zu den unmittelbar angrenzenden thalamischen Kerngebieten, zum Hypothalamus, Nucleus lentiformis und Tegmentum gefunden. Beim Menschen sind diese aus Primatenexperimenten stammenden Befunde noch nicht bestätigt worden.
Kortikale Efferenzen aus dem Nucleus ventrocaudalis internus ziehen wahrscheinlich zum Gyrus postcentralis und zur Area 3 mit ihrem operkularen Anteil an der Basis des Gyrus praecentralis.

Nucleus ventrocaudalis ventralis

Über *afferente* und *efferente Verbindungen* dieses thalamischen Kerngebietes ist wenig bekannt. Es werden Afferenzen aus den Hinterstrangbahnen über den Lemniscus medialis, aus dem Fasciculus longitudinalis medialis und aus parietalen Kortexgebieten vermutet. Efferenzen sollen zu anderen, nicht näher bekannten thalamischen Kerngebieten und zum laterobasalen parietalen Cortex ziehen.
Über den Lemniscus medialis ist der Nucleus ventrocaudalis in das System *epikritischer Sensibilität,* über den Tractus spinothalamicus lateralis (Lemniscus spinalis) in das System *protopathischer Sensibilität* (Schmerz- und Temperaturempfindungen) und über den Tractus spinothalamicus ventralis in das Leitungssystem für taktile Sensibilität (Berührungsempfindungen) eingeschaltet. Außerdem ist der Kern an der *Geschmacksbahn* beteiligt.

Nucleus dorsalis superficialis

Der Nucleus dorsalis superficialis, auch Nucleus lateralis dorsalis (LD) genannt, ist vom Nucleus anteroprincipalis durch eine dünne Schicht myelinisierter Axone nur undeutlich getrennt und liegt dorsal des Nucleus medialis. Ganz kaudal ist er meist schwer vom Pulvinar abgrenzbar.
Die Perikarya des Nucleus dorsalis superficialis sind denen des Nucleus anteroprincipalis sehr ähnlich und führen auch im rostralen Bereich zu Schwierigkeiten bei der Abgrenzung der beiden Thalamuskerne.
Subkortikale *Afferenzen* sind beim Menschen methodisch überzeugend noch nicht nachgewiesen. Aus experimentellen Untersuchungen sind afferente Fasern aus dem Fornix, Nucleus interpeduncularis und Thalamuskernen bekannt.
Kortikale Afferenzen kommen aus dem retrosplenialen Cortex und der Hippokampusformation (via Fornix).
Subkortikale *Efferenzen* sind nicht bekannt, aber kortikale Projektionen in den kaudalen Anteil des Gyrus cinguli und Hippocampus werden vermutet.
Die funktionelle Bedeutung dieses Kerngebietes ist allein schon wegen der Schwierigkeiten bei der Abgrenzung und Analyse der Verbindungen für den Menschen nicht mit hinreichender Sicherheit bestimmbar. Eine allgemeine Zuordnung zum limbischen System kann jedoch vorgenommen werden.

Nucleus dorsocaudalis

Rostral wird der *Nucleus dorsocaudalis* (s. Abb. 11.**20**–11.**22**), auch *Nucleus lateralis posterior* (LP) genannt, vom Nucleus dorsooralis, basal vom Nucleus ventrocaudalis und kaudal vom Pulvinar begrenzt.
Die meisten Perikarya des Nucleus dorsocaudalis sind rund bis polygonal und haben große Durchmesser bis zu 30 µm. Etwa 25% der Perikarya werden den kleinen, thalamischen Schaltzellen mit Durchmessern zwischen 10 und 15 µm zugerechnet. Im Golgi-Bild sind zahlreiche, stark verzweigte Dendriten zu erkennen, die sich in einem Territorium von 100–150 µm erstrecken. Die Dichte der markscheidenhaltigen Nervenfasern nimmt von rostral nach kaudal ab.
Subkortikale **Afferenzen** aus dem Lemniscus medialis und dem Colliculus cranialis enden im Nucleus dorsocaudalis. Afferenzen aus dem Corpus amygdaloideum werden vermutet, sind aber für Primaten und den Menschen noch nicht sicher nachgewiesen.
Kortikale Afferenzen aus dem parietalen Neocortex sind nachgewiesen.
Subkortikale **Efferenzen** sind ebenfalls nicht sicher bekannt.
Kortikale Efferenzen projizieren in die parietalen Areale 5 und 7, aber auch in den Gyrus postcentralis (Areae 3, 1, 2) und in die laterobasalen Anteile des

Gyrus praecentralis (Nachweis in Experimenten an Primaten). Die bisher aus Untersuchungen an Menschen bekanntgewordenen Befunde lassen einerseits Projektionen zum parietalen Cortex vermuten, erlauben aber andererseits keine klare Trennung von kortikalen Projektionsgebieten des Nucleus dorsocaudalis und des Pulvinars. Möglicherweise ist der Nucleus dorsocaudalis ein erst bei den höheren Primaten und beim Menschen stark entfalteter Teil des Pulvinars. Entsprechend den nur wenig gesicherten Kenntnissen über die Bahnverbindungen ist auch wenig über die Funktion des Nucleus dorsocaudalis bekannt. Immerhin sprechen einige Experimente für eine Beteiligung bei der Aufnahme und Weiterleitung der *Tiefensensibilität*. Weiterhin kann dieses Kerngebiet Aufgaben der somatosensorisch-motorischen Integration übernehmen.

Nuclei mediani

Die *Nuclei mediani* („thalamisches Höhlengrau", Substantia grisea centralis, Formatio paraventricularis) bestehen aus den periventrikulären Kerngebieten, die eine nervenzellhaltige Schicht direkt unter dem Ventrikelependym bilden und damit die hypothalamischen periventrikulären Kerngebiete nach dorsal oberhalb des Sulcus hypothalamicus fortsetzen. Die Nuclei mediani erstrecken sich vom Foramen interventriculare bis zur Commissura epithalamica. Dieses periventrikuläre Kerngebiet ist bei niedrigeren Säugetieren wesentlich stärker entwickelt als bei höheren Primaten oder beim Menschen.

Die Äquivalenz von periventrikulären Kerngebieten z. B. bei der Ratte und beim Menschen ist keineswegs geklärt. Ergebnisse von Untersuchungen an nicht-menschlichen Gehirnen dürfen nur mit größter Vorsicht auf den Menschen übertragen werden. Da dennoch zahlreiche Untersucher Befunde von phylogenetisch völlig unterschiedlichen Versuchstieren auf den Menschen angewandt haben, ist es in diesem Bereich des Thalamus zu einer besonders starken Verwirrung der Bezeichnungen gekommen.

Berücksichtigt man nur die bei höheren Primaten und beim Menschen nachvollziehbaren Abgrenzungen, so bestehen die Nuclei mediani aus folgenden Kerngebieten: *Nucleus parataenialis, Nucleus paramedianus, Nucleus commissuralis* und *Nucleus endymalis*.
Sämtliche Nuclei mediani erhalten aus dem Hypothalamus und dem Corpus amygdaloideum neuropeptiderge Afferenzen. Der Corticotropinreleasing Faktor (CRF) spielt dabei die größte Rolle.

Nucleus parataenialis

Der *Nucleus parataenialis* (s. Abb. 11.**17** u. 11.**18**) wird dorsolateral von der Stria medullaris thalami und der Anheftungsstelle des Plexus choroideus des III. Ventrikels (Taenia thalami), lateral und rostral vom Nucleus anterodorsalis und ventromedial vom Nucleus paramedianus begrenzt. Der Nucleus parataenialis besteht aus kleineren (10–25 µm) und größeren (25–30 µm) Nervenzellen, die mit der Längsachse parallel zur Faserverlaufsrichtung der Stria medullaris thalami ausgerichtet sind.
Subkortikale **Afferenzen** sind bisher nicht bekannt.
Kortikale Afferenzen ziehen wahrscheinlich aus sekundären olfaktorischen Zentren des Allocortex oder direkt aus dem Hippocampus über die Stria medullaris thalami zum Nucleus parataenialis.
Subkortikale **Efferenzen** sind bisher nicht bekannt.
Kortikale Efferenzen des Nucleus parataenialis projizieren zu allokortikalen Rindengebieten vor und unter dem Corpus callosum (Gyrus subcallosus).
Wahrscheinlich erfüllt der Nucleus parataenialis Aufgaben bei der Verarbeitung olfaktorischer Reize.

Nucleus paramedianus

In seinem rostralen Abschnitt wird der *Nucleus paramedianus* (s. Abb. 11.**17**–11.**19**) ventral vom Sulcus hypothalamicus und dorsal vom Nucleus parataenialis begrenzt. Er liegt vor, über und hinter der Adhaesio interthalamica oder, wo diese fehlt, an entsprechender Stelle in der Ventrikelwand.

Der *Nucleus subhabenularis* von Hassler ist Bestandteil des kaudalen Abschnittes des Nucleus paramedianus.

Der *Nucleus paramedianus* wird auch als *Nucleus paraventricularis thalami* bezeichnet.

Die Faserverbindungen des Nucleus paramedianus beim Menschen sind nicht sicher bekannt. Die Ergebnisse von Untersuchungen, die nach krankheitsbedingten oder bei Operationen entstandenen Zerstörungen dieses Areals an Menschen durchgeführt wurden, geben allenfalls Hinweise auf *efferente* Bahnen zum Indusium griseum oder zum vorderen Anteil des Gyrus cinguli. Eindeutige Aussagen sind deshalb nicht möglich, weil die untersuchten Zerstörungen zu ausgedehnt für eine genauere Analyse waren.

Nucleus commissuralis

Der *Nucleus commissuralis* liegt unter dem Ependym des III. Ventrikels. Der Kern ist an der besonders dichten Packung seiner mittelgroßen Nervenzellen zu erkennen. Bei etwa 75% der Menschen verwachsen die Nuclei commissurales beider Seiten zur Adhaesio interthalamica. Der Kern überschreitet dabei aber nicht die Mittellinie und bildet keine echte Kommissur – einzelne Fasern, die die Medianebene kreuzen, verbinden nicht homologe Gebiete beider Seiten.
Efferente Fasern des Nucleus commissuralis ziehen periventrikulär bis zum Griseum centrale des Aquaeductus cerebri und des IV. Ventrikels. Weitere Faserverbindungen und die Funktion des Kernes sind nicht bekannt.

Nucleus endymalis

Der *Nucleus endymalis*, von einigen Autoren auch als *Nucleus reuniens* bezeichnet, liegt ventral der Adhaesio interthalamica und besteht aus 10–20 µm langen und oft sehr schmalen Perikarya. *Efferente* und *afferente* Verbindungen zum Corpus amygdaloideum, zum lateralen und medialen frontalen Cortex (Areae 8 und 25) werden diskutiert. Gesicherte Befunde beim Menschen und Hinweise auf die Funktion des Nucleus endymalis fehlen aber.

Nucleus reticularis

Der *Nucleus reticularis* (s. Abb. 11.**16**–11.**23**) liegt in dem lateral der Lamina medullaris externa liegenden Gebiet, in der „Gitterschicht" des Thalamus (Reticulatum thalami, zone grillagée), eingebettet zwischen Lamina medullaris externa und Capsula interna. Er erstreckt sich über die ganze rostrokaudale Ausdehnung des Thalamus. Bei niederen Säugern ist dieses Gebiet stärker entwickelt als beim Menschen. Ventromedial grenzt der Nucleus reticularis stellenweise an die Zona incerta. Da alle Bahnen, die den Thalamus und die Hirnrinde via Capsula interna verbinden, dieses Kerngebiet durchstoßen, wird der Nucleus reticularis in zahlreiche Zellinseln zerlegt, so daß dieses Gebiet den anschaulichen Namen „Gitterschicht" des Thalamus zu recht trägt. Entsprechend den medial von ihm gelegenen, thalamischen Kerngebieten werden am Nucleus reticularis drei Teile unterschieden, die *Pars dorsalis*, die die Nuclei dorsales thalami lateral umgrenzt, die *Pars centromedialis*, die den intralaminären Kerngebieten lateral anliegt, und die *Pars ventralis* an den Ventralkernen. Etwa 15% der Zellen des Nucleus reticularis besitzen kleine Perikarya, ca. 85% haben einen größeren Durchmesser.

Subkortikale **Afferenzen.** Der rostrale Teil des Nucleus reticularis erhält Afferenzen aus der Formatio reticularis und dem Globus pallidus. Aus dem Tractus spinothalamicus, dem Lemniscus medialis, dem Subthalamus und dem Hypothalamus ziehen Afferenzen zur Pars ventralis des Nucleus reticularis. Schließlich sollen feine, oft nicht myelinisierte Faserzüge aus dem Nucleus medialis thalami und den intralaminären Kerngebieten in der Gitterschicht ankommen.

Kortikale Afferenzen zum Nucleus reticularis ergeben sich aus folgender Beobachtung. Einer retrograden Degeneration von Thalamuskernen, die durch eine krankhafte oder experimentelle Zerstörung von Kortexarealen verursacht ist, folgt einige Zeit später auch eine Degeneration im benachbarten Nucleus reticularis. Die zeitliche Verzögerung und die Ergebnisse von Untersuchungen mit der Golgi-Versilberung machen es aber wahrscheinlich, daß es sich bei der Degeneration im Nucleus reticularis um eine transsynaptische, anterograde Reaktion handelt. Dies bedeutet, daß die Projektionsrichtung vom Cortex zur Gitterschicht gerichtet ist.

Der Nucleus reticularis erhält auf diese Weise indirekt Afferenzen vom gesamten Cortex. Diese sind topographisch so orientiert, daß der Nucleus reticularis mit demselben Kortexareal verbunden ist wie der ihm benachbarte entsprechende Thalamuskern. In neueren Untersuchungen wurde aber auch ein direktes vom Cortex zum Nucleus reticularis gerichtetes afferentes Fasersystem mit Glutamat als wahrscheinlichem Transmitter nachgewiesen.

Subkortikale **Efferenzen** des Nucleus reticularis ziehen, wie aus Golgi-Imprägnationen vermutet wird, zum Nucleus caudatus, zu den benachbarten Thalamuskernen und zur Formatio reticularis.

Direkte *kortikale Efferenzen* des Nucleus reticularis bestehen, neueren Untersuchungen (s. o.) zufolge, nicht.

Die unterschiedlichen Verbindungen des Nucleus reticularis lassen ebenso unterschiedliche Funktionen erwarten. Hervorzuheben sind die Verbindungen mit der Formatio reticularis; sie weisen auf eine Beteiligung am *retikulären Wecksystem* („arousal reaction") hin.

Nuclei posteriores thalami (Pulvinar und Metathalamus)

Das *Pulvinar* und die unter dem Begriff *Metathalamus* zusammengefaßten Kerngebiete des *Nucleus corporis geniculati lateralis* und des *Nucleus corporis geniculati medialis* bilden die *Nuclei posteriores thalami*.

Die Nuclei posteriores thalami haben ein unterschiedliches phylogenetisches Alter. Während die Kerngebiete des Metathalamus schon bei den Insektivoren gut erkennbar und homologisierbar sind, gilt dies keineswegs für das Pulvinar. Das Pulvinar hat erst in der Primatenreihe und dort auch erst bei den höheren Primaten bis zum Menschen eine deutliche Differenzierung und Vergrößerung erfahren. Beim Menschen nimmt es ca. 30% des Thalamusvolumens ein. Entsprechend dieser unterschiedlichen Entwicklungsdynamik können zwar zur Phylogenese des Metathalamus breit angelegte vergleichend-anatomische Studien herangezogen werden, zur Phylogenese des Pulvinars eignen sich aber nur Studien an höheren Primaten. Letztlich ist man beim Pulvinar in besonders starkem Maße auf Untersuchungen am Menschen angewiesen; schon die Homologisierung von Kerngebieten des menschlichen Pulvinarkomplexes mit denen niederer Primaten bereitet Schwierigkeiten.

Pulvinar

Das *Pulvinar* besteht aus vier Teilen, einem lateralen, medialen, unteren und oralen Kernanteil. Der *Nucleus pulvinaris lateralis* (s. Abb. 11.**22**, 11.**23**) liegt dorsal vom Nucleus corporis geniculati lateralis und medial von der Lamina medullaris externa. Der *Nucleus pulvinaris medialis* (s. Abb. 11.**22**, 11.**23**) schließt sich unmittelbar kaudal an den Nucleus medialis thalami an. Er ist der größte der vier Pulvinarabschnitte und erreicht den kaudalen Pol des Thalamus. Der *Nucleus pulvinaris inferior* (sive *intergeniculatus*) (s. Abb. 11.**23**) liegt am weitesten basal, schiebt sich rostral etwas unter den Nucleus ventrocaudalis thalami und reicht kaudal bis über die Corpora geniculata. Der *Nucleus pulvinaris oralis* (s. Abb. 11.**21**, 11.**22**) ist zwischen Nucleus intralamellaris thalami und den kaudalen Teil des Nucleus ventrocaudalis thalami eingebettet.

Alle vier Teile des Pulvinars enthalten eine vergleichbare Nervenzellpopulation, sie besteht zur einen Hälfte aus ca. 15–40 µm großen, zur anderen Hälfte aus kleineren, ca. 10–20 µm messenden Perikarya. Der erste Zelltyp zeigt im Golgi-Bild einen Dendritenbaum, der einen Bereich von 150–600 µm bedeckt und hat ein Axon, das zum Cortex zieht. Er wird als Projektionsneuron oder „relay cell" bezeichnet. Das kleinere Perikaryon gehört zu einem Interneuron oder „local circuit neuron".

Die Packungsdichte myelinisierter Nervenfasern nimmt von medial nach lateral in allen Pulvinarabschnitten zu. Den höchsten Gehalt an myelinisierten Nervenfasern weist der *Nucleus pulvinaris oralis* auf. Der *Nucleus pulvinaris inferior* zeigt lateral ein kompaktes Bündel markscheidenumhüllter Axone, das die Verbindung zwischen Colliculus cranialis und Pulvinar herstellt.

Subkortikale **Afferenzen** zum *Nucleus pulvinaris inferior* kommen aus den oberen Schichten des Colliculus cranialis, aus den Schichten 3–6 des Nucleus corporis geniculati lateralis und aus der Retina über Axonkollateralen des Tractus opticus (Abb. 11.**24**).

Der *Nucleus pulvinaris lateralis* erhält ebenfalls Afferenzen aus den oberen Schichten des Colliculus cranialis und den Schichten 3–6 des Nucleus corporis geniculati lateralis.

Zum *Nucleus pulvinaris medialis* ziehen Nervenfasern von der Area praetectalis. Die medialen und oralen Pulvinarkerne erhalten außerdem Afferenzen aus den tiefen Schichten des Colliculus cranialis und aus der Formatio reticularis. Zu allen Kernen des Pulvinars sollen Fasern aus dem Nucleus reticularis thalami ziehen.

Kortikale Afferenzen. Aus Degenerationsexperimenten an Primaten kann auf eine Verbindung der Lamina V der Area striata, der Area 18 und des temporalen Cortex mit dem *Nucleus pulvinaris inferior* geschlossen werden. Für den Menschen sind Afferenzen aus dem okzipito-temporalen Cortex bei Untersuchungen nach Läsionen nachgewiesen.

Aus dem gesamten okzipitalen und aus Teilen des temporalen Cortex gelangen Afferenzen zum *Nucleus pulvinaris lateralis*.

Von der vorderen Hälfte des temporalen Cortex ziehen in einem kompakten Bündel Afferenzen zum *Nucleus pulvinaris medialis;* weitere Zuflüsse kommen aus dem parietalen (Area 3b und parietales Operculum) und frontalen Cortex (frontales Blickfeld in der Area 8). Der *Nucleus pulvinaris oralis* soll Projektionen aus dem parietalen und temporalen Cortex erhalten.

Subkortikale **Efferenzen** der medialen und oralen Pulvinarkerne zum Nucleus reticularis thalami und zur Formatio reticularis sind beschrieben.

Kortikale Efferenzen vom *Nucleus pulvinaris inferior* ziehen zum okzipitalen Cortex (Areae 17 und 18 nach Brodmann) und zum temporalen Cortex. Der *Nucleus pulvinaris lateralis* projiziert zum temporalen und zum gesamten okzipitalen Cortex, der *Nucleus pulvinaris medialis* zum parietalen (Area 7) und temporalen Cortex und die *Nuclei pulvinares medialis* und *oralis* projizieren zum frontalen Blickfeld (Area 8) und zum parietalen Operculum.

Schädigungen des Pulvinars verursachen beim Menschen Sprachstörungen, die wahrscheinlich auf Störungen integrativer Funktionen im *Nucleus pulvinaris lateralis* der sprachdominanten Seite zurückgehen. Die Patienten können z. B. Gegenstände nicht richtig benennen („anomic errors"). Bei einem Ausfall des *Nucleus pulvinaris medialis* kann eine deutliche Herabsetzung des Muskeltonus der Gegenseite beobachtet werden.

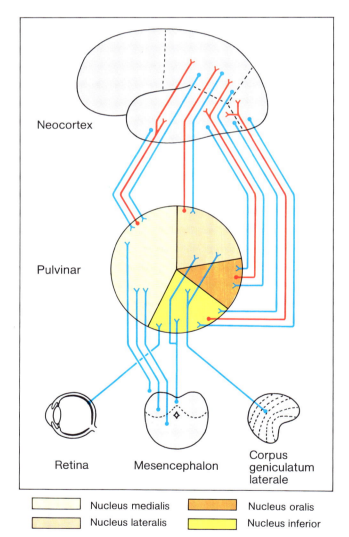

Abb. 11.**24 Schematische Darstellung der wichtigsten Afferenzen blau und Efferenzen rot der einzelnen Kerngebiete des Pulvinars.**

Stereotaktische Ausschaltungen der *oralen* und *medialen* Pulvinarkerne führen oft zu über längere Zeit anhaltender Ausschaltung chronischer Schmerzen.
Die ausgedehnten Verbindungen des Pulvinars mit den visuellen Rindenfeldern des Okzipitalkortex lassen an *integrative Funktionen beim Sehvorgang* denken, ohne daß bisher aber klar umrissene Krankheitsbilder bei Ausfällen beschrieben worden wären. Die gleichzeitige Verbindung mit dem frontalen Blickfeld spielt eine wichtige Rolle bei der Steuerung der äußeren Augenmuskeln.

Metathalamus

Der *Metathalamus* besteht aus zwei Kernkomplexen, dem *Nucleus corporis geniculati lateralis* und dem *Nucleus corporis geniculati medialis*, die den kaudalen Teil des Dienzephalons einnehmen und am Übergang zwischen Mesencephalon und Diencephalon liegen.

Nucleus corporis geniculati lateralis

Das *Corpus geniculatum laterale* (CGL) ist bei allen Säugetieren an der lateralen Thalamusfläche nachweisbar. Bei den Primaten verschiebt es sich nach kaudal und ventral.
Das CGL besteht aus zwei Kerngebieten, dem *Nucleus dorsalis* (CGLd) (s. Abb. 11.**21**–11.**23**) und dem *Nucleus ventralis* (CGLv), der beim Menschen auch als *Nucleus praegeniculatus* (s. Abb. 11.**21**) bezeichnet wird. Der Nucleus praegeniculatus liegt beim Menschen rostral, dorsal und medial vom dorsalen Kern des CGL. Die Größenverhältnisse dieser beiden Unterkerne hängen sehr von der phylogenetischen Stellung der untersuchten Species ab, da der Nucleus ventralis des CGL in aufsteigender Reihe von den Insektivoren bis zu den Primaten ständig kleiner wird und beim Menschen nur noch als eine kleine Zellgruppe nachweisbar ist. Der Nucleus dorsalis des CGL dagegen wird zunehmend größer und differenzierter. Aus einer Ansammlung homogen verteilter Zellen bei Insektivoren entsteht ein Kernkomplex, der in sechs Schichten großer und kleiner Nervenzellen gegliedert ist, die durch Schichten markhaltiger Nervenfasern voneinander getrennt sind. Diese ständig zunehmende Differenzierung des CGLd in der Primatenreihe geht parallel mit der zunehmenden Bedeutung und Ausgestaltung des visuellen Systems, dessen wichtigste dienzephale Umschaltstation das CGLd ist.

Nucleus dorsalis. Das CGLd hat beim Menschen die Gestalt eines Hügels. Dieser liegt mit der Basis, dem Hilum des CGLd, auf dem Tractus opticus, der ihm Neuriten von Ganglienzellen der Retina des ipsilateralen und kontralateralen Auges zuführt. Die Zählung der einzelnen *Schichten* beginnt mit der ersten, hilumnahen Zellschicht, der Lamina 1, und endet mit der am weitesten dorsal gelegenen Lamina 6. Die Laminae 1 und 2 bestehen aus ca. 20–30 µm großen Nervenzellen, die Laminae 3 bis 6 enthalten deutlich kleinere (bis zu 20 µm) und sehr kleine Nervenzellen. Diese sind multipolar und gehören dem Golgi-I-Typ und dem Golgi-II-Typ an. Nur selten überschreitet der Dendritenbaum die Grenzen einer Lamina. Die Lamina 1 erstreckt sich über die ganze rostrokaudale Ausdehnung des CGLd, während die Lamina 2 nicht den rostralen Pol erreicht. Gelegentlich verschwinden an einigen Stellen die als interlaminäre Zonen bezeichneten Nervenfaserschichten, so daß sich z. B. die großzellige Lamina 1 und die kleinzellige Lamina 4 an der medialen Seite unmittelbar berühren. Ebenso zeigen die Laminae 2 und 3 in ihren rostralen Bereichen solche unmittelbaren Übergänge. An der lateralen Seite des Kerngebietes findet man Fusionen der Laminae 3 und 4 und der Laminae 4 und 6.

Die einzelnen Schichten des Nucleus dorsalis können nicht nur in großzellige und kleinzellige Gruppen gegliedert werden, sondern sie unterscheiden sich auch durch die Afferenzen vom ipsilateralen und kontralateralen Auge (Abb. 11.**25**). Die Laminae 1, 4 und 6 erhalten nur Nervenfasern vom kontralateralen, die Laminae 2, 3 und 5 nur vom ipsilateralen Auge. Die von der kontralateralen Retina versorgten Schichten 1, 4 und 6 erstrecken sich sehr viel weiter nach lateral als die Schichten 2, 3 und 5 und bilden so ein laterales Segment im CGLd, das nur vom kontralateralen Auge Afferenzen erhält. Es wird als *monokulares Segment* bezeichnet. Da die Schichten 4 und 6 hier zu einer Schicht verschmolzen sind, spricht man von einem bilaminären monokularen Segment.

Die Nervenfasern des Tractus opticus enden in typischen synaptischen Komplexen, den *Glomeruli,* als axodendritische Synapsen im proximalen Bereich des Dendritenbaums der CGLd-Zellen (Abb. 11.**26**).

Durch 3 unterschiedlich schnell leitende Systeme (W, X, Y) werden die Informationen vom Auge zum CGLd bzw. Colliculus cranialis übertragen. Das langsam leitende W-System geht von den kleinsten Neuronen der Retina aus und endet mit seinen sehr dünnen Fasern entweder an kleinen Golgi-Typ-II-Neuronen des CGLd oder im Colliculus cranialis. Dieses System ist wenig spezifisch. Es dient der Groborientierung. Die etwas dickeren und schneller leitenden X-Fasern gehen von mittelgroßen Neuronen der Retina aus und bilden bevorzugt an distalen Abschnitten mittelgroßer Golgi-Typ-I-Neurone des CGLd-Synapsen. Dieses System dient der Farben- und Mustererkennung und der Fokussierung des Objekts. Zu dem am schnellsten leitenden Y-System gehören die größten Neurone der Retina mit den dicksten Axonen, die zu CGLd und Colliculus cranialis ziehen. Sie enden im CGLd an großen Golgi-Typ-I-Neuronen. Die Art der Verschaltung ist in diesem Fall sehr kompliziert. Bestimmte Oberflächenstrukturen perikaryonnaher Dendritenabschnitte von Golgi-Typ-I-Neuronen („grape-like appendages"), retinale Afferenz und Dendriten von Golgi-Typ-II-Neuronen (Interneuronen), die sich hierbei wie Axone verhalten, gegebenenfalls auch das Axon von Interneuronen bilden einen in Serie verschalteten Komplex (Glomerulus).

Derartige Serienschaltungen wurden auch im Rückenmark, Colliculus cranialis, Pulvinar und in der Retina

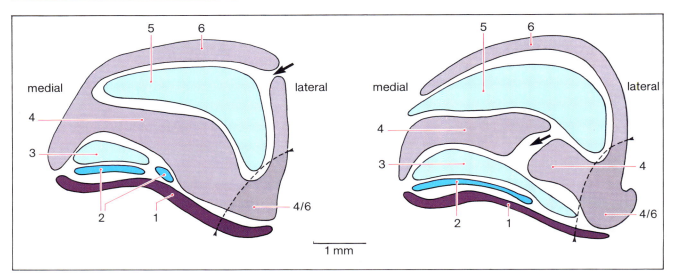

Abb. 11.**25 Schematische Darstellung der laminären Struktur des Corpus geniculatum laterale beim Menschen in Transversalschnitten** (nach *Hickey* u. *Guillery*, 1979). Die großzelligen Schichten 1 und 2 sind dunkel getönt. Die vom ipsilateralen Auge versorgten Schichten 2, 3 und 5 sind blau gefärbt. An der lateralen Seite wird aus den Schichten 1, 4 und 6 (violett gefärbt), die vom kontralateralen Augen ihre Afferenzen erhalten, ein ausschließlich monokuläres Segment des Corpus geniculatum laterale gebildet. Durch Pfeile sind in den beiden in rostrokaudaler Richtung aufeinander folgenden Querschnitten Unterbrechungen der Schichten 6 bzw. 4 markiert. Diese Unterbrechungen stellen die Projektion der Papilla nervi optici auf das Corpus geniculatum laterale dar.

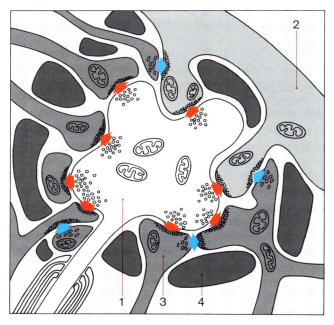

Abb. 11.**26 Schematische Darstellung eines synaptischen Glomerulus im Corpus geniculatum laterale** (nach *Szentagothai*, 1973). Gliazellfortsätze (4) grenzen als Kapsel den Glomerulus gegen die Umgebung ab. 1 Endigung eines Ganglienzellneuriten aus der Retina; 2 Dendrit einer Golgi-I-Zelle („relay cell") des Corpus geniculatum laterale; 3 Fortsätze von Golgi-II-Zellen („local circuit neuron") des Corpus geniculatum laterale. Diese Fortsätze erhalten ihre Afferenzen entweder von Ganglienzellneuriten oder von anderen Golgi-II-Zellen; dieselben Fortsätze können aber auch Erregungen an Dendriten der Golgi-I-Zellen oder an andere Golgi-II-Zellen weiterleiten. Derselbe Fortsatz einer Golgi-II-Zelle kann somit sowohl prä- als auch postsynaptisch sein.

beobachtet, im zerebralen und zerebellären Cortex dagegen nicht. Die Ausbildung der drei genannten Systeme ist speziesabhängig. Während z. B. bei der Ratte W- und Y-Systeme dominieren, bei der Katze W-, X- und Y-Systeme gleichermaßen gut entwickelt sind, konnte im CGLd des Menschen bisher kein W-System nachgewiesen werden. Offenbar innerviert es hier nur den Colliculus rostralis.

Diese durch Glialamellen abgegrenzten Glomeruli enthalten nicht nur exzitatorische Synapsen zwischen den retinalen Afferenzen und den Dendriten der Projektionszellen („relay cells") oder der Golgi-II-Zellen („local circuit neurons") des CGLd, sondern auch inhibitorische Synapsen von Golgi-II-Zellen an den Dendriten der Projektionszellen, aber auch rückläufig an Golgi-II-Zellen.

Die Schichten 4 und 6 sind in auffallender Weise durch einen zellfreien Spalt unterbrochen (Abb. 11.**25**). In dieser Diskontinuität wird der Discus nervi optici der Retina repräsentiert, d. h. dem blinden Fleck der Retina entspricht eine nervenzellfreie Stelle im CGLd. Die Nervenzellen in den kleinzelligen Schichten zeigen eine auffallende Orientierung ihrer längsten Achse senkrecht zur mediolateralen Ausdehnung der Laminae. Durch Aneinanderreihung zahlreicher Nervenzellen in einer Vorzugsrichtung entsteht eine Architektonik des CGLd, deren Streifen als Projektionslinien einzelner Punkte im Gesichtsfeld auf das dienzephale Zentrum gedeutet werden.

Die Fovea centralis retinae, die Stelle des schärfsten Sehens, wird in einem umfangreichen Feld im kaudalen Teil des CGLd lokalisiert.

Subkortikale **Afferenzen** zum Nucleus dorsalis des CGL kommen aus dem Tractus opticus, der sich vom

Chiasma opticum bis zum CGL erstreckt. Er enthält, im Gegensatz zum Nervus opticus, Afferenzen aus beiden Augen. Die von der nasalen Retinahälfte stammenden Fasern kreuzen im Chiasma opticum zur Gegenseite und bilden mit den aus dem ipsilateralen Auge kommenden Fasern der temporalen Retinahälfte den Tractus opticus. Im Tractus opticus jeder Seite verlaufen etwa 1,2 Millionen Neuriten, die in strenger Punkt-zu-Punkt-Verknüpfung an ebensovielen Zellen des CGLd mit Synapsen enden. Vor allem der mediale Anteil des Tractus opticus sendet aber auch abzweigende Kollateralen direkt zur Area praetectalis und zum Colliculus rostralis des Mesenzephalons ohne Umschaltung im CGLd.
Kortikale Afferenzen gelangen aus der Area striata (Area 17 nach Brodmann) zum Nucleus dorsalis des CGL. Die rückläufige Projektion endet, im Gegensatz zur retinogenikulären Bahn, mehr an distalen Teilen des Dendritenbaums der CGLd-Zellen. Sie bildet auch keine synaptischen Glomeruli wie ein Teil der Axonterminale des Tractus opticus. Der Transmitter dieser kortikogenikulären Afferenzen ist wahrscheinlich Glutamat.
Subkortikale **Efferenzen** ziehen durch das Brachium colliculi cranialis zum Colliculus rostralis.
Kortikale Efferenzen entsendet ein Teil der Zellen des CGLd („relay cells") als Sehstrahlung, *Radiatio optica*, zur primären Sehrinde, der Area striata. Ihr thalamischer Anfangsteil wird als Wernickesches Feld bezeichnet. Die Radiatio optica gibt außerdem Axonkollateralen zum Pulvinar ab.
Der Nucleus corporis geniculati lateralis ist *die* dienzephale Umschaltstation für visuelle Afferenzen auf ihrem Weg zum okzipitalen Cortex.

Nucleus praegeniculatus. Der beim Menschen in seinem Volumen stark reduzierte *Nucleus praegeniculatus* (Abb. 11.**21**) besteht aus länglichen, ca. 20 μm großen und im Nissl-Bild nur schwach anfärbbaren Nervenzellen. *Afferenzen* erhält dieser Kern aus Axonkollateralen des Tractus opticus. Seine Efferenzen ziehen zur Area praetectalis, Zona incerta, zum Nucleus suprachiasmaticus, Tegmentum mesencephali, Nucleus nervi oculomotorii, Nucleus oculomotorius accessorius *(Edinger-Westphal)* und zum akzessorischen optischen System. Doch konnte bis jetzt noch nicht endgültig geklärt werden, ob diese Efferenzen in allen genannten Zielgebieten auch enden oder ob sie nur durch diese Regionen hindurchziehen. Der Nucleus praegeniculatus hat keine Verbindungen mit dem Cortex.

Nucleus corporis geniculati medialis

Der *Nucleus corporis geniculati medialis* (CGM) (Abb. 11.**22**, 11.**23**) liegt beim Menschen dorsomedial des CGL und lateral der Area praetectalis und des Lemniscus medialis dem Pulvinar an. Das Brachium colliculi caudalis endet im ventromedialen Teil des CGM. Das CGM besteht aus drei Nuclei, dem *Nucleus medialis*, dem *Nucleus dorsalis* (einschließlich Nucleus suprageniculatus) und dem *Nucleus ventralis*. Die beiden letztgenannten Kerne werden auch als *Nucleus principalis* zusammengefaßt. Der Nucleus medialis enthält große Perikarya (*Pars magnocellularis* des CGM), während die Nervenzellen des Nucleus principalis deutlich kleiner sind (*Pars parvocellularis* des CGM). In allen drei Kerngebieten des CGM werden Golgi-I-und Golgi-II-Zellen gefunden.

Bei niederen Säugetieren (z. B. Insektivoren) besteht das CGM aus einer homogenen Zellpopulation und ist kaum vom Nucleus ventrocaudalis thalami abzugrenzen. Auch aus physiologischen Experimenten ist bekannt, daß auf dieser Entwicklungsstufe diese Überlappungszone für auditorische (CGM) und somatosensorische (Nucleus ventrocaudalis) Reize besteht. Erst bei höheren Säugetieren kommt es zu der oben beschriebenen Gliederung des CGM und zu seiner klaren Abgrenzung vom übrigen Thalamus.

Nucleus medialis des CGM. Die Perikarya in diesem Teil des CGM haben einen Durchmesser von durchschnittlich 25 μm, zeigen aber eine beträchtliche Variabilität zwischen 15 bis 35 μm. Im Gegensatz zum markscheidenarmen Nucleus principalis enthält der Nucleus medialis ein mäßig dichtes Netzwerk von myelinisierten Nervenfasern.
Subkortikale **Afferenzen** der epikritischen und protopathischen Sensibilität gelangen über den Tractus spinothalamicus, den Lemniscus medialis und den Lemniscus trigeminalis zum Nucleus medialis des CGM, ohne daß aber bisher eine Somatotopik nachgewiesen werden konnte. Außerdem werden in diesem Kern auch Afferenzen vom Colliculus cranialis und Colliculus caudalis gefunden.
Die *kortikalen Afferenzen* des Nucleus medialis des CGM kommen vom Gyrus postcentralis und vom unmittelbar anschließenden parietalen Cortex (Area 5 nach Brodmann).
Über *subkortikale* **Efferenzen** beim Menschen ist bisher nichts bekannt.
Kortikale Efferenzen. Größere Teile des temporalen Cortex scheinen die Endigungsstätten der efferenten Fasern des Nucleus medialis zu sein. Ob dieser Kern auch zum Gyrus postcentralis projiziert und damit eher als somatosensorischer Relaiskern anzusehen ist, wie seine Afferenzen vermuten lassen, muß noch geklärt werden. Auf jeden Fall überschreiten seine kortikalen Projektionen weit den Bereich der primären Hörrinde auf den Heschlschen Querwindungen des Gyrus temporalis superior.

Nucleus principalis des CGM. Der mittlere, größte Durchmesser der Perikarya in diesem Teil des CGM beträgt ca. 20 μm. Besonders auffallend ist die Armut an myelinisierten Nervenfasern.
Subkortikale **Afferenzen** erreichen vom Colliculus caudalis über das Brachium colliculi caudalis direkt den Nucleus principalis des CGM. Sie machen damit das CGM zu *der* thalamischen Umschaltstation des Hörsystems.
Kortikale Afferenzen von einem Gebiet unmittelbar vor der primären Hörrinde des Gyrus temporalis superior gelangen zum Nucleus principalis.

Über *subkortikale* **Efferenzen** beim Menschen ist bisher nichts bekannt.

Kortikale Efferenzen. Der Nucleus principalis projiziert durch die ihn dorsolateral verlassenden Fasern der Hörstrahlung zu einem kortikalen Feld auf dem Gyrus temporalis superior, das im Bereich der Heschlschen Querwindungen liegt. Dieses Feld wird als primäre Hörrinde bezeichnet (s. S. 452). Die topographischen Beziehungen zwischen dem Nucleus principalis und dem Cortex sind dabei so festgelegt, daß die vorderen Anteile des Nucleus corporis geniculati medialis zum hinteren Anteil der Hörrinde projizieren, während die hinteren Anteile des dienzephalen Kerngebietes zum rostralen Rindenabschnitt ziehen. Die vom Diencephalon zur Hörrinde verlaufende Hörbahn, *Radiatio acustica,* muß daher auf ihrem Weg eine Rotation um 180° durchführen.

Das CGM ist *die* dienzephale Umschaltstation für alle auditorischen Erregungen auf ihrem Weg zum Cortex. Der Nucleus medialis des CGM scheint zudem noch Funktionen im Rahmen der allgemeinen Sensibilität (z. B. Berührungsempfindungen, Schmerzleitung) zu erfüllen. Neuere Befunde haben außerdem eine Tonotopie, d. h. eine Zuordnung bestimmter Frequenzbereiche zu bestimmten säulenförmigen Zonen im CGM, gezeigt.

Epithalamus

Der *Epithalamus* bildet den dorsalen Teil des Dienzephalons und besteht aus dem *Nucleus habenulae,* der *Commissura habenularum,* der Endstrecke der *Stria medullaris,* die aus Fasern des Fornix und des Pedunculus inferior thalami entsteht, und aus dem Anfangsteil des *Fasciculus retroflexus* Meynert. Der Commissura habenularum schließt sich unmittelbar kaudal der *Recessus pinealis* an, dessen Wand das *Corpus pineale* (Epiphysis cerebri) mit der Commissura habenularum verbindet und der eine dorsale Ausstülpung des dritten Ventrikels darstellt. Während die Commissura habenularum in die Vorderwand des Recessus pinealis eingefügt ist, liegt in der Rückwand die *Commissura epithalamica,* die im Zusammenhang mit der Area praetectalis des Mittelhirns besprochen wurde.

Der Epithalamus ist die am wenigsten progrediente Struktur des Dienzephalons in einer aufsteigenden Insektivoren-Primaten-Reihe.

Nucleus habenulae

Der *Nucleus habenulae* aller Säugetiere besteht aus zwei klar voneinander abtrennbaren Kerngebieten, dem *Nucleus habenulae medialis* und dem *Nucleus habenulae lateralis* (Abb. 11.**22**). Der Nucleus habenulae medialis besteht aus sehr dicht gelagerten, kleinen (Durchmesser ca. 7–10 µm), ovalen bis länglichen Nervenzellen, die sich deutlich von der mehr dorsal gelegenen Population weniger dicht gepackter, größerer (15–20 µm), polygonaler Nervenzellen des Nucleus habenulae lateralis unterscheiden. Bei Cyclostomata, Teleosteern, Amphibien und Reptilien sind auffällige Asymmetrien zwischen den Nuclei habenularum der rechten und linken Seite feststellbar. Die Kerne beider Seiten können sich dabei im Volumen und auch in der unterschiedlichen Zusammensetzung ihrer Nervenzellpopulationen unterscheiden. Auch wenn bei Säugetieren die Volumendifferenzen zwischen rechter und linker Seite wesentlich geringer sind, können auch hier signifikante Rechts-Links-Unterschiede gefunden werden. Eine schlüssige Erklärung für dieses Phänomen steht noch aus. In den Habenulakernen sind zahlreiche Perikarya nachgewiesen worden, die u. a. das Neuropeptid Substanz P enthalten.

Die meisten Afferenzen erreichen den Nucleus habenulae über die dorsal gelegene *Stria medullaris,* während die Efferenzen das Kerngebiet über den basal gelegenen *Fasciculus retroflexus* Meynert (Tractus habenulointerpeduncularis) wieder verlassen.

Die *Commissura habenularum* entspricht nur teilweise dem strengen Sinn der Definition einer Kommissur, da neben echten Kommissurenfasern, die die Nuclei habenularum der rechten und linken Seite miteinander verbinden, auch kreuzende Projektionsfasern vor allem aus der Stria medullaris gefunden werden.

Kortikale **Afferenzen** zum Nucleus habenulae lateralis kommen aus der Regio praepiriformis und dem Septum über die Stria medullaris. Der Nucleus habenulae medialis erhält hauptsächlich Zuflüsse aus dem Septum. Diese Afferenzen erreichen ebenfalls über die Stria medullaris den medialen Habenulakern und lassen zwei, hinsichtlich ihrer Transmitter unterschiedliche, Populationen erkennen, eine cholinerge und eine gabaerge Gruppe.

Die *subkortikalen Afferenzen* zum Nucleus habenulae lateralis stammen vor allem aus dem Globus pallidus, dem Hypothalamus (Vasopressin und Oxytocin) über die Stria medullaris, dem Locus coeruleus (Noradrenalin), der Area tegmentalis ventralis (Dopamin) über den Fasciculus retroflexus und zu einem geringen Teil aus dem Nucleus raphe dorsalis (Serotonin) über den Tractus habenulo-interpeduncularis. Auch der Nucleus habenulae medialis erhält Afferenzen aus dem Locus coeruleus, dem Raphe-Kern und dem Hypothalamus (hier aber Somatostatin und Luliberin [LHRH]). Die Afferenzen aus dem Locus coeruleus gelangen über den Tractus tegmentalis dorsalis und von dort abzweigend über die Stria medullaris und den Fasciculus retroflexus zu beiden Habenulakernen. Auch aus der Epiphyse gelangen afferente Fasern zu den Habenulakernen.

Kortikale **Efferenzen** des Nucleus habenulae zum Septum sind nachgewiesen.

Die *subkortikalen Efferenzen* verlassen über den Fasciculus retroflexus Meynert (Tractus habenulo-interpeduncularis) den Nucleus habenulae.

Der Nucleus habenulae medialis projiziert nahezu ausschließlich zum Nucleus interpeduncularis mesence-

phali. Spärliche Efferenzen sind auch zu den Raphe-Kernen des Mesenzephalons beschrieben.
Die Efferenzen des Nucleus habenulae lateralis ziehen überwiegend zur Substantia nigra und zu den Raphe-Kernen. Wenige efferente Fasern sollen noch zu einer Reihe weiterer Kerngebiete verlaufen (Septum, Hypothalamus, Area praetectalis, Colliculus cranialis, Locus coeruleus, Nucleus parabrachialis und Formatio reticularis im Pons-Bereich).
Über die *Commissura habenularum* stehen die Nuclei habenularum beider Seiten miteinander in Verbindung.
Aufgrund seiner afferenten Verbindungen kann der Nucleus habenulae als *Teil des limbischen Systems* angesehen werden, d. h. ihm kommen unter anderem Aufgaben im Rahmen der Arterhaltung und -fortpflanzung zu. An konkreten Teilfunktionen konnten Einflüsse auf das Sexualverhalten, auf Verdauungsvorgänge und auf die Verarbeitung thermischer Reize nachgewiesen werden. Insgesamt sind aber die Kenntnisse über die Funktion des Nucleus habenulae noch sehr lückenhaft.

Subthalamus

Der *Subthalamus* liegt ventral des Sulcus hypothalamicus und lateral des Hypothalamus. Er besteht aus der *Zona incerta*, dem *Kerngebiet* des *Forelschen Haubenfeldes*, dem *Nucleus subthalamicus* und dem *Globus pallidus* (s. Abb. 12.**1**). Da der Globus pallidus aber enge topographische und funktionelle Beziehungen zum Putamen aufweist, soll er im Zusammenhang mit der Darstellung der Basalganglien besprochen werden (s. S. 377).
Die Afferenzen und Efferenzen des Subthalamus zeigen, daß diese Region in ihrer Gesamtheit als wichtige Umschaltstation im extrapyramidal-motorischen System interpretiert werden kann.

Kerngebiete

Zona incerta

Die *Zona incerta* wird dorsal vom Thalamus, lateral von der Capsula interna, basal vom Nucleus subthalamicus und medial von den Kernen des Forelschen Feldes begrenzt. Rostral und lateral schließt sich der Nucleus reticularis thalami an. Die Zona incerta besteht aus verstreut liegenden, kleinen Nervenzellen, die durch zahlreiche Faserbündel aufgelockert sind.
Kortikale **Afferenzen** ziehen als Kollateralen aus den Tractus corticonuclearis und corticospinalis zur Zona incerta.
Subkortikale Afferenzen gelangen aus dem Globus pallidus über die Ansa lenticularis und über den Fasciculus lenticularis, der durch die Forelschen Felder H_2, H und H_1 zieht, zur Zona incerta.

Außerdem verlaufen kurze Nervenfasern aus der Area praetectalis, dem Nucleus subthalamicus, dem Kern des Forelschen Haubenfeldes, dem Nucleus entopeduncularis und dem Griseum centrale mesencephali in die Zona incerta.
Kortikale **Efferenzen** sind bisher nicht bekannt.
Subkortikale Efferenzen der Zona incerta projizieren zum Tectum, Tegmentum mesencephali und wahrscheinlich auch zu den motorischen Hirnnervenkernen und dem Nucleus olivaris caudalis.
Aus den afferenten und efferenten Verbindungen geht hervor, daß die Zona incerta eine *Umschaltstation im extrapyramidalen System* ist.

Forelsches Haubenfeld

Das *Forelsche Haubenfeld H_1* liegt als Platte stark myelinisierter Nervenfasern zwischen Thalamus und Zona incerta. Es enthält den *Fasciculus thalamicus*, der afferente Bahnen zum Nucleus ventrooralis führt. Im Fasciculus thalamicus verlaufen Fasern aus dem Fasciculus lenticularis, der Ansa lenticularis, dem Tractus dentato-thalamicus und dem Tractus rubrothalamicus. Außerdem enthält er die vom Thalamus zum Corpus striatum (s. S. 375) ziehenden Fasern, *Fibrae thalamostriatae*. Zwischen Nucleus subthalamicus und Zona incerta liegt das *Forelsche Haubenfeld H_2*, eine gleichfalls stark myelinisierte Nervenfaserplatte, die vom *Fasciculus lenticularis* gebildet wird; dieser steht mit dem Globus pallidus in Verbindung (s. S. 379).
Der Kern des Forelschen Haubenfeldes, *Nucleus areae H*, liegt an der Stelle, an der der Fasciculus lenticularis, aus dem Feld H_2 kommend, ein Knie bildet und in das Feld H_1 umbiegt (s. Abb. 12.**1**). Diese Stelle wird als *Forelsches Haubenfeld H* bezeichnet. Der Nucleus areae H besteht aus verstreut liegenden Nervenzellen, deren Afferenzen, Efferenzen und Funktion nicht hinreichend bekannt sind.

Nucleus subthalamicus

Der *Nucleus subthalamicus* (Corpus Luysi) ist ein schon von bloßem Auge erkennbares Kerngebiet von linsenförmiger Gestalt, das medial der Capsula interna, unter dem Feld H_2 von Forel und über der Ansa lenticularis liegt. Im Übergangsgebiet vom Zwischenhirn zum Mittelhirn liegt er lateral vom Nucleus ruber und dorsolateral der Substantia nigra. Bei Nicht-Säugetieren ist kein entsprechendes Kerngebiet nachweisbar, bei den Säugetieren wird erst in der aufsteigenden Primatenreihe eine rasche Vergrößerung beobachtet, die den Nucleus subthalamicus zur am stärksten progredienten Struktur des Dienzephalons in der aufsteigenden Insektivoren-Primaten-Reihe macht. Zahlreiche Perikarya in diesem Kerngebiet enthalten das Neuropeptid Substanz P.
Kortikale **Afferenzen** aus der Area 4, den prämotorischen und präfrontalen Rindengebieten ziehen bei Primaten zum Nucleus subthalamicus. Entsprechende

Verhältnisse können auch für den Menschen angenommen werden.

Subkortikale Afferenzen ziehen hauptsächlich vom ipsilateralen Globus pallidus und Putamen über den Fasciculus subthalamicus zum Nucleus subthalamicus. Weitere Afferenzen kommen u. a. vom kontralateralen Globus pallidus und, über die Commissura supramamillaris, vom Nucleus subthalamicus, sowie ipsilateral vom Nucleus ruber, von der Substantia nigra (Dopamin), der Formatio reticularis mesencephali, der Zona incerta und vom Thalamus.

Kortikale **Efferenzen** sind nicht bekannt.

Die *subkortikalen Efferenzen* begleiten als gegenläufige Verbindungen alle Afferenzen.

Der Nucleus subthalamicus übt durch GABA eine inhibitorische Funktion auf den Globus pallidus aus. Da dieser über den Thalamus zu motorischen Rindengebieten projiziert, kommt es zu einer *Hemmung motorischer Aktivitäten der kontralateralen Körperseite*. Ein Ausfall des Nucleus subthalamicus einer Seite führt zum Krankheitsbild des *Hemiballismus*; plötzlich überschießende und schleudernde Bewegungen vor allem der oberen Extremität auf der kontralateralen Seite entstehen.

Am medialen Rand der Capsula interna werden beim Menschen unter dem Nucleus subthalamicus wenige, verstreut liegende Nervenzellen gefunden, die von einigen Autoren als *Nucleus entopeduncularis* bezeichnet werden.

Faserbahnen

Ansa lenticularis

Die *Ansa lenticularis* entspringt im Globus pallidus und wahrscheinlich auch z. T. im Putamen. Sie durchkreuzt dann die Capsula interna, verläuft unter dem Nucleus subthalamicus und zieht lateral der Columna fornicis nach dorsal. Sie durchsetzt den Nucleus areae H und gelangt gemeinsam mit dem *Fasciculus lenticularis* in den *Fasciculus thalamicus*. An der Stelle des Nucleus areae H verlassen Faserbündel sowohl die Ansa, als auch den Fasciculus lenticularis und dringen medial der Columna fornicis als *Fasciculus pallidohypothalamicus* in den Hypothalamus ein. Sie enden aber nach neueren Befunden nicht im Nucleus dorsomedialis hypothalami, sondern ziehen ohne synaptische Umschaltung wieder im Bogen nach dorsal und schließen sich dem Fasciculus thalamicus an.

Tractus subthalamicus

Der *Tractus subthalamicus* verbindet reziprok den Nucleus subthalamicus mit dem Globus pallidus. Weitere Einzelheiten s. Kap. 12.

Fasciculus lenticularis

Der *Fasciculus lenticularis* beginnt im Globus pallidus und zieht durch das Forelsche Feld H_2 zum Forelschen Feld H_1. Hier schließt er sich zusammen mit der Ansa lenticularis dem Fasciculus thalamicus an. Weitere Einzelheiten s. Kap. 12.

Literatur

Ajika, K., T. Hökfelt: Projections to the median eminence and the arcuate nucleus with special reference to monoamine systems: Effects of lesions. Cell Tissue Res. 158 (1975) 15–35

Anand Kumar, T. C.: Neuroendocrine Regulation of Fertility. Karger, Basel 1976

Andersson, B.: Regulation of water intake. Physiol. Rev. 58 (1978) 582–603

Angevine jr, J. B., S. Locke, P. I. Yakovlev: Limbic nuclei of thalamus and connections of limbic cortex. IV. Thalamocortical projection of the ventral anterior nucleus in man. Arch. Neurol. (Chic.) 7 (1962) 518–528

Aschoff, J., S. Daan, G. A. Groos: Vertebrate Circadian Systems. Structure and Physiology. Springer, Berlin 1982

Bargmann, W.: Die funktionelle Morphologie des endokrinen Regulationssystems. In Altmann, H. W., F. Büchner, H. Cottier et al.: Handbuch der Allgemeinen Pathologie, Bd. VIII/I. Springer, Berlin 1971 (S. 1–106)

Bargmann, W., W. Hild, R. Ortmann, T. H. Schiebler: Morphologische und experimentelle Untersuchungen über das hypothalamisch-hypophysäre System. Acta neuroveg. 1 (1960) 233–275

Björklund, A., A. Nobin: Fluorescence histochemical and microspectrofluorometric mapping of dopamine and noradrenaline cell groups in the rat diencephalon. Brain Res. 51 (1973) 193–205

Björklund, A., G. Skagerberg: Evidence for a major spinal cord projection from the diencephalic A 11 dopamine cell group in the rat using transmitter-specific fluoresent retrograde tracing. Brain Res. 177 (1979) 170–175

Björklund, A., O. Lindvall, A. Nobin: Evidence of an incertohypothalamic dopamine neurone system in the rat. Brain Res. 89 (1975) 29–42

Booth, D. A., F. M. Toates, S. V. Platt: Control system for hunger and its implications in animals and man. In Novin, D., W. Wyrwicka, G. A. Bray: Hunger: Basic Mechanisms and Clinical Implications. Raven Press, New York 1976 (pp. 127–143)

Bouchaud, C.: Données ultrastructurales sur la perméabilité des capillaires des organes circumventriculaires du cerveau. J. Microsc. Biol. Cell 24 (1975) 45–58

Bowsher, D.: Termination of the central pain pathway in man. The conscious appreciation of pain. Brain 80 (1957) 606–622

Bowsher, D.: Diencephalic projections from the midbrain reticular formation. Brain Res. 95 (1975) 211–220

Brodal, A.: Neurological Anatomy in Relation to Clinical Medicine. Oxford University Press, London 1969

Brownstein, M. J., J. T. Russell, H. Gainer: Synthesis, transport, and release of posterior pituitary hormones. Science 207 (1980) 373–378

Bucher, V. M., S. M. Bürgi: Some observations on the fiber connections of the di- and mesencephalon in the cat: III. The supraoptic decussations. J. comp. Neurol. 98 (1953) 355–379

Bugnon, C., B. Bloch, D. Fellmann: Étude immunocytologique des neurones hypothalamique à LHRH chez le foetus humain. Brain Res. 128 (1977) 249–262

Bugnon, C., D. Fellmann, B. Bloch: Immunocytochemical study of the ontogenesis of the hypothalamic somatostatin-containing neurons in the human fetus. Cell Tissue Res. 183 (1977) 319–328

Ciriello, J., F. R. Calaresu: Monosynaptic pathway from cardiovascular neurons in the nucleus tractus solitarii to the paraventricular nucleus in the cat. Brain Res. 193 (1980) 529–533

Conrad, L. C. A., D. W. Pfaff: Efferents from medial basal forebrain and hypothalamus in the rat. I. An autoradiographic study of the medial preoptic area. J. comp. Neurol. 169 (1976a) 185–20

Conrad, L. C. A., D. W. Pfaff: Efferents from medial basal forebrain and hypothalamus in the rat. II. An autoradiographic study of the anterior hypothalamus. J. comp. Neurol. 169 (1976b) 221–262

Cramer, O. M., C. A. Barraclough: The actions of serotonin, norepinephrine, and epinephrine on hypothalamic processes leading to adenohyophyseal luteinizing hormone release. Endocrinology 103 (1978) 694–703

Crosby, E. C., T. Humphrey, E. W. Lauer: Correlative Anatomy of the Nervous System. Macmillan, New York 1962

Cross, B. A., G. Leng: The neurohypophysis: structure, function and control. Prog. Brain Res. 60 (1983)

Cruce, J. A. F.: An autoradiographic study of the descending connections of the mammalliary nuclei of the rat. J. comp. Neurol. 176 (1977) 631–644

Dekaban, A.: Human thalamus. An anatomical developmental and pathological study. I. Division of the human adult thalamus into nuclei by use of the cytomyelo-architectonic method. J. comp. Neurol. 99 (1953) 639–683

DeWied, D., W. H. Gispen: Behavioral effects of peptides. In Gainer, H.: Peptides in Neurobiology. Plenum Press, New York 1977 (pp. 397–448)

DeWulf, A.: Anatomy of the Normal Human Thalamus. Topometry and Standardized Nomenclature. Elsevier-North Holland-Excerpta Medica, Amsterdam 1971

Diepen, R.: Der Hypothalamus. In Bargmann, W.: Handbuch der mikroskopischen Anatomie des Menschen, Bd. IV/7. Springer, Berlin 1962 (S. 1–525)

Duvernoy, H.: The vascular architecture of the median eminence. In Knigge, K. M., D. E. Scott, A. Weindl: Brain-Endocrine Interaction. Median Eminence: Structure and Function. Karger, Basel 1972 (pp. 79–108)

Feremutsch, K., K. Simma: Strukturanalysen des menschlichen Thalamus. VI. Die morphologischen Elemente des thalamocortikalen Systems. Psychiat. Neurol. (Basel) 137 (1959) 103–127

Fuxe, K., T. Hökfelt, R. Luft: Central Regulation of the Endocrine System. Plenum Press, New York 1979

Fuxe, K., T. Hökfelt, P. Eneroth, J. Å Gustafsson, P. Skett: Prolacin-like immunoreactivity: Localization in nerve terminals of rat hypothalamus. Science 196 (1977) 899–900

Gainer, H.: Peptides in Neurobiology. Plenum Press, New York 1977

Ganong, W. F., L. Martini: Fronties in Neuroendocrinology, vol. VII. Raven Press, New York 1982

Ganten, D., M. P. Printz, M. I. Phillips, B. A. Schölkens (eds.): The Renin Angiotensin System in the Brain. A Model for the Synthesis of Peptides in the Brain. Exper. Brain Res. Suppl. 4. Springer, Berlin 1982

Gorski, R. A., R. E. Harlan, C. D. Jacobsson, J. E. Shryne, A. M. Southam: Evidence for the existence of a sexually dimorphic nucleus in the preoptic area of the rat. J. comp. Neurol. 193 (1980) 529–539

Grevin, R.: Die zentralen Anteile des vegetativen Nervensystems. In v. Möllendorff, W.: Handbuch der mikroskopischen Anatomie des Menschen. vol. IV/1. Springer, Berlin 1928

Greving, R.: Makroskopische Anatomie und Histologie des vegetativen Nervensystems. In Bumke, O., O. Foerster: Handbuch der Neurologie, vol. I. Springer, Berlin 1935

Guillemin, R.: Control of adenohypophysial functions by peptides of the central nervous system. Harvey Lect. 71 (1978) 71–131

Guillery, R. W.: A quantitative study of the mammillary bodies and their connexions. J. Anat. (Lond.) 89 (1955) 19–32

Hancock, M. B.: Cells of origin of hypothalamo-spinal projections in the rat. Neurosci. Let. 3 (1976) 179–184

Harting, J. K., V. A. Casagrande, J. T. Weber: The projection of the primate superior colliculus upon the dorsal lateral geniculate nucleus: Autoradiographic demonstration of intralaminar distribution of tectogeniculate axons. Brain Res. 150 (1978) 593–599

Hartwig, H.-G.: Electron microscopic evidence for a retinohypothalamic projection to the suprachiasmatic nucleus of Passer domesticus. Cell Tissue Res. 153 (1974) 88–99

Hartwig, H.-G.: Comparative aspects of retinal and extraretinal photosensory input channels entraining endogenous rhythms. In Aschoff, J., S. Daan, G. A. Groos: Vertebrate Circadian Systems. Springer, Berlin 1982 (pp. 25–30)

Hartwig, H.-G., W. Wahren: Anatomy of the hypothalamus. In Schaltenbrand, G., E. Walker: Textbook of Stereotaxy of the Human Brain. Thieme Verlag, Stuttgart 1982 (pp. 87–106)

Hassler, R.: Zur Normalanatomie der Substantia nigra. Versuch einer architektonischen Gliederung. J. Psychol. Neurol. (Lpzg.) 48 (1937) 1–55

Hassler, R.: Anatomie des Thalamus. In Schaltenbrand, G., P. Bailey: Einführung in die stereotaktischen Operationen mit einem Atlas des menschlichen Gehirns, Bd. I. Thieme, Stuttgart 1959

Hassler, R.: Spezifische und unspezifische Systeme des menschlichen Zwischenhirns. Progr. Brain Res. 5 (1964) 1–32

Hassler, R., T. Riechert: Klinische und anatomische Befunde bei stereotaktischen Schmerzoperationen im Thalamus. Arch. Psychiat. Nervenkr. 200 (1959) 93–122

Haymaker, W.: Hypothalamo-pituitary neural pathways and the circulatory system of the pituitary. In Haymaker, W. et al.: The Hypothalamus, chapt. 6. Thomas, Springfield/Ill. 1969 (pp. 219–250)

Heimer, L., W. J. H. Nauta: The hypothalamic distribution of the stria terminalis in the rat. Brain Res. 13 (1969) 284–297

Herkenham, M., W. J. H. Nauta: Afferent connections of the habenular nuclei in the rat: A horseradish peroxidase study, with a note on the fiber-of-passage problem. J. comp. Neurol. 173 (1977) 123–145

Hess, W. R.: Hypothalamus und Thalamus, Stuttgart: Thieme, Stuttgart 1956; 2. Aufl. 1968.

Hickey, T. L., R. W. Guillery: Variability of laminar patterns in the human lateral geniculate nucleus. J. Comp. Neurol. 183 (1979) 221–246

Hofer, H.: Circumventrikuläre Organe des Zwischenhirns. In Hofer, H. O., A. H. Schultz, D. Starck: Primatologia, Bd. II/2. Karger, Basel 1965

Hökfelt, T., O. Johannson, Å. Ljungdahl, J. M. Lundberg, M. Schultzberg: Peptidergic neurones. Nature (Lond.) 284 (1980) 515–521

Iversen, L. L.: Neurobiology of peptides. Neurosci. Res. Program. Bull. 16 (1978) 209–307

Jeffcoate, S. L., J. S. M. Hutchinson: The Endocrine Hypothalamus. Academic Press, London 1978

Johansson, O., T. Hökfelt: Immunohistochemical distribution of thyrotropin-releasing hormone, somatostatin and enkephalin with special reference to the hypothalamus. In: Brain and Pituitary Peptides. Ferring Symposium Munich 1979. Karger, Basel 1980 (pp. 202–212)

Jones, E. G.: The Thalamus. Plenum Press, New York 1985

Keesey, R. E., P. C. Boyle, J. W. Kemnitz, J. S. Mitchel: The role of the lateral hypothalamus in determining the body weight set point. In Novin, D., W. Wyrwicka, G. A. Bray: Hunger: Basic Mechanisms and Clinical Implications. Raven Press, New York 1976 (pp. 243–255)

Köves, K., M. Réthelyi: Direct neural connection from the medial preoptic area to the hypothalamic arcuate nucleus of the rat. Exp. Brain Res. 25 (1976) 529–539

Krayniak, D. F., A. Siegel, R. C. Meibach, D. Fruchtman, M. Scrimenti: Origin of the fornix system in the squirrel monkey. Brain Res. 160 (1979) 401–411

Krisch, B.: Indication for a granule-free form of vasopressin in immobilization-stressed rats. Cell Tissue Res. 197 (1979) 95–105

Krisch, B.: Immunocytochemistry of neuroencodrine systems (vasopressin, somatostatin, luliberin). Prog. Histochem. Cytochem. 13 (1980) 1–167

Krisch, B., H. Leonhardt, W. Buchheim: The functional and structural border of the neurohemal region of the median eminence. Cell Tissue Res. 192 (1978a) 327–339

Krisch, B., H. Leonhardt, W. Buchheim: The functional and structural border between the CSF- and blood-milieu in the circumventricular organs (organum vasculosum laminae terminalis, subfornical organ, area postrema) of the rat. Cell Tissue Res. 195 (1978b) 485–497

Krisch, B., H. Leonhardt. A. Oksche: The meningeal compartments of the median eminence and the cortex. A comparative analysis in the rat. Cell Tissue Res. 228 (1983) 597–640

Krisch, B., H. Leonhardt, A. Oksche: Compartments and perivascular arrangement of the meninges covering the cerebral cortex of the rat. Cell Tissue Res. 238 (1984) 459–474

Kuhlenbeck, H.: The human diencephalon. A summary of development, structure, function and pathology. Confin. neurol. (Basel), Suppl. 14 (1954) 1–230

Kuhlenbeck, H.: Derivation and boundaries of the hypothalamus, with atlas of hypothalamic grisea. In Haymaker, W. et al.: The Hypothalamus, chapt. 2. Thomas, Springfield/Ill. 1969 (pp. 13–60)

Kupfer, C., L. Chumbley, J. De C. Downer: Quantitative histology of optic nerve, optic tract and lateral geniculate nucleus of man. J. Anat. (Lond.) 101 (1967) 393–401

Le Gros Clark, W. E.: The structure and connections of the thalamus. Brain 55 (1932) 407–740

Le Gros Clark, W. E., R. H. Boggon: The termination of ascending tracts in the thalamus of the macaque monkey. J. Anat. (Lond.) 71 (1936) 7–40

Le Gros Clark, W. E., R. H. Boggon: On the connections of the medial cell groups of the thalamus. Brain 56 (1933a) 83–98

Le Gros Clark, W. E., R. H. Boggon: On the connections of the anterior nucleus of the thalamus. J. Anat. (Lond.) 67 (1933b) 215–226

Le Gros Clark, W. E., G. G. Penman: The projection of the retina in the lateral geniculate body. Proc. roy. Soc. B 114 (1934) 291–313

Le Gros Clark, W. E., R. H. Boggon: The thalamic connections of the parietal and frontal lobes of the brain in the monkey. Phil. Trans. B. 224 (1935) 313–359

Le Gros Clark, W. E., D. W. C. Northfield: The cortical projection of the pulvinar in the macaque monkey. Brain 60 (1937) 126–142

Le Gros Clark, W. E., W. R. Russell: Observations on the efferent connexions of the centre median nucleus. J. Anat. (Lond.) 73 (1939) 225–262

Leonhardt, H.: Ependym und Circumventriculäre Organe. In Oksche, A., L. Vollrath: Handbuch der mikroskopischen Anatomie des Menschen, Bd. IV/10. Springer, Berlin 1980 (S. 177–666)

Lescure, H., B. Dufy, J. Leonardelli, Cl. Bensch: Organum vasculosum laminae terminalis and reflex ovulation in the rabbit. Brain Res. 154 (1978) 209–213

Loewy, A. D., J. C. Araujo, F. W. L. Kerr: Pupillodilator pathways in the brainstem of the cat: Anatomical and electrophysiological identification of a central autonomic pathway. Brain Res. 60 (1973) 65–91

Luiten, P. Q. M., P. Room: Interrelations between lateral, dorsomedial and ventromedial hypothalamic nuclei in the rat. An HRP study. Brain Res. 190 (1980) 321–332

Marburg, O.: The structure and fiber connections of the human habenula. J. comp. Neurol. 80 (1944) 211–234

McBride, R. L., J. Sutin: Amygdaloid and pontine projections to the ventromedial nucleus of the hypothalamus. J. comp. Neurol. 174 (1977) 377–396

McClure, T. D., G. Clark: An ascending fiber projection from the pontine reticular formation to the hypothalamus in the cat. Exp. Neurol. 37 (1972) 501–514

McLardy, T.: Projection of the centromedian nucleus of the human thalamus. Brain 71 (1948) 290–303

McLardy, T.: Thalamic projection to frontal cortex in man. J. Neurol. Neurosurg. Psychiat. 13 (1950) 198, 202

Meyer, A., E. Beck, T. McLardy: Prefrontal leucotomy: A neuroanatomical report. Brain 70 (1947) 18–49

Möller, W.: Circumventriculäre Organe in der Gewebekultur. Ergebn. Anat. Entwickl.-Gesch. 54 (1978) 1–95

Moore, R. Y.: Retinohypothalamic projection in mammals: a comparative study. Brain Res. 49 (1973) 403–409

Motta, M.: The Endocrine Functions of the Brain. Raven Press, New York 1980

Mountcastle, V., E. Henneman: The representation of tactile sensibility in the thalamus of the monkey. J. comp. Neurol. 97 (1952) 409–439

Nauta, W. J. H., W. Haymaker: Hypothalamic nuclei and fiber connections. In Haymaker, W., E. Anderson, W. T. H. Nauta: The Hypothalamus. Thomas, Springfield/Ill. 1969 (pp. 136–209)

Nieuwenhuys, R., J. Voogd, Chr. van Huizen: The Human Central Nervous System. A Synpnosis and Atlas, 2nd ed. Springer, Berlin 1981

Norgren, R. E.: Taste pathawys to hypothalamus and amygdala. J. comp. Neurol. 166 (1976) 17–30

Oksche, A.: The subcommissural organ. J. neuro-visc. Rel., Suppl. IX (1969) 111–139

Oksche, A.: Pattern of neuroendocrine cell complexes (subunits) in hypothalamic nuclei: neurobiological and phylogenetic concepts. In Bargmann, W., A. Oksche, A. Polenov, B. Scharrer: Neurosecretion and Neuroendocrine Activity. Evolution, Structure and Function. Springer, Berlin 1978 (pp. 64–71)

Oksche, A.: Neuroanatomical pattern of endocrine and oscillatory systems of the brain: retrospect and prospect. In Aschoff, J., S. Daan, G. A. Groos: Vertebrate Circadian Systems. Springer, Berlin 1982 (pp. 31–41)

Peacock, J. H., C. M. Combs: Retrograde cell degeneration in diencephalic and other structures after hemidecortication of rhesus monkeys. Exp. Neurol. 11 (1965) 367–399

Pickard, G. E.: The afferent connections of the suprachiasmatic nucleus of the golden hamster with emphasis on the retinoyhpothalamic projection. J. comp. Neurol. 211 (1982) 65–83

Pierson, R. J., M. B. Carpenter: Anatomical analysis of pupillary reflex pathways in the rhesus monkey. J. comp. Neurol. 158 (1974) 121–143

Polyak, S. L.: The Vertebrate Visual System. University of Chicago Press Chicago 1957

Powell, T. P. S.: Residual neurons in the human thalamus following hemidecortication. Brain 75 (1952) 571–584

Powell, T. P. S., W. M. Cowan: A study of thalamo-striate relations in the monkey. Brain 79 (1956) 364–390

Purpura, D. P., M. D. Yahr: The Thalamus. New York, London: Columbia University Press, New York 1966

Raisman, G.: An evolution of the basic pattern of connections between the limbic system and the hypothalamus. Amer. J. Anat. 129 (1970) 197–202

Reichlin, S., R. J. Baldessarini, J. B. Martin: The Hypothalamus. Raven Press, New York 1978

Robertson, R. T., G. S. Lynch, R. F. Thompson: Diencephalic distributions of ascending reticular systems. Brain Res. 55 (1972) 309–322

Rose, J. E.: The cell structure of the mammilary body in the mammals and in man. J. Anat. (Lond.) 74 (1939) 91–115

Rose, M.: Anatomie des Großhirns. In Bumke, O., O. Foerster: Handbuch der Neurologie, Bd. I. Vol. 1. Springer, Berlin 1935

Rusak, B., I. Zucker: Neural regulation of circadian rhythms. Physiol. Rev. 59 (1979) 449–526

Saper, C. B., L. W. Swanson, W. M. Cowan: The efferent connections of the ventromedial nucleus of the hypothalamus of the rat. J. comp. Neurol. 169 (1976) 409–442

Saper, C. B., A. D. Loewy, L. W. Swanson, W. M. Cowan: Direct hypothalamo-autonomic connections. Brain Res. 117 (1976) 305–312

Schally, A. V.: Aspects of hypothalamic regulation of the pituitary gland. Its implication for the control of reproductive processes. Science 202 (1978) 18–28

Scharrer, E., B. Scharrer: Neurosekretion. In Bargmann, W.: Handbuch der mikroskopischen Anatomie des Menschen, Bd. VI/5. Springer, Berlin 1954 (S. 953–1066)

Scheibel, M. E., A. B. Scheibel: The organization of the ventral anterior nucleus of the thalamus. A Golgi study. Brain Res. 1 (1966a) 250–268

Scheibel, M. E., A. B. Scheibel: The organization of the nucleus reticularis thalami: A Golgi study. Brain Res. 1 (1966b) 43–62

Scheibel, M. E., A. B. Scheibel: Structural organization of nonspecific thalamic nuclei and their projection toward cortex. Brain Res. 6 (1967) 60–94

Sterba, G.: Subkommissuralorgan und Liquorreaktion. Biol. Res. 10 (1972) 309–324

Stumpf, W. G., L. D. Grant: Anatomical Neuroendocrinology. Karger, Basel 1975

Swanson, L. W., W. M. Cowan: The efferent connections of the suprachiasmatic nucleus of the hypothalamus. J. comp. Neurol. 160 (1975) 1–12

Szentagothai, J.: Neuronal and synaptic architecture of the lateral geniculate nucleus. In Autrum, H., R. Jung, W. R. Loewenstein, D. M. Mackay, H. L. Teuber, Handbook of Sensory Physiology Bd. VII/3, Springer, Berlin 1973 (pp. 141–176)

Tannenbaum, G. S., J. B. Martin: Evidence for an endogenous ultradian rhythm governing growth hormone secretion in the rat. Endocrinology 98 (1976) 562–570

Toran-Allerand, C. D.: Gonadal hormones and brain development: Cellular aspects of sexual differentiation. Amer. Zool. 18 (1978) 553–565

Troiano, R., A. Siegel: The ascending and descending connections of the hypothalamus in the cat. Exp. Neurol. 49 (1975) 161–173

Van Buren, J. M., R. C. Borke: Variations and Connections of the Human Thalamus. Springer, Berlin 1972 (vol I and II)

Vogt, C., O. Vogt: Thalamusstudien I–III. J. Psychol. Neurol. (Lpz.) 50 (1941) 32–154

Vollrath, L.: The Pineal Organ. In Oksche, A., L. Vollrath: Handbuch der mikroskopischen Anatomie des Menschen, Bd. VI/7. Springer, Berlin 1981

Walberg, F.: Über die sogenannte „Zentrale Haubenbahn". Arch. Psychiat. Nervenkr. 193 (1955) 252–260

Walker, A. E.: Normal and pathological physiology of the thalamus. In Schaltenbrand, G., P. Bailey: Introduction to Stereotaxis with an Atlas of the Human Brain. Thieme, 1959 Stuttgart; 2nd ed. 1977

Willoughby, J. O., J. B. Martin: The suprachiasmatic nucleus synchronizes growth hormone secretory rhythms with the light-dark cycle. Brain Res. 151 (1978) 413–417

Yakovlev, P. I., S. Locke, D. Y. Koskoff, R. A. Patton: Limbic nuclei of thalamus and connections of limbic cortex. I. Organization of the projections of the anterior group of nuclei and of the midline nuclei of the thalamus to the anterior cingulate gyrus and hippocampal rudiment in the monkey. Arch. Neurol. (Chic.) 3 (1960) 621–641

12

Graue und weiße Substanz der Basalganglien und basaler Vorderhirnstrukturen

K. Zilles

Basalganglien
   Lage der Basalganglien
   Phylogenetische Entwicklungstendenzen und Allometrie
   Corpus striatum
   Globus pallidus
   Claustrum
Basale Vorderhirnstrukturen

Basalganglien

Der *Nucleus caudatus*, das *Putamen*, der *Nucleus accumbens septi*, der *Globus pallidus*, das *Claustrum*, die *Substantia innominata* und das *Corpus amygdaloideum* werden unter systematischen Gesichtspunkten als *Basalganglien, Nuclei basales*, zusammengefaßt. Ein allen sieben Kernen gemeinsames entwicklungsgeschichtliches, morphologisches oder funktionelles Merkmal ist jedoch nicht zu erkennen. Die einzige Gemeinsamkeit ist die Lage unter dem Cortex im Telencephalon. Da aber für das Corpus amygdaloideum die Bezeichnung „nicht-kortikal" nur mit Einschränkungen gilt, wird es im Zusammenhang mit dem Allocortex dargestellt werden (s. S. 391) und nicht zu den Basalganglien im engeren Sinne gerechnet.

Drei Kernen, dem Nucleus caudatus, dem Putamen und dem Globus pallidus, ist allerdings ihre funktionelle Zugehörigkeit zum extrapyramidal-motorischen System und ihre subkortikale Lage gemeinsam. Sie sollen daher als Basalganglien im engeren Sinn bezeichnet werden (Abb. 12.**1**).

Lage der Basalganglien

Der *Nucleus caudatus* liegt C-förmig, bedeckt vom Ependym, dem Seitenventrikel an, im Vorderhorn und der Pars centralis grenzt er an den Ventrikelboden, im Unterhorn an das Ventrikeldach. Er zeigt rostral, am Vorderhorn, den massiv verdickten Kopfteil, *Caput nuclei caudati*, verjüngt sich in Höhe des Foramen interventriculare zum schlanken Mittelteil, *Corpus nuclei caudati*, und endet im Dach des Unterhorns mit dem dünnen Schwanzteil, *Cauda nuclei caudati*. Im Bereich des zentralen Teils des Seitenventrikels markieren die Stria terminalis und die V. thalamo-

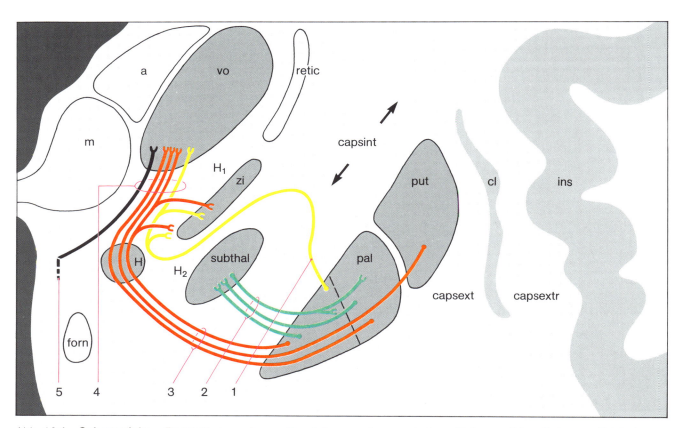

Abb. 12.**1 Schematiche Darstellung eines Frontalschnittes durch das Prosencephalon auf Höhe der Adhaesio interthalamica** mit den wichtigsten Verbindungssystems zwischen Globus pallidus, Putamen, Subthalamus und Thalamus.

a	= Nucleus anterior thalami	pal	= Globus pallidus
capsext	= Capsula externa	put	= Putamen
capsextr	= Capsula extrema	retic	= Nucleus reticularis thalami
capsint	= Capsula interna	subthal	= Nucleus subthalamicus
cl	= Claustrum	vo	= Nucleus ventrooralis thalami
forn	= Fornix	zi	= Zona incerta
H	= Nucleus areae H	1	= Fasciculus lenticularis (gelb)
H_1	= Forelsches Feld H_1	2	= Tractus subthalamicus (grünblau)
H_2	= Forelsches Feld H_2	3	= Ansa lenticularis (rot)
ins	= Insula	4	= Fasciculus thalamicus
m	= Nucleus medialis thalami	5	= Tractus dentatothalamicus (schwarz)

striata die Grenze zum Thalamus *(telodienzephale Grenze)*. In das Unterhorn wird er nur von der Stria terminalis begleitet. Dorsolateral wird er im Bereich des Vorderhorns und des Zentralteils des Seitenventrikels durch den Fasciculus subcallosus und den Fasciculus fronto-occipitalis vom Corpus callosum getrennt, lateral von der Capsula interna bedeckt. Diese und ihre kaudale Fortsetzung, das Crus cerebri, bilden im Bereich des Unterhorns die dorsomediale Grenze zwischen Thalamus und Nucleus caudatus. Insgesamt nimmt der Nucleus caudatus also einen gebogenen Verlauf („Schweifkern"), der durch die Wachstumsrichtung des Telenzephalons und des Seitenventrikels bedingt ist. Auf bestimmten Transversalschnitten durch das menschliche Gehirn kann er daher zweimal getroffen sein.

Der *Nucleus lentiformis* besteht aus dem auf frischen Hirnschnitten dunkler erscheinenden Putamen und dem heller aussehenden Globus pallidus. Zur Kritik des Begriffes „Nucleus lentiformis" (= Linsenkern) s. S. 160. Das *Putamen* bildet schalenförmig den lateralen größeren, der *Globus pallidus* den medialen kleineren Teil des Linsenkerns. Lateral wird er von der Substantia alba, der Capsula externa, dorsal und medial von der Capsula interna begrenzt. Im rostralen Bereich, den der kleinere Globus pallidus nicht erreicht, sind Putamen und Nucleus caudatus vereinigt und nur stellenweise voneinander abgeteilt durch einzelne Faserbündel der inneren Kapsel, die am Schnitt als weiße, mit grauen Brücken alternierende Streifen erscheinen; Nucleus caudatus und Putamen werden deshalb gemeinsam Streifenkörper, *Corpus striatum*, genannt. Etwas weiter kaudal bildet die Ansa peduncularis die Grenze zwischen Nucleus lentiformis und Corpus amygdaloideum.

Unmittelbar lateral der Capsula externa liegt das *Claustrum*, das vom Inselkortex durch eine dünne Lamelle weißer Substanz, die Capsula extrema, getrennt ist.

Phylogenetische Entwicklungstendenzen und Allometrie

Größe und strukturelle Differenzierung des Nucleus caudatus, Putamen, Globus pallidus und des Klaustrums zeigen deutliche Unterschiede in Abhängigkeit von der phylogenetischen Position der untersuchten Tierart. In einer aufsteigenden Reihe von den Insektivoren (z. B. Igel) über die Halbaffen und Affen bis zum Menschen nimmt der Volumenanteil des Globus pallidus bezogen auf das Gesamtvolumen des Dienzephalons (= 100%) von 7% bei basalen Insektivoren auf 14% beim Menschen zu. Beim Corpus striatum ist ebenfalls eine relative Vergrößerung festzustellen.

Vergleiche in einer Insektivoren-Primaten-Reihe sind dann sinnvoll, wenn man Informationen über die stammesgeschichtlichen Entwicklungstendenzen des menschlichen Gehirns und seiner Teile erhalten will.

Die Primaten und damit auch der Mensch stammen von heute ausgestorbenen insektivorenähnlichen Säugetieren ab. Die primitivsten, heute noch lebenden Insektivoren haben wahrscheinlich nur geringe Entwicklungen im Bau des Gehirns durchlaufen und sind so ihren ausgestorbenen primitiven Vorläufern relativ ähnlich geblieben. Sie werden als „basale Insektivoren" bezeichnet und können als Ausgangsbasis für vergleichend-anatomische Studien der Hirnentwicklung dienen. Phylogenetische Entwicklungstrends können quantifiziert werden, wenn absolute Volumina annähernd gleichgroßer Tiere miteinander verglichen werden. Da das Volumen einer Hirnregion oder des Gesamthirns bei eng verwandten Species unterschiedlicher Körpergröße von der Körpergröße abhängt, kann an diesen Beispielen der Einfluß der Körpergröße oder des Körpergewichtes bestimmt werden. Das Volumen des Gehirns hängt aber auch von der phylogenetischen Stellung der Species ab. Diese Zusammenhänge sind durch die von SNELL und DUBOIS schon im letzten Jahrhundert empirisch entwickelte Allometrie-Gleichung erfaßbar. Danach besteht folgende Beziehung:

$\log vs = b + a \cdot \log k$

vs = Volumen des Gehirns oder einer Hirnregion
b = Schnittpunkt der Regressionsgeraden mit der Ordinate
a = Steigungswinkel der Regressionsgeraden
k = Körpergewicht

Der Steigungswinkel a zeigt die Rate an, um die sich das Hirnvolumen bei steigendem Körpergewicht vergrößert. Für basale Insektivoren beträgt a = 0,66. Für diese phylogenetisch eng verwandte Gruppe, die Tiere unterschiedlicher Körper- und Hirngewichte umfaßt, kann jetzt als Basislinie eine Regressionsgerade in Abhängigkeit vom Körpergewicht ermittelt werden. Diese erlaubt es, auch entfernter verwandte Species der Insektivoren-Primaten-Reihe unterschiedlicher Körpergewichte miteinander zu vergleichen, wenn ihre Hirnvolumina auf die Stelle der Basislinie bezogen werden, an der das Hirnvolumen eines hypothetischen basalen Insektivoren gleichen Körpergewichtes zu finden wäre. Im allgemeinen liegen die Volumenwerte der verschiedenen Hirnregionen bei Primaten immer über der Regressionsgeraden für die basalen Insektivoren, da meist eine Fortentwicklung der untersuchten Hirnregion stattgefunden hat. Der *Progressionsindex* gibt dann an, wieviel mal größer das Volumen einer Hirnregion eines Primaten ist, verglichen mit dem Volumen der gleichen Hirnregion bei einem gleich großen (hypothetischen) basalen Insektivoren, dessen Index immer 1 oder 100% beträgt. Je höher der Progressionsindex, desto stärker hat sich die betreffende Hirnregion in der Phylogenese entfaltet. Für den Globus pallidus ergeben sich Progressionsindices von ca. 1400 für den Globus pallidus lateralis, fast 2000 für den Globus pallidus medialis und ca. 1400 für das Corpus striatum des Menschen. Dies bedeutet, daß die

Basalganglien des Menschen ca. 14- bis 20mal größer sind als die eines vom Körpergewicht her vergleichbaren basalen Insektivoren.

Corpus striatum

Das *Corpus striatum (Neostriatum)* wird vom Nucleus caudatus und Putamen gebildet. Das Putamen nimmt beim Menschen etwa 54% des Gesamtvolumens des Corpus striatum ein, das insgesamt aus etwa 10^8 Nervenzellen besteht.

Der medial der Capsula interna gelegene Nucleus caudatus (Volumen ca. 5 cm^3) und das lateral gelegene Putamen stellen eine morphologische und funktionelle Einheit dar. Sie entstehen in der Ontogenese aus einer einheitlichen Anlage, dem Ganglienhügel. Dieser wird durch auf- und absteigende Projektionsbahnen, die ihn in der Entwicklung als Capsula interna durchqueren, sekundär in einen medialen und lateralen Anteil unterteilt. Zwischen diesen Bahnen der Capsula interna findet man auch beim Erwachsenen verstreute Zellinseln, die im rostralen Anteil des Nucleus caudatus und des Putamens als Zellbrücken verbleiben und so der Struktur ein gestreiftes Aussehen geben (Corpus striatum).

Im Unterschied zum Corpus striatum ist der *Globus pallidus (Palaeostriatum)* nicht aus einer telenzephalen, sondern aus einer dienzephalen Anlage, dem Subthalamus, entstanden. Durch die einwachsenden Fasern der Capsula interna ist er vom eigentlichen, medialen Teil seiner Anlage (dem Subthalamus des Adulten) nach lateral verdrängt worden. Er ist dann dem Putamen eng benachbart.

Der rostrale Pol des Corpus striatum wird als *Fundus striati* bezeichnet. Die topographische Nähe des Putamenabschnittes rostral des Foramen interventriculare zum Septum (s. S. 395) hat dazu geführt, diesen Teil des Striatums *Nucleus accumbens septi* zu nennen, um so die enge Bindung an das Septum zu betonen. Die Embryologie, Morphologie und Physiologie zeigen aber, daß er als Teil des Corpus striatum anzusehen ist.

Die Beschreibung der Feinstruktur kann für Nucleus caudatus und Putamen gemeinsam erfolgen, da keine wesentlichen Unterschiede zwischen beiden Teilen des Corpus striatum zu entdecken sind.

Die Perikarya liegen im Striatum nicht homogen verteilt, sondern bilden ringförmige Zellansammlungen, die von dichten Faserbündeln eingefaßt sind. Es ist denkbar, daß diese Zellansammlungen funktionelle Einheiten darstellen. Der Vergleich mit der Modulbauweise in der Technik liegt hier nahe. Im Nissl-Präparat kann man kleine (10–20 µm), blaßgefärbte Nervenzellen von mittelgroßen bis großen (20–50 µm), multipolaren Perikarya im Verhältnis 60–160 : 1 unterscheiden. Diese Einteilung der Nervenzellen läßt sich jedoch nicht mit der Tatsache erklären, daß ein Teil der Striatumzellen in weit entfernte Kerngebiete projiziert („out-put-Zellen" oder *Projektionsneurone*), während ein anderer Teil sein Zielgebiet im Striatum selbst findet („local circuit neurons" oder *Schaltzellen*). Einem solchen Vergleich widerspricht, daß 30–50% der Nervenzellen im Corpus striatum Projektionsneurone sind. Es müssen daher auch kleinere Perikarya ihre Axone in entfernte Kerngebiete schicken. Im Versilberungspräparat nach Golgi sind ebenfalls zwei Gruppen von Nervenzellen erkennbar, Neurone, deren Dendriten reichlich mit Dornen (Spines) besetzt sind, und Neurone, deren Dendriten weitgehend glatt erscheinen. Der ersten Gruppe entspricht ein Anteil von 95% der Gesamtpopulation. Projektionsneurone werden weitgehend von den „bedornten" (Neurone, deren Dendriten mit Dornen besetzt sind), aber z. T. auch von den unbedornten Neuronen gebildet. Die Unterschiede der größten Durchmesser der Perikarya einzelner Neurone schwanken zwischen 10 und 60 µm, der Verzweigungsbereich ihres Dendritenbaums zwischen 150 µm und über 1000 µm.

Elektronenmikroskopische Untersuchungen der Synapsen im Striatum, die teils den Gray-Typ-I-, teils den Gray-Typ-II-Synapsen zuzurechnen sind, zeigen 9 verschiedene Formen, denen unterschiedliche Positionen in den neuronalen Schaltkreisen und damit – wenn auch noch nicht in jedem Fall – unterschiedliche funktionelle Bedeutungen zugeordnet werden können. Die kortikalen Afferenzen enden mit Synapsen vom Typ III und VII, die thalamischen Afferenzen mit Synapsen der Typen IV und VII, die Interneurone mit Typ-IX-Synapsen und die Typ-V-Synapsen scheinen von rückläufigen Axonkollateralen der Striatum-Efferenzen gebildet zu werden. Zahlreiche präsynaptische Axonendigungen im Striatum enthalten nicht die bei cholinergen Synapsen üblichen runden oder abgeplatteten Vesikel mit einem hellen Inhalt, sondern Vesikel mit einem elektronendichten Kern, „dense-core vesicles". Mit ihnen endet u. a. die dopaminerge Afferenz von der Substantia nigra an den Dendriten der Striatumzellen (Abb. 12.2).

Das Corpus striatum enthält deutlich weniger myelinisierte Nervenfasern als der Globus pallidus und ist so im Markscheidenpräparat leicht von diesem zu unterscheiden.

Der größte Teil der **Afferenzen** des Corpus striatum kommt von der Hirnrinde *(Tractus corticostriatalis)*. Nahezu alle Kortexbereiche kommen als Ursprungsorte in Frage, hauptsächlich aber der motorische, präfrontale und somatosensorische Cortex (Abb. 12.3). Der motorische und prämotorische Cortex projiziert in den Nucleus caudatus und das Putamen, während die orbitofrontalen, vorderen zingulären und oberen temporalen Kortexregionen die Efferenzen in den ventromedialen Teil des Corpus striatum und zum Nucleus accumbens septi schicken. Die kortikostriatalen Bahnen vom übrigen präfrontalen Cortex enden im zentralen und die vom parietalen und temporalen Cortex im lateralen Teil des Corpus striatum. Nur die Fasern aus dem Bereich des Gyrus praecentralis (Areae 4 und 6 nach Brodmann) verlaufen auch zum kontralateralen Corpus striatum, während alle anderen Teile der korti-

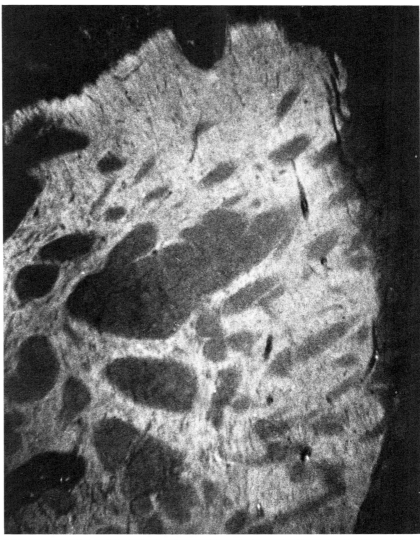

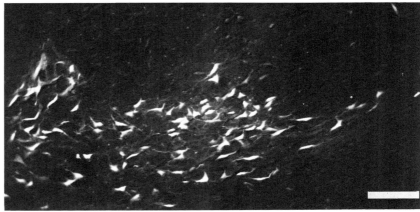

Abb. 12.**2 Fluoreszenzmikroskopische Darstellung der dopaminergen Endigungen des Tractus nigrostriatalis** im Corpus striatum der Ratte (oberes Bild) und der dopaminergen Perikarya in der Substantia nigra (unteres Bild). Der Maßstab entspricht 0,1 mm (Abb. von Prof. Dr. *H.-G. Hartwig*, Düsseldorf).

kostriatalen Verbindung ipsilateral sind. Der okzipitale Cortex schickt nur wenig Fasern zum Corpus striatum. Der Tractus corticostriatalis gelangt über die Capsulae externa und interna oder im Fasciculus subcallosus oder Fasciculus frontooccipitalis zum Corpus striatum. Diese Kortexprojektionen enden mit axodendritischen, asymmetrischen Synapsen (Gray Typ I) an den bedornten, mittelgroßen Nervenzellen des Corpus striatum. Dabei überlappen sich die Endigungsgebiete der Afferenzen aus verschiedenen Kortexarealen sehr stark. Der Tractus corticostriatalis wirkt exzitatorisch auf die bedornten Dendriten der mittelgroßen Nervenzellen des Corpus striatum, an denen aber nicht nur die kortikalen Afferenzen, sondern auch Fasern aus dem Thalamus (Glutamat-haltig), serotoninerge Fasern aus dem Nucleus raphe dorsalis, noradrenerge Afferenzen aus dem Locus coeruleus (direkte Endigungen an den mittelgroßen, bedornten Neuronen

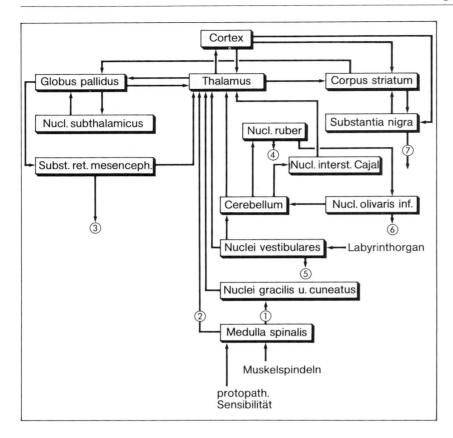

Abb. 12.**3 Schematische Darstellung der wichtigsten Beziehungen einzelner Abschnitte des extrapyramidalen Systems untereinander und zu anderen Hirnregionen.**
1 Fasciculi gracilis und cuneatus
2 Tractus spinothalamicus
3 Tractus reticulospinalis
4 Tractus rubrospinalis
5 Tractus vestibulospinalis
6 Tractus olivospinalis
7 nigrotektale und nigroretikuläre Faserbahnen

sind noch nicht nachgewiesen) und dopaminerge Fasern aus der Pars compacta der Substantia nigra („Konvergenz der Afferenzen") enden. Als Transmittersubstanz für den Tractus corticostriatalis ist Glutamat nachgewiesen. Auch vom Corpus amygdaloideum ziehen Afferenzen zum Corpus striatum, die Somatostatin enthalten.

Der *Tractus thalamostriatalis* wirkt wahrscheinlich inhibitorisch auf die Nervenzellen des Corpus striatum. Er gibt aufsteigende Kollateralen zum Cortex ab.
Der *Tractus nigrostriatalis* entsteht aus den Axonen von Zellen des dorsalen Teils der Substantia nigra (Pars compacta). Er enthält zu über 80% Axone, deren Transmittersubstanz Dopamin (= Dihydroxy-Phenylalanin) ist, das in den Perikarya der Substantia nigra mit Hilfe des Enzyms Tyrosin-Hydroxylase gebildet wird. Das Neuropeptid Cholecystokinin (CCK) kommt ebenfalls im Tractus nigrostriatalis vor und ist wahrscheinlich mit Dopamin in denselben Neuronen lokalisiert. Der Tractus nigrostriatalis behält eine genaue topische Zuordnung bei, so daß aus rostralen und medialen Teilen der Substantia nigra auch in die entsprechenden Teile des ipsilateralen Corpus striatum projiziert wird.

Zum Nachweis dopaminerger Strukturen werden hauptsächlich zwei Methoden angewandt. Dopamin kann fluoreszenzhistochemisch nachgewiesen werden, da die dopaminergen Perikarya und Axone nach Behandlung mit Formaldehyd im UV-Licht Fluoreszenz zeigen (s. Abb. 12.**2**). Außerdem können die dopaminergen Axone und ihre Synapsen durch vorherige Gabe von 6-Hydroxy-Dopamin selektiv zerstört und damit ihr Verlauf sichtbar gemacht werden (s. Kap. 14).

Eine weitere subkortikale Afferenz zieht vor allem von den dorsalen Raphe-Kernen zum Corpus striatum. Ihr Transmitter ist Serotonin, dessen Wirkung auf die Striatumzellen aber noch nicht genau bekannt ist; sowohl exzitatorische als auch inhibitorische Wirkungen wurden gefunden. Außerdem kommen auch noch Afferenzen aus dem Locus coeruleus mit dem Transmitter Noradrenalin. Die genaue Wirkung auch dieser Afferenzen ist noch nicht bekannt, da sowohl exzitatorische als auch inhibitorische Effekte beobachtet wurden.

Bisher sind keine direkten **Efferenzen** vom Corpus striatum zum Cortex bekannt.

Das Corpus striatum schickt efferente Bahnen zur Substantia nigra und zum Globus pallidus.

Diese Bahnen zeigen ebenfalls strenge topographische Beziehungen zwischen Ursprungsstelle und Endigungsort. Die Spitze des Caput nuclei caudati projiziert zur Spitze und zum dorsalen Teil des Globus pallidus, während die Efferenzen des Putamens in den ventralen und kaudalen Teilen des Globus pallidus enden. Ebenso sind die rostralen Teile des Nucleus caudatus und der Substantia nigra sowie das Putamen und die kaudalen Teile der Substantia nigra miteinander verbunden. Der *Tractus striatonigralis* endet überwiegend in der Pars reticulata der Substantia nigra an den dopaminergen Nervenzellen. Die Transmittersubstanzen beider efferenter Systeme sind die γ-Aminobuttersäure (GABA) und die Neuropeptide Enkephalin, Dynorphin und Substanz P. Der GABAerge Anteil wirkt inhibitorisch. Neurone des striatopallidalen Weges enthalten GABA und Substanz P als vermutliche Neurotransmitter.

Diese efferenten Bahnen des Corpus striatum bilden noch innerhalb ihres Ursprungskernes rückläufige Axonkollateralen, die an den Perikarya der striatalen Projektionsneurone mit axosomatischen Synapsen enden.

Intrinsische, d. h. im Corpus striatum selbst entstehende und endende Verbindungen ziehen von den Schaltzellen zu den Projektionsneuronen. Als Transmittersubstanzen werden hier GABA, Acetylcholin und Somatostatin gefunden. Außerdem sind auch Schaltneurone mit Glycin und vasoaktivem intestinalen Polypeptid (VIP) im Nucleus caudatus und Putamen nachgewiesen worden, deren Projektionen allerdings noch nicht geklärt sind.

Ein weiteres, funktionell interessantes Strukturmerkmal des Corpus striatum stellen die *Striosomen* dar. Es handelt sich dabei auf histologischen Schnitten um ca. 300–600 µm breite Zonen mit niedriger Aktivität des Enzyms Acetylcholinesterase (AChE), die ein komplexes, dreidimensionales Gitter in einer Umgebung mit hoher AChE-Aktivität bilden. Die Striosomen enthalten besonders hohe Dopamin-, Enkephalin-, Substanz P-, GABA- und Neurotensin-Konzentrationen, während die Umgebung eine hohe Somatostatin-Konzentration zeigt. Die Striosomen scheinen mit den auf S. 374 beschriebenen Zellinseln übereinzustimmen und bestehen vor allem aus Interneuronen, während Projektionsneurone (und Interneurone) außerhalb dieser Inseln liegen. Neuerdings konnten allerdings auch einige Substanz-P- und Dynorphin-haltige Projektionsneurone in den Striosomen gefunden werden. Dies bedeutet, daß die chemische Heterogenität des Corpus striatum mindestens teilweise auch eine inhomogene Verteilung der Efferenzen und Afferenzen widerspiegelt. Diese ist dann morphologischer Ausdruck einer Kompartimentierung der verschiedenen Funktionen.

Corpus striatum und Globus pallidus haben größte Bedeutung für die Funktion des *extrapyramidal-motorischen (extrapyramidalen) Systems*. Aus Funktionsstörungen des Striatums bei bestimmten neurologischen Erkrankungen kann die Bedeutung am besten abgeschätzt werden (Abb. 12.**4**).

Die *Parkinsonsche Erkrankung,* die durch Rigor (Starre), Akinesie (Bewegungsarmut) und Tremor (Zittern) gekennzeichnet ist und auch sehr anschaulich als „Schüttellähmung" bezeichnet wird, beruht auf einer Degeneration von Nervenzellen in der Substantia nigra und in anderen Kerngebieten des extrapyramidalen Systems (Corpus striatum, Globus pallidus, Nucleus subthalamicus, Substantia innominata). Durch die Degeneration der Neurone in der Substantia nigra verarmen der Tractus nigrostriatalis und das Corpus striatum an Dopamin. Durch Verabreichung von L-DOPA, einer die Blut-Hirn-Schranke passierenden Form von Dopamin, kann der Mangel an Dopamin ausgeglichen und der Patient in vielen Fällen von Symptomen der Erkrankung befreit werden.

Bei einer anderen extrapyramidalen Erkrankung, der *Chorea Huntington,* kommt es zu regellosen, plötzlich einschießenden, unwillkürlichen Bewegungen (Chorea). In diesen Fällen sind die GABAergen Anteile des Tractus striatonigralis und des Tractus striatopallidalis gestört. Zahlreiche Nervenzellen im Corpus striatum sind degeneriert. Die Chorea kann dann durch den Ausfall der vom Striatum ausgehenden Hemmung von Globus pallidus und Substantia nigra erklärt werden. Daß die Funktion des Corpus striatum dennoch nicht verallgemeinernd als Inhibition der Motorik bezeichnet werden darf, lehren Reizungen des Putamens im Tierversuch, die zu Augen-, Kopf- und Körperbewegungen (ipsiversive Bewegungen) führen. Auch eine Einschränkung der Funktionsbeschreibung des Corpus striatum auf extrapyramidale Motorik ist wegen der umfassenden Verbindungen zum Cortex nicht gerechtfertigt. Läsionsexperimente haben gezeigt, daß zahlreiche Funktionen, die vorher nur bestimmten kortikalen Gebieten zugesprochen wurden, auch in begrenzten Bereichen des Corpus striatum umgeschaltet werden und dort selektiv gestört werden können. Jedes Areal des Cortex hat eine gesonderte Projektionsbahn zum Nucleus caudatus und Putamen, so daß die Funktion dieses Teils der Basalganglien mit der Zuordnung zum motorischen System nur unzureichend beschrieben wäre.

Globus pallidus

Der Globus pallidus wird an seiner lateralen Seite vom Putamen durch eine *Lamina medullaris externa* getrennt. Innerhalb des Globus pallidus teilt ein dünnes Faserbündel, die *Lamina medullaris interna,* dieses Kerngebiet in ein inneres und äußeres Segment *(Globus pallidus medialis, Globus pallidus lateralis).* Beide Segmente unterscheiden sich durch ihre efferenten Projektionen (s. u.). Die Commissura anterior zieht durch den Globus pallidus und trennt dabei einen ventralen Teil ab, der als *Pallidum ventrale* bezeichnet wird. Wegen seiner Struktur ist es jedoch dem Globus pallidus zuzuordnen.

Der Globus pallidus besteht in beiden Teilen aus großen, multipolaren Nervenzellen, deren Dendriten nur gering aufgezweigt sind und, verglichen mit den bedornten Nervenzellen des Corpus striatum, nur wenig Dornen tragen. Unter den Synapsen überwiegen die symmetrischen Formen (Gray Typ II), es kommen aber auch asymmetrische Synapsen (Gray Typ I) vor. Der Globus pallidus enthält als einziges motorisches Zentrum schon beim Neugeborenen stark myelinisierte Nervenfasern.

Kortikale **Afferenzen** zum Globus pallidus sind bisher für den Menschen nicht mit hinreichender Sicherheit nachgewiesen.

Subkortikale Afferenzen erhält der Globus pallidus aus dem Corpus striatum *(Tractus striatopallidalis)* (Abb.

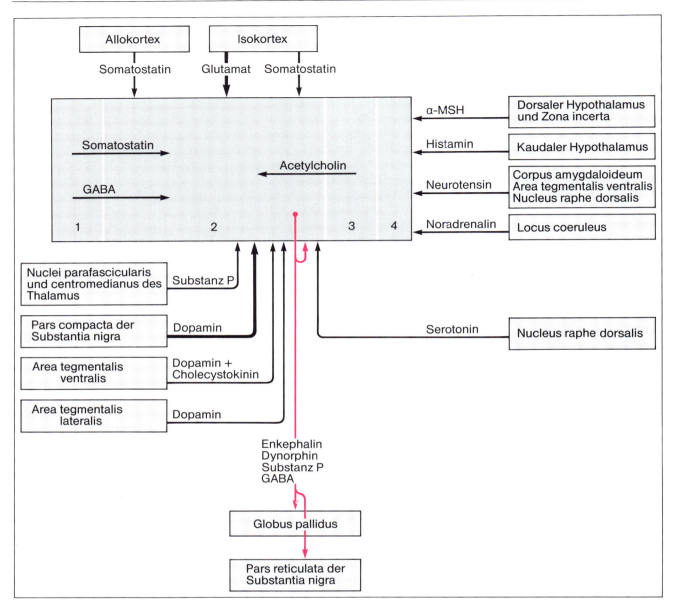

Abb. 12.**4 Schematische Darstellung der neuronalen Verbindungen des Corpus striatum** und ihrer Transmittersubstanzen. Das Corpus striatum ist untergliedert in 4 unterschiedliche Neuronenpopulationen, kleine bis mittelgroße Schaltneurone (1), mittelgroße Projektionsneurone (2), mittelgroße bis große Schaltneurone (3) und eine zytologisch noch nicht näher definierte Subpopulation (4) von Nervenzellen. Die Projektionsneurone besitzen einen dicht mit synaptischen Dornen (Spines) ausgestatteten Dendritenbaum, während die Dendriten der Schaltneurone frei von Spines sind.

12.**4**). Diese inhibitorischen Bahnen enden im Globus pallidus lateralis, wenn sie von lateralen Teilen des Putamens kommen. Die Endigungsstätten greifen immer mehr auch auf den Globus pallidus medialis über und liegen schließlich nur noch dort, je weiter nach medial in das Putamen und den Nucleus caudatus hinein die Perikarya dieser afferenten Axone verlagert sind. Über die intralaminären Kerne des Thalamus gelangen außerdem akustische und visuelle Signale, über Kollateralen epikritischer und protopathischer Systeme weitere sensorische Informationen in den Globus pallidus.

Eine weitere Afferenz kommt vom Nucleus subthalamicus und zieht durch den Tractus subthalamicus vor allem zum Globus pallidus medialis (Abb. 12.**1**).
Vom Globus pallidus ziehen keine efferenten Bahnen direkt zum Cortex. Die *subkortikalen* **Efferenzen** bestehen aus stark myelinisierten Nervenfaserbündeln. Sie ziehen über die *Ansa lenticularis,* den Nucleus areae H, die Zona incerta und das Forelsche Feld H_1 zu den Nuclei ventroralis und lateropolaris thalami. Wahrscheinlich laufen auch Fasern zu den intralaminären Kerngebieten, besonders zum Nucleus centromedianus und dem Nucleus parafascicularis.

Über den Tractus subthalamicus kommen Efferenzen vom Globus pallidus lateralis zum Nucleus subthalamicus. Ihr Neurotransmitter ist GABA.

Weitere Efferenzen gelangen als *Fasciculus lenticularis* vom Globus pallidus medialis durch das Forelsche Feld H_2 und den Nucleus areae H in das Forelsche Feld H_1, wo sie u. a. mit der Ansa lenticularis den Fasciculus thalamicus bilden (Abb. 12.**1**).

Außerdem ziehen kurze Bahnen vom Globus pallidus lateralis zum Globus pallidus medialis. Von diesem entspringen die meisten efferenten Fasern. Absteigende Bahnen aus der Ansa lenticularis und dem Forelschen Feld H_2 sind auch zur Substantia nigra, zum Nucleus ruber, zur Formatio reticularis mesencephali und zum Nucleus olivaris caudalis beschrieben worden.

Eine beidseitige Zerstörung des Globus pallidus führt zu einer Bewegungsarmut und zu einem deutlichen Verlust an motorischer Geschicklichkeit. Während das Corpus striatum auf Bewegungen insgesamt inhibitorisch wirkt, kann dem Globus pallidus eine *exzitatorische Funktion* zugeordnet werden, die vom Corpus striatum kontrolliert wird.

Claustrum

Das *Claustrum* ist eine dünne Lage grauer Substanz zwischen der Capsula externa und der Capsula extrema unter dem Inselkortex (s. S. 141). Auf Transversalschnitten erscheint es rostral am breitesten und wird kaudal kontinuierlich schmäler. Embryologische Studien beim Menschen sprechen eher dafür, daß das Claustrum aus den Basalganglien entsteht, als daß es aus dem Inselkortex abgespalten wird.

Die Ergebnisse von Untersuchungen des Claustrums beim Menschen haben zu so wenig überzeugenden Ergebnissen geführt, daß weder zu den Verbindungen noch zur Funktion sichere Informationen für den Menschen mitgeteilt werden können.

Entsprechende Untersuchungen an Versuchstieren einschließlich Primaten lassen jedoch prinzipielle Organisationsformen erkennen, die vermutlich auch für das Claustrum des Menschen gültig sind. Danach ist das Claustrum mit dem ipsi- und kontralateralen Neocortex reziprok verbunden. Die mehr rostralen und dorsalen Kortexregionen sind mit den entsprechenden Bereichen des Klaustrums verknüpft, während die mehr kaudalen und ventralen Kortexregionen in Beziehung zu kaudalen und ventralen Klaustrumteilen stehen. Der frontale und parietale Neocortex hat die wohl umfangreichsten Verbindungen zum Claustrum. Da ca. 75% der Nervenzellen im Claustrum multimodale Afferenzen erhalten, muß diese Endhirnregion im Rahmen assoziativer Funktionen gesehen werden.

Basale Vorderhirnstrukturen

Als Strukturen der basalen Seite des Vorderhirns liegen, dorsal begrenzt von Putamen, Globus pallidus und Commissura rostralis, lateral vom Corpus amygdaloideum, medial vom Hypothalamus, die *Substantia innominata* mit dem *Nucleus basalis Meynert* (Abb. 12.**5**). Während die Substantia innominata Nervenzellen zeigt, die in ihrem Aussehen denjenigen des Putamens und Globus pallidus entsprechen, ist der Meynertsche Kern mit sehr großen Perikarya ausgestattet, die ein abgrenzbares Kerngebiet erkennen lassen. Diese Perikarya zeigen in histochemischen und immunhistochemischen Untersuchungen nicht nur einen hohen Gehalt an Acetylcholinesterase, sondern auch an dem für die Acetylcholinsynthese wichtigen Enzym Cholinacetyltransferase (ChAT). Durch diese und andere Untersuchungen ist die cholinerge Natur der Neurone des Nucleus basalis Meynert gesichert.

Bei Versuchstieren läßt sich oft nicht wie beim Menschen ein klar abgrenzbares cholinerges Kerngebiet darstellen. Dennoch sind große, cholinerge Neurone

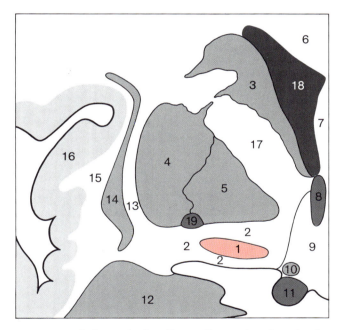

Abb. 12.**5 Schematische Darstellung der Lagebeziehungen der Substantia innominata und des Nucleus basalis Meynert** in dem basalen Bereich eines Frontalschnitts durch eine Seite des Vorderhirns des Menschen.

1 Nucleus basalis Meynert
2 Substantia innominata
3 Nucleus caudatus
4 Putamen
5 Globus pallidus
6 Corpus callosum
7 Septum pellucidum
8 Fornix
9 lateraler Hypothalamus
10 Tractus opticus
11 Chiasma opticum
12 Corpus amygdaloideum
13 Capsula externa
14 Claustrum
15 Capsula extrema
16 Inselrinde
17 Capsula interna
18 Vorderhorn des Seitenventrikels
19 Commissura rostralis

an der medialen und basalen Seite des Globus pallidus feststellbar, die als Äquivalent des menschlichen Nucleus basalis Meynert angesehen werden können.

Der *Nucleus basalis Meynert* ist zusammen mit dem medialen Teil des Septums und dem *diagonalen Band von Broca* (s. S. 395) die wichtigste Quelle für die cholinerge Innervation des gesamten Cortex. Cholinerge Interneurone können jedoch noch in anderen Bereichen des Endhirns nachgewiesen werden (s. S. 474). Vom Meynertschen Kern (und auch von den anderen cholinergen Neuronengruppen) ziehen die Axone auf einem *medialen Weg* um das Genu corporis callosi oder auf einem *lateralen Weg* durch die Capsula externa zum gesamten Iso- und Allocortex. Umgekehrt erhalten die cholinergen Neurone des basalen Vorderhirns Afferenzen von denselben kortikalen Arealen, die sie efferent innervieren.

Die reziproke Verbindung des Nucleus basalis Meynert mit dem Cortex scheint bei den präsenilen und senilen Demenzen des Menschen (z. B. Alzheimersche Erkrankung) eine wichtige Rolle zu spielen. Diese Erkrankungen, die durch Verlust des Kurzzeitgedächtnisses und im weiteren Verlauf durch Störungen der zeitlichen und örtlichen Orientierung, Sprachstörungen und erheblichen Bewegungsdrang gekennzeichnet sind, zeigen immer eine diffuse Hirnatrophie. Nervenzellen im Cortex sind histologisch verändert und degenerieren später völlig. Diese Kortexveränderungen stehen u. a. in einem Zusammenhang mit einem erheblichen Nervenzellverlust im Nucleus basalis Meynert, d. h. mit einer deutlichen Einschränkung der cholinergen Innervation des Cortex.

Literatur

Akert, K., B. Andersson: Experimenteller Beitrag zur Physiologie des Nucleus caudatus. Acta physiol. scand. 22 (1951) 281–298

Andén, N. E., A. Carlsson, A. Dahlström, K. Fuxe, N. A. Hillarp, K. Larsson: Demonstration and mapping-out of nigroneostriatal dopamine neurons. Life Sci. 3 (1964) 523–530

Björklund, A., A. Nobin: Fluorescence histochemical and microspectrofluorometric mapping of dopamine and noradrenaline cell groups in the rat diencephalon. Brain Res. 51 (1973) 193–205

v. Bonin, G.: The basal ganglia. In Schaltenbrand, G., P. Bailey: Introduction to Stereotaxis with an Atlas of the Human Brain, vol. I. Thieme, Stuttgart 1959; 2nd ed. 1977

Denny-Brown, D.: The Basal Ganglia and Their Relation to Disorders of Movement. Oxford University Press, London 1962

Divac, I.: Neostriatum and functions of the prefrontal cortex. Acta Neurobiol. Exp. 32 (1972) 461–477

Divac, I.: Two levels of functional heterogeneity of the neostriatum. Neuroscience 10 (1983) 1151–1155

Dray, A.: The striatum and substantia nigra: A commentary on their relationship. Neuroscience 4 (1979) 1407–1439

Gaspar, P., F. Javoy-Agid, A. Ploska, Y. Agid: Regional distribution of neurotransmitter synthezising enzymes in the basal ganglia of human brain. J. Neurochem. 34 (1980) 278–283

Kim, R., K. Nakonao, A. Jayaraman, B. Carpenter: Projections of the globus pallidus and adjacent structures: an autoradiographic study in the monkey. J. comp. Neurol. 169 (1976) 263–290

Kuhlenbeck, H.: Über den Ursprung der Basalganglien des Großhirns. Anat. Anz. 58 (1924) 49–74

Martinez, A.: Fiber connections of the globus pallidus in man. J. comp. Neurol. 117 (1961) 37–41

Mettler, F. A., H. W. Ades, E. Lipman, E. A. Culler: The extrapyramidal system. Arch. Neurol. Psychiat. (Chic.) 41 (1939) 984–995

Nauta, H. J. W., M. Cole: Efferent projections of the subthalamic nucleus. Trans. Amer. neurol. Ass. 99 (1974) 170–173

Richter, E.: Die Entwicklung des Globus pallidus und des Corpus subthalamicum. Monographien aus dem Gesamtgebiet der Psychiatrie und Neurologie, Hft. 108, Springer, Berlin 1965

Riley, H. A.: An Atlas of the Basal Ganglia, Brain Stem and Spinal Cord. Williams & Wilkins, Baltimore 1943

Szabo, J.: Strionigral and nigrostriatal connections. Appl. Neurophysiol. 42 (1979) 9–12

Whitehouse, P. J., D. L. Price, R. G. Struble, A. W. Clark, J. T. Coyle, M. R. DeLong: Alzheimer's disease and senile dementia: loss of neurons in the basal forebrain. Science 215 (1982) 1237–1239

13

Graue und weiße Substanz des Hirnmantels

K. Zilles

Gliederung des Hirnmantels (Pallium)
Phylogenese einzelner Hirnrindenabschnitte
Graue und weiße Substanz des Palaeocortex
Graue und weiße Substanz des Archipalliums
Allokortikale Einheiten unter funktionellen Gesichtspunkten
Isocortex

Gliederung des Hirnmantels (Pallium)

Beim Menschen wird der weitaus größte Teil des Endhirns vom Hirnmantel oder Pallium gebildet. Das Pallium kann nach verschiedenen Gesichtspunkten weiter untergliedert werden. *Die vergleichende Morphologie unterscheidet drei verschieden gebaute Abschnitte: Palaeopallium, Archipallium* und *Neopallium.* Diese Gebiete haben beim Menschen und anderen Säugern immer rindenartigen (kortikalen) Charakter, d. h., der Zellbestand ist in oberflächenparallelen Schichten organisiert. Man spricht deshalb in diesem Fall auch von Palaeocortex, Archicortex und Neocortex. Die Hirnrinde des erwachsenen Menschen nimmt ein Volumen von ca. 530 cm³ ein.

Eine andere Einteilungsmöglichkeit ergibt sich aufgrund einfacher histologischer Betrachtung. Man kann eine *graue Substanz* (Substantia grisea) von einer *weißen Substanz* (Substantia alba) unterscheiden. Die graue Substanz liegt an der Oberfläche und enthält Gliazellen und Nervenzellen, die weiße Substanz liegt in der Tiefe und besteht aus Nervenfasern und Gliazellen.

Bei genauer Betrachtung der grauen Substanz werden regionale Unterschiede im Aufbau deutlich. Das ist die Grundlage einer *zyto-* und *myeloarchitektonischen Gliederung.* Danach ist das telenzephale Pallium in *Isocortex* und *Allocortex* zu gliedern. Der Isocortex nimmt beim Menschen den weitaus größten Teil des Endhirns ein. Sein Aufbau folgt in der Regel einem sechsschichtigen Muster oder läßt sich zumindest von einem solchen ableiten. Der Allocortex dagegen hat im Prinzip einen dreischichtigen Aufbau, sieht man einmal von Ausnahmen ab (z. B. Regio entorhinalis, s. S. 411).

Eine dritte Möglichkeit der Gliederung ist die nach *funktionellen Gesichtspunkten.* Bestimmte Teile des Endhirns stehen im Dienst des *olfaktorischen Systems* und werden als Riechhirn zusammengefaßt. Andere gehören zum *limbischen System* (s. S. 416) und wieder andere dienen der Aufarbeitung visueller, somatosensibler und akustischer Erregungen, sind an motorischen Funktionen beteiligt oder sind Ort assoziativer und integrativer Leistungen *(neokortikales System).*

Naturgemäß überschneiden sich diese drei Gliederungsprinzipien über weite Bereiche (Tab. 13.1). So umfaßt der Allocortex archi- und paläopalliale Teile, der Isocortex neopalliale. Das Riechhirn ist weitgehend im Palaeopallium zu lokalisieren, das limbische System im Archipallium und die Strukturen des neokortikalen Systems, wie der Name sagt, im Neocortex. Wichtig ist allerdings, die unterschiedliche Grundlage im Auge zu behalten, von der diese Gliederungen ausgehen und so unnötige Vermischungen zu vermeiden. Den folgenden Ausführungen liegt zunächst die zytoarchitektonische Gliederung in Iso- und Allocortex zugrunde.

An einigen Stellen wird aber auch immer wieder auf vergleichende Aspekte Bezug genommen und damit werden die Begriffe Palaeo-, Archi- und Neopallium auftauchen.

Der Allocortex setzt sich aus Palaeo- und Archicortex zusammen; hinzugenommen wird weiterhin noch der Bulbus olfactorius. Der Isocortex besteht aus dem Neocortex. Zwischen Iso- und Allocortex liegt eine Übergangszone, der *Mesocortex.* Im Mesocortex sind Rinden zusammengefaßt, die entweder eher Ähnlichkeiten zum Archi- und Palaeocortex aufweisen (Periallocortex mit Peripalaeo- und Periarchicortex) oder zum Isocortex hinüberleiten (Proisocortex).

Eine Übersicht über die Ausdehnung und Lage der einzelnen Kortexanteile des menschlichen Gehirns gibt Abb. 13.1. Der Allocortex des Menschen ist, wie diese Abbildung zeigt, vom Isocortex völlig auf die mediale Hemisphärenfläche verdrängt.

Phylogenese einzelner Hirnrindenabschnitte

Phylogenetische Betrachtungen zur Entstehung der einzelnen Hirnrindenabschnitte ermöglichen ebenso wie ontogenetische und funktionelle Untersuchungen ein Verständnis des Organs, das über eine rein deskriptive Betrachtung hinausgeht. Die Analyse der Naturgeschichte der Hirnrinde in einer aufsteigenden Insektivoren-Primaten-Reihe kann hierbei wesentliche Aufschlüsse über das geben, was die menschliche Hirnrinde von ihren unmittelbaren Vorläufern unterscheidet und was sie mit ihnen gemeinsam hat. Auch wenn diese Analyse noch lange nicht für alle Bereiche des Cortex abgeschlossen ist, kann man dennoch von ihr schon jetzt eine Reihe naturwissenschaftlich fun-

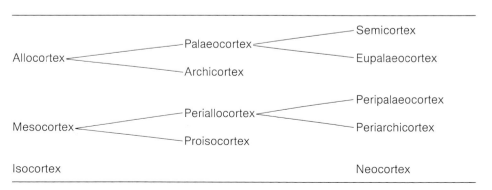

Tabelle 13.1 **Zusammenfassende Darstellung der Hirnrindengliederung nach histologischen und entwicklungsgeschichtlichen Kriterien.**

Phylogenese einzelner Hirnrindenabschnitte

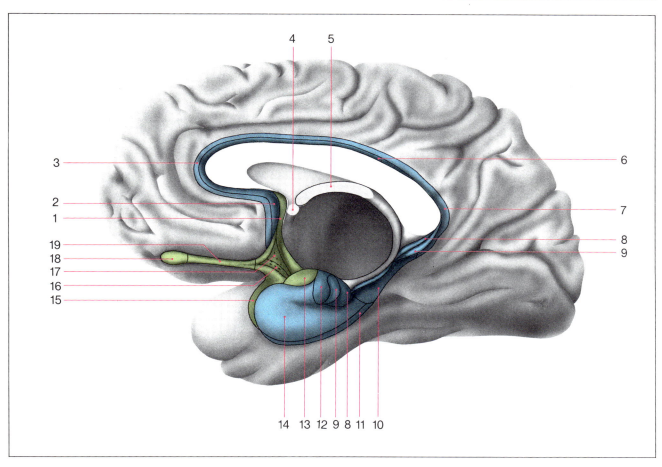

Abb. 13.1 **Medianansicht einer Hemisphäre beim Menschen.** Palaeocortex und Peripalaeocortex sind gelb, Archicortex dunkelblau, Periarchicortex hellblau und Isocortex und Proisocortex grau dargestellt (nach *Stephan* 1975).
 1 Regio septalis (Septum)
 2 Hippocampus praecommissuralis
 3 zingulärer Cortex
 4 Commissura rostralis
 5 Fornix
 6 Hippocampus supracommissuralis
 7 Area retrosplenialis granularis
 8 Cornu ammonis
 9 Fascia dentata
10 Regio praesubicularis
11 Area perirhinalis
12 Subiculum
13 Regio periamygdalaris
14 Area entorhinalis
15 Claustrocortex periallocorticalis
16 Regio praepiriformis
17 Tuberculum olfactorium
18 Bulbus olfactorius
19 Regio retrobulbaris

dierter Erkenntnisse erwarten, die zum Selbstverständnis des Menschen beitragen können.
Wie auf S. 373 bis 374 dargelegt, liefert die allometrische Analyse, z. B. in Form der Progressionsindices, quantifizierbare Werte, mit deren Hilfe die phylogenetischen Trends beschrieben werden können. Tab. 13.2 gibt eine Übersicht über die prozentualen Volumenanteile der einzelnen Rindenabschnitte am gesamten Telencephalon und über die Progressionsindices bei verschiedenen Species. Die Gruppe der basalen Insektivoren stellt dabei den Ausgangspunkt der Entwicklung in einer aufsteigenden Insektivoren-Primaten-Reihe dar. Tupaia (Spitzhörnchen) steht für eine Gruppe im Übergangsfeld zwischen Insektivoren und Primaten; Galago ist als Vertreter der Prosimier (Halbaffen) und Cercopithecus (Meerkatze) als Vertreter der Simier (Affen) aufgeführt.

Weitaus die stärkste Entfaltungstendenz in der Phylogenese weist der Neocortex auf. Man kann also in der Neokortikalisation des Gehirns ein hervorstechendes Merkmal der Evolution des Menschen erkennen. Aber auch Teile des Allocortex zeigen eine Tendenz zur Vergrößerung im Laufe der Evolution. Die dem Riechhirn zuzuordnenden Teile (z. B. Bulbus olfactorius, Regio retrobulbaris, Regio praepiriformis, Tuberculum olfactorium) des Allocortex werden dagegen sehr stark reduziert. Funktionell kann also eine Verlagerung vom Riechen auf andere Sinnesleistungen und vor allem ein Ausbau von nicht unmittelbar von Sinnesorganen und thalamischen Schaltkernen abhängigen Rindenteilen (Assoziationskortex) festgestellt werden.

Tabelle 13.2 **Prozentuale Anteile der Volumina einzelner Hirnregionen am Telencephalon und ihre Progressionsindices** (Daten von Dr. H. *Stephan*, Max-Planck-Institut für Hirnforschung, Frankfurt/M.).

Hirnregion	Basale Insektivoren		Tupaia		Galago		Cercopithecus		Mensch	
	%	Index	%	Index	%	Index	%	Index	%	Index
Bulbus olfactorius	18	100	7	126	4	124	0,2	13	0,01	2,3
Regio retrobulbaris Tuberculum olfactorium Regio praepiriformis	24	100	10	135	6	139	0,9	47	0,6	30
Septum mit Regio periseptalis und Regio diagonalis	3	100	2	201	1	230	0,5	241	0,25	483
Corpus amygdaloideum	6	100	4	226	2	232	1,2	250	0,29	228
Archicortex	14	100	8	177	7	278	2,3	243	0,97	416
Schizocortex (Regio entorhinalis, Regio praesubicularis)	5	100	5	289	3	298	1,4	344	0,6	552
Isocortex (einschl. Regio retrosplenialis)	22	100	57	808	70	1876	88	4453	95	15588
Striatum	9	100	8	313	8	579	6	927	3	1659

Graue und weiße Substanz des Palaeocortex

Die Rinden- und Kerngebiete des Paläopalliums umfassen folgende Abschnitte:

1. Bulbus olfactorius,
2. Regio retrobulbaris,
3. Regio periamygdalaris (kortikaler Anteil des Mandelkernkomplexes),
4. Tuberculum olfactorium,
5. Septum mit Regio periseptalis und Regio diagonalis,
6. Regio praepiriformis,
7. Teile des Claustrocortex (Regio peripalaeocorticalis claustralis).

Bulbus olfactorius

Der *Bulbus olfactorius* (Abb. 13.1), der der Lamina cribrosa des Os ethmoidale aufliegt, wird zur Hirnrinde gerechnet, da er eine oberflächlich gelegene, graue Substanz darstellt und deutlich in oberflächenparallele Schichten gegliedert ist. Er wird insgesamt dem Allocortex zugerechnet, auch wenn Teile von ihm, die Riechnervenfaserschicht und die äußere Körnerschicht, in der Ontogenese nicht aus der Hirnanlage, sondern aus der Riechplakode entstehen.
Die Abb. 13.2 stellt Querschnitte durch den Bulbus olfactorius eines Tieres mit gut entwickeltem Riechhirn (Makrosmatiker) dem Bulbus olfactorius des Menschen (Mikrosmatiker) gegenüber. Der Verlust einer vergleichbar klaren Schichtung beim Menschen ist deutlich zu erkennen.

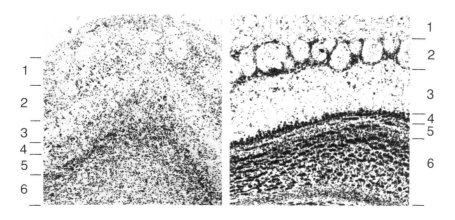

Abb. 13.2 **Querschnitte durch den Bulbus olfactorius** beim Mikrosmatiker (Mensch) auf der linken Bildseite und bei einem Makrosmatiker (Ratte) auf der rechten Bildseite.
1 Stratum fibrosum externum (Riechnervenfasern)
2 Stratum glomerulosum
3 Stratum plexiforme externum
4 Stratum mitrale
5 Stratum plexiforme internum
6 Stratum granulosum internum

Graue und weiße Substanz des Palaeocortex

Die äußerste Schicht, *Stratum fibrosum externum,* besteht aus Riechnervenfasern, die als dünne, marklose Nervenfasern die *Fila olfactoria* bilden. Sie ziehen von den Sinneszellen der Riechschleimhaut zum Stratum fibrosum externum, wo sie von Astrozytenausläufern mantelförmig umhüllt werden.

Diese Riechnervenfasern enden schließlich in der zweiten Schicht, der Glomerular- und äußeren Körnerschicht, *Stratum glomerulosum,* in charakteristischen synaptischen Komplexen, den *Glomeruli olfactorii.* Diese bestehen aus den Endaufzweigungen der Fila olfactoria, aus Dendriten von Zellen tieferer Schichten, und – verschiedene Glomeruli verbindenden – Periglomerularzellen und oberflächlich gelegenen Interneuronen. Die Periglomerularzellen widerum bestehen aus zwei Populationen, die eine enthält GABA (wahrscheinlich zusammen mit Enkephalin), die andere Dopamin (möglicherweise zusammen mit Enkephalin). Die Abb. 13.3 zeigt die synaptischen Verbindungen eines Glomerulus. Die zweite Schicht ist besonders stark kapillarisiert.

Die dritte Schicht des Bulbus olfactorius, *Stratum plexiforme externum,,* enthält vor allem die Büschelzellen, die Afferenzen im Glomerulus erhalten. Die Axone der Büschelzellen ziehen in die tieferen Schichten des Bulbus olfactorius und geben hier Axonkollateralen ab. Ihre Axone erhalten schließlich am Übergang zur weißen Substanz Markscheiden und ziehen im Tractus olfactorius lateralis zu anderen allokortikalen Zentren. Die Büschelzellen bilden eine heterogene Gruppe, wenn man ihre Transmitter betrachtet, denn einige enthalten Glutamat, andere Dopamin und wieder andere Substanz P.

Die vierte Schicht des Bulbus olfactorius, *Stratum mitrale,* ist beim Menschen besonders stark reduziert. Sie besteht hauptsächlich aus Mitralzellen, die mit einem Durchmesser von 20–30 µm die größten Zellen des Bulbus olfactorius sind und Glutamat als Transmit-

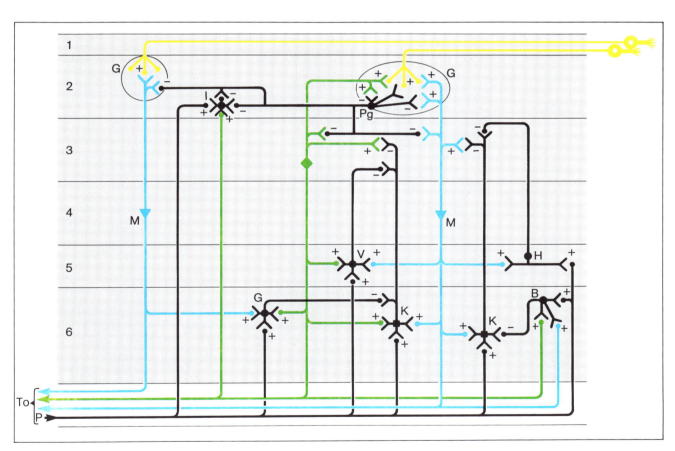

Abb.13.**3 Schematische Darstellung der Afferenzen, Efferenzen und intrakortikalen Verschaltungen im Bulbus olfactorius.** Von den Sinneszellen (gelb) des Riechepithels der Nase und von paläokortikalen Hirnregionen (P) gelangen Afferenzen zum Bulbus olfactorius. Insbesondere die Glomeruli (G) sind ein Ort umfangreicher Verschaltungen. Die Projektionsneurone, deren Axone im Tractus olfactorius (To) andere paläokortikale Hirnregionen erreichen, sind grün (Büschelzellen) oder blau (Mitralzellen) dargestellt. Die Interneurone der verschiedenen Schichten sind schwarz markiert. Im Stratum glomerulosum liegen die Periglomerularzellen (Pg) und die oberflächlich gelegenen Interneurone (I). Im Stratum plexiforme internum finden sich die Vertikalzellen von Cajal (V) und die Horizontalzellen (H), im Stratum granulosum internum die Körnerzellen (K), Golgi-Zellen (G) und Blane-Zellen (B). Die + und − Zeichen bedeuten exzitatorische (+) bzw. inhibitorische (−) Wirkung an der postsynaptischen Membran. ─▶─ symbolisiert eine konventionelle, ─◁▷─ eine reziproke Synapse. Die Zahlen weisen auf die im Text und in Abb. 13.**2** beschriebene Schichtgliederung hin.

ter benutzen. Sie erhalten Afferenzen ebenfalls in den Glomeruli und ihre Axone nehmen einen den Büschelzell-Axonen entsprechenden Verlauf.

Die fünfte Schicht, *Stratum plexiforme internum*, wird größtenteils von den Axonkollateralen der Büschel- und Mitralzellen gebildet. An der Grenze zum Stratum mitrale findet man einige Interneurone, die Horizontalzellen und die Vertikalzellen von Cajal.

Die sechste Schicht, *Stratum granulosum internum*, enthält die inneren Körnerzellen, Golgi-Zellen und Blane-Zellen, alles Interneurone. Diese Zellen lassen keinen Zellausläufer mit den feinstrukturellen Merkmalen eines Axons (Neurofilamente, axonales Initialsegment) erkennen, gemeinsam mit den amakrinen Zellen der Retina (s. S. 552) stellen sie den Typ der anaxonischen Nervenzellen dar. Die inneren Körnerzellen, die GABA oder Enkephalin als Transmitter benutzen, erhalten Afferenzen über die Axonkollateralen der Büschel- und Mitralzellen und bilden efferent inhibitorische Synapsen an Dendriten der gleichen Zellen. Diese Synapsen sind Bestandteil der reziproken Synapsen der Körnerzellen, da direkt neben der inhibitorischen, von der Körnerzelle zur Mitral- oder Büschelzellen gerichteten Synapse in demselben synaptischen Komplex (Gemmula) ein umgekehrt polarisierter, exzitatorischer synaptischer Kontakt vorhanden ist (Abb. 13.4). Die innere Körnerzelle erhält aber nicht nur von den Mitral- und Büschelzellen Afferenzen, sondern auch rückläufig von Interneuronen im Stratum granulosum internum, aus der ipsi- und kontralateralen Regio retrobulbaris und aus dem diagonalen Band von *Broca*.

Man kann also funktionell im Bulbus olfactorius zwei Arten von Nervenzellen unterscheiden:

a) Projektionsneurone, die olfaktorische Erregungen zum übrigen Riechhirn weiterleiten. Dazu zählen die Büschelzellen und Mitralzellen.

b) Interneurone, die inhibitorisch direkt oder indirekt auf die Projektionsneurone wirken. Dazu zählen die Periglomerularzellen (äußere Körnerzellen), die Interneurone der zweiten, fünften und sechsten Schicht und die anaxonischen inneren Körnerzellen.

Abb. 13.3 gibt eine zusammenfassende Darstellung der interzellulären Kontakte in diesem Teil des Palaeocortex.

Die umfangreichste **Afferenz** kommt aus der Regio olfactoria der Riechschleimhaut über die Fila olfactoria zum Bulbus olfactorius. Neben dieser Afferenz aus der Peripherie erhält der Bulbus olfactorius aber auch Afferenzen aus dem Gehirn.

Der Bulbus olfactorius ist beim Menschen über eine Faserbahn, den Pedunculus („Tractus") olfactorius mit dem übrigen Palaeopallium verbunden. Über diesen Tractus olfactorius, der dem Gyrus rectus aufliegt, gelangen Fasern aus den Regiones retrobulbaris und praepiriformis, Hippocampus praecommissuralis, Corpus amygdaloideum und dem diagonalen Band von *Broca* zum Bulbus olfactorius.

Die **Efferenzen** des Bulbus olfactorius ziehen zur Regio retrobulbaris und von dort ohne synaptische Umschaltung oder nach Umschaltung zum Tuberculum olfactorium, zur Regio praepiriformis und zum Corpus amygdaloideum. Außerdem sind Efferenzen zum präkommissuralen Hippocampus und zur Regio entorhinalis durch Markierungsexperimente nachgewiesen.

Der Bulbus olfactorius ist die erste Umschaltstation der Riechbahn im Zentralnervensystem (Abb. 13.5). Aufgrund ihrer hohen Zahl an Interneuronen und rückläufiger Afferenzen kommt es auch zu umfangreichen Integrationen und Modulationen der olfaktorischen Erregung schon auf dieser Stufe der Riechbahn.

Regio retrobulbaris

Die *Regio retrobulbaris* schließt sich unmittelbar an den Bulbus olfactorius an. Sie liegt also im Pedunculus olfactorius und ist bei niederen Säugetieren und Makrosmatikern als Rindenstruktur gut ausgebildet, beim Menschen aber besonders stark reduziert. Die Regio retrobulbaris des Menschen ist eindeutig mit der entsprechenden Rindenregion der Makrosmatiker gleichzusetzen. Es sollte daher die für nichtkortikale

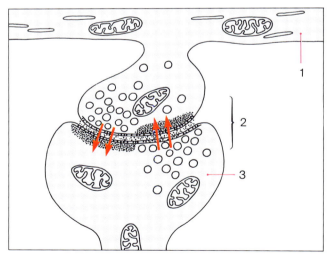

Abb. 13.4 **Reziproke Synapse im Bulbus olfactorius zwischen einer Mitralzelle und einer Körnerzelle.** Dieser synaptische Kontakt wird als Gemmula bezeichnet.
1 Körnerzellausläufer
2 Gemmula
3 Mitralzelldendrit

Abb. 13.5 **Schematische Darstellung der wichtigsten Afferenzen (a) und Efferenzen (b) des Bulbus olfactorius.**
1 Bulbus olfactorius
2 Regio retrobulbaris
3 Regio praepiriformis
4 Tuberculum olfactorium
5 Septum
6 Sinneszellen der Regio olfactoria der Nasenschleimhaut
7 Regio periamygdalaris

Regio retrobulbaris 387

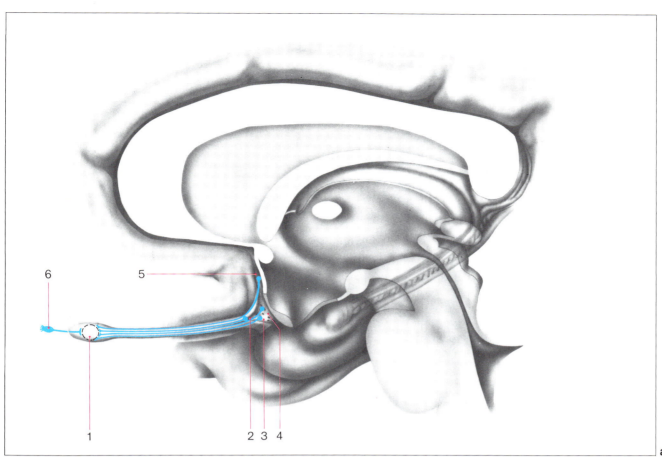

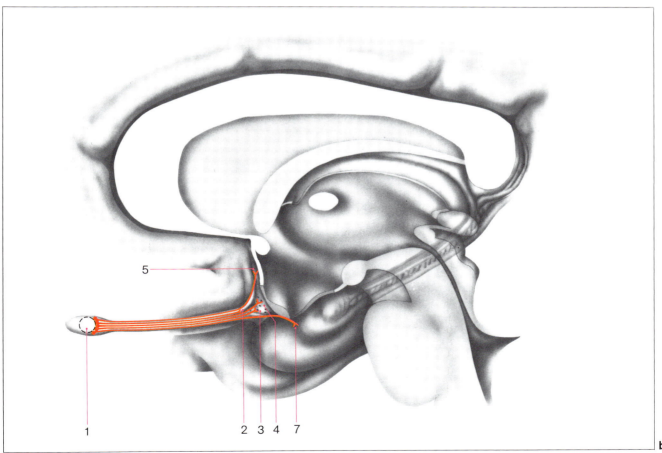

Strukturen gebräuchliche Benennung „Nucleus" vermieden werden, wie sie in dem Synonym für die Regio retrobulbaris „Nucleus olfactorius anterior" vorkommt. Wegen ihrer strukturellen Ähnlichkeit mit der Regio praepiriformis kann die Regio retrobulbaris als deren rostrale Fortsetzung angesehen werden. Ihre geringere Differenzierung in einzelne Schichten erlaubt jedoch eine Abgrenzung von der Regio praepiriformis.

Die Regio retrobulbaris besteht aus drei Schichten, dem oberflächlichen, zellarmen *Stratum moleculare*, dem zelldichten *Stratum densocellulare* und dem tiefen *Stratum multiforme*. Je nach Ausprägung der Schichten können 5 Areae in der Regio retrobulbaris abgegrenzt werden. Beim Menschen liegt die Regio retrobulbaris im Bereich des Pedunculus olfactorius, der die Hemisphären mit dem Bulbus olfactorius verbindet, und im Bereich des kaudalen Endes des Tractus olfactorius am Übergang in die Hemisphären (Abb. 13.**6**). Dieser dreieckig verbreiterte Teil des Pedunculus olfactorius wird als Trigonum olfactorium bezeichnet. Die Regio retrobulbaris enthält Perikarya, in denen Acetylcholin, Cholecystokinin, Somatostatin und vasoaktives intestinales Polypeptid nachgewiesen worden sind.

Die wichtigsten **Afferenzen** kommen von den Mitral- und Büschelzellen des Bulbus olfactorius über den Pedunculus olfactorius. Es erreichen aber auch Afferenzen aus der Regio praepiriformis, dem Tuberculum olfactorium und dem Corpus amygdaloideum die Regio retrobulbaris über das mediale Vorderhirnbündel (s. S. 341). Neben diesen für ein Riechhirngebiet „spezifischen" Afferenzen können auch Axonterminale aus der Area tegmentalis ventralis (Dopamin), dem kaudalen Hypothalamus (Histamin), dem Locus coeruleus (Noradrenalin) und dem Nucleus raphe dorsalis (Serotonin) nachgewiesen werden.

Efferenzen enden in den Bulbi olfactorii beider Seiten an den Interneuronen. Die kontralateralen Efferenzen laufen dabei durch die Commissura rostralis.

Weitere Efferenzen ziehen über den Tractus olfactorius und das mediale Vorderhirnbündel vorwiegend zu den ipsilateralen Gebieten der Regio praepiriformis, zum Tuberculum olfactorium und Corpus amygdaloideum. Auch zu subkortikalen Gebieten im Thalamus (Nucleus medialis dorsalis), zum lateralen Hypothalamus und Epithalamus gibt es efferente Bahnen. Zudem sind einander entsprechende Orte beider Regiones retrobulbares reziprok durch Efferenzen und Afferenzen über die Commissura rostralis verbunden.

Die Regio retrobulbaris ist die zweite Umschaltstation der Riechbahn. Außer dieser Aufgabe als Bestandteil des olfaktorischen Projektionssystems kann sie aufgrund ihrer afferenten und efferenten Verbindungen Erregungen des gesamten Riechsystems integrieren und modulieren.

Tuberculum olfactorium

Kaudal der Regio retrobulbaris liegt das *Tuberculum olfactorium* als weiterer Teil des Palaeocortex. Dorsal wird es von der Commissura rostralis und vom Nucleus accumbens septi, der den Basalganglien zuzurechnen ist (s. S. 374), und kaudal von der Regio praepiriformis, dem diagonalen Band von *Broca* und dem Corpus amygdaloideum begrenzt (Abb. 13.**7**). Beim Menschen ist das Tuberculum olfactorium ebenso wie das ganze Riechhirn nach Größe und Struktur stark reduziert. Es bildet nur noch den vorderen Teil der an der rostralen Hemisphärenbasis gelegenen Substantia perforata rostralis und wird an der Oberfläche rostral vom Trigonum olfactorium und lateral vom Tractus olfactorius lateralis (Stria olfactoria lateralis) umfaßt. Dieser geht aus dem Pedunculus olfactorius hervor (Abb. 13.**7**). Ein Tractus olfactorius medialis entspringt ebenfalls aus dem Trigonum olfactorium und zieht sofort nach medial zum Hippocampus praecommissuralis, der hier mit seinem rostralen Teil auch als Gyrus olfactorius medialis bezeichnet wird. Die Zuordnung des Tuberculum olfactorium zur Hirn*rinde* läßt sich wie bei der Regio retrobulbaris durch vergleichend-anatomische Studien rechtfertigen.

Das Tuberculum olfactorium besteht bei niederen Primaten wie die Regio retrobulbaris aus drei Schichten. Beim Menschen ist diese Schichtenstruktur aber kaum ausgeprägt, da das *Stratum moleculare* nur streckenweise erhalten ist. Meist sind nur Zellinseln zu erkennen, die wegen ihrer Zelltypen Rudimente der zweiten (*Stratum densocellulare*) und der dritten Schicht (*Stratum multiforme*) sein könnten. Die Bildung von Zellinseln mit sehr dicht gelagerten Nervenzellen ist charakteristisch für das Tuberculum olfactorium. Diese Inseln werden als *Calleja-Inseln* bezeichnet (Abb. 13.**8**) und kommen bei allen Säugetieren vor.

Neben dem inhibitorisch wirksamen Transmitter GABA enthalten die Perikarya des Tuberculum olfactorium auch die Neuropeptide Somatostatin, vasoaktives intestinales Polypeptid, Neurotensin, Enkephalin und Luliberin (LHRH).

Die synaptische Organisation ist derjenigen der Regio praepiriformis sehr ähnlich und wird dort beschrieben (s. S. 399).

Abb.13.**6 Schematische Darstellung der wichtigsten Afferenzen (a) und Efferenzen (b) der Regio retrobulbaris.**
1 Bulbus olfactorius
2 Regio retrobulbaris
3 Regio praepiriformis
4 Tuberculum olfactorium
5 Regio periamygdalaris
6 Commissura rostralis
7 lateraler Hypothalamus
8 Habenula
9 Nucleus medialis dorsalis thalami

Tuberculum olfactorium

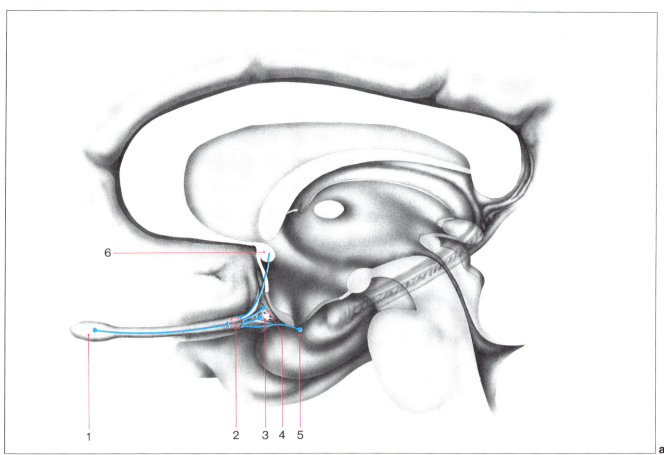

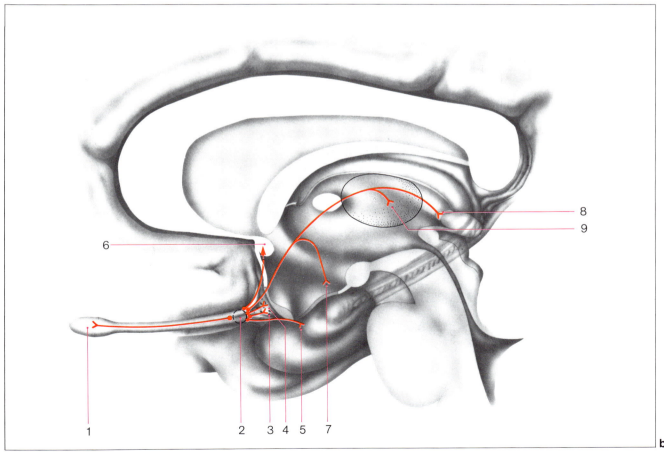

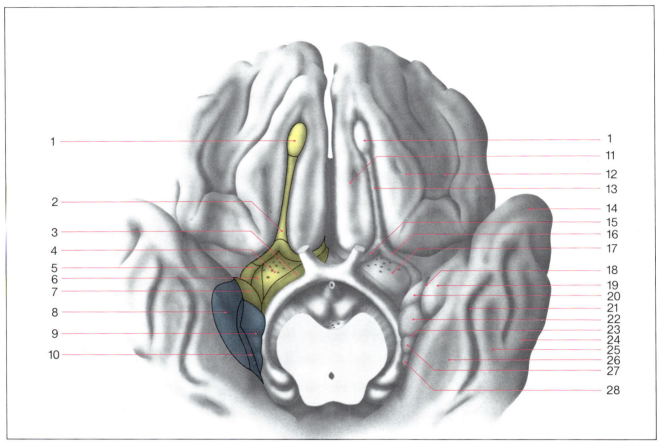

Abb. 13.7 **Allokortikale Hirnregionen in der Basalansicht und ihre topographischen Beziehungen zu den Gyri und Sulci der Hirnbasis.**
1 Bulbus olfactorius
2 Regio retrobulbaris
3 Septum
4 Tuberculum olfactorium
5 Claustrocortex periallocorticalis
6 Regio praepiriformis
7 Regio periamygdalaris
8 Regio entorhinalis
9 Hippocampus retrocommissuralis
10 Parasubiculum und Praesubiculum
11 Gyrus rectus
12 Gyri orbitales
13 Tractus olfactorius
14 Gyrus temporalis medius
15 Stria olfactoria (Tractus olfactorius) medialis
16 Stria olfactoria (Tractus olfactorius) lateralis
17 Substantia perforata rostralis
18 Sulcus semiannularis
19 Gyrus ambiens
20 Gyrus semilunaris
21 Sulcus collateralis
22 Gyrus uncinatus
23 Sulcus hippocampi
24 Gyrus temporalis inferior
25 Gyrus occipitotemporalis
26 Gyrus parahippocampalis
27 Limbus Giacomini
28 Gyrus intralimbicus

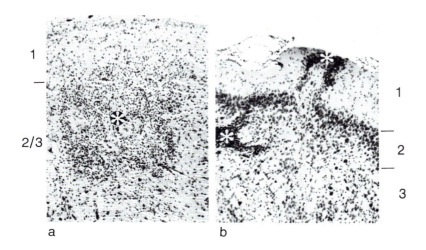

Abb. 13.8 **Tuberculum olfactorium des Menschen (a) und der Ratte (b)** mit Calleja-Inseln (*).
1 Stratum moleculare
2 Stratum densocellulare
3 Stratum multiforme

Die wichtigsten **Afferenzen** kommen aus der Regio retrobulbaris oder direkt, ohne Umschaltung in der Regio retrobulbaris, aus dem Bulbus olfactorius über den Tractus olfactorius lateralis (Abb. 13.**9**).
Weitere afferente Bahnen gelangen aus der Regio praepiriformis, dem Corpus amygdaloideum, der Regio periseptalis und über den Fornix aus dem Hippocampus zum Tuberculum olfactorium. Auch aus dem Hypothalamus (Nucleus praeopticus) und dem Epithalamus kommende Bahnen sind als subkortikale Afferenzen beschrieben worden.
Weitere Afferenzen enden mit Axonterminalen, die Dopamin, Noradrenalin, Substanz P, Cholecystokinin, Neurotensin, LHRH und Somatostatin enthalten, im Tuberculum olfactorium.

Efferenzen. Dieselben Rinden- und Kerngebiete, die Afferenzen zum Tuberculum olfactorium schicken, erhalten von diesem rückläufige Faserbündel. Wie die Regio retrobulbaris so ist auch das Tuberculum olfactorium über die Commissura rostralis mit der entsprechenden kontralateralen Region verbunden. Die reziproken Verbindungen zwischen Tuberculum olfactorium und Epithalamus verlaufen in der Stria medullaris thalami. Eine efferente Bahn zweigt aus der Stria medullaris zum Nucleus medialis thalami ab.

Aufgrund seiner afferenten und efferenten Verbindungen und wegen seiner starken Reduktion bei Mikrosmatikern muß das Tuberculum olfactorium als weitere Umschaltstation der Riechbahn angesehen werden.

Corpus amygdaloideum (Mandelkernkomplex)

Unter dem Begriff *Corpus amygdaloideum* wird eine Reihe von Kerngebieten (ohne Kontakt zur freien Oberfläche) und Rindengebieten (Regio periamygdalaris) im Bereich des Gyrus olfactorius lateralis und des Gyrus semilunaris zusammengefaßt. Die laterale Grenze dieses Mandelkernkomplexes markiert der Sulcus semiannularis (Abb. 13.**7**), der den Gyrus semilunaris vom Gyrus ambiens abgrenzt. Das Corpus amygdaloideum des Menschen bildet die rostromediale und rostrodorsale Wand des Unterhorns des Seitenventrikels.
In der Ontogenese kann die Differenzierung des Mandelkernkomplexes aus dem Ganglienhügel beobachtet werden. Eine topographische enge Beziehung zum Corpus striatum bleibt auch im adulten Zustand bestehen. Dies hat dazu geführt, daß bei systematischer Gliederung des Telenzephalons das Corpus amygdaloideum insgesamt auch als Teil der Basalganglien angeführt wird (s. S. 372). Der kortikale Anteil des Mandelkernkomplexes unterscheidet ihn aber von den nichtkortikalen, eigentlichen Basalganglien. Dies, wie auch die engen Faserverbindungen des Corpus amygdaloideum mit dem Riechhirn und dem limbischen System sind morphologische und funktionelle Gründe dafür, den Mandelkernkomplex zusammen mit anderen allokortikalen Regionen zu besprechen.

Bei hochentwickelten Reptilien ist schon ein wenig differenzierter Mandelkernkomplex zu erkennen. Aber erst die Säugetiere zeigen eine typische, teilweise kortikale Bildung. Diese besteht aus einem zentromedialen und einem basolateralen Anteil. Beide Teile enthalten sowohl Kerngebiete als auch Rindenanteile. Der Mandelkernkomplex erfährt im Laufe der Phylogenese Lageveränderungen von einer zunächst basalen Position an der Ventralseite des Gehirns bei Insektivoren in eine Lage auf der medialen Fläche des Temporallappens bei den Halbaffen und dann in eine mehr dorsale Position im Temporallappen des Menschen. Diese Wanderung von basal bis basolateral nach dorsomedial ist offensichtlich von einem in diese Richtung wirkenden Wachstumsdruck des Isocortex in der Evolution bedingt. Bei phylogenetischer Betrachtung ist wegen des starken Wachstums des Isocortex eine relative Volumenabnahme zu erkennen. Die allometrische Betrachtung (s. S. 384) zeigt aber, daß sich in der Insektivoren-Primaten-Reihe das Corpus amygdaloideum progressiv verhält.

Aufgrund vergleichend-anatomischer Studien kommt man zu einer Gliederung des Corpus amygdaloideum, die auch auf den Menschen übertragbar ist:

I. Formatio amygdaloidea centromedialis:
   1. Kerngebiete: Nucleus amygdalae anterior,
                              Nucleus tractus olfactorii lateralis,
                              Nucleus amygdalae medialis,
                              Nucleus amygdalae centralis,
   2. Rindengebiete: Subregio periamygdalaris anteromedialis;
II. Formatio amygdaloidea corticobasolateralis:
   1. Kerngebiete: Nucleus amygdalae lateralis,
                              Nucleus amygdalae basalis,
                              Nucleus amygdalae corticalis,
   2. Rindengebiete: Subregio periamygdalaris corticalis,
                              a) Area semiannularis
                              b) Area principalis
                              c) Area parahippocampalis.

Die Subregio periamygdalaris anteromedialis enthält ein breites Stratum moleculare, das aus kleinen, multipolaren Nervenzellen besteht. Die Subregio periamygdalaris corticalis läßt dagegen eine an die Regio praepiriformis erinnernde Gliederung der Rindenschicht in drei Strata erkennen (s. S. 398). Eine Übersicht über die Regio periamygdalaris gibt Abb. 13.**10**.
Nach der Länge der Axone können im Mandelkernkomplex zwei Nervenzellformen unterschieden werden, die mit langen Axonen, die in die Stria terminalis einstrahlen (s. S. 393), und die mit mittellangen Axonen, die verschiedene Gebiete des Corpus amygdaloideum miteinander verbinden. Diese zytologische Unterscheidung zweier Nervenzelltypen nach ihrer Axonlänge ist funktionell wichtig. Eine Unterscheidung nach Enzymen und Transmittern ergibt sich aus folgendem. Der Nucleus basalis hat eine besonders

392 13 Graue und weiße Substanz des Hirnmantels

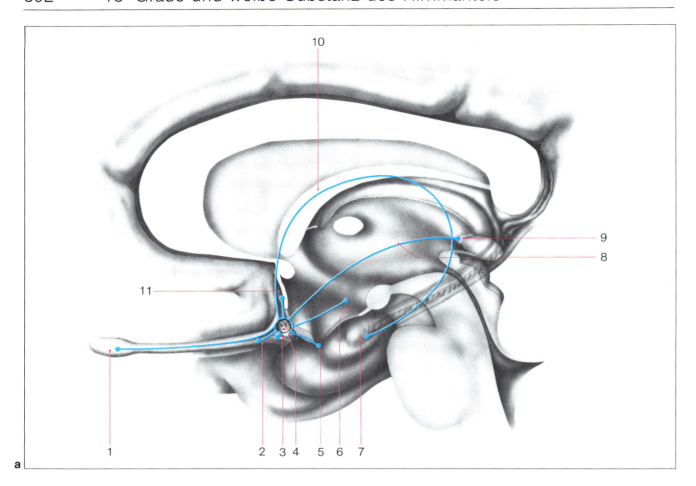

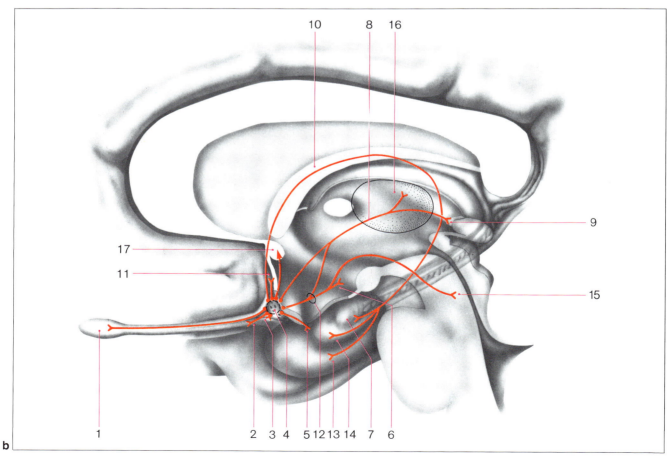

hohe und der Nucleus centralis eine besonders niedrige Acetylcholin-Esterase-Aktivität, verglichen mit allen anderen Bereichen des Mandelkernkomplexes. Der Nucleus centralis kann so auch gut vom benachbarten Corpus striatum, trotz enger topographischer Beziehungen und Ähnlichkeiten im Nissl-Bild, unterschieden werden. Der Nucleus amygdalae centralis, der dem Corpus striatum am nächsten liegt, enthält wie dieser einen hohen Dopamin-Gehalt.

Neuere Untersuchungen haben 20 verschiedene Transmitter, Neuropeptide und Hormone im Corpus amygdaloideum nachgewiesen. Auch wenn diese Analysen meist an Versuchstieren durchgeführt wurden, ist nicht daran zu zweifeln, daß diese allokortikale Region auch beim Menschen eine entsprechende Chemoarchitektonik aufweist. Die Perikarya der Kerngebiete des Corpus amygdaloideum enthalten Acetylcholin, GABA, Substanz P, VIP, CCK, Neurotensin, Somatostatin, Vasopressin, Oxytocin, Enkephalin, Dynorphin, Angiotensin II, Östradiol und Testosteron. Außerdem können Axonterminale mit Acetylcholin, Dopamin, Noradrenalin, Serotonin, Histamin, Substanz P, VIP, CCK, Neurotensin, LHRH, Somatostatin, ACTH, γ-MSH, Endorphin, Dynorphin und Angiotensin II nachgewiesen werden.

Aus der Area praeoptica und anderen Gebieten des Hypothalamus, aus dem Nucleus medialis dorsalis des Thalamus und aus dem Habenulakomplex ziehen **subkortikale Afferenzen** zum Corpus amygdaloideum (Abb. 13.**11**). Diese subkortikalen Afferenzen gelangen über die Stria terminalis, eine ventrale Faserbahn, die Corpus amygdaloideum und Diencephalon verbindet, und über das mediale Vorderhirnbündel in den Mandelkernkomplex. Die aus der Area praeoptica und vor allem aus den rostralen Teilen des Hypothalamus kommenden Afferenzen verlaufen in der Stria terminalis, die in einem Bogen an der medialen Seite des Nucleus caudatus und lateral des Thalamus dem geschweiften Verlauf des Nucleus caudatus folgt. So kann die Stria terminalis Gebiete unmittelbar rostral, kaudal und ventral der Commissura rostralis mit dem Corpus amygdaloideum verbinden. Hauptsächlich aus dem rostralen Bereich des Hypothalamus gelangen weitere Afferenzen über das mediale Vorderhirnbündel in das Corpus amygdaloideum. Die aus dem Nucleus medialis dorsalis thalami und dem Nucleus medialis habenulae kommenden Afferenzen erreichen den Mandelkernkomplex über die Stria terminalis. Eine weitere subkortikale Ursprungsstelle von afferenten Fasern scheint der dem Geschmackssystem angehörende Nucleus parabrachialis zu sein, von dem aus Faserbündel über das mediale Vorderhirnbündel besonders den Nucleus amygdalae centralis erreichen.

Kortikale Afferenzen erhält der Mandelkernkomplex aus dem Bulbus olfactorius, der Regio retrobulbaris, dem Tuberculum olfactorium, der Regio praepiriformis, dem zingulären, temporalen und aus dem orbitofrontalen Cortex.

Abb. 13.**9 Schematische Darstellung der wichtigsten Afferenzen (a) und Efferenzen (b) des Tuberculum olfactorium.**
1 Bulbus olfactorius
2 Regio retrobulbaris
3 Regio praepiriformis
4 Tuberculum olfactorium
5 Regio periamygdalaris
6 Hypothalamus
7 Cornu ammonis
8 Stria medullaris
9 Habenula
10 Fornix
11 Septum
12 ventrales Vorderhirnbündel
13 Regio entorhinalis
14 Subiculum
15 Griseum centrale
16 Nucleus medialis dorsalis thalami
17 Commissura rostralis

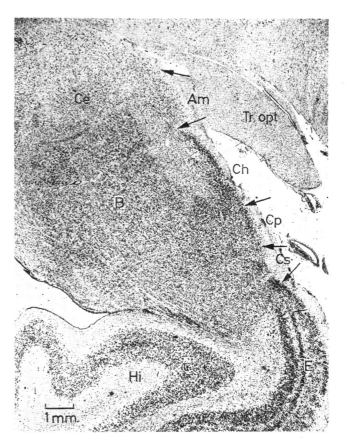

Abb. 13.**10 Regio periamygdalaris des Menschen** (aus *Stephan* 1975).
Am   Area medialis (Teil der Subregio periamygdalaris anteromedialis)
B   Nucleus amygdalae basalis
Ce   Nucleus amygdalae centralis
Ch   Area parahippocampalis
Cp   Area principalis
Cs   Area semiannularis
E   Regio entorhinalis
Hi   Hippocampus retrocommissuralis
Tr. opt. Tractus opticus

394   13 Graue und weiße Substanz des Hirnmantels

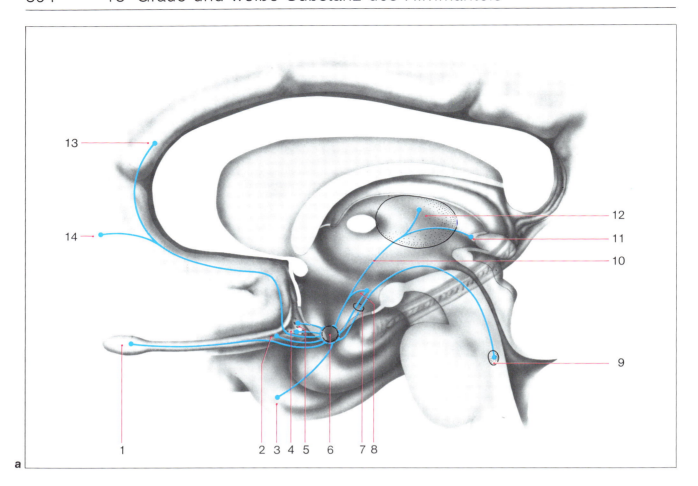

a

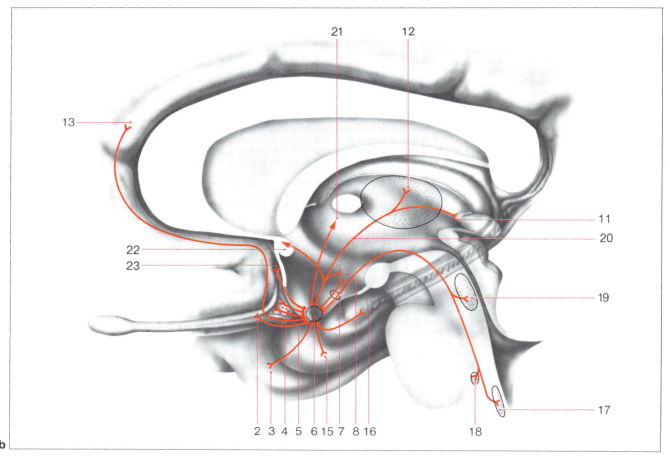

b

Die **efferenten Bahnen** des Corpus amygdaloideum ziehen in der Stria terminalis und im medialen Vorderhirnbündel zum Hypothalamus und zur Regio praeoptica, im Pedunculus inferior thalami zum Nucleus medialis dorsalis des Thalamus und zum Nucleus habenulae lateralis. Neben diesen dienzephalen Projektionen findet man aber auch besonders weit ausgebreitete Efferenzen zu subkortikalen Regionen des Telenzephalons (Claustrum, Substantia innominata und Corpus striatum), sowie zu allo- und isokortikalen Regionen. Zu den paläokortikalen Projektionsgebieten zählen die Regio retrobulbaris, das Tuberculum olfactorium, die Regio praepiriformis und die Regio septalis mit dem diagonalen Band von Broca, also alle sekundären olfaktorischen Zentren. Zu den archikortikalen Projektionsgebieten zählen der gesamte Hippocampus, der entweder direkte oder via Area entorhinalis und Subiculum indirekte Afferenzen vom Mandelkernkomplex erhält. Die reziproken Verbindungen des Corpus amygdaloideum mit vielen Regionen des Palaeo- und Archicortex machen es zu einer besonders wichtigen Umschaltstation zwischen Riechhirn und limbischem System.

Die periallo-, proiso- und isokortikalen Projektionsgebiete liegen im Bereich des zingulären (Areae 25, 32 nach *Brodmann*), temporalen (Areae 35, 36 nach *Brodmann*) und des insulären Cortex.

Über das mediale Vorderhirnbündel ziehen auch efferente Bahnen in das Mesencephalon (Formatio reticularis und Substantia grisea centralis) und in die Formatio reticularis des kaudalen Teils des Rhombenzephalons. Wahrscheinlich erhält auch der dorsale Vaguskern Fasern aus dem Mandelkernkomplex.

Abb. 13.11 Schematische Darstellung der wichtigsten Afferenzen (a) und Efferenzen (b) des Corpus amygdaloideum.
1 Bulbus olfactorius
2 Regio retrobulbaris
3 temporaler Cortex
4 Regio praepiriformis
5 Tuberculum olfactorium
6 Corpus amygdaloideum
7 mediales Vorderhirnbündel
8 Hypothalamus
9 Nucleus parabrachialis
10 Stria terminalis
11 Habenula
12 Nucleus medialis thalami
13, 14 zingulärer und orbitofrontaler Cortex
15 Regio entorhinalis
16 Cornu ammonis
17 Nucleus n. vagi
18 Formatio reticularis
19 Griseum centrale
20 Stria terminalis
21 zum Corpus striatum, Claustrum und Substantia innominata
22 Commissura rostralis
23 Septum

Die Nuclei amygdalae corticales der rechten und linken Seite sind durch ein Kommissurensystem miteinander verbunden, das in der Stria terminalis zur Commissura rostralis zieht und hier zur kontralateralen Seite kreuzt.

Die außerordentlich vielfältigen Verbindungen des Mandelkernkomplexes lassen keine simple, nur an einer Aufgabe orientierte Aussage zur **Funktion** zu. Zudem erschwert die stark unterschiedliche Struktur des Corpus amygdaloideum bei verschiedenen Species eine Übertragung von Ergebnissen aus Tierversuchen auf den Menschen. Es kann jedoch auch beim Menschen mit einer Modulation der Funktion des Hypothalamus (vor allem im Nucleus ventromedialis und Nucleus anterior) gerechnet werden. Außerdem beeinflussen vorwiegend die kortikalen Teile des Corpus amygdaloideum das Ernährungs- und das Sexualverhalten, während die subkortikalen Teile Flucht- und Abwehrreaktionen vermitteln. Diese Funktionen können alle als Äußerungen des limbischen Systems gesehen werden; sie stehen direkt im Dienste der Arterhaltung und Artfortpflanzung.

Septum

Unter dem Begriff *Septum* werden *Regio periseptalis* und *Regio diagonalis* als kortikale Strukturen, sowie weitere subkortikale Strukturen zusammengefaßt. Das Septum wird in drei Teile gegliedert:

1. Formatio septalis medialis, aus subkortikalen Gebieten und den kortikalen Anteilen (Regio periseptalis und Regio diagonalis mit dem Kern und dem diagonalen Band von *Broca*),
2. Formatio septalis lateralis und
3. Formatio septalis caudalis, beide nur aus subkortikalen Gebieten bestehend.

Das Septum liegt beim Menschen in der medialen Hemisphärenwand (Abb. 13.**1**) zwischen dem Genu corporis callosi, dem präkommissuralen Hippocampus, der Regio retrobulbaris und dem Tuberculum olfactorium an seiner rostralen und ventralen Begrenzung, dem Fornix, der Commissura rostralis, der Area praeoptica und der Lamina terminalis an seiner kaudalen und ventralen Begrenzung. Auf die Oberfläche des menschlichen Gehirns projiziert, liegt das Septum in der Substantia perforata rostralis und im Gyrus paraterminalis (Abb. 13.**1**, 13.**7**).

Die *Substantia perforata rostralis* hat enge topographische Beziehungen zum dorsal über ihr liegenden Globus pallidus, der von ihr durch die Substantia innominata, einen schmalen, nervenzellhaltigen Streifen, getrennt ist.

Der *Gyrus paraterminalis* wurde früher als Gyrus subcallosus oder als Area praecommissuralis bezeichnet. Die Bezeichnung „Gyrus subcallosus" ist unglücklich, da sie zu Verwechslungen mit der Area subcallosa (Area adolfactoria) Anlaß gab, die ein Rindengebiet unter dem Genu und Rostrum corporis callosi ist, das rostral vom Hippocampus praecommissuralis liegt und damit dem Gyrus cinguli (s. S. 415) zuzurechnen ist.

Das *Septum pellucidum* bildet die dorsale Grenze der Substantia perforata rostralis (s. Abb. 13.**1**). Es ist eine nervenzellfreie Glialamelle (Lamina septi pellucidi), die zwischen dem eigentlichen Septum und dem Corpus callosum ausgespannt ist. Die Septa pellucida beider Seiten können miteinander verschmolzen sein oder einen flüssigkeitsgefüllten Hohlraum, das Cavum septi pellucidi, umfassen. Das Septum pellucidum taucht in der Phylogenese erst bei Menschenaffen und dem Menschen auf. Auf niedrigeren Evolutionsstufen grenzt das eigentliche Septum direkt an das Corpus callosum.

Die beiden *kortikalen Anteile des Septums*, Regio periseptalis und Regio diagonalis (diagonales Band von *Broca*, Bandaletta diagonalis), zeigen nur eine rudimentäre Rindenstruktur, bestehend aus dem oberflächlichen, gliazellreichen Stratum moleculare und dem etwas nervenzellreicheren Stratum densocellulare aus verstreut liegenden runden bis pyramidenförmigen Nervenzellen. Allometrische Untersuchungen haben zwar gezeigt, daß das relative Volumen des Septums am Gesamtcortex von den Insektivoren bis zum Menschen ständig abnimmt, der Progressionsindex besonders der kortikalen Teile aber deutlich zunimmt (s. Tab. 13.**2**). Daraus kann geschlossen werden, daß das Septum bei der Evolution des Gehirns sich progressiv verhält.

Enzymhistochemisch können die Regio septalis und das Kerngebiet des diagonalen Bandes von *Broca* durch eine deutlich höhere Acetylcholin-Esterase-Aktivität im diagonalen Band unterschieden werden. In dieser Struktur ist auch die insgesamt geringe Monaminoxidase-Aktivität des Septums höher als in der Regio periseptalis.

Die *subkortikalen Anteile des Septums* werden von den Kerngebieten der Formatio septalis medialis und von den Formationes septales lateralis et caudalis gebildet.

Die kortikalen Anteile des Septums (v. a. das diagonale Band von Broca) enthalten zahlreiche Perikarya mit Acetylcholin. Sie stellen zusammen mit dem Nucleus basalis Meynert (s. S. 379) das wichtigste cholinerge Projektionssystem des Gehirns dar. GABA, Neurotensin und LHRH kommen ebenfalls in Neuronen des kortikalen Septumanteils vor, während in Perikarya des subkortikalen Anteils neben GABA, Substanz P, VIP, CCK, Neurotensin, CRF, Somatostatin, Vasopressin, Oxytocin und Enkephalin nachgewiesen sind. Die Axonterminale im Septum enthalten zahlreiche verschiedene Transmitter (Dopamin, Noradrenalin, Serotonin, Histamin, Glutamat) und Neuropeptide (Substanz P, VIP, Neurotensin, CRF, LHRH, Somatostatin, TRH, Vasopressin, Oxytocin, ACTH, γ-MSH, Endorphin, Enkephalin und Dynorphin).

Aus der Regio retrobulbaris und dem Tuberculum olfactorium gelangen **Afferenzen** über den Tractus olfactorius medialis zur Regio periseptalis. Direkt und über die Stria terminalis kommen Fasern aus der Regio praepiriformis und dem Corpus amygdaloideum zur Regio periseptalis und Regio diagonalis. Über den präkommissuralen Teil des Fornix gelangen Afferenzen aus dem Hippocampus (CA1–CA4 des Cornu ammonis) zum gesamten Septum. Sie stellen etwa ein Drittel aller synaptischen Endigungen im Septum her, ausschließlich Kontakte mit Dendriten der Septumzellen (axo-dendritische Kontakte). In geringem Umfang sollen auch Afferenzen aus frontalen, orbitofrontalen und temporalen Regionen des Proiso- und Isocortex das Septum erreichen (Abb. 13.**12**).

Die quantitativ umfangreichsten afferenten Systeme stammen aus dem Diencephalon und kaudalen Hirnteilen. Etwa 40% aller synaptischen Endigungen im Septum werden von Fasern aus dem medialen Vorderhirnbündel gebildet (axo-dendritische und axo-somatische Synapsen). Diese Endigungen zeigen in einem hohen Anteil „dense-core-vesicles". Fasern des medialen Vorderhirnbündels haben ihre Ursprünge im Hypothalamus, aber auch aus mesencephalen Kerngebieten (Nucleus tegmentalis dorsalis, Area tegmentalis ventralis, Nucleus interpeduncularis) kommen Afferenzen. Serotoninerge Bahnen gelangen aus den Raphekernen des Mesencephalon über das mediale Vorderhirnbündel zum Septum. Auch aus dem Nucleus habenulae medialis verlaufen Fasern in der Stria medullaris zum Septum. Eine afferente Bahn vom Nucleus fastigii des Zerebellums ist außerdem nachgewiesen worden.

Abb. 13.12 Schematische Darstellung der wichtigsten Afferenzen (a) und Efferenzen (b) des Septums.
1 Regio retrobulbaris
2 Regio praepiriformis
3 Tuberculum olfactorium
4 Corpus amygdaloideum
5 mediales Vorderhirnbündel
6 Hypothalamus
7 Cornu ammonis
8 Nucleus interpeduncularis
9 Raphekerne
10 Nucleus fastigii
11 Nucleus tegmentalis ventralis
12 Nucleus tegmentalis dorsalis
13 Habenula
14 Stria medullaris thalami
15 Fornix
16 frontaler Cortex
17 Septum
18 Stria olfactoria (Tractus olfactorius) medialis
19 Bulbus olfactorius
20 Regio entorhinalis
21 Subiculum
22 Fascia dentata
23 Regio praesubicularis
24 Nuclei anterior, medialis, intralaminares, mediani und reticularis thalami
25 Regio retrosplenialis
26 Indusium griseum
27 zingulärer Cortex

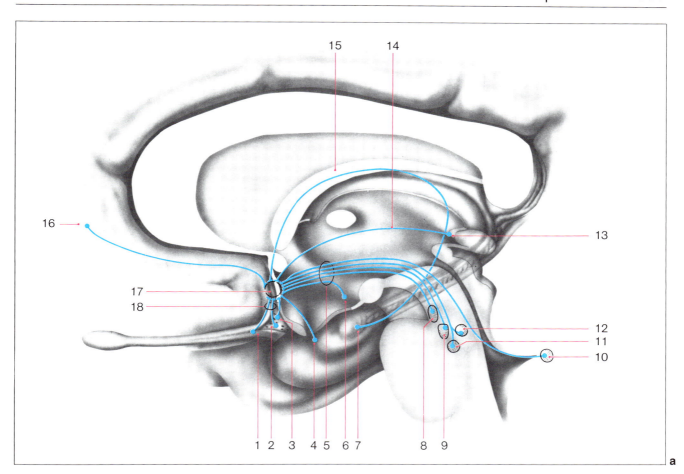
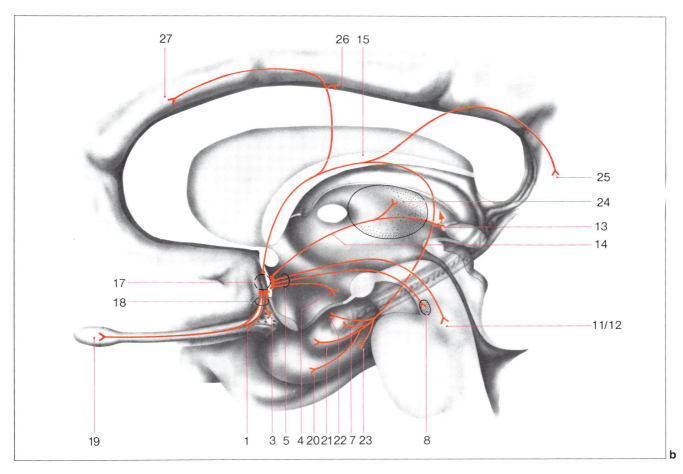

Kortikale efferente Bahnen ziehen vom Septum zur Regio retrobulbaris, Tuberculum olfactorium und zum Bulbus olfactorius. Mit Ausnahme der nur efferenten Verbindung mit dem Bulbus olfactorius sind so reziproke Verbindungen zwischen Riechhirn und Septum hergestellt.

Die wichtigste Efferenz zieht über den Fornix direkt zum Hippocampus retrocommissuralis (Cornu ammonis, Fascia dentata und Subiculum), so daß auch hier eine reziproke Verbindung besteht. Außer zum eigentlichen Hippocampus sollen auch efferente Fasern zum Hippocampus supracommissuralis (Indusium griseum), zum Prae- und Parasubiculum, zur Area entorhinalis, Regio retrosplenialis und zum Gyrus cinguli ziehen.

Diese Verbindungen zu fast allen Teilen des Archicortex sind aber bisher fast nur bei Nagetieren gesichert. Überzeugende Befunde bei Primaten und beim Menschen sind sehr spärlich.

Subkortikale efferente Verbindungen ziehen zum Nucleus medialis habenulae, zum Thalamus (Nucleus anterior, Nucleus medialis, Nuclei intralaminares, Nuclei mediani, Nucleus reticularis), zum Hypothalamus (Area praeoptica, Area hypothalamica lateralis) und zum Mesencephalon (Nucleus interpeduncularis, Tegmentum mesencephali).

Eine *kommissurale Verbindung* besteht zwischen den ventralen Teilen der Regio diagonalis von *Broca* beider Seiten über die Stria medullaris und die Commissura habenularum.

Das Septum ist ein wichtiges Bindeglied zwischen Hypothalamus und Hippocampus, einem kortikalen Anteil des limbischen Systems. Jede Störung dieser Verbindungen führt zu Veränderungen des ϑ-Rhythmus im Elektroenzephalogramm, der als typischer, vom Hippocampus generierter Frequenzanteil angesehen wird. Über das mediale Vorderhirnbündel erreicht das adrenerge, unspezifische retikuläre Aktivierungssystem das Septum und dann den Hippocampus. Das Septum übt also eine Schrittmacherfunktion für den Hippocampus aus und soll daher für das Erwerben von Gedächtnisinhalten wichtig sein.

Regio praepiriformis

Die *Regio praepiriformis* (Area 51 nach *Brodmann*) zeigt von allen bisher besprochenen Teilen des Palaeocortex am deutlichsten die Struktur einer Hirnrinde. Schon bei den Reptilien ist eine präpiriforme Rinde erkennbar, deren Größe derjenigen des Bulbus olfactorius proportional ist. Diese Abhängigkeit vom primären Riechzentrum gilt auch für die Säugetiere und ist ein Hinweis auf enge funktionelle und morphologische Beziehungen, auf die im weiteren Verlauf der Besprechung der Regio praepiriformis einzugehen sein wird. Da der Mensch nur einen kleinen Bulbus olfactorius aufzuweisen hat, ist auch die präpiriforme Rinde klein und in ihrer mikroskopischen Struktur wenig differenziert.

Die Regio praepiriformis erstreckt sich rostral bis unter den Tractus olfactorius lateralis, kaudal schließt sie medial an die Regio periamygdalaris an. Der rostrale Anteil der Regio praepiriformis liegt auf dem Gyrus olfactorius lateralis, der kaudal in der Tiefe der Fossa lateralis cerebri in einem scharfen Winkel nach medial abknickt und sich auf den Temporallappen fortsetzt. Dort endet die präpiriforme Rinde in den vorderen Anteilen des Gyrus semilunaris und des Gyrus ambiens. Sie kann mit den rostralen Teilen der Regio entorhinalis (s. S. 410) beim Menschen direkten Kontakt haben. Erst weiter kaudal ist sie durch die Regio periamygdalaris auf dem Gyrus semilunaris von der Regio entorhinalis, die zum Teil auf dem Gyrus ambiens liegt, abgetrennt (s. Abb. 13.**7**).

Bei niederen Säugetieren und noch bei den Halbaffen wird die Regio praepiriformis an ihrer lateralen Seite vom Isocortex meist durch eine tiefe Furche, den *Sulcus rhinalis (Fissura palaeoneocorticalis)*, abgegrenzt. In der Tiefe dieses Sulcus liegt die Regio peripalaeocorticalis claustralis. Bei den höchsten Primaten und beim Menschen ist der Sulcus verstrichen und nicht mehr zu erkennen. Erst kaudal, dort wo die Regio entorhinalis an den Isocortex heranreicht, kann der Sulcus rhinalis auch beim Menschen gesehen werden. Er geht dann kaudal kontinuierlich in den Sulcus collateralis über.

Obwohl beim Menschen die mikroskopische Struktur der Regio praepiriformis nicht so differenziert ist wie bei Makrosmatikern, lassen sich drei Schichten unterscheiden:
1. Stratum moleculare,
2. Stratum densocellulare,
3. Stratum multiforme.

Im *Stratum moleculare* liegt der Tractus olfactorius lateralis. Zahlreiche Gliazellen, aber nur sehr wenige Nervenzellen sind erkennbar. Das *Stratum densocellulare* enthält dagegen zahlreiche, meist kleine Nervenzellen und kann vom *Stratum multiforme* mit sehr viel weniger und etwas größeren Nervenzellen abgegrenzt werden. Weiter nach innen folgt dann das Claustrum. Die Packungsdichte der Nervenzellen innerhalb einer Schicht kann so unterschiedlich sein, daß sich die Schichten nahezu in einzelne Zellinseln auflösen.

Dieser zytoarchitektonischen Gliederung in drei Schichten folgen auch die Blutgefäße, die nach einer gefäßarmen Außenzone eine schmale, aber sehr gefäßreiche Mittelzone (tiefes Stratum moleculare), gefolgt von wieder relativ gefäßarmen Innenzonen (Stratum densocellulare und Stratum multiforme) zeigen. Auch die enzymhistochemischen Befunde lassen eine Schichtengliederung erkennen. Die Succinodehydrogenase-(SDH-) Aktivität ist im Stratum moleculare besonders hoch, im Stratum densocellulare niedrig und im Stratum multiforme wieder deutlich höher. Die Transmittersubstanzen der meisten Perikarya in der Regio praepiriformis sind noch nicht identifiziert, doch konnten bisher die Neuropeptide Cholecystokinin, Somatostatin und vasoaktives intestinales Polypeptid nachgewiesen werden.

Ultrastrukturell findet man im oberflächlichen Teil des Stratum moleculare eine große Anzahl axo-dendritischer Synapsen vom Gray Typ I und II. Die Axone stammen aus dem stark myelinisierten Tractus olfactorius lateralis, die Dendriten von Nervenzellen tieferer Schichten. Assoziationsfasern, Kommissurenfasern und andere Afferenzen enden im tiefen Teil des Stratum moleculare und in den darunter liegenden Strata.

Die wichtigste **kortikale Afferenz** kommt aus dem Bulbus olfactorius über den Pedunculus olfactorius und Tractus olfactorius lateralis zur Regio praepiriformis. Sie enthält Glutamat als Neurotransmitter. Weitaus geringer sind die Zuflüsse aus der Regio retrobulbaris, dem Tuberculum olfactorium, Corpus amygdaloideum und Septum. Diese sämtlich aus dem Riechhirn stammenden Afferenzen machen die präpiriforme Rinde zu *dem* olfaktorischen Kortexareal (Abb. 13.**13**).

Subkortikale Afferenzen gelangen aus der Area tegmentalis ventralis mit Dopamin als Neurotransmitter und aus dem kaudalen Hypothalamus (mit Histamin) in die Regio praepiriformis. Dort enden auch Neurotensin-haltige Axone noch unbekannter Herkunft.

Kortikale Efferenzen ziehen zum Bulbus olfactorius, zur Regio retrobulbaris, zum Tuberculum olfactorium, Corpus amygdaloideum, Hippocampus praecommissuralis und zur Regio diagonalis. Es bestehen außerdem Efferenzen zum Subiculum, Cornu ammonis (vor allem Feld CA 1) und zur Regio entorhinalis.

Subkortikale Efferenzen ziehen im medialen Vorderhirnbündel zum Nucleus basalis Meynert, zu der Area praeoptica und den Areae lateralis und medialis des Hypothalamus, im Pedunculus thalami inferior zum Nucleus medialis thalami und in der Stria medullaris zum Nucleus lateralis habenulae.

Die zentrale Stellung der Regio praepiriformis zwischen Tractus olfactorius lateralis und medialem Vorderhirnbündel weist auf eine wichtige Rolle bei der Übermittlung olfaktorischer Informationen in den Hypothalamus hin. Reizungen der Regio praepiriformis bei Versuchstieren führen zu gesteigerter Motorik des Verdauungstraktes und der Harnblase, zu Tachykardie, Blutdruckanstieg, Beeinflussung der Atemfrequenz, Salivation und Erweiterung der Pupillen.

Regio peripalaeocorticalis claustralis

Die *Regio peripalaeocorticalis claustralis,* ein schmaler Rindenstreifen, wird medial von der Regio praepiriformis (Palaeocortex) und lateral von der zum Isocortex überleitenden Regio proisocorticalis claustralis begrenzt und ist überall vom Claustrum unterlagert.

Beim Menschen und den höheren Primaten, die alle eine echte, d. h. operkularisierte Inselrinde haben, ist die Regio peripalaeocorticalis claustralis ein Teil dieser Inselrinde. Da niedrigere Säugetiere keine Operkularisation der Hirnrinde aufweisen, aber immer ein unterlagertes Claustrum haben, spricht man besser von Claustrocortex als von Inselrinde.

Der peripaläokortikale Teil des Claustrocortex ähnelt mit seinem vierschichtigen Aufbau eher dem dreischichtigen Palaeocortex als dem sechsschichtigen Isocortex und kann so vom höher differenzierten proisokortikalen Teil des Claustrocortex unterschieden werden. Die Schichtengliederung des Peripalaeocortex ähnelt der der Regio praepiriformis, nur ist zwischen dem Stratum densocellulare und dem Stratum multiforme eine sehr zellarme Schicht, *Stratum dissecans,* eingeschoben.

Kortikale Afferenzen von der Regio praepiriformis, dem Corpus amygdaloideum und über die Capsula extrema vom isokortikalen Claustrocortex werden vermutet, sind aber für den Menschen noch nicht nachgewiesen. Das gleiche gilt für **subkortikale Afferenzen** vom Corpus striatum, Claustrum und Nucleus ventrocaudalis thalami.

Efferenzen sollen zu den Nuclei ventrocaudalis reticularis und intralaminares des Thalamus, zur Substantia nigra und zum Tegmentum des Mesenzephalons ziehen. Doch fehlen noch sichere Hinweise, ob dies auch für den Menschen gilt.

Ebenso unsicher wie die Kenntnisse über die Afferenzen und Efferenzen dieser Region sind auch funktionelle Vorstellungen. Olfaktorische Funktionen können vermutet werden, ein genaueres Bild über die Art dieser Funktionen besteht jedoch zur Zeit nicht.

400 13 Graue und weiße Substanz des Hirnmantels

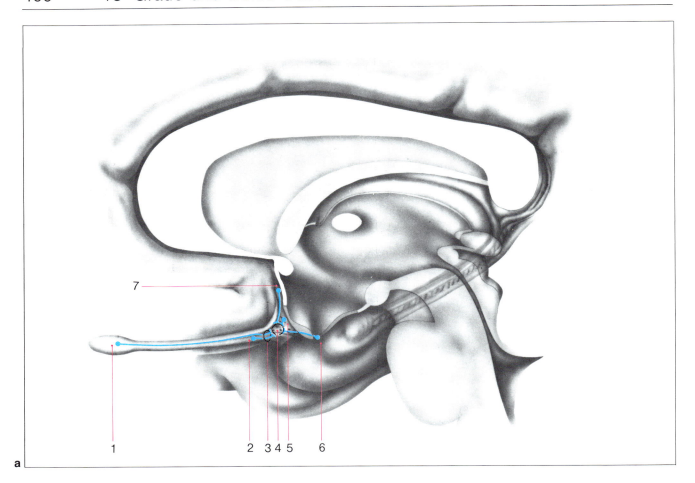

a

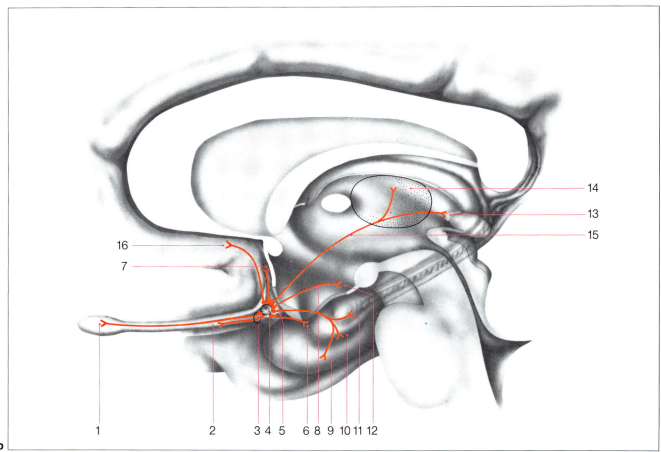

b

Graue und weiße Substanz des Archipalliums

Die Rindengebiete des Archipalliums umfassen folgende Abschnitte:
A. Archicortex:
1. Hippocampus retrocommissuralis (Subiculum, Cornu ammonis, Fascia dentata),
2. Hippocampus supracommissuralis,
3. Hippocampus praecommissuralis;
B. Periarchicortex:
1. Regio entorhinalis,
2. Regio praesubicularis,
3. Regio retrosplenialis,
4. Regio cingularis.

Hippocampus retrocommissuralis

Der *Hippocampus retrocommissuralis* der höheren Säugetiere (in der P.N.A. der Hippocampus) wird dorsal vom Splenium corporis callosi und ventral vom Corpus amygdaloideum begrenzt. Die dorsalen, unmittelbar unter dem Corpus callosum liegenden Abschnitte sind beim Menschen sehr stark reduziert. Durch das im Bogen nach rostral gerichtete Wachstum des Temporallappens wird der Hippocampus mit dem Unterhorn des Seitenventrikels nach rostral ausgedehnt. Während bei Fischen und Amphibien der Hippocampus noch keine Rindenformation bildet, sondern als periventrikuläre Zellansammlung vorliegt, findet man bei Vögeln und Reptilien schon erste Zeichen einer kortikalen Zellformation. Erst bei den Säugetieren sind jedoch alle drei Teile des Hippocampus *(Subiculum, Cornu ammonis, Fascia dentata)* voll ausgebildet. Beim Menschen liegt der Hippocampus retrocommissuralis als deutliche Vorwölbung in der medialen Wand und dem Boden des Unterhorns des Seitenventrikels (Abb. 13.**14**). Von der Hirnoberfläche her gesehen besetzt der Hippocampus etwa die mediale Hälfte des *Gyrus parahippocampalis*, den Sulcus hippocampalis und den sich dorsomedial anschließenden *Gyrus dentatus* (s. Abb. 13.**7**). Die auf dem Gyrus dentatus liegende *Fimbria hippocampi* ist medial durch den *Sulcus fimbriodentatus* begrenzt. Kaudal geht der Gyrus dentatus in den *Gyrus fasciolaris* über und hat durch diesen Kontakt mit dem Indusium griseum. Der Gyrus parahippocampalis läuft rostral in eine deutliche, nach medial gekrümmte Verdickung, den *Uncus hippocampi* aus. Uncus und Gyrus parahippocampalis sind durch die Incisura unci getrennt. Der Uncus wird durch die sich ganz nach rostral, aus der Incisura unci erstreckende Fortsetzung des Gyrus dentatus, die als *Limbus Giacomini* bezeichnet wird, in zwei Teile geteilt. Der vordere Teil ist der *Gyrus uncinatus,* der hintere Teil der *Gyrus intralimbicus*. Der Gyrus uncinatus, der rostral an den *Gyrus semilunaris* und den *Gyrus ambiens* grenzt, besteht aus dem Cornu ammonis und muß vom Gyrus parahippocampalis unterschieden werden, der periarchikortikale (Prae- und Parasubiculum, Regio entorhinalis), archikortikale (Subiculum) und neokortikale Rindenregionen besitzt. Der Gyrus intralimbicus enthält ebenfalls Teile des Cornu ammonis.

Auf Frontalschnitten ist die komplizierte Struktur des Hippocampus retrocommissuralis zu erkennen (Abb. 13.**15**). Die Bezeichnung „Hippocampus" soll ebenso an die Ähnlichkeit dieser gesamten Rindenstruktur mit dem Umriß eines Seepferdchens erinnern, wie der Name „Cornu ammonis" den nach medial gedrehten Verlauf dieses Teils des Hippocampus mit einem Widderhorn vergleicht.

Innerhalb des Cornu ammonis können zytoarchitektonisch verschiedene Sektoren unterschieden werden (CA 1, CA 2/3 und evtl. CA 4), die unterschiedliche Zellgrößen, Färbungsintensitäten und Packungsdichten der Nervenzellen aufweisen.

Fascia dentata, Cornu ammonis und Subiculum lassen im Nissl-Präparat einen dreischichtigen Aufbau erkennen. Die äußere Schicht ist zellarm und wird als *Stratum moleculare* bezeichnet. Die mittlere Schicht enthält Pyramidenzellen im Cornu ammonis und Subiculum, Körnerzellen in der Fascia dentata. Sie heißt daher *Stratum pyramidale* bzw. *Stratum granulosum*. Die dritte Schicht wird beim Subiculum als *Stratum multiforme*, beim Cornu ammonis als *Stratum oriens* und bei der Fascia dentata als *Hilum fasciae dentatae* bezeichnet. Der Sektor CA 4 des Cornu ammonis wird von manchen Untersuchern zum Hilus fasciae dentatae gerechnet, da er im Gegensatz zu allen anderen Sektoren des Cornu ammonis nur aus einer Schicht modifizierter Pyramidenzellen besteht.

Es soll nicht verschwiegen werden, daß diese auf Nissl-Präparaten beruhende Gliederung vorteilhaft bei der Homologisierung in vergleichend-anatomischen Untersuchungen ist, daß jedoch Golgi-Imprägnationen oder Darstellungen der in den Nervenzellen vorhandenen Lipofuszine (Pigmentarchitektonik) wesentlich weitergehende Schichtengliede-

---

Abb. 13.**13 Schematische Darstellung der wichtigsten Afferenzen (a) und Efferenzen (b) der Regio praepiriformis.**
1 Bulbus olfactorius
2 Regio retrobulbaris
3 Stria olfactoria (Tractus olfactorius) lateralis
4 Regio praepiriformis
5 Tuberculum olfactorium
6 Corpus amygdaloideum
7 Septum
8 mediales Vorderhirnbündel
9 Regio entorhinalis
10 Subiculum
11 Cornu ammonis
12 Hypothalamus
13 Habenula
14 Nucleus medialis thalami
15 Stria medullaris thalami
16 Hippocampus praecommissuralis

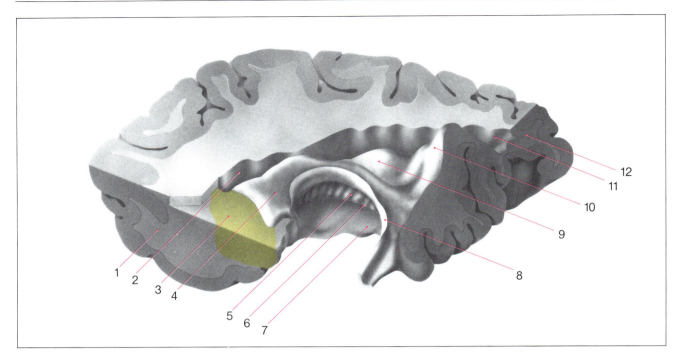

Abb. 13.14 Hippocampus retrocommissuralis in der medialen Wand des Unterhorns des Seitenventrikels. Beachte die topographischen Beziehungen zum Corpus amygdaloideum, das rostral vor dem Hippocampus liegt.
1 Lobus temporalis
2 Unterhorn des Seitenventrikels
3 Corpus amygdaloideum
4 Digitationes hippocampi
5 Gyrus dentatus
6 Sulcus hippocampi
7 Gyrus parahippocampalis
8 Fimbria hippocampi
9 Eminentia collateralis
10 Calcar avis
11 Hinterhorn des Seitenventrikels
12 Lobus occipitalis

rungen erlauben. Im Subiculum wurden in einer pigmentarchitektonischen Studie einzelne Abschnitte mit bis zu sechs Schichten gefunden, während in anderen Abschnitten weniger als sechs Schichten vorhanden waren. In manchen Untersuchungen werden im Stratum moleculare vier Unterschichten identifiziert.

Der Hippocampus retrocommissuralis erweist sich bei der Untersuchung von Domestikationseinflüssen als eine Hirnregion von großer Plastizität. So konnten in verschiedenen Fällen (Wanderratte-Laborratte, Wildfuchs-Gefangenschaftsfuchs, Wildschwein-Hausschwein, Wildschaf-Hausschaf) allometrisch gesicherte Abnahmen des Hippokampusvolumens um 10–43% bei den Haus- bzw. Gefangenschaftstieren gefunden werden.

Untersucht man die Oberflächen des Hippocampus retrocommissuralis in einer aufsteigenden phylogenetischen Reihe, so ist eine langsame Erhöhung des Progressionsindex (s. S. 384) von 100 auf 146 von den basalen Insektivoren bis zu den nichtmenschlichen Simiern zu erkennen. Beim Menschen kommt es jedoch plötzlich zu einer ganz erheblichen Zunahme des Progressionsindex auf 354 (für CA 1 alleine sogar auf 659).

Wichtig für das Verständnis klinischer und neuropathologischer Veränderungen im Hippocampus ist dessen *Blutversorgung* (Abb. 13.16). Der Uncus wird von der A. choroidea anterior aus der A. carotis interna, der übrige Hippocampus von der A. cerebri posterior aus der A. vertebralis versorgt. Die A. cerebri posterior verläuft im Sulcus hippocampi und gibt hier 2–5 Äste ab, die senkrecht zum Cornu ammonis ziehen und sich T-förmig aufspalten. Die Zweige der Aufspaltung anastomosieren untereinander und bilden so ein System von Gefäßarkaden. Der rostrale Zweig der ersten Abzweigung läuft zum Uncus und anastomosiert hier in vielen Fällen mit der A. choroidea anterior. So bilden das Vertebralissystem über die A. cerebri posterior und das Karotissystem über die A. choroidea anterior eine Anastomose.

Die Gefäßarkaden geben dann 15–20 Gefäßbüschel mit je 2–3 Hauptzweigen ab (Abb. 13.16). Der Hilus fasciae dentatae mit CA 4 wird von weiteren kurzen Abzweigungen versorgt. Der dorsale Hauptzweig zieht zum Cornu ammonis mit seinem Abschnitt CA 2/3. Dieser Sektor ist gegenüber O_2-Versorgungsstörungen besonders resistent („resistenter Sektor nach Spielmeyer"). Der ventrale Hauptzweig versorgt das Praesubiculum (s. S. 412), während der lange mittlere Hauptzweig das Subiculum mit seinem Cornu ammonis nahen Teil und den größten Teil des Cornu ammonis (CA 1) versorgt. Dieser letzte Versorgungssektor („Sommerscher Sektor") ist besonders anfällig gegenüber O_2-Versorgungsstörungen, z. B. bei Kohlenmon-

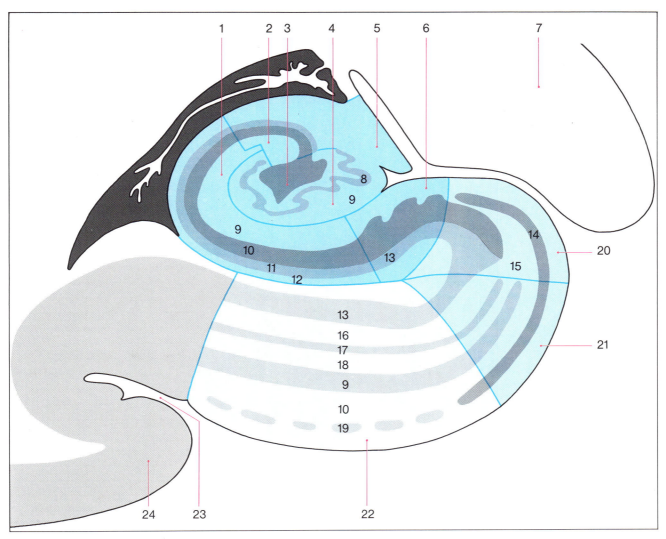

Abb. 13.15 Schematische Darstellung eines Transversalschnittes durch den Hippocampus (retrocommissuralis), die Areae praesubicularis und parasubicularis und die Regio entorhinalis des Menschen.
1 CA 1-Region des Cornu ammonis
2 CA 2/3-Region des Cornu ammonis
3 CA 4-Region des Cornu ammonis (= Hilus fasciae dentatae)
4 Fascia dentata
5 Fimbria hippocampi
6 Subiculum
7 Pulvinar thalami
8 Stratum granulosum
9 Stratum moleculare
10 Stratum pyramidale
11 Stratum oriens
12 Alveus
13 Stratum multiforme
14 Stratum parvopyramidale
15 Stratum plexiforme
16 Stratum parvocellulare
17 Stratum magnocellulare
18 Stratum dissecans
19 Stratum stellare
20 Area praesubicularis
21 Area parasubicularis
22 Regio entorhinalis
23 Sulcus collateralis
24 Isocortex
(Nomenklatur und Abgrenzung nach *Stephan* 1975)

oxid-Vergiftung oder im epileptischen Anfall (Abb. 13.16). Er weist aber nicht nur Besonderheiten der Blutgefäßversorgung auf, sondern unterscheidet sich auch durch den niedrigeren Zinkgehalt in CA 1 gegenüber CA 3. Auch bei enzymhistochemischen Reaktionen sind deutliche Unterschiede zwischen dem Sommerschen Sektor (CA 1) und dem resistenten Sektor (CA 2/3) feststellbar. Die unterschiedliche Vulnerabilität der einzelnen Abschnitte des Hippocampus kann also aus der unterschiedlichen Blutgefäßversorgung und aus biochemischen Unterschieden erklärt werden. Weiteren Aufschluß über die Morphologie des Hippocampus retrocommissuralis geben Studien mit der Golgi-Imprägnation und der Elektronenmikroskopie. Die Ergebnisse dieser Studien sollen für die einzelnen Schichten dargestellt werden.

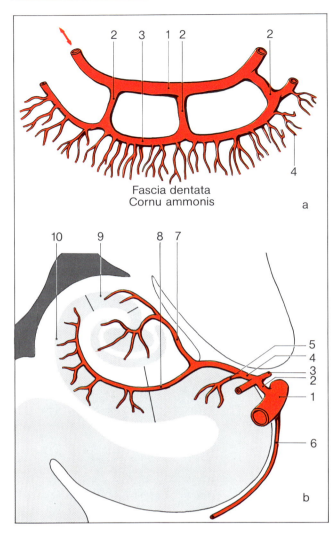

Abb. 13.**16 Blutgefäßversorgung des Hippocampus retrocommissuralis beim Menschen** (nach *Heiman* 1937/38 und *Lindenberg* 1957).
1 A. cerebri posterior
2 primäres Ammonshorngefäß
3 Arkadenarterie
4 sekundäre Ammonshorngefäße (Gefäßbündel, Rechenarterie)
5 ventrales Gefäß
6 A. temporalis cerebri
7 dorsales Gefäß
8 Sektorgefäß
9 resistenter Sektor nach *Spielmeyer*
10 Sommerscher Sektor
Der Doppelpfeil in Abb. 13.**16a** markiert eine mögliche Anastomose der Arkadengefäße mit der A. choroidea anterior.

Im *Stratum moleculare* liegen weit verstreut Nervenzellen mit kurzen Axonen (Golgi-Typ-II-Zellen). Im Bereich des Subiculum findet man zwischen den Nervenzellen den Tractus perforans, der von der Area entorhinalis kommt und sich im tiefen Stratum moleculare und im Stratum pyramidale verzweigt. Außerdem steigen Axone mit zahlreichen Kollateralen aus dem Stratum pyramidale auf. Das Cornu ammonis zeigt im Stratum moleculare folgende weitere Differenzierungen.

In der obersten Zone *(Substratum eumoleculare)* sind zwei Schichten, eine obere mit vielen myelinisierten Nervenfasern (Tractus perforans) und eine tiefere mit geringerem Myelingehalt, unterscheidbar. Die obere Zone enthält außerdem Axone aus dem Stratum oriens, die tiefere Zone Dendriten der Pyramidenzellen des Stratum pyramidale und sternförmige Nervenzellen mit kürzeren und längeren Axonen.

Unter dem Substratum eumoleculare liegt eine myelinreiche Schicht, das *Substratum lacunosum*. Es enthält Dendriten der typischen Pyramidenzellen des Stratum pyramidale und besonders dicke, myelinisierte Axonkollateralen *(Schaffersche Kollateralen)* der gleichen Zellen, die horizontale Bündel bilden und das Segment CA 3 mit CA 1 verbinden. Außerdem findet man Kollateralen aus dem *Alveus,* der als stark myelinisierte Schicht zwischen Stratum oriens und Ventrikelependym liegt und die afferenten und efferenten Fasern von und zum Hippocampus retrocommissuralis führt. Der Alveus geht in die Fimbria hippocampi über (Abb. 13.**15**). Weiterhin liegen im Substratum lacunosum terminale Axone der Stratum-oriens-Zellen, Faserendigungen des Substratum radiatum (s. u.) und sternförmige Nervenzellen, deren Dendriten bis ins Stratum oriens nach unten und ins Substratum eumoleculare nach oben ziehen. Die Axone dieser Zellen enden im Substratum lacunosum oder im Stratum pyramidale.

Unter dem Substratum lacunosum liegt das *Substratum radiatum,* das seinen Namen von den radiär durchziehenden Pyramidenzelldendriten herleitet. Neben atypisch verlagerten Pyramidenzellen findet man im Substratum radiatum auch sternförmige Nervenzellen, die Dendriten und Axone ins Stratum oriens und in die Substrata lacunosum und radiatum schicken. Diese Zellfortsätze bilden im Substratum radiatum einen dichten Faserplexus. Im Subiculum ist kein Substratum radiatum nachweisbar.

Die letzte und tiefste Unterschicht des Stratum moleculare ist das *Substratum lucidum,* das von nichtmyelinisierten Axonen aus Körnerzellen der Fascia dentata gebildet wird. Diese Axone werden als *Moosfasern* bezeichnet. Das Substratum lucidum ist nur im Bereich von CA 3 ausgebildet, da in diesem Segment des Cornu ammonis die Moosfasern enden. Diese Fasern enhalten Glutamat und die Neuropeptide Cholecystokinin, Dynorphin, Enkephalin und enden an den Dendriten der Pyramidenzellen von CA 3 mit typischen Synapsen (Abb. 13.**17**). Das Stratum moleculare der Fascia dentata enthält Nervenzellen mit kurzen Axonen und aus dem Stratum granulosum atypisch verlagerte Körnerzellen. Neben den Zellfortsätzen dieser Zellen gelangen auch Axonkollateralen aus dem Alveus in das Stratum moleculare der Fascia dentata.

Im *Stratum pyramidale* des Subikulums liegen mittelgroße bis große Pyramidenzellen, die mit ihren apika-

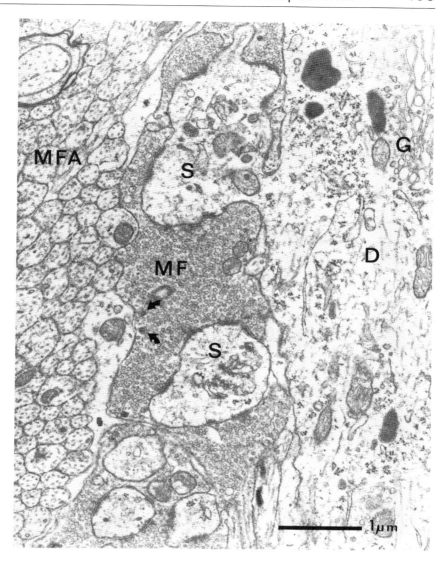

Abb. 13.**17 Moosfasersynapse aus dem Hippocampus** (Region CA 3) **des Meerschweinchens.** Die im Vergleich zu ihrem präterminalen Axon (MFA) riesige Moosfaserendigung (MF) bildet zahlreiche synaptische Kontakte mit großen Spines (S) der Pyramidenzelldendriten (D). Das Terminal enthält zahlreiche klare Vesikel und einzelne dense-core Vesikel (Pfeile). G Golgi-Apparat (Präparat von Prof. Dr. *M. Frotscher,* Frankfurt/M.).

len Dendriten in das Stratum moleculare hineinreichen, deren basale Dendriten jedoch im Stratum pyramidale verbleiben, wo sie einen dichten Plexus bilden. Die meisten Axone dieser Zellen ziehen in den Alveus und die Fimbria hippocampi, einige wenige in den Periarchicortex. Außerdem findet man Zellen mit kurzen Axonen, die wahrscheinlich als Interneurone an den Pyramidenzellen enden.

Auch das Stratum pyramidale des Cornu ammonis zeigt eine stärkere Differenzierung. Hier können drei Zelltypen unterschieden werden, die typischen Pyramidenzellen, pyramidenzellähnliche Korbzellen und Pyramidenzellen, die ihre Axone nicht wie die typischen Pyramidenzellen in den Alveus, sondern aufsteigend in das Substratum radiatum und eumoleculare senden. Die basalen Dendriten der typischen Pyramidenzellen enden in einem Faserplexus im Stratum oriens, die apikalen Dendriten im Stratum moleculare. Außerdem geben sie im Segment CA 3 die Schafferschen Kollateralen ab (s. o. Substratum lacunosum), die das Segment CA 3 mit den Segmenten CA 2 und CA 1 verbinden. Die Korbzellen haben keine synaptischen Kontakte mit den Moosfasern aus der Fascia dentata, ihre Axone steigen entweder in das Stratum moleculare auf, oder sie bilden dichte Faserkörbe im Stratum pyramidale.

In der Fascia dentata liegt unter dem Stratum moleculare keine Pyramidenzellschicht, sondern eine Schicht aus Körnerzellen, das *Stratum granulosum.* Die Körnerzellen besitzen außerordentlich wenig Zytoplasma, keine Nissl-Schollen und liegen extrem dicht gepackt. Ihre Dendriten verzweigen sich im Stratum moleculare, ihre marklosen Axone ziehen durch den Hilus fasciae dentatae, geben Kollateralen unter die Körnerschicht ab und ziehen zum Substratum lucidum von CA 3, wo sie mit den apikalen Dendriten der typischen Pyramidenzellen synaptische Kontakte bilden. Überall dort, wo Moosfasern synaptische Kontakte bilden, kann mit histochemischen Methoden ein außerordentlich hoher Zinkreichtum nachgewiesen werden. Dieser ist wahrscheinlich an die in ungewöhnlich hoher Anzahl und Packungsdichte vorhandenen synaptischen Vesikel gebunden und erlaubt somit eine verfeinerte morphologische Analyse des Hippocampus retrocommissuralis.

Das *Stratum multiforme* des Subikulums enthält Nervenzellen, deren Dendriten meist im Stratum pyramidale enden und deren Axone entweder in die weiße Substanz oder in das Stratum pyramidale ziehen.

Das *Stratum oriens* des Cornu ammonis ist bei den höheren Primaten und beim Menschen schwer vom Stratum pyramidale zu trennen und ist dem Stratum multiforme des Subikulums gleichzusetzen. Die Zellen dieser Schicht haben Axone, die ins Stratum moleculare oder Stratum pyramidale aufsteigen, ihre Dendriten verbleiben meist im Stratum oriens. Neben diesen Zellen findet man im Stratum oriens vor allem die Endigungen der basalen Dendriten der Pyramidenzellen aus dem Stratum pyramidale und seinem Übergang in das Stratum oriens.

Das Stratum oriens wird im Bereich des Subikulums und des Cornu ammonis von einer Schicht markhaltiger Nervenfasern, dem *Alveus* unterlagert. Der Alveus grenzt unmittelbar an das Ventrikelependym des Seitenventrikels und geht ohne scharfe Grenze in die Fimbria hippocampi im Bereich des Segments CA 3 über. Der Alveus ist also die weiße Substanz des Hippocampus retrocommissuralis und besteht aus dessen efferenten (Axone der Pyramidenzellen) und afferenten Fasern.

Dem Stratum multiforme bzw. oriens des Subikulums und des Cornu ammonis entspricht im Bereich der Fascia dentata der *Hilus fasciae dentatae*, in den das Segment CA 4 eingestülpt erscheint. Der Hilus enthält pyramiden- und spindelförmige Zellen mit in die Strata granulosum und moleculare aufsteigenden Axonen und Dendriten. Viele Nervenzellen haben jedoch absteigende Axone, die in den Alveus ziehen. Ein histochemisch nachgewiesener, besonders hoher Zinkgehalt in dem Hilus fasciae dentatae läßt auch hier (und nicht nur im Sektor CA 3) Moosfaserkontakte vermuten.

Die vielfältigen synaptischen Kontakte, ihre Herkunft und ihre genauen topographischen Beziehungen mit der Zielzelle sind in der schematischen Darstellung (Abb. 13.**18**) zusammengefaßt.

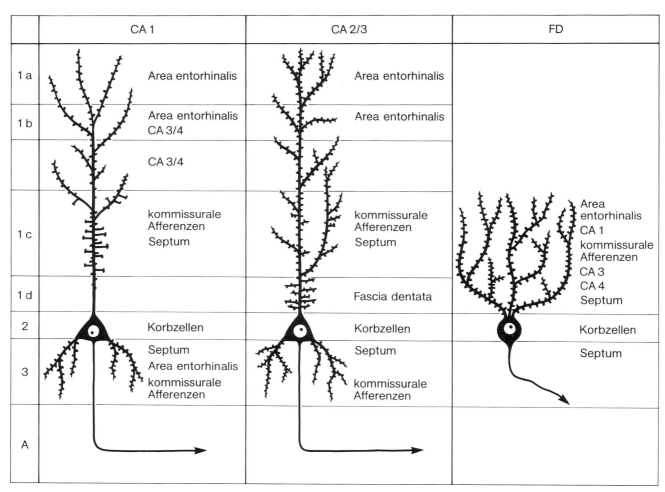

Abb. 13.**18 Schematische Darstellung der Endigungszonen von Projektions-, Assoziations- und Kommissurenfasern** an den Pyramidenzellen in den verschiedenen Abschnitten des Cornu ammonis (CA) und den Körnerzellen der Fascia dentata (FD) (nach *Stephan* 1975).

1a Substratum eumoleculare
1b Substratum lacunosum
1c Substratum radiatum
1d Substratum lucidum
2 Stratum pyramidale bzw. Stratum granulosum
3 Stratum oriens bzw. Hilus fasciae dentatae
A Alveus

Projektionsneurone des Hippocampus können Glutamat als Transmitter enthalten, Interneurone zeigen Immunreaktivität für Acetylcholin, GABA, Cholecystokinin, Corticotropin-releasing-Faktor, Dynorphin, Enkephalin, Somatostatin und vasoaktives intestinales Polypeptid. In den Korbzellen kann GABA zusammen mit Cholecystokinin oder Somatostatin im selben Neuron vorliegen. Körnerzellen in der Fascia dentata können Cholecystokinin, Dynorphin und Enkephalin enthalten.

Die wichtigsten **kortikalen Afferenzen** kommen aus der Regio entorhinalis über den *Tractus perforans* (Abb. 13.**19**). Die Axone des Tractus perforans, die Glutamat und Enkephalin enthalten, haben ihren Ursprung in den drei obersten Schichten der Area entorhinalis (s. S. 410), ziehen direkt durch die weiße Substanz des Gyrus parahippocampalis und gelangen in das Stratum moleculare (Substrata eumoleculare und lacunosum) des Subikulums, des Cornu ammonis (mit Ausnahme des Segmentes CA 4) und der Fascia dentata. Weitere Fasern aus der Area entorhinalis gelangen über den *Tractus alvearis* (Abb. 13.**19**) zum Hippocampus retrocommissuralis. Der Tractus alvearis zieht durch die weiße Substanz des Gyrus parahippocampalis, verbleibt dann aber in der weißen Substanz und gelangt so im Gegensatz zum Tractus perforans in den Alveus. Er endet dann im Stratum oriens des Subikulums und des Segmentes CA 1 an den basalen Dendriten der Pyramidenzellen. Der Tractus alvearis ist beim Menschen besonders stark entwickelt. Diesem Befund entspricht auch die starke Größenentfaltung der Area entorhinalis und speziell des Segmentes CA 1 beim Menschen.

Entgegen früheren Beschreibungen gilt es nach neueren experimentellen Befunden keineswegs als gesichert, daß Faserbündel aus dem Gyrus cinguli, der Regio praepiriformis und dem Corpus amygdaloideum direkt zum Hippocampus retrocommissuralis ziehen. Es ist auch ungewiß, ob Afferenzen aus dem Hippocampus supracommissuralis und der Regio praesubicularis entspringen.

Weitere starke Afferenzen kommen über den Fornix aus dem Septum (Nucleus medialis) und dem diagonalen Band (Abb. 13.**19**). Die Fasern, die Acetylcholin enthalten, enden im Substratum radiatum und im Übergangsbereich vom Stratum pyramidale zum Stratum oriens des gesamten Hippocampus retrocommissuralis. **Subkortikale Afferenzen** zum Hippocampus retrocommissuralis kommen, wie Markierungsversuche mit Meerrettichperoxidase gezeigt haben, aus dem Locus coeruleus über das dorsale noradrenerge Bündel, den Raphekernen (Transmittersubstanz: Serotonin), der supramamillären Region des Hypothalamus und dem Nucleus fastigii des Kleinhirns. Aus dem dorsalen Bereich des Hypothalamus und der angrenzenden Zona incerta ziehen Axone zum Hippocampus, die das Neuropeptid α-MSH enthalten. Aus dem Bereich des rostralen Hypothalamus mit der Area praeoptica gelangen somatostatinhaltige Axone zum Hippocampus. Auch Vasopressin/Oxytocin-haltige Fasern sind beschrieben worden.

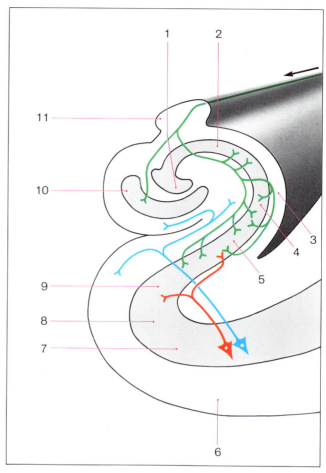

Abb. 13.**19 Schematische Darstellung der wichtigsten Afferenzen zum Hippocampus retrocommissuralis.**
1 CA 4
2 CA 3
3 Alveus
4 CA 2
5 CA 1
6 Regio entorhinalis
7 Parasubiculum
8 Praesubiculum
9 Subiculum
10 Fascia dentata
11 Fimbria hippocampi
Der Tractus perforans ist blau, der Tractus alvearis rot und die septohippokampalen Afferenzen sind grün dargestellt.

Die einzelnen Anteile des Hippocampus retrocommissuralis (Subiculum, Cornu ammonis und Fascia dentata) sind durch *Assoziationsfasern* miteinander verbunden (Abb. 13.**20**). Das Moosfasersystem von der Fascia dentata zu den Segmenten CA 4 und CA 3 ist das am besten analysierte Assoziationsbündel (S. 404). Die Schafferschen Axonkollateralen verbinden CA 3 und CA 1 (S. 404).
Neben diesem ipsilateralen System werden auch **kommissurale Verbindungen** beschrieben. Diese sind in zwei Strukturen, dem *Psalterium dorsale* und dem

Psalterium ventrale konzentriert (Abb. 13.**22**). Das Psalterium dorsale liegt ventral vom Splenium corporis callosi und enthält Fasern des Praesubiculum und der Area entorhinalis. Der Anteil hippokampaler Fasern ist so gering, daß das Psalterium dorsale eher eine periarchikortikale Kommissur ist und wenig mit dem Archicortex (Hippocampus retrocommissuralis) zu tun hat. Das Psalterium ventrale, das im Bereich des Septum liegt und beim Menschen stark reduziert ist, enthält jedoch hippokampale Kommissurenfasern, die aus dem Alveus über die Fimbria hippocampi abzweigen und homotopische Bereiche des gesamten Hippocampus retrocommissuralis miteinander verbinden.

Mindestens ein Teil dieser Fasern entspringt aus Perikarya im Stratum pyramidale und Stratum oriens des Cornu ammonis, die wahrscheinlich α-MSH enthalten. Das wichtigste **efferente Fasersystem** des Hippocampus ist der *Fornix,* der aus den Axonen des Cornu ammonis und des Subikulums besteht (Abb. 13.**21**). Er zieht in einem zunächst dorsal und kaudal gerichteten Bogen unter das Corpus callosum, biegt hier rostral um und zieht im Bogen zur Commissura rostralis, wo er sich in einen prä- und postkommissuralen Anteil aufspaltet (Abb. 13.**22**). Die präkommissuralen Fasern ziehen zum Septum (lateraler Teil) und dem diagonalen Band, Nucleus accumbens und zum vorderen

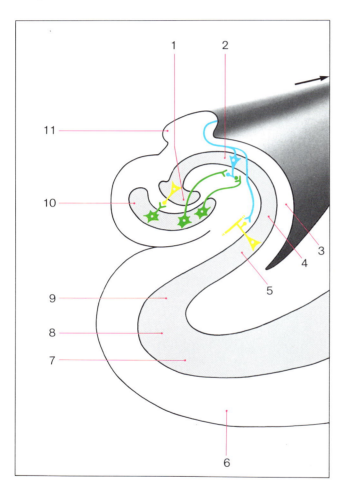

Abb. 13.**20 Schematische Darstellung der wichtigsten intrakortikalen Verbindungen im Hippocampus retrocommissuralis.**
1 CA 4
2 CA 3
3 Alveus
4 CA 2
5 CA 1
6 Regio entorhinalis
7 Parasubiculum
8 Praesubiculum
9 Subiculum
10 Fascia dentata
11 Fimbria hippocampi
Das Moosfasersystem ist grün und die Schafferschen Kollateralen sind blau dargestellt.

Abb. 13.**21 Schematische Darstellung der wichtigsten Efferenzen des Hippocampus retrocommissuralis.**
1 CA 4
2 CA 3
3 Alveus
4 CA 2
5 CA 1
6 Regio entorhinalis
7 Parasubiculum
8 Praesubiculum
9 Subiculum
10 Fascia dentata
11 Fimbria hippocampi
Die Axone der Pyramidenzellen ziehen durch den Alveus in die Fimbria hippocampi, die in den Fornix übergeht.

Hypothalamus (in den Axonen ist Glutamat, Somatostatin und Cholecystokinin nachgewiesen worden), die postkommissuralen Fasern zu den Nuclei anterior, medialis und intralaminaris über die Stria medullaris, zum Corpus mamillare und zum Mittelhirn. Mit diesen Endigungsgebieten des Fornix sind schon die wichtigsten kortikalen und subkortikalen Efferenzen des Hippocampus retrocommissuralis beschrieben. Da der Nucleus accumbens zum Corpus striatum gezählt wird (s. S. 374), ist die Fornixprojektion zu diesem Kerngebiet das archikortikale Pendant zu den isokortikalen Projektionen zum übrigen Corpus striatum.

Eine nicht im Fornix enthaltene Efferenz des Hippocampus zieht über das Subiculum zur Area entorhinalis und stellt somit eine reziproke Verbindung zwischen Area entorhinalis und Cornu ammonis her.

Diese Efferenz wird von Axonkollateralen der hippokampalen Pyramidenzellen gebildet und endet in den tiefen Schichten der Area entorhinalis.

Eine wichtige Efferenz zieht vom Subikulum über den Fornix zum Corpus mamillare. Dieses projiziert über den *Tractus mamillothalamicus* (Vicq d'Azyrsches Bündel) in den Nucleus anterior thalami. Der Nucleus anterior wiederum ist über die Regio retrosplenialis und die Area entorhinalis mit dem Hippocampus retrocommissuralis verbunden. So entsteht ein neuro-

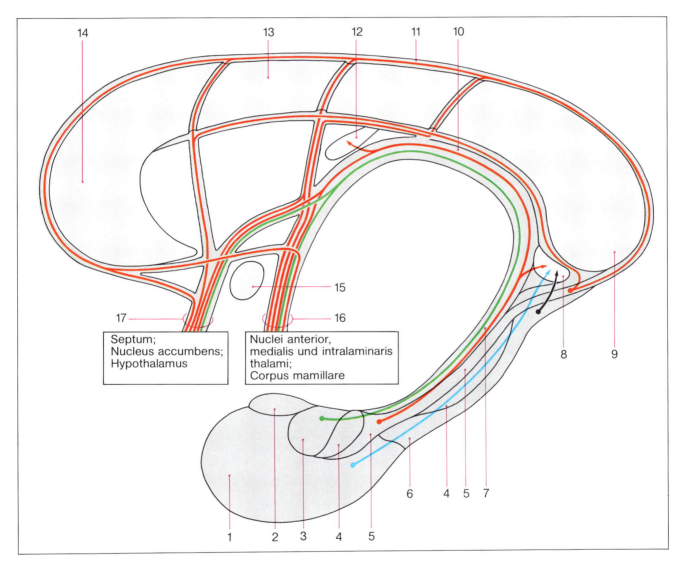

Abb. 13.**22 Schematische Darstellung des Fornix** mit seinen einzelnen Abschnitten und seinen Beziehungen zum Corpus callosum, Psalterium dorsale, Psalterium ventrale und Commissura rostralis.
1 Regio entorhinalis
2 Corpus amygdaloideum
3 Subiculum
4 Fascia dentata
5 Cornu ammonis
6 Area praesubicularis
7 Fimbria hippocampi
8 Psalterium dorsale
9 Splenium corporis callosi
10 Fornix
11 Fornix dorsalis
12 Psalterium ventrale
13 Corpus callosum
14 Genu corporis callosi
15 Commissura rostralis
16 postkommissuraler Fornix
17 präkommissuraler Fornix

naler Schaltkreis, der nach seinem Erstbeschreiber als *Papez-circuit* bezeichnet wird.

Die Liste der dem Hippocampus zugesprochenen **Funktionen** ist außerordentlich vielfältig: emotionales Verhalten (Aggressivität, affektives Verhalten, Sexualität) und Integration mit vegetativen und somatischen Funktionen, Aufmerksamkeit, Aktivität, Kurz- und Langzeitgedächtnis, zeitliche Einordnung von Bewußtseinsinhalten. Die Komplexität der hier aufgezählten Funktionen ist jedoch, soweit sie den Menschen betreffen, weniger ein Hinweis auf gesicherte experimentelle Ergebnisse, als vielmehr ein Ausdruck für mangelnde konkrete Kenntnisse der Hippocampusformation. Am ehesten scheinen noch die Funktionen bei der zeitlichen Einordnung von Bewußtseinsinhalten, beim Lernen und beim Gedächtnis für den Menschen gesichert. Wir können heute noch keine befriedigende Darstellung der Funktion dieses großen Integrationsgebietes geben.

Hippocampus supracommissuralis und Hippocampus praecommissuralis

Der *Hippocampus supracommissuralis* (Indusium griseum und Striae longitudinales) geht kaudal aus dem Hippocampus (retrocommissuralis) im Bereich des Splenium corporis callosi hervor. Er zieht über das Corpus callosum nach vorne und geht im Bereich des Rostrum corporis callosi in den *Hippocampus praecommissuralis* über. Nach lateral und dorsal schließen sich periarchikortikale Rindengebiete an, kaudal die Regio retrosplenialis und rostral die Regio cingularis. Beide Teile dieses vorderen Hippocampus enthalten keine Fascia dentata wie der Hippocampus retrocommissuralis.

Das dem Corpus callosum aufliegende Zellband ist das *Indusium griseum*. Einige dieser Neurone enthalten das Neuropeptid LHRH. Es wird von zwei ebenfalls in rostrokaudaler Ausdehnung verlaufenden Längsstreifen begleitet, die aus myelinisierten Faserbündeln bestehen, die *Stria longitudinalis medialis* (Stria Lancisii) und die *Stria longitudinalis lateralis* (Taenia tecta). Alle drei Strukturen bilden zusammen den Hippocampus supracommissuralis.

Allometrische Untersuchungen in einer aufsteigenden Insektivoren-Primaten-Reihe haben ergeben, daß der Hippocampus supracommissuralis des Menschen eine Vergrößerung, der Hippocampus praecommissuralis dagegen eine Verkleinerung erfahren hat.

Die Gliederung des Hippocampus supra- und praecommissuralis in einzelne, dem Hippocampus retrocommissuralis entsprechende Schichten ist möglich. Das Indusium griseum entspricht dann den Strata pyramidale und oriens, die Stria longitudinalis medialis dem Alveus und die Stria longitudinalis lateralis dem Stratum moleculare.

Allokortikale **Afferenzen** gelangen aus dem Bulbus olfactorius, der Regio retrobulbaris, der Regio praepiriformis und dem Corpus amygdaloideum *zum Hippocampus praecommissuralis*. Weitere Afferenzen aus dem Isocortex oder aus subkortikalen Gebieten sind nicht ausreichend gesichert. Die Afferenzen des Hippocampus praecommissuralis zeigen daher, daß diese Hirnregion sich vom Hippocampus retrocommissuralis durch ihre rhinenzephalen Verbindungen unterscheidet. Der Hippocampus retrocommissuralis erhält keine direkten Afferenzen aus dem Riechsystem.

Über die **Efferenzen** *des Hippocampus praecommissuralis* fehlen bis heute ausreichend gesicherte Angaben. Eine Bahn könnte in die Striae longitudinales des Hippocampus supracommissuralis hineingelangen.

Allokortikale **Afferenzen** ziehen von der Regio retrobulbaris, dem Septum, der periarchikortikalen Rinde des Gyrus cinguli und dem Hippocampus praecommissuralis und retrocommissuralis zum *Hippocampus supracommissuralis*. Subkortikale Afferenzen stammen aus den Nuclei mediani thalami und dem Hypothalamus.

Efferente Bahnen *des Hippocampus supracommissuralis* ziehen um das Balkenknie herum zum Corpus striatum und nach kaudal verlaufende Efferenzen zum Hippocampus retrocommissuralis und der periarchikortikalen Rinde des Gyrus parahippocampalis.

Der *Hippocampus praecommissuralis* scheint wegen seiner Faserverbindungen eine noch nicht näher definierte *Funktion* bei der Übertragung olfaktorischer Erregungen auf das limbische System zu übernehmen. Zudem wird ein Einfluß auf die neurohormonalen Zentren des Hypothalamus diskutiert.

Eine **Relaisfunktion** *des Hippocampus supracommissuralis* zwischen Riechzentren und „limbischem" Hippocampus retrocommissuralis scheinen die Faserverbindungen dieser Hirnregion anzudeuten. Genauere Kenntnisse der Funktion liegen jedoch nicht vor.

Regio entorhinalis

Die *Regio entorhinalis* liegt lateral vom Hippocampus retrocommissuralis und medial vom Isocortex. Aufgrund dieser Lage wird sie dem Periarchicortex zugerechnet, zu dem außerdem noch die Regiones praesubicularis, retrosplenialis und cingularis periarchicorticalis gehören.

Regio entorhinalis und Regio praesubicularis (s. S. 412) zeigen auch ein gemeinsames Charakteristikum in der laminären Gliederung der Rinde, sie haben ein bis zwei zellarme Zonen, die *Laminae dissecantes*. Dieses zytoarchitektonische Merkmal hat zu der Bezeichnung *Schizocortex* geführt, unter dem beide Regionen zusammengefaßt werden. Allometrische Untersuchungen haben ergeben, daß der Schizocortex des Menschen als eine progressive Hirnstruktur anzusehen ist, da sein Volumen beim Menschen etwa 5½mal so groß ist wie bei einem (hypothetischen) gleich großen Insektivor.

Die Regio entorhinalis liegt im *Gyrus parahippocampalis* (und Gyrus ambiens, der dem Gyrus parahippocampalis zugerechnet wird). Rostral und medial grenzt sie an das Corpus amygdaloideum, rostral und lateral an die Regio praepiriformis. Die laterale Grenze bildet der temporale Isocortex, der durch den Sulcus rhinalis von der Regio entorhinalis abgegrenzt ist, kaudal wird die Regio entorhinalis von der Regio praesubicularis abgelöst.

Die Regio entorhinalis des Menschen ist unter allometrischen Gesichtspunkten nicht nur in ihrem Volumen sehr groß, sie zeigt auch einen örtlich unterschiedlich ausgeprägten, aber sehr hohen laminären Differenzierungsgrad. Dies führte dazu, daß einzelne Untersucher bis zu 23 Unterareale abgegrenzt haben. Im Rahmen dieses Lehrbuchs soll aber nur eine Unterteilung in zwei Areale durchgeführt werden, in die eigentliche *Area entorhinalis* (Areae 28 und 34 nach Brodmann) und in die wesentlich kleinere, vorwiegend im Sulcus rhinalis liegende *Area perirhinalis* (Area 35 nach Brodmann). Aufgrund von vergleichend-anatomischen Studien an einer Reihe von Insektivoren und Primaten bis hin zum Menschen läßt sich trotz aller Speciesunterschiede und aller regionalen Differenzierungen ein allgemeines Schema der Laminierung der Area entorhinalis im Nissl-Präparat gewinnen (s. Abb. 13.23).

Die oberste Schicht ist das *Stratum moleculare*. Es enthält nur wenige Nervenzellen, aber zahlreiche Kollateralen afferenter Fasern, Assoziationsfasern aus Nachbarfeldern, Axone aus tieferen Schichten der Area entorhinalis, rekurrente Axonkollateralen von Zellen der zweiten bis vierten Schicht und vor allem die Dendriten von Zellen der zweiten und dritten Schicht. Die Afferenzen aus den primären olfaktorischen Gebieten (Bulbus olfactorius) enden im äußersten Teil, die Afferenzen aus den sekundären olfaktorischen Gebieten (Regio praepiriformis, Corpus amygdaloideum) im tiefen Teil des Stratum moleculare. Sie sind beide als Horizontalfasern erkennbar. Die isokortikalen Afferenzen verteilen sich ebenfalls als Horizontalfasern über die gesamte Breite der ersten Schicht. Kommissurenfasern und Afferenzen vom Gyrus cinguli kommen als Radiärfasern aus der weißen Substanz durch alle Rindenschichten ins Stratum moleculare. Die Kommissurenfasern enden dabei in den mehr oberflächlichen, die Zingulumfasern in den tiefen Abschnitten der Molekularschicht.

Die zweite Schicht, *Stratum stellare,* besteht aus großen Sternzellen, die eine charakteristische Tendenz zu lokalen Zusammenlagerungen („Inseln") aufweisen (Abb. 13.23). Die mit zahlreichen Dornen („spines") versehenen Dendriten dieser Zellen steigen teilweise in die Molekularschicht auf, teilweise ziehen sie auch in tiefere Schichten. Das Axon der Sternzellen gibt Kollateralen in die Schichten 1–3 ab, bevor es in die weiße Substanz zieht. Nur wenige Zellen haben Axone, die in der 2. Schicht verbleiben oder in die Molekularschicht aufsteigen. Im Stratum stellare findet man außerdem die apikalen Dendriten von Zellen

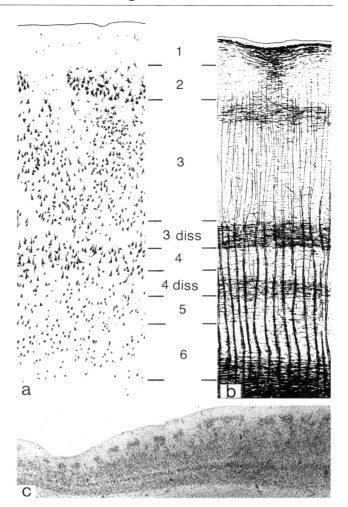

Abb. 13.**23 Schichtengliederung der Area entorhinalis des Menschen** im Nissl-Bild (**a**), Markscheidenbild (**b**) und bei Nissl-Färbung im Übersichtsbild (**c**). Die Zahlen beziehen sich auf die einzelnen, im Text beschriebenen Schichten (**a** u. **b** aus *Sgonina* 1938).

der tieferen Schichten, Kommissurenfasern und zinguläre Fasern.

Die dritte Schicht, *Stratum pyramidale mit Substratum dissecans* (Abb. 13.23), besteht vorwiegend aus mittelgroßen Pyramidenzellen, deren absteigende Dendriten im Substratum dissecans und deren aufsteigende Dendriten in der ersten Schicht einen Faserplexus bilden. Die Pyramidenzellen des Stratum pyramidale erhalten über ihre Dendriten vor allem aus der ersten und dritten Schicht Informationen. Ihre Axone geben Kollateralen in alle Schichten außer der vierten Schicht ab. Zudem findet man in der dritten Schicht noch Sternzellen mit kurzen Axonen, die als Golgi-Typ-II-Zellen klassifiziert werden können (Interneurone). In der dritten Schicht enden Afferenzen aus dem Praesubiculum und dem Cingulum.

Die vierte Schicht, das *Stratum magnocellulare* mit einem Substratum dissecans (Abb. 13.23), besteht aus pyramidenförmigen, kugeligen und polygonalen Zellen. Außerdem werden Horizontalzellen und Sternzellen in dieser Schicht gefunden. Die Dendriten dieser Zellen bekommen ihre Afferenzen hauptsächlich aus der ersten und vierten Schicht; die Axone der Pyramidenzellen verlassen als efferente Fasern die Area entorhinalis über die weiße Substanz, während die Axone der anderen Zellen in dem Stratum magnocellulare verbleiben oder in die höheren Schichten aufsteigen. Die vierte Schicht kann enzymhistochemisch durch ihren besonders hohen Acetylcholin-Esterase-Gehalt charakterisiert werden. In der vierten Schicht enden Afferenzen aus dem Cingulum, dem Cornu ammonis, der praepiriformen und periamygdalären Rinde.

Die fünfte Schicht, *Stratum parvocellulare*, besteht fast ausschließlich aus kleinen Pyramidenzellen, deren Dendriten sich in der ersten Schicht verzweigen und deren Axone ebenfalls in den obersten drei Schichten enden. Die Afferenzen des Stratum parvocellulare entsprechen denen der sechsten Schicht.

Die sechste Schicht, *Stratum multiforme*, besteht aus pyramidenförmigen, kugeligen bis polygonalen Zellen, deren Axone entweder in die oberen Schichten oder in die weiße Substanz ziehen. Ihre Dendriten verzweigen sich in der vierten bis sechsten Schicht. Die Grenze zwischen der fünften und sechsten Schicht ist oft nur schwer zu bestimmen. Beide Schichten sind in einigen Bereichen der Area entorhinalis nicht voneinander zu trennen. Die Afferenzen im Stratum multiforme und Stratum parvocellulare kommen aus dem Cingulum, der praepiriformen und periamygdalären Rinde und dem temporalen Isocortex.

In der Regio entorhinalis kommen Perikarya vor, die wahrscheinlich Cholecystokinin, Enkephalin (v. a. zweite und dritte Schicht) und VIP (v.a. zweite Schicht) enthalten. Dabei dürfte es sich meist um Interneurone handeln, mit Ausnahme der Perikarya, die ihre Enkephalin-haltigen Axone in den Tractus perforans entsenden.

Allokortikale **Afferenzen** erreichen die Regio entorhinalis aus dem Riechhirn (Bulbus olfactorius, Regio retrobulbaris, Tuberculum olfactorium, Regio periamygdalaris und Regio praepiriformis), dem Cornu ammonis (v. a. Segment CA 3), der Regio praesubicularis und aus dem Septum (GABAerge Afferenzen aus dem Nucleus medialis septi und dem diagonalen Band von Broca) über den Fornix. *Isokortikale Afferenzen* kommen aus den Temporal- und Frontallappen, sowie aus der zingulären und insulären Rinde. Bei den zingulären Afferenzen ist nicht völlig geklärt, ob diese Fasern aus den isokortikalen, periarchikortikalen oder beiden Abschnitten des Gyrus cinguli kommen.

Subkortikale Afferenzen gelangen aus den Nuclei intralaminares thalami, der Area praeoptica (α-MSH haltige Axone aus dem Übergangsbereich zwischen dorsalem Hypothalamus und Zona incerta), dem Tegmentum mesencephali (dopaminerge Afferenzen aus der Area tegmentalis ventralis) und dem Nucleus raphe dorsalis (serotoninerge Afferenzen) zur Regio entorhinalis.

Kommissurenfasern verbinden homotopische Stellen der Regio entorhinalis beider Hemisphären miteinander. Diese Fasern laufen meist über das Psalterium dorsale, aber auch über das Psalterium ventrale (s. S. 408).

Die wichtigste *kortikale* **Efferenz** der Regio entorhinalis zieht zum Hippocampus, entweder über den Tractus perforans oder über den Tractus alvearis. Ziele weiterer kortikaler Efferenzen sind die Regio praesubicularis, Regio retrosplenialis, das Corpus amygdaloideum und der temporale Isocortex. *Subkortikale Efferenzen* ziehen zum Thalamus und zum Tegmentum mesencephali.

Die Regio entorhinalis ist wegen ihrer afferenten Verbindungen mit dem Riechhirn und dem Isocortex das wichtigste Assoziations- und Integrationszentrum für olfaktorische und andere kortikale sensorische Informationen. Es kommt somit zu einer Konvergenz olfaktorischer, somatischer, visueller und auditorischer Projektionen in der Regio entorhinalis und von dort zu einer Weiterleitung der vorverarbeiteten Information in das limbische System durch die Efferenz zum Hippocampus retrocommissuralis.

Regio praesubicularis

Die *Regio praesubicularis* liegt zwischen dem Hippocampus retrocommissuralis und der Regio entorhinalis. Wie die entorhinale Rinde weist die Regio praesubicularis eine Lamina dissecans im histologischen Bild auf und wird deshalb zum *Schizocortex* gezählt. Die Regio praesubicularis des Menschen ist gut differenziert und kann in zwei Areae gegliedert werden. Die *Area praesubicularis* (Areae 27 und 48 nach Brodmann) schließt unmittelbar an das Subiculum an. Die *Area parasubicularis* (Area 49 nach Brodmann) liegt zwischen Area entorhinalis und Area praesubicularis. Die Regio praesubicularis zieht sich nach kaudal und dorsal bis zur Regio retrosplenialis.

Das Volumen der Regio praesubicularis des Menschen zeigt im Gegensatz zu dem der Regio entorhinalis im allometrischen Vergleich keine deutliche Progression. Auch die laminäre Differenzierung dieses periarchikortikalen Gebietes ist beim Menschen nicht höher entwickelt als bei den Primaten. Die Schichtengliederung der Regio praesubicularis ist außerordentlich problematisch. Während in der Area praesubicularis von einigen Autoren sechs Schichten unterschieden werden, können in der Area parasubicularis nur vier Schichten differenziert werden. Die laminäre Differenzierung der Regio praesubicularis weist zudem in den verschiedenen Bereichen dieser Hirnregion erhebliche Unterschiede auf. Abb. 13.**24** soll diese deutliche Variabilität veranschaulichen. Als grobe Gliederung ist eine Einteilung der Regio praesubicularis in vier Schichten möglich: 1. Stratum moleculare, 2. Stratum parvopyramidale, 3. Stratum plexiforme (Lamina dissecans) und 4. Stratum pyramidale und multiforme.

Allokortikale **Afferenzen** kommen aus sekundären olfaktorischen Zentren (Tuberculum olfactorium, Regio praepiriformis, Regio periamygdalaris), nicht

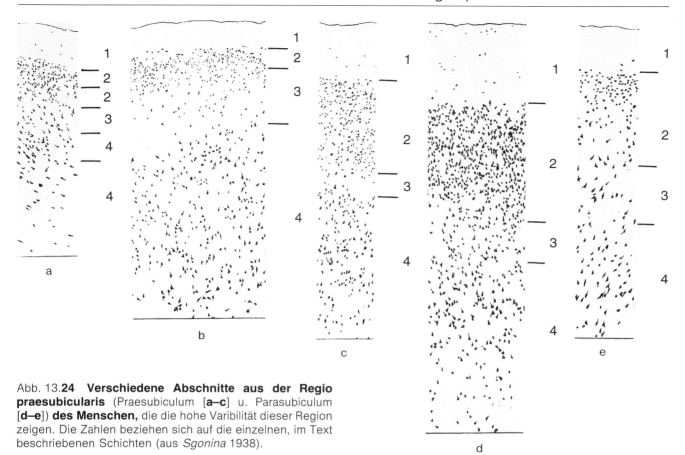

Abb. 13.**24 Verschiedene Abschnitte aus der Regio praesubicularis** (Praesubiculum [**a–c**] u. Parasubiculum [**d–e**]) **des Menschen,** die die hohe Varibilität dieser Region zeigen. Die Zahlen beziehen sich auf die einzelnen, im Text beschriebenen Schichten (aus *Sgonina* 1938).

jedoch aus dem Bulbus olfactorius. Weitere allokortikale Afferenzen gelangen vom Septum über den Fornix sowie aus der Regio retrosplenialis, der Regio entorhinalis und aus dem Cingulum zur prä- und parasubikularen Rinde, das nach einigen Autoren die stärkste Afferenz sein soll. Es ist bei dieser Faserbahn jedoch nicht klar, ob die Perikarya im iso- oder allokortikalen Teil des Gyrus cinguli liegen.
Subkortikale Afferenzen ziehen aus dem Nucleus anterior thalami durch das Cingulum zur Regio praesubicularis. Weitere thalamische Ursprungsgebiete afferenter Bahnen sind die Nuclei mediani und intralaminares sowie die Area praeoptica.
Kommissurenfasern verbinden homotopisch die Areae praesubicularis und parasubicularis beider Hemisphären.
Die *kortikalen* **Efferenzen** der Regio praesubicularis ziehen zur Area entorhinalis, zum Hippocampus und zur Regio retrosplenialis.
Subkortikale Efferenzen erreichen den Nucleus parataenialis thalami, die Corpora mamillaria und das Tegmentum mesencephali.
Von allen diesen Efferenzen ist nur die Projektion zur Area entorhinalis für den Menschen belegt, während die anderen Bahnen in tierexperimentellen Untersuchungen nachgewiesen wurden.
Die Regio praesubicularis ist eine Umschaltstation von Fasern aus dem Gyrus cinguli zur Area entorhinalis und damit zum Hippocampus. Sie erfüllt somit wichtige *Funktionen* im limbischen System und speziell im Papez-circuit (s. S. 409).

Regio retrosplenialis

Die *Regio retrosplenialis* liegt im kaudalen Bereich des Gyrus cinguli (Abb. 13.**1**) und reicht um das Splenium corporis callosi herum bis an die Regio praesubicularis heran. Rostral wird sie von der Regio cingularis begrenzt. Aufgrund ihrer topographischen Beziehungen kann sie zwischen der eigentlichen zingulären Rinde (Regio cingularis) und der Regio praesubicularis vermitteln.
Die Regio retrosplenialis kann in zwei Gebiete gegliedert werden, die Area retrosplenialis granularis (Areae 26 und 29 nach Brodmann) und die Area retrosplenialis agranularis (Area 30 nach Brodmann). Während die Zuordnung der granulären retrosplenialen Rinde zum Periarchicortex eindeutig durchgeführt werden kann, muß die agranuläre retrospleniale Rinde wegen ihrer histologischen Struktur und ihrer Lage eher dem Proisocortex zugerechnet werden. Aus Gründen der Systematik werden jedoch periarchikortikaler und proisokortikaler Anteil der retrosplenialen Rinde hier im Zusammenhang besprochen.
Entsprechend der Zuordnung der Area retrosplenialis agranularis zum Proisocortex zeigt dieses Gebiet die typische laminäre Gliederung des Proiso- bzw. Iso-

cortex (s. S. 422). Die Area retrosplenialis granularis dagegen kann in 7 Schichten gegliedert werden:

1. Stratum moleculare,
2. Stratum stellare,
3. Stratum granulare,
4. Stratum plexiforme,
5. Stratum mediopyramidale,
6. Stratum magnopyramidale,
7. Stratum multiforme (Abb. 13.**25**).

Das *Stratum moleculare* besteht aus einem dichten Plexus afferenter Nervenfasern und aus spindelförmigen bis multipolaren Horizontalzellen. Neben diesen Nervenzellen werden auch typische Golgi-Typ-II-Zellen („local circuit neurons") gefunden. Die Axone aller Nervenzellen des Stratum moleculare verlassen diese Schicht. Obwohl die Packungsdichte der Nervenzellen in der 1. Schicht absolut sehr gering ist, ist sie dennoch höher als in allen anderen kortikalen Regionen.

Das *Stratum stellare* enthält dicht gepackte, sternförmige Zellen, die deutlich größer sind als die Nervenzellen der folgenden, dritten Schicht. Die apikalen Dendriten der Sternzellen verzweigen sich im Stratum moleculare, die Axone ziehen in die weiße Substanz.

Das *Stratum granulare* wird aus vertikal gestellten spindelförmigen Zellen aufgebaut, deren apikaler Dendrit sich in der Molekularschicht verzweigt, während ein basaler Dendrit die vierte Schicht erreicht und sich dort waagerecht verzweigt. Vom basalen Dendritenstamm entspringt auch das Axon, das in der vierten Schicht Kollateralen abgibt und bis in die weiße Substanz verfolgt werden kann.

Die vierte Schicht, das *Stratum plexiforme*, ist vor allem durch einen Plexus vorwiegend horizontal verlaufender und dicht gepackter Nervenfasern charakterisiert. Außerdem findet man zahlreiche spindelförmige Zellen, ähnlich denen der dritten Schicht. Daher kann im Nissl-Präparat oft nur schwer die dritte und vierte Schicht unterschieden werden. Der typische Nervenfaserplexus wird von den basalen Dendriten der Nervenzellen in den Schichten 2–4 gebildet. Die meisten Nervenfasern sind myelinisiert.

Die fünfte und sechste Schicht, *Stratum mediopyramidale* und *Stratum magnopyramidale*, bestehen aus mittelgroßen bis großen Pyramidenzellen, deren apikale Dendriten sich in der Molekularschicht verzweigen, während die Axone in die weiße Substanz ziehen. Beide Schichten sind meist nur schwer voneinander unterscheidbar.

Die siebente Schicht, *Stratum multiforme*, enthält kleine pyramidenförmige Nervenzellen, deren Axone in die weiße Substanz ziehen. Daneben findet man auch spindelförmige Zellen mit aufsteigenden Axonen, die wahrscheinlich im Stratum moleculare enden.

Die Schichten 1 und 6 erhalten Kommissurenfasern, während die Schichten 1, 3 und 4 Endigungsort von Afferenzen aus dem Nucleus anterior thalami sind (s. S. 348).

Die schon bei der Besprechung des Nucleus anterior thalami erwähnten Bahnen zur Regio retrosplenialis, die nicht im vorderen Teil des Gyrus cinguli (Regio cingularis) enden, untermauern die hier durchgeführte, zytoarchitektonische Gliederung des Gyrus cinguli in eine rostrale, zinguläre und eine kaudale, retrospleniale Region. Es bleibt jedoch bis heute unge-

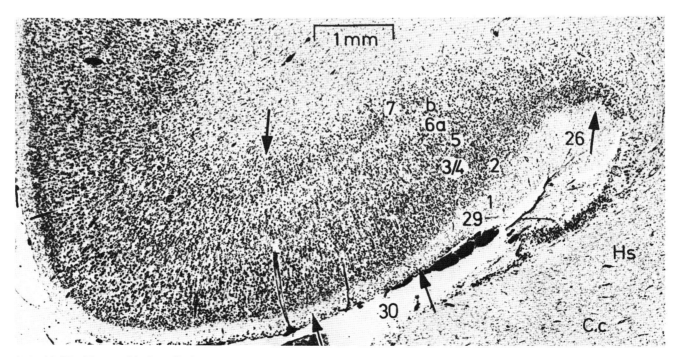

Abb. 13.25 Zytoarchitektonik der Regio retrosplenialis des Menschen.
C.c Corpus callosum
Hs Hippocampus supracommissuralis
26 und 29 Area retrosplenialis granularis
30 Area retrosplenialis agranularis
Die übrigen Zahlen beziehen sich auf die einzelnen, im Text beschriebenen Schichten (aus *Stephan* 1975).

klärt, ob diese thalamischen Afferenzen nur im granulären, periarchikortikalen oder auch im agranulären, proisokortikalen Teil enden.

Noch größer ist die Unsicherheit hinsichtlich der anderen Afferenzen und Efferenzen des Gyrus cinguli, da die meisten Befunde keine eindeutige Zuordnung entweder zur Regio retrosplenialis oder zur Regio cingularis zulassen. Daher sollen die weiteren Afferenzen, Efferenzen und die Funktion für den gesamten Gyrus cinguli gemeinsam bei der Beschreibung der Regio cingularis abgehandelt werden.

Regio cingularis

Die *Regio cingularis* bildet den rostralen Anteil des Gyrus cinguli und reicht bis zum Pedunculus olfactorius. Sie wird ventral vom rostralen Teil des Hippocampus supracommissuralis und vom Hippocampus praecommissuralis begrenzt. Die dorsale Begrenzung bildet der auf der medianen Hemisphärenfläche liegende Isocortex (Abb. 13.**1**, 13.**26**). Aufgrund dieser Lage und der unten geschilderten Zytoarchitektonik besteht die Regio cingularis aus einem ventralen, periarchikortikalen und einem dorsalen, proisokortikalen Anteil.

Die Regio cingularis umfaßt somit die Areae 24, 25, 32 und 33 der Feldereinteilung nach Brodmann.

Die Regio cingularis kann beim Menschen in vier Areale gegliedert werden, die in Abb. 13.**26** dargestellt sind:

1. *Area subgenualis,*
2. *Area infraradiata ventralis,*
3. *Area infraradiata dorsalis,*
4. *Area medioradiata.*

Die Bezeichnung „-radiata" bei den meisten Arealnamen der Regio cingularis soll auf ein wichtiges myeloarchitektonisches Merkmal hinweisen. Die im Cortex vorhandenen myelinisierten Radiärfasern reichen in den Areae infraradiatae dorsalis und ventralis nur von der Rindenmarkgrenze bis in die untersten Kortexschichten (infraradiata), während sie in der Area medioradiata etwa bis zur Mitte des Cortex aufsteigen (medioradiata). In der Area subgenualis sollen sie sogar die 1. Schicht (Stratum moleculare) erreichen. Die Area subgenualis wird daher gelegentlich als supraradiäres, zinguläres Areal bezeichnet.

Die ersten beiden Areae sind dabei dem Periarchicortex, die Area infraradiata dorsalis dem Proisocortex und die Area medioradiata wahrscheinlich dem Isocortex zuzuordnen. Die Area infraradiata ventralis liegt beim Menschen in der Tiefe des Sulcus corporis callosi verborgen und kann in der Medianansicht nicht gesehen werden (Abb. 13.**26**). Die proisokortikalen und isokortikalen Teile des Gyrus cinguli zeigen eine für den Isocortex typische laminäre Gliederung (s. S. 422). Insgesamt kann jedoch gesagt werden, daß alle Areale der Regio cingularis nur eine undeutliche Schichtung in verschiedene Laminae aufweisen. Alle Areale lassen eine deutlich erkennbare Körnerzellschicht vermissen; die proisokortikale Area infraradiata dorsalis zeigt charakteristische überschlanke Pyramidenzellen.

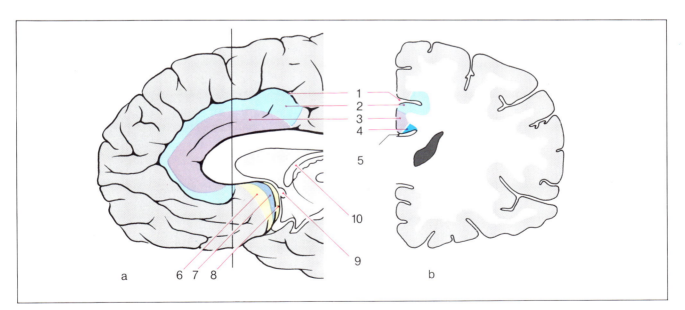

Abb. 13.**26** **Lage der Regio cingularis des Menschen** und ihrer einzelnen Abschnitte in der Medianansicht einer Hemisphäre (**a**) und auf einem Transversalschnitt (**b**). Die Lage des Transversalschnittes ist durch die Gerade in Abb. 13.**26a** markiert.
1 Sulcus cinguli
2 Area medioradiata
3 Area infraradiata dorsalis
4 Area infraradiata ventralis
5 Sulcus corporis callosi
6 Area subgenualis
7 Hippocampus praecommissuralis
8 Septum
9 Commissura rostralis
10 Fornix
(nach *Stephan* 1975)

Eine große Anzahl von Neuropeptiden (Cholecystokinin, Corticotropin-releasing-Faktor, Dynorphin, Enkephalin, Somatostatin und vasoaktives intestinales Polypeptid) ist in Interneuronen des Gyrus cinguli vorhanden.

Quantitativ scheint sich die Regio cingularis in einer aufsteigenden Insektivoren-Primaten-Reihe im allometrischen Vergleich progressiv zu verhalten.

Vor einer Besprechung der Afferenzen und Efferenzen des Gyrus cinguli (Regio cingularis und Regio retrosplenialis) sei auf die Struktur des *Cingulum* hingewiesen. Unter Cingulum versteht man ein in rostrokaudaler Richtung verlaufendes Bündel myelinisierter Nervenfasern, das unter dieser Rinde direkt den aufgefächerten Fasern des Corpus callosum aufliegt und somit rechtwinklig über diese Kommissurenfasern hinwegzieht. Die Faserbündel des Cingulum bestehen aus meist afferenten und wenigen efferenten Projektionsbahnen und aus Assoziationsbahnen, die durch kurze und lange Fasern gebildet werden.

Isokortikale **Afferenzen** gelangen aus beinahe allen Bereichen des Isocortex in den Gyrus cinguli. Sie können als kortikokortikale Assoziationssysteme bezeichnet werden. Als *allokortikale Afferenzen* treten kurze und lange Fasern auf, die ebenfalls als Assoziationssysteme rostrale und kaudale Gebiete innerhalb der Regio cingularis und der Regio retrosplenialis, aber auch beide Regionen miteinander verbinden. Auch *Kommissurenfasern,* die von den Gyri cinguli beider Hemisphären ausgehen, bilden einen Teil der kortikalen Afferenzen.

Weitere Afferenzen gelangen vom Septum und vom Corpus amygdaloideum zum Gyrus cinguli.

Subkortikale Afferenzen zum Gyrus cinguli entspringen in den Nuclei anteriores thalami. Neuere Untersuchungen mit Markierungsmethoden weisen jedoch darauf hin, daß diese Fasern wohl ausschließlich in der Regio retrosplenialis enden. Zum vorderen Gyrus cinguli (Regio cingularis) ziehen dagegen Afferenzen aus den Nuclei intralaminares und v. a. den Nuclei mediani.

Aus der Area praeoptica des Hypothalamus soll ebenfalls eine Bahn zum Gyrus cinguli aufsteigen. Außerdem sind serotoninerge Afferenzen aus dem Nucleus raphe dorsalis, cholinerge aus dem Nucleus basalis Meynert und noradrenerge aus dem Locus coeruleus bekannt. Neurotensin-haltige Axone unklarer Herkunft enden ebenfalls im Gyrus cinguli.

Isokortikale **Efferenzen** wurden bei Primaten zu den Areae 18 und 19 nach Brodmann (okzipitale Assoziationsfelder), aber auch zur prä- und postzentralen Rinde beschrieben. Die wichtigsten *allokortikalen Efferenzen* ziehen zur Regio entorhinalis. Auch zum Septum, Corpus amygdaloideum, supra- und präkommissuralen Hippocampus ziehen efferente Fasern.

Subkortikale Efferenzen des ganzen Gyrus cinguli erreichen das Corpus striatum und die Zona incerta. Der Thalamus erhält wahrscheinlich in vielen, wenn auch nicht allen Kerngebieten, die Fasern zum Gyrus cinguli schicken (Nuclei anterior, intralaminaris, medialis thalami), wieder rückläufig Projektionen aus dem Gyrus cinguli. Die kortikothalamischen Efferenzen verlaufen jedoch nicht im Cingulum, sondern durchsetzen dieses und gelangen im Pedunculus lateralis thalami zu ihren Zielgebieten.

Weitere subkortikale Efferenzen ziehen zum Subthalamus, über das mediale Vorderhornbündel zur Area praeoptica hypothalami, Area praetectalis, Colliculus cranialis, Griseum centrale und Tegmentum mesencephali.

Die Rinde des Gyrus cinguli gehört wegen ihrer Faserverbindungen zum *limbischen System*. Die Verbindungen der Regio retrosplenialis lassen vor allem auf eine Funktion im Rahmen des limbischen Systems schließen. Die Verbindungen der Regio cingularis weisen aber auch auf Funktionen in der Schmerzleitung hin. Chirurgische Läsionen des Gyrus cinguli beim Menschen können zu schweren Persönlichkeitsstörungen führen.

Außerdem kann die Regio cingularis auch als medialer Teil des präfrontalen Cortex angesehen werden (s. S. 437).

Allokortikale Einheiten unter funktionellen Gesichtspunkten

Bei einer abschließenden Betrachtung des Allocortex unter morphologischen und funktionellen Gesichtspunkten lassen sich zwei Systeme erkennen:

1. das **olfaktorische System** (= Riechhirn, Rhinencephalon) und
2. das **limbische System,** das neben allokortikalen auch subkortikale Strukturen umfaßt.

Das *olfaktorische System* besteht anatomisch aus Rindenregionen, die direkte Afferenzen aus dem Bulbus olfactorius erhalten. Dies sind das Tuberculum olfactorium, die Regio praepiriformis, die Regio retrobulbaris, der Hippocampus praecommissuralis, das Septum und Teile des Corpus amygdaloideum und der Regio entorhinalis. Das *limbische System* besteht in seinem kortikalen Anteil aus dem Hippocampus retro- und supracommissuralis, den Regiones praesubicularis, retrosplenialis, cingularis, Septum und Teilen des Corpus amygdaloideum und der Regio entorhinalis.

Beide Systeme sind an vielen Stellen miteinander verbunden, ohne daß das limbische System vom Geruchssinn so abhängig wäre wie das olfaktorische System. Das limbische System kann geradezu als „sinnesunabhängiges" System (Hassler) bezeichnet werden. Dies zeigt sich in Untersuchungen bei anosmatischen Walen und bei mikrosmatischen höheren Primaten und dem Menschen, bei denen die Rindenregionen des olfaktorischen Systems besonders stark reduziert, die Regionen des limbischen Systems jedoch besonders gut entwickelt sind.

Die Funktion des olfaktorischen Systems wird oft pauschal mit den Begriffen der Aufnahme und Verarbeitung olfaktorischer Erregungen beschrieben. Konkret stehen jedoch hinter dieser Charakterisierung sehr viele verschiedene Teilfunktionen, wie wir aus experimentellen Untersuchungen wissen. So können bei totalen oder partiellen Zerstörungen im Riechhirn Störungen des hypothalamohypophysären Systems mit Beeinflussung der hypophysären Hormonausschüttung auftreten. Die Fortpflanzungsaktivität, das Sexualverhalten, Flucht- und Abwehrreaktionen, Aggressivität, viszerale Reaktionen (Motorik des Verdauungstraktes, Uteruskontraktion, Atmung, Gefäßtonus, Herzaktivität, Salivation, Piloerektion, Defäkation usw.) und sogar die allgemeine Motorik können ebenfalls gestört sein. Es muß jedoch vor einer übereilten Zuordnung von Teilfunktionen zu einzelnen Regionen des olfaktorischen, wie auch des limbischen Systems gewarnt werden. Für solch detaillierte Aussagen reichen unsere heutigen Kenntnisse nicht aus.

Auch für das limbische System wurden zahlreiche komplexe Funktionen (Emotion, Aggressivität, affektive und intellektuelle Leistungen, Aufmerksamkeit, Antrieb, Gedächtnis) reklamiert. Die klassische Definition der Funktion des limbischen Systems spricht sehr unscharf von der „Selbst- und Arterhaltung". Leider muß jedoch festgestellt werden, daß solche Aussagen nur schlecht definiert sind und mehr Spekulationen über eine hirnorganisch fundierte Anthropologie veranlassen, als die anatomischen und physiologischen Befunde erlauben.

Störungen der Orientierung, der Zeitmarkierung und der Merkfähigkeit, wie sie in der Neurologie und Psychiatrie unter dem Begriff des Korsakow-Syndroms beschrieben werden, können nach Ammonshorn-, Fornix- und Corpus mammillare – Verletzungen und Degenerationen beim Menschen beobachtet werden. Emotionale Störungen könnten so als Folgen einer Orientierungsstörung erklärt werden, d.h. das Ammonshorn muß nicht gleich ein „Zentrum der Emotion" sein. Diesem Beispiel einer Fehlinterpretation von Versuchsergebnissen ließen sich gerade im Bereich des limbischen Systems noch zahlreiche weitere hinzufügen.

Isocortex

Der Isocortex als organische Basis geistiger Leistungen

Der **Isocortex** kann als eine besonders hochorganisierte Struktur im Rahmen des aus allen Teilen des Nervensystems gebildeten Apparates der Informationsaufnahme, -verarbeitung und -abgabe angesehen werden. Die Feststellung, daß lokale Zerstörungen einiger Bereiche des Isocortex zu schweren Funktionsausfällen z. B. der Motorik, des Tastens, Sehens oder Hörens führen können, während Zerstörungen an anderen Stellen zu keinen oder nur unklar umrissenen Symptomen führen, hat manche Untersucher veranlaßt, zwischen *Primärgebieten* mit klar feststellbaren Ausfallerscheinungen und *Sekundärgebieten* mit nur schwer feststellbaren Ausfallerscheinungen zu unterscheiden. Als eine erste Orientierung ist die Einteilung in Primär- und Sekundärgebiete nützlich, sie darf aber nicht zu dem Trugschluß führen, jede intellektuelle und psychische Leistung des Menschen müsse in einem bestimmten kortikalen Zentrum lokalisierbar sein (Abb. 13.**27**). Jede Region des Cortex ist nur ein Glied im Gesamtzusammenhang des Zentralnervensystems und nur für sehr wenige nervale Leistungen haben wir heute schon konkrete Vorstellungen über die zahlreichen kortikalen und subkortikalen Areale, deren Zusammenspiel für das Zustandekommen dieser Leistung, z. B. der Sprache, notwendig ist. Indessen kann die Beteiligung des Cortex an intellektuellen oder psychischen Leistungen nicht geleugnet werden. Das zeigt u. a. die Pathologie. Auch wenn bis heute nur ein relativ kleiner Teil der psychischen Erkrankungen aufgrund morphologischer und biochemischer Veränderungen in der Hirnrinde und in anderen Gebieten des Zentralnervensystems erklärt werden kann, so muß doch angenommen werden, daß auch die endogenen Psychosen (z. B. Schizophrenie, endogene Depression) mit ihren oft nur schwer verständlichen Symptomen auf anatomischen und/oder biochemischen, also hirnorganischen Veränderungen beruhen. Doch können weder die Entwicklung kultureller und zivilisatorischer Leistungen in der Geschichte der Menschheit noch die Phänomene dieser typisch menschlichen endogenen Psychosen auf eine besondere Vergrößerung oder Reduktion des Gehirns oder einzelner Teile zurückgeführt werden. Vergleicht man das Hirngewicht des Menschen (ca. 1100–1400 g) mit demjenigen anderer Säugetiere, so ist keine Beziehung zwischen Hirngewicht und den für den Menschen charakteristischen geistigen Leistungen zu erkennen. Das Hirngewicht des Elefanten beträgt z. B. 4000–4800 g und das der Wale kann um 3000 g liegen. Auch wenn das Hirngewicht auf das Körpergewicht bezogen wird, so wird diese Relation von ca. 1 : 40 beim Menschen vom Sperling („Spatzengehirn") mit 1 : 34, von der Ratte mit 1 : 28 oder vom Kapuzineraffen mit 1 : 25 übertroffen. Auch der Vergleich der Hirngewichte von Menschen, die besondere geistige Leistungen vollbracht haben, mit Hirngewichten schwachsinniger Patienten läßt keine einfache Beziehung von Hirngewicht und geistiger Leistungsfähigkeit erkennen. Allerdings kann gezeigt werden, daß das Absinken des menschlichen Hirngewichts unter eine Mindestgrenze nicht mehr mit durchschnittlichen intellektuellen Leistungen vereinbar ist.

Die meisten domestizierten Wildtiere zeigen schon in den ersten Generationen ein Absinken des Hirngewichtes. Auch die funktionelle Anpassung an besondere Lebensweisen führt zu gleichzeitigen Veränderungen in der Hirnstruktur. Der Maulwurf hat z. B. ein stark reduziertes, visuelles System, oder in Dunkelheit aufgezogene Mäuse zeigen eine Verringerung der Dornenanzahl an den apikalen Dendriten der Pyramidenzellen im visuellen Cortex.

Der Isocortex bei Wirbeltieren

Der *Isocortex der Mammalier* ist durch den *sechsschichtigen Aufbau* definiert und kommt als Teil der Endhirnrinde vor. Einen Isocortex im strengen Sinne gibt es unter den Wirbeltieren nur bei den Säugetieren. Da mit dem Begriff „Isocortex", der den architektonischen (histologischen) Aufbau eines Teils der Hirnrinde meint, bei Mammalia gleichzeitig Endhirnregionen bezeichnet werden, die unter dem entwicklungsgeschichtlichen Begriff „Neocortex" zusammengefaßt werden, kann nach vergleichbaren Regionen auch in anderen Wirbeltierklassen gesucht werden. Diese Endhirnregionen müssen nicht notwendigerweise den architektonischen Aufbau des isokortikalen Neocortex der Mammalia aufweisen. Die Endhirnbildungen der Nicht-Säuger können anders beschaffen sein, ja sogar die Merkmale eines Cortex (oberflächennahe, laminierte Nervenzellakkumulationen, von weißer Substanz unterlagert) völlig entbehren und trotzdem aufgrund ihrer Lage und ihrer afferenten und efferenten Verbindungen mit Sinnesorganen, Thalamus und anderen Hirnstrukturen als Neocortexäquivalente angesehen werden. Man ist bei Vergleichen dieser Art auf noch lebende (rezente) Vertreter der Vertebratenklassen angewiesen, die sich nach Abzweigung der Mammalier von den ausgestorbenen (anzestralen), primitiven Reptilien gleichfalls weiter entwickelt (spezialisiert) haben und nicht mehr unmittelbar das Bild der anzestralen Reptilien vermitteln, aus denen die Mammalier hervorgegangen sind. Aus rezenten Vertebraten läßt sich also unmittelbar keine von den Amphibien bis zu den Mammaliern aufsteigende Reihe rekonstruieren. Dennoch wird eine vergleichend-anatomische Betrachtung von Neocortex und vergleichbaren Strukturen bei Fischen, Amphibien, Vögeln, Reptilien und Säugetieren einen Eindruck von der Evolution des Neocortex geben. Die vergleichende Anatomie kann so entscheidend zu einem Verständnis der Naturgeschichte auch des menschlichen Neocortex beitragen.

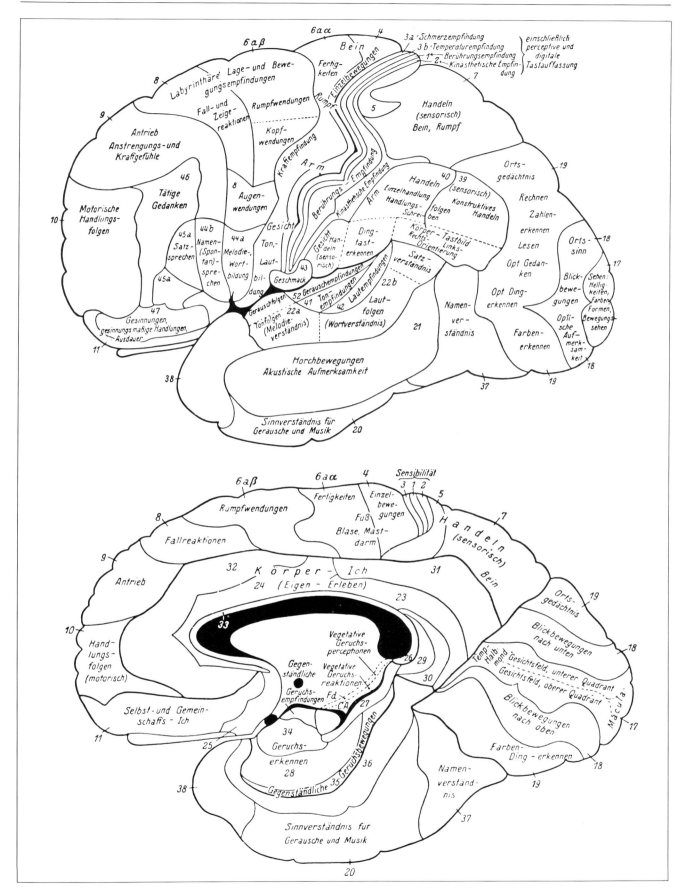

Abb. 13.**27 Lokalisation einfacher Funktionen, aber auch komplexer psychischer Vorgänge in einer Kortexkarte** nach *Kleist* (1934). Neben richtigen Lokalisationen, vor allem einfacher Funktionen sind jedoch viele, heute als spekulativ anzusehende Zuordnungen durchgeführt.

Durch die Einführung moderner neuroanatomischer Methoden (axonaler Transport von radioaktiv markierten Aminosäuren oder von Meerrettichperoxidase) ist es in den letzten Jahren gelungen, die Verbindungen des Endhirns bei vielen Wirbeltierklassen weiter aufzuklären. Dies hat dazu geführt, daß sowohl bei *Knorpelfischen*, als auch bei *Knochenfischen* (Abb. 13.28) im Telencephalon Regionen gefunden worden sind, deren afferente und efferente Bahnen auf eine dem Neocortex vergleichbare Region schließen lassen. Doch weisen diese Endhirnregionen der Fische keine Rindenstrukturen auf, sie besitzen nur Nervenzellen, die in Form von Kerngebieten angeordnet sind. Man spricht daher nicht von einem Neo-, Archi- oder Palaeocortex, sondern von den *Äquivalenten des Neopalliums, Archipalliums und Paläopalliums*. Auch findet man im Telencephalon der Fische keine für das Mammaliergehirn typische Seitenventrikel und kein Corpus callosum. Der Bauplan des Endhirns der Fische weist jedoch schon die gleichen topographischen Beziehungen der einzelnen Primordia auf, die man auch bei den Säugetieren finden kann. Abb. 13.28 zeigt einen Transversalschnitt durch den rostralen Teil des Telenzephalons eines Teleostiers (Knochenfisch). Dorsomedial liegt das Äquivalent des Archipalliums. Ihm folgt dorsal das Äquivalent des Neopalliums, an das sich lateral und basal das Äquivalent des Palaeopalliums (Riechhirn) anschließt. Die Anlage des Corpus striatum der Säugetiere liegt zentral, und ganz medial ist das Septum zu erkennen.

Einen Transversalschnitt durch den rostralen Teil des Telenzephalons der *Amphibien* zeigt Abb. 13.28. Der Frosch wurde als Vertreter der Anuren gewählt. Auch bei den Amphibien findet man noch keine kortikale Struktur und kein Corpus callosum, doch enthalten die Hemisphären schon Ventrikel. Um diese sind die Pallium-Äquivalente, die Corpus-striatum-Anlage und das Septum in einer den Fischen entsprechenden Topologie angeordnet.

Bei den *Vögeln* läßt sich die gleiche Anordnung wiederfinden (Abb. 13.28). Der Anteil des Neopallium-Äquivalentes ist aber als eine Spezialisation enorm vergrößert. Auch hier fehlen noch Rindenstruktur und Corpus callosum.

Bei den *Reptilien* liegt auf einem Transversalschnitt durch den rostralen Teil des Endhirns das Äquivalent des Archipalliums gleichfalls dorsomedial und das Neopallium-Äquivalent schließt sich lateral an. Es ist, wie bei den Vögeln, stark vergrößert, schiebt sich unter das lateral liegende Äquivalent des Paläopalliums und buckelt von basal her den Boden des Hemisphärenventrikels vor. Das Basalganglion liegt zwischen den Anlagen des Paläopalliums und des Septums. Ein Corpus callosum ist nicht zu finden. Doch erscheint bei den Reptilien zum ersten Mal im Bereich des Archipallium-Äquivalentes eine laminierte Rindenstruktur (Abb. 13.28). Man könnte daher schon von einem echten Archipallium sprechen.

Bei den *basalen Insektivoren*, den primitivsten Vertretern der Säugetiere, sind dann mit einem Mal alle für das Säugergehirn typischen Strukturen zu finden, wie der Transversalschnitt durch den rostralen Anteil des Endhirns zeigt (Abb. 13.28, Madagaskarigel). Eine Hirnrinde ist ausgebildet, die dorsomedial einen Archicortex, dorsal einen Neocortex und lateral und basal einen Palaeocortex erkennen läßt. Unter dem Corpus callosum liegt das Septum, lateral vom Seitenventrikel das Corpus striatum. Auf diese Entwicklungsstufe folgt die weitere Differenzierung und Vergrößerung des Neocortex.

Die Abb. 13.28 zeigt als Beispiel für die quantitativen Veränderungen in der aufsteigenden Insektivoren-Primaten-Reihe einen Transversalschnitt durch den rostralen Teil des Telenzephalons eines *Halbaffen*. Der Neocortex hat den Archicortex nach medial und den Palaeocortex nach basal abgedrängt. Die Topologie der großen Endhirnregionen gleicht aber der bei den bisher besprochenen Wirbeltieren.

Beim *Menschen* (Abb. 13.28) hat die Tendenz zur Vergrößerung des Neocortex und zur relativen Verkleinerung und Verdrängung des Archi- und Palaeocortex den Höhepunkt erreicht. Aber auch hier ist die Topologie der verschiedenen Regionen vergleichbar mit der bei anderen Primaten.

Einen Einblick in die große Bedeutung der Evolution des Iso- (Neo-)cortex beim Menschen gibt ein allometrischer Vergleich. Die Zunahme des isokortikalen Anteils der Hirnrinde wird am besten durch den neokortikalen Progressionsindex (Tab. 13.2) ausgedrückt und ist in Abb. 13.28 veranschaulicht. Die Entfaltung des Neocortex geht gleichzeitig mit der Entfaltung der entsprechenden afferenten und efferenten Systeme im ganzen Zentralnervensystem einher. Dieser progressive Umbau während der Evolution wird unter dem Begriff der *Neenzephalisation* zusammengefaßt. Die Neenzephalisation ist ein wichtiges Merkmal bei der Entstehung des Homo sapiens, der *Hominisation*.

Abb. 13.28 Schematische Darstellung der Lage und Ausdehnung vergleichbarer Endhirnregionen bei Wirbeltieren.
A Archipallium (blau)
B Basalganglien (hellgrau)
D Diencephalon
N Neopallium (rot)
P Palaeopallium (gelb)
S Septum (gelb)
1 Archipallium-Äquivalent
2 Neopallium-Äquivalent
3 Palaeopallium-Äquivalent
Alle Gehirne sind in ihrer Größe auf gleiche Breite standardisiert mit Ausnahme des menschlichen Gehirns, das eine doppelte Breite aufweist. Die relativen Größenveränderungen sind daher besser erkennbar. Die Ventrikel sind dunkelgrau markiert.

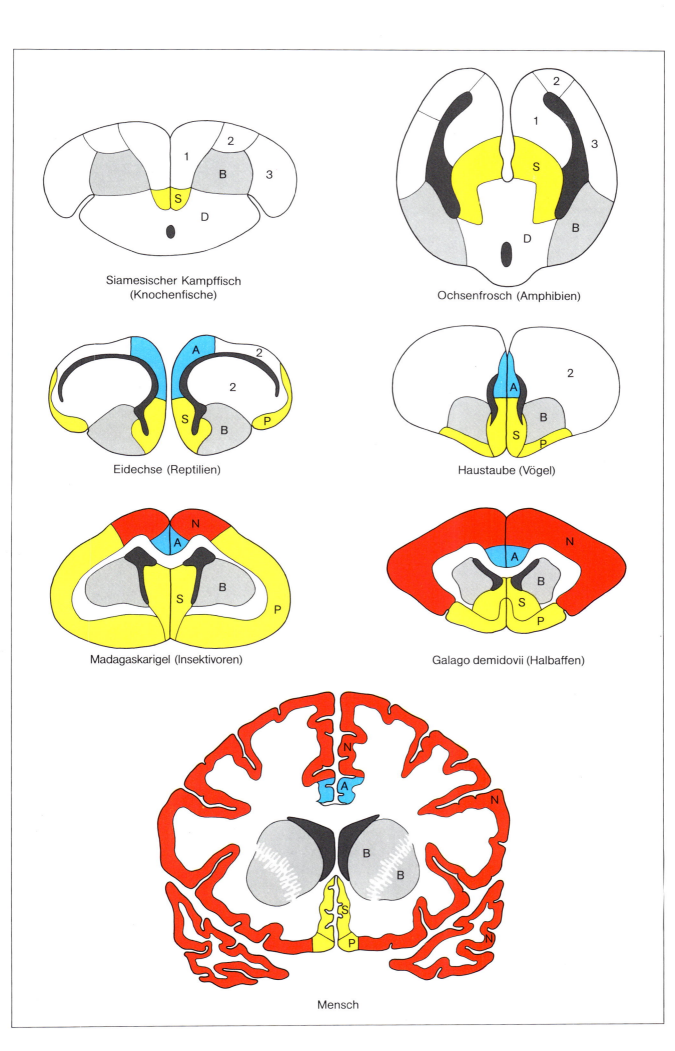

Quantitative Aspekte des Isocortex des Menschen

Der Isocortex des Menschen nimmt einen großen Anteil am Gesamthirngewicht ein. In einer Stichprobe von 78 Gehirnen beträgt das Volumen des gesamten Gehirns bei Männern im Mittel 1268 cm^3, bei Frauen 1143 cm^3. Die Geschlechtsdifferenz von 125 cm^3 kann u. a. auf die Körperlänge (im Mittel 172 cm bei Männern, 159 cm bei Frauen) zurückgeführt werden. Allocortex und Isocortex nehmen zusammen bei Männern ein Volumen von 584 cm^3 und bei Frauen von 527 cm^3 ein, d. h., bei beiden Geschlechtern liegt der Anteil des Rindenvolumens am Gesamthirnvolumen bei 46%. Der Allocortex nimmt einen sehr kleinen Anteil (ca. 5%) an der Rinde ein, so daß diese Zahlen eine Vorstellung vom Isocortexvolumen geben. Ein signifikant unterschiedliches mittleres Volumen zwischen den gesamten Hirnrinden der rechten und linken Seite kann nicht gefunden werden, d. h. die unbestreitbare funktionelle Ungleichwertigkeit beider Seiten (s. S. 437) ist nicht durch ein unterschiedliches Gesamtvolumen erklärbar.

Die *Breite des Isocortex* ist je nach Region und Position (Kuppe eines Gyrus, Sulcuswand, Sulcusgrund) sehr unterschiedlich. Von der Gyruskuppe bis zum Sulcusgrund nimmt die Rindenbreite um das 2–2,5fache ab. In den meisten isokortikalen Regionen ist die Rinde ca. 3 mm breit. Im Gyrus postcentralis und in der Area 17 werden die niedrigsten Werte gefunden. Die Rindenbreiten sind allerdings an histologischen Präparaten bestimmt, so daß man im nativen Zustand mit höheren Werten rechnen muß.

Zwischen 10 und 18 Milliarden Nervenzellen soll der Cortex des erwachsenen Menschen enthalten. In 1 cm^3 Rindenvolumen findet man zwischen 15 und 50 Millionen Nervenzellen. Im höheren Alter nimmt die Packungsdichte von Nervenzellen im Isocortex des Menschen ab, auch wenn nicht alle Regionen davon in gleichem Maße betroffen sind. Ob es jedoch zu einer Abnahme der absoluten Zellanzahl kommt, ist noch nicht geklärt.

Die Pyramidenzellen bilden etwa 75%, die Sternzellen etwa 20% und die spindelförmigen Zellen etwa 5% der Nervenzellpopulation im Isocortex. Diese Zahlen können sich jedoch je nach untersuchter Region sehr stark verschieben. So ist z. B. der Anteil der Sternzellen im Bereich der primären Sehrinde sehr hoch.

Im Gehirn werden im Mittel etwa 10mal mehr Gliazellen als Nervenzellen gefunden, aber auch diese Angabe unterliegt großen Schwankungen je nach untersuchter Region. Als *Gliaindex* wird die Anzahl der Gliazellen pro Nervenzellen im selben Volumen bezeichnet. Dieser Gliaindex nimmt in der Ontogenese deutlich zu als Zeichen einer den Nervenzellen nachfolgenden Gliareifung. Im höheren Alter scheint sich der Gliaindex jedoch nicht zu ändern.

Astroglia und Oligodendroglia bilden 90%, Mikroglia 10% der Gliazellpopulation.

Feinbau der Hirnrinde

Methoden zur Darstellung der Schichtenstruktur des Isocortex

Bei einer Beschreibung der Schichtengliederung des Isocortex ist die angewendete histologische Technik von entscheidender Bedeutung. Die *Nissl-Färbung* (Abb. 13.29a) ist die am häufigsten in der Forschung und Routine durchgeführte Technik, da sie am leichtesten zu reproduzierbaren Ergebnissen führt. Diese Färbung stellt die basophilen Substanzen aller Zellen in der Hirnrinde dar, d. h., das Chromatin und der Nucleolus in den Zellkernen der Nerven-, Glia-, Endothel- und Muskelzellen der Gefäße wie auch das rauhe endoplasmatische Reticulum, an dem die Perikarya der Nervenzellen besonders reich sind, werden intensiv gefärbt. Axone und Dendriten der Nervenzellen sowie Zellausläufer der Gliazellen, die zusammen den Hauptanteil (Neuropil) des Kortexvolumens ausmachen, bleiben ungefärbt. Mit der Nissl-Methode werden Darstellungen des Isocortex erreicht, die eine *sechs-schichtige Struktur* erkennen lassen. Obwohl mit den anderen, weiter unten folgenden Färbetechniken auch mehr oder weniger als sechs Schichten im Isocortex beschrieben werden, kann nicht von widersprüchlichen, sondern sich ergänzenden Ergebnissen gesprochen werden.

In der ebenfalls oft angewendeten *Markscheidenfärbung* (Abb. 13.29a) der Hirnrinde werden die Myelinscheiden der Axone dargestellt. Mit dieser Methode kann der Cortex je nach der Hirnrindenregion, aus der die Gewebeprobe stammt, in mehr oder weniger Schichten gegliedert werden. Neben oberflächenparallelen kommen auch vertikal zur Oberfläche verlaufende Bündel myelinisierter Axone zur Darstellung.

Eine dritte Methode zur Analyse des Cortex ist die *Golgi-Versilberung* (Abb. 13.29a). Mit ihr werden Zellleib und alle Zellausläufer der Nervenzellen dargestellt. Diese Technik hat also den Vorteil, das komplette Neuron sichtbar zu machen, ist aber sprichwörtlich launisch und deshalb für Routineuntersuchungen wenig geeignet. Nur wenn besondere Fixationsbedingungen für das Hirngewebe eingehalten werden können, ist sie ausreichend standardisierbar. Sie stellt nur etwa 3% aller Nervenzellen dar, d. h., die Golgi-Versilberung liefert eine kleine Stichprobe aus der Gesamtpopulation aller Nervenzellen. Da nur etwa 3% der Neurone und nicht das gesamte unentwirrbare Geflecht von Dendriten und Neuriten versilbert werden, ist jedes Neuron oft ausreichend isoliert sichtbar. Die Golgi-Methode läßt sehr viel mehr Nervenzelltypen im Isocortex erkennen als die Nissl-Methode. Die Beschreibungen der mit der Golgi-Versilberung darstellbaren zahlreichen, oft laminär konzentrierten Nervenzelltypen und der dazwischenliegenden Dendriten- und Axonanhäufungen haben meist zu einer sehr viel detaillierteren Schichtengliederung des Isocortex geführt als im Nissl-Bild sichtbar.

Neben diesem klassischen Verfahren gibt es weitere

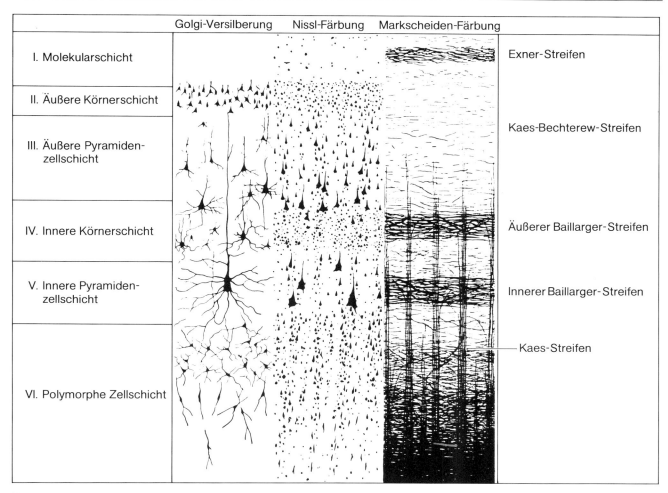

Abb. 13.29a Vergleichende Darstellung der laminären Struktur des Isocortex des Menschen mit der Golgi-Versilberung, der Nissl-Färbung und der Markscheidenfärbung.

lichtmikroskopische Methoden, die eine Analyse der Schichtengliederung der Hirnrinde gestatten. Hier sind vor allem *enzymhistochemische Verfahren* zu nennen, die ein Verteilungsmuster einzelner Enzyme in den verschiedenen Laminae des Cortex liefern. Durch ein histochemisches Verfahren können auch die in den Nervenzellen enthaltenen Pigmente (hauptsächlich Lipofuszin) angefärbt werden. Da die Pigmente in den verschiedenen Nervenzelltypen unterschiedlich konzentriert, lokalisiert und geformt sind, ist auch eine Kortexgliederung nach dem laminär verteilten, unterschiedlichen Pigmentmuster möglich (Abb. 13.32).

Als letztes sei noch die Methode der *quantitativen Analyse des Cortex* durch manuelle oder automatische Messung verschiedener Hirnrindengewebsanteile („Kompartimente") genannt; dadurch ist z. B. eine quantitativ fundierte Beschreibung der Schichtenstruktur des Isocortex an zyto-, myelo- oder pigmentarchitektonischen Präparaten möglich. Werden die Messungen senkrecht zur Kortexoberfläche fortlaufend von der Pia bis zur Rinden-Mark-Grenze durchgeführt, so erhält man eine Profilkurve, die vergleichsweise als „Fingerabdruck" einer Rindenregion angesehen werden kann (Abb 13.49 u. 13.64).

Schichtengliederung des Isocortex

Nach der Beschreibung einiger häufiger verwendeter Untersuchungsmethoden soll die *Schichtengliederung (laminäre Struktur)* des Isocortex zunächst nach der Nissl-Färbung beschrieben werden, da diese Methode die gebräuchlichste histologische Technik zur Kortexdarstellung ist.

Der Isocortex hat im Nissl-Präparat nach den klassischen Untersuchungen von BRODMANN einen *sechsschichtigen Grundtypus;* d. h. in jeder Region des Isocortex sind sechs Schichten (Laminae) nachweisbar. Diese können dabei wie in vielen Hirnrindenregionen beim Erwachsenen nur teilweise ausgebildet sein, sie sind dann aber immer in früheren Ontogenesestadien angelegt gewesen und erst später reduziert worden (isogenetische oder homogenetische Rinde = Isocortex). Die sechs Schichten des Isocortex (Abb. 13.29a) werden im Nissl-Bild von außen nach innen wie folgt bezeichnet:

Lamina I: Lamina molecularis,
Lamina II: Lamina granularis externa,
Lamina III: Lamina pyramidalis externa,
Lamina IV: Lamina granularis interna,
Lamina V: Lamina pyramidalis interna,
Lamina VI: Lamina multiformis.

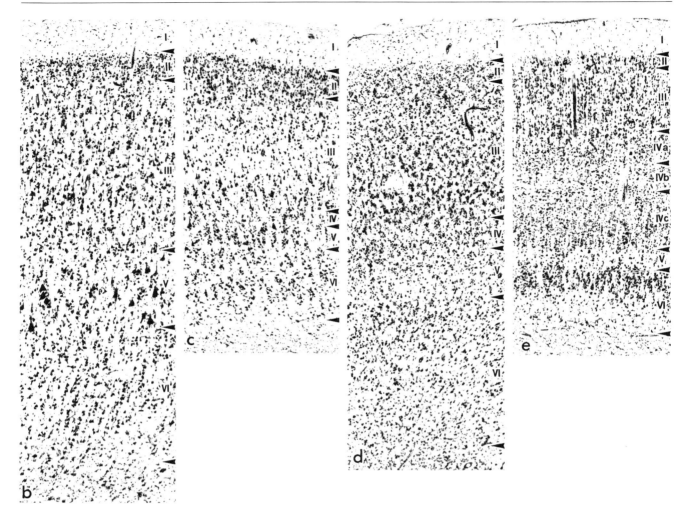

Abb. 13.29 b–e **Zytoarchitektonik primärer Areale im Cortex des Menschen.**
b primärer motorischer Cortex (Area 4),
c primärer somatosensorischer Cortex (Area 2),
d primärer akustischer Cortex (Areae 41/42),
e primärer visueller Cortex (Area 17).
Versilberungsmethode nach Gallyas in modifizierter Form zur Darstellung der Nervenzellkörper.

Die *erste Schicht oder Molekularschicht* enthält nur wenige Perikarya von Nerven- und Gliazellen. Die seltenen Nervenzellkörper sind oft horizontal gelagert und entsprechen dann den im Golgi-Bild erkennbaren Horizontal- oder Cajal-Retziusschen Zellen.

Die *zweite Schicht oder äußere Körnerschicht* besteht aus runden, pyramidenförmigen bis multipolaren Perikarya, die relativ dicht gepackt erscheinen. Die Packungsdichte dieser Zellen kann je nach Cortexregion schwanken, ist aber oft in den allokortexnahen Regionen des Isocortex besonders hoch.

Die *dritte Schicht oder äußere Pyramidenschicht* enthält die Perikarya kleiner bis mittelgroßer Pyramidenzellen. Daneben können aber auch andere, runde bis polygonale Nervenzellkörper gefunden werden.

Die *vierte Schicht oder innere Körnerschicht* besteht aus kleinen „Körner"zellen (zur kritischen Betrachtung des Begriffes „Körner"zellen s. S. 444), die in manchen Rindenregionen besonders dicht gepackt sind. Im Nissl-Bild ist bei diesen Zellen der Zellkern nur von einem sehr schmalen Zytoplasmasaum umgeben, der oft kaum zu erkennen ist und damit die Abgrenzung der Körnerzellen von den Gliazellen erschwert. In einigen Rindenregionen können die runden Körnerzellen durch kleine multipolare bis pyramidenförmige Perikarya mehr oder weniger verdrängt werden.

Die *fünfte Schicht oder innere Pyramidenzellschicht* enthält die größten Pyramidenzellen des Isocortex. In einigen Rindenregionen erreichen diese Pyramidenzellen solche Dimensionen, daß man sie durch besondere Benennungen gekennzeichnet hat. Diese „Riesenpyramiden" werden in der Area 4 Betzsche Zellen und in der Area 17 Meynertsche Zellen genannt.

Die *sechste Schicht oder Schicht der polymorphen Zellen* besteht aus pyramidenförmigen, ovalen bis polygonalen, kleinen bis mittelgroßen Perikarya.

Die Beschreibung des Isocortex bliebe unvollständig, würde man sich wie bisher nur auf die Ergebnisse einer histologischen Methode stützen. Ein einigermaßen ausreichendes Bild von der isokortikalen Struktur wird man nur durch Ergänzungen mit anderen Darstel-

Feinbau der Hirnrinde 425

lungsmethoden (s. S. 423) und nach simultaner Betrachtung der Ergebnisse möglichst vieler Methoden erhalten. Wir werden daher im folgenden, beginnend mit den Ergebnissen der Markscheidenfärbung, versuchen, das Bild der laminären Struktur der Hirnrinde zu vervollständigen.
Die Darstellung der Myelinscheiden läßt ebenfalls eine Sechs-Schichtung des Isocortex erkennen:

1. Lamina tangentialis,
2. Lamina dysfibrosa,
3. Lamina suprastriata,
4. Stria Baillarger externa,
5. Lamina infrastriata superficialis und Stria Baillarger interna,
6. Lamina infrastriata.

Die sechs Schichten der Markscheidenfärbung entsprechen den sechs Schichten der Nissl-Färbung in Lage und Ausdehnung.
In der *Lamina tangentialis* findet man, vor allem in ihrem mittleren Drittel, tangential zur Oberfläche ausgerichtete, dünne Axone, die auch als „Grundfasern" bezeichnet werden. Sie bilden einen dichten Filz von Nervenfasern (Exnerscher Streifen). Die meisten dieser Axone sind wohl Assoziationsfasern, die benachbarte Rindenbezirke miteinander verbinden.
Die *Lamina dysfibrosa* enthält extrem wenige, myelinisierte Axone. In der Markscheidenfärbung erscheint diese Schicht daher hell.
Die *Lamina suprastriata* zeigt in ihrem oberen Drittel eine deutliche Zunahme myelinisierter, gröberer Einzelfasern, die zusammen als dunklerer Streifen (Kaes-Bechterewscher Streifen) in der Markscheidenfärbung erkennbar sind. Die Laminae II und III sind in Rindenregionen, in denen dieser Streifen besonders gut ausgebildet ist (z. B. Lobus occipitalis), deutlich voneinander getrennt.
Die *Stria Baillarger externa* ist besonders gut im Markscheidenbild von sensorischen Rindengebieten (z. B. Areae 3, 1, 2; Areae 41, 42 nach Brodmann) zu erkennen. Der äußere Baillargersche Streifen wird von einem sehr dichten Geflecht dünner Grundfasern und dicker Einzelfasern gebildet.
Die *Lamina V* zeigt in der Markscheidenfärbung einen äußeren, myelinarmen (*Lamina infrastriata superficialis*) und einen inneren, myelinreichen Bezirk (*Stria Baillarger interna*). Der innere Baillargersche Streifen besteht aus dünnen Grundfasern und dickeren Einzelfasern, die ein dichtes, tangential orientiertes Fasergeflecht bilden. Axonkollateralen von Nervenzellen der Laminae II, III und V sind besonders zahlreich in diesem Streifen vertreten.
Die *Lamina infrastriata* enthält in ihrem oberen Bereich (Lamina substriata) nur wenige, myelinisierte Tangentialfasern, in ihrem tieferen Bereich (Lamina limitans) etwas dichter gepackte, myelinisierte Tangentialfasern.
Bisher wurden nur die oberflächenparallelen, d. h. die *Tangentialfaserschichten* des Markscheidenbildes geschildert, die zur laminären Schichtung des Isocortex beitragen. Bei der Darstellung der Myelinscheiden sind im histologischen Präparat aber immer auch Bündel ummarkter Axone zu erkennen, die senkrecht zur Oberfläche als Afferenzen von der weißen Substanz in der Hirnrinde aufsteigen oder als Efferenzen von der Hirnrinde in die weiße Substanz absteigen. Diese als dunkle Streifen erkennbaren Axonbündel werden als *Kaessche Streifen* bezeichnet. Sie erstrecken sich bei günstiger Schnittführung in einigen Rindenregionen von der weißen Substanz bis zur Grenze zwischen den Laminae II und III. Vertikale und tangentiale Organisation der Hirnrinde sind so im Markscheidenbild erkennbar.
Die einzelnen Schichten des Isocortex lassen sich auch bei einer Darstellung ganzer Neurone in der Golgi-Versilberung erkennen (Abb. 13.**30**). Die Methode liefert besonders wichtige Einsichten in die Morphologie der verschiedenen, am Aufbau des Isocortex beteiligten Nervenzellen. Die allgemeine Klassifizierung der Neurone in Golgi-Typ-I-Zellen und Golgi-Typ-II-Zellen gilt auch für die Hirnrinde. Die *Typ-I-Zellen* haben lange Axone, die die Hirnrinde verlassen (*Projektionsneurone*). Die Axone der Projektionsneurone können verschiedene Kortexareale miteinander verbinden (*Assoziationsneurone*), oder in den Kommissurenbahnen zur kontralateralen Hemisphäre ziehen (*Kommissurenneurone*) oder in subkortikale Zielgebiete projizieren. Die *Typ-II-Zellen* haben kurze Axone, die oft noch im Bereich des Dentritenbaums ihres Ursprungsperikaryons enden (*Interneurone*).

Golgi-Typ-I-Zellen im Isocortex sind:
a) die Pyramidenzellen (Abb. 13.**29a**, 13.**30a**),
b) die umgekehrten Pyramidenzellen,
c) die Sternzellen mit Spines an den Dendriten („bedornte Sternzellen") (Abb. 13.**30b**).

Golgi-Typ-II-Zellen im Isocortex sind:
a) die Cajal-Retzius-Zellen der Lamina I
b) die Korbzellen (Abb. 13.**30c**),
c) die bipolaren Zellen (Abb. 13.**30e**, 13.**30l**),
d) die multiangularen Zellen (Abb. 13.**30f**),
e) die Kandelaber-Zellen (Abb. 13.**30g**),
f) die neurogliformen Zellen (Abb. 13.**30h**),
g) die Double Bouquet-Zellen (Abb. 13.**30j**) und
h) die Martinotti-Zellen (Abb. 13.**30i**).

Die Zuordnung der pyramidenähnlichen Zellen der Lamina VI ist nach dem heutigen Kenntnisstand weder ausschließlich in die Gruppe der Projektionsneurone noch in die Gruppe der Interneurone möglich.
Pyramidenzellen werden in allen Schichten des Isocortex mit Ausnahme von Lamina I gefunden. Ihr Perikaryon hat im histologischen Schnitt eine dreieckige Form mit der Spitze zur pialen Oberfläche. Die Größe der Pyramidenzellperikarya nimmt im allgemeinen von der Lamina II bis zur Lamina V von 10 bis maximal 100 µm zu, während in der Lamina VI wieder kleinere Neurone gefunden werden. Der apikale Den-

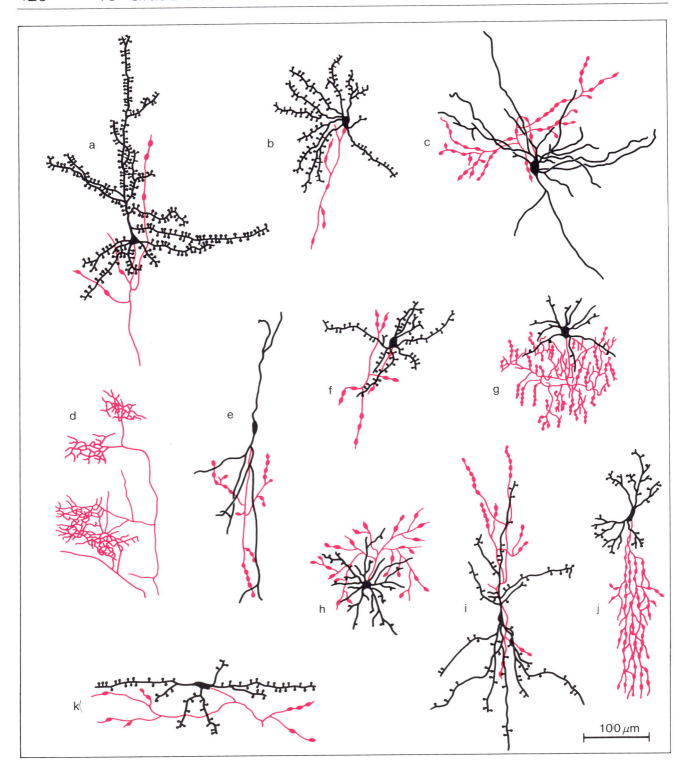

Abb. 13.**30 Golgi-Imprägnation kortikaler Projektions- und Interneurone bei verschiedenen Säugetieren. a** Mittelgroße Pyramidenzellen, **b** bedornte (spinereiche) Sternzelle, **c** Korbzelle, **d** axonale Endaufzweigungen mehrerer Korbzellen („Körbe"), **e** bipolare Zelle, **f** multiangulare Zelle, **g** Kandelaber-Zelle, **h** neuroglioforme Zelle, **i** Martinotti-Zelle, **j** Double-Bouquet-Zelle, **k** pyramidenähnliche Zelle. Die Dendriten sind schwarz, die Axone rot dargestellt. Der Maßstab gilt für alle Teilbilder mit Ausnahme von **d** (hier ca. 3fach stärkere Vergrößerung). Abbildungen nach *Ramon y Cajal* (1909–1911), *Tömböl* (1978) und *Werner* u. Mitarb. (1985).

drit verzweigt sich manchmal erst in der Lamina II, um sich dann mit zahlreichen Endästen in der Lamina I auszubreiten. Mit diesen Verzweigungen des apikalen Dendriten überstreichen manche Pyramidenzellen einen Bereich von ca. 500 µm. Da der apikale Dendrit mit zahlreichen Spines besetzt ist, kann das Volumen des zylinderartigen Cortexbereichs, der von dem Dendritenbaum einer Pyramidenzelle ausgefüllt wird, als ein Maß für die afferenten Verschaltungsmöglichkeiten dieses Neurons angesehen werden. Die Spines sind ja die Stellen der axo-dendritischen Synapsen. Man spricht auch von einem dendritischen Modul (Abb. 13.50).

Die basalen Dendriten verzweigen sich horizontal in der Lamina, in der auch ihr Perikaryon liegt. Die Endverzweigungen überschreiten nicht die Grenzen des dendritischen Moduls. Der Neurit (Axon) verläßt das Perikaryon an der Basis der Pyramidenzellen. Kurz nach seinem Abgang gibt er bis zu 20 rückläufige Zweige (rekurrente Axonkollateralen) ab, die in allen Schichten des Isocortex enden und sich über eine Fläche von ca. 3 mm ausbreiten können. Der Hauptstamm des Neuriten zieht in die weiße Substanz und bildet *Projektions-, Assoziations- oder Kommissurenfasern*. Durch die Größe des dendritischen Moduls wird eine Konvergenz zahlreicher Afferenzen auf eine Pyramidenzelle und durch die rekurrenten Axonkollateralen eine Divergenz der efferenten Information auf zahlreiche andere Neurone gewährleistet. Im äußeren Baillargerschen Streifen verzweigen sich viele der rekurrenten Axonkollateralen.

Die umgekehrten Pyramidenzellen sind den oben geschilderten klassischen Pyramidenzellen vergleichbar, nur verzweigt sich bei ihnen der apikale Dendrit im Bereich der Cortex-Mark-Grenze. Der Neurit zieht zunächst in Richtung zur pialen Oberfläche, gibt ebenfalls zahlreiche Kollateralen ab, biegt dann nach unten um und erreicht die weiße Substanz.

Die Golgi-Typ-II-Nervenzellen werden im Zusammenhang mit den intrakortikalen Verknüpfungen auf S. 462 bis 464 besprochen.

Eine weitere Möglichkeit, Nervenzellen und Kortexschichten darzustellen, ermöglicht die Methode der *Pigmentarchitektonik*. In dieser Methode werden Lipofuszin-Granula, die in verschiedenen Nervenzelltypen vor allem beim Menschen unterschiedlich häufig und unterschiedlich räumlich verteilt vorkommen, durch Oxidation und anschließende Färbung mit basischem Aldehyd-Fuchsin dargestellt.

Sternzellen können stark- oder nicht-pigmentiert sein, während Pyramidenzellen im allgemeinen nur gering

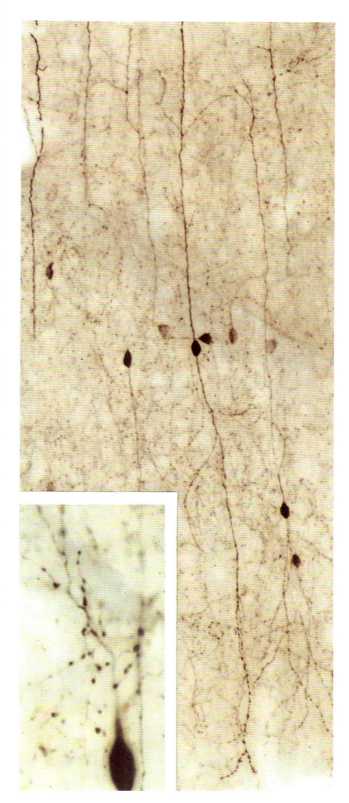

Abb. 13.301 VIP-immunoreaktive, bipolare Nervenzellen im primären, visuellen Cortex der Ratte. Die radiäre Ausbreitung der Dendriten durch mehrere kortikale Schichten ist ein wichtiges Strukturmerkmal dieser Zellen. An den apikalen Dendriten sind v. a. im Bereich der Lamina I zahlreiche Varikositäten zu erkennen. Axonale Boutons sind überall im Neuropil als feine Punkte sichtbar. Vergrößerung 200fach. Inset: Axonale Boutons einer VIP-immunoreaktiven Nervenzelle sind als deutliche Anschwellungen im Verlauf des Axons und seiner Verzweigungen dargestellt. Vergrößerung 875fach. Nachweis durch Immunhistochemie mit einem Antikörper gegen vasoaktives intestinales Polypeptid (VIP) und Avidin-Biotin-Technik.
Präparat und Aufnahmen Doz. Dr. *F. Hajos*, Budapest.

pigmentiert sind. Es kommen aber auch in den Laminae III und V Pyramidenzellen mit deutlichem Lipofuszingehalt vor; das Pigmentbild ist charakteristisch je nach Lage der Pyramidenzellen in den einzelnen isokortikalen Schichten (Abb. 13.31). Mit Hilfe dieser histochemischen Methode lassen sich einzelne Schichten des Allo- und Isocortex des Menschen oft deutlicher als im Nissl-Bild darstellen.

Die besonders zelldichte Lamina IVcß des primären visuellen Cortex (s. S. 441ff.) ist in der Pigmentarchitektonik leichter als im zytoarchitektonischen Bild zu erkennen. Auch die Betzschen-Riesenzellen, die als Pyramidenzellen der Lamina Vb z. B. im motorischen Cortex des Gyrus praecentralis (Area 4 nach Brodmann) vorkommen, sind durch ihren hohen Lipofuszingehalt mit dieser Methode deutlich darstellbar (Abb. 13.32).

Die *Verteilung der Blutgefäße im Cortex* ist immer wieder herangezogen worden, um einzelne Schichten

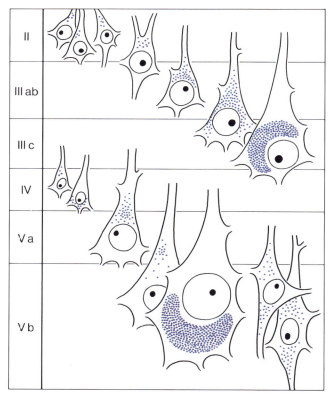

Abb. 13.**31 Schematische Darstellung des Pigmentmusters der Pyramidenzellen** in Abhängigkeit von ihrer Lage in den verschiedenen isokortikalen Schichten (aus *H. Braak* 1977).

Abb. 13.**32 Pigmentdarstellung in der Area 4 des Menschen.** Die charakteristischen *Betz*schen Riesenzellen sind in diesem Areal deutlich an ihrer starken Pigmentierung zu erkennen (aus *H. Braak* 1977).

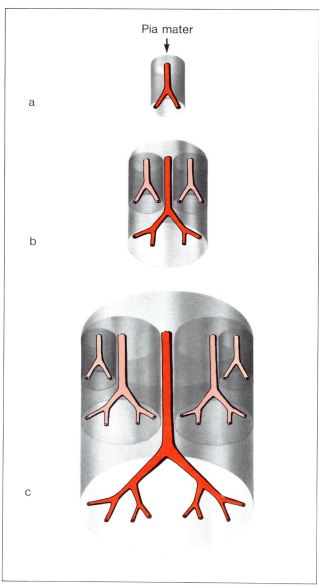

Abb. 13.**33 Schematische Darstellung der ontogenetischen Entwicklung der arteriellen Blutgefäße in der Hirnrinde. a** Frühe, **b** mittlere und **c** späte Entwicklungsstufe. Die von jedem Gefäßstamm und seinen Aufzweigungen versorgten Gewebszylinder sind dargestellt (nach *Wolff* 1978).

und ganze Areale gegeneinander abzugrenzen. Im Rahmen dieses Lehrbuchs soll nicht auf Einzelheiten dieser angioarchitektonischen Forschung eingegangen werden. Ein allgemeines Prinzip der Gefäßverzweigung ist jedoch in allen Bereichen des Isocortex feststellbar. Die Blutgefäßversorgung des Cortex geht von Arterien aus, die in den Meningen liegen. Ebenso verläuft die venöse Drainage des Hirngewebes immer zu den meningealen Venen hin. Drei Typen von intrakortikalen Arterien können unterschieden werden: a) besonders starke Arterien, die ohne größere Abzweigungen von der Kortexoberfläche bis in die tiefen Kortexschichten (die ontogenetisch frühesten Schichten!) ziehen und sich dort in Kapillaren verzweigen; b) mittelstarke Arterien, die sich in den mittleren Kortexschichten verzweigen und c) dünne Arterien, die in den oberen Kortexschichten (die ontogenetisch spätesten Schichten!) enden. Abb. 13.**33** zeigt eine schematische Darstellung dieses arteriellen Anteils des Gefäßsystems. Alle drei Arterientypen münden in ein Kapillarnetz, das ein dreidimensionales Kontinuum bildet.

Die bisherige Beschreibung der mikroskopischen Struktur der Hirnrinde hat gezeigt, daß jede Darstellungsmethode für sich nur einen Aspekt des Gesamtbildes zeigen kann. Es soll daher zum Schluß in einer schematischen Darstellung (Abb. 13.**34**) versucht werden, morphologische Erkenntnisse, die mit verschiedenen Methoden gewonnen wurden, zu einem Gesamtbild zusammenzufügen. Das Ziel dieses Schemas soll ein Überblick über mögliche Verschaltungen von Afferenzen und Efferenzen in der Hirnrinde sein. Spezialisationen einzelner Rindenareale können dabei ebensowenig dargestellt werden, wie auch nur annähernd alle Aspekte der modernen Kortexforschung.

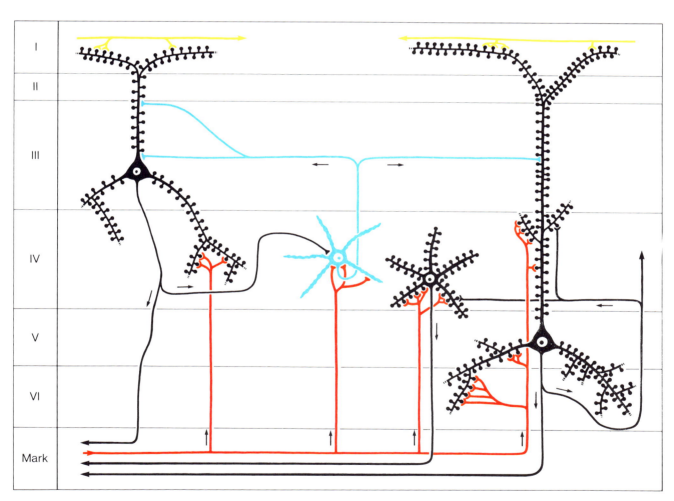

Abb. 13.**34 Stark vereinfachtes Schema von Afferenzen (rot, gelb), intrakortikalen Verschaltungen über Interneurone (blau) oder Axonkollateralen der Pyramidenzellen und Efferenzen von Pyramidenzellen und bedornten Sternzellen (schwarz).** Die Afferenzen enden an Dendritenspines der Pyramidenzellen und der bedornten Sternzelle, aber auch am Perikaryon und den Dendriten der Interneurone. Das Axon der Interneurone endet direkt an Dendriten und auch am Perikaryon der Pyramidenzellen, während die rekurrenten Axonkollateralen der Pyramidenzellen am Perikaryon und an den Dendriten der Interneurone sowie an Dendritenspines der Pyramidenzelle und der bedornten Sternzelle enden. Beachte auch die bevorzugten Positionen der verschiedenen synaptischen Kontakte in einzelnen Schichten des Cortex.

Allgemeine Gliederung des Isocortex

Mit Hilfe der histologischen Merkmale der Hirnrinde, wie sie hier dargestellt wurden, ist es möglich, den Isocortex in einzelne Areale einzuteilen. Die bekannteste Gliederung des Isocortex aufgrund von Nissl-Präparaten stammt von KORBINIAN BRODMANN und wurde schon 1909 in einer zusammenfassenden Darstellung publiziert. Obwohl die Hirnkarte des Menschen nach *Brodmann* (Abb. 13.**35**) inzwischen zahlreiche Korrekturen erfahren hat und im Detail sicher Bedenken angemeldet werden müssen, gibt sie auch noch heute einen wichtigen ersten Einblick in die areale Gliederung des Cortex. Die von v. ECONOMO und KOSKINAS 1925 publizierte Hirnkarte des Menschen (Abb. 13.**36**) zeigt in vielen Bereichen Übereinstimmungen, aber auch Abweichungen von der Brodmannschen Hirnkarte.

Beide Versionen weisen eine komplizierte Nomenklatur und eine verwirrende Vielfalt von Grenzen und Arealen auf. Einige grundsätzliche Überlegungen helfen, Ordnung in diese Vielfalt zu bringen.

Eine Reihe von isokortikalen Arealen zeigt besonders intensive afferente Verbindungen von thalamischen Kerngebieten her und erhält über diese Informationen aus Sinnesorganen. Diese Areale werden als *sensorische Primärgebiete* bezeichnet. Zu den sensorischen Primärgebieten zählen die Areae 3, 1 und 2 im Gyrus postcentralis, die Area 41 auf den Heschlschen Querwindungen des Temporallappens und die Area 17 im Bereich des Sulcus calcarinus des Okzipitallappens (Arealnomenklatur nach Brodmann). Es wäre jedoch falsch zu sagen, nur diese isokortikalen Regionen würden thalamische Afferenzen enthalten, da Faserbahnen aus dem Zwischenhirn zu fast allen isokortikalen Regionen ziehen. In den isokortikalen Primärgebieten sind jedoch die thalamischen Afferenzen besonders stark ausgebildet. Eine beidseitige Zerstörung der sensorischen Primärgebiete führt zu einem Ausfall der bewußten Wahrnehmung von Sinnesqualitäten, nicht aber zu einem Ausfall von Reflexen auf subkortikalem Niveau. Die Ausfälle werden unter dem Begriff *Agnosie* zusammengefaßt. Eine Zerstörung der Area 41 führt z. B. zu einer *akustischen Agnosie,* der sogenannten Seelentaubheit, eine entsprechende Zerstörung der Areae 3, 1 und 2 zu einer *taktilen Agnosie* und im Falle der Area 17 zu einer *visuellen Agnosie,* der sogenannten Seelenblindheit. In allen Fällen erzeugen jedoch Reizungen durch die entsprechenden Sinnessysteme subkortikale Reflexantworten. Bei einem Knall kommt es zu einem schreckhaften Zusammenzucken, bei Hautläsionen zu einem Zurückziehen des betroffenen Körperteils. Dieser Schmerzreflex ist z. B. auch bei einer völligen Zerstörung der Hirnrinde, dem apallischen Syndrom, noch erhalten.

Die Area 4 nach Brodmann, die im Gyrus praecentralis liegt, wird als *motorisches Primärgebiet* bezeichnet. Von ihr geht ein allerdings kleiner Teil der Pyramidenbahn aus, die durch die Capsula interna zu Umschaltstellen im Rückenmark zieht.

In der Nähe der Primärgebiete liegen isokortikale Regionen, die neben thalamischen Verbindungen zahlreiche Verschaltungen mit Primärgebieten und anderen Arealen über kortikale Fasern aufweisen. Man bezeichnet diese Bereiche als Sekundär- und Assoziationsgebiete. Bei Zerstörung eines Areals des Assoziationskortex kommt es oft zu keinen oder keinen einfach festzustellenden motorischen und sensorischen Ausfällen.

Sekundärfelder sind isokortikale Areale, die neben Primärfeldern liegen. Wie die Supplementärfelder sind sie von kleinerer Ausdehnung als ihre entsprechenden Primärfelder und zeigen ebenfalls eine komplette somatotopische Repräsentation.

Assoziationsfelder kann man von Sekundärfeldern dadurch unterscheiden, daß sie in wesentlich höherem Maße als jene polymodalen, d. h. aus verschiedenen Sinnessystemen stammenden Einflüssen unterliegen. Diese Abgrenzung ist zwar fließend und unscharf, spiegelt aber eine funktionelle Hierarchie der verschiedenen Hirnrindenfelder wieder, die auch entwicklungsgeschichtlich von Bedeutung ist.

Bei der Beobachtung der Anteile sekundärer und assoziativer isokortikaler Areale der Parietal-, Temporal- und Okzipitallappen in der Phylogenese wurde eine relative und absolute Vergrößerung der Sekundär- und Assoziationsareale festgestellt (Abb. 13.**37**). Es scheint der Ausbau kortikokortikaler Verknüpfungen ein entscheidender Schritt bei der Evolution des Neenzephalons zu sein. Die Einteilung des Isocortex in Primär- und Assoziationsgebiete erlaubt daher eine erste Gliederung der für den Anfänger verwirrenden Vielfalt kortikaler Areale.

Supplementärfelder sind isokortikale Areale, die neben den Primärfeldern liegen und wesentlich kleiner als diese sind. Sie zeigen wie die Primärfelder eine komplette Repräsentation einer Körperhälfte.

Allgemeine Gliederung des Isocortex

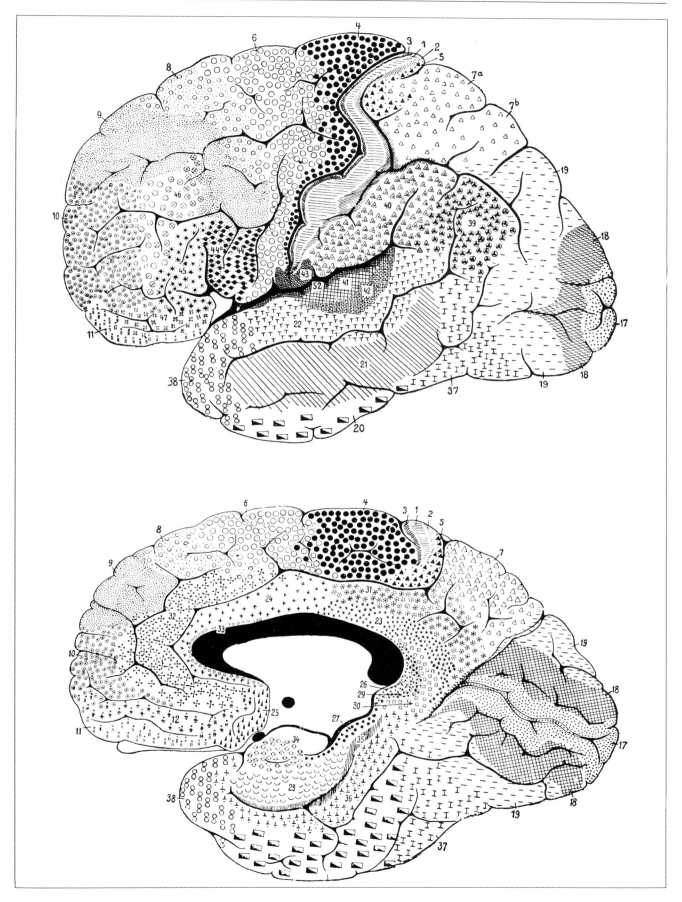

Abb. 13.**35 Hirnkarte der einzelnen allo- und isokortikalen Areale der menschlichen Hirnrinde** nach *Brodmann* (1909).

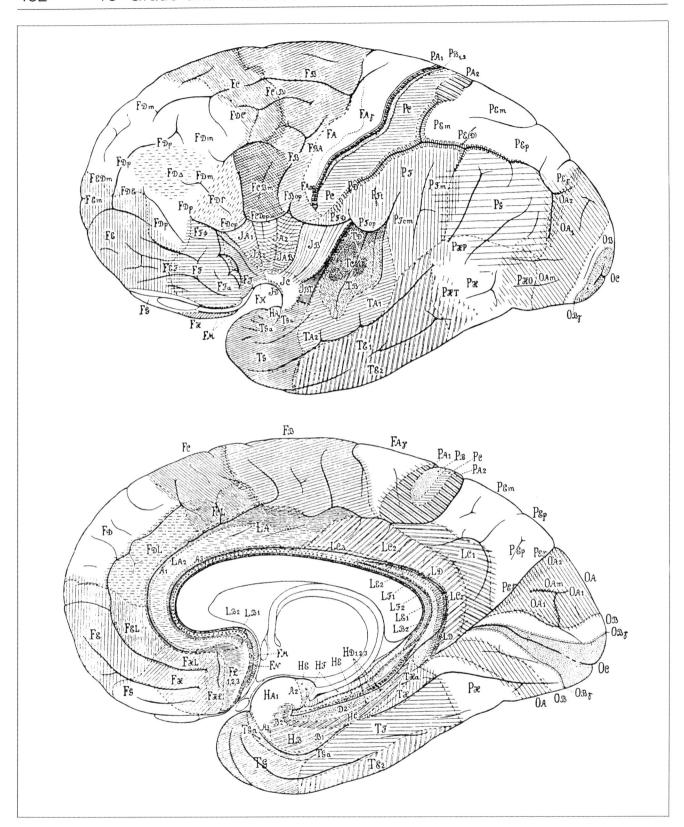

Abb. 13.**36** **Hirnkarte der einzelnen allo- und isokortikalen Areale der menschlichen Hirnrinde** nach v. Economo u. Koskinas (1925).

Abb. 13.**37** **Relative Vergrößerung der isokortikalen Sekundär- und Assoziationsgebiete (gelb) im Parietal-, Temporal- und Okzipitallappen** bei einer Reihe von Insektivoren und Primaten.
Alle Gehirne sind auf gleiche Länge gebracht, um die relativen Größenänderungen zu verdeutlichen. Die frontalen Assoziationsgebiete sind nicht dargestellt.

Allgemeine Gliederung des Isocortex

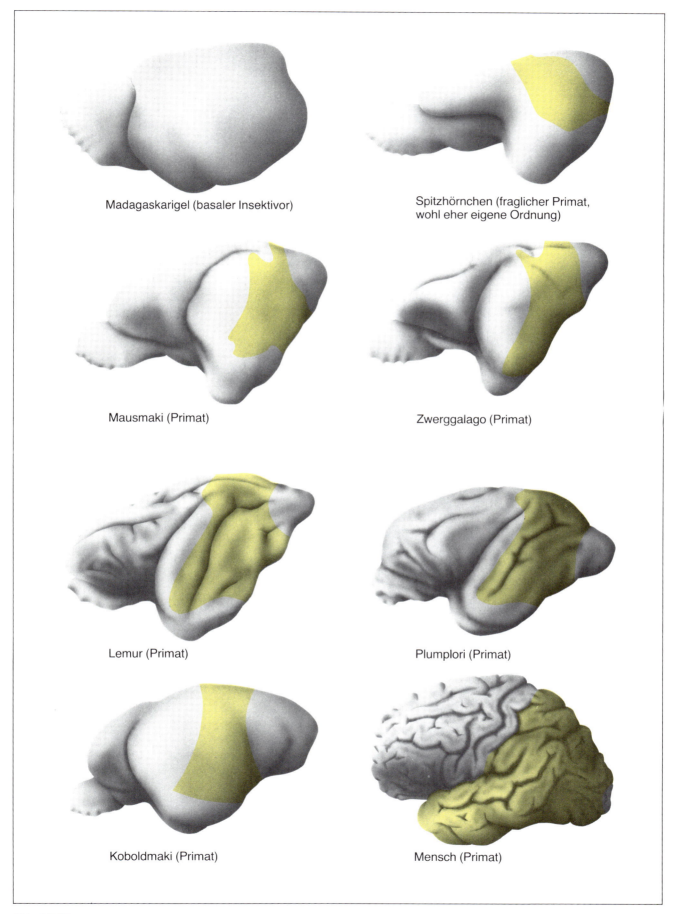

Abb. 13.37

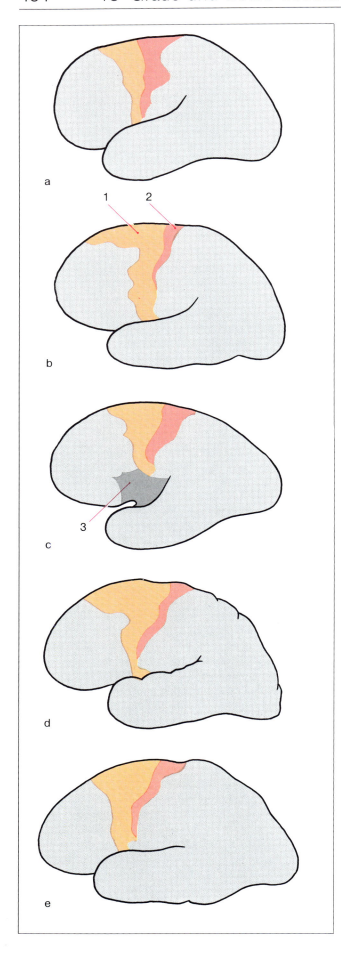

Areale des Isocortex

Lobus frontalis

Area 4

Die *Area 4* (Abb. 13.**29b** u. 13.**38**) ist das primäre motorische Feld des Isocortex. Sie liegt im Gyrus praecentralis und reicht bis tief in den Sulcus centralis hinein. Auf der medialen Hemisphärenfläche wird die Area 4 vom Sulcus cinguli begrenzt. Jede einzelne Muskelgruppe der kontralateralen Körperhälfte ist in der Area 4 durch eine größere oder kleinere Nervenzellpopulation repräsentiert. Dabei wird die Topologie der Muskelgruppen beibehalten *(Somatotopik)*, so daß eine allerdings in den Proportionen verzerrte Körperkontur auf der Hirnrinde entsteht („Homunculus", Abb. 13.**39**). Da z. B. die Feinmotorik der Finger beim Menschen besonders ausgebildet ist, nimmt die kortikale Fingerrepräsentation eine wesentlich größere Fläche auf der Hirnrinde ein als es den Proportionen der Finger entsprechen würde. Der Rumpf ist mit seiner Muskulatur dagegen nur auf einem verhältnismäßig kleinen kortikalen Areal vertreten.

Die Area 4 zeigt eine laminäre Kortexgliederung, die einige Besonderheiten aufweist. Zunächst einmal ist keine deutliche innere Körnerschicht nachweisbar. Man spricht daher von einer *agranulären Rinde*. Außerdem enthält die innere Pyramidenschicht (Lamina V) unter anderem 30000–40000 (weniger als 1–2% aller Pyramidenzellen) Riesenpyramidenzellen, die *Betzschen Riesenzellen*. Diese kommen nicht nur beim Menschen, sondern auch bei einer ganzen Reihe anderer Säugetiere (aber keineswegs bei allen!) vor und charakterisieren so die Area 4. Im Gegensatz zu den üblichen Pyramidenzellen, bei denen die basalen Dendriten von einigen wenigen an den Ecken des Perikaryons gelegenen Dendritenschäften ausgehen, ist der ganze Umfang eines Betz-Zell-Perikaryons von zahlreichen Dendriten besetzt (Abb. 13.**40**). Die Dendritenbäume der Betz-Zellen erstrecken sich bis zu 2 mm vom Perikaryon weg und überdecken typischerweise keinen symmetrischen Bereich wie die anderen Pyramidenzellen, sondern zeigen eine Ausdehnung ihrer Dendriten in eine bevorzugte Richtung (Abb. 13.**41**). Die apikalen und basalen Dendriten der Betz-Zellen bilden mit den entsprechenden Dendriten der

Abb. 13.38 Lage und Ausdehnung der motorischen Areale Area 4 und Area 6 im menschlichen Gehirn nach verschiedenen Untersuchern (**a** *Brodmann* 1909, **b** *Sanides* 1962, **c** *v. Economo* u. *Koskinas* 1925, **d** *Vogt* u. *Vogt* 1919, **e** *Sarkissow* u. Mitarb. 1925). Die Lage dieser Areale ist bei allen Autoren vergleichbar; die Ausdehnung zeigt jedoch Unterschiede, die auf methodische Probleme, aber auch auf interindividuelle Unterschiede der verschiedenen Gehirne zurückgeführt werden können.
1 Area 6
2 Area 4
3 Inselrinde

Areale des Isocortex

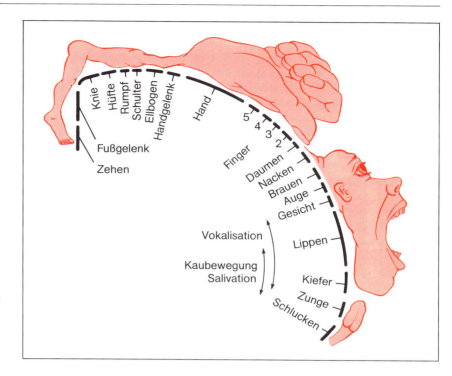

Abb. 13.**39 Repräsentation des Körpers auf dem Gyrus praecentralis** (motorischer „Homunculus"). Die Größe der einzelnen Körperteile entspricht der Größe der diesen Teilen zugeordneten Kortexabschnitte (nach *Penfield* u. *Rasmussen* 1950).

üblichen Lamina V-Pyramiden *Dendritenbündel,* wie sie auf S. 457 bis 458 näher besprochen werden. Die Axone der Betz-Riesenzellen ziehen ohne synaptische Umschaltung bis ins Vorderhorn der verschiedenen Rückenmarkssegmente und enden an den Dendriten von Motoneuronen und Interneuronen.

In der Basis des Gyrus praecentralis findet man ein weiteres agranuläres, motorisches Feld, das eine komplette Repräsentation der kontralateralen Körperhälfte auf kleinstem Raum zeigt. Dieses Areal wird als *sekundäres motorisches Feld* bezeichnet.

Subkortikale **Afferenzen** kommen von der lateralen Kerngruppe des Thalamus (Nuclei ventrooralis, lateropolaris, fasciculosus, dorsooralis) zur Area 4. Über diesen Weg ist das extrapyramidale System an den kortikalen Anteil des Pyramidensystems angeschlossen. Beide Systeme bilden somit eine funktionelle Einheit, und es wird daher zu Recht in der neueren Originalliteratur immer häufiger diese sehr schematische Trennung des motorischen Systems in zwei Komponenten angezweifelt. Die umfangreichsten Afferenzen erhält die Area 4 jedoch über *Assoziationsfasern* vom primären somatosensorischen Cortex. Die detaillierten Beziehungen zwischen Arealen der Gyri prae- und postcentralis werden bei der Besprechung der Areae 3, 1 und 2 dargestellt (s. S. 437 bis 440). Weitere kortikale Afferenzen kommen aus den Areae 5, 6, 8, 18, 19, 40 und aus dem motorischen Supplementärfeld. Die wichtigste *subkortikale* **Efferenz** verläßt als Teil der Pyramidenbahn die Area 4, zieht durch die Capsula interna und endet als *Tractus corticonuclearis* meist an den kontralateralen, z. T. aber auch an ipsilateralen (z. B. Stirnanteil des Nucleus n. facialis) motorischen Hirnnervenkernen. Die *Fibrae corticospinales* bilden einen weiteren Anteil der Efferenz der

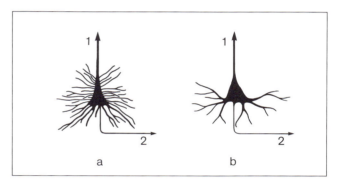

Abb. 13.**40 Vergleich der perikaryennahen Bereiche** des Dendritenbaums einer Betz-Zelle (**a**) und einer großen Pyramidenzelle (**b**) in der Golgi-Versilberung (nach *Scheibel* u. *Scheibel* 1978).
1 apikaler Dendrit
2 Neurit

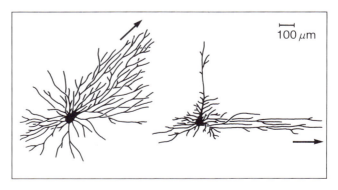

Abb. 13.**41 Asymmetrische Ausbreitung der Dendritenbäume** von zwei Betz-Zellen (nach *Scheibel* u. *Scheibel* 1978).

Area 4, die *Pyramidenbahn*. Sie ziehen ohne synaptische Umschaltung bis zu den Nervenzellen des Eigenapparates und des Vorderhorns der Medulla spinalis, wo sie in den entsprechenden Segmenten enden. Es muß ausdrücklich betont werden, daß die Pyramidenbahn aus der Area 4 nur einen Teil ihrer Axone erhält. Weitere Quellen für die in der Pyramidenbahn enthaltenen Nervenfasern sind die frontalen Areale rostral der Area 4 (z. B. Areae 6 und 8) und die Areae 3, 1, 2 (primärer somatosensorischer Cortex) und 5 des parietalen Cortex. Der *Tractus frontopontinus* wird teilweise aus Efferenzen der Area 4 gebildet und endet an den Nuclei pontis. Weitere subkortikale Efferenzen ziehen zu Kerngebieten des Dienzephalons (Nuclei mediales, intralaminares, laterales und reticularis thalami; Zona incerta, Nucleus subthalamicus, Nucleus caudatus, Putamen) und des Mesencephalons (Substantia nigra, Nucleus ruber).

Zahlreiche *kortikale Efferenzen* verlassen die Area 4 und ziehen in den kurzen und langen Assoziationsbündeln der weißen Substanz zu praktisch allen anderen isokortikalen Arealen.

Die Area 4 ist die wichtigste kortikale Region für die *Willkürmotorik* des Menschen. In Zusammenarbeit mit anderen Kortexregionen entstehen Bewegungsmuster, die bis zu einer Sekunde vor einer Bewegung als elektrische Aktivität der Nervenzellen schon nachweisbar sind. Kleinere Verletzungen der Area 4 führen zu Ungeschicklichkeit bei Bewegungen und zu Verlängerung der Reaktionszeit. Größere Läsionen erzeugen Lähmungen einzelner kontralateraler Muskelgruppen oder der ganzen kontralateralen Körperhälfte (Hemiplegie). Im Gegensatz zu Zerstörungen der gemeinsamen motorischen Endstrecke, die zu schlaffen Lähmungen führen, treten bei Läsion der Area 4 nach einem initialen Stadium (Schockstadium mit schlaffen Lähmungen) spastische Lähmungen mit pathologischen Reflexen auf („Pyramidenbahnzeichen", z. B. Babinski-Reflex). Es soll jedoch betont werden, daß Läsionen der Pyramidenbahn wesentlich häufiger sind als pathologische Prozesse in der Area 4.

Motorisches Supplementärfeld

Rostral der Area 4 liegt auf der medialen Hemisphärenfläche ein weiteres motorisches Areal, das bei Reizexperimenten ebenso wie die Area 4 eine komplette Repräsentation der kontralateralen Körperhälfte aufweist. Dieses Feld wird als *motorisches Supplementärfeld* bezeichnet. Im Gegensatz zur Area 4 erlaubt es jedoch nur die Auslösung relativ grob lokalisierter Reizantworten. Es ist bis heute noch nicht gelungen, diesem vor allem von Neurochirurgen beschriebenen Areal einen kortikalen Bezirk mit typischer Zytoarchitektonik zuzuordnen. Bei elektrophysiologischen Untersuchungen lassen sich motorische Antworten bis hinab zum Sulcus cinguli oder bis zur Kuppe des Gyrus cinguli hin auslösen. Anatomische Untersuchungen dieser Region zeigen ein Gebiet mit isokortikaler Struktur vom agranulären Typ. Das motorische Supplementärfeld hat efferente Bahnen zu den ipsi- und kontralateralen Areae 4 und zur Area 6.

Area 6

Die *Area 6* liegt als agranuläres Feld rostral der Area 4 im Lobus frontalis (Abb. 13.**38**). Die Rinde ist schmäler als in Area 4 und enthält keine Betzschen Riesenpyramiden. Eine genaue zytoarchitektonische Abgrenzung dieses Areals, das die Ergebnisse verschiedener Untersucher widerspruchslos vereinen könnte, ist bis heute nicht möglich (Abb. 13.**38**). Über diese Diskrepanzen sollte jedoch nicht vergessen werden, daß alle Untersucher die Existenz und prinzipielle Position der Area 6 akzeptieren. Die in Abb. 13.**38** zu erkennenden Differenzen können, außer auf methodische Probleme auch auf interindividuelle Variabilität zwischen den Gehirnen verschiedener Menschen zurückgeführt werden.

Die Area 6 weist prinzipiell die gleichen afferenten und efferenten Verbindungen wie die Area 4 auf.

Die Area 6 und 8 der Brodmannschen Hirnkarte (Abb. 13.**35**) werden auch unter dem Begriff prämotorischer Cortex zusammengefaßt. Zytoarchitektonisch sind sie als agranuläre Felder vom präfrontalen Cortex abgrenzbar und können durch das Fehlen Betzscher Riesenpyramiden auch von der Area 4 unterschieden werden.

Isolierte Läsionen der Area 6 sind sehr selten. Treten sie auf, so kommt es zu auffälligem Nachfassen beim Versuch, Gegenstände zu ergreifen. Auch scheint das Zupacken auffällig verstärkt. Diese Symptome werden als „Greif-Reflex" bezeichnet. Neuere Untersuchungen sprechen aber auch für eine Rolle des motorischen Supplementärfeldes beim Auftreten des Greif-Reflexes.

Frontales Augenfeld

Im kaudalen Bereich des Gyrus frontalis medius kann ein kortikales Feld gefunden werden, das als *frontales Augenfeld* bezeichnet wird (Abb. 13.**42**). Einseitige elektrische Reizung dieser Region führt zu konjugierten horizontalen Bewegungen der Augen zur Gegenseite (Prevostsches Zeichen). Wird diese Region durch eine Erkrankung beidseitig zerstört, so tritt ein Verlust der willkürlichen Augenbewegungen auf. Das frontale Augenfeld kann nach seiner Position als Teil der Area 8 der Brodmannschen Hirnkarte bestimmt werden (Abb. 13.**35**) und ist damit zytoarchitektonisch ein agranuläres Feld.

Afferenzen erhält das frontale Augenfeld über die Fasciculi fronto-occipitalis inferior und longitudinalis superior aus den Areae 17, 18 und 19 des Okzipitallappens über zahlreiche synaptische Umschaltungen. Die **Efferenzen** des frontalen Augenfeldes schließen sich dem Tractus corticonuclearis als Bestandteil dieser Projektionsbahn an und gelangen wahrscheinlich über Interneurone an die Motoneurone des Nucleus n. oculomotorii beider Seiten und des Nucleus n. abducentis der kontralateralen Seite. Das frontale Augenfeld kann dadurch die zu den Mm. recti medialis et lateralis ziehenden Axone der entsprechenden Seite inhibieren. Diese Inhibition der jeweiligen Antagonisten ermöglicht dann eine konjugierte Augenbewegung in der Horizontalen.

Brocasches Sprachzentrum

Das *Brocasche Sprachzentrum* liegt auf den Partes opercularis und triangularis des Gyrus frontalis inferior, unmittelbar basal vom frontalen Augenfeld und dorsal der Fissura lateralis (Abb. 13.**42**). Das Brocasche Sprachzentrum ist ein motorisches Areal mit einer Lamina granularis interna. Diesem Areal entsprechen die Felder 44 und 45 der Brodmannschen Hirnkarte (Abb. 13.**35**). Es ist auf beiden Hemisphären zytoarchitektonisch nachweisbar, auch wenn es bei den meisten Menschen nur auf der linken Hemisphäre für die Sprachmotorik aktiv ist. Die Faserverbindungen und die Funktion des Broca-Zentrums werden im Zusammenhang mit allen anderen, für die Sprache wichtigen isokortikalen Gebieten auf den S. 453 bis 455 besprochen.

Präfrontaler Isocortex

Der rostral der bisher besprochenen Areale liegende Isocortex des Lobus frontalis wird unter dem Begriff *präfrontaler Isocortex* zusammengefaßt. Er enthält die Brodmannschen Areae 9–11 und 46–47 (Abb. 13.**35**) und zeigt zytoarchitektonisch eine gut ausgeprägte innere Körnerschicht (granulärer Frontalcortex). Auch die auf der medialen Hemisphärenfläche gelegenen Areale des vorderen Gyrus cinguli (s. S. 415ff.) werden wegen ihrer Verbindungen und Funktion in der neueren Literatur zum präfrontalen Cortex gezählt. Eine Zuordnung zum Isocortex ist aber bei vergleichend-anatomischer Betrachtung nicht für alle diese Areale des Gyrus cinguli problemlos möglich. Nimmt man dieses Merkmal als Charakteristikum des präfrontalen Isocortex, so kann eine absolute und relative Vergrößerung dieser Region in einer aufsteigenden Primatenreihe beobachtet werden (Abb. 13.**43**). Aufgrund solcher vergleichend-anatomischen Betrachtungen und durch Beobachtungen klinischer Fälle muß man dem präfrontalen Isocortex entscheidenden Anteil an höheren geistigen und psychischen Leistungen zusprechen. Jede, vor allem beidseitige Zerstörung dieser Region führt zu schweren Persönlichkeitsveränderungen beim Menschen, aber auch bei Versuchstieren (z. B. höheren Primaten). Initiative, Konzentrationsfähigkeit und Ausdauer sind schwer beeinträchtigt. Infantiles Verhalten wird ebenfalls beobachtet.

Der präfrontale Isocortex erhält *subkortikale* **Afferenzen** aus den Nuclei mediales thalami über den Pedunculus thalami anterior. Die wesentlich zahlreicheren *kortikalen Afferenzen* gelangen über *Assoziationsbahnen* aus allen ipsilateralen isokortikalen Regionen zum

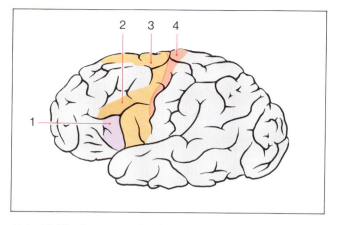

Abb. 13.**42 Lage und Ausdehnung des frontalen Augenfeldes** und **des motorischen Sprachzentrums** von *Broca* beim Menschen.
1 motorisches Sprachzentrum von Broca
2 frontales Augenfeld
3 Area 6
4 Area 4

präfrontalen Isocortex. Er enthält aber auch Afferenzen über das Corpus callosum von isokortikalen Regionen der kontralateralen Seite entweder in Form von *Kommissurenfasern* oder als *Assoziationsfasern* auch vom kontralateralen parietalen, okzipitalen und temporalen Isocortex. Dies bedeutet, daß das Corpus callosum nicht nur echte, d. h., homotope Kommissurensysteme enthält.

Neben den schon bei den Afferenzen beschriebenen Regionen schickt der präfrontale Isocortex auch **Efferenzen** zu den Nuclei intralaminares thalami und der Formatio reticularis des Rhombenzephalons.

Bei einer Reihe psychischer Erkrankungen (z. B. Schizophrenie) und bei schwersten, sonst nicht zu behandelnden Schmerzzuständen wurde in der Vergangenheit ein neurochirurgischer Eingriff durchgeführt, der als präfrontale Leukotomie bezeichnet wird. Bei diesem Eingriff werden sämtliche Assoziationsbahnen vom und zum rostralen Teil des Lobus frontalis beidseitig durchschnitten. Schmerz wird danach noch wahrgenommen, aber nicht mehr als peinigend empfunden. Halluzinationen treten ebenfalls noch auf, aber ohne den Patienten zu quälen. Motorische Ausfälle sind meist nicht zu beobachten, aber die oben geschilderten schwersten Persönlichkeitsveränderungen machen diese Operation zu einem mit dem ärztlichen Ethos wohl kaum zu vereinbarenden Eingriff.

Lobus parietalis

Areae 3, 1 und 2

Der *primäre somatosensorische Cortex* liegt im Gyrus postcentralis. Das am weitesten rostral in der hinteren Wand des Sulcus centralis gelegene Gebiet ist die Area 3, gefolgt von der Area 1. Am weitesten kaudal liegt die Area 2 (Abb. 13.**35**). Der primäre somatosensori-

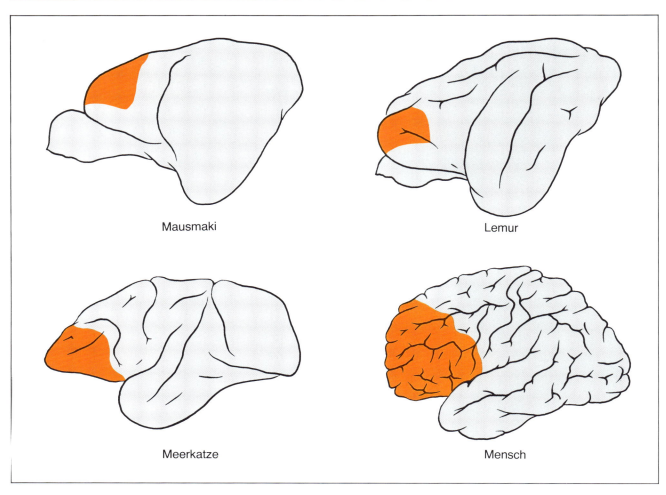

Abb. 13.**43** **Lage und relative Größe des lateralen, präfrontalen Isocortex** (orange) in einer aufsteigenden Primatenreihe. Alle Gehirne sind auf gleiche Länge gebracht, um die relativen Größenänderungen zu verdeutlichen.

sche Cortex zeigt die typische Gliederung des Isocortex in sechs Schichten mit einer deutlich ausgeprägten inneren Körnerschicht *(Koniocortex)*. Dies unterscheidet ihn klar vom agranulären Cortex der Area 4. Außerdem enthalten die Areae 1 und 2 keine Betz-Zellen. Die Area 3 hat in ihrem kaudalen Teil (Area 3b) eine deutlich höhere Packungsdichte der Körnerzellen in der Lamina IV als die Areae 1 und 2. Alle drei Areale des primären somatosensorischen Cortex unterscheiden sich aber nicht nur zytoarchitektonisch, sondern zeigen auch den morphologischen Grenzen entsprechende funktionelle Unterschiede.

Eine genauere zytoarchitektonische und funktionelle Analyse der *Area 3* ergibt, daß dieses isokortikale Feld in einen kleineren rostralen und damit unmittelbar an die Area 4 angrenzenden Teil, die *Area 3a,* und in einen an die Area 1 angrenzenden Teil, die *Area 3b* eingeteilt werden muß. Die morphologische Betrachtung der Area 3a zeigt, daß es sich hierbei um ein Gebiet handelt, das sowohl Merkmale der Area 4 (zahlreiche Pyramidenzellen in einer breiten Lamina V) als auch der Area 3b (Lamina granularis interna) besitzt. Eine Zuordnung der Area 3a zu einer der rostral und kaudal angrenzenden Regionen ist jedoch nicht sinnvoll, da die Area 3a nicht so dicht gelagerte Betzsche Riesenzellen wie die Area 4 enthält und sie eine sehr viel schmälere innere Körnerschicht mit einer niedrigeren Packungsdichte als die Area 3b hat. Diesem morphologischen Charakter einer Mischregion entspricht auch die Funktion, da in der Area 3a sowohl somatosensorische Informationen aus dem Nucleus ventrocaudalis thalami ankommen, als auch motorische Reaktionen durch Reizung in der Area 3a (wahrscheinlich via Area 4) ausgelöst werden können. Diese besondere morphologische Struktur der Area 3a ist auch für vergleichend-anatomische Betrachtungen von Bedeutung, da bei Marsupialia eine Kortexregion für die Somatosensorik und *Motorik* gefunden wurde und bei Rodentia die kortikale Repräsentation der hinteren und vorderen Extremitäten ebenfalls ein sensomotorisches Mischfeld ist. In der Area 3a kommen überwiegend Afferenzen aus Muskelspindeln an. Diese erreichen auch die Areae 4 (!), 3b, 1 und 2, aber mit einer deutlich geringeren Dichte.

Im primären somatosensorischen Cortex (Areae 3, 1 und 2) ist ebenso wie in der Area 4 die kontralaterale Körperseite somatotopisch genau repräsentiert (Abb. 13.**44**). Auf der medialen Hemisphärenfläche bis hinab

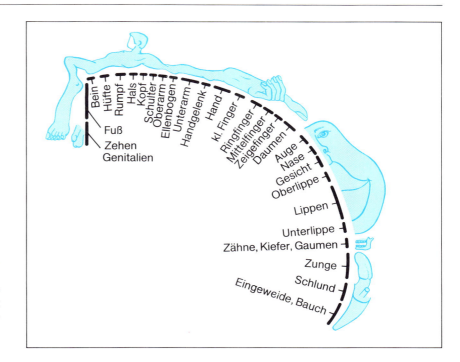

Abb. 13.**44 Repräsentation des Körpers auf den Gyrus postcentralis** (sensorischer „Homunculus"). Die Größen der einzelnen Körperteile entspricht der Größe der diesen Teilen zugeordneten Kortexabschnitte (nach *Penfield* u. *Rasmussen* 1950).

zum Sulcus cinguli sind die Genitalien und der Fuß abgebildet, an der Mantelkante das Bein, gefolgt von Rumpf, Hinterkopf, Arm und Hand. Weit lateral sind Gesicht, dann Zähne, Zunge, Pharynx und bis in die Fissura lateralis hinein Eingeweide repräsentiert. Es entsteht also ebenso wie im motorischen Cortex ein Homunculus. Die in ihren Proportionen verzerrte Darstellung kommt dadurch zustande, daß die Größe der kortikalen Repräsentation direkt von der Rezeptordichte in der Peripherie bestimmt wird. Die Lippen und Finger sind daher wegen ihrer hohen Rezeptordichte in einem besonders großen kortikalen Bereich vertreten.

Diese ursprünglich für den ganzen primären somatosensorischen Cortex gültige Konzeption eines Homunculus muß jedoch modifiziert werden. Neuere elektrophysiologische Versuche an Primaten haben gezeigt, daß die Areae 3a, 3b, 1 und 2 sich auch hinsichtlich der Repräsentation spezieller Rezeptoren unterscheiden. Die Area 3b erhält vorwiegend Informationen aus langsam adaptierenden, kutanen Mechanorezeptoren (Merkel-Tastscheiben, Ruffini-Körperchen), die Area 1 aus schnell adaptierenden, kutanen Mechanorezeptoren (Meissnersche Tastkörperchen, Vater-Pacini-Körperchen) und die Area 2 aus Rezeptoren der Tiefensensibilität in Gelenken (Abb. 13.**45**). Damit kann das Konzept eines einzigen Homunculus, wie es von PENFIELD u. RASMUSSEN (1950) vorgeschlagen wurde (Abb. 13.**44**) und bis heute machmal als vollständige Erklärung der Somatotopik angeboten wird, nicht mehr vertreten werden. Einige Körperregionen sind zweimal, andere noch häufiger im primären somatosensorischen Cortex repräsentiert. Der eine Homunculus muß durch mehrere Homunculi, die verschiedene Modalitäten enthalten, ersetzt werden. Der Körper des Menschen ist im primären somatosensorischen Cortex somatotopisch und multipel repräsentiert.

Zytoarchitektonisch und funktionell können in den drei Arealen Zellsäulen nachgewiesen werden, die vertikal durch alle Schichten hindurchgehen und einen Durchmesser von 200–800 µm haben. Jede einzelne Zellsäule ist einem spezifischen Rezeptortyp zugeordnet und erhält im Bereich der Lamina IV nur von diesem afferente Fasern. Näheres zur vertikalen Organisation im Cortex s. S. 456 bis 459.

Die wichtigsten *subkortikalen* **Afferenzen** kommen aus den Hinterstrangbahnen des Rückenmarks über die Nuclei gracilis und cuneatus, aus dem Trigeminuskomplex und, nach synaptischer Umschaltung des Lemniscus medialis in den Nuclei ventrocaudalis und dorsocaudalis thalami, über die Capsula interna zu den Areae 3b, 1 und 2. Die Area 3a erhält hauptsächlich aus dem mittleren Teil der Nuclei laterales (Nucleus ventrointermedius) thalami Afferenzen.

Die Areae 3a, 1 und 2 (aber nicht 3b) erhalten *kortikale Afferenzen* über kurze Assoziationsbahnen aus

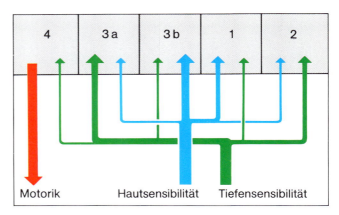

Abb. 13.**45 Schematische Darstellung der rezeptorspezifischen Afferenzen** und ihrer Verteilung auf die Areae 4, 3a, 3b, 1 und 2.

der Area 4. Über den Fasciculus longitudinalis superior kommen afferente Fasern aus dem Frontallappen und den Areae 18 und 19 des Okzipitallappens zum primären somatosensorischen Cortex. Aber auch der temporale und zinguläre Cortex ist mit den somatosensorischen Arealen verbunden. Besonderheiten der kommissuralen Verbindungen werden im Zusammenhang mit anderen Aspekten der Kommissurensysteme auf S. 461 bis 462 dargestellt.

Zahlreiche *subkortikale* **Efferenzen** verlassen den somatosensorischen Cortex. Sie ziehen zu Teilen der Nuclei intralaminares thalami, vor allem aber zu den Nuclei ventrocaudales thalami. Dadurch entsteht eine reziproke Verbindung zwischen dem Gyrus postcentralis und den Nuclei ventrocaudales. Auch zum Nucleus medialis des Pulvinars und zum Nucleus medialis des Corpus geniculatum mediale sind Efferenzen bekannt. Weitere subkortikale Efferenzen projizieren zu den extrapyramidal-motorischen Kerngebieten des Di- und Mesencephalons (Zona incerta, Corpus striatum, Substantia nigra). Die längsten Bahnen ziehen zu den Nuclei pontis und ins Rückenmark.

Kortikale Efferenzen der Area 1 und 2 zur Area 4 sind wichtig, da sie die oben beschriebenen Afferenzen aus der Area 4 zu einem reziproken System ergänzen, das einen sensomotorischen Informationsaustausch ermöglicht. Die Area 3b projiziert nicht zur Area 4. Die Areae 3b, 1 und 2 schicken aber kortikale Efferenzen zum supplementär-motorischen Cortex. Außerdem sind jeweils die Areae 3a mit 1 und 3b mit 2 über kurze Assoziationsfasern reziprok verbunden. Abb. 13.**46** faßt schematisch diese Beziehungen zusammen. Über den Fasciculus frontooccipitalis inferior ist der somatosensorische Cortex mit dem präfrontalen Cortex verbunden. Die anderen langen Assoziationsbahnen, die schon bei den kortikalen Afferenzen besprochen wurden, enthalten ebenfalls efferente Anteile.

Umschriebene Läsionen der Areae 3, 1 und 2 führen zu Ausfällen der Oberflächen- und Tiefensensibilität. Die Empfindungen über die räumlichen Positionen z. B. von Extremitäten oder Fingern sind gestört, zwei nahe beieinanderliegende Eindrücke auf der Haut werden nicht mehr als getrennt empfunden (fehlende Zwei-Punkt-Diskrimination), oder es treten Parästhesien auf. Bewußte Tastempfindungen sind nicht mehr möglich (taktile Agnosie).

Sekundäres (oder supplementäres) somatosensibles Areal

Am basalen Ende des Gyrus postcentralis liegt ein *sekundäres somatosensibles Areal,* das sich bis auf die obere Wand der Fissura lateralis erstreckt. Dieses Feld zeigt zytoarchitektonisch eine geringere Differenzierung als die Areae 3, 1 und 2. In diesem Feld kann noch einmal wie in den motorischen Sekundär- und Supplementärfeldern eine komplette Repräsentation der kontralateralen Körperhälfte gefunden werden. Ipsilaterale Afferenzen sind in geringerem Maße auch vorhanden. Das sekundäre Areal ist allerdings sehr viel kleiner als das primäre, daher ist auch die Auflösung der Peripherie bei der kortikalen Repräsentation sehr viel geringer.

Die afferente und efferente Verbindung sowie die Funktion des sekundären somatosensiblen Areals entsprechen denjenigen des Primärgebietes.

Areae 5 und 7

Die *Areae 5 und 7* nach Brodmann (Abb. 13.**35**) liegen kaudal vom Gyrus postcentralis und erstrecken sich bis zum Sulcus parieto-occipitalis. Auf der Lateralansicht werden beide Areale basal vom Sulcus intraparietalis begrenzt. Auf der medialen Hemisphärenfläche reichen sie etwa bis zum Sulcus cinguli hinab.

Zytoarchitektonisch zeigen beide Gebiete den typischen sechsschichtigen Isocortex (Cortex eulaminaris). Die innere Körnerschicht ist vorhanden, aber bei weitem nicht so stark ausgeprägt wie im Falle des somatosensiblen Koniocortex (Areae 3, 1 und 2).

Die genauen **afferenten** und **efferenten Verbindungen** dieser auch als *parietaler Assoziationscortex* bezeichneten Areale sind für den Menschen keineswegs hinreichend geklärt, da es nicht gesichert ist, ob die bei Primaten oder anderen Säugetieren als Areae 5 und 7 benannten Gebiete den gleichnamigen Regionen beim Menschen wirklich äquivalent sind. Es kann jedoch vermutet werden, daß die Areae 5 und 7 mit den Nuclei ventrocaudales thalami und dem Pulvinar reziprok verbunden sind. Außerdem scheinen die Areae 5 und 7 efferente Fasern über die Pyramidenbahn bis ins Rückenmark zu schicken; auch das Tegmentum mesencephali erhält Afferenzen aus dieser kaudalen parietalen Region. Ausgedehnte Verbindungen existieren mit allen anderen ipsilateralen isokortikalen Arealen über Assoziationsbahnen und über das Corpus callosum zu entsprechenden Arealen der kontralateralen Hemisphäre. Durch diese umfangreichen Faserverbindungen ist die morphologische Basis für assoziative Funktionen gesichert.

Nach einer Läsion dieser Gegend sind Patienten nicht mehr in der Lage, mit geschlossenen Augen Gegen-

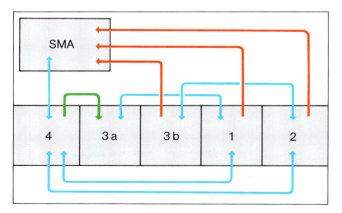

Abb. 13.**46 Kortikokortikale Verbindungen einiger motorischer und sensorischer Areale im Isocortex.**
SMA supplementärmotorisches Areal (nach *Jones* u. *Porter* 1980).

Areale des Isocortex 441

stände durch Betasten zu erkennen (Astereognosie), obwohl ein bewußtes Tastgefühl erhalten geblieben ist.

Lobus occipitalis
Area 17

Die *Area 17 (Area striata)* ist der *primäre visuelle Cortex*. Dieses Areal, die am eingehendsten untersuchte Rindenregion, findet man beim Menschen nahezu vollständig auf der medialen Hemisphärenseite. Es liegt im Sulcus calcarinus, in den Wänden des Sulcus und an der medialen Hemisphärenoberfläche unmittelbar ober- und unterhalb des Sulcus calcarinus. Kaudal dehnt es sich bis auf den Pol des Lobus occipitalis aus und greift nur in wenigen Fällen auch auf die laterale Hemisphärenfläche über. Die Verlagerung der Area striata von lateral, um den Okzipitalpol herum, fast ganz nach medial kann in einer aufsteigenden Primatenreihe gut beobachtet werden (Abb. 13.47).

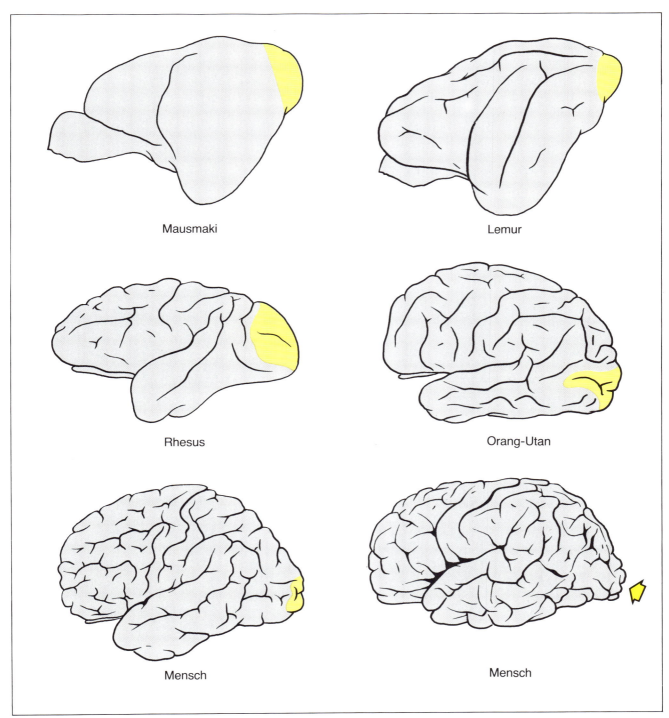

Abb. 13.**47 Lage und relative Größe der Area 17 (gelb) in einer aufsteigenden Primatenreihe**. Alle Gehirne sind auf gleiche Länge gebracht, um die relativen Größenänderungen zu verdeutlichen. Die Area 17 beim Menschen ist oft in dieser Lateralansicht nicht erkennbar (Pfeil).

Diese Lageänderung ist durch die zunehmende Vergrößerung der der Area striata vorgelagerten Assoziationskortices bedingt und somit ein Spiegel der Evolution des Neocortex, die zu einer besonderen Entfaltung der Assoziationsgebiete bei höheren Primaten und beim Menschen geführt hat.

Nicht nur zwischen verschiedenen Spezies, sondern auch innerhalb einer Art können beträchtliche Größenschwankungen der Area striata gefunden werden (Abb. 13.**48**). Dies erklärt auch die in Abb. 13.**35**, 13.**36** u. 13.**47** für das menschliche Gehirn dargestellten verschiedenen Ausdehnungen der primären Sehrinde.

Die Area 17 kann mit bloßem Auge auf frischen Hirnschnitten an einem schmalen weißen Streifen (daher auch die Benennung Area striata), dem *Gennari-Streifen*, erkannt und scharf von den benachbarten Arealen unterschieden werden. Etwa 3% des gesamten Cortex werden beim Menschen von der Area 17 eingenommen. Ihre Oberfläche schwankt zwischen 20 und 45 cm^2.

In der Area striata ist die Lamina IV besonders stark entwickelt. Die primäre Sehrinde kann daher mit den anderen sensorischen Arealen (primärer somatosensorischer und auditorischer Cortex) unter dem Begriff *Koniocortex* zusammengefaßt werden. Bezüglich des Aufbaus der einzelnen Schichten wird auf die allgemeine Struktur des Isocortex, wie sie auf den S. 423 bis 429 und 462 bis 464 geschildert wurde, verwiesen. In einigen Punkten weicht die Area striata in typischer Weise von der allgemeinen Struktur des Isocortex ab. In der primären Sehrinde ist eine sehr starke laminäre Differenzierung nachweisbar (Abb. 13.**49**), welche die der meisten anderen isokortikalen Areale übertrifft. Der schon erwähnte Gennari-(Vicq d'Azyr-)Streifen darf nicht mit dem äußeren Baillarger-Streifen, z. B. des primären somatosensorischen Cortex, verwechselt werden. Der Gennari-Streifen wird durch die myelinisierten, intrakortikalen Axonkollateralen der Pyramidenzellen der Laminae II und III gebildet, während der äußere Baillarger-Streifen durch die myelinisierten, thalamokortikalen Afferenzen verursacht wird. Als eine weitere Besonderheit enthält die Area 17 im Bereich der Lamina V sehr große, vereinzelt liegende Pyramidenzellen, die *Solitärzellen von Meynert*. Diese Perikarya sind an ihrer Basis ca. 30 µm breit und erreichen eine Höhe von ca. 50 µm. Sehr dicke Dendritenstämme gehen von den Ecken eines Perikaryons ab. Diese Dendriten enthalten sehr viele Neurofilamente und unterscheiden sich so von anderen Pyramidenzelldendriten, die überwiegend Mikrotubuli besitzen. Die Meynert-Zellen gleichen in ihrem hohen dendritischen Neurofilamentgehalt anderen großen Spezialzellen, den motorischen Vorderhornzellen und den Betz-Zellen. Im Golgi-Bild lassen sie einen basalen, auffallend wenig verzweigten Dendritenbaum erkennen (Abb. 13.**50**). Dieser verbreitert sich konisch zur Lamina VI hin und hört an der Mark-Rinden-Grenze abrupt auf. Die basalen Dendritenbäume mehrerer Zellen überlappen einander. Jeder Dendritenbaum hat einen Durchmesser von ca. 800 µm. Ein einzelner apikaler Dendrit zieht von jeder Zelle ohne Abzweigungen durch alle Schichten bis zur Lamina II, von wo aus er sich konisch bis in die Lamina I verzweigt. Die apikalen Dendritenbäume benachbarter Zellen überlappen einander nicht und haben einen Durchmesser

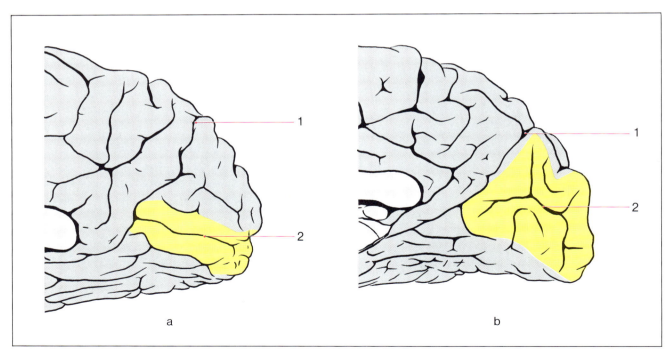

Abb. 13.**48 Unterschiedliche Ausdehnung der Area 17 (gelb) bei verschiedenen Menschen** (nach *Filimonoff* 1932).

1 Sulcus parietooccipitalis
2 Sulcus calcarinus

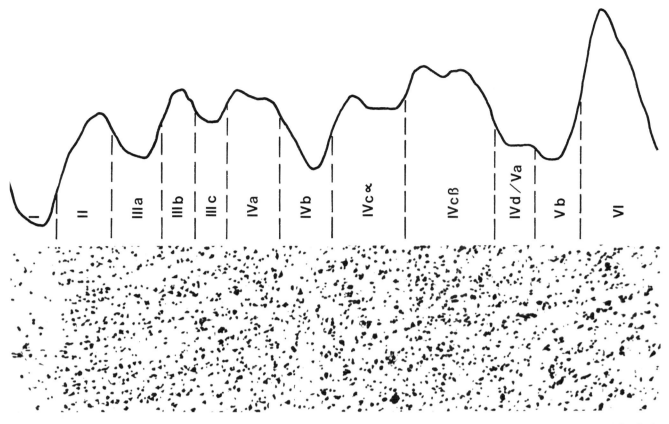

Abb. 13.49 Laminäre Differenzierung der Area 17 beim Menschen. Die Kurve über der Mikrophotographie eines Ausschnittes aus der Area 17 zeigt das Ergebnis einer Messung, bei der die Größe der Packungsdichte der Projektionsflächen aller Zellen an der Höhe der Amplitude der Meßkurve erkennbar ist. Die piale Oberfläche der Hirnrinde ist links, die Rinden-Mark-Grenze rechts, die einzelnen Laminae dieses isokortikalen Areals sind mit römischen Ziffern bezeichnet. Nissl-Färbung.

von ca. 400 μm. Eine Meynert-Zelle trägt etwa 36 000 Dornen (Spines); da jedoch auch außerhalb der Dornen am Dendritenschaft und am Soma der Nervenzellen Synapsen vorkommen und ein Dorn mehrere Synapsen bilden kann, wird die Zahl der synaptischen Kontakte einer Meynert-Zelle auf 100 000 geschätzt. Die Dichte der Dornen an den Dendriten ist im Bereich der Laminae I–II und V–VI besonders hoch. Dies sind Schichten, in denen hauptsächlich intrakortikale Assoziationsbahnen einmünden. Die Axone der Meynert-Zellen sollen im MT-Areal (s. Abb. 13.60) enden.

Die Informationsverarbeitung der vom Corpus geniculatum laterale zur Area 17 ziehenden Afferenzen ist in einem Ausmaß geklärt, wie bei keinem anderen kortikalen Areal. Die Verhältnisse in der Area 17 sollen daher als Modell der Entsprechung morphologischer und funktioneller Aspekte etwas genauer dargestellt werden.

Wie bei den Ganglienzellen der Retina, so kann man auch bei den Neuronen des Corpus geniculatum laterale X-Zellen und Y-Zellen unterscheiden. Diese Unterscheidung beruht auf funktionellen Eigenschaften der Zellen, denen aber auch morphologische Kennzeichen entsprechen. Die X-Zellen der Retina sind mittelgroße Ganglienzellen hauptsächlich im zentralen Retinabereich. Im Corpus geniculatum laterale sind die X-Zellen in den parvozellulären Schichten zu finden. Die Y-Zellen der Retina sind Ganglienzellen überwiegend in den peripheren Retinabereichen. Im Corpus geniculatum laterale liegen sie in den magnozellulären Schichten.

Die Axone der X-Zellen enden in der Lamina IVc, die der Y-Zellen in den Laminae IV a + b. Beide Afferenzen haben noch Axonterminale im oberen Teil der Lamina VI. Abb. 13.51 zeigt die terminalen Axonverzweigungen von X- und Y-Zellen im primären visuellen Cortex der Katze. Besonders beachtet werden sollte die Tendenz der Axonverzweigungen, sich nicht homogen, sondern in Form von fleckenartigen Verdichtungen, die durch terminalfreie Zwischenzonen getrennt sind, aufzuzweigen. Diese fleckenartigen Verdichtungen könnten die morphologische Grundlage der „ocular dominance columns" (s. S. 459) sein, die in der Lamina IV streng monokulär sind. Die weitere Verschaltung der visuellen Afferenzen ist in Abb. 13.52 schematisch dargestellt. Die X- und Y-Afferenzen enden schichtenspezifisch an Sternzellen (Abb. 13.51). Die Sternzellen projizieren vor allem in die Laminae II + III, wo ihre Axone an den basalen

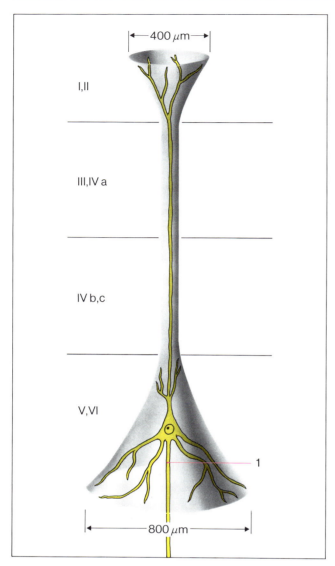

Abb. 13.**50 Dendritisches Territorium einer Meynert-Zelle** (Riesenpyramidenzelle) **in der Area 17** (nach *Chan-Palay* u. Mitarb. 1974).
1 Axon

Dendriten von Pyramidenzellen enden. Hier werden die Gesichtsfelder beider Augen zusammengeschaltet (s. auch S. 459). Diese Pyramidenzellen (Abb. 13.51, 13.52) geben Axone ab, die die Area 17 verlassen und als kortikokortikale Assoziationsbahnen in anderen isokortikalen Gebieten (hauptsächlich in Area 18 und Area „19") enden. Axonkollateralen der Laminae-II- und -III-Pyramiden ziehen aber auch zu apikalen Dendriten im Bereich der Laminae I–III und zu basalen Dendriten im Bereich der Lamina V. Diese Dendriten gehören zu Pyramidenzellen der Lamina V (Abb. 13.51, 13.52), deren Axone den Cortex verlassen und im Pulvinar, Colliculus cranialis und Pons enden. Axonkollateralen der Lamina-V-Pyramiden bilden aber auch synaptische Kontakte mit Pyramiden der Lamina VI (Abb. 13.51, 13.52). Diese Lamina VI-Pyramiden bekommen zudem direkte Afferenzen aus dem Corpus geniculatum laterale (Abb. 13.52). Ihre Axone ziehen als kortikothalamische Projektionen zurück zum Corpus geniculatum laterale und geben aufsteigende Axonkollateralen zu den Sternzellen der Laminae IVa + b und IVc.

Einige elektronenmikroskopische Befunde zur Area 17 beim Menschen seien noch angefügt. Viele dieser Befunde treffen nicht nur für die Area 17, sondern auch für andere isokortikale Areale des Menschen mit großer Wahrscheinlichkeit zu. Sie haben somit exemplarische Bedeutung für die Ultrastruktur des Isocortex.

Astrozyten können in allen Laminae gefunden werden. Fibrilläre Astrozyten kommen in den Laminae I, II und VI vor. Sie enthalten in großer Menge 9 nm dicke Gliafilamente und große Pigmentaggregate. Protoplasmatische Astrozyten liegen in den Laminae II–IV und enthalten keine Gliafilamente (Abb. 13.53). In allen Laminae findet man helle und dunkle *Oligodendrozyten*. Im elektronenmikroskopischen Bild haben die hellen Oligodendrozyten ein elektronendichtes, also dunkles Cytoplasma (Abb. 13.53), während die dunklen Oligodendrozyten ein noch dunkleres Cytoplasma aufweisen (Abb. 13.53). Die dunklen Oligodendrozyten enthalten lamelläre Strukturen in Pigmenteinschlüssen (Abb. 13.53), wie sie sonst nirgendwo in der Hirnrinde angetroffen werden. Schließlich enthalten alle Schichten noch *Mikrogliazellen*, die im Nissl-Präparat oft schwer von hellen Oligodendrozyten zu unterscheiden sind (Abb. 13.53).

In den *Laminae II–VI* kommen *Sternzellen* mit Durchmessern zwischen 10–20 μm (große Sternzellen) und 9–15 μm (kleine Sternzellen) vor. Die großen Sternzellen haben einen breiten Zytoplasmasaum um einen eingebuchteten Zellkern. Am Perikaryon sind zahlreiche asymmetrische (Gray-Typ-I) und symmetrische (Gray-Typ-II) Synapsen zu erkennen (Abb. 13.54). Der Zytoplasmasaum der kleinen Sternzellen ist dagegen viel schmäler und im Nissl-Präparat kaum zu erkennen (Abb. 13.54). Die kleinen Sternzellen des menschlichen Isocortex können frei von Pigment sein und zahlreiche ca. 3 μm große Pigmentgranula enthalten. Die großen Sternzellen enthalten immer mehr oder weniger Lipofuszingranula. *Kleine Pyramidenzellen* und *Sternzellen* werden im Nissl-Präparat unter dem Begriff „Körnerzellen" zusammengefaßt, sie bilden z.B. die Lamina II, die deshalb auch Körnerschicht, Lamina granularis externa, genannt wird, obwohl sich äußere und innere Körnerschicht der Area 17 vom Zellbestand her deutlich unterscheiden. Kleine Pyramidenzellen können im Elektronenmikroskop (und im Golgi-Bild) jedoch deutlich von Sternzellen unterschieden werden (Abb. 13.55).

Die *Lamina III* besteht aus kleinen (Durchmesser ca. 10 μm) und mittelgroßen (Durchmesser ca. 12.–16 μm) Pyramidenzellen sowie aus Sternzellen. Die Pyramidenzellen (Abb. 13.56) haben an ihrem Perikaryon nur sehr selten Synapsen (axosomatische Synapsen), von denen weitaus die meisten vom symmetrischen Typ sind. Diese Gray-Typ-II Synapsen werden als inhibitorische Synapsen interpretiert.

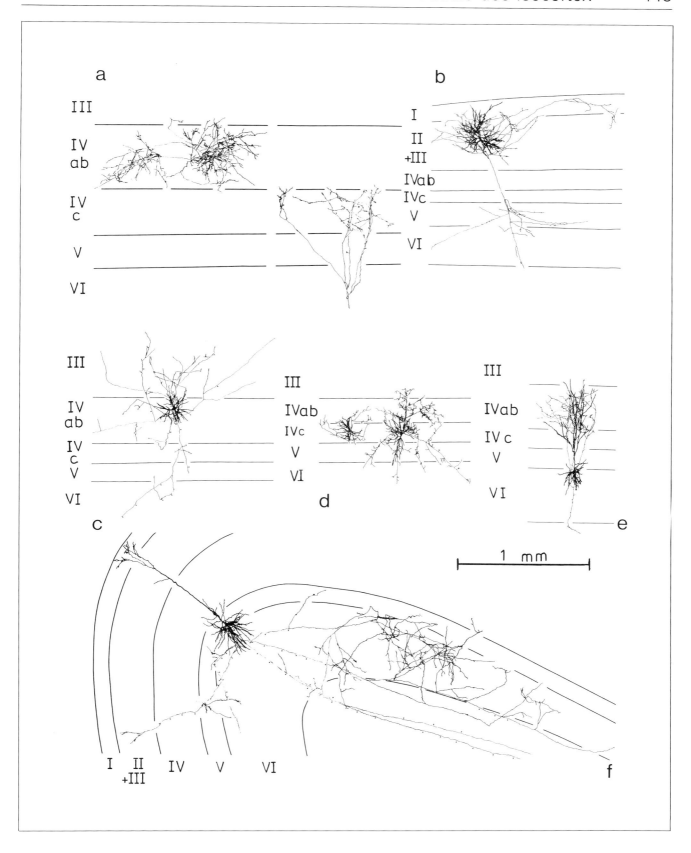

Abb. 13.**51 Afferente Axone (a) und Neurone (b–f) der primären Sehrinde der Katze.**
a Axonendigungen einer Y-Zelle (links) und einer X-Zelle (rechts) des Corpus geniculatum laterale in der Lamina IV der primären Sehrinde.
b Pyramidenzelle in den Laminae II und III.
c Bedornte Sternzelle in den Laminae IV a und b.
d Bedornte (links) Sternzelle und Interneurone in der Lamina IVc.
e Pyramidenzelle in der Lamina VI.
f Pyramidenzelle in der Lamina V
(nach *Gilbert* u. *Wiesel* 1979).

13 Graue und weiße Substanz des Hirnmantels

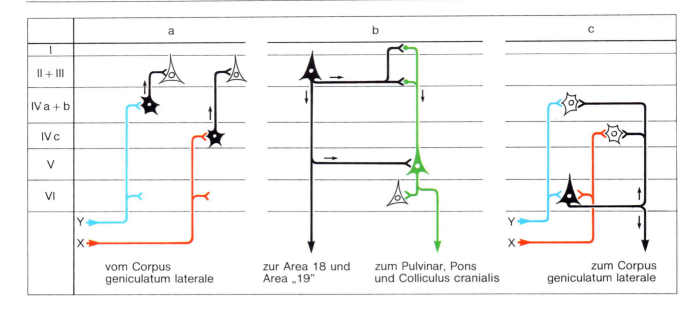

Abb. 13.52 **Schematische Darstellung der Afferenzen (a), Efferenzen (b) und der intrakortikalen Umschaltung (c) in der Area 17.**
X X-Zelle
Y Y-Zelle

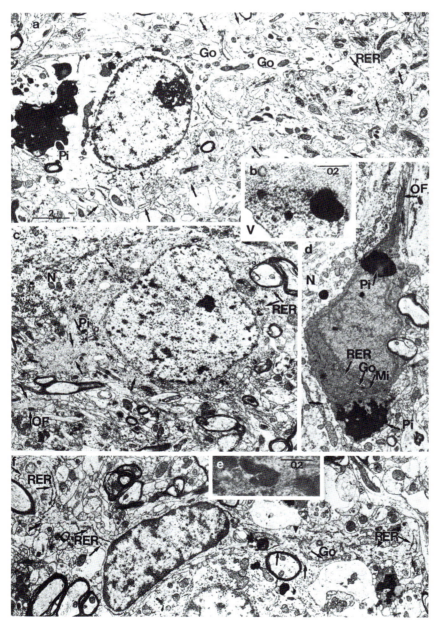

Abb. 13.53 **Elektronenmikroskopie einiger Gliazelltypen der Area 17 des Menschen.**
a Protoplasmatischer Astrozyt; die Pfeile zeigen auf Zellorganellen in den Gliazellfortsätzen.
b Ausschnittvergrößerung eines Pigmentkomplexes in einem Astrozyten.
c Heller Oligodendrozyt; die Pfeile zeigen auf Mikrotubuli.
d Dunkler Oligodendrozyt.
e Ausschnittvergrößerung eines Pigmentkomplexes in einem dunklen Oligodendrozyten.
f Mikrogliazelle; die Pfeile zeigen auf Zellausläufer.
Go Golgi-Apparat
Mi Mitochondrion
N Neuron
OF Zellfortsätze der Oligodendrogliazellen
Pi Pigmentkomplex
RER rauhes endoplasmatisches Retikulum
V Lipidvakuole
(aus *E. Braak* 1978)

Am Übergang von der dritten zur *vierten Schicht* ändert sich die Nervenzellpopulation deutlich. Es treten plötzlich in großer Anzahl polygonale Neurone auf, die als bedornte Sternzellen bezeichnet werden. Diese bedornten Sternzellen haben aber viele Merkmale mit Pyramidenzellen gemeinsam (Dendritenspines, markwärts ziehendes Axon; extrem wenige Synapsen am Perikaryon), die sie von den Interneuronen unterscheiden. Man kann daher die *bedornte Sternzelle als modifizierte Pyramidenzelle* interpretieren. Diese Zellen können unpigmentiert sein oder einen sehr hohen Pigmentgehalt (Lipofuszin) aufweisen, wie in der Lamina IV cß.

Neben den bedornten Sternzellen findet man Interneurone und sehr selten einige Pyramidenzellen.

In der *Lamina V* liegen in regelmäßigen Abständen sehr große Pyramidenzellen, die Meynert-Solitärzellen. Daneben kommen aber auch mittelgroße und kleine Pyramidenzellen vor. Die Apikaldendriten dieser Pyramidenzellen bilden häufig Dendritenbündel (Abb. 13.**57**), die im Zusammenhang mit anderen vertikalen Strukturen im Cortex auf den S. 457 bis 458 weiter erörtert werden.

Die *Lamina VI* enthält neben einzelnen, verlagerten Meynert-Solitärzellen Pyramidenzellen, pyramidenähnliche Zellen und Interneurone.

Die wichtigste *subkortikale* **Afferenz** erreicht die Area 17 vom Corpus geniculatum laterale. Es ist die *Gratioletsche Sehstrahlung*. Die Bahn endet in der Area 17 in der Weise, daß eine Retinarepräsentation stattfindet, bei der die topologischen Beziehungen der einzelnen Teile der Retina und damit auch des Gesichtsfeldes erhalten bleiben *(Retinotopie)*. Die homonymen Netzhautanteile beider Augen – also das Gesichtsfeld einer Seite – werden im Corpus geniculatum laterale und in der Area striata einer Seite repräsentiert. Ebenso wie im somatosensorischen Cortex kommt es dabei nicht zu einer proportionalen Abbildung aller Netzhautteile in der Area striata. Die Macula der Retina besetzt etwa ⅕ der primären Sehrinde vom Okzipitalpol an nach rostral. Der vertikale Meridian des Gesichtsfeldes liegt an der Grenze der Area 17 und Area 18. Hier endigen auch die einzigen kommissuralen Bahnen der Area 17. Der horizontale Meridian des Gesichtsfeldes liegt im Grund des Sulcus calcarinus. Der Teil des Gesichtsfeldes oberhalb des horizontalen Meridians, also die untere Retinahälfte, projiziert zur Area striata unterhalb des Sulcus calcarinus. Dementsprechend wird in dem oberhalb des Sulcus calcarinus liegenden Teil die untere Hälfte des Gesichtsfeldes und damit die obere Retinahälfte repräsentiert. Neben der dominierenden genikulostriären Afferenz gibt es eine Reihe *kortikaler Afferenzen* zur Area 17. Es kommen Axone aus der Area 18 und den davorliegenden visuellen isokortikalen Gebieten in der primären Sehrinde an, wo sie vor allem in der Lamina I enden.

Subkortikale **Efferenzen** verlassen die Area 17 aus verschiedenen Laminae (Abb. 13.**52**) und enden im Corpus geniculatum laterale, im Pulvinar, in der Area praetectalis, dem Colliculus cranialis und der Formatio

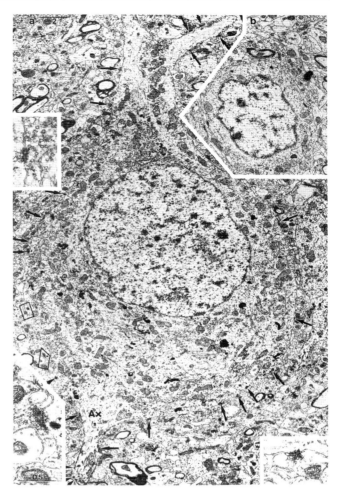

Abb. 13.**54 Elektronenmikroskopie großer (a) und kleiner (b) Sternzellen der Area 17 des Menschen.**
a Übersichtsbild einer großen Sternzelle der Lamina III. Basal ist das Axon (Ax) und apikal der Dendritenstamm zu erkennen. Die Pfeile und die Ausschnittvergrößerungen in den Vierecken zeigen asymmetrische und symmetrische Synapsen.
b Kleine Sternzelle der Lamina II (aus *E. Braak* 1978).

reticularis der Brücke. *Kortikale Efferenzen* ziehen zur Area 18 und den davorliegenden isokortikalen Gebieten, die früher unter dem Begriff Area 19 (Brodmann) oder Area peristriata (v. Economo u. Koskinas) zusammengefaßt wurden. Die Area 17 funktioniert somit als Verteiler der retino-geniculo-striären Information zu anderen isokortikalen Gebieten.

Die Area 17 ist die Stelle der kortikalen Repräsentation des Gesichtsfeldes, d. h., jede partielle oder totale Läsion der primären Sehrinde einer Seite wird zu partiellem oder totalem Ausfall des kontralateralen Gesichtsfeldes führen *(homonyme Hemianopsie)*. Ist nur der Okzipitalpol betroffen, so entsteht ein *zentrales Skotom* d. h. das zentrale Gesichtsfeld ist ausgefallen. Auch weitere, andersartige Läsionen der Sehbahn und der Area striata, führen zu ganz charakteristischen Ausfällen, die nur auf der Basis neuroanatomischer Kenntnisse der Sehbahn und ihrer Umschaltstationen verstanden werden.

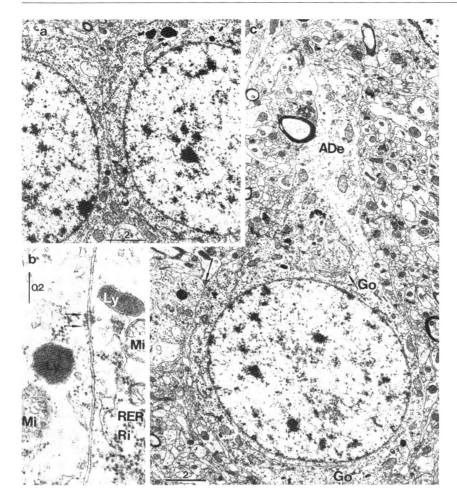

Abb. 13.**55 Elektronenmikroskopie kleiner Pyramidenzellen der Area 17 des Menschen.**
a Zwei Pyramidenzellen der Lamina II in direktem Membrankontakt.
b Stärkere Vergrößerung des in a gezeigten Membrankontaktes; die Pfeile zeigen auf eine Zonula adhaerens.
c Kleine Pyramidenzelle der Lamina II.
ADe Apikaldendrit
Go Golgi-Apparat
Mi Mitochondrien
RER rauhes endoplasmatisches Retikulum
Ri Ribosomen
(aus *E. Braak* 1978)

Area 18
Rostral und lateral wird die Area 17 von der *Area 18* (Brodmann) oder der *Area perastriata* (v. Economo u. Koskinas) begrenzt (Abb. 13.**58**). Die Abgrenzung der Area 18 von der Area 17 ist im Nissl-Präparat leicht durchzuführen, da der Area 18 der Gennari-Streifen fehlt und die Lamina granularis interna sich an der Grenze plötzlich ändert (Abb. 13.**59**). Die Abgrenzung zum rostral angrenzenden Isocortex ist aber wesentlich schwieriger. Die Area 18 umgibt in der Medianansicht nicht vollständig die Area 17, sondern endet rostral etwa auf gleicher Höhe wie diese. Dies bedeutet, daß die Area 18 wie ein Hufeisen die Area 17 umgibt.

Die wichtigste *subkortikale* **Afferenz** zieht vom Pulvinar zur Area 18. Die wichtigste *kortikale Afferenz* kommt aus der Area 17 und endet in der Lamina IV. Über die langen Assoziationsbündel erreichen weitere Afferenzen aus nahezu allen isokortikalen Gebieten die Area 18. Kommissurenfasern können ebenfalls nachgewiesen werden.

Kortikale **Efferenzen** ziehen als Bestandteil der Fasciculi longitudinalis superior und fronto-occipitalis in den Lobus frontalis, wo sie wahrscheinlich hauptsächlich im Bereich des frontalen Augenfeldes visuelle Informationen für die Augenmuskelmotorik übermitteln. *Subkortikale Efferenzen* ziehen zu Area praetectalis, Colliculus cranialis und Tegmentum mesencephali.

In der Area 18 von Primaten ist ebenso wie in der Area 17 das kontralaterale Gesichtsfeld komplett repräsentiert. Der vertikale Meridian liegt an der Grenze zur Area 17, der horizontale Meridian des Gesichtsfeldes verläuft in rostrokaudaler Richtung. Isolierte Zerstörung der Area 18 bei erhaltenem primärem visuellem Cortex führen nicht zu Blindheit, aber zu einem Verlust der Fähigkeit, gesehene Gegenstände mit einer Bedeutung zu belegen, d. h. zu erkennen *(visuelle Agnosie)*. Reizungen der Area 18 sollen zu visuellen Halluzinationen führen. Oft spielt dabei aber auch der rostral anschließende visuelle Assoziationscortex (Area „19") eine entscheidende Rolle. Auch an dem Auftreten von Augenbewegungen beim optokinetischen Nystagmus (s. Lehrbücher der Physiologie) ist die Area 18 beteiligt.

Alle Funktionen der Area 18 sind also der Weiterverarbeitung visueller Informationen gewidmet. In diesem Sinne kann die *Area 18 als visuelles Sekundärareal* angesehen werden.

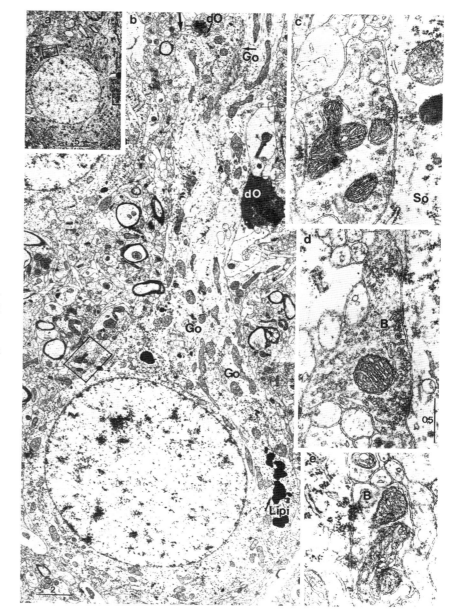

Abb. 13.56 Elektronenmikroskopie großer Pyramidenzellen der Area 17 des Menschen.
a Übersichtsbild einer großen Pyramidenzelle der Lamina III; die eingezeichneten Rechtecke sind in **d** und **e** bei stärkerer Vergrößerung dargestellt.
b Große Pyramidenzelle der Lamina III; das eingezeichnete Rechteck ist in **c** bei stärkerer Vergrößerung dargestellt.
c Symmetrische Synapse direkt am Perikaryon der Pyramidenzelle.
d Axonale Endigung mit vielen synaptischen Vesikeln und symmetrischer synaptischer Kontaktzone.
e Axonale Endigung mit asymmetrischer synaptischer Kontaktzone.
B   axonale Endigung (Bouton)
dO Teil eines dunklen Oligodendrozyten
Go Golgi-Apparat
Lipi Lipofuszin-Granula
So Soma einer Pyramidenzelle (aus E. Braak 1978)

Visueller Assoziationscortex im parieto-okzipito-temporalen Bereich

In den bisherigen Darstellungen des Lobus occipitalis und seiner isokortikalen Felder wurde meist rostral der Area 18 eine *Area peristriata* oder *Area 19* beschrieben. Dieses Feld sollte bei allen Säugetieren auch als zytoarchitektonisch einheitliches Feld nachweisbar sein. Neuere Untersuchungen bei Primaten haben aber gezeigt, daß im Bereich der Area „19" und in den rostral anschließenden parietalen und temporalen Rindenbereichen zahlreiche, verschiedene Rindenfelder liegen, die alle auf Lichtreize hin aktiviert werden können. Diese visuellen Rindenfelder, die sich als zytoarchitektonisch und physiologisch unterscheidbare Einheiten erkennen lassen, faßt man neuerdings unter dem Begriff des *dritten visuellen Rings* („third visual tier") zusammen. Alle diese Felder sind Teil des *visuellen Assoziationscortex* im parieto-okzipito-temporalen Bereich.

Auch wenn diese Felder bisher noch nicht beim Menschen analysiert wurden, so kann aus ihrer Verbreitung bei den Primaten (Abb. 13.60) mit hoher Wahrscheinlichkeit auch auf eine entsprechende Formation beim Menschen geschlossen werden.
Es sollen hier nur summarisch Verbindungen mit der Area 17, dem Pulvinar, der Area praetectalis und dem Colliculus cranialis erwähnt werden. Die große Bedeutung des dritten visuellen Rings für Assoziationsfunktionen geht aus seiner Beteiligung beim Lesen (s. S. 455) hervor.

13 Graue und weiße Substanz des Hirnmantels

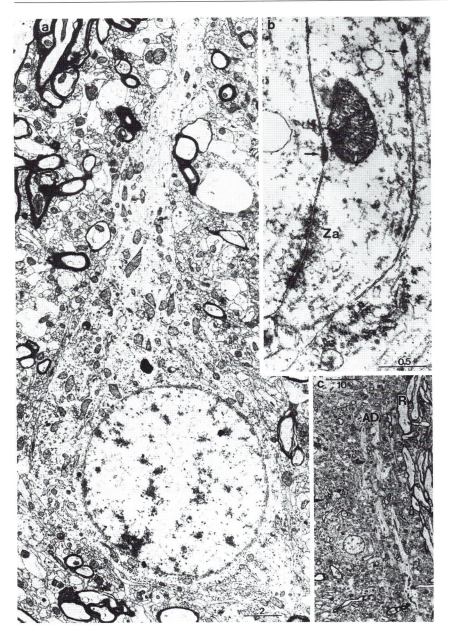

Abb. 13.57 Elektronenmikroskopie einer mittelgroßen Pyramidenzelle der Area 17 des Menschen.
a Mittelgroße Pyramidenzelle der Lamina V.
b Eng anliegende Dendriten aus einem Dendritenbündel der Lamina V; die Pfeile zeigen auf spezialisierte Membrankontakte. ZA Zonula adhaerens
c Kaessches Bündel aus myelinisierten Axonen (R) und Dendritenbündel aus Apikaldendriten (AD) (aus *E. Braak* 1978).

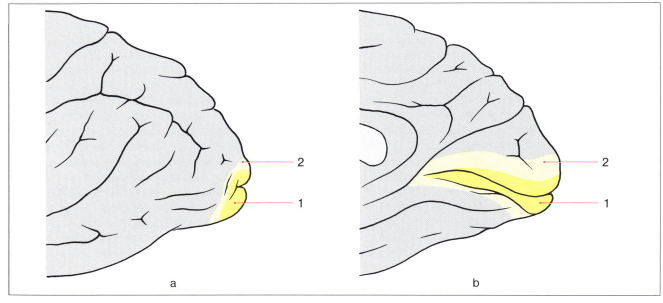

Areale des Isocortex 451

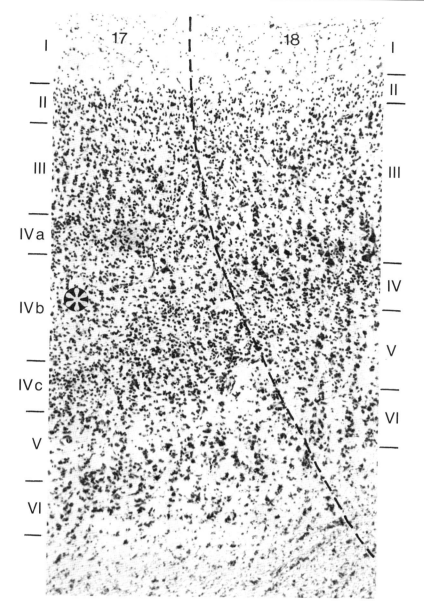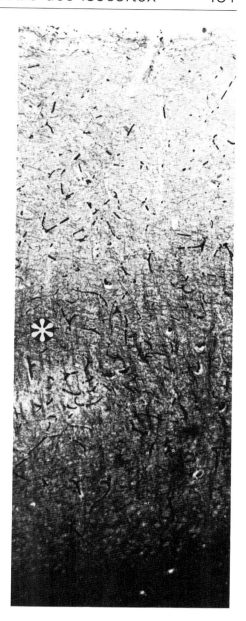

Abb. 13.**59 Änderung der Zytoarchitektonik und Myeloarchitektonik an der Grenze zwischen Area 17 und Area 18 des Menschen** im Nissl-Bild (links) und im Markscheidenbild (rechts). Die Sterne markieren die Lage des Gennari-Streifens.

◄ Abb. 13.**58 Lage der Area 17 und Area 18 des Menschen** in der Lateralansicht (**a**) und der Medialansicht (**b**).
1 Area 17
2 Area 18

452   13 Graue und weiße Substanz des Hirnmantels

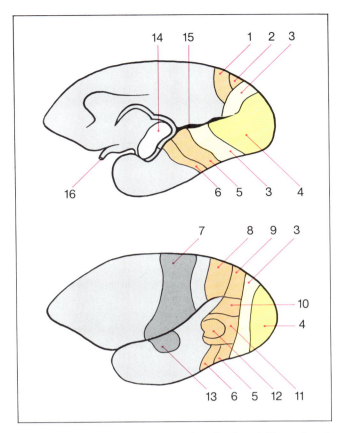

Abb. 13.60 Die isokortikalen Areale des dritten visuellen Ringes beim Nachtaffen (Aotes trivirgatus). Diese Areale sind braun getönt, die anderen isokortikalen Areale bleiben hell.
1 mediales Areal
2 dorsales Areal
3 sekundärer visueller Cortex (Area 18)
4 primärer visueller Cortex (Area 17)
5 ventroposteriores Areal
6 ventroanteriores Areal
7 primärer somatosensorischer Cortex
8 postparietales Areal
9 dorsomediales Areal
10 dorsointermediäres Areal
11 dorsolaterales Areal
12 mittleres temporales Areal (MT-Areal)
13 primärer auditorischer Cortex
14 Diencephalon
15 Sulcus calcarinus
16 Tractus opticus
(nach *Allman* 1982)

Lobus temporalis

Von den zahlreichen isokortikalen Arealen des Temporallappens sollen hier zwei Gebiete erwähnt werden, der Bereich der *Hörrinde (Areae 41, 42)* und der vermutliche Bereich des *Wernicke-Zentrums*. Beide Regionen sind am besten zu übersehen, wenn der Beobachter nach Entfernung von Teilen des Lobus parietalis auf die obere Fläche des Lobus temporalis, *Planum temporale*, blickt, die normalerweise als untere Wand des Sulcus lateralis (Fissura lateralis Sylvii) verborgen ist. Die Hörrinde ist also beim unverletzten Gehirn nicht sichtbar. Auf der klassischen Hirnkarte von *Brodmann* (s. Abb. 13.**35**) ist dies falsch dargestellt. Der wahrscheinliche Bereich des Wernicke-Zentrums dagegen kann zum Teil auch von lateral gesehen werden.

Area 41

Die *Area 41* (Abb. 13.**61**) liegt auf den im Planum temporale verborgenen Teilen des Gyrus temporalis superior. Sie ist eine isokortikale Region mit besonders stark ausgeprägter innerer Körnerschicht. Die Hörstrahlung, *Radiatio acustica*, endet in diesem Areal. Man bezeichnet die Area 41 daher als *primäre Hörrinde*. Alle primären sensorischen Isokortexregionen (Areae 3, 1, 2; Area 17; Area 41) weisen zwei Gemeinsamkeiten auf:

– sie sind bevorzugte Endigungsstätten von aus spezifischen thalamischen Kerngebieten (Nucleus ventrocaudalis thalami; Corpus geniculatum laterale; Corpus geniculatum mediale) ankommenden sensorischen Afferenzen;
– sie zeigen eine ausgeprägte innere Körnerschicht und eine starke Verkörnelung der Laminae II und III.

Die genaue Ausdehnung der Area 41 auf dem Gyrus temporalis superior variiert bei verschiedenen Menschen, ist jedoch immer im Bereich der 1. und 2. *Heschlschen Querwindungen* zu finden.
Die weitaus wichtigste **Afferenz** kommt aus dem Corpus geniculatum mediale und zieht als Radiatio acustica nach lateral durch den sublentikulären Teil der Capsula interna (s. Abb. 13.**76**) zu den Heschlschen Querwindungen.
Assoziationsfasern verbinden die Area 41 mit den ventralen Teilen des Lobus frontalis, dem frontalen Augenfeld, dem Gyrus postcentralis, der Inselrinde und weiteren temporalen isokortikalen Gebieten.
Von der Area 41 ziehen **Efferenzen** zurück zum Corpus geniculatum mediale, außerdem zum Colliculus caudalis, zur Area 18 und zu Arealen des dritten visuellen Rings.
Schon die Verbindungen der Area 41 belegen ihre Funktion als Ort des Hörens. Genauere physiologische Untersuchungen haben außerdem gezeigt, daß die verschiedenen Bereiche des Frequenzspektrums in verschiedenen Bereichen der Area 41 lokalisiert sind.

Man spricht daher von einer *tonotopischen Gliederung*. Die tiefen Anteile des Frequenzspektrums liegen im anterolateralen, die hohen Anteile im posteromedialen Bereich. Diese Untersuchungen beim Schimpansen können mit einigem Recht auch auf den Menschen übertragen werden.

Eine Zerstörung der Area 41 und der unten zu besprechenden Area 42 führt zu einem Ausfall des bewußten Hörens, zur *Seelentaubheit*.

Area 42

Die Area 41 (Abb. 13.**61**), der primäre auditorische Cortex, wird an ihrer medialen, rostralen und kaudalen Seite hufeisenförmig von einem pyramidenzellreichen isokortikalen Areal, der *Area 42*, umfaßt. In der Area 42 dominieren im Gegensatz zur Area 41 nicht mehr so stark die Körnerzellen.

Die verschiedenen körnerzellärmeren Regionen werden daher unter dem Begriff des *Pro- bzw. Parakoniocortex* zusammengefaßt. Damit ergibt sich für die Hörrinde ebenso wie für die Sehrinde eine prinzipiell vergleichbare Gliederung in ein stark verkörneltes Primärareal (Areae 17 bzw. 41), das hufeisenförmig fast vollständig von einem *Sekundärareal* (Areae 18, bzw. 42) umgeben ist. Diese Gliederung der Hörrinde in Zentralregion und Gürtelregion („belt region") läßt sich bei allen Primaten und auch bei anderen Säugetieren nachweisen.

Afferenzen und **Efferenzen** der Area 42 entsprechen denen der Area 41. Die genikulokortikale Projektion ist jedoch weitaus geringer ausgeprägt als in der primären Hörrinde.

Temporale, magnopyramidale Region

An den Parakoniocortex der Hörrinde schließt sich nach lateral eine *magnopyramidale Region* (Abb. 13.**61**) an, die zytoarchitektonisch ebenfalls als Parakoniocortex bezeichnet werden kann. Pigmentarchitektonische Untersuchungen haben aber eine Besonderheit gezeigt, die es erlaubt, dieses Areal von der Hörrinde abzugrenzen: das Areal enthält große, lipofuszinreiche Pyramidenzellen in der Lamina IIIc. Ein vergleichbares Areal kann bei subhumanen Primaten (z. B. beim Pavian) nicht gefunden werden. Lage und Ausdehnung dieses lateralen magnopyramidalen Feldes lassen vermuten, daß es sich hierbei um das *Wernicke-Zentrum* handeln könnte. Weitere Informationen zur Verbindung und Funktion des Wernicke-Zentrums werden im Zusammenhang mit der Besprechung der Sprachzentren im folgenden Abschnitt gegeben. Nur soviel sei hier gesagt, daß in dieser isokortikalen Region die Bedeutung von gehörten Wörtern und Sätzen analysiert wird.

Sprachzentren

Paul Broca beschrieb 1861 zum ersten Mal den Zusammenhang zwischen Hirnverletzungen in ganz bestimmten Bereichen des Isocortex und daraus resul-

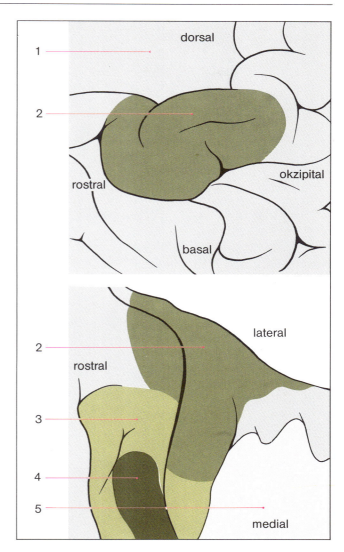

Abb. 13.**61 Kortikale Areale auf dem Planum temporale des Menschen.** Das obere Bild zeigt die Lateralansicht, das untere Bild den Blick von oben auf das Planum temporale, wenn Teile des Lobus parietalis entfernt sind.
1 Inselrinde
2 Wernicke-Zentrum
3 Area 42
4 Area 41
5 Lobus parietalis
(nach *H. Braak* 1977)

tierenden Sprachstörungen. Schon in diesem ersten Versuch einer hirnorganischen Sprachforschung wurden zwei wichtige Phänomene erkannt, die auch heute noch gültig sind. 1. Es gibt einen isokortikalen Bereich, der für die *Motorik* beim Sprechen entscheidend wichtig ist *(Brocasches Sprachzentrum)* und 2. dieses Sprachzentrum ist meist nur in der linken Hemisphäre funktionell aktiv. Bald wurde jede Störung der Sprachfunktion, die durch eine pathologische Hirnveränderung ausgelöst wird, als *Aphasie* bezeichnet. Die Aphasieforschung konnte aufgrund der in den letzten Jahren entwickelten neuen Untersuchungstechniken und konzentrierter Zusammenarbeit vieler Disziplinen zahlreiche Erkenntnisse über Bau, Verbindung und Funktion isokortikaler Sprachzentren zu Tage fördern. Da die Sprache beim Menschen eine weit über jede tierische Lautäußerung hinausgehende Differenzierung erfahren hat, sind die kortikalen Voraussetzungen der Sprache auch wichtig für ein naturwissenschaftlich fundiertes Bild vom Menschen.

Das Brocasche Sprachzentrum liegt im Gyrus frontalis inferior unmittelbar vor dem Gyrus praecentralis, der an seinem lateralen Ende die motorische Gesichtsregion bildet (Abb. 13.42 u. 13.62). Während die motorische Gesichtsregion die Muskeln des Larynx, der Zunge, des Unterkiefers und des Gesichtes versorgt, auf jeder Hemisphäre vorhanden ist und die jeweils kontralaterale Gesichtshälfte motorisch steuert, ist das Broca-Zentrum in 98% aller Fälle nur auf der linken Hemisphäre funktionell vertreten; es besteht eine *Dominanz der linken Hemisphäre*.

Eine Verletzung der motorischen Gesichtsregion führt meist zu einer geringen Schwäche der entsprechenden Muskeln der kontralateralen Seite. Eine Verletzung des Broca-Zentrums führt dagegen immer zur Unfähigkeit, Worte deutlich zu artikulieren. Wie stark dieses isokortikale Sprachzentrum auf die motorische Kontrolle der Artikulation von Wörtern spezialisiert ist, zeigt sich daran, daß Patienten mit einer *motorischen Aphasie* durchaus komplizierte Melodien singen können.

Mehr als 10 Jahre nach Brocas Entdeckung beschrieb Carl Wernicke eine völlig andere Art von Aphasie. Der Patient kann in diesem Fall ausgezeichnet artikulieren, er verwendet aber in seinen Sätzen häufig umschreibende Phrasen statt der zutreffenden Wörter, oder er gebraucht völlig falsche Ausdrücke. Außerdem versteht er meist den Sinn gesprochener Worte nicht. Diese Störung, die *sensorische Aphasie*, tritt nach Verletzungen einer isokortikalen Region auf, die zwischen den Heschlschen-Querwindungen des Planum temporale und dem Gyrus angularis liegt. Diese Region wird als Wernicke-Zentrum bezeichnet (Abb. 13.61 u. 13.62). Das Broca- und das Wernicke-Zentrum sind durch eine Faserbahn, den *Fasciculus arcuatus*, miteinander verbunden. Auch das Wernicke-Zentrum ist nur auf der dominanten, also meist linken Hemisphäre funktionell aktiv.

Die topographischen Beziehungen des motorischen Sprachzentrums zum motorischen Cortex des Gyrus praecentralis und die des sensorischen Sprachzentrums zur benachbarten Hörrinde (Areae 41, 42) und zum visuellen Assoziationscortex des Gyrus angularis sind für das Verständnis weiterer Funktionsabläufe wichtig.

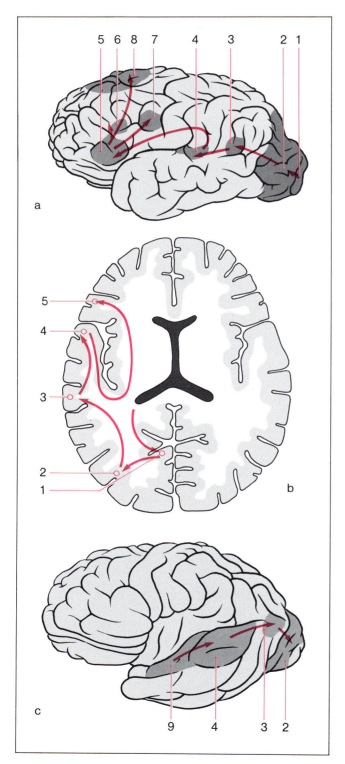

Abb. 13.62 Schematische Darstellung der Sprachzentren und verschiedener anderer isokortikaler Areale, die beim Vorlesen (**a** und **b**) und beim Verstehen von Gehörtem (**c**) in besonderem Maße aktiviert sind, in einem Systemzusammenhang.
1 Area 17
2 Area 18 und Teile des dritten visuellen Ringes
3 Gyrus angularis
4 Wernicke-Zentrum
5 Broca-Zentrum
6 Frontales Augenfeld
7 Gesichtsregion des Gyrus praecentralis
8 Supplementär-motorisches Areal
9 Areae 41 und 42
(nach Ergebnissen von *Geschwind* u. *Lassen*).

Wird ein gehörtes Wort nachgesprochen, so entsteht zunächst im auditorischen Cortex eine Rezeption des Gehörten, da die akustischen Erregungen aus dem Rhombencephalon und Diencephalon zur Hörrinde aufsteigen. Das Erregungsmuster des primären und sekundären auditorischen Cortex wird zum kaudal angrenzenden Wernicke-Zentrum weitergeleitet, wo das akustische Muster „verstanden" (erkannt) wird. Von dort läuft die Erregung über den Fasciculus arcuatus zum Broca-Zentrum, das ein motorisches Steuerprogramm entwirft. Dieses gelangt schließlich zur benachbarten motorischen Gesichtsregion des Gyrus praecentralis. Diese Region steuert durch absteigende Fasern die Hirnnervenkerne, die alle für das Artikulieren notwendigen Muskeln innervieren.

Beim Vorlesen wird ein anderer neuronaler Weg benutzt. Nachdem die optischen Erregungen die Area striata erreicht haben, werden sie von dort in die rostral vorgelagerten visuellen Sekundär- und Assoziationsrindenareale (Area 18 und weiter rostral gelegene Gebiete) weitergeleitet. Die visuelle Information gelangt dann in den Gyrus angularis und von dort in das unmittelbar rostral gelegene Wernicke-Zentrum. Anschließend steht der schon bekannte Weg über den Fasciculus arcuatus zum Broca-Zentrum und zum Gyrus praecentralis zur Verfügung. Eine Störung dieses neuronalen Schaltkreises (Abb. 13.**62**) auf der Höhe des Gyrus angularis führt zu einer Lese- und Schreibunfähigkeit, der *Alexie* und *Agraphie,* während Sprechen und Sprachverständnis intakt bleiben.

Anatomische Untersuchungen der Größe des Planum temporale, auf dem das Wernicke-Zentrum zu finden ist, haben gezeigt, daß in mehr als zwei Drittel aller Fälle das Planum temporale in der linken Hemisphäre signifikant größer ist als in der rechten Hemisphäre. Die funktionelle Hemisphärendominanz beruht also auch auf einer anatomischen Dominanz.

Eine besonders elegante Methode wurde in den letzten Jahren entwickelt, die eine Untersuchung dieser kortikalen Vorgänge am Lebenden gestattet. Nach Injektion von Xenon 133, einem radioaktiven Edelgas, das nicht von den Nervenzellen im Energiestoffwechsel verbraucht werden kann, wird die lokale Durchblutungszunahme im Isocortex bei funktioneller Belastung meßbar, da in besonders aktiven Bereichen der Hirnrinde die Durchblutung und damit die lokale Xenon-133-Konzentration zunimmt.

Beim Vorlesen ist die Aktivität des visuellen Assoziationskortex, des Gyrus angularis, des Wernicke-Zentrums, des primären auditorischen Cortex, des Broca-Zentrums, der motorischen Gesichtsregion, des motorischen Supplementärfeldes und des frontalen Augenfeldes zu erkennen.

Die hier aufgeführten Beispiele zeigen, daß anatomische Kenntnisse zum Verständnis moderner neurologischer Untersuchungsmethoden ebenso unerläßlich sind wie für naturwissenschaftliche Einsichten in die Zusammenhänge eines typisch menschlichen Phänomens, der Sprache.

Funktionelle Spezialisation und Morphologie des Cortex

Zahlreiche Beispiele aus der vergleichenden Anatomie zeigen, daß die funktionelle Spezialisation eines Tieres (z. B. vorwiegender Gebrauch der vorderen Extremität, Tasthaare, visuelles Systems) ein direktes morphologisches Äquivalent im Gehirn haben kann.

In drei verschiedenen Bereichen kann sich die Spezialisation in der Struktur widerspiegeln: in der *Gyrifizierung*, in der *Größe kortikaler Areale* und in der *Zytoarchitektonik* einzelner Hirnrindengebiete.

Zur *speziellen Zytoarchitektonik*, z. B. des Vibrissenfeldes im somatosensorischen Cortex („Barrel fields") von Ratte, Maus, Kaninchen und anderen Säugetieren, soll an dieser Stelle nur auf die S. 458 bis 459 hingewiesen werden. Dort werden die „Barrel fields" im Zusammenhang mit anderen vertikalen Strukturen im Isocortex dargestellt.

Auf die *funktionstypische Gyrifizierung* im somatosensorischen Cortex soll hier eingegangen werden. Es zeigt sich, daß bei zahlreichen, untereinander nicht verwandten Tierarten spezifische Gyri auftreten, die Repräsentationen von ganz bestimmten Bereichen des Körpers sind. So findet die isokortikale Repräsentation der Nase bei Nasenbären (Carnivora), Wombats (Marsupialia) und Schweinen (Artiodactyla) immer in einem Gyrus statt, der durch einen ganz bestimmten Sulcus vom übrigen somatosensorischen Cortex abgetrennt ist (Abb. 13.**63**). Dieses Beispiel zeigt, daß es in unterschiedlichen Säugetierordnungen zu einer Parallelentwicklung kommen kann. Die drei genannten Tierarten haben übereinstimmend ein spezialisiertes taktiles Verhalten, wobei die Nase (Rhinarium) eine große Rolle spielt.

Bei den Wombats (Marsupialia) und den Schafen und Lamas (Artiodactyla) ist die Lippe ein besonders wichtiges Tastorgan. Dementsprechend finden wir bei ihnen einen „Lippengyrus", der ebenfalls vom übrigen somatosensorischen Cortex durch einen Sulcus abgegrenzt ist (Abb. 13.**63**).

Als letztes Beispiel seien Wombat (Marsupialia), Waschbär, Nasenbär und Katze (Carnivora) genannt, die bevorzugt mit Hilfe ihrer Extremitäten die Umgebung erkunden. Der somatosensorische Cortex einer solchen Art weist einen „Extremitätengyrus" auf (Abb. 13.**63**).

Auch die *Größe isokortikaler Areale* ist oft eher ein morphologisches Kennzeichen besonderer funktioneller Anpassung (Analogie) und nicht ein Maß für eine besonders enge phylogenetische Beziehung. So müßte man den Halbaffen Tarsius von der Größe seines Isocortex her als eine besonders hochentwickelte Species ansehen. Bei genauer Analyse der Hirnrinde dieses Tieres stellt sich aber heraus, daß Tarsius ein einseitig visuell spezialisiertes Tier ist, da ein außergewöhnlich großer Teil seines Isocortex aus dem primären Sehzentrum besteht. Die Größe dieses Hirnanteils entspricht der außergewöhnlichen Größe der Augen. Die laminäre Differenzierung der primären Sehrinde

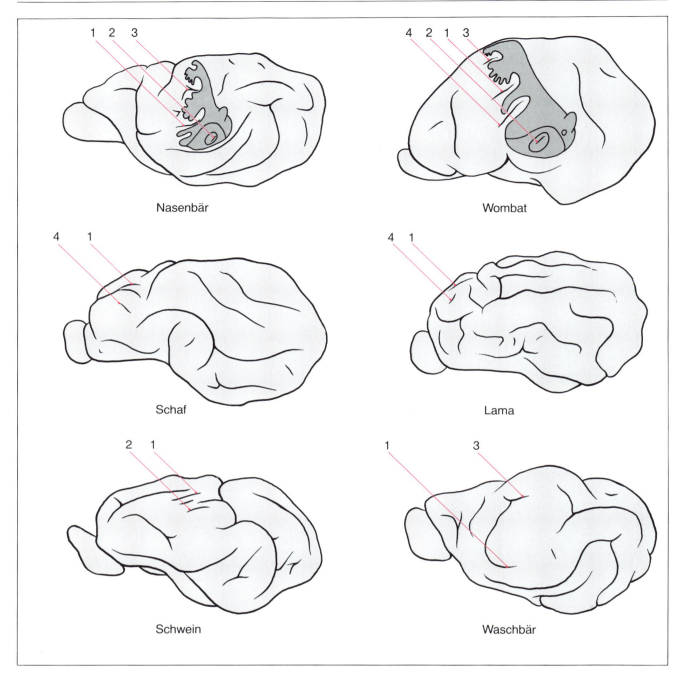

Abb. 13.**63 Ausbildung von funktionsspezifischen Sulci und Gyri im Neocortex von Säugetieren;** diese Sulci und Gyri markieren die Grenzen von kortikalen Repräsentationsgebieten bestimmter Körperabschnitte.

1 Sulcus jugularis
2 Sulcus narialis
3 Sulcus interbrachialis
4 Sulcus labialis

(nach *Johnson* 1980)

ist bei dieser Spezies höher entwickelt als bei irgendeinem Säugetier, den Menschen eingeschlossen (Abb. 13.**64**).

Die Beispiele zeigen, daß bei der Gyrifizierung des Isocortex und bei der Größe seiner Areale die funktionelle Komponente einen größeren Einfluß auf die Morphologie haben kann als phylogenetische Einflüsse. Die Beispiele zeigen zugleich, daß die morphologische Analyse des Cortex nicht nur für die Belange der vergleichenden Anatomie wichtig ist, sondern auch wesentliche Information über die Funktion der Hirnrinde und die materielle Basis des Verhaltens liefern kann. Entsprechende Untersuchungen beim Menschen stehen noch in ihren Anfängen.

Vertikale Strukturen im Isocortex

Als *vertikale Strukturen* im Isocortex werden senkrecht zur pialen Oberfläche der Hirnrinde orientierte Gruppen von Nervenzellperikarya oder Fortsätze von Ner-

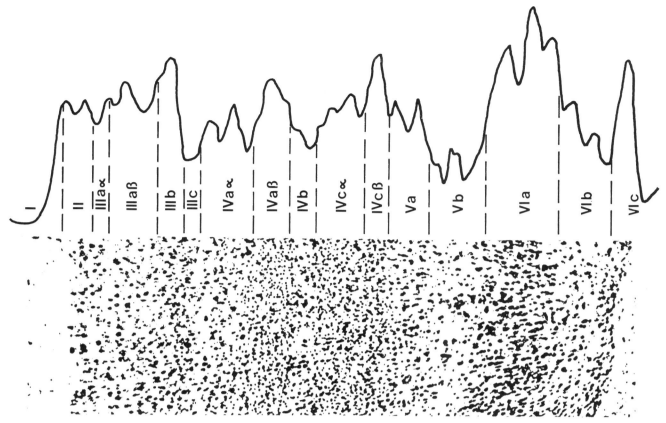

Abb. 13.64 **Laminäre Differenzierung der Area 17 beim Koboldmaki** (Tarsius syrichta), einem Primaten. Die Kurve über der Mikrophotographie eines Ausschnittes aus der Area 17 zeigt das Ergebnis einer Messung, bei der die Größe der Packungsdichte der Projektionsflächen aller Zellen an der Höhe der Amplitude der Meßkurve erkennbar ist. Die piale Oberfläche der Hirnrinde ist links, die Rinden-Mark-Grenze rechts, die einzelnen Laminae dieses isokortikalen Areals sind mit römischen Ziffern bezeichnet. Das histologische Präparat ist mit einer Nissl-Färbung gefärbt. Beachte vor allem die Differenzierung der Lamina IV in fünf einzelne Schichten und vergleiche diese Abbildung mit den Verhältnissen beim Menschen (Abb. 13.49).

venzellen bezeichnet, die damit eine völlig andere räumliche Ausrichtung aufweisen als die horizontal orientierten Laminae. Vertikale Strukturen im Isocortex sind als morphologische Grundlage physiologischer Phänomene gerade in neuerer Zeit immer häufiger analysiert worden. Die wichtigsten Formen dieser Bauelemente des Cortex sind die Dendritenbündel, die Tönnchenfelder („Barrel fields") und die „Ocular dominance columns".

Dendritenbündel sind Gruppen von 10 bis 30 Dendriten, deren Membranen meist weniger als 1 µm voneinander entfernt sind. Die einzelnen Dendritenbündel werden durch Zwischenräume von 50 bis 150 µm voneinander getrennt, in denen nur vereinzelte Dendriten liegen. Dendritenbündel können überall im Isocortex vorkommen.

Der enge Kontakt (Abb. 13.57) zwischen den einzelnen Dendriten in einer solchen vertikalen Einheit hat zu einer Reihe von Hypothesen über deren Funktion geführt. So sollen die Neurone, die ihre Dendriten in ein Bündel schicken, als funktionelle Einheit (Modul) wirken, in der nach einer geeigneten Erregung die elektrische Aktivität bis zu einer Sekunde erhalten bleibt. Auch soll die Aktivität einzelner Neurone eines Bündels synchronisiert werden können.

Die Synchronisierung von immer mehr Neuronengruppen ist ein Phänomen, das z. B. bei Krampfanfällen beobachtet werden kann. Dendritenbündel, die auch in der Substantia reticularis des Rhombenzephalons beschrieben wurden, sollen dort für die rhythmische Aktivität z. B. bei der Atmung verantwortlich sein.

Bei der Untersuchung von Gehirnen an Atemlähmung gestorbener Kinder, bei denen „plötzlicher Kindstod" diagnostiziert worden war, wurde festgestellt, daß die in der Substantia reticularis normalerweise vorkommenden Dendritenbündel fehlten.

Dendritenbündel können von den apikalen Dendriten der Pyramidenzellen der Lamina V (Abb. 13.65) gebildet werden und erreichen die Lamina III, wo sie sich dann wieder in Einzeldendriten auflösen. Aber auch basale Dendriten der Betzschen und Meynertschen Riesenpyramidenzellen der Areae 4 und 17 können Dendritenbündel bilden. Die Zusammensetzung der Dendritenbündel verschiedener Areae des Isocortex unterscheiden sich in charakteristischer Weise. So

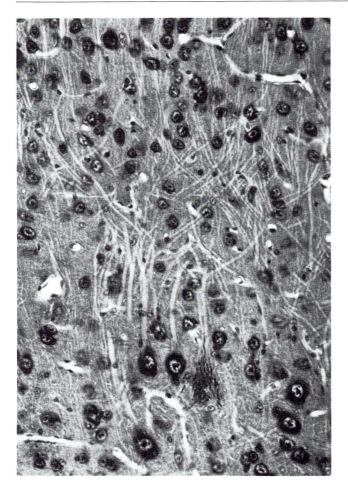

Abb. 13.**65 Dendritenbündel,** gebildet von apikalen Dendriten der Pyramidenzellen in der Lamina V der motorischen Rinde bei der Katze. Von einer Pyramidenzelle gelangen die Aufzweigungen der Spitzendendriten in mehr als ein Dendritenbündel. Färbung: *Klüver-Barrera-PJS* (Präparat von Prof. Dr. *K. Fleischhauer*, Bonn).

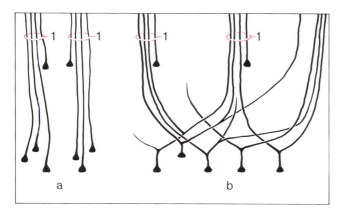

Abb. 13.**66 Schematische Darstellung des Verzweigungsmusters der Spitzendendriten der Pyramidenzellen** der Laminae III und V im visuellen (**a**) und motorischen (**b**) Cortex der Katze und die Entstehung der Dendritenbündel (1) (nach *Fleischhauer* 1974).

schicken die Pyramidenzellen im visuellen Cortex der Katze ihre apikalen Dendriten nur in ein Bündel, während die Verzweigungen des apikalen Dendritenstammes im motorischen Cortex in verschiedene Bündel einstrahlen (Abb. 13.**66**).

Bei Querschnitten durch Dendritenbündel (Schnittrichtung tangential zur pialen Oberfläche des Cortex) können charakteristische Unterschiede in der Größe, Packungsdichte und Zusammensetzung der Dendritenbündel in den einzelnen kortikalen Arealen festgestellt werden. Aber nicht nur zwischen verschiedenen Arealen lassen sich Unterschiede zeigen, sondern auch innerhalb eines Areals je nach Lamina, aus der der Dendritenbündelquerschnitt stammt.

Die „*Barrel fields*" *(Tönnchenfelder)* und die „*Ocular dominance columns*" bilden vertikale Strukturen wesentlich größerer Dimensionen. Die „Barrels" bestehen aus 10^3 bis 10^4 miteinander synaptisch verbundener Nervenzellen und haben einen Durchmesser von 400 bis 500 μm. Eine Kolumne erhält die gleiche thalamokortikale Afferenz und alle Neurone in einer Säule haben ein identisches peripheres Feld. Eine aktivierte Säule hemmt benachbarte Zellkolumnen. Im Gegensatz zu den Dendritenbündeln und den „Barrel fields" können „Ocular dominance columns" nicht mit den klassischen neurohistologischen Methoden dargestellt werden; ihre Darstellung benötigt elektrophysiologische, autoradiographische und spezielle enzymhistochemische Methoden. Wenn auch beide Säulenstrukturen bisher vor allem im somatosensorischen Cortex von Nagetieren („Barrel fields") und im visuellen Cortex von Katze und Primaten („Ocular dominance columns") untersucht wurden, so gibt es doch deutliche Hinweise dafür, daß vergleichbare Strukturen auch bei anderen Säugetieren und in vielen Arealen des Isocortex vorkommen. „Ocular dominance columns" sind auch für den Menschen wahrscheinlich.

Die *Tönnchenfelder* werden von Nervenzellen der Lamina IV in einem bestimmten Bereich des somatosensorischen Cortex bei Nagetieren und beim Kaninchen gebildet (Abb. 13.**67**). Ein perikaryenarmes Zentrum wird dabei von einem zelldichten Rand umgeben, so daß eine mit dem Begriff „Tönnchen" beschreibbare Struktur entsteht. Die Anzahl von Tönnchenfeldern im Cortex entspricht genau der Anzahl von Tasthaaren (Vibrissen) in der Schnauzenregion dieser Tiere. Eine experimentelle Entfernung der Tasthaare bei Neugeborenen führt zu einem völligen Fehlen der Barrel fields beim erwachsenen Tier. Wenn auch die typische morphologische Organisation in Tönnchenfelder nur in der Lamina IV am Nissl-Präparat sichtbar ist, so haben autoradiographische und elektrophysiologische Untersuchungen doch gezeigt, daß auch die Nervenzellen über und unter der Lamina IV jeweils einem Barrel field zugeordnet sind. Bereiche des somatosensorischen Cortex bei Nagetieren und Kaninchen können also eine deutliche vertikale Organisation aufweisen.

Da „*Ocular dominance columns*" auch beim Menschen

Areale des Isocortex

vorliegen, sollen diese Strukturen genauer dargestellt werden. Die ersten Hinweise auf Augen-Dominanz-Säulen stammen aus elektrophysiologischen Untersuchungen. Wird mit einer Elektrode, die senkrecht zur pialen Oberfläche immer tiefer in die Area striata eindringt, die Erregbarkeit der im Stichkanal säulenförmig übereinanderliegenden Nervenzellen in den verschiedenen kortikalen Schichten registriert, so zeigt sich, daß diese Zellsäule (column) nur von dem Auge einer Seite aus erregbar ist (ocular dominance). In einer Entfernung von ca. 400 µm von dieser ersten Zellsäule könnte man eine andere finden, die vom Auge der anderen Seite aus erregbar ist. Die Area striata ist also in nebeneinanderliegende Bereiche gegliedert, die alternierend jeweils überwiegend aus einem Auge Erregungen erhalten. Bei Untersuchungen der ganzen Area striata hat sich herausgestellt, daß der Begriff Zellsäule = column unglücklich ist, da es sich nicht um einzelne Säulen, sondern um unmittelbar nebeneinanderliegende und sich gelegentlich auch verzweigende Zellstreifen handelt. Der Begriff „Ocular dominance column" ist jedoch eingeführt und sollte daher aus „historischen" Gründen beibehalten werden.

Bei weiteren Untersuchungen hat sich gezeigt, daß die in der Lamina IVc der Area 17 liegenden Nervenzellen ausschließlich von einem Auge Afferenzen erhalten (monokuläre Zellen), während die Nervenzellen in den Schichten darüber und darunter nach Umschaltung der genikulokortikalen Afferenzen in Lamina IVc von beiden Augen aus erregbar sind. Abhängig davon, wie weit diese Zellen vom Zentrum eines ausschließlich monokulären Lamina-IVc-Zellbandes entfernt liegen, werden sie mehr oder weniger stark von einem Auge beeinflußt (Abb. 13.**68**).

Wesentliche Einsichten in die Morphologie der „Ocular dominance columns" wurden durch autoradiographische Methoden gewonnen. Injiziert man in ein Auge bestimmte tritiummarkierte Substanzen (z. B. ^{3}H-Prolin, ^{3}H-Fucose), so werden diese in den Axonen der Optikusganglienzellen der Retina zum Corpus geniculatum laterale transportiert und ein kleiner Anteil tritt hier „transsynaptisch" in die Nervenzellen dieses Kerngebietes über. Von dort gelangt dann die markierte Substanz im axonalen Transport zur Lamina IVc der Area striata und ist im Autoradiogramm nachweisbar; die typischen, ca. 400 µm breiten, monokulären Anteile der „Ocular dominance columns" werden sichtbar (Abb. 13.**69**).

Mit dieser Methode konnte auch folgendes festgestellt werden. Wenn ein Auge in einer bestimmten Zeit während der postnatalen Entwicklung, z. B. durch Abdecken, funktionell ausgeschaltet wird, so verbreitern sich die „Ocular dominance columns" des kontralateralen Auges auf Kosten der Zellsäulen des abgedeckten Auges. Dieses Phänomen wird bei der richtigen Behandlung des angeborenen Schielens in der Augenheilkunde beachtet.

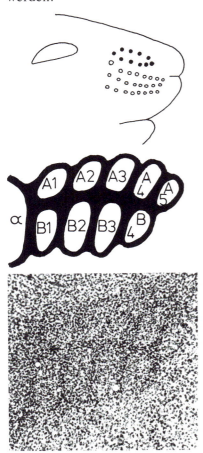

Abb. 13.**67 Tönnchenfelder** („Barrel fields") **in der Lamina IV des primären somatosensorischen Cortex der Maus** (unteres Bild). Das obere Bild zeigt die Lage der Vibrissen (Tasthaare) der Maus. Die dunklen Punkte zeigen die Vibrissen an, deren kortikale Repräsentation im unteren Bild erfaßt und im mittleren schematisch dargestellt ist. Nissl-Färbung, Schnittdicke 20 µm. Tangentialschnitt.

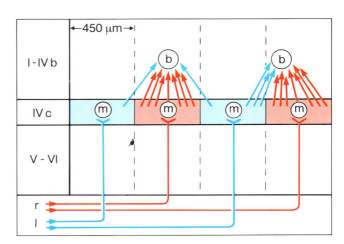

Abb. 13.**68 Schematische Darstellung der ausschließlich monokulären Afferenz zu Nervenzellen der Lamina IVc** und der überwiegend monokulären, aber auch binokulären Afferenz zu Nervenzellen der Schichten darüber und darunter beim Rhesusaffen.
r Afferente Faser von den monokulären Schichten des Corpus geniculatum laterale, die nur Afferenzen von der Retina des rechten Auges bekommen.
l Siehe r, nur auf die monokulären Schichten mit Afferenzen vom linken Auge bezogen.
m Monokuläre Nervenzelle in Lamina IV c.
b Binokuläre Nervenzelle in Lamina I-IV b.

460 13 Graue und weiße Substanz des Hirnmantels

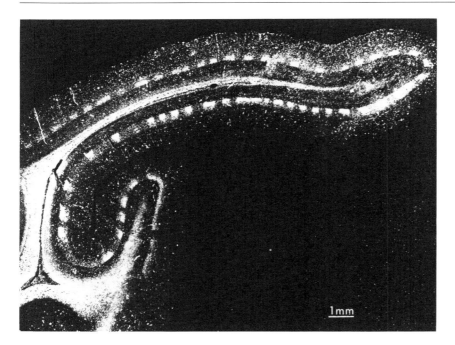

Abb. 13.**69 Autoradiographie der Area 17 eines Rhesusaffen,** bei dem in das ipsilaterale Auge tritiummarkierte Aminosäuren injiziert worden waren. Die markierten Bereiche der Sehrinde leuchten in der vorliegenden Dunkelaufnahme hell auf. Auffallend ist die diskontinuierliche Markierung in der Lamina IV c, da nur die das ipsilaterale Auge repräsentierenden „Ocular dominance columns" aufleuchten (aus *Hubel* u. *Wiesel* 1977).

Organisation der drei prinzipiellen Verbindungssysteme des Isocortex

Der weitaus größte Volumenanteil am Isocortex wird nicht von den Zellkörpern der Nerven- oder Gliazellen eingenommen, sondern von dem im Nissl-Präparat ungefärbten Neuropil. Dieses scheinbar unentwirrbare Chaos von afferenten und efferenten Projektionsfasern, Kommissurenfasern und intrakortikal verbleibenden Nervenfasern läßt sich unter morphologischen und funktionellen Gesichtspunkten in drei prinzipielle Verbindungssysteme einordnen, in die *thalamokortikalen Afferenzen*, das *System der Kommissurenfasern* und das *System der intrakortikalen Verschaltungen*.

Die *thalamokortikalen Afferenzen* gelangen aus der Capsula interna durch die weiße Substanz in die Hirnrinde. Dort können sie an den beiden großen Nervenzellgruppen des Isocortex enden, an den Projektionsneuronen (z. B. Pyramidenzellen) und an den Interneuronen. Die Axonterminale dieser Afferenzen sind in sensorischen Kortexarealen besonders dicht gepackt in der Lamina IV (Abb. 13.**70**). In den motorischen Kortexarealen findet man die höchste Packungsdichte in der Lamina III. Etwa 10% aller thalamokortikalen Bahnen enden am Zellkörper oder an den Dendriten der Interneurone. Etwa 90% der thalamischen Afferenzen bilden Synapsen mit den basalen und apikalen Dendriten der Pyramidenzellen aller Schichten und mit den Dendriten der bedornten Sternzellen. Die Synapsen dieser axodendritischen Kontakte sind immer asymmetrische Synapsen (Gray-Typ-I) und können daher als exzitatorische Synapsen interpretiert werden. Die thalamokortikalen Afferenzen weisen im Cortex meist eine Anordnung in vertikalen Kolumnen auf. Näheres zu dieser vertikalen Gliederung s. S. 456 bis 459. Ein afferentes Axon kann mit seiner terminalen Verzweigung einen Zylinder von 250–500 µm Durchmesser bilden. Eine genauere Analyse der kortikalen Endigungen thalamischer Kerne zeigt, daß die Laminae mit den höchsten Packungsdichten thalamischer Axonterminalen in Abhängigkeit von der kortikalen Projektion bestimmter Thalamuskerne auftreten (Abb. 13.**71**). Die ganz lateral gelegenen, sogenannten spezifischen Relaiskerne des Thalamus haben ihre Axonendigungen vorwiegend in den Laminae III-IV.

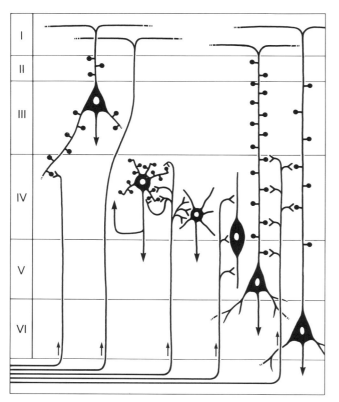

Abb. 13.**70 Schematische Darstellung der Endigung thalamokortikaler Afferenzen** an den Pyramidenzellen, Sternzellen und Bipolarzellen der verschiedenen isokortikalen Schichten.

Areale des Isocortex

Die Nuclei intralaminares enden dagegen vor allem in der Lamina I. Die dazwischen gelegenen, sogenannten unspezifischen Relaiskerne enden bevorzugt in den Laminae V-VI. Diese drei Kategorien thalamokortikaler Axonendigungen deuten auf eine hoch differenzierte Topik im isokortikalen Neuropil hin.

Neben diesen vom Thalamus ausgehenden spezifischen Afferenzen gibt es auch Axone, die aus tiefer gelegenen Hirnteilen zum Cortex aufsteigen. Auf diese Systeme wird im nächsten Abschnitt näher eingegangen werden.

Die intrakortikale Verteilung *kommissuraler Neuronensysteme* kann mit experimentellen neuroanatomischen Methoden (Meerrettichperoxidasemarkierung, Degenerationsstudien nach Durchschneidung des Corpus callosum) studiert werden. Dabei zeigt sich, daß nicht alle Bereiche des Isocortex kommissurale Afferenzen oder Efferenzen enthalten. Bei der Ratte sind die zentralen Partien des primären visuellen Cortex und die Region der Extremitätenrepräsentation im primären somatosensorischen Cortex frei von kommissuralen Systemen. Im primären auditorischen Cortex ist die Endigungsdichte kommissuraler Fasern deutlich erniedrigt (Abb. 13.**72**). Ob generell in Primärgebieten des Isocortex nur wenige kommissurale Perikarya und Axone gefunden werden, ist noch nicht geklärt; auch die Übertragbarkeit dieser Ergebnisse auf die Verhältnisse am menschlichen Gehirn ist noch nicht mit Sicherheit erwiesen.

Die kommissuralen Endigungen und die Perikarya, von denen diese Axone entspringen, weisen eine typische laminäre Verteilung auf (Abb. 13.**73** u. 13.**74**). Die axonalen Endigungen liegen am dichtesten in den Laminae II–III und in den Laminae V–VI. Außerdem bilden sie keine durchgehenden Schichten im ganzen kommissural versorgten Cortex, sondern einzelne den „Ocular dominance columns" vergleichbare Bänder, die im Schnitt als stundenglasähnliche vertikale Strukturen von ca. 2,5 mm Durchmesser und freien Intervallen von ca. 0,75 mm Weite (Abb. 13.**73**) erscheinen. Die Kommissurenfasern enden vor allem an den Dendritenspines von Pyramidenzellen der Laminae II–V. Die Endigungsdichte in einem kommissuralen Band ist in den Schichten II bis III meist höher als in

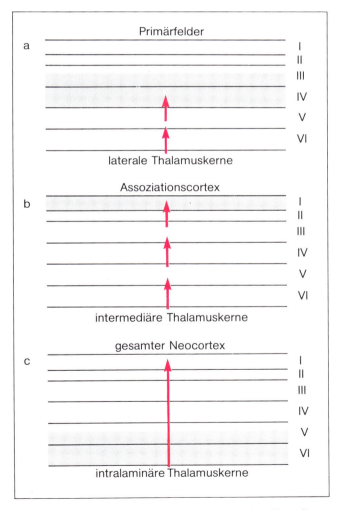

Abb. 13.**71 Schematische Darstellung der Verteilung der axonalen Endigungen von Neuronen** verschiedener Thalamuskerngruppen auf die einzelnen isokortikalen Areale und ihre Laminae.

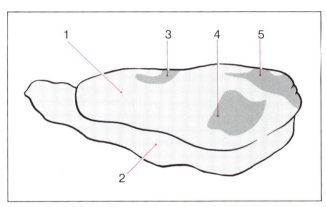

Abb. 13.**72 Die** von kommissuralen Axonendigungen freien oder mit deutlich erniedrigter Dichte solcher Endigungen ausgestatteten **somatosensorischen** (3), **auditorischen** (4) und **visuellen** (5) **Hirnregionen im Isocortex** (1) **der Ratte. 2 Allocortex.**

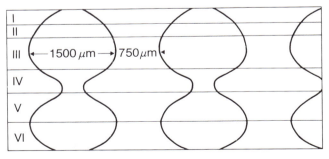

Abb. 13.**73 Stundenglasförmige Verdichtungen und vertikale Organisation der Endigungen kommissuraler Axone im Isocortex.** Die einzelnen Kortexschichten sind mit römischen Ziffern bezeichnet.

den Schichten V bis VI (Abb. 13.74). Weitaus die meisten kommissuralen Perikarya liegen jedoch in den Laminae III und V, und sie scheinen mit ihren Axonen genau an den Perikarya der kontralateralen Seite zu enden, von denen sie auch kommissurale Afferenzen erhalten. Diese Perikarya der Laminae III und V können Pyramidenzellen und bedornte Sternzellen sein.

Die Zuordnung der Bereiche im primären visuellen und somatosensorischen Cortex, die als einzige kommissurale Neuronensysteme enthalten, zur Somatotopik bestimmter Körperregionen ist wichtig für die „nahtlose" Kooperation beider Endhirnhälften. Es zeigt sich, daß im primären visuellen Cortex die Repräsentation des vertikalen Meridians, der die beiden Sehfelder trennt, und im primären somatosensorischen Cortex die Rumpfrepräsentation, in der die Körpermittellinie liegt, die Bereiche mit kommissuralen Neuronen sind. Dieses bedeutet, daß über das Corpus callosum hinweg beide Hemisphären, die ja immer nur die Repräsentation einer Körperhälfte enthalten, gegenseitig die Aktivität der Neurone abstimmen, deren periphere rezeptive Felder aneinanderstoßen.

Die dritte Möglichkeit synaptischer Verknüpfungen im Cortex entsteht mit der Notwendigkeit einer *intrakortikalen Informationsverarbeitung*. Kortikale Interneurone übernehmen diese Aufgabe (Abb. 13.75). In diesen komplizierten Prozeß sind alle Interneurontypen integriert. Ihre Axone werden durch Exzitation oder Inhibition wirksam. Dabei kommt es zu graduellen Unterschieden im Ausmaß der Hemmung. Sie kann z. B. so stark sein, daß der Effekt der Pyramidenzellen ausgeschaltet wird oder die Inputverarbeitung wird in der betroffenen Zelle nur moduliert. Die höchste Konzentration intrakortikaler synaptischer Umschaltungen findet man in den Laminae I-II und V-VI.

Nervenzellen des Isocortex

Diese knappen Ausführungen über intrakortikale Verknüpfungen sollen, um ein zu stark simplifiziertes Bild kortikaler Morphologie zu vermeiden, durch eine kurze Darstellung der verschiedenen Interneurontypen ergänzt werden. Die kortikalen Interneurone (= non-pyramidal cells = short axon cells = local circuit neurons = Golgi Typ-II-Zellen) können mit der Golgi-Versilberung dargestellt werden.

Die bedornte Sternzelle (Abb. 13.30a, h) kann wegen ihres langen Axons und der Dendritenspines nur mit Einschränkungen zu den Interneuronen gerechnet werden. Wir neigen eher dazu, die bedornte Sternzelle als modifizierte Pyramidenzelle und damit *nicht* als Interneuron anzusehen.

Die *Interneurone* unterscheiden sich in zahlreichen Merkmalen sowohl von den Pyramidenzellen und den bedornten (spinereichen) Sternzellen als auch untereinander.

Durch die Anordnung ihrer Dendriten erscheinen die Interneurone multipolar oder polarisiert. Dendritische oder axonale Verzweigungen können spärlich oder dicht sein und sich über weite oder enge Bereiche erstrecken. Die Dendriten dieser Interneurone sind entweder glatt, zeigen wenige spineartige Höcker oder Varikositäten, tragen nur wenige Spines in der Peripherie oder sind insgesamt mit Spines bedeckt. Ebenso unterschiedlich sind Ausbreitungsweise und Anordnung der axonalen Boutons (präsynaptische Strukturen der Axone) sowie Ausdehnung und Struktur des Zytoplasmas der Perikarya und Lage und Struktur des Zellkerns. Aufgrund der Spezifität ihrer morphologischen Merkmale und ihrer Funktion sind bisher bei verschiedenen Spezies folgende interneuronale Typen beschrieben worden.

1. **Korbzelle** mit verschiedenen Subtypen (Abb. 13.30c). Sie kommen in den Laminae-II-VI vor, sind multipolar oder polarisiert, haben glatte Dendriten und ihre Zellfortsätze breiten sich über ein großes Gebiet aus. Das Perikaryon ist durch ein breites Cytoplasma charakterisiert und die Zellkerne haben oft eine deutliche Membranverdickung. Das Axon bildet symmetrische Synapsen an den Somata von Pyramidenzellen und bedornten (spinereichen) Sternzellen und deren Dendriten. Axone mehrerer Korbzellen bilden „Faserkörbe" an den Somata der genannten Projektionsneurone (Abb. 13.30d). Die Korbzellen haben auch Synapsen an den Somata und proximalen

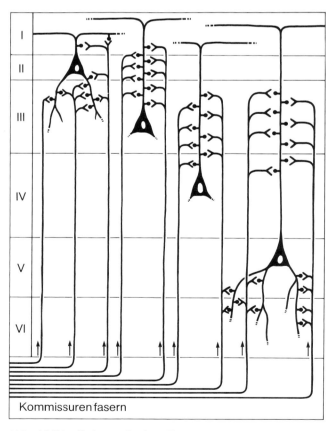

Abb. 13.**74 Schematische Darstellung der Endigung kommissuraler Afferenzen an den Pyramidenzellen** der Laminae II bis V des Isocortex.

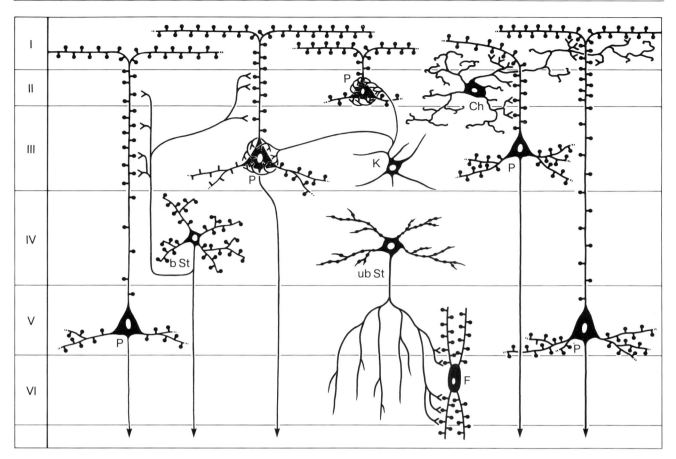

Abb. 13.**75 Schematische Darstellung einiger intrakortikaler Verschaltungsmöglichkeiten im Isocortex.** Die Afferenzen sind der Übersichtlichkeit halber in diesem Schema nicht aufgenommen (Afferenzen zu Sternzellen s. Abb. 13.**34** u. 13.**70**).

bSt bedornte Sternzelle
Ch   Kandelaber-Zelle
F   fusiforme Zelle
K   Korbzelle
P   verschiedene Pyramidenzellen
ubSt unbedornte Sternzelle (nicht näher identifiziertes Interneuron)

Dendriten anderer Interneurone. Insgesamt wird ihnen eine hemmende Wirkung zugesprochen.

2. **Neuroglioforme Zellen** (Abb. 13.**30h**). Sie kommen in den Laminae I–VI vor und sind multipolar. Ihre Dendriten sind glatt, können Varikositäten tragen oder sind mit wenigen spineartigen Höckern besetzt. Dendriten und Axone dieser Zellen sind eng miteinander verflochten und sind auf einen engen Ausbreitungsraum beschränkt. Sie werden deshalb auch manchmal als Knäuelzellen bezeichnet. Das Cytoplasma dieser Zellen kann breit oder schmal sein, der Zellkern ist oft exzentrisch gelegen. Sie üben vermutlich eine inhibitorische Wirkung aus.

3. **Kandelaber-Zellen** (Chandelier-cells) (Abb. 13.**30g**). Sie kommen in den Laminae II–V vor und sind spindelförmig. An beiden Polen der Zelle entspringt je ein Dendrit, der sich in der Nähe des Somas weiter aufzweigt. Die Dendriten tragen sehr wenige Spines, das Axon bildet einen dichten Plexus mit vertikal gestellten Terminalen, an denen 3–9 Boutons aufgereiht sind. Diese Boutons synaptieren mit den Axoninitialsegmenten von Pyramidenzellen. Das sehr schmale Cytoplasma ist an den Polen des Somas konzentriert. Die Kandelaber-Zellen üben eine inhibitorische Wirkung aus.

4. **Double-bouquet-Zellen** (Abb. 13.**30j**). Sie kommen v.a. in den Laminae II–III vor, sind ovoid und das Cytoplasma bildet nur einen schmalen Ring um den Zellkern, wobei es an den Polen des ovoiden Perikaryons konzentriert ist. An den Polen verläßt je ein Dendrit das Soma. Ihre proximalen Abschnitte verzweigen sich in der Nähe des Perikaryons und bilden nach dorsal und ventral gerichtete dichte Büschel. Das Axon verzweigt sich in einem schmalen Zylinder, der bis in die Lamina VI reichen kann. Diese Zelle hemmt andere Interneurone („second inhibitory neuron") und kann daher über diese Wirkung eine Disinhibition bewirken, wenn die interneuronale Zielzelle selbst inhibitorisch ist.

5. **Martinotti-Zellen** (Abb. 13.**30i**). Sie kommen in den Laminae II–VI vor und sind spindelförmig. Das Cytoplasma ist wieder an den Polen der Zellen konzentriert, wo jeweils ein starker Dendrit entspringt, der sich relativ nahe dem Soma weiter aufzweigt. Die

Dendriten tragen nur im distalen Bereich Spines, die Martinotti-Zelle ist daher zu den spinearmen Nervenzellen zu rechnen. Das Axon entspringt vom dorsalen Zellpol oder vom proximalen Dendriten, bildet einen vertikalen Zylinder mit seinen Verzweigungen, der von der Lamina I bis zur Lamina VI reichen kann. Vermutlich über diese Zelle eine inhibitorische Wirkung aus.

6. **Bipolare Zellen** (Abb. 13.**30e**, 13.**30l**). Es handelt sich um schlanke dorsoventral ausgerichtete Zellen, die in den Laminae II–VI vorkommen. Das Soma ist sehr klein, ovoid und ausgesprochen arm an Cytoplasma. An den Polen des Somas entspringt je ein Dendrit. Dendriten und Axon verzweigen sich nur gering und bilden einen relativ schmalen Zylinder, der von Lamina I bis zur Lamina VI reicht. Die Axone dieser Zellen haben außer anderen Neuronen auch zerebrale Blutgefäße als Zielgebiete. Die bipolaren Zellen wirken exzitatorisch. Sie enthalten das Neuropeptid VIP.

7. **Cajal-Retzius Zellen.** Sie kommen nur in der Lamina I vor und sind horizontal ausgerichtet. Diese Zellen werden v. a. in der Ontogenese beschrieben, im adulten Gehirn sind sie relativ selten anzutreffen.

8. **Pyramidenähnliche Neurone** (Abb. 13.**30k**). Sie kommen in der Lamina VI vor. Ihre Axone verbleiben im ipsilateralen Cortex. Auch wenn diese Zellen, sowie die Pyramidenzellen (Abb. 13.**30a**), multiangularen Zellen (Abb. 13.**30f**) und die spinereichen Sternzellen (Abb. 13.**30b**) einen langen Axonstamm besitzen, der den Cortex verläßt, und damit zu den Projektionsneuronen zu zählen sind, sind sie durch ihre zahlreichen Axonkollateralen intensiv an der intrakortikalen Verschaltung beteiligt.

Chemoarchitektonik des Isocortex

Zu einem besseren Verständnis der Beziehung zwischen Struktur und Funktion des Isocortex sind Untersuchungen der topographischen Verteilung der verschiedenen Neurotransmitter und Neuropeptide ebenso unerläßlich, wie architektonische, zytologische und elektrophysiologische Kenntnisse. Die modernen immunhistochemischen Methoden in der Neuroanatomie haben hier neue Einsichten ermöglicht, die, so lückenhaft sie auch im Augenblick noch sind, erste allgemeine Organisationsprinzipien erkennen lassen. Die Befunde sollen nach drei Gesichtspunkten gliedert werden:

- zelluläre und laminäre Zuordnung der Syntheseorte, d. h., der Perikarya mit bestimmten Transmitterkandidaten,
- laminäre Verteilung der Axone mit bestimmten Transmitterkandidaten, die zu subkortikal oder intrakortikal gelegenen Neuronen gehören
- laminäre Verteilung der Wirkorte dieser Substanzen, d. h., topographische Verteilung ihrer spezifischen Bindungsstellen.

Auffällig ist, daß Glutamat als klassischer exzitatorischer Neurotransmitter bisher nur in Pyramidenzellen, also typischen Projektionsneuronen nachgewiesen wurde. Alle anderen Transmitter und Neuropeptide kommen vor allem in kortikalen Interneuronen vor.

Die *Bipolarzellen* enthalten Acetylcholin, Cholecystokinin und vasoaktives intestinales Polypeptid (VIP). In diesen Zellen werden Acetylcholin und VIP in Koexistenz, d. h., gleichzeitig in einem Neuron vorgefunden. Ca. 1% der kortikalen Neurone sind Bipolarzellen; sie zeigen eine Verteilung über alle Schichten des Isokortex, kommen vor allem aber in den Laminae II–IV vor. Jeder dieser Zellen erreicht mit ihren Ausläufern einen vertikalen Gewebszylinder mit einem Durchmesser von ca. 15–60 µm. Damit stellen sie ein wichtiges strukturierendes Element der vertikalen Kortexorganisation (s. S. 456ff.) dar, da bekannt ist, daß VIP die Bildung von zyklischem Adenosinmonophosphat (cAMP) stimuliert und dieses indirekt die Verfügbarkeit von Glucose, der weitaus wichtigsten Energiequelle für Nervenzellen, erhöht. Die Bipolarzellen könnten daher ihre in vertikalen Kolumnen gelegenen Zielneurone durch Erhöhung des Glucoseumsatzes aktivieren.

Die *Korbzellen* enthalten GABA und sind inhibitorische Interneurone. Sie kommen zwar in allen Schichten vor, sind aber besonders häufig in den Laminae III–V zu finden.

Die *„Kandelaber"-Zellen*, die am häufigsten in den Laminae II–III, seltener in den Schichten IV–V anzutreffen sind, enthalten ebenfalls GABA. Sie wirken inhibitorisch auf Pyramidenzellen.

GABA und wahrscheinlich auch Cholecystokinin sind auch in einem weiteren, seltenen Interneuron, der *Double-Bouquet-Zelle*, gefunden worden. Diese Zellen kommen in den Laminae II–III vor und sollen inhibitorisch wirksam sein. Alle übrigen Transmitter und Neuropeptide, die bisher in kortikalen Interneuronen gefunden wurden, sind noch keinem speziellen Zelltyp zugeordnet. So sind Glycin-haltige Interneurone in allen Kortexschichten nachweisbar. Substanz P und Somatostatin sind in Interneuronen der Laminae II–VI (v. a. V–VI), Cholecystokinin und Corticotropin Releasing Faktor in den Laminae I–III und Enkephalin in den Laminae II–III (v. a. II) vorhanden.

Die transmitter- und neuropeptidspezifischen Axone zeigen oft eine systematische laminäre Verteilung. Die aus dem Nucleus basalis Meynert kommenden Acetylcholin-haltigen Axone bilden je nach kortikalem Areal sehr unterschiedliche laminäre Verteilungsmuster. Relativ homogen über alle Schichten verteilt sind die terminalen Axonabschnitte, die Serotonin, Histamin, Vasopressin/Oxytocin, α-MSH, Dynorphin und Angiotensin II enthalten. Vasoaktives intestinales Polypeptid-haltige Terminalformationen kommen dagegen vor allem in den Laminae II–IV und im Corpus callosum, Cholecystokinin-haltige und Neurotensin-haltige in der Lamina VI vor. Die Katecholamine Dopamin und Noradrenalin zeigen eine komplementäre Verteilung, da Dopamin in den Laminae

I–III, Noradrenalin aber in den Laminae IV und VI gefunden wird. Dies gilt für große Teile des Isocortex. Im primären, visuellen Cortex bei Primaten dagegen sind noradrenerge Axone auf die Schichten V–VI begrenzt, serotoninerge und cholinerge Axonendigungen dagegen in der Lamina IV zu finden. Spezialisationen der zytoarchitektonischen Struktur, wie sie für die Area striata schon dargestellt wurden (s. S. 444), spiegeln sich damit auch in der Chemoarchitektonik wider.

Alle bisher geschilderten Befunde sagen notwendigerweise noch nichts über die genauen Wirkorte der Transmitter und Neuropeptide aus. Da alle diese Substanzen an spezifischen Bindungsstellen (Rezeptoren) ihre Effekte auslösen, ist eine Untersuchung der laminären und zellulären Verteilung der Rezeptoren notwendig, um das Bild von der chemischen Struktur des Isocortex abzurunden. Diese Rezeptoren sind nur zu einem kleinen Prozentsatz an postsynaptische Membranen gebunden, so daß nur die Rezeptordarstellung mit markierten Substanzen, die sich mit hoher Affinität an den Bindungsstellen anlagern, hier weiterhilft. Die bisherigen Kenntnisse über diesen Aspekt des Isocortex sind jedoch noch so lückenhaft, daß eine einigermaßen sinnvolle Darstellung mit Gültigkeit für die menschliche Hirnrinde noch nicht durchgeführt werden kann.

Die weiße Substanz und ihre großen Faserbahnen

Die weiße Substanz des Telencephalon enthält myelinisierte und nichtmyelinisierte Nervenfasern, die in drei Fasersystemen mit unterschiedlichem Verlauf organisiert sind. Die *Projektionsbahnen* (Neurofibrae projectiones) verlaufen, zwischen Rindengebieten und tieferen Kerngebieten auf- und absteigend, größtenteils durch die Capsula interna. Die *Kommissurenfasern* (Neurofibrae commissurales) verbinden einander entsprechende (= homotope) Rindenareale der linken und rechten Hemisphäre miteinander; Kommissurenfasern ziehen vor allem im Corpus callosum, aber auch in anderen Kommissuren zur Gegenseite. Die kurzen und langen *Assoziationsfasern* (Neurofibrae associationes) verbinden einzelne Rindenareale derselben Hemisphäre miteinander. Assoziationsfasern können aber auch von einem Areal einer Seite durch die Commissura rostralis oder das Corpus callosum zu einem nicht vergleichbaren Areal der anderen Hemisphäre ziehen (heterotope Systeme).

Projektionsbahnen

Die **Projektionsbahnen** können am besten auf einem Horizontalschnitt durch die Capsula interna dargestellt werden (Abb. 13.76), die im Schnittbild den vorderen Schenkel, das Knie und den hinteren Schenkel erkennen läßt. Zwei große Gruppen sind unterscheidbar,

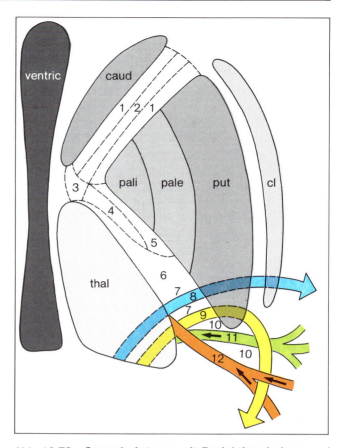

Abb. 13.**76** **Capsula interna mit Projektionsbahnen** auf einem Horizontalschnitt. Das Crus anterius wird von den Abschnitten 1 und 2, das Genu vor allem von 3 und das Crus posterius von 4–12 gebildet. Als Pars sublenticularis der Capsula interna bezeichnet man die Hörstrahlung und Teile der Sehstrahlung, als Pars retrolenticularis Teile der Sehstrahlung, die Pedunculi thalamici posterior und inferior, die parieto-temporo-okzipito-pontinen Fasern und die okzipitotektalen und okzipitotegmentalen Fasern.

caud	Nucleus caudatus
cl	Claustrum
pale	Pallidum externum
pali	Pallidum internum
put	Putamen
thal	Thalamus
ventric	III. Ventrikel
1	Tractus frontopontinus
2	Pedunculus thalamicus anterior
3	Tractus corticonuclearis
4	Fibrae corticospinales (Fasern zu spinalen Neuronen für die obere Extremität rostral, zum Rumpf in der Mitte und zur unteren Extremität kaudal)
5	Fibrae corticorubrales und corticotegmentales
6	Pedunculus thalamicus superior
7	Pedunculus thalamicus inferior
8	Hörstrahlung (blau)
9	Sehstrahlung (gelb)
10	Pedunculus thalamicus posterior
11	Fibrae parieto-temporo-occipito-pontinae (grün)
12	Fibrae corticotectales und corticotegmentales (rot)

die vom Cortex zum Pons, zu den motorischen Hirnnervenkernen und zum Rückenmark absteigenden, motorischen Bahnen und die vom Thalamus aufsteigenden und zum Thalamus absteigenden Faserbündel der Thalamusstiele, die Pedunculi thalami anterior, superior, posterior et inferior. Die Pedunculi thalami bilden zusammen die Thalamusstrahlung (*Radiatio thalami*). Die absteigenden motorischen Bahnen, die aus dem Lobus frontalis zum Pons ziehen (*Tractus frontopontinus*) liegen zwischen dem Nucleus caudatus und dem Pedunculus thalami anterior im Crus anterius der Capsula interna. Genau im Knie der Capsula interna verläuft der *Tractus corticonuclearis* mit Informationen zu und von den motorischen und sensiblen Hirnnervenkernen. Im rostralen Teil des Crus posterius findet man schließlich die *Pyramidenbahn*, Fibrae corticospinales, die medial vom Thalamus und lateral vom Pedunculus thalami superior begrenzt wird.

Innerhalb der zur Medulla spinalis ziehenden Pyramidenbahn kann in der Capsula interna eine Somatotopik nachgewiesen werden. Die Bahnen zum Halsmark (Arm) liegen am weitesten rostral und die Projektionen zu den lumbalen und sakralen Rückenmarkssegmenten (Bein) kaudal. Im am weitesten kaudal liegenden Teil der Capsula interna (*Partes sublenticularis* und *retrolenticularis*) verlaufen schließlich die Projektionssysteme, die Pons und Okzipital-, Parietal- und Temporallappen miteinander verbinden.

Die *Hör- und Sehstrahlung* sind ebenfalls in diesem kaudalen Teil der Capsula interna enthalten; beide Bahnen ziehen unter den kortikopontinen Fasern von den medialen und lateralen Corpora geniculata zur Area 41 und zur Area 17. Sie sind Teil des *Pedunculus thalami inferior*, der auch die Verbindung zwischen den Nuclei anteriores thalami und der retrosplenialen Rinde enthält.

Im *Pedunculus thalami posterior* liegen Faserbahnen, die den visuellen Assoziationskortex (parietale, okzipitale und temporale Anteile) mit dem Pulvinar, der Area praetectalis, dem Tectum, dem Nucleus ruber und der Substantia nigra verbinden.

Zwischen Thalamus und Globus pallidus liegt im Crus posterius der Capsula interna der *Pedunculus thalami superior*. Es umfaßt die Fasern, die den Gyrus praecentralis, Gyrus postcentralis und die Areae 5 und 7 nach Brodmann mit dem Nucleus ventrocaudalis thalami verbinden.

Zwischen Pyramidenbahn und Globus pallidus verlaufen die *Fibrae corticorubrales* und *corticotegmentales*, welche die Area 6 mit dem Nucleus ruber und dem Tegmentum verknüpfen.

Der zwischen Nucleus caudatus auf der einen Seite und Putamen und Globus pallidus auf der anderen Seite gelegene *Pedunculus thalami anterior* verbindet den Nucleus medialis thalami mit dem rostralen Teil des Lobus frontalis und der zingulären Rinde.

Da in der Capsula interna alle afferenten und efferenten Bahnen von und zum Cortex auf engstem Raum zusammenliegen, führt jeder pathologische Prozeß an dieser Stelle, z. B. Blutungen aus arteriosklerotischen Gefäßen („Schlaganfall"), zu schwersten neurologischen Störungen. Da die afferenten, sensiblen und die efferenten, motorischen Projektionsbahnen im hinteren Schenkel der Capsula interna liegen, verursachen Störungen in diesem Bereich Sensibilitätsausfälle und charakteristische Lähmungen auf der kontralateralen Körperseite (Hemianästhesie und Hemiplegie). Störungen im Bereich des Knies der Capsula interna bewirken motorische und sensible Hirnnervenausfälle.

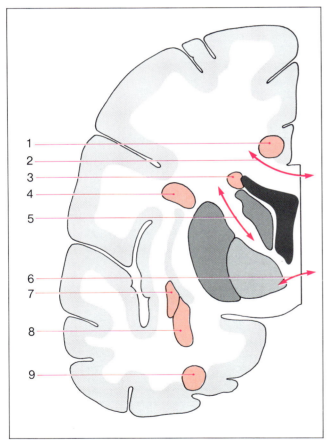

Abb. 13.77 Kommissuren- und Assoziationsbahnen auf einem Transversalschnitt durch das Telencephalon des Menschen.
1 Cingulum
2 Corpus callosum
3 Fasciculus frontooccipitalis superior
4 Fasciculus longitudinalis superior
5 Capsula interna (Projektionsbahn!)
6 Commissura rostralis
7 Fasciculus frontooccipitalis inferior
8 Fasciculus uncinatus
9 Fasciculus longitudinalis inferior

Kommissurenfasern

Die **Kommissurenfasern** (Abb. 13.77), die durch das Corpus callosum ziehen, fächern lateral der Mittellinie die Capsula interna auf (*Corona radiata*), um beinahe alle isokortikalen Rindenregionen miteinander zu verbinden. Der zangenartig rostral ziehende Teil der Kommissurenfasern wird als *Forceps minor*, der okzipital umbiegende Teil als *Forceps major* bezeichnet. Der isokortikale Anteil der Commissura rostralis verbindet rostrodorsale und temporale Regionen miteinander. Zum allokortikalen Anteil der Commissura rostralis s. S. 388 und S. 408.

Assoziationsfasern

Die **Assoziationsfasern** (Abb. 13.**77**), die verschiedene Kortexregionen einer Hemisphäre miteinander verbinden, bilden den größten Teil der weißen Substanz. Man unterscheidet kurze Assoziationsfasern, die als Fibrae arcuatae cerebri von Axonen der Golgi-Typ-I-Zellen (z. B. Pyramidenzellen) gebildet werden und meist zwei benachbarte Gyri miteinander verbinden. Sie verlaufen U-förmig von der Rinde ins Mark und wieder zurück in die Rinde. Die langen Assoziationsfasern bilden mehrere Bündel, die auch weit voneinander entfernte Rindenregionen verbinden.

Der *Fasciculus longitudinalis superior* liegt an der dorsolateralen Kante des Putamen und verbindet alle Teile des Isocortex von rostral bis okzipital miteinander. Ein Teil dieser Assoziationsbahn, die das Wernicke- mit dem Broca-Zentrum verknüpft, wird auch als *Fasciculus arcuatus* bezeichnet (s. S. 455).

Der *Fasciculus fronto-occipitalis superior* verläuft zwischen der Corona radiata, der dorsolateralen Kante des Nucleus caudatus und den sich auffächernden Kommissurenfasern des Corpus callosum. Diese Assoziationsbahn verbindet den frontalen Cortex mit der Inselrinde und den temporalen und okzipitalen Rindenbereichen.

Der *Fasciculus fronto-occipitalis inferior* liegt am basalen Ende der Capsula extrema lateral vom Claustrum. Er verbindet die Gyri temporalis inferior, fusiformis und lingualis mit den mehr basalen Anteilen des frontalen Cortex.

Der *Fasciculus uncinatus* in unmittelbarer Nähe des Fasciculus fronto-occipitalis inferior verknüpft Corpus amygdaloideum, Gyrus parahippocampalis, aber auch den temporalen Isocortex mit basalen Anteilen der frontalen Hirnrinde.

Der *Fasciculus longitudinalis inferior* verbindet schließlich ganz basal im Lobus temporalis den okzipitalen und temporalen Isocortex miteinander.

Das *Cingulum* ist eine weitere Assoziationsbahn, die unter dem Gyrus cinguli liegt. Rostral beginnt sie im Gyrus subcallosus und reicht dorsal um das Splenium corporis callosi herum bis in den Gyrus parahippocampalis. Das Cingulum besteht aus Axonen sehr unterschiedlicher Länge und verbindet auf seinem langen Weg zahlreiche iso- und allokortikale Areale.

Literatur

Adams, C. W. M.: Neurohistochemistry, Elsevier, Amsterdam 1965

Akert, K.: Comparative anatomy of frontal cortex and thalamofrontal connections. In Warren, J. M., K. Akert: The Frontal Granular Cortex and Behavior. McGraw-Hill, New York 1964

Alksne, J. F., T. W. Blackstad, F. Walberg, L. E. White: Electron microscopy of axon degeneration: A valuable tool in experimental neuroanatomy. Ergebn. anat. Entwickl.-Gesch. 39 (1966) 1–32

Allison, A. C.: The secondary olfactory areas in the human brain. J. Anat. (Lond.) 88 (1954) 481–488

Allman, J.: Reconstructing the evolution of the brain in primates through the use of comparative neurophysiological and neuroanatomical data. In Armstrong, E., D. Falk: Primate Brain Evolution. Plenum Press, New York 1982

Allman, J. M., J. H. Kaas: A crescent-shaped cortical visual area surrounding the middle temporal area (MT) in the owl monkey (Aotus trivirgatus). Brain Res. 81 (1974) 199–213

Allman, J. M., C. B. G. Campbell, E. McGuinness: The dorsal third tier area in Galago senegalensis. Brain Res. 179 (1979), 355–361

Andén, N. E., A. Dahlström, K. Fuxe, K. Larsson, L. Olson, U. Ungerstedt: Ascending monoamine neurons to the telencephalon and diencephalon. Acta physiol. Scand. 67 (1966) 313–326

Andres, K. H.: Der Feinbau des Bulbus olfactorius der Ratte unter besonderer Berücksichtigung der synaptischen Verbindungen. Z. Zellforsch. 65 (1965) 530–561

Andy, O. J., H. Stephan: The septum in the human brain. J. comp. Neurol. 133 (1968) 383–410

Armstrong, E.: Mosaic evolution in the primate brain: Differences and similarities in the hominoid thalamus. In Armstrong, E., D. Falk: Primate Brain Evolution. Plenum Press, New York 1982

Armstrong, E., D. Falk: Primate Brain Evolution. Methods and Concepts. Plenum Press, New York 1982

Bailey, P., G. v. Bonin: The Isocortex of Man. University of Illinois Press, Urbana/Ill. 1951.

Baillarger, J. G. F.: Recherches sur la structure de la couche corticale des circonvolutions du cerveau. Mém. Acad. roy. Méd. Belg. 8 (1840) 149–153

Betz, W.: Anatomischer Nachweis zweier Gehirncentra. Zbl. med. Wiss. 12 (1874) 578–580, 594–599

Billings-Gagliardi, S., V. Chan-Palay, S. L. Palay: A review of lamination in area 17 of the visual cortex of Macaca mulatta. J. Neurocytol. 3 (1974) 619–629

Blinkov, S. M., J. J. Glezer: Das Zentralnervensystem in Zahlen und Tabellen. VEB Fischer, Jena 1968

Bok, S. T.: Histonomy of the Cerebral Cortex. Elsevier, Amsterdam 1959

Börnstein, W. S.: Cortical representation of taste in man and monkey. II. The localization of the cortical taste area in man and a method for measuring impairment of taste in man. Yale J. Biol. Med. 13 (1940) 133–156

Bowsher, D.: Termination of the central pain pathway in man: The conscious appreciation of pain. Brain 80 (1957) 606–622

Bowsher, D.: Introduction to the Anatomy and Physiology of the Nervous System. Blackwell, Oxford 1975

Braak, E.: Licht- und elektronenmikroskopische Untersuchungen zur Morphologie der primären Sehrinde des Menschen. Habil., Universität Kiel 1978

Braak, H.: On the striate area of the human isocortex. A Golgi and pigmentarchitectonic study. J. comp. Neurol. 166 (1976) 341–364

Braak, H.: Zur Pigmentarchitektonik der menschlichen Endhirnrinde. Med. in unserer Zeit, 1 (1977) 180–189

Braak, H.: On the pigment architectonics of the human telencephalic cortex. In Brazier, M. A. B., H. Petsche: Architectonics of the Cerebral Cortex. Raven Press, New York 1978a

Braak, H.: On magnopyramidal temporal fields in the human brain – probable morphological counterparts of Wernicke's sensory speech region. Anat. Embryol. 152 (1978b) 41–149

Braak, H.: Architectonics of the Human Telencephalic Cortex. Springer, Berlin 1980

Braitenberg, V.: A note on myeloarchitectonics. J. comp. Neurol. 118 (1962) 141–156

Braitenberg, V.: Thoughts on the cerebral cortex. J. theor. Biol. 46 (1974) 421–447

Braitenberg, V.: Cortical architectonics: General and areal. In Brazier, M. A. B., H. Petsche: Architectonics of the Cerebral Cortex. Raven Press, New York 1978

Brauer, K., E. Winkelmann: Zur Rolle der Interneuronen im Corpus geniculatum laterale der Säugetiere. Z. mikrosk.-anat. Forsch. (Lpz.) 90 (1976) 334–351

Broca, P. P.: Localisation des fonctions cérébrales. – Siège du langage articulé. Bull. Soc. Anthrop. (Paris) 4 (1863) 200–204

Brockhaus, H.: Zur feineren Anatomie des Septum und des Striatum. J. Psychol. Neurol. (Lpz.) 51 (1942) 1–56

Brockhaus, H.: Die Cyto- und Myeloarchitectonik des Cortex claustralis und des Claustrum beim Menschen. J. Psychol. Neurol. (Lpz.) 49 (1949) 249–348

Brodal, A.: Neurological anatomy. In: Relation to Clinical Medicine. Oxford University Press, London 1969

Brodmann, K.: Vergleichende Localisationslehre der Großhirnrinde in ihren Prinzipien dargestellt auf Grund des Zellenbaues. Barth, Leipzig 1909

Brown, R. M., P. S. Goldman: Catecholamines in neocortex of rhesus monkeys: regional distribution and ontogenetic development. Brain Res. 124 (1977) 576–580

Bucy, P. C.: Precentral Motor Cortex. Univ. of Illinois Press, Urbana/Ill. 1944

Cajal, S., Y. Ramon: Studien über die Hirnrinde des Menschen, Bd. V. Barth, Leipzig 1906

Cajal, S., Y. Ramon: Histologie du Système Nerveux de l'Homme et des Vertébrés. Maloine, Paris 1909–11

Campbell, A. W.: Histological Studies on the Localisation of Cerebral Function. Cambridge University Press, Cambridge 1905

Carpenter, M. B.: Human Neuroanatomy. Williams & Wilkins, Baltimore 1976

Carpenter, M. B., C. S. Carpenter: Analysis of somatotopic relations of the corpus Luysi in man and monkey. J. comp. Neurol. 95 (1951) 349–370

Celesia, G. G.: Organization of auditory cortical areas in man. Brain 99 (1976) 403–414

Chan-Palay, V., S. L. Palay, S. M. Billings-Gagliardi: Meynert cells in the primate visual cortex. J. Neurocytol. 3 (1974) 631–658

Clara, M.: Das Nervensystem des Menschen. Barth, Leipzig 1959

Colonnier, M. L.: The structural design of the neocortex. In Eccles, J. C.: Brain and Conscious Experience. Springer, Berlin 1966

Colonnier, M.: The fine structural arrangement of the neocortex. Arch. Neurol. (Chic.) 16 (1967) 651–657

Connolly, D. J.: External Morphology of the Primate Brain. Thomas, Springfield/Ill. 1950

Crosby, E. C., T. Humphrey, E. W. Lauer: Correlative Anatomy of the Nervous System. Macmillan, New York 1962

Diamond, I. T., W. C. Hall: Evolution of neocortex. Science 164 (1969) 251–262

Divac, I., A. Björklund, O. Lindvall, R. E. Passingham: Converging projections from the mediodorsal thalamic nucleus and mesencephalic dopaminergic neurons to the neocortex in three species. J. Comp. Neurol. 180 (1978) 59–72

Divac, I., A. Kosmal, A. Björklund, O. Lindvall: Subcortical projections to the prefrontal cortex in the rat as revealed by the horseradish peroxidase technique. Neuroscience 3 (1978) 785–796

Duckett, S., A. G. E. Bearse: The cells of Cajal-Retzius in the developing human brain. J. Anat. (Lond.) 102 (1968) 183–187

Ebbeson, S. O. E.: On the organization of the central visual pathways in vertebrates. Brain, Behav. Evol. 3 (1970) 178–194

Ebbeson, S. O. E.: Comparative Neurology of the Telencephalon. Plenum Press, New York 1980

v. Economo, C., G. N. Koskinas: Die Cytoarchitektonik der Hirnrinde des erwachsenen Menschen. Springer, Wien 1925

Edinger, L.: Vorlesungen über den Bau der nervösen Centralorgane des Menschen und der Thiere. Vogel, Leipzig 1908–1911

Elliot Smith, G.: A new topographical survey of the human cerebral cortex, being an account of the distribution of the anatomically distinct cortical areas and their relationship to the cerebral sulci. J. Anat. (Lond.) 41 (1907) 1407–1439

Filiminoff, I. N.: Über die Variabilität der Großhirnrindenstruktur. Mit. II. Regio occipitalis beim erwachsenen Menschen. J. Psychol. Neurol. (Lpz.) 44 (1932) 1–96

Fisken, R. A., L. J. Garey, T. P. S. Powell: The intrinsic, association and commissural connections of area 17 of the visual cortex. Phil. Trans. B 272 (1975) 487–536

Flechsig, P.: Anatomie des menschlichen Gehirns und Rückenmarks auf myelogenetischer Grundlage, Bd. I. Thieme, Leipzig 1920

Fleischhauer, K.: On different patterns of dendritic bundling in the cerebral cortex of the cat. Z. Anat. Entwickl.-Gesch. 143 (1974) 115–126

Fleischhauer, K.: Cortical architectonics: The last 50 years and some problems of today. In Brazier, M. A. B., H. Petsche: Architectonics of the Cerebral Cortex. New York, Raven Press 1978

Fleischhauer, K., A. Laube: Supracellular patterns in the cerebral cortex. In Speckmann, E. J., H. Caspers: Origin of Cerebral Field Potentials. Thieme, Stuttgart 1979

Fleischhauer, K., H. Petsche, W. Wittkowski: Vertical bundles of dendrites in the neocortex. Z. Anat. Entwickl.-Gesch. 136 (1972) 213–223

Foerster, O.: Motorische Felder und Bahnen. Sensible corticale Felder. In Bumke, O., O. Foerster: Handbuch der Neurologie, Bd. VI. Springer, Berlin 1936

Friede, R. L.: Topographic Brain Chemistry. Academic Press, New York 1966a

Friede, R. L.: The histochemical architecture of the ammon's horn as related to its selective vulnerability. Acta neuropath. 6 (1966b) 1–13

Frotscher, M., J. Hároi, J. Wenzel: Transneuronal effects of entorhinal lesions in the early postnatal period on synaptogenesis in the hippocampus of the rat. Exp. Brain Res. 30 (1977) 549–560

Frotscher, M., C. Nitsch, R. Hassler: Synaptic reorganization in the rabbit hippocampus after lesion of commissural afferents. Anat. Embryol. 163 (1981) 15–30

Fulton, J. F.: Physiology of the Nervous System. Oxford University Press, London 1951a

Fulton, J. F.: Frontal Lobotomy and Affective Behavior. Norton & Co., New York 1951b

Fulton, J. F., A. D. Keller: The Sign of Babinski. A Study of the Evolution of Cortical Dominance. Thomas, Springfield/Ill. 1932

Galaburda, A., M., F. Sanides: Cytoarchitectonic organization of the human auditory cortex. J. comp. Neurol. 190 (1980) 597–610

Galaburda, A. M., D. N. Pandya: Role of architectonics and connections in the study of primate brain evolution. In Armstrong, E., D. Falk: Primate Brain Evolution. Plenum Press, New York 1982

Galaburda, A. M., F. Sanides, N. Geschwind: Human brain. Cytoarchitectonic left-right asymmetries in the temporal speech region. Arch. Neurol. (Chic.) 35 (1978) 812–817

Gatter, K. C., T. P. S. Powell: The projection of the locus coeruleus upon the neocortex in the macaque monkey. Neuroscience 2 (1977) 441–445

Gazzaniga, M. S., J. E. Bogen, R. W. Sperry: Observations on visual perception after disconnexion of the cerebral hemispheres in man. Brain 88 (1965) 221–236

Geschwind, N.: Disconnection syndrome in animals and man. Brain 88 (1965) 237–294

Geschwind, N., W. Levitsky: Human brain: Left-right asymmetries in temporal speech region. Science 161 (1968) 186–187

Geschwind, N., A. Galaburda, M. Le May: Morphological and physiological substrates of language and cognitive development. In Katzman, R.: Congenital and Acquired Cognitive Disorders. Raven Press, New York 1979

Gilbert, C. D., T. N. Wiesel: Morphology and intracortical projections of functionally characterised neurones in the cat visual cortex. Nature 280 (1979) 120–125

Globus, A., A. B. Scheibel: Pattern and field in cortical structure: The rabbit. J. comp. Neurol. 131 (1967) 155–172

Gray, E. G.: Axosomatic and axo-dendritic synapses of the cerebral cortex: An electron microscopic study. J. Anat. (Lond.) 93 (1959) 429–434

Gray, E. G.: Electron microscopy of excitatory and inhibitory synapses: A brief review. Progr. Brain Res. 31 (1969) 141–155

Gray, E. G.: The fine structural characterization of different types of synapses. Progr. Brain Res. 34 (1971) 149–160

Harman, P. J., M. B. Carpenter: Volumetric comparisons of the basal ganglia of various primates including man. J. comp. Neurol. 93 (1950) 125–137

Harper, G. B., H. Thoenen: Nerve growth factor: Biological significance measurement, and distribution. J. Neurochem. 34 (1980) 5–16

Hassler, R.: Die Entwicklung der Architektonik seit Brodmann und ihre Bedeutung für die moderne Hirnforschung. Dtsch. med. Wschr. 87 (1962) 1180–1185

Hassler, R.: Zur funktionellen Anatomie des limbischen Systems. Nervenarzt 35 (1964) 386–396

Hassler, R., H. Stephan: Evolution of the Forebrain. Phylogenesis and Ontogenesis of the Forebrain. Thieme, Stuttgart 1966

Heiman, M.: Über Gefäßstudien am aufgehellten Gehirn. I. Die Gefäße des Ammonshornes. Schweiz. Arch. Neurol. Neurochir. Psychiat. 40 (1937/38) 277–301

Heimer, L., W. J. H. Nauta: The hypothalamic distribution of the stria terminalis in the rat. Brain Res. 13 (1969) 284–297

Hickey, T. L., R. W. Guillery: Variability of laminar patterns in the human lateral geniculate nucleus. J. comp. Neurol. 183 (1979) 221–246

Hubel, D. H., T. N. Wiesel: Receptive fields and functional architecture of monkey striate cortex. J. Physiol. (Lond.) 195 (1968) 215–243

Hubel, D. H., T. N. Wiesel: Functional architecture of macaque monkey visual cortex. Proc. roy. Soc. B 198 (1977) 1–59

Humphrey, T., E. C. Crosby: The human olfactory bulb. Univ. Mich. med. Bull. 4 (1938) 61–62

Ingvar, D. H.: Localisation of cortical functions by multiregional measurements of the cerebral blood flow. In Brazier, M. A. B., H. Petsche: Architectonics of the Cerebral Cortex. Raven Press, New York 1978

Innocenti, G. M.: Growth and reshaping of axons in the establishment of visual callosal connections. Science 212 (1981) 824–827

Jacobson, S., J. Q. Trojanowski: The cells of origin of the corpus callosum in rat, cat and rhesus monkey. Brain Res. 74 (1974) 149–155

Jacobson, S., J. Q. Trojanowski: Amygdaloid projections to prefrontal granular cortex in rhesus monkey demonstrated with horseradish peroxidase. Brain Res. 100 (1975) 132–139

Johanson, J. I.: Morphological correlates of specialized elaborations in somatic sensory cerebral neocortex. In: Comparative Neurology of the Telencephalon (S. O. E. Ebbesson, ed.), pp. 423–447, Plenum Press, New York und London 1980

Jones, E. G., T. P. S. Powell: Connexions of the somatic sensory cortex of the rhesus monkey. I. Ipsilateral cortical connexions. Brain 92 (1969) 447–502

Jones, E. G., S. P. Wise: Size, laminar and columnar distribution of efferent cells in the sensory-motor cortex of monkeys. J. comp. Neurol. 175 (1977) 391–438

Jones, E. G., R. Porter: What is Area 3a? Brain Res. Rev. 2 (1980) 1–43

Jung, R., R. Hassler: The extrapyramidal motor systems. In Field, J., H. W. Magoun, V. E. Hall: Handbook of Physiology, section 1, vol. II. American Physiological Society, Washington, D. C. 1960

Kaes, T.: Beiträge zur Kenntnis des Reichthums der Großhirnrinde des Menschen an markhaltigen Nervenfasern. Arch. Psychiat. Nervenkr. 25 (1893) 695–758

Kirsche, W.: Zur vergleichenden funktionsbezogenen Morphologie der Hirnrinde der Wirbeltiere auf der Grundlage embryologischer und neurohistologischer Untersuchungen. Z. mikr.-anat. Forsch. 88 (1974) 21–51

Kleist, K.: Gehirnpathologie. Barth, Leipzig 1934

Klingler, J., P. Gloor: The connections of the amygdala and of the anterior temporal cortex in the human brain. J. comp. Neurol. 115 (1969) 333–360

Krieg, W. J. S.: Functional Neuroanatomy. Blakiston, New York 1942

Lassek, A. M.: The Pyramidal Tract. Thomas, Springfield/Ill. 1954

Lassen, N. A., D. H. Ingvar: Quantitative und regionale Messung der Hirndurchblutung. In Gänshirt, H.: Der Hirnkreislauf. Thieme, Stuttgart 1972

Levi-Montalcini, R., P. U. Angeletti: Nerve growth factor. Physiol. Rev. 48 (1968) 534

Levitt, P., R. Y. Moore: Development of the noradrenergic innervation of neocortex. Brain Res. 162 (1979) 243–259

Lindenberg, R.: Die Gefäßversorgung und ihre Bedeutung für Art und Ort von kreislaufbedingten Gewebsschäden und Gefäßprozessen. In: Handbuch der speziellen pathologischen Anatomie und Histologie, 13/1 B (O. Lubarsch et al., eds.), pp. 1071–1164. Berlin, Göttingen, Heidelberg, Springer 1957

Lindvall, O., A. Björklund, R. Y. Moore, U. Stenevi: Mesencephalic dopamine neurons projecting to neocortex. Brain Res. 81 (1974) 325–331

van der Loos, H.: The „improperly" oriented pyramidal cell in the cerebral cortex and its possible bearing on problems of neuronal growth and cell orientation. Bull. Johns Hopk. Hosp. 117 (1965) 228–250

Lorente De Nó, R.: Studies on the structure of the cerebral cortex. I. The area entorhinalis. J. Physiol. Neurol. (Lpz.) 45 (1933) 381–438

Lorente, De Nó, R.: Studies on the structure of the cerebral cortex. II. Continuation of the study of the ammonic system. J. Psychol. Neurol. (Lpz.) 46 (1934) 113–177

Ludwig, K., J. Klingler: Atlas cerebri humani. Karger, Basel 1956

Lund, J. S.: Organization of neurons in the visual cortex, area 17, of the monkey (Macaca mulatta). J. Comp. Neurol. 147 (1973) 455–496

Lund, J. S., R. G. Boothe: Interlaminar connections and pyramidal neuron organisation in the visual cortex, area 17, of the macaque monkey. J. comp. Neurol. 159 (1975) 305–334

Lund, J. S., R. D. Lund, A. E. Hendrickson, A. H. Bunt, A. F. Fuchs: The origin of efferent pathways from the primary visual cortex, area 17, of the macaque monkey as shown by retrograde transport of horseradish peroxidase. J. comp. Neurol. 164 (1975) 287–304

MacLean, P. D.: The limbic system and its hippocampal formation: studies in animals and their possible application to man. J. Neurosurg. 11 (1954) 29–44

Marburg, O.: So-called agenesis of the corpus callosum. Arch. Neurol. Psychiat. (Chic.) 61 (1949) 297–312

Marin-Padilla, M., G. R. Stibitz, Ch. P. Almy, H. N. Brown: Spine distribution of the layer V pyramidal cell in man: a cortical model. Brain Res. 12 (1969) 493–496

Mehler, W. R.: The posterior thalamic region in man. Confin. Neurol. 27 (1966) 18–29

Merzenich, M. M., J. F. Brugge: Representation of the cochlear partition on the superior temporal plane of the macaque monkey. Brain Res. 50 (1973) 275–296

Meyer, M.: A study of efferent connexions of the frontal lobe in the human brain after leucotomy. Brain 72 (1949) 265–296

v. Monakow, C.: Die Lokalisation im Großhirn. Bergmann, Wiesbaden 1914

Mountcastle, V. B., T. S. Powell: Central nervous mechanisms subserving position sense and kinesthesis. Bull. Johns Hopk. Hosp. 105 (1959) 173–200

Nieuwenhuys, R., J. Voogd, Chr. van Huijzen: The Human Central Nervous System. A Synopsis and Atlas. Springer, Berlin 1979

Nissl, F.: Experimentalergebnisse zur Frage der Hirnrindenschichtung. Mschr. Psychiat. Neurol. 23 (1908) 186–188

Olds, J.: Self-stimulation experiments and differentiated reward systems. In Jasper, H. H. et al.: Reticular Formation of the Brain. Little, Brown & Co., Boston 1958

Ortmann, R.: Über die chemische Spezifität von Neuronensystemen. Progr. Bain Res. 6 (1964) 4–25

Pakkenberg, H.: The number of nerve cells in the cerebral cortex of man. J. comp. Neurol. 128 (1955) 17–20

Palay, S. L.: The Meynert cell, an unusual cortical pyramidal cell. In Brazier, M. A. B., H. Petsche: Architectonics of the Cerebral Cortex. Raven Press, New York 1978

Pandya, D. N., M. Hallet, S. K. Mukherjee: Intra- and interhemispheric connections of the neocortical auditory system in the rhesus monkey. Brain Res. 14 (1969) 49–65

Pandya, D. N., E. A. Karol, D. Heilbronn: The topographical distribution of interhemispheric projections in the corpus callosum of the rhesus monkey. Brain Res. 32 (1971) 31–43

Pandya, D. N., H. G. J. M. Kuypers: Cortico-cortical connections in the rhesus monkey. Brain Res. 13 (1969) 13–36

Pandya, D. N., F. Sanides: Architectonic parcellation of the temporal operculum in rhesus monkey and its projection pattern. Z. Anat. Entwickl.-Gesch. 139 (1973) 127–161

Papez, J. W.: A proposed mechanism of emotion. Arch. Neurol. Psychiat. (Chic.) 38 (1937) 725–743

Penfield, W., T. Rasmussen: The Cerebral Cortex of Man. Macmillan, New York 1950

Peters, A., S. L. Palay, H. D. F. Webster: The Fine Structure of the Nervous System. The Cells and their Processes. Harper & Row, New York 1970

Peters, A., E. G. Jones: Cerebral Cortex Bd. 1: Cellular Components of the Cerebral Cortex. Plenum Press, New York 1984 Bd. 2: Functional Properties of Cortical Cells. Plenum Press, New York 1984

Pfeifer, R. A.: Die angioarchitektonische areale Gliederung der Großhirnrinde. Thieme, Leipzig 1940

Pope, A.: Microchemical architecture of human isocortex. Arch. Neurol. (Chic.) 16 (1967) 351–356

Powell, T. P. S., V. B. Mountcastle: Some aspects of functional organization of the cortex of the postcentral gyrus of the monkey: a correlation of findings obtained in a single unit analysis with cytoarchitecture. Bull. Johns Hopk. Hosp. 105 (1959) 133–162

Powell, T. P. S., W. M. Cowan, G. Raisman: The central olfactory connexions. J. Anat. (Lond.) 99 (1965) 791–813

Putnam, T. J.: Studies on the central visual system. IV. The details of the organization of the geniculo-striate system in man. Arch. Neurol. Psychiat. (Chic.) 16 (1926) 683–707

Putnam, T. J., S. Liebman: Cortical representation of the macula lutea with special reference to the theory of bilateral representation. Arch. Ophthal. 28 (1942) 415–443

Quarton, G. C., T. Melnechuk, F. O. Schmitt: The Neurosciences. A Study Program. Rockefeller University Press, New York 1967

Rae, A. S. L.: The form and structure of the human claustrum. J. comp. Neurol. 100 (1954) 15–40

Raisman, G., W. M. Cowan, T. P. S. Powell: The extrinsic afferent, commissural and association fibres of the hippocampus. Brain 88 (1965) 963–996

Raisman, G., W. M. Cowan, T. P. S. Powell: An experimental analysis of the efferent projection of the hippocampus. Brain 89 (1966) 83–108

Rakic, P., P. I. Yakovlev: Development of the corpus callosum and cavum septi in man. J. comp. Neurol. 132 (1968) 45–72

Rehkämper, G.: Vergleichende Architektonik des Neocortex der Insectivora. Z. zool. Systematik u. Evolutionsforsch. 19 (1981) 233–263

Retzius, G.: Die Cajal'schen Zellen der Großhirnrinde beim Menschen und bei Säugetieren. Biol. Unters. 5 (1893) 1–9

Roney, K. J., A. B. Scheibel, G. L. Shaw: Dendritic bundles: Survey of anatomical experiments and physiological theoris. Brain Res. Rev. 1 (1979) 225–271

Rose, M.: Cytoarchitektonik und Myeloarchitektonik der Großhirnrinde. In Bumke, O., O. Foerster: Handbuch der Neurologie, Bd. I. Springer, Berlin 1935

Ruiz-Marcos, A., F. Valverde: Dynamic architecture the visual cortex. Brain Res. 19 (1970) 25–39

Sanides, F.: Die Architektonik des menschlichen Stirnhirns. Springer, Berlin 1962

Sanides, F.: Comparative architectonics of the neocortex of mammals and their evolutionary interpretation. Ann. N. Y. Acad. Sci. 167 (1969) 404–423

Sanides, F.: Functional architecture of motor and sensory cortices in primates in the light of a new concept of neocortex evolution. In Noback, C., W. Montagna: Advances in Primatology, vol. I. Meredith, New York 1970

Sarkissow, S. A., Filimonoff, I. N., Konokowa, E. P., Preobraschenskaja, I. S., L. A. Kukuew: Atlas der Cytoarchitektonik der Großhirnrinde des Menschen. Staatsverlag für medizinische Literatur Megdis, Moskau 1955

Schaltenbrand, G., P. Bailey: Einführung in die stereotaktischen Operationen mit einem Atlas des menschlichen Gehirns. Thieme, Stuttgart 1959

Scheibel, M. E., A. B. Scheibel: Of pattern and place in dendrites. Int. Rev. Neurobiol. 13 (1970) 1–26

Scheibel, M. E., A. B. Scheibel: The dendritic structure of the human Betz cell. In Brazier, M. A. B., H. Petsche: Architectonics of the Cerebral Cortex. Raven Press, New York 1978

Schmitt, F. O.: The Neurosciences. Second Study Program. Rockefeller University Press, New York 1970

Schmitt, F. O., F. G. Worden: The Neurosciences. Third Study Program. MIT Press, Cambridge, Mass. 1972

Schmitt, F. O., F. G., Worden, G. Adelman, S. G. Dennis (eds.): The Organization of the Cerebral Cortex. MIT Press, Cambride (Mass.) und London 1981

Schober, W.: Zur Morphologie der funktionellen Spezalisation des visuellen Systems der Säutetiere. Z. mikrosk.-anat. Forsch. 95 (1981) 395–400

Sgonina, K.: Zur vergleichenden Anatomie der Entorhinal- und Präsubikularregion. J. Psychol. Neurol. (Lpz.) 48 (1938) 56–163

Sholl, D. A.: The Organization of the Cerebral Cortex. Methuen, London 1956

Singer, M., P. I. Yakovlev: The Human Brain in Sagittal Section. Thomas, Springfield/Ill. 1954

Snyder, S. H.: Brain peptides as neurotransmitters. Science 209 (1980) 976–983

Sperry, R. W.: Brain bisection and mechanisms of consciousness. In Eccles, J. C.: Brain and Conscious Experience. Springer, Berlin 1966

Starck, D.: Die Evolution des Säugetiergehirns. Steiner, Wiesbaden 1962

Starck, D.: Neenkephalisation. In Kurth, G., I. Eibl-Eibesfeldt: Hominisation und Verhalten. Fischer, Stuttgart 1975

Stephan, H.: Quantitative investigation on visual structures in primate brains. In: Procedings 2nd International Congress Primatology Society, Atlanta 1968, vol. III. Karger, Basel 1969 (pp. 34–42)

Stephan, H.: Allocortex: In Bargmann, W.: Handbuch der mikroskopischen Anatomie des Menschen, vol. IV/9. Springer, Berlin 1975

Stephan, H.: Comparative volumetric studies on striatum in insectivores and primates. Appl. Neurophysiol. 42 (1979) 78–80

Stephan, H., Q. J. Andy: The allocortex in primates. In Noback, C. R., Montagna, W.: The Primate Brain. Advances in Primatology, vol. I. Appleton-Century-Crofts, New York 1970

Sur, M., R. J. Nelson, J. H. Kaas: Representation of the body surface in somatic koniocortex in the prosimian Galago. J. comp. Neurol. 189 (1980) 381–402

Szentagothai, J.: The neuronal cicuits of the cerebral cortex. Bull. Acad. roy. Méd. Belg. 10 (1970) 475–492

Terzian, H., G. Dalle Ore: Syndrome of Klüver and Bucy reproduced in man by bilateral removal of the temporal lobes. Neurology (Minneap.) 5 (1955) 373–380

Tömböl, T.: Some Golgi data on visual cortex of the rhesus monkey. Acta Morphol. Acad. Sci. Hung. 26 (1978) 115–138

Valverde, F.: Studies on the Piriform Lobe. Harvard University Press, Cambridge/Mass 1965

Valverde, F.: Structural changes in the area striata of the mouse after enucleation. Expr. Brain Res. 5 (1968) 274–292

Valverde, F., A. Ruiz-Marcos: Dendritic spines in the visual cortex of the mouse: Introduction to a mathematical model. Exp. Brain Res. 8 (1969) 269–283

Vogt, B. A., D. L. Rosene, D. N. Pandya: Thalamic and cortical afferents differentiate anterior from posterior cingulate cortex in the monkey. Science 204 (1979) 205–207

Vogt, C., O. Vogt: Zur Kenntnis der elektrisch erregbaren Hirnrindengebiete bei den Säugetieren. J. Psychol. Neurol. (Lpz.) 8 (1907) 277–456

Vogt, C., O. Vogt: Allgemeine Ergebnisse unserer Hirnforschung. Vierte Mitteilung: Die physiologische Bedeutung der architektonischen Rindenfelderung auf Grund neuer Rindenreizungen. J. Psychol. Neurol. (Lpz.) 25 (1919) 279–462

Vogt, C., O. Vogt: Die vergleichend-architektonische und die vergleichend-reizphysiologische Felderung der Großhirnrinde unter besonderer Berücksichtigung der menschlichen. Naturwissenschaften 14 (1926) 1190–1194

Walshe, F. M. R.: The giant cells of Betz, the motor cortex and the pyramidal tract: A critical review. Brain 65 (1942) 409–461

Warren, J. M., K. Akert: Frontal Granular Cortex and Behavior. McGraw-Hill, New York 1964

Warwick, R., P. L. Williams: Gray's Anatomy. Longmans, London 1973

Werner, L., A. Wilke, R. Blödner, E. Winkelmann, K. Brauer: Topographical distribution of neuronal types in the albino rat's area 17. A qualitative and quantitative Nissl study. Z. mikrosk.-anat. Forsch. 96 (1982) 433–453

Werner, L.: Neuronentypen im visuellen Kortex der Ratte, identifiziert in Nissl- und deimprägnierten Golgi-Präparaten. J. Hirnforsch. 26 (1985) 173–186

Werner, L., A. Hedlich, A. Koglin: Zur Klassifikation der Neuronen im visuellen Kortex des Meerschweinchens (Cavia porcellus). Eine kombinierte Golgi-Nissl-Untersuchung unter Einsatz von Deimprägnationstechniken. J. Hirnforsch. 27 (1986) 213–236

Winkelmann, E., A. Hedlich, H.-J. Lüth, K. Brauer: Zur neuronalen Organisation der Sehrinde. Z. mikrosk.-anat. Forsch. 95 (1981) 369–380

Wise, S. P.: The laminar organization of certain afferent and efferent fiber systems in the rat somatosensory cortex. Brain Res. 90 (1975) 139–142

Wise, S. P., E. G. Jones: Cells of origin and terminal distribution of descending projections of the rat somatic sensory cortex. J. comp. Neurol. 175 (1977) 129–157

Wolff, J. R.: Ontogenetic aspects of cortical architecture: Lamination, pp. 159–173, in (M. A. B. Brazier, H. Petsche, eds.): Architectonics of the Cerebral Cortex. Raven Press, New York 1978

Wong-Riley, M. T. T.: Demonstration of geniculo-cortical and callosal projection neurons in the squirrel monkey by means of retrograde axonal transport of horseradish peroxidase. Brain Res. 79 (1974) 267–272

Woolsey, T. A., H. Van der Loos: The structural organization of layer IV in the somatosensory region (SI) of mouse cerebral cortex. Brain Res. 17 (1970) 295–242

Zeki, S. M.: The secondary visual areas of the monkey. Brain Res. 13 (1969) 197–226

Zeki, S.: Zu Brodmanns Area 18 und Area 19. Exp. Brain Res. 36 (1979) 195–197

Zilles, K.: Biometrische Analyse der Frischvolumina verschiedener prosencephaler Hirnregionen von 78 menschlichen, adulten Gehirnen. Gegenbaurs morph. Jb. 118 (1972) 234–273

Zilles, K., H. Stephan, A. Schleicher: Quantitative cytoarchitectonics of the cerebral cortices of several prosimian species. In Armstrong, E., D. Falk: Primate Brain Evolution. Plenum Press, New York 1982 (pp. 177–201)

14
Transmittersysteme im Zentralnervensystem

H. Leonhardt, B. Krisch und K. Zilles

Zentrales Acetylcholin-System
Zentrale Aminosäuren-Systeme
Zentrale Systeme biogener Amine
Zentrale neuropeptiderge Systeme

Als Transmittersysteme sollen alle Neuronensysteme zusammengefaßt werden, die durch Bildung und Abgabe bestimmter chemischer Stoffe charakterisiert sind, die in die Erregungsübertragung eingreifen: das Acetylcholin-System, die Aminosäuren-Systeme (Glycin-, Glutamat-, γ-Aminobuttersäure-System), die Systeme der biogenen Amine (Dopamin-, Noradrenalin-, Adrenalin-, Serotonin-, Histamin-System) und die große Zahl der Neuropeptid-Systeme.

Neue Methoden der Histochemie haben in den letzten Jahren zu einer rasch anwachsenden Fülle neuer morphologischer Erkenntnisse über die Anordnung von Transmittersystemen im ZNS einschließlich der Retina und im peripheren Nervensystem geführt. Den aus konventionellen Untersuchungen und aus Untersuchungen mittels retrograden oder anterograden Axontransports (s. S. 7) gewonnenen Kenntnissen über neuronale Zusammenhänge kann mit der Einsicht in deren Transmitter eine weiter als bisher gehende funktionelle Bedeutung beigemessen werden. Neuronale Zusammenhänge, die bisher unbekannt waren, werden sichtbar und lassen zugleich ihre Leistungen erkennen.

Noch hat einerseits die Forschung auf dem Gebiet der Transmittersysteme erst begonnen, das vorläufige Ende auch nur einer Bestandsaufnahme ist nicht abzusehen, und die Integration der bereits zahlreichen Ergebnisse in die bisher bekannten konventionellen Strukturen des Nervensystems ist nicht lückenlos möglich. Andererseits zeigt sich schon jetzt, daß genauere Kenntnisse über die Anordnung der einzelnen Transmittersysteme die Vorstellungen von den Funktionen des Nervensystems so sehr beeinflussen, daß in einem Lehrbuch nicht darauf verzichtet werden kann, auf die – wenn auch lückenhaften – Erkenntnisse einzugehen. In diesem Kapitel sollen deshalb, so weit möglich, die inzwischen bekannteren Transmittersysteme in ihrer anatomischen Gliederung beschrieben werden.

Beim Vergleich der Ansiedlungs- und Ausbreitungsgebiete der einzelnen Transmittersysteme und ihrer Vertreter ergeben sich unterschiedliche Schwerpunkte, die zwar für einzelne Transmittersysteme charakteristisch sind, die aber eine besondere Beziehung zum Bauplan bisher nur andeutungsweise erkennen lassen.

Zu der Zeit, in der die endgültige Umbruchkorrektur dieses Kapitels vorgenommen wurde, erschien als erste, in Buchform zusammengefaßte Publikation zu diesem Thema das folgende Werk, auf das besonders hingewiesen werden soll, das aber nicht mehr berücksichtigt werden konnte: Nieuwenhuys, R.: Chemoarchitecture of the Brain. Springer, Berlin 1985.

Zentrales Acetylcholin-System

Acetylcholin ist als Essigsäure-Ester eines stickstoffhaltigen Alkohols der einzige Vertreter seiner Stoffgruppe unter den Transmittern.

Die Bedeutung des Acetylcholins als exzitatorischer Neurotransmitter ist seit langem nachgewiesen. Die Synthese des Acetylcholins findet in Nervenzellen durch Übertragung der Acetyl-Gruppe des Acetyl-Coenzym A-Komplexes auf Cholin statt. Diese Reaktion wird durch das Enzym Cholinacetyltransferase (ChAT) ermöglicht. Acetylcholin wird in einer hydrolytischen Reaktion durch das Enzym Acetylcholinesterase (AChE) gespalten und das dabei freigesetzte Cholin kann wieder zur Acetylcholin-Synthese verwendet werden.

Der Nachweis cholinerger Neurone ist im histologischen Präparat durch die Darstellung dieser Enzyme möglich. Cholinacetyltransferase (ChAT) kann immunhistochemisch im Neuron nachgewiesen werden. Es gilt heute als entscheidendes Marker-Enzym für cholinerge Neurone. Der direkte histochemische Nachweis von Acetylcholinesterase (AChE) im Neuron und im synaptischen Spalt ist dagegen nicht immer ein zuverlässiges Zeichen der cholinergen Natur einer Nervenzelle, da gelegentlich auch nicht-cholinerge Neurone eine AChE-Aktivität zeigen.

Acetylcholin wird als „klassischer" Neurotransmitter an der präsynaptischen Axonendigung in den Synapsenspalt abgegeben und an spezifische Proteine, die cholinergen Rezeptoren der subsynaptischen Membran angelagert (s. Kap. 4). Autoradiographische Markierung der cholinergen Rezeptoren durch Substanzen, die spezifisch an diese Rezeptoren gebunden werden, erlauben histologische Untersuchungen. Zwei Typen von cholinergen Rezeptoren können auf Grund ihrer pharmakologischen Eigenschaften unterschieden werden. Der eine Typ kann durch Muskarin, dem Gift des Fliegenpilzes, der andere durch Nikotin gebunden werden. Entsprechend werden muskarinerge (der größere Teil der cholinergen Rezeptoren im ZNS) und nikotinerge Acetylcholin-Rezeptoren unterschieden.

Die *Perikarya cholinerger Projektionsneurone* liegen im Vorderhorn des *Rückenmarks* (α- und γ-Motoneurone) und in den motorischen *Hirnnervenkernen*. Teile der Nuclei parabrachialis medialis und lateralis, des Nucleus pedunculopontinus tegmenti und des Griseum centrale enthalten ebenfalls neben anderen Nervenzellen cholinerge Projektionsneurone, die als *Area tegmentalis lateralis* (Gruppe Ch5 und Ch6) bezeichnet werden. Die Axone dieser Perikarya bilden den *Tractus tegmentalis dorsalis*, einen wichtigen Bestandteil des aufsteigenden retikulären Aktivierungssystems. Weiterhin werden cholinerge Projektionsneurone im Nucleus periolivaris, einer unscheinbaren Gruppe von Nervenzellen in unmittelbarer Umgebung des Nucleus olivaris superior in der Formatio reticularis medial des Lemniscus lateralis, im Locus coeruleus (der allerdings überwiegend noradrenerge Neurone enthält) und im Gebiet zwischen dem Nucleus n. facialis, Nucleus solitarius und dem Nucleus ambiguus gefunden. Im *Diencephalon* kommen cholinerge Neurone im lateralen Hypothalamus, Nucleus arcuatus und im Nucleus habenulae medialis vor. Im *Telencephalon* sind cholinerge Neurone im Globus pallidus, Nucleus accumbens septi, diagonalen Band von Broca (Gruppe Ch2 und Ch3), medialen Septum (Gruppe Ch1), Tuberculum olfactorium, Corpus amygdaloideum, in der Substantia innominata mit Nucleus basalis Meynert (Gruppe Ch 4) und im Claustrum nachweisbar.

Cholinerge Interneurone, die außerdem das Neuropeptid Vasoaktives intestinales Polypeptid (VIP) enthalten, werden im gesamten Neocortex, Hippocampus, Bulbus olfactorius und in der Regio retrobulbaris gefunden. Es handelt sich dabei um kleine bipolare Nervenzellen, deren Dendriten keine Dornen (spines) tragen. Die aktivierten Interneurone geben nicht nur über cholinerge Synapsen die Erregung weiter, sie können zudem aus Kollateralen (oder bei gefäßnaher Lage aus dem Perikaryon) VIP freisetzen, das augenblicklich durch Vasodilatation die Durchblutung des betroffenen Areals dem bei Aktivierung vermehrten Bedarf anpaßt. Durch Unterschneidung und damit totaler Isolierung des Cortex von seinen Afferenzen konnte nachgewiesen werden, daß die ChAT-Aktivität des Cortex zu 90% von den Afferenzen aus subkortikalen Gebieten abhängt, während 10% von den kortikalen Interneuronen beigesteuert werden. Zahlreiche cholinerge Interneurone liegen auch im Corpus striatum.

Cholinerge Faserbahnen sind mit der immunhistochemischen ChAT-Reaktion wesentlich schwerer nachzuweisen als die Perikarya, von denen sie entspringen. Neben den cholinergen Fasern in der Radix ventralis des Rückenmarks und den Wurzeln der motorischen Hirnnervenkerne können solche Faserbahnen, ausgehend von Ch1–Ch3, in der Stria medullaris, im Fasciculus retroflexus (Verbindungen von den Habenulakernen zum Nucleus interpeduncularis) und in der Fimbria hippocampi (Efferenzen vom medialen Septum und vom diagonalen Band von Broca zum Hippocampus) nachgewiesen werden. Vom Nucleus basalis Meynert ziehen über eine mediale und laterale Bahn cholinerge Faserbündel zum gesamten Isocortex (zur klinischen Bedeutung s. S. 380). Verbesserungen der ChAT-Immunhistochemie lassen erwarten, daß noch weitere cholinerge Faserbahnen gefunden werden. Vom Nucleus periolivaris ziehen cholinerge Axone als Fasciculus olivocochlearis ipsi- und kontralateral zur Cochlea.

Da die Acetylcholin-Rezeptoren die Wirkungsorte des Acetylcholins darstellen, erlaubt deren Verteilung im ZNS Vermutungen über die Funktion des Transmitters. Muskarinerge Rezeptoren sind in den höchsten Konzentrationen bisher im diagonalen Band von Broca, in der Zona incerta und dem Corpus geniculatum laterale gefunden worden. Hohe Konzentrationen dieser Rezeptoren liegen in den Nuclei posteriores und laterales thalami, im Nucleus parafascicularis, Nucleus posterior hypothalami, in einigen Septumkernen, der Molekularschicht des Gyrus dentatus und der Lamina IV des Isocortex vor. Die niedrigsten Konzentrationen findet man in Teilen des Corpus amygdaloideum, in der CA1-Region des Hippocampus und im Tuberculum olfactorium. Die topographische Analyse der Verteilung dieser Rezeptoren ist ein wichtiger Schritt, um die Funktion des cholinergen Systems zu verstehen. Dennoch reichen die bisherigen Informationen noch nicht aus, um eine befriedigende funktionelle Erklärung dieser und der folgenden Befunde zur Verteilung der nikotinergen Rezeptoren im ZNS zu geben. Die vermutlichen nikotinergen Rezeptoren konnten durch Bindungsstudien mit Neurotoxinen in folgenden Hirnregionen in hohen Konzentrationen nachgewiesen werden: Nucleus tegmentalis dorsalis, Nucleus subthalamicus, Teile des Corpus amygdaloideum, Nucleus interpeduncularis, intralaminäre Kerne des Thalamus, Nucleus parabigeminalis, Colliculus caudalis und Nucleus dorsalis n. vagi.

Zentrale Aminosäuren-Systeme

Die drei bisher näher bekannten Aminosäuren-Systeme, das Glutamat-Aspartat-System, γ-Aminobuttersäure-(GABA-) System und das Glycin-System lassen hinsichtlich ihrer topographischen Verteilung keine Gemeinsamkeiten erkennen, vielmehr ergeben sich – nach den bisher vorliegenden Erkenntnissen – eher unterschiedliche Schwerpunkte. So ist das Glutamat-Aspartat-System vorwiegend im Iso- und Allocortex mit Projektionsneuronen vertreten, das GABA-System, das am weitesten von den dreien verbreitet ist, hat einen Schwerpunkt in der großen Zahl inhibitorischer Neurone der Kleinhirnrinde und das Glycin-System in Interneuronen des Rückenmarkes.

Taurin ist als echter Transmitter noch nicht gesichert und wird deshalb hier nicht näher beschrieben.

Glutamat- und Aspartat-System

In zahlreichen exzitatorischen Nervenzellen in Gehirn und Rückenmark wirken nicht Acetylcholin sondern (wahrscheinlich) Glutamat und Aspartat neben Neuropeptiden, z. B. Substanz P, als Transmitter; sie sind aber auch an zahlreichen metabolischen Prozessen beteiligt, die nichts mit einer Transmitterfunktion zu tun haben.

Glutamat und Aspartat sind nicht-essentielle Aminosäuren, die aus Glucose und anderen Substraten im Krebs-Zyklus entstehen. Ebenso können Nervenzellen aus Glutamin durch Glutaminase Glutamat bilden. Aspartat kann aus Glutamat durch Transaminierung gewonnen werden. Beide Aminosäuren wirken bei entsprechend hoher Dosierung, direkt in das Zentralnervensystem verabreicht, toxisch und zerstören Neurone. Mehrere Agonisten (z. B. „Kainic acid") wirken ebenfalls dosisabhängig toxisch auf Nervenzellen u. a. mit Rezeptoren für Glutamat. Gegenwärtig werden mehrere Rezeptortypen als Na^+-unabhängige postsynaptische Bindungsstellen für Glutamat unterschieden. Glutamat kommt in den Körnerzellen des Cerebellum, den Neuronen des Nucleus olivaris inferior und in kortikalen Pyramidenzellen wahrscheinlich als Neurotransmitter vor. Glutamat und/oder Aspartat als Neurotransmitter sind nachweisbar in Faserbahnen zwischen Isocortex und Thalamuskernen, zwischen Isocortex und Corpus striatum, zwischen entorhinaler Rinde und Cornu ammonis mit Fascia dentata (Tractus perforans), im Corpus callosum, in Fasern, die vom Cornu ammonis via Fornix zum lateralen Septum, und vom Subiculum zum diagonalen Band von Broca, zum Corpus striatum und zum mediobasalen Hypothalamus (Corpus mamillare). Glutamat und/oder Aspartat als Transmitter sind beschrieben im Tractus olfactorius lateralis, als Bahnen, die zwischen Retina und Colliculus cranialis, visuellem Cortex und Tectum, Corpus geniculatum laterale und visuellem Cortex ziehen, sind nachweisbar in der Stria medullaris thalami und in Projektionen vom Isocortex zu Nucleus ruber, Pons und Rückenmark.

γ-Aminobuttersäure-System

Die γ-Aminobuttersäure (GABA) ist seit langem als inhibitorischer Transmitter im Nervensystem bekannt. Die Biosynthese von GABA beginnt in den Mitochondrien der Axonendigungen; dabei entsteht zunächst Glutamat, das im Cytosol durch das Enzym Glutamatdecarboxylase (GAD) in freies GABA umgewandelt wird. Die freie GABA wird in Vesikeln gespeichert, bei Aktivierung in den Synapsenspalt abgegeben und dann an GABA-Rezeptoren der postsynaptischen Membran gebunden, wo es eine Hyperpolarisation der Membran auslöst. Freies GABA kann aber auch direkt die Nervenzellendigung verlassen; es wird aus dem Interzellularraum in Gliazellen aufgenommen und dort in Glutamat umgewandelt. Gliazellen bilden zwar selbst keine GABA, da ihnen das Enzym GAD fehlt, doch können sie aufgenommene GABA zu Glutamin umwandeln, das dann über den Interzellularraum wieder in die Nervenzelle gelangen kann. GAD nimmt damit bei der Produktion von GABA eine dem ChAT bei der Acetylcholinsynthese vergleichbare Schlüsselposition ein. Dies bedeutet, daß der immunhistochemische GAD-Nachweis in einem Neuron seine GABAerge Funktion anzeigt.
Die postsynaptischen GABA-Rezeptoren sind Na^+-unabhängige Bindungsstellen für GABA. Sie können mit Hilfe der radioaktiv markierten Aminosäure autoradiographisch nachgewiesen und ihre topographische Verteilung kann mit ihrer Hilfe untersucht werden. Da die markierende GABA jedoch gleichzeitig auch durch einen Na^+-abhängigen Mechanismus wieder in die präsynaptischen GABAergen Neurone aufgenommen werden kann („high-affinity uptake"), muß im Autoradiogramm durch vorherige Gabe eines GABA-Agonisten (Muscimol) oder Antagonisten (Bicucullin), die nur die postsynaptische Bindung hemmen, zwischen präsynaptischer Aufnahme und postsynaptischer Bindung unterschieden werden. Mehrere Typen von GABA-Rezeptoren sind bisher nachgewiesen worden, von denen besonders eine Gruppe klinische Bedeutung beansprucht, die an die Bindungsstelle von Benzodiazepin, einer weit verbreiteten Grundsubstanz von Psychopharmaka, gekoppelt ist.

Das Gehirn enthält 200 bis 1000mal mehr GABA als Acetylcholin oder Monoamin-Transmitter, es ist weit verbreitet im ZNS. Immunhistochemisch nachgewiesen ist GABA in spinalen Interneuronen (z. B. Renshaw-Zellen) und im Cerebellum in Purkinje-Zellen, Golgi-Zellen, Korbzellen und Sternzellen. Auch die Korbzellen im Hippocampus sind sicher GABAerge Neurone. Wahrscheinlich kommen GABAerge Neurone im Colliculus cranialis, Nucleus reticularis thalami, Globus pallidus, Substantia nigra, Corpus striatum, Bulbus olfactorius, Corpus amygdaloideum, Nucleus accumbens, in Raphe-Kernen und im gesamten Cortex vor. Dort liegen sie als Cajal-Retzius-Zellen in der Lamina I und als Horizontal-, Martinotti- und nicht näher spezifizierte Sternzellen in den anderen Schichten.

Die meisten GABAergen Zellen sind *Interneurone*, es gibt aber auch GABAerge *Projektionsneurone* und entsprechend GABAerge Komponenten in großen Faserbahnen. So enthalten die Verbindungen vom Globus pallidus zur Substantia nigra, Thalamus und Habenulakernen GABAerge Axone, ebenso die Bahnen vom Striatum zum Globus pallidus und vom Nucleus accumbens zum Globus pallidus und Nucleus supraopticus. Eine rasch wachsende Zahl weiterer Befunde zeigt, daß GABA der wichtigste inhibitorische Neurotransmitter des ZNS ist.

Glycin-System

Glycin ist als inhibitorischer Neurotransmitter seit über 20 Jahren bekannt. Gleichzeitig kommt die nichtessentielle Aminosäure Glycin auch in Peptiden, Proteinen, Nucleotiden und Nucleinsäuren vor, kann aus Glucose und anderen Substraten synthetisiert und aus dem Blut durch die Blut-Hirn-Schranke in Gehirn und Rückenmark transportiert werden. Normalerweise wird im ZNS Glycin aus Serin mit Hilfe der Serinhydroxymethyltransferase (SHMT) synthetisiert. Die SHMT-Aktivität ist jedoch in allen Gehirnarealen gleich hoch, deshalb kann dieses Enzym nicht als spezifischer Marker verwendet werden kann. Glycin-Rezeptoren sind isoliert worden, ein Antikörper steht zur Verfügung, so daß aber von der Seite des Wirkungsortes her immunhistochemische Untersuchungen möglich sind. Strychnin ist ein spezifischer Glycin-Antagonist, der an den Glycin-Bindungsstellen angreift, auch eine autoradiographische Bestimmung der Glycin-Wirkungsorte ist deshalb möglich.
Alle diese molekularbiologischen Eigenschaften des glycinergen Systems zusammen mit den gegenwärtigen Ergebnissen erlauben nur eine sehr grobe Beschreibung der Topographie dieses Systems. Glycin scheint als inhibitorischer Neurotransmitter besonders häufig

in Interneuronen des Rückenmarkes vorzukommen. Deutlich niedrigere Glycin-Konzentrationen und Strychnin-Bindungsstellen werden im Rhombencephalon und noch niedrigere im Diencephalon, Cerebellum und im Iso- und Allocortex gefunden. Immerhin unterstreicht die stark exzitatorische Wirkung von Strychnin auf den Cortex (Strychnin-Neuronographie) durch Blockade der Glycin-Inhibition die inhibitorische Funktion glycinerger Neuronensysteme auch noch bei der niedrigen Glycin-Konzentration des Cortex. Glycinerge Interneurone wurden außerdem in der Substantia nigra und dem Corpus striatum gefunden.

Zentrale Systeme biogener Amine

Die Neuronensysteme, die biogene Amine als Transmitter bilden und ausscheiden, sind die *monoaminergen Systeme* und das *Histamin-System*.
Als *monoaminerge Neuronensysteme* werden die beiden Katecholamin-Systeme, das *Dopamin-* und das *Noradrenalin-System*, sowie das Indolamin-System, das *Serotonin* (5-Hydroxytryptamin) als Transmitter bildet, zusammengefaßt. Entgegen früheren Vorstellungen spielt auch *Adrenalin* als Transmitter in geringem Umfang eine Rolle. Die Verteilung der Katecholamin-Neurone beim Menschen gleicht der bei anderen Mammaliern. Die Perikarya der monoaminergen Neuronensysteme liegen zum größten Teil im Hirnstamm; in und nahe dem oberen Kleinhirnstiel besitzt der Mensch mehr Katecholamin-Neurone als jede andere bisher untersuchte Species.
Die Monoaminsysteme (Dopamin, Noradrenalin, Serotonin) sind mit der *formaldehydinduzierten Fluoreszenz-Methode*, teilweise auch direkt *immunhistochemisch* (Serotonin) oder indirekt durch den Nachweis der in der Synthese der Katecholamine wirksamen *Enzyme* (Tyrosin-Hydroxylase, L-aromatische Aminosäuren-Decarboxylase, Dopamin-ß-Hydroxylase, Phenylaethanolamin-N-Methyltransferase) nachweisbar. Mit *autoradiographischen Methoden* können sie aufgrund der spezifischen Aufnahmemechanismen am Axonende sichtbar gemacht werden.
Zahlreiche monoaminerge Neurone zeichnen sich durch den gleichzeitigen Besitz von Peptiden aus, so kommen in noradrenalinergen Neuronen Somatostatin, Enkephalin und Neurotensin, in Dopaminneuronen Cholecystokinin und Enkephalin und in serotoninergen Neuronen Substanz P und Thyroliberin vor (vgl. S. 69).
Die Systemzusammenhänge, die sich aus den am jeweiligen Monoamin orientierten Untersuchungen ergeben, fügen sich nicht völlig in die mit bisher geläufigen Methoden beschriebenen Systeme ein, lassen sich aber auf sie beziehen. Das geschieht in der Weise, daß die beiden *katecholaminergen*, Dopamin und Noradrenalin bildenden *Zellgruppen* mit A, die *serotoninergen* mit *B* und die *adrenergen* gesondert mit *C* bezeichnet, numeriert und bekannten Strukturen zugeordnet werden.
Die *Perikarya* der *monoaminergen* Systeme besiedeln den *Hirnstamm* von der Medulla oblongata bis zum Hypothalamus. Die *katecholaminergen* Zellgruppen sind häufig nahe der Medianebene angeordnet, wobei dorsale und ventrale Gruppierungen und Faserverläufe hervortreten. Die Zellgruppen eines jeden der katecholaminergen Systeme dominieren in bestimmten Höhen des ZNS, die des *Noradrenalin-Systems* in der *Medulla oblongata* und im *Metencephalon*, zwischen beiden Regionen liegen die spärlichen Zellgruppen des *Adrenalin-Systems*. Rostral schließen sich in *Mittelhirn*, *Hypothalamus* und *Bulbus olfactorius* die des *Dopamin-Systems* an. Etwa 80% der Katecholamine-Neurone bilden Dopamin, etwa 20% Noradrenalin, die Adrenalinbildner fallen wenig ins Gewicht. Die *serotoninergen Zellgruppen* sind dagegen weiter, von der Medulla oblongata bis zum Hypothalamus, gestreut.
Histaminerge Perikarya sind nach heutiger Kenntnis auf den Hypothalamus beschränkt.

Dopamin-System

Dopamin kommt in Neuronen nicht nur als Vorläufer des Noradrenalins vor, sondern ist selbst, in mehr Neuronen als dieses, Transmitter. Gruppen *dopaminerger Perikarya (A8–A16)* sind hauptsächlich in rostralen Teilen des ZNS lokalisiert, sie liegen in Mittelhirn, Zwischenhirn und Endhirn. Einzelne verstreute Zellen sind auch in anderen Hirnregionen zu finden.
Das *Mittelhirn* enthält die drei unscharf gegeneinander abgegrenzten Zellgruppen A 8–A 10. Die Gruppe A 8 liegt paarig in der Formatio reticularis, A 9 lateral in der Pars compacta der Substantia nigra. Eine kleinzellige Gruppe A 10, unpaar in der Area tegmentalis ventralis, dorsal vom Nucleus interpeduncularis, erstreckt sich rostral bis zum supramamillären Areal, kaudal und dorsal bis zum Griseum centrale hin. Neurone dieses Areals bilden (auch beim Menschen) simultan Cholecystokinin.
Die Neurone der Gruppen A 8 und A 9 bilden das *nigrostriatale dopaminerge System*, dessen efferente Fasern als starkes Bündel dorsal vom medialen Vorderhirnbündel zum lateralen Feld des Hypothalamus ziehen, wo sie latero-dorsal divergieren, die innere Kapsel durchqueren und im Nucleus caudatus und Putamen enden; 10–15% aller Fasern im Striatum (Ratte) sind dopaminerg. Dopamin-Neurone in der Zona reticulata der Substantia nigra können Dopamin in den Dendriten stapeln und über Dendriten abgeben, ein Vorgang, der auch z. B. am peripheren Fortsatz der peptidergen Substanz-P-haltigen sensiblen Neurone beobachtet wird.
Die Neurone der Gruppe A 10 setzen das *mesolimbische dopaminerge System* zusammen, dessen Efferenzen im medialen Vorderhirnbündel dem Nucleus inter-

stitialis striae terminalis, Tuberculum olfactorium, lateralen Septumkern, aber auch Teilen der frontalen, zingulären und entorhinalen Rinde zugeleitet werden. Die dopaminergen Axonendigungen sind besonders in den Laminae V und VI des Cortex konzentriert.

Im *Zwischenhirn* können die vier Zellgruppen A 11–A 14 unterschieden werden: A 11 liegt periventrikulär im kaudalen Teil des Hypothalamus dorsal vom Nucleus infundibularis, A 12 ist Bestandteil des Nucleus infundibularis, A 13 Teil der Zona incerta, A 14 schließt sich rostral an A 12 an.

Die Neurone der Gruppen A 11, A 13 und A 14 bilden als *inneres hypothalamisch-dopaminerges System* kurze, im Zwischenhirn verbleibende Efferenzen.

Die Neurone der Gruppe A 12, das *tubero-infundibuläre System*, entsenden Efferenzen zur äußeren Palisadenschicht der Eminentia mediana (s. S. 328).

Im *Endhirn* findet man dopaminerge verstreute Neurone, die als Gruppe A 15 zusammengefaßt werden. Am weitesten rostral liegt im Bulbus olfactorius periglomerulär die Gruppe A 16; ihre Fasern verlassen den Bulbus olfactorius offenbar nicht.

Die Bedeutung des *Dopamins* für die Extrapyramidalmotorik ist aus Klinik und Pathologie recht gut bekannt. Das im Corpus striatum inhibierend wirkende Dopamin, das aus den Projektionen des nigrostriatalen Systems stammt, steht beim Gesunden in einem ausgewogenen Antagonismus zum exzitatorisch wirkenden Acetylcholin aus cholinergen Projektionen in das Corpus striatum. Die Störung des Gleichgewichtes führt mittelbar (durch Beeinflussung weiterer inhibitorischer und exzitatorischer Einflüsse auf das Corpus striatum) zu schweren Veränderungen der Motorik. Ein *Dopamin-Übergewicht* (begleitet von degenerativen Veränderungen im Striatum) hat hyperkinetische Störungen, *Chorea*, mit ausfahrender, unkoordinierter und unwillkürlicher Motorik zur Folge. Ein *Dopamin-Mangel* erzeugt dagegen hypokinetische Störungen, Bewegungsarmut, *Akinesie*, mit Muskelrigidität, in manchen Fällen auch mit einem Ruhe-Tremor verbunden *(Parkinson-Krankheit)*. Weitere Einzelheiten s. Kap. 12.

Noradrenalin-System

Sieben Gruppen noradrenerger Perikarya (A 1–A 7), die meisten auch bei Primaten nachweisbar, sind vorwiegend in kaudalen Teilen des Hirnstammes, im Tegmentum der Brücke und in der Medulla oblongata konzentriert. Der Locus coeruleus spielt dabei eine hervorragende Rolle, so daß seine Projektionen und die der übrigen Gruppen noradrenerger Perikarya getrennt besprochen werden sollen.

In der *Medulla oblongata* liegen die Perikarya der Gruppe A 1 in der Umgebung des Nucleus lateralis, sie reichen dorsomedial bis in die Formatio reticularis. Die Perikarya der Gruppe A 2 sind dorsal und lateral vom Nucleus nervi hypoglossi unter dem Ependym angesiedelt. Die Perikarya der Gruppe A 3, dorsal vom unteren Olivenkern, sind bei der Ratte, aber nicht bei Primaten nachweisbar.

Im *Tegmentum der Brücke* erstrecken sich die Perikarya der Gruppe A 4 subependymal am Pedunculus cerebellaris cranialis, die der Gruppe A 5 umgeben den Nucleus nervi facialis und den oberen Olivenkern. Die Gruppe A 6 bilden die Perikarya im zentralen Anteil des Locus coeruleus. An diese schließen rostral in der Formatio reticularis lateralis die Perikarya der Gruppe A 7 an.

Der *Locus coeruleus* ist ein blau-schwarz gefärbtes, schmales, langgestrecktes Kerngebiet seitlich am Boden des rostralen Winkels der Rautengrube; er schimmert durch das Ependym, das den oberen Kleinhirnstiel auf der ventrikulären Seite überkleidet und reicht kranial bis an den Eingang zum Aquädukt. Er besitzt als noradrenerger Hauptkern annähernd die Hälfte aller noradrenergen Perikarya des Gehirns.

Die wichtigsten *Afferenzen* zum Locus coeruleus kommen vom serotoninergen Hauptkern, dem Nucleus raphe dorsalis.

Die *Efferenzen* des Locus coeruleus, aufsteigende und absteigende Fasern, sind ungewöhnlich weit verstreut im Gehirn und häufig diffus verteilt.

Die *aufsteigenden Fasern*, insgesamt das *dorsale noradrenerge Bündel*, ziehen ventrolateral vom zentralen Grau durch das Mittelhirn, dann durch das laterale Feld des Hypothalamus zur Septumregion und treten anschließend in das Cingulum ein. Während dieses Verlaufs verlassen in unterschiedlicher Höhe Fasern das dorsale noradrenerge Bündel. Im Mittelhirn ziehen Fasern zum zentralen Grau, zum Nucleus raphe dorsalis und zum Colliculus caudalis. Im Zwischenhirn treten Fasern in das vordere, laterale und ventrale Territorium, in die Corpora geniculata mediale und laterale und (über die Stria medullaris thalami) in die Nuclei habenulae medialis und lateralis ein. Die Axone erreichen über den Fasciculus tegmentalis dorsalis den Thalamus, schließen sich dort dem medialen Vorderhirnbündel an und ziehen auf Höhe des Septums dorsal in die zinguläre Rinde. Noradrenerge Axone können aber auch über die Capsula interna oder die Ansa peduncularis zum Isocortex gelangen. Ob die noradrenergen Fasern für den Hypothalamus dem dorsalen oder dem ventralen noradrenergen Bündel entstammen, ist umstritten. Im Endhirn ziehen die Fasern diffus in weite Bereiche des Archicortex und in den gesamten Neocortex, der von noradrenergen Fasern durchsetzt ist. Im Isocortex der Ratte wurden 10^5 Varikositäten pro mm^3 gefunden. Die Endigungen der noradrenergen Fasern liegen vor allem in der Lamina I. Zu den tieferen Schichten hin nimmt ihre Packungsdichte deutlich ab.

Die *Fasern zum Kleinhirn* erreichen über den oberen Kleinhirnstiel die Kleinhirnrinde und die Kleinhirnkerne.

Die *absteigenden Fasern* aus dem Locus coeruleus, die von absteigenden Fasern der Gruppe A 7 begleitet werden, versorgen den Nucleus dorsalis nervi vagi und die unteren Olivenkerne und durchziehen das Rückenmark in ganzer Länge, wobei regelmäßig Fasern zur Vordersäule und zur Basis der Hintersäule ausscheren. Auch die übrigen *Gruppen noradrenerger Perikarya, A 1, A 2, A 5* und *A 7*, entsenden lange aufsteigende und absteigende Projektionen.

Die *aufsteigenden Fasern* vereinigen sich zu einem *ventralen noradrenergen Bündel*, das durch die Formatio reticularis des Hirnstamms zieht und rostral Anschluß an das mediale Vorderhirnbündel gewinnt. Es entläßt im Mittelhirn Fasern in das zentrale Grau und die Formatio reticularis. Im Hypothalamus erhalten alle Kerne und die Eminentia mediana (s. S. 328) noradrenerge Fasern. Im Bereich des Vorderhirns ziehen Fasern zur Area praeoptica und zum Nucleus interstitialis striae terminalis.

Die *absteigenden Fasern* aus den Gruppen A 1, A 2, A 5 und A 7 versorgen zunächst die Nuclei dorsalis nervi vagi und solitarius und verlaufen dann, zwei Stränge bildend, durch das Rückenmark. Aus dem vorderen, im Funiculus anterior ziehenden Strang scheren Fasern zur Vordersäule, aus dem hinteren, im Funiculus lateralis verlaufenden, zum Nucleus intermediolateralis und zur Substantia gelatinosa aus.

Durch *Noradrenalin* werden die postsynaptischen Potentiale von solchen Neuronen inhibiert, die durch Acetylcholin erregt werden.

Adrenalin-System

Adrenalin spielt als Transmitter im ZNS nur eine stark eingeschränkte Rolle. Drei Gruppen adrenalinerger Perikarya, C 1–C 3, liegen im Gebiet der *Medulla oblongata* zwischen den kaudalen und rostralen noradrenergen Gruppen.

Die Gruppe C 1 setzt rostral die noradrenerge Gruppe A 1 fort und liegt ventromedial in der Medulla oblongata.

Die *Projektionen* des Adrenalin-Systems gehen hauptsächlich von den Perikarya der Gruppe C 1 aus. Aszendierende Projektionen treten in den Tractus tegmentalis centralis, dann in das mediale Vorderhirnbündel ein und ziehen in periventrikuläre Regionen (zum Griseum centrale und im Hypothalamus zu den Nuclei paraventricularis und dorsomedialis). Deszendierende Fasern verlaufen im Rückenmark im dorsalen Teil des Seitenstranges, sie innervieren Perikarya der Sympathikuskernsäule des Nucleus intermediolateralis.

Die Gruppe C 2 ist dorsal, hauptsächlich im Gebiet des Nucleus dorsalis nervi vagi und im Nucleus solitarius angeordnet; die adrenalinergen Perikarya bilden eine parvozelluläre Zellgruppe in einem dorsalen Streifen. Rostral folgt die Gruppe C 3. Die Perikarya dieser beiden Gruppen haben offenbar vorwiegend lokale Bedeutung.

Serotonin-System

Das Serotonin-(5-Hydroxytryptamin-, 5HT-)System ist mit zahlreichen Zellgruppen (B 1–B 9) in mehreren Abschnitten des Hirnstammes vertreten. Serotoninerge Perikarya liegen in Gruppen in der Medulla oblongata und im Mittelhirn jeweils median, zumeist in *Raphekernen*. Unter ihnen hat der Nucleus raphe dorsalis eine hervorragende Bedeutung.

Die Gruppe B 1 liegt im Nucleus raphe pallidus der *Medulla oblongata*, unmittelbar dorsal der Pyramidenbahnen. Die Gruppe B 2 (Nucleus raphe obscurus) schließt sich in derselben Ebene dorsal, die Gruppe B 3 rostral im Nucleus raphe magnus an. Die Zellgruppe B 4 stellt kein zytoarchitektonisch abgrenzbares Kerngebiet dar, sondern liegt in Form verstreuter serotoninerger Perikarya dorsal des Nucleus praepositus hypoglossi auf Höhe des medialen Vestibulariskernes.

In der *Brücke* ist die kleine Gruppe B 5 Bestandteil des Nucleus raphe pontis (Höhe des motorischen Trigeminuskerns). Die Gruppen B 6 und B 8 sind im Nucleus centralis superior (Bechterew) enthalten.

Die Perikarya der Gruppe B 7 findet man im Nucleus raphe dorsalis des *Mittelhirnes,* der etwa vom Nucleus tegmentalis dorsalis bis zum Okulomotoriuskern reicht und die größte Ansammlung serotoninerger Perikarya aufweist.

Die verschiedenen Raphe-Kerne bestehen nicht ausschließlich aus serotoninergen Neuronen. Im Nucleus raphe magnus enthalten nur 15%, im Nucleus raphe dorsalis dagegen bis zu 70% der Nervenzellen Serotonin. Außerdem findet man Neurone, die neben Serotonin Substanz P, Leu-Enkephalin oder Thyroliberin enthalten.

Die *efferenten Fasern* der serotoninergen Zellgruppen bilden eine ventrale und eine dorsale aufsteigende Bahn, eine Bahn zum Kleinhirn und eine absteigende Bahn mit kurzen und langen Zügen zum Rhombencephalon und Rückenmark sowie einen supraependymalen Plexus.

Die Axone der serotoninergen Neurone sind meist dünn, unmyelinisiert und weisen zahlreiche Varikositäten auf.

Die *aufsteigende ventrale serotoninerge Bahn* mit Efferenzen der Gruppen B 6–B 8 zieht durch die Area tegmentalis ventralis zum lateralen Feld des Hypothalamus, wo sie in das mediale Vorderhirnbündel eintreten. Auf diesem Weg treten im Mittelhirn Fasern zur Substantia nigra und zum Nucleus interpeduncularis. Weitere Fasern ziehen im Tractus habenulo-interpeduncularis zu den Nuclei habenulae und zu Thalamuskernen. Im Zwischenhirn gehen Fasern zum lateralen Feld des Hypothalamus, zum Corpus mamillare, zum Nucleus caudatus, Putamen und – durch die Capsulae interna und externa – zum Neocortex ab. Die ventrale Bahn teilt sich schließlich rostral in Fasern zur Regio praeoptica, zum Septum, Tuberculum olfactorium, Bulbus olfactorius und zum frontalen Cortex, in Fasern zum Mandelkern und zur Riechrinde sowie in

Fasern, die zum Cingulum und über dieses zum Hippocampus ziehen. Die extrem starken Verzweigungen der serotoninergen Axone lassen vermuten, daß dieses System Kontakt zu vielen Kortexneuronen hat. Etwa 10^5 serotoninerge Varikositäten werden in einem mm^3 Cortex bei der Ratte gefunden.

Die *aufsteigende dorsale serotoninerge Bahn* mit Efferenzen der Gruppe B 3, B 5–B 8 gelangt mit dem Fasciculus longitudinalis dorsalis und nahe dem Fasciculus longitudinalis medialis zum zentralen Grau des Mittelhirns, zum Tectum und zum lateralen Feld des Hypothalamus, wo sie in das mediale Vorderhirnbündel einmündet.

Die zum *Kleinhirn* ziehende Bahn führt Efferenzen der Gruppen B 2 und B 5 und gelangt im mittleren Kleinhirnstiel zu den Kleinhirnkernen und zur Kleinhirnrinde.

Die *absteigenden kurzen Fasern* mit Efferenzen der Gruppe B 3 und B 5–B 8 verbleiben im Hirnstamm. Sie treten zum Nucleus tegmentalis dorsalis, zum Locus coeruleus und zur Formatio reticularis der Brücke und der Medulla oblongata, sowie zu zahlreichen weiteren Kerngebieten des Rhombenzephalons.

Die *absteigenden langen Fasern* aus den Gruppen B 1–B 3 ziehen größtenteils im Vorderseitenstrang des Rückenmarkes abwärts und geben regelmäßig Fasern an die Vordersäule. Ein kleinerer Faseranteil verläuft im dorsalen Bereich des Seitenstrangs, er entsendet Fasern zum Hinterhorn und zum Nucleus intermediolateralis.

Der supraependymale Plexus wird aus Axonen gebildet, die aus B 6–8 entspringen, sich auf den Ventrikeloberflächen der Seitenventrikel und des IV. Ventrikels einschließlich des Aquaeductus cerebri, aber nur spärlich oder gar nicht im Bereich des III. Ventrikels, verzweigen und Kontakt zu Tanyzyten und Blutgefäßen aufnehmen.

Piale und intraparenchymale Blutgefäße werden ebenfalls von Axonen aus B6–8 innerviert. Bei Migräne und zerebraler Ischämie soll diese Innervation eine Rolle spielen.

Serotonin übt meist eine inhibitorische Wirkung auf Zielneurone aus und ist neben den oben genannten Funktionen auch bei der Schmerzleitung im Rückenmark und bei der Erregung von α- und γ-Motoneuronen beteiligt.

Diese zumeist mit fluoreszenzmikroskopischen Methoden gewonnenen Kenntnisse über die Anordnung des Serotoninsystems erfahren neuerdings eine erhebliche Erweiterung durch Untersuchungen mit immunhistochemischen Methoden an zahlreichen Vertebratenarten. Danach muß damit gerechnet werden, daß Serotoninfasern in nahezu allen Teilen des ZNS vorkommen und dabei dichte, an der übrigen Hirnarchitektur orientierte Geflechte bilden. Serotoninerge Perikarya werden im Boden der Rautengrube auch außerhalb der Raphekerne in lateralen Regionen angetroffen.

Durch die Anwendung radioaktiv markierten Serotonins oder anderer Substanzen (z. B. LSD), die an denselben Bindungsstellen wie Serotonin angreifen, gelingt es, die Rezeptoren des Serotonins in histologischen Präparaten autoradiographisch zu markieren. Es können die Serotoninrezeptoren in verschiedene Klassen eingeteilt werden. Untersuchungen mit dieser Technik haben sehr hohe Serotoninrezeptor-Konzentrationen im Hippocampus, im Septum, in der Substantia nigra, dem Nucleus interpeduncularis und den dorsalen Raphekernen nachgewiesen. Diese Gebiete können daher als besonders empfindliche Zielgebiete serotoninerger Neurone angesehen werden (Abb. 14.**1**).

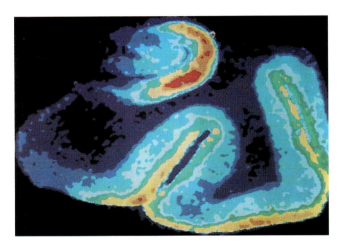

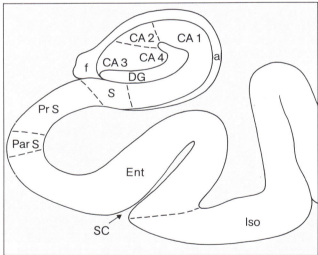

Abb. 14.1 Darstellung der Verteilung von Serotoninbindungsstellen (5-HT1-Rezeptoren) im Hippocampus und anschließenden Kortexregionen des Menschen nach Farbkodierung eines Autoradiogramms. Orte hoher Rezeptordichte sind rot dargestellt, mittlere Dichte grün und niedrigste Dichte blau bis schwarz.

a = Alveus
CA1–CA4 = verschiedene Teile des Cornu ammonis
DG = Fascia dentata
Ent = Regio entorhinalis
f = Fimbria hippocampi
Iso = Isocortex
ParS = Parasubiculum
PrS = Praesubiculum
S = Subiculum
SC = Sulcus collateralis

Serotonin gilt (wie auch andere Indolamine, z. B. Tryptamin, 5-Methoxytryptamin) als Transmitter, dessen Wirkung in zahlreichen Hirnregionen noch nicht spezifiziert wurde. Bei der Beurteilung der Serotonin-Wirkung ist in Rechnung zu stellen, daß mehrere Psychopharmaka sowie die halluzinogene Droge Lysergsäure-Diaethylamid (LSD) an Serotoninrezeptoren angreifen. Insgesamt kann man dem Serotonin neben anderen Wirkungen auch eine Beeinflussung des emotionalen Status zuschreiben.

Histamin-System

Ein *histaminerges Neuronsystem* kann immunhistochemisch mit Hilfe eines Antikörpers gegen das Histamin synthetisierende Enzym Histidindecarboxylase sowie auch eines Antikörpers gegen Histamin bei der Ratte nachgewiesen und sichtbar gemacht werden. Seine *Perikarya* sind auf den *Hypothalamus* begrenzt, sie liegen in kaudalen magnozellulären Arealen. Die spärlichen aber weitreichenden *Projektionen* dieser Neurone ziehen in kortikale und hypothalamische Areale und in den unteren Hirnstamm. Man vermutet eine im einzelnen noch unbekannte, aber weitergehende Verbreitung des Systems.

Zentrale neuropeptiderge Systeme

Die neuropeptidergen Systeme wurden zunächst aus Untersuchungen an verschiedenen Mammaliern, auch Primaten, bekannt. Dabei ergaben sich weitgehende Übereinstimmungen; jedes der neuropeptidergen Systeme war in jeder Species in vergleichbarer Anordnung nachweisbar. Speziesunterschiede betreffen, mit wenigen Ausnahmen, lediglich die Intensität und den Umfang der Ausbildung einzelner neuropeptiderger Systeme. In letzter Zeit zunehmend auch am Menschen durchgeführte Untersuchungen zeigen, daß die Übereinstimmung in allen untersuchten Systemen auch für den Menschen gilt.

In den meisten neuropeptidergen Systemen können kurze *Interneurone* und lange *Projektionsneurone* unterschieden werden, wobei einige Peptide, wie z. B. das met-Enkephalin, bevorzugt in Interneuronen an zahlreichen Stellen des ZNS vorkommen, und andere, wie z. B. Vasopressin, zumeist in Projektionsneuronen auftreten, deren Perikarya lokal begrenzt liegen. Neuropeptiderge Perikarya sind an einigen Stellen bevorzugt angesiedelt, unterschiedliche neuropeptiderge Projektionen streben häufig in gemeinsamen Bahnen ihren Zielgebieten zu.

Das **Prosencephalon** besitzt im Neocortex mehrere Neuropeptid-Systeme mit meist gleichmäßig verteilten kurzen *Interneuronen*. Kurze Neurone enthalten auch das *Striatum* und im Zwischenhirn der *Globus pallidus* und der *Thalamus*. Die dem *limbischen System* zugerechneten Endhirnstrukturen sind dagegen, wie auch der *Hypothalamus*, sehr dicht mit neuropeptidergen *Projektionsneuronen* besiedelt.

Zielgebiete in den genannten Endhirnbereichen und in den anschließenden Zwischenhirnkernen sind für aufsteigende neuropeptiderge Projektionen verschiedener Arten bevorzugt der *Neocortex*, das *Striatum* und der *Thalamus*.

Die *Bahnen* verlaufen teils in den Marklamellen des Thalamus, teils in der inneren und äußeren Kapsel, sie sind breit gefächert.

Im *Hypothalamus* und im *limbischen System*, in den Hirngebieten mit den meisten unterschiedlichen neuropeptidergen Systemen, sind bevorzugte *Siedlungsgebiete* von Projektionsneuronen die neuroendokrinen Kerne des *Hypothalamus*, die *präoptische Region* und die *Septumregion* sowie Strukturen des *Riechhirns*. Aufsteigend folgen der *Nucleus interstitialis striae terminalis*, das *Corpus amygdaloideum*, der *limbische Cortex, Hippocampus* und *Subiculum* sowie auch die *Nuclei habenulares lateralis* und *medialis*.

Diese Grisea sind zugleich auch bevorzugte *Zielgebiete* für neuropeptiderge Projektionen aus Hypothalamus und limbischem System selbst sowie für Projektionen aus anderen Hirnteilen.

Bahnen dieser neuropeptidergen Projektionen sind alle Verbindungen des Hypothalamus und des limbischen Systems. Reich an Fasern dieser Art sind der *Fasciculus telencephalicus medialis*, der kurze neuropeptiderge Verbindungen zwischen Hypothalamuskernen sowie lange, vom Riechhirn absteigende und vom Mittelhirn aufsteigende, auch gegenläufige Faserprojektionen enthält, – die *Stria terminalis*, die zahlreiche Fasern aus unterschiedlichen Peptidsystemen hauptsächlich zwischen Corpus amygdaloideum und vorderem Hypothalamus vermittelt, – die *Ansa peduncularis*, die auf kurzem Weg gegenläufige Verbindungen zwischen Corpus amygdaloideum und lateralem Hypothalamus führt, – der *Fasciculus longitudinalis dorsalis (Schütz)*, der kürzere und längere Projektionen auf dem ganzen Weg zwischen Hypothalamus und Rückenmark vermittelt, – der *Fasciculus mamillothalamicus*, über den peptiderge Projektionen zwischen limbischem System und Hypothalamus (Mamillarkerne) und Thalamus ausgetauscht werden, – der *Fornix*, der starke neuropeptiderge Verbindungen zwischen Hippocampus und Subiculum einerseits und dem markreichen Hypothalamus andererseits vermittelt, – der *Pedunculus corporis mamillaris* und der *Fasciculus mamillotegmentalis*, die neuropeptiderge Verbindungen zwischen Mittelhirn und Zwischenhirn herstellen. In allen diesen Bahnen bilden neuropeptiderge Projektionen einen wesentlichen, in einigen (z. B. Stria terminalis) auch den überwiegenden Anteil der Fasern.

Im **Rhombencephalon** (*Mesencephalon, Metencephalon* und *Medulla oblongata*) sind die meisten neuropeptidergen Systeme teils mit Perikarya, teils mit Faserprojektionen vertreten. *Siedlungsgebiete* für Perikarya sind bevorzugt das *Griseum centrale* und das *Tegmentum mesencephali*, der *Nucleus interpeduncula-*

ris sowie der *Nucleus solitarius*. In zahlreichen Perikarya von *Raphekernen* kommen Neuropeptide simultan mit Monoaminen vor. Reichlicher noch als peptiderge Perikarya sind hier Faserprojektionen zahlreicher Peptidsysteme ausgebildet.

Bevorzugte *Zielgebiete* in Mesencephalon, Metencephalon und Medulla oblongata für teilweise recht lange neuropeptiderge Projektionen sind das *Griseum centrale*, das *Tegmentum* von Mittelhirn und Brücke, die *Substantia nigra*, der *Nucleus interpeduncularis*, die *Raphekerne*, der *Locus coeruleus* und die *Formatio reticularis*. Die meisten neuropeptidergen Projektionen ziehen zu den sensiblen Kernen *Nucleus spinalis nervi V*, *Nucleus solitarius* und *Nucleus gracilis*, wenige zu den motorischen, *Nucleus ambiguus* und *Nucleus dorsalis nervi vagi*. In die Kleinhirnrinde projizieren einige neuropeptiderge Systeme.

Peptiderge Fasern in Mesencephalon, Metencephalon und Medulla oblongata verlaufen hauptsächlich in den vom Zwischenhirn ausgehenden, *absteigenden Bahnen*.

Im Rückenmark sind neuropeptiderge Perikarya weit überwiegend im Hinterhorn *(Substantia gelatinosa)* angesiedelt. Nur wenige Systeme sind durch spärliche kurze Neurone in der *Regio intermediolateralis* vertreten, die lokal in das Vorderhorn projizieren. Hinzu kommen zahlreiche neuropeptiderge Fasern, die mit den Hinterwurzeln der Spinalnerven in das Rückenmark eintreten und deren Perikarya im *Spinalganglion* liegen.

Zielgebiete neuropeptiderger langer absteigender und kurzer Projektionen sind im *Hinterhorn* hauptsächlich die Perikarya des 2. afferenten Neurons (oder die präsynaptische Strecke des 1. afferenten Neurons), besonders der Eingeweideafferenzen, sowie in der *Regio intermediolateralis* Perikarya des 1. efferenten vegetativen Neurons. Diese Projektionen sind im unteren Lumbal- und im Sakralmark am stärksten ausgebildet, die hierdurch eine ausgeprägte Eigenständigkeit gewinnen.

Die absteigenden Projektionsfasern verlaufen größtenteils in der *Substantia gelatinosa dorsalis*, zum kleineren Teil im *Griseum centrale* zu den einzelnen Rückenmarkssegmenten. Zwischen den beiden Verlaufsstrecken werden in nahezu allen neuropeptidergen Systemen in regelmäßigen Abständen Fasern ausgetauscht, wodurch eine *innere Segmentation des Rückenmarks* entsteht.

Neuropeptide wirken häufig langdauernd exzitatorisch oder inhibitorisch auf Verhaltensmuster und Befinden ein, z. B. auf Schmerzempfinden, Erinnerung, Lernvermögen, auf die Empfindungen von Hunger und Sättigung, auf Körpertemperatur und Blutdruck. In jedem Fall beteiligen sich mehrere Peptidsysteme sowie konventionelle Transmittersysteme an einer Wirkung dieser Art.

Experimentelle Untersuchungen an Tieren (zentralnervöse Anwendung von Neuropeptiden, Antagonisten oder Antiseren der Peptide, Durchschneidungsversuche u. a.) und Beobachtungen am Menschen zeigen, daß manche Neuropeptide an solchen zentralnervös gesteuerten Verhaltensweisen beteiligt sein können, durch die eine periphere Wirkung, die dasselbe Peptid als Hormon hervorruft, funktionell ergänzt wird *(Koppelung zentraler und peripherer Anpassungsmechanismen)*. Oxytocin z. B. wirkt neuroendokrin (hormonell) als Milchabgabefaktor (Kontraktion der glatten Muskelzellen der Milchdrüse), zugleich stimuliert es die Prolactin-Freisetzung in der Adenohypophyse, während die vielfältigen neuropeptidergen Oxytocin-Projektionen ein Brutpflegeverhalten induzieren, das – wie auch die Milchabgabe – reflektorisch durch sensible Afferenzen aus der Brustwarze (Saugreiz) unterhalten wird. *Thyroliberin (TRF)* stimuliert als Neurohormon die Schilddrüsenfunktion (Anhebung des Grundumsatzes mit Temperaturanstieg), über neuropeptiderge thyroliberinhaltige Projektionen zu Motoneuronen wird Kältezittern induziert und über Projektionen in den Hypothalamus die Körpertemperatur angehoben; TRF ist für eine integrierte Anpassung an kalte Umgebung der entscheidende Faktor. Eine Integration peripherer endokriner und zentraler neuropeptiderger Leistungen durch jeweils dasselbe Peptid ist auch bei *Gastrin/Cholecystokinin* zu beobachten, das im Zusammenhang mit seiner Funktion im Magen-Darm-Trakt (s. Bd. II) zentralnervös Sättigung hervorruft, oder bei *Luliberin*, das neuroendokrin die zum Follikelsprung führende Freisetzung der gonadotropen Hormone aus der Adenohypophyse stimuliert und im Tierversuch über neuropeptiderge Projektionen reflektorisch ein Kopulationsverhalten (Lordose-Verhalten) in Gang setzt (Projektionen über das zentrale Höhlengrau). Weitere integrierte Adaptationsversuche sind bekannt.

Die peptidergen Neuronensysteme besitzen nach allgemeiner Auffassung keinen Wiederaufnahmemechanismus, auch ist über Peptidasen im Zentralnervensystem wenig bekannt, doch gibt es Beobachtungen, die dafür sprechen, daß freigesetzte Peptide von Gliazellen phagozytiert werden können. In diesem Zusammenhang beanspruchen der *Interzellularraum* und die Probleme seiner Kompartimentierung durch Glia besonderes Interesse.

Die *anatomische Gliederung* der im folgenden dargestellten neuropeptidergen Systeme ist weitgehend bekannt. Die Anwesenheit weiterer neuropeptiderger Systeme im ZNS ist aus Untersuchungen mit dem Radioimmunoassay gesichert, in den anatomischen Einzelheiten aber noch nicht hinreichend geklärt.

Vasoaktives intestinales Polypeptid-System

Vasoaktives intestinales Polypeptid (VIP) ist in zahlreichen *Interneuronen* vertreten. Die größten Ansammlungen VIP-haltiger *Perikarya* und Fasern mit lokalen *Projektionen* werden in *Endhirnarealen* und im *Hypothalamus*, geringer im *unteren Hirnstamm* und im *Rückenmark* gefunden. Die Neurone bilden Synapsen teils

mit VIP-haltigen, teils mit anderen Neuronen. VIP-haltige *Projektionsneurone* sind spärlich ausgebildet.
In der *Endhirnrinde* (Isocortex) sind VIP-Interneurone gleichmäßig über alle Felder verteilt, sie machen etwa 1% aller Neurone aus. Die bipolaren uniformen Zellen besitzen radiär ausgerichtete lange Fortsätze. Der Dendrit zweigt sich in der Schicht I auf, der Varikositäten bildende Neurit zieht in die Schichten II–IV.
Im *Hippocampus* treten VIP-Neurone in zwei Formen auf, als bipolare Korbzellen im Stratum oriens und als multipolare Neurone im Stratum moleculare. VIP-haltige Fasern von Projektionsneuronen verlaufen in der Fimbria fornicis und im Fornix (u. a. aus dem Subiculum zum Corpus mamillare). Im *Corpus amygdaloideum*, dem Ursprung der Projektionsfasern, enthalten hauptsächlich die Nuclei lateralis und basolateralis VIP-Perikarya, nicht dagegen der Nucleus centralis, der aber von VIP-Fasern reich innerviert wird.
Im *Hypothalamus* ist der Nucleus suprachiasmaticus im ventralen Anteil besonders reich an VIP-haltigen Perikarya, im dorsalen Anteil an VIP-haltigen Fasern. Sie nehmen nach kaudal ab. Perikarya kommen auch im Nucleus paraventricularis bei Primaten vor. Eine kleine Anzahl von ihnen projiziert in die Eminentia mediana.
Im *unteren Hirnstamm* sind VIP-Perikarya spärlich ausgebildet, ausgenommen das Griseum centrale des Mittelhirns, der Nucleus raphe dorsalis, der Locus coeruleus, der Nucleus parabrachialis und der Nucleus solitarius, die reichlicher VIP-Perikarya besitzen.
Im *Rückenmark* sind VIP-haltige Strukturen im Hinterhorn nachweisbar. VIP-haltige Fasern sind auch im ersten afferenten Neuron vertreten, sie treten mit der Hinterwurzel in das Rückenmark ein.
Drei große VIP-haltige *Fasersysteme* sind ausgebildet: 1. Eine bidirektionale Bahn verbindet über die *Stria terminalis* und den Nucleus interstitialis striae terminalis das Corpus amygdaloideum mit dem Nucleus suprachiasmaticus sowie mit anderen hypothalamischen Kernen; einige der Fasern ziehen in der „Kommissurenkomponente der Stria terminalis" auch zum Corpus amygdaloideum der Gegenseite. 2. Eine aus der zentralen grauen Substanz des Mittelhirns im *medialen Vorderhirnbündel* aufsteigende Bahn führt zum Nucleus accumbens (der selbst VIP-Perikarya besitzt), zum Nucleus interstitialis striae terminalis, in Teile des Hypothalamus (aber nicht in den Nucleus suprachiasmaticus) sowie in das Corpus amygdaloideum. 3. Ein *Faserzug*, zieht aus dem dorsalen Anteil des *Nucleus suprachiasmaticus* zu periventrikulären hypothalamischen Kernen, zum Nucleus praeopticus und zum hypophysiotropen Areal.
Vasoaktives intestinales Polypeptid (VIP), ein 28-Aminosäuren-Peptid, ist bei allen Mammaliern identisch aufgebaut. Das VIP-haltige System ist an der lokalen Regulation der Hirndurchblutung, der Kontrolle des Energiestoffwechsels, dem Schlaf-Wach-Zyklus beteiligt, es wirkt auf das zentrale Serotoninsystem und damit auf das Hypothalamus-Hypophysen-System.

VIP-haltige Nervenfasern begleiten die Arterien der Pia mater, sie liegen in der Adventitia und zwischen dieser und der Media und kommen in den Plexus choroidei vor. VIP wirkt stark *vasodilatierend*. VIP-haltige Neurone in der Hirnrinde können gleichzeitig Synapsen bilden und einen Fortsatz an eine Kapillarwand (ohne Zwischenlagerung einer Glialamelle) entsenden; zugleich mit der interneuronalen Erregungsübertragung kommt es zur Vasodilatation. VIP kann, im Unterschied zu der extrinsischen Anpassung der Hirndurchblutung an die allgemeinen Kreislaufbedürfnisse durch Sympathikusfasern aus dem oberen Halsganglion, eine augenblickliche intrinsische Anpassung an den lokalen Bedarf bewirken. Zugleich stimuliert es den Glykogenabbau im ZNS.
Die Aktivität der *Serotonin-N-acetyltransferase*, eines bei der Melatoninsynthese beteiligten Enzyms, wird durch VIP stimuliert. Melatonin seinerseits hebt den Spiegel des hypothalamischen Serotonins an, das an der Kontrolle des Hypothalamus-Hypophysen-Systems beteiligt ist (s. S. 331). Im In-vitro-Versuch verursacht VIP auch einen Anstieg der *Cholinacetyltransferase*, eines bei der Acetylcholin-Synthese wirksamen Enzyms.
VIP beeinflußt im Tierversuch die Bindung von Serotonin an Serotoninrezeptoren des Nucleus suprachiasmaticus und des dorsalen Hippocampus. Im Nucleus suprachiasmaticus führt VIP zur Freisetzung von Serotonin, im dorsalen Hippocampus (Subiculum) zusätzlich zu einer Abnahme der Rezeptoraffinität. Insgesamt wird die Hippokampusaktivität moduliert.
Über die Wirkung VIP-haltiger neuropeptiderger Projektionen im Hypothalamus-Hypophysen-System s. S. 329.

Endogene Opioide und verwandte Neuropeptide

Die Vielfalt der endogenen Opioide und ihrer Vorstufen sowie ihre weite Verbreitung im ZNS in Form kurzer Interneurone und langer Projektionsneurone spiegelt die weit verbreitete Ausbildung von Opiatrezeptoren in unterschiedlichen zentralnervösen Systemen wider. Die Zuordnung von Opiatrezeptoren zu Systemen erlaubt zugleich einen Einblick in deren vielfältige Funktionen im ZNS (s. Tab. 14.1). Die verschiedenen endogenen Opioide haben gemeinsam, daß ihre Wirkung durch Naloxon, einen Opiatantagonisten, unterdrückt werden kann, der die Opiatrezeptoren der opiatsensitiven Neurone besetzt.
Die wichtigsten *endogenen Opioide*, β-Endorphin sowie *Dynorphin* und *Enkephaline*, gehen auf drei Muttermoleküle zurück, β-Endorphin auf das *Proopiomelanocortin*, Dynorphin und leu-Enkephalin auf das *Prä-prodynorphin* (= Proenkephalin B), met-Enkephalin auf das *Proenkephalin* A; sie sind im Bauplan offensichtlich unterschiedlich gelagert. Die opioidbildenden Neurone sind dementsprechend auch unterschiedlich lokalisiert und ausgebildet.

Tabelle 14.1 **Lokalisation von Opiatrezeptoren und Einflußmöglichkeiten von Opioiden** (aus *Miller, R. J., V. M. Pickel:* J. Histochem. Cytochem. 28 [1980] 903–917)

Lokalisation von Opiatrezeptoren	Einfluß von Opioiden auf
Rückenmark	
Substantia gelatinosa	Wahrnehmung somatischer Schmerzen
Hirnstamm	
Nucleus spinalis n. V	Wahrnehmung somatischer Schmerzen
Nuclei solitarius, commissuralis, ambiguus	Vagusreflexe, Atmung, Husten, Magensekretion
Area postrema	Brechreiz
Locus coeruleus	Stimmungslage (Euphorie)
Habenula, Nucleus interpeduncularis, Fasciculus retroflexus	Limbisches System (emotionale Effekte, Euphorie)
Area praetectalis, Colliculus cranialis, Corpus geniculatum laterale	Pupillenweite (Miosis)
Endkerne der akzessorischen Sehbahn	Endokrines System
Nuclei cochlearis dorsalis, parabrachialis	Stimmungslage (Euphorie)
Zwischenhirn	
Infundibulum	Vasopressinsekretion
Thalamus: Nuclei mediales, intralaminares, paraventriculares, Laminae mediales	Schmerzwahrnehmung
Endhirn	
Corpus amygdaloideum	Emotionen
Nucleus interstitialis striae terminalis	Emotionen
Subfornikalorgan	Endokrines System
Corpus striatum, Globus pallidus, Nucleus accumbens	Motorik (Rigidität)

Proopiomelanocortin bildende Zellen treten in der Entwicklung im ZNS zunächst in der begrenzten Kontaktregion zwischen Adeno- und Neurohypophyse auf. In der Adenohypophyse entstehen als Abkömmlinge dieser Zellen die ACTH- und α-Melanotropin-(auch β-Lipotropin-)Bildner (s. Bd. II), in der neurohypophysären Trichterwand gehen aus ihnen Neurone des Nucleus infundibularis hervor, in denen alle aktiven Fragmente des Proopiomelanocortins gebildet werden. Sie nehmen die Gestalt von Projektionsneuronen an, die teils als neuroendokrine Neurone ihre Axone in die Eminentia mediana schicken (s. S. 327), teils neuropeptiderge Projektionen in weite Teile des ZNS entsenden.

Die *neuropeptidergen Efferenzen* des *Nucleus infundibularis* enthalten hauptsächlich die Proopiomelanocortin-Derivate *ACTH* und *β-Endorphin*. Dicht innerviert sind der *Nucleus interstitialis striae terminalis* und, über die Stria terminalis, Kerne des *Corpus amygdaloideum*, der *dorsomediale Thalamus*, im Hypothalamus das *präoptische mediale Areal* und die *Nuclei paraventricularis* und *dorsomedialis*. Weniger dicht sind absteigende Projektionen zum *Griseum centrale mesencephali*, in das Gebiet des *Lemniscus medialis* und der *Substantia nigra* und weiter zum *Locus coeruleus*, *Nucleus solitarius* und *Nucleus reticularis ventralis*. Nur einzelne Fasern dringen in das *zentrale Grau* und in die *Area intermediolateralis* des Rückenmarkes vor.

Ein weiterer Bildungsort allein von α-Melanotropin (α-MSH) liegt im *dorsalen Hypothalamus*. Die Neurone dieses Areals projizieren auf eigenen Wegen in die *Hirnrinde*, in den *Hippocampus* und in den *Streifenkörper* sowie unter das Ependym (wahrscheinlich Abgabe von α-MSH in den Ventrikelliquor).

Das *β-Endorphin*, ein 31-Aminosäuren-Peptid, hat als endogenes Opioid eine stark sedative und kataleptische Wirkung, senkt den Blutdruck und führt (bei niedriger Dosierung) zur Hypothermie. Neuroendokrine Effekte zeigen sich in einer Hemmung der LH- und in einer Stimulierung der Vasopressin-, THS-, Prolactin- und α-MSH-Abgabe. In der Medulla oblongata wirken endogene Opioide auf sensorische Neurone inhibitorisch.

Das *α-Melanotropin (α-Melanocyte stimulating hormone = α-MSH)*, ein Tridekapeptid, entwickelt im ZNS weitreichende Wirkungen, die das allgemeine Verhalten betreffen. Injektion des Peptides in die Hirnventrikel führt bei Versuchstieren zur sexuellen Stimulierung. Weitere Auswirkungen des α-MSH bestehen in einer die Aufmerksamkeit fördernden Weckwirkung, die sich auch auf Lernverhalten und Erinnerungsvermögen positiv auswirkt. Bei Menschen wird besonders die visuelle, nicht so sehr die auditorische Aufmerksamkeit geweckt. α-MSH greift offenbar auch an Opiatrezeptoren an, es inhibiert die Morphinaufnahme im Gehirn und gilt als endogenes Anti-Opioid.

Aus **Proenkephalin A** wird met-Enkephalin abgespalten. *met-Enkephalin* bildende Neurone sind in vielen Strukturen des *Endhirns, Zwischenhirns, Hirnstammes* und *Rückenmarkes* als *Interneurone* und stellenweise auch als *Projektionsneurone* ausgebildet. Die Intensität der enkephalinergen Innervation der verschiedenen Hirnareale weist speziesabhängig Unterschiede auf.

Im *Endhirn* sind enkephalinerge Perikarya und Fasern in *Neocortex, Riechhirn* (Bulbus olfactorius, Tuberculum olfactorium), *limbischem System* (Nucleus centralis des Corpus amygdaloideum, Nucleus interstitialis striae terminalis, Gyrus cinguli, Hippocampus), in der *Septumregion* sowie im *Striatum* stark vertreten. Enkephalinerge Fasern ziehen aus dem Striatum in den Globus pallidus.

Im *Hypothalamus* liegen enkephalinerge Perikarya dicht gepackt in der medialen, locker in der lateralen präoptischen Region und nahezu im gesamten Hypothalamus. Die meisten dieser Neurone sind offenbar kurze Schaltneurone. Andere entsenden als Projektionsneurone Fasern in das mediale Vorderhirnbündel und an Portalgefäße der Eminentia mediana. Eine Gruppe von Projektionsneuronen liegt in den Mamillarkernen. Ihre Fasern ziehen im Tractus mamillothalamicus zum Nucleus anterior thalami, im Fasciculus mamillotegmentalis zum Nucleus tegmentalis dorsalis.

Im *Thalamus* liegen enkephalinerge Perikarya im Nucleus periventricularis und im Corpus geniculatum laterale. Fasern von Projektionsneuronen dagegen ziehen in alle Thalamuskerne, am dichtesten in die Nuclei anterodorsalis und centromedianus.

In *Mittelhirn, Brücke* und *Medulla oblongata* enthalten das zentrale (periventrikuläre) Grau, die Substantia nigra, die Raphekerne und der Nucleus coeruleus, die Formatio reticularis sowie sensorische und einige motorische Hirnnervenkerne enkephalinerge Perikarya in lockerer Anordnung, begleitet von Fasern.

Im *Rückenmark* sind die enkephalinergen Perikarya konzentriert auf das Hinterhorn (Substantia gelatinosa, Lamina III und V), wo sie zum Sakralmark hin zunehmen; Fasern in dichter Anordnung ziehen in die Lamina I und II. Weitere Fasern sind um den Zentralkanal und auch im Vorderhorn verteilt.

Im *peripheren Nervensystem* ist eine Anzahl von Vertretern des 2. efferenten Sympathikusneurons enkephalinerg.

met-Enkephalin greift als endogenes Opioid an Opiatrezeptoren an. (Bei parenteraler Anwendung ruft es, wie Morphin, eine Mydriasis hervor, die durch Naloxon verhindert werden kann.)

Enkephalinerge Neurone (ob alle, ist ungewiß) bilden terminale Synapsenformationen, deren Transmitterorganellen Enkephalin enthalten. Entsprechend der Verteilung der Neurone und der Opiatrezeptoren in den funktionellen Systemen des ZNS wird die mutmaßliche Funktion des Enkephalin-Systems in Regulation der Schmerzleitung und Schmerzempfindung, der Atmung, der Gehör- und Gleichgewichtssinne und der olfaktorischen Funktionen mit Beeinflussung der Augenmotorik und der Kaumotorik sowie in neuroendokrinen Regulationen gesehen. Enkephalinfasern im Neurallappen der Hypophyse inhibieren die Freisetzung von Oxytocin und Vasopressin, wahrscheinlich unter Vermittlung von Pituizyten, die von dichten leu-Enkephalin-haltigen Nervengeflechten umsponnen werden. Einige dieser mutmaßlichen Regulationsfunktionen konnten experimentell bestätigt werden. Enkephalin wird beim Menschen in der Schmerzbekämpfung eingesetzt.

Prae-prodynorphin *(Proenkephalin B)* gilt als gemeinsames Muttermolekül für leu-Enkephalin und Dynorphin.

Dynorphin bildende Neurone sind, ähnlich wie Enkephalin, über weite Teile des ZNS verteilt. Im Striatum, Globus pallidus, Nucleus accumbens, Hippocampus, Corpus amygdaloideum, im zentralen Grau des Mittelhirns, im Nucleus solitarius und im Rückenmark unterscheidet sich die Anordnung der dynorphinergen Neurone nicht von der der leu-enkephalinergen. Diese Erfahrung und die Tatsache, daß das größere Molekül Dynorphin auch die Aminosäurenabfolge von leu-Enkephalin enthält, beide also chemisch eine „Peptidfamilie" bilden, stützt die Vorstellung, daß beide unterschiedliche Fraktionen des einen Muttermoleküls sind.

Nicht dagegen decken sich die Verteilung von Dynorphin und met-Enkephalin, so ist Dynorphin, im Gegensatz zu met-Enkephalin, in magnozellulären Neuronen der Nuclei supraopticus und paraventricularis nachweisbar. In der Substantia nigra gehören dynorphinerge Neurone der Pars reticularis, met-enkephalinerge der Pars compacta an. Im Griseum centrale, im Nucleus parabrachialis, in Kernen des Hirnstammes treten die beiden Peptide in unterscheidbaren Perikaryagruppen auf, während in anderen Arealen das met-Enkephalin-, aber nicht das Dynorphin-System angetroffen wird, z. B. in den Habenularkernen, im Nucleus interpeduncularis, in einigen Raphekernen und im zingulären und piriformen Cortex – Ausdruck der Tatsache, daß met-Enkephalin und Dynorphin (sowie leu-Enkephalin) unterschiedlichen Peptidfamilien angehören.

Dynorphin, das manche Autoren gewisser opiatartiger Effekte und der chemischen Parallelität wegen zu den endogenen Opioiden rechnen, hat auf die Schmerzleitung und -empfindung, soweit bekannt, keine modulierende Wirkung und greift an anderen als den Enkephalin-Rezeptoren an. Andere Beobachtungen (es fördert die Nahrungsaufnahme) sind eher unspezifisch. Dynorphin kommt auch in vasopressinergen Axonen vor, die zum Neurallappen ziehen.

Neurotensin-System

Neurotensin ist als Neuropeptid weit verbreitet im ZNS. Die Verteilung beim Menschen entspricht der bei anderen Mammaliern. Die Anordnung der Perikarya und Fasern des Neurotensin-Systems gleicht darin der anderer neuropeptiderger Systeme, daß Teile des limbischen Systems reich an neurotensinergen Strukturen sind. Im Unterschied zu manchen anderen Systemen sind aber Isocortex, Hippocampus und einige Kerne des Hypothalamus, der im übrigen die stärkste Konzentration neurotensinerger Strukturen aufweist, nicht einbezogen. Im unteren Hirnstamm sind u. a. die somatomotorischen Hirnnervenkerne ausgespart. Die Neurotensin bildenden Perikarya sind bi- oder multipolar.

Im *Endhirn* sind neurotensinerge Perikarya reichlich in der Septumregion ausgebildet. Die Perikarya-Ansammlung setzt sich fort in die Perikarya des Nucleus interstitialis striae terminalis und weiter in die im angrenzenden Striatum sowie in der präoptischen Region.

Das Corpus amygdaloideum enthält Gruppen von Perikarya in allen Kernen, frei von ihnen bleiben Hippocampus und Subiculum.

Im *Hypothalamus* sind Perikarya im gesamten Nucleus paraventricularis, im dorsalen und lateralen Hypothalamus ausgebildet, die Nuclei supraopticus und suprachiasmaticus sowie der Nucleus ventromedialis, in dessen Umgebung Perikarya liegen, bleiben ausgespart. In den Verlauf des medialen Vorderhirnbündels sind verstreut Perikarya eingelagert, ihre Zahl nimmt zum Mittelhirn hin zu.

Im *Mittelhirn* sind Neurotensin bildende Perikarya u. a. im Griseum centrale, in der Formatio reticularis, in den Nuclei raphe dorsalis und pontis, im Nucleus parabrachialis, Locus coeruleus und Nucleus ambiguus ausgebildet.

Die *Medulla oblongata* tritt durch – in verschiedenen Höhen unterschiedlich stark ausgebildete – Gruppen von neurotensinergen Perikarya hervor, die in Höhe der Area postrema bis an diese heranreichen und kaudal davon an Zahl abnehmen.

Das *Rückenmark* enthält eine große Anzahl von Perikarya in der Substantia gelatinosa des Hinterhorns, einige liegen auch in der unmittelbaren Umgebung des Zentralkanals.

Neurotensinerge Fasern kommen in allen Regionen mit neurotensinergen Perikarya vor. Sie sind zudem zahlreich in der Regio praepiriformis, im Claustrum und in Teilen des Cingulum, von wo sie in die Rinde des Gyrus cinguli vordringen. Aus dem Corpus amygdaloideum und aus der faserreichen Stria terminalis gelangen Fasern zum Nucleus praeopticus, in die Septumregion und in das Striatum. Die Commissura rostralis ist frei von Neurotensinfasern, wird aber von solchen dorsal begrenzt, die zur Gegenseite wechseln („Kommissurenkomponente der Stria terminalis") und dort zum Corpus amygdaloideum ziehen. Die Mamillarkerne sind faserfrei, sie werden von einem dichten Fasernetz außen umhüllt. Auch der Fornix führt neurotensinerge Fasern. Im Thalamus enthalten der Nucleus periventricularis und ein runder Bezirk im zentralen und kaudalen Kerngebiet neurotensinimmunreaktive Fasern.

Im *Hirnstamm* verlaufen Fasern im Griseum centrale und in der periventrikulären grauen Substanz. Keine Fasern enthalten der Nucleus interpeduncularis und der Fasciculus retroflexus. In der Substantia nigra ist die Pars reticularis faserfrei, durch die Pars compacta ziehen starke Faserbündel. Starke Fasermassen verlaufen durch das ventrolaterale Mittelhirn. In der Brücke sind Fasern in den Nuclei raphe pontis, raphe magnus und reticularis tegmenti pontis sowie, stark ausgeprägt, im Griseum centrale zu finden. Faserfrei sind die Vestibularis- und Kochleariskerne und der Fazialiskern, dagegen verlaufen Faserbündel im Nucleus spinalis nervi trigemini, besonders dicht im Nucleus solitarius und Nucleus ambiguus. Fasern in der Area postrema kommen aus den Perikarya in ihren Randbezirken. Faserfrei sind die Hinterstrangkerne, der Nucleus hypoglossus und die Olivenkerne.

Im *Rückenmark* ziehen dichte Fasermassen in der Substantia gelatinosa (Lamina I und II). Einige Fasern verlaufen durch die angrenzende weiße Substanz, andere auch in der Umgebung des Zentralkanals.

Das *Neurotensin (NT)*, ein Tridecapeptid, hat *exzitatorische* Wirkungen; es kann in präsynaptischen Strukturen nachgewiesen werden. Die neurotensinergen Neurone setzen, den anatomischen Befunden nach zu urteilen, Schaltkreise zur Kontrolle vegetativ-endokriner und sexueller Funktionen und zur Übertragung und Modulation bestimmter somatosensorischer Qualitäten zusammen. In zahlreichen Orten im ZNS, in die neurotensinerge Neurone projizieren, sind Östrogenrezeptoren ausgebildet. Aus Tierversuchen ergibt sich, daß Neurotensin Blutdruck- und Temperatursenkung, Muskelrelaxation und Einschränkungen der Ortsbewegung und der Schmerzempfindung hervorrufen kann.

Im Tierversuch blockiert Neurotensin einige, durch Amphetamin induzierte Verhaltensweisen – wahrscheinlich über den Nucleus accumbens durch Einwirkung auf das Dopaminsystem.

Neurotensin wird in hoher Konzentration in vielen Hirnarealen gefunden, die unter dopaminergem Einfluß stehen, wie z. B. im Nucleus accumbens, in der Substantia nigra, in den Arealen A 9 und A 10. Durch 6-Hydroxydopamin (6-OHDA), das toxisch auf Dopaminneurone wirkt, werden in den entsprechenden Arealen die Neurotensinrezeptoren der Dopaminneurone dezimiert. Diese und noch weitere Beobachtungen sprechen dafür, daß Neurotensin besonders mit den limbischen Mittelhirn- und den nigrostriatalen Dopaminprojektionen interagiert.

Cholecystokinin-System

Weit verbreitet im ZNS der Mammalier sind *Cholecystokinin* bildende Neurone. Sie kommen mit unterschiedlich großen Perikarya (10–30 µm) als kurze *Interneurone*, mehr noch als lange *Projektionsneurone* vor. Mit der Ausbildung zahlreicher Projektionsneurone werden, deutlicher als bei anderen, vorwiegend Interneurone bildenden neuropeptidergen Systemen, Areale unterscheidbar, die große Perikarya enthalten und Areale, die von neuropeptidergen Fasergeflechten durchsetzt sind.

Da die in den meisten Untersuchungen angewandten immunhistochemischen Methoden zwischen *Cholecystokinin* und *Gastrin* nicht unterscheiden (beide haben in der Aminosäurenabfolge ein Pentapeptid gemeinsam), sind bei einigen der Befunde auch gastrinerge Neurone erfaßt; cholecystokininerge und gastrinerge Neurone kommen an zahlreichen Orten gemeinsam vor.

In der *Hirnrinde* sind cholecystokininerge Perikarya hauptsächlich in den Schichten II–IV gleichmäßig lokalisiert – in mässiger Anzahl im Neocortex, verglichen mit dem limbischen System. Die meisten dieser Neurone sind spindelförmige oder multipolare Sternzellen, doch sind darunter auch Kommissurenneurone, deren Axone durch das Corpus callosum ziehen. Beim Menschen ist Cholecystokinin in der Hirnrinde stärker als in allen anderen Hirnteilen konzentriert. Die Konzentration variiert stark zwischen den einzelnen Rindenfeldern. Dicht gelagert sind Perikarya in den Strukturen des limbischen Systems (Gyrus cinguli, präpiriformer und entorhinaler Cortex, Cornu ammonis, Gyrus dentatus, Subiculum u. a.). Im Hippocampus sind es Interneurone im Stratum radiatum, die Pyramidenzellen innervieren. Im Corpus amygdaloideum liegen Perikarya hauptsächlich in den Nuclei corticalis und centralis, die übrigen Kerne empfangen Cholecystokinin-haltige Fasern.

Die *Basalganglien* und der *Thalamus* (ausgenommen der Nucleus periventricularis thalami) enthalten keine cholecystokininergen Perikarya; Cholecystokinin-führende Fasern bilden aber Geflechte um Neurone von Thalamuskernen (Nuclei periventricularis, dorsalis und ventralis corporis geniculati lateralis), von Striatum, Nucleus accumbens, Nucleus interstitialis striae terminalis und Nucleus septi lateralis. Einzelne Perikarya liegen im Nucleus praeopticus, der auch Fasern enthält. Einige Cholecystokinin-haltige Fasern aus der Stria terminalis kreuzen hinter der Commissura rostralis zur Gegenseite.

Im *Hypothalamus* enthalten die größte Ansammlung cholecystokininerger Perikarya die Nuclei paraventricularis und supraopticus (oxytocinerge Perikarya). Zahlreiche Perikarya enthält auch der Nucleus dorsomedialis, aus dem Efferenzen in die Umgebung des Nucleus periventricularis thalami ziehen, der selbst zahlreiche cholecystokininerge Perikarya besitzt. In den übrigen Hypothalamuskernen kommen dagegen nur wenige Perikarya vor; zum Corpus mamillare, das keine Perikarya enthält, ziehen Faserprojektionen aus dem Fornix. Ein dichtes Fasernetzwerk durchzieht die Nuclei dorsomedialis und ventromedialis. Starke Cholecystokinin-haltige Fasern projizieren in die Eminentia mediana und in den Neurallappen der Hypophyse.

Das *Mittelhirn* besitzt insgesamt die größte Ansammlung von großen Cholecystokinin-haltigen Perikarya, sie liegen, begleitet von Fasern, gruppenweise im Griseum centrale, median im Kerngebiet A 10 und in der Substantia nigra (Pars compacta). Von ihnen gehen Projektionen aus, die teils in der nigrostriatalen Bahn verlaufen, teils ins limbische System ziehen oder in tiefere Hirnteile absteigen. Ein dichtes Fasernetz empfängt der Nucleus interpeduncularis.

Im *Metencephalon* treten in den Nucleus parabrachialis dorsalis, in die Kerne des Lemniscus lateralis, in den Nucleus raphe dorsalis und in den Locus coeruleus cholecystokininerge Projektionen ein. In der Medulla oblongata empfangen besonders der Nucleus solitarius und die unteren Olivenkerne Projektionen. Einige große Perikarya liegen im Nucleus reticularis der Medulla oblongata, kleine Perikarya im Nucleus gracilis. Cholecystokinin-haltige Strukturen kommen nicht im Kleinhirn vor.

In das *Rückenmark* ziehen Cholecystokinin-haltige Faserprojektionen, die teilweise auch mit der Hinterwurzel eintreten, zum Hinterhorn (Lamina I und II). Fasern sind im Hinterhorn sehr stark entwickelt in den oberen Lumbal- und in den Sakralsegmenten, den vegetativ-nervösen Steuerzentren der Beckenorgane. In diesen Segmenten treten zusätzlich cholecystokininerge Perikarya und Fasern in der Area intermediolateralis und in der Umgebung des Zentralkanals auf.

Cholecystokininerge Fasern verlaufen in mehreren Bahnen der weißen Substanz, u. a. im rostralen Anteil des Corpus callosum, im medialen Vorderhirnbündel, im diagonalen Band, in der Stria terminalis und der Formatio reticularis des Hirnstammes.

Cholecystokinin (CCK), ein Oktapeptid, das mit Gastrin die C-terminale Pentapeptid-Sequenz gemeinsam hat, wirkt *exzitatorisch* u. a. auf Neurone der Hirnrinde, des Hippocampus, der Substantia nigra, der Area tegmentalis ventralis und des Hinterhorns im Rückenmark. Die hiermit verbundenen Erscheinungen sind vielseitig. Cholecystokinin-Neurone in der Hirnrinde können wahrscheinlich, ähnlich wie VIP-Neurone, die lokale Hirndurchblutung in Anpassung an den lokalen Energiestoffwechsel steuern. Sie können sowohl neuro-neuronale Synapsen bilden als auch direkten, durch keine perivaskuläre Glialamelle unterbrochenen Kontakt mit der Basallamina eines Hirngefäßes herstellen und erscheinen damit geeignet dazu, durch Abgabe ihres Peptides an die Gefäßwand das Kaliber oder die Durchgängigkeit der Gefäßwand in Anpassung an den Stoffwechsel zu beeinflussen. Ein auffallender Effekt, den Cholecystokinin auf mehreren Wegen erzeugt – physiologischerweise durch Freisetzung im Magen-Darm-Trakt (Stimulation der Säure- und Peptidsekretion des Magens), experimentell durch parenterale Verabreichung oder durch Injektion in die Hirnventrikel – ist das Gefühl von Sättigung, verbunden mit einem Anstieg von Cholecystokinin-Bindung im Bulbus olfactorius und im Hypothalamus, aber nicht in anderen Regionen. Man vermutet einen Antagonismus zum noradrenergen System im Hypothalamus mit Inhibition des Nahrungsaufnahmebedürfnisses. Cholecystokinin hebt nach insulininduzierter Hypoglykämie den Blutzuckerspiegel an. Im Tierversuch erweist sich Cholecystokinin als Opiat-Antagonist. Eine Wirkung im motorischen System wird auf eine Interaktion mit Dopamin im nigrostriatalen System zurückgeführt. Bei der Huntingtonschen Chorea („Veitstanz") des Menschen ist die Substantia nigra von Cholecystokinin entleert.

Substanz-P-System

Substanz P ist im Nervensystem weit verbreitet. Im ZNS enthalten mehr als 30 Zellgruppen Substanz-P-bildende Neurone. Im peripheren Nervensystem bilden Substanz-P-haltige Neurone einen großen Anteil der primären sensiblen Neurone.

Im *ZNS* gleicht das Muster der Verbreitung Substanz-P-haltiger Neurone dem einiger anderer peptiderger (Neurotensin-, Enkephalin-, Cholecystokinin-, α-Melanotropin-, Bradykinin-bildender) Neuronsysteme. Dicht besiedelt sind Strukturen des limbischen Systems, der Basalganglien und des Hypothalamus. Substanz-P-haltige Perikarya in großer Zahl sind Bestandteil des Striatums, das zugleich Fasern aus dem Nucleus interstitialis striae terminalis erhält (Projektionen in die Substantia nigra und in mediale Teile des Globus pallidus), des Nucleus interstitialis striae terminalis (Projektion in den Nucleus praeopticus und in den medialen Kern des Corpus amygdaloideum, der selbst Substanz-P-bildende Neurone besitzt), des Nucleus habenularis medialis (Projektion in den Nucleus interpeduncularis), des Nucleus ventromedialis (Fasereintritt in das mediale Vorderhirnbündel). Substanz-P-bildende Neurone im Subiculum projizieren über den Fornix in das Corpus mamillare. Projektionen aus der Septumregion ziehen gegenläufig im Fornix zum Hippocampus. Zahlreiche Perikarya enthält das Griseum centrale. Besonders dichte terminale Faseransammlungen besitzen der Nucleus accumbens und der Nucleus solitarius.

Die Raphekerne der Medulla oblongata und die benachbarte Formatio reticularis enthalten Substanz-P-produzierende Neurone, die in das Hinterhorn des Rückenmarks projizieren, zum Teil enthalten sie simultan Serotonin.

Im *Rückenmark* enden in der Substantia gelatinosa des Hinterhorns die meisten mit der Hinterwurzel eintretenden zentralen Fortsätze von Substanz-P-Neuronen des peripheren Nervensystems. Eine Anzahl von Fasern zieht zum Vorderhorn (exzitatorische Wirkung auf Motoneurone). Substanz-P-haltige Neurone (ob alle, ist ungewiß) bilden präsynaptische Strukturen, die Substanz P in Transmitterorganellen enthalten.

Im *peripheren Nervensystem* sind etwa 20% primäre afferente Neurone Substanz-P-haltig (ihre Perikarya in den Spinalganglien und im Ganglion trigeminale sind ihres geringeren Durchmessers wegen – B-Typ – auch bei unspezifischer Färbung von den übrigen zu unterscheiden). Substanz-P-haltige Neurone enthält der N. vagus (Perikarya im Ganglion inferius [nodosum]), die peripheren (rezeptiven) Fortsätze eines Teils dieser Neurone endigen in den Lungen. Substanz-P-haltige periphere Fortsätze sind in peripheren Geweben weit verbreitet, sie liegen als freie Endigungen an Blutgefäßen, exokrinen Drüsen und an ihren Ausführungsgängen. Die Geschmacksknospen empfangen eine reiche Innervation durch Substanz-P-Fasern, und in den baro- und chemorezeptorischen Fasern, die vom Aortenbogen zu den Vagusganglien aufsteigen, wie auch in dem zugehörigen Kerngebiet des Nucleus solitarius sind Substanz-P-Fasern nachweisbar. Im Auge stehen Substanz-P-Fasern in direktem Kontakt mit dem M. sphincter pupillae.

Eine bemerkenswerte Besonderheit zeigen die mit dem peripheren (rezeptorischen) Fortsatz zur *Haut* ziehenden zahlreichen Substanz-P-haltigen Neurone, hauptsächlich „Schmerzfasern". Sie können die stark vasoaktive Substanz P nicht nur als Transmitter im zentralen Fortsatzende im Rückenmark, sondern auch am peripheren Fortsatzende in der Haut freisetzen und damit Vasodilatation erzeugen. Substanz-P-haltige Neurone vermitteln das Phänomen der „antidromen Vasodilatation" (rasche Rötung der Haut an der Stelle der mechanischen Reizung).

Substanz-P-haltige primäre afferente Neurone der Nasenschleimhaut geben Kollateralen an cholinerge (und vasoaktives intestinales Polypeptid-haltige) efferente Neurone (2. Neuron der efferenten Parasympathikusleitung) im Ganglion pterygopalatinum und vermitteln damit die (durch Atropin nicht unterdrückbare) reflektorische Vasodilatation und Sekretion der Nasenschleimhaut-Drüsen. Da auch in den prävertebralen vegetativen Ganglien (Ganglia coeliacum, mesentericum superius und inferius) Substanz-P-haltige Fasern nachweisbar sind, handelt es sich dabei wahrscheinlich um eine generelle Form der Reflexvermittlung sensorischer Substanz-P-Neurone.

Über Substanz-P-Neurone im intramuralen Nervensystem des Magen-Darm-Traktes s. Bd. II.

Substanz P (SP), ein Peptid aus 11 Aminosäuren, hat eine exzitatorische (depolarisierende) Wirkung, sie ist Transmitter einer Gruppe primärer sensorischer Neurone. Als Transmitter (oder transmitterähnliche Substanz) im striatonigralen Fasersystem beeinflußt Substanz P die Motorik. Durch Freisetzung am peripheren Fortsatzende übt Substanz P eine stark vasodilatatorische, nicht durch Atropin unterdrückbare Wirkung bei gleichzeitiger Kontraktion nicht vaskulärer glatter Muskulatur aus. Nachweislich kann Substanz P eine erhebliche atropinresistente Konstriktion der Bronchialmuskulatur hervorrufen. (Für die klinische Symptomatik dieser Form des Asthma bronchiale, die mit Juckreiz verbunden sein kann, ist interessant, daß durch Substanz P in der Haut auch Histamin aus Mastzellen freigesetzt werden kann.)

Somatostatin-System

Die Perikarya des *Somatostatin-Systems* wurden zuerst, verstreut angeordnet, in der hypophysiotropen Region des Hypothalamus gefunden, ihre efferenten Fortsätze als neuroendokrine *Projektionen* in die Eminentia mediana identifiziert (s. S. 327). Anschließend konnten weitreichende neuropeptiderge Somatostatin-haltige Projektionen sichtbar gemacht werden, die bis in das sakrale Rückenmark reichen und die ihren Ursprung z. T. von den hypothalamischen Perikarya nehmen. Somatostatinerge *Schaltneurone* bilden in der Hirnrinde ein eigenes, unabhängiges System.
Im *Endhirn* sind die somatostatinergen Schaltneurone bipolare oder multipolare Sternzellen. Sie kommen in dieser Form auch in den Basalganglien vor. Reich an Perikarya ist der Nucleus accumbens. Als Projektionsneurone sind Gruppen von Perikarya im Hippocampus und besonders im Corpus amygdaloideum beschrieben.
Im *Zwischenhirn* sind einzelne Perikarya in den Nucleus reticularis thalami eingelagert. Die größte Ansammlung von Perikarya liegt periventrikulär im Hypothalamus. Einzelne Perikarya folgen im Nucleus intepeduncularis und im rostralen Mesencephalon.
Neuroendokrine Fasern projizieren in die Eminentia mediana, in das Gefäßorgan der Lamina terminalis und in das Subfornikalorgan (s. S. 333).
Neuropeptiderge Fasern der hypothalamischen Perikarya bilden kurze Projektionen in die Nuclei praeoptici, suprachiasmaticus, arcuatus, ventromedialis und praemamillaris ventralis. Lange Projektionen ziehen zur Lamina terminalis, zum Tuberculum olfactorium, über die Stria terminalis und den Nucleus interstitialis striae terminalis zum Corpus amygdaloideum, dessen Nuclei medialis, corticalis und basomedialis selbst somatostatinerge Projektionsneurone beherbergen.
Lange absteigende Projektionen treten in den Hirnstamm und in das Rückenmark ein. Sie verlaufen beiderseits zunächst auf drei Wegen, in der Stria medullaris thalami und im Fasciculus retroflexus zum Nucleus interpeduncularis, im medialen Vorderhirnbündel zum Corpus mamillare und im Fasciculus longitudinalis dorsalis (Schütz) zum Tegmentum mesencephali sowie zur Formatio reticularis von Mesencephalon, Metencephalon und Medulla oblongata. Weitere Somatostatinfasern vermittelt der Fornix zwischen Subiculum und Corpus mamillare. In der Substantia gelatinosa des Hinterhorns ziehen Fasern durch das Rückenmark. Sie enden in unterschiedlicher Höhe mit Synapsen an Zellen des 2. afferenten Neurons der Somatosensibilität im Nucleus spinalis nervi trigemini und in der Substantia gelatinosa sowie an afferenten Neuronen der Viszerosensibilität im Nucleus solitarius und in der Regio intermediolateralis. Die Projektionen in das Rückenmark sind in den unteren Lumbal- und in den Sakralsegmenten (vegetative Innervation der Beckeneingeweide) stark ausgeprägt. Projektionen zum 3. Neuron der Hörleitung sind nachgewiesen.
Diese Faserbahnen erhalten Zufluß aus den ipsilateralen Projektionen der Perikarya im Corpus amygdaloideum, die zum lateralen Hypothalamus in die Formatio reticularis des Hirnstammes, zum Nucleus nervi hypoglossi und zum Nucleus n. facialis ziehen und sich den vorgenannten Projektionen anschließen.
Somatostatin (Somatotropin-release inhibiting factor = SRIF), ein Tetradekapeptid, hat im peripheren Nervensystem und im Hypothalamus-Hypophysen-System langanhaltende inhibierende Wirkung. Vieles spricht dafür, daß auch das Somatostatin-System der Hirnrinde (in der die größte Menge Somatostatin vorkommt, während der Hypothalamus die höchste Konzentration aufweist) und die zentralen Projektionen, die im Hirnstamm und Rückenmark zumeist das 2. afferente Neuron (oder die Erregungsübertragung vom 1. zum 2. afferenten Neuron) betreffen, inhibitorisch wirken. Somatostatin ist an der Regulierung der Körpertemperatur und, über den Körperkreislauf, an der Adrenalinausschüttung der Nebenniere beteiligt, es verursacht eine allgemeine Schlafreduktion, die besonders den REM-Schlaf betrifft.

Luliberin-System

Das *Luliberin-System* hat mit anderen, gleichfalls neuroendokrine Projektionen in die Eminentia mediana entsendenden, neuropeptidergen Systemen gemeinsam, daß die Mehrzahl der *Perikarya* im Gebiet von *Hypothalamus* und *präoptischer Region* angesiedelt sind. Sie sind, wie die Somatostatin- und Thyroliberin-Perikarya, nicht in Kernform zusammengeschlossen, sondern locker über weite Gebiete verteilt. Es bestehen Speziesunterschiede. Die neuropeptidergen *Projektionen*, z. T. weit auseinander liegende Fasern, z. T. Faserbündel, die beim Menschen und bei den Primaten stärker als bei den meisten anderen Mammaliern ausgebildet sind, ziehen in das *limbische System*, den *Hirnstamm* und das *Rückenmark*, sie sparen den Neocortex und das Kleinhirn aus. An den Axonendigungen sind präsynaptische Strukturen nachgewiesen, das Luliberin ist in kernhaltigen Vesikeln enthalten.
Aus Untersuchungen an Tieren ist bekannt, daß die Perikarya schon von der Geburt an in zweierlei Gestalt auftreten, in Form einer bipolaren Zelle mit glatter Oberfläche und zentralem Zellkern und in Form einer unregelmäßig begrenzten, stachelförmige Ausziehungen aufweisenden Zelle mit exzentrischem Kern. Vermutlich empfangen beide unterschiedliche Afferenzen. Soweit ersichtlich, sind alle Luliberin-Neurone *Projektionsneurone*, ausgenommen kleine Zellgruppen in der Substantia perforata anterior, die unmittelbar an weiten Blutgefäßen liegen und keine Ausläufer aussenden; ihre Funktion ist unbekannt. Abgesehen

von den neuroendokrinen Projektionen in die Eminentia mediana (beim Menschen auch in den Neurallappen), in das Gefäßorgan der Lamina terminalis und in das Subfornikalorgan, bildet das Luliberin-System die folgenden neuropeptidergen Projektionen aus.

Die *Perikarya* sind beim Menschen in einem Gebiet diffus verstreut, das sich vom vorderen paraventrikulären Hypothalamus in die präoptische Region und die Septumregion erstreckt und bis in den basalen und lateralen Hypothalamus ausdehnt. Einzelne Neurone enthalten noch der Bulbus olfactorius, der dorsale Hippocampus und das Indusium griseum über dem Balken.

Die Luliberin-haltigen *Faserprojektionen* ziehen in mehrere Richtungen. Kurze Projektionen treten zu den Kernen des vorderen Hypothalamus, u. a. zum Nucleus suprachiasmaticus, zu denen der Area praeoptica, der Septumregion und zum Tuberculum olfactorium sowie zum Thalamus. Kaudal gerichtete Fasern ziehen aus der medialen präoptischen Region teils zum Corpus mamillare, teils an ihm vorbei zum Mittelhirn.

Ein Faserzug aus Perikarya der medialen Septumregion, dem Kern des diagonalen Bandes von Broca und dem Tuberculum olfactorium verläuft in der Stria medullaris thalami zum Nucleus habenularis medialis, die Fasern aus der Septumregion enden hier, die aus dem Kern des diagonalen Bandes gelangen im Fasciculus retroflexus zum Nucleus interpeduncularis.

Ein anderer Faserzug aus der Septumregion (Septumkerne, Nucleus accumbens, Kern des diagonalen Bandes von Broca) steigt in der Lamina terminalis aufwärts und setzt sich über dem Balken in den Striae medullares lateralis und medialis (Untersuchungen an Tieren) in okzipitaler Richtung fort, biegt um das Splenium corporis callosi nach unten und gelangt zum hinteren Hippocampus. Ein Teil dieser Fasern zieht auch im Septum pellucidum, den Balken durchbohrend, zu den Striae medullares. Aus den Fasern in den Striae medullares treten Axonkollateralen in die Rinde des Gyrus cinguli ein. Gegenläufige Fasern stammen aus den Perikarya im hinteren Hippocampus. Der Faserzug wird durch Fasern von Perikarya im Indusium griseum gespeist. Ein etwa parallel gerichteter Faserzug im Fornix verbindet Hypothalamus und Hippocampus. Auf dem Weg der Stria terminalis projizieren Perikarya der präoptischen Region in Kerne des Corpus amygdaloideum, Perikarya im Bulbus olfactorius ziehen zur Septumregion.

Die in das Mittelhirn ziehenden Fasern aus der medialen präoptischen Region, die vereinigten Faserzüge aus dem Fasciculus retroflexus zum Nucleus interpeduncularis und aus dem perimamillären Bündel, verlaufen ventral-basal durch Mittelhirn und Brücke zur Medulla oblongata. Fasern zweigen dorsal zum Nucleus solitarius, zum dorsalen Vaguskern und Nucleus reticularis lateralis ab. Im Rückenmark verläuft der größere Faseranteil in der Substantia gelatinosa des Hinterhorns, der kleinere im Griseum centrale um den Zentralkanal. Fasern scheren in die Area intermediolateralis aus.

Luliberin (Luteinizing hormone-releasing factor = LH-RF = LRF = LHRH = GnRH), ein Dekapeptid, ist als Transmitter oder transmitterähnliche Substanz in neuronalen Schaltungen wirksam, die direkt oder indirekt (auch) Sexualverhalten vermitteln. Die über das Mittelhirn in das Rückenmark ziehenden Projektionen steuern bei der Ratte das Lordose-Verhalten. Über die Luliberin-Neurone im Bulbus olfactorius sollen die durch Pheromone stimulierten endokrinen Antworten ausgelöst werden.

Thyroliberin-System

Das *Thyroliberin*-System des ZNS ist wegen der Kleinheit des Moleküls, das aus drei Aminosäuren besteht, immunhistochemisch schwierig darzustellen, so daß auch Ergebnisse aus anderen Untersuchungsmethoden in Betracht gezogen werden. Neuroendokrine Projektionen des Systems ziehen in die Eminentia mediana, neuropeptide Projektionen in weite Teile des ZNS, in denen Rezeptoren nachweisbar sind (Tieruntersuchungen), besonders zahlreich in Hypothalamus und Strukturen des limbischen Systems. Das Thyroliberin-System ist, wie die meisten neuropeptidergen Systeme, im limbischen System, Hypothalamus, Hirnstamm und Rückenmark angesiedelt, im Unterschied zu den meisten Systemen ist es aber an vielen Orten auf Motoneurone ausgerichtet.

Thyroliberin-bildende *Perikarya* sind im Hypothalamus als weit verstreute Einzelzellen in der Area periventricularis, im Bereich der Nuclei suprachiasmaticus, dorsomedialis und ventromedialis sowie im lateralen Hypothalamus ausgebildet. Die thyroliberinergen Neurone sind, soweit bekannt, ausschließlich Projektionsneurone.

Thyroliberin-haltige neuropeptiderge *Projektionen* bilden an Neuronen der Nuclei paraventricularis (parvozellulärer Teil), suprachiasmaticus, dorsomedialis axodendritische und axo-somatische Synapsen, ziehen zum Nucleus praeopticus medialis, zur Zona incerta, zum Nucleus hypothalamicus anterior und verlaufen im medialen Vorderhirnbündel. Sie treten in den Hirnstamm und in das Rückenmark ein. Raphe-Neurone der Medulla oblongata, die in das Rückenmark projizieren, können simultan Thyroliberin und Substanz P bilden. In Fasern zahlreicher Projektionen können simultan auch Thyroliberin und Wachstumshormon nachgewiesen werden, das vermutlich Teil des Prohormons ist, aus dem auch Thyroliberin entsteht.

Im Radioimmunoassay wird die höchste Thyroliberin-Konzentration (Tieruntersuchungen) im Kleinhirn (Paraflocculus) gefunden, sie liegt noch erheblich über der des Hypothalamus. In der Medulla oblongata zeigen die höchste Thyroliberin-Konzentration (etwa 65% des gesamten Thyroliberins) der Nucleus dorsalis nervi vagi und die mit ihm assoziierten Kerne, Nucleus solitarius und Nucleus ambiguus, die niedrigste der absteigende Trigeminuskern und die Raphekerne.

Im Rückenmark sind thyroliberinerge Fasern stark ausgeprägt (Untersuchungen an Affen). Sie ziehen auf zwei Wegen durch das gesamte Rückenmark, in der Area intermediolateralis und, mit zunehmender Dichte im Lumbalmark, in der Lamina X dorsal des Griseum centrale. In den Segmenten L_1–L_5 enthält auch das Griseum centrale starke Fasermassen. Innerviert werden alle Motoneurone der Lamina IX, zunehmend im Lumbalmark, die thyroliberinergen Faserendigungen in der Area intermediolateralis (Sympathikus- und Parasympathikuskerne) sind am dichtesten in Höhe von Th_2–Th_4 und Th_{12}–L_2.

Das *Thyroliberin (Thyrotropin-releasing factor = TRF = TRH)*, ein Tripeptid, wirkt hauptsächlich *exzitatorisch*. Thyroliberin-Verabreichung wirkt antagonistisch bei Narkosen, die durch hohe Dosen von Pentobarbital, Diazepam oder Äthanol verursacht sind, und bei Bewegungseinschränkung, hervorgerufen durch Chlorpromazin, es reduziert Nahrungsaufnahme und erzeugt Hyperthermie. Trizyklische Antidepressiva und Lithium reduzieren die Thyroliberin-Bindungen, ein Hinweis darauf, daß Thyroliberin eine Modulatorfunktion in der Transmission emotionaler und mentaler Funktionen ausübt. Es soll in kleinen Dosen ohne Beeinflussung der Thyroxinausschwemmung die „Stimmung anheben" können.

Corticoliberin-System

Das Corticoliberin-System entsendet aus Perikarya des Nucleus paraventricularis neuroendokrine Projektionen in die Eminentia mediana (s. S. 327). Als neuropeptiderges System ist es mit Perikarya und Fasern über weite Teile des ZNS verteilt. Zwei Anteile des Systems lassen sich unterscheiden: In der Hirnrinde nahezu aller Regionen sind bipolare Interneurone ausgebildet, Perikarya von Projektionsneuronen enthalten das basale Telencephalon, der Hypothalamus und der untere Hirnstamm (Untersuchungen an Tieren). Die Perikarya werden an vielen Stellen von asymmetrischen axo-dendritischen oder axo-somatischen nichtpeptidergen Synapsen innerviert und bilden selbst (auch) Synapsen, die präsynaptisch 80–120 nm große kernhaltige Vesikel enthalten.

Im Neocortex sind spindelförmige Interneurone bevorzugt in den Schichten II und III ausgebildet, im limbischen System sind sie zahlreich im präfrontalen Areal und Gyrus cinguli, spärlicher im hinteren Anteil des Gyrus dentatus und des Hippocampus.

Perikarya corticoliberinerger Projektionsneurone enthalten der Bulbus olfactorius, das Tuberculum olfactorium, der zentrale Kern des Corpus amygdoideum, der Nucleus interstitialis striae terminalis, das mediale und laterale präoptische Areal. Im Hypothalamus enthalten, außer dem dicht besiedelten Nucleus paraventricularis (parvozellulärer Teil), in loser Verteilung die Nuclei praeopticus medialis, supraopticus, periventricularis und dorsomedialis und der laterale Hypothalamus Corticoliberin-Perikarya.

Im Hirnstamm besitzt das Mittelhirn zwei kleine Gruppen von Perikarya, die eine medial vom Corpus geniculatum mediale und lateral von der Substantia nigra gelegen, die andere im Griseum centrale spärlich verteilt. Im Nucleus parabrachialis und im Nucleus tegmenti dorsalis lateralis der Brücke dagegen ist jeweils eine größere Zahl von Perikarya angehäuft. In der Medulla oblongata sind die Perikarya in einer dorsalen und einer ventralen Gruppe versammelt. Dorsal liegen sie im Nucleus vestibularis medialis und im Nucleus solitarius, ventral sind sie im Bereich des Nucleus reticularis lateralis und des Nucleus ambiguus verteilt.

Corticoliberinerge Projektionen in Zwischenhirn und limbisches System findet man, außer als neuroendokrine in der Eminentia mediana, zahlreich als neuropeptiderge Fasern in allen Perikarya-haltigen Kerngebieten sowie als spärliche Projektionen in der Septumregion, im Kern des diagonalen Bandes, in den Nuclei anterior, ventralis und medialis thalami, habenularis lateralis, ventromedialis hypothalami, supraopticus und infundibularis. Im medialen Vorderhirnbündel ziehen Fasern nach kaudal.

Corticoliberinerge Fasern im unteren Hirnstamm und Rückenmark kommen in allen Perikarya-haltigen Kerngebieten vor. Fasern projizieren in den Nucleus cuneiformis, in das Kleinhirn, sowie mit der größten Faserdichte in der Medulla oblongata in den Trigeminuskern, den Tractus spinalis nervi trigemini und in den Nucleus reticularis und strahlen in die untere Olive ein. Im Rückenmark enthält das Hinterhorn in Lamina I und II eine große Anzahl von Fasern. Ein Faserbündel verläuft im Seitenstrang.

Corticoliberin (Corticotropin-releasing factor = *CRF*), ein 41-Aminosäuren-Peptid, hat zentrale Wirkungen, die sich auf vielfältige Weise äußern. Es aktiviert noradrenerge Neurone des Locus coeruleus, wirkt exzitatorisch auf Pyramidenzellen des Hippocampus, hebt den arteriellen Blutdruck und die Herzleistung an, ein Effekt, der weder von einer Hormonausschüttung der Adenohypophyse noch von einer Adrenalinabgabe der Nebenniere, vom Renin-Angiotensin-System oder vom zirkulierenden Vasopressin abhängt. CRF fördert, ähnlich wie Vasopressin, das Lernverhalten, dabei ist im CRF allein die Aminosäuresequenz 4–7 wirksam. Eine weitere zentrale Wirkung macht sich, Tierversuchen zufolge, in einer Aktivierung der Lokomotion sowie (bei der weiblichen Ratte) in einer starken Unterdrückung des Sexualverhaltens bemerkbar (u. a. durch Inhibition der Lutropin-Sekretion).

Vasopressin- und Oxytocin-System

Die beiden zuerst entdeckten neurosekretorischen Peptidhormone *Vasopressin* und *Oxytocin* werden in den großzelligen *Nuclei supraopticus* und *paraventricularis*, Vasopressin auch im kleinzelligen *Nucleus suprachiasmaticus* produziert. Während die zur Neurohypophyse ziehenden, neuroendokrinen Fasern allein den großzelligen Kernen entstammen, haben an den neuropeptidergen Projektionen die Nuclei supraopticus und paraventricularis mit jeweils einem dorsalen kleinzelligen Kernareal und der Nucleus suprachiasmaticus Anteil. Wiewohl beide Neuropeptide in unterschiedlichen Neuronen gebildet werden und (als Neurohormone und wahrscheinlich auch als Neurotransmitter) unterschiedliche Funktionen ausüben, verlaufen die peptidergen Projektionen beider doch auf weitgehend gemeinsamen Wegen zu ihren Zielgebieten, wobei die vasopressinergen Projektionen weiter in das Endhirn vordringen als die oxytocinergen, während im Rückenmark die Oxytocin-haltigen Fasern weit überwiegen. Diese Gemeinsamkeiten, die sich auch in einem – für beide Wirkstoffe charakteristischen – „Trägerhormon" ausdrücken, sind vermutlich Ausdruck einer phylogenetisch alten Verwandtschaft der beiden. Die Perikarya aller Projektionen liegen offensichtlich in den genannten Kernen. Die Fasern bilden in ihren Zielorten Synapsenstrukturen. Die neuropeptidhaltigen Vesikel dieser Projektionen sind kleiner (80–100 nm) als die in den zur Neurohypophyse ziehenden neurosekretorischen Fasern (140 nm).

Vasopressin-System. Vom *Nucleus supraopticus* ausgehende Projektionen ziehen aufsteigend in spärlicher Anzahl zum Tuberculum olfactorium, in dichtem Geflecht zu subkortikalem Grisea, besonders zum Globus pallidus, sowie zum medialen dorsalen Thalamus, weniger dicht zur Endhirnrinde. Sie dringen zum medialen Septumkern und über den Fornix bis zum ventralen Hippocampus vor. Absteigende Fasern gelangen auf zwei Wegen, über das mediale Vorderhirnbündel und über den Fasermantel des Corpus mamillare, zum Mittelhirn. Ein ventraler Faserzug verläuft zur Substantia nigra, zum Nucleus ambiguus und zum magnozellulären Nucleus reticularis, ein dorsales stärkeres Bündel projiziert in das Kleinhirn.
Vom *Nucleus paraventricularis* entspringende Fasern dringen aufsteigend in den Kern des diagonalen Bandes von Broca, zum lateralen Septum und über den Fornix gleichfalls zum ventralen Hippocampus vor. In der Stria medullaris thalami ziehen Fasern zum Nucleus habenularis lateralis, in der Stria terminalis zum Corpus amygdaloideum. Spärliche Fasern ziehen zu den vorderen Hügeln, dichtere Fasern zum Griseum centrale, zu Nucleus raphe dorsalis, Nucleus parabrachialis, Nucleus tractus solitarii, dorsalem Vaguskern und weiter in die Substantia gelatinosa des Rückenmarkes.
Die vom *Nucleus suprachiasmaticus* ausgehenden starken Faserbündel haben dagegen nur eine begrenzte Ausbreitung, sie ziehen zum Organum vasculosum laminae terminalis, zum Nucleus dorsomedialis hypothalami und zum Nucleus periventricularis thalami. In die Neurohypophyse entsendet der Kern keine Fasern.
Die *Vasopressin (VP = Arginin-Vasopressin = AVP = Adiuretin = ADH)*, ein Nonapeptid, enthaltenden Projektionen stimulieren in Tierversuchen Lernverhalten und Gedächtnisleistungen (z. B. beim Erlernen von Vermeidungsverhalten).

Oxytocin-System. Die vom *Nucleus supraopticus* aufsteigenden Fasern bilden spärliche Projektionen zum Tuberculum olfactorium und zum medialen Septum. Absteigende starke Faserzüge verlaufen mit den Vasopressinfasern sowohl im medialen Vorderhirnbündel als auch am Corpus mamillare vorbei zum Mittelhirn und endigen teils in der Substantia nigra, teils im Nucleus ambiguus und in Kernen der Formatio reticularis; andere Fasern ziehen weiter in das Rückenmark. Nur spärliche Fasern gelangen in das Kleinhirn.
Der *Nucleus paraventricularis* entsendet ein aufsteigendes starkes Faserbündel in den Nucleus triangularis septi, spärliche Fasern zum Corpus amygdaloideum und zu den oberen beiden Hügeln. Ein starker dorsaler Faserzug verläuft im Griseum centrale zum Nucleus raphe dorsalis, Nucleus parabrachialis, Nucleus solitarius und Nucleus dorsalis nervi vagi; weitere Fasern ziehen in das Rückenmark, sie verlaufen in der Substantia gelatinosa.
Oxytocin (OXT = Ocytocin = OT), ein Nonapeptid, ist durch zentrale Projektionen an Verhaltensweisen beteiligt, die bei Tieren insgesamt das Brutpflegeverhalten („mütterliches Verhalten") ausmachen.

Renin- und Angiotensin-System

Im ZNS bestehen ein hirnautonomes, nierenunabhängiges *Renin-* und *Angiotensin-System*. Beide sind unterschiedlich lokalisiert.

Renin-System. Biochemische Untersuchungen ergeben höchste Reninkonzentrationen, neurohämale Regionen ausgenommen, in Hypothalamus, Cerebellum und Corpus amygdaloideum, niedrige Konzentrationen in Hirnrinde, Hippocampus, Thalamus, Brücke, Medulla oblongata und Rückenmark.
Renin ist in Perikarya des Cortex cerebri, Septum, Hippocampus und Thalamus nachweisbar. Im Hypothalamus kommt Renin in Perikarya der Nuclei paraventricularis und supraopticus vor, wobei Renin mit Oxytocin assoziiert sein kann. Auffallend ist der Renin-Gehalt von Perikarya der Kleinhirnrinde und der Kleinhirnkerne. Weitere reninerge Perikarya liegen in der Medulla oblongata nahe den Vestibulariskernen und im unteren Hirnstamm im Bereich von Nucleus ambiguus und Nucleus solitarius. Reninerge Fasern kommen in den Grisea vor, die auch Renin bildende Perikarya enthalten. Offenbar handelt es sich um Schaltneurone.

Angiotensin-II-System. Ein *Angiotensin-converting-Enzym*, auf das Substanz P, Bradykinin und leu-Enkephalin stark inhibierend wirken, ist im ZNS u. a. in Kapillarendothelien, im Subfornikalorgan und in den Mikrovilli der Plexusepithelien nachweisbar. *Bindungsstellen für Angiotensin II* sind, mit Speziesunterschieden, in höchster Konzentration ausgebildet in der Septumregion, in den Colliculi craniales und in der Area postrema, in niedrigster Dichte dagegen in Cortex cerebri und cerebelli, Striatum und Hippocampus. In anderen Hirnregionen werden sie in mittlerer Dichte gefunden.

Angiotensin-II-produzierende Perikarya enthalten die großzelligen Nuclei supraopticus und paraventricularis sowie der kleinzellige Nucleus suprachiasmaticus; ob Angiotensin II und Vasopressin simultan gebildet werden, ist umstritten. Weitere angiotensinogene Perikarya liegen im Thalamus (Nucleus reuniens), in der Zona incerta und im lateralen Hypothalamusfeld. Die zuletzt genannten Neurone projizieren in das Subfornikalorgan, während andere Perikarya in der Peripherie des Subfornikalorgans in den Nucleus praeopticus medialis projizieren.

Angiotensinerge Fasern sind zahlreich und dicht gelagert in der Eminentia mediana, im Corpus amygdaloideum, im Nucleus spinalis nervi trigemini und in der Substantia gelatinosa und der Area intermediolateralis des Rückenmarkes. Spärlicher sind sie im ventralen und kaudalen Anteil des Corpus striatum, dorsomedialen Hypothalamus und im Locus coeruleus. Spärliche Faserendigungen kommen auch in weiten Teilen des limbischen Systems, Hypothalamus, des unteren Hirnstammes (Substantia nigra, Griseum centrale, Raphekerne, Formatio reticularis, Nucleus solitarius, Nucleus dorsalis n. vagi) vor. Nahezu frei von Projektionen sind Teile des Neocortex und der Kleinhirnrinde.

Angiotensin II ist im ZNS offenbar in Funktionen wirksam, die den Wasserhaushalt steuern. Wie Vasopressin, wird es beim Diabetes insipidus mangelhaft gebildet und erscheint nach Adrenalektomie vermehrt in der Eminentia mediana. Intraventrikuläre Anwendung stimuliert im Tierversuch Trinken. Über das Subfornikalorgan (und die Area postrema, s. S. 334) ist eine Interaktion von peripherem und zentralem Angiotensin-System möglich (fehlende Blut-Hirn-Schranke). In der Adenohypophyse ist Angiotensin II an der Prolactin-Freisetzung beteiligt.

Weitere Neuropeptid-Systeme

Zahlreiche weitere Peptide sind in Neuronen einiger Areale des ZNS immunhistochemisch nachgewiesen, doch fehlt bei diesen noch ein Gesamtüberblick.

Bombesin, ein Tetradekapeptid, das im Magen-Darm-Trakt die Magensäuresekretion über die Freisetzung von Gastrin und Gallenblasenkontraktion über Cholecystokinin stimuliert und die Abgabe noch weiterer Peptidhormone bewirkt, ist auch im ZNS vertreten. Es ist in Neuronen des Hypothalamus, Nucleus interpeduncularis, Griseum centrale, Nucleus tegmentalis centralis, Nucleus parabrachialis dorsalis, Nucleus solitarius und im Nucleus spinalis nervi trigemini nachweisbar. Im Rückenmark kommen bombesinerge Fasern im Hinterhorn vor, deren Zahl nach Durchtrennung der Hinterwurzeln vermindert ist, die also zum Teil vermutlich mit Fortsätzen offenbar peripherer Neurone in das Rückenmark eintreten. An Perikarya des Vorderhorns liegen bombesinerge Axonendigungen. Andere Hirnregionen (Nucleus caudatus, Hippocampus, Gyrus cinguli) lassen im Radioimmunassay nur eine schwache Bombesinkonzentration erkennen. In die Hirnventrikel injiziert, verändert Bombesin die im EEG meßbare kortikale Spontanaktivität; es induziert ein biphasisches Aktivitätsmuster (Untersuchung am Kaninchen) und führt (bei der kälteexponierten Ratte) zu Hypothermie.

Pankreatisches Polypeptid *(PP)*, ein 36-Aminosäuren-Peptid, ist in Neuronen der Sehrinde und des Corpus striatum nachweisbar. Pankreatisches Polypeptid-haltige Fasern kommen in den Nuclei periventricularis, paraventricularis, praeopticus, accumbens, im Nucleus interstitialis striae terminalis, Nucleus spinalis nervi trigemini sowie im Rückenmark vor. Man vermutet einen Einfluß des pankreatischen Polypeptids auf die Synapsenformation zwischen 1. und 2. Neuron afferenter Bahnen. Pankreatische Polypeptid-haltige Fasern enthalten im Hirnstamm zum Teil auch Noradrenalin und im sakralen Rückenmark Enkephalin. Pankreatisches Polypeptid ist auch in peripheren Nerven nachweisbar. So enthält die Wand der Piagefäße (Hirnhäute und Rückenmarkshäute) nach Untersuchungen an zahlreichen Species Pankreatisches Polypeptid-führende Nervenfasern, die offenbar aus dem Sympathikusgrenzstrang kommen; nach Exstirpation des Ganglion cervicale superius nimmt die Anzahl der Fasern auf der betroffenen Seite drastisch ab.

Glucagon ist in Neuronen des Hypothalamus vieler Species nachweisbar. Beim Menschen ist darüber hinaus eine glucagonartige Substanz in Perikarya des Neocortex (Lamina V), mehr im Gyrus praecentralis als im Gyrus postcentralis, weniger stark im Hippocampus und in einigen Neuronen des Subikulums, im Corpus amygdaloideum sowie im Nucleus ambiguus und Nucleus n. hypoglossi nachweisbar.

Insulin kann aus nahezu allen Teilen des menschlichen Gehirns extrahiert werden (die Konzentration im Gehirn beträgt bei der Ratte insgesamt etwa das 25fache des Blutspiegels). Die Anwesenheit von Insulin im ZNS wird unterschiedlich interpretiert. Insulinrezeptoren kommen in nahezu allen Hirnarealen vor, mit höchster Konzentration im Bulbus olfactorius, in der Endhirnrinde und im Hypothalamus. Mit großer Wahrscheinlichkeit wird das Insulin aus dem Ventrikel- und Interzellularliquor aufgenommen. Es wird aber auch die Meinung vertreten, Insulin könne in bestimmten Neuronen gebildet werden. In der Gewebekultur übt Insulin einen inhibitorischen Effekt auf Pyramidenzellen des Hippocampus aus.

Motilin, ein 22-Aminosäuren-Peptid, ist, im Unterschied zu allen anderen Peptiden, am stärksten in Purkinje-Zellen des Kleinhirns vertreten. Purkinje-Zellen besitzen demnach (bei Primaten) offenbar eine chemisch unterschiedliche (heterogene?) Population mit Vertretern, die γ-Aminobuttersäure und mit solchen, die Motilin bilden; eine kleine Anzahl von Purkinje-Zellen enthält beide Wirkstoffe und in 30–40% der Purkinje-Zellen ist keiner der beiden nachweisbar. Motilin bildende Purkinje-Zellen sind bevorzugt in

Flocculus, Paraflocculus und Wurm angesiedelt. Im Radioimmunassay besitzt nach dem Kleinhirn die zweithöchste Motilin-Konzentration der Hypothalamus, der auch motilinerge Perikarya enthält, gefolgt vom Organum vasculosum laminae terminalis, in dessen Umgebung gleichfalls Perikarya liegen. Die niedrigsten Konzentrationen weisen Brücke und Medulla oblongata auf. Motilinerge Fasern kommen in der präoptischen Region, im Nucleus interstitialis striae terminalis, in Hypothalamuskernen, Corpus amygdaloideum, Mamillarkörper und im Griseum centrale vor.

Secretin, ein 27-Aminosäuren-Peptid, wird immunhistochemisch im Zwischenlappen der Rattenhypophyse in großer Konzentration nachgewiesen. Sie nimmt nach Durchschneidung des Hypophysenstiels drastisch ab, und man vermutet deshalb, daß Secretin im Hypothalamus gebildet, über Axone hypothalamischer Neurone transportiert und im Hypophysenzwischenlappen neuroendokrin wirksam wird. Neuropeptiderge Projektionen sind derzeit nicht bekannt.

Neuropeptid Y (NPY), ein 36-Aminosäuren-Peptid mit einem N-terminalen Tyrosin und C-terminalen Tyrosinamid, das aus Schweinehirn gewonnen wurde, ist im Rückenmark des Menschen besonders stark im Lumbal- und Sakralmark, schwächer im Thorakal- und Zervikalmark vertreten. Neuropeptid-Y-haltige Nervenfasern sind besonders in der Substantia gelatinosa des Hinterhorns vertreten.

FMRFamid (Phe-Met-Arg-Phe-NH$_2$) ein zunächst bei Mollusken nachgewiesenes, kardioexzitatorisches Tetrapeptid, wird bei Mammaliern im Verdauungstrakt gebildet und ist in Neuronen des ZNS (Ratte) nachweisbar. Die höchste Anzahl Perikarya enthält der Nucleus infundibularis. Zahlreiche Perikarya liegen im Hypothalamus in den Nuclei paraventricularis, ventromedialis und dorsomedialis sowie im Nucleus solitarius. Peptiderge Projektionen ziehen zum Septum, zum Nucleus interstitialis striae terminalis, Fasern enthalten die genannten Hypothalamuskerne und der Nucleus solitarius sowie im Rückenmark die Lamina I und II des Hinterhorns.

Literatur

Arimatsu, Y., A. Seto, T. Amano: An atlas of α-bungarotoxin sites and structures containing acetylcholinesterase in the mouse central nervous system. J. comp. Neurol. 198 (1981) 603–631

Björklund, A., T. Hökfelt: Handbook of Chemical Neuroanatomy, vol. I–III. Elsevier-North Holland-Excerpta Medica, Amsterdam 1983–1984

Boast, C. A., E. W. Snowhill, C. A. Altar: Quantitative Receptor Autoradiography. A. R. Liss, New York 1986

Buijs, R. M.: Vasopressinergic and oxytocinergic pathways, synapses and central release. In Baertschi, A. J., J. J. Dreifuss: Neuroendocrinology of Vasopressin, Corticoliberin, and Opiomelanocortins. Academic Press, London 1982 (pp. 51–60)

Buijs, R. M., P. Pévet, D. F. Swaab: Chemical Transmission in the Brain. The Role of Amines, Amino Acids and Peptides. Prog. Brain Res. 55 (1982)

Dorn, A., A. Rinne, H.-G. Bernstein, H.-J. Hahn, M. Ziegler: Insulin and C-peptide in human brain neurons. J. Hirnforsch. 24 (1983) 495–499

Emson, P. C.: Chemical Neuroanatomy. Raven Press, New York 1983

Gainer, H.: The biology of neurosecretory neurons. In Martin, J. B., S. Reichlin, K. L. Bick: Neurosecretion and Brain Peptides. Raven Press, New York 1981 (pp. 5–20)

Gibson, S. J., J. M. Polak, P. Anand, M. A. Blank, J. F. B. Morrison, J. S. Kelly, S. R. Bloom: The distribution and origin of VIP in the spinal cord of six mammalian species. Peptides 5 (1984) 201–207

Johannson, O., T. Hökfelt: Thyrotropin releasing hormone, somatostatin, and enkephalin: Distribution studies using immunohistochemical techniques. J. Histochem. Cytochem. 28 (1980) 364–366

Johannson, O., T. Hökfelt, S. L. Jeffcoate, N. White, L. A. Sternberger: Ultrastructural localization of TRH-like immunoreactivity. Exp. Brain Res. 38 (1980) 1–10

Kamiya, H. O., Y. Takano, T. Kusunoki, K. Ichimura, Y. Kohjimoto, K. Honda, Y. Sakurai: Studies on ^{125}I-α-Bungarotoxin binding sites in rat brain. Brain Res. Bull. 8 (1982) 431–433

Khachaturian, H., M. E. Lewis, S. J. Watson: Enkephalin systems in diencephalon and brainstem of the rat. J. comp. Neurol. 220 (1983) 310–320

Krieger, D. T.: Brain peptides: What, where, and why? Science 222 (1983) 975–985

Krisch, B.: Differing immunoreactivites of somatostatin in the cortex and the hypothalamus of the rat. A light and electron microscopic study. Cell Tissue Res. 212 (1980) 457–464

Krisch, B.: Somatostatin-immunoreactive fiber projections into the brain stem and the spinal cord of the rat. Cell Tissue Res. 217 (1981) 531–552

Krisch, B.: Ultrastructure of regulatory neuroendocrine neurons and functionally related structures. In Ganten, D., D. Pfaff: Current Topics in Neuroendocrinology, vol. 7, 1986 (252–290)

Lombardini, J. B., A. D. Kenny: The role of peptides and amino acids as neurotransmitters. Progr. clin. biol. Res. 68 (1981)

McNeill, T. H., J. R. Sladek jr.: Simultaneous monoamine histofluorescence and neuropeptide immunocytochemistry. II. Correlative distribution of catecholamine varicosities and magnocellular neurosecretory neurons in the rat supraoptic and paraventricular nuclei. J. comp. Neurol. 193 (1980) 1012–1033

Manberg, P. J., W. W. Youngblood, Ch. B. Nemeroff, M. N. Rossor, L. L. Iversen, A. J. Prange jr., J. S. Kizer: Regional distribution of neurotensin in human brain. J. Neurochem. 38 (1982) 1777–1780

Merchenthaler, L., S. Vigh, P. Petrusz, A. V. Schally: Immunocytochemical localization of corticotropin-releasing factor (CRF) in the rat brain. Amer. J. Anat. 165 (1982) 385–396

Micevych, P. E., R. P. Elde: Neurons containing α-melanocyte stimulating hormone and β-endorphin immunoreativity in the cat hypothalamus. Peptides 3 (1982) 655–662

Miller, L. J., I. Jardine, E. Weissman, V. L. W. Go, D. Speicher: Charaterization of cholecystokinin from the human brain. J. Neurochem. 43 (1984) 835–840

Miller, R. J., V. M. Pickel: The distribution and functions of the enkephalins. J. Histochem. Cytochem. 28 (1980) 903–917

Nilaver, G., E. A. Zimmerman, J. Wilkins, J. Michaelis, D. Hoffman, A.-J. Silverman: Magnocellular hypothalamic projections to the lower brainstem and spinal cord of the rat. Neuroendocrinology 30 (1980) 150–158

O'Donohue, T. L., D. M. Dorsa: The opiomelanotropinergic neuronal and endocrine systems. Peptides 3 (1982) 353–395

Osamura, R. Y., N. Komatsu, K. Watanabe, Y. Nakai, I. Tanaka, H. Imura: Immunohistochemical and immunocytochemical localization of γ-melanocyte stimulating hormone (γ-MSH)-like immunoreactivity in human and rat hypothalamus. Peptides 3 (1982) 781–787

Panula, P., H.-Y. T. Yang, E. Costa: Comparative distribution of bombesin/GRP- and substance-P-like immunoreactivities in rat hypothalamus. J. comp. Neurol. 224 (1984) 606–617

Porter, R., M. Connor: Substance P in the Nervous System. Ciba Foundation Symposia, vol. 91. London, 1.–3. December 1981. Pitman, London 1982

Quinlan, J. T., M. I. Phillips: Immunoreactivity for an angiotensin II-like peptide in the human brain. Brain Res. 205 (1981) 212–218

Quirion, R.: Interactions between neurotensin and dopamine in the brain: An overview. Peptides 4 (1983) 609–615

Rostène, W. H.: Neurobiological and neuroendocrine functions of the vasoactive intestinal peptide (VIP). Prog. Neurobiol. 22 (1984) 103–129

Siegel, G. J., R. Wayne Albers, B. W. Agranoff, R. Katzman: Basic neurochemistry. Little, Brown & Co., Boston 1981

Silverman, A. J., L. C. Krey: The luteinizing hormone-releasing hormone (LH-RH) neuronal networks of the guinea pig brain. I. Intra- and extrahypothalamic projections. Brain Res. 157 (1978) 233–246

Swaab, D. F.: Neuropeptides. Their distribution and function in the brain. In Buijs, R. M., P. Pévet, D. F. Swaab: Progress in Brain Research, vol. 55. Elsevier Biomedical Press, Amsterdam 1982 (pp. 97–122)

Wamsley, J. K., M. A. Zarbin, N. J. M. Birdsall, M. J. Kuhar: Muscarinic cholinergic receptors: Autoradiographic localization of high and low affinity agonist binding sites. Brain Res. 200 (1980) 1–12

Young, W. S., M. J. Kuhar: Serotonin receptor localization in rat brain by light microscopic autoradiography. Eur. J. Pharmacol. 62 (1980) 237–239

Zamir, N., M. Palkovits, M. J. Brownstein: Distribution of immunoreactive dynorphin in the central nervous system of the rat. Brain Res. 280 (1983) 81–93

Zilles, K., A. Schleicher, T. Glaser, J. Traber, M. Rath: The ontogenetic development of serotonin (5-HT_1) receptors in various cortical regions of the rat brain. Anat. Embryol. 172 (1985) 255–264

15

Sinnesorgane

H. Leonhardt, P. Leuenberger, G. Töndury, K. Zilles und St. Kubik

Einleitung
Hautdecke und Hautsinnesorgane
  Haut
  Hautsinnesorgane und Nerven der Hautdecke
  Hautanhangsorgane
Organe der Tiefensensibilität
Organe der Eingeweidesensibilität
Geschmacksorgan
Geruchsorgan
Sehorgan
  Augapfel
  Hilfs- und Schutzorgane des Auges
Hör- und Gleichgewichtsorgan
  Äußeres Ohr
  Mittelohr
  Innenohr

Einleitung

H. Leonhardt

Das *erste Neuron* der afferenten (sensiblen, sensorischen) Leitung, dessen Perikaryon im Spinalganglion (oder im sensiblen Ganglion eines Hirnnerven) liegt, ist *Rezeptorneuron*, wenn sein peripheres (dendritisches) Axon frei im Bindegewebe, Epithelgewebe oder Muskelgewebe endigt. Das Axonende, die „freie Nervenendigung" selbst ist sensorische *Rezeptorstruktur* (Rezeptor).

In den *Sinnesorganen* dagegen ist die Rezeptorstruktur mit anderen Zellen, die der Reizaufnahme im weitesten Sinne dienen, zu einem Organ zusammengefügt. *Rezeptorstruktur* kann im Sinnesorgan das periphere Axonende des ersten afferenten Neurons sein („primäre Sinneszelle"; Beispiele: Nervenendkörperchen, Riechschleimhaut). Rezeptorstruktur im Sinnesorgan kann aber auch eine besondere *Rezeptorzelle* sein, die dem ersten afferenten Neuron vorgeschaltet ist und die den Sinnesreiz auf das periphere Axonende des ersten afferenten Neurons überträgt („sekundäre Sinneszelle"; Beispiel: Hör- und Gleichgewichtsorgan). Im Sinnesorgan werden die Reize verstärkt, in den Rezeptorstrukturen in Signale verwandelt (Verschlüsselung), die als Erregung in den Nervenfasern zentralwärts geleitet werden.

Rezeptoren (Rezeptorstrukturen) können nach verschiedenen Gesichtspunkten unterteilt werden. Die vorstehende Betrachtung entspricht einer anatomischen Einteilung der Rezeptoren in *freie, (einfache oder verzweigte) Nervenendigungen* und in *Nervenendorgane* (Nervenendkörperchen, Sinnesorgane). Eine weitergehende anatomische Unterteilung kann beide Rezeptorformen auf die Orte beziehen, an denen sie hauptsächlich vorkommen, auf Haut und Unterhautbindegewebe, auf Muskeln und Gelenke und auf Eingeweide und Blutgefäße.

Die *Hautdecke* ist besonders reich und vielfältig mit freien Nervenendigungen und Nervenendorganen ausgestattet. Im statistischen Durchschnitt liegen unter einem Quadratzentimeter Hautdecke etwa 4 laufende Meter Nervenfasern, 200 Schmerzpunkte und 3000 Sinneszellen verborgen. Die Haut wird deshalb häufig – so auch in diesem Kapitel – gemeinsam mit den Sinnesorganen besprochen.

In eher physiologischer Betrachtung kann man im Überblick Exterozeptoren, Interozeptoren und Propriozeptoren unterscheiden. *Exterozeptoren* sind für die Aufnahme von Reizen spezialisiert, die von außen die Körperoberfläche treffen, *Interozeptoren* empfangen Reize, die im Körper selbst entstehen, und *Propriozeptoren* nehmen Reize auf, die über die Stellung des Körpers im Raum und über die Lage seiner Teile zueinander informieren (Rezeptoren in Muskeln und Gelenken, Rezeptoren des Gleichgewichtsorgans).

Eine mehr spezifische Einteilung von Rezeptoren nach *funktionellen Kriterien* richtet sich nach der Art des Reizes, auf den der jeweilige Rezeptor spezialisiert ist. Dabei unterscheidet man *Mechanorezeptoren, Chemorezeptoren, Thermorezeptoren, Nozirezeptoren, Photorezeptoren* und andere.

Die Rezeptoren der einzelnen Sinnesorgane sind gegen bestimmte, adäquate Reize (Energieformen) empfindlicher als gegen andere Reize. Doch können auch andere, inadäquate Reize in einem Rezeptor Erregungen erzeugen. Die dann entstehende Wahrnehmung ist von der gleichen Art wie die durch adäquaten Reiz erzeugte. Durch starken Druck auf das Auge können z. B. Lichtwahrnehmungen ausgelöst werden. Dieses Phänomen, „Gesetz der spezifischen Sinnesenergie"(Johannes Müller) genannt, geht nicht auf den Rezeptor, sondern auf die durch die Afferenz aktivierte spezifische Hirnregion zurück. Auch Reizungen der afferenten Bahn an jeder beliebigen Stelle sowie der spezifischen Hirnregion würden eine spezifische Wahrnehmung hervorrufen.

Mit einer Klassifizierung nach funktionellen Kriterien der vorstehenden Art ist in vielen Fällen eine Einteilung nach *Sinnesmodalitäten* nicht verbunden. So besitzen z. B. Hautsinnesorgane (Druck- und Berührungsorgane) wie das Hörorgan Mechanorezeptoren. Die Geschmacksorgane und die Glomusorgane, die den O_2-Partialdruck des Blutes messen, enthalten beide Chemorezeptoren. Es gibt deshalb keine in jeder Hinsicht befriedigende Klassifizierung der Sinnesorgane. Im folgenden werden diese teils nach dem Ort ihres Vorkommens, teils nach der Sinnesmodalität, die sie vermitteln, bezeichnet.

Hautdecke und Hautsinnesorgane

H. Leonhardt

Die Hautdecke, *Integumentum commune*, bildet die äußere Körperoberfläche – ausgenommen die häufig zu den Schleimhäuten gerechnete Augenbindehaut (Tab. 15.1). Die Hautdecke ist aus Haut und Unterhaut zusammengesetzt, sie reicht bis zur allgemeinen Körperfaszie in die Tiefe. Die Haut (Cutis) besteht ihrerseits aus zwei Schichten, aus der Oberhaut (Epidermis), einem mehrschichtigen, verhornten Platten-

Tabelle 15.1 **Schichten der Hautdecke**

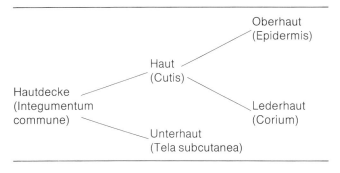

Berichtigung

S. 162 Abb. 7.**48**, Beschriftung unten, 3. Hinweis von links heißt vollständig: Gyrus parahippocampalis; 4. Hinweis von links heißt richtig: Gyrus occipitotemporalis medialis.

S. 163 Abb. 7.**49**, links, 10. Hinweis von oben heißt richtig: Gyrus occipitotemporalis medialis; rechts unten heißt es statt Fasciculi longitudinale pontis: Fibrae pontis longitudinales.

S. 247 linke Spalte, 1. Zeile von oben: zahlreiche Kollateralen der *a*fferenten Axone ...

S. 408 Abb. 13.**21**, die Orientierung der Pyramidenzellen ist jeweils so zu korrigieren, daß die Spitze der Pyramidenzelle vom Alveus wegzeigt (s. Abb. 13.**20**).

S. 485 linke Spalte, 21. Zeile von unten: Locus coeruleus statt Nucleus coeruleus.

S. 627 Abb. 15.**129**, Legende, 3. bis 5. Zeile: die Farbangaben lauten richtig:
Rot: Basalwindung
Gelb: Mittelwindung
Orange: apikale Windung

Rauber/Kopsch: Anatomie des Menschen, Bd. III
ISBN 3-13-503601-4
Georg Thieme Verlag Stuttgart · New York
3/88

Hautdecke und Hautsinnesorgane

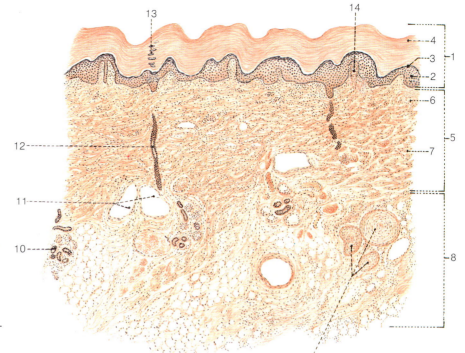

Abb. 15.1 Schichtenbau der Haut:
Schnitt durch die Haut der Fußsohle, senkrecht zum Verlauf der Hautleisten. Vergrößerung etwa 10fach.
1 Epidermis mit 2 Stratum germinativum
3 Stratum granulosum und Stratum lucidum
4 Stratum corneum
5 Corium mit 6 Stratum papillare und 7 Stratum reticulare
8 Tela subcutanea
9 Vater-Pacinische Körperchen
10 Schweißdrüsenknäuel
11 Blutgefäße
12, 13 Ausführungsgang einer Schweißdrüse
14 Meissnersches Tastkörperchen

epithel, und der Lederhaut (Corium), einem engen Geflecht aus Kollagenfasern und elastischen Netzen, das mit der Oberhaut verzahnt ist (Abb. 15.1). Oberhaut und Lederhaut werden in weitere Schichten unterteilt. Die Unterhaut (Tela subcutanea, Subcutis), eine durch Bindegewebszüge unterkammerte, Fettgewebe enthaltende Bindegewebsschicht, ist fest mit der Lederhaut verbunden, aber gegen die allgemeine Körperfaszie verschieblich.

Spezifische Bildungen der Haut sind die Hautanhangsorgane – Hautdrüsen, Haare und Nägel, bei Tieren auch die vielgestaltigen Krallen, Klauen, Hufe, Hörner und Federn, Borsten und Stacheln.

Die inneren Körperoberflächen werden dagegen von Schleimhäuten bedeckt, die an den Körperöffnungen – Lippen, Nasenlöcher, Harnröhrenmündung, Scheideneingang und After – sowie am Rand der Augenlider kontinuierlich in die Haut übergehen.

Die Hautdecke entsteht aus zwei Komponenten. Die Epidermis entwickelt sich aus dem Hautektoderm, das Corium und die Subcutis sind Mesenchymderivate. Auch an der Ausbildung der Hautanhangsorgane nehmen beide Komponenten teil. Sie sind in allen Bildungen der Haut durch eine Basalmembran scharf gegeneinander abgegrenzt.

Haut

Die Haut, *Cutis,* nimmt beim Erwachsenen eine Fläche von etwa 1,6 m² ein und ist über den verschiedenen Körperpartien unterschiedlich, etwa 1 bis 4 mm, dick. Als äußere Körperoberfläche ist die Haut zugleich Grenzfläche des Körpers gegen die Umwelt. Aus dieser besonderen Situation der Haut wird die Vielfalt der Funktionen dieses Organs verständlich, die sich unter zwei übergeordneten Gesichtspunkten zusammenfassen lassen in Funktionen, die die Integrität des Körpers gegen die Umwelt bewahren (Schutzfunktion, Temperaturregulierung, Wasserhaushalt, Abwehrfunktion) und in Funktionen, die den Körper mit der Umwelt verbinden (Sinnesfunktion, Kommunikation). Die meisten dieser verschiedenartigen Funktionen sind Gemeinschaftsleistungen von Strukturen aller Schichten, aus denen die Haut zusammengesetzt ist.

Funktionen der Haut, die die **Integrität des Körpers gegen die Umwelt** bewahren helfen: Die Haut schützt den Körper vor mechanischen, thermischen und chemischen Schäden sowie vor dem Eindringen zahlreicher Krankheitserreger durch Verhornung des Epithels und durch Drüsensekrete. Die saure Reaktion der Drüsensekrete bildet einen „Säureschutzmantel", der der Ansiedlung von Bakterien entgegenwirkt. Allerdings können zahlreiche Stoffe (z. B. Salben, in Salben gelöste Medikamente) dennoch in die Haut eindringen.

Durch Erweiterung oder Verengung der Hautblutgefäße und durch Flüssigkeitsabgabe über Hautdrüsen trägt die Haut zur Regulierung der Körpertemperatur bei.

An der Regulierung des Wasserhaushaltes ist die Haut dadurch beteiligt, daß sie den Körper einerseits vor Flüssigkeitsverlusten schützt, andererseits Flüssigkeit und Salze in gesteuerten Mengen durch Drüsen abgibt; bereits der Verlust (z. B. durch Verbrennung) der Haut von etwa 9% der Körperoberfläche (etwa die Haut eines Arms) führt u. a. durch Salz- und Wasserverlust zu einem lebensbedrohlichen Zustand.

Die Haut nimmt in hervorragendem Ausmaß an Abwehrvorgängen, besonders an immunbiologischen Abwehrvorgängen teil, die Haut besitzt einen erheblichen Anteil der Zellen des spezifischen Abwehrsystems. Allgemein bekannte spezifische Reaktionsweisen der Haut sind z. B. die bei Scharlach, Masern und Röteln auftretenden Hautveränderungen.

Funktionen der Haut, die den **Körper mit der Umwelt verbinden:** Eine große Zahl von Rezeptoren, Hautsinnesorganen, macht die Haut insgesamt zu einem Sinnesorgan, über das aus der Umwelt mechanische und thermische sowie Schmerzreize wahrgenommen werden (afferente Funktion). Krankhafter Verlust dieser Sinnesfunktionen bedeutet für den Menschen eine schwere Gefährdung.

Durch Erröten, Erblassen, Haarsträuben und andere, von efferenten Fasern vegetativer Nerven gesteuerte Äußerungen, wird die Haut zu einem Organ für Mitteilungen des vegetativen Nervensystems. Auch der elektrische Widerstand der Haut wird u. a. durch das vegetative Nervensystem über Drüsensekretion beeinflußt (Grundlage des Lügendetektors).

Die **Hautfarbe** hängt vom Blutreichtum und der Durchsichtigkeit und Dicke der gelblichen Hornschicht der Epidermis ab. Sie wird ferner von der Einlagerung und Menge von Pigmentkörnern in den Basalzellen der Epidermis und in den Fibrozyten des Koriums bestimmt. Eine weitere Farbkomponente ist die Einlagerung von Karotin in die Epidermis. Bei hellhäutigen Rassen zeigt die Hautfarbe folgende lokale Unterschiede.

In der Haut von Gesicht, Handteller, Fußsohle, oberer Rumpfhälfte und Gesäßbacken überwiegt die hellrote Farbe des *arteriellen Blutes*. Die bläuliche Farbe des *venösen Blutes* herrscht in der unteren Rumpfhälfte und auf Hand- und Fußrücken vor. Eine vermehrte bläuliche Verfärbung, *Zyanose,* der Gesichtshaut zeigt einen Sauerstoffmangel des arteriellen Blutes, z. B. bei Herzkrankheiten, an.

Karotin erzeugt einen gelblichen Farbton hauptsächlich in Gesicht, Handteller und Fußsohle, der durch karotinreiche Nahrung verstärkt werden kann.

Die braune *Melaninpigmentierung* tritt vermehrt in der Haut der Achselhöhle, der äußeren Geschlechtsorgane, der Innenseite der Oberschenkel sowie in der perianalen Haut auf. Provoziert durch Ultraviolettbestrahlung (Sonnenlicht) zeigen auch die Gesichtshaut und die Haut anderer, dem Licht ausgesetzten Körperteile verstärkte Melaninpigmentierung. Die „Bräunung" der Haut bei Einwirkung von UV-Licht ist mithin eine Schutz- und Abwehrfunktion, die anzeigt, daß Schaden droht. Der akute Lichtschaden besteht bei Überforderung der Schutzfunktion im Erythem, dem „Sonnenbrand". Chronische Lichtschäden sind vielfältig, immer verbunden mit Verlust der elastischen Eigenschaften und mit Erschlaffung der Haut und Faltenbildung, häufig begleitet von Atrophien, Pigmentverschiebungen, lokalen Gefäßerweiterungen (Teleangiektasien) u. a.

Die **Altersveränderungen** der Haut sind hauptsächlich Ausdruck der allgemeinen Altersveränderungen des Bindegewebes. Der Papillarkörper atrophiert und wird eingeebnet, die verringerte Elastizität der elastischen Netze verzögert die Rückstellbewegung von Hautfalten. Durch Änderung der Menge und chemischen Beschaffenheit der Bindegewebsgrundsubstanz verarmt diese an Flüssigkeit, der Hautturgor nimmt ab. Durch Schwund des Fettgewebes aus den subkutanen Fettpolstern wird die Haut schlaff. Melanozyten gehen zugrunde oder verlieren ihren Kontakt mit der Epidermis, wodurch eine fleckige Pigmentation entsteht.

Die Haut ist der *ärztlichen Beobachtung und Untersuchung* mehr als jedes andere Organ unmittelbar zugänglich. Da sie an der Symptomatik nicht nur von Hautkrankheiten sondern auch von zahlreichen anderen Erkrankungen (z. B. umschriebene Rötungen und Schwellungen bei Infektionskrankheiten, Veränderungen bei Ernährungsstörungen, hormonellen Störungen u. a.) teil hat, beansprucht die Haut besonderes ärztliches Interesse. Die Haut wird bei der Differentialdiagnose nahezu jeder inneren Erkrankung berücksichtigt.

Oberhaut

Die Oberhaut, *Epidermis,* bildet, gemeinsam mit den Hautanhangsorganen, einen lückenlosen Abschluß der Haut; die Hautoberfläche wird von der Oberhaut gestaltet.

Hautoberfläche

Die Oberfläche der Haut weist Falten sowie ein Feinrelief auf. Die Falten sind zum einen Teil schon beim Jugendlichen ausgebildet, sie sind als Reservefalten stark ausgeprägt über Gelenken, besonders über deren Streckseiten, an anderen Stellen sind sie durch Bindegewebszüge der die Hautdecke unterlagernden Faszie veranlaßt, z. B. in der Inguinalgegend oder bei den Gesäßfalten. Zum anderen Teil treten Hautfalten als Altersfalten in späteren Lebensjahren auf, verursacht hauptsächlich durch Altersveränderungen der Bindegewebsgrundsubstanz, verbunden mit Verminderung des Wassergehalts, sowie durch eine Verringerung der Elastizität elastischer Netze im Hautbindegewebe, die durch langjährige Ultraviolettlicht-Bestrahlung verstärkt und beschleunigt wird (Landarbeiterhaut, übermäßige „Höhensonnen"-Bestrahlung).

Das Feinrelief ermöglicht eine Unterscheidung von Felderhaut und Leistenhaut. Die **Felderhaut,** die den weitaus größten Anteil der Haut stellt, ist durch feine rillenförmige Furchen in rhombische Felder unterteilt. Abhängig von der örtlich unterschiedlichen mechanischen Beanspruchung ist die Verzahnung zwischen Oberhaut und Lederhaut lokal verschieden stark; die Haut über Knie und Ellenbogen ist durch zahlreiche, tiefe, die der Wange dagegen durch weniger zahlreiche, flache Verzahnungen charakterisiert. Im Alter

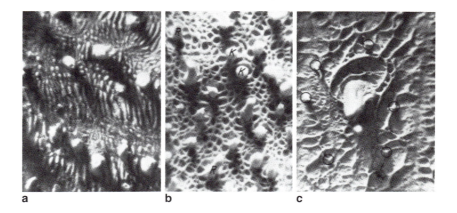

Abb. 15.**2 a–c Grenzflächenrelief der Epidermis.** Vergrößerung etwa 40fach (aus *Horstmann*: Acta anat. 14 [1952] 23–42)
a Augenlid, 49jährige Frau, Epidermisleisten und -höcker den Haaren zugeordnet.
b Ohrmuschel, 49jährige Frau.
 K Kokarden
 R Rosette
c Bauchhaut, 37jähriger Mann.
 oo Schweißdrüsenausführungsgänge um einen dicken, nach unten geneigten Haarfollikel.

wird das Relief der Verzahnung eingeebnet. In Höhe der Felder münden Schweißdrüsen, an umschriebenen Stellen der Körperoberfläche auch Duftdrüsen. In den Furchen stehen Haare mit Talgdrüsen.

Die **Leistenhaut,** die Handteller und Fußsohle bedeckt, zeigt parallel gerichtete, 0,5 mm breite Leisten und Furchen, deren Anordnung auf die Gestalt des Papillarkörpers der Lederhaut zurückgeht. Im Bereich der Leistenhaut sind Oberhaut und Lederhaut sehr stark verzahnt. Den Leisten entsprechen tief in die Lederhaut vordringende Epithelzapfen, „Drüsenkämme", in denen die Ausführungsgänge der Schweißdrüsen verlaufen; sie münden auf der Höhe der Leisten. Den Furchen dagegen entsprechen niedrigere Epithelleisten, „Haftkämme". Die Epithelkämme sind durch Querleisten miteinander verbunden (Abb. 15.**2**). In das von den Epithelkämmen gebildete Relief ragt der Papillarkörper der Lederhaut. Die Leistenhaut besitzt weder Haare noch Talg- oder Duftdrüsen.

Das Leistenmuster der Leistenhaut ist genetisch festgelegt, also für den einzelnen Menschen charakteristisch; es kehrt deshalb bei Regeneration nach Entfernung der obersten Hautschichten, z. B. nach Verbrennung, in der ursprünglichen Form wieder. An der Fingerbeere unterscheidet man vier Typen von – in sich variablen – Leistenmustern: Bogen, Schleife, Wirbel und Doppelschleife (Abb. 15.**3**). Die genetisch bedingte, individualspezifische Ausbildung der Leistenmuster der Fingerbeeren bildet die Grundlage für die Anwendung des Fingerabdruckes (Daktylogramm) im Erkennungsdienst.

Schichten der Oberhaut

Die Oberhaut, *Epidermis,* ist ein mehrschichtiges verhorntes Plattenepithel, das abhängig von Körperregion und mechanischer Beanspruchung unterschiedlich dick ist. Während die Epidermis der Felderhaut eine Dicke von 0,04 mm bis höchstens 0,2 mm aufweist, mißt die Epidermis der Leistenhaut an der Hohlhand und Fußsohle 0,75–1,2 mm, in Schwielen bis zu 4 mm.

Die *basalen Epidermisschichten* werden zu etwa 85% aus hornbildenden *Keratinozyten,* im übrigen aus den pigmentbildenden *Melanozyten* sowie aus den – dem Immunsystem assoziierten – *Langerhans-Zellen* und aus *Merkel-Zellen* (Tastzellen) zusammengesetzt.

Die **Keratinozyten** der Epidermis regenerieren ständig aus basalen Epithelschichten. Dabei spielen zirkadiane (tageszeitliche) Einflüsse eine Rolle; der Mitoseindex ist morgens zwischen 8 und 10 Uhr am höchsten, abends zwischen 20 und 22 Uhr am niedrigsten. Die zirkadianen Einflüsse werden hauptsächlich hormonell vermittelt; der Sympathikotonus während der Tageszeit vermindert die Mitoserate am Abend. Von den beiden Tochterzellen einer dieser zahlreichen Mitosen wandert jeweils eine im Verlauf von etwa 30 Tagen zur Oberfläche, während die andere erneut in eine Mitose eintreten kann. Diese differentielle Zellteilung charakterisiert etwa vier Teilungsschritte. Danach reifen alle neugebildeten Zellen weiter zu Keratinozyten heran. Die gleichzeitig zur Oberfläche aufsteigenden Keratinozyten bilden Proliferationseinheiten (Zellsäulen), sie verhornen schrittweise gemeinsam, wobei sich ihr Aussehen und ihre Anfärbbarkeit ändern. An der

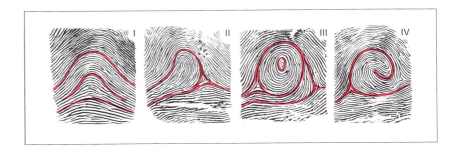

Abb. 15.**3 Papillarleisten der Fingerkuppe** (nach *Wendt*).
I Bogen
II Schleife
III Wirbel
IV Doppelschleife.

15 Sinnesorgane

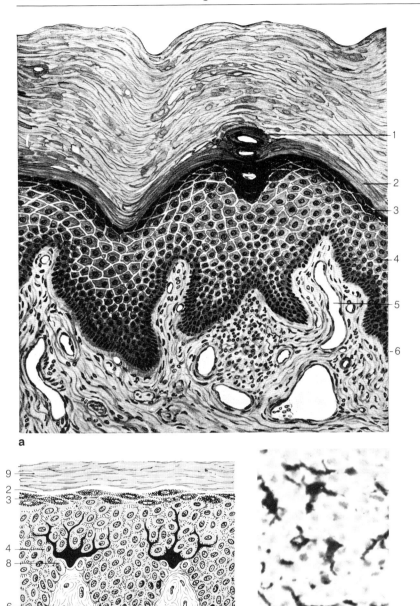

Abb. 15.4 **Schichten der Epidermis.**
a Senkrechter Schnitt durch die Haut der Fingerbeere eines Erwachsenen, **b** Darstellung der Melanozyten, Schema,
c Langerhans-Zellen im Stratum spinosum, immunhistochemische Anfärbung.
1 Schweißdrüsenausführungsgang
2 Stratum lucidum
3 Stratum granulosum
4 Stratum spinosum
5 Kapillare
6 Stratum basale
7 Papillarkörper
8 Melanozyt
9 Stratum corneum
Vergrößerung **a** und **b** etwa 350fach,
c etwa 500fach (**a** aus *Bargmann, W.:* Histologie und mikroskopische Anatomie des Menschen, 7. Aufl. Thieme, Stuttgart 1977).

Oberfläche werden sie schließlich als Hornschuppen abgestoßen. Dieser Vorgang führt zur Ausbildung von mikroskopisch sichtbaren unterschiedlichen Epidermisschichten, der *Regenerationsschicht,* der *Hornbildungsschicht* und der *Hornschicht,* von denen jede eine weitere Schichtung erkennen läßt. Die Schichtenbildung ist vollständig und an der dicken Epidermis der Leistenhaut gut ausgeprägt (Abb. 15.**4**). An Stellen mit dünner Epidermis dagegen bilden die Zellen in den einzelnen Stadien der Verhornung keine durchgehenden Schichten.

Die **Regenerationsschicht,** *Stratum germinativum,* besteht aus basalen, hochprismatischen schmalen Zellen, *Stratum basale,* und aus mehreren darauf folgenden Lagen größerer runder oder polygonaler Zellen, die durch stachelförmige Interzellularbrücken und Desmosomen zusammenhängen („Stachelzellschicht"), *Stratum spinosum.*

Die Zellen des *Stratum basale* sind durch Hemidesmosomen oder durch Zellausläufer („Wurzelfüßchen") mit der, die Epidermis unterlagernden, Basalmembran und über diese mit der bindegewebigen Dermis verbunden. Untereinander sind sie durch Desmosomen verknüpft. Sie enthalten lockere Bündel von intermediären (Prokeratin-) Filamenten.

Die Zellen des *Stratum spinosum* bilden Fortsätze und sind gleichfalls durch Desmosomen sowie vereinzelt auch durch verschließende Kontakte (Zonulae occludentes) aneinandergeheftet. Im Zusammenhang mit der histochemischen Fixierung werden der Interzellularraum erweitert und die durch Desmosomen verbundenen Zellfortsätze zu „Stacheln" ausgezogen („Stachelzellschicht"). Die Zellfortsätze sind durch Bündel intermediärer Filamente (Tonofibrillen) ausgesteift, die die Festigkeit des Epithelgefüges wie der einzelnen Zelle erhöhen. Sie verlaufen innerhalb der Zelle zwischen Desmosomen und – im Stratum basale – Hemidesmosomen, überqueren aber nicht den Interzellularspalt. Die Tonofibrillen der einzelnen Epithelzellen verlaufen insgesamt so, daß sie gemeinsame, durch alle Schichten hindurchziehende trajektorielle Bügel bilden, deren Scheitel gegen die Oberfläche gerichtet sind (Stabilisierung besonders gegen Scherbeanspruchung).

Die **Hornbildungsschicht** (Differenzierungsschicht), in der sich die Zellen schon der Schuppenform annähern und die Zellkerne zugrunde gehen, umfaßt das *Stratum granulosum* und das *Stratum lucidum*. Die in der Differenzierungsschicht gebildeten Differenzierungen sind *lamellierte Granula*, *Keratohyalinkörner* und zusätzliche *Filamentbündel*.

In den oberen Zellen des *Stratum spinosum* und im *Stratum granulosum* entstehen die 0,1–0,5 μm großen *lamellierten Granula*. Ihr Inhalt, ein lamelliertes Material aus bipolaren Phospholipiden, sauren Mucopolysacchariden und Enzymen, wird von den Zellen ausgeschieden, er breitet sich, in das Stratum lucidum aufsteigend, im Interzellularraum aus. Die Lipide bilden, gemeinsam mit den Zellen der Hornschicht, eine Barriere, die verhindert, daß Körperflüssigkeit über den Interzellularraum verlorengeht, in der sich zugleich aber von der Hautoberfläche her Lipide (z. B. Salben) ausbreiten können. Die Zellen des Stratum granulosum bilden zudem *Keratohyalinkörner*, einen Histidin-reichen amorphen, stark basophilen Vorläufer der Hornzellsubstanz, die als dicht gepackte Masse ohne Membranumhüllung intrazellulär zwischen den – in allen Schichten vorhandenen, aber zunehmenden – Filamentbündeln liegen.

In dem folgenden, gleichfalls schmalen *Stratum lucidum*, das nur in dicker Epidermis sichtbar wird, sind die Zellen von einer azidophilen Substanz, dem sog. *Eleidin*, durchtränkt und erscheinen deshalb homogen. Keratohyalinkörner und Eleidin stehen in Zusammenhang mit der Hornbildung; das weiche Keratin der Epidermis entsteht durch die Vereinigung der Keratohyalinpartikel mit den Tonofilamentbündeln. (An der Bildung des harten Keratins der Nägel dagegen ist Keratohyalin nicht beteiligt.) Die Hornbildung wird durch Vitamin A gesteuert; Vitamin-A-Mangel führt zu überschießender Hornbildung, Hyperkeratose.

In der **Hornschicht**, *Stratum corneum* (differenzierte Schicht), verbacken die Epithelzellen und die Hornsubstanzen zu „Hornzellen" – etwa 30 μm langen und 0,5–0,8 μm dicken Platten, die schließlich als Hornschuppen abgestoßen werden, insgesamt 6–14 g pro Tag. Innerhalb der Hornschicht kann man eine innere und eine äußere Zone unterscheiden – Ausdruck der schrittweise zum Abschluß kommenden Verhornungsvorgänge. Die Hornsubstanz, *Keratin*, ein Skleroprotein, besteht aus Proteinketten, die reich an Disulfidgruppen sind und die durch Ausbildung von Disulfidbindungen stabilisierend wirken. Keratin ist nahezu wasserunlöslich und widerstandsfähig gegen enzymatischen Abbau und gegen Säuren, in Laugen ist es dagegen leicht löslich.

Der **Interzellularraum** der Epidermis ist im Stratum granulosum, Stratum lucidum und in der unteren Zone des Stratum corneum durch das Material der lamellierten Granula abgedichtet. Unterhalb davon, im Stratum spinosum, ist er relativ weit. Bei Hauterkrankungen können Ansammlungen von Gewebsflüssigkeit und von Abwehrzellen in den Interzellularspalten der Stachelzellschicht auftreten und zur Ausbildung von Bläschen und Pusteln führen. Auch in der oberen Zone des Stratum corneum, in der sich Hornschuppen ablösen, weitet sich der Interzellularraum.

Vorstufen der Verhornung treten nicht selten auch in mehrschichtigen unverhornten Plattenepithelien auf. Zellen der oberen Epithelschichten können Keratohyalinkörner enthalten. Stellenweise kann in „unverhornten" mehrschichtigen Plattenepithelien, z. B. in der Schleimhaut des harten Gaumens, im Vaginalepithel, Verhornung auftreten. Zwischen unverhorntem und verhorntem mehrschichtigem Plattenepithel gibt es fließende Übergänge.

Die **Melanozyten** sind große runde Zellen im Stratum basale, deren Ausläufer sich in den Interzellularspalten bis in die Stachelzellschicht hinein ausbreiten. Ihre Vorläufer, die *Melanoblasten*, wandern in der Embryonalentwicklung aus der Neuralleiste zur Epidermis. Auf 4–12 basale Epithelzellen kommt ein Melanozyt, ein mm^2 Epidermis enthält etwa 1000 Melanozyten. Sie sind unterschiedlich, aber nach einem genetisch konstanten Muster auf die einzelnen Körperregionen verteilt. Vermehrt kommen sie z. B. in der Haut der Brustwarze oder in der perianalen Haut vor. Rassebedingte Unterschiede der Hautfarbe gehen allerdings weniger auf Unterschiede in der Melanozytenzahl als vielmehr auf unterschiedliche Ausbildung von Melaningranula zurück. Die Epithelzellen negroider Haut enthalten große, individuell verteilte Melanosomen, in den Epithelzellen der europoiden und mongoloiden Haut findet man kleine Melanosomen in kleinen Gruppen verteilt.

Melanozyten besitzen weder Tonofibrillen noch bilden sie Desmosomen. Ihre Pigmente, die *reifen Melaningranula*, geben sie über Invaginationen, die ihre Fortsätze an basalen Epithelzellen hervorrufen, in diese ab. Die Zellen produzieren nachgeburtlich die Pigmente der Haut- und Haarfarbe – zwei verschiedene, allerdings nah verwandte Pigmente, die schwarzbraunen *Eumelanine* und die gelben bis rotbraunen *Phäomelanine*.

Die *Melaninproduktion* durchläuft mehrere Stadien. Zuerst wird am granulierten endoplasmatischen Reticulum das Enzym *Tyrosinase* gebildet, das in der Peripherie in Form von Phospholipid-Protein-Granula erscheint. Diese wachsen zu *Prämelanosomen* mit kristalliner Innenstruktur heran und nehmen *L-Tyrosin* aus der Umgebung der Zelle auf. Unter Mitwirkung der, durch ultraviolettes Licht aktivierten Tyrosinase entsteht aus ihm *3,4-Dihydroxyphenylalanin* (DOPA) und anschließend *Dopachinon*, aus dem in weiteren Schritten *Melanin* hervorgeht. In späteren Stadien verschwindet die Innenstruktur der Prämelanosomen, und es entstehen reife Melaningranula.

Beim *Albino* kann das Melanin wegen eines Genschadens (mangelnde Tyrosinaseaktivität) nicht ausreifen, Haut und

Haare bleiben hell, durch die Iris der Augen schimmert die Choroidea rötlich.

Melanin schützt die empfindlichen Mitosen im Stratum germinativum vor den schädlichen UV-Strahlen. Verstärkte Bestrahlung provoziert Melaninbildung (Hautbräunung). Eine bei Amphibien ausgeprägte Melanozyten stimulierende Wirkung des *melanozytenstimulierenden Hormons (MSH)* spielt beim Menschen normalerweise keine Rolle. Bei der Addisonschen Erkrankung allerdings, bei der eine weitgehende Zerstörung der Nebennierenrinde zu einer Überproduktion der Hypophyse von ACTH (und damit zusammenhängend auch von weiteren Pro-opiomelanocortinen, z. B. MSH) führt (s. Bd. II), entsteht eine Überpigmentierung der Haut.

Als **Langerhans-Zellen** werden helle Zellen im Stratum germinativum mit stark gelapptem Kern bezeichnet, die nicht desmosomal verankert sind und deren verzweigte Fortsätze bis unter die Hornschicht reichen. Sie enthalten vielgestaltige Granula mit parakristallinem Inhalt und sind im Rahmen des spezifischen Abwehrsystems zur Antigenaufnahme befähigt (s. Bd. II). Sie werden zu den akzessorischen Zellen des Immunsystems gerechnet.

Die **Merkel-Zellen** im Stratum basale, an denen sensible Nervenfasern endigen, sind Sinneszellen (Mechanorezeptoren), s. S. 508.

Lederhaut

Die Lederhaut, *Corium (Dermis),* maximal (Fußsohle) 3 mm dick, besteht aus einem dichten, mit elastischen Netzen durchsetzten Fasergeflecht, das der Haut Reißfestigkeit und reversible Verformbarkeit verleiht; aus dem Corium tierischer Häute wird durch Gerben Leder gewonnen („Lederhaut"). Im Corium liegen Blut- und Lymphgefäße, Nervenaufzweigungen und Nervenendkörperchen sowie Bindegewebszellen, auch Myofibroblasten und Zellen der Abwehr, es spielt eine wichtige Rolle bei der Regulierung des Hautturgors, der Temperatur- und Kreislaufregulation. Bis in die untere Grenzschicht des Koriums zur Subcutis reichen die Wurzeln der Terminalhaare sowie Hautdrüsen. Das Corium determiniert die Art der Entwicklung der darüber liegenden Epidermis.

Bei der *Wundheilung* wirken Oberhaut und Lederhaut zusammen. Nach Verletzung der Haut wachsen vom Wundrand her Epithel und Bindegewebe über die Wunde. Kontraktile Myofibroblasten führen zum Verschluß der Wunde und bilden Kollagenfasern, eine Narbe entsteht.

Die Hautnarbe ist wegen der starken Vaskularisation des regenerierenden Bindegewebes zunächst rötlich, mit Zunahme der Kollagenfasern im Narbenkorium wird die Narbe silberweiß. In der Hautnarbe entstehen keine Hautanhangsorgane mehr.

An bestimmten Körperstellen (Brustwarzen, äußere Geschlechtsorgane, Anus) enthält die Lederhaut Pigmentzellen. An einigen Stellen (Scrotum, Labia majora) sind in der Lederhaut glatte Muskelzellen in großer Zahl ausgebildet, die mit elastischen Netzen elastisch-muskulöse Systeme bilden (im Scrotum als Tunica dartos).

Aufgrund der Faseranordnung unterscheidet man zwei Koriumschichten, die *Papillarschicht* und die *Geflechtschicht*. Beide sind reich an Glykosaminglykanen, die Wasser binden (Dermatansulfat, Chondroitinsulfat, Hyaluronat u. a.).

Schichten der Lederhaut

Die **Papillarschicht,** *Stratum papillare* (Papillarkörper), grenzt unmittelbar an die Epidermis. Schleifen von Kollagenfasern scheren aus dem Fasergeflecht aus und ragen als Bindegewebspapillen in Vertiefungen der Epidermis; Epidermis und Corium sind verzahnt. Höhe und Anzahl der Papillen hängen von der lokalen mechanischen Beanspruchung der Haut ab; die Haut des Knies hat höhere Papillen als die des Augenlides. Die höchsten Papillen besitzt die Leistenhaut, in der Fußsohlenhaut können die Papillen bis 2 mm hoch sein. Auch die Gestalt der Papillen ist örtlich verschieden.

Die Leisten der *Leistenhaut* werden von kammförmigen Bindegewebspapillen hervorgerufen. Im Querschnitt (Abb. 15.**4**) sieht man je zwei Papillen gegen eine Leiste vordringen, die Epitheleinsenkung zwischen ihnen nimmt den Ausführungsgang von Schweißdrüsen auf. In der *Felderhaut* bilden die Bindegewebspapillen im Zusammenhang mit Haarbälgen und Schweißdrüsen-Ausführungsgängen gruppenartige Figuren, kokardenförmige Epithelleisten und rosettenartige Epithelwälle.

Eine noch feinere, sehr haltbare Verbindung zwischen der Epidermis und dem Papillarkörper wird durch die Basalmembran vermittelt. Mit ihr sind einerseits die „Wurzelfüßchen" der Epidermis verbunden, andererseits sind in ihr Kollagenfasern (Typ III) aus dem Papillarkörper verankert („Ankerfasern").

Das lockere Bindegewebe, das die Kollagenfasern und elastischen Netze begleitet, enthält Blutkapillaren, Lymphkapillaren, Nervenzweige und – besonders reichlich in der Fingerbeere – Meissnersche Tastkörperchen sowie Bindegewebszellen und Zellen der Abwehrsysteme. Die Blutkapillaren bilden im Innern der Papillen haarnadelförmige, 0,2–0,4 mm lange Schlingen, die einen engen arteriellen und einen weiten venösen Schenkel besitzen; die Kapillarschlingen können an geeigneten Stellen (z. B. am Nagelfalz) am Lebenden mikroskopiert werden.

Die **Geflechtschicht,** *Stratum reticulare*, setzt als derbe, relativ zellarme Faserschicht den lockeren Papillarkörper fort; sie grenzt an die Subcutis. Die Geflechtschicht ist aus durchflochtenen Bündeln gewellter kollagener Fasern (Typ I) aufgebaut, sie machen die Haut reißfest. Die Dehnbarkeit der Haut geht hauptsächlich auf Entwellung der Kollagenfasern und auf Winkelverstellungen der Faserbündel der Geflechtschicht zurück. Elastische Netze sorgen für die Rückordnung des Fasergeflechtes.

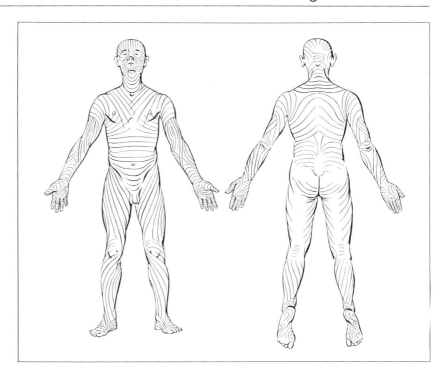

Abb. 15.**5** **Spaltlinien der Haut** (nach *Benninghoff*).

Das Kollagenfasergeflecht läßt eine örtlich verschiedene Ausrichtung erkennen; Einstiche hinterlassen in der Haut Spalten, keine kreisrunden Löcher. Die Aufreihung der Spalten ergibt Spaltlinien (Abb. 15.**5**). Die Richtung der Spaltlinien geht mit Spannungsunterschieden in der Haut einher. Schneidet man senkrecht zum Verlauf der Spaltlinien, so klafft die Haut. Der Chirurg legt die Hautschnitte in Richtung der Spaltlinien, er vermeidet damit das Klaffen des Schnittes, beschleunigt die Heilung und verbessert das kosmetische Resultat. Bei erheblicher Überdehnung der Haut, z. B. der Bauchhaut in der Schwangerschaft, entstehen Einrisse im Gefüge der Lederhaut, die als helle Streifen, *Striae distensae,* sichtbar werden.
Die Anordnung der *Blutgefäße* fügt sich in den Aufbau des Koriums ein (s. S. 506).

Unterhaut

Die Unterhaut, *Tela subcutanea* (kurz: *Subcutis*), ein lockeres, durch Bindegewebsfaserzüge unterkammertes, fettgewebsreiches Bindegewebe, stellt die Verbindung zwischen Haut und oberflächlicher Körperfaszie her und ermöglicht die Verschieblichkeit der Haut. Die Unterhaut gehört als Verschiebeschicht, Fettspeicher und Isolator funktionell zur Haut. Das Fettgewebe kommt – durch straffe Bindegewebsfaserzüge steppkissenartig in Druckkammern unterteilt – als „Baufett" vor (z. B. auf der Fußsohle). Häufiger tritt Fettgewebe als „Depotfett" auf (z. B. als Fettpolster, *Panniculus adiposus,* unter der Haut des Rumpfes). Das Fettgewebe ist in Form kleiner Fettgewebsläppchen organisiert. Die Wände zwischen den Fettgewebsläppchen bestehen aus Kollagenfasergeflechten, in denen Gefäße und Nerven verlaufen.

Das Depotfett im Unterhautbindegewebe ist örtlich verschieden stark ausgebildet. Die Differenzen sind determiniert. Bauchhaut, auf den Handrücken verpflanzt, bildet bei alimentär bedingter Zunahme des Fettdepots ein „Bäuchlein". Die lokale Einlagerung von Depotfett wird u. a. auch hormonell gesteuert, beim Mann wird die Bauchhaut, bei der Frau die Haut von Brust, Hüften und Gesäß bevorzugt von subkutanem Fett unterlagert.
Die Verschieblichkeit der Haut wird hauptsächlich von den bindegewebigen Zügen bestimmt, durch die die Haut mit der Faszie verbunden ist. Lockere Verbindungen der Haut mit der Unterlage ermöglichen eine starke Hautverschieblichkeit. Sie wird über einigen Körperpartien (z. B. Augenlider, Lippen, Penis, Scrotum) verstärkt durch den Mangel an subkutanem Fettgewebe. Im lockeren subkutanen Bindegewebe sammelt sich krankhafterweise leicht Flüssigkeit an (Ödembildung). Straffe Verbindungen der Haut mit der Unterlage entstehen durch derbe Bindegewebsfaserzüge, *Retinacula cutis* (z. B. in Hohlhand, Fußsohle). Im Bereich von Gesicht, Kopfschwarte und Anus ist die Haut fest mit der unterlagerten Muskulatur oder Sehne verbunden (im Gesicht Grundlage der Mimik!).
In die Unterhaut reichen noch Hautdrüsen und die Haarzwiebeln der Sekundärhaare hinein. Die Unterhaut enthält Vater-Pacinische Lamellenkörperchen.

Gefäße der Hautdecke

Die Gefäße der Hautdecke sind (wie die Hautnerven) Träger von – für den Gesamtorganismus lebenswichtigen – Funktionen der Hautdecke, ihre Bedeutung geht also über die von Leitungsbahnen zur Versorgung allein der Hautdecke weit hinaus. Die Blutgefäße der Hautdecke sind Einrichtungen der Wärmeregulation. Die Lymphgefäße der Hautdecke bilden mit den in der Hautdecke liegenden regionären Lymphknoten der einzelnen Hautregionen gemeinsam einen lückenlosen Apparat der Abwehr. Die sensiblen Nerven der Hautdecke und deren Rezeptorstrukturen (s. S. 507) machen gemeinsam die Hautdecke zum größten Sinnesorgan.

Blutgefäße der Hautdecke

Die Endstrombahn der Hautdecke entspricht durch die Anordnung der Gefäße den Aufgaben der Haut. Charakteristische Hautkapillaren sind die haarnadelförmigen Schlingenkapillaren des Papillarkörpers. Die Arterien und Venen sind in Etagen, entsprechend den Schichten der Hautdecke angeordnet.

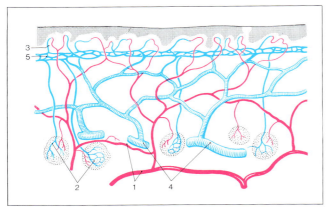

Abb. 15.**6** **Blutgefäße der Haut.**
Schema (nach *Horstmann*).
1 Arterielles Netz an der Grenze von Cutis und Subcutis
2 absteigende Äste zu Haarwurzeln und Schweißdrüsen
3 Kapillarschlingen, aus aufsteigenden Ästen gespeist
4 venöses Netz an der Grenze von Cutis und Subcutis
5 subpapillärer Venenplexus

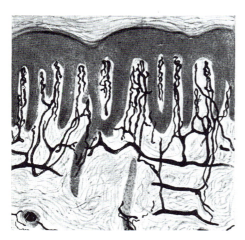

Abb. 15.**7** **Blutgefäße der Fußsohlenhaut**, injiziert, senkrechter Schnitt. Kapillarschlingen in den Bindegewebspapillen und subpapillärer Venenplexus abgebildet (aus *Bargmann W.:* Histologie und mikroskopische Anatomie des Menschen, 7. Aufl. Thieme, Stuttgart 1977).

Die **Arterien** stammen überwiegend aus Gefäßen der unterlagerten Muskulatur. Sie bilden epifaszial in der Gefäß-Drüsen-Schicht (Grenze zwischen Cutis und Subcutis) ein „kutanes Arteriennetz", dem ein Venennetz entspricht (Abb. 15.**6**). Aus dem Arteriennetz ziehen lange, dünne Horizontalarterien zu den Fettläppchen der Subcutis, den Schweißdrüsen und Haarwurzeln sowie bogenförmige, senkrecht zur Hautoberfläche gerichtete dicke „Kandelaberarterien", die sich hirschgeweihförmig aufzweigen und einen subpapillären Plexus bilden, aus dem die Schlingenkapillaren hervorgehen.

Kapillaren. Die *Schlingenkapillaren* liegen in den Bindegewebspapillen (Abb. 15.**7**). Ihre Ausbildung zeigt lokale und altersabhängige Unterschiede. An der Innenfläche des Oberschenkels werden etwa 30 Kapillarschlingen/mm^2, in der Gesichtshaut dagegen etwa 150 Schlingen/mm^2, durchschnittlich 20–60 Kapillarschlingen pro mm^2 Hautoberfläche gezählt. Bei Hypertrophie der Epidermis (z. B. an Ellbogen und Knie) nimmt die Knäuelbildung zu, der Atrophie parallel geht eine Verminderung der Schlingenkapillaren, in extremen Fällen verschwinden sie ganz. Die Endothelzellen der Schlingenkapillaren des Papillarkörpers sind kompliziert miteinander verzahnt, im venösen Kapillarschenkel und in den Venolen kann Fenestrierung auftreten.

In den *Kapillaren* strömt das Blut normalerweise kontinuierlich mit Schwankungen der Geschwindigkeit und synchron in benachbarten Schlingenkapillaren. In der Systole hat der pulsatorische Kapillardruck einen Mittelwert von 37,8 ± 15,8 mmHg, in der Diastole von 26,3 ± 9,8 mmHg. Der Blutdruck in den Kapillaren liegt über dem Gewebedruck; die Kapillaren bleiben deshalb normalerweise durchgängig. Steigt der perikapilläre Druck aber auf 60–80 mmHg und mehr, wie z. B. bei Bettlägerigen zwischen Haut und Bettunterlage, so werden die Hautkapillaren gedrosselt. Kurzdauernde Drosselung der Durchblutung bleibt ohne Folgen; bei länger dauernder Drosselung wird die Haut geschädigt, es entstehen Geschwüre (Dekubitus).

Die **Venen,** die das Blut unmittelbar aus den Kapillaren aufnehmen, bilden einen subpapillären Venenplexus, das *venöse Hauptnetz*. Seine funktionell unterschiedliche Kaliberweite beeinflußt erheblich die Wärmeabgabe an der Körperoberfläche. Aus dem subpapillären Netz leiten einzelne Venen das Blut in ein weitmaschiges Venengeflecht an der Grenze zwischen Cutis und Subcutis; dieses nimmt auch Zuflüsse aus den Kapillaren des subkutanen Fettgewebes, der Haarwurzeln und Schweißdrüsen auf. Der weitere venöse Abfluß erfolgt über epifasziale Venengeflechte.

Arteriovenöse Anastomosen beeinflussen durch Umgehung der Kapillarschlingen in einer für die Temperaturregulierung entscheidenden Weise die Strömungsgeschwindigkeit in Arterien und Venen. Die organartigen arteriovenösen Anastomosen, Hoyer-Grossersche Organe, liegen bevorzugt in den Akren – im Corium der Finger- und Zehenbeeren, im Nagelfalz und im Nagelbett. Die Kurzschlußwege verbinden unmittelbar mit dem venösen Hauptnetz.

Temperaturregulation. Die hauptsächlich in den Muskeln und der Leber erzeugte Wärme strömt mit dem Blut in die Haut, es entsteht ein Temperaturgefälle, das u. a. durch die Arteriolen und arteriovenösen Anastomosen der Haut reguliert wird. Stärkere Durchblutung führt zu vermehrter Wärmeabgabe, die Temperatur der *Körperschale* (Rumpfhaut, distale Anteile der Arme und Beine) steigt. Bei geringerer Durchblutung sinken Wärmeabgabe und Temperatur der Körperschale. Der *Körperkern* (zentrale Anteile von Rumpf und Kopf) bleibt temperaturkonstant. Messungen der Körpertemperatur im Bereich der Körperschale können deshalb nur dann direkt verglichen werden, wenn sie an derselben Stelle und unter gleichartigen Umweltbedingungen durchgeführt werden. Oral und rektal kann dagegen die Temperatur des Körperkerns gemessen werden.

Lymphgefäße der Hautdecke

Die Lymphgefäße der Hautdecke bilden ein subpapilläres Netz und ein Netz an der Grenze von Cutis und Subcutis. Das subpapilläre Netz nimmt Lymphe aus dem Oberhaut- und Lederhautbereich auf, die anatomischen Grundlagen dieses Lymphzuflusses sind nicht hinreichend geklärt. Das subpapilläre Netz steht mit dem tieferen über schräg die Lederhaut durchquerende Lymphgefäße in Verbindung. Die aus dem tiefen Netz hervorgehenden Lymphgefäße besitzen Klappen und verlaufen gebündelt als Lymphbahnen zu den gleichfalls in der Hautdecke, subkutan, angeordneten regionären Lymphknoten. Es bestehen zumeist Lymphgefäßverbindungen zwischen korrespondierenden Hautpartien beider Körperhälften; Verbindungen zu subfaszialen Lymphbahnen sind in lokal unterschiedlicher Anzahl ausgebildet.

Hautsinnesorgane und Nerven der Hautdecke

Nerven der Hautdecke

Die Hautdecke wird von *afferenten, sensiblen Nervenfasern* und zugehörigen Rezeptorstrukturen sowie von *efferenten vegetativen Nervenfasern* reich versorgt (Abb. 15.8).

Die *sensiblen Nervenfasern* leiten zahlreiche unterschiedliche Sinnesempfindungen – Druck, Berührung, Vibration, Jucken, Schmerz, Wärme, Kälte – aus der Hautdecke nahezu aller Regionen. Es mag deshalb gerechtfertigt erscheinen, von der Haut als von einem einzigen großen Sinnesorgan zu sprechen. Die sensiblen Hautnerven bilden einerseits ein Warnsystem zum Schutz des Körpers, sie stehen andererseits im Dienste wichtiger Regulationsvorgänge, z. B. der Wärmeregulierung.

Die Perikarya des 1. Neurons der afferenten Fasern der Spinalnerven liegen als pseudounipolare Ganglienzellen in den Spinalganglien. Die Perikarya des 2. Neurons für Schmerz- und Temperaturrezeptoren sowie für Erregungen, die durch grobe Druck- und Berührungsreize (protopathische Sensibilität) ausgelöst werden, sind in den Rückenmarkssegmenten lokalisiert. Für Erregungen des Druck- und Tastsinns (epikritische Sensibilität) und der Tiefensensibilität liegen die Perikarya in den Hinterstrangkernen. Auch bei den Hirnnerven sind die Perikarya des 1. Neurons (ausgenommen die Tiefensensibilität des N. trigeminus) in ein sensibles Ganglion eingelagert, die Perikarya des 2. Neurons in den sensiblen Hirnnervenkernen enthalten.

Die in die Haut eintretenden Nerven bilden an der Grenze von Cutis und Subcutis ein umfangreiches Geflecht, aus dem einzelne Nervenfaserbündel zu tieferen Strukturen (z. B. Vater-Pacini-Körperchen) absteigen und zahlreiche Bündel in das Corium aufsteigen, um an der Grenze von Stratum papillare und Stratum reticulare einen zweiten desmalen Plexus zu bilden.

Die sensiblen Hautnerven enden an Nervenendkörperchen (Mechanorezeptoren) oder in weitaus größerer Zahl als freie Nervenendigungen (Mechanorezeptoren, Thermorezeptoren, Chemorezeptoren) in der Lederhaut oder in der Epidermis. Die Identifizierung bestimmter nervöser Strukturen als spezifische Rezeptoren der Haut ist, physiologischen Untersuchungen zufolge, nur in beschränktem Umfang möglich. Bei

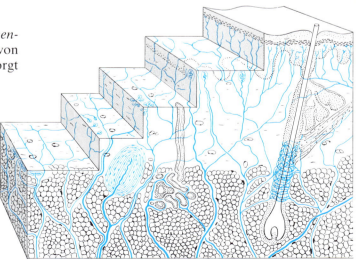

Abb. 15.8 **Hautinnervation** Übersicht, Schema (nach *Weddel*).

einigen Sinnesempfindungen spielt wahrscheinlich auch die zentrale Verarbeitung der aus der Haut kommenden Afferenzen eine Rolle.

Nervenendkörperchen

Nervenendkörperchen, *Corpuscula nervosa terminalia*, sind *Mechanorezeptoren* der Hautdecke und vermitteln nach allgemeiner Auffassung Druck-, Berührungs- und Vibrationsempfindungen. Durch *Druckrezeptoren* wird bei gleichmäßiger Reizstärke eine annähernd konstante, der Reizstärke proportionale Erregungsgröße erzeugt. *Berührungsrezeptoren* registrieren eine bei gleichmäßigem Reiz rasch abnehmende Erregungsgröße (Adaptation); sie registrieren die Reizänderung. *Vibrationsrezeptoren* übermitteln besonders rasch adaptierende Berührungsempfindungen. In den *Nervenendkörperchen* bilden die peripheren Endigungen der dendritischen Axone afferenter (meist) pseudounipolarer Neurone mit gliaähnlichen Zellen, Lemnozyten, kleine Organe, die häufig von einer Bindegewebskapsel umgeben werden. Sie werden meist mit Autorennamen benannt. Die einzelnen, namentlich bezeichneten Formen kommen häufig vor, doch gibt es auch zahlreiche Zwischenformen. Die Nervenendkörperchen unterscheiden sich nach Anzahl und Anordnung ihrer Lemnozyten und nach dem Verhalten des Nervenfaserendes. Die afferenten Fasern aus den Nervenendkörperchen sind markscheidenhaltig (Typ Aß, Durchmesser 10–15 µm, Leitungsgeschwindigkeit 30–60 m/s). Eine Nervenfaser kann durch Kollateralen mit mehreren Nervenendkörperchen verbunden sein.

Als *Druckrezeptoren* gelten die *Merkelschen Tastscheiben*, die *Krauseschen Endkolben* und die *Ruffinischen Körperchen*. Berührungsrezeptoren sind die *Meissnerschen Tastkörperchen* sowie „freie" Nervenendigungen in der Epidermis und an Haarfollikeln, die beide in diesem Zusammenhang die Funktion des Tastkörperchens, die Reizvermittlung, ausüben. *Vibrationsrezeptoren* sind die *Vater-Pacini-Körperchen*. Diese Körperchen und Nervenendigungen kommen regelmäßig in der Haut vor. Die Mehrzahl der Körperchen ist allerdings nicht auf die Hautdecke beschränkt; Nervenendkörperchen treten auch unterhalb der Hautdecke an Blutgefäßen, in inneren Organen und an anderen Stellen auf. Ihre Funktion ist dort häufig weniger bekannt als in der Haut.

Merkelsche Tastscheiben, *Menisci tactus* (Abb. 15.**9**), sind große helle Zellen in basalen Schichten des mehrschichtigen verhornten Plattenepithels oder der epithelialen Haarwurzelscheide mit einem auffallend unregelmäßig geformten Zellkern. Die Zelle, die zum APUD-System (s. S. 69) gerechnet wird, enthält reichlich kernhaltige Vesikel mit einem Durchmesser von etwa 100 nm. An ihrer Oberfläche verzweigt sich das dendritische Axonende einer markhaltigen Aß-Faser in Ästchen, die mit der Merkelschen Tastscheibe synapsenartige Kontakte bilden. Ein Axon kann mehrere Tastscheiben versorgen, wodurch kleine Organe (bei Tieren beschrieben) entstehen.

Bei den **Krauseschen Endkolben**, *Corpuscula bulboidea*, die in der Gestalt den Meissnerschen Körperchen ähneln, bildet das perineurale Bindegewebe eine aus wenigen Lamellen bestehende Hülle, die einen wahrscheinlich gallertartigen Kern umschließt. In diesem teilt sich das von der Markscheide entblößte dendritische Ende des afferenten Neurons unter starker Schlängelung auf. Krausesche Endkolben kommen in der Haut unmittelbar unter der Epidermis, häufiger aber noch in der Tunica propria von Schleimhäuten vor.

Die **Ruffinischen Körperchen** (Abb. 15.**10**) sind aus langgestreckten, 0,25–1,5 mm langen Geflechten markloser Nervenfasern und einer umhüllenden kräftigen Bindegewebskapsel zusammengesetzt. Die Nervenfasern gehen aus einer oder mehreren markhaltigen Fasern hervor und verlassen das Körperchen meist wieder am anderen Ende, um an Blutkapillaren heran- oder in Epithelverbände einzutreten. Die Ruffinischen Körperchen sind in behaarter und unbehaarter Haut zahlreich, sie kommen auch im Corium und in der Subcutis, in der Dura mater, in der Iris und im Ziliarkörper vor.

Meissnersche Tastkörperchen, *Corpuscula tactus* (Abb. 15.**11**), liegen in haarlosen Hautbereichen unter der Epidermis in den Papillen des Coriums. In großer Menge kommen sie in der Haut der Fingerbeeren und Zehenspitzen vor, man findet sie an den Hand- und Fußsohlen, den Brustwarzen und Lippen. In der Hand entfallen auf einen cm² 100–200 Meissnersche Körperchen. Jedes von ihnen ist etwa 100 µm lang und 40 µm breit, aus 5 bis 10 keilförmigen, übereinander

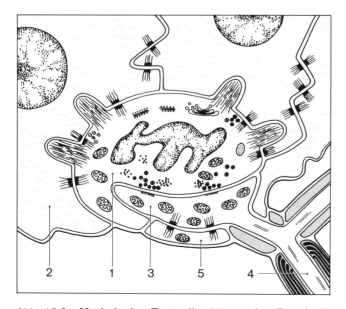

Abb. 15.**9 Merkelsche Tastzelle** (1) **an der Basalzellschicht der Epidermis** (2) (nach *Iggo* u. *Muir* und *Andres*) Schema.
3 Tastmeniskus (Erweiterung der Endigung der afferenten Nervenfasern 4)
5 Ausläufer einer Basalzelle

Hautsinnesorgane und Nerven der Hautdecke 509

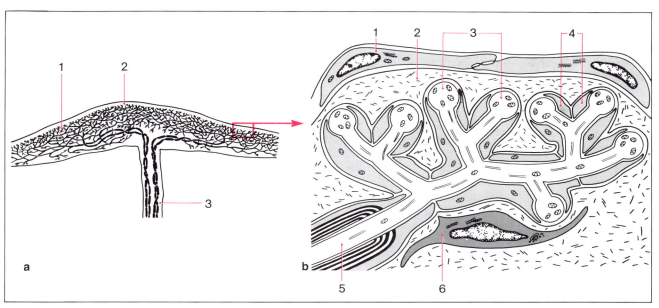

Abb. 15.10 a, b Ruffinisches Körperchen.
a Axonaufzweigungen durch Versilberung dargestellt.
1 terminaler Fibrillenbusch
2 Organkapsel
3 Nervenfaserscheide
b Ausschnitt bei elektronenmikroskopischer Vergrößerung (nach *Chouchkov*)
1 perineurale Rezeptorzellen
2 subkapsulärer Raum
3 Endigungen der Axonaufzweigungen
4 Schwannzell-Lamellen, lassen die Axonendigungen unbedeckt
5 afferentes Axon
6 Fibroblast

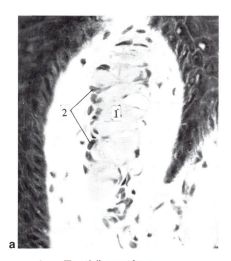
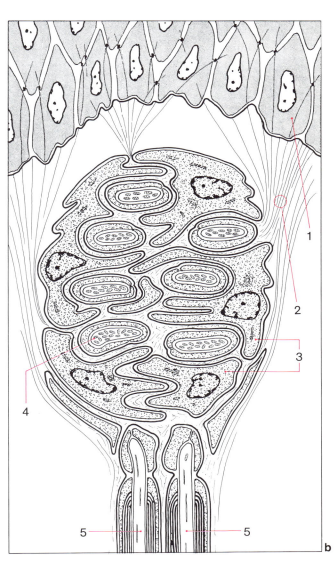

Abb. 15.11 Meissnersches Tastkörperchen
1 Basalzellschicht der Epidermis
2 Kollagenfibrillen, die aus dem Tastkörperchen und seiner Bindegewebskapsel hervorgehen und das Körperchen mit der Basalmembran der Epidermis verbinden; die Verlaufsrichtung der Kollagenfibrillen wird von den Tonofilamenten der Epithelzellen fortgesetzt
3 Schwann-Zellen (Lemnozyten)
4 Anschnitte der gewundenen Axonenden der afferenten Nervenfasern (5).
a Tastkörperchen in Bindegewebspapille unter der Epidermis.
b Schema, nach elektronenmikroskopischen Untersuchungen von *Andres* (1973) und *Halata* (1975). Vergrößerung etwa 350fach.

geschichteten Zellen (Lemnozyten, modifizierte Schwann-Zellen) aufgebaut und von einer dünnen Bindegewebskapsel, der Fortsetzung des Perineuriums, umgeben. Das dendritische Axonende dringt unter Verlust der Markscheide in geschlungenem Verlauf zwischen die epitheloiden Zellen ein. Auftreibungen des Axons gelten als rezeptorische Teile. In die Bindegewebskapsel strahlen Kollagenfäserchen des Papillenbindegewebes ein, die Verformungen der Hautoberfläche auf das Organ übertragen. Eine Nervenfaser kann mit Kollateralen mehrere Körperchen versorgen und mehrere Nervenfasern können in ein Körperchen eintreten. Ähnlich gebaute, aber mit weniger Zellen versehene Körperchen im Tierreich werden mit verschiedenen Autorennamen belegt.

Vater-Pacinische Lamellenkörperchen, *Corpuscula lamellosa* (Abb. 15.**12**), sind bis 4 mm lange und 2 mm dicke, also makroskopisch sichtbare, birnenförmige Gebilde von knorpelähnlicher Härte. Sie liegen bevorzugt in der Subcutis des Handtellers (etwa 600 Körperchen) und der Fußsohle, kommen aber auch in der Nähe von Faszien, Periost, Sehnen, Blutgefäßen, sowie in Mesenterien und in retroperitonealen Organen, besonders im Pancreas, vor. Das Lamellenkörperchen besteht aus Bindegewebskapsel, Lamellen und Innenkolben. Die Bindegewebskapsel, eine Fortsetzung des Perineuriums, enthält elastische Netze. Die Lamellen werden von 50 und mehr zwiebelschalenförmig übereinander gelegten, flachen Zellen gebildet, deren Zwischenräume mit Flüssigkeit gefüllt sind. In den schmalen, langen Innenkolben, der aus zwei rinnenförmigen Halblamellenstapeln, modifizierten Schwann-Zellen, zusammengesetzt ist, dringt das Axonende unter Verlust der Markscheide ein und durchzieht den Innenkolben in ganzer Länge. Ähnlich gebaute Körperchen findet man auch in Schleimhäuten, in der Haut der äußeren Geschlechtsorgane und als *Golgi-Mazzonische Körperchen* an Gelenkkapseln, wo sie als Propriozeptoren wirken.

Freie Nervenendigungen

Freie Nervenendigung, *Terminatio nervi libera.* Endigungen von Nervenfasern, die keine Beziehung zu speziellen Körperchen haben, werden „freie Nerven-

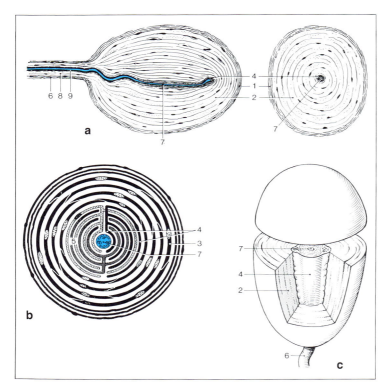

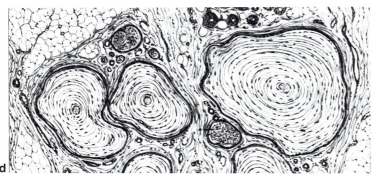

Abb. 15.**12** **Vater-Pacinisches Lamellenkörperchen, a–c**
1 Organkapsel
2 Die äußere Lamellenschicht wird aus zirkulären Protoplasmalamellen 3 zusammengesetzt. Der Innenkolben 4 wird von Schwann-Zellen gebildet und besteht aus zwei symmetrischen Stapeln von Halblamellen 5, getrennt durch einen radialen Spalt.
6 Nervenfasern
7 markscheidenfreie Axonstrecke im Innenkolben
8 Perineurium
9 Markscheide
(aus *Kahle, W.:* Nervensystem und Sinnesorgane, Taschenbuch der Anatomie, Bd. III, 3. Aufl. Thieme, Stuttgart 1979)
d Gruppe quergetroffener Lamellenkörperchen aus der Fingerbeere eines Erwachsenen (aus *Bargmann, W.:* Histologie und mikroskopische Anatomie des Menschen, 7. Aufl. Thieme, Stuttgart 1977).

endigungen" genannt. Sie kommen als Rezeptoren für Kälte, Wärme, Jucken und Schmerzempfindung sowie auch als efferente vegetative Nervenfasern vor. Die Fasern der Nervenendigungen sind markarm („heller" Schmerz, Druck, Wärme) vom Typ Aγ (Durchmesser 3–6 μm, Leitungsgeschwindigkeit 10–30 m/s) oder marklos („dumpfer" Schmerz, Jucken, Wärme und Kälte) vom Typ C (Durchmesser 1–2 μm, Leitungsgeschwindigkeit 0,5–2 m/s). Markscheidenfreie Typ C-Axone werden in Bündelchen bis zum Zielorgan (z. B. bis unter die Epidermis) von Schwann-Zellen umhüllt. Die letzte Schwann-Zelle (z. B. unmittelbar unter der Epidermis) begleitet die terminal büschelförmig auseinanderweichenden Axone noch mit dünnen Zytoplasmascheiden, aus der die Axone schließlich ausgefaltet werden.

Freie Nervenendigungen als **Berührungsrezeptoren** der Haut ziehen in die Epidermis und an Haarbälge. In die *Epidermis* (und in mehrschichtige Epithelien der Schleimhäute, der Cornea) treten dendritische Axone aus Nervenaufzweigungen im Bindegewebe nach Verlust der Markscheide senkrecht ein und verlaufen einige Schichten weit gegen die Oberfläche zu, sie endigen ohne erkennbares Endorgan. Die Nervenendigungen enthalten zahlreiche Mitochondrien, Glykogen und Filamente. An *Haarbälgen* bilden die freien Nervenendigungen eine Nervenmanschette (Abb. 15.**13**a u. **b**). Sie treten in die Wurzelscheide der Haare ein, verlaufen außen zunächst zirkulär, dann longitudinal. Berührungen des Haares erzeugen hebelartige Wirkungen, die von den Nervenendigungen wahrgenommen werden. Bei Tasthaaren von Tieren ist die Nervenmanschette besonders ausgeprägt, die afferenten Neurone sind in der Endhirnrinde, Haar für Haar deutlich abgegrenzt, repräsentiert.

Freie Nervenendigungen als **Thermorezeptoren** der Haut liegen im lockeren Bindegewebe. Den Sinnesmodalitäten warm und kalt entsprechen unterschiedliche Rezeptorenendigungen. Gemeinsam ist ihnen, daß sie (nach initial überschießender Reaktion) auf einen Temperaturanstieg proportional reagieren.

Wärmerezeptoren (Erregungsmaximum bei 40°–47°C) sind Endigungen markloser Nervenfasern (C-Fasern), sie liegen überwiegend im Corium der Haut. Als *Chemorezeptoren* können sie auch z. B durch verschiedene Gewürze (Pfeffer u. a.) gereizt werden und dabei Wärmeempfindungen vermitteln.

Kälterezeptoren (Erregungsmaximum bei 17°–36°C) sind Endigungen von markarmen Nervenfasern (Aγ-Fasern) oder marklosen C-Fasern. Als *Chemorezeptoren* können sie auch z. B. durch ätherische Öle (Menthol u. a.) hervorgerufene Erregungen leiten und dabei Kälteempfindungen erzeugen.

Freie Nervenendigungen als **Schmerzrezeptoren** werden markarmen Aγ-Fasern und marklosen C-Fasern zugeordnet, die im Bindegewebe der Schichten der Haut, aber auch an Gefäßwänden, in Schleimhäuten, an Gelenkkapseln, im Periost und an vielen anderen Stellen vorkommen. Als Reize wirken Veränderungen im inneren Milieu des Gewebes (Gewebsschädigun-

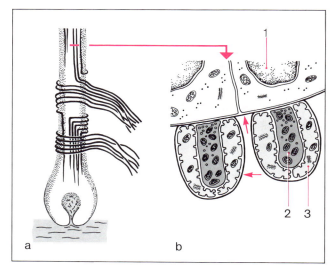

Abb. 15.**13 a, b Nervenmanschette** (Endigungen afferenter Nervenfasern) **am epithelialen Haarbalg.**
a Übersicht, Darstellung des Nervenfaserverlaufes am versilberten Präparat (aus *Kahle, W.:* Nervensystem und Sinnesorgane, Taschenbuch der Anatomie, Bd. III, 3. Aufl. Thieme, Stuttgart 1979).
b Ausschnitt bei elektronenmikroskopischer Vergrößerung im Schema (aus *Halata, Z.:* The mechanoreceptors of the mammalian skin. Ultrastructure and morphological classification. Adv. Anat. Embryol. Cell Biol. 50,5 [1975] 1–77).
1 basale Epithelzellen, mit Basallamina (Pfeil) versehen
2 Nervenfaserendigungen, verlaufen parallel mit der Längsachse des Haares und berühren die Basallamina
3 Schwannzell-Lamellen

gen), die mechanisch, chemisch oder thermisch und auch über die Freisetzung körpereigner Substanzen (Histamin, Peptide, proteolytische Enzyme, Serotonin) verursacht werden können.

Die Endstrecken dieser thermo- und nozirezeptiven Fasern können lichtmikroskopisch von efferenten vegetativen Nervenfasern nur mit speziellen Methoden (fluoreszenzmikroskopisch, histochemisch) unterschieden werden.

Hautanhangsorgane

Die Hautanhangsorgane, die Hautdrüsen, Haare und Nägel, sind Bildungen der Epidermis und des unterliegenden Bindegewebes. Drüsen, Haare und Nägel entstehen in formal gleichartiger Weise, indem zunächst solide Epithelzapfen ins Bindegewebe einwachsen, die sich dann sekundär differenzieren. In den Haaren, Nägeln und Talgdrüsen tritt eine Schichtenbildung auf, vergleichbar der Schichtung des verhornenden mehrschichtigen Plattenepithels der Epidermis.

Hautdrüsen

Man unterscheidet in der Hautdecke allgemein drei Arten von Hautdrüsen, *Glandulae cutis*, die Schweißdrüsen, Duftdrüsen und Talgdrüsen. Jede der drei Drüsenarten produziert ein spezifisches Sekret. Die

15 Sinnesorgane

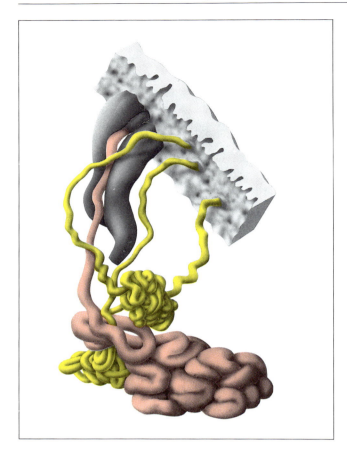

Abb. 15.**14 Schweißdrüsen und Duftdrüse;** räumliches Verhalten der sezernierenden Knäuel (in der Subcutis) und der Ausführungsgänge (im Corium). Die apokrine Duftdrüse mündet in eine Dreihaargruppe (schwarz), die drei ekkrinen Schweißdrüsen münden auf der Epidermis (nach *Pinkus*).

Subcutis zu einem etwa 0,4 mm großen Knäuel aufgewickelt. Der Ausführungsgang durchbricht die Kuppe der Leiste oder des Feldes der Haut, die Epidermisendstrecke ist stark geschlängelt und ohne eigene Wandzellen, während der übrige Ausführungsgang von zweischichtigem prismatischem Epithel ausgekleidet wird. Der Ausführungsgang mündet unabhängig von Haaren. Myoepithelien pressen den Schweiß aus (z. B. Angstschweiß).

Bei den sezernierenden Zellen unterscheidet man helle und dunkle Zellen. Die *hellen Zellen*, die keine Sekretgranula aufweisen, sind reich an Glykogen und Mitochondrien, ihr basales Plasmalemm ist stark eingefaltet, sie sondern den wäßrigen Anteil des Schweißes ab, ein Ultrafiltrat des Blutes, das in weiten Kapillaren die Drüse umfließt. Im Ausführungsgang findet anschließend eine Natriumrückresorption statt. Die *dunklen Zellen* bilden ein Glykoprotein, das in Sekretgranula erscheint und aus ihnen abgegeben wird.

Schweiß- und Duftdrüsen werden der äußeren Gestalt nach als Knäueldrüsen, *Glandulae glomiformes*, zusammengefaßt (Abb. 15.**14**) und den Talgdrüsen, *Glandulae sebaceae*, gegenübergestellt.

Im gewöhnlichen Sprachgebrauch versteht man aber unter Knäueldrüsen meist nur die Schweißdrüsen, die *Glandulae sudoriferae*. Die Duftdrüsen werden in der PNA nicht mit einer eigenen Bezeichnung bedacht.

Als spezielle Hautdrüse ist die Milchdrüse, *Glandula mammaria*, mit aufzuführen (s. Bd. II). Sie zählt, ihrem Sekretionsmodus entsprechend, zu den Duftdrüsen.

Schweißdrüsen

Die Schweißdrüsen, *Glandulae sudoriferae*, insgesamt etwa 2 Millionen, kommen nahezu überall in der behaarten und unbehaarten Haut vor, vermehrt in der Haut der Stirn, der Handteller und Fußsohlen (Abb. 15.**15**). Sie fehlen nur an den Lippen, der Glans penis und der Innenfläche des Praeputium. Die Schweißdrüsen sind unverzweigte *ekkrine*, dauernd sekretionsbereite tubuläre Drüsen mit engem Lumen, umgeben von einer dicken Basalmembran. Ihr Endstück aus einschichtigem Epithel ist an der Grenze von Cutis und

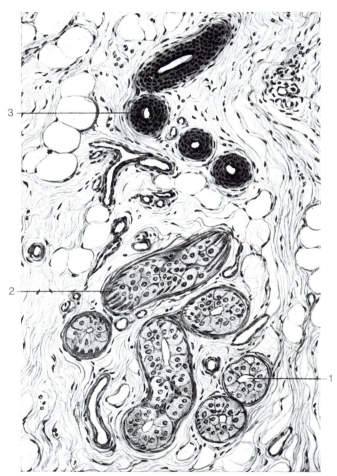

Abb. 15.**15 Ausschnitt einer ekkrinen Schweißdrüse der menschlichen Haut.**
1 sezernierender Tubulusknäuel
2 Myoepithelzellen
3 Ausführungsgang
Vergrößerung 200fach (aus *Bargmann, W.:* Histologie und mikroskopische Anatomie des Menschen, 7. Aufl. Thieme, Stuttgart 1977).

Das dünnflüssige saure, hypotone *Sekret der Schweißdrüsen* (pH 4,5) bildet den Säureschutzmantel der Haut (hauptsächlich durch Milchsäure), der das Bakterienwachstum auf der Haut hemmt. Die Schweißdrüsen haben durch Verdunstung des Sekretes Anteil an der Wasser- und Wärmeregulation. Mit dem Sekret werden noch weitere Stoffe ausgeschieden (Kalium, Harnstoff; der Kochsalzgehalt beträgt etwa 0,4% bis auf 0,03% abnehmend).

Duftdrüsen

Die *Duftdrüsen* liegen in Form größerer Drüsenpakete in der Haut der Achselhöhle, des Mons pubis, der großen Schamlippen und, als *Glandulae circumanales*, in der perianalen Haut (Abb. 15.**16**). Kleinere Drüsen vom gleichen Typ enthalten das Augenlid, *Glandulae ciliares*, die Haut des äußeren Gehörgangs, *Glandulae ceruminosae*, sowie des Nasenvorhofs. Zum Typ der Duftdrüsen gehören auch die Milchdrüsen und die *Glandulae areolares* des Brustwarzenhofs.

Duftdrüsen sind apokrine, verzweigte, alveoläre Drüsen. Ihr weites Lumen und die unterschiedlich hohen einschichtigen Epithelzellen sind, wie die spindelförmigen Myoepithelzellen, kennzeichnend. Apokrine Drüsen sind durch die alveoläre Gestalt ihrer Endstücke (Durchmesser bis etwa 3 mm) zur „Vorratshaltung" von Sekret befähigt. Bei der Sekretbildung sammeln sich große Sekrettropfen im apikalen Zellbereich. Mit ihrer Ausschleusung nimmt die Zelle an Volumen ab und nach wiederholter Sekretabgabe ist sie erheblich niedriger als zuvor. Es entsteht der Eindruck, daß Teile des Zelleibes selbst mit abgestoßen werden. Die Duftdrüsen entwickeln sich aus Haaranlagen, treten also nur in Gesellschaft von Haaren auf.

Die Sekretion beginnt mit der Pubertät. Sie kann bei der Frau zyklusabhängig schwanken. Da im Bereich der Duftdrüsen, die ein fettiges, alkalisches, im Unterschied zum Produkt der ekkrinen Schweißdrüsen proteinhaltiges Sekret absondern, der Säureschutzmantel fehlt, können diese von Hautbakterien infiziert werden (sog. Schweißdrüsenabszeß).

Talgdrüsen

Die *Talgdrüsen, Glandulae sebaceae*, kommen überall dort, wo Haare ausgebildet sind, d. h. auf nahezu der gesamten Körperoberfläche, als *Haarbalgdrüsen* mit einer Dichte von durchschnittlich unter 100 Drüsen pro cm^2, vor (Abb. 15.**17**). Sie fehlen an Handteller, Fußsohle und Fußrücken. Die Drüsen sind in den einzelnen Regionen unterschiedlich groß; am größten und am dichtesten gestellt (bis 800 Drüsen pro cm^2) sind die Talgdrüsen der Kopf- und Barthaare. Nicht an Haare gebundene, sog. freie Talgdrüsen treten im Hautbereich der Brustwarze, an der Nasenöffnung, an Augenlid, Anus, Glans penis, Praeputium und Labium minus auf. Zudem erscheinen sie mit der Pubertät in der Lippen- und (in seitlicher Verlängerung) Wangenschleimhaut. Talgdrüsen sind hormonabhängig, sie werden durch Androgene stimuliert. Es sind holokrine, mehrlappige, 0,2 bis 2 mm große alveoläre Einzeldrüsen. Sie gehen größtenteils aus Haaranlagen hervor und münden in den Haartrichter.

Die Talgdrüse besteht aus vielschichtigem Epithel, das in der Peripherie der Drüsenbeere Mitosen zeigt, im Zentrum und gegen den Haarschaft hin zu Talg zerfällt, der durch den, von der äußeren Wurzelscheide des Haares umschlossenen, Ausführungsgang in den Haartrichter abgeschoben wird. Ein Zellzuwachs

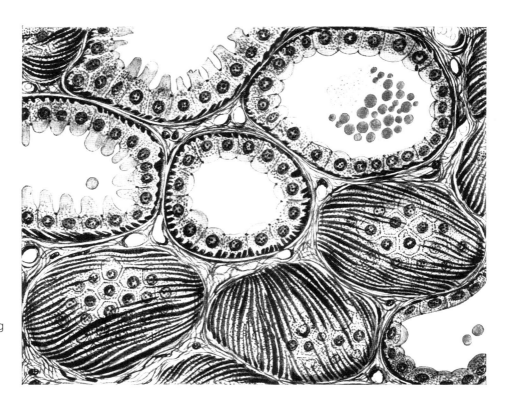

Abb. 15.**16 Ausschnitt einer apokrinen Duftdrüse der menschlichen Haut,** obere Bildhälfte verschiedene Stadien der Sekretbildung, untere Bildhälfte Myoepithelzellen tangential angeschnitten. Vergrößerung 375fach (aus *Bargmann, W.:* Histologie und mikroskopische Anatomie des Menschen, 7. Aufl. Thieme, Stuttgart 1977).

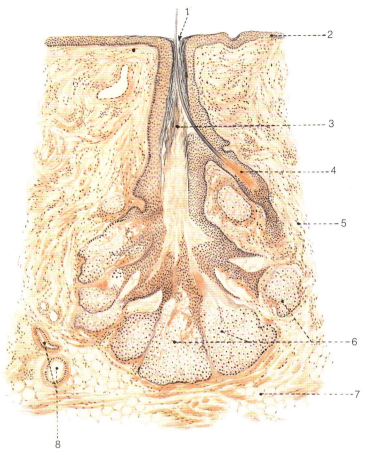

Abb. 15.17 Anschnitt einer holokrinen Talgdrüse vom Nasenflügel des Menschen. Vergrößerung 60fach.
1 Mündung
2 Epidermis
3 Ausführungsgang
4 Wurzel eines Lanugohaares
5 Corium
6 Drüsenkammer
7 Subcutis
8 Schweißdrüsenausführungsgang

erfolgt durch Apposition von Zellen am äußeren Umfang der Drüse. Ein Drüsenkolben kann durch seitliche Sprossung weitere Drüsenkolben abgliedern. Die Keimschicht der Drüse setzt das Stratum basale der Epidermis fort.

Das Drüsensekret, der Hauttalg, *Sebum*, von dem täglich 1–2 g produziert werden, ist wegen seines Gehaltes an Fettsäuren keimtötend, er macht – besonders in der Vermischung mit Schweiß – die Haut geschmeidig und widerstandsfähig gegen Wasser und trägt zum Glanz der Haare bei, Talg ist aber nicht Bestandteil der Hautbarriere. Durch Verstopfung des Ausführungsgangs einer Talgdrüse entsteht der Mitesser, Comedo.

Haare

Die Haare üben beim Menschen nicht mehr den Wärmeschutz aus, der bei dem Haarkleid der Tiere im Vordergrund steht. Auch die über Haare vermittelte Tastempfindung ist beim Menschen vergleichsweise gering ausgeprägt. Die phylogenetische Reduktion des Haarkleides, die geschlechtsspezifische Unterschiede zeigt – beim Mann sind die Gesichtshaare und die Behaarung des Rumpfes nicht in dem Maße reduziert wie bei der Frau – und von der die Kopf-, Achsel- und Schamhaare ausgenommen sind, zeigt dagegen, daß bei den Haaren des Menschen vielmehr deren Rolle als sekundäres Geschlechtsmerkmal zur Hauptsache geworden ist. Das wird dadurch noch unterstrichen, daß die mit Duftdrüsen gemeinsam auftretenden Haare nicht der Reduktion anheimgefallen sind und daß diese ihre Funktion als Vermittler von Duftstoffen vor jeder anderen Funktion ausüben.

Haare, *Pili*, sind an der Haut des größten Teiles der Körperoberfläche ausgebildet, sie fehlen nur an wenigen Stellen – an Handteller und Fußsohle, am Rücken der Finger- und Zehenendglieder, im Lippenrot und an einigen Stellen der äußeren Geschlechtsorgane. Man unterscheidet Lanugohaare und Terminalhaare. Zwischenformen werden von dieser allgemein üblichen Einteilung nicht erfaßt.

Die *Lanugohaare*, Wollhaare (Flaum), sind als fetales Wollhaarkleid im 7. Fetalmonat ausgebildet. Die fetalen Lanugohaare sind sehr dünn, kurz, unpigmentiert, stehen einzeln und wurzeln in der Lederhaut. Sie werden an den einzelnen Körperstellen zu unterschiedlichen Zeiten durch längere, dickere und pigmentierte Haare ersetzt. Kopfhaare, *Capilli*, Augenbrauen, *Supercilia*, und Augenwimpern, *Cilia*, erfahren schon gegen Ende der Fetalentwicklung diese Veränderungen: Sie bilden Sondergruppen von *Terminalhaaren*. Die mit der Geschlechtsreife auftretenden Veränderungen sind geschlechtsspezifisch verschieden; Achselhaare, *Hirci*, und Schamhaare, *Pubes*, beim Manne Barthaare, *Barba*, Haare am Naseneingang, *Vibrissae*, und im äußeren Gehörgang, *Tragi*, werden durch lange, dicke und pigmentierte Terminalhaare ersetzt, die in der oberen Schicht der Subcutis wurzeln. Um diese Zeit werden auch die übrigen, als Lanugo weiterbestehenden Haare in Rumpf und Extremitäten länger und dicker.

Die Haare der einzelnen Körperregionen unterscheiden sich nach Farbe, Länge, Kaliber und Wachstumsgeschwindigkeit. Für den Mann sind – bei großer individueller Variabilität – typisch die rautenförmig zum Nabel aufsteigende Schambehaarung, die Behaarung der Brust und der Innenfläche der Oberschenkel, die Bartbehaarung sowie die Neigung zur Glatzenbildung. Für die Frau sind eine dreieckige, oben horizontal begrenzte Schambehaarung und mangelnde Terminalbehaarung des Rumpfes typisch. Störungen des Geschlechtshormonspiegels im Blut (z. B. Erkrankungen der Nebennierenrinde) können bei der Frau zur Ausbildung eines männlichen Haarkleids (Hypertrichosis) und zur Glatzenbildung führen (Virilismus,

Hautanhangsorgane 515

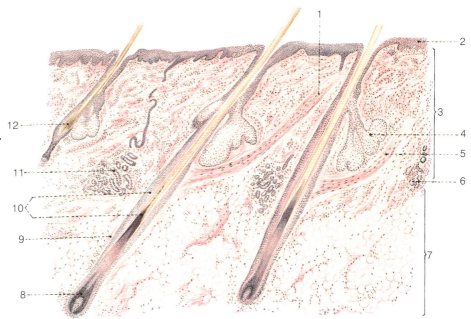

Abb. 15.**18** **Längsschnitt durch Haare der Kopfhaut des Menschen.**
1 M. arrector pili
2 Epidermis
3 Corium
4 Talgdrüse
5 M. arrector pili
6 Schweißdrüse
7 Subcutis
8 Haarzwiebel
9 bindegewebige Wurzelscheide
10 epitheliale Wurzelscheide
11 Schweißdrüsen
12 Kolbenhaar

Hirsutismus). Männliche Kastraten lassen dagegen die typisch männliche Terminalbehaarung vermissen.
Die Haare sind in den Körperregionen unterschiedlich dicht angeordnet, am dichtesten stehen die Kopfhaare, deren Zahl insgesamt in der Größenordnung von 100000 liegt. Sie stecken schräg zur Oberfläche in ihren Wurzelscheiden und sind in Gruppen zusammengelagert, die Kokardenformen und andere Muster aufweisen (Abb. 15.**18**). Durch die gemeinsame Schrägstellung größerer Haarbezirke entstehen Haarwirbel und Haarstrich. Die hierbei gebildeten Muster lassen keine Beziehung zum Spaltlinienmuster der Haut erkennen.
Am **Haar,** *Pilum* (Abb. 15.**19**), unterscheidet man die Haarwurzel, *Radix pili,* die mit der epithelialen Haarzwiebel, *Bulbus pili,* auf der bindegewebigen Haarpapille, *Papilla pili,* sitzt; Bulbus, Papille und das umgebende Bindegewebe bilden gemeinsam den *Haarfollikel.* Der Haarschaft, *Scapus pili,* überragt die Hautoberfläche. Die Haarwurzel wird von der röhrchenförmigen *Wurzelscheide* umgeben, in die eine Talgdrüse mündet. Oberhalb der Talgdrüsenmündung erweitert sich die Wurzelscheide zum *Haartrichter.* Unterhalb der Talgdrüsenmündung entspringt auf der Seite der Haarneigung ein Bündelchen glatter Muskelzellen, der Haarmuskel, *M. arrector pili,* er zieht schräg aufwärts unter die Epidermis.
Die **Haarwurzel** ist der stets nachwachsende Teil des Haares. Das Haar geht aus basalen Mitosen der Zellen des epithelialen Bulbus hervor, die nach Aufnahme von Melanin aus Melanozyten der bindegewebigen Haarpapille in Richtung zur Hautoberfläche abgeschoben werden und dabei verhornen. Es entsteht ein Hornfaden, in den Tonofibrillen verbacken sind und der von der *Haarkutikula* bedeckt wird, einer Lage von Schuppen, die sich von unten nach oben überlappen. In besonders dicken Haaren kann ein zentraler Zapfen von noch nicht vollständig verhornten Epithelzellen bis weit ins Haar hineinreichen; er bildet das „Mark" des Haares im Unterschied zu der vollständig verhornten „Rinde". Das Haar entsteht also aus einer modifizierten zentralen, punktuell gesteigerten Horn-

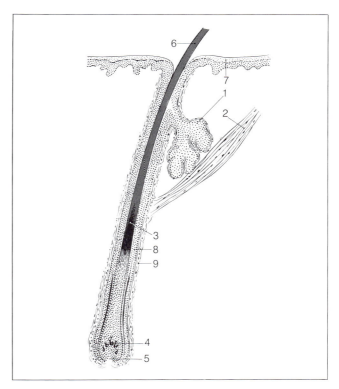

Abb. 15.**19** **Terminalhaar,** Schema.
1 Talgdrüse
2 M. arrector pili
3 Haarwurzel
4 Haarzwiebel und Melanozyten
5 Haarpapille
6 Haarschaft
7 Epidermis
8 epitheliale Wurzelscheide
9 bindegewebige Wurzelscheide

15 Sinnesorgane

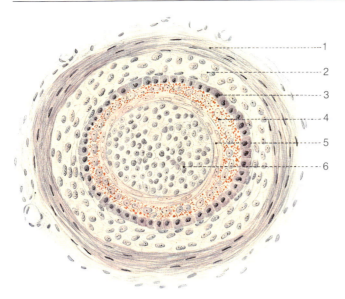

Abb. 15.**20 Querschnitt durch Haarwurzel und Wurzelscheiden wenig oberhalb der Haarpapille,** Keratohyalinschollen in der Huxleyschen Schicht. Vergrößerung etwa 375fach.
1 Bindegewebige Wurzelscheide
2 epitheliale Wurzelscheide
3 Henlesche Schicht
4 Huxleysche Schicht
5 Scheiden- und Haarkutikula
6 Haar

bildung eines Epidermiszapfens, der sich zuvor in das Bindegewebe eingesenkt hat; es ist insoweit der Hornschicht der übrigen Epidermis vergleichbar. Die bindegewebige *Haarpapille* enthält eine Blutkapillare zur Ernährung des Haares und – an der Grenze zum epithelialen Bulbus – die Melanozyten, die Melanin in basale Epithelzellen abgeben. Die Haarpapille ist mit der bindegewebigen Wurzelscheide kontinuierlich verbunden.

Die **Wurzelscheide** umschließt wie ein Hohlzylinder die Haarwurzel. Man unterscheidet die epitheliale Wurzelscheide, die den Hohlzylinder innen auskleidet, und die bindegewebige Wurzelscheide, die die epitheliale umgibt. Die epitheliale Wurzelscheide kann als eine röhrenförmige Einstülpung der Epidermis verstanden werden, sie bildet oberhalb der Talgdrüsenmündung den Haartrichter. Die bindegewebige Wurzelscheide setzt den Papillarkörper der Lederhaut fort. Die *epitheliale Wurzelscheide* ist in einen kompliziert gebauten inneren Anteil und in einen äußeren Anteil gegliedert (Abb. 15.**20** u. 15.**21**). Der innere Anteil ist vielschichtig und trägt zuinnerst die aus verhornten Epithelzellen dachziegelartig zusammengesetzte *Scheidenkutikula*. Haarkutikula und Scheidenkutikula sind ineinander verzahnt, das Haar ist in der epithelialen Wurzelscheide verankert.

Auf die *Scheidenkutikula* folgen als weitere Schichten der Wurzelscheide nach außen zwei Schichten der Verhornung, die Huxleysche und die Henlesche Schicht. In der *Huxleyschen Schicht*, die aus einer bis drei Lagen polygonaler Zellen zusammengesetzt ist, treten Hornvorstufen in granulärer Form auf. Die aus einer Zellage bestehende *Henlesche Schicht* unterscheidet sich von der vorigen durch einen weiter fortgeschrittenen Grad der Verhornung und durch zahlreiche Granula. Zum Haartrichter hin gehen beide Schichten in Schuppen über.

Beim **Haarwachstum** gleiten in einer Verschiebeschicht Haarkutikula und Scheidenkutikula gemeinsam mit dem inneren Anteil der epithelialen Wurzelscheide, der Huxleyschen Schicht, an deren äußerem Anteil, der Henleschen Schicht, entlang bis zum Haartrichter. Hier gehen Scheidenkutikula und innerer Anteil der epithelialen Wurzelscheide zugrunde; aus der Tiefe der epithelialen Wurzelscheide wachsen sie ständig nach.

Die *bindegewebige Wurzelscheide* bildet den – dem Papillarkörper des Koriums entsprechenden – *Haarbalg*, er ist von der epithelialen Wurzelscheide durch eine Basalmembran abgegrenzt. Seine äußere Schicht besteht aus vorwiegend längs ausgerichteten locker angeordneten Kollagenfasern und elastischen Netzen,

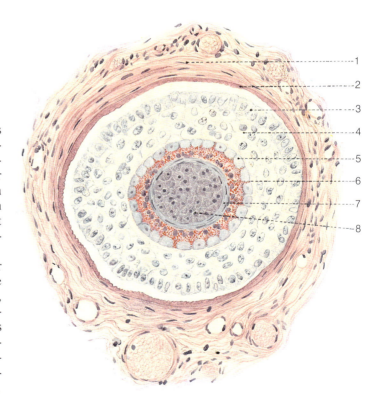

Abb. 15.**21 Querschnitt durch Haarwurzel und Wurzelscheiden entfernt von der Haarpapille.** Trichohyalinschollen in den Zellen der Huxleyschen Schicht (6). Künstlicher Spalt zwischen Glashaut und äußerer Wurzelscheide. Vergrößerung etwa 375fach.
1 Bindegewebige Wurzelscheide
2 Glashaut
3 Zylinderzellen der äußeren Wurzelscheide
4 polyedrische Zellen
5 Henlesche Schicht
6 Huxleysche Schicht
7 Scheiden- und Haarcuticula
8 Haar

nach innen folgen zirkuläre Fasern. Die Bindegewebszellen des Haarbalges sind wahrscheinlich (auch) Myofibroblasten. Der Haarbalg ist reich vaskularisiert. Freie Nervenendigungen bilden an ihm eine *Nervenmanschette;* ihre dendritischen Axonenden verlaufen außen zunächst zirkulär, nach innen zu mehr longitudinal. Nervenfasern in der Haarpapille innervieren deren Blutgefäße.

Der **Haarmuskel,** *M. arrector pili,* eines jeden Haares entspringt unterhalb der Einmündung der Talgdrüse in die Wurzelscheide auf der Seite der Haarneigung von der Wurzelscheide und zieht schräg aufwärts unter die Epidermis zum Stratum papillare des Koriums. Der Haarmuskel besteht aus einem Bündelchen von Myoepithelzellen, kontraktilen Zellen epithelialer Herkunft, die auch zu den glatten Muskelzellen gerechnet werden. Der Haarmuskel kann das Haar aufrichten (Haarsträuben) und die Talgdrüse komprimieren, wobei die Epidermis an der Stelle der Muskelinsertion grübchenförmig eingezogen wird („Gänsehaut"). Die Mm. arrectores pilorum sind an den verschiedenen Hautregionen unterschiedlich stark ausgebildet, sie fehlen nur an den Augenwimpern, den Augenbrauen und den Haaren der Lippe.

Der **Haarschaft,** *Scapus pili,* überragt die Hautoberfläche und besteht aus dem elastischen Hornfaden der Rindenschicht und der anhaftenden *Haarkutikula.* Das von den Schuppenrändern der Haarkutikula hervorgerufene Zackenmuster der Haaroberfläche zeigt charakteristische Speziesunterschiede. Die Form des Haarschaftes, beurteilt nach dem Querschnitt, läßt Rassenunterschiede erkennen; der Querschnitt ist bei den gering gewellten Haaren europäischer Rassen oval, bei den stark gewellten Haaren afrikanischer Rassen stärker abgeplattet und bei den glatten Haaren einiger asiatischer Rassen mehr kreisrund.

Die Hornsubstanz der Rindenschicht des Haares ist in Wasser, Alkalien und Säuren sehr schwer löslich und unangreifbar für eiweißspaltende Enzyme. Aus dem unterschiedlichen Verhalten der Doppelbrechung des Haares im polarisierten Licht kann geschlossen werden, daß bei Dehnung (Zunahme der Doppelbrechung) und bei Dampferhitzen („Dauerwelle") (Abnahme der Doppelbrechung) eine molekulare Umformung stattfindet und zwar derart, daß bei Dehnung fibrilläre Polypeptidketten gestreckt, bei Dampferhitzen Seitenketten zwischen diesen gelöst werden, wobei sich die Haare erheblich verkürzen können. Bei längerem Dampferhitzen soll es im Falle der „Dauerwellen"-Prozedur zwischen den in Zwangshaltung angeordneten fibrillären Polypeptidketten zur vorübergehenden Ausbildung neuer Seitenketten kommen.

Die **Haarfarbe** wird durch den Melaningehalt des Haares hervorgerufen, wobei zwei verschiedene Melanine wirken (s. S. 503). Das eine Melanin erzeugt, je nach Dichte und Verteilung, blonde und braune bis schwarze Farben, das andere, ein gelöstes Melanin, rote Haarfarben. Ergrauen kann durch Erlöschen der Melaninproduktion in den Melanozyten entstehen oder dadurch eintreten, daß Melanozyten zugrunde gehen. Zu Beginn der Ruhephase des Haarwechsels zieht der Melanozyt seine Fortsätze in die Bindegewebspapille zurück, um das nachfolgende Haar erneut mit Pigment zu versehen. Unterbleibt die Retraktion, so kann der Melanozyt mit dem ausgefallenen Haar verlorengehen, spätere Haare dieses Follikels bleiben unpigmentiert. Derartige Störungen der Koordination nehmen im Alter zu, sie sind weitgehend genbedingt. Auch die Einlagerung von Luftbläschen ins Haar führt zum Ergrauen; diese Haare sind besonders dick. Beim Albino dagegen erzeugen die vorhandenen Melanozyten infolge eines Genschadens (Enzymdefekt) zeitlebens kein Pigment. Bei Eiweißmangelernährung sind der Proteingehalt der Haarwurzel und der Haardurchmesser reduziert, bei langandauerndem Hungern wird auch die Pigmentbildung vermindert.

Die **Lebensdauer** der Haare ist unterschiedlich lang. Kopfhaare und Barthaare fallen nach 2–5 Jahren aus, Wimpern- und Augenbrauenhaare nach 100–150

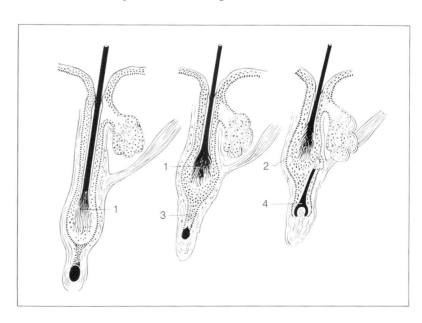

Abb. 15.**22 Haarwechsel** (nach *Aubertin*).
1 Haarzwiebel
2 Kolbenhaar
3 strangartig ausgezogene Papille
4 Bulbus des nachwachsenden Haares

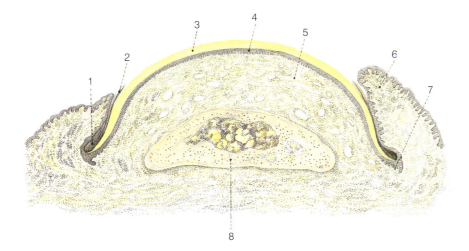

Abb. 15.**23** **Querschnitt durch die Endphalanx mit Fingernagel, Neugeborenes.**
1 Nagelfalz
2 Eponychium
3 Hornschicht des Nagels
4 Keimschicht des Nagels
5 Nagelbett
6 Nagelwall
7 hohe Bindegewebspapillen
8 Endphalanx

Tagen. Mit dem Ausfall eines Haares ist in der Regel die Bildung eines Ersatzhaares verbunden, so daß ein Haarwechsel entsteht. Die Neubildung eines Haares setzt eine intakte Haarpapille und intakte restliche Epithelien des Haarbulbus voraus. Durch Zerstörung von Haarpapille und Bulbus, z. B. durch Elektrokoagulation, wird das Auswachsen eines neuen Haares verhindert. Beim Ausraufen des Haares dagegen bleiben Haarpapille und Reste des Bulbus zumeist erhalten, ein neues Haar entsteht.

Haarwechsel (Abb. 15.22). Das Haar wächst zyklisch, man unterscheidet Wachstum-, Involutions- und Ruhephase (anagene, katagene und telogene Phase), dann fällt das Haar aus. Etwa 80% der Haare sind in der Wachstumsphase, 15% in der Ruhephase. Täglich gehen etwa 50 Haare verloren; dabei wird der Bulbus von der Papille abgeschoben und als Kolbenhaar nach außen gedrängt. Aus restlichen Epithelien des Bulbus an der strangartig ausgezogenen Papille wächst ein neuer Bulbus und aus diesem ein Haar nach. Terminalhaare wachsen im Monat etwa 1 cm. Das Haarwachstum wird durch häufiges Haarschneiden nicht gefördert, durch das Tragen einer Perücke nicht behindert. Dagegen können Frisuren, die mit langdauerndem Zug am Haar verbunden sind, die Haarwurzel schädigen.

Nägel

Die Finger- und Zehennägel sind durchscheinende, gewölbte Hornplatten der Epidermis, die in einem Nagelbett entstehen und ruhen. Sie schützen die Endglieder der Finger und Zehen und bilden ein Widerlager für den Druck, der auf den Tastballen ausgeübt wird; bei Verlust eines Nagels ist die Tastempfindung im betroffenen Endglied eingeschränkt.

Der **Nagel**, *Unguis*, entsteht, wie das Haar, als umschriebene, modifizierte Hornbildung (Abb. 15.23 u. 15.24). Die etwa 0,5 mm dicke Nagelplatte wird aus polygonalen Hornschuppen zusammengesetzt, in die Tonofibrillen in drei einander kreuzenden Lagen verbacken sind, zwei Längsfaserschichten fassen, ver-

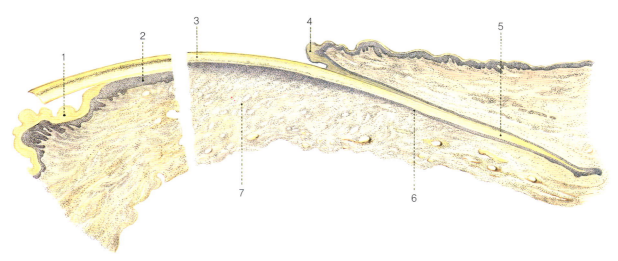

Abb. 15.**24** **Längsschnitt durch den Fingernagel** (Mittelteil der Abb. herausgeschnitten).
1 Nagelsaum
2 Keimschicht des Nagels
3 Hornschicht des Nagels
4 Nagelwall
5 Nagelwurzel
6 Keimschicht des Nagels
7 Nagelbett

gleichbar einer Sperrholzkonstruktion, zwischen sich eine Querfaserschicht. An der Nagelplatte unterscheidet man *Nagelkörper* und *Nagelwurzel*. Der Nagel ist im *Nagelbett* und im *Hyponychium* verankert.

Der Nagelkörper, *Corpus unguis*, hat distal einen freien Rand, die seitlichen Ränder und die proximal gelegene Nagelwurzel dagegen werden von einer Hautfalte, dem Nagelwall umfaßt. Der Nagelwall bildet an der Nagelwurzel die etwa 0,5 cm tiefe Nageltasche. Von ihrem vorderen Rand wächst die Nagelhaut, *Perionyx (Eponychium),* ein epitheliales Häutchen, auf die Nageloberfläche. Die Seitenränder des Nagels sind in den Nagelfalz eingelassen. Als Nagelwurzel, *Radix unguis*, bezeichnet man den etwa 0,5 cm langen proximalen Teil der Nagelplatte, der in der Nageltasche ruht.

Nagelbett, *Matrix unguis*, ist das epitheliale Gewebe unter dem proximalen Teil der Nagelplatte, aus dem der Nagel ständig nachwächst, täglich 0,14–0,4 mm; es entspricht dem Stratum germinativum der Epidermis. Der proximale Teil des Nagelbetts liegt in der Nageltasche verborgen, der distale Teil liegt unter dem Halbmond, *Lunula*, dessen weißliche Farbe durch lichtbrechende Granula in der Hornsubstanz hervorgerufen werden soll. Das Nagelbett setzt sich distalwärts in das „Hyponychium" fort, eine dunkelrosa schimmernde Epithelschicht, die der Basal- und Stachelzellschicht der Epidermis entspricht und auf der der Nagel vorgeschoben wird. Das unter dem Epithel des Nagelbettes und des „Hyponychium" liegende Bindegewebe, das dem Papillarkörper der Haut entspricht, bildet längsverlaufende Leisten, die Kapillarschlingen enthalten. Deren Blut verursacht die rosa Farbe des Nagels. Die Kapillarschlingen der Randleisten sind bis 1,5 mm lang und korkzieherartig gewunden (Abb. 15.25). Arteriovenöse Anastomosen kommen in tieferen Schichten der Lederhaut vor. Die Lederhaut des Nagelbettes ist mit dem Periost des Endgliedes durch starke Retinacula verbunden.

Die Nagelfalzarterien und -venen besitzen einen wesentlich größeren Durchmesser als die entsprechenden Gefäße an anderen Stellen der Haut. In den Nagelfalzkapillaren strömt das Blut pulsatorisch. Die Strömungsgeschwindigkeit ist temperaturabhängig und beträgt bei Außentemperatur von 30 °C 0,72 mm/s ± 0,32 mm/s. Die Kapillarpermeabilität läßt sich an den Nagelfalzkapillaren z. B. mit Hilfe von Dextranlösung untersuchen, die mit einem Fluoreszenzfarbstoff markiert wurde.

Bei der chirurgischen Entfernung des Nagelkörpers muß das Nagelbett geschont werden, damit ein neuer Nagel nachwachsen kann. Wird das Nagelbett zerstört, unterbleibt die Regeneration des Nagels.

Wie die Haut insgesamt so können speziell die Fingernägel wertvolle Hinweise auf zahlreiche Erkrankungen (chronische Kreislaufleiden, Infektionskrankheiten u. a.) geben durch Veränderungen nach Größe, Form und Oberfläche. „Löffelnägel" z. B. können Ausdruck eines Morbus Basedow oder Cushing sein, Gelbfärbung der Nägel kommt bei krankhaften Lungenveränderungen vor, Nagelverfärbungen sind im übrigen häufig medikamentös verursacht.

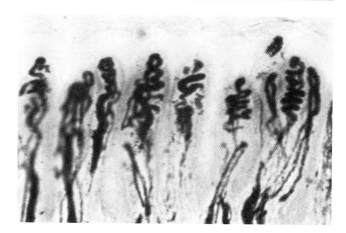

Abb. 15.**25** **Fingernagel. Flachschnitt durch das Sohlenhorn.** Spiralig aufgewundene Kapillaren. Vergrößerung 200fach (Benzidinreaktion, 60jähriger Mann) (aus *Fleischhauer* u. *Horstmann* 1955).

Organe der Tiefensensibilität

H. Leonhardt

Die Sinnesorgane der Tiefensensibilität liegen in Muskeln, Sehnen und an Gelenkkapseln. Sie werden durch Dehnungsreize des Bewegungsapparats selbst erregt, ihre Rezeptoren deshalb Propriozeptoren genannt. Zu den Sinnesorganen der Tiefensensibilität rechnet man die Muskelspindeln, die Sehnenspindeln und die Golgi-Mazzonischen Körperchen.

Muskelspindel

Die **Muskelspindel,** *Fusus neuromuscularis* (Abb. 15.26), ist 2–10 mm lang und 0,2–1,0 mm dick. Sie liegt im Perimysium des Muskels und wird von einer bindegewebigen, in Art einer Perineuralscheide gebauten Kapsel deutlich abgegrenzt. Die Kapsel umschließt einen flüssigkeitsgefüllten Raum, der 5–10 dünne, fibrillenarme, an den Enden quergestreifte Muskelfasern, *intrafusale Fasern*, enthält, die parallel zu den extrafusalen Fasern (Arbeitsmuskelfasern) angeordnet sind. Unter den intrafusalen Fasern werden Kernsackfasern (nuclear bag fiber, S 1-Faser) und Kernkettenfasern (nuclear chain fiber, S 2-Faser) unterschieden. Beiden Faserarten liegen Rezeptorstrukturen (sensible Axonendigungen) und myoneurale Synapsen (motorische Axonendigungen) an.

In den *Kernsackfasern*, die etwa ein Drittel der intrafusalen Fasern ausmachen, sind die Zellkerne in einem mittleren, sackartig erweiterten und nicht kontrahierbaren Anteil versammelt, die beiden Faserenden sind dagegen kernfrei und können sich kontrahieren. Die

15 Sinnesorgane

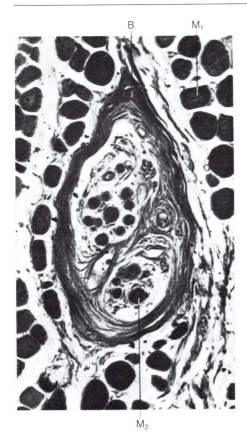

Abb. 15.**26 a** **Querschnitt durch eine Muskelspindel** aus dem M. masseter des Menschen (aus *Voss, H.:* Grundriß der normalen Histologie u. mikroskopischen Anatomie, 12. Aufl. Thieme, Leipzig 1963).
B Bindegewebshülle
M_1 extrafusale Muskelfaser
M_2 intrafusale Muskelfaser im Innern der Spindel (Vergrößerung 160fach)

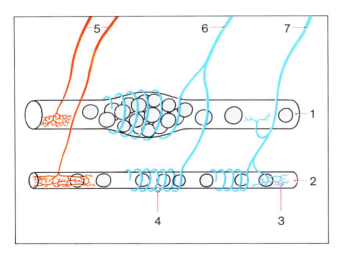

Abb. 15.**26 b** **Muskelspindel. Vereinfachte Darstellung der zentralen Region.**
1 Kernhaufenfaser
2 Kernkettenfaser
3 sekundäre Endigung (blütendoldenförmige Endigung)
4 primäre Endigung (anulospiralige Endigung)
5 Aγ-Motoneuron-Fasern
6 Gruppe I-Afferenz (Aα-Faser)
7 Gruppe II-Afferenz (Aβ-Faser)

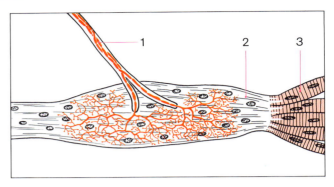

Abb. 15.**27** **Golgi-Sehnenorgan,** Darstellung im Versilberungspräparat (nach *Cajal*).
1 Sehne
2 afferente Nervenfaser, die sich in sensorische Endigungen aufteilt
3 Muskelfasern

Kernkettenfasern besitzen in ganzer Länge annähernd gleiches Kaliber, die Zellkerne sind als Kernkette auf die ganze Faser verteilt. Mittelständige intrafusale Fasern reichen an beiden Enden über die Kapsel hinaus, sie sind im Bindegewebe außerhalb der Muskelspindel verankert.
Die Rezeptorstrukturen sind anulospiralig oder blütendoldenförmig. Die *anulospiralige* (dendritische) Endigung einer Aα-Nervenfaser umwickelt den mittleren, nicht kontrahierbaren Teil der intrafusalen Faser. „*Blütendoldenförmige*" (Flower-spray-)Endigungen einer Aß-Nervenfaser liegen beiderseits der anulospiraligen Endigung vorwiegend an Kettenfasern. Die Effektorstrukturen dagegen, die *myoneuralen Synapsen,* kleine motorische Endplatten einer Aγ-Nervenfaser, sind an den kontraktilen Enden ausgebildet. Auch motorische Aß-Fasern, die extrafusale Muskelfasern innervieren, können über Kollateralen Synapsen an intrafusalen Muskelfasern bilden.
Bei Dehnung des Muskels werden die intrafusalen Fasern gedehnt, die Rezeptoren verformt und erregt (Dehnungsrezeptoren). Die anulospiraligen Rezeptoren registrieren Dehnung und Dehnungsgeschwindigkeit, die doldenförmigen nur konstante Dehnung. Die hierdurch erzeugten Afferenzen führen reflektorisch zu efferenten Erregungen und damit zur Kontraktion der Arbeitsmuskulatur (Beispiel: Patellarsehnenreflex; durch Schlag auf die Patellarsehne wird eine kurze Dehnung des M. quadriceps femoris und seiner Muskelspindeln hervorgerufen, auf die eine Kontraktion des Muskels folgt). Der Spannungszustand der intrafusalen Fasern und damit deren Dehnungsempfindlichkeit wird vom extrapyramidalmotorischen System über die myoneuralen Synapsen an den intrafusalen Fasern gesteuert.
Die absolute und relative Anzahl der Muskelspindeln schwankt. Im M. latissimus dorsi wurden 368 Muskelspindeln, aber nur 1,4 pro g Muskelgewicht gezählt, im M. abductor pollicis brevis dagegen insgesamt 80, jedoch 29,3 pro g Muskelgewicht. Auch in Augen- und Larynxmuskulatur, in den Mm. lumbricales und in der

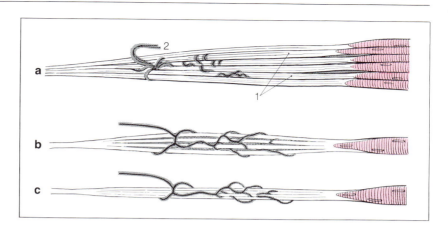

Abb. 15.28 **Golgi-Sehnenorgan, Funktionsschemata.**
a Sehnenorgan (Übersicht), **b** u.
c Sehnenorgan (Ausschnitt, vergrößert) bei entspanntem (**b**) und kontrahiertem (**c**) Muskel (nach Bridgeman).
1 Kollagenfasern
2 markscheidenhaltige Nervenfaser
(aus *Kahle, W.:* Nervensystem und Sinnesorgane, Taschenbuch der Anatomie, Bd. III, 3. Aufl. Thieme, Stuttgart 1979).

tiefen Portion des M. masseter kommen relativ viele Spindeln vor.

Sehnenorgane

Die **Sehnenspindel,** *Fusus neurotendineus* (Abb. 15.27, 15.28), liegt im muskelnahen Ende der Sehne. In der Sehnenspindel wird eine Gruppe von Kollagenfäserchen, deren gekammerte Zwischenräume je nach Sehnenspannung variabel weit sind, von knäuelförmigen (doldenförmigen) dendritischen Enden eines afferenten (Aβ-) Axons umgeben und durchdrungen. Der Bau ähnelt dem des Ruffinischen Körperchens. Eine Bindegewebskapsel hüllt die Sehnenspindel ein. Die Sehnenspindel ist ein Spannungsrezeptor.
Golgi-Mazzonische Körperchen, *Corpuscula lamellosa,* sind Lamellenkörperchen von ähnlichem Bau wie die Vater-Pacinischen Körperchen, aber kleiner. Sie kommen als Dehnungsrezeptoren an Sehnenansatzstellen vor. Rezeptoren im Nagelbett und in der Haut der Geschlechtsorgane gleichen ihnen. Ähnliche Körperchen an Gelenkkapseln vermitteln Lagesinnesempfindung.

Organe der Eingeweidesensibilität

H. Leonhardt

Als Organe der Eingeweidesensibilität werden verschiedenartige Strukturen zusammengefaßt; ihre Rezeptoren werden *Interozeptoren (Viszerozeptoren)* genannt. Eingeweidesensibilität wird durch *Nervengeflechte, Lamellenkörperchen* und *Glomusorgane* vermittelt.

Nervengeflechte

Nervengeflechte in der *Wand großer Gefäße,* des Sinus caroticus, einer Erweiterung der A. carotis communis oder der A. carotis interna, des Aortenbogens sowie großer Venen sprechen, physiologischen Untersuchungen zufolge, auf Dehnung an, hervorgerufen durch den arteriellen Blutdruck bzw. den zentralen Venendruck. Die dehnungssensitiven dendritischen Axonendigungen breiten sich meist zwischen Tunica adventitia und Tunica media aus, wobei sie Anschwellungen bilden. Endorgane ähnlich den Golgi-Sehnenorganen werden zudem beschrieben.
Nervengeflechte im Herzen sind in der Wand der Vorhöfe und der linken Kammer ausgebildet. Geflechte von A-Fasern sind Spannungsrezeptoren, die während der Vorhofkontraktion erregt werden. Geflechte von B-Fasern sprechen als Dehnungsrezeptoren auf den Wandzustand in der späten Füllungszeit der Vorhöfe und der linken Kammer an. Die Nervengeflechte liegen größtenteils subendothelial (s. Bd. II).
Nervengeflechte in der Lunge sind auf die Wand der Trachea, der Bronchien und der Bronchiolen verteilt. Sie wirken unter anderem als Dehnungsrezeptoren (s. Bd. II).
Nervengeflechte in der Wand des Magen-Darm-Traktes sind Teile des intramuralen Nervensystems (s. Bd. II).

Lamellenkörperchen

Lamellenkörperchen vom Typ der *Vater-Pacinischen Körperchen* in der Umgebung von Eingeweiden und von größeren Gefäßen sollen als Barorezeptoren der Regulation der lokalen Durchblutung dienen.

Glomusorgane

Die *Glomusorgane* werden zu den *Paraganglien* gerechnet (s. Bd. II). Die Paraganglien entstehen aus *Sympathikusanlagen* der Neuralleiste. Ihr Aufbau und das färberische Verhalten gleichen dem des Nebennierenmarks, des größten Paraganglions. Die Paraganglien werden im Hinblick darauf auch als „extramedulläre chromaffine Zellgruppen" bezeichnet.
Paraganglien kommen an vielen Stellen des Brust-, Bauch- und Beckenraums vor, sie sind zumeist Gefäßen angelagert. Die größten und am besten untersuchten sind das *Glomus caroticum* und die Zellgruppen um den Aortenbogen, die als *Glomus aorticum* zusammengefaßt werden. Beide sind im Zusammenhang der Interozeptoren zu besprechen.

Weitere Paraganglien, von denen nicht bekannt ist, ob sie allein endokrin tätig sind oder auch neuronale Funktionen ausüben, sind an der linken und rechten A. subclavia, am Bulbus superior der V. jugularis interna, an Ästen des N. vagus und des N. glossopharyngeus, im Ganglion inferius des N. vagus, am Abgang der A. mesenterica inferior (Zuckerkandl-Organ) und an zahlreichen anderen Stellen ausgebildet.

Das **Glomus caroticum,** ein linsenförmiges 0,5 bis maximal 8 mm langes, 3 mm breites Körperchen gilt als Chemorezeptor, der den O_2-Druck im Arterienblut mißt. Es liegt in der Gabel zwischen A. carotis externa und A. carotis interna. Das stark vaskularisierte Organ enthält Zellinseln, die aus zwei Arten epithelähnlicher Zellen bestehen. Die eine *chromaffine Zellart* produziert Katecholamingranula. Die andere Zellart, die den Schwann-Zellen zugerechnet wird, umschließt die katecholaminhaltigen Zellen.

Mit den chromaffinen Zellen bilden die markscheidenfreien dendritischen Enden afferenter Nervenfasern des *N. glossopharyngeus* synapsenartige Kontakte, präsynaptische Struktur ist die chromaffine Epithelzelle des Glomusorgans, die man zu den APUD-Zellen rechnet; *endokrine APUD-Zellen* können potentiell *neuroendokrine Neurone* sein, sie treten aber auch als *Rezeptorzellen* in Erscheinung (z. B. in der Wand des Magen-Darm-Traktes). Man nimmt an, daß die chromaffinen Glomuszellen *Rezeptorfunktion* ausüben und bei Verminderung des O_2-Druckes im Arterienblut einen Stoff freisetzen, der schließlich zur Erregung der afferenten Nervenfaser führt. Wie dieser Vorgang im einzelnen abläuft, ist noch wenig bekannt. Man muß auch damit rechnen, daß er nicht den ganzen Funktionszusammenhang widergibt. So wurden beim Menschen und weiteren Mammaliern in Epithelzellen des Karotiskörperchens vasoaktives intestinales Polypeptid (VIP), Enkephalin und Substanz P, zum Teil simultan mit Katecholaminen, nachgewiesen (s. auch Paraganglien, Bd. II).

Die *Nervenfasern*, die zum Atemzentrum in der Medulla oblongata ziehen, sind nach Austritt aus dem Körperchen schwach myelinisiert. Die Erregungen führen zu pressorischen Kreislaufreflexen.

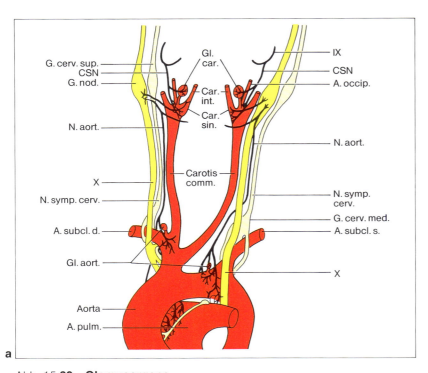
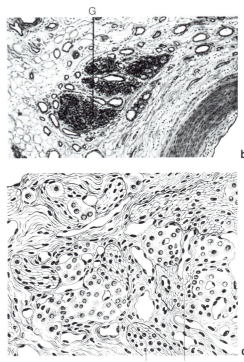

Abb. 15.29 Glomusorgane.

a Übersicht über die pressorezeptorischen und chemorezeptorischen Zonen des Hundes (aus *Keidel, W. D.:* Kurzgefaßtes Lehrbuch der Physiologie, 3. Aufl. Thieme, Stuttgart 1973).
Car. sin Karotissinus
G. cerv. sup. bzw. med. oberes bzw. mittleres Halsganglion des Sympathicus
G. nod. Ganglion inferius (nodosum) des Vagus
Gl. aort. Glomus aorticum
Gl. car. Glomus caroticum
CSN Karotissinusnerv
N. aort. Aortennerv
IX N. glossopharyngeus
X. N. vagus

b Anschnitt des Glomus caroticum (G) des Menschen im Bindegewebe zwischen den Karotiden (Hämatoxylin-Eosin-Färbung, Lupenvergrößerung) (aus *Bargmann, W.:* Histologie und mikroskopische Anatomie des Menschen, 7. Aufl. Thieme, Stuttgart 1977).

c Schnitt durch das Glomus caroticum (nach *Watzka*). Vergrößerung etwa 250fach.
1 Parenchymzellen
2 Nervenfasern

Das **Glomus aorticum** besteht aus zwei Gruppen von Zellnestern im Bindegewebe zwischen Aorta und Truncus pulmonalis (Abb. 15.**29**). Die Zellverbände sind ähnlich dem Glomus caroticum gebaut und erfüllen die gleichartige Aufgabe. Die afferenten Fasern des Körperchens laufen im N. vagus zur Medulla oblongata.

Weitere *Interozeptoren*, die die *Bluttemperatur im Kopf*, das *pH des Liquor cerebrospinalis*, den *osmotischen Druck des Blutpasmas* und die *arteriovenöse Blutzuckerdifferenz* messen, liegen nach physiologischen Untersuchungen im *Gehirn* selbst; messende Strukturen sind *Neurone* in spezifisch sensitiven Hirnarealen.

Geschmacksorgan

H. Leonhardt

Das Geschmacksorgan bildet am Eingang zum Verdauungstrakt den Rezeptorteil von zentralnervösen Kontrolleinrichtungen, die über die Zuträglichkeit oder Unzuträglichkeit von – dem Körper auf dem Speiseweg zugeführten – Stoffen urteilen und entscheiden. Auf hoher Ebene wird dieses Urteil unter Beteiligung des limbischen Systems „schmackhaft" oder „nicht schmackhaft" lauten, im Extrem unüberwindlichen Widerwillen erzeugen. Auf niedrigerer Ebene können für die Aufnahme oder Nichtaufnahme von Stoffen entscheidende Reflexe (Würgreflex, Brechreflex) ausgelöst werden. Das Geschmacksorgan ist hierin dem Geruchsorgan am Eingang in den Atemtrakt vergleichbar, zwischen beiden Organen besteht eine so enge Kooperation, daß in vielen Fällen die Beteiligung des einen Organs bei einem Sinneseindruck nicht oder nur schwer von der des anderen Organs abgegrenzt werden kann (in den alemannischen Dialekten steht oft „Schmecken" synonym für „Riechen").

Die vielfältigen Geschmäcke lassen sich auf die vier primären Geschmacksqualitäten süß, salzig, sauer und bitter zurückführen. Sie werden an verschiedenen Stellen der Zunge durch Geschmacksknospen bevorzugt wahrgenommen; am seitlichen Zungenrand vorn wird überwiegend süß, in der Mitte salzig, hinten sauer und (im Bereich der Papillae vallatae) bitter geschmeckt. Da diese Stellen von mindestens zwei Hirnnerven, dem N. VII und dem N. IX, versorgt werden, ist eine dissoziierte Geschmackslähmung (Ausfall nur einzelner Geschmacksqualitäten) möglich. Zahlreiche Geschmacksknospen nehmen nur eine der vier Geschmacksqualitäten wahr, andere auch zwei oder drei, niemals aber alle vier zugleich. Den Unterschieden der Geschmacksqualitäten lassen sich bisher keine morphologischen Unterschiede im Bau dieser Chemorezeptoren zuordnen.

Geschmacksknospe

Das Geschmacksorgan, *Organum gustus*, setzt sich aus der Summe der *Geschmacksknospen* zusammen. Beim Erwachsenen sind Geschmacksknospen weitgehend auf Papillen der Zunge beschränkt, sie liegen im Epithel der Blätterpapillen, *Papillae foliatae*, am Zungenrand und im Epithel der Wallpapillen, *Papillae vallatae*, in geringer Zahl auch im Epithel der Pilzpapillen, *Papillae fungiformes*. In den Papillae vallatae und foliatae sind die Geschmacksknospen in das Epithel eingelassen, das die Gräben und Furchen dieser Papillen auskleidet, die Papillae fungiformes besitzen dagegen Geschmacksknospen im oberflächlichen, freiliegenden Epithel. Seröse Drüsen, die in die Gräben der Papillae vallatae *(Ebnersche Spüldrüsen)* und in die parallelen Furchen der Papillae foliatae münden, spülen die Geschmacksstoffe weg. Von den geschätzten 2000–9000 Geschmacksknospen (die Zahlenangaben variieren stark) des erwachsenen Menschen sollen etwa 1000 in der Wand der Papillae vallatae liegen.

Beim Kind sind, verglichen mit dem Erwachsenen, Geschmacksknospen zahlreicher in den Papillae fungiformes und weiter verbreitet, sie kommen auch am Gaumen, an der Epiglottis und in der Plica aryepiglottica sowie in der Rachenschleimhaut der Pars oralis pharyngis vor.

Während der Embryonalentwicklung wird, beginnend beim Feten mit 17 mm Scheitel-Steiß-Länge, eine große Zahl von Geschmacksknospen angelegt, von diesen werden aber zahlreiche bereits vor der Geburt wieder rückgebildet. Da Geschmacksknospen, die nach Durchschneidung des Geschmacksnerven zunächst rückgebildet worden sind, unter dem Einfluß der neu auswachsenden, regenerierenden, Geschmacksfasern erneut entstehen, nimmt man an, daß auch in der Fetalentwicklung die Geschmacksknospenbildung von den Geschmacksfasern induziert wird.

Die *Geschmacksknospe*, *Caliculus gustatorius* (Geschmacksbecher) (Abb. 15.**30**), ist ein ovales, einer Tulpenknospe ähnliches Körperchen, das die ganze Höhe des mehrschichtigen Plattenepithels, etwa 70 µm, von der freien Oberfläche bis zur Basalmembran einnimmt und einen Durchmesser von etwa 40 µm besitzt. An der freien Oberfläche weist die Geschmacksknospe ein Grübchen, den Geschmacksporus, *Porus gustatorius*, auf.

Durch Mitosen der längsgestellten spindelförmigen Zellen, die eine Geschmacksknospe zusammensetzen, können neue Knospen entstehen, die – zunächst noch unvollständig voneinander getrennt – durch Plattenepithel zunehmend voneinander entfernt werden. Bei unvollständiger Trennung können Zwillingsknospen entstehen, die basal zusammenhängen.

Die Geschmacksknospe wird in ganzer Höhe von etwa 20 längsgestellten, spindelförmigen, der ovalen Bauchung des Organs durch Biegung angepaßten Zellen zusammengesetzt. Sie entsenden apikal Mikrovillusbüschel in den Geschmacksporus, die lichtmikroskopisch als „Geschmacksstiftchen" sichtbar sind. Basal treten Nervenfasern an die Geschmacksknospe heran.

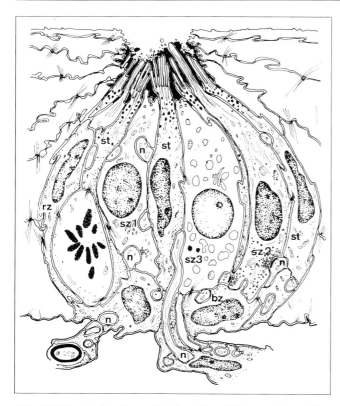

Abb. 15.**30 Halbschematische Darstellung einer Geschmacksknospe aus einer Papilla foliata des Kaninchens.** Der Stützzellapparat besteht aus Basalzellen bzw. Randzellen (rz) und satellitären Zellen (st). Die Sinneszellen (sz) liegen in der Regel isoliert.
Jugendliche Sinneszelle: sz 1
reife Sinneszelle: sz 2
absterbende Sinneszelle: sz 3
Die in den Geschmacksporus hineinragenden Zellausläufer der Sinnes- und Stützzellen besitzen verschiedene Kaliber. Das kontrastreiche Sekret im Geschmacksporus wird von den satellitären Zellen gebildet. Links: mitotische Teilung einer Rand- oder Basalzelle. Der Sinneszelltyp sz 1 ist besonders intensiv von Nervenendigungen umschlungen. Synaptische Kontakte sind nur am reifen Sinneszelltyp sz 2 nachweisbar. Die Basalzellen umfassen die Nervenfasern (n) ähnlich wie die Schwannschen Zellen (aus *Andres, K. H.*: Arch. Oto-Rhino-Laryng. 210 [1975] 1–41, in *Bargmann, W.*: Histologie und mikroskopische Anatomie des Menschen, 7. Aufl. Thieme, Stuttgart 1977).

Unter den die Geschmacksknospe zusammensetzenden Zellen unterscheidet man elektronenmikroskopisch drei Typen. Die *Typ-I-Zellen* besitzen ein dunkles Cytoplasma und einen länglichen Zellkern, sie produzieren ein Glykoprotein-Sekret, das durch Exozytose in den Geschmacksporus abgegeben wird. Die *Typ-II-Zellen* zeichnen sich durch helles Cytoplasma und einen großen runden Kern aus. Die *Typ-III-Zellen* liegen mehr basal und sind etwas kürzer. Wahrscheinlich handelt es sich bei den drei Zelltypen um Entwicklungsstadien der Sinneszellen, die sich ständig von der Peripherie der Geschmacksknospe aus erneuern.
Jede Geschmacksknospe wird von mehreren Nervenfasern versorgt und jede Nervenfaser hat über Kollateralen Beziehung zu mehreren Geschmacksknospen. Jede Nervenfaser der Geschmacksnerven innerviert sowohl die Geschmacksknospe *(intragemmale Fasern)* als auch mit Kollateralen das umgebende Epithel *(extragemmale Fasern)*. Die dünnen markhaltigen Aδ-Fasern verlieren mit Eintritt in die Geschmacksknospe die Markscheide. Die 2–3 intragemmalen Fasern verlaufen zwischen den Sinneszellen, wobei sie sich tief in diese einsenken. Die Geschmackszellen bilden Synapsen an den eingesenkten Axonendigungen.

Es ist unklar, wie die Geschmacksrezeptoren erregt werden. Diskutiert wird die Möglichkeit, daß die in der Mundhöhlenflüssigkeit gelösten Geschmacksstoffe indirekt über einen die Mikrovilli der Sinneszellen bedeckenden Polyelektrolyt-Film wirken, indem sie dessen Ordnung stören, woraus eine Veränderung der Ladungsdichte-Verteilung und Potential-Änderung an der Membran der Sinneszellen resultieren. Nach anderen Vorstellungen binden Geschmacksstoffe spezifische Proteine in den Geschmacksknospen.

Geschmacksleitung

Die Geschmacksleitung erfolgt aus den vorderen zwei Dritteln der Zunge über die *Chorda tympani* des N. facialis, aus dem hinteren Drittel (Papillae vallatae) über Geschmacksfasern des *N. glossopharyngeus* und aus dem Zungengrund und aus tieferen Regionen auch über den *N. vagus*. Die pseudounipolaren Perikarya liegen dementsprechend im Ganglion geniculi des N. VII und im Ganglion inferius der Nn. IX und X. Die Geschmacksfasern ziehen im Hirnstamm im Tractus solitarius zum rostralen Anteil des *Nucleus solitarius*, der die Perikarya des 2. Neurons der Geschmacksleitung enthält. Die Fasern des 2. Neurons kreuzen größtenteils zum Lemniscus medialis der Gegenseite, legen sich diesem medial an und enden im Nucleus ventralis posteromedialis thalami, einem sensorischen Relaiskern. Dieser projiziert in ein Feld am Fuß der hinteren Zentralwindung.

Ein anderer Teil der Fasern aus dem Nucleus solitarius zieht zum Hypothalamus. Diese Fasern scheren im Mittelhirn aus dem Lemniscus medialis aus und gelangen über den Pedunculus mamillaris zum Corpus mamillare. Weitere Fasern führen zum ventralen Haubenkern, aus dem die Erregungen über den Fasciculus longitudinalis dorsalis den Hypothalamus erreichen sollen.

Aus dem *Nucleus solitarius* austretende Fasern geben Kollateralen zu den Speichelkernen (Weg der reflektorischen Speichelsekretion) und zum dorsalen Vaguskern (reflektorische Magensaftsekretion).

Geruchsorgan

H. Leonhardt

Das Geruchsorgan bildet, vergleichbar dem Geschmacksorgan, eine Kontrolleinrichtung im Eingang in den Atemtrakt. Über das Geruchsorgan können, wie über das Geschmacksorgan, Zuwendung sowie Abwehrverhalten und Abwehrreflexe ausgelöst werden. Bei Abwehrreflexen (z. B. gegen Ammoniakdämpfe) kann auch die Reizung sensibler Fasern des N. trigeminus (V_2) beteiligt sein.

Das Geruchsorgan enthält, wie das Geschmacksorgan, Chemorezeptoren, die man in der Annahme, sie wirken auf Distanz, auch als Telerezeptoren bezeichnet – ein für das Geruchsorgan wenig zutreffender Ausdruck, da auch die Geruchsstoffe erst in unmittelbarer Berührung mit der Rezeptormembran zur Geruchssensation führen. Voraussetzung hierfür ist, daß die Geruchsstoffe sich in der oberflächlichen Schleimschicht, die das Geruchsorgan bedeckt, lösen und hierdurch Zugang zur Rezeptormembran gewinnen können. Die an der Rezeptormembran ablaufenden Vorgänge sind nicht hinreichend geklärt.

Man nimmt an, daß es auch, ähnlich wie beim Schmecken, primäre Riechqualitäten gibt und daß eine einzelne Sinneszelle nur eine bestimmte primäre Riechqualität registriert. Immerhin kann der Mensch aber mehr als 2000 Gerüche unterscheiden, und es bestehen Geschlechtsunterschiede der Geruchsempfindung, die im allgemeinen bei Männern weniger stark ausgeprägt ist als bei Frauen, und bei diesen am stärksten zur Zeit der Ovulation. Nebenniereninsuffizienz geht mit gesteigerter Geruchsempfindung einher. Einzelheiten sind aber nicht bekannt.

Das **Geruchsorgan**, *Organum olfactus*, nimmt beim Menschen, einem Mikrosmatiker, ein relativ kleines Areal von etwa 5 cm² der Nasenschleimhaut ein. Bei den Makrosmatikern dagegen, Tieren mit hochentwickeltem Geruchsinn, ist es weiter ausgebreitet (z. B. beim Hund bis auf etwa 100 cm²). Es erstreckt sich beim Erwachsenen als Riechschleimhaut, *Regio olfactoria* der Nasenschleimhaut, beiderseits vom Dach der Nasenhöhle über den oberen Umfang der oberen Muschel und ein entsprechendes Areal der Nasenscheidewand. Makroskopisch unterscheidet sich die Regio olfactoria von der übrigen Nasenschleimhaut, der *Regio respiratoria*, gelegentlich durch eine leicht gelbliche Färbung.

Die **Riechschleimhaut** ist 30–60 μm hoch und damit höher als die übrige Nasenschleimhaut. Die Zellen der Riechschleimhaut bilden ein annähernd dreireihiges Epithel, kenntlich an drei Kernreihen. Die obere Kernreihe gehört zu Stützzellen, die mittlere zu den Rezeptorzellen und die untere Kernreihe zu Basalzellen. Die Basalmembran der Riechschleimhaut ist, im Unterschied zu der der übrigen Nasenschleimhaut, dünn.

In der Embryonalentwicklung entsteht die Riechschleimhaut aus der Riechplakode beiderseits im Ektoderm des Stirnfortsatzes. Aus deren Epithelien entstehen Neurone, die basale Fortsätze, Neuriten, zum Riechhirn entsenden. Die Riechschleimhaut reicht während der Fetalzeit zunächst noch bis über die mittlere Muschel, bleibt später aber im Wachstum hinter der übrigen Nasenschleimhaut relativ zurück.

Die **Rezeptorzellen** (Abb. 15.**31**), insgesamt 10–20 Millionen, sind ihrer Entstehung und Differenzierung nach bipolare Nervenzellen (einzige Stelle des menschlichen Körpers, an der Nervenzellen an der Körperoberfläche liegen!), sie repräsentieren also primäre Sinneszellen (1. Neuron der afferenten Leitung). Das runde Perikaryon in mittlerer Höhe des mehrreihigen Riechepithels enthält den runden Zellkern. Der dendritische apikale Fortsatz der Rezeptorzelle überragt mit den Rezeptorstrukturen, dem Riechkolben und den Riechhärchen, die Schleimhautoberfläche beim Menschen im Unterschied zu makrosmatischen Tieren kaum. Elektronenmikroskopisch erweist sich der *Riechkolben* als flache Zytoplasmaanschwellung. Aus ihr gehen 6–8 (–20) *Riechhärchen* hervor, die im Anfangsteil ähnlich wie Kinozilien gebaut und bei manchen Species bis 80 μm lang, beim Menschen aber kürzer sind. Auf den Anfangsteil jeder Zilie mit den typischen $9 \times 2 + 2$ Tubuli folgt ein dünner, tubulusfreier Fortsatz. Die Zilien sind beim Menschen in der Längsachse der Zelle ausgerichtet und ragen größtenteils in einen die Schleimhaut bedeckenden Schleimfilm hinein; nur wenige Riechhärchen erreichen den Luftraum oder liegen zwischen Mikrovilli der Stützzellen. Im *Perikaryon* sind Neurotubuli und Ergastoplasmaschollen nachweisbar. Der *Neurit* geht basal von der Rezeptorzelle ab.

Die marklosen Neuriten mehrerer Rezeptorzellen vereinigen sich an der Epithelbasis zu dünnen Bündelchen, die von Schwann-Zellen eingehüllt sind und die *Nn. olfactorii* zusammensetzen. Diese treten nach Durchquerung der Lamina cribrosa in den *Bulbus olfactorius* ein, wo sie mit den Dendriten der Mitralzellen, des 2. Neurons der Riechbahn, komplizierte Synapsen, *Glomeruli olfactorii*, bilden. Etwa 100 erste Neurone werden jeweils auf ein zweites Neuron umgeschaltet (starke Konvergenz).

Die **Stützzellen**, beim Menschen gegenüber den Rezeptorzellen in der Mehrzahl, sind langgestreckt, reichen mit einem basalen, fußartig verbreiterten Fortsatz bis zur Basalmembran, sind mit einem hellen Zellkern versehen und können benachbarte Sinneszellen umscheiden.

Apikal bilden sie ein Schlußleistennetz. Die Stützzellen enthalten Tonofilamente, Lysosomen und tropfige Pigmenteinschlüsse, die der Riechschleimhaut gelegentlich die gelbliche Färbung verleihen. Sie produzieren ein schleimiges *Sekret*, das apikal zwischen stark entwickelten Mikrovilli ausgeschieden wird und das Epithel bedeckt. Die kurzen *Basalzellen*, an der Basalmembran gelegen, sind rund oder polygonal und mit Tonofilamenten und Lysosomen versehen.

Die Riechschleimhaut ist (nach Untersuchungen an Tieren) regenerationsfähig. Man beobachtet einerseits degenerierende Riechkolben und Riechhaare, die sich vom dendritischen Fortsatz ablösen. Andererseits gibt es Anhaltspunkte dafür, daß neue Rezeptorzellen aus Basalzellen hervorgehen können.

Die **Glandulae olfactoriae** (Bowmansche Spüldrüsen) stehen funktionell in enger Beziehung zum Riechepi-

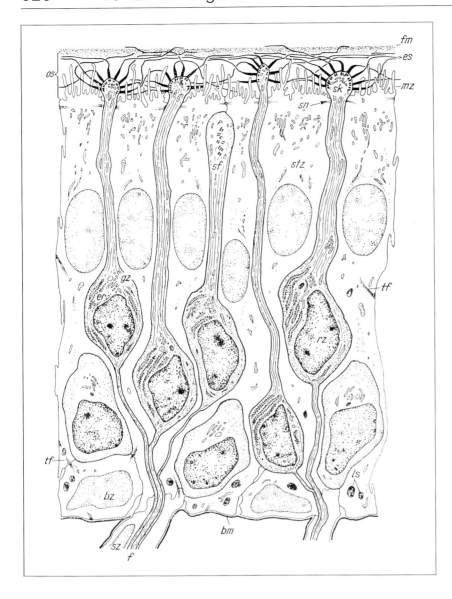

Abb. 15.**31 Schema des Riechepithels von Makrosmatikern** (aus *Andres, K. H.:* Zellforschg. 69 [1966] 140–154, in *Bargmann, W.:* Histologie und mikroskopische Anatomie des Menschen, 7. Aufl. Thieme, Stuttgart 1977).
bm Basallamina
bz Basalzellen
er Ergastoplasma
es Endspieße der Riechhärchen
fm Schleimfilm
gz Golgi-Zone
mz Mikrozotten
ls Lysosomen
os olfaktorischer Saum
rz Riechzelle (Sinneszelle)
sf Sinnesfortsatz
sk Sinneskolben (Riechkopf)
sn Schlußleiste
stz Stützzelle
sz Schwannsche Zelle
tf Tonofibrillen

thel. Die vorwiegend serösen Drüsen liegen in der Lamina propria. Es sind gewundene und aufgezweigte Schläuche mit weitem Lumen, in denen das sezernierende Epithel allmählich in das des Ausführungsganges übergeht. Die Drüsen, in denen helle und dunkle Drüsenzellen ausgebildet sind, lassen sich den Spüldrüsen vergleichen, mit denen die Geschmacksorgane der Zunge verbunden sind; ihr Sekret enthält u. a. reichlich Mucopolysaccharide. Bei Makrosmatikern parallelisiert der von ihnen hervorgebrachte Flüssigkeitsstrom die Riechhaare „wie Grashalme in einem Bach" und zwingt sie in Richtung zur Peripherie der Regio olfactoria, wo das Sekret vom Flimmerschlag des respiratorischen Epithels weitergeleitet wird. Das Drüsensekret ist zugleich Lösungsmedium der Riechstoffe und Spülmittel. Ein Versagen der Drüsentätigkeit führt daher ebenso wie eine Überflutung der Riechschleimhaut mit Sekret zu Störungen der Geruchswahrnehmung.

Organum vomeronasale

Das **Jacobsonsche Organ**, *Organum vomeronasale*, bei niederen Wirbeltieren wahrscheinlich ein Wassergeruchsorgan, kann beim Erwachsenen ausnahmsweise rudimentär als etwa 5 mm langer Kanal in der Schleimhaut des Nasenseptums dicht über dem Boden der Nasenhöhle erhalten sein und in diese münden. Die Wand des Kanals besteht lateral aus dem Epithel der Pars respiratoria der Nasenschleimhaut. Medial wird sie von einem Epithel gebildet, das dem Riechepithel ähnelt. Bei der Ratte zeigen Rezeptorzellen und Stützzellen an der freien Oberfläche charakteristische Unterschiede derart, daß die Rezeptorzellen längere Mikrovilli besitzen als die Stützzellen. Beim Neugeborenen ist das Rudiment regelmäßig noch nachzuweisen.

Als **N. vomeronasalis** bezeichnet man Nervenfasern, die bei niederen Wirbeltieren aus den Sinneszellen des Vomeronasalorgans kommen. Sie ziehen mit den Nn. olfactorii durch die Lamina cribrosa zum *Bulbus olfactorius accessorius*, dorsolateral hinter dem Bulbus olfactorius gelegen.

Als **N. terminalis** wird ein Bündelchen von Nervenfasern zusammengefaßt, die auch beim Menschen regelmäßig vorkommen. Sie bilden in der Riechschleimhaut des Nasenseptums ein dichtes Geflecht, das auch Gruppen von Nervenzellen enthält. Der N. terminalis zieht durch die Lamina cribrosa zum *Ganglion terminale*, das hinter der Crista galli medial vom Bulbus olfactorius und vom N. vomeronasalis nachgewiesen wird, und gelangt weiter, medial vom Tractus olfactorius, zur Lamina terminalis. Die Fasern treten in der Gegend des Vorderrandes der Stria olfactoria medialis in das Gehirn ein. Über einen Zusammenhang des Nerven mit dem Vomeronasalorgan, über seine Bedeutung und über weitere Verbindungen ist nichts Sicheres bekannt.

Sehorgan

P. Leuenberger, G. Töndury, K. Zilles

Zum *Sehorgan, Organum visus,* gehören der *Augapfel, Bulbus oculi,* mit dem *Nervus (Fasciculus) opticus,* der *Bewegungsapparat* des Bulbus und als Schutzorgane die *Augenlider, Palpebrae,* mit der *Augenbindehaut, Conjunctiva,* und der *Tränenapparat* mit der *Tränendrüse* und den *Tränenwegen.*

Augapfel

Der *Bulbus oculi* liegt im vorderen Teil der knöchernen Augenhöhle, *Orbita,* 1–2 mm näher der temporalen, oberen als der nasalen, unteren Wand (Abb. 15.32). Er wird in den hinteren zwei Dritteln von einem großen Fettkörper, *Corpus adiposum orbitae,* umfaßt und getragen. Eine feine bindegewebige Gleithülle, *Vagina bulbi* (Tenonsche Kapsel), die den Bulbus von der Austrittsstelle des N. opticus bis zum Sulcus sclerae vom Corpus adiposum trennt, bildet eine Art Gelenkpfanne, in der er sich bewegt.

Übersicht

Der Augapfel, *Bulbus oculi,* hat annähernd Kugelgestalt. Er besteht aus zwei Abschnitten, Segmenten zweier Kugeln von verschiedenem Durchmesser. Der vordere Abschnitt wird von der *Hornhaut, Cornea,* gebildet und ist stärker gekrümmt als der hintere Abschnitt; er hat einen Radius von 7,75 mm und ist durchsichtig. Der hintere, größere Abschnitt ist undurchsichtig und bildet etwa fünf Sechstel der ganzen Zirkumferenz des Bulbus. Die Abweichung der Kugelform wird durch eine ringförmige Einziehung des Bulbus, *Sulcus sclerae,* unterstrichen.
Am Bulbus oculi unterscheidet man einen *vorderen* und einen *hinteren Pol,* einen *Äquator,* dessen Ebene senkrecht zur Augenachse steht, und *Meridiane,* die von Pol zu Pol über die Bulbusoberfläche laufen. Der *Polus anterior* entspricht dem zentralen Punkt der Hornhautkrümmung, der *Polus posterior* der stärksten

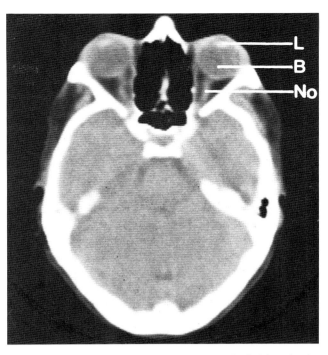

Abb. 15.**32** „Horizontalschnitt" durch die Orbitae in der Computertomographie (CT). Sichtbar sind die nasalen und temporalen Begrenzungen der trichterförmig sich nach hinten verengenden Orbitae, ebenso die angenähert S-förmig verlaufenden Nn. optici (No) sowie die Bulbi (B) mit den Linsen (L) in ihren vorderen Abschnitten.

Rückwärtskrümmung des hinteren Segmentes (Abb. 15.33). Die Austrittsstelle des N. opticus aus dem Bulbus liegt 3–4 mm nasal von ihm. Die äußere Verbindungslinie der beiden Pole bildet die geometrische Augenachse, *Axis bulbi externus.* Sie hat beim normalsichtigen Auge eine Länge von ca. 24 mm. Als *Axis bulbi internus* wird die Entfernung von der Hinterfläche der Hornhaut bis zur Innenfläche der Netzhaut bezeichnet, ihre Länge beträgt ca. 21 mm. *Axis opticus* ist die durch die Krümmungsmittelpunkte der verschiedenen Brechungsmedien des Auges durchgehende Linie. Sie fällt praktisch mit der geometrischen oder anatomischen Augenachse zusammen. Beide Achsen treffen im Augenhintergrund die Stelle des schärfsten Sehens, die *Fovea centralis,* nicht; die *Linea visus* weicht in einem Winkel von 4–7° von der optischen Achse nach hinten lateral und etwa um 3° 5' nach unten ab (Abb. 15.33). Die optischen Achsen beider Augen sind beinahe parallel, entsprechen also nicht den Achsen der Orbitae, die nach vorne lateral gerichtet sind. Die Nn. optici hingegen folgen den Achsen der Augenhöhlen, verlaufen also nicht parallel (Abb. 15.32).
Die beiden Augen haben in Ruhelage einen Abstand von etwa 64 mm, gemessen zwischen den Mitten der Pupillen. Der Augenabstand scheint von der Breitenentwicklung der Nasen- und ihrer Nebenhöhlen abhängig zu sein.
Der äußere transversale Bulbusdurchmesser beträgt im Mittel 24,14 mm, der vertikale 23,48 mm, das

528 15 Sinnesorgane

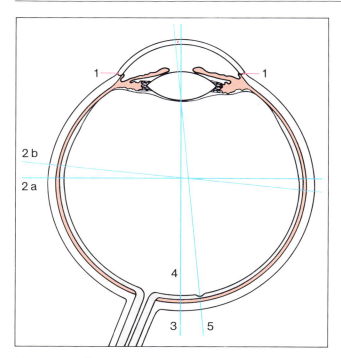

Abb. 15.**33** Schematischer Horizontalschnitt durch den Bulbus oculi mit eingetragenen Augenachsen.
1 Sulcus sclerae
2 Aequator bulbi
 a geometrisch
 b anatomisch
3 Axis bulbi externus, äußere Verbindungslinie beider Augenpole
4 Axis bulbi internus, Verbindungslinie zwischen Hornhauthinterfläche und Innenfläche der Retina
5 Linea visus, Verbindungslinie zwischen Blickpunkt, mittlerem Knotenpunkt und Fovea centralis

mittlere Gewicht 7,29–7,83 g und das Volumen 6,5 cm³.

Bauteile des Auges

Die **Wand des Augapfels** wird von drei Häuten gebildet, die sich baulich und funktionell im vorderen und hinteren Bulbusabschnitt unterscheiden (Abb. 15.**34**).
Die *Tunica fibrosa bulbi, äußere Augenhaut,* besteht aus der durchsichtigen, gefäßlosen *Hornhaut, Cornea,* und der *Lederhaut, Sclera,* und hält zusammen mit dem intraokularen Druck Größe und Form des Auges weitgehend konstant, kann also als Skelett des Bulbus oculi bezeichnet werden.
Die *Tunica vasculosa bulbi, mittlere Augenhaut,* folgt als gefäßführende Haut unmittelbar auf die Sclera; zu ihr gehören im hinteren Bulbusabschnitt die *Choroidea (Aderhaut),* im vorderen das *Corpus ciliare (Ziliarkörper)* und die *Iris (Regenbogenhaut).* In der Augenheilkunde werden ihre drei Abschnitte zusammenfassend als *Uvea* bezeichnet.
Die *Tunica interna (sensoria) bulbi, innere Augenhaut,* kleidet das Innere des Bulbus oculi aus und besteht aus der *Retina (Netzhaut),* an der zwei, durch einen kapillären Spalt getrennte Blätter unterschieden werden,

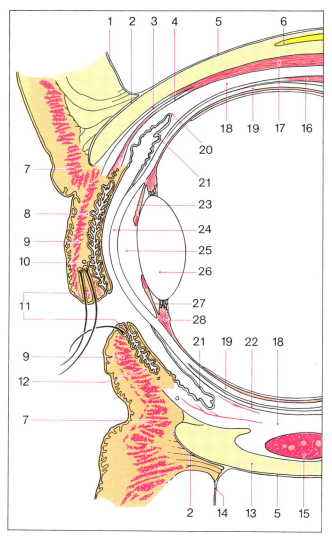

Abb. 15.**34 Paramedianer Sagittalschnitt durch die Augenlider, die vordere Hälfte der Orbita und des Augapfels.**
1 Periost des Os frontale
2 Septum orbitale
3 Lamina superficialis ⎤ des M. levator palpebrae
4 Lamina profunda ⎦ superioris
5 Periorbita
6 N. supraorbitalis
7 M. orbicularis oculi
8 Tarsus palpebrae superioris
9 Pars palpebralis des M. orbicularis oculi
10 Arcus tarseus superior
11 Randteil des M. orbicularis oculi
12 Tarsus palpebrae inferioris
13 Corpus adiposum orbitae
14 Periost der Maxilla
15 M. obliquus inferior
16 Sehne des M. rectus superior
17 M. levator palpebrae superioris
18 Capsula bulbi
19 Sclera
20 Fornix conjuctivae superior
21 Conjunctiva bulbi   25 Vordere Augenkammer
22 Sehne des M. rectus inferior   26 Linse
23 Iris   27 Hintere Augenkammer
24 Cornea   28 Corpus ciliare

die *Pars pigmentosa (Pigmentepithel)* und die nach innen folgende *Pars nervosa*, in deren lichtempfindlichem Teil, *Pars optica*, die Photorezeptoren liegen. In der vorderen Bulbushälfte überzieht sie als *Pars ciliaris retinae* die Innenseite des Corpus ciliare, als *Pars iridica retinae* die Hinterfläche der Iris. Pars ciliaris und Pars iridica werden als *Pars caeca retinae* zusammengefaßt, da sie keine Photorezeptoren enthalten. Die scharfe, gezackte Grenze zwischen der Pars optica und der Pars caeca retinae ist die *Ora serrata*.

Die **inneren Strukturen des Augapfels** sind im Sagittalschnitt durch den Bulbus oculi (Abb. 15.**34**) zu erkennen. Hinter der Cornea folgt die von *Kammerwasser, Humor aquosus*, gefüllte *vordere Augenkammer, Camera anterior bulbi*, die von der Vorderfläche der Iris bis an die Hinterseite der Cornea reicht und durch die *Pupille* mit der *hinteren Augenkammer, Camera posterior bulbi*, kommuniziert. Die Pupille wird vom *Margo pupillaris der Iris* umfaßt und ist in ihrem Durchmesser je nach Lichtstärke und Entfernung des angeschauten Gegenstandes variabel. Die Iris funktioniert als rasch verstellbare Blende.

Die zwischen Pupille und Glaskörper, an den Fibrae zonulares der *Zonula ciliaris* aufgehängte, glasklare *Linse, Lens (crystallina)*, ist eine bikonvexe, kreisförmige Scheibe, die vorne schwächer gekrümmt ist als hinten. Sie hat vorne einen Krümmungsradius von 8–10 mm, hinten von 6 mm. Man unterscheidet an ihr die *Facies anterior*, die *Facies posterior*, den *Äquator*, einen vorderen und einen hinteren Pol und zwischen beiden den *Axis lentis*. Linse, Zonula ciliaris und M. ciliaris bilden zusammen den *Akkomodationsapparat* des Auges.

Das *Corpus vitreum, Glaskörper*, erfüllt die *Camera vitrea bulbi*, die zwischen der Linse, dem Corpus ciliare und der Retina gelegen ist. Es besteht aus einer wasserklaren Gallerte, *Humor vitreus*, und wird vom *Canalis hyaloideus* durchsetzt, der vom Discus nervi optici bis zur Hinterfläche der Linse reicht und beim Fetus die von Mesenchym begleitete *A. hyaloidea* enthält.

Der *N. opticus, Sehnerv*, verläßt ca. 3–4 mm nasal von der Fovea centralis am *Discus nervi optici (Papilla optica)* den Augapfel.

Der *vordere Bulbusabschnitt* enthält den *lichtbrechenden Apparat*, die durchsichtige Cornea, die von Kammerwasser erfüllte vordere Augenkammer und die Linse; der *hintere Abschnitt* den *Wahrnehmungsapparat* mit den Photorezeptoren in der Netzhaut.

Morphogenese

Retina, Pigmentepithel und N. opticus sind Derivate des Diencephalon, Linse und Epithel der Cornea Abkömmlinge der präsumptiven Epidermis, alle anderen Strukturen des Bulbus oculi sind Derivate des Kopfmesenchyms.

Die erste Anlage des Auges ist bereits bei Embryonen mit wenigen Somiten nachweisbar: Im Bereich des noch offenen Prosencephalon ist jederseits eine Grube, *Fovea optica*, ausgebildet, die nach Neuralrohrschluß zur kugeligen Augenblase wird und unter Verdrängung des Mesenchyms bis unter die präsumptive Epidermis vorwächst. Nach Schluß des vorderen Neuroporus sammelt sich Liquor in den Hirnkammern und in den mit ihnen breit verbundenen *Augenblasen* (Sehventrikel) und setzt die Wand unter Druck. Liquordruck und regionales Mitosemuster scheinen bei der Bildung der Augenblasen eine Rolle zu spielen.

Der proximale Teil der Augenblasen wird zum Augenblasenstiel, dem Vorläufer des N. opticus, der distale Teil flacht sich vorne ab und verdickt sich zum *Netzhautdiskus*, der 5–6 Zellkernlagen und eine schmale kernfreie Randzone aufweist (Abb. 15.**35**). Er unterlagert die Epidermis, die sich verdickt und zur *Linsenplakode* wird. Bei der Weiterentwicklung spielen, wie experimentelle Befunde ergeben haben, Wechselwirkungen zwischen Augenblasen und umgebendem Gewebe eine entscheidende Rolle. So wurde nachgewiesen, daß das der Augenblase unmittelbar anliegende Mesenchym für das normale Wachstum der Augenblase unentbehrlich ist, und der Kontakt des Netzhaut-

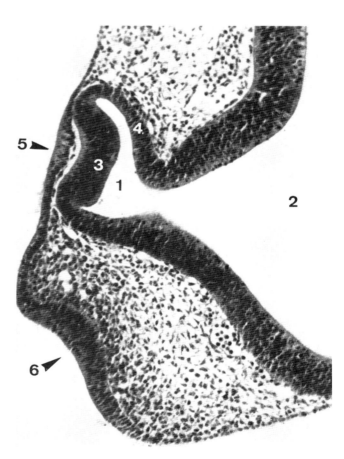

Abb. 15.35 Anlage des Auges eines Embryo von 3,5 mm SSL.
1 Ventriculus opticus
2 Ventriculus prosencephali bzw. III. Ventrikel
3 Netzhautdiskus bzw. inneres Blatt des Augenbechers
4 äußeres Blatt des Augenbechers
5 Linsenplakode bzw. Linsengrübchen
6 Nasenplakode

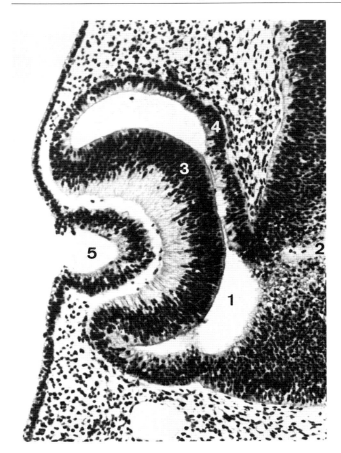

Abb. 15.**36** **Anlage des Auges eines Embryo von 5 mm SSL.**
1 Ventriculus opticus
2 Ventriculus prosencephali bzw. III. Ventrikel
3 Netzhautdiskus bzw. inneres Blatt des Augenbechers
4 äußeres Blatt des Augenbechers
5 Linsenplakode bzw. Linsengrübchen

diskus mit der präsumptiven Epidermis die Anlage der Linsenplakode induziert. Im Spätsomitenstadium sinkt die Linsenplakode ein und bildet das Linsengrübchen (Abb. 15.**36**), das sich bald von der Epidermis löst und zum Linsenbläschen wird. Hand in Hand mit der Bildung des Linsenbläschens wandelt sich die Augenblase in den Augenbecher um.

Der *Augenbecher* ist zweischichtig und besteht aus einem Außenblatt, der die Pars pigmentosa retinae, und einem Innenblatt, der die Pars nervosa retinae liefert. Beide Blätter gehen im Augenbecherrand ineinander über (Abb. 15.**37**). Durch den Einstülpungsprozeß wird der Sehventrikel verdrängt, bleibt aber als virtuelle, Pars nervosa und Pars pigmentosa trennende Spalte zeitlebens erhalten.

Die Umwandlung der Augenblase in den Augenbecher bleibt ventral unvollständig. Hier bildet sich die *embryonale Augenspalte*, ein vom Grund des Augenbechers in ventraler Richtung verlaufender Einschnitt, der auch auf den Augenbecherstiel übergreift (Abb. 15.**37**, 15.**38**) und Blutgefäßen und Mesenchym den Weg in den primären Glaskörperraum freigibt. In Abb. 15.**38** ist die durch die embryonale Augenspalte eingedrungene Arterie zu sehen. Es handelt sich um die *A. hyaloidea*, einen Ast der A. ophthalmica, die die inneren Schichten der Retina und das Linsenbläschen versorgt. Mit fortschreitendem Wachstum des Augenbechers nähern sich die Spaltränder und verschmelzen miteinander, ein Prozeß, der in den mittleren Teilen beginnt und proximal und distal weitergeht. Die embryonale Augenspalte erscheint bei Embryonen von 5–8 mm SSL und ist im Stadium von 12–15 mm SSL bereits verschwunden. Dank ihrer Bildung bleiben Retinablatt und epitheliale Anlage des Sehnerven in breiter Verbindung, so daß die aus der Retina auswachsenden Nervenfasern in den Augenbecherstiel eindringen und hirnwärts vorwachsen können (Abb. 15.**39**, 15.**40**). Die tiefste Stelle der Spalte liegt im

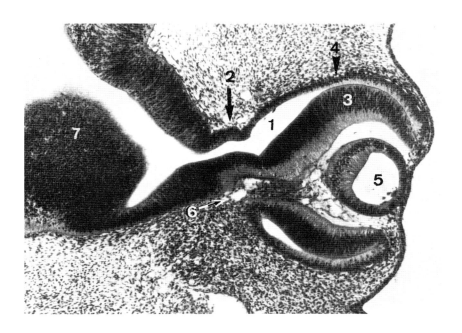

Abb. 15.**37** **Augenbecher eines Embryo von 9 mm SSL.**
1 Ventriculus opticus
2 Augenbecherstiel
3 inneres Blatt des Augenbechers
4 äußeres Blatt des Augenbechers
5 Linsenbläschen
6 embryonale Augenspalte
7 Diencephalon mit III. Ventrikel

Sehorgan

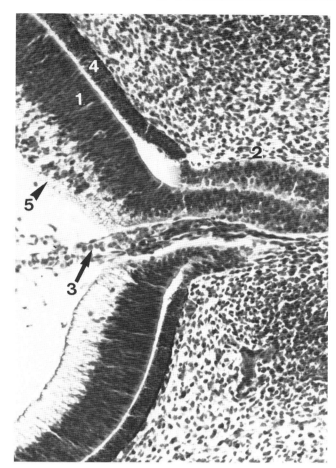
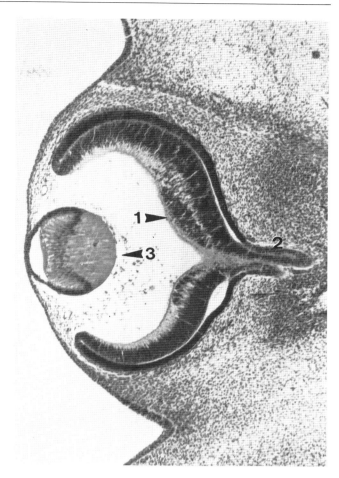

Abb. 15.**38 Hinterer Abschnitt der Augenbecheranlage eines Embryo von 14 mm SSL.** Übergang des inneren Retinalblattes (1) in den noch epithelialen Augenbecherstiel (2) und die angeschnittene Arteria hyaloidea (3), die in Begleitung von Mesenchym in den primären Glaskörperraum vorgewachsen ist. 4 = äußeres Retinablatt. Die zentralen Partien der Retina haben den Differenzierungsprozeß bereits eingeleitet (5).

Abb. 15.**39 Anlage des Bulbus oculi bei einem Embryo von 16 mm SSL.** Die Differenzierung des inneren Retinablattes ist bereits fortgeschritten (1), die ersten Axone der sich differenzierenden Ganglienzellschicht haben den Augenbecherstiel (2) erreicht; die aus dem hinteren Epithel des Linsenbläschens entstehenden Fasern füllen die Lichtung beinahe aus. 3 = Linse.

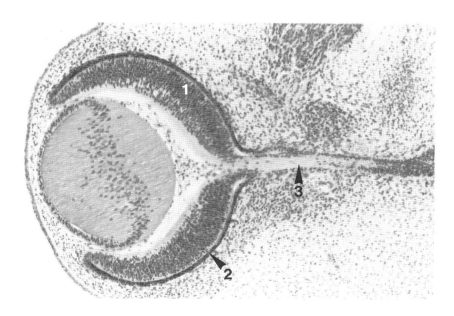

Abb. 15.**40 Anlage des Bulbus oculi eines Embryo von 25 mm SSL.** Beachte die Fortschritte des Wachstumsprozesses der Linse und des Augenbechers (1). Das Pigmentblatt (2) ist einschichtig, die Zellen enthalten Melaningranula; die Fasern aus der Ganglienzellschicht der Retina sind weiter hirnwärts vorgewachsen (3), die Zellen des Augenbecherstiels liefern das Gliagerüst des N. opticus.

Zentrum des Augenbechers; ihr entspricht der Discus nervi optici im fertigen Bulbus.

Unterbleibt der Verschluß der Augenspalte, dann entsteht ein *Colobom,* eine seltene Hemmungsmißbildung, die immer im unteren, nasalen Quadranten des Bulbus oculi ihren Sitz hat und den ganzen Bulbus oder nur Teile desselben betrifft. Bei einem Iriskolobom zeigt der untere, periphere Rand der Pupille eine Einkerbung; es sind zudem Kolobome des Corpus ciliare, der Choroidea oder der Linse bekannt.

Im Verlaufe der beschriebenen Entwicklung verdichtet sich das Mesenchym um den Augenbecher und unter dem Hornhautepithel und bildet eine dichte, zellkernreiche Hülle, aus der sich die Sklera, die Choroidea, die Substantia propria corneae und das Stroma der Iris und des Corpus ciliare entwickeln, so daß bei Embryonen von 17–20 mm SSL die Anlage aller wesentlichen Bestandteile des Bulbus oculi vorhanden ist (Abb. 15.40).

Entwicklung der Augenbecherwand. Der Augenbecher ist zweischichtig, das innere Blatt liefert die nervösen und die Gliaelemente der Retina, das äußere Blatt wird zum Pigmentepithel.

Das ursprünglich mehrreihige *Pigmentepithel* (Abb. 15.36–15.38) wird einschichtig (Abb. 15.39–15.40). Bei Embryonen von 7–9 mm SSL treten in der Nähe des Augenbecherrandes erste gelbliche Pigmentkörnchen auf, die rasch schwarz werden und an Zahl zunehmen. Im Stadium von 15–20 mm SSL ist das Pigmentepithel als schwarzer Saum des Augenbechers durch das Integument hindurch zu erkennen (Abb. 15.40). Beim Pigment handelt es sich um Melaninpigment, das von den Epithelzellen selbst und *nicht* von Zellen der Neuralleiste gebildet wird.

Das *Netzhautblatt* läßt schon sehr früh (Abb. 15.36) zwei Abschnitte erkennen, eine breite zentrale Zone mit sehr hohem Epithel, die die *Pars optica retinae* liefert, und eine kürzere und schmälere periphere Zone, die zur *Pars caeca retinae* wird.

Die *Pars optica retinae* besteht wie die embryonale Hirnwand aus der zellkernreichen *Zona ventricularis* und der kernlosen *Zona marginalis* (Abb. 15.36). Die Zellkerne der Neuroepithelzellen bilden in der Ventrikulärzone Reihen, die senkrecht gegen den Sehventrikel gerichtet sind. Mitosen treten nur im Augenbecherrand und in der dem Pigmentepithel zunächst liegenden, ventrikulären Schicht auf. Autoradiographische Analysen von embryonalen, mit ^{3}H-Thymidin markierten Retinae haben gezeigt, daß die Zellkerne der teilungsbereiten, unreifen Retinoblasten (= Neuroblasten) während der späten S- und der G_2-Phase in der ventrikulären Schicht in Richtung zum Sehventrikel wandern, wo sie sich teilen. Nach Abschluß der Teilung kehren die Zellkerne der Tochterzellen in die inneren Schichten der ventrikulären Zone zurück, wo sie sich durch DNS-Synthese auf eine neue Teilung vorbereiten.

Die Differenzierung der verschiedenen Netzhautschichten beginnt bei Embryonen von 12–16 mm SSL im Zentrum der Retina und schreitet gegen den Augenbecherrand fort (Abb. 15.38, 15.39). Nicht mehr teilungsfähige „Neuroblasten", die Proneurone, verlassen die Ventrikulärzone und dringen zur Zona marginalis vor, unter der sie eine Zellschicht, die der kortikalen Platte bei der Histogenese der Hirnrinde vergleichbar ist, bilden. Eine schmale, kernarme Zone (intermediäre Zone) trennt diese von der ventrikulären Zone (Abb. 15.39). Die Zellen dieser Proneuronenschicht liefern die multipolaren Ganglienzellen, deren Axone die Nervenfaserschicht aufbauen und in den Augenbecherstiel vorwachsen (Abb. 15.39, 15.40), und die Amakrinen und Müllerschen Stützzellen. Die Zellen der verbliebenen Ventrikulärzone werden zu Bipolaren und Horizontalzellen, sowie zu Stäbchen- und Zapfenzellen. Danach differenzieren sich die multipolaren Ganglienzellen, die die Verbindung der Retina mit den optischen Hirnzentren herstellen, zuerst, die lichtempfindlichen Stäbchen- und Zapfenzellen zuletzt; zur Zeit der Geburt ist die Retina funktionsfähig.

Entwicklung der Linse. Das von einer Basalmembran überzogene Linsenbläschen hat sich bei Embryonen von 8–10 mm vollständig von der Epidermis abgeschnürt. Es wird vom Augenbecher umfaßt (Abb. 15.37). Am Bläschen unterscheidet man das vordere, kubische, und das hintere Epithel, dessen Zellen zylindrisch werden und zu Fasern auswachsen (Abb. 15.39). Ende des 2. Monats ist das Lumen des Linsenbläschens obliteriert und an Stelle des Linsenbläschens ist ein kompakter Körper getreten, der von einer homogenen, kohlenhydratreichen Linsenkapsel, *Capsula lentis,* umgeben ist (Abb. 15.40, 15.41). Die aus den Zellen des hinteren Epithels entstandenen, primären oder embryonalen Linsenfasern, bilden den späteren embryonalen Linsenkern.

Bereits bei Embryonen von 22 mm SSL beginnt die Faserbildung am Äquator. Die sich neu bildenden Fasern legen sich auf die Oberfläche bereits abgelegter Fasern und verlängern sich rasch gegen die beiden Linsenpole. Sie vereinigen sich in der Y-förmigen Linsennaht, *Linsenstern,* wobei sie sich in gebogenen Linien von der Naht im Bereiche des vorderen Poles zur Naht am hinteren Pol erstrecken. Keine Faser ist von Pol zu Pol ausgespannt. Mit Beginn der Umwandlung in Fasern verlieren die Zellen ihr Teilungsvermögen; Mitosen findet man nur im adäquatornahen Linsenepithel, wo die Zellen einen größeren Kern mit prominenten Nucleoli haben.

Wachstum und Form der Linse stehen unter der Kontrolle regulierender Faktoren. Linsengröße und -wachstumsrate zeigen eine strenge Korrelation mit der Oberflächenentfaltung der sich differenzierenden Retina. Wachstumshemmende Faktoren werden möglicherweise von der Linse selbst gebildet.

Die Faserbildung am Äquator dauert über das fetale Leben hinaus fort und führt zur Bildung immer neuer, von Linsenfasern gebildeter Schalen, die präparatorisch aufgeblättert werden können und sich mit dem Spaltlampenmikroskop als Diskontinuitätsflächen erkennen lassen. Beim Neugeborenen beträgt die Zahl

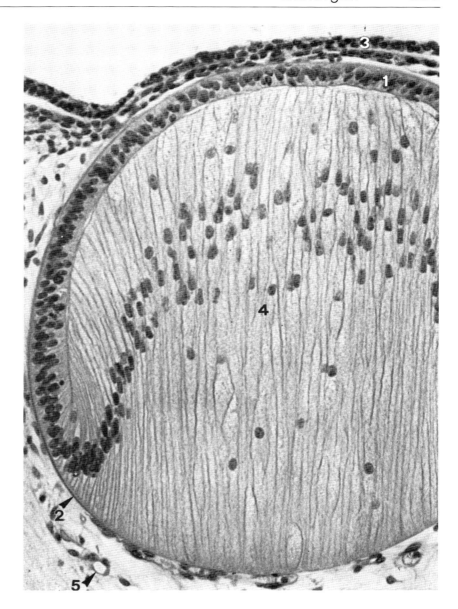

Abb. 15.41 **Sagittalschnitt durch die Linsenanlage eines Embryo von 18 mm SSL.** Die aus dem hinteren Epithel des Linsenbläschens hervorgegangenen Linsenfasern haben die Hinterfläche des Epithels erreicht, vom Äquator aus hat die Bildung sekundärer Fasern eingesetzt. Beachte die regelmäßige Zellkernschleife im Äquatorbereich und die Kapillaren in der Tunica vasculosa lentis.
1 Linsenepithel
2 Linsenkapsel
3 Epithel der Cornea, von Mesenchym unterlagert
4 primäre Linsenfasern
5 Kapillare der Tunica vasculosa lentis

der Schalen ca. 1400, beim Erwachsenen über 2000. Im Laufe des Wachstums ändert die Linse ihre Form; sie ist bei Embryonen von 10–30 mm SSL oval, hat einen längeren sagittalen als transversalen Durchmesser, bei Feten von über 35 mm SSL hat sie einen längeren transversalen als sagittalen Durchmesser (Abb. 15.**41**, 15.**42**). Die Zellkerne im Inneren der Linse werden pyknotisch und verschwinden, in der Äquatorzone bilden sie sehr regelmäßige, nach hinten konvexe Schleifen.

An die *Capsula lentis*, eine Bildung des Linsenepithels, schließt sich nach außen die *Tunica vasculosa lentis* an, eine zarte, mesenchymale, kapillarreiche Hülle, die die Linse zuerst hinten und lateral (Abb. 15.**40**, 15.**41**), dann auch vorne umgibt und ernährt. Das Kapillarnetz an der Innenseite der Linse, das von Ästen der A. hyaloidea gespeist wird, beginnt zusammen mit dem Mesenchym schon früh zu atrophieren und ist nach dem 7. Monat samt der Arterie und ihren Ästen verschwunden. Einige Wochen vor der Geburt bildet sich auch der vordere Abschnitt der Gefäßkapsel, *Membrana pupillaris*, der von Ästen der Aa. ciliares durchblutet wird, zurück. Abnormerweise kann die Membran persistieren, *Membrana pupillaris persistens*, und als feste, undurchsichtige Membran die Pupille verschließen, oder es bleiben Überreste erhalten, die als feine Stränge die Pupille durchziehen.

Äußere Augenhaut

Die *äußere Augenhaut, Tunica fibrosa bulbi*, ist im vorderen Segment als Hornhaut, *Cornea*, im hinteren als Lederhaut, *Sclera*, differenziert.

Cornea

Das vordere durchsichtige Bulbussegment, die *Cornea*, hat im Auge des Erwachsenen einen Durchmesser von ca. $11,5 \pm 0,6$ mm. Dieser Durchmesser ist außerordentlich konstant. Kleinere und größere Werte

534   15 Sinnesorgane

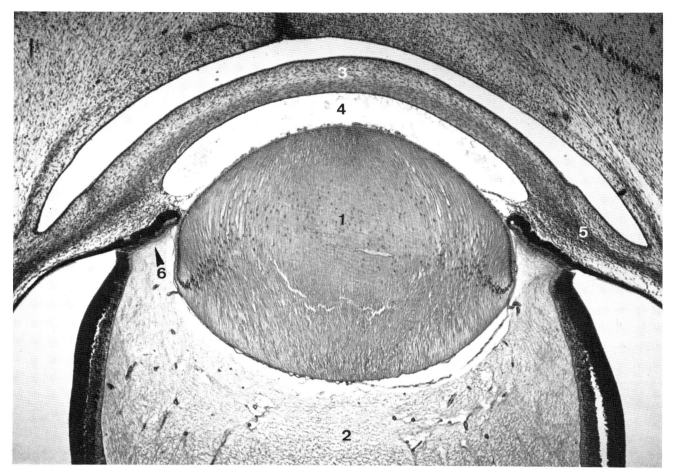

Abb. 15.**42 Sagittalschnitt durch die vordere Bulbushälfte eines Fetus von 60 mm SSL.** Beachte den exzentrisch gelegenen embryonalen Linsenkern, dessen Fasern z. T. bereits kernlos sind, die äquatorialen Kernschleifen und die Membrana pupillaris an der Vorderfläche der Linse.

1 embryonaler Linsenkern
2 Corpus vitreum
3 Cornea
4 Camera anterior
5 Sclera
6 Pars caeca retinae

haben, klinisch gesehen, große pathognomonische Bedeutung. Die Dicke der Hornhaut ist von ihrem Hydratationszustand abhängig; normalerweise beträgt sie 0,7 mm. Da sie stärker gewölbt ist als die Sclera, gleicht sie einem dem Augapfel aufgesetzten Uhrglas. Histologisch besteht die Cornea aus der *Substantia propria,* die außen von einem 5–7 schichtigen, unverhornten *Epithel,* dem *vorderen Hornhautepithel,* und innen von einem *Endothel,* dem *hinteren Hornhautepithel,* überzogen ist. Sie besteht aus ca. 200 Lamellen aus parallel verlaufenden kollagenen Fasern. Das Hornhautepithel wird von der *Lamina limitans externa (anterior) (Bowmansche Membran),* das Endothel von der *Lamina limitans interna (posterior) (Descemetsche Membran)* unterlagert. Die Lamina limitans anterior besteht aus einem Filz kollagener Fibrillen, die Lamina limitans posterior erscheint lichtmikroskopisch homogen (Abb. 15.**43**).
Die Durchsichtigkeit der Hornhaut, ihr hervorstechendstes Merkmal, ist nur zum Teil geklärt. Die Konstanthaltung ihres Wassergehaltes und damit auch ihrer Dicke ist jedoch ursächlich daran beteiligt. Bei der Regulation ihres Wassergehaltes spielt das Endothel die wichtigste Rolle. Es bildet nicht, wie früher oft angenommen wurde, eine wasserundurchlässige Membran, sondern läßt eine Verschiebung von Flüssigkeit und darin gelösten Molekülen in beiden Richtungen, von der Vorderkammer in die Substantia propria und umgekehrt von der Substantia propria in die vordere Kammer zu. Da der hydrostatische Druck im Augeninnern bedeutend höher ist als auf der der Atmosphäre ausgesetzten Epitheloberfläche, müßte sich die Substantia propria zusehends mit Wasser imbibieren. Dies ist nicht der Fall, da das Endothel beständig Natrium, und damit natürlich auch Wasser, aus der Hornhaut in die Vorderkammer pumpt. Das Epithel ist dagegen eine nach biologischen Begriffen weitgehend wasserundurchlässige Membran, die, wenn unverletzt, kaum eine Verschiebung von Wasser und darin gelösten Molekülen von der Außenseite in Richtung Stroma oder auch umgekehrt zuläßt.
Ein weiteres Element, das nach biophysikalischen Gesichtspunkten zur Transparenz der Hornhaut beiträgt, ist die Ultrastruktur des Stromas und der vor-

Sehorgan 535

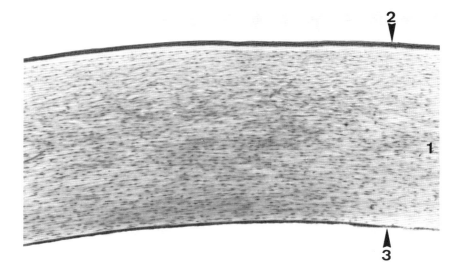

Abb. 15.43 **Schnitt durch die Cornea eines Neugeborenen.**
1 Substantia propria
2 Epithel mit darunter folgender, homogen heller Lamina limitans anterior
3 Endothel, die Lamina limitans posterior ist hier nicht zu erkennen

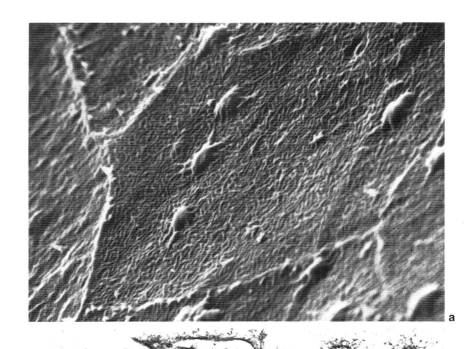

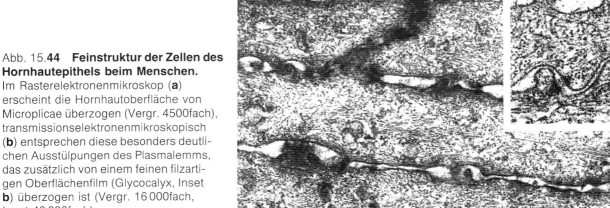

Abb. 15.44 **Feinstruktur der Zellen des Hornhautepithels beim Menschen.**
Im Rasterelektronenmikroskop (**a**) erscheint die Hornhautoberfläche von Microplicae überzogen (Vergr. 4500fach), transmissionselektronenmikroskopisch (**b**) entsprechen diese besonders deutlichen Ausstülpungen des Plasmalemms, das zusätzlich von einem feinen filzartigen Oberflächenfilm (Glycocalyx, Inset **b**) überzogen ist (Vergr. 16 000fach, Inset 40 000fach).

deren Epithelzellschicht. Das Epithel, eine ungefähr 100 µm dicke mehrschichtige Zellschicht, bleibt durchsichtig dank des auf ein Minimum reduzierten Interzellulärraumes. Dieser mißt nirgends mehr als ungefähr 20 nm. Das Epithel verliert sofort seine Durchsichtigkeit, wenn es infolge von krankhaften Zuständen (Ödem) zu einer Erweiterung des Interzellulärraumes kommt.

Die Substantia propria der Hornhaut ist durch eine für biologische Begriffe sehr regelmäßige Anordnung ihrer Substrukturen gekennzeichnet. Durchfallende Lichtstrahlen passieren ungehindert oder werden an den sich regelmäßig wiederholenden Substrukturen total reflektiert. Es kommt dadurch zu einer praktisch vernachlässigbaren Diffusion des einfallenden Lichtes. Die Substantia propria verliert ihre Transparenz, sobald die regelmäßige Anordnung ihrer Substrukturen gestört ist, sei es infolge Verdickung, unregelmäßiger Abstände zwischen den einzelnen Kollagenfasern oder relativer Volumenzunahme der zellulären Elemente.

Den beiden oberflächlichen Epithelschichten (Epithel und Endothel) kommt ferner bei Wundheilungs- und Regenerationsprozessen eine große Bedeutung zu. Oberflächliche Hornhautdefekte werden vom schnell proliferierenden Epithel innerhalb weniger Stunden gedeckt. Später trägt das Epithel zur Synthese seiner eigenen Basalmembran und der Kollagen- und Mucopolysaccharidanteile der oberflächlichen Stromaschichten bei. Das Endothel kann ebenfalls, wenn verletzt, proliferieren und ist imstande, innerhalb von einigen Wochen die Lamina limitans posterior *(Descemet)* an der verletzten Stelle vollständig zu regenerieren.

Das **vordere Hornhautepithel,** *Epithelium anterius,* mißt 80 bis 100 µm und stellt damit annähernd ein Zehntel der gesamten Hornhautdicke. Seine Vorderfläche ist, zumindest lichtmikroskopisch, glatt; die elektronenmikroskopische Untersuchung zeigt, daß die einzelnen Epithelzellen durch Desmosomen aneinander geheftet sind (Abb. 15.**44**). Der gesamte Epithelverband ist zudem durch Hemidesmosomen in der Basalmembran verankert, die Hornhautoberfläche von feinsten Mikroplicae und Mikrovilli überzogen, eine Struktur, die im Zusammenhang mit der Haftung des Tränenfilms an der Epitheloberfläche steht. (Abb. 15.**45**). Bei diesem handelt es sich um einen ca. 10 µm dicken wäßrig-öligen Belag, der zum großen Teil von den Tränendrüsen, zum anderen jedoch von der Conjunctiva gebildet wird und aus drei schichtweise angeordneten Anteilen besteht.

Der Tränenfilm garantiert die ständige Feuchthaltung der Epitheloberfläche und deren Schutz vor Austrocknung. Bei jedem Lidschlag wird er neu über die Hornhaut gleichmäßig verteilt. Dies ist dank der Muzinschicht möglich, die als „surfactant" wirkt und die Oberflächenspannung stark herabsetzt. Die Lipidphase wirkt der Verdunstung an der Atmosphäre entgegen, vergleichbar etwa einer Ölschicht, die auf eine wäßrige Oberfläche aufgebracht wird, um die Evaporation herabzusetzen.

Bei Vernarbungsprozessen der Hornhautoberfläche spielt das Epithel eine grundlegende Rolle: Bestehende Epitheldefekte (Erosion) werden von Epithelzellen, die von der Peripherie der Hornhautläsionen gegen das Zentrum hineinwachsen, rasch (innerhalb von 24 bis 48 Stunden) überdeckt.

Die **Lamina limitans anterior** *(Bowman),* die das vordere Hornhautepithel unterlagert, besteht aus Kollagenfasern von ca. 25 nm Durchmesser, die in gewellter Anordnung die vordersten Anteile des Hornhautstromas einnehmen. Sie sind nicht in zueinander parallel verlaufenden Lamellen angeordnet, Zellen fehlen.

Das **Hornhautbindegewebe,** die *Substantia propria,* nimmt etwa 95% des kornealen Volumens ein. Sie besteht aus kollagenen Fasern von ungefähr 30 nm Durchmesser, die parallel angeordnete Lamellen bilden (Abb. 15.**46**). Zwischen den Lamellen liegen Zel-

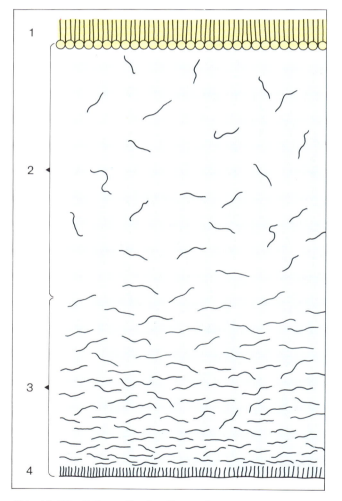

Abb. 15.**45 Schematische Darstellung des präkornealen Tränenfilms,** an dem drei Schichten unterschieden werden: der Glycocalyx der Epitheloberfläche (4) unmittelbar anliegend eine Muzinschicht (3), darauf folgt eine wässerige Schicht (2) und, der Atmosphäre direkt ausgesetzt, eine Lipidschicht (1). Die Lipidschicht wird von den Glandulae tarsales produziert, die wässerige von den Tränendrüsen und die Muzinschicht von den konjunktivalen Schleimdrüsen gebildet.

Sehorgan 537

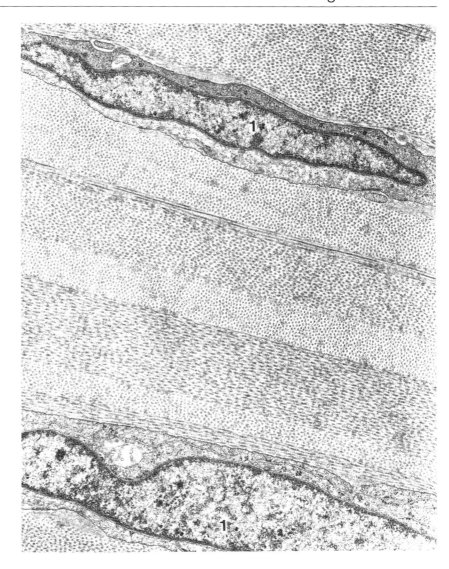

Abb. 15.**46 Transmissionselektronenmikroskopisches Bild der Substantia propria corneae.** Die einzelnen kollagenen Fasern haben einen Durchmesser von etwa 30 nm. Sie sind in parallel zueinander liegenden Lamellen angeordnet, die kreuzweise übereinander geschichtet sind und einen sehr konstanten Abstand haben. Der interlaminäre Spalt enthält Mucopolysaccharide und vereinzelte Keratozyten (Vergr. 31 000fach).
1 Keratozytenkerne

len, die *Keratozyten*, die sich bei Wundheilungsprozessen oder sonstigen regenerativen Vorgängen in Fibroblasten umwandeln. Blut- und Lymphgefäße fehlen, einzig einige marklose Nervenfasern (Verästelungen der Nn. ciliares) lassen sich in den vordersten Abschnitten nachweisen. Es handelt sich um Nervenendigungen, die durch die Basalmembran hindurch in die basalen Teile des Epithels eindringen.
Die kollagenen Fasern sind von einer Glykoproteinhülle umgeben, die vorwiegend aus Chondroitin- und Keratansulfat besteht. Diese Hülle trägt wahrscheinlich dazu bei, daß die für Kollagen typische Querstreifung im elektronenmikroskopischen Bild nur sehr schlecht zu Tage tritt.
Die **Lamina limitans posterior** *(Descemet)* ist eine extrem dicke Basalmembran, die von den Endothelzellen gebildet wird. An ihr lassen sich 2 Anteile unterscheiden: eine äußere, gegen die Substantia propria gelegene Schicht, die kaum fibrilläre Anteile enthält und ungefähr 5 µm mißt, und eine innere, gegen die Endothelzellen gelegene Schicht, die mit dem Alter an Dicke zunimmt und viele fibrilläre Strukturen einschließt (sogenanntes „curly collagen"). Bei

Wundheilungsprozessen wird die Descemetsche Membran vom Endothel aus neugebildet und hilft somit, die Hornhautwunde zu überdecken.
Das **hintere Hornhautepithel,** *Epithelium posterius, (Hornhautendothel, Endothelium corneale)* (Abb. 15.**47**) ist ein einschichtiger Verband flacher, hexagonaler Zellen, die untereinander durch Zonulae adhaerentes zusammengehalten werden. Zwischen den Zellen findet man, gegen die Vorderkammer hin, „gap junctions". Diese schließen den Interzellulärraum bis auf einen Spalt von ungefähr 3 bis 4 nm, lassen aber Wasser und Ionen ungehindert passieren. Das Endothel ist also nicht ein „wasserdichter" Zellverband; es funktioniert als Barriere und dies nicht so sehr auf Grund seiner strukturellen Eigenschaften, sondern vielmehr auf Grund von aktiven Pumpmechanismen, die je nach Bedarf Ionen und Wasser in der einen oder anderen Richtung zu bewegen vermögen. Die Hauptaufgabe des Endothels ist es, die Substantia propria und das Epithel der Hornhaut in einem bestimmten ausgewogenen Hydrationszustand zu erhalten, der die perfekte Transparenz dieses Gewebes gewährleistet. Es hat dabei ständig gegen den hydrostatischen Druck

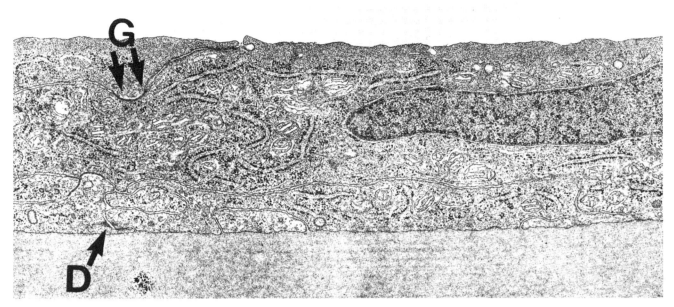

Abb. 15.47 **Endothel der menschlichen Cornea im elektronenmikroskopischen Bild.** Desmosomen (D) und Gap junctions (G) sind mit Pfeilen markiert. Vergrößerung 32 000fach.

im Augeninneren und damit auch in der vorderen Augenkammer anzukämpfen. Bei Störungen der Pumpfunktion im Endothel kommt es unweigerlich zu einem Ödem und damit zu einer verminderten Durchsichtigkeit der Cornea. Dieser ständig funktionierende Pumpmechanismus des Endothels ist auf die Anwesenheit einer $Na^+ K^+$-ATPase zurückzuführen. Im Normalzustand vermag das Endothel gegen einen hydrostatischen Druck in der vorderen Augenkammer bis zu ungefähr 40 mmHg entgegenzuwirken. Übersteigt der Intraokulardruck diese Werte (Glaukom), so entsteht ein Hornhautödem.

Sclera

Die *Sclera, Lederhaut,* umhüllt die hinteren fünf Sechstel des Bulbus oculi. Ihre Außenfläche ist vorne von der Augenbindehaut, *Conjunctiva bulbi,* überzogen und steht im hinteren Bereich in Kontakt mit der Vagina bulbi. Ihre Innenfläche ist braun *(Lamina fusca sclerae)* und hat Einsenkungen, in denen Nerven und Gefäße verlaufen. Wie die Cornea, in die sie am *Limbus corneae* kontinuierlich übergeht, besteht sie vorwiegend aus kollagenen Fasern *(Substantia propria sclerae),* die aber ungleich der Hornhaut einen unterschiedlichen Durchmesser haben und bedeutend weniger regelmäßig angeordnet sind. Es fehlen die Mucopolysaccharide, die die Hornhautfasern umhüllen. Deshalb kann sich die Sclera nicht wie die Cornea mit Wasser vollsaugen. Auch enthält sie Blutgefäße und einige elastische Fasern.

Zusammen mit der Hornhaut ist die Sclera dafür verantwortlich, daß Form und Größe des Bulbus oculi konstant gehalten werden. Dies ist sehr wichtig, denn bereits eine Vergrößerung seiner Achsenlänge um einen oder zwei Millimeter würde eine starke Änderung der optischen Eigenschaften des Auges mit sich bringen. Bei zu großer Achsenlänge besteht eine Myopie (Kurzsichtigkeit), bei zu kleiner eine Hypermetropie (Weitsichtigkeit). In beiden Fällen kann dieser Fehler mit vorgeschalteten Korrekturgläsern (konkav für Myopie, konvex für Hypermetropie) behoben werden.

Die Sclera weist einige regionale Besonderheiten auf. Normalerweise ist sie ungefähr ½ mm dick; an den Ansatzstellen der geraden Augenmuskeln, 5–8 mm vom Limbus corneae entfernt, ist sie stark verdünnt, ebenso an der Austrittsstelle des N. opticus, wo sie siebartig durchbrochen ist *(Lamina cribrosa).* Die Faserbündel des N. opticus treten einzeln durch die Löcher dieses Siebes. Zentral wird er von den *Vasa centralia retinae* durchsetzt; in der Mitte zwischen der Lamina cribrosa und dem Sklerakornealübergang treten die *Vv. vorticosae* aus. Der *Sinus venosus sclerae,* ein auf dem Querschnitt ovaler, von Endothel ausgekleideter, zirkulärer Kanal, der sich in die Vv. ciliares anteriores entleert, liegt in nächster Nähe des Limbus corneae.

Mittlere Augenhaut

Die *mittlere Augenhaut, Tunica vasculosa bulbi (Uvea),* ist weitgehend aus Blutgefäßen zusammengesetzt. Sie besteht aus der Choroidea, dem Corpus ciliare und der Iris.

Die Bezeichnung „Uvea" stammt aus einer Zeit, als die Hüllen des Auges erstmals durch Präparation freigelegt wurden. Bei makroskopischer Präparation sieht die Uvea infolge ihres Pigmentgehaltes wie eine dunkle Traubenbeere aus, die vom Stiel abgerissen ist, wobei das Loch der Pupille entspricht.

Choroidea

Als *Choroidea, Aderhaut,* wird der Teil der Tunica vasculosa bulbi bezeichnet, der die Innenfläche der Sclera bedeckt und vom Discus nervi optici bis zur Ora serrata reicht. Es handelt sich um eine dünne Membran mit einem in einer Ebene liegenden, reichlich verzweigten Gefäßnetz. Hinten wird sie vom N. opticus durchstoßen und ist an der Sclera fest verankert, während sie im übrigen Bereich mit ihr durch die *Lamina suprachoroidea,* eine gefäßarme, pigmenthaltige Verschiebeschicht, nur lose verbunden ist. Als *Spatium perichoroideale* wird das teilweise zu den Lymphbahnen gehörende Spaltensystem in der Lamina suprachoroidea bezeichnet. In ihm verlaufen die Nn. ciliares, die Aa. ciliares posteriores longae und breves und die Vv. vorticosae.

Baulich unterscheidet man an der Choroidea die folgenden drei Schichten (Abb. 15.**48**).

Die *äußere Schicht,* **Lamina vasculosa,** enthält, eingebettet in lockerem Bindegewebe, die feinen Äste der Aa. ciliares breves und die Vv. ciliares, die von vorne und hinten kommend, unter Wirbelbildung aufeinander zulaufen und in die Vv. vorticosae einmünden.

Die *mittlere Schicht,* **Lamina choroidocapillaris,** besteht aus einem dichten Netz weiter Kapillaren, die baulich zu den gefensterten Haargefäßen gehören, einem Kapillartyp, der für Gewebe mit sehr intensivem Stoffaustausch charakteristisch ist. Von den Kapillaren aus werden die Photorezeptoren der Netzhaut durch Diffusion via Pigmentepithel mit Sauerstoff und Aufbausubstanzen versorgt.

Die *innere Schicht,* **Lamina (Complexus) basalis,** ist eine 2–4 µm dicke Grenzschicht, die Pigmentepithel und Lamina choroidocapillaris voneinander trennt. Im klinischen Sprachgebrauch wird sie als Bruchsche Membran bezeichnet. Sie besteht aus einer mittleren Schicht elastischer Fasern, die auf beiden Seiten von feinen kollagenen Fibrillen umfaßt wird. Außen ist sie mit der Basalmembran der Lamina choroidocapillaris, innen mit derjenigen des Pigmentepithels verbunden. Im Verlaufe der Entwicklung und des Alterns weist sie beträchtliche Veränderungen, insbesondere im Bereich der elastischen Faserschicht auf, wo sich gekräuselte, kollagene Fasern anhäufen.

Corpus ciliare

Als *Corpus ciliare, Strahlenkörper,* wird der ringförmige, bindegewebig-muskulöse Abschnitt der Tunica vasculosa bulbi bezeichnet, der sich von der Ora serrata bis zur Iriswurzel erstreckt. Es dient dem Ansatz der *Zonula ciliaris* und enthält glatte Muskelfasern, *M. ciliaris,* die die Spannung der Zonulafasern kontrollieren und damit der Akkommodation dienen. Wie die Choroidea enthält es ein reiches Kapillarnetz, das an der Produktion des Kammerwassers beteiligt ist.

Das Corpus ciliare läßt zwei Teile erkennen, die *Corona ciliaris* s. *Pars plicata* und den *Orbiculus ciliaris* s. *Pars plana corporis ciliaris.* Die Corona ciliaris umfaßt die Basis der Iris ringförmig und zeigt, von der Innenseite untersucht, 70–80 in die hintere Augenkammer vorspringende, radiär angeordnete Falten, *Processus ciliares* (Abb. 15.**49**), die in der Tiefe gelegene *Plicae ciliares* begrenzen. In diese Einsenkungen dringen die Fasern der Zonula ciliaris ein und enden in der Basalmembran des Ziliarepithels. Der Orbiculus ciliaris reicht bis an die Ora serrata.

Die **Processus ciliares** (Abb. 15.**49**) sind radiär angeordnet und erheben sich etwas mehr als einen halben Millimeter über die Innenfläche des Ziliarkörpers. Sie sind intensiv kapillarisiert und wie die übrigen Teile des Corpus ciliare von einem doppelten Epithelblatt

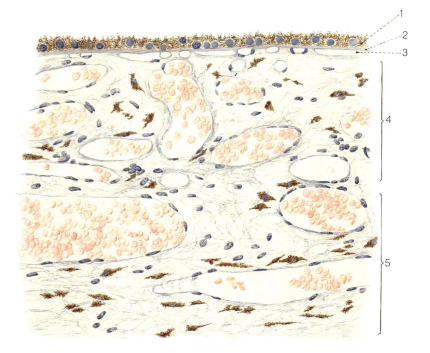

Abb. 15.**48 Choroidea des Menschen.**
Das lichtmikroskopische Präparat eines Querschnittes läßt die einzelnen Schichten der Choroidea und die anliegende Pigmentepithelschicht erkennen.
1 Pigmentepithelschicht
2 Lamina basalis (Bruchsche Membran oder Glashaut)
3 Lamina choroidocapillaris
4 innerer Teil der Lamina vasculosa
5 äußerer Teil der Lamina vasculosa

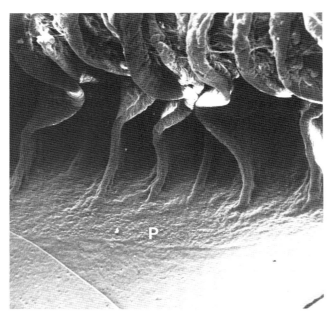

Abb. 15.**49** **Rasterelektronenmikroskopisches Bild der Processus ciliares des Menschen.** Ansicht von hinten, nach Entfernung der Linse und der Zonula ciliaris (Vergrößerung 60fach). P Orbiculus ciliaris (Pars plana corporis ciliaris)

überzogen. Die äußere, dem Stroma des Corpus ciliare zugekehrte Epithellage ist die direkte Fortsetzung des Pigmentepithels der Retina, die innere Schicht besteht aus zylindrischen, pigmentfreien Zellen der Pars ciliaris retinae. Die beiden Epithellagen sind fest miteinander verbunden. Pathologische Ansammlung von Flüssigkeit kann sie aber genauso trennen, wie sich die Pars optica retinae bei einer Ablatio retinae vom Pigmentepithel ablöst.

Neuere elektronenmikroskopische Untersuchungen haben ergeben, daß die Interzellularräume zwischen den nichtpigmentierten Epithelzellen durchgängig sind und mit der hinteren Augenkammer kommunizieren. Die interzellulären Verbindungen zwischen dem pigmentierten und nichtpigmentierten Epithel sind für Markierungssubstanzen und wahrscheinlich auch für Salze und Lösungsmittel undurchlässig. Eine Verschiebung von Flüssigkeit wäre demnach vorwiegend vom unpigmentierten inneren Epithelblatt in Richtung Hinterkammer möglich. Demzufolge wird das Kammerwasser von den pigmentfreien Zellen der Pars ciliaris retinae sezerniert oder die Sekretion wird von diesen doch zumindest maßgebend beeinflußt. In den Zellen sind viele Mitochondrien und ein gut entwickeltes endoplasmatisches Retikulum enthalten, während der Golgi-Apparat nur schwach ausgebildet ist.

Der **M. ciliaris** entspringt am Skleralsporn, von dem aus seine Fasern in verschiedenen Richtungen ausstrahlen. Die äußersten Fasern verlaufen meridional nach hinten und dringen in das Stroma der Choroidea ein, wo sie sich sternförmig aufsplittern und zum Teil an der Bruchschen Membran befestigt sind, die für den kontrahierten Muskel Antagonist ist. Die innersten Fasern sind zirkulär angeordnet und bilden eine Art Sphinkter in nächster Nähe der Linsenperipherie. Zwischen beiden Lagen gibt es radiäre Fasern, die schräg von der einen zur anderen Schicht ziehen. Die einzelnen Muskelfasern enthalten eine ungewöhnlich große Zahl von Mitochondrien und viel endoplasmatisches Retikulum. Durch eine fibroelastische Scheide werden sie zu feinen Bündeln zusammengefaßt.

Im Corpus ciliare endigen viele marklose, markarme und markreiche Nervenfasern, von denen die markarmen dem Ganglion ciliare, die marklosen dem Ganglion cervicale superius des Sympathicus entstammen.

Die **Fibrae zonulares** (s. Abb. 15.**62**) entspringen am oberflächlichen Ziliarepithel. Alle Fasern ziehen gegen den Linsenäquator. Ein Teil der von vorne kommenden erreicht die Hinterfläche, ein Teil der hinteren Fasern die Vorderfläche der Linse. Es kommt also zu einer Durchkreuzung der Fasern, die in die Zonulalamelle der Linsenkapsel einstrahlen.

Das *Stroma* des Corpus ciliare besteht aus einem lockeren Bindegewebe mit vielen Fibroblasten, Melanozyten und Mastzellen. Ein reiches Kapillarnetz durchsetzt das Stroma, es besteht zur Hauptsache aus gefensterten Kapillaren, die direkt unter dem Epithel der Processus ciliares gefunden werden. In Nähe der Iriswurzel liegt der Circulus arteriosus iridis major.

Iris

Die *Iris, Regenbogenhaut* (Abb. 15.**50**), ist ein frontal gestelltes, individuell verschieden gefärbtes, zartes, leicht nach vorne gewölbtes Diaphragma mit einer zentralen Öffnung, *Pupille*, die je nach Belichtungsstärke verengt (von 4 auf 2,5 mm) oder erweitert (von 4 auf 8 mm) werden kann. Ihre Vorderfläche zeigt unter der Lupe ein Relief, das durch die Anordnung der Blutgefäße bedingt ist, die in hellen, wellig gebogenen Streifen radiär vom Margo ciliaris zum Margo pupillaris ziehen (Abb. 15.**50**). Etwa 1 mm vom Pupillarrand entfernt sieht man die Iriskrause, eine ringförmige, etwas gezackte Leiste, die zwei Zonen voneinander trennt: Die Pupillarzone mit eingelagertem M. sphincter pupillae und die Ziliarzone, in der die Fasern des M. dilatator pupillae liegen (Abb. 15.**50a**).

Die Iris bildet den hinteren Abschluß der vorderen Augenkammer und geht am lateralen Rand in das Corpus ciliare über. Sie besteht aus einem spongiösen, sehr lockeren Stroma, das viele weite Lücken enthält, die sich mit Kammerwasser füllen können, und einer der hinteren Augenkammer zugekehrten Pigmentepithelschicht, der dem Augenbecher entstammenden *Pars iridica retinae.* Ihre Vorderfläche hat kein Epithel, vielmehr bilden die Fibroblasten, die durch verzweigte Fortsätze miteinander zusammenhängen, einen geschlossenen, mesothelartigen Überzug. (An der Iris ist Bindegewebe unmittelbar der Beobachtung zugängig.) Das *Irisstroma* besteht aus einem Schwammwerk lockeren, fibrillären Bindegewebes mit eingelagerten, dicht beisammen liegenden, radiär verlaufenden Arterien und verästelten Zellen. Unter die-

Sehorgan 541

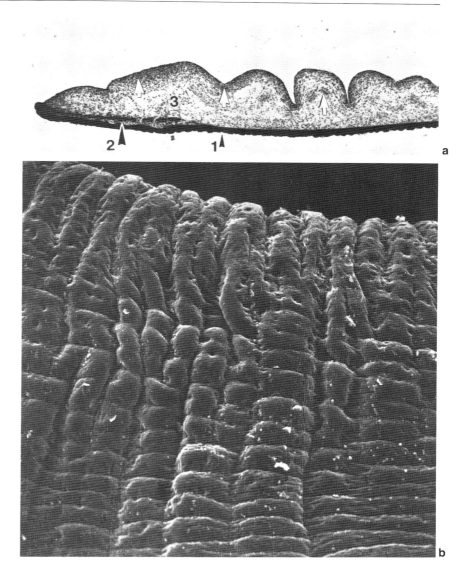

Abb. 15.**50a** **Querschnitt durch die Iris.** Stark pigmentiertes Irisepithel, lockeres Stroma und quergeschnittener M. sphincter pupillae.
1 Epithelium pigmentosum
2 M. sphincter pupillae
3 Stroma iridis
(Pfeile weisen auf Gefäßanschnitte)

Abb. 15.**50b** **Oberfläche der Irishinterseite** und Pupillarsaum (oben) im Rasterelektronenmikroskop.

sen findet man Melanophoren, kleine, braunschwarze Melaninkörnchen enthaltende Zellen und bedeutend stärker pigmentierte sogenannte Klumpenzellen, deren Zahl von der Peripherie gegen den Pupillarrand hin zunimmt. Die Farbe der Iris hängt von einer zweifachen Pigmentierung ab: Die Zellen des bilaminären hinteren Epithels sind dicht mit Melaningranula gefüllt. Durch sie wird die Iris gegen einfallendes Licht abgedichtet und erscheint an der Innenseite schwarz. Ist dieses, nur beim Albino fehlende Pigment allein vorhanden, so erscheint am lebenden Auge das Stroma wie ein trübes Medium auf dunklem Hintergrund blau. Sind die verästelten Zellen im Stroma pigmentiert, dann entstehen die verschiedenen „Augenfarben", die von der Zahl der Melanophoren und ihrem relativen Pigmentgehalt abhängen.

Irisarterien. Die im Irisstroma im ganzen radiär gegen den Pupillarrand verlaufenden Gefäße sind Äste des *Circulus arteriosus iridis major* (vgl. S. 542 u. Abb. 15.**51b**). Sie hängen miteinander zusammen und bilden in Nähe des Pupillarrandes den unvollständig geschlossenen *Circulus arteriosus iridis minor*. Diese feinen Arterienäste haben ein geschlossenes Endothel und eine auffallend dicke Basalmembran. Die Lamina elastica interna fehlt, die Tunica media ist locker und enthält nur wenige Muskelfasern, die Adventitia ist sehr kräftig entwickelt. Kapillaren fehlen im Stroma; nur im Bereiche des M. sphincter pupillae und des M. dilatator pupillae sind Kapillargeflechte vorhanden. Die Irisvenen verlaufen gestreckter als die Arterien zur Iriswurzel und zum Corpus ciliare, wo sie in Ziliarvenen einmünden.

Irismuskeln. Der *M. sphincter pupillae* (Abb. 15.**50**) liegt als ca. 1 mm breites, aus kreisförmig angeordneten glatten Muskelzellen bestehendes Band in der Pupillarzone der Iris. Er erhält seine Kontraktionsimpulse aus dem parasympathischen *Nucleus oculomotorius accessorius (Westphal-Edingerscher Kern)* durch Vermittlung des *Ganglion ciliare*, dessen postganglionäre Fasern den Muskel über die Nn. ciliares breves erreichen. Der *M. dilatator pupillae* stammt wie der M. sphincter pupillae vom Epithelium pigmentosum iridis ab, ist also neuroektodermaler Herkunft. Jede der radiär verlaufenden Myoepithelzellen hat einen kern-

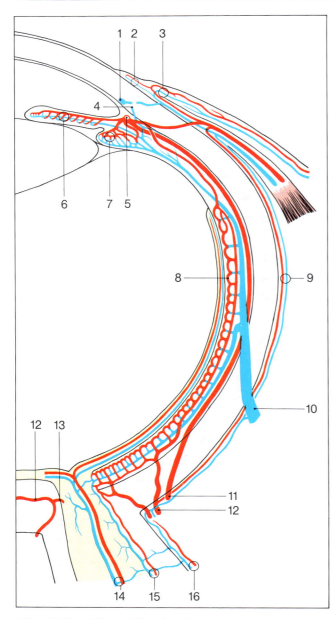

Abb. 15.**51a Blutgefäße des Auges,** Schema.
1 Sinus venosus (Schlemmscher Kanal)
2 Randschlingennetz der Hornhaut
3 Rr. conjunctivales
4 Zweig der V. ciliaris anterior
5 Circulus arteriosus iridis major
6 Gefäße der Iris
7 Gefäße des Processus ciliaris
8 Lamina choroidocapillaris
9 Episklerale Vene
10 V. vorticosa
11 A. iridis
12 Aa. choroideae
13 Zweige der Aa. choroideae zum Sehnerven
14 A., V. centralis retinae
15 Gefäße der Piascheide des Sehnerven
16 Gefäße der Durascheide des Sehnerven

haltigen, pigmentierten Abschnitt und einen eigentlichen Muskelteil mit Fibrillen. Lichtmikroskopisch können die von einer Basalmembran umgebenen Zellen kaum von den epithelialen Zellanteilen unterschieden werden. Sie laufen durch die ganze Breite der Pars ciliaris iridis hindurch und erhalten ihre kontraktionsauslösenden Impulse aus dem *Centrum spinociliare* im oberen Brustmark. Die postganglionären, sympathischen Fasern stammen aus dem Ganglion cervicale superius, in dem die Fasern aus dem Centrum spinociliare enden.

Das **Pigmentepithel,** *Epithelium pigmentosum iridis,* auch Pars iridica retinae genannt, ist wie das Epithel des Corpus ciliare zweischichtig. Beide Epithelschichten sind stark pigmentiert. Am Pupillarrand (entwicklungsgeschichtlich der Rand des Augenbechers) gehen sie ineinander über. Da sie sich, von der Hinterfläche herkommend, um den Pupillarrand herum fortsetzen, ist dieser besonders bei hellläugigen Individuen gut sichtbar.

Blutgefäße der mittleren Augenhaut

Die **Arterien** der Tunica vasculosa bulbi stammen von den *Aa. ciliares,* Ästen der A. ophthalmica, die drei Gruppen bilden (Abb. 15.**51a**).
Die 6–7 *Aa. ciliares breves* verlaufen um den N. opticus angeordnet nach vorn und verzweigen sich in 15 bis 20 Äste, die die Sclera am Optikusaustritt durchbohren und in das Spatium perichoroideale eindringen, sich dichotomisch teilen und in die Kapillaren der Lamina choroidocapillaris übergehen.
Die *Aa. ciliares longae,* eine laterale und eine mediale, dringen ebenfalls in Nähe des Optikusaustrittes in das Spatium perichoroideale ein, verlaufen nach vorn und teilen sich an der Iriswurzel je in einen oberen und einen unteren Ast, die untereinander und mit Ästen der *Aa. ciliares anteriores* anastomosieren und den *Circulus arteriosus iridis major* (Abb. 15.**51**) bilden. Sie versorgen das Corpus ciliare und die Iris und sind auch an der Durchblutung des vorderen Teiles der Lamina choroidocapillaris beteiligt. Die Aa. ciliares anteriores stammen von Rr. musculares der A. ophthalmica ab. Sie verlaufen auf den Sehnen der Mm. recti, bilden zirkumkorneale Vaskularisationszonen unter der Bindehaut und enden im Circulus arteriosus iridis major.
Die **Venen** der Tunica vasculosa bulbi sammeln das Blut aus den verschiedenen Kapillargebieten. Sie sind aber nicht Begleitvenen der Arterien, sondern vereinigen sich im Spatium persclerale sternförmig zur Bildung der *Vv. vorticosae.* Diese durchbohren in schiefer Richtung in Höhe des Äquators zwischen den zugewandten Rändern je zweier Mm. recti die Sclera und münden in die Venen der Augenmuskeln oder direkt in die V. ophthalmica superior ein. Aus der vorderen Bulbushälfte nimmt das venöse Blut seinen Weg in die *Vv. ciliares,,* die durch Seitenäste mit dem Sinus venosus sclerae in Verbindung stehen. Sie durchsetzen die Sclera vorne, nehmen die *Vv. episclerales* auf und

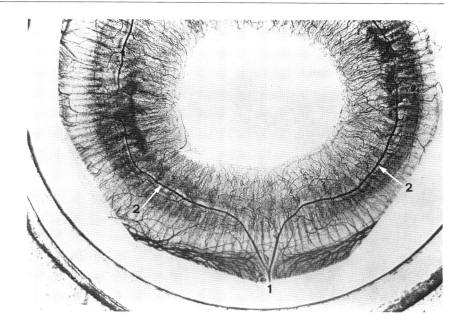

Abb. 15.**51 b** **Gefäße der Iris**, Erklärungen im Text.
1 A. ciliaris longa
2 Circulus arteriosus iridis major

enden in den Venen der geraden Augenmuskeln. Alle Venen des Bulbus oculi führen das Blut direkt oder indirekt in die beiden großen klappenlosen Vv. ophthalmicae superior und inferior. Über die Anastomosen dieser Venen vgl. S. 230.

Innere Augenhaut (Pars optica retinae)

Die *innere Augenhaut, Tunica interna (sensoria) bulbi*, ist als *Retina* der bemerkenswerteste Bestandteil des Bulbus oculi. Hier soll die *Pars optica retinae* besprochen werden, die Teile der *Pars caeca* wurden bei der Besprechung der Bauteile des Auges schon dargestellt. In der Membran der Retina, die nirgends dicker als 350 µm ist, werden Lichtimpulse empfangen, in Nervenimpulse umgewandelt, zu einem gewissen Grad integriert und dann über den N. opticus den höheren Zentren zugeleitet.

Die **Retina** liegt zwischen der Lamina choroidocapillaris und dem Glaskörper und besteht aus der *Pars pigmentosa*, dem aus dem äußeren Blatt des Augenbechers entstammenden *Pigmentepithel*, und der *Pars nervosa*, der eigentlichen Netzhaut. Die Pars pigmentosa hat direkten Kontakt mit der Lamina choroidocapillaris und ist mit ihr durch die Bruchsche Membran verbunden. Durch eine kapilläre Spalte vom Pigmentepithel getrennt, schließt sich die Pars nervosa als sehr dünne, durchsichtige, glasklare, beim Lebenden leicht rötliche Haut unmittelbar an. Sie ist in Nähe des Discus nervi optici 0,56 mm, vor dem Aequator bulbi 0,1 mm dick und im Bereich der Macula lutea besonders dünn (0,09 mm). Ihre innere Fläche ist mit der *Membrana vitrea* in Kontakt; in der Ora serrata geht sie in die *Pars caeca* über, die ihrerseits das Corpus ciliare, *Pars ciliaris retinae*, und die Innenfläche der Iris, *Pars iridica retinae*, bedeckt und im Pupillarrand in das Pigmentepithel übergeht.

Die Retina entwickelt sich aus den beiden Schichten des Augenbechers (s. Abb. 15.**35**ff), die zeitlebens durch eine kapilläre Spalte voneinander getrennt bleiben. Das äußere Blatt liefert das Pigmentepithel, das innere Blatt das Stratum nervosum retinae, eine komplex gebaute, multilaminäre Haut, die die Photorezeptoren und weitere nervöse Elemente enthält. Hinzu kommen die Zellen des retinaeigenen Gliagewebes (Müllersche Stützzellen) und das Blutgefäßsystem.

Augenhintergrund. Die Retina kann unter Zuhilfenahme des Augenspiegels beim Lebenden untersucht werden (Abb. 15.**52**). Sie bildet den Augenhintergrund, der eine rote Färbung zeigt, die durch Pigment- und Blutgehalt der an die transparente Netzhaut angrenzenden Gewebe, Pigmentepithel und Choroidocapillaris, bestimmt wird. Zwei Stellen treten besonders hervor, der *Discus nervi optici*, in dem sich alle Nervenfasern aus der Retina sammeln, und die 3–4 mm temporal von ihm gelegene *Macula lutea* mit der *Fovea centralis*.

Der *Discus nervi optici* hebt sich durch seine blaßgelbe Farbe von der Umgebung ab. Die Netzhaut ist an dieser Stelle nur durch die Nervenfaserschicht vertreten, die Schicht der Rezeptoren fehlt und im Gesichtsfeld findet man dementsprechend einen blinden Fleck. Der Discus ist queroval, hat einen Durchmesser von 1,4–1,7 mm, einen leicht erhabenen Rand und ein eingesunkenes Zentrum, *Excavatio disci*. Er wird zentral von den *Vasa centralia retinae* durchstoßen, die um seinen Rand herumbiegen und sich in der durchsichtigen Retina ausbreiten. Die Arterie ist schmäler und heller als die Vene. Sie teilt sich in zwei Äste, die sich nach kurzer Strecke abermals dichotomisch verzweigen und in vier Richtungen ausstrahlen (s. Abb. 15.**60**). Die Venenäste halten sich nicht genau an die Arterien; sie werden häufig von den Arterienästen, die oberflächlicher liegen, gekreuzt. Die *Macula lutea*

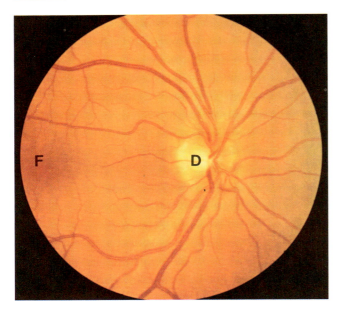

Abb. 15.52 Farbaufnahme des Augenhintergrundes des Erwachsenen (in vivo). Vor dem mehr oder weniger rötlich erscheinenden Augenhintergrund sind der gelbliche Discus nervi optici (D) mit den ein- und austretenden Vasa centralia retinae und die temporal vom Discus gelegene Fovea centralis (F) zu sehen. Die A. centralis retinae, die etwas heller und enger ist als die Vene, teilt sich gleich nach Austritt aus dem Discus in einen oberen und einen unteren Ast, die sich weiter in je einen temporalen und nasalen Zweig aufteilen.

erscheint als unscharf begrenzter querovaler Fleck von dunklerer Farbe als ihre Umgebung und hat 2–4 mm Durchmesser. Sie hat eine leichte Vertiefung in ihrer Mitte, *Fovea centralis*, in deren Grund, *Foveola*, die Retina extrem dünn ist. Die Fovea centralis ist gefäßfrei.

Stratum pigmentosum der Retina

Obwohl die vitale Rolle des Pigmentepithels in der Physiologie des Sehens schon durch KÜHNE vor über 100 Jahren erkannt wurde, haben eigentlich erst Beobachtungen der letzten 20 Jahre einen detaillierten Einblick in die höchst komplexe Struktur und Funktion dieser Zellen neuroektodermalen Ursprungs gewährt. Beim *Pigmentepithel* handelt es sich um ein einschichtiges, kubisches Epithel, dessen polygonale, kubischprismatische, etwa 5 µm dicke, 20–30 µm breite Zellen durch Zonulae adhaerentes miteinander verbunden sind. Das basale Plasmalemm ist stark eingefaltet und liegt direkt der Bruchschen Membran an, von der es einen Anteil bildet. Das apikale Plasmalemm ist in direktem, engstem Kontakt mit den Außengliedern der Photorezeptoren (vgl. S. 547, Abb. 15.**53b**), die von den apikalen Zellfortsätzen umgeben sind. Diese enthalten Pigmentgranula und Filamente vom Actintyp. Sie sind durch Zonulae occludentes und andere Einrichtungen (Zonulae adhaerentes, „Gap junctions") miteinander verknüpft. Die Zonulae occludentes bilden eine Diffusionsbarriere zwischen der Lamina choroidocapillaris und dem Subretinalraum.

Die Zellen des Pigmentepithels vermitteln den Stoffaustausch zwischen der Choroidocapillaris und den Photorezeptoren. Ihre apikalen Fortsätze schaffen eine stark vergrößerte Kontaktfläche mit deren Außengliedern. Damit wird die mechanische Stabilität des Photorezeptor-Pigmentepithel-Systems garantiert. Die in den Fortsätzen enthaltenen Pigmentgranula können Streulicht auffangen und damit eine Diffusion von Licht zwischen den einzelnen Rezeptoren verhindern.

Die Zellen des Pigmentepithels liefern eine Mucopolysaccharide enthaltende Substanz, die in den Subretinalspalt abgegeben wird. Ihre wichtigste Funktion scheint aber die Phagozytose von abgeschilferten Partikeln der Außenglieder, insbesondere der Stäbchen und ihre Autodigestion zu sein. Anhand von autoradiographischen und biochemischen Untersuchungen konnte nachgewiesen werden, daß sich die Außenglieder in einem ständigen Erneuerungsprozeß befinden. Die Innenglieder liefern die dazu notwendigen Lipoproteine und wahrscheinlich auch die an den Membranen der Außenglieder haftenden Photopigmente. Die abgestoßenen und phagozytierten Partikel zeigen als Phagosomen eine ähnlich lamelläre Struktur wie die Außenglieder (Abb. 15.**54**). Der Abschilferungsprozeß ist von den Belichtungsbedingungen abhängig. In völliger Dunkelheit werden kaum Außenglieder abgestoßen, beim Wechsel von Dunkelheit zu Licht kommt es zu einer massiven Abschilferung, die dann auf einem weit tieferen Niveau während der ganzen Belichtungsdauer anhält. Dank dem ausgeglichenen Zuwachs an der Basis und dem Abbau an der Spitze behalten die in Erneuerung begriffenen Außenglieder ihre Länge bei. Mit Hilfe radioaktiv markierter Bausteine konnte gezeigt werden, daß das Außenglied (bei Ratten) auf diese Weise in ca. 10 Tagen erneuert wird. Der beschriebene Erneuerungsprozeß der Außenglieder der Stäbchen wurde bei den verschiedensten Vertebratenarten gefunden; dies trifft für die Zapfenzellen nur bedingt zu.

Beim Pigmentepithel handelt es sich um einen Zellverband mit einer sehr kleinen Mitoserate. Da seine Zellen massenweise Lipoproteine phagozytieren, bilden sich im Laufe des Alterns Rückstände, die nicht weiter abgebaut werden und sich als Lipofuszingranula in den Zellen anhäufen. Ob dieses einen bedeutsamen Einfluß auf die Funktion des Pigmentepithels hat, bleibt dahingestellt.

Störungen im ausgewogenen Zusammenspiel zwischen Photorezeptoren und Pigmentepithel führen zu den verschiedensten Formen der Netzhautdegeneration, die beim Menschen und bei verschiedenen Tierarten beobachtet wurden. Dabei handelt es sich meistens um einen chronisch verlaufenden Prozeß, der zu zunehmender Verarmung der Netzhaut an funktionellen Photorezeptoren führt.

Sehorgan 545

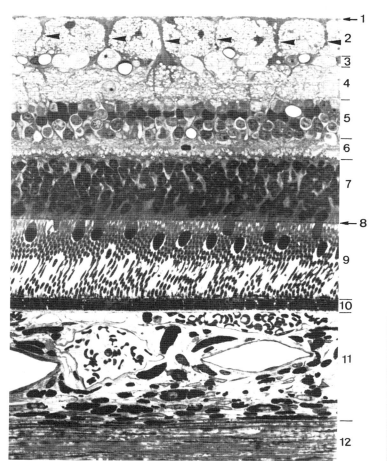
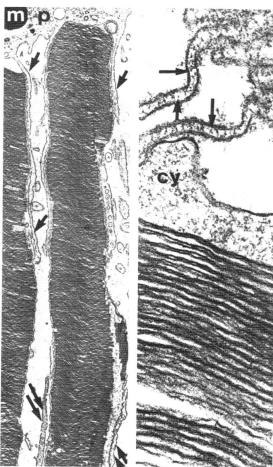

Abb. 15.**53a** **Semidünnschnitt durch die Wand des Bulbus oculi bei einem Rhesusaffen** (Vergr. 500fach).
1 Stratum limitans internum
2 Stratum neurofibrarum
3 Stratum ganglionare
4 Stratum plexiforme internum
5 Stratum nucleare internum
6 Stratum plexiforme externum
7 Stratum nucleare externum
8 Stratum limitans internum
9 Außen- und Innenglieder von Stäbchen und Zapfen
10 Pigmentepithel
11 Choroidea
12 Sclera
Die Pfeilspitzen im Stratum neurofibrarum markieren Zellausläufer der Müller-Gliazellen (Abbildung von Prof. Dr. H. Büssow, Bonn).

Abb. 15.**53b** **Längsschnitt durch zwei Außenglieder von Stäbchen.** Bemerkenswert sind die darin geldrollenartig übereinander angeordneten Scheibchen und der enge Kontakt zwischen den apikalen Fortsätzen der Zellen des Pigmentepithels und dem Plasmalemm der Außenglieder. Pfeile deuten auf die apikalen Fortsätze des Pigmentepithels, Doppelpfeile zeigen auf Ausstülpungen des Plasmalemms der Innenglieder (Vergr. 10 500fach).
p Pigmentepithelzelle
m Melanosom

Abb. 15.**53c** **Mikrofibrilläre Elemente** (Pfeile) in den apikalen Zellfortsätzen des Pigmentepithels, die die Phagozytose von Außengliedern durch die Zellen des Pigmentepithels ermöglichen.
cy Cytoplasma

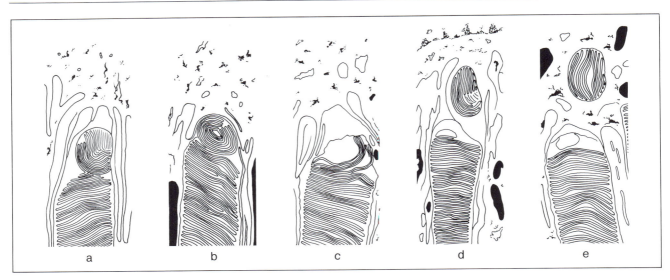

Abb. 15.**54a** Halbschematische Darstellung der **Abschilferung von Stäbchenaußengliedern** (a–c) und ihrer Phagozytose (d, e) durch die Zellen des Pigmentepithels (nach *Young*).

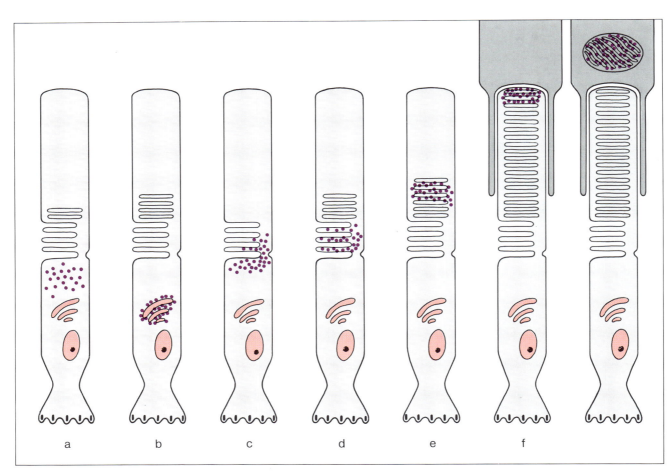

Abb. 15.**54b** Schematische Darstellung der **Synthese von Strukturproteinen,** ihres intrazellulären Transportes und ihrer Verteilung in Stäbchenzellen, autoradiographisch nachgewiesen (nach *Young* u. *Bok*).

a 15–30 Min., b 45 Min., c 90–120 Min.,
d 180 Min., e 72 Stunden, f 65 Tage,
g 82 Tage nach Injektion radioaktiv markierter Aminosäure (^{3}H-Leucin).

Stratum nervosum der Retina

Die lichtempfindliche *Pars nervosa*, die im praktischen Gebrauch als „Retina" bezeichnete Innenwand des Bulbus oculi, endet mit scharfem Rand in der *Ora serrata*, wo sie in die aus indifferenten Zellen bestehende *Pars caeca* übergeht (vgl. S. 529, Abb. 15.**34**). Auf dem histologischen Schnitt läßt sie einen Schichtenbau erkennen, der aus Lagen von lichtempfindlichen und erregungsleitenden Elementen und einem Gliagerüst besteht. In der mikroskopischen Anatomie werden mit Einschluß des Pigmentepithels insgesamt 10 Schichten beschrieben (Abb. 15.**53**), von außen nach innen folgen aufeinander:

1. Stratum pigmentosum	Pigmentepithel		Pars pigmentosa
2. Stratum nervosum	*Schicht der Stäbchen und Zapfen*	*Stratum neuroepitheliale* =	
3. Stratum limitans externum	*äußere Gliagrenzmembran*	**1. Neuron**	
4. Stratum nucleare externum	*äußere Körnerschicht*		
5. Stratum plexiforme externum	*äußere plexiforme Schicht*	*Stratum ganglionare retinae* =	Pars nervosa
6. Stratum nucleare internum	*innere Körnerschicht*	**2. Neuron**	
7. Stratum plexiforme internum	*innere plexiforme Schicht*		
8. Stratum ganglionare	*Optikus-Ganglienzellenschicht*	*Stratum ganglionare n. optici* =	
9. Stratum neurofibrarum	*Optikus-Nervenfaserschicht*	**3. Neuron**	
10. Stratum limitans internum	*innere Gliagrenzmembran*		

Dieser stratigraphischen Einteilung soll eine den funktionellen Verhältnissen entsprechende gegenübergestellt werden. Danach besteht die Pars nervosa retinae aus drei Zellschichten, die drei hintereinander geschaltete Neurone verkörpern und den Rezeptions- und Leitungsapparat bilden.
Es sind dies von außen nach innen (Abb. 15.**55**): Das *1. Neuron* wird von den Stäbchen- und Zapfenzellen gebildet, deren Kerne in der *äußeren Körnerschicht* liegen. Das *2. Neuron* besteht aus den bipolaren Ganglienzellen, deren Perikarya die *innere Körnerschicht* zusammensetzen und die in den Photorezeptoren entstandenen Erregungen aufnehmen und den Zellen im Stratum ganglionare weiterleiten. Das *3. Neuron* besteht aus den multipolaren Ganglienzellen, deren Perikarya das *Stratum ganglionare* bilden und deren Axone sich in der Nervenfaserschicht sammeln, am hinteren Augenpol zusammenlaufen und den Bulbus durch die Lamina cribrosa sclerae verlassen (vgl. S. 555, Abb. 15.**61**).
Im *Stratum plexiforme externum* liegen die Synapsen zwischen den Photorezeptoren (Rezeptorzellen) (1. Neuron) und den bipolaren Ganglienzellen (2. Neuron), im *Stratum plexiforme internum* diejenigen zwischen dem 2. und 3. Neuron der Retina. Außer diesen Verbindungen zwischen den Netzhautneuronen in vertikaler Richtung bestehen Verbindungen in horizontaler Richtung. Es sind dies die *Horizontal-Zellen* und die *amakrinen Zellen* in der inneren Körnerschicht, deren Zellausläufer sich in der äußeren bzw. inneren plexiformen Schicht ausbreiten (Abb. 15.**55**). Amakrine Zellen kommen außerdem vereinzelt im Stratum ganglionare vor („displaced amacrine cells").
Dieses komplexe Schaltsystem der Retina wurde in den letzten Jahren in ultrastruktureller und elektrophysiologischer Hinsicht untersucht. Ein Großteil der von den Sinneszellen aufgenommenen visuellen Information wird bereits innerhalb der Netzhaut integriert und erst dann den höheren Zentren weitergegeben.

Stratum neuroepitheliale und Stratum nucleare externum

Bei der menschlichen Retina handelt es sich wie bei allen Wirbeltierretinae um eine inverse Retina, das heißt, die photosensible Schicht ist vom Lichteinfall abgewandt, so daß ins Auge einstrahlendes Licht die ganze Dicke der Retina durchdringen muß, um die *Photorezeptoren* zu erreichen. Nicht absorbierte Lichtstrahlen werden vom Pigmentepithel absorbiert. Die Photorezeptoren im Stratum neuroepitheliale sind längliche (30 μm), hochgradig differenzierte Zellen, die aus einem Außen-, einem Innenglied, einem Zellkörper mit dem Zellkern und einem synaptischen Endkolben bestehen (Abb. 15.**55**). Ihre Längsachsen sind parallel zur Richtung des einfallenden Lichtes orientiert, d. h., sie stehen senkrecht auf dem Pigmentepithel.
Vom rein morphologischen Standpunkt aus betrachtet werden zwei Typen unterschieden, *Stäbchen* und *Zapfen* (Abb. 15.**53**, 15.**56**). Stäbchen haben zylindrische, ausgezogene Außenglieder, Zapfen Außenglieder von konischer oder zumindest gedrungener Form. Die menschliche Retina enthält etwa 75–175 Millionen Stäbchen und 3,4–7 Millionen Zapfen, d. h. es ergibt sich ein Verhältnis von 25 : 1 zwischen beiden Rezeptortypen. Sehr früh wurde festgestellt, daß Stäbchen bei einer niedrigen Lichtintensität arbeiten, während Zapfen die Rezeptoren für helles Licht und Farben sind. Auf dieser Basis, die vorwiegend morphologisch und weniger funktionell war, hat *Schultze* vor mehr als 100 Jahren die Duplizitätstheorie aufgestellt, die besagt, daß die Zapfen dem Tages- und Farbsehen, die Stäbchen dem Dämmerungssehen dienen. Diese Theorie wurde durch die Beobachtung gestützt, daß Nachttiere oft reine Stäbchenretinae aufweisen, während Tiere, die ausschließlich bei Tageslicht aktiv sind, reine Zapfenretinae haben können. Stäbchen und Zapfen unterscheiden sich im Absorptionsspektrum ihres Sehpigmentes und in der Organisation ihrer syn-

548　15 Sinnesorgane

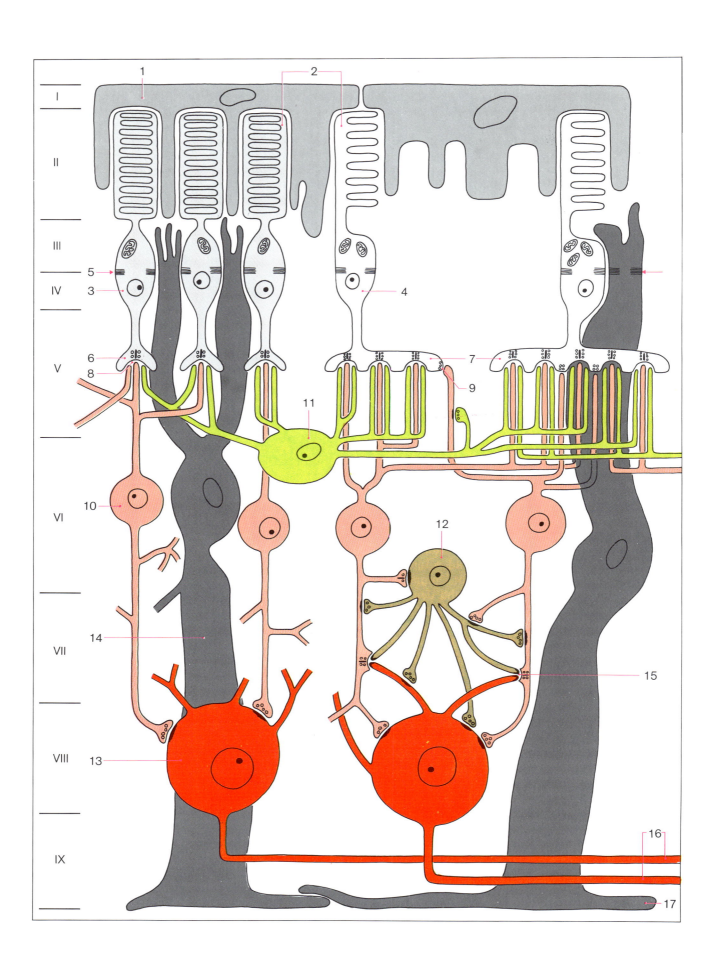

aptischen Endkolben. Ein weiteres Unterscheidungsmerkmal der beiden Zellen ist der Erneuerungsmechanismus der Außenglieder (vgl. S. 544).

Das Verteilungsmuster von Stäbchen und Zapfen in der Retina ist sehr charakteristisch. Die Stäbchen sind vor allem in der Netzhautperipherie, die Zapfen vorwiegend in den zentralen und parazentralen, weit weniger in den peripheren Netzhautabschnitten angeordnet. Das Zentrum der Retina, die *Fovea centralis*, die Stelle der maximalen Sehschärfe, besteht ausschließlich aus Zapfen.

Die Umwandlung von Lichtenergie in elektrische Impulse findet im Bereich der Außenglieder statt. Photopigmente mit verschiedenem Absorptionsspektrum sind hier auf einem membranösen System, den Scheibchen, angeordnet. Photonen, die auf Photopigmente auftreffen, verursachen Änderungen ihrer Stereostruktur; dies führt zu Permeabilitätsänderungen innerhalb der Membranen mit nachfolgender Potentialänderung der Photorezeptoren.

Die Außenglieder der Photorezeptoren haben unmittelbaren Kontakt mit dem Pigmentepithel (Abb. 15.**53**), die synaptischen Endkolben stellen ihrerseits die Verbindung mit dem nächstfolgenden Neuron der Sehbahn her (Abb. 15.**55**).

Die **Außenglieder der Photorezeptoren** sind aus einer Reihe von mehreren hundert Scheibchen geldrollenartig zusammengesetzt und allseitig von Plasmalemm umgeben (Abb. 15.**53**, 15.**57**). Der Gehalt an Lipiden und Proteinen der aus dem Plasmalemm hervorgegangenen Scheibchen ist außerordentlich hoch. Es konnte gezeigt werden, daß es sich dabei vorwiegend in Stäbchen um Rhodopsin, bei Zapfen um Jodopsin handelt, das in den Membranen der Scheibchen enthalten ist. Das Sehpigmentmolekül ist nicht einem festen Platz innerhalb der Membran zugeordnet, sondern rotiert um die eigene Achse und diffundiert in der Membranebene. Die Sehpigmente sind auf den Scheibchen und im Plasmalemm des Außengliedes und des Verbindungsfadens zum Innenglied enthalten. Mit verschiedenen Methoden wurde der Nachweis erbracht, daß bei Belichtung Strukturänderungen innerhalb der Lipoproteinanteile der Scheibchen auftreten. Man nimmt an, daß dabei eine leichte Änderung der Anordnung der Photopigmentmoleküle innerhalb der Membranen erfolgt.

Elektronenmikroskopische Untersuchungen haben einige auffallende Unterschiede im Bau der Außenglieder der Stäbchen und Zapfen zu Tage gefördert (Abb. 15.**56**):

Die *Außenglieder der Stäbchen* bestehen, im Längsschnitt untersucht, aus einer sehr großen Zahl paralleler, quer gestellter Lamellen, von denen jede einen geschlossenen, von einer Membran begrenzten, diskusartig abgeflachten Sack von 2 µm Durchmesser darstellt. Im Schnitt erscheint das Profil jeder Lamelle

◄ Abb. 15.**55** Schematische Darstellung der **Schichten, Zellen** und **synaptischen Kontakte in der Retina** (zu Einzelheiten vergleiche Text)
 I Stratum pigmentosum
 II Schicht der Außensegmente
 III Schicht der Innensegmente
 IV Stratum nucleare externum
 V Stratum plexiforme externum
 VI Stratum nucleare internum
 VII Stratum plexiforme internum
 VIII Stratum ganglionare
 IX Stratum neurofibrarum
 1 Pigmentepithelzelle
 2 Segmentum externum
 3 Stäbchenzelle
 4 Zapfenzelle
 5 Stratum limitans externum
 6 Spherula terminalis (Spherule)
 7 Pes terminalis (Pediculus)
 8 Triadensynapse
 9 konventionelle Photorezeptor-Bipolaren-Synapse
 10 bipolare Zelle
 11 Horizontalzelle
 12 amakrine Zelle
 13 Ganglienzelle
 14 Müller-Zelle
 15 Diadensynapse
 16 Axone der Ganglienzellen
 17 Stratum limitans internum

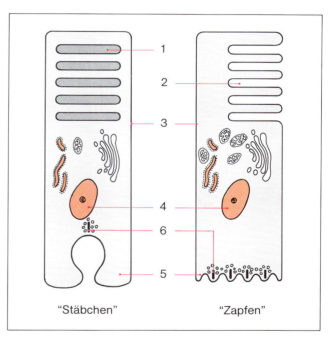

Abb. 15.**56** Schematische Darstellung der **morphologischen Unterschiede zwischen Zapfen und Stäbchen**. In den Zapfen steht der Spaltraum zwischen den Scheibchen im Außenglied (2) in Verbindung mit dem Spatium extracellulare, die synaptischen Endkolben (5) haben mehrere Synapsenbänder und bilden einen Pediculus, während Stäbchen nur ein Synapsenband haben und Spherulen bilden.
1 Discus membranaceus eines Stäbchens
2 Spaltraum im Außenglied der Zapfen
3 Plasmalemm
4 Zellkern
5 Pediculus bzw. Spherulus
6 Synapsenband

in Form von zwei parallelen Membranen, die an den Enden ineinander übergehen und einen extrem schmalen Spalt zwischen sich einschließen (Abb. 15.53, 15.57). Die Lamellen in den *Außengliedern der Zapfen* bestehen auch aus einem Membranpaar. Die verschiedenen Membranduplikaturen, Disci membranacei, werden durch Extrazellularraum voneinander getrennt. Viele Lamellen verhalten sich wie diejenigen in den Stäbchen, bei vielen gehen aber die Membranen in das Plasmalemm über, so daß sich der schmale Spalt in den Extrazellularraum öffnet und mit diesem kommuniziert (Abb. 15.57). Dies ist ein klarer Unterschied zwischen den Außengliedern der Stäbchen und Zapfen, der in funktioneller Hinsicht von Bedeutung sein muß.

Die **Innenglieder der Photorezeptoren,** der Stäbchen und Zapfen, unterscheiden sich in Form und Größe. Sie liegen immer distal vom Stratum limitans externum und sind mit den Außengliedern durch ein verbindendes Cilium gekoppelt (Abb. 15.57). Die Innenglieder der Stäbchen (Abb. 15.57) sind bedeutend schmäler als die der Zapfen, ein Unterschied, der vor allem auf die sehr große Zahl der Mitochondrien in den Innengliedern der Zapfen (Abb. 15.57c) zurückzuführen und bis jetzt ungeklärt ist. Er wird spekulativ mit dem hohen Energiebedarf für die Regeneration des Rhodopsins in Zusammenhang gebracht, der sich bei starker Belichtung abspielt. Sie erfolgt in den Außengliedern der Stäbchen vorwiegend in der Dunkelheit.

Die Innenglieder enthalten einen sehr gut ausgebildeten Golgi-Apparat; dies weist auf eine bedeutende sekretorische Tätigkeit hin. Zwischen den einzelnen Innengliedern der Photorezeptoren findet man eine Vielzahl von Zellkontakten zu benachbarten Zytoplasmamembranen, die eine elektrische Kopplung ermöglichen. Die Zonulae adhaerentes erscheinen lichtmikroskopisch als feine Membran, die Stratum limitans externum genannt wird.

Verbindendes Cilium. Das Verbindungsstück zwischen Außen- und Innenglied der Photorezeptoren ist ein

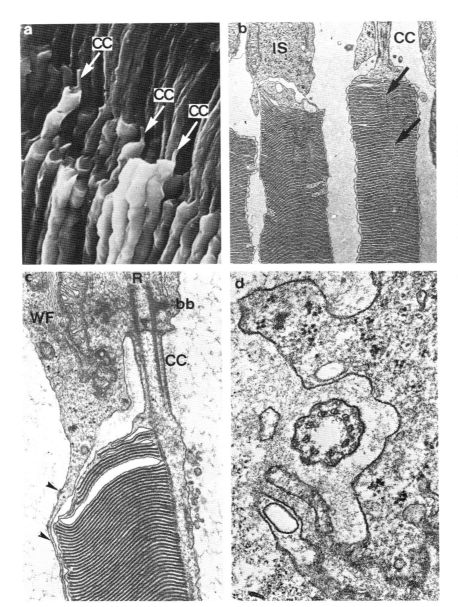

Abb. 15.57a Rasterelektronenmikroskopisches Bild der Verbindungszone zwischen den Außen- und Innengliedern der Stäbchen. Das die beiden Glieder verbindende Cilium CC zeigt aufwärts (Vergr. 6000fach).

Abb. 15.57b Längsschnitt durch die Außenglieder von zwei Stäbchen. Beachte die Kontinuität des Plasmalemms, das die Scheibchensäule umgibt.
IS Innenglied (Segmentum internum)
CC verbindendes Cilium
Die Pfeile weisen auf die zentralen Inzisuren der Scheibchen
(Vergr. 10 500fach).

Abb. 15.57c Längsschnitt durch eine Zapfenzelle in Höhe des verbindenden Ziliums. Beachte die Kontinuität des Plasmalemms und die fingerartigen Fortsätze des Cytoplasmas des Innengliedes (Pfeile), (Vergr. 48 000fach).
WF gewellte Filamente
bb Basalkörperchen
R quergestreifte Wurzelfasern

Abb. 15.57d Querschnitt durch das verbindende Cilium eines Stäbchens. 9 Paare von Mikrotubuli sind vom Plasmalemm des Stäbchens umgeben. Das zentrale Mikrotubuluspaar, das für mobile Cilien charakteristisch ist, fehlt (Vergr. 68 000fach).

dünner Stiel, der das Aussehen eines Ciliums hat. Innerhalb des Plasmalemms sind 9 Paare von Mikrotubuli enthalten, die längs orientiert sind und im Innenglied in einem Zentriol oder Basalkörperchen enden (Abb. 15.57). Die Funktion des Ciliums ist kaum bekannt. Möglicherweise dient es dem Transport von Strukturproteinen und anderen Zellbestandteilen, auch von Nährstoffen, die, vom Innenglied herkommend, in die Membranen der Außenglieder eingebaut oder dort metabolisiert werden. Es würde sich also um eine Art „Pipeline" innerhalb der verschiedenen Kompartimente des Photorezeptors handeln. Es ist aber auch möglich, daß das Cilium mit der strikten Ausrichtung der Zelle parallel zum einfallenden Licht in Zusammenhang steht.

Die Zellkörper und Kerne der Photorezeptoren liegen dicht zusammengepackt in der äußeren Körnerschicht, die Kerne der Zapfen weiter distal als diejenigen der Stäbchen (Abb. 15.53a).

Endkolben der Photorezeptoren. Der zentrale Teil der Photorezeptoren ist der Endkolben, der in synaptischer Verbindung mit den Zellen des Stratum nucleare internum steht (Abb. 15.58). Die Zapfenzellen besitzen *ovaläre Endkolben* und bilden eine Bändersynapse durch ein einziges Band, „synaptic ribbon", die Zapfenzellen enden mit einem Synapsenfuß, *Pediculus*, der mehrere Synapsenbänder ausbildet (Abb. 15.58), s. Stratum plexiforme externum!

Stratum plexiforme externum

Der Endkolben eines Photorezeptors bildet eine Invagination, die als präsynaptisches Element drei postsynaptische Anteile umfaßt, die räumlich definiert angeordnet sind. Man bezeichnet diese postsynaptischen Anteile der „ribbon"-Synapse als *Triade*, da zwei Endaufzweigungen, die von Horizontalzellen stammen, immer eine Endaufzweigung einer bipolaren Zelle

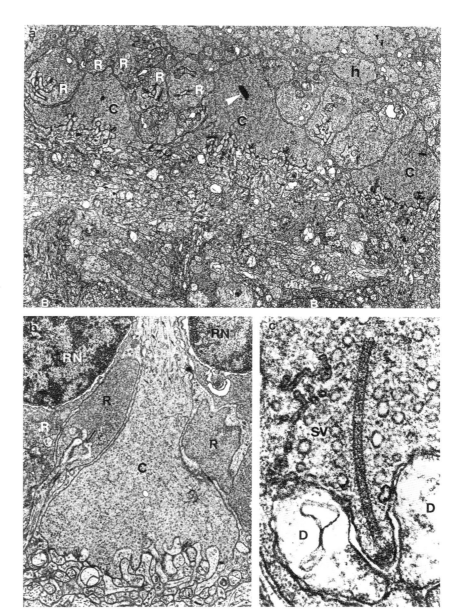

Abb. 15.**58a** **Endkolben von Photorezeptoren** in unmittelbarer Nähe der parafovealen Gegend einer menschlichen Retina; äußere plexiforme Schicht. Zapfenpedikel (C) mit kristalloiden Einschlüssen (Pfeil). Sie stehen in engem Kontakt mit mehreren Stäbchenspherulen (R). In der oberen, rechten Bildecke sind Henlesche Fasern zu sehen (h). B bipolare Zelle (Vergr. 4200fach).

Abb. 15.**58b** **Synapsenfuß einer parafovealen Zapfenzelle**
R   Stäbchenspherulen
RN Stäbchenkerne
C   Zapfenfuß
Die Pfeile weisen auf tubuläre Elemente im Cytoplasma, die in Richtung des Zellkernes ziehen.

Abb. 15.**58c** **Stärkere Vergrößerung eines Synapsenbandes und der subsynaptischen Spalte eines Stäbchens.** Die eingestülpten Dendriten (D) gehören wahrscheinlich zu einer Horizontalzelle (Vergr. 92000fach).
SV synaptische Bläschen

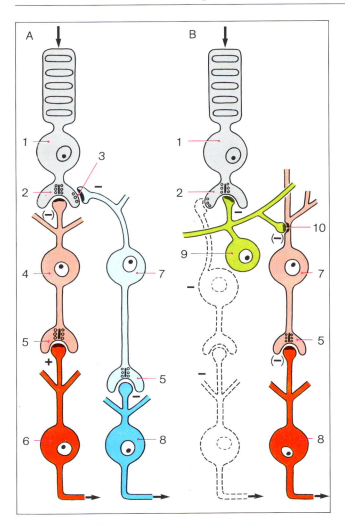

Abb. 15.**58d** **On-line (A) und Off-line (B) Wege der synaptischen Verschaltung in der Retina.** Der On-line-Weg führt über eine depolarisierende Bipolarzelle (4) zu einer On-center-Ganglienzelle (6) oder über eine hyperpolarisierende Bipolarzelle (7) zu einer Off-center-Ganglienzelle (8). Depolarisierende Bipolarzellen werden durch einen zentralisierten Lichtpunkt erregt, hyperpolarisierende Bipolarzellen durch einen Lichtreiz mit dunklem Zentrum und hellem Ring. Der Off-line-Weg führt zu einer antagonistischen Reaktion von Ganglienzellen, die eine On-line inhibierte Ganglienzelle umgeben, in unserem Beispiel zu einer Depolarisierung. Dieser Weg benötigt eine zwischengeschaltete Horizontalzelle.

1 Photorezeptorzelle
2 Triadensynapse
3 konventionelle Synapse
4 depolarisierende Bipolarzelle
5 Synapse zwischen bipolarer Zelle und Ganglienzelle
6 On-center-Ganglienzelle
7 hyperpolarisierende Bipolarzelle
8 Off-center-Ganglienzelle
9 Horizontalzelle
10 Synapse zwischen Horizontalzelle und Bipolarzelle
− = Hyperpolarisation
(−) = eingeschränkte Hyperpolarisation
 (= Disinhibition)
+ Depolarisation

flankieren. Eine Photorezeptorzelle ist dadurch mit einer bipolaren und zwei Horizontalzellen verbunden. Neben diesem Synapsentyp findet man aber auch konventionelle Synapsen ohne „Synaptic ribbons", Invagination und Triade zwischen Photorezeptoren und bipolaren Zellen, sowie Synapsen zwischen Horizontalzellen als präsynaptische und bipolaren Zellen als postsynaptische Elemente. Alle drei Synapsenformen liegen im Stratum plexiforme externum und erfüllen funktionell unterschiedliche Aufgaben.

Die Photorezeptorzellen, deren Innenglieder durch elektrische Kopplung untereinander verbunden sind, werden normalerweise in Dunkelheit tonisch depolarisiert, Licht dagegen führt zu einer Hyperpolarisation. Dies bedeutet, daß es an den präsynaptischen Endigungen dieser Zellen in Dunkelheit zu einer ständigen Transmitterfreisetzung kommt, deren Ausmaß in Abhängigkeit vom Lichteinfall reguliert wird. Dies führt bei direkter Beleuchtung an „ribbon"-Synapsen zu einer Depolarisation (Erregung) der bipolaren Zellen, an der konventionellen Synapse zu einer Hyperpolarisation (Hemmung) der nachgeschalteten bipolaren Zellen.

Die unterschiedliche Reaktion der bipolaren Zellen kann durch unterschiedliche Rezeptoren in deren Membran oder durch unterschiedliche Kinetik bedingt sein und läßt funktionell *depolarisierende und hyperpolarisierende bipolare Zellen* unterscheiden. Die Erregungsleitung kann von den Rezeptorzellen direkt über bipolare Zellen zu den Ganglienzellen („*On-line*"-Weg) oder von den Rezeptorzellen über Horizontalzellen als Interneurone zu bipolaren Zellen und schließlich Ganglienzellen führen („*Off-line*"-Weg). Die Verschaltungen und funktionellen Aspekte des On-line- und des Off-line-Weges sind in Abb. 15.**58d** dargestellt.

Die Erregungsleitung im Off-line-Weg führt über eine Horizontalzelle zu einer in der Umgebung liegenden bipolaren Zelle, die dann wieder an eine Ganglienzelle die Information weiterleitet. Wird eine Photorezeptorzelle durch Licht gereizt, führt dies zu einer Hemmung der Horizontalzelle und damit zu einer Disinhibition der hemmenden Horizontalzell-Bipolarzell-Synapse. Im Falle einer hyperpolarisierenden Bipolarzelle führt dies auch zu einer Disinhibition der Ganglienzelle. Damit werden die Ganglienzellen in der Umgebung einer Off-center-Ganglienzelle erregt, und es entsteht in diesem Fall ein komplexes Muster von zentraler Inhibition mit lateraler Erregung („antagonistic surround receptive field"). Die Retina ist somit auf Grund ihrer synaptischen Verschaltung und Vielfalt von Zellen nicht nur in der Lage, Erregung weiterzuleiten, sondern auch Informationen zu verarbeiten.

Stratum nucleare internum

Im *Stratum nucleare internum*, in der *inneren Körnerschicht*, liegen die Perikarya des II. Neurons der Sehbahn – Perikarya von *bipolaren* Ganglienzellen (Abb. 15.**55**, 15.**58**), die die vertikale Verbindung mit den multipolaren Ganglienzellen (III. Neuron) im Stratum ganglionare herstellen. Die Synapsen zwischen dem II. und III. Neuron sind in der inneren plexiformen Schicht zu finden. Die innere Körnerschicht enthält außerdem *Horizontalzellen,* Interneurone („local circuit neurons"), deren Fortsätze in die äußere plexiforme Schicht dringen (Abb. 15.55). Die *amakrinen Zellen* sind Interneurone, deren Fortsätze sich im Stratum plexiforme internum ausbreiten und die Verbindung zu Neuronen des Stratum nucleare internum und des Stratum ganglionare haben (Abb. 15.55). Die amakrinen Zellen entwickeln keinen morphologisch definierbaren Neuriten und werden deshalb auch als anaxonische Zellen bezeichnet. Ihre Zellfortsätze sind ausschließlich Dendriten. Die Richtung der Erregungsleitung wird bestimmt durch die jeweils erregten Synapsen und deren Polarisation. Außerdem gibt es im Stratum nucleare internum interplexiforme Zellen, die den amakrinen Zellen sehr ähnlich sind, ihre Ausläufer aber in beide plexiforme Schichten ausbreiten. Schließlich müssen die Somata der *Müllerschen Stützzellen* (Abb. 15.55) erwähnt werden, Gliazellen, deren Fortsätze die ganze Dicke der Retina vom Stratum limitans internum bis zum Stratum limitans externum durchziehen und mit ihren zytoplasmatischen Verzweigungen als Stützgerüst die nervösen Elemente umgeben.

Stratum plexiforme internum

Das Stratum plexiforme internum besteht zum größten Teil aus den Zellfortsätzen der Bipolaren, amakrinen Zellen, Ganglien- und Müller-Zellen. Gelegentlich findet man auch Zellkörper von amakrinen Zellen und Ganglienzellen in dieser Retinaschicht. Die Bipolaren bilden axodendritische und axosomatische Synapsen mit den Ganglienzellen und den amakrinen Zellen. Diese wiederum sind mit den Axonen der Bipolaren und den Dendriten und Somata der Ganglienzellen synaptisch verknüpft. Dabei lassen sich zwei Gruppen von Synapsen, die von bipolaren Zellen gebildet werden, unterscheiden, präsynaptische Anteile mit oder ohne "synaptic ribbons". Die Bänder-Synapsen können zwischen einer axonalen Endaufzweigung einer bipolaren Zelle und dem Soma oder einem Dendriten einer amakrinen Zelle ausgebildet sein, oder sie können mit je einem Ganglienzelldendriten und einem amakrinen Zelldendriten in Form einer *Diade* verbunden sein. Alle anderen Synapsen enthalten keine „synaptic ribbons".

Stratum ganglionare

Die Perikarya der *multipolaren Ganglienzellen* (Abb. 15.55) unterschiedlicher Größe und Gestalt (III. Neuron der Sehbahn) liegen im *Stratum ganglionare,* in der Ganglienzellschicht, die im Umkreis des Polus posterior bulbi besonders dick (5 bis 8 Zellkernreihen) erscheint, während sie gegen die Netzhautperipherie auf wenige vereinzelte Zellen reduziert ist. Ihre marklosen Axone ordnen sich zu Bündeln und verlaufen im *Stratum neurofibrarum,* in der Nervenfaserschicht, zum Discus nervi optici. Das Stratum limitans internum schließt das Stratum neurofibrarum gegenüber dem Corpus vitreum ab. Diese innere Grenzschicht wird von Ausläufern der Gliazellen gebildet und weist in Richtung zum Glaskörper hin eine ca. 0,5 µm dicke Basalmembran auf.

Die unterschiedlichen Größen der Ganglienzellen zusammen mit Merkmalen der Dendritenbäume lassen eine Einteilung in drei Klassen zu: a) große Ganglienzellen (Durchmesser des Perikaryons 30–40 µm) mit stark verzweigtem und ausgebreitetem Dendritenbaum, b) mittelgroße Ganglienzellen (Durchmesser des Perikaryons 10–15 µm) mit einem kleinen Dendritenbaum und c) kleine Ganglienzellen (Durchmesser des Perikaryons < 10 µm) mit einem weit ausgebreiteten Dendritenbaum. Diese histologischen Merkmale korrespondieren mit bestimmten funktionellen Eigenschaften nach Untersuchungen an der Katze. Die großen und kleinen Ganglienzellen senden ihre Axone zum kontralateralen Colliculus rostralis, die mittelgroßen Ganglienzellen ausschließlich zum Corpus geniculatum laterale, das aber auch von großen (und wenigen kleinen) Ganglienzellen Afferenzen erhält.

Aber nicht nur unterschiedliche Konnektivität, sondern auch weitere funktionelle Unterschiede korrespondieren mit der histologischen Klassifizierung. Die großen Ganglienzellen, die 5% der Gesamtpopulation stellen, zeigen die antagonistische „center-surround"-Organisation ihres rezeptiven Feldes und werden auch als Y-Zellen bezeichnet. Die mittelgroßen Zellen, die 55% der Ganglienzellen stellen, haben dieselbe Organisation ihres rezeptiven Feldes und werden als X-Zellen bezeichnet. Die kleinen Ganglienzellen dagegen reagieren auf Bewegung der Lichtreize und werden auch als W-Zellen klassifiziert. Die Größe des rezeptiven Feldes d. h. des Areals auf der Retina, von dem bei Reizung eine Ganglienzelle erregt oder gehemmt wird, ist in der zentralen Retina sehr viel kleiner als in der Peripherie der Netzhaut. Dies korrespondiert mit der oben beschriebenen unterschiedlichen Packungsdichte der Ganglienzellen in der zentralen und peripheren Retina.

Betrachtet man die Zahlenverhältnisse der Photorezeptoren, bipolaren Zellen und Ganglienzellen, ergibt sich eine Relation von 125 : 30 : 1. Dies verdeutlicht das *Konvergenzprinzip* in der synaptischen Verschaltung der Retina, Grundlage der schon in der Retina beginnenden Informationsverarbeitung visueller Reize.

Neurogliaelemente der Retina. Die bereits erwähnten *Müllerschen Stützzellen* durchsetzen die ganze Retina. Ihre Somata mit ovoiden Zellkernen liegen in der inneren Körnerschicht, ihre teils radiären, teils horizontalen Fortsätze füllen alle interneuronalen Spalträume aus und isolieren die Neurone. Die Fortsätze bilden Hüllen, wie das Stratum limitans externum, die durch Zellkontakte zwischen den Fortsätzen zustande kommen, und sie umhüllen die Innenglieder der Photorezeptoren. Sie enthalten reichlich glattes endoplasmatisches Retikulum und Ribosomen. In den Fußabschnitten sind Gliafilamente nachweisbar. Die Müllerschen „Stütz"-zellen versorgen die Neurone der Retina mit Glucose; sie synthetisieren und speichern Glykogen. Die übrige Glia besteht zur Hauptsache aus Astrozyten. In Nähe des Stratums limitans internum sind zahlreiche *Astrozyten* zu finden, die Nervenfasern begleiten und zu den Gefäßen in Beziehung treten. Auch *Mikrogliazellen* können im Stratum neurofibrarum nachgewiesen werden.

Macula lutea

Die Retina weist, wie eingangs erwähnt wurde, regionale Verschiedenheiten auf, die an zwei Stellen besonders auffallen und beim Augenspiegeln im aufrechten Bild leicht zu erkennen sind (Abb. 15.**52**). Auf dem mehr oder weniger rötlichen Augenhintergrund erscheint der *Discus nervi optici* mit den aus- und eintretenden *Vasa centralia retinae* als weißlicher Fleck. 3–4 mm temporal von ihm liegt die *Macula lutea*, die einen Durchmesser von etwa 2,5 mm hat und durch einen zentralen gelblichen Punkt, *Fovea centralis*, gekennzeichnet ist. Die Gelbfärbung, die in vivo beim Augenspiegeln im rotfreien Licht oder bei der makroskopischen Präparation ganz frischer Augen zu sehen ist, rührt von den besonderen Pigmenten im Stratum ganglionare und im Stratum nucleare internum dieser Region her. Da diese Schichten im Zentrum der Macula fehlen, erscheint diese als farbloser Punkt, *Foveola*. Dieser Teil der Retina ist extrem dünn, da hier nur Zapfen vorkommen; die anderen Netzhautschichten sind zur Seite gedrängt (Abb. 15.**59**) und bilden rund um das Sehgrübchen einen Wall. Die ganz zentral liegende, kleine farblose *Foveola* besteht aus 2500 dicht gedrängten, den Lichtstrahlen direkt ausgesetzten Zapfen. Sie ist die wichtigste Stelle der Retina, da das Auflösungsvermögen des Auges von der hohen Photorezeptorendichte in der Foveola bestimmt wird. In der nach außen anschließenden *Fovea centralis* weist die äußere plexiforme Schicht langgezogene Dendriten (Henlesche Fasern) auf, die die Verbindung zwischen den Zapfen in der Fovea und den rund herum gelegenen Bipolaren herstellen. Die parafoveale, zentrale Retina enthält die größte Anhäufung von Bipolaren und Ganglienzellen, hier ist jeder Zapfenzelle eine Stäbchenzelle beigeordnet. In der perifovealen Retina kommen auf eine Zapfenzelle zwei Stäbchenzellen. In der peripheren Retina werden Zapfen immer seltener.

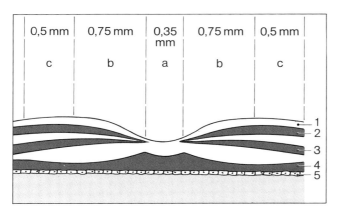

Abb. 15.**59 Querschnitt durch den Makulabereich der Retina.** Die Retina ist im Bereich der Fovea centralis weitgehend auf die Photorezeptorenschicht beschränkt. Die übrigen zellulären Elemente sind zur Seite gedrängt und formen einen Wall um die Foveola herum.
a Foveola
b Fovea centralis
c Macula lutea
1 Stratum neurofibrarum
2 Stratum ganglionare
3 Stratum nucleare internum
4 Stratum nucleare externum
5 Pigmentepithelschicht

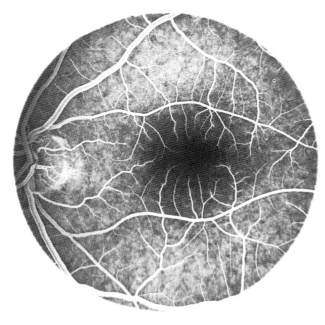

Abb. 15.**60 Fluoreszenzangiographisches Bild der Retinagefäße des Menschen,** Blitzaufnahme einige Sekunden nach der Injektion des fluoreszierenden Farbstoffes (Fluoreszein-Na) in die Blutbahn. Mit dieser Methode können die feinsten Verzweigungen der Gefäße bis in die Kapillaren sichtbar gemacht werden. Beachte das völlige Fehlen von Gefäßen in der Foveola.

Vasa centralia retinae

Die netzhauteigenen Gefäße, die *Vasa centralia retinae*, können nach Injektion eines fluoreszierenden Farbstoffes in die Blutbahn (Fluoreszenzangiographie) in vivo beobachtet werden (Abb. 15.**60**). Nach Eintritt in den Bulbus teilt sich die A. centralis retinae noch im Discus nervi optici in 2 Äste, einen oberen und einen unteren, die sich nach kurzem Verlauf weiter in einen temporalen und einen nasalen Ast gabeln. Jede der 4 Arterien versorgt ihren eigenen Quadranten und verästelt sich in der Nervenfaserschicht. Arteriolen dringen in die Tiefe und erreichen das Stratum nucleare internum, von wo aus die Venulen zurücklaufen. Zwischen den Ästen ist ein dichtes Kapillarnetz ausgebreitet. Die einzelnen Kapillarnetzwerke sind mit individuellen Arteriolen und Venulen verbunden. Es gibt keine oder nur sehr wenige Verbindungen mit Nachbargeflechten. Anastomosen zwischen Arterienästen oder Arteriolen fehlen ganz. Jede Blockierung unterbindet die Zirkulation im dazugehörenden Netzhautareal, d. h., die *A. centralis retinae und ihre Äste sind Endarterien.* Ein Verschluß hat akute Erblindung zur Folge. Die betroffene Netzhaut stirbt aber nicht sofort ab, da von der Lamina choroidocapillaris aus ein Erhaltungsstoffwechsel noch für kurze Zeit aufrechterhalten wird. Eine einzige Ausnahme sind Anastomosen mit den Aa. ciliares posteriores breves in Nähe des Discus nervi optici. Äste dieser feinen Arterien dringen in nächster Nähe des Optikusaustrittes in den Bulbus ein und bilden den *Circulus anastomoticus Zinni* in der Sclera. Seine Äste verbinden sich mit Ästen, die den N. opticus versorgen. Viele dringen in den Bulbus ein und anastomosieren mit Netzhautarterien, *Zilioretinalarterien.*

Die Fovea centralis ist gefäßfrei. Sie wird durch Diffusion von der Lamina choroidocapillaris her versorgt; diese ist im Makulabereich besonders dicht. Die Arteriolen und Kapillaren im Umkreis der Macula stammen vorwiegend aus lateralen Ästen der Aa. ciliares posteriores breves und bilden Arkaden, die sich in allen Ebenen verzweigen und die perimakuläre Region besonders ausgiebig durchbluten. Die retinalen Kapillaren bilden, wie die Kapillaren des Zentralnervensystems allgemein, eine *Blut-Hirn-Schranke,* an der funktionell dichte „Tight junctions" zwischen den Endothelzellen beteiligt sind. Das Endothelrohr wird von einer ununterbrochenen Lamina basalis unterlagert. An diese schließen sich Perizyten an. Die Lamina basalis nimmt im Verlaufe des Lebens kontinuierlich an Dicke zu.

Discus (Papilla) nervi optici

Der leicht gelblich gefärbte *Discus nervi optici* (Abb. 15.52) hat einen Durchmesser von 1–1,5 mm. Hier ist die Retina nur durch die Nervenfaserschicht vertreten, die Rezeptorenschicht fehlt: Im Gesichtsfeld findet man dementsprechend einen „blinden Fleck". Wegen der Anhäufung der zum Discus verlaufenden Fasern ist sein Rand erhaben und klar begrenzt. Sein Zentrum ist in individuell verschiedenem Ausmaße zur *Excavatio disci* eingesunken. Sie entsteht durch den besonderen Verlauf der Nervenfasern, die von allen Seiten dem Discus zustreben und in rechtwinklig abgebogenem Verlauf zu den Öffnungen der Lamina cribrosa sclerae ziehen.

Transmittersysteme in der Retina

Acetylcholin. Die Lokalisation der cholinergen Zellen ist durch Nachweis des Acetylcholin-synthetisierenden Enzyms, der *Cholinacetyltransferase (ChAT),* möglich. Perikarya und Zellfortsätze ChAT-positiver Zellen kommen vor in den Strata nucleare internum, plexiforme internum und ganglionare. Eine Subpopulation amakriner Zellen ist damit der wahrscheinlichste Kandidat für cholinerge Retinazellen. Auch die Acetylcholinesterase (AChE) wurde vor allem in amakrinen Zellen und der inneren plexiformen Schicht nachgewiesen und nur selten in Zellen des Stratum ganglionare. Diese Zellen scheinen „displaced" amakrine Zellen zu sein. AChE darf jedoch nur mit Vorsicht als Marker für cholinerge Systeme interpretiert werden. Acetylcholin wirkt exzitatorisch auf die Ganglienzellen der Retina über deren nikotinerge Rezeptoren. Da nikotinerge und muscarinerge Rezeptoren für Acetylcholin aber auch an anderen Retinazellen (bipolare und amakrine Zellen, Horizontalzellen) gefunden werden, muß mit einer sehr viel ausgedehnteren, heute noch unbekannten Wirkung, gerechnet werden. Die cholinergen amakrinen Zellen werden durch GABA and Glycin inhibiert, aber nicht durch Dopamin und Serotonin.

Katecholamine. Die beiden Katecholamine *Dopamin* und *Noradrenalin* können in der Retina nachgewiesen werden. Noradrenalin kommt in einer Subpopulation amakriner Zellen vor, während Dopamin sowohl in amakrinen als auch interplexiformen Zellen gefunden wird. Dopamin wirkt an D_1-Rezeptoren in der äußeren und vor allem inneren plexiformen Schicht, während über den Angriffsort von Noradrenalin in der Retina detailliertere Informationen noch fehlen. Beide Katecholamine scheinen eine Hyperpolarisation zu bewirken, d. h. es sind inhibitorische Systeme.

Serotonin kommt in einer Subpopulation der amakrinen Zellen vor, wie alle bisher besprochenen Transmitter. Über seine Funktion und Rezeptoren in der Retina ist bisher nur wenig bekannt.

γ-Aminobuttersäure (GABA) kann in einer Subpopulation von Horizontalzellen und amakrinen Zellen lokalisiert werden. Sie wirkt wie auch in anderen Teilen des Zentralnervensystems inhibitorisch und beeinflußt vor allem dopaminerge und cholinerge amakrine Zellen über Endigungen in der inneren plexiformen Schicht und bipolare Zellen über Terminale in der äußeren plexiformen Schicht.

Auch **Glycin** ist inhibitorisch wirksam und wird in amakrinen und interplexiformen Zellen gefunden. Autoradiographisch kann Glycin vor allem in der inneren plexiformen Schicht nachgewiesen werden, wo sich die Zellausläufer der amakrinen Zellen verzweigen. Die Glycinwirkung soll sich an den Horizontalzellen und Ganglienzellen entfalten durch eine gesteigerte Leitfähigkeit der Membran dieser Zellen für Chloridionen.

Glutamat und **Aspartat**, zwei Aminosäuren, wirken als Transmitter im Zentralnervensystem exzitatorisch. Es ist sehr wahrscheinlich, daß vor allem Glutamat von den Photorezeptorzellen freigesetzt wird und auf bipolare Zellen wirken kann. Durch experimentelle Applikation von Glutamat und Aspartat verlieren alle Zellen der Retina, mit Ausnahme der Photorezeptorzellen, ihre Fähigkeit, auf Lichtreize zu reagieren. Glutamat wirkt auch auf Horizontalzellen ein.

Neuropeptide. Durch immunhistochemische Studien ist die Lokalisation von *Neuropeptiden* in der Retina bekannt. Es sind dies bis heute *Enkephalin, Substanz P, Cholecystokinin, Vasoaktives intestinales Polypeptid (VIP), Glucagon, Neurotensin, β-Endorphin, Luliberin (LRH)* und *Somatostatin*. Diese Neuropeptide sind vor allem in den amakrinen Zellen nachweisbar, aber auch in einigen Ganglienzellen, „displaced" amakrinen Zellen, interplexiformen Zellen und Horizontalzellen gefunden worden. Jeder der neuropeptidhaltigen Zelltypen zeigt ein Aussehen, das ihn von anderen neuropeptidhaltigen Zelltypen unterscheidet. Diese Unterschiede in der Zellform basieren hauptsächlich auf differierenden Formen der Dendritenbäume. Substanz P kann in den Strata nucleare internum, plexiforme internum und ganglionare nachgewiesen werden; seltener findet man auch Substanz-P-haltige Zellfortsätze in dem Stratum plexiforme externum und im N. opticus.

Ein Teil der Glucagon- und VIP-immunoreaktiven amakrinen Zellen enthält auch den klassischen Neurotransmitter *Dopamin*, so daß auch eine *Koexistenz von Neuropeptiden und Katecholaminen* in einer Zelle angenommen werden muß. Ob diese Koexistenz auch für andere in amakrinen Zellen gefundene Transmitter wie GABA, Aspartat und Acetylcholin gilt, ist noch nicht definitiv geklärt. Die Funktion der Neuropeptide in der Retina ist ebenfalls noch nicht ausreichend geklärt. Enkephaline sollen die GABA-Freisetzung aus amakrinen Zellen hemmen und die elektrische Aktivität von On-center-Ganglienzellen verstärken, die der Off-center-Zellen dagegen hemmen. Substanz P dagegen erregt beide Typen von Ganglienzellen.

Nervus opticus

Der etwa 40 mm lange N. opticus ist eine Hirnbahn (und sollte deshalb besser als Fasciculus opticus bezeichnet werden). Er setzt sich aus den Axonen der multipolaren Zellen des *Stratum ganglionare* zusammen, die mit Ausnahme der Axone aus der temporalen Retinahälfte gegen den Discus opticus konvergieren. Die Axone aus der Macula bilden das *papillomakuläre Bündel*, das gerade gestreckt auf den Discus zuläuft, während die mehr peripheren Axone im Bogen um die Macula herum den Discus oberhalb bzw. unterhalb der Macula erreichen. Die Austrittsstelle des N. opticus aus dem Bulbus oculi liegt 3 mm nasal und 1 mm oberhalb des hinteren Augenpoles.

Als Hirnderivat wird der N. opticus von den Ausläufern der Hirnhäute umscheidet (Abb. 15.**61a**). Die Dura mater bildet die äußere Hülle, *Vagina externa nervi optici;* sie geht im Canalis opticus in die Dura mater encephali über und reicht peripher bis an die Hinterfläche des Bulbus, wo sie mit der Sclera verschmilzt. Es handelt sich um eine dicke, straff gebaute Scheide, die aus einer äußeren Längsschicht und einem inneren Gitter zirkulärer Fasern besteht. Die innere, gefäßführende Hülle, *Vagina interna nervi optici*, entspricht der Pia mater. Sie sendet zarte Septen in den N. opticus hinein, welche die zu Bündeln zusammengefaßten Nervenfasern unvollständig umhüllen und – im Schnittbild – polygonale Felder begrenzen; in der Tiefe hängen sie mit der auch aus der Pia stammenden Bindegewebsscheide der Vasa centralia retinae zusammen (Abb 15.**61a**). Die *Arachnoidea* bildet eine sehr dünne, mittlere Hülle, die mit der Vagina externa und der Vagina interna verbunden ist. Durch ihre Vermittlung wird der N. opticus innerhalb der Durascheide aufgehängt und gewinnt damit bis zu einem gewissen Grad Selbständigkeit gegenüber seiner Scheide. Der *Intervaginalraum* wird durch die Arachnoidea in das kapilläre Spatium subdurale und

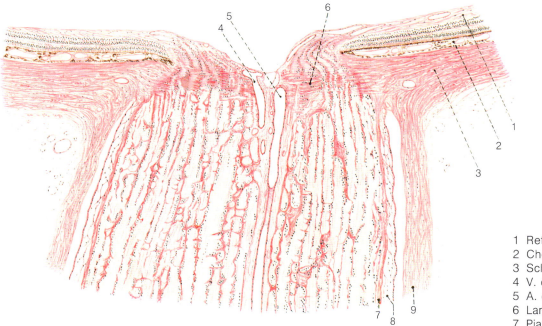

Abb. 15.**61a** **Längsschnitt durch die Austrittstelle des N. opticus aus dem Bulbus oculi.**

1 Retina
2 Choroidea
3 Sclera
4 V. centralis retinae
5 A. centralis retinae
6 Lamina cribrosa sclerae
7 Piascheide
8 Arachnoideascheide
9 Durascheide

die nach innen gelegene, von Liquor cerebrospinalis gefüllte Cavitas subarachnoidealis unterteilt; diese endet an der Bulbusrückwand blind.

Topographisch werden am N. opticus vier Abschnitte unterschieden: Er beginnt mit der *Pars intraocularis*, einem kurzen, noch in der Bulbuswand gelegenen Abschnitt von 2 mm Länge, der aus den marklosen Fasern des Stratum neurofibrarum besteht. Diese durchsetzen die Lamina cribrosa sclerae und erhalten unmittelbar hinter ihr eine Markscheide. Die 2,5–3 cm lange *Pars orbitalis* reicht von seiner Austrittsstelle aus dem Bulbus bis zum Canalis opticus. Sie liegt in der Achse einer Pyramide, die von den vier Mm. recti gebildet wird. Um sie herum gruppieren sich die A. ophthalmica, das Ganglion ciliare, die Nn. ciliares und die Vasa ciliaria. 12 mm hinter dem Bulbus dringen die Vasa centralia retinae in den N. opticus ein. Die 5 mm lange *Pars canalicularis* durchläuft den Canalis opticus oberhalb und medial von der A. ophthalmica. Sie setzt sich in die *Pars intracranialis* (13 mm) fort, die, nur noch von der Pia mater umscheidet, in der Cisterna chiasmatis nach hinten medial zieht.

Innere Organisation des N. opticus. Der N. opticus enthält ca. 1000000 außerordentlich dünne Fasern (1–2 μm im Durchmesser). Die Markscheidenbildung ist im 3. Monat nach der Geburt beendet. An der Oberfläche der gebündelten Fasern befindet sich ein Gerüst von Astrozyten, das die unvollständigen Bindegewebssepten der Vagina interna ergänzt und zwischen die Einzelfasern eindringt. Außerdem kommen entlang den Fasern Oligodendrogliazellen vor. Die aus der Retina kommenden Fasern nehmen im N. opticus eine bestimmte Lage ein. Unterteilt man die Retina durch ein Kreuz mit Schnittpunkt in der Fovea centralis in Felder, so erhält man 2 temporale und 2 nasale Quadranten. Die aus den beiden oberen Quadranten stammenden Fasern behalten innerhalb des N. opticus die dorsale, die aus den beiden unteren Quadranten die ventrale Lage bei. Die Makulabündel rücken aus der randständigen Lage in das Zentrum ein und verlaufen als geschlossenes *papillomakuläres Bündel* hirnwärts. Im Chiasma opticum liegt es am hinteren Rand, im Tractus opticus, der medial die Fasern der beiden oberen Quadranten, lateral die der unteren Quadranten führt, liegt es wieder zentral. Im Corpus geniculatum laterale bildet es erneut einen Keil, der medial von den Fasern aus den oberen, lateral von den Fasern aus den unteren Quadranten begrenzt wird.

Chiasma opticum

Die beiden Nn. optici vereinigen sich zum *Chiasma opticum*, das auf dem Diaphragma sellae liegt und enge topographische Beziehungen zum Infundibulum, zur A. carotis interna und zum Tuber cinereum hat. Im Chiasma kreuzen die Fasern der nasalen Retinahälften nach der Gegenseite (53%), die Fasern aus der temporalen Hälfte bleiben ungekreuzt.

Tractus opticus

Aus dem Chiasma opticum geht jederseits der *Tractus opticus* hervor, der die ungekreuzten Fasern der temporalen Netzhauthälfte des homolateralen Auges und die gekreuzten Fasern der nasalen Hälfte des kontralateralen Auges führt. Ein Teil der makulären Fasern kreuzt nach der Gegenseite, ein Teil bleibt ungekreuzt (Abb. 15.**61b**).

Läsionen eines Nervus opticus peripher vom Chiasma erzeugen vollständige Erblindung – *Amaurose* – des einen Auges. Trifft die Schädigung einen Tractus opticus, entsteht eine *homonyme Hemianopsie* mit Ausfall beider rechter oder linker Gesichtsfeldhälften. Läsionen der zentralen Teile des Chiasma opticum, wie dies z. B. bei Tumoren der Hypophyse der Fall sein kann, haben infolge Zerstörung aller kreuzender, aus den nasalen Teilen der Netzhaut beider Augen stammender Fasern den Ausfall beider temporaler Gesichtshälften zur Folge, *bitemporale (heteronyme) Hemianopsie*. Wird nur der laterale Teil des Chiasma opticum unter Schonung des zentralen zerstört, resultiert infolge des Ausfalls der ungekreuzten, aus dem temporalen Abschnitt der Retina stammenden Fasern eine rechts- oder linksseitige *nasale Hemianopsie*. Zerstörung einer Hälfte des Chiasma erzeugt Blindheit auf dem gleichseitigen mit temporaler Hemianopsie auf dem anderen Auge.

Der Tractus opticus kommt aus dem posterolateralen Winkel des Chiasma opticum und verläuft zwischen der Substantia perforata rostralis und dem Tuber cinereum nach hinten lateral; er windet sich um das Crus cerebri herum nach dorsal und teilt sich in Nähe des Corpus geniculatum laterale in eine mediale und eine laterale Wurzel. Der größte Teil der Fasern zieht in der Radix lateralis zum Corpus geniculatum laterale, die Fasern der Radix medialis verlaufen unter dem Corpus geniculatum mediale weiter zu den Colliculi craniales und der Area praetectalis.

Lichtbrechende Medien des Auges

Zu den lichtbrechenden Medien gehören außer der bereits beschriebenen durchsichtigen, uhrglasähnlichen *Hornhaut*, die *Linse*, die von Kammerwasser gefüllte *vordere Augenkammer* und der *Glaskörper*. Die Brechkraft wird durch Formveränderungen der Linse geändert.

Vordere Augenkammer

Die *vordere Augenkammer, Camera anterior bulbi*, wird vorne von der Hinterfläche der Cornea, hinten von der Iris, und im Bereich der Pupille von der Vorderfläche der Linse begrenzt (Abb. 15.**48**). Vorder- und Hinterwand gehen im *Kammerwinkel, Angulus iridocornealis*, ineinander über. Die vordere Augenkammer ist im Zentrum 2 bis 3 mm tief und hat ein Volumen von ca. 0,25 ml. Das *Kammerwasser (Humor aquosus)*, das die Vorderkammer füllt, ist wasserklar und enthält praktisch alle löslichen

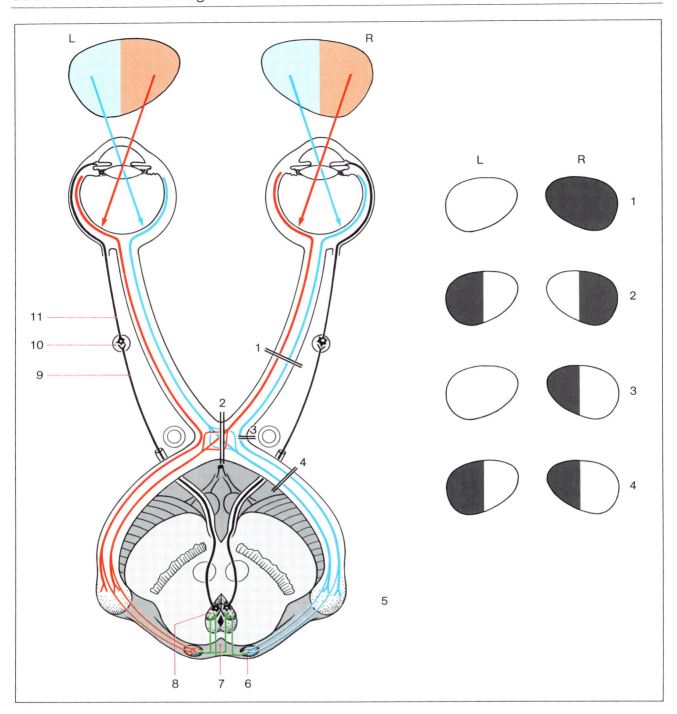

Abb. 15.**61 b Folgeerscheinungen von Läsionen des N. opticus, des Chiasma opticum oder des Tractus opticus.** Beiderseits des Chiasma opticum die A. carotis interna schematisch (Doppelkreis).
1 Amaurose, Erblindung des einen Auges nach Durchtrennung eines N. opticus
2 Bitemporale (heteronyme) Hemianopsie, Ausfall beider temporaler Gesichtshälften bei Zerstörung der zentralen Teile des Chiasma opticum
3 Rechtsseitige nasale Hemianopsie als Folge einer Durchtrennung der rechten peripheren Seite des Chiasma opticum
4 Hemianopsie nach links bei Zerstörung des rechten Tractus opticus
5 Corpus geniculatum laterale
6 Area praetectalis
7 Commissura epithalamica
8 Nucleus oculomotorius accessorius (Westphal-Edinger Kern)
9 Radix oculomotoria (parasympathica)
10 Ganglion ciliare
11 Parasympathischer Teil der Nn. ciliares breves

Bestandteile des Blutes mit Ausnahme der Proteine, die im Gegensatz zum Plasma nur zu 0,02% vorhanden sind. Es wird laufend erneuert, da die Processus ciliares ständig ungefähr 2 µl pro Minute Kammerwasser sezernieren, und Kammerwasser zugleich durch die Spalträume des *Lig. pectinatum anguli iridocornealis (Reticulum trabeculare)* in den *Sinus venosus sclerae* (Schlemmscher Kanal) abfließt.

Reticulum trabeculare
(Lig. pectinatum anguli iridocornealis)

Die Wand des von der Hinterfläche der Hornhaut und der Vorderfläche der Iris gebildeten *Angulus iridocornealis* bildet ein Maschenwerk, *Reticulum trabeculare*, das abgerundete, von einer Endothelschicht ausgekleidete Spalträume einschließt. Diese *Spatia anguli iridocornealis (Fontanasche Räume)* stellen die Verbindung zwischen dem Kammerwinkel und dem *Sinus venosus sclerae (Schlemmscher Kanal)* her, einem in die Sclera eingefügten, von Endothel ausgekleideten, klappenlosen Gefäß, das das Kammerwasser sammelt und den episkleralen Venen zuleitet (Abb. 15.48). Der Sinus hat keinen kapillären Blutzustrom, enthält also in der Regel kein Blut, sondern nur farbloses Kammerwasser. Bei einer teilweisen oder gänzlichen Obstruktion dieses Abflußsystems kommt es zu einer pathologischen Erhöhung des Intraokulardruckes *(Glaukom)*. Elektronenmikroskopische Untersuchungen (Transmissions- und Rastermikroskop) haben gezeigt, daß es sich beim Reticulum trabeculare um ein kollagenes Gitterwerk handelt, das von einer mehr oder weniger homogenen Grundsubstanz umgeben ist (Mucopolysaccharide). Eine Endothelzellschicht bildet den Abschluß gegen die Vorderkammer. Die Gitterstrukturen werden gegen den Schlemmschen Kanal hin feiner und verschwinden schließlich ganz, übrig bleibt nur ein aus Endothelzellen und einer Basalmembran bestehendes Gitterwerk. Die intertrabekulären Spalten sind untereinander verbunden; gegen den Schlemmschen Kanal sind Poren von 0,5 bis 1,5 µm Durchmesser ausgebildet. Es ist aber bis jetzt noch nicht restlos geklärt, ob diese eine direkte Kommunikation zwischen Schlemmschem Kanal und Reticulum trabeculare darstellen, oder ob es sich um einen Vakuolisierungsprozeß handelt, der Flüssigkeitsmengen in kleinen Quanten von einem Kompartiment (Vorderkammer) in das nächste (Schlemmscher Kanal) transportiert. Der M. ciliaris, der mit seinen Sehnenfasern am Trabekelwerk angeheftet ist, unterstützt den Abfluß des Kammerwassers durch Offenhalten des Sinus.

Hintere Augenkammer

Die *hintere Augenkammer, Camera posterior bulbi* (Abb. 15.48), hat als Ort der Ausscheidung des Kammerwassers enge funktionelle Beziehung zu den lichtbrechenden Medien. Sie wird vorne vom *Epithelium pigmentosum iridis* (Pigmentschicht der Iris), hinten von der *vorderen Grenzschicht (Membrana vitrea)* des *Glaskörpers*, außen von der Innenfläche des *Corpus ciliare* und innen von der Vorderfläche der *Linse* begrenzt. Das Kammerwasser fließt via Pupille in die vordere Augenkammer. Da der Druck in der Hinterkammer geringfügig höher ist als in der Vorderkammer, funktioniert der Margo pupillaris iridis als eine Art Rückschlagventil; er verhindert eine Strömung des Kammerwassers in umgekehrter Richtung von der Vorder- in die Hinterkammer.

Um den Binnendruck im Auge konstant zu halten, müssen sich Kammerwasserproduktion und Kammerwasserabfluß die Waage halten. Es handelt sich dabei um ein sehr empfindliches Gleichgewicht, das durch mannigfache Feedback-Mechanismen, die uns nur ungenügend bekannt sind, aufrechterhalten wird. Der Intraokulardruck wird in engen Grenzen konstant gehalten. Die normalen Druckwerte liegen zwischen 12 und 20 mmHg. Nur sehr wenige Individuen weisen einen außerhalb dieser Grenzwerte liegenden Druck auf. Erhöhter Intraokulardruck kann, wenn er über längere Zeiträume besteht, zu Druckschäden des N. opticus und der Retina, zu einem *Glaukom* führen.

Linse

Die Linse, *Lens crystallina*, ist ein durchsichtiges Organ, das hinter der Iris und vor dem Glaskörper, von Kammerwasser umspült, aufgehängt ist (Abb. 15.62a). Sie wird durch die Fibrae zonulares in ihrer Position festgehalten. Beim Erwachsenen hat sie einen Durchmesser von ca. 10 mm, bei einer Dicke von 5 mm. Ihre Vorderfläche ist ein Ausschnitt aus einer Kugeloberfläche, während ihre Hinterfläche eine paraboloide Krümmung aufweist. Durch die bikonvex gekrümmte Linse wird das einfallende Licht entsprechend den Gesetzen der Optik fokussiert. Änderungen der Linsenkrümmung führen zu Änderungen der Brechkraft. Änderungen in der Brechkraft der Linse (Akkomodation) kommen durch das Zusammenspiel ihrer Elastizität mit dem Tonus der Zonulafasern zustande (s. Zonula ciliaris).

Die Linse hat außen eine elastische Kapsel, die als Basalmembran anzusehen ist und die gleichen Eigenschaften aufweist wie die Lamina limitans posterior corneae. Im Bereich der Vorderfläche ist sie außergewöhnlich dick (ca. 10 µm), auf der Rückfläche der Linse bedeutend dünner. Sie wird vom vorderen Linsenepithel gebildet, einer einschichtigen Lage kubischer Epithelzellen, die gegen den Äquator längliche Gestalt annehmen und auf der Rückseite der Linse zu Linsenfasern werden. Es handelt sich um appositionelles Wachstum, in dessen Verlauf die Linsenfasern ihren Kern verlieren. Mitosen findet man nur im Epithel der Äquatorgegend (vgl. S. 532, Abb. 15.41).

Die oberflächliche Faserschicht bildet den *Cortex lentis*, die wegen ihres höheren Wassergehaltes weichere, äußere Zone der Linse, die ohne scharfe Grenze in den *Nucleus lentis* übergeht. Je zentraler die Linsenfasern liegen, um so verwischter wird ihre Struktur.

Der Linsenkern ist bei Erwachsenen außerordentlich hart und wird nur schlecht von Fixationsmitteln und Farbstoffen

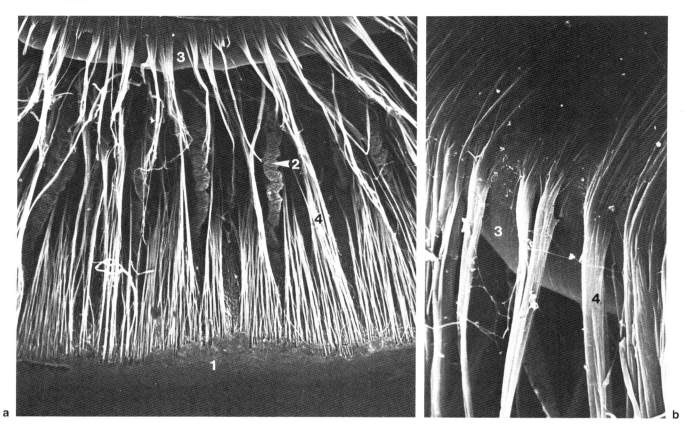

Abb. 15.62a **Rasterelektronenmikroskopisches Übersichtsbild des Aufhängeapparates der Linse** beim Menschen.
1 Orbiculus ciliaris
2 Processus ciliaris
3 Linse
4 Fibrae zonulares

Abb. 15.62b **Ausschnittvergrößerung aus Abb. 15.62a.**
Beachte Verankerung der Aufhängefasern in der Capsula lentis.

penetriert, deshalb sind histologische Schnitte durch Linsen des Erwachsenen meist voller Risse und anderer Artefakte.

Die mikroskopische Untersuchung zeigt, in welchem Ausmaß Strukturunterschiede innerhalb der Linse bestehen. Die Zellen des Linsenepithels bilden eine dicke Basalmembran, die als Linsenkapsel bezeichnet wird. Die apikale Zellmembran ist vor allem am Äquator durch Hemidesmosomen mit den Linsenfasern verbunden. Interzellulärspalten sind innerhalb des Cortex nur noch virtuell vorhanden, da die Zellen durch eine Vielzahl von Interdigitationen miteinander in engstem Kontakt sind. Gegen den Kern hin wird das Cytoplasma der Linsenfasern sehr homogen und elektronendicht. Während die Rindenzellen noch Mikrotubuli und einige wenige Mitochondrien enthalten, findet man innerhalb der Fasern des Linsenkernes praktisch keine wohldefinierten Zellorganellen mehr.

Die Durchsichtigkeit der Linse nimmt meist erst im hohen Alter ab. Als Katarakt bezeichnet man die krankhaft herabgesetzte Transparenz. Das Linsenepithel unterhält einen intensiven Stoffwechsel, obwohl die Linse selbst nicht an das Blutgefäßsystem angeschlossen ist. Die zum Stoffwechsel notwendigen Salze sowie der Sauerstoff diffundieren vom Kammerwasser her in die Linse hinein. Das Linsenepithel erfüllt eine wichtige aktive Barrierefunktion und ist für den in engen Grenzen konstant gehaltenen Hydratationszustand der Linse, der wiederum für ihre Durchsichtigkeit und ihre Brechkraft (Krümmungsradius) notwendig ist, verantwortlich.

Zonula ciliaris

Die *Zonula ciliaris*, der um den Linsenäquator herum geordnete Aufhängeapparat der Linse, besteht aus feinsten, radiären Fasern, die den Ziliarkörper mit der Linse verbinden (Abb. 15.**62**). Er ist in den Vertiefungen zwischen den Processus ciliares und im Bereich des Linsenäquators an der Linsenkapsel angeheftet. Die Zonulafasern sind Aufhängevorrichtungen der Linse, dienen aber in der Ruhelage auch der Übertragung von Zugkräften vom Ziliarmuskel auf sie (ein Zug, den die elastische Bruchsche Membran als Antagonist des Ziliarmuskels auf diesen ausübt). Durch diesen Zug in radiärer Richtung wird sie abgeplattet. Beim Akkomodationsvorgang kontrahiert sich der M. ciliaris, die Zonulafasern erschlaffen, und die Linse nimmt dank ihrer Elastizität Kugelgestalt an, ihr Krümmungsradius wird kleiner. Er bringt einen Zuwachs an Brechkraft der Linse, wodurch die Scharfeinstellung des dioptrischen Apparates des Auges auf die Nähe möglich wird. Im Alter nimmt der Wassergehalt der Linse und dadurch auch ihre Elastizität ab. Die Linse kann dann selbst bei stärkster Anspannung des Ziliarmuskels nicht mehr in dem Ausmaß Kugelgestalt annehmen, wie dies in jüngeren Jahren möglich war, – es kommt zur Alterssichtigkeit, *Presbyopie*.

Glaskörper

Der *Glaskörper, Corpus vitreum*, der den Raum des Augapfels ausfüllt, ist eine gallertartige Masse von höchster Transparenz, die nur sehr wenige Zellen enthält und allseitig von der *Membrana vitrea*, einer Verdichtung der Glaskörperoberfläche, umgeben ist. Histologische und elektronenmikroskopische Untersuchungen am Glaskörper sind technisch außerordentlich schwierig, da er zu 99,15% aus Wasser besteht und Artefakte bei seiner Entwässerung unvermeidlich sind. Dennoch kann im Glaskörper mikrofibrilläres Material mit einer gewissen Periodizität, die auf Kollagen hinweist, gefunden werden. Die interfibrilläre Substanz, *Humor vitreus*, bei der es sich wahrscheinlich um Hyaluronsäure handelt, macht den größten Teil des Volumens aus. Gegen die Retina zu steht die *Membrana vitrea* in direktem Kontakt mit der Stratum limitans interna. Normalerweise bestehen aber zwischen den beiden keine Verwachsungen, nur hinten im Umkreis des Discus opticus und vorne im Bereich des Orbiculus ciliaris sind die beiden Grenzmembranen miteinander verschmolzen.

Durch die Mitte des Glaskörpers verläuft der enge, aus der Embryonalentwicklung herstammende *Canalis hyaloideus*. Er reicht vom Discus nervi optici bis zur Hinterfläche der Linse und enthält häufig Reste der A. hyaloidea (vgl. S. 530, Abb. 15.**38**).

Hilfs- und Schutzorgane des Auges

Hilfsorgane des Auges sind als Bewegungsapparat die *äußeren Augenmuskeln*, der *Fettkörper* der Augenhöhle und deren Bindegewebsscheiden, insgesamt *Vagina bulbi*. Die äußeren Augenmuskeln bewegen den Augapfel in der Höhlung des Fettkörpers, vergleichbar den Bewegungen eines Kugelgelenkes in der Gelenkpfanne. Die *Augenlider* und der *Tränenapparat* insgesamt sind *Schutzorgane*.

Bewegungsapparat des Augapfels

Der Bulbus oculi zeichnet sich durch eine ausgiebige, rasche und auf das Feinste abstimmbare Beweglichkeit aus. Wie in einem Kugelgelenk können Bewegungen nach allen Richtungen hin, d. h. Drehungen um alle drei Achsen des Augapfels ausgeführt werden. Dazu sind drei Paare antagonistisch wirkender Muskeln vorhanden, die vier geraden *Mm. recti* und die zwei schrägen *Mm. obliqui*. Von ihnen kommen die Mm. recti aus der Tiefe der Orbita und setzen sich vor dem Äquator in der Nähe des Limbus corneae an, während die Mm. obliqui vom vorderen Abschnitt der medialen Orbitawand nach hinten lateral an den hinteren Umfang des Bulbus oculi ziehen (Abb. 15.**63**a).

Musculi recti

Die *Mm. recti* entspringen am *Anulus tendineus communis*, einem sehnigen Ring um die orbitale Öffnung des Canalis opticus, der auch das mediale Ende der Fissura orbitalis superior umfaßt (Abb. 15.**63**b). Innerhalb des Ringes liegen oben medial der N. opticus und die A. ophthalmica, unten lateral die durch die Fissura orbitalis superior zwischen den beiden Teilen des M. rectus lateralis in die Augenhöhle eintretenden Nn. oculomotorius, abducens und nasociliaris. Die Nn. trochlearis, frontalis und lacrimalis sowie die Vv. ophthalmicae umgehen den Anulus tendineus und gelangen durch den lateralen Teil der Fissur direkt in die Orbita. Der Anulus tendineus communis bildet den hinteren Abschluß des kegelförmigen retrobulbären Raumes, der vorne bis an die Hinterfläche des Bulbus reicht und vom Corpus adiposum orbitae eingenommen wird; er wird allseitig vom Augenmuskelmantel umfaßt. Der Sehnenring ist mit der Periorbita und dem nasalen, oberen Umfang der Vagina externa fasciculi optici verwachsen.

Von den vier *Mm. recti* entspringen die *Mm. recti superior* und *medialis* am oberen, die *Mm. recti inferior* und *lateralis* am unteren Umfang des Sehnenringes. Ein kleiner Teil des M. rectus lateralis kommt von der Facies orbitalis alae parvae ossis sphenoidalis. Die vier Muskeln weichen nach vorne auseinander und umfassen den Bulbus. Vor dem Äquator durchbrechen sie mit breiten, bandartigen Sehnen die *Vagina bulbi* und inserieren in einigem Abstand vom Limbus corneae an der Sclera. Dieser Abstand beträgt im Mittel beim M. rectus superior 7,7 mm, beim M. rectus medialis 5,5 mm, beim M. rectus inferior 6,5 mm und beim M. rectus lateralis 6,9 mm.

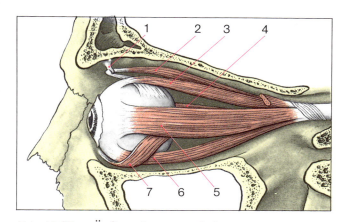

Abb. 15.**63a Äußere Augenmuskeln.**
1 Trochlea
2 M. obliquus superior
3 M. rectus superior
4 M. rectus medialis
5 M. rectus lateralis
6 M. rectus inferior
7 M. obliquus inferior

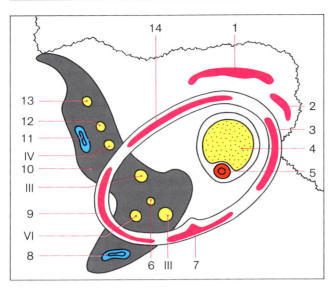

Abb. 15.63b Lage der äußeren Augenmuskeln zu den Nerven und Gefäßen der Orbita.
1 M. levator palpebrae superioris
2 M. obliquus superior
3 M. rectus medialis
4 N. opticus
5 A. ophthalmica
6 N. nasociliaris
7 M. rectus inferior
8 V. ophthalmica inferior
9 M. rectus lateralis
10 Fissura orbitalis superior
11 V. ophthalmica superior
12 N. frontalis
13 N. lacrimalis
14 M. rectus superior
III N. oculomotorius
IV N. trochlearis
VI N. abducens

Die beiden Mm. recti medialis und lateralis umgreifen den horizontalen Meridian des Bulbus oculi. Ihre Sehnen setzen senkrecht zur Ebene dieses Meridians an, so daß sie als Antagonisten eine reine Median- bzw. Lateralwendung des Auges bewirken. Im Gegensatz dazu ziehen die beiden Mm. recti superior und inferior schräg über den Bulbus hinweg. Sie bilden mit der geradeaus gerichteten Gesichtslinie einen Winkel von 23–26°. Dies hat zur Folge, daß sie nur, wenn die Gesichtslinie um diesen Betrag abduziert ist, als reine Heber bzw. Senker des Auges tätig sind. Ist die Blicklinie nach vorn gerichtet, so hat der M. rectus superior eine innen-, der M. rectus inferior eine außenrotatorische Komponente.

Musculi obliqui

Von den beiden Mm. obliqui entspringt der *M. obliquus superior* medial des Anulus tendineus communis an der Durascheide des Sehnerven und am Corpus ossis sphenoidalis. Sein gerade gestreckter Bauch verläuft oberhalb des M. rectus medialis der medialen Wand der Orbita entlang nach vorn. Er endet am vorderen Rand der Augenhöhle mit einer rundlichen Sehne, die durch eine faserknorpelige Schlinge, *Trochlea*, tritt und in spitzem Winkel nach hinten umbiegt. Unter dem M. rectus superior hindurch erreicht sie den hinteren, oberen, temporalen Quadranten des Bulbus, wo sie in der Sclera inseriert.

Der *M. obliquus inferior* hat seinen Ursprung in der Nähe des vorderen Randes der Orbita an der Facies orbitalis maxillae lateral vom Sulcus nasolacrimalis. Er umgreift, am Boden der Orbita lateral und nach hinten verlaufend, die Unterfläche des Augapfels und heftet sich mit einer äußerst kurzen Sehne im Bereiche des hinteren, unteren, temporalen Quadranten an der Sclera an.

Die beiden schrägen Muskeln sind bei Abduktion des Auges um 40–50° reine Rotatoren, der M. obliquus superior wirkt als Innen-, der M. obliquus inferior als Außenrotator. Bei Normalstellung des Auges kann der M. obliquus superior senken, der andere heben, beide zusammen können abduzieren.

Innervation der äußeren Augenmuskeln

An der Innervation der äußeren Augenmuskeln sind die *Nn. oculomotorius, trochlearis* und *abducens* beteiligt. Der *N. oculomotorius,* der sich unmittelbar nach Durchtritt durch den Anulus tendineus in einen oberen und einen unteren Ast teilt, innerviert alle Muskeln mit Ausnahme des M. rectus lateralis, der vom *N. abducens* versorgt wird, und des M. obliquus superior, den der *N. trochlearis* innerviert. Der *R. superior des N. oculomotorius* ist kurz; er dringt über dem N. opticus in den M. rectus superior ein und gibt einen besonderen Ast für den M. levator palpebrae superioris ab. Der lange *R. inferior* entläßt unterhalb des N. opticus Äste zu den Mm. rectus medialis, rectus inferior und obliquus inferior. Er enthält auch die Radix oculomotoria zum Ganglion ciliare. Der *N. trochlearis* durchsetzt den medialen Teil der Fissura orbitalis superior außerhalb des Anulus tendineus, kreuzt die obere Seite des M. levator palpebrae superioris und erreicht den M. obliquus superior. Der *N. abducens* dringt zwischen den Ursprüngen des M. rectus lateralis in den Anulus tendineus und kommt so an die Bulbusseite des M. rectus lateralis.

Corpus adiposum und Vagina bulbi

Bulbus oculi, Fasciculus opticus und Augenmuskeln füllen nur einen Teil der Orbita aus; der von diesen Gebilden nicht beanspruchte Teil wird von einem *Fettkörper, Corpus adiposum orbitae,* eingenommen, der die Lücken um die Augenmuskeln, den Bulbus und den Sehnerven ausfüllt und vorn vom Septum orbitale begrenzt ist. Der Fettkörper bildet ein zartes und sehr beständiges Polster für den Augapfel; er ist nur von sehr geringen Mengen lockeren Bindegewebes durchsetzt und schwindet erst in den äußersten Stadien einer allgemeinen Abmagerung (Kachexie; zur Facies hippocratica gehören die zurückgesunkenen Augen). In Nähe des Bulbus nimmt das Bindegewebe an Menge

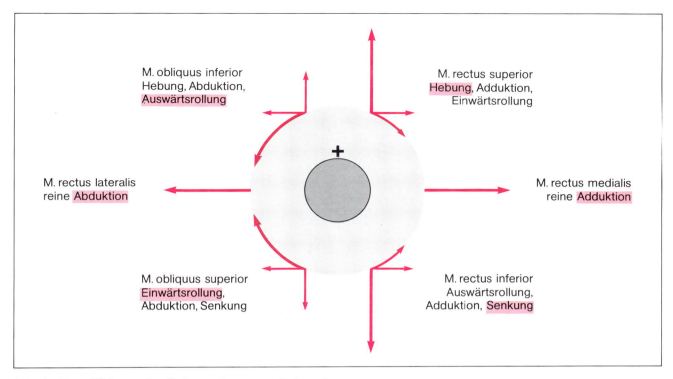

Abb. 15.63c **Wirkung der äußeren Augenmuskeln auf den Bulbus oculi.**

zu und bildet eine Kapsel für den Bulbus oculi, *Vagina bulbi,* und feste Hüllen um die vorderen Abschnitte der Augenmuskeln. Sie unterteilt die Orbita in einen retro- und einen prävaginalen Raum. Retrovaginal findet man den Muskelkegel, den N. opticus und Nerven und Gefäße für die Augenhäute, prävaginal den Bulbus oculi, den Lid- und den Tränenapparat.

Die *Vagina bulbi* (Tenonsche Kapsel) ist eine zarte, fibröse Membran, die das hintere Segment des Bulbus oculi umschließt und von der Austrittsstelle des N. opticus bis zum Limbus corneae reicht. Sie bildet eine Art Gelenkpfanne für den Augapfel und trennt ihn von anderen Strukturen der Orbita. Vagina bulbi und Bulbus oculi sind durch einen von lockerem Gewebe durchsetzten kapillären Spalt, *Spatium episclerale,* voneinander getrennt. Die Vagina bulbi ist hinten mit der Durascheide des austretenden N. opticus und der Sclera verwachsen, vorne endet sie unter der Conjunctiva. Hinten wird sie von den Nn. und den Aa. ciliares, in Äquatornähe von den Vv. vorticosae perforiert. Die Augenmuskeln, die nur von einem zarten Perimysium externum bekleidet sind, liegen außerhalb der Scheide, die trichterförmige Lücken für den Durchtritt der Sehnen aufweist. Jede Sehne wird von einem Fortsatz der Scheide begleitet, der mit ihr fest verwachsen ist und sich auf die Muskelbäuche fortsetzt. Jede Muskelkontraktion führt zur Anspannung der Vagina bulbi. Besonders zu erwähnen sind Bindegewebszüge, die sich an der Durchtrittsstelle der beiden Mm. recti medialis und lateralis von der Vagina bulbi trennen und als eigentliche Haltebänder des Bulbus in die Wand der Orbita einstrahlen (Abb. 15.**64**).

Schutzorgane des Auges

Augenlider

Die beiden *Augenlider, Palpebrae* (Abb. 15.**65**), sind dünne, bewegliche Hautfalten, die sich als schützende Deckel auf den Vorderflächen der Bulbi bewegen. Das obere Augenlid, *Palpebra superior,* ist höher und beweglicher als das untere, *Palpebra inferior,* und mit einem Heber, dem M. levator palpebrae superioris, versehen. Es läßt zwei, durch die Oberlidfurche getrennte Teile erkennen, die Pars orbitalis und die Pars tarsalis. Bei offenem Auge faltet sich das Oberlid entsprechend der Furche ein, und die Pars orbitalis hängt als Deckfalte über die Pars tarsalis. Das obere Augenlid ist durch die Augenbraue, *Supercilium,* gegen die Stirn, das untere durch die Wangen-Lidfurche gegen die Wange abgegrenzt.

Die beiden Augenlider umfassen mit ihren freien Rändern die bei offenen Augen etwa mandelförmige Lidspalte, *Rima palpebrarum*. Die Lidränder gehen temporal unter Bildung des spitzbogenartigen lateralen Augenwinkels, *Angulus oculi lateralis,* ineinander über. Der mediale Augenwinkel, *Angulus oculi medialis,* ist rundlich ausgebuchtet und etwas gegen die Nase verlängert; er begrenzt den Tränensee, *Lacus lacrimalis,* in dessen Mitte eine kleine, rötliche, leicht prominente Hautinsel, *Caruncula lacrimalis,* liegt. Die Lidränder gehen vorne mit gerundeter Kante, *Limbus palpebralis anterior,* in die Außenfläche, *Facies anterior palpebrae,* hinten mit scharfer Kante, *Limbus palpebralis posterior,* in die Innenfläche über. Längs des hinteren Lidrandes münden die *Glandulae tarsales,*

564 15 Sinnesorgane

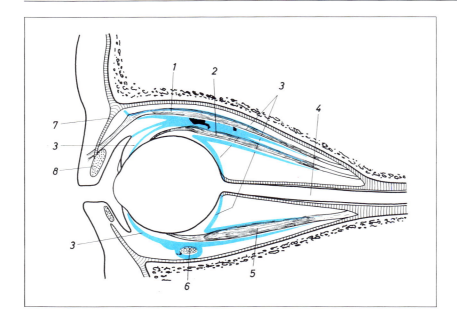

Abb. 15.**64** **Längsschnitt durch die Orbita.**
1 M. levator palpebrae superioris
2 M. rectus superior
3 Vagina bulbi (Tenonsche Kapsel)
4 N. opticus
5 M. rectus inferior in Faszienscheide
6 M. obliquus inferior
7 Septum orbitale
8 Tarsus

längs des vorderen Lidsaumes stehen in drei bis vier Reihen die Augenwimpern, *Cilia.* Die kurzen nasalen Abschnitte der Lidränder, *Partes lacrimales,* haben weder Zilien noch Drüsen. Dort wo sie beginnen, findet man die kleinen, gegen den Tränensee gerichteten, kegelartigen *Papillae lacrimales* mit den *Puncta lacrimalia* an ihrer Spitze.

Die Augenlider sind außen von Epidermis, innen von Augenbindehaut, *Tunica conjunctiva,* überzogen. Die Lidhaut ist zart, das Subkutangewebe fettlos und sehr locker gefügt. Im Stratum subcutaneum liegt die *Pars palpebralis* des *M. orbicularis oculi,* ein dünner, flacher, elliptischer Muskel, der aus zarten, blassen Faserbündeln besteht, die an der oberen und unteren Fläche des Lig. palpebrale mediale entspringen und an der Raphe palpebrarum ansetzen. Die *Pars lacrimalis* des gleichen Muskels liegt hinter dem Tränensack, die *Pars orbitalis* reicht über den Rand der Orbita und damit über die Augenlider hinaus stirnwärts.

Unter der Pars palpebralis des M. orbicularis oculi ist im Ober- und Unterlid je eine straffe, bindegewebige, schalenförmig gebogene Platte, *Tarsus,* eingebaut. Die Tarsalplatten bilden das Stützgerüst der Augenlider. Sie sind der Wölbung des Augapfels entsprechend derart gekrümmt, daß sie, von der unverschieblich mit ihnen verbundenen Conjunctiva überzogen, der Hornhaut genau aufliegen. Sie hängen durch Vermittlung der Ligg. palpebralia zusammen (Abb. 15.**66**): Das *Lig. palpebrale mediale* erstreckt sich von der Commissura palpebrarum medialis, vor dem Saccus lacrimalis hinweg zum Processus frontalis maxillae; das zarte *Lig. palpebrale laterale* liegt hinter dem Septum orbitale und der Sehne des M. levator palpebrae superioris und inseriert am Tuberculum orbitale ossis zygomatici.

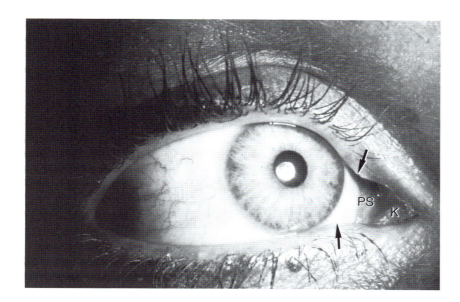

Abb. 15.**65** **Auge und Augenlider in vivo.** Beachte den Reflex des Blitzlichtes auf der glatten Oberfläche der Hornhaut und die Iriszeichnung.
PS Plica semilunaris
K Caruncula lacrimalis
Pfeile weisen auf die Puncta lacrimalia

Hilfs- und Schutzorgane des Auges 565

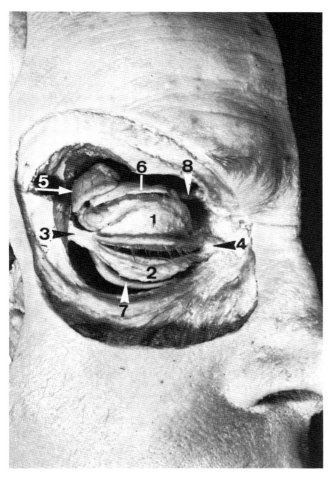

Abb. 15.**66 Augenlider, Tränendrüse,** Sehne des M. levator palpebrae superioris und M. obliquus inferior nach Entfernung des Septum orbitale.
1 Palpebra superior
2 Palpebra inferior
3 Lig. palpebrale laterale
4 Lig. palpebrale mediale
5 Glandula lacrimalis:
    Pars orbitalis
    Pars palpebralis
6 Tendo m. levatoris superioris
7 M. obliquus inferior
8 Tendo m. obliqui superioris

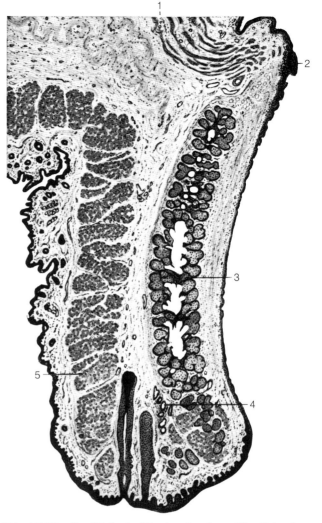

Abb. 15.**67 Sagittalschnitt durch das Oberlid eines menschlichen Auges** (aus *Bargmann, W.:* Histologie und mikroskopische Anatomie des Menschen, 7. Aufl. Thieme, Stuttgart 1977).
1 M. tarsalis
2 Tunica conjunctiva palpebrarum
3 Meibomsche Drüse
4 Mollsche Drüse
5 M. orbicularis oculi, Pars palpebralis

Das *Septum orbitale* bildet den vorderen Abschluß der Orbita; es strahlt als sehnig verstärkte Bindegewebsplatte von den Rändern der Orbita in die Augenlider ein, wo es hinter dem M. orbicularis liegt und an den äußeren Rändern der Tarsi angeheftet ist.
In jeder Tarsalplatte sind 20–30 dicht beisammen liegende *Glandulae tarsales*, Meibomsche Drüsen, eingebettet (Abb. 15.**67**). Sie bestehen je aus einem vertikalen Gang, in den von der Seite die Talg produzierenden Alveolen einmünden. Sie sind in der Mitte des Tarsus und im Oberlid am längsten und werden gegen die Lidwinkel zunehmend kürzer. Ihr stark fett- und ölhaltiges Sekret wird zum Teil dem Tränenfilm an der Oberfläche der Hornhaut beigemengt, zum Teil setzt es sich an den Lidrändern fest und verhindert das Überströmen der Tränenflüssigkeit.

Muskeln der Augenlider

Zum motorischen Apparat der Augenlider gehören die bereits erwähnten quergestreiften Muskeln: Pars palpebralis m. orbicularis oculi, M. levator palpebrae superioris und die glatten Mm. tarsales.
Die *Pars palpebralis m. orbicularis oculi* bewirkt den Lidschluß und zusammen mit ihrem Antagonisten, dem Levator palpebrae superioris, den Lidschlag, eine Wischbewegung vom lateralen zum medialen Augenwinkel. So kann die Tränenflüssigkeit über den Bulbus

verteilt und die der Luft ausgesetzte Hornhaut vor Vertrocknung geschützt werden. Als Teil der mimischen Gesichtsmuskeln wird sie vom N. facialis innerviert.

Der *M. levator palpebrae superioris* entspringt an der Unterseite der Ala minor ossis sphenoidalis und vor dem Canalis opticus (Abb. 15.**63a**). Sein flacher, direkt unter der Periorbita und über dem M. rectus superior gelegener Bauch wird nach vorne breiter und geht in Höhe des Fornix conjunctivae superior in eine dünne, breite Sehne über, die sich in zwei Lamellen spaltet. Die Fasern der oberen Lamelle durchsetzen das Septum orbitale und die Bündel des M. orbicularis oculi und strahlen in das Corium des Oberlides ein. Die Fasern der unteren Lamelle sind am Oberrand und an der Vorderfläche des Tarsus angeheftet. Unter der Wirkung der Fasern der oberen Lamelle entsteht die obere Lidfalte; sie verschwindet bei Lähmung des Muskels. Innerviert wird er von einem Ast des R. superior n. oculomotorii.

Der *M. tarsalis* liegt in der äußeren Wand des Fornix superior conjunctivae und besteht aus glatten, meridian angeordneten Muskelfasern, die teils von der Vagina bulbi, teils von der unteren Lamelle der Levatorsehne entspringen und am oberen Rand des Tarsus inserieren. Das Unterlid enthält äquatorial angeordnete Züge glatter Muskulatur. Als glatte Muskeln werden die beiden Mm. tarsales vom Sympathicus innerviert. Sie bestimmen die Weite der geöffneten Lidspalte.

Augenbindehaut

Die *Augenbindehaut, Tunica conjunctiva* (kurz: Conjunctiva), bedeckt mit Ausnahme der Hornhaut die ganze Vorderfläche des Bulbus oculi, *Tunica conjunctiva bulbi*. In den *Fornices conjunctivae superior und inferior* geht sie in die *Tunica conjunctiva palpebrarum* über. So entsteht ein dem Bulbus vorgeschalteter Sack, der die Bewegungen der Lider ermöglicht und gleichzeitig einen wesentlichen Schutz des Auges, vornehmlich der Hornhaut darstellt. Der Konjunktivalsack öffnet sich durch die Lidspalte nach außen und verbindet sich über die Tränenwege mit dem Meatus nasi inferior (Abb. 15.**34**).

Die *Tunica conjunctiva palpebrarum* beginnt am Lidrand und überzieht die hintere Lidfläche. Sie ist stark durchblutet und enthält, besonders in Nähe der Fornices, reichlich lymphoides Gewebe. An den Lidrändern setzt sich ihr Epithel kontinuierlich in die Epidermis und das Epithel der Ausführungsgänge der Glandulae tarsales und der Tränenwege fort. Über die Fornices conjunctivae ist sie mit der *Conjunctiva bulbi* verbunden, die dünn und durchsichtig und mit der Sclera nur locker verwachsen ist. Am Limbus corneae setzt sich ihr Epithel in das Hornhautepithel fort.

Die *Fornices conjunctivae* sind Reservefalten für Bewegungen der Augenlider. Eine dritte Bindehautfalte, die *Plica semilunaris*, wirft die Bindehaut im medialen Augenwinkel auf (Abb. 15.**65**). Sie ermöglicht die Abduktion des Augapfels.

Die Tunica conjunctiva bulbi hat ein mehrschichtiges Epithel mit nur spärlichen, schleimbildenden Becherzellen und Pigmenteinlagerungen in einer Ringzone nahe der Hornhaut. Das Epithel der Tunica conjunctiva palpebrarum ist teils zwei-, teils mehrschichtig hochprismatisch. Es enthält große Becherzellen, deren Zahl in den Fornices zunimmt. Unter dem Epithel folgt die Tunica propria, die die Bindehaut fest mit den Tarsalplatten verbindet und viele Lymphozyten und Plasmazellen einschließt.

Gefäße und Nerven der Augenlider

Arterien. Die Augenlider werden von den Aa. palpebrales mediales und laterales versorgt. Die *Aa. palpebrales laterales* sind Äste der A. lacrimalis. Sie verlaufen im Unter- und Oberlid nach medial und anastomosieren mit entgegenkommenden Ästen der *Aa. palpebrales mediales*, Zweigen der A. ophthalmica. Sie werden unterhalb der Trochlea des M. obliquus superior abgegeben und erreichen, hinter dem Tränensack durchlaufend, die Augenlider, wo sie sich in zwei Äste teilen. Diese ziehen nach lateral entlang den Kanten der Tarsalplatten und bilden im Ober- und im Unterlid je eine Arkade. Die A. palpebralis superior anastomosiert mit der A. supraorbitalis, dem R. zygomaticoorbitalis der A. temporalis superficialis und der A. palpebralis lateralis superior. Die A. palpebralis medialis inferior steht in Verbindung mit der A. palpebralis lateralis inferior und der A. transversa faciei.

Die **Venen** sind stärker und zahlreicher als die Arterien. Sie liegen im prä- und posttarsalen Bindegewebe und bilden im Bereiche der Fornices conjunctivae dichtere Geflechte. Der Blutabfluß erfolgt über Vv. perforantes zu Stirn- und Schläfenvenen sowie zur V. ophthalmica superior und zur V. facialis.

Lymphgefäße. Die Lymphe der lateralen Lidabschnitte fließt in die *Nodi lymphatici parotidei superficiales,* die der medialen Teile in *Nodi submandibulares.*

Nerven. Die Tela conjunctiva bulbi und die Tela conjunctiva palpebrarum des Oberlides werden von *Rr. palprebrales n. nasociliaris*, die Tela conjunctiva des Unterlides von *Rr. palpebrales inferiores n. infraorbitalis* versorgt.

Tränenapparat

Zum Tränenapparat gehören die Tränendrüse, *Glandula lacrimalis*, die Tränenröhrchen, *Canaliculi lacrimales*, der Tränensack, *Saccus lacrimalis*, und der Tränennasengang, *Ductus nasolacrimalis*. Der Tränenapparat ist für Bereitung und Fortleitung der Tränen, *Lacrimae*, bestimmt, die die vordere Bulbushälfte befeuchten, reinigen und die Hornhaut vor Vertrocknung bewahren. Im Tode hört die Tränensekretion auf, das Auge verliert seinen Glanz; es „bricht".

Tränendrüse

Die Tränendrüse, *Glandula lacrimalis* (Abb. 15.**68**), über dem lateralen Lidwinkel gelegen, wird durch die

Hilfs- und Schutzorgane des Auges

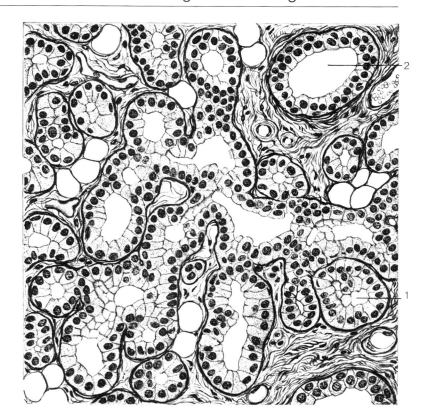

Abb. 15.**68** **Tränendrüse des Menschen** (aus *Bargmann, W.:* Histologie und mikroskopische Anatomie des Menschen, 7. Aufl. Thieme, Stuttgart 1977).
1 Drüsenepithelzelle
2 Ausführungsgang

Sehne des M. levator palpebrae superioris in eine größere *Pars orbitalis* und eine kleinere *Pars palpebralis* unterteilt (Abb. 15.**69**). Hinten lateral hängen die beiden Teile zusammen. Die *Pars orbitalis* liegt oberhalb der Sehne des M. levator palpebrae superioris in der Fossa glandulae lacrimalis, unmittelbar unter der Periorbita an der medialen Seite des Processus zygomaticus ossis frontalis und lateral vom M. rectus lateralis. Ihr vorderer Rand reicht bis zum Septum orbitale. Die *Pars palpebralis* ist in zwei bis drei Läppchen unterteilt. Sie liegt unterhalb der Sehne des Levators und ist lateral vom Oberlid am Fornix conjunctivae angeheftet. Die 10–12 *Ausführungsgänge* der Pars orbitalis verlaufen durch die Pars palpebralis und münden im Fornix superior hinter dem Augenlid. Die operative Entfernung der Pars palpebralis nimmt also alle Ausführungsgänge mit. Im und in der Nähe des Fornix sind aber viele kleine Tränendrüsen, *Glandulae lacrimales accessoriae*, nachweisbar, so daß die Exstirpation der ganzen Drüse kein Sistieren der Tränenproduktion zur Folge hat.

Innervation der Tränendrüse. Die Tränendrüse wird vom *Ganglion pterygopalatinum* auf kompliziertem Wege über die Tränenanastomose inneviert. Die

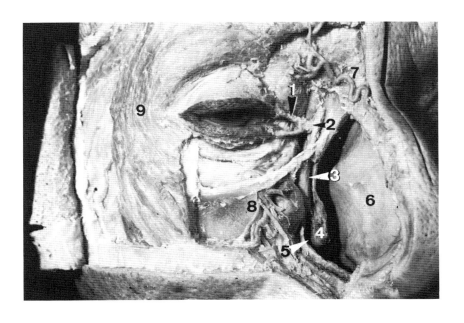

Abb. 15.**69** **Tränenwege**
1 Canaliculus lacrimalis
2 Saccus lacrimalis
3 Ductus nasolacrimalis
4 Concha nasi inferior
5 Meatus nasi inferior
6 Septum nasi
7 A. angularis
8 A., N. infraorbitalis
9 M. orbicularis oculi

Perikarya des ersten Neurons liegen im Nucleus salivatorius superior, ihre Axone (präganglionäre Fasern) verlaufen im N. facialis und weiter im N. petrosus major zum Ganglion pterygopalatinum. Die postganglionären Axone ziehen im N. maxillaris und erreichen über den R. communicans cum n. zygomatico (Tränenanastomose) die Drüse.

Tränenabflußwege

Die Abflußwege beginnen mit den *Puncta lacrimalia*, die in der Mitte der Papillae lacrimales zu finden sind und in die *Canaliculi lacrimales* (Abb. 15.**69**) führen. An den letzteren unterscheidet man eine *Pars verticalis* und eine *Pars horizontalis*, die im rechten Winkel ineinander übergehen. Zwischen beiden Teilen ist die Lichtung ampullenartig erweitert. Die Pars horizontalis zieht nach medial und unten. Beide Canaliculi durchbohren die Wand des Tränensackes und münden, jeder für sich oder zu einem kurzen, gemeinsamen Kanal vereinigt, ein. *Tränensack* und *Tränennasengang* (Abb. 15.**69**) bilden zusammen einen am Os lacrimale blind endigenden Schlauch.

Der **Tränensack,** *Saccus lacrimalis,* liegt mit seiner medialen Wand in der Fossa lacrimalis, die vom Processus frontalis maxillae und vom Os lacrimale aufgebaut ist. Seine laterale Wand wird von der *Fascia sacci lacrimalis* gebildet, die an den Cristae lacrimales anterior und posterior haftet und durch das Lig. palpebrale mediale verstärkt wird. Unter der Faszie folgt der durch lockeres Bindegewebe mit ihr verbundene Schleimhautsack, der mit dem, über das Ligament hinauf reichenden *Fornix sacci lacrimalis* blind endet. An seiner Hinterwand liegt die Pars lacrimalis des M. orbicularis oculi.

Der **Tränennasengang,** *Ductus nasolacrimalis,* ist 25 mm lang und hat einen Durchmesser von 3–4 mm. Er ist in den *Sulcus lacrimalis* eingebettet, der vom Os lacrimale und vom Corpus maxillae gebildet wird, und grenzt an die Nasenhöhle und an den Sinus maxillaris. Auf die Gesichtsoberfläche projiziert, verläuft er in einer Linie, die den Angulus oculi medialis mit dem hinteren Rand des ersten Prämolaren verbindet. Zwischen der bindegewebigen Wand des Kanals und dem Periost ist ein dichter Venenplexus eingelassen. Das von einem zweireihigen Epithel ausgekleidete Lumen ist spaltförmig. Die nasale Mündung des Tränensenkanals liegt, bald höher, bald tiefer, im vorderen Teil des Meatus nasi inferior, 30–35 mm vom äußeren Nasenloch entfernt. Sie durchsetzt die Nasenschleimhaut in schiefer Richtung und geht schließlich in eine Rinne über, die von der Plica lacrimalis überdeckt ist.

Hör- und Gleichgewichtsorgan

St. Kubik

Das Hör- und Gleichgewichtsorgan, *Organum vestibulocochleare,* ist morphologisch in drei Abschnitte gegliedert, in äußeres Ohr *(Auris externa)*, Mittelohr *(Auris media)* und Innenohr *(Auris interna)* (Abb. 15.**70**).

Das komplizierte Raumsystem des Innenohres, *Labyrinth*, besteht funktionell aus dem *Organum vestibulare* (Gleichgewichtsorgan) und dem *Organum spirale* (Hörorgan, Cortisches Organ). Die beiden Organe unterscheiden sich nicht nur hinsichtlich ihrer Struktur und ihrer zentralnervösen Verbindungen, sondern auch in ihrer Phylogenese.

Das *Gleichgewichtsorgan* wird in der Stammesgeschichte früher angelegt als das Hörorgan. Es ist auf das Seitenlinienorgan bzw. den Otolithenapparat niederer Tiere zurückzuführen, der die Strömungsrichtung und -geschwindigkeit des Wassers und die Körperlage registriert. Beachtenswert ist, daß das Auftreten eines zentralen Nervensystems an die Ausbildung des Gleichgewichtsorgans geknüpft ist, d. h. das pri-

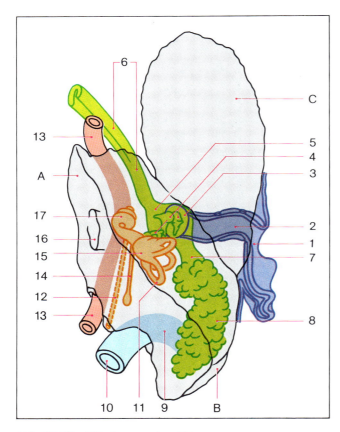

Abb. 15.70   Gliederung des Hörorgans.
Dunkelblau: Auris externa
Grün: Auris media
Braun: Auris interna
A Pars petrosa
B Processus mastoideus
C Squama temporalis
1 Auricula
2 Meatus acusticus externus
3 Trommelfell
4 Gehörknöchelchen
5 Cavum tympani
6 Tuba auditiva
7 Antrum mastoideum
8 Cellulae mastoideae
9 Sulcus sigmoideus
10 V. jugularis interna
11 Bogengänge
12 Aquaeductus cochleae
13 A. carotis interna
14 Aquaeductus vestibuli
15 Vestibulum
16 Meatus acusticus internus
17 Cochlea

märe Zentralnervensystem steht im Dienste der Erhaltung des Gleichgewichtes und der Bewegungsregulierung. Diese Funktionen beanspruchen auch in den höheren Entwicklungsstufen ausgedehnte Teile des Zentralnervensystems.

Das *Hörorgan* registriert Luftschwingungen. Ein echtes Hörorgan haben nur gewisse Insekten und die Wirbeltiere. Die sog. tympanalen Organe der Insekten liegen in verschiedenen Körperregionen (Tibia, Wanst), während Hör- und Gleichgewichtsorgan der Wirbeltiere miteinander verbunden sind und aus einer gemeinsamen Anlage, dem Labyrinthbläschen entstehen. Das Hörorgan der Fische, die *Papilla lagenae*, liegt in einer Ausbuchtung des Sacculus und ist ähnlich gebaut wie die Macula sacculi. Die Schallwellen werden von der Schwimmblase aufgenommen und durch gelenkig verbundene, kleine Knochen zum Labyrinth geleitet, wo sie kleine, an den Sinneshaaren klebende Steinchen in Schwingung bringen.

Das Hörorgan höherer Vertebraten kann aus dem primitiven Gleichgewichts-Hörorgan der Fische abgeleitet werden. Es entsteht aus der Verlängerung der neben der Papilla lagenae entstandenen *Papilla basalis* und verlagert sich zusammen mit der Papilla lagenae in einen Schlauch, *Ductus cochlearis*, der bei den Säugetieren in der spiralig gewundenen Schnecke liegt. Bei auf dem Land lebenden Tieren werden Hör- und Gleichgewichtsorgan durch Zusatz- oder Hilfsapparate ergänzt, durch das äußere Ohr, das Trommelfell und die Paukenhöhle mit den Gehörknöchelchen und -muskeln; diese nehmen Luftschwingungen auf und übertragen sie auf das Innenohr. Auf Grund ihrer Funktionen gehören alle Hilfsapparate zum Hörorgan.

Äußeres Ohr

Das äußere Ohr, *Auris externa*, ist ein luftgefüllter Gang, der an seinem Anfang trichterförmig erweitert und an seinem Ende durch das Trommelfell abgeschlossen ist. Es besteht aus der Ohrmuschel und dem äußeren Gehörgang (Abb. 15.**70**).

Ohrmuschel

Die Ohrmuschel, *Auricula* (Abb. 15.**71a** u. **b**), ist eine Hautfalte, die durch eine eingelagerte Platte von elastischem Knorpel, *Cartilago auriculae*, gestützt und charakteristisch geformt ist. Nur im untersten Abschnitt, dem Ohrläppchen, *Lobulus auriculae*, fehlt der Knorpel; das Ohrläppchen enthält Fettgewebe.

Die Ohrmuschel umgibt als eine nach außen konkave elliptische Platte die äußere Öffnung des Gehörgangs, Porus acusticus externus, von oben, hinten und unten. Da die Haut dem Ohrknorpel eng anliegt, entspricht das Hautrelief der Knorpelform und wird auch ähnlich benannt.

Reliefbild der Außenfläche (Abb. 15.**71a** u. **b**). Im Reliefbild der konkaven (ventro-lateralen) Außenfläche der Ohrmuschel beginnt der nach innen gebogene äußere Rand, die Ohrleiste oder Ohrkrempe, *Helix*, mit einem aufsteigenden Schenkel, *Crus helicis*, über der äußeren Öffnung des Gehörgangs, umgreift die Muschel von oben und hinten und läuft, nach unten abflachend, in das Ohrläppchen aus. Der gleichnamige Knorpelfortsatz ragt in die Ohrläppchenbasis hinein.

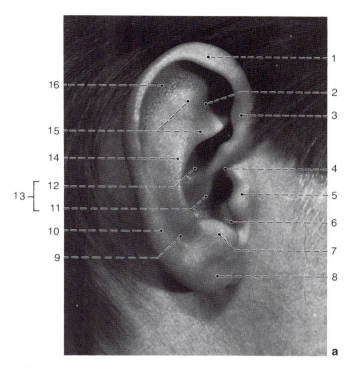

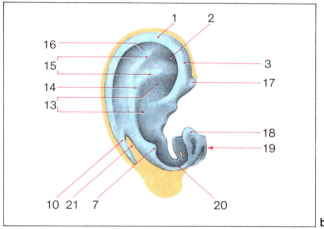

Abb. 15.71 Ohrmuschel.
a Relief der Außenfläche.
b Knorpel der Ohrmuschel und des äußeren Gehörganges.

1 Helix	12 Cimba conchae
2 Fossa triangularis	13 Concha auriculae
3 Crus helicis	14 Anthelix
4 Incisura tragohelicina	15 Crura anthelicis
5 Tragus	16 Scapha
6 Incisura intertragica	17 Spina helicis
7 Antitragus	18 Lamina tragi
8 Lobulus auriculae	19 Cartilago meatus acustici externi
9 Sulcus obliquus	
10 Cauda helicis	20 Isthmus cartilaginis auris
11 Cavum conchae	21 Incisura tragohelicina

Der umgekrempelte freie Helixrand ist oft mit Einkerbungen und Vorsprüngen versehen. Einwärts, parallel zur Ohrleiste, läuft die Gegenleiste, *Anthelix*. Diese beginnt vorne oben mit zwei Schenkeln, *Crura anthelicis*, und endet unten mit einem Wulst, dem *Antitragus*, der den Gegenpunkt zu einer vor der Gehörgangsöffnung gelegenen Lamelle, dem *Tragus*, bildet. Die knorpelige Unterlage des Tragus, die *Lamina tragi*, gehört bereits zum äußeren Gehörgang, dessen Vorderwand sie bildet (Abb. 15.**76**). Mit dem von Tragus und Antitragus umrahmten Einschnitt, *Incisura intertragica*, beginnt der äußere Gehörgang. Die *Incisura tragohelicina* trennt den Tragus vom Crus helicis. Die zwischen Helix und Anthelix gelegene, bogenförmige Furche wird als *Scapha*, die Grube zwischen den Crura anthelicis als *Fossa triangularis* bezeichnet. Die tiefste und größte, im Zentrum der Ohrmuschel gelegene Vertiefung, die *Concha auriculae*, wird von Tragus, Antitragus und Anthelix umrahmt und durch das Crus helicis zweigeteilt. Die obere Grube wird als *Cymba conchae*, die untere als *Cavum conchae* bezeichnet. Letztere bildet den Vorraum des äußeren Gehörganges und setzt sich in diesen fort.

Reliefbild der Innenfläche. Das Relief der konvexen (dorso-medialen) Innenfläche der Ohrmuschel ist annähernd das Negativ ihrer Außenfläche. Die Furchen und Gruben der Außenfläche bilden Erhebungen *(Eminentiae scaphae, fossae triangularis und conchae)*. Der Anthelix entspricht die Fossa anthelicis (Abb. 15.**75**).

Maße und Stellung. Die Muschel ist durchschnittlich 5–8 cm lang und 3–5 cm breit. Bei abnorm großen Ohren spricht man von Makrotie, bei abnorm kleinen von Mikrotie. Länge und Höhenlage entsprechen denen der Nase, d. h. die über den oberen bzw. unteren Muschelrand gezogenen Horizontallinien tangieren den Margo supraorbitalis bzw. den unteren Nasenrand. Die schräg von oben hinten nach vorne unten verlaufende Längsachse der Muschel bildet mit der Frankfurter-Horizontalen einen Winkel von etwa 103°. Vom Schläfenbein ist eine normal stehende Muschel um etwa 25–45° abgewinkelt. Stärker abstehende Ohren sind bei Männern häufiger als bei Frauen. Neben der Form und der Größe ist die Stellung der Ohren für die Schallquellenlokalisation wichtig.

Varianten. Größe, Stellung und Form der Ohrmuscheln variieren nach Geschlecht, Rasse und auch individuell. Neben Geschlechtsunterschieden (die Ohren sind beim Mann größer als bei der Frau), kommen auch Seitenunterschiede vor. Im Alter vergrößern sich die Ohren und ihr Relief wird wegen Dickenzunahme gröber. Formvarianten können die ganze Muschel oder nur einzelne Teile betreffen. In diesem Zusammenhang ist das am oberen Abschnitt des absteigenden Helixschenkels gelegene *Tuberculum auriculae* zu erwähnen (Abb. 15.**72a**). Es ist ein Rudiment, das der Spitze mancher Säugetierohren entspricht, und wird als Darwinscher Höcker bezeichnet. Ein stark entwickelter Höcker ist sehr selten, mit Prävalenz der rechten Seite. Behaart, wie bei Schimpansen, ist er nur selten und nur vorübergehend im Säuglingsalter. Bei unvollständiger Helixbildung kann das Tuberculum auriculae nach hinten vorspringen (*Apex auriculae*, Abb. 15.**72b**). Varianten dieser Art sind als „Darwinsches Spitzohr" bekannt. Die Ausbildung eines variabel großen Ohrläppchens ist ein weiteres Charakteristikum des menschlichen Ohres. Sein Vorderrand kann mit der Gesichtshaut verwachsen sein. Eine kongenitale Zweilappigkeit (Coloboma lobuli) ist selten. Individuelle Varianten der Reliefteile vererben sich, weshalb sie bei der Identifizierung von Personen und der Vaterschaftsbestimmung in der Gerichtsmedizin eine Rolle spielen können. Formanomalien, vor allem Verkümmerungen können mit anderen körperlichen und mit geistigen Mängeln verbunden sein.

Morphogenese. Die Ohrmuschel entsteht im Umkreis der ersten ektodermalen Schlunddarmfurche aus 6 Aurikularhöckern, von denen 3 auf dem Mandibular- und 3 auf dem Hyoidbogen liegen. Sie erscheinen in der 5.–6. Woche und verschmelzen allmählich miteinander (Abb. 15.**73a–d**). Zwei Drittel der Muschel werden vom Hyoidbogen, ein Drittel vom Mandibularbogen gebildet. Durch Erhebung der Aurikularhöcker vertieft sich der von ihnen umschlossene Teil der 1. Schlunddarmfurche und bildet das Vestibulum zum äußeren Gehörgang. Dem ventralen Ende der 1. Schlunddarmfurche entspricht am fertigen Ohr die Incisura intertragica. Die in frühen Stadien noch nahe der Medianebene gelegenen Aurikularhöcker werden im Verlaufe der Entwicklung des Unterkiefers nach lateral gedrängt. Bei mangelnder Entwicklung oder gänzlichem Fehlen des Unterkiefers (Agnathie) behalten die beiden Muscheln ihre ventrale Lage bei und berühren sich fast.

Fixation der Ohrmuschel. Der Tragus setzt sich in den knorpeligen Gehörgang fort, die Concha ist an der Squama temporalis und am Processus mastoideus bindegewebig verankert, das Bindegewebe stellenweise bandartig verstärkt (*Lig. auriculare anterius, superius,*

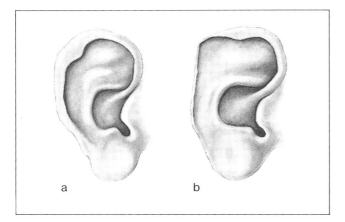

Abb. 15.72 Ohrmuschel mit Darwinscher Ohrspitze.
a Nach vorn umgerollte Ohrspitze (Tuberculum auriculae).
b Nach außen gerollte Ohrspitze (Apex auriculae) mit fehlender Umrollung des absteigenden Helixabschnittes.

Hör- und Gleichgewichtsorgan

posterius, Abb. 15.**74**). Die Muschel bleibt gut beweglich und kann aber leicht abgerissen werden. Da der plastische Aufbau einer Ohrmuschel chirurgisch schwierig ist, sollte ein abgetrenntes Ohr möglichst aufbewahrt und wieder angenäht werden.

Muskeln der Ohrmuschel (Abb. 15.**74** u. 15.**75**). Mit der Ohrmuschel stehen äußere und eigene Muskeln in Verbindung, schmale, dünne Muskelplatten, die zur mimischen Muskulatur gehören und wie diese vom N. facialis innerviert werden. Die *Mm. auriculares anterior, superior* und *posterior* entspringen an der Fascia temporalis, der Galea aponeurotica und am Processus mastoideus (s. Bd. I.) und können wegen ihrer starken Rückbildung ihre ursprünglichen Funktionen – Lokalisation von Tonquellen durch Verstellen der Muscheln und mimische Ausdrucksbewegungen – beim Menschen nicht mehr ausüben. Mit Hilfe der Mm. auriculares superior und posterior, aber immer nur in Zusammenarbeit mit dem *M. epicranius*, sind geringfügige Wackelbewegungen möglich. Die muskeleigenen Muskeln entspringen und inserieren am Ohrknorpel (Abb. 15.**74** u. 15.**75**). Es sind unwirksame Überreste eines Sphinktersystems *(M. orbicularis conchae)*, mit dem im Wasser oder unter der Erde lebende Tiere den äußeren Gehörgang abschließen können. Manche Tiere halten damit während des Winterschlafes Geräusche fern.

Gefäße und Nerven der Ohrmuschel s. äußerer Gehörgang.

Äußerer Gehörgang

Der äußere Gehörgang, *Meatus acusticus externus* (Abb. 15.**76**), leitet die von der Ohrmuschel aufgefangenen Luftschwingungen zum Trommelfell. Resonanzschwingungen der Luftsäule im äußeren Gehörgang tragen zur Verstärkung bestimmter Frequenzen (2500–500 H) bei.

Die **Wand** der äußeren Hälfte des röhrenförmigen Ganges, die *Pars fibrocartilaginea*, wird vorne und unten von Knorpel, hinten und oben von elastisch-fibrösem Bindegewebe gebildet. Der rinnenförmige Gehörgangsknorpel, *Cartilago meatus acustici*, ist von einem größeren medialen und einem kleineren lateralen, spaltförmigen Fenster durchbrochen, *Foramina cartilaginis meatus acustici externi*, das laterale liegt an der vorderen, das mediale an der unteren Wand. Sein vorderer freier Rand bildet als *Lamina tragi* den Tragus.

Die innere Hälfte des Gehörganges, die *Pars ossea*, ist vorne, unten und hinten vom Os tympanicum, oben von der Squama temporalis umrahmt (Abb. 15.**76b** u. 15.**77**). Ihre innere Grenze wird durch die Anheftungsstellen des Trommelfells, den *Sulcus tympanicus* und die *Incisura tympanica*, markiert. Die Pars fibrocartilaginea ist mittels eines derben, bindegewebigen Ringes mit der rauhen Außenfläche der Pars ossea verbunden und deshalb dieser gegenüber leicht verschiebbar (Abb. 15.**78**).

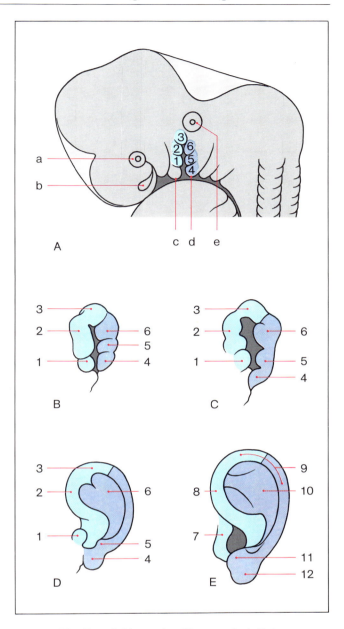

Abb. 15.**73 Entwicklung der Ohrmuschel, Schema.**
A Seitenansicht eines Embryos von 12,5 mm SSL.
B–E Verschiedene Phasen der Reliefausbildung (nach *Cunningham*).

a Auge
b Nasenplakode
c Mandibularbogen
d Hyoidbogen
e Labyrinthbläschen
1–3 vordere Ohrhöcker, 4–6 hintere Ohrhöcker
 1 Tuberculum tragicum
 2 Tuberculum anterius helicis
 3 Tuberculum intermedium helicis
 4 Tuberculum lobulare
 5 Tuberculum antitragicum
 6 Tuberculum anthelicis
 7 Tragus
 8 Crus helicis
 9 Helix
10 Anthelix
11 Antitragus
12 Lobulus auriculae

15 Sinnesorgane

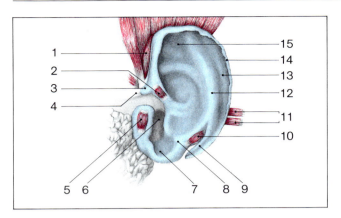

Abb. 15.**74 Relief und Muskeln der Ohrmuschel,** Außenfläche.

1 M. helicis major
2 M. helicis minor
3 Spina helicis
4 Lig. auriculare anterius
5 M. tragicus
6 äußere Ohröffnung
7 Incisura intertragica
8 Antitragus
9 Cauda helicis
10 M. antitragicus
11 M. auricularis posterior
12 Anthelix
13 Scapha
14 Helix
15 Fossa triangularis

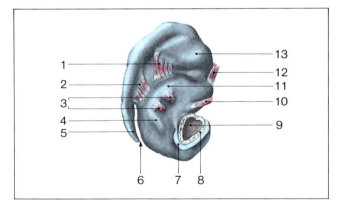

Abb. 15.**75 Relief und Muskeln der Ohrmuschel,** Hinterfläche.

1 M. obliquus auriculae
2 M. transversus auriculae
3 Ansätze des M. auricularis posterior
4 Agger perpendicularis
5 Cauda helicis
6 Fissura antitragohelicina
7 Cartilago meatus acustici externi
8 Haut des äußeren Gehörganges
9 Pars cartilaginea meatus acustici externi
10 M. auricularis anterior
11 Eminentia conchae
12 M. auricularis superior (Ansatz)
13 Eminentia fossae triangularis

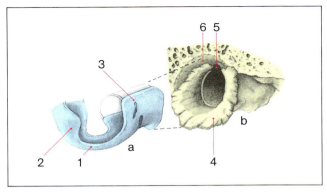

Abb. 15.**76 Äußerer Gehörgang.**
a Pars fibrocartilaginea.
b Pars ossea.

1 Isthmus cartilaginis auris
2 Antitragus
3 Lamina tragi
4 Os tympanicum
5 Incisura tympanica
6 Sulcus tympanicus

Maße. Je nachdem, ob man den Grund des Cavum conchae oder die Incisura intertragica als Anfang des Gehörganges nimmt, beträgt seine Länge 24 oder 35 mm; davon entfallen 10 bzw. 21 mm auf den Knorpel, 14 mm auf den Knochenteil. Die einzelnen Wandabschnitte sind wegen der nach außen und vorne geneigten Stellung des Trommelfells verschieden lang. Bei einer durchschnittlichen Länge von 24 mm mißt die vordere Wand 27, die untere 26, die hintere 22, und die obere 21 mm. Diese Längenunterschiede haben zur Folge, daß der Gehörgang vorne und unten in eine spitzige Bucht ausläuft (Abb. 15.**78b** u. **c**). Die Weite des ovalen Querschnittes wechselt in den verschiedenen Abschnitten. Sie beträgt am Eingang 8–9, in der Tiefe 6–7 mm. Die engste Stelle liegt beim Übergang des knorpeligen in den knöchernen Teil. Sie kann aber dank der Nachgiebigkeit der bindegewebigknorpeligen Wand passiv erweitert werden, besonders wenn beim Öffnen des Mundes das Mandibulaköpfchen, das im Ruhezustand auf die vordere Wand des Gehörganges drückt, nach vorne rückt. Am Beginn des knöchernen Abschnittes erweitert sich das Lumen, wird aber gegen das Trommelfell hin wieder enger. Die engen Stellen, besonders die Enge der Pars ossea, verhindern das Eindringen von Fremdkörpern bis zum Trommelfell.

Verlauf. Der schraubenförmig gewundene Gehörgang ist in der Horizontal- und Vertikalebene leicht S-förmig gekrümmt (Abb. 15.**78a–e**). Die nach vorne und unten konvexen Krümmungen des knorpeligen Abschnittes können durch Auf- und Rückwärtsziehen der Ohrmuschel ausgeglichen werden. Nach einer derartigen Geradestellung ist bei geeigneter Beleuchtung der ganze Gehörgang samt dem Trommelfell sichtbar.

Beim Kind, vor allem bei Neugeborenen und Säuglingen ist der Gehörgang anders geformt als beim Erwachsenen (Abb. 15.**78d**). Der um diese Zeit noch schmale Anulus tympanicus, das in ihm eingelassene Trommelfell und die flache, wenig abgeknickte Schläfenbeinschuppe liegen fast horizontal und bilden die

Hör- und Gleichgewichtsorgan

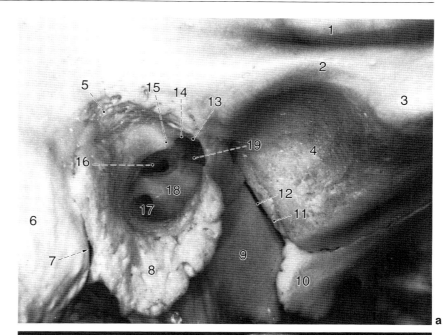

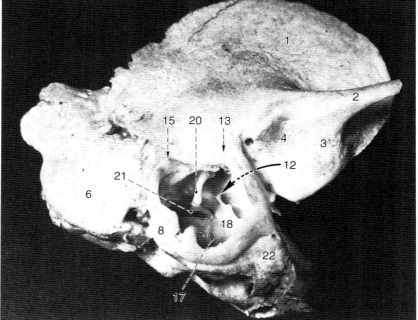

Abb. 15.**77** **Schläfenbein. Knöcherner äußerer Gehörgang mit Einsicht in die Paukenhöhle.**
a Erwachsener.
b Neugeborener.
1 Squama temporalis
2 Arcus zygomaticus
3 Tuberculum articulare
4 Fossa mandibularis
5 Scutum tympanicum
6 Processus mastoideus
7 Fissura tympanomastoidea
8 Os tympanicum
9 Lamina tympanica
10 Spina angularis ossis sphenoidalis
11 Processus inferior tegminis
12 Fissura petrotympanica (Glaseri)
13 Spina tympanica anterior
14 Incisura tympanica
15 Spina tympanica posterior
16 Fenestra vestibuli
17 Fossula fenestrae cochleae
18 Promontorium
19 Processus cochleariformis
20 Incus
21 Stapes
22 Pars petrosa

obere Wand des äußeren Gehörganges. Die untere Wand der späteren Pars ossea besteht aus einer fibrösen Platte *(Lamina tympanica fibrosa)*. Da sich obere und untere Wand fast berühren, wird das Lumen zu einer Spalte eingeengt. Um einen Einblick zu gewinnen, muß deshalb beim Neugeborenen das Ohrläppchen und damit die untere Gehörgangwand nach unten gezogen werden.
Nachbarbeziehungen. Die vordere und untere Meatuswand sind der Glandula parotis und dem Kiefergelenk, die hintere Wand ist dem Processus mastoideus, die obere dem Recessus epitympanicus und der mittleren Schädelgrube benachbart. Durch Knorpelfenster und Knochendehiszenzen, die bis zum 4.–5. Lebensjahr regelmäßig, später seltener zu finden sind, können Entzündungen von der Parotisloge auf den Gehörgang oder umgekehrt übergreifen. Führt man einen Finger in den Gehörgang ein, so kann man die Bewegungen des Caput mandibulae beim Kauakt spüren.
Morphogenese. (Abb. 15.**79**). Der äußere Gehörgang ist ein Derivat der 1. ektodermalen Schlundtasche, die selbst die Ohrmuschelgrube liefert. Im 2. Monat geht von ihr eine trichterförmige Vertiefung, der *primäre Gehörgang*, aus, von dem im 3. Monat ein solider Epithelstrang gegen die Paukenhöhle auswächst und an deren unterer Wand in Form einer rundlichen Platte (Gehörgangsplatte) endet. Epithelstrang und Epithelplatte erhalten im 7. Monat eine Lichtung, die zusammen mit der Lichtung des primären Gehörganges den definitiven Meatus acusticus externus bildet.

15 Sinnesorgane

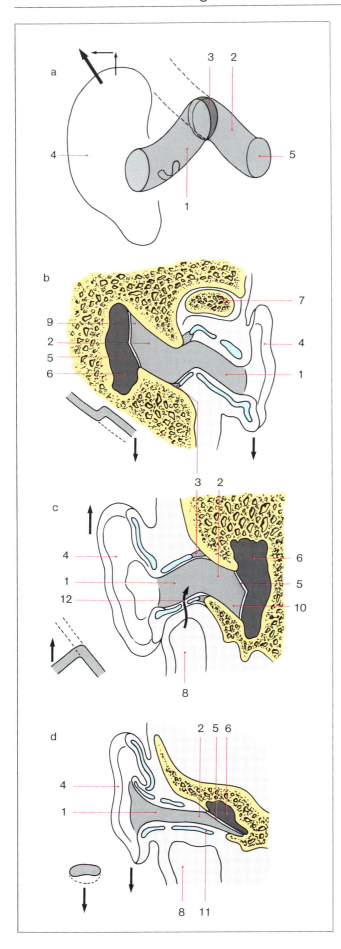

Der primäre Gehörgang liefert die Pars cartilaginea, der Gehörgangsstrang die Pars ossea. Die bindegewebigen, knorpeligen und knöchernen Strukturen sind Mesenchymderivate. Der anfänglich kurze äußere Gehörgang wird durch die Ausbildung des Os tympanicum allmählich verlängert. Der Vorläufer dieses Deckknochens, der *Anulus tympanicus,* ist beim Neugeborenen noch eine schmale C-förmige Spange, die durch Apposition von Knochen zu einer rinnenförmigen Platte, dem *Os tympanicum,* wird (Abb. 15.**77b**). Das Wachstum geht von zwei Höckern (Zuckerkandlsche Tubercula) aus, die an den oberen Enden der Knochenspange liegen, nach unten einander entgegenwachsen und sich im 2. Lebensjahr vereinigen. Da ihre Vereinigung unvollständig bleibt, weist die untere Wand bis zum 5. Lebensjahr Dehiszenzen auf, die in manchen Fällen zeitlebens persistieren.

Gefäße und Nerven der Ohrmuschel und des äußeren Gehörganges

Arterien

Die Arterien der *Ohrmuschel* (Abb. 15.**80**) sind Äste der *Aa. auricularis posterior* und *temporalis superficialis*. Erstere versorgt Cavum conchae, Anthelix, Antitragus und die mediale Fläche der Muschel, letztere die übrigen Gebiete. Das Ohrläppchen erhält Äste aus beiden Arterien. Zusätzliche inkonstante Äste der *A. occipitalis* können an der Versorgung der Innenfläche teilnehmen. Die Verteilung der Versorgungsgebiete der zwei Hauptarterien entspricht etwa den in der Entwicklung beteiligten Schlundbogenanteilen (Abb. 15.**73**).
Die geringe vaskuläre Empfindlichkeit der Ohrmuschel bei operativen Eingriffen beruht auf zahlreichen arkadenförmigen Anastomosen, die die zuführenden Arterien vor allem im Bereich von Helix und Anthelix miteinander verbinden. Die Kapillaren bilden ein

---

Abb.15. **78 Äußerer Gehörgang.**
a Schematische Darstellung der schraubenförmigen Krümmung.
b Horizontalschnitt (re).
c Frontalschnitt (Erwachsener).
d Frontalschnitt (Neugeborener).
1 Pars fibrocartilaginea
2 Pars ossea
3 Lig. anulare meatus acustici externi
4 Auricula
5 Trommelfell
6 Paukenhöhle
7 Caput mandibulae
8 Parotis
9 Recessus meatus acustici anterior
10 Recessus meatus acustici inferior
11 Lamina tympanica fibrosa
12 Infektionsweg
Pfeile zeigen die Ziehrichtung zum Ausgleich der Krümmungen

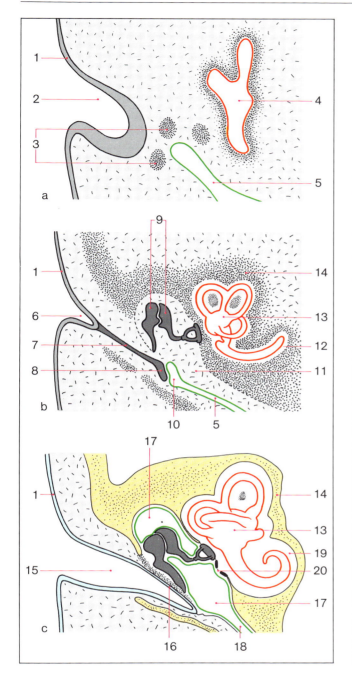
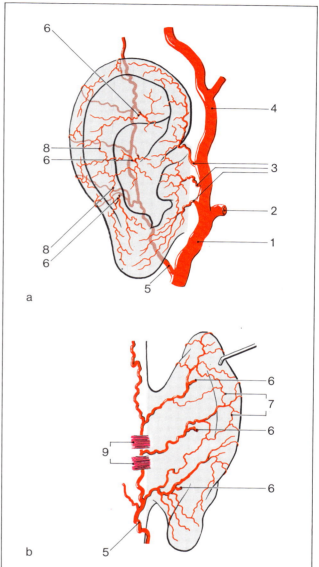

Abb. 15.**79 Entwicklung des äußeren Gehörganges, des Trommelfells, der Paukenhöhle und der Tuba auditiva,** Schema.
  a Ohrmuschelgrube, Canalis tubotympanicus.
  b Primärer Gehörgang, primäre Paukenhöhle.
  c Sekundärer Gehörgang, sekundäre Paukenhöhle.
  1 Epidermis
  2 Ohrmuschelgrube
  3 Anlagen der Gehörknöchelchen
  4 Epitheliale Labyrinthanlage
  5 Canalis tubotympanicus
  6 primärer Gehörgang
  7 Gehörgangstrang
  8 Gehörgangplatte
  9 Gehörknöchelchen
  10 primäre Paukenhöhle
  11 peritympanales Gewebe
  12 perilymphatisches Gewebe
  13 membranöses Labyrinth
  14 Labyrinthkapsel
  15 sekundärer Gehörgang
  16 Trommelfell
  17 sekundäre Paukenhöhle
  18 Tuba auditiva
  19 Perilymphraum
  20 Fenestra cochleae mit Membrana tympani secundaria

Abb. 15.**80 Arterien der Ohrmuschel.**
  a Laterale Fläche.
  b Mediale Fläche.
  1 A. carotis externa
  2 A maxillaris
  3 Aa. auriculares anteriores
  4 A. temporalis superficialis
  5 A. auricularis posterior
  6 Rr. perforantes für die laterale Fläche
  7 arkadenförmige Anastomosen der medialen Fläche
  8 Anastomosen der lateralen Fläche
  9 M. auricularis posterior

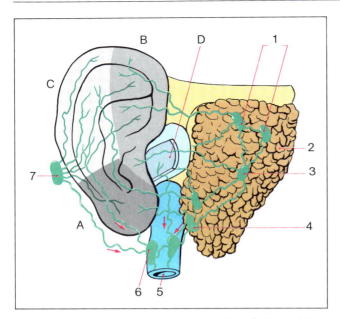

Abb. 15.**81** **Lymphterritorien und regionale Lymphknoten der Ohrmuschel und des äußeren Gehörganges.**
A unteres Territorium
B vorderes Territorium
C hinteres Territorium
D äußerer Gehörgang
1 Lnn. parotidei anteriores (praeauriculares)
2 Glandula parotidea
3 Lnn. parotidei profundi
4 Lnn. parotidei inferiores (infraauriculares)
5 V. jugularis interna
6 Lnn. jugulares interni
7 Lnn. retroauriculares
Lymphgefäße der medialen Fläche der Muschel: unterbrochene Linien

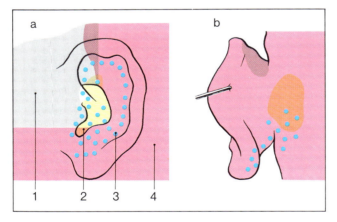

Abb. 15.**82** **Sensorische Innervationsfelder der Ohrmuschel.**
a Laterale Fläche (nach *Cushing*).
b Mediale Fläche (nach *Graves* u. *Edwards*).
Grau: Trigeminusarea (N. auriculotemporalis)
Rot: Zervikale Area, N. occipitalis minor (C. 2), N. auricularis magnus (C. 2, 3)
Gelb: Innervationsfeld der Rr. auriculares N. vagi und N. glossopharyngei
Punktiert: vermutliches Feld des N. VII.
Die Ausdehnung der einzelnen Zonen und der Überlappungsgebiete variieren individuell

kutanes und ein perichondrales Netz. Die gut durchblutete, großflächige Muschelhaut kann durch Wärmeabgabe zur Temperaturregulation beitragen. Trotz der Blutversorgung können aber, weil eine gefäßisolierende Fettschicht fehlt, Erfrierungen entstehen. Besonders gefährdet ist in dieser Hinsicht das obere Drittel der Muschel.

Der *äußere Gehörgang* wird von denselben Arterienstämmen wie die Ohrmuschel versorgt. Zusätzliche Äste stammen aus der A. auricularis profunda.

Venen

Venen leiten aus Ohrmuschel und Gehörgang das Blut über die *Vv. temporalis superficialis* und *facialis* in die *V. jugularis interna* und über die *V. auricularis posterior* in die *V. jugularis externa*.

Lymphgefäße

Die Lymphgefäße bilden an der Ohrmuschel *drei Lymphterritorien* (Abb. 15.**81**). Das untere Territorium (Lobulus, Antitragus und unterer Teil der Concha) wird in die *Nodi lymphatici infraauriculares*, das vordere Territorium (Tragus, vorderer Teil der Concha und der Helix, Fossa triangularis) in die *Nodi lymphatici parotidei superficiales* und *profundi* drainiert. Die Lymphgefäße des hinteren Territoriums (hinterer Teil der Helix und der Concha, Anthelix) und der ganzen medialen Fläche der Ohrmuschel münden in die *Nodi lymphatici retroauriculares, infraauriculares* und *jugulares interni*. Da auch die Vasa efferentia der Nodi lymphatici parotidei und retroauriculares zu den Nodi lymphatici jugulares interni ziehen, wird die gesamte Lymphe der Muschel direkt oder indirekt von den jugularen Lymphknoten aufgenommen.

Die Lymphgefäße der *vorderen Wand des äußeren Gehörganges* münden in die *Nodi lymphatici parotidei superficiales*, die der *unteren Wand* in die *Nodi lymphatici parotidei superficiales* und *profundi* und die der hinteren in die *Nodi lymphatici jugulares interni*.

Nerven

Das äußere Ohr liegt an der Grenze zwischen der Branchial- und der Postbranchialregion und wird teils von Schlundbogennerven (V., VII., IX., X.), teils von Ästen des Plexus cervicalis innerviert (Abb. 15.**82**).
Der *N. auriculotemporalis* (V. 3) versorgt den vorderen Abschnitt der Ohrmuschel, die vordere obere Wand des äußeren Gehörganges und den entsprechenden Sektor des Trommelfells. Der hintere Teil der Muschelaußenfläche wird von den *Nn. auricularis magnus und occipitalis minor* (aus C 2–4) innerviert. Die Rr. auriculares der Nn. facialis, glossopharyngeus und vagus versorgen die Concha, die hintere Wand des Gehörganges und das Trommelfell. Über den R. auricularis n. vagi kann bei Reinigung des Gehörganges Husten- oder Brechreiz ausgelöst werden. Die einzelnen Innervationsgebiete sind wegen der individuellen

Hör- und Gleichgewichtsorgan

Variabilität und der Überlappung präparatorisch kaum abgrenzbar, konnten aber auf Grund der Verteilung der Eruptionsfelder bei Herpes zoster genau umrissen werden (Abb. 15.82).

Feinbau von Ohrmuschel und äußerem Gehörgang

Ohrmuschel- und *Gehörgangsknorpel* sind aus elastischem Knorpelgewebe, in dem im Alter kleine Verkalkungs- und Verknöcherungsherde auftreten können. Durch Lücken können Gefäße und Kapillaren in ihn eindringen.

Die *Haut der Ohrmuschel* ist an der Innenfläche dünn, fettarm und über dem Perichondrium leicht verschieblich, an der Außenfläche dicker, fettfrei und unverschieblich. Schweißdrüsen findet man vor allem an der inneren, medialen, Talgdrüsen an der äußeren, lateralen Muschelfläche. Letztere sind besonders groß und zahlreich im Bereich der Concha und der Fossa triangularis. Feine Härchen gibt es an der ganzen Muschel, gröbere Haare, *Tragi*, jedoch nur in der Incisura intertragica. Ähnlich einer Reuse verhindern diese das Eindringen z.B. kleiner Insekten in den Gehörgang. Die beim Mann stärker ausgebildeten Tragushaare verlängern und vermehren sich im Alter und bilden die sog. Eckenbärtchen, *Barba tragi*.

Der *äußere Gehörgang* ist im Bereich der *Pars cartilaginea* mit Schutzhaaren, Talgdrüsen und besonderen apokrinen Knäueldrüsen ausgestattet. Letztere liegen als sog. Ohrschmalzdrüsen, *Glandulae ceruminosae*, im dichten Faserfilz des Corium. Ihre von mehrschichtigem Epithel ausgekleideten Ausführungsgänge münden beim Kind zusammen mit den Talgdrüsen in die Haarbälge, beim Erwachsenen jedoch meist dicht daneben. Das kubisch-zylindrische Epithel der weitlumigen Drüsenschläuche enthält Pigmentgranula und Fettröpfchen. Die zwischen den Drüsenzellen und der dicken Basalmembran gelegenen Myoepithelzellen entleeren das Sekret, das Lipide, Kohlenhydrate, Pigment und Bitterstoffe enthält. Es erweicht das Ohrschmalz, *Cerumen*, ein Gemisch aus abgeschilfertem Epithel und Talg. Es verhindert die Austrocknung der Epidermis des Gehörganges und des Trommelfells und wehrt durch seine Bitterstoffe das Eindringen von Tieren ab. Vermehrtes, eingedicktes Ohrschmalz kann als Zeruminalpfropf den Gehörgang verschließen und die Schalleitung bis zur Schwerhörigkeit herabsetzen.

Die sehr dünne Haut der *Pars ossea* enthält keine Haare und Drüsen. Ein schmaler Streifen an der oberen Wand ist aber behaart, drüsenhaltig und gleich dick wie die Haut der Pars cartilaginea. Derbe Retinacula verbinden die Haut unverschieblich mit dem Perichondrium und dem Periost. Entzündliche Schwellungen oder Furunkel verursachen eine starke Spannung und sind deshalb sehr schmerzhaft.

Trommelfell

Das Trommelfell, *Membrana tympani* (Abb. 15.83), schließt als annähernd runde, trichterförmige Mem-

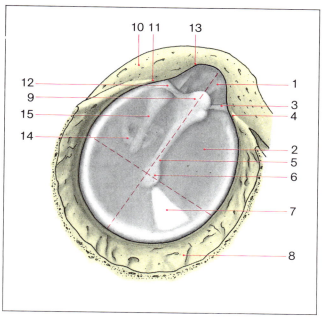

Abb. 15.**83** **Trommelfell**, Außenfläche.
1 Pars flaccida
2 Pars tensa
3 Stria membranae tympani anterior
4 Spina tympanica anterior
5 Stria mallearis
6 Umbo
7 Lichtreflex
8 Os tympanicum
9 Prominentia mallearis
10 Squama temporalis
11 Spina tympanica posterior
12 Stria membranae tympani posterior
13 Incisura tympanica (Rivini)
14 Stapes
15 Incus
Die gestrichelten Linien trennen die Trommelfellquadranten.

bran den äußeren Gehörgang gegen die Paukenhöhle ab. Sein horizontaler Durchmesser beträgt 8–9, sein vertikaler 8,5–10 mm; die Gesamtfläche mißt 85 mm², die physiologisch aktive Fläche 55 mm². Trotz geringer Dicke (0,7 mm) ist es beträchtlich fest; es kann etwa 100 Hg/cm Druck widerstehen.

Der am Rande der Incisura tympanica befestigte, kleinere Teil des Trommelfells, die *Pars flaccida* oder *Shrapnellsche Membran* (Abb. 15.83), ist dünn und schlaff und kann durch Luftanblasen ein- oder auswärts gebuchtet werden.

Eine von RIVINUS (1680) und BOCHDALECK (1886) bei der Leiche beschriebene Öffnung in der Pars flaccida ist als postmortal entstandenes Artefakt anzusehen. Beim Lebenden handelt es sich um das Residuum einer ungenügend behandelten Mittelohreiterung mit Perforation des Trommelfells. Durch eine solche Öffnung kann Flüssigkeit aus dem äußeren Gehörgang via Paukenhöhle und Tuba auditiva in den Rachen gelangen. Dieser, früher als normal betrachtete Weg wurde angeblich zur Vergiftung im Schlaf durch Einträufeln von Bilsenkrautsaft ins Ohr benützt (Hamlet I.5, III.2).

Der größere, angespannte Teil des Trommelfells, *Pars tensa*, ist mit seinem lippenartig verdickten Rand, *Limbus membranae tympani*, in den Sulcus tympanicus eingelassen und darin durch ein Ringband, *Anulus fibrocartilagineus*, befestigt (Abb. 15.**84** und 15.**106**).

An der *Außenfläche des Trommelfells* wird die Grenze zwischen Pars tensa und Pars flaccida durch die Prominentia mallearis und die Striae membranae tympani anterior und posterior markiert. Die *Prominentia mallearis* ist eine vom Processus lateralis mallei hervorgerufene Vorbuchtung, die Grenzstränge, *Striae membranae tympani anterior* und *posterior*, entsprechen den Ansatzstellen der auf der Innenseite des Trommelfells gelegenen *Plicae malleares anterior* und *posterior* (Abb. 15.**97 a**). Der tiefste Punkt der trichterförmig eingezogenen Pars tensa, der Trommelfellnabel, *Umbo membranae tympani*, liegt exzentrisch, dem unteren vorderen Rand angenähert. Der mit der Innenseite verwachsene Hammergriff schimmert als heller, vorne leicht konkav gekrümmter Streifen, *Stria mallearis*, durch. Das Manubrium mallei verläuft von der Prominentia mallearis schräg nach hinten unten bis zum Umbo.

Mit dem *Ohrenspiegel* betrachtet, ist das Trommelfell glänzend, perlmuttergrau, leicht durchschimmernd. Der Glanz wird durch das Ohrschmalz, die perlgraue Farbe durch das Stratum cutaneum und den Luftgehalt der Paukenhöhle hervorgerufen. Der durchschimmernde Hammergriff erscheint als rötlich, gelbweißer oder reinweißer Streifen. Unter günstigen Verhältnissen können sogar der Processus longus incudis, die hintere Trommelfelltasche mit der Chorda tympani, der hintere Steigbügelschenkel, die Stapediussehne, das Promontorium und die Nische der Fenestra cochleae durchscheinen. Blut oder Eiter in der Paukenhöhle schimmert rot oder gelb durch. An der Leiche verschwinden – infolge Auflockerung und Trübung der Epidermis – Glanz und Durchsichtigkeit.

Wie Querschnittsbilder zeigen (Abb. 15.**84** u. 15.**85**), ist das trichterförmig eingezogene Trommelfell leicht nach außen gewölbt. Ein aus dem Knochenrahmen herausgelöstes, vom Hammergriff befreites Trommelfell behält seine Trichterform bei. Diese ist also nicht durch die Fixation, sondern durch die spezielle Struktur seiner bindegewebigen Grundschicht bedingt. Beleuchtet man den Trommelfelltrichter in situ, so tritt ein dreieckiger Lichtreflex auf, dessen Basis am vorderen unteren Rand und dessen Spitze am Umbo liegt. Lage und Form des Lichtreflexes gestatten Rückschlüsse auf Stellung und Spannung der Membrana tympani und den Zustand der Paukenhöhle (Abb. 15.**83**).

Von der *Innenseite* gesehen (Abb. 15.**84** u. 15.**85**), bildet das Trommelfell einen niedrigen Kegel, an dem der Hammergriff leistenartig vorspringt. Der zur Fixation der Pars tensa dienende *Anulus fibrocartilagineus* ist als weißer Saum deutlich sichtbar (Abb. 15.**85** u. 15.**106**). Hinter der Pars flaccida liegt der Hammerhals (Abb. 15.**84**). Die Trommelfellfalten, *Plicae malleares anterior* und *posterior*, und Trommelfelltaschen, *Recessus membranae tympani anterior* und *posterior*, werden im Zusammenhang mit der Paukenhöhlenschleimhaut besprochen (s. S. 591).

Die nach außen und vorne geneigte *Lage des Trommelfells* ist an Horizontal- und Frontalschnitten am deutlichsten zu erkennen (Abb. 15.**78**, 15.**84** u. 15.**85**). Die Insertionsebene bildet mit der Horizontalebene einen nach außen offenen Winkel von ca. 45–50° (*Inklinationswinkel*), mit der Medianebene einen gleich großen, nach hinten offenen *Deklinationswinkel*. Wegen der Schräglage und seiner Trichterform gehen obere und hintere Wand des Gehörganges in stumpfem Winkel (140°) in das Trommelfell über, während sich die vordere und die untere Wand in spitzem Winkel (30°) treffen und mit ihm schmale

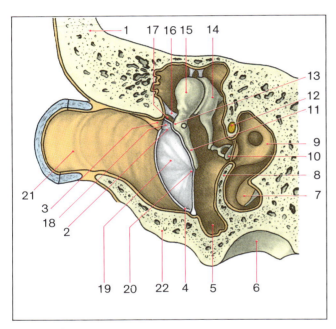

15. 84 Äußerer Gehörgang, Trommelfell und Paukenhöhle im Frontalschnitt.
1 Squama temporalis
2 Stria membranae tympani posterior
3 Incisura tympanica (Rivini)
4 Anulus fibrocartilagineus
5 Hypotympanon
6 Fossa jugularis
7 Basaler Schneckengang
8 Promontorium
9 Vestibulum
10 Stapes
11 Manubrium mallei
12 N. facialis
13 Processus lateralis mallei (Prominentia mallearis)
14 Incus
15 Caput mallei
16 Lig. mallei laterale
17 Prussakscher Raum
18 Pars flaccida des Trommelfells
19 Pars tensa des Trommelfells
20 Umbo des Trommelfells
21 Äußerer Gehörgang
22 Os tympanicum

Taschen, *Recessus meatus acustici externi anterior und inferior,* bilden (Abb. 15.**78b** u. **c**). Die Empfindlichkeit des Trommelfells für Schallwellen ist vom Inklinationswinkel abhängig. Es gibt Beobachtungen, wonach bei Musikern das Trommelfell steiler steht als bei amusikalischen Personen. Beim Neugeborenen liegt es entsprechend der geringen Tiefe des äußeren Gehörganges noch sehr oberflächlich und steht fast horizontal (Abb. 15.**78d**; vgl. S. 572). Vom 2. Lebensmonat an sinkt es allmählich in die Tiefe und erreicht im Zusammenhang mit der Umformung des Schläfenbeins die endgültige Schräglage.

Aus praktischen Gründen unterscheidet der Kliniker am Trommelfell vier, durch zwei senkrecht aufeinander stehende Linien unterteilte, ungleich große Quadranten. Die Hauptgefäße und Nerven erreichen das Trommelfell im hinteren, oberen Quadranten, dahinter liegen der lange Fortsatz des Amboß, der Steigbügel, der M. stapedius und die Chorda tympani. Aus diesem Grunde darf dieser Quadrant nicht für Inzisionen benützt werden. Tympanale Strukturen müssen wegen der geringen Tiefe (2–4 mm) der Paukenhöhle auch im Bereich der übrigen drei Quadranten berücksichtigt werden. Der vordere obere Quadrant ist dem Ostium tympanicum tubae auditivae, der vordere untere dem Karotiskanal, der hintere untere der V. jugularis interna benachbart. Geeignete Inzisionsstellen sind der vordere und der hintere untere Quadrant. Sehr seltene Gefahrenstellen sind Dehiszenzen des Karotiskanals oder der mit Knochendehiszenzen gepaarte Hochstand des Bulbus v. jugularis.

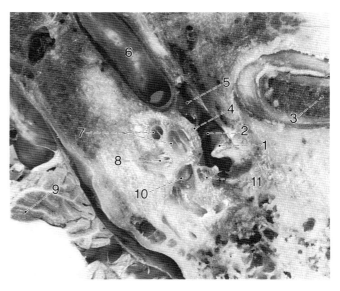

Abb. 15.**85** **Felsenbein Horizontalschnitt.**
1 Trichterförmige Innenfläche des Trommelfells
2 Anulus fibrocartilagineus
3 Temporomandibulargelenk
4 Promontorium
5 Paukenhöhle
6 A. carotis interna
7 Cochlea
8 N. vestibularis
9 Cerebellum
10 Vestibulum (Anfang des basalen Schneckenganges)
11 Stapes

Gefäße und Nerven des Trommelfells

Das Trommelfell wird, entsprechend seiner Entstehung aus 1. Branchialtasche und 1. Branchialfurche, von zwei Seiten aus mit Blutgefäßen und Nerven versorgt.

Arterien sind auf der Außenseite die *A. auricularis profunda,* auf der Innenseite die *A. tympanica anterior* und ein entlang der Chorda tympani verlaufender Ast der *A. stylomastoidea* (Abb. 15.**93** u. 15.**103**). Das arterielle Gefäßmuster ist auf beiden Seiten gleich. Die periphere Zone wird durch zahlreiche feine, radiäre Gefäße versorgt, die mit Seitenästen der absteigenden *Aa. manubriales externa* und *interna* anastomosieren. Letztere überkreuzen den Hammerstiel schräg von hinten nach vorne (Abb. 15.**103**). Bei Verdoppelung der Arterien verlaufen die beiden Äste den Manubriumrändern entlang. Die Kapillarnetze liegen im Corium und in der Tunica submucosa.

Die **Venen** der Innen- und der Außenfläche anastomosieren über *Vv. perforantes* miteinander. Die parallel mit den Arterien verlaufenden Venen vereinigen sich einerseits mit den Venen des Gehörgangs, andererseits mit denen der Paukenhöhle. Eine Ringvene am Trommelfellrand gibt es nur an der Außenfläche.

Lymphgefäße sind subkutan und submukös ausgebildet, sie anastomosieren untereinander und mit den Lymphgefäßnetzen des Gehörganges und der Paukenhöhle, regionäre Lymphknoten sind die *Nodi lymphatici parotidei* und *jugulares interni.*

Nerven. Die Außenfläche des Trommelfells wird von Ästen des *N. auriculotemporalis* (V₃) und des *R. auricularis n. vagi* innerviert. Akzessorische Äste können aus den *Nn. facialis* und *glossopharyngeus* stammen (s. Gehörgang). Die Innenfläche wird, wie die übrige Paukenhöhle, aus dem *Plexus tympanicus* (VII., IX.) versorgt. Die meisten Nervenäste verlaufen entlang der A. manubrialis schräg abwärts. Die Pars flaccida, die von den Nerven überkreuzt wird, ist stärker innerviert als die Pars tensa. Das im Trommelfell ausgebreitete Nervengeflecht enthält vor allem marklose Fasern. Die aus dem subepithelialen Plexus in das Epithel aufsteigenden Fasern sind wahrscheinlich Schmerzrezeptoren. Nervenknäuel unter dem Epithel sind den Meissnerschen Körperchen ähnlich. Zarte Fasernetze begleiten die Blutkapillaren.

Feinbau des Trommelfells

Im Feinbau des Trommelfells wird seine zweifache Herkunft aus 1. Branchialtasche (Paukenhöhle) und 1. Branchialfurche (Gehörgangsplatte) erkennbar; das *primäre Trommelfell* wird vom Paukenhöhlenepithel, der epithelialen Gehörgangsplatte und dem dazwischen liegenden Mesenchym gebildet (Abb. 15.**79b**). Während die innere, die Paukenhöhle begrenzende Fläche von Anfang an frei ist, wird die Außenfläche erst frei, wenn die Gehörgangsplatte und der Gehörgangsstrang eine Lichtung erhalten. Das so entstandene *sekundäre, endgültige Trommelfell* besteht aus drei Schichten, den Strata cutaneum, mucosum und fibrosum. Die Pars flaccida, die schon im 5. Monat angelegt ist, wird erst nach Ausbildung des Prussakschen Raumes gegen Ende des Fetallebens frei.

Pars tensa. Das *Stratum cutaneum* bildet die Fortsetzung der Gehörgangshaut, ist aber haar- und drüsenfrei. Dem Corium fehlen mit Ausnahme des verdickten, gefäß- und nervenhaltigen Kutisstranges im Bereich der Stria mallearis, Papillen.

Das *Stratum mucosum* ist dünner als das Stratum cutaneum und besteht aus einem einschichtigen flachen Epithel mit Mikrovilli und einer retikulären Lamina propria. Am Übergang der Trommelfell- in die Paukenhöhlenschleimhaut und am Hammerstiel findet man zottenförmige Fortsätze, die Gefäßschlingen enthalten. Haut und Schleimhaut sind, ohne Zwischenschaltung einer Subkutis bzw. Submukosa, direkt mit dem Stratum fibrosum verbunden.

Das *Stratum fibrosum (Lamina propria)* besteht im Bereich der Pars tensa aus zwei Lagen straffer kollagener Fasern (Abb. 15.**86**). In der äußeren Lage verlaufen die Fasern radiär, in der inneren zirkulär.

Die Fasern der *radiären Faserschicht, Stratum radiatum,* sind am Rande des Sulcus tympanicus, im Anulus tympanicus und am Periost des Hammerstiels befestigt. Die Fasern der unteren Quadranten setzen am Umbo an, die der oberen Quadranten erreichen, schräg absteigend, den Hammergriff; sie lassen an der Grenze zur Pars flaccida je ein dreieckiges Feld, *Trigonum interradiale,* frei, dessen Spitze nach unten gerichtet ist, dessen Basis bei den Striae membranae tympani anterior bzw. posterior liegt. Der Hammergriff wird durch Radiärfasern am Trommelfell verankert. Diese strahlen in seinem unteren Teil vorne und hinten in das Periost ein und umschließen so den Knochen. In seinem oberen Teil gelangen sie an seine laterale Kante und bilden sich kreuzende Schleifen um den Knochen (Abb. 15.**86**). Die einzelnen Radiärfaserbündel sind durch Spalträume voneinander getrennt, die bei der Vibration Dehnung und Verkürzung der Fasern zulassen.

Die *zirkuläre Faserschicht, Stratum circulare* (Abb. 15.**86**), ist in der Randzone am stärksten ausgebildet, verdünnt sich vom äußeren Drittel einwärts zunehmend und ist im zentralen Bereich des Trommelfells nur noch spurenweise vorhanden. Ein Teil der Ringfasern zieht in Kreistouren vom Hammergriff um den Umbo herum zur Gegenseite, ein anderer Teil verbindet die Striae membranae tympani miteinander. Der verstärkte periphere Teil der Ringfaserschicht bildet mit einstrahlenden Ringfasern und eingestreuten Knorpelzellen den Randwulst, *Anulus fibrocartilagineus.* Die konzentrische Spannung der Ringfaserschicht verursacht die nach außen konvexe Wölbung des Trommelfells.

Außer den Radiär- und Ringfasern gibt es noch parabolische, halbmondförmige und transversale Fasern. Die *parabolischen Fasern* bilden nach unten konkave Arkaden (Abb. 15.**86**). Die vom Processus lateralis mallei entspringenden Fasern strahlen in die oberen, die von den Striae membranae tympani ausgehenden in die unteren Quadranten ein. Durch die Parabolfasern werden die Vibrationen konzentrisch auf den Processus mallearis übertragen. *Halbmondförmige Fasersysteme* entstehen am Trommelfellrand durch Überkreuzung der Endabschnitte der Parabolfasern (Parabolen-Halbmond-System). Horizontal verlaufende *Transversalfasern* findet man in der mittleren Zone des unteren Quadranten, wo die Vibrationsamplituden am größten sind.

In der *Pars flaccida* ist die Lamina propria durch lockeres Bindegewebe ersetzt, das unregelmäßige, elastische Fasernetze enthält.

Die Faserarchitektur der schallaufnehmenden *Pars tensa* ist ein Beispiel für die trajektorielle Bauweise des Bindegewebes. Die Radiär- und Ringfasern sind in der Richtung der Hauptspannungen angeordnet, die bei Belastung auftreten. Da die typische Anordnung der

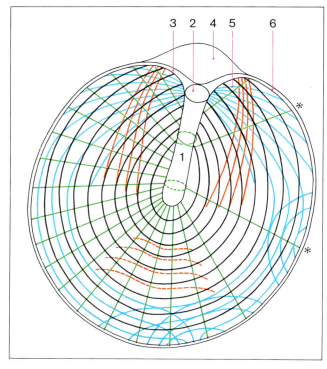

Abb. 15.**86 Faserkonstruktion der Pars tensa des Trommelfells** (nach *Kirikae*).
1 Manubrium mallei
2 Processus lateralis mallei
3 Plicae mallei
4 Pars flaccida
5 Trigonum interradiale
6 Anulus fibrocartilagineus
Schwarz: Zirkuläre Fasern
Grün: Radiäre Fasern
Rot: Parabolische Fasern
Blau: Parabolen-Halbmond-System
Rot punktiert: Transversalfasern
* Fixation des Hammergriffes (Erklärung im Text)

Fasersysteme bereits vor der Geburt, d.h. vor der funktionellen Inanspruchnahme entsteht, muß angenommen werden, daß sie durch die Wachstumsspannungen zustande gekommen ist. Die wachstumsbedingte Dehnung erzeugt anscheinend eine ähnliche Spannung, wie die Schallwellen.

Bei Vibration schwingt das Trommelfell zusammen mit dem Hammergriff. Da die Schwingungsamplitude an der unteren Hälfte größer ist als an der oberen, dreht es sich um eine Achse im Hammerkopf. Diese Bewegungsform wird durch eine Falte am unteren Trommelfellrand ermöglicht. Bei normalem Schalldruck beträgt die Schwingungsamplitude nur wenige Angström. Bei einer Frequenz von ca. 2400 Hz schwingt das Trommelfell wie eine starre Platte. Bei höheren Frequenzen hingegen schwingen die verschiedenen Teile unabhängig voneinander; der Hammergriff wird nicht mehr starr an die Bewegungen des Trommelfells gekoppelt, und die wirksame Fläche vergrößert sich. Wichtig ist für die normale Funktion des Trommelfells der gleiche Luftdruck auf beiden Seiten. Der Druck des Luftpolsters der Paukenhöhle wird dem äußeren Druck via Tuba auditiva angepaßt (s. S. 598).

Mittelohr

Das Mittelohr, *Auris media,* ist ein von Schleimhaut ausgekleidetes Raumsystem in der Pars petrosa des Schläfenbeins. Den Hauptraum bildet die Paukenhöhle. Sie enthält die Gehörknöchelchen, die die Schallwellen vom Trommelfell auf das Labyrinth übertragen. Nach hinten ist sie mit den Cellulae mastoideae, nach vorne über die Tuba auditiva mit dem Nasen-Rachen-Raum verbunden.

Paukenhöhle

Die Paukenhöhle, *Cavum tympani (Tympanon),* ist ein zwischen Trommelfell und Labyrinth gelegener, spaltförmiger, 2–6 mm tiefer Raum, dessen anteroposteriorer und vertikaler Durchmesser je 15 mm betragen.

Die Form der Paukenhöhle läßt sich mit einer an seinen Ecken abgerundeten, nach außen und vorne geneigten, flachen Schachtel vergleichen. Dementsprechend unterscheidet man 6 Wände, die nach ihrer topographischen Lage benannt werden (Abb. 15.**87**). Die vordere Wand, *Paries caroticus,* ist dem Karotiskanal, die hintere, *Paries mastoideus,* dem Processus mastoideus, die untere, *Paries jugularis,* der Fossa jugularis und die mediale Wand, *Paries labyrinthicus,* dem Labyrinth benachbart. Die obere Wand, das Paukenhöhlendach, *Paries tegmentalis,* trennt die Paukenhöhle von der mittleren Schädelgrube, die äußere, vom Trommelfell gebildete Wand, *Paries membranaceus,* trennt sie vom äußeren Gehörgang.

Aus praktischen Gründen wird die Paukenhöhle in drei Etagen gegliedert (Abb. 15.**88**). Die mittlere

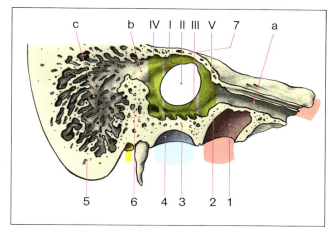

Abb. 15.**87 Gliederung des Mittelohres, Wände der Paukenhöhle.**
1 Canalis caroticus
2 Paries caroticus
3 Paries jugularis
4 Fossa jugularis
5 Processus mastoideus
6 Paries mastoideus
7 Paries tegmentalis
I Recessus epitympanicus
II Mesotympanon
III Recessus hypotympanicus
IV Area tympanica posterior
V Area protympanica
a Semicanalis tubae auditivae
b Antrum mastoideum
c Cellulae mastoideae

Etage, das *Mesotympanon,* liegt hinter dem Trommelfell, darüber befindet sich das *Epitympanon* (Recessus epitympanicus), darunter das *Hypotympanon* (Recessus hypotympanicus), auch als Kellerraum der Paukenhöhle bezeichnet. Epi- und Hypotympanon sind breiter als das vom Trommelfelltrichter und dem Promontorium eingeengte Mesotympanon. Das Trommelfell bildet nur den mittleren Teil der lateralen Paukenhöhlenwand. Die ventral und dorsal vom Trommelfell gelegenen, durch Knochen begrenzten Paukenhöhlenabschnitte werden auch als *Area protympanica* bzw. *Area tympanica posterior* bezeichnet (Abb. 15.**87**).

Die **laterale Wand,** *Paries mebranaceus,* wird größtenteils von der Membrana tympani (s. S. 577), in geringem Ausmaß von ihrer knöchernen Umrahmung gebildet. Der obere Rahmenabschnitt, die horizontale Schuppenlamelle, bildet das Dach des äußeren Gehörgangs und schließt mit ihrer eingebuchteten Endfläche den Recessus epitympanicus nach außen ab (Abb. 15.**88**). Der Recessus epitympanicus enthält den Hammerkopf und den Amboßkörper; die Franzosen sprechen von der „logette des osselets". Seine Wand, die horizontale Schuppenlamelle, wird als „mur de la logette" oder *Scutum tympanicum* bezeichnet. Diesen Wandabschnitt, der oft pneumatische Zellen (*Kirchner*-Zellen) enthält, benützt der Chirurg, um das Epitympanon operativ zu erreichen (Abb. 15.**88**). Vor

582 15 Sinnesorgane

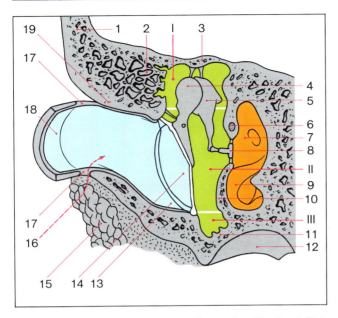

Abb. 15.**88 Gliederung und Wände der Paukenhöhle** (Frontalschnitt).
 1 Squama temporalis
 2 Kirchner-Zellen
 3 Paries tegmentalis (Tegmen tympani)
 4 Hammerkopf
 5 Corpus incudis
 6 N. facialis
 7 Vestibulum
 8 Stapes im ovalen Fenster
 9 Basale Kochleawindung
10 Promontorium
11 Paries jugularis
12 Fossa jugularis
13 Recessus membranae tympani inferior
14 Trommelfell
15 Parotis
16 Infektionsweg
17 Lig. anulare meatus acustici externi
18 Meatus acusticus externus
19 Scutum tympanicum
rot: Paries labyrinthicus
blau: Paries membranaceus
 I Epitympanon
 II Mesotympanon
 III Hypotympanon

dem Trommelfell bildet das Os tympanicum die laterale Paukenhöhlenwand. Sein oberer Rand bildet mit dem Tegmen tympani *(Paries tegmentalis)* die Fissura petrotympanica *(Glaseri),* durch die das Lig. mallei anterius und die Chorda tympani die Paukenhöhle verlassen und die A. tympanica anterior in sie eintritt (Abb. 15.**103**).

Die **untere Wand**, *Paries jugularis s. Solum tympani* (Abb. 15.**87** u. 15.**89**), die an die Fossa jugularis und ihre Umgebung grenzt, wird von der Facies basalis pyramidis gebildet. Die Wanddicke hängt von der Größe des Bulbus superior v. jugularis internae ab. Bei kleinem Bulbus kann sie bis 1 cm betragen, bei großem Bulbus papierdünn sein und sich gegen die Paukenhöhle vorwölben. Eine dünne, mitunter von Dehiszenzen durchsetzte Wand erleichtert das Übergreifen von Mittelohrentzündungen auf die Jugularvene und stellt eine Gefahrenstelle bei der Parazentese dar (s. S. 578). Meist mißt die Wand nur wenige Millimeter und ist wegen zelliger Vertiefungen uneben. Kleine, gegen die Paukenhöhle offene Räume der Unterwand werden als *Cellulae tympanicae s. hypotympanicae* bezeichnet (Abb. 15.**87** u. 15.**90**). Breiten sich diese unter dem Labyrinth aus, so gewähren sie einen guten Zugang zu den apikalen Zellen der Pyramide (Abb. 15.**101**). An der Grenze zwischen unterer und hinterer Wand bildet das obere Ende des Processus styloideus eine Vorwölbung, *Prominentia styloidea*. Durch die untere Wand dringt der N. tympanicus in Begleitung der A. tympanica inferior durch den *Canaliculus tympanicus* aus der Fossula petrosa in die Paukenhöhle (Abb. 15.**89** u. 15.**102**). Die innere Kanalöffnung liegt am unteren Rand des Promontorium, auf dem der Nerv aufsteigt und die Arterie sich verzweigt.

Die **obere Wand**, das Paukenhöhlendach, *Paries tegmentalis (Tegmen tympani)*, wird von der Lamina tegmentalis ossis petrosi gebildet. Sie setzt sich nach hinten in das *Tegmen antri*, nach vorne in das Dach des Semicanalis m. tensoris tympani fort. Sie kann eine 1–2 mm dicke Spongiosaschicht aufweisen oder wegen Einlagerung von pneumatischen Zellen stellenweise papierdünn sein. Durch Resorption solcher dünnen Stellen entstehen im hohen Alter Dehiszenzen, die wegen des direkten Kontaktes der Schleimhaut mit der Dura potentielle Infektionswege darstellen. Die von Bindegewebe ausgefüllte Spalte zwischen Tegmen tympani und horizontaler Schuppenlamelle, *Fissura petrosquamosa*, bildet im Kindesalter eine Nahtlinie, *Sutura petrosquamosa*, durch die Infektionen von der Paukenhöhle auf die Hirnhaut und den Temporallappen übergreifen können. Beim Erwachsenen ist die Naht bis auf die Eintrittsöffnung der A. tympanica superior und die Austrittsöffnungen einiger Paukenhöhlenvenen verknöchert. Die perforierenden Venen, die in den Sinus petrosquamalis (50%) oder in den Sinus petrosus superior münden, können Infekte direkt in die Durasinus weiterleiten. Durch den *Canaliculus n. petrosi minoris* gelangt der N. petrosus minor aus der Paukenhöhle in die mittlere Schädelgrube (Abb. 15.**89**). Seine tympanale Öffnung liegt im Dach des Semicanalis m. tensoris tympani oder zwischen Processus cochleariformis und oberem Promontoriumrand. Im letzteren Fall verläuft der bogenförmige Anfangsteil des Kanals im Paries labyrinthicus, unterquert den Muskelkanal und tritt an seinem oberen Rand in das Tegmen ein.

Die **hintere Wand**, *Paries mastoideus* (Abb. 15.**87**, 15.**89**, 15.**90**), trennt Meso- und Hypotympanon vom vertikalen Segment des Fazialiskanals und den Cellulae mastoideae. Im Bereich des Epitympanon findet man an ihrer Stelle den *Aditus ad antrum*. Im oberen Teil der Hinterwand bildet die *Eminentia pyramidalis* eine kegelförmige Erhebung mit Öffnung für den Durchtritt der Sehne des M. stapedius. Der Hohlraum der Eminentia pyramidalis, das *Cavum eminentiae*, setzt sich in das *Cavum m. stapedii* fort, das in den absteigenden Teil des Fazialiskanals übergeht und als taschenförmige Vertiefung an dessen Hinterwand endet (Abb. 15.**90c**). Nur selten ist das Cavum m. stapedii ein separater, vor dem Fazialiskanal gelegener und mit diesem durch eine Öffnung von variabler Größe verbundener Hohlraum. Der *M. stapedius* entspringt an der Wand des Cavum m. stapedii und an der knöchernen oder bindegewebigen Trennwand zwischen Cavum und Fazialiskanal. Das Cavum eminentiae enthält nur die Sehne des Muskels. Seine Achse und die Achse des M. stapedius zeigen einen ähnlichen bogenförmigen Verlauf wie der Fazialiskanal bei seinem Übergang vom mittleren in das dritte Verlaufssegment. Die Eminentia pyramidalis kann mit dem Promontorium durch eine einfache oder verdoppelte Knochenbrücke, *Ponticulus promontorii*, verbunden sein (Abb. 15.**90b**). Zwischen ihrem laterokaudalen Rand und dem Sinus tympani mündet der *Canaliculus chordae tympani* in die Paukenhöhle, *Apertura tympanica canaliculi chordae tympani*, (Abb. 15.**90c**). In der oberhalb der Eminentia pyramidalis gelegenen kleinen Delle, *Fossa incudis*, ist der kurze Amboßschenkel durch das Lig. incudis posterius befestigt.

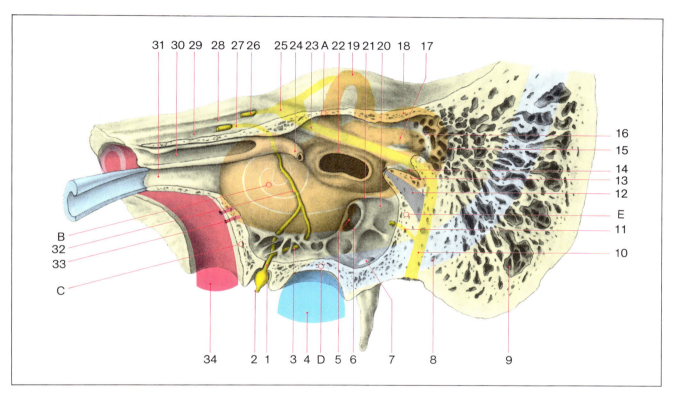

Abb. 15.**89 Wände der Paukenhöhle und ihre Nachbarbeziehungen.**
A Paries tegmentalis
B Paries labyrinthicus
C Paries caroticus
D Paries jugularis
E Paries mastoideus
Projektion der A. carotis interna: rot,
des Sinus sigmoideus und der V. jugularis interna: blau,
des knöchernen Labyrinthes: grün
 1 Canaliculus tympanicus
 2 Fossula petrosa (mit Ganglion petrosum N. IX)
 3 Cellulae hypotympanicae
 4 Fossa jugularis
 5 Fossula fenestrae cochleae
 6 Subiculum promontorii
 7 Prominentia styloidea
 8 Projektion des Sinus sigmoideus
 9 Cellulae mastoideae
10 Canalis n. facialis (absteigender Teil)
11 Canaliculus chordae tympani
12 Cavum m. stapedii
13 Eminentia pyramidalis
14 Fossa incudis
15 Antrum mastoideum
16 Aditus ad antrum
17 Prominentia canalis semicircularis lateralis
18 Canalis semicircularis posterior
19 Canalis semicircularis anterior (Eminentia arcuata)
20 Sinus tympani
21 Ponticulus promontorii
22 Fenestra vestibuli in der Fossula fenestrae vestibuli
23 Prominentia canalis facialis
24 Processus cochleariformis
25 Genu canalis n. facialis mit Ganglion geniculi
26 Hiatus canalis n. facialis
27 Canaliculus n. petrosi minoris
28 Sulcus n. petrosi majoris
29 Sulcus n. petrosi minoris
30 Semicanalis m. tensoris tympani
31 Semicanalis tubae auditivae
32 Promontorium mit Sulci promontorii
33 Canaliculi caroticotympanici
34 Canalis caroticus

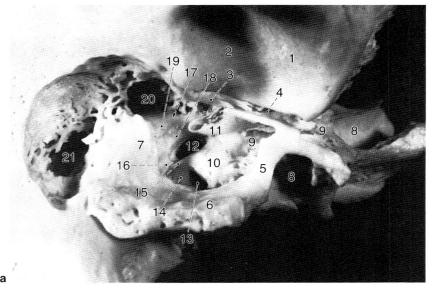
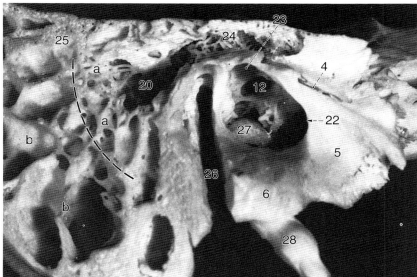

Abb. 15.**90 Paukenhöhle, Antrum mastoideum, Cellulae mastoideae** (Knochenpräparate, rechte Seite).
a Paukenhöhle und Antrum mastoideum von lateral eröffnet.
b Einsicht in die Paukenhöhle durch den erweiterten äußeren Gehörgang. Absteigender Teil des Fazialiskanals, Antrum und Cellulae mastoideae eröffnet.
c u. **d** Paukenhöhle, Antrum, Cellulae mastoideae und Fazialiskanal von lateral eröffnet.
1 Tuberculum articulare
2 Fossa mandibularis
3 Processus inferior tegminis
4 Fissura petrotympanica (Glaseri)
5 Lamina tympanica (teilweise entfernt)
6 Os tympanicum
7 hintere Wand des Meatus acusticus externus
8 Canalis caroticus
9 Semicanalis tubae auditivae
10 Promontorium
11 Processus cochleariform s
12 Fenestra vestibuli
13 Fossula fenestrae cochleae
14 Sinus tympani
15 Ponticulus promontorii
16 Processus pyramidalis

Die **vordere Wand,** *Paries caroticus,* trennt das Hypotympanon vom aufsteigenden Teil und vom Knie des Karotiskanals (Abb. 15.**89**, 15.**90c**). Meist ist sie etwa 1 mm dick und uneben, seltener papierdünn und stellenweise dehiszent. Die aus dem Karotiskanal in die Paukenhöhle führenden *Canaliculi caroticotympanici* münden am Vorderrand des Promontorium. Durch sie gelangen die Aa. caroticotympanicae zur Schleimhaut und vegetative Äste aus dem Plexus caroticus internus in den Plexus tympanicus. Gewöhnlich gehen nur das Epi- und Mesotympanon in den Canalis musculotubarius über, das Hypotympanon nur dann, wenn wegen Tieflage des Karotiskanals die vordere Wand fehlt.

Der im Querschnitt viereckige *Canalis musculotubarius* wird oben vom Tegmen tympani, lateral vom Processus lateralis tegminis und vom Os tympanicum, medial und unten vom Felsenbein begrenzt. Eine horizontale Knochenlamelle, *Septum canalis musculotubarii,* unterteilt den Kanal in die Semicanales m. tensoris tympani und tubae auditivae. Die untere Kanalhälfte, der *Semicanalis tubae auditivae,* bildet den knöchernen Abschnitt der Tuba auditiva. Ihre Einmündung in die Paukenhöhle, *Ostium tympanicum tubae,* liegt über dem Paries caroticus und ist dem Knie des Karotiskanals benachbart. Die obere Kanalhälfte, der *Semicanalis m. tensoris tympani,* enthält den Trommelfellspanner und erstreckt sich in die Paukenhöhle hinein. Ihr tympanaler Abschnitt bildet die Fortsetzung des Septum canalis musculotubarii, das sich über dem Promontorium schöpflöffelartig als *Processus cochleariformis* nach außen biegt und die Sehne des M. tensor tympani gegen den Hammerhals leitet (Abb. 15.**89**, 15.**90**). Die vordere Wand des tympanalen Kanalabschnittes ist meist dehiszent und wird durch Bindegewebe verschlossen.

Die **mediale Wand,** *Paries labyrinthicus,* trennt die Paukenhöhle vom Labyrinth (Abb. 15.**89** u. 15.**90**). Ihr zentraler Teil ist durch die Basalwindung der Schnecke als *Promontorium* hügelartig vorgewölbt.

17 Aditus ad antrum
18 Prominentia canalis n. facialis
19 Prominentia canalis semicircularis lateralis
20 Antrum mastoideum
21 Tractus mastoideus centralis
22 Fundus meatus acustici externi
23 Fossula fenestrae vestibuli
24 Cellulae epitympanicae
25 Cellulae mastoideae
 a Übergangszellen
 b Terminalzellen
26 absteigender Teil des Fazialiskanals
27 Fossa jugularis (dünnwandige Ausbuchtung)
28 Processus styloideus
29 Fazialiskanal (tympanales Segment)
30 Canalis semicircularis lateralis
31 Facies anterior partis petrosae
32 Semicanalis m. tensoris tympani
33 N. petrosus minor
34 Subiculum promontorii
35 Cellulae hypotympanicae
36 Paries jugularis (mit Fossa jugularis)
37 Paries caroticus
38 Canaliculus chordae tympani (mit Sonde)
39 Cavum eminentiae
40 Cavum m. stapedii
41 Tegmen tympani

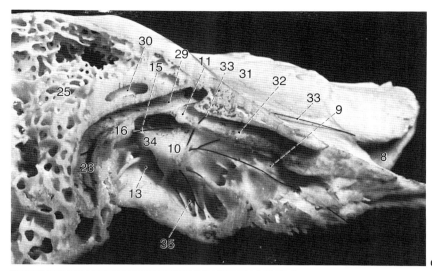

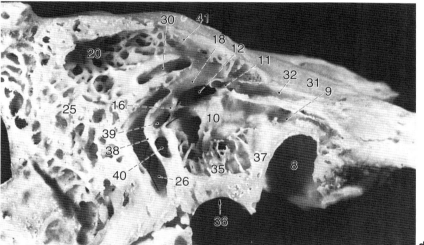

Über dem Promontorium breiten sich manchmal feine, vom Plexus tympanicus hervorgerufene Furchen aus. Die größte, der *Sulcus promontorii,* verläuft senkrecht und führt den N. tympanicus vom Canaliculus tympanicus durch den Semicanalis m. tensoris tympani oder hinter diesem zum Canaliculus n. petrosi minoris (s. S. 582). Nach vorne flacht sich das Promontorium ab und geht am Tubeneingang in den Paries caroticus über, von dem es manchmal überlagert wird. Am vorderen Promontoriumrand findet man die tympanalen Öffnungen der Canaliculi caroticotympanici. Durch die variabel breite Furche zwischen Promontorium und Karotisknie können die Cellulae apicales operativ erreicht werden.

Der stark vorgewölbte untere, hintere und obere Rand des Promontorium ist von der Umgebung gut abgrenzbar. Der untere Rand weist die innere Öffnung des Canaliculus tympanicus auf und bildet mit dem Paukenhöhlenboden eine Nische von variabler Tiefe, die von pneumatischen Zellen eingenommen wird (s. S. 582). Zwischen dem hinteren Rand und dem Paries mastoideus liegen drei Vertiefungen, die Fossula fenestrae vestibuli, der Sinus tympani und die Fossula fenestrae cochleae (Abb. 15.**90**).

Die querovale *Fossula fenestrae vestibuli* liegt am hinteren oberen Rand des Promontoriums. Aus ihrem Grund führt die nierenförmige *Fenestra vestibuli s. ovalis* in das Vestibulum. Sie enthält die Fußplatte des Steigbügels. Die Fossula fenestrae vestibuli wird oben von einem niedrigen Wulst, *Prominentia canalis facialis,* umrahmt, der, leicht nach hinten absteigend, auf die hintere Wand übergeht und in dieser allmählich untertaucht. Die Grenze zwischen Fossula fenestrae vestibuli und dem *Sinus tympani* darunter wird entweder durch eine Knochenplatte oder durch den *Ponticulus promontorii* markiert. Die Knochenbrücke kann fehlen, verdoppelt oder nur ein vom Promontorium ausgehender Knochenspieß sein. Die mittlere Vertiefung, der *Sinus tympani,* geht vom hinteren Rand des Promontoriums auf den Paries mastoideus über und ist von der Eminentia pyramidalis partiell verdeckt. Seine Ausdehnung und Tiefe sind sehr variabel. Er kann sich ober- und unterhalb der Eminentia pyramidalis oder hinter dem absteigenden Teil des Fazialiskanals ausbreiten.

Vor dem Sinus tympani, direkt unterhalb der Fossula fenestrae vestibuli liegt die meist dreieckige Eingangsöffnung zur *Fossula fenestrae cochleae*. Sie ist vorne vom Promontoriumrand, oben vom *Subiculum promontorii* begrenzt, das sie vom Sinus tympani trennt. Die Basis des Nischeneinganges geht meist ohne scharfe Grenze in den Paukenhöhlengrund über und kann dort mit Cellulae hypotympanicae kommunizieren (Abb. 15.**90**). Die Fossula fenestrae cochleae ist ein etwa 2–3 mm tiefer, nach außen gebogener Kanal.

Wegen der fast frontalen Lage der Eingangsöffnung wird die Fenestra cochleae erst nach Entfernung der vorderen Nischenwand sichtbar.

Die nierenförmige, horizontal gestellte *Fenestra cochleae* bildet die untere Wand der Scala tympani. Ihre Abschlußmembran, die *Membrana tympani secundaria*, ist wie das Trommelfell trichterförmig eingezogen und in einer zirkulären Furche am Fensterrand befestigt (Abb. 15.**95**). Bei Feten ist das Fenster noch rund, deshalb wurde es von den ersten Untersuchern als *Fenestra rotunda* bezeichnet. Das tympanale Gallertgewebe, das die Fensternische im Fetalstadium noch ganz ausfüllt, wird von der auswachsenden Paukenhöhlenschleimhaut allmählich verdrängt. Überreste des Füllgewebes können den Nischenraum in ein System von Spalten und Buchten aufteilen. Die Fenstermembran kann in solchen Fällen erst nach Entfernung der kulissenartig angeordneten, manchmal fetthaltigen Schleimhautfalten gesichtet werden. Selten schließt eine zarte, leicht eingezogene Schleimhautmembran den Nischeneingang ab.

Oberhalb des Promontoriums liegt der bis zur Fossula fenestrae vestibuli reichende tympanale Abschnitt des *Semicanalis m. tensoris tympani* (s. S. 584). Über und hinter der Prominentia canalis facialis buchtet der laterale Bogengang die Wand als ein breiter Wulst aus, *Prominentia canalis semicircularis lateralis* (Abb. 15.**89**, 15.**99**). Der durch diesen Wulst markierte *Aditus ad antrum* hebt sich durch seine glatte Oberfläche

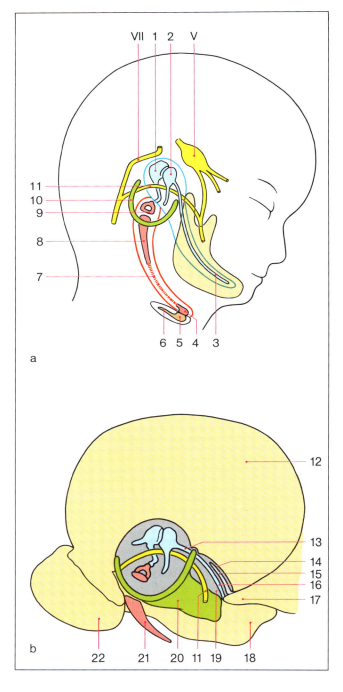

Abb. 15.**91 a** Entwicklung der Gehörknöchelchen.

Abb. 15.**91 b** Entwicklung des Schläfenbeines.
Rot: Mandibularbogen
Blau: Hyoidbogen
Grau: Knorpelteil des 3. Schlundbogens
1 Incus
2 Malleus
3 Meckelscher Knorpel
4 kleines Zungenbeinhorn
5 Zungenbeinkörper
6 großes Zungenbeinhorn
7 Lig. stylohyoideum
8 Processus styloideus
9 Stapes
10 Anulus tympanicus
11 Chorda tympani
12 Pars squamosa
13 Processus anterior mallei
14 Fissura petrosquamosa
15 Processus inferior tegminis
16 Lig mallei anterius
17 Spina angularis ossis sphenoidalis
18 Pars petrosa
19 Fissura petrotympanica Glaseri
20 Os tympanicum
21 Pars styloidea
22 Pars mastoidea
23 Sutura petrosquamosa
V. Ganglion trigeminale
VII. N. facialis

deutlich von den Zellen des hinter ihm befindlichen Antrum mastoideum ab.

Die Einzelheiten der Paukenhöhlenwände sind an mazerierten Knochen am besten sichtbar (vgl. Abb. 15.**90**). Durch den äußeren Gehörgang können bei Normallage des Kopfes nur das Promontorium und die beiden Fensternischen erkannt werden (Abb. 15.**77a**). Teile der Hinter- und Vorderwand werden nur nach Vorwärts- oder Rückwärtskippen des Präparates sichtbar. Die meisten Strukturen sind jedoch erst nach Entfernung des Os tympanicum oder an Schnittpräparaten darstellbar (Abb. 15.**90**).

Inhalt der Paukenhöhle. Die Paukenhöhle enthält die Gehörknöchelchen, ihre Bänder und Muskeln, wird von der Chorda tympani überquert und von der Schleimhaut ausgekleidet.

Gehörknöchelchen

Die Gehörknöchelchen, *Ossicula auditus*, die straffgelenkig miteinander verbunden sind, Hammer, Amboß und Steigbügel, übertragen die Schallwellen vom Trommelfell auf das Innenohr.

Morphogenese. Bei Amphibien und Sauropsiden ist das Trommelfell mit dem ovalen Fenster durch ein einfaches Knochenstäbchen, *Columella auris*, verbunden, das an seinen Enden tellerförmig verbreitert ist. Es entsteht aus dem dorsalen Teil des Hyoidbogens, dem Hyomandibulare. Bei Säugetieren wird der Schall, wie beim Menschen, durch eine dreigliedrige Knochenkette übertragen. Hammer und Amboß entstehen aus Material des ersten Schlundbogens, dessen dorsaler Anteil, Quadratum, den Amboß, dessen ventraler Teil, Articulare, den Hammer liefert. Die frühere Columella wird zum Steigbügel. Auch beim Menschen entstehen die Gehörknöchelchen aus dem Viszeralskelett; sie sind knorpelig präformiert. Hammer und Amboß lassen sich auf das dorsale Ende des Mandibularbogens zurückführen (Abb. 15.**91**). Der Hammer entwickelt sich aus dem Gelenkfortsatz des Meckelschen Knorpels; er entspricht dem Articulare niederer Formen. Bis zum 6. Monat geht er kontinuierlich in den Meckelschen Knorpel über. Auf diesen ursprünglichen Zusammenhang deutet der zur Fissura petrotympanica ziehende und dort durch das Lig. mallei anterius befestigte lange Hammerfortsatz hin. Das Hammer-Amboß-Gelenk ist dem Kiefergelenk der niederen Vertebraten homolog (primäres Kiefergelenk). Der Steigbügel entsteht aus dem dorsalen, dem Hyomandibulare entsprechenden Teil des 2. Schlundbogens in Form eines Knorpelringes (Anulus stapedius), der die A. stapedia umfaßt (Abb. 15.**91**). Die Fußplatte wird später aus dem medialen Umfang des Ringes gebildet. Vom Homologon des Stylohyale, dem Reichertschen Knorpel, trennt sich der Steigbügel Ende des 2. Monats durch Auflösung des verbindenden Bindegewebes.

Der **Hammer**, *Malleus* (Abb. 15.**92a** u. **b**, 15.**93**), eher keulenförmig, besteht aus Kopf, Hals, Hammergriff und zwei Fortsätzen. Der fast kugelige Kopf, *Caput mallei*, weist auf seiner Hinterfläche eine stark eingeschnittene, sattelförmige Gelenkfläche auf. Unterhalb der Einknickung bildet der verdickte Rand der Gelenkfläche einen zahnartigen Vorsprung (Sperrzahn). Der Hammerkopf liegt im Epitympanon, der Hals, *Collum mallei*, hinter der Pars flaccida des Trommelfells. Kopf und Hals sind gegenüber dem Hammergriff um etwa 130° nach innen abgewinkelt. Die äußere Kante des keilförmigen Hammergriffes, *Manubrium mallei*, ist entlang der Stria mallearis mit dem Trommelfell verwachsen. Das spatelförmige untere Ende des Manubrium bildet den Umbo, sein über dem Hammerhals hinausragendes oberes Ende, *Processus lateralis*, die Prominentia mallearis am Trommelfell (Abb. 15.**83**). Der *Processus anterior mallei* entspringt am vorderen Umfang des Hammerhalses und ist schräg nach vorne unten gerichtet. Er ragt bei Jugendlichen bis in die Fissura petrotympanica hinein. Unter Bildung des Lig. mallei anterius wird sein distaler Abschnitt verkürzt (Abb. 15.**91b**).

Der **Amboß**, *Incus* (Abb. 15.**92c** u. **d**), setzt sich aus dem Körper und zwei Schenkeln zusammen. Der im Epitympanon gelegene, abgeflachte Körper, *Corpus incudis*, trägt an seiner Vorderseite eine sattelförmige Gelenkfläche zur Artikulation mit dem Hammer. Ein scharfer Vorsprung am unteren Teil des aufgewulsteten Gelenkrandes stellt den Sperrzahn des Amboß dar. Das kegelförmige *Crus breve* ist horizontal nach hinten gerichtet. Seine von Knorpel bedeckte Spitze ist durch das *Lig. incudis posterius* an der Fossa incudis befestigt. Das schlanke, nach unten gerichtete *Crus longum* ist kürzer als der Hammergriff, zu dem es parallel gestellt ist. Der rechtwinklig gegen das Labyrinth gebogene untere Teil des langen Schenkels, der *Processus lenticularis*, endet mit einer knopfartigen Verdickung, deren konvexe Fläche mit dem Steigbügel artikuliert. Der Processus lenticularis kann an der halsartigen Einschnürung vor dem Endknopf leicht brechen; der abgebrochene Endknopf wird von verschiedenen Autoren irrtümlich als ein selbständiges Os lenticulare *(Sylvii)* beschrieben.

Der **Steigbügel**, *Stapes* (Abb. 15.**92e** u. **f**), fast horizontal gelegen, hat eine Fußplatte, zwei Schenkel und einen Kopf. Die Fußplatte, *Basis stapedis*, ist nierenförmig, ihr oberer Rand konvex, der untere konkav. Der vordere Schenkel, *Crus anterius*, ist fast gerade *(Crus rectilineum)* und etwas kürzer als der gebogene hintere Schenkel, *Crus posterius (Crus curvilineum)*. Der in Seitenansicht viereckige Steigbügelkopf, *Caput stapedis*, ist durch den leicht eingeschnürten Hals mit dem Scheitel des Schenkelbogens verbunden. Die an der Außenseite des Kopfes gelegene konkave Gelenkfläche hat einen erheblich größeren Durchmesser als die Facies articularis des Processus lenticularis. Durch das Loch zwischen den beiden Schenkeln und der Fußplatte zieht frühembryonal die A. stapedia; es wird nach Rückbildung der Arterie von der *Membrana obturatoria stapedis* bedeckt. Diese, von einer Schleimhautduplikatur gebildete Membran kann durchlöchert sein oder fehlen.

588 15 Sinnesorgane

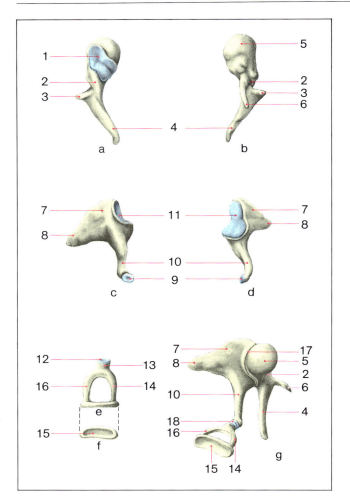

Abb. 15.92 **Gehörknöchelchen der linken Seite** (Vergrößerung: 1 : 6).
a Hammer von hinten,
b von vorne,
c Amboß von medial,
d von vorn und von der Seite,
e Steigbügel von oben,
f von medial,
g Gehörknöchelchenkette (von medial und etwas von oben gesehen).
1 Gelenkfläche für den Amboß
2 Collum mallei
3 Processus lateralis
4 Manubrium mallei
5 Caput mallei
6 Processus anterior
7 Corpus incudis
8 Crus breve
9 Processus lenticularis
10 Crus longum
11 Gelenkfläche für den Hammer
12 Caput stapedis
13 Collum stapedis
14 Crus anterius
15 Basis stapedis
16 Crus posterius
17 Articulatio incudomallearis
18 Articulatio incudostapedia

Die Gehörknöchelchen bestehen aus lamellärem Knochengewebe, das oberflächlich und im Inneren stellenweise Inseln von Hyalinknorpel aufweist. Die Anheftungsstelle des Hammergriffes am Trommelfell, die Gelenkflächen zwischen Hammer, Amboß und Steigbügel, der Rand und die Vestibularfläche der Basis stapedis besitzen je einen hyalinen Knorpelüberzug. An der Basis stapedis hat der Knorpel einen stark abgeflachten Zellbelag. Eine Pneumatisation wurde nur im Amboßkörper (0,39%) beobachtet. Der Hammer wiegt im Durchschnitt 23 mg, der Incus 27 mg und der Steigbügel 2,5 mg.

Verbindungen und Bewegungen der Gehörknöchelchen

Die Gehörknöchelchen sind miteinander gelenkartig, mit der Paukenhöhlenwand durch Bänder verbunden (Abb. 15.92g, 15.93). Die Verbindung zwischen der Fußplatte des Steigbügels und der Fenestra vestibuli ist eine Bandhaft *(Syndesmosis tympanostapedia)*.
Gelenke. Das Hammer-Amboß-Gelenk, *Articulatio incudomallearis,* ist ein Sattelgelenk, das Amboß-Steigbügel-Gelenk, *Articulatio incudostapedia,* ein Kugelgelenk. Beiden gemeinsam sind eine dicke und straffe Kapsel und ein Knorpelbelag, der im Alter inkomplett wird. Die Gelenkflächen der Articulatio incudomallearis sind wegen der Sperrzähne sehr kompliziert gestaltet; das Gelenk enthält meist einen keilförmigen Meniscus. Die Beweglichkeit der Gelenke, die lediglich eine leichte Federung erlauben, ist sehr gering.
Bänder (Abb. 15.93). Das Manubrium mallei und der Processus lateralis mallei sind in die Substanz des Trommelfells eingefügt und fest mit ihm verbunden. Das *Lig. mallei anterius,* ein Überrest des Meckelschen Knorpels, verbindet den Processus anterior mit der Fissura petrotympanica und durch diese hindurch mit der Spina angularis des Keilbeines. Das *Lig. mallei laterale* strahlt vom Hammerhals zur Incisura tympanica aus und bildet das Dach der Prussakschen Tasche (s. Schleimhaut) (Abb. 15.97 u. 15.98). Die hinteren Randfasern dieses horizontal gestellten, halbtrichterförmigen Bandes, die den Hammerhals mit der Spina tympanica major verbinden, werden separat als *Lig. mallei posterius* bezeichnet. Sie bilden mit dem Lig. mallei anterius das sog. Achsenband des Hammers, um das er sich als einarmiger Hebel bewegt. Das Crus breve incudis ist durch das *Lig. incudis posterius* in der Fossa incudis fixiert. Die vom Paukenhöhlendach zum Hammerkopf und Amboßkörper ziehenden *Ligg. mallei* und *incudis superiora* sind keine echten Bänder, sondern Schleimhautduplikaturen.

Mittelohr 589

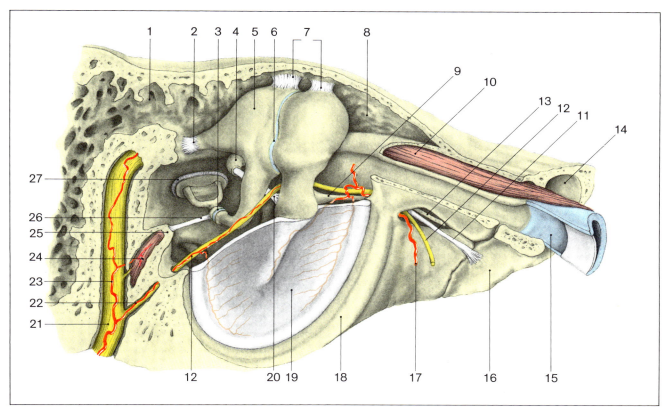

Abb. 15.93 Gelenke, Bänder und Muskeln der Gehörknöchelchen.
1 Antrum mastoideum
2 Lig. incudis posterius
3 Articulatio incudostapedia
4 Processus cochleariformis
5 Incus
6 Articulatio incudomallearis
7 Lig. incudis superius und Lig. mallei superius
8 Epitympanon
9 Processus anterior mallei
10 M. tensor tympani
11 Lig. mallei anterius
12 Chorda tympani
13 Processus inferior tegminis
14 Karotiskanal
15 Tuba auditiva
16 Spina (angularis) ossis sphenoidalis
17 A. tympanica anterior
18 Os tympanicum
19 Trommelfell
20 Sehne des M. tensor tympani
21 N. facialis
22 A. tympanica posterior
23 A. stylomastoidea
24 M. stapedius
25 Processus pyramidalis
26 Stapediussehne
27 Lig. anulare stapedis

Der wulstartig verdickte Rand der von Knorpel überzogenen Fußplatte des Stapes ist mit dem verknorpelten Rahmen der Fenestra vestibuli durch die radiären, mehrheitlich elastischen Fasern des *Lig. anulare stapedis* verbunden (Abb. 15.93 u. 15.94d). Im vorderen Teil dieser Bandhaft, Syndesmosis tympanostapedia, ist beim Erwachsenen gelegentlich ein von Bindegewebszellen ausgekleideter Spaltraum zu finden. Ob es sich dabei um ein modifiziertes Gelenk, eine Bursa oder um degenerative Erscheinungen handelt, ist bis heute nicht geklärt. Die Fußplatte liegt im ovalen Fenster nicht zentral, sondern nach hinten verschoben.
Bewegungen der Gehörknöchelchen. Die Schwingungen des Trommelfells werden vom Hammerstiel aufgenommen. Da der Hammer mit dem Amboß durch ein Sperrgelenk verbunden ist, bilden sie zusammen einen einarmigen Hebel, dessen kurzer, abgebogener Arm (Crus longum incudis) dem langen Arm (Manubrium mallei) parallel gestellt ist (Abb. 15.92g). Die Achse der Pendelbewegungen des Hebels verläuft durch den Processus anterior und das Collum mallei und durch das Corpus und das Crus breve incudis (Abb. 15.94d). Dank der geschilderten Anordnung der Knochen und Ligamente werden nach dem Hebelgesetz die am Hammergriff angreifenden, verhältnismäßig großen, jedoch an Intensität schwachen Trommelfellelongationen am Lastpunkt mit geringerer Elongation, aber erhöhter Intensität auf den Steigbügel und durch dessen Vermittlung auf das Labyrinth übertragen. Aus der unterschiedlichen Größe der Trommelfell- und der Fußplattenfläche (55 mm^2 zu 3 mm^2) ergibt sich eine Druckerhöhung von 1 : 17. Dieser Druck, der auch durch eine einfache Columella (s. S. 587) erreicht werden kann, wird durch den wirksamen kürzeren

Schenkel des Hebelarmsystems weiter um 1 : 1,3 erhöht, so daß am Stapes unterhalb 2400 Hz insgesamt etwa der 22fache Druck wirksam wird.

Manubrium mallei und Crus longum incudis stehen parallel zur oberen Trommelfellhälfte; sie sind von außen nach innen geneigt (Abb. 15.94a). Der Stapes selber steht senkrecht zum Trommelfell, seine Fußplatte hingegen parallel dazu. In Ruhestellung liegt die Fußplatte in der Ebene des ovalen Fensters (Abb. 15.94a). Wird das Trommelfell eingedrückt, so winkelt sich die Fußplatte ab, weil ihr unterer Rand tiefer in das ovale Fenster eindringt als ihr oberer (Abb. 15.94a, rot). Bei niedrigen Schallintensitäten entsteht eine Kippbewegung, die bei hohen Schallintensitäten in eine Kolbenbewegung umgewandelt wird, da die kürzeren und dickeren Fasern des Lig. anulare den unteren Rand der Fußplatte mehr einhalten als die längeren Fasern den oberen Rand. Der dazu nötige Winkelausgleich gegenüber dem Processus lenticularis erfolgt im kugeligen Amboß-Steigbügel-Gelenk. Auf diese Weise werden die durch Schwingungen verursachten Volumenverschiebungen der Perilymphe klein gehalten und das Innenohr wird vor zu hoher Schallbelastung geschützt.

Muskeln der Gehörknöchelchen

Der wesentlichste Vorteil der federnd verbundenen Knochenkette gegenüber der einfachen Columella (s. S. 587) beruht darauf, daß sich die Gehörknöchelchen in einen für die Schallübertragung optimalen Spannungszustand einstellen lassen. Das bewirken die beiden Muskeln der Gehörknöchelchen, *Mm. ossiculorum auditus,* der Trommelfellspanner und der Steigbügelmuskel (Abb. 15.94 u. 15.95). Beide sind quergestreift und gefiedert. Ihr Endomysium enthält außer Blutkapillaren und Nervenfasern reichlich Fettgewebe.

Der *Trommelfellspanner, M. tensor tympani,* ist ein etwa 2 cm langer, spindelförmiger, doppelt gefiederter Muskel mit sehnigem Unterrand. Er entspringt am Tubenknorpel, an der Pyramidenspitze und an der oberen Wand des von dickem Periost ausgekleideten Semicanalis m. tensoris tympani (Abb. 15.**106**). Die runde, beim Austritt aus dem Processus cochleariformis fast rechtwinklig abgebogene Sehne ist von einer Sehnenscheide umhüllt. Sie durchquert die Paukenhöhle und inseriert am oberen Ende des Hammergriffes. Da der Processus cochleariformis als Hypomochlion die Sehne umleitet, zieht der Muskel den Hammergriff nach innen und spannt so das Trommelfell an (Abb. 15.**93**).

Der etwa 7 mm lange, doppelt gefiederte *Steigbügelmuskel, M. stapedius,* ist der kleinste quergestreifte Skelettmuskel des menschlichen Körpers. Er entspringt im Cavum m. stapedii an der Hinterwand der Paukenhöhle (s. S. 582 und Abb. 15.**90**). Liegt das Cavum vor dem Fazialiskanal, so entspringen die Fasern an der Knochenwand; reicht es in den Fazialiskanal hinein, dann bildet die bindegewebige Trenn-

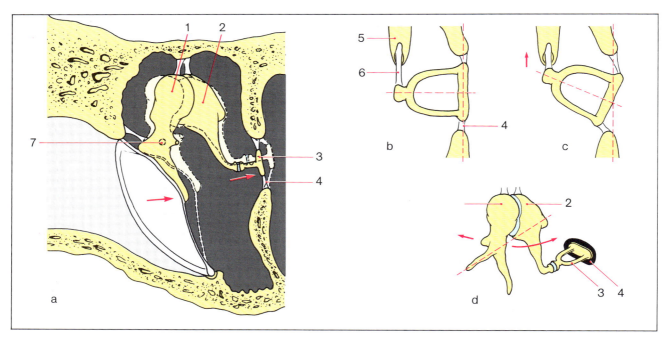

Abb. 15.**94 Bewegungen der Gehörknöchelchen.**
a Pendelbewegung durch Druck auf das Trommelfell (Verschiebung der Knochen = rot).
b Normallage.
c Kippbewegung des Stapes.
d Achse der Pendelbewegung: gestrichelte Linie. Pfeile geben die Bewegungsrichtungen an.

1 Hammer
2 Amboß
3 Steigbügel
4 Fenestra vestibuli mit Lig. anulare stapedis
5 Processus pyramidalis
6 Stapediussehne
7 Ansatz des Lig. mallei anterius

wand zwischen Cavum und Fazialiskanal eine zusätzliche Ursprungsstelle. In der Eminentia pyramidalis bzw. im Cavum eminentiae liegt bei beiden Varianten nur die Stapediussehne. Sie tritt nicht an der Spitze, sondern auf der oberen Fläche des Processus pyramidalis aus, verläuft dann nach vorne außen und oben gerichtet, zum Stapes und inseriert an dessen Kopf und hinterem Schenkel (Abb. 15.**93**). Der nach hinten gerichtete Muskelzug bewirkt eine Kippbewegung der Fußplatte, wobei ihr hinterer Teil in das ovale Fenster gedrückt, ihr vorderer Teil hingegen herausgehoben wird (Abb. 15.**94b** u. **c**). Begünstigt wird die Kippbewegung durch die exzentrische, mehr nach hinten verschobene Lage der Fußplatte im ovalen Fenster. Die Anspannung des Lig. anulare vermindert die schallübertragenden Bewegungen des Stapes. Die Kontraktion des M. stapedius beim Gähnen führt zu plötzlicher kurzfristiger Taubheit, ein Krampf (Tetanus) zum Ohrklingen (Tinnitus auris).

Der M. tensor tympani entsteht aus Myoblasten im ersten, der M. stapedius aus solchen im zweiten Schlundbogen. Das erklärt die Innervationsverhältnisse: Der M. tensor tympani wird von einem Ast des N. mandibularis, dem N. pterygoideus medialis, der M. stapedius vom R. stapedius n. facialis innerviert. Bei Ausfall der Stapediusfunktion wird die Lärmempfindlichkeit erhöht (Dysakusis). Diese ist aber nur selten unerträglich und schmerzhaft.

Die Muskeln der Gehörknöchelchen erfüllen offenbar zwei Funktionen: Sie halten durch ihren Tonus die Gelenke der Gehörknöchelchen in einem Spannungszustand, der für die Schallübertragung optimal ist, und sie vermindern durch ihre Kontraktion die Exkursionsintensität der Gehörknöchelchen, wodurch sie das Labyrinth bei starker Schalleinwirkung vor übermäßigen Erschütterungen und dadurch bedingten Schädigungen schonen. Innerhalb des Systems Trommelfell-Gehörknöchelchen-Mittelohr-Muskeln spielt der M. tensor tympani eine besonders wichtige Rolle, weil er im Gegensatz zum M. stapedius Muskelspindeln besitzt. Ihre Dehnung führt zu reflektorischer Kontraktion beider Muskeln. Diese wird bei Beschallung reflektorisch ausgelöst – allerdings erst bei höheren Schalldruckpegeln (70–90 dB beim Menschen). Der Reflex ist konsensuell, d. h., die Muskeln kontrahieren sich auch im nicht beschallten Ohr.

Die Funktion dieser beiden Mittelohrmuskeln ist aber noch nicht eindeutig geklärt. Die langen Latenzzeiten bei der Kontraktion (volle Kontraktion nach 65–130 ms) sprechen gegen eine nennenswerte Schutzfunktion bei überlauten Tönen. Die durch Kontraktion erreichte Versteifung der Knochenkette bietet nur Schutz entsprechend etwa 10 dB. Da bei der Muskelkontraktion tiefe Frequenzen stärker gedämpft werden als hohe, wird angenommen, daß die Muskeln als Hochpaßfilter dienen könnten. Vermutlich verhindern die Paukenhöhlenmuskeln, daß bei Beschallung mit hohen Frequenzen ein Klirren in den Gelenken entsteht.

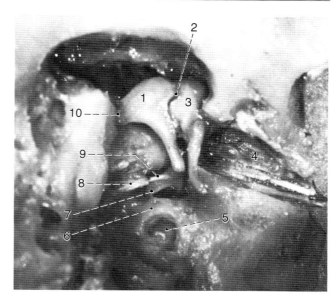

Abb.15. **95** **Gehörknöchelchen, M. stapedius, M. tensor tympani, Fenestra cochleae.**
1 Incus
2 Articulatio incudomallearis
3 Malleus
4 M. tensor tympani
5 Fenestra cochleae mit Membrana tympani secundaria
6 Subiculum promontorii
7 Stapes
8 Processus pyramidalis
9 Stapediussehne
10 Lig. incudis posterius

Chorda tympani

Die Chorda tympani (Abb. 15.**93** u. 15.**97**), Ast des Intermediusanteils des *N. facialis*, durchquert rückläufig zwischen Hammerstiel und Processus longus incudis bogenförmig die Paukenhöhle und verläßt sie zusammen mit dem Lig. mallei anterius durch die *Fissura petrotympanica (Glaseri)*. Ihre Eintrittsstelle, Apertura canaliculi chordae tympani, liegt zwischen Processus pyramidalis und Sinus tympani; somit ist der Anfangsteil der Chorda tympani dem Hinterrand des Trommelfells dicht benachbart. Der hintere Abschnitt des Chordabogens wird von der A. tympanica posterior, der vordere von der A. tympanica anterior begleitet (Abb. 15.**103**). Wie die Gehörknöchelchen ist auch die Chorda tympani von der Paukenhöhlenschleimhaut umhüllt. Sie führt Geschmacksfasern aus den vorderen zwei Dritteln der Zunge und sekretomotorische Fasern zum Ganglion submandibulare, nimmt aber an der Innervation der Paukenhöhle nicht teil.

Schleimhaut der Paukenhöhle

Die gefäßreiche, rötliche Schleimhaut der Paukenhöhle ist sehr zart und läßt das gelbliche Kolorit der Knochen durchschimmern. Ähnlich wie die serösen Häute der Körperhöhlen, bedeckt sie die Wände und geht mit gekröseartigen Falten auf den Inhalt der Paukenhöhle über, den sie in sich einschließt.

Die endgültigen Schleimhautverhältnisse können nur an Hand der *Entwicklung der Paukenhöhle* richtig verstanden werden. Die Paukenhöhle und die Tuba auditiva sind Derivate der ersten entodermalen Schlundtasche. Der mediale Abschnitt des sich aus der Seitenwand des Schlunddarmes flügelartig ausstülpenden *Canalis tubotympanicus* bildet die Tuba auditiva, sein zwischen der Labyrinthanlage und der ektodermalen 1. Schlunddarmfurche hineingeschobener, erweiterter, blinder Endteil die primäre Paukenhöhle (Abb. 15.**79**). Von der 5. Woche an wird der Canalis tubotympanicus durch die Verdickung der Schädelbasis aus seiner ursprünglich vertikalen, allmählich in eine mehr horizontale Lage gebracht. Die Epithelmembran, die die Schlunddarmfurche von der primären Paukenhöhle trennt, wird von Mesenchym durchzogen und liefert das Trommelfell. Die *primäre Paukenhöhle* ist eine enge Spalte, die infolge Wandverklebung im 3. Monat vorübergehend auch verschwinden kann. Später stellt sie einen der Ausdehnung des Trommelfells entsprechenden, rundlichen Raum dar. Das *peritympanale Mesenchym* wird vom 4. Monat an durch Lücken, die mit zäher Flüssigkeit gefüllt sind, zum *peritympanalen Gallertgewebe;* im 7. Monat erreicht es seine höchste Ausbildung, wird dann aber resorbiert und verschwindet allmählich. Die Paukenhöhlenschleimhaut bildet drei Buchten (Saccus anterior, medius, posterior), die zwischen den im peritympanalen Gallertgewebe liegenden Gehörknöchelchen und der Sehne des M. tensor tympani vorwachsen und diese überziehen (Abb. 15.**96**). Mit fortschreitender Ausdehnung der Buchten verschwindet das Gallertgewebe bis auf einige dünne Platten, die die Gehörknöchelchen mit der Paukenhöhlenwand gekröseartig verbinden und ihnen Blutgefäße zuführen. So wird der Paukenhöhleninhalt sekundär in Schleimhautduplikaturen eingeschlossen und an der Wand befestigt. Zwischen den von den eingeschlossenen Teilen aufgeworfenen Schleimhautfalten entstehen Buchten und Taschen, die gegen Ende des Fetallebens meist bis auf wenige zusammenfließen. Die Schleimhautverhältnisse der fertigen Paukenhöhle, vor allem die des Epitympanon, bieten daher ein individuell variables Bild (Abb. 15.**97b**).

Konstant und gut sichtbar sind die Taschenfalten des Trommelfells, *Plicae malleares anterior und posterior* (Abb. 15.**97a**). Sie inserieren vorne und hinten am Hammergriff und an den Grenzsträngen des Trommelfells (s. S. 577), ihre freien, unteren Ränder umschließen die Chorda tympani. Die hintere Falte enthält zudem die A. tympanica posterior, die vordere die A. tympanica anterior und das Lig. mallei anterius (Abb. 15.**93**). Die Plicae malleares bilden mit der Pars tensa des Trommelfells zwei nach unten offene Nischen, die *vordere und hintere Trommelfell- oder Troeltschsche Taschen, Recessus membranae tympani anterior und posterior*. Die meist tiefere, hintere Tasche steht oft durch eine kleine Öffnung mit der *oberen Hammerbucht, Recessus membranae tympani superior* (Prussaksche Tasche) in Verbindung (Abb. 15.**97a** u. **b**). Sie wird seitlich von der Pars flaccida des Trommelfells, hinten vom Hammerhals, oben vom Lig. mallei laterale und unten vom Processus lateralis mallei begrenzt. Je nachdem aus welcher Bucht sie entsteht, führt ihre Öffnung in die Amboßbucht oder in eine der Troeltschschen Taschen. Die vom Hammerkopf schräg zum Tegmen tympani aufsteigende *Plica mallei superior* teilt den Recessus epitympanicus in die *vordere* und *hintere Hammerbucht (Recessus malleares anterior* und *posterior)* (Abb. 15.**97a**, 15.**98**). Die größere, hintere Bucht wird auch als *Gipfelbucht (Recessus culminis)* bezeichnet. Den Boden der Gipfelbucht bilden das Corpus, das Crus breve incudis und die zur Außenwand ausgespannte *Plica incudis lateralis* (Abb. 15.**98**). Die darunter gelegene *Amboßbucht (Recessus incudis)*, wird vom Amboßkörper, vom Lig. mallei laterale, von der Plica incudis und der lateralen Paukenhöhlenwand begrenzt. Sie ist ein Derivat des Saccus posterior, die Hammerbucht stammt aus dem Saccus medius. Die zwischen Tegmen tympani und Ten-

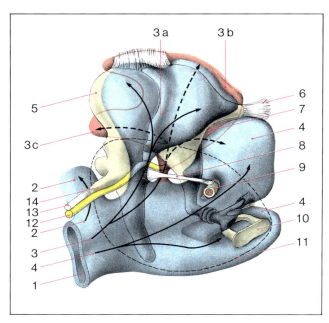

Abb. 15.**96 Entwicklung der sekundären Paukenhöhle, Ausdehnung der Schleimhauttaschen.**
 1 Tuba auditiva
 2 Saccus anterior
 3 Saccus medius
 3a Pars anterior
 3b Pars posterior
 3c Prussakscher Raum
 4 Saccus posterior
 5 Malleus
 6 Lig. incudis posterius
 7 Incus
 8 Sehne des M. tensor tympani
 9 Processus cochleariformis mit M. tensor tympani
 10 Stapes
 11 primäre Paukenhöhle
 12 Chorda tympani
 13 Lig. mallei anterius
 14 Processus anterior mallei

Mittelohr 593

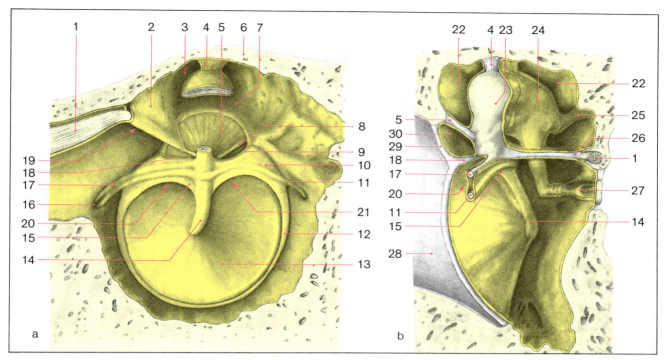

Abb. 15.**97a Paries membranaceus der Paukenhöhle.** Schleimhautfalten und Buchten (Hammerkopf entfernt).

Abb. 15.**97b Querschnitt der Paukenhöhle.** Schleimhautüberzug: rot.
1 M. tensor tympani
2 Tensorfalte
3 Recessus mallearis anterior
4 Plica mallei superior
5 Lig. mallei laterale
6 Tegmen tympani
7 Recessus mallearis posterior
8 Lig. mallei posterius
9 Stria membranae tympani posterior
10 Plica mallearis posterior
11 Chorda tympani
12 Anulus fibrocartilagineus
13 Trommelfell
14 Manubrium mallei
15 Plica mallearis anterior
16 Fissura petrotympanica Glaseri
17 Lig. mallei anterius
18 Stria membranae tympani anterior
19 Recessus supratubalis
20 Recessus membranae tympani anterior
21 Recessus membranae tympani posterior
22 Epitympanon
23 Malleus
24 Incus
25 Lig. incudis posterius
26 Processus cochleariformis und Tensorsehne
27 Stapes in der Plica stapedis
28 Meatus acusticus externus
29 Pars flaccida
30 Recessus membranae tympani superior (Prussakscher Raum)

sorsehne ausgespannte *Tensorfalte* (Abb. 15.**97a**) trennt die vordere Hammerbucht vom Überrest des Saccus anterior, dem Recessus supratubarius. Diese, im Bereich der Tubenöffnung gelegene Bucht erstreckt sich über dem Processus cochleariformis bis zum Tegmen tympani. Sie ist oft klein und wird den Cellulae tubariae zugerechnet. Bildet sich die Tensorfalte zurück, so enthält das Epitympanon über der Tensorsehne einen eigenen Zugang zur Tube (akzessorische Tubenöffnung). Schließlich ist noch die *Plica stapedis* zu erwähnen, die Steigbügel, Stapediussehne und den Ponticulus promontorii umhüllt (Abb. 15.**98**). Gegen Ende des Fetallebens entsteht als Ausbuchtung des Recessus epitympanicus der Aditus ad antrum und aus diesem das Antrum mastoideum. Zur Zeit der Geburt haben Paukenhöhle und Antrum ihre definitive Größe annähernd erreicht. Cellulae mastoideae gibt es in dieser Zeit noch nicht, weil der Processus mastoideus noch nicht ausgebildet ist. Vor der Geburt ist die Paukenhöhle mit einer klaren, gelben Flüssigkeit ausgefüllt. Der schallübertragende, mechanische Apparat soll erst in Funktion treten können, wenn die tympanale Flüssigkeit nach mehrstündigem Atmen durch Luft ersetzt ist.

Feinbau der Schleimhaut. Das *Epithel der Paukenhöhlenschleimhaut* ist mehrheitlich einschichtig, isoprismatisch, weist aber örtliche Unterschiede auf. Einschichtiges Plattenepithel findet man über den Gehörknöchelchen und im Antrum mastoideum, Flimmerepithel mit Becher- und Basalzellen im Hypotympanon und im Mündungsbereich der Tuba auditiva. Auch über dem Promontorium gibt es vereinzelte Flimmer- und Becherzellen. Zwei- bis dreischichtiges Epithel kommt nur im Bereich der Schleimhautfalten vor. Die dünne, vom Periost nicht trennbare *Lamina propria* enthält ein weitmaschiges Blut- und Lymphkapillarnetz. Im vorderen Teil der Paukenhöhle liegen in der Schleimhaut auch einfache, kurze, tubulöse Drüsen, *Glandulae tympanicae*.

Pneumatische Räume des Schläfenbeins

Die ersten, pränatal auftretenden, pneumatischen Räume im Schläfenbein sind die Paukenhöhle und ihre hintere Ausstülpung, das Antrum mastoideum. Weitere, aus kommunizierenden Zellen bestehende Raumsysteme bilden sich von der Paukenhöhle, vor allem aber vom Antrum aus. Diese *Pneumatisation* beginnt im 2. Lebensjahr mit dem Ersatz des Knochenmarkes durch gallertiges Gewebe. Anschließend dringt die Schleimhaut in die umgewandelten Markräume ein. Durch fortschreitende Resorption der Knochenbälkchen entstehen zahlreiche, miteinander kommunizierende Nischen und Buchten. Die primär entstandenen großen Räume werden durch neugebildete Knochenbälkchen sekundär in kleinere Zellen zergliedert. Aus diesem Grunde sind die periantral gelegenen sog. *Übergangszellen* immer kleiner als die *Terminalzellen* der Randzonen (Abb. 15.**89b** u. 15.**90**). Die pneumatischen Räume sind bis zum 6. Lebensjahr weitgehend ausgebildet; der Knochen wird aber bis ins Alter von der Schleimhaut rarefiziert. Das Ausmaß der Pneumatisation ist individuell variabel.

Der aus dem Recessus epitympanicus nach hinten ziehende *Aditus ad antrum* ist ein etwa 4 mm langer, 3 mm breiter Knochenkanal, der dank seiner glatten Wand vom Antrum gut abtrennbar ist (Abb. 15.**89** u. 15.**90**). Er wird medial von der Eminentia canalis semicircularis lateralis, oben vom Tegmen tympani, unten vom oberen Rand der Paukenhöhlenhinterwand und lateral von der horizontalen Schuppenlamelle („mur de la logette") begrenzt (Abb. 15.**88**).

Das *Antrum mastoideum* ist ein ovaler oder halbmondförmig nach unten gebogener Raum von 5–8 mm Durchmesser. Es senkt sich entlang der hinteren Paukenhöhlenwand, die seine Schwelle bildet. Seine Wände sind siebartig durchlöchert (Abb. 15.**90**).

Der Processus mastoideus wird vom Antrum aus pneumatisiert. Die *Cellulae mastoideae* bilden ineinander mündende Ketten, die als Tractus bezeichnet werden. Je nach Ausmaß der Pneumatisation werden 4 Typen unterschieden. Beim *pneumatischen Typ* (in 37% der Fälle) ist das Mastoid bereits im Alter von 3–4 Jahren voll pneumatisiert, beim *gemischten Typ* (in 43%) enthält es teils mark-, teils lufthaltige Räume, der *Diploetyp* (in 20%) besitzt nur markhaltige Räume und der *sklerotische Typ* nur elfenbeinartig kompakten Knochen.

Der Processus mastoideus entsteht aus der Pars squamosa und der Pars petrosa ossis temporalis. Äußerlich werden die beiden Abschnitte durch die Sutura petrosquamosa (Abb. 15.**99**), im Knocheninnern durch eine Knochenplatte, *Septum petrosquamosum* begrenzt. Das in den ersten Lebensjahren noch vorhandene Septum trennt die oberflächlichen *Cellulae squamosae* von den tiefen *Cellulae petrosae*. Während des Wachstums wird das Septum durchlöchert und ist deshalb beim Erwachsenen von den übrigen Scheidewänden nicht mehr zu unterscheiden. Ein persistentes, starkes Septum wird in der Praxis „*falscher Boden*" (false bottom) genannt, weil es nach Entfernung der oberflächlichen Zellen fälschlicherweise den Eindruck erweckt, es seien sämtliche Mastoidzellen ausgeräumt. Die hinter dem Septum gelegenen Cellulae petrosae dehnen sich bis zur Mastoidspitze aus.

Die in der Achse des Processus mastoideus gelegenen Cellulae mastoideae bilden den Tractus mastoideus centralis (Abb. 15.**99b**). Sie setzen das Antrum fort und sind von den *Cellulae tegmentales, retrofaciales, apicales, sinodurales* und *internae s. petrosae* umgeben (Abb. 15.**99a**). Bei einer operativen Ausräumung der

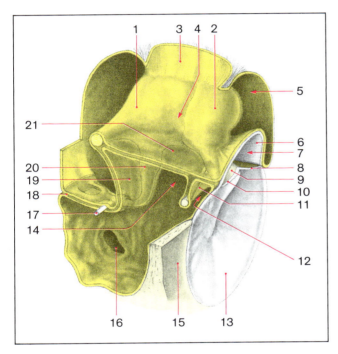

Abb. 15.**98 Schleimhautfalten und Buchten der Paukenhöhle** (Sicht von außen und hinten).
1 Incus
2 Malleus
3 Plica mallei superior
4 Recessus mallearis posterior
5 Recessus mallearis anterior
6 Lig. mallei laterale
7 Recessus membranae tympani superior (Prussakscher Raum)
8 Stria membranae tympani anterior
9 Processus lateralis mallei
10 Stria membranae tympani posterior
11 Plica mallearis posterior (mit Chorda tympani)
12 Recessus membranae tympani posterior
13 Pars tensa des Trommelfells
14 Recessus incudis
15 vordere Paukenhöhlenwand
16 Fenestra cochleae
17 Stapediussehne
18 Plica stapedis
19 Plica incudis medialis
20 Crus longum incudis
21 Plica incudis lateralis

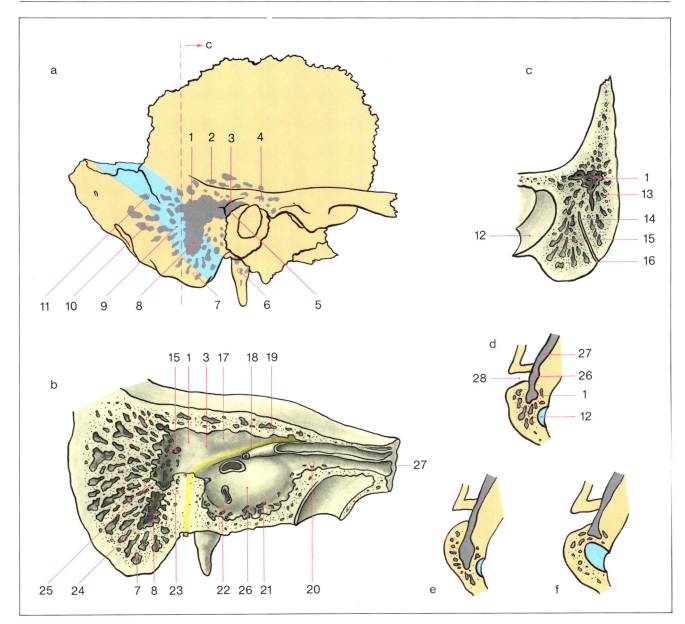

Abb. 15.**99**

a Pneumatische Zellen des Schläfenbeines auf die Knochenoberfläche projiziert.
b Paukenhöhle und umgebende pneumatische Zellen.
c Falscher Mastoidboden. Frontalschnitt des Processus mastoideus bei Schnittlinie C auf Fig. A.
d, e, f Varianten der Beziehungen zwischen Antrum mastoideum und Sinus sigmoideus (Erklärung im Text).

1 Antrum mastoideum
2 Cellulae squamosae
3 Aditus ad antrum
4 Cellulae zygomaticae
5 „Mur de la logette"
6 Cellulae styloideae
7 Cellulae apicales
8 Tractus mastoideus centralis
9 Projektion des Sinus sigmoideus
10 Cellulae occipitales
11 Cellulae sinodurales
12 Sinus sigmoideus
13 Pars squamosa des Processus mastoideus mit Cellulae squamosae
14 Septum petrosquamale
15 Cellulae (internae) petrosae
16 Sutura petrosquamosa
17 Prominentia canalis semicircularis lateralis
18 Prominentia canalis facialis
19 Cellulae tegmentales
20 Cellulae peritubales
21 Cellulae infralabyrinthicae
22 Cellulae hypotympanicae
23 Cellulae retrofaciales
24 Terminalzellen
25 Übergangszellen
26 Paukenhöhle (Promontorium)
27 Tuba auditiva
28 äußerer Gehörgang

596 15 Sinnesorgane

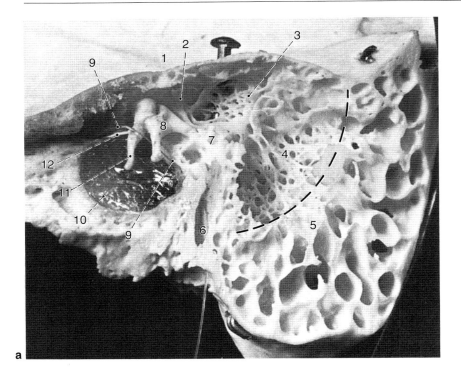

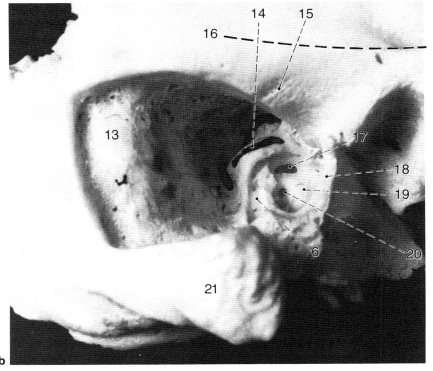

Abb. 15.**100a Paukenhöhle und Cellulae mastoideae** (von medial eröffnet).

Abb. 15.**100b Antrum mastoideum von lateral eröffnet** (ein Teil der Cellulae mastoideae entfernt).
1 Tegmen tympani
2 Epitympanon
3 Antrum mastoideum
4 Tractus mastoideus centralis umgeben von kleinen Übergangszellen
5 Cellulae mastoideae (Terminalzellen)
6 Canalis facialis (absteigender Teil)
7 Fossa incudis mit Insertion des Crus breve
8 Incus
9 Chorda tympani
10 Trommelfell
11 Malleus (Manubrium)
12 Lig. mallei anterius
13 Vorwölbung des Sinus sigmoideus
14 Canalis semicircularis lateralis
15 Spina suprameatum
16 Linea temporalis
17 Fenestra vestibuli
18 Os tympanicum
19 Promontorium
20 Fossula fenestrae cochleae
21 Processus mastoideus

Mastoidzellen (Mastoidektomie) müssen, wie bei der Antrotomie, der Sinus sigmoideus und der Fazialiskanal geschont werden (Abb. 15.**100**). Der Sulcus sinus sigmoidei überquert schräg absteigend die Innenfläche des Mastoids und buchtet zwischen die sinoduralen Zellen ein. Der rechte Sinus ist in 77% breiter und stärker vorgewölbt als der linke. Die Verlaufsrichtung des absteigenden Teiles des Fazialiskanals projiziert sich in die Räume zwischen Processus mastoideus und Os tympanicum und ist etwa 6–7 mm von der Knochenoberfläche entfernt.

Die medial vom Antrum gelegenen *Cellulae internae s. petrosae* bilden den Übergang zu den *pneumatischen Räumen des Felsenbeins,* den Cellulae retro-, peri- und praelabyrinthicae (Abb. 15.**101**).
Entzündungen der pneumatischen Zellen können sich innerhalb des Schläfenbeins ausbreiten und auf benachbarte Strukturen übergreifen. Erkrankungen der Mastoidzellen können zur Thrombose des Sinus sigmoideus führen; über das Tegmen tympani kann eine Meningitis oder ein Hirnabszeß entstehen. Von den umgebenden Zellen aus können der N. facialis

Abb. 15.101 Pneumatische Zellsysteme des Felsenbeines, Gliederung der Cellulae internae s. petrosae.
A Apexregion
B perilabyrinthäre Region
C Mastoidregion
I Cellulae praelabyrinthicae
II Cellulae perilabryrinthicae
III Cellulae retrolabyrinthicae
Cochlea und Bogengänge: blau
1 Meatus acusticus externus
2 Paukenhöhle
3 Antrum mastoideum
4 Tractus mastoideus centralis
5 Canalis petromastoideus
6 Tractus subarcuatus
7 Tractus posterosuperior
8 Cellulae sinodurales
9 Tractus posteromedialis
10 Sulcus sigmoideus
11 Fossa subarcuata
12 Cellulae supralabyrinthicae
13 Meatus acusticus internus
14 Cellulae apicales
15 Canalis caroticus
16 Tuba auditiva
17 Tractus peritubarius
18 Cellulae peritubariae
19 Cellulae infralabyrinthicae

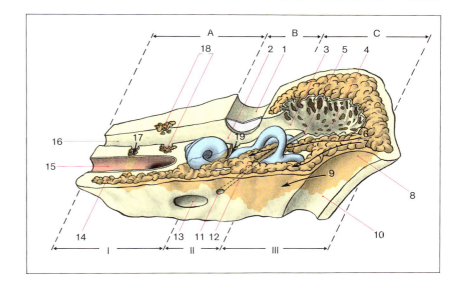

und das Labyrinth erkranken, von den apikalen Zellen aus sind Läsionen der Nn. trigeminus und abducens möglich. Einen seltenen, zum Sinus petrosus superior und zum Kleinhirn führenden Infektionsweg stellt der *Canalis petromastoideus* dar (Abb. 15.101), ein inkonstanter, feiner Kanal, der aus dem Antrum oder den retrolabyrinthischen Zellen kommend, den oberen Bogengang kreuzt und via Fossa subarcuata in die hintere Schädelgrube mündet. Die bei Neugeborenen und Kindern noch breite Fossa subarcuata reicht bis zum Antrum und ist von Dura ausgekleidet. Ihr eingeengter Überrest, der Canalis petromastoideus, enthält einen Durafortsatz, die A. subarcuata und feine Venen (Abb. 15.115).

Gelegentlich greift die Pneumatisation über die Regio mastoidea hinaus auf benachbarte Areale des Schläfenbeines oder in andere benachbarte Knochen über. So können akzessorische Pneumatisationsareale (Cellulae squamosae, zygomaticae, styloideae, occipitales) entstehen (Abb. 15.99a).

Gefäße und Nerven der Paukenhöhle

Arterien. Die Wände der Paukenhöhle und der pneumatischen Zellen, die Gehörknöchelchen und der Kanalabschnitt des N. facialis werden insgesamt von 10 Arterien versorgt. Mit Ausnahme der Aa. caroticotympanicae und der A. subarcuata sind alle Arterien des Mittelohres Äste der A. carotis externa. Die meisten Äste verlaufen in Begleitung von Nerven, anastomosieren miteinander in der Schleimhaut und erreichen die Gehörknöchelchen durch Schleimhautfalten. Das Schleimhautnetz ist in der unteren Paukenhöhlenhälfte und auf dem Promontorium dichter als anderswo.

Abstammung, Eintrittsstellen und Versorgungsgebiete der einzelnen Arterien sind in Tab. 15.2 zusammengefaßt und auf Abb. 15.102–15.104 dargestellt.

Die Gehörknöchelchen werden teils durch intraosseale, teils durch Schleimhautgefäße versorgt (Abb. 15.103 u. 15.104). Die intraossealen Arterien des Hammers (A. mallearis) und des Amboß (A. incudis) kommen via A. ossicularis aus der A. tympanica anterior (Abb. 15.103). Der Schleimhautüberzug des Caput und Collum mallei sowie des Amboß erhält Äste aus den Aa. tympanicae anterior und posterior. Malleäre und marginale Äste derselben Arterien versorgen das Trommelfell via radiäre Anastomosen (Abb. 15.103).

Der Stapes und das Inkudostapedialgelenk werden durch die A. cruralis posterior (Ast der A. stylomastoidea), die A. cruralis anterior (Äste der Aa. tympanicae superior und inferior) und durch zwei entlang der Stapediussehne verlaufende Äste der A. stylomastoidea durchblutet (Abb. 15.104).

Intraosseale Gefäße findet man nur im verdickten Rand der Fußplatte und im Hals und Kopf des Stapes, die dünnen Schenkel werden durch Diffusion aus dem Schleimhautgeflecht ernährt. Aufsteigende Äste der Stapesarterien und die Begleitarterien der Stapediussehne geben meist nutritive Äste an den Processus lenticularis und nehmen durch Anastomosen mit den Schleimhautästen des Processus longus auch an dessen Blutversorgung teil. Besonders wichtig ist in diesem Zusammenhang, daß der Processus lenticularis meist nicht durch die absteigende endossale Arterie des Processus longus, sondern durch perforierende Schleimhautäste versorgt wird (Abb. 15.104). Der Verschluß der Schleimhautgefäße bei der Befestigung von Prothesen kann deshalb zur Atrophie des Processus lenticularis bzw. des Crus longum führen.

Die **Venen** der Paukenhöhle und der *Cellulae mastoideae* folgen meist den Arterien und münden in die Sinus sigmoideus, petrosi superior und inferior, in den Bulbus v. jugularis superior, in Vv. meningea media,

Tabelle 15.2 **Arterien der Paukenhöhle**

	Ast aus der	Eintrittsstelle	Versorgungsgebiet	Abb.
Aa. caroticotympanicae	A. carotis interna	Canaliculi caroticotympanici	vordere Paukenhöhlenwand, Tuba	15.**102**
A. tympanica inferior	A. pharyngea ascendens	Canaliculus tympanicus	Hypotympanon, Promontorium, Stapes (A. cruralis anterior)	15.**102** 15.**104**
A. auricularis profunda	A. maxillaris		äußerer Gehörgang, Trommelfell, Hypotympanon	15.**102** 15.**103**
A. stylomastoidea	A. auricularis posterior	Canalis facialis	Cellulae mastoideae, hintere Paukenhöhlenwand M. stapedius, Stapes, Inkudostapedialgelenk	15.**102** 15.**103** 15.**104**
A. tympanica posterior	A. stylomastoidea	Canaliculus chordae tympani	Chorda tympani, Malleus, Trommelfell	15.**102** 15.**103**
A. petrosa superficialis	A. meningea media	Hiatus canalis facia is	N. facialis, Ganglion geniculi, Steigbügel (A. cruralis posterior)	15.**102** 15.**104**
A. tympanica superior	A. meningea media	Canalis n. petrosi minoris	M. tensor tympani Epitympanon Stapes (A. cruralis anterior)	15.**102**
A. subarcuata	A. labyrinthi	Canalis petromastoideus	Cellulae mastoideae	15.**102**
A. tubaria	A. meningea accessoria		Pars ossea tubae Promontorium	15.**102**
A. tympanica anterior	A. maxillaris	Fissura petrotympanica	Epitympanon } R. superior Antrum mastoid. } R. posterior Trommelfell Malleus-Incus, A. ossicularis	15.**103**

jugularis externa, auricularis profunda und in die Plexus pharyngeus und pterygoideus.

Die **Lymphgefäße** der Paukenhöhle sind schwer darstellbar, deshalb weitgehend unbekannt. Es wird angenommen, daß die ableitenden Gefäße mit den Blutgefäßen verlaufen und in den Nodi lymphatici parotidei, jugulares interni und retropharyngei münden.

Nerven. Die *Schleimhaut* der Paukenhöhle und der Mastoidzellen wird über den *Plexus tympanicus* innerviert (Abb. 15.**105**). Dieses, vom N. tympanicus und den Nn. caroticotympanici gebildete Geflecht liegt auf dem Promontorium. Der vom Ganglion inferius n. glossopharyngei ausgehende *N. tympanicus* betritt zusammen mit der A. tympanica inferior die Paukenhöhle durch den Canaliculus tympanicus und führt sensible Fasern zur Schleimhaut. Die aus dem Plexus caroticus internus stammenden *Nn. caroticotympanici* enthalten postganglionäre, vasomotorische Sympathikusfasern. Die präganglionären Parasympathikusfasern des N. tympanicus überqueren den Plexus tympanicus, verlassen als *N. petrosus minor* die Paukenhöhle und enden im Ganglion oticum, dessen postganglionäre Fasern zur Parotis verlaufen. Entlang den Ästen des N. tympanicus liegen auf dem Promontorium unregelmäßig verstreute Ganglienzellen *(Ganglia tympanica)*. Chorda tympani s. S. 591.

Ohrtrompete

Die *Ohrtrompete, Tuba auditiva (Tuba pharyngotympanica Eustachii)*, verbindet die Pars nasalis pharyngis mit der Paukenhöhle. Sie ermöglicht den Sekretabfluß aus der Paukenhöhle und dient dem Druckausgleich zwischen Cavum tympani und Meatus acusticus externus.

Die Tuba auditiva beginnt an der lateralen Pharynxwand mit dem *Ostium pharyngeum tubae*, steigt leicht S-förmig gekrümmt, in dorsolateraler Richtung auf und mündet durch das *Ostium tympanicum tubae* in die Paukenhöhle (Abb. 15.**106**). Beim Erwachsenen bildet sie mit der frontalen, sagittalen und horizontalen Ebene je einen Winkel von 45°, so daß ihre tympanale Öffnung etwa 2–2,5 cm höher liegt als ihre pharyngeale Öffnung. Bei Neugeborenen und Kleinkindern ist sie beinahe horizontal gestellt. Dadurch wird die Ausbreitung von Infektionen aus dem Rachen in die

Paukenhöhle begünstigt. Die tiefe Lage des Ostium tympanicum erleichtert aber die Drainage der Paukenhöhle.

Gliederung der Ohrtrompete

Nach dem Bau ihrer Wand unterscheidet man an der Tube einen knöchernen Teil, *Pars ossea,* und einen knorpeligen Teil, *Pars cartilaginea.* Von der zwischen 36 und 45 mm langen Tube entfallen beim Erwachsenen zwei Drittel auf die Pars cartilaginea, ein Drittel auf die Pars ossea. Bei Neugeborenen und Kleinkindern liegen umgekehrte Verhältnisse vor. Die beiden Tubenabschnitte sind mit zwei, an ihren schmalen Enden vereinigten, stumpfen Kegeln vergleichbar. Die Pars ossea bildet den Conus tympanicus, die Pars cartilaginea den Conus pharyngeus. Ihre Vereinigungsstelle ist als *Isthmus tubae* die engste Stelle der Tube. Die starke Erweiterung der Pars cartilaginea hat

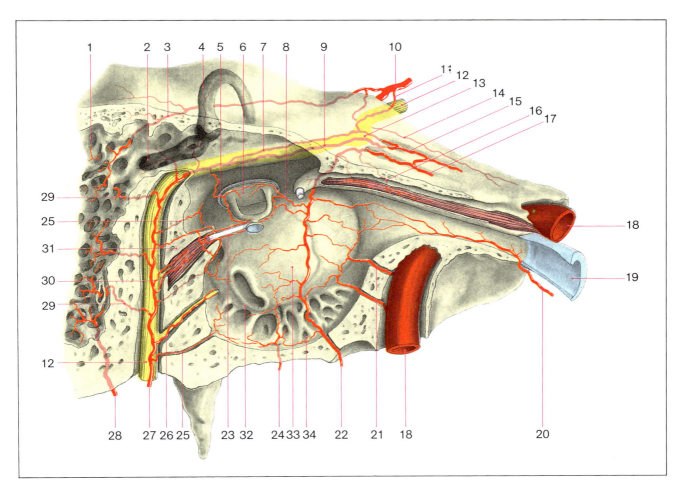

Abb. 15.102   Arterien der Paukenhöhle und der Cellulae mastoideae (A. auricularis anterior ist nicht abgebildet, s. Abb. 15.**103**).
1 Antrum mastoideum
2 Canalis semicircularis lateralis
3 A. subarcuata
4 Canalis semicircularis anterior
5 A. cruralis posterior
6 Stapes
7 absteigender Ast von 15
8 A. cruralis anterior
9 Hauptast von 15
10 A. labyrinthi
11 aufsteigender Ast von 15
12 N. facialis
13 Ganglion geniculi
14 R. apicalis
15 A. petrosa superficialis
16 Rr. musculares zum M. tensor tympani
17 A. tympanica superior
18 A. carotis interna
19 Tuba auditiva
20 A. tubaria
21 Aa. caroticotympanicae
22 A. tympanica inferior
23 Arterien der Stapediussehne
24 A. auricularis profunda
25 R. tympanicus posterior
26 A. tympanica posterior mit Chorda tympani
27 A. stylomastoidea
28 A. mastoidea
29 R. mastoideus
30 Äste zum M. stapedius
31 Processus pyramidalis
32 Fossula fenestrae cochleae
33 Promontorium
34 Hypotympanon

600 15 Sinnesorgane

zum Vergleich mit einer einfachen Trompete (Tuba) Anlaß gegeben.

Das in mediolateraler Richtung abgeplattete Lumen der Tube zeigt in den einzelnen Abschnitten die folgenden Durchschnittswerte.

Tabelle 15.**3**

	Höhe	Breite
Ostium tympanicum	5 mm	3 mm
Isthmus tubae	2 mm	1 mm
Ostium pharyngeum	8 mm	0,5 mm

Die *Pars ossea tubae* (Abb. 15.**106**), lateral, hinten und oben gelegen, ist unter dem Semicanalis m. tensoris tympani in das Schläfenbein eingebettet. Ihre obere Wand wird vom Septum canalis musculotubarii, ihre mediale Wand von der Pars petrosa ossis temporalis und ihre laterale Wand vom Os tympanicum gebildet. Sie ist medial dem Karotiskanal, oben dem M. tensor tympani und lateral der Fissura petrotympanica benachbart. Die dem Karotiskanal angrenzende Wand ist dünn und manchmal dehiszent. Am Boden der Tubenmündung und an ihrer medialen Wand kommen oft pneumatische Zellen *(Cellulae tympanicae)* vor, die

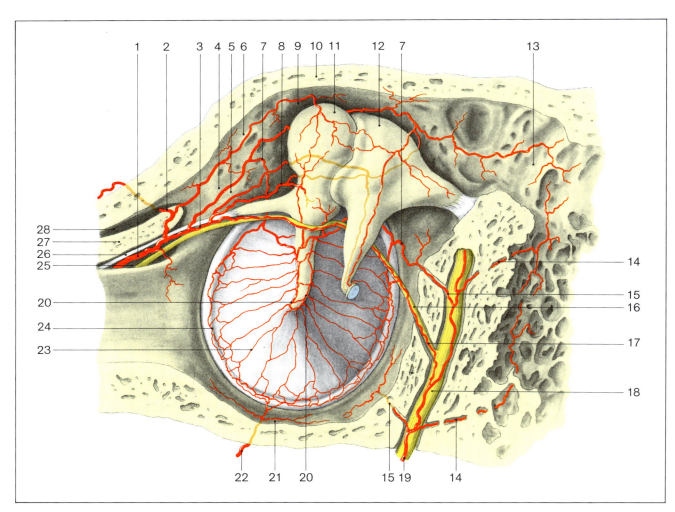

Abb. 15.103 Äste der A. tympanica anterior, Arterien für Hammer, Amboß und Trommelfell.
1 A. tympanica anterior
2 Anastomose zur A. tympanica superior
3 A. ossicularis
4 R. posterior
5 A. incudis
6 R. superior
7 R. membranae tympani
8 A. mallearis
9 Epitympanon
10 Tegmen tympani
11 Malleus
12 Incus
13 Antrum mastoideum
14 R. mastoideus
15 R. tympanicus posterior
16 Chorda tympani
17 A. tympanica posterior
18 N. facialis
19 A. stylomastoidea
20 A. manubrialis interna
21 Hypotympanon
22 A. auricularis profunda
23 radiäre Trommelfellarterien
24 äußerer Gefäßring
25 Fissura petrotympanica (Glaseri)
26 Lig. mallei anterius
27 Processus inferior tegminis
28 Fissura petrosquamosa

mitunter sehr gut entwickelt sind und sich in die Pars petrosa ossis temporalis bis zum Apex pyramidis erstrecken. Die Pars ossea endet etwa 1 cm vor der Felsenbeinspitze mit einem unregelmäßigen, rauhen Rand, an dem der Tubenknorpel mittels straffem Bindegewebe angeheftet ist. Oft dehnt sich der Knorpel bis in den Bodenbereich der Pars ossea aus, die in einem nach unten offenen, stumpfen Winkel in die Pars cartilaginea übergeht.

Die *Pars cartilaginea* tubae (Abb. 15.**106**) bildet den längeren, medialen vorderen Teil der Ohrtrompete. Der Tubenknorpel hat die Form einer an ihrem Schlundende 1 cm breiten, 2–5 mm dicken Platte, die tympanalwärts schmäler und dünner wird. Sie hat einen umgebogenen Rand, der eine schmale, laterale Lamelle bildet, die im Querschnitt als Haken (Hamulus) erscheint (Abb. 15.**107**). Dadurch entsteht eine nach unten lateral offene Rinne, die durch die *Lamina membranacea* zum Rohr geschlossen wird. Eindringende, gefäßhaltige Fortsätze des Perichondriums und Drüsenpakete können auf der äußeren oder inneren Knorpelfläche tiefe Gruben hervorrufen. Durch längliche, von Bindegewebe ausgefüllte Fissuren zerfällt der Knorpel gelegentlich in mehrere Stücke. Die Verschieblichkeit solcher dachziegelartig angeordneter Lamellen erleichtert die Dilatation der Tube. Akzessorische Knorpelplättchen kommen oft am unteren Tubenrand nahe seinem Schlundende vor.

Die Tube ist an der Schädelbasis im Sulcus tubae auditivae an der Unterseite der Ala major ossis sphenoidalis durch straffes Bindegewebe fixiert. Ihre obere Kante ist entlang der Fissura sphenopetrosa an der Fibrocartilago basalis, ihre laterale Lamelle an der Fossa scaphoidea angeheftet.

Die Lichtung der Pars ossea tubae auditivae ist praktisch immer offen. Ihre Weite ändert sich mit der Füllung der Gefäße nur geringfügig. Das Lumen der Pars cartilaginea hingegen ist auf eine vertikale Spalte reduziert und abgeschlossen. Offen bleibt nur ein kleines sog. Sicherheitsrohr im Bereich des Tubenhakens (Abb. 15.**107a**). Ihre Lichtung öffnet sich beim Schlukken. Der *Öffnungsmechanismus* und die Wirkungsweise der an ihm beteiligten Muskeln sind noch nicht eindeutig geklärt. Es wird angenommen, daß die am Tubenhaken und an der Lamina membranacea entspringenden Fasern des *M. tensor veli palatini* durch Entfaltung der Knorpelplatte und Abheben der Lamina membranacea die Tube öffnen (Abb. 15.**106** u. 15.**107**). Unterstützt wird seine Wirkung vom M. salpingopharyngeus. Der *M. salpingopharyngeus* entspringt am unteren Knorpelrand und strahlt, nach hinten-abwärts verlaufend, in die Pharynxwand ein. Er zieht die mediale Knorpellamelle rückwärts und erweitert dadurch das Ostium pharyngeum tubae. Die gleiche Wirkung übt das vom Tubenknorpel zum M. constrictor pharyngis superior ziehende *Lig. salpingopharyngeum* bei Kontraktion des Schlundschnürers aus (Abb. 15.**106**). Nach anderen Vorstellungen beruhen Öffnung und Schließung der Tube auf passiven, von der Wandspannung abhängigen Mechanismen. Da-

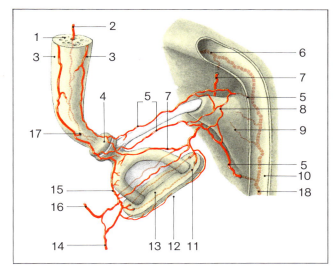

Abb. 15.**104 Arterien für Stapes, Articulatio incudostapedia und Processus lenticularis.**
1 Crus longum incudis
2 Intraosseale Arterie
3 Arterien im Schleimhautüberzug
4 Processus lenticularis
5 Arterien der Stapediussehne
6 A. petrosa superficialis
7 A. cruralis posterior
8 Arterienplexus des Processus pyramidalis
9 Rr. musculares
10 Canalis facialis
11 Intraossealer Gefäßring
12 Schleimhautäste
13 Basis stapedis
14 A. tympanica inferior
15 A. cruralis anterior
16 A. tympanica superior
17 Perforierender Schleimhautast
18 A. stylomastoidea

nach öffnet der *M. levator veli palatini* die Tube, indem er sie hebt und ihre Spannung herabsetzt (Abb. 15.**107c**). Nach dieser Vorstellung ist der M. tensor veli palatini ein passiver Schließer.

Das *Ostium pharyngeum tubae* (Abb. 15.**108**) ist meist dreieckig, kann aber auch oval, spalt- oder nierenförmig sein. Der vordere *Grenzwulst* wird vom Tubenhaken und der Plica salpingopalatina gebildet, die von der Choane durch den Meatus nasopharyngeus getrennt wird. Der hintere, stärker vorstehende Tubenwulst, *Torus tubarius*, entspricht dem vorderen Ende der medialen Tubenlamelle. Ihre Fortsetzung bildet die *Plica salpingopharyngea*. Zwischen Pharynxwand und Torus tubarius liegt der tiefe *Recessus pharyngeus (Fossa Rosenmülleri)*. Die untere Grenze der Öffnung bildet der durch den M. levator veli palatini hervorgerufene, quere Levatorwulst.

Die Tube wird vom unteren Nasengang aus sondiert. Ihre pharyngeale Öffnung ist etwa 10–12 mm vom hinteren Ende der Concha nasalis inferior und 53–75 mm (im Durchschnitt 65 mm) von der äußeren Nasenöffnung entfernt; sie liegt beim Erwachsenen etwa 1 cm oberhalb des Gaumens.

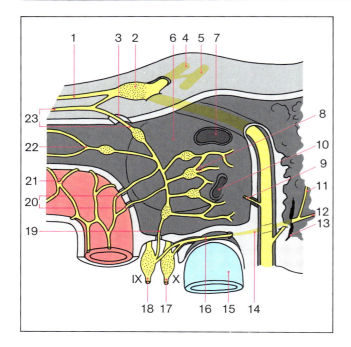

Abb. 15.**105** **Schema der Innervation der Paukenhöhlenschleimhaut** (nach *Schuknecht*).

1 N. petrosus major
2 Ganglion geniculi
3 Canalis n. petrosi minoris
4 N. facialis
5 N. vestibularis (superior)
6 Promontorium
7 Fenestra vestibuli
8 Plexus tympanicus
9 Chorda tympani
10 Fenestra cochleae
11 R. superior
12 R. inferior
13 Fissura tympanomastoidea
14 Canaliculus mastoideus
15 V. jugularis interna
16 R. auricularis n. vagi
17 Ganglion superius (jugulare)
18 Ganglion inferius (petrosum)
19 N. tympanicus
20 Nn. caroticotympanici
21 Plexus caroticus internus
22 R. tubarius
23 N. petrosus minor
Ganglien: punktiert

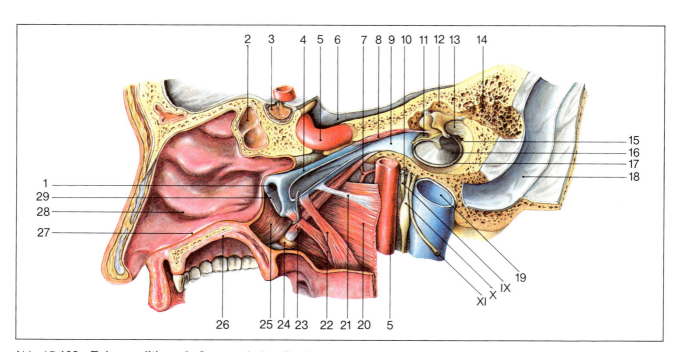

Abb. 15.**106** **Tuba auditiva, Außenwand der Paukenhöhle.**

1 Ostium pharyngeum tubae
2 Sinus sphenoidalis
3 Hypophysis
4 Pars cartilaginea tubae
5 A. carotis interna
6 Dura mater
7 A. pharyngea ascendens
8 M. tensor tympani
9 Pars ossea tubae
10 Lig. jugulare
11 Plica mallearis anterior
12 Epitympanon
13 Plica incudis medialis
14 Antrum mastoideum
15 Recessus incudis
16 Membrana tympani
17 Anulus fibrocartilagineus
18 Sinus sigmoideus
19 V. jugularis interna
20 M. constrictor pharyngis superior
21 Lig. salpingopharyngeum
22 M. salpingopharyngeus
23 M. tensor veli palatini
24 Hamulus pterygoideus
25 M. levator veli palatini
26 Velum palatinum
27 Meatus nasi inferior
28 Concha nasalis inferior
29 Lamina membranacea tubae

Morphogenese der Ohrtrompete

Die Ohrtrompete entsteht aus dem schlunddarmnahen Abschnitt des Canalis tubopharyngeus. Dieser anfänglich breite Rohrabschnitt bleibt am Ende des 2. Monats im Wachstum zurück und wird vom Mesenchym des 2. Schlundbogens zusammengepreßt. Erst mit der Bildung des Tubenknorpels weichen die Rohrwände wieder auseinander. Der epitheliale Canalis tubotympanicus liefert das Schleimhautepithel und die Drüsen, alle anderen Bauelemente entstehen aus dem umgebenden Mesenchym.

Bei Neugeborenen und Kleinkindern ist die Tuba auditiva noch verhältnismäßig kurz und weit. Dies gilt besonders für die Pars cartilaginea.

Das *Ostium pharyngeum tubae* liegt bei Feten unterhalb, bei Neugeborenen in Höhe des Gaumens, beim 4jährigen Kind 3–4 mm, beim Erwachsenen etwa 10 mm darüber. Die Lageänderung hängt mit der Vergrößerung des vertikalen Durchmessers der Nasenhöhle zusammen (Abb. 15.**107d**). Der Aufstieg der Tubenöffnung ist relativ, da der Gaumen sich während der Erweiterung der Nasenhöhle nach unten verlagert.

Gefäße und Nerven der Ohrtrompete

Die **Arterien** der Pars ossea tubae stammen aus den *Aa. carotis interna* und *meningea accessoria*, die der Pars cartilaginea aus den *Aa. pharyngea ascendens, palatina descendens, sphenopalatina* und *canalis pterygoidei* (A. Vidiana).

Die **Venen** münden in den *Plexus pterygoideus*.

Lymphgefäße. Das aus länglichen Maschen aufgebaute Lymphkapillarnetz ist in der Pars cartilaginea dichter als in der Pars ossea. Ein efferenter Weg leitet die Lymphe direkt oder über die *Nodi lymphatici retropharyngei laterales* zu den homolateralen *Nodi lymphatici substernocleidomastoidei*. Zwei andere Wege enden in den *Nodi lymphatici juguloomohyoidei*. In 25% der Fälle fließt die Lymphe via Lymphgefäße des Trommelfells in die *Nodi lymphatici parotidei* und *jugulares interni*.

Nerven. Sensorische Fasern aus dem *Plexus tympanicus* versorgen die Schleimhaut der Pars ossea, Fasern aus dem *Plexus pharyngeus* die Pars cartilaginea. Das Ostium pharyngeum tubae wird vom *N. glossopharyngeus* und von *Rr. pharyngei* aus dem Ganglion pterygopalatinum innerviert. Die Äste des Plexus tympanicus, pharyngeus und die aus dem Ganglion pterygopalatinum führen sensorische und vegetative Fasern. Entlang der einzelnen Nervenäste können Mikroganglien gefunden werden.

Feinbau der Ohrtrompete

Der *Tubenknorpel* ist bei Neugeborenen noch hyalin, nach der Geburt wird er mit Ausnahme des isthmusnahen Abschnittes von elastischen Fasernetzen durchsetzt. Im Laufe des Lebens können Degenerationsherde (sog. Asbestfasern) auftreten.

Die *Schleimhaut* der Pars ossea ist dünn und mit dem Periost verwachsen. Sie ist von einem niedrigen, ein-

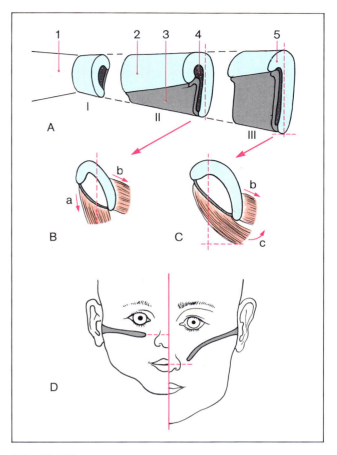

Abb. 15.**107**
A **Pars fibrocartilaginea tubae,** Querschnitt.
 I proximal
 II mittlerer Abschnitt
 III distaler Abschnitt
 1 Pars ossea
 2 Cartilago tubae auditivae
 3 Lamina membranacea
 4 Sicherheitsrohr
 5 Tubenhaken
B–C **Wirkungsmechanismen der Tubenöffner:**
 a Mm. tensor und levator veli palatini
 b M. salpingopharyngeus
 c M. levator veli palatini
D **Verlaufsrichtung und Einmündungshöhe der Tuba beim Neugeborenen und beim Erwachsenen.**

schichtigen Flimmerepithel bedeckt und gewöhnlich drüsenlos. Die Schleimhaut der Pars cartilaginea ist bedeutend dicker und dank der lockeren Lamina propria verschiebbar. Sie bildet im Ruhezustand Längsfalten, die mithelfen, das Lumen zu schließen, jedoch bei der Entfaltung der Tubenwände verstreichen. Faltenfrei ist immer nur das Sicherheitsrohr. Das *Epithel* ist ein mehrreihiges Flimmerepithel mit Becherzellen. Die Flimmerhaare schlagen rachenwärts. Die *Lamina propria* enthält zahlreiche gemischte Drüsen, *Glandulae tubariae*, die vor allem im pharynxnahen Abschnitt eine eigene Schicht bilden. Einzelne Drüsen oder Drüsenpakete dringen in den Knorpel ein. Zahl und Verteilung der Flimmer- und Becherzellen sowie die

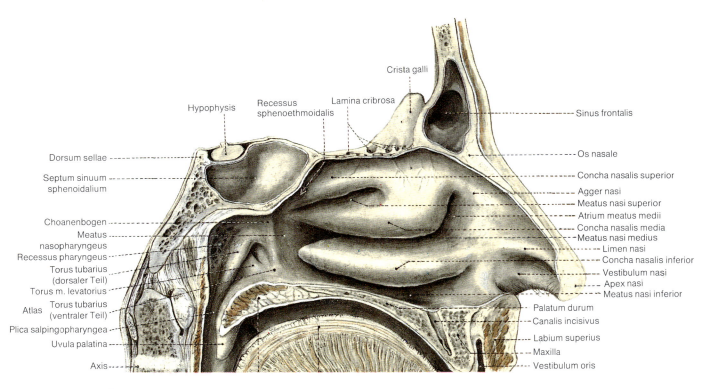

Abb. 15.**108** **Ostium pharyngeum tubae.**

Menge der Drüsen zeigen beträchtliche individuelle Unterschiede. Das retikuläre Bindegewebe der Lamina propria enthält in beiden Tubenabschnitten Lymphozyten, angehäuft um die Drüsenausführungsgänge. Gegen das Ostium pharyngeum tubae nimmt das lymphoretikuläre Gewebe stetig zu und bildet im Mündungsbereich ein mandelähnliches, lymphoepitheliales Organ, die *Tonsilla tubaria*. Diese, zum lymphatischen Rachenring gerechnete Tonsille ist im Kindesalter gut ausgebildet, beim Erwachsenen hingegen meist rudimentär. Im übrigen Bereich der Pars cartilaginea sind Lymphfollikel nur bei Neugeborenen zu finden.

Innenohr

Gliederung des Innenohrs

Das Innenohr, *Auris interna (Labyrinth)*, besteht aus einem knöchernen und einem membranösen Anteil. Den zentralen Raum des knöchernen Labyrinthes, *Labyrinthus osseus*, bildet das Vestibulum, von dem nach hinten die drei Bogengänge, nach vorne der knöcherne Schneckengang ausgehen. Die Bauelemente des mit Endolymphe gefüllten häutigen Labyrinthes, *Labyrinthus membranaceus*, und ihre Verteilung im knöchernen Raumsystem sind auf Abb. 15.**109** schematisch dargestellt. Da das häutige Labyrinth kleiner und stellenweise anders geformt ist als die Knochenkapsel, bleiben zwischen den beiden teilweise von Bindegewebsfasern durchzogene Räume frei, die eine wasserklare Flüssigkeit, *Perilymphe*, enthalten und

gesamthaft als *Spatium perilymphaticum (perioticum)* bezeichnet werden.

Das Labyrinth liegt im Felsenbein zwischen Paukenhöhle und innerem Gehörgang. Die Größe des knöchernen Labyrinths übertrifft mit seiner Länge von etwa 20 mm beim Erwachsenen nur wenig die des Neugeborenen. Sein postnatales Wachstum ist, ähnlich wie beim Auge, sehr gering. Das knöcherne Labyrinth läßt sich beim Neugeborenen als eine dünne Kapsel leicht gegen die übrige noch spongiöse Pars petrosa ossis temporalis abgrenzen und aus seiner Umgebung herausschälen.

Auf Grund seiner neuronalen Verbindungen und der spezifischen Anordnung der Rezeptorzellen wird das anatomisch einheitliche Raumsystem in ein Gleichgewichts- und ein Hörorgan unterteilt. Die wichtigsten Bestandteile sind bei beiden Organen die membranösen Anteile mit den Rezeptorstrukturen. Die Rezeptor- oder Haarzellen sind in beiden Organen ähnlich strukturiert.

Morphogenese des Innenohrs

Das häutige Labyrinth entsteht aus dem vom Ektoderm abgeschnürten Ohrbläschen, das knöcherne Labyrinth ist ein Derivat des Mesenchyms.
Die Anlage des häutigen Labyrinthes, die *Labyrinthplatte (Labyrinthplakode)*, erscheint in der 3. Woche als Epithelverdickung im Grenzgebiet zwischen Neuralrinne und Hautektoderm, beidseits vom zukünftigen Rautenhirn (Abb. 15.**110a**). Sie wird durch Einsenkung zur *Labyrinthgrube* und nach Verschluß und

Innenohr 605

Abschnürung von der Epidermis zum frei im Mesenchym gelegenen *Labyrinthbläschen (Vesicula otica)* (Abb. 15.**110b–d**). Das mit Endolymphe gefüllte Bläschen dehnt sich in dorso-ventraler Richtung aus und wird eiförmig. Noch während der Abschnürung von der Epidermis entsteht an der dorsalen Bläschenwand eine Ausstülpung *(Recessus labyrinthi)*, die zu einem langen, keulenförmigen Schlauch *(Ductus endolymphaticus)* auswächst (Abb. 15.**110e u. f**). Infolge verstärkten Wachstums der lateralen Bläschenwand verlagert sich die Abgangsstelle des Ductus endolymphaticus auf die mediale Wand. Inzwischen gliedert sich das Labyrinthbläschen in eine dorsale (obere) *Pars utriculovestibularis* und eine ventrale (untere) *Pars sacculocochlearis*. Erstere liefert den Utriculus und die Bogengänge, letztere den Sacculus und den Ductus cochlearis.

Die *Anlagen der epithelialen Bogengänge* erscheinen in der 5. Woche als taschenförmige Ausbuchtungen der Hinterwand der Pars utriculovestibularis. Zuerst erscheint lateral vom Recessus labyrinthi die gemeinsame Anlage des vorderen und hinteren, etwas später die nach außen gerichtete Anlage des lateralen Bogenganges (Abb. 15.**111**). Durch Ausweitung der Randzonen, Verklebung und Auflösung der zentralen Bereiche wandeln sich die taschenförmigen Anlagen in Gänge um (Abb. 15.**111d**).

Während der Entwicklung der Bogengänge wird die Pars utriculovestibularis von der Pars sacculocochlearis durch Faltenbildung getrennt. Die Trennfalte wächst von der lateralen Wand des sich streckenden Labyrinthbläschens gegen den Ductus endolymphaticus vor und trennt dessen Endteil in zwei Schenkel, den Ductus utricularis und den Ductus saccularis. Des-

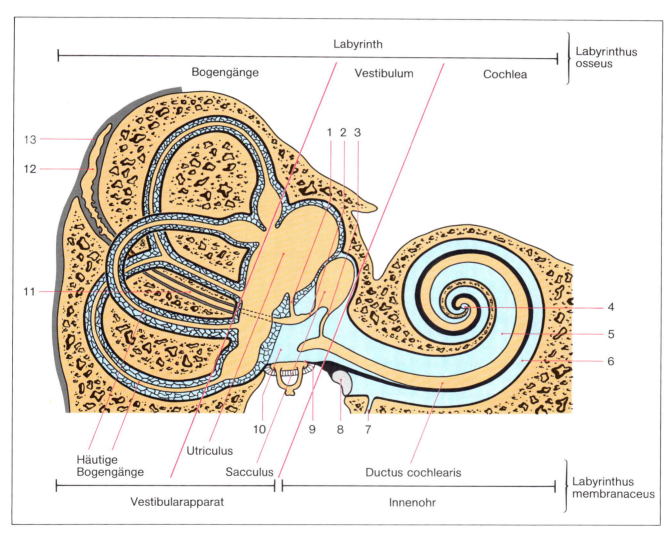

Abb. 15.**109** **Labyrinth** (Schematische Übersicht).
1 Ductus utricularis
2 Ductus saccularis
3 Ductus reuniens
4 Helicotrema
5 Scala vestubuli
6 Scala tympani
7 Aquaeductus cochleae
8 Fenestra cochleae mit Membrana tympani secundaria
9 Fenestra vestibuli mit Stapes
10 Cisterna perilymphatica vestibuli
11 Ductus endolymphaticus
12 Saccus endolymphaticus
13 Dura
Endolymphräume: rot
Perilymphräume: blau

halb sind Utriculus und Sacculus schließlich nur noch durch den ampullären Endteil des Ductus endolymphaticus miteinander verbunden.

Bald nach der Anlage der Bogengänge beginnt die *Entwicklung des Ductus cochlearis,* der als Schlauch aus dem ventralen Ende des Sacculus hervorgeht und sich während seines Wachstums spiralig aufrollt (Abb. 15.**111**). Im 3. Monat weist die Spirale 1½, Ende der Entwicklung 2½ Windungen auf. Die eingeengte Verbindung zwischen Ductus cochlearis und Sacculus wird zum Ductus reuniens.

Das epitheliale Labyrinth besteht aus einem einschichtigen, prismatischen Epithel, das sich unter dem Einfluß der einwachsenden Fasern des N. vestibulocochlearis an umschriebenen Stellen zum Sinnesepithel entwickelt und sich im Bereich der übrigen Wandstrecken stark abflacht.

In der 7. Woche erscheinen die vestibulären Sinnesfelder. An der Berührungsstelle des Ganglion vestibulocochleare mit der medialen Wand des Labyrinthbläschens bildet sich die *primäre Macula* aus. Diese teilt sich entsprechend der Gliederung des Labyrinthbläschens in die Maculae utriculi und sacculi. Die Cristae ampullares werden durch das Vordringen des Mesenchyms in die Lichtung der Ampullen vorgewölbt. Im Ductus cochlearis erscheint im 3. Monat eine Epithelverdickung, die sich später in zwei Wülste gliedert. Der innere breite Wulst liefert das Cortische Organ, der schmälere äußere den Limbus spiralis (Abb. 15.**112**). Die Differenzierung der Sinnes- und Stützzellen beginnt in der Basalwindung und schreitet apikal fort. Noch vor der Zelldifferenzierung entsteht als kutikuläre Ausscheidung die Membrana tectoria (Abb. 15.**112 d–f**).

Das zwischen Labyrinthbläschen und Rautenhirn gelegene Ganglion vestibulocochleare trennt sich in zwei Teile. Der obere Teil legt sich der Pars utriculovestibularis, der untere der Pars sacculocochlearis an. Der dem Ductus cochlearis angeschmiegte Teil liefert das *Ganglion spirale* (Abb. 15.**111**). Die meisten Zellen des Ganglion vestibulocochleare stammen aus der Wand des Labyrinthbläschens. Die Proneurone liefern bipolare Zellen, deren periphere Fortsätze Verbindung mit den Sinneszellen aufnehmen. Die zentralen Fortsätze bilden den N. vestibulocochlearis und enden in den entsprechenden Kerngebieten des Rhombencephalon. Da sich die stammesgeschichtlich älteren Anteile auch in der Ontogenese früher entwickeln, enthält der Nervenstamm zuerst fast nur Vestibularisfasern.

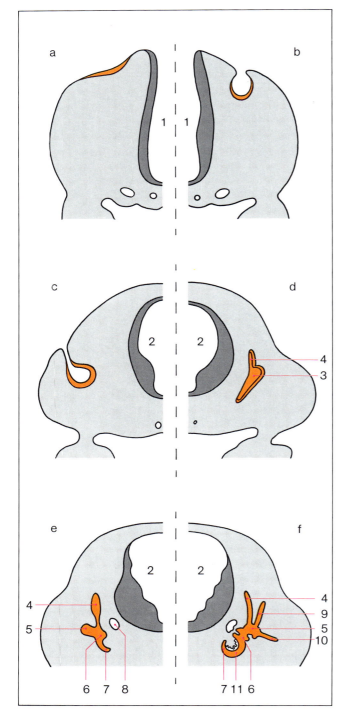

Abb. 15.**110 Entwicklung des epithelialen Labyrinths,** Schema (nach M. *Clara*).
a Stadium der Labyrinthplakode.
b Stadium der Labyrinthgrube.
c Stadium des Labyrinthbläschens (kurz vor der Abschnürung).
d Abgeschnürtes Labyrinthbläschen mit Ductus endolymphaticus.
e Beginnende Gliederung des Labyrinthbläschens.
f Anlage der Bogengangtaschen.
1 Neuralplatte
2 Neuralrohr (Rhombencephalon)
3 Labyrinthbläschen
4 Ductus endolymphaticus
5 Utriculus
6 Sacculus
7 Ductus cochlearis
8 Ganglion vestibulocochleare
9 gemeinsame Tasche des vorderen und hinteren Bogenganges
10 seitliche Bogengangtasche
11 Ganglion spirale cochleae

Die *Ausbildung der knorpeligen Labyrinthkapsel und der perilymphatischen Gewebe* wird vom Labyrinthbläschen induziert. Das dem epithelialen Labyrinth unmittelbar anliegende Mesenchym liefert das perilymphatische Gewebe, während sich das peripher liegende, verdichtete Mesenchym in Vorknorpel- und Knorpelgewebe umwandelt und die *knorpelige Ohrkapsel (Labyrinthkapsel)*, die einen Teil des knorpeligen Primordialkraniums bildet, liefert.

Im perilymphatischen Gewebe treten mit Perilymphe gefüllte Lücken auf, die allmählich zum *Spatium perilymphaticum* zusammenfließen. Überreste des perilymphatischen Gewebes sind die zarten Bälkchen im Perilymphraum, die Membrana propria des häutigen Labyrinthes sowie die innere Auskleidung der knorpeligen und später knöchernen Labyrinthkapsel, das Perichondrium bzw. Endosteum.

Die *Perilymphräume* erscheinen zuerst in der Umgebung von Utriculus und Sacculus und führen zur Bildung der *Cisterna vestibuli*. Die Perilymphräume der Cochlea entstehen später und zwar erscheint zuerst die unterhalb des Ductus cochlearis gelegene *Scala tympani*, etwas später die darüber gelegene *Scala vestibuli* (Abb. 15.**112b**). Das zwischen den beiden Scalae und dem Ductus cochlearis übrig gebliebene, plattenartig zusammengedrängte perilymphatische Gewebe liefert die *Lamina basilaris* und die *Membrana vestibularis*, an der lateralen Wand des Ductus cochlearis das Lig. spirale (Abb. 15.**112c**). Auch um die häutigen Bogengänge bildet sich der Perilymphraum nicht allseitig aus; diese liegen der Labyrinthkapsel streifenförmig an und bleiben dort fixiert. Gleichzeitig mit der Scala tympani entsteht der Aquaeductus cochleae, die Verbindung zwischen Perilymph- und Subarachnoidealraum.

Die *Knorpelkapsel des Labyrinthes* geht kontinuierlich in die knorpelige Felsenbeinanlage über. Ende des

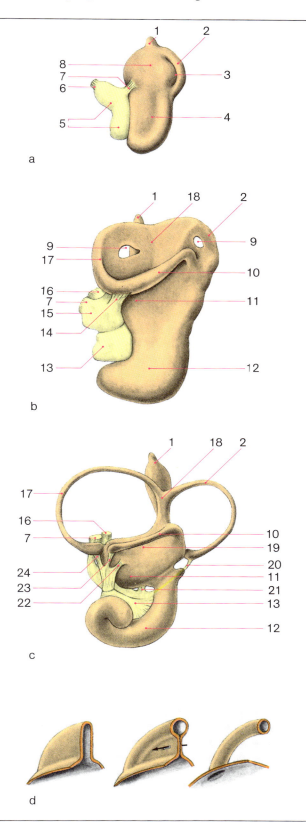

Abb. 15.**111 Rekonstruktion verschiedener Phasen der Labyrinthentwicklung** (nach *Streeter*).
a 9 mm SSL, **b** 13 mm SSL, **c** 20 mm SSL,
d Entwicklung des Bogenganges (Erklärung im Text).
 1 Saccus endolymphaticus
 2 Canalis semicircularis posterior
 3 Lateralfurche
 4 Kochlearsack
 5 Ganglion vestibulocochleare
 6 N. vestibulocochlearis
 7 N. vestibularis
 8 Vestibularsack
 9 Absorptionsstelle des Epithels
10 Canalis semicircularis lateralis
11 Sacculus
12 Ductus cochlearis
13 Ganglion spirale
14 Nervenast des lateralen Bogenganges
15 Ganglion vestibulare
16 N. cochlearis
17 Canalis semicircularis superior
18 Crus commune
19 Utriculus
20 N. ampullae posterioris
21 N. saccularis
22 N. utricularis
23 N. ampullae lateralis
24 N. ampullae superioris

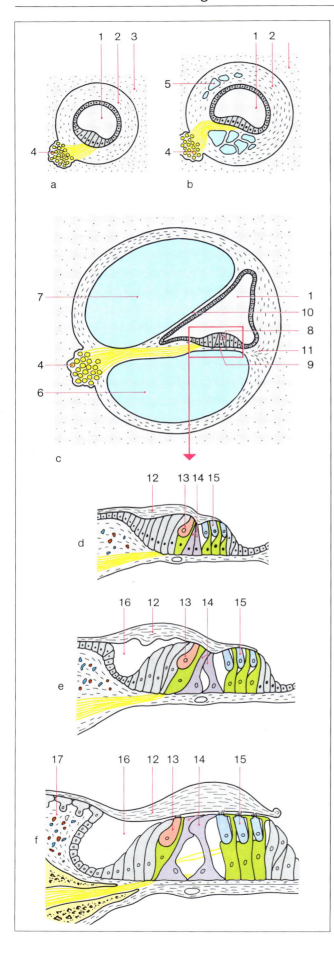

2. Monats erscheint Knorpel um die Schnecke (Pars cochlearis), dann um die Bogengänge (Pars canalicularis). Das Mesenchym im Bereich der Fenestrae cochleae und vestibuli verknorpelt nicht.

Die Verknöcherung der Labyrinthkapsel beginnt im 5. Monat; sie geht von 5–7 Ossifikationspunkten aus und liefert die Spongiosa des Felsenbeines. Die als *knöchernes Labyrinth* bezeichnete Knochenkapsel entsteht durch perichondrale Ossifikation aus dem perilymphatischen Gewebe, das die Labyrinthkapsel von innen auskleidet und als Perichondrium bzw. Endosteum dient. Bei Neugeborenen trennt eine Bindegewebsschicht die perichondral entstandene, kompakte Kapsel vom anschließenden enchondral gebildeten noch spongiösen Knochen des Felsenbeines, so daß sie relativ leicht herausgeschält werden kann.

Der N. facialis liegt anfänglich frei auf der Labyrinthkapsel und wird nur von zwei zwischen Pars cochlearis und Pars canalicularis gelegenen Knochenspangen überbrückt. Im Verlaufe der Ossifikation des Schläfenbeines wird er, ähnlich wie andere, zunächst extrakapsuläre Strukturen (A. carotis interna, M. tensor tympani, M. stapedius, Tuba) in das knöcherne Labyrinth einbezogen.

Alle Labyrinthteile haben bereits zur Zeit der Geburt ihre endgültige Form und Größe erreicht.

Gleichgewichtsorgan

Das Gleichgewichtsorgan, *Labyrinthus vestibularis* (Vestibularapparat), besteht im membranösen Teil aus den drei Bogengängen, dem Utriculus und dem Sacculus. Die Bogengänge, *Ductus semicirculares,* liegen in eigenen Knochenkanälen, den *Canales semicirculares ossei, Utriculus* und *Sacculus* dagegen, verbunden

---

Abb. 15.**112 Entwicklung des Ductus cochlearis, des Cortischen Organs und der perilymphatischen Räume** (nach *Hamilton-Boyd* u. *Corning*).
a 35 mm, **b** 50 mm, **c** 150 mm, **d–f**: Entwicklung der Membrana tectoria und der Interzellularräume im Cortischen Organ.
 1 Ductus cochlearis
 2 perilymphatisches Gewebe
 3 knorpelige Labyrinthkapsel
 4 Ganglion spirale
 5 Lückenbildung im perilymphatischen Gewebe
 6 Scala tympani
 7 Scala vestibuli
 8 Cortisches Organ
 9 Basilarmembran
10 Membrana vestibularis
11 Lig. spirale
12 Membrana tectoria
13 innere Haarzelle
14 Pfeilerzellen
15 äußere Haarzellen
16 Sulcus spiralis internus
17 Limbus spiralis

Innenohr

durch den Ductus utriculosaccularis, in einem gemeinsamen Raum des knöchernen Labyrinthes, im *Vestibulum* (Abb. 15.**109**). Der vom Sacculus ausgehende häutige *Ductus endolymphaticus* (Aquaeductus vestibuli) zieht durch den knöchernen *Aquaeductus vestibuli* und endet an der Hinterwand des Felsenbeins mit dem *Saccus endolymphaticus*.

Knöchernes Labyrinth des Gleichgewichtsorgans

Vestibulum

Das *Vestibulum* (Vorhof) ist ein zwischen dem inneren Gehörgang und der Paukenhöhle gelegener, abgeflachter elliptischer Raum von 5–7 mm Höhe, 4 mm Breite und 6 mm Tiefe (Abb. 15.**114a**). Seine mediale Wand gehört zum Fundus meatus acustici interni, seine laterale Wand wird von der Innenfläche der medialen Paukenhöhlenwand gebildet. Seine mediale Wand trägt vorne und unten eine rundliche Nische, den *Recessus sphaericus (sacculi)*, hinten eine größere elliptische Mulde, den *Recessus ellipticus (utriculi)* (Abb. 15.**113**). Die nach vorne geneigte Trennleiste der beiden Vertiefungen, die Crista vestibuli, endet in der *Pyramis vestibuli*, einer feinen, dem Vorhoffenster gegenüber liegenden Spitze. Am unteren Rand des Recessus ellipticus führt eine Furche durch eine schlitzförmige Öffnung in den knöchernen *Aquaeductus vestibuli (Apertura interna aquaeductus vestibuli)*.

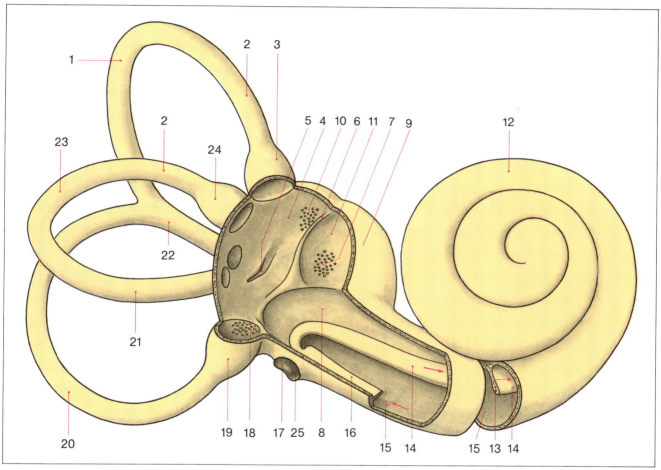

Abb. 15.**113 Vestibulum, Bogengänge, basaler Schneckengang** (Vestibulum und basaler Schneckengang von lateral eröffnet).
1 Canalis semicircularis anterior
2 Crus ampullare
3 Ampulla anterior
4 Recessus utriculi
5 Apertura interna aquaeductus vestibuli
6 Crista vestibuli
7 Macula cribrosa media
8 Recessus cochlearis
9 Vestibulum
10 Macula cribrosa superior
11 Recessus sacculi
12 Cochlea
13 Scala vestibuli
14 Lamina spiralis ossea
15 Scala tympani
16 Lamina spiralis secundaria
17 Fenestra cochleae
18 Macula cribrosa inferior
19 Ampulla posterior
20 Canalis semicircularis posterior
21 Crus simplex
22 Crus commune
23 Canalis semicircularis lateralis
24 Ampulla lateralis
25 Apertura interna canaliculi cochleae

Dieser, den Ductus endolymphaticus führende, enge Kanal mündet an der Hinterwand der Pars petrosa ossis temporalis, etwa 1 cm hinter dem inneren Gehörgang.

Um das obere Ende der Crista vestibuli und um die Pyramis vestibuli ist der Knochen für den Durchtritt von Fasern des N. vestibularis in Form von *Maculae cribrosae* siebartig durchlöchert (Abb. 15.**113**). Durch die *Macula cribrosa superior* tritt der R. utriculoampullaris vom inneren Gehörgang in das Vestibulum ein. Die *Macula cribrosa media* im Recessus sacculi dient als Durchtrittsstelle für den R. saccularis. Die laterale Wand enthält die nierenförmige *Fenestra vestibuli,* die Vestibulum und Paukenhöhle verbindet (Abb. 15.**114**).

An der Grenze zwischen Vorderwand und Boden des Vestibulums liegt der Eingang zur Scala vestibuli. Die anschließende ovale Vertiefung des Bodens, der *Recessus cochlearis,* nimmt das blinde untere Ende des häutigen Ductus cochlearis, das *Caecum vestibulare,* auf. Der Boden des Recessus cochlearis läuft gegen die basale Schneckenwindung in zwei dünne Knochenlamellen, die *Laminae spiralis ossea* und *spiralis secundaria* aus, die durch eine schmale, hakenförmig gebogene Spalte voneinander getrennt sind (Abb. 15.**113**). Die beiden Lamellen trennen, ergänzt durch die Lamina spiralis membranacea, den Canalis spiralis cochleae in die Scala vestibuli und die Scala tympani, im Vestibulumbereich den Recessus cochlearis von der Fenestra cochleae.

Die Öffnungen der drei Bogengänge nehmen das Dach, die hintere Wand und den Boden des Vestibulums ein. Da der obere und der hintere Bogengang einen gemeinsamen Schenkel haben, gibt es für die drei Bogengänge nur 5 Öffnungen (Abb. 15.**113**).

Canales semicirculares ossei

Die drei knöchernen Bogengänge, *Canales semicirculares ossei,* sind C-förmig gekrümmte, senkrecht zur Krümmungsebene leicht abgeplattete Knochenröhrchen, die vom Vorhof ausgehen und wieder in ihn münden (Abb. 15.**113**). Je nach ihrer Lage im Kopf unterscheidet man einen vorderen, einen hinteren und einen lateralen Bogengang, die in drei aufeinander senkrecht stehenden Ebenen, etwa einer Raumecke entsprechend, liegen. Der vordere und der hintere Gang sind senkrecht, der laterale horizontal gestellt (Abb. 15.**114b** u. **c**).

Der hintere Bogengang bildet einen beinahe kompletten Kreisbogen, der vordere zwei Drittel eines Kreises

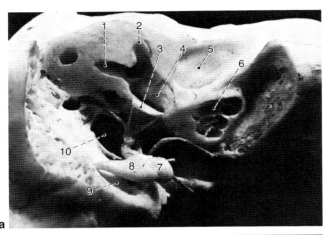

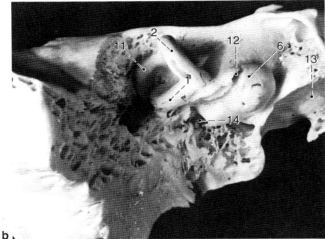

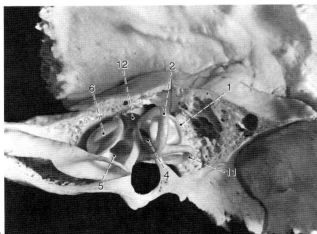

Abb. 15.**114**

a **Vestibulum, Cochlea und Paukenhöhle** von oben eröffnet.
b **Lage des knöchernen Labyrinthes im Felsenbein** (Ansicht von außen und oben).
c **Knöchernes Labyrinth** von oben und innen gesehen.

1 Canalis semicircularis lateralis
2 Canalis semicircularis anterior
3 Stapes
4 Vestibulum
5 Meatus acusticus internus
6 Cochlea
7 Malleus
8 Incus
9 Trommelfell
10 Paukenhöhle
11 Canalis semicircularis posterior
12 Canalis facialis
13 Canalis caroticus
14 Fenestra cochleae

Innenohr 611

und der laterale einen Halbkreis. Die drei Bogengänge sind verschieden lang, der hintere ist der längste, der laterale der kürzeste. An der konvexen Seite gemessen, beträgt die Länge des hinteren Ganges 22 mm, die des vorderen 18–20 mm und die des lateralen Bogenganges 14–15 mm. Die Bogengänge sind zudem ungleich weit. Ihr Durchmesser variiert zwischen 0,8 und 1,5 mm. Am weitesten sind der laterale Bogengang und das Crus commune, der schmalste ist der vordere Bogengang.

Jeder der drei Bogengänge teilt sich von seiner Mitte ausgehend in zwei Schenkel. Die an ihrem Anfang spindelförmig erweiterten Bogengangsabschnitte sind die *Crura ampullaria* (Abb. 15.**113**). Die drei gleichgeformten knöchernen Ampullen, *Ampullae osseae anterior, posterior* und *lateralis,* enthalten die membranösen Ampullen mit den Cristae ampullares, den Trägern der Sinnesepithelien. Sie sind 2–2,5 mm lang und 1,5 mm breit. Der funktionell indifferente (Sinneszellen nicht beherbergende), rückwärts gebogene Schenkel des lateralen Bogenganges ist ein einfaches, separat mündendes Rohr, *Crus simplex.* Die hinteren Schenkel der senkrecht stehenden vorderen und hinteren Bogengänge treffen rechtwinklig aufeinander, vereinigen sich und münden mittels eines gemeinsamen Schenkels, *Crus commune,* in das Vestibulum (Abb. 15.**113**). Das Crus commune mißt 3,7 mm. Crus simplex und Crus commune sind am Übergang in das Vestibulum leicht erweitert (Abb. 15.**114b** u. **c**).

Der **vordere Bogengang,** *Canalis semicircularis anterior,* überragt das Labyrinth und wird deshalb auch als oberer Bogengang (Canalis semicircularis superior) bezeichnet. Er verläuft senkrecht zur Felsenbeinachse und bildet an der vorderen Felsenbeinfläche eine Vorwölbung *(Eminentia arcuata).* Bei Kleinkindern wölbt er auch die Pyramidenkante und die Facies posterior des Felsenbeines vor. In ihrer Konkavität liegt die in diesem Alter noch breite, tiefe Fossa subarcuata (s. S. 596) (Abb. 15.**115a**). Das Crus ampullare mündet mit der *Ampulla ossea superior* in den oberen Teil des Vestibulums, das *Crus commune* in der Mitte der Hinterwand, zwischen der Apertura interna des Aquaeductus vestibuli und der Öffnung des Crus simplex des lateralen Bogenganges (Abb. 15.**113**).

Der **hintere Bogengang,** *Canalis semicircularis posterior,* verläuft parallel zur hinteren Pyramidenfläche, an der das Crus commune beim Kind noch deutlich vorspringt (Abb. 15.**115a**). Beim Erwachsenen verlaufen beide Gänge tiefer und sind an dieser Fläche nicht mehr sichtbar. Die *Ampulla ossea posterior* mündet unterhalb des Vorhoffensters im Boden des Vestibulums (Abb. 15.**113**). Durch ihren durchlöcherten Wandabschnitt, *Macula cribrosa inferior,* treten die Fasern des N. ampullaris posterior in das Vestibulum ein.

Der **laterale Bogengang,** *Canalis semicircularis lateralis,* annähernd horizontal gelegen, bildet eine Vorwölbung *(Prominentia canalis semicircularis lateralis)* an der Grenze zwischen Aditus ad antrum und Antrum mastoideum (Abb. 15.**90**). Hier wird der vordere

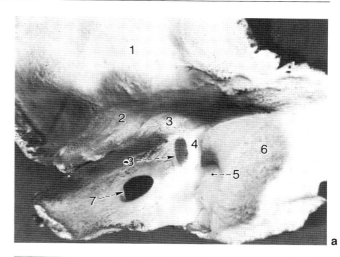

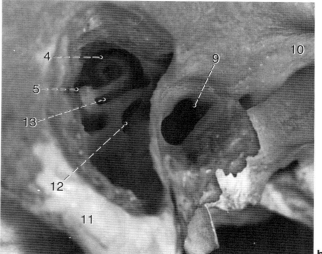

Abb. 15.**115**
a Schläfenbein des Neugeborenen (mediale Ansicht)
b Bogengänge und Fazialiskanal durch den Processus mastoideus eröffnet.
1 Squama temporalis
2 Tegmen tympani
3 Eminentia arcuata
4 Canalis semicircularis anterior
5 Canalis semicircularis posterior
6 Sulcus sigmoideus
7 Meatus acusticus internus
8 Fossa subarcuata
9 Meatus acusticus externus
10 Arcus zygomaticus
11 Processus mastoideus
12 Fazialiskanal
13 Canalis semicircularis lateralis

Kanalschenkel bei der Fenestration eröffnet. Die *Ampulla ossea lateralis* mündet dicht neben der oberen Ampulle in den Dachbereich des Vestibulums, das *Crus simplex* an der hinteren Vestibulumwand, lateral von der Mündung des Crus commune, zwischen den Ampullae lateralis und posterior (Abb. 15.**90**).

Die *Stellung der Bogengänge im Kopf* ist auf Abb. 15.**116** schematisch dargestellt. Aus dem Bild ist zu entnehmen, daß die Bogengänge (und die Maculae) nicht in den Hauptebenen des Kopfes (frontal, sagittal, horizontal) liegen, sondern in Zwischenebenen angeordnet sind. Der obere und hintere Bogengang bilden mit der Medianebene einen Winkel von etwa 45°. So kommen vorderer Bogengang der einen und hinterer Bogengang der Gegenseite parallel zueinander zu stehen (Abb. 15.**116a**). Das ganze Bogengangsystem ist gegen die Medianebene um etwa 45° nach außen gedreht und gegen die Frankfurter Horizontale (unterer Orbitarand, oberer Rand des äußeren Gehörganges) um etwa 30° nach rückwärts geneigt. Es muß bemerkt werden, daß die Lage der einzelnen Bogengangsebenen leicht variiert. Sie stehen weder absolut senkrecht zueinander, noch völlig parallel zu den entsprechenden der Gegenseite.

Häutiges Labyrinth des Gleichgewichtsorgans

Der häutige (membranöse) Teil des Vestibularapparates besteht aus den beiden Vorhofsäckchen, *Utriculus* und *Sacculus*, und den membranösen Bogengängen, *Ductus semicirculares*. Die Nervenendstellen oder Sinnesfelder erscheinen als weiße Flecken an den durchsichtigen Säckchenwänden und werden deshalb als *Maculae* bezeichnet. Im Gegensatz zu den flachen Maculae stellen die Sinnesfelder der Ampullen halbmondförmige Querfalten, *Cristae ampullares*, dar (s. S. 620).

Der **Utriculus** (Abb. 15.**117**), 3 mm lang und 2 mm breit, ist ein längliches, schlauchartiges Säckchen, dessen Längsachse von vorne-oben nach hinten-unten gerichtet ist. In den oberen Teil des Utriculus, *Recessus utriculi*, der vom *Utriculus proprius* durch eine Furche abgegrenzt ist, münden die Ampulla membranacea superior und dicht darunter, etwas lateral von dieser, die Ampulla membranacea lateralis. In den mittleren Abschnitt öffnen sich das Crus commune und laterokaudal von diesem das Crus simplex. Die Ampulla membranacea inferior mündet am unteren Ende des Utriculus. Die Endigungsstelle des N. utricularis, die *Macula utriculi*, nimmt einen Teil des Bodens und der Vorderwand ein und dehnt sich von hier auf die laterale Wand aus. Sie liegt in der Ebene des lateralen Bogenganges, ihre freie Oberfläche sieht nach oben. Aus der hinteren Utrikuluswand nimmt der Ductus utricularis seinen Ursprung. Eine konstante Falte, die utrikuloendolymphatische Klappe, reguliert an dieser Stelle den Druck zwischen Pars superior (Utriculus, Bogengänge) und Pars inferior (Sacculus und Ductus cochlearis) des häutigen Labyrinthes (Abb. 15.**118**).

Der **Sacculus** (Abb. 15.**117**) ist abgeflacht, rundlich und kleiner als der Utriculus und hat einen Durchmesser von 2 mm. Sein trichterförmig verjüngtes unteres Ende liegt am Boden des Vestibulums; aus ihm geht der etwa 0,3 mm breite, 1,3 mm lange *Ductus reuniens* hervor. Dieser, in den Ductus cochlearis führende Kanal kann gelegentlich verschlossen sein. Der Ductus utriculosaccularis entspringt an der hinteren Wand des Sacculus. Die Endigungsstelle des N. saccularis, die *Macula sacculi*, befindet sich an der medialen, gegen den inneren Gehörgang gewendeten Wand. Sie liegt in der Ebene des oberen Bogenganges; ihre freie Oberfläche ist nach außen gerichtet (Abb. 15.**116**).

Der *Utriculus* liegt hinten oben im knöchernen Recessus utriculi, der *Sacculus* vorne unten im Recessus sacculi. Beide sind durch Bindegewebe am Periost der Vestibulumwand angeheftet. Während ihre gegenüberliegenden Wandabschnitte eng aneinander liegen,

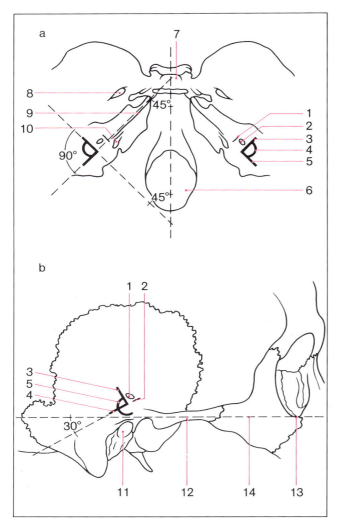

Abb. 15.**116 Lage der Bogengänge und der Maculae im Kopf** (nach *Braus*).
 a Ansicht von oben.
 b Seitenansicht.
 1 Macula sacculi
 2 Macula utriculi
 3 Canalis semicircularis anterior
 4 Canalis semicircularis lateralis
 5 Canalis semicircularis posterior
 6 Foramen occipitale magnum
 7 Sella turcica
 8 Foramen ovale
 9 Margo superior partis petrosae
 10 Meatus acusticus internus
 11 Meatus acusticus externus
 12 Arcus zygomaticus
 13 Margo infraorbitalis
 14 Frankfurter Horizontale

Innenohr

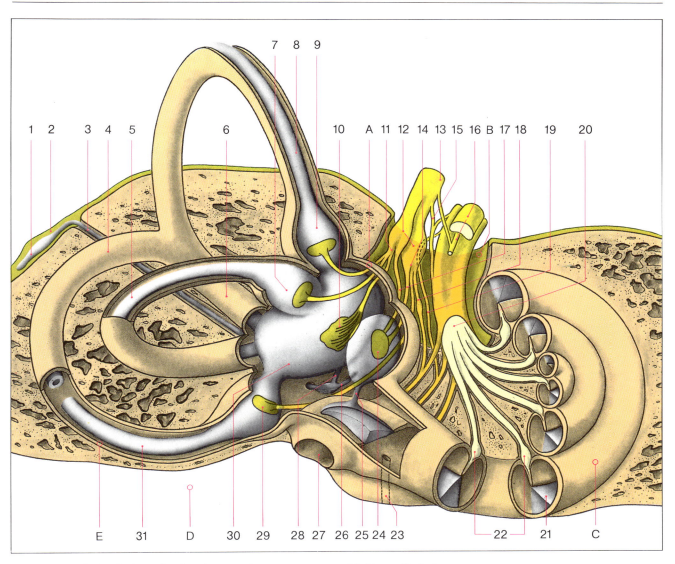

Abb 15.117 Labyrinth und seine Innervation.
- A Vestibulum
- B Meatus acusticus internus
- C Cochlea
- D Paukenhöhle
- E Canalis semicircularis osseus
- 1 Saccus endolymphaticus
- 2 Dura mater
- 3 Ductus endolymphaticus im Aquaeductus vestibuli
- 4 Crus simplex
- 5 Canalis semicircularis lateralis
- 6 Crus commune
- 7 Ampulla lateralis mit R. ampullae lateralis
- 8 Canalis semicircularis anterior
- 9 Ampulla anterior mit R. ampullae anterioris
- 10 Macula utriculi mit R. utricularis
- 11 N. utriculo-ampullaris (vestibularis superior)
- 12 Ganglion vestibulare (Pars posterosuperior und anteroinferior)
- 13 N. vestibularis
- 14 N. sacculoampullaris (vestibularis inferior)
- 15 Oortsche B-Fasern
- 16 Nn. facialis und intermedius
- 17 Nn. saccularis superior und inferior
- 18 R. cochleovestibularis mit Boettcher-Ganglion
- 19 Oortsche A-Fasern
- 20 N. cochlearis
- 21 Ductus cochlearis
- 22 Ganglion spirale (Corti)
- 23 Aquaeductus cochleae im Canaliculus cochleae
- 24 Macula sacculi
- 25 Ductus reuniens
- 26 Ductus saccularis
- 27 Fenestra cochleae mit Membrana tympani secundaria
- 28 Ductus utricularis
- 29 Ampulla posterior mit R. ampullae posterioris
- 30 Sacculus
- 31 Canalis semicircularis posterior

ragen die übrigen frei in den Perilymphraum hinein. Der zwischen den Säckchen und der lateralen Vestibulumwand gelegene, etwa 2 mm breite Raumabschnitt ist die *Cisterna perilymphatica*.

Ductus utriculosaccularis. Die Endolymphe fließt durch die Ductus saccularis, utricularis und endolymphaticus ab. *Ductus saccularis* und *utricularis* bilden gemeinsam den *Ductus utriculosaccularis,* sie entspringen aus der Hinterwand der entsprechenden Vorhofsäckchen, verlaufen nach oben-hinten und münden in den spindelförmig erweiterten Anfangsteil (Sinus endolymphaticus) des *Ductus endolymphaticus (Aquaeductus vestibuli)* (Abb. 15.**118**). Er verläuft zuerst parallel zum Crus commune schräg auf- und rückwärts, biegt dann fast rechtwinklig nach unten und medial gegen die hintere Felsenbeinfläche. Nach Austritt aus dem Aquädukt erweitert sich sein blindes Ende zum flachen *Saccus endolymphaticus,* dessen Beziehung zur Dura mater verschieden beschrieben wird (Abb. 15.**117**). Nach einigen Autoren liegt er zwischen zwei Durablättern, nach anderen hingegen zwischen Dura und Schädelknochen. Von der hinteren Schädelgrube aus gesehen, liegt er zwischen der oberen Pyramidenkante und dem Sinus sigmoideus, etwa 4–12 mm unterhalb des Sinus petrosus superior.

Der *Ductus endolymphaticus* ist im vestibulären Teil spindelförmig erweitert, im Kanalabschnitt dagegen eng (Abb. 15.**118**). Der im Knochenkanal gelegene Abschnitt des *Saccus endolymphaticus* ist stark gefaltet, sein intraduraler Abschnitt hingegen glatt. Der mit stark vaskularisierten Falten und Papillen ausgestattete Abschnitt ist an der Endolymphresorption aktiver beteiligt als der glatte Abschnitt.

Der *Ductus endolymphaticus* ist von einem flachen bis kubischen Epithel ausgekleidet, an dem drei Teile unterschieden werden können: Das Epithel des proximalen Abschnittes ist kubisch bis hochprismatisch. Die hellen und dunklen zylindrischen Zellen des mittleren Abschnittes weisen Mikrovilli und pinozytotische Bläschen auf. Der distale, über dem Sinus sigmoideus in die Dura eingelagerte Teil ist von hellen und dunklen kubischen Zellen ausgekleidet. Das Lumen des Säckchens enthält Zelltrümmer, freie Makrophagen und Leukozyten.

Der *Saccus endolymphaticus* spielt im normalen Metabolismus des Innenohres eine Rolle. Enzyme der Zellen der Mittelzone katalysieren metabolische Prozesse. Eine andere Funktion dieses Abschnittes ist die Pinozytose. Proteine werden via Epithel in das perivaskuläre Bindegewebe transportiert und phagozytiert. Aus seiner Wand sollen feine Kanäle in die Dura führen – Abflußwege der Endolymphe in die Lymphspalten der Dura.

An den *häutigen Bogengängen, Ductus semicirculares,* unterscheidet man die *Ampullae membranaceae* und die *Crura membranacea* (Abb. 15.**117**). Die Ampullen nehmen den ganzen zur Verfügung stehenden Knochenraum ein, während die Crura membranacea bedeutend enger sind und exzentrisch der knöchernen Bogenwand anliegen, an der sie durch Bindegewebe angeheftet sind. Seitlich, bis etwa zum halben Umfang des Querschnittes, spannt sich zwischen Periost und häutigem Bogengang ein System von Bindegewebsbälkchen und Lamellen aus (Abb. 15.**119**). Dieses schwammähnliche, den Arachnoidealbälkchen ähnliche System ist so dicht, daß es bei der operativen Fenestration das Abfließen der Perilymphe verhindern kann. Die untere Hälfte des Querschnittumfanges ist trabekelfrei wie die Cisterna perilymphatica des Vestibulums und die Scalae tympani und vestibuli der Schnecke. Die Sinnesfelder der Ampullen sind halbmondförmige Querfalten, *Cristae ampullares,* die von

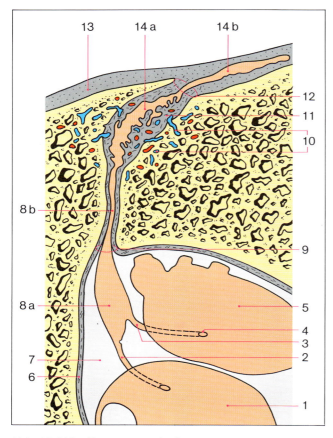

Abb. 15.118 Ductus und Saccus endolymphaticus (modifiziert nach *Anson* u. Mitarb.)
1 Sacculus
2 Ductus saccularis
3 Ductus utricularis
4 Valvula utriculoendolymphatica
5 Utriculus
6 Endosteum
7 Perilymphraum
8 Ductus endolymphaticus
 a Sinus
 b Isthmus
9 Vestibuläre Öffnung des Aquaeductus vestibuli
10 Knochengefäße
11 vaskularisiertes Bindegewebe
12 kraniale Öffnung des Aquaeductus vestibuli
13 Dura mater
14 Saccus endolymphaticus
 a gefalteter Abschnitt
 b glatter Abschnitt

der konvexen Seite der Bogengänge in die Ampullenlichtung hineinragen. Jeder Crista ampullaris entspricht auf der Ampullen-Außenfläche eine Querfurche, *Sulcus transversus*, durch die die Nerven die Crista erreichen (Abb. 15.123).

Feinbaulich entspricht das *perilymphatische Gewebe* einem Retikulum, dessen Balken primär aus den dünnen, untereinander verbundenen Fortsätzen benachbarter Zellen bestehen (Abb. 15.119). Die Fasern bilden nur in der Nähe des Periostes und um die häutigen Labyrinthanteile eine dichtere Schicht, im Balkenbereich dagegen sind sie nur spärlich vorhanden. Das Retikulum umgibt auch die Kapillaren, die durch den Perilymphraum zur membranösen Labyrinthwand ziehen. Am Anfang der Kapillaren findet man manschettenförmige, mit epitheloiden Zellen ausgestattete glomusähnliche Gebilde, die durch Regulation der Durchblutung die Produktion und den Abtransport der Perilymphe beeinflussen. Nach Ansicht einzelner Autoren ist der Perilymphraum von Endothel ausgekleidet.

Feinbau des häutigen Labyrinths des Gleichgewichtsorgans

Der häutige Vestibularapparat ist mikroskopisch-anatomisch weitgehend einheitlich gebaut, seine Bauelemente können deshalb zunächst zusammenfassend besprochen werden. Die voneinander abweichenden Strukturen der Maculae und Cristae werden anschließend separat behandelt.

Die **Wand der Vorhofsäckchen und der häutigen Bogengänge** besteht aus einer bindegewebigen Membrana propria, einer Basalmembran und einem einschichtigen Epithelbelag.

Die *Membrana propria* enthält kollagene und elastische Fasern, Fibrozyten und Melanozyten. Die elastischen Fasern bilden zwischen den Kollagenfasern, die teilweise zu geschichteten Lamellen zusammengeschlossen sind, ein grobfaseriges Netz. In den freien Wandabschnitten der Bogengänge findet man fast regelmäßig einzelne oder in Gruppen angeordnete, verschieden große, lumenwärts vorgewölbte, papillenartige Verdickungen der Membrana propria. Ob diese, nur beim Erwachsenen vorkommenden Gebilde eine bestimmte Funktion erfüllen oder nur schrumpfungsbedingte Kunstprodukte sind, ist nicht bekannt.

Die *Innenseite der nicht mit Rezeptorzellen ausgestatteten Wandabschnitte* des häutigen Vestibularapparates ist von einem einschichtigen Plattenepithel überzogen. Einzig das Epithel des Bodens des Utriculus besteht aus etwas höheren, schmalen Zellen und zeigt stellenweise firstartige Erhebungen von zylindrischen Zellen; dasselbe gilt für die sog. Raphe, einen Zellstreifen entlang der konkaven Bogengangsfläche. Im Umkreis der Rezeptorzellen tragenden Nervenendstellen nimmt das Plattenepithel allmählich Zylinderform an. Die Zellen der an den beiden seitlichen Enden der Cristae gelegenen halbmondförmigen Übergangszonen, *Plana semilunaria* (Abb. 15.123), sind an der Bildung der Mucopolysaccharid-Komponenten der

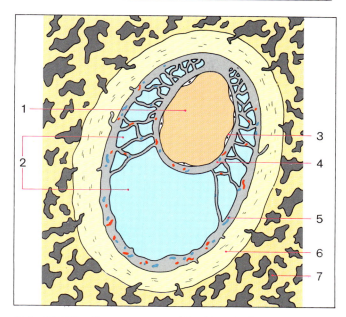

Abb. 15.**119** **Bogengang und Perilymphräume beim Erwachsenen.**
1 Bogengang
2 Perilymphräume
3 Endothel
4 Membrana propria
5 Endosteum mit Blutgefäßen
6 knöcherne kompakte Labyrinthkapsel
7 Spongiosa des Felsenbeines

Cupulae (s. S. 620) beteiligt. An der Breitseite der Cristae schließt sich eine schmale Zone von *transitoriellem Epithel* an, auf das eine breite *Dunkelzellzone* folgt. Die Dunkelzellen sind durch den Besitz von basalen Einfaltungen des Plasmalemms, dichter Matrix und großen Vakuolen gekennzeichnet. Sie scheinen an der Aufrechterhaltung der hohen Kaliumkonzentration der Endolymphe beteiligt zu sein. Einige Autoren nehmen an, daß die Zellen der Plana semilunaria und der perimakulären Übergangszonen Endolymphe produzieren.

Das mehrreihige **Epithel der Sinnesfelder** besteht sowohl bei den Cristae ampullares als auch bei den Maculae staticae aus *Stütz-* und *Sinneszellen*. Die Sinneszellen haben einen „Haarschopf" aus Zilien und werden deshalb auch als *Haarzellen* bezeichnet. Auf Grund ihrer Form, Ultrastruktur und der synaptischen Kontakte werden zwei Haarzelltypen unterschieden (Abb. 15.120): Die *Haarzellen vom Typ I* sind flaschenförmig mit bauchig gerundeter Basis und schlankem Hals. Der basalgelegene Kern ist von Mitochondrien und vom endoplasmatischen Reticulum umgeben. Zahlreiche Mikrotubuli, den Golgi-Apparat und „vacuole-containing bodies" enthält der apikale Zellabschnitt. Die phylogenetisch jüngeren *Haarzellen vom Typ II* sind zylindrisch schlank, ihre runden Kerne liegen im Vergleich zu Typ I höher, der Golgi-Apparat ist stärker ausgebildet, und die Vesikel des glatten endoplasmatischen Retikulums sind kleiner als die des granulierten.

616   15 Sinnesorgane

Der „Haarschopf" beider Zelltypen besteht aus einem randständigen *Cilium* und 40–100 modifizierten *Mikrovilli*. Obwohl das Cilium ähnlich strukturiert ist wie Kinozilien (9 × 2 + 2 Mikrotubuli mit einem Kinetosom), bewegt es sich wahrscheinlich nicht aktiv. Die den Stereozilien ähnlich gebauten Mikrovilli sind durch ein längsgerichtetes Bündel von Filamenten verstärkt, das durch die eingeschnürte Basis in die unter der Zelloberfläche gelegene Kutikularplatte einstrahlt. Die Mikrovilli sind hexagonal angeordnet und wie Orgelpfeifen abgestuft. Die längsten Haare (100 µm) befinden sich auf jener Seite der Zelle, die das Cilium trägt, die kürzesten (1 µm) auf der gegenüberliegenden Seite. Durch die Lage des Ziliums sind die Zellen

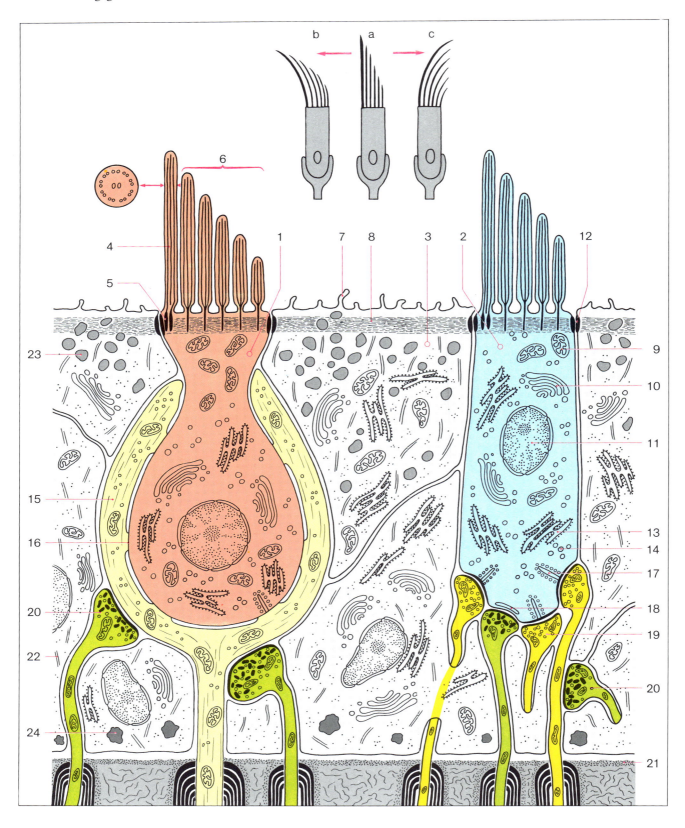

funktionell polar differenziert. Bei der Abscherung (Abbiegung) der Haare in Richtung des Kinoziliums erhöht sich die Impulsfrequenz im N. vestibularis (Reiz), bei der Gegenbewegung wird sie dagegen herabgesetzt (Hemmung) (Abb. 15.**120a–c**). Die Reizempfindlichkeit der Haarzellen ist außerordentlich groß. Sie reagieren bereits auf eine Verschiebung der Zilien von 100 Pikometer. Die Reaktion ist extrem schnell. Sie tritt mit einer Verzögerung von ein paar Zehntel Mikrosekunden auf, vergleichbar der Zeit, die ein Enzym zur Spaltung eines Moleküls braucht. Nach ein paar Zehntel Sekunden Adaptationszeit kann die Zelle auf eine neue Lageänderung der Zilien reagieren.

Die Haarzellen werden durch Verschiebung der Gallertmasse *(Statolithenmembran, Cupula),* in die sie eingelagert sind, gereizt, sind also Mechanorezeptoren.

Die *Synapsen* der Vestibularisfasern an den Haarzellen zeigen auffällige Formunterschiede (Abb. 15.**120**). Die *Haarzellen vom Typ I* sind bis zu ihrem Hals von einer *kelchförmigen dendritischen Axonendigung (Calix)* eines afferenten, in das Zentralnervensystem projizierenden Neurons umschlossen und mit ihr stellenweise durch Zonulae occludentes verbunden. Der synaptische Spalt zwischen den Zonulae ist an der Zellbasis etwa 30 nm breit. Die gegenüber dem Kelch in der Haarzelle gelegenen linearen Verdichtungen mit kleinen Vesikeln – ähnlich den synaptischen Bändern der Retina – deuten auf chemische Synapsen hin. Einige Stellen, an denen der Synapsenspalt nur 5 nm beträgt, sind Kontakte mit niedrigem Widerstand, vergleichbar elektrischen Synapsen. Der kelchförmigen Axonendigung liegen außen Synapsen von (wahrscheinlich) efferenten Neuronen an, die aus einer Zellgruppe des Nucleus vestibularis lateralis stammen.

Die *Oberfläche der Zellen vom Typ II* ist dagegen direkt von zahlreichen Endknöpfchen (Boutons) afferenter und efferenter Fasern besetzt. Die spärlich granulierten Boutons der afferenten Fasern sind hell, die dicht granulierten der efferenten Fasern dunkel. Die efferenten Fasern an den Typ-II-Zellen und den Kelchen der Typ-I-Zellen setzen die Empfindlichkeit der Haarzellen bzw. der Synapsen herab.

Die Kelche an den Typ-I-Zellen werden von dendritischen Endigungen dicker, schnellleitender Vestibularisfasern gebildet. Eine Faser innerviert eine kleine lokalisierte Gruppe von Typ-I-Zellen, deshalb ist die Funktion dieses Zelltyps eher von diskriminativer Art. Die Boutons an den Typ-II-Zellen sind Endigungen von dünnen Vestibularisfasern, die eine große Gruppe von Zellen des II. Typs innervieren.

Die *Stützzellen* erstrecken sich von der Basalmembran bis zur Epitheloberfläche und füllen die Lücken zwischen den Haarzellen und deren Axonen aus. Wegen ihrer unregelmäßigen Form können in einer Schnittebene mehrere Stützzellen in verschiedenen Höhen oder eine Zelle mehrmals getroffen werden. Die Charakteristika der Stützzellen sind: ein eiförmiger, basal liegender Kern, ein im Cytoplasma eingeschlossenes Skelett aus Bündeln von Mikrotubuli, die in die Kutikularplatte einstrahlen, ein gut entwickelter Golgi-Apparat, zahlreiche Sekretgranula und eine mit kurzen Mikrovilli ausgestattete Zelloberfläche (Abb. 15.**120**). Man nimmt an, daß die Stützzellen bei der Ernährung der Haarzellen, beim Endolymphe-Metabolismus und bei der Lieferung der Mucopolysacharidkomponente der Statolithenmembran eine Rolle spielen.

Die *Lamina basalis* des Sinnesepithels wird von den Axonen des N. vestibularis durchbohrt, die ihre Myelinscheide kurz vorher verloren haben. Das polsterartig verdickte Bindegewebe der Labyrinthwand (Membrana propria) enthält die für die Beatmung und Ernährung des Epithels notwendigen Kapillaren und die Endgeflechte des N. vestibularis (Abb. 15.**121**).

Dem flach ausgebreiteten *Sinnesepithel der* **Maculae staticae** liegt kissenförmig eine Gallertschicht auf, die Mucopolysaccharide und ein Geflecht aus Filamenten einschließt. Sie enthält 3–6 Lagen von 2–5 µm messenden Kristallen, *Statoconia* (Statolithen, Otolithen) und wird deshalb *Statokonienmembran* (Statolithenmembran) genannt. Die eiweißhaltige Grundsubstanz der Statokonien ist mit kohlensaurem Kalk imprägniert. Größere Kristalle liegen in der Nähe der Haarzellen, kleinere an der Oberfläche. Die Statokonienmembran ist etwa 60 µm dick, ihre Oberfläche mißt 0,5 mm². Die Sinneshaare ragen tief in die Gallerte hinein, deshalb führt jede Verschiebung der Statokonienmembran zu einer Scherung (Verbiegung) der Zilien. Sie ist der adäquate Reiz für die Rezeptoren, durch den die Aktivität in afferenten Nerven, je nach der Richtung

---

Abb. 15.120 Sinnesepithel der Maculae und Cristae, Schema (nach *Wersäll*).
1 Haarzelle Typ I
2 Haarzelle Typ II
3 Stützzelle
4 Kinozilie
5 Basalkörper
6 Stereozilien
7 Mikrovilli
8 Retikularmembran
9 Mitochondrien
10 Golgi-Apparat
11 Nucleus
12 Desmosomen
13 granuliertes ER
14 glattwandiges ER
15 Calix
16 Zonulae occludentes
17 synaptische Bänder
18 subsynaptische Zisterne
19 Boutons der afferenten Vestibularisfasern
20 Endigungen der efferenten Fasern
21 Basallamina
22 Mikrotubuli
23 Membranbegrenzte dichte Granula
24 Lipidgranula
a, b, c Durch die Lage des Kinozilium bedingte Polarisation der Haarzellen (Erklärung im Text)

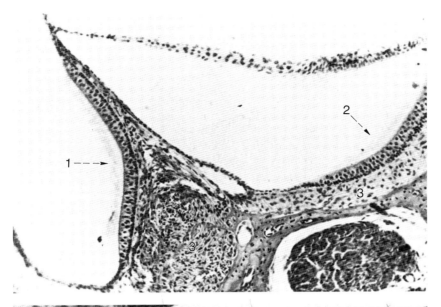

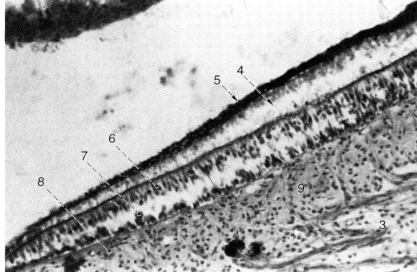

Abb. 15.**121 Feinbau der Maculae.**
Vergrößerungen oberer Bildteil etwa 100fach, unterer Bildteil etwa 150fach.
1 Macula sacculi
2 Macula utriculi
3 Faserbündel des N. vestibularis
4 Statolithenmembran
5 Statolithen
6 Sinneszellen
7 Stützzellen
8 Membrana propria
9 Nervenfasergeflecht

der Abscherung und der Polarisationsrichtung der Haarzellen, erhöht oder herabgesetzt wird.
Die Oberfläche der Macula utriculi beträgt 4,29 mm², die der Macula sacculi 2,44 mm². Erstere enthält 33 100, letztere 18 000 Sinneszellen, deren Zahl nach dem 40. Lebensjahr bis zu 20% reduziert wird.
Die Maculae sind durch leicht bogenförmig verlaufende Streifen, *Striola,* in zwei Areale geteilt, in die Pars externa an ihrer konvexen und die Pars interna an ihrer konkaven Seite. Die Striola der Macula utriculi entsteht durch die Einsenkung, die der Macula sacculi dagegen durch eine Erhebung der Statolithenmembran (Abb. 15.**122**). Die Haarzellen der Macula utriculi sind in Richtung der Striola, die der Macula sacculi in entgegengesetzter Richtung polarisiert. Gemeinsam für beide Maculae ist die Anhäufung von Zellen des Typ I im Striola-Gebiet. Peripher verteilen sich beide Typen etwa gleichmäßig; die Statolithenmembran enthält im Striolagebiet nur kleine Kristalle.
Da die Dichte (spezifisches Gewicht) der Statolithen größer ist (2,2) als die der Endolymphe (1), verursachen Linearbeschleunigungen und die Schwerkraft bei Änderung der Kopflage eine Verschiebung der Statolithenmembran über das Sinnesepithel (um etwa 10 μm). Die horizontalgestellte Macula utriculi spricht auf horizontale, die vertikale Macula sacculi auf vertikale Beschleunigungen an.
Infolge der Polarisierung der Haarzellen gibt es für jede Bewegungsrichtung eine Haarzellenregion, die erregt und eine, die gehemmt wird. Aus der Reizung resultieren die Empfindungen oben-unten, Steigen-Fallen sowie eine Fülle reflektorischer Reaktionen des Bewegungsapparates im Dienste der Gleichgewichtserhaltung. Als Gravitationsrezeptoren registrieren die Maculae vor allem die Lage des Kopfes und führen Informationen zum Nervensystem, die für die Orientierung im Raum notwendig sind. Sie sind ferner Rezeptoren der sog. Liftreaktion (Reflexe beim Fallen und Steigen) und der Linearbeschleunigung (Reflexe beim schnellen Anfahren und Bremsen). Seiten- oder Vor- und Rückwärtsneigen des Kopfes führen zum kompensatorischen Gegenrollen der Augen und

dadurch zur Wahrnehmung der subjektiven Horizontale bzw. Vertikale. Reichen die Augenbewegungen dazu nicht aus, wie z. B. beim Kopfstand, so stellen die Nackenmuskeln den Kopf horizontal. Bemerkenswert ist dabei, daß die von den Vestibularisrezeptoren gelieferten Auskünfte allein nicht ausreichen, um dem Gehirn eine eindeutige Information über die Stellung des Körpers im Raum zu vermitteln. Da der Kopf vom Rumpf unabhängig bewegt werden kann, muß das Gehirn die Stellung des Kopfes gegenüber dem Rumpf kennen und verrechnen, um über die Körperstellung Klarheit zu gewinnen. Die dazu nötigen Informationen werden von Muskel- und Gelenkrezeptoren des Halsgebietes geliefert. Ihr Ausfall führt zu ähnlichen Gleichgewichtsstörungen wie der Ausfall des Labyrinthes.

Unwirksam sind die Scherkräfte nur in der natürlichen Ruhelage der Statokonienorgane, wenn der Kopf 30° nach vorne geneigt ist. Die Macula utriculi liegt dann horizontal, die Macula sacculi annähernd vertikal, parallel zur Symmetrieebene des Kopfes. Die Macula utriculi wird in Bauchlage (Nase unten) am stärksten, in Rückenlage mit leicht gesenktem Kopf dagegen nur minimal gereizt. Seekrankheit tritt in Rückenlage am wenigsten auf, da sich die Maculae utriculi im sog. „blinden Fleck" befinden. Wie die Erfahrungen bei Astronauten gezeigt haben, treten am Gleichgewichtsorgan keine akuten Schädigungen auf, wenn die nor-

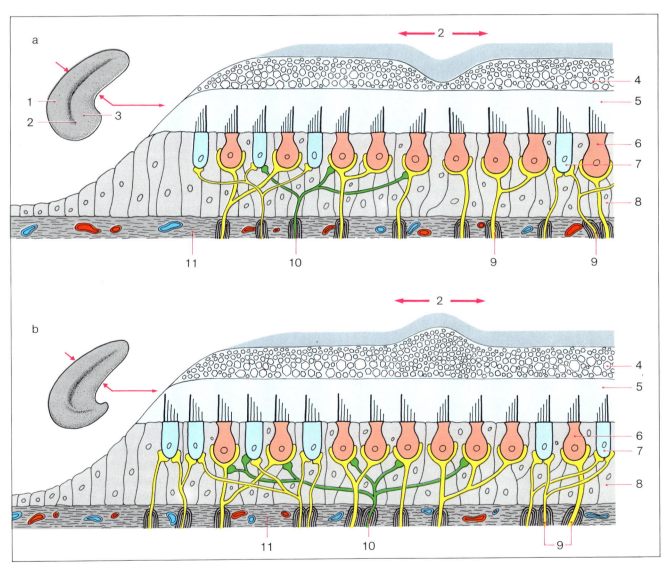

Abb. 15.**122 Morphologische Struktur der Maculae** (nach *Lindenmann*).
a Macula utriculi,
b Macula sacculi.
1 Pars externa
2 Striola
3 Pars interna
4 Statolithen
5 Statolithenmembran
6 Haarzelle Typ I
7 Haarzelle Typ II
8 Stützzellen
9 afferente Nervenfasern
10 efferente Nervenfaser
11 Membrana propria mit Kapillaren
Die Pfeile geben die funktionelle Polarisationsrichtung der Haarzellen an

male Belastung der Maculae im schwerkraftlosen Zustand wegfällt. Da in einer Macula die Zilien in verschiedenen Richtungen orientiert sind, müssen die Angaben, daß die Macula utriculi auf Kippen des Kopfes um die transversale, die Macula sacculi auf Kippen um die sagittale Achse reagiert, als nicht gesichert betrachtet werden.

Die Maculae können auch Vibrationsreize melden. Es gibt Ansichten, wonach sich die Macula sacculi an den Vestibularfunktionen nicht beteiligt, sondern mit der Cochlea assoziiert ist und Vibrationsreize von niedrigen Frequenzen registriert.

Die von den Maculae ausgelösten Änderungen der Körperhaltung und der Augenstellung können an Krebsen untersucht werden. Die Statolithen dieser Tiere enthalten Sandkörnchen und werden bei der Häutung abgestoßen. Bietet man für den Wiederaufbau der Statolithen Eisenstaub an, so kann darauf mit Elektromagneten Zug ausgeübt und die Reaktion studiert werden.

Im Gegensatz zu den flachen Maculae ragen die **Cristae ampullares** als halbmondförmige Falten in das Ampullenlumen hinein (Abb. 15.**123**). Der histologische Bau ihrer Wandschichten (Lamina propria, Basallamina, Sinnesepithel) ist dem der Maculae ähnlich. Jede Crista enthält etwa 7000 Sinneszellen. Die Zellen vom Typ I und Typ II sind in der Crista etwa gleichmäßig verteilt. Nach anderer Ansicht sind an der Spitze der Crista die Typ I-Zellen angehäuft. Die Haarzellen der Ampulla lateralis sind in Richtung auf den Utriculus (utriculopetal), in den Ampullae anterior und posterior in entgegengesetzter Richtung (utriculofugal) polarisiert (Abb. 15.**124a**).

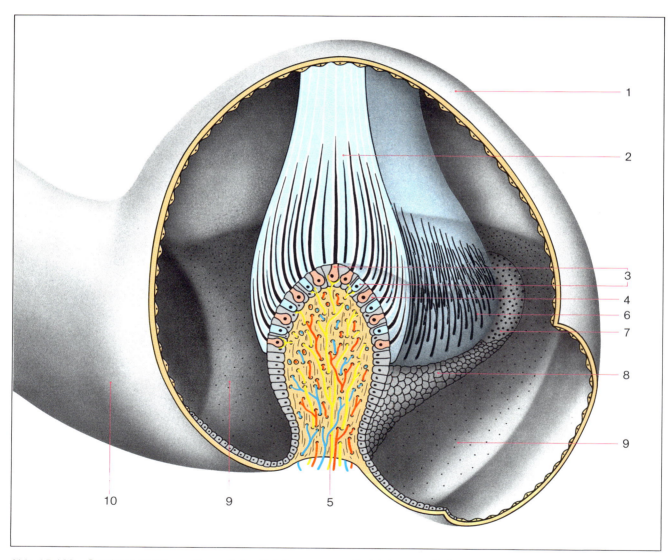

Abb. 15.**123 Struktur der Ampulla und der Crista.** Schematische Rekonstruktion (nach *Mira* u. *Negro* und *Hillman*).
1 Ampulla
2 Cupula
3 Sinneszellen
4 Stützzellen
5 Crista ampullaris mit Gefäß- und Nerven führendem Bindegewebskern
6 seitliche Ausdehnung des Sinnesepithels
7 Planum semilunare
8 transitorisches Epithel
9 Dunkelzellzone
10 Crus ampullare

Die *Cupula,* der auf dem Sinnesepithel gelegene mucopolysaccharidhaltige Gallertkörper, ist 0,5 mm breit und 0,3 mm dick. Der basale Teil der Cupula ist vom Epithel durch eine Endolymphe enthaltende, kapilläre Spalte getrennt, ihr apikaler Teil ragt bis zur gegenüberliegenden Ampullenwand vor. Die Cupula ist von feinen, apikalwärts konvergierenden Kanälchen durchzogen, in die die Haarschöpfe hineinragen. Diese reichen bis etwa zur Mitte der Cupula und enden in einer mikroskopisch kaum sichtbaren Spitze (Abb. 15.123). Im Gegensatz zu den Makulazellen übertrifft die Länge der Haarschöpfe der Kristazellen (30–40 µm) die Zellhöhe um etwa das Zweifache. Da die Cupula den gleichen Brechungsindex hat wie die Endolymphe, ist sie beim Lebenden unsichtbar. Ihre unauffällige Querstreifung im fixierten Zustand wird als Zeichen einer rhythmischen Abscheidung gedeutet. Die Cupula hat das gleiche spezifische Gewicht wie die Endolymphe, unterliegt also nicht der Einwirkung der Schwerkraft, sondern nur den Bewegungen der Endolymphe. Ihr adäquater Reiz ist die Winkelbeschleunigung.

Jeder Bogengang bildet mit dem Utriculus zusammen einen geschlossenen, von Endolymphe gefüllten Ring, der nur durch die Cupula unterteilt ist. Wird der Kopf oder der Körper in der Ebene eines Bogenganges gedreht, so bleibt die Endolymphe wegen ihrer Trägheit zunächst in Ruhe. Dadurch entsteht im betroffenen Bogengang eine der Bewegung entgegengesetzte Strömung. Diese Remanenzströmung lenkt die Cupula und die darin liegenden Sinneshaare aus. Je nach der Abscherungsrichtung der Zilien werden die Haarzellen entweder depolarisiert (Reiz) oder hyperpolarisiert (Hemmung) (Abb. 15.**124b**). Dadurch erhält das Zentralnervensystem Informationen über Richtung und Ausmaß der Bewegung sowie über die Größe der Winkelgeschwindigkeit. Endolymphströmung erfolgt auch dann, wenn die Ebene der Drehung und die des Bogenganges nicht übereinstimmen. Die Stärke der Strömung ist proportional zum Cosinus des Winkels zwischen Dreh- und Bogengangsebene. Stark ist die Strömung, wenn der Bogengang in der Drehebene liegt (Winkelunterschied = 0°, Cosinus 0° = 1), wenn er dagegen senkrecht zur Drehebene steht, gibt es keine Strömung (Cosinus 90° = 0).

Bei langandauernder, gleichmäßiger Drehung nimmt die Endolymphe infolge der Reibung an der Bogengangswand die Drehgeschwindigkeit des Bogenganges an, wodurch Strömung und Reiz aufhören. Eine gleichmäßige Drehung wird daher vom Vestibularapparat nicht wahrgenommen. Bei Verlangsamung oder Aufhören einer gleichmäßigen Bewegung bleibt die Endolymphe noch in Bewegung (Trägheitsströmung) und lenkt die Cupula in umgekehrter Richtung ab. Das Abstoppen der Drehung ruft so den gleichen Eindruck hervor, wie eine Beschleunigung in der entgegengesetzten Richtung. Aus diesem Grund kann nach Anhalten einer Drehbewegung Schwindel auftreten. Vom Bogengangsapparat werden nur der Beginn und die Beschleunigung sowie Verlangsamung und Aufhören einer Drehbewegung registriert, während eine gleichmäßige Drehung um die vertikale Achse nur durch optische, akustische oder propriozeptive Sinnesmeldungen kontrolliert werden kann.

Da der Kopf in drei Ebenen bewegt wird (Nicken nach vorne-hinten, Neigen nach rechts-links, Drehung um die Körperlängsachse), sind für die Wahrnehmung der verschiedenen Drehrichtungen drei Bogengänge nötig. Aus ihrer Lage folgt, daß jede Bewegung jeweils von

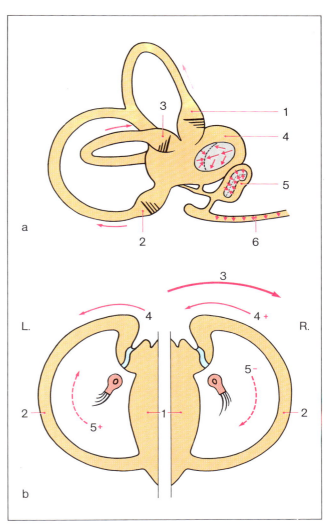

Abb. 15.**124a** Polarisationsrichtung der Cristae und der Maculae mit Pfeilen markiert.
1 Ampulla anterior
2 Ampulla posterior
3 Ampulla lateralis
4 Macula utriculi
5 Macula sacculi
6 Ductus cochlearis

Abb. 15.**124b** Zusammenwirken der kontralateralen Bogengänge bei Kopfdrehung nach rechts.
1 Utriculus
2 lateraler Bogengang
3 Drehrichtung des Kopfes
4 Endolymphströmung
5 Richtung der Trägheitsströmung
(weitere Erklärung im Text)

mindestens zwei parallel gestellten Bogengängen registriert wird. Wie aus Abb. 15.**124b** zu entnehmen ist, entsteht in einem Bogengang eine utrikulopetale, im gegenseitigen hingegen eine utrikulofugale Strömung; die eine Crista wird dadurch gereizt, die andere gehemmt. Die beiden Labyrinthe arbeiten bei Bogengangsreizung durch Drehbewegungen als Antagonisten, bei Schwerkraftreiz für die Utriculus-Statokonien jedoch als Synergisten.

Die Auslenkung der Cupula löst, ähnlich wie die Verschiebung der Statokonienmembran, statische und statokinetische Reflexe aus. Ein klinisch wichtiger statokinetischer Reflex ist der *vestibuläre Nystagmus*. Durch ihn werden die Augen während der Drehbewegung so gegen die Drehung geführt, daß sie die ursprüngliche Blickrichtung beibehalten. Um den Vestibularapparat zu prüfen, werden der sog. postrotatorische Nystagmus, der nach Abstoppen einer Drehbewegung auftritt, und der kalorische Nystagmus verwendet.

Beim *kalorischen Nystagmus* wird der oberflächlich gelegene laterale Bogengang durch Wärme- oder Kälteapplikation vom äußeren Gehörgang her gereizt. Vorteilhaft ist diese Methode deshalb, weil so die beiden Seiten getrennt untersucht werden können.

Die Auslösung von Bewegungskrankheiten, *Kinetosen* (See- und Luftkrankheit durch Heben, Senken, Rollen und Kippen des Fahrzeuges) kann als komplexe Irritation des Vestibularapparates mit unterschiedlichen Beschleunigungen in den Bogengängen und den Utriculus-Statokonien aufgefaßt werden. Kinetosen werden weniger durch Überreizung des Gleichgewichtsorgans als vielmehr durch eine zentrale Verwirrung des Gleichgewichtsgefühls, durch Disharmonie der von verschiedenen Sinnesorganen erhaltenen Wahrnehmungen, ausgelöst. Die Empfindlichkeit eines Organs und die damit verbundene Stärke der Reaktionen wird vom Zentralnervensystem durch efferente Fasern stark beeinflußt. Ein unzureichender Dämpfungsmechanismus erleichtert die Entstehung von Kinetosen. Wiederholte Reizexposition führt zur Gewöhnung (Habituation), die in gewissen Berufen (Seeleute, Flieger, Astronauten) erworben wird, doch gibt es auch Personen, bei denen eine Gewöhnung nicht eintritt.

Bei allen Wirbeltieren, mit Ausnahme der Zyklostomen, liegt in der Nähe der Macula utriculi noch ein weiteres Sinnesfeld, die *Macula neglecta*. Sie ist ein statolithenfreies Homologon der Cristae und wird deshalb auch *Crista quarta* genannt. Bei höheren Säugetieren ist sie rudimentär.

Hörorgan

Das Hörorgan, *Labyrinthus cochlearis* (Schnecke, *Cochlea*), bildet den vorderen Teil des Labyrinthes. Die Schnecke besteht, ähnlich wie der Vestibularapparat, aus einem knöchernen und einem membranösen Teil (Abb. 15.**109**).

Knöchernes Labyrinth des Hörorgans

Cochlea

Das *knöcherne Labyrinthteil des Hörorgans*, die knöcherne Schnecke, *Cochlea*, wird, wie das Gehäuse einer Gartenschnecke, von einem spiralig 2½ mal aufgewundenen Rohr, *Canalis spiralis cochleae*, gebildet. Ihre von hinten medial nach vorne lateral gerichtete Längsachse liegt entweder horizontal oder ist um etwa 30° nach unten geneigt. Die Schneckenbasis, *Basis cochleae*, ist gegen den Meatus acusticus internus, die abgerundete Spitze, *Cupula cochleae*, gegen den Semicanalis m. tensoris tympani gerichtet (Abb. 15.**125a**). Die Basis hat einen Durchmesser von 7–8 mm, die Achsenlänge beträgt 3–4,5 mm.

Die Windungen des *Canalis spiralis cochleae* verlaufen in der linken Cochlea im Uhrzeigersinn nach links, in der rechten Cochlea umgekehrt. Man unterscheidet Basal-, Mittel- und Spitzenwindung. Basal mündet der Schneckenkanal in das Vestibulum (Pars vestibularis cochleae), apikal endet er blind (Abb. 15.**125a**). Die leicht nach unten geneigte Basalwindung zieht zunächst fast geradegestreckt schräg von lateral nach medial, biegt dann nach oben um und geht mit rasch abnehmenden Radien in die Mittel- und Spitzenwindung über. Da Krümmungsradius und Rohrdurchmesser spitzenwärts abnehmen, liegen die einzelnen Windungen nicht völlig übereinander. Die Mittelwindung ist teilweise in die Basalwindung, die Spitzenwindung in die Mittelwindung versenkt, so daß die Cupula vom Endteil der Mittel- und der Spitzenwindung gebildet wird (Abb. 15.**126**). Der Canalis spiralis cochleae des Menschen ist 30–37,5 mm lang. Einen kürzeren Schneckengang haben niedere Säugetiere (1–1½ Windungen), einen beträchtlich längeren (4½ Windungen) die Nagetiere.

Die *Schneckenachse* bildet der spindelförmige *Modiolus*; um ihn ist das Schneckenrohr spiralig aufgewunden (Abb. 15.**125**). Er ist allerdings nur in der Basal- und Mittelwindung im ganzen Umfang ausgebildet. Im Cupulabereich kann die Achse nicht mehr umgriffen werden, da die apikale Windung nach einer halben Drehung blind in einer Platte, *Lamina modioli*, endet. Die Platte bildet gegen das Ende der Mittelwindung die Zwischenwand und endet selbst mit einem axial gestellten freien Rand (Abb. 15.**125a**, 15.**126**).

Von der Außenfläche des Modiolus gehen zwei spiralige Knochenblätter aus, das *Septum cochleae* und die *Lamina spiralis ossea*. Das Septum vereinigt sich mit der kompakten Schneckenkapsel und trennt die Windungen voneinander. Die Wände des Spiralkanals werden daher nach oben und unten von den Septa cochleae, medial vom Modiolus und lateral von der Schneckenkapsel gebildet (Abb. 15.**125** u. 15.**126**).

Die *Lamina spiralis ossea* springt als zweiblättrige Lamelle in den Canalis spiralis cochleae vor und trennt ihn unvollständig in zwei übereinander liegende Gänge. Durch Anfügen einer Bindegewebslamelle, der *Lamina spiralis membranacea*, wird die Trennung vervollständigt. Die so entstandenen Gänge werden

Innenohr 623

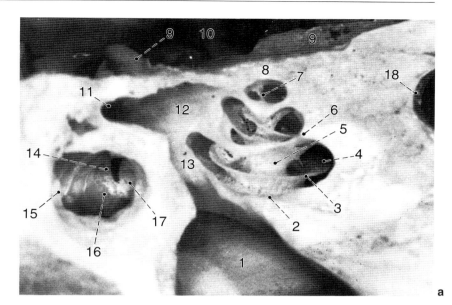

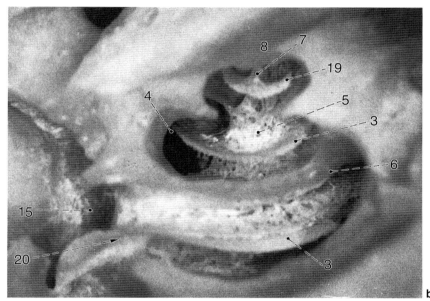

Abb. 15.**125 Knöcherne Schnecke eröffnet:**
a von oben,
b von lateral,
c von medial.
1 Meatus acusticus internus
2 Basis cochleae und modioli
3 Lamina spiralis ossea
4 Canalis spiralis cochleae
5 Modiolus
6 Septum cochleae
7 Lamina modioli
8 Cupula cochleae
9 Semicanalis m. tensoris tympani
10 Paukenhöhle
11 tympanaler Abschnitt des Fazialiskanals
12 Genu canalis facialis
13 labyrinthäres Segment des Fazialiskanals
14 Lamina spiralis secundaria
15 Vestibulum
16 Recessus cochlearis
17 Lamina spiralis ossea
18 Canalis caroticus
19 Hamulus laminae spiralis
20 Kantenverdrehung der Lamina spiralis ossea
21 Fenestra vestibuli
22 Fenestra cochleae (eröffnet)
23 Fossa jugularis
24 Apertura interna canaliculi cochleae
25 Scala tympani

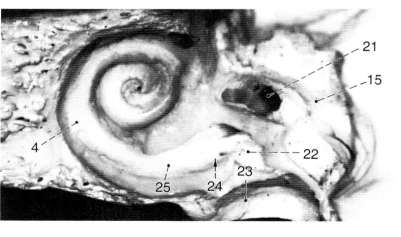

Scalae (Treppen) genannt. Die vom Vestibulum ausgehende, aufsteigende Treppe ist die *Scala vestibuli;* die in der Cupula cochleae beginnende, absteigende Treppe öffnet sich durch die Fenestra cochleae in die Paukenhöhle und wird deshalb als *Scala tympani* bezeichnet (Abb. 15.**126**). Periodische Schwankungen im Lumen des Canalis spiralis cochleae erzeugen Engpässe und Erweiterungen im Mittelteil der Basal- und der Mittelwindung (Abb. 15.**127**).

Die *Lamina spiralis ossea (prima)* bildet die Fortsetzung des Bodens des Recessus cochlearis und der medialen Wand des Vestibulums (s. S. 610, Abb.

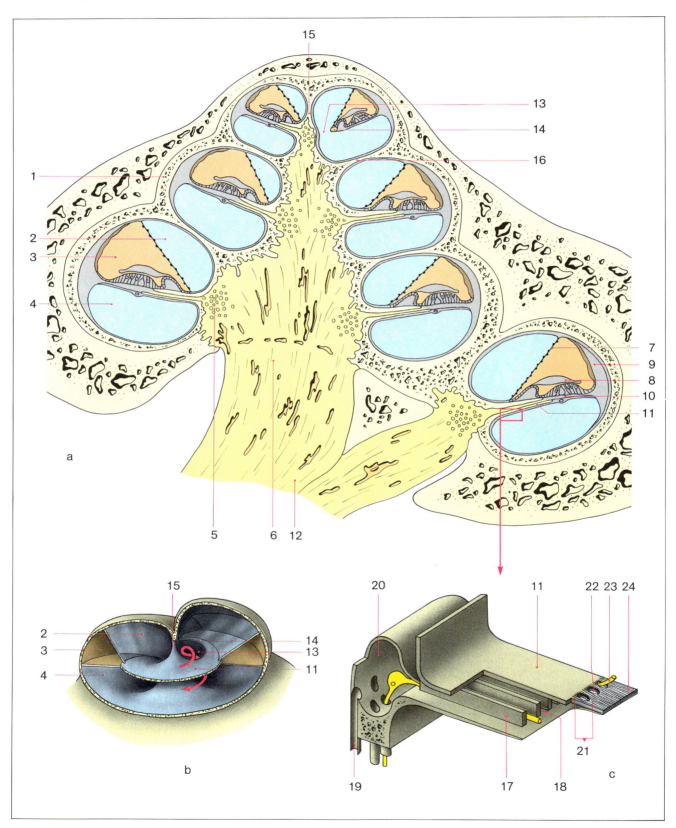

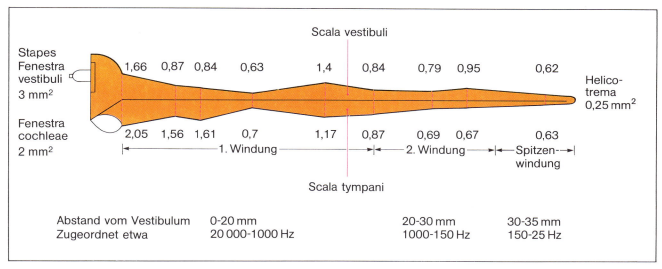

Abb. 15.**127 Diagramm der Querschnittsänderung des Canalis spiralis cochleae.** Die Zahlen längs der oberen bzw. unteren Konturlinie geben die Fläche der jeweiligen Querschnitte in mm² an. Längenmaße der Windungen und grobe Zuordnung der Frequenzen nach Ermittlungen von *Békésy*.

15.**113** u. 15.**125**). Im Vestibulum steht sie horizontal, im Schneckengang hingegen senkrecht, da sie beim Übergang des Vestibulums in die Basalwindung um ihre Kante um 90° verdreht wird. Der im Vestibulum nach vorne schauende freie Rand ist in der Cochlea nach unten gerichtet. Dem Anfangsteil der Lamina spiralis ossea gegenüber liegt die sehr schmale *Lamina spiralis secundaria,* die den Spalt zwischen dem freien Rand der Lamina spiralis ossea und der Außenwand verengt. Sie beginnt am Boden des Vestibulums, verläuft bogenförmig am oberen Rand der Fenestra cochleae vorbei und ist in der Mitte der Basalwindung bereits verschwunden. Die schmale Spalte zwischen den freien Rändern der beiden Laminae spirales wird durch die Lamina spiralis membranacea geschlossen. Die Lamina spiralis ossea windet sich um den Modiolus wie ein Schraubengewinde auf, hebt sich aber am Anfang der apikalen Halbwindung vom Modiolus ab und ragt wie ein sichelförmiges Blättchen *(Hamulus)* frei in die Lichtung des Spiralkanals vor (Abb. 15.**125 b**). Die am konvexen lateralen Hamulusrand befestigte Lamina spiralis membranacea und der darüber gelegene Ductus cochlearis trennen den lateralen Abschnitt der Scala vestibuli von der Scala tympani. Der mediale, konkave Hamulusrand bildet mit der Lamina modioli ein Loch, das *Helicotrema*, durch das Scala vestibuli und Scala tympani in Verbindung stehen (Abb. 15.**126 b**).

Der Modiolus, die mit ihm zusammenhängenden Zwischenwände der Windungen und die Lamina spiralis ossea sind nahezu hohl. An eine zarte Kortikalis schließt innen ein feines Spongiosawerk an, in dem das Ganglion spirale, die Anfangsbündel des N. cochlearis, Blutgefäße und vor allem in der Nähe des Ansatzes der Lamina spiralis ossea Bindegewebe und Fettzellen untergebracht sind (Abb. 15.**126 a**). Die konkave Abschlußlamelle des Axialraumes, *Basis modioli*, bildet die *Area cochlearis* des Fundus meatus acustici interni, die ein spiralig angeordnetes Lochsystem, *Tractus spiralis foraminosus*, für den Austritt der Fasern des Ganglion spirale aufweist (Abb. 15.**136 a** u. **b**).

Der Hohlraum zwischen den sehr dünnen Kortikalislamellen der Lamina spiralis ossea wird durch feine Stützplatten in ein System radiär angeordneter Nervenkanälchen aufgeteilt. Da die Stützplatten nicht bis

Abb. 15.**126**
a **Längsschnitt durch die Cochlea,**
b **räumliche Darstellung der apikalen Windung,**
c **der Lamina spiralis ossea.**
1 knöcherne Kapsel der Cochlea
2 Scala vestibuli
3 Ductus cochlearis (Scala media)
4 Scala tympani
5 Ganglion spirale
6 Modiolus
7 Membrana vestibularis (Reissnersche Membran)
8 Membrana tectoria
9 Lig. spirale
10 Organon spirale (Cortisches Organ)
11 Lamina spiralis ossea
12 N. cochlearis
13 Helicotrema
14 Hamulus laminae spiralis
15 Lamina modioli
16 Septum cochleae
17 Stützplatten
18 radiäre Nervenkanäle
19 Canalis longitudinalis modioli
20 Canalis spiralis modioli (Rosenthalscher Kanal)
21 Habenula perforata
22 Foramina nervorum
23 Nervenfaserbündel
24 Membrana basilaris

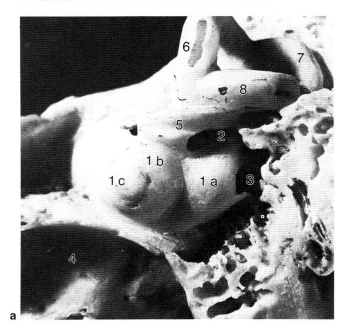

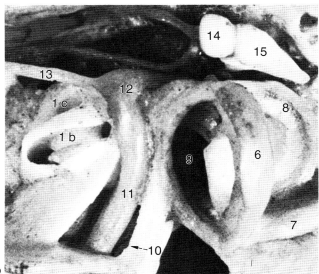

Abb. 15.**128 Topographie der Cochlea.**
 a Ansicht von lateral
 b Ansicht von oben
 1a basale Windung
 1b mittlere Windung
 1c Helicotremabereich
 2 Fenestra vestibuli
 3 Fenestra cochleae
 4 Canalis caroticus
 5 Canalis facialis
 6 Canalis semicircularis anterior
 7 Canalis semicircularis posterior
 8 Canalis semicircularis lateralis
 9 Vestibulum
 10 Meatus acusticus internus
 11 N. facialis
 12 Ganglion geniculi
 13 N. petrosus major
 14 Malleus (Caput)
 15 Incus

zum freien Rand der Lamina spiralis reichen, ist ihre zweilamellige Struktur gut erkennbar. Gegen den Modiolus hin erweitert sich der Hohlraum der Spirallamelle zu einem im Querschnitt ovalen Kanal, *Canalis spiralis modioli*, in dem die Zellen des Ganglion spirale liegen (Abb. 15.**126c**). Die zentralen *Canales longitudinales modioli* enthalten die Neuriten des Ganglion, die durch die Öffnungen des Tractus spiralis foraminosus den Modiolus verlassen und sich zum N. cochlearis vereinigen.

Topographie der Cochlea (Abb. 15.**125** u. 15.**128**). Die Cochlea ist lateral der Paukenhöhle, vorne am Karotiskanal, oben dem Fazialiskanal, medial dem Meatus acusticus internus und hinten dem Vestibulum eng benachbart.

Zur *Topographie der Windungen* wird die Basalwindung in 4 Abschnitte (Partes inferior, ascendens, superior und descendens), die mittlere Windung in 2 Abschnitte (Arcus lateralis und medialis) unterteilt (Abb. 15.**129**). Die *Pars inferior* der Basalwindung erstreckt sich von der Fenestra ovalis bzw. rotunda bis zum Karotiskanal; er ist leicht nach unten gebogen und grenzt an die hypotympanalen Zellen. Sein Übergang in die Pars ascendens kann vom Karotisknie bedeckt sein oder einige mm von diesem entfernt liegen. Die Partes ascendens und superior sind dem Fundus meatus acustici interni benachbart. Die *Pars ascendens* liegt am Vorderrand der Area acustica, die *Pars superior* dicht über der Crista transversa; sie hat enge Beziehungen zum Fazialiskanal, dessen Eingang sie in manchen Fällen halbmondförmig einengt (Abb. 15.**136b**). Im Bereich der *Pars descendens* nähert sie sich der tympanalen Oberfläche. Dieser Abschnitt liegt in Nähe des Vestibulums unterhalb des Processus cochleariformis, zwischen Fenestra ovalis und Cochlea-Spitze (Abb. 15.**129**). Die Verlaufsrichtung des *äußeren Bogens* der zweiten Windung entspricht der Verbindungslinie zwischen Fenestra ovalis und Karotisknie. Ihr *innerer Bogenabschnitt* liegt überlagert vom M. tensor tympani und der apikalen Windung oder dem Helicotrema in der Tiefe. Letzteres befindet sich direkt unterhalb des Semicanalis m. tensoris tympani, etwa 2–3 mm vor dem Processus cochleariformis.

Die *Projektion der Schnecke auf die mediale Paukenhöhlenwand* zeigt, daß das Promontorium vom Anfangsteil der Basalwindung, vom Arcus lateralis der Mittelwindung und vom Helikotremagebiet vorgewölbt wird (Abb. 15.**128a** u. 15.**129**).

Spatium perilymphaticum cochleae

Die *perilymphatischen Räume der Schnecke, Spatium perilymphaticum*, die *Scalae vestibuli* und *tympani*, sind im Gegensatz zum engen, von Balkenwerk durchsetzten Spatium perilymphaticum der Bogengänge, des Utriculus und des Sacculus, breit und balkenfrei. Die durch die Steigbügelbewegungen erzeugten Druckwellen der Perilymphe setzen sich deshalb in diese breiten, balkenfreien Räume fort. Da die Perilymphe nicht komprimierbar ist, muß an einer Stelle ein Druckausgleich möglich sein. Dazu dient die Abschlußmembran der Scala tympani, die *Membrana tympani secundaria* (Abb. 15.**109**).

Die wasserklare *Perilymphe* ist, wie der Liquor cerebrospinalis, reich an Natriumionen. Über ihre Zusam-

Innenohr

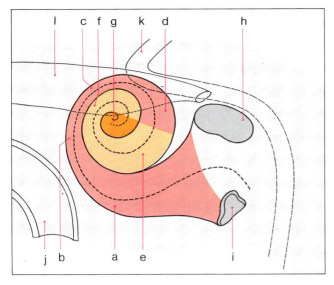

Abb. 15.129 Projektion der Cochlea auf die mediale Paukenhöhlenwand.
Hellgrau: Basalwindung
Mittelgrau: Mittelwindung
Dunkelgrau: apikale Windung
a Pars inferior
b Pars ascendens
c Pars superior
d Pars descendens
e Arcus lateralis
f Arcus medialis
g Helicotremabereich
h Fenestra vestibuli
i Fossula fenestrae cochleae
j Canalis caroticus
k Canalis facialis
l M. tensor tympani

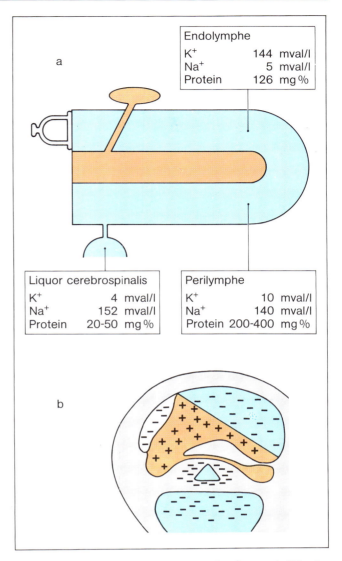

Abb. 15.**130a Zusammensetzung der Innenohrflüssigkeiten** (nach *Schuknecht*).

Abb. 15.**130b Elektroanatomie der Cochlea** (nach von *Békésy*).

mensetzung im Vergleich zur Endolymphe und zum Liquor cerebrospinalis s. Abb. 15.**130a**. Bildung und Rückresorption der Perilymphe sind nicht endgültig geklärt. Wahrscheinlich wird sie als Ultrafiltrat von den Gefäßen des Perilymphraumes produziert und via Aquaeductus cochleae in den Subarachnoidalraum und durch Lymphgefäße in die retropharyngealen Lymphknoten abgeleitet.

Die **Scala vestibuli** geht, trichterförmig erweitert, von der Cisterna vestibuli aus und kommuniziert im Helicotrema mit der Scala tympani (Abb. 15.**109**). Sie wird vom Modiolus, dem Septum cochleae, der Reissnerschen Membran und der Lamina spiralis ossea begrenzt und nimmt die obere Hälfte des Schneckengangquerschnittes ein.

Die **Scala tympani**, unterhalb der Laminae spirales ossea und membranacea gelegen, endet an der Membrana tympani secundaria blind. Ihr Endteil ist trichterförmig erweitert und wird von den Laminae spirales ossea (prima) und secundaria und der zwischen ihnen ausgespannten Lamina spiralis membranacea vom Vestibulum getrennt. Die perilymphatischen Räume sind mit Ausnahme der tympanalen Belegschicht an der Unterfläche der Lamina spiralis membranacea (s. S. 632) von flachen Mesothelzellen ausgekleidet.

Die *Membrana tympani secundaria*, 3 mm breit und 1,5 mm hoch, ist, wie das Trommelfell, trichterförmig eingezogen. Ihr Befestigungsrahmen, der nierenförmige, horizontal gestellte Rand der Fenestra cochleae, bildet das Ende der Unterwand der Scala tympani. Der konkave Unterrand der Membran ist an einer Knochenleiste, *Crista fenestrae cochleae*, befestigt (Abb. 15.**95**). Diese bildet eine Schwelle zwischen der Fossula fenestrae cochleae und der Scala tympani. Das aus kollagenen und elastischen Bindegewebsfasern aufgebaute *Stratum fibrosum* ist außen von der Paukenhöhlenschleimhaut, innen von Mesothel bedeckt. Als Locus minoris resistentiae kann die Membrana tympani secundaria bei starker tympanaler Druckerhöhung einreißen.

Der **Canaliculus cochleae** (Abb. 15.**109** u. 15.**117**) entspringt aus der Scala tympani, dicht neben der Crista fenestrae cochleae, als enger Trichter. Er enthält den *Ductus perilymphaticus (Aquaeductus cochleae)*, der die Scala tympani via Nervenscheide des N. glossopharyngeus mit dem Cavum subarachnoideale verbindet.

Häutiges Labyrinth des Hörorgans

Die von Endolymphe gefüllte *membranöse Schnecke, Ductus cochlearis,* ist ein schmaler, spiralig gewundener, im Querschnitt dreieckiger, blind endender Schlauch zwischen Scala vestibuli und Scala tympani. Der dreieckige Querschnitt flacht sich apikalwärts ab und wird zu einem quergestellten Oval. Sein Anfangsteil, das *Caecum vestibulare,* liegt im Recessus cochlearis und ist sichelförmig nach außen gebogen. Er ist mit dem darüberliegenden Sacculus durch den englumigen Ductus reuniens verbunden (Abb. 15.117). Das apikale Ende des Ductus cochlearis, das *Caecum cupulare,* liegt seitlich vom Helicotrema (Abb. 15.**126b**). Der Ductus cochlearis ist durchschnittlich 31,5 mm lang, mit einer Variationsbreite von 25,2 bis 34,4 mm. Von der Gesamtlänge entfallen ca. 58% auf die Basalwindung, 29% auf die Mittel-, und 13% auf die apikale Windung. Die Höhe des Ductus cochlearis beträgt basal 0,5 mm, die Breite 0,45 mm; apikal ist sie 0,35 mm hoch und 0,8 mm breit.

Die Spitze des keilförmigen Querschnittes des Ductus cochlearis liegt am Rand der Lamina spiralis ossea, die Basis an der lateralen Wand der Cochlea. In der aufgerichteten Cochlea wird die untere Wand, *Paries tympanicus ductus cochlearis,* von der *Lamina spiralis membranacea,* die seitliche vom *Lig. spirale cochleae* und die schräge obere Wand, *Paries vestibularis ductus cochlearis,* von der *Membrana vestibularis (Reissnersche Membran)* gebildet. Die untere Wand trennt den Ductus cochlearis von der Scala tympani, die Reissnersche Membran von der Scala vestibuli (Abb. 15.**131**). Richtig orientiert (bei horizontaler Lage der Cochlea) stellt die Reissnersche Membran die vordere, die Lamina spiralis membranacea die hintere und das Lig. spirale die untere Wand dar. Die *Lamina spiralis membranacea* trägt das *Organum spirale (Cortisches Organ).*

Feinbau des häutigen Labyrinthes des Hörorgans

Die *Membrana vestibularis* (Abb. 15.**131** u. 15.**132**) ist medial am Periost der Lamina spiralis ossea, lateral am oberen Ende des Lig. spirale befestigt und verläuft schräg aufsteigend; mit der Lamina basilaris bildet sie einen Winkel von 30–35°. Ihre dem Ductus cochlearis zugewandte Fläche ist von einer Schicht polygonaler, flacher Epithelzellen bedeckt, die Pigmentkörnchen enthalten können. Auf Grund ihrer Differenzierung – basale Plasmalemmeinfaltungen und keulenförmige Mikrovilli an der freien Oberfläche – kann angenommen werden, daß sie am Flüssigkeits- und Elektrolyttransport beteiligt sind. Die der Scala vestibuli zugekehrte Fläche hat einen Mesothelüberzug. Die mittlere Schicht enthält spärliches feinfaseriges Bindegewebe, das beim Erwachsenen meist gefäßfrei ist und auf eine Basalmembran reduziert sein kann.

Als *Lig. spirale* wird eine im Querschnitt keilförmige Verdickung eines spezifischen Bindegewebes an der äußeren Wand der Cochlea bezeichnet. An der Keilspitze, *Crista spiralis,* inseriert die Lamina basilaris (Abb. 15.**131** u. 15.**132**). An der Innenfläche des Spiralbandes sind der Sulcus spiralis externus, die Stria vascularis und am oberen Bandende eine kleine keilförmige Ausstülpung für die Insertion der Reissnerschen Membran zu unterscheiden. Der radiale Durchmesser des Lig. spirale nimmt spitzenwärts gleichmäßig ab; er beträgt basal 550 µm, apikal 100 µm. Strukturell gliedert es sich in drei Zonen: Die innere Zone wird von den fächerförmig einstrahlenden Fasern der Lamina basilaris gebildet (Abb. 15.**131**). Die locker gebaute, gefäß- und flüssigkeitsreiche Mittelzone dient als Verschiebeschicht und Flüssigkeitspolster und ist Dickenveränderungen unterworfen. Die verdickte

---

Abb. 15.**131 Histologischer Bau und Gliederung des Canalis spiralis cochleae.**
 a Ausschnitt aus der Membrana vestibularis.
 b Ausschnitt aus der Stria vascularis.
 c Ausschnitt aus dem Limbus spiralis.
 d Oberflächenstruktur der Membrana basilaris.
 e Oberflächenstruktur der Membrana tectoria.
 1 Scala vestibuli
 2 Ductus cochlearis
 3 Scala tympani
 4 Knochenwand
 5 Endosteum
 6 Lig. spirale
 7 Crista spiralis
 8 Stria vascularis
 9 Prominentia spiralis
 10 Ganglion spirale (Corti)
 11 Lamina spiralis ossea
 12 Membrana vestibularis (Reissneri)
 13 Limbus spiralis
 14 Cuticularmembran
 15 Sulcus spiralis internus
 16 Membrana tectoria
 17 Organon spirale (Corti)
 18 Lamina basilaris
 18a Zona arcuata (tecta)
 18b Zona pectinata
 18c Habenula perforata mit Foramina nervorum
 19 Sulcus spiralis externus
 20 tympanale Belegschicht
 21 Huschkesche Gehörzähne
 22 Interdentalzellen
 23 Marginalzellen
 24 Intermediärzellen
 25 Basalzellen
 26 Kapillare
 27 Randfasernetz
 28 Hensenscher Streifen

Innenohr 629

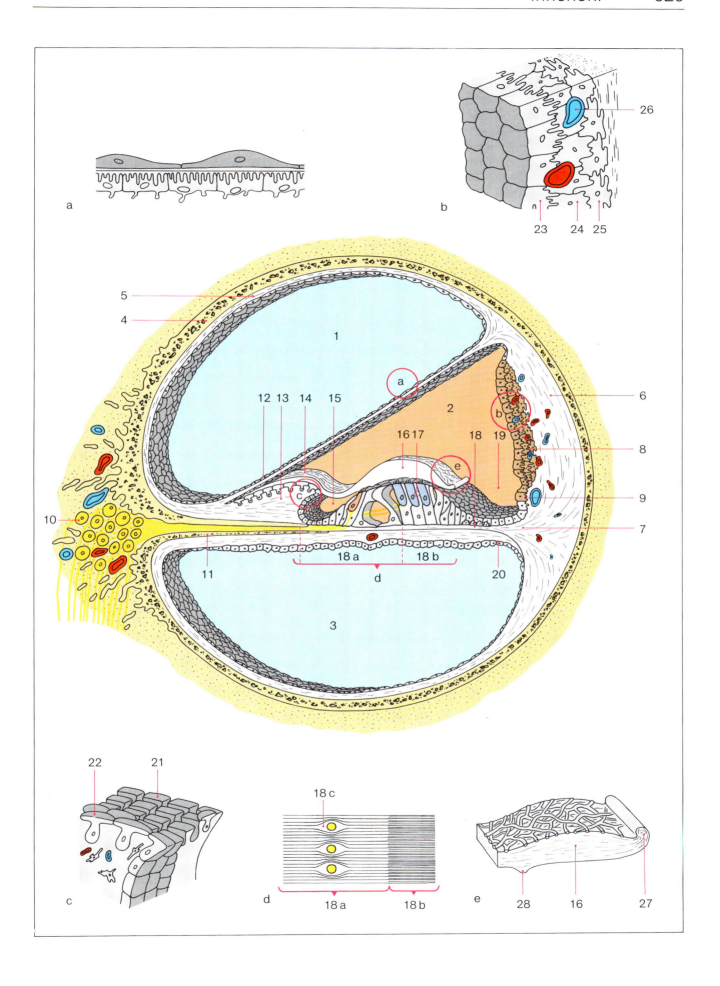

zell- und faserfreie äußere Zone liegt dem Periost an, das an dieser Stelle verdickt ist. Die spindelförmigen Zellen des Spiralbandes bilden kleine Gruppen und sind durch gegenseitige Plasmalemmeinfaltungen kompliziert miteinander verbunden. Die Zellen in der Nähe der Stria vascularis und der Prominentia spiralis haben noradrenalinhaltige Einschlüsse *(Cochlear chromaffin cells)*. Durch Veränderung der Gefäßpermeabilität beeinflussen sie die Produktion der Endolymphe und spielen in der Elektrolytbalance zwischen Endo- und Perilymphe eine Rolle. Die amorphe, transparente Grundsubstanz enthält Mucopolysaccharide, die Fasern und Lamellen sind biochemisch dem Keratin ähnlich.

Die *Stria vascularis* (Abb. 15.**131** u. 15.**132**) bedeckt als hochspezialisiertes, mehrschichtiges, kapillarhaltiges Epithel die Innenseite des Spiralbandes zwischen Reissnerscher Membran und Prominentia spiralis. Elektronenmikroskopisch lassen sich darin drei Zelltypen, Marginal-, Intermediär- und Basalzellen, unterscheiden (Abb. 15.**131b**). Die Marginalzellen stammen aus dem Epithel des Ohrbläschens, die Intermediär- und die Basalzellen sind mesenchymaler Herkunft. Maculae und Zonulae occludentes und adhaerentes sind zwischen den verschiedenen Zellen beschrieben.

Die *Marginalzellen*, chromophile oder dunkle Zellen, bilden das Oberflächenepithel, haben einen oberflächlich gelegenen Kern und enthalten im apikalen Plasmabereich Ribosomen und Vakuolen, die sich in den Ductus endolymphaticus öffnen. Die Zellbasen sind mit zahlreichen, kompliziert verzweigten, mit Mitochondrien angefüllten Fortsätzen versehen.

In den *Intermediärzellen*, den chromophoben oder *hellen Zellen*, liegen die Zellkerne basal. Das Cytoplasma enthält nur wenig Mitochondrien, endoplasmatisches Retikulum, Ribosomen und Pigment („Abnützungspigment"). Ein Teil der apikalen Zellfortsätze ist mit den basalen Fortsätzen der Marginalzellen verflochten, andere schieben sich zwischen Marginalzellen ein, erreichen aber nicht die Epitheloberfläche. Die intraepithelialen, in das Epithel vorgeschobenen, längs verlaufenden Kapillaren sind von Fortsätzen der dunklen und hellen Zellen umschlossen. Die *Basalzellen* bilden eine dichte Grenzschicht zwischen der Stria vascularis und dem Lig. spirale. Sie gehören zu den Bindegewebszellen des Spiralbandes, deshalb fehlt eine Basalmembran zwischen ihm und der Stria vascularis. Man nimmt an, daß die Basalzellen die Funktion einer Diffusionsbarriere erfüllen.

Die Stria vascularis nimmt an der Produktion, Rückresorption und besonders an der Aufrechterhaltung der ungewöhnlichen Ionenzusammensetzung der Endolymphe teil. Am Flüssigkeitstransport sind die Zellen aktiv beteiligt. Im Gegensatz zur übrigen Extrazellulärflüssigkeit und zur Perilymphe hat die Endolymphe, ähnlich wie die Intrazellularflüssigkeit, einen hohen Kalium- und einen niedrigen Natriumgehalt (Abb. 15.**130a**); die Endolymphe ist die einzige Extrazellulärflüssigkeit des Körpers mit hohem Kaliumgehalt.

Dieser wird von der Stria vascularis als Kaliumpumpe aufrechterhalten; in der Stria vascularis ist ein Natrium-Kalium-aktiviertes ATPase-System nachgewiesen. Aufgrund des hohen Kaliumgehaltes der Endolymphe besteht bei Ruhe eine ständige Potentialdifferenz von 80 mV zwischen der Endolymphe und der Perilymphe (Abb. 15.**130b**). Die Aufrechterhaltung dieser Potentialdifferenz ist von dem ausreichenden Sauerstoff-Sättigungsgrad der Epithelzellen abhängig; der Ductus cochlearis hat insgesamt einen höheren Sauerstoffverbrauch als Nieren- und Hirngewebe.

Die *Prominentia spiralis* ist eine dem unteren Rand der Stria vascularis entlang verlaufende Vorwölbung. Ihr folgt gegen die Lamina basilaris der Sulcus spiralis externus, der nach innen vom Cortischen Organ begrenzt wird (Abb. 15.**131** u. 15.**132**). Die Kapillaren der Prominentia spiralis und des äußeren Abschnittes des Sulcus spiralis sind von mehr bindegewebigem Stroma als die der Stria vascularis umgeben. Die allseitig ausstrahlenden Fortsätze der irregulär geformten *Stromazellen* verflechten sich mit Fortsätzen der Nachbar- und der Epithelzellen, zwischen denen ausgedehnte, stellenweise zisternenartig erweiterte Interzellularspalten bestehen. Die Epithelzellen der Prominentia spiralis und der Wand des Sulcus spiralis externus sind den hellen Zellen der Stria vascularis ähnlich. Ihre endolymphatische Fläche hat einige Mikrovilli, die basalen Abschnitte sind durch seitliche Fortsätze untereinander verzahnt (Abb. 15.**131**). Die Interzellularspalten werden apikal durch Zonulae occludentes, die Zellen durch Desmosomen und Zonulae adhaerentes aneinandergeheftet. Die Zellbasen weisen Einfaltungen des Plasmalemms und tief in das Stroma hineinragende Fortsätze auf. Die Zellen des Sulcus spiralis externus enthalten zahlreiche Vakuolen und Vesikel.

Die strukturelle Ähnlichkeit der Prominentia spiralis mit dem Corpus ciliare und den Plana semilunata deutet auf einen aktiven Flüssigkeitstransport des Epithels, d. h. auf die Produktion von Endolymphe hin. Der gegen das Stroma gerichtete Vesikeltransport der Zellen des Sulcus spiralis externus läßt dagegen eine resorptive Funktion in dieser Area vermuten.

Die untere Wand, *Paries tympanicus* des *Ductus cochlearis*, wird vom Limbus laminae spiralis osseae und der Lamina basilaris gebildet.

Der *Limbus laminae spiralis osseae* ist eine Periost-(Endost-)verdickung über der äußeren Randzone der Lamina spiralis ossea (Abb. 15.**131** u. 15.**132**). Im zentralen Teil der freien Limbusoberfläche an der Crista membranae vestibuli setzt die Reissner-Membran an. Die laterale, im Querschnitt C-förmig eingedellte Limbusfläche ist die Wand des *Sulcus spiralis internus*, der oben durch das stark überhängende *Labium limbi vestibulare*, unten durch das flach auslaufende *Labium limbi tympanicum* begrenzt wird.

Durch ein quadratisches Furchensystem entstehen an der Oberfläche des Limbus und des Labium limbi vestibulare mehrere leistenartig vorspringende zahn-

Innenohr 631

ähnliche Zellreihen die „Gehörzähne", *Dentes acustici* (Abb. 15.**131c**). Das freie obere Ende der Hörzähne ist breiter als ihre Basis. Die erste, entlang dem Labium vestibulare gelegene regelmäßige, aus etwa 2500 Zähnen bestehende Reihe, ähnelt einer Klaviertastatur. Die im Längsschnitt T-förmigen Epithelzellen, *Interdentalzellen,* liegen mit ihren prismatischen Körpern in den *Interdentalfurchen*. Die horizontalen Zellabschnitte bedecken die Oberfläche der Zähne als flache, polygonale Platten. Sie sind durch Zonulae occludentes miteinander verbunden und vom Ansatz der Membrana tectoria bedeckt. Im Gegensatz zum

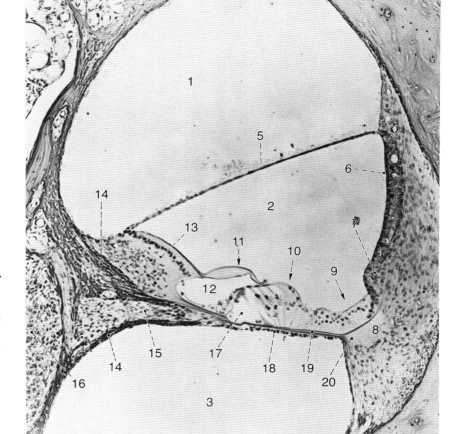
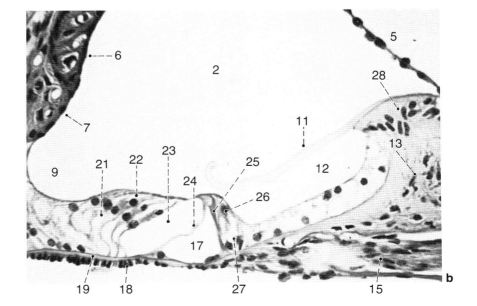

Abb. 15.**132a** u. **b** **Feinbau des Canalis spiralis cochleae und des Cortischen Organs.**
a und **b** aus gegenüberliegenden Stellen der Schnecke entnommen und deshalb spiegelbildlich zueinander. Vergr. **a** etwa 150fach, **b** etwa 300fach.
 1 Scala vestibuli
 2 Ductus cochlearis
 3 Scala tympani
 4 Knochenwand
 5 Membrana vestibularis (Reissneri)
 6 Stria vascularis
 7 Prominentia spiralis
 8 Lig. spirale
 9 Sulcus spiralis externus
10 Cortisches Organ
11 Membrana tectoria
12 Sulcus spiralis internus
13 Limbus spiralis
14 Lamina spiralis ossea
15 Nervenfaserbündel
16 Ganglion spirale (Corti)
17 Cortischer Tunnel
18 tympanale Belegschicht
19 Lamina basilaris
20 Crista spiralis
21 Deiterssche Zellen
22 äußere Haarzellen
23 Nuelscher Raum
24 äußere Pfeilerzelle
25 innere Pfeilerzelle
26 innere Haarzelle
27 innere Phalangenzelle
28 Interdentalzellen

Zellkörper enthält der horizontale Zellfortsatz weder endoplasmatisches Retikulum noch Mitochondrien, sondern nur zahlreiche Vesikel, von denen einige der Zellmembran anliegen. Man nimmt an, daß die Interdentalzellen Material in die Membrana tectoria ausscheiden. Das dichte faser- und zellreiche Bindegewebe des Limbus spiralis enthält Blutkapillaren, die nur selten bis zur Basalmembran des Epithels reichen. Das Labium limbi tympanicum wird durch den freien Rand der Lamina spiralis ossea gebildet, die die Akustikusfasern zur Lamina basilaris führt.

Die zwischen Ductus cochlearis und Scala tympani gelegene *Lamina basilaris* ist zwischen dem Labium limbi tympanicum und der Crista spiralis, der spitz auslaufenden Kante des Lig. spirale, ausgespannt (Abb. 15.**131** u. 15.**132**). Sie bildet die tragende Unterlage des Cortischen Organs, ist 31–35 mm lang und wird von der Basal- zur Spitzenwindung der Schnecke verbreitert (basale Windung 0,10–0,21 mm, Mittelwindung 0,34 mm, Spitzenwindung 0,36–0,52 mm). Das Übergangsgebiet des Labium limbi tympanicum in die Lamina basilaris, die Habenula perforata, weist in einer Reihe liegende, in radiärer Richtung ovale Öffnungen, *Foramina nervosa*, auf, die dem Durchtritt der Fasern des N. cochlearis dienen (Abb. 15.**126c**). Strukturell werden an der Lamina basilaris die innere *Zona arcuata (tecta)* und die äußere *Zona pectinata* unterschieden. Die Grenze zwischen den beiden liegt beim Ansatz der äußeren Pfeilerzellen. Die dünne *Zona arcuata,* die etwa ein Drittel der Lamina basilaris ausmacht, besteht aus radiär gerichteten, nicht gebündelten, in wenig Grundsubstanz eingebetteten Filamenten. Die Filamente der *Zona pectinata* dagegen sind gebündelt und bilden verschieden dicke Fasern, „Hörsaiten", die in zwei, durch eine homogene Grundsubstanz getrennten Schichten liegen. Die obere, an das Cortische Organ grenzende Schicht, besteht aus dünnen, die untere, tympanale Schicht aus dicken Faserbündeln, die der Pars pectinata ein kammartiges (pectinata) Aussehen verleihen. Seitlich vereinigen sich die beiden Faserschichten und strahlen, fächerförmig ausgebreitet, in das Lig. spirale ein. Die gegen die Scala tympani gerichtete Fläche der Lamina basilaris ist von der tympanalen Belegschicht, bestehend aus einer dünnen, homogenen Interzellularsubstanz und einer Lage prismatischer, zytoplasmareicher Bindegewebszellen, unterlagert (Abb. 15.**131** u. 15.**132**). Eine Kapillare in dieser Belegschicht, *Vas spirale,* liegt unter dem Cortischen Organ und läßt sich entlang dem ganzen Ductus cochlearis verfolgen.

Organum spirale (Cortisches Organ)

Das Cortische Organ, *Organum spirale,* ist das Sinnesfeld des Hörorgans. Es wird aus einer Gruppe von Zellen zusammengesetzt, die der *Lamina basilaris* aufsitzen und unter Bildung einer epithelialen Leiste in den *Ductus cochlearis* vorragen (Abb. 15.**131** u. 15.**132**). Es erstreckt sich durch die ganze Länge des Ductus cochlearis und läuft an beiden Enden in einen niedrigen Hügel aus.

Das Cortische Organ ist gefäßfrei und wird, ähnlich wie die Maculae und Cristae des Vestibularapparates, aus *Sinnes-* oder *Haarzellen* und *Stützzellen* aufgebaut. Die gelatinöse Deckmembran, Membrana tectoria, steht in enger Beziehung zu den Haarzellen. Struktur und Zusammenschluß der verschiedenen Zelltypen sind aber im Cortischen Organ viel komplizierter als in den statischen Sinnesfeldern. Sein Epithel zeichnet sich durch den Besitz eines ausgedehnten, komplizierten Spaltraumsystems aus. Wie das schematische Bild (Abb. 15.**135**) zeigt, sind die *Haarzellen* und die *Stützzellen* in Reihen angeordnet. Im Querschnitt werden, vom Sulcus spiralis internus ausgehend, folgende Zelltypen unterschieden: An die inneren Zellen des Sulcus spiralis internus schließen sich die *Grenzzellen* und die *inneren Phalangenzellen* (Stützzellen) an, auf denen die in einer einzigen Reihe angeordneten *inneren Haarzellen* (Sinneszellen) sitzen (Abb. 15.**133**). In der Mitte des Querschnitts durch das *Corti*sche Organ liegen die dachfirstartig zueinander geneigten *Pfeilerzellen* (Stützzellen). Ihnen folgen 3–5 Reihen weiterer Stützzellen, die *äußeren Phalangenzellen* (*Deiters*sche Zellen); diese tragen die *äußeren Haarzellen* (Sinneszellen). Nach außen schließen sich erneut Stützzellen, die *Hensen-* und *Claudius*schen Zellen an, die weiter lateral in die Zellen des Sulcus spiralis externus übergehen. Die freie Oberfläche aller Zellen dichtet den Endolymphraum ab; ihre Ränder sind durch Zonulae occludentes miteinander verbunden. Dieser feste Abschluß bildet mit den Zelloberflächen eine mosaikartige Lamelle, die *Membrana reticularis,* unter der sich ein kompliziert gestaltetes Spaltraumsystem befindet. Es verbindet drei Tunnelräume miteinander, den im Querschnitt dreieckigen, von den Pfeilerzellen abgegrenzten *inneren Tunnel* (Cuniculum internum, Cortischer Tunnel), den von den äußeren Pfeilerzellen und Haarzellen begrenzten *mittleren Tunnel* (*Cuniculum medium, Nuel*scher Raum) und den zwischen der äußersten Haarzellreihe und äußeren Phalangenzellreihe in der Nähe der Retikularmembran gelegenen *äußeren Tunnel (Cuniculum externum)* (Abb. 15.**133**). Innerer und mittlerer Tunnel sind durch Zwischenräume der äußeren Pfeilerzellen miteinander verbunden, mittlerer und äußerer Tunnel kommunizieren durch Spalträume, die die oberen Drittel der äußeren Haarzellen umgeben (Abb. 15.**135**). Dieses von Endo- und Perilymphräumen abgetrennte Spaltraumsystem enthält eine modifizierte Lymphe, die sog. *Corti-Lymphe,* deren Zusammensetzung eher der Perilymphe als der Endolymphe gleicht. Da das Spaltraumsystem durch die Membrana reticularis abgedichtet ist, kommen nur die apikalen Flächen der Haarzellen mit der Endolymphe in Berührung, ihre Zelleiber werden von der Corti-Lymphe umspült.

Unter den *Stützzellen* gibt es Zellen mit und Zellen ohne verstärkende Filamente. Zur ersten Gruppe gehören die Pfeilerzellen und die äußeren Phalangenzellen *(Deiters*sche Zellen*),* zur zweiten die inneren

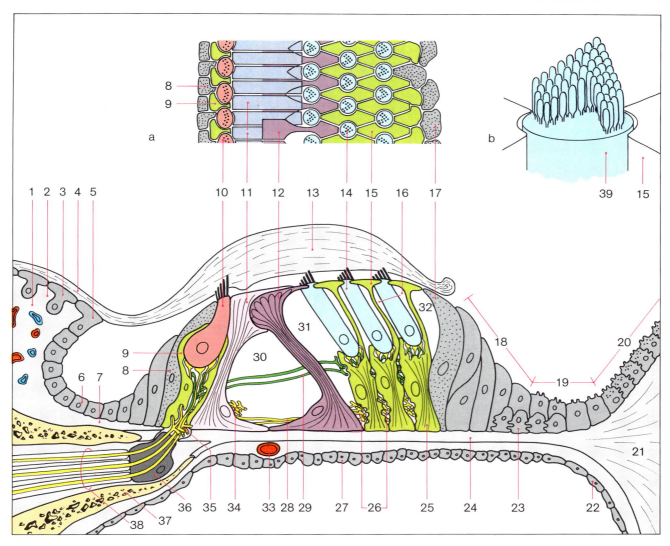

Abb. 15.133 Schema der Zelltypen des Cortischen Organs.
a Struktur der Membrana reticularis in der Aufsicht.
b Anordnung der Sinneshaare (nach *Krstić*).
1 Limbus spiralis
2 Huschkesche Gehörzähne
3 Interdentalzellen
4 Cuticula
5 Labium vestibulare
6 Epithel des Sulcus spiralis internus
7 Labium typanicum
8 innere Grenzzelle
9 innere Phalangenzelle
10 innere Haarzelle
11 innere Pfeilerzelle
12 äußere Pfeilerzelle
13 Membrana tectoria
14 äußere Haarzellen
15 Phalanx
16 Interzellularräume
17 äußere Grenzzelle
18 Hensensche Zellen
19 Claudiussche Zellen
20 äußere Sulkuszellen
21 Lig. spirale (Crista spiralis)
22 Epithel der Scala tympani
23 Boettchersche Zellen
24 Membrana basilaris
25 äußere Phalangenzellen (Deiterssche Zellen)
26 äußere Spiralbündel
27 tympanale Belegschicht
28 basale Tunnelfasern
29 efferente Fasern
30 Cortischer Tunnel
31 Nuelscher Raum
32 äußerer Tunnel
33 Vas spirale internum
34 spirales Tunnelbündel
35 inneres Spiralbündel
36 Satellitenzelle
37 Lamina spiralis ossea
38 radiäres Nervenfaserbündel
39 Haarzelle mit Sterozilien

Phalangenzellen, die *Hensen-, Claudius-* und *Boettcherschen Zellen.*

Die *filamenttragenden Stützzellen* stabilisieren das Cortische Organ. Sie bilden eine aus zwei Stützbögen bestehende Tragkonstruktion. Der *innere Stützbogen* wird von den Pfeilerzellen, der *äußere* von äußeren Phalangenzellen (Deitersschen Zellen) gebildet. Ihre basalen und apikalen Partien liegen dicht beisammen, ihre verjüngten, stabförmigen Mittelabschnitte sind durch das ausgedehnte, kommunizierende Spaltraumsystem voneinander getrennt. Pfeilerzellen und äußere Phalangenzellen (Deiterssche Zellen) sind an der Lamina basilaris durch Hemidesmosomen befestigt. Die untereinander und mit den Rändern der Haarzellen durch Zonulae occludentes und adhaerentes verbundenen Kopfteile der Zellen bilden an der Oberfläche des Organs die mosaikartige *Membrana reticularis*, die eine interzelluläre Diffusion zwischen Endolymphe und Corti-Lymphe verhindert.

Die schlanken *Innen-* und *Außenpfeilerzellen* sind in zwei spiraligen Reihen angeordnet und derart gegeneinander geneigt, daß sie den im Querschnitt dreieckigen inneren Tunnel umschließen. Sie sitzen mit langen, schmalen Fußplatten auf der Lamina basilaris, haben einen starren, säulenartigen Körper (Pfeiler) und einen rechteckig abgewinkelten Kopf. Die Zellköpfe fügen sich derart ineinander, daß der konvexe Außenpfeilerkopf in den konkav gestalteten Innenpfeilerkopf wie in eine Gelenkpfanne hineinpaßt.

Die etwa 5600 *Innenpfeilerzellen* (Abb. 15.**133**) ruhen mit den Fußplatten auf der Pars arcuata der Lamina basilaris. Ihre prismatischen Körper sind miteinander, mit den inneren Phalangenzellen und auf kurzer Strecke mit den inneren Haarzellen verbunden. Laterale Ausläufer der Köpfe, die dünnen, viereckigen Kopfplatten, bedecken die Kopfplatten der Außenpfeiler. Die medial gerichteten Kopffortsätze verbinden sich mit den inneren Haarzellen und den inneren Phalangenzellen.

Die 3800 *Außenpfeilerzellen* (Abb. 15.**133**) sind länger und breiter als die Innenpfeilerzellen. Ihre Fußplatten liegen an der Grenze zwischen Pars arcuata und Pars pectinata der Lamina basilaris. Ihre leicht S-förmig gekrümmten, zylindrischen Körper sind durch Interzellularspalten voneinander getrennt, durch die der innere Tunnel mit dem Nuelschen Raum kommuniziert (Abb. 15.**135**). Die Köpfe sind in die Konvexität von zwei inneren Pfeilerköpfen eingelegt und mit ihnen durch Kittsubstanz verbunden. Die äußeren Kopfflächen sind von unten nach oben leicht ausgehöhlt. Von der Mitte ihrer Außenränder geht je ein, an seinem Ende verbreiteter Fortsatz, das *Ruder*, aus. Köpfe und Anfang der Ruder werden von den Kopfplatten der Innenpfeiler bedeckt, ihre freien Endteile gelten als Phalangen der ersten Reihe. Sie umfassen zusammen mit den Kopfplatten der Innenpfeiler zwingenartig die erste Reihe der äußeren Haarzellen (Abb. 15.**135a**). Ihr Außenrand ist mit den Köpfen der äußeren Phalangenzellen und mit den Haarzellen der zweiten Reihe verbunden.

Die *Grundstruktur der äußeren* und *inneren Pfeilerzellen* ist gleichartig. Das Cytoplasma konzentriert sich auf die Zellbasis, den Zellkernbereich und den Kopf. Es enthält wenige Vesikel des endoplasmatischen Retikulums, kleine Mitochondrien und viele gebündelte submikroskopische Filamente, die die ganze Zelle durchsetzen, sich gut anfärben lassen und lichtmikroskopisch im Körperbereich als Faserstab, in der Fußplatte und im Kopf als fächerförmig ausstrahlende Tonofibrillen erscheinen (Abb. 15.**133**). Elektronenmikroskopisch erweisen sie sich als Mikrotubuli von 27,5 nm Durchmesser und 6 nm Wanddicke. Diesen Mikrotubuli sind 6 nm dicke Mikrofilamente beigemischt. Alle Filamente sind den Kraftlinien entsprechend orientiert. In der Fußplatte weichen sie, zwei Bündel bildend, auseinander und haften einzeln an Hemidesmosomen. Zwischen den beiden Bündeln befindet sich ein im Längsschnitt dreieckiger Basalkörper unbekannter Natur. Die längs orientierten kompakten Bündel des Pfeilerkörpers zeigen im Querschnitt ein quadratisches Verteilungsmuster. Im Pfeilerkopf bilden sie nach mechanischen Prinzipien angeordnete Bögen (Trajektorien) und enden teils in der Kutikularplatte der Zelloberfläche, teils in den Zonulae occludentes am Zellrand. Das trajektorielle Filamentsystem stabilisiert das Cortische Organ und übermittelt die Vibration der Perilymphe via Lamina basilaris und Membrana reticularis den Haarzellen.

Die *Filamente* bilden sich stufenweise aus. Bei neugeborenen Ratten sind die Pfeiler noch filamentfrei, bei Jungtieren enthalten sie etwa 2500, bei erwachsenen 3000–4000 Filamente pro Pfeilerzelle. Sie bestehen aus Proteinmaterial, das nicht zur Kollagengruppe gehört, und entsprechen den Mikrotubuli von pflanzlichen und tierischen Zellen, die in Zusammenhang mit der Entwicklung von stark asymmetrischen Zellformen als Zytoskelet entstehen.

Die *äußeren Phalangenzellen (Deiterssche Zellen)* (Abb. 15.**133** u. 15.**134**) bauen den äußeren Stützbogen auf. Da jede eine Haarzelle trägt, entspricht ihre Zahl der Zahl der äußeren Haarzellen.

Als filamenthaltige Stützzellen sind sie, abgesehen von Form und Anzahl, wie die Pfeilerzellen gebaut und bestehen aus dem Körper, einem dünnen Stiel, dem *Phalangenfortsatz* und der platt ausgebreiteten *Phalanx*. Der modioluswärts geneigte, sechseckig prismatische Körper verbreitert sich nach oben und bildet eine tassenförmige Eindellung zur Aufnahme des basalen Drittels einer Haarzelle. Die vom seitlichen Rand der Zellkörper ausgehenden dünnen Phalangenfortsätze steigen zwischen den Haarzellen auf und sind von ihnen durch Interzellularspalten getrennt. Sie neigen sich in Richtung der Schneckenkuppel zur Seite, kreuzen die benachbarte Haarzelle und enden in einer Phalanx, die dem Zellkörper gegenüber seitlich verschoben ist (Abb. 15.**135**). Die achter-förmigen Phalangenplatten können mit dem Resonanzkasten einer Geige verglichen werden. Sie sind mit den Haarzellen und den Phalangen der benachbarten Zellreihen verbunden. Bei den Phalangen der äußersten Zellreihe handelt es sich um kleine, polygonale Plättchen, die den sog. *Schlußrahmen* der Membrana reticularis bilden (s. S. 632, Abb. 15.**133a**).

Der Zellkörper der Phalangenzellen enthält wenige von Ribosomen umgebene Vesikel des endoplasmatischen Retikulums, einige Mitochondrien, Lysosomen, einen spärlichen Golgi-Apparat, Tonofilamente und einen runden Zellkern. Die aus etwa 600 Mikrotubuli bestehenden Filamentbänder erscheinen lichtmikroskopisch als Fäden, die an den basalen Hemidesmosomen entspringen und sich in zwei Züge teilen (Abb. 15.**133**). Der eine Zug endet fächerförmig verbreitert im elektronendichten Material unter der tassenförmigen Eindellung und bildet einen Stützkorb für die Basen der Haarzellen. Der zweite Fibrillenzug versteift den Phalangenfortsatz und endet fächerförmig ausstrahlend, in der Kutikularplatte der Phalanx und den umgebenden Zonulae occludentes.

An die tonofibrillenhaltigen Stützbögen schließen sich medial und lateral *filamentfreie Stützzellen* an, die alle, mit Ausnahme der Boettcherschen Zellen, ähnlich gebaut sind (Abb. 15.**133**). Ihr helles Cytoplasma enthält einige große Vesikel, freie Ribosomen, spärliche Golgi-Felder und kleine Mitochondrien. Ihre Oberflächen sind durch Zonulae occludentes verbunden und haben Mikrovilli.

Den medialen Abhang des Cortischen Organs bilden die inneren Phalangen- und die Grenzzellen. Die hohen, meist unregelmäßigen *inneren Phalangenzellen* (Abb. 15.**133** u. 15.**135**) sind Stützzellen der inneren Haarzellen. Sie bilden eine, den inneren Pfeilerzellen anliegende, einfache Reihe, mit Zellkern im breiten basalen, die innere Haarzelle tragenden Zellabschnitt. Der aufsteigende Phalangenfortsatz liegt den Pfeilerzellen an und umfaßt die Haarzelle. Im Gegensatz zu den Deitersschen Zellen fehlen Interzellularspalten zwischen Stütz- und Haarzellen. Das apikale achtförmige Zellende ist beidseits mit den Haarzellen, lateral mit Fortsätzen der Pfeilerzellen, medial mit den Grenzzellen verbunden. Die den inneren Phalangen- und Haarzellen anliegenden *Grenzzellen* schließen das Cortische Organ medial ab und gehen allmählich in das flache Epithel des Sulcus spiralis internus über.

Lateral von den Stützbögen folgen die *Hensen-, Claudius-* und *Boettcher-Zellen*.

Die Hensenschen oder *äußeren Grenzzellen* bilden einen Abhang an der lateralen Grenze des Cortischen Organs (Abb. 15.**133**). Ihre Fußflächen sind schmal und liegen auf der Lamina basilaris, ihr erweiterter, arkadenförmig gebogener Kopfteil enthält einen runden Zellkern. Wegen der unterschiedlichen Zellhöhe und der Druckverhältnisse im Epithel können sich die abgebogenen Kopfteile einzelner höherer Zellen auf die niedrigeren auflegen; dadurch wird der Anschein einer Mehrschichtigkeit erweckt. Die gebogenen Kopfteile der ersten Hensenschen und die Phalangen der äußeren Deitersschen Zellreihe überwölben den äußeren Tunnel. Das helle Cytoplasma der Hensenschen Zellen enthält nicht selten gelbe Pigmentkörnchen und Fetttröpfchen. Man nimmt an, daß die Fett-

tröpfchen einen abgestuften Auflademechanismus bilden, der die Lagenaregion an die tiefen Töne anpaßt. Nach anderen Vorstellungen wirken die Hensenschen Zellen als elastisches Kissen, durch dessen Vermittlung die Membrana tectoria fest dem Cortischen Organ aufliegt.

Die *Claudiusschen-* oder *äußeren Stützzellen* (Abb. 15.**133**) liegen am äußeren Teil der Zona pectinata zwischen Hensenschen- und äußeren Sulkuszellen, deren Außenflächen Mikrovilli tragen.

Boettchersche Zellen (Abb. 15.**133**) kommen nur in der Basalwindung vor. Sie sind gruppenweise zwischen die Claudiusschen Zellen und die Lamina basilaris eingeschaltet, erreichen also die Epitheloberfläche nicht. Sie haben einen runden Kern und ein dichteres Cytoplasma als die Claudiusschen Zellen. Die basalen Abschnitte der benachbarten Zellen greifen mittels komplizierter Plasmalemmeinfaltungen ineinander. Diesen Zellen wird eine sekretorische oder absorptive Funktion zugeschrieben.

Die Kopfplatten der Stützzellen werden durch Kittleisten miteinander zur *Membrana reticularis* verbunden – zu einem Fachwerk, in dessen Lücken die freien Enden der äußeren Haarzellen eingelegt und befestigt sind. Die Membrana reticularis besteht aus den Kopfplatten der Innenpfeiler und aus Phalangenreihen, die durch Kutikularplatten und einstrahlende Mikrotubuli verstärkt und durch Zonulae occludentes, adhaerentes und Desmosomen miteinander und mit den Haarzellen fest verbunden sind. Die Öffnungen für die äußeren Haarzellen sind nach einem quadratischen Muster verteilt. Anordnung und Kontakte der einzelnen Bauelemente der Membrana reticularis s. Abb. 15.**133a**.

Das aus der Retikularmembran und den filamenthaltigen Stützzellen bestehende rigide Fachwerk ermöglicht bei den Basilarmembranbewegungen die deformationsfreie Mitbewegung der Haarzellen. Nur die Sinneshaare werden durch äußere Kräfte deformiert. Gehen Haarzellen zugrunde, so wird das reguläre Oberflächenmuster zerstört; die Lücken werden durch Zusammenschluß der Phalangenfortsätze ausgefüllt.

Die *Membrana tectoria* (Abb. 15.**133**) ist ein im Querschnitt plankonvexes stromlinienartiges Gebilde, das im apikalen Bereich der Cochlea dicker und breiter (240 µm) ist als in der Basalwindung (120 µm). Sie geht vom Labium limbi vestibulare aus, überbrückt den Sulcus spiralis internus, legt sich wie eine Zunge auf das Cortische Organ und endet bei den Hensenschen Zellen mit einer netzartig aufgelockerten Spitze (Randfasernetz). Modioluswärts dehnt sich ihr Ursprung über den Limbus spiralis bis zum Ansatz der Reissnerschen Membran aus und bedeckt als Cuticula die Interdentalzellen. An der oberen Membranfläche bilden feine Leisten eine netzartige Struktur, an der sonst flachen Unterfläche gibt es V- und W-förmige Eindellungen für die Stereozilien der Haarzellen und einen Streifen (Hensenscher Streifen) in der Nähe des Cortischen Tunnels (Abb. 15.**131e**). Die Membrana tectoria besteht aus einer gallertigen Matrix, die wegen eingelagerter feiner Fibrillen gestreift erscheint. Die

Fibrillen bauen sich aus Filamenten auf, die an der Grenzfläche eine dicht gepackte Schicht, jedoch keine Hülle bilden. Die Filamente ihrerseits bestehen aus keratinähnlichen, mit Mucopolysacchariden assoziierten Proteinen. Wegen des hohen Wassergehaltes schrumpft die Membrana tectoria und ist auf Schnitten vom Cortischen Organ abgehoben (Abb. 15.**132**).

Die Membrana tectoria ist eine Ausscheidung der Interdentalzellen, die sich am 10.–12. Tag nach der Geburt von ihrem Mutterboden im Bereich des Cortischen Organs löst. Man nimmt an, daß sie wegen ihrer Befestigung am Labium limbi tympanicum und an den Hensenschen Zellen, die sich während der Entwicklung voneinander entfernen, gespannt ist.

Haarzellen

Je nach ihrer Lage zum Cortischen Tunnel werden innere und äußere Haarzellen unterschieden. Die etwa 3500 *inneren Haarzellen* bilden eine einfache Reihe, die 12–19 000 *äußeren Haarzellen* sind nach einem hexagonalen Muster in Reihen angeordnet – in der Basalwindung 3, weiter apikal 4–5 Reihen.

Die Haarzellen tragen im Gegensatz zu den Sinneszellen des statischen Organs nur Stereozilien (Abb. 15.**134**). Vom fetal angelegten Kinozilium bleibt nur das Zentriol übrig. Die Stereozilien sind modifizierte Mikrovilli mit longitudinalen Aktinfilamenten. Im unteren Ziliumabschnitt verdichten sich die Filamente zu einem zentralen Kern, der in der Kutikularplatte verankert ist. Im Embryonalstadium ist noch beinahe die ganze Zelloberfläche mit Zilien bedeckt, später bildet sich ein Teil von diesen zurück. Die 50–60 Zilien der inneren Haarzellen sind in 3–4 Reihen annähernd gradlinig, die etwa 60–120 Haare der äußeren Sinneszellen in 3–7 Reihen V- oder W-förmig angeordnet. Die Zilien sind durch einen dicken Mucopolysaccharidmantel miteinander verbunden, deshalb werden sie alle von der mechanischen Distorsion miterfaßt. Zwischen den Härchen wurden Mucopolysaccharide nachgewiesen. Allen Haarzellen gemeinsam ist die Orientierung der Konkavität der Haargruppen gegen den Modiolus, die Zunahme der Höhe der Härchen von innen nach außen und die Lage des Zentriols an der Basis des V bzw. des W. Daraus ergibt sich eine *morphologische Polarisierung* der Zellen. Transversale Scherkräfte, die die Härchen lateral, d. h. gegen die Stria vascularis abbiegen, wirken als Reiz, modioluswärts gerichtete Abbiegungen haben hemmende Wirkung (Abb. 15.**120a, b, c**). Die Abscherung ist die Folge einer Verschiebung der Membrana tectoria gegenüber dem Cortischen Organ. Nur die längsten Zilien der äußeren Haarzellen weisen einen engen Kontakt mit der Tektorialmembran auf, die der inneren Haarzellen dagegen nur einen sehr lockeren oder keinen. Auf verschiedene Stimulationsmechanismen deutet auch die unterschiedliche Anordnung der Zilien bei den inneren und äußeren Haarzellen hin. Danach würden die äußeren Haarzellen, deren Zilien die Tektorialmembran berühren, auf Relativverschiebungen zwischen Cortischem Organ und Tektorialmembran reagieren. Die an der Tektorialmembran nicht fixierten Haare der inneren Haarzellen, die eine kontinuierliche Reihe bilden und deren Zwischenräume durch einen Mucopolysaccharidmantel abgedichtet sind, sprechen auf radiäre Flüssigkeitsbewegung an.

Die den Sinneszellen vom Typ I (vgl. S. 615 und Abb. 15.**120**) ähnlichen, birnenförmigen, *inneren Haarzellen* legen sich der Innenseite der inneren Pfeilerzellen an und werden von den inneren Phalangenzellen umhüllt (Abb. 15.**134**). Ihr schmälerer Halsteil ist gegenüber dem dicken kernhaltigen Körper abgebogen. Im Cytoplasma sind Polyribosomen, agranuläres endoplasmatisches Retikulum, freie Ribosomen, verschiedene Vesikel, Mikrofilamente und Mikrotubuli sowie viele, vor allem apikal und basal gelegene Mitochondrien eingeschlossen. Die zahlreichen Zellorganellen sind ein Hinweis auf einen relativ hohen Metabolismus. Die unter der Zelloberfläche gelegene filamentöse Kutikularplatte ist mit den Nachbarzellen (innere Pfeiler-, Phalangen- und Marginalzellen) durch Zonulae occludentes und adhaerentes verbunden.

Die den Sinneszellen vom Typ II (vgl. S. 615, Abb. 15.**134**) ähnlichen *äußeren Haarzellen* sind schräg gestellt, haben einen langen zylindrischen Körper und eine schräg zur Zellachse stehende Oberfläche, die einen gegen den Modiolus offenen Winkel bildet. Die apikalen Zellenden sind in der Membrana reticularis zwischen die Phalangen der Deitersschen Zellen eingefügt und durch Zonulae occludentes und adhaerentes befestigt. Ihre Basis liegt in der tassenförmigen Eindellung einer Deitersschen Zelle, der Zellkörper ist von Corti-Lymphe umspült. Charakteristisch sind die in länglichen Reihen entlang der lateralen Zelloberfläche angeordneten, abgeflachten, membranösen Zisternen, eine parallel zu diesen gestellte Reihe von Mitochondrien und der aus konzentrischen Membranstrukturen aufgebaute apikale Hensensche Körper. Die lateralen Zisternen können als Streckungssysteme funktionieren und helfen, die Zylinderform der Zelle zu erhalten. Weitere Zellorganellen sind Mikrotubuli, Mikrofilamente, Polyribosomen, Lysosomen, Vesikel und zahlreiche Glykogengranula.

Synapsen. Die basalen Abschnitte der Haarzellen stehen mit afferenten Fasern der Pars cochlearis n. vestibulocochlearis und efferenten Fasern des olivokochlearen und des retikulokochlearen Bündels in synaptischer Verbindung. An den äußeren Haarzellen enden sowohl afferente, zum Zentralnervensystem ziehende, als auch efferente Fasern am Zellkörper und bilden axosomatische Synapsen; an den inneren Haarzellen dagegen bilden nur die afferenten Fasern axosomatische Synapsen, während die efferenten Fasern teils mit den afferenten Boutons, teils mit den Fasern in synaptischem Kontakt stehen (axodendritische und En-passant-Synapsen) (Abb. 15.**134**). Die afferenten Fasern enden an den inneren Haarzellen mit großen Boutons; an den äußeren Haarzellen sind die efferenten Endkolben groß, die afferenten kleiner. Die afferenten Endkolben enthalten einige wenige helle Vesikel und wenig Mitochondrien, die efferenten sind reich an

Mitochondrien und haben viele Vesikel, weshalb die kleinen Boutons hell erscheinen, die großen dagegen dunkel granuliert sind. Das synaptische Feld der inneren Haarzellen erstreckt sich von der Zellbasis bis in Höhe des Zellkerns. Prä- und postsynaptische Membranen sind verdickt, der synaptische Spalt ist 15 nm breit. Das Zellplasma enthält präsynaptische Strukturen: helle und dunkel granulierte Vesikel, synaptische Bänder, manchmal auch mit Vesikel bestückte elektronendichte Ringe und Lamellen. Die untereinander stark verflochtenen afferenten und efferenten Fasern umfassen kelchförmig mit etwa 30 Boutons die Basen der äußeren Haarzellen. Der Synapsenspalt der efferenten Endigungen ist breiter (21,5 nm) als der der afferenten Endigungen (17,5 nm). Im Plasma der Haarzellen liegen gegenüber den afferenten Endigungen ähnliche präsynaptische Strukturen wie die der inneren Haarzellen; gegenüber der efferenten Endigung befinden sich flache subsynaptische Zisternen. Die Transmittersubstanz der efferenten Endigungen ist Acetylcholin, die der Haarzellen γ-Aminobuttersäure. Bei Beschallung überträgt der schwingende Stapes Schallenergie auf die Perilymphe und bringt dadurch die stapesnahen Anteile der Reissnerschen Membran

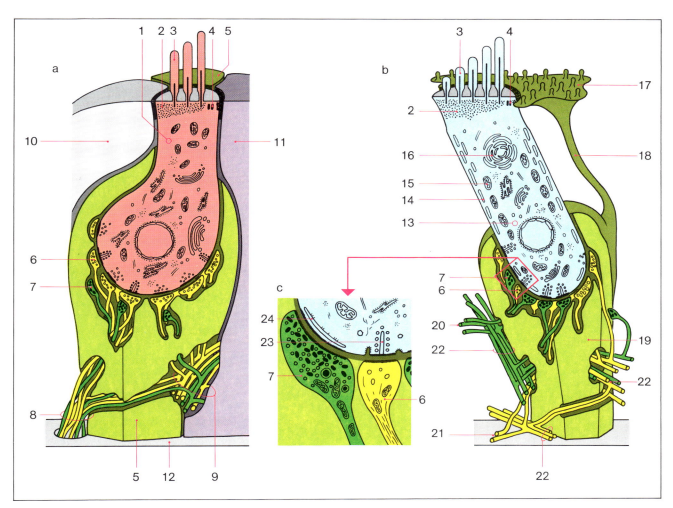

Abb. 15.**134 Haarzellen und ihre Innervation,** Schema.
a Innere Haar- und Stützzelle.
b Äußere Haar- und Stützzelle.
c Ausschnitt aus **b** bei stärkerer Vergrößerung.
1 innere Haarzelle (Typ I)
2 Kutikularplatte
3 Stereozilien
4 Centriolum
5 innere Phalangenzelle
6 afferente Endigungen
7 efferente Endigungen
8 durch das Foramen nervosum eintretende Nervenfaserbündel
9 inneres Spiralbündel
10 Grenzzelle
11 innere Pfeilerzelle
12 Basilarmembran
13 äußere Haarzelle (Typ II)
14 oberflächliche Zisternenreihe
15 Mitochondrien
16 Hensenscher Körper
17 Phalanx
18 Phalangenfortsatz
19 äußere Phalangenzelle (Deiterssche Zelle)
20 efferente Fasern
21 basale Tunnelfasern
22 äußeres Spiralbündel
23 synaptisches Band
24 subsynaptische Zisterne

und der Basilarmembran in Schwingung. Diese erzeugen eine Welle, die dem Endolymphschlauch entlang läuft und an einer bestimmten für die jeweilige Frequenz charakteristischen Stelle ein Amplitudenmaximum bildet, – je höher die Frequenz, desto näher dem Stapes, je tiefer, desto näher dem Helicotrema. Das Abbildungsmuster der Amplitudenmaxima der Frequenzen des Hörbereiches an der Lamina basilaris ist die Frequenzdispersion (Abb. 15.**137b**). Wegen der Schwingungen der Basilarmembran kommt es am Ort des Amplitudenmaximums zu Relativbewegungen zwischen der Lamina basilaris und der Membrana tectoria und dadurch zur Abbiegung der Sinneshaare. Diese Abscherung löst durch reizsynchrone Änderung des Membranwiderstandes den *Übertragungsprozess an den Haarzellen* aus.

Bei der Ausbildung des Membranpotentials spielt die spezielle Lage der Haarzellen – ihre apikale Fläche ist mit Endolymphe, ihr basaler Teil dagegen mit Perilymphe (Corti-Lymphe) umspült – eine wichtige Rolle. Die Ionenkonzentration der Endolymphe (reich an Kalium- und arm an Natriumionen) und die des Zellinneren sind ähnlich. Wenn die Haarzellen nur mit der Endolymphe in Berührung stehen würden, gäbe es keine Potentialdifferenz zwischen Zellinnerem und Umgebung, d. h., es gäbe kein Membranpotential. Umgekehrt, wenn sie nur mit Perilymphe umspült wären, die einen höheren Natrium- und einen geringeren Kaliumgehalt hat als das Zellinnere, würde die Potentialdifferenz -90 Millivolt betragen. Der Beitrag, den der apikale und der basale Membranteil zur Ausbildung des gesamten Membranpotentials leisten, hängt von der Permeabilität beider Membranteile ab, d. h. von der Anzahl der offenen Kanäle, die die Ionen passieren können. Im Ruhezustand ist die Permeabilität des basalen Membranabschnittes größer als die des apikalen, deshalb liegt das Ruhepotential mit -60 Millivolt näher bei -90, als bei 0 Millivolt. Bei der Ablenkung der Zilien in Richtung des Kinoziliums öffnen sich Ionenkanäle an den Zilienspitzen. Wegen des Einströmens von positiv geladenen Kaliumionen sinkt das Membranpotential auf -40 Millivolt (Depolarisation). Bei umgekehrter Auslenkung des Haarbüschels schließen sich hingegen die im Ruhezustand offenen Kanäle und die Spannungsdifferenz erhöht sich dadurch auf -65 Millivolt (Hyperpolarisation). Die zahlreichen im Basalbereich der Zellmembran gelegenen Calciumkanälchen arbeiten spannungsabhängig, d. h., sie öffnen sich bei der Depolarisation. Unter dem Einfluß der eindringenden Calciumionen verschmelzen die synaptischen Vesikel mit der Zellmembran und entleeren Transmittersubstanz in den synaptischen Spalt. Einige Calciumkanäle sind auch im Ruhezustand offen, somit ist wegen der Abgabe einer kleinen Transmittersubstanzmenge eine gewisse niedrige Impulsfrequenz in den afferenten Fasern immer vorhanden. Bei Hyperpolarisation schließen sich diese Calciumkanäle, die Transmitterausschüttung wird gedrosselt und die Impulsfrequenz nimmt in den Fasern ab. Diese Informationsform wird vom Zentralnervensystem auch bewertet.

Bei pathologischen Veränderungen der Lamina basilaris treten Tonlücken auf.
Aus der Frequenzdispersion folgt, daß jede Kochlearisfaser durch eine bestimmte Frequenz optimal erregt wird. Mit anderen Frequenzen läßt sie sich entweder überhaupt nicht oder nur bei entsprechend höherem Schalldruckpegel aktivieren. Daraus ergibt sich eine *Schallkodierung in den Fasern des N. cochlearis*. Bei Gewinnung einer Tonhöhenempfindung wird nicht nur die Frequenzzusammensetzung, sondern auch die Zeitstruktur des Reizes bzw. des Entladungsmusters analysiert.

Starke Schallbelastungen (Dauerbelastung ab 90 dB) und ototoxische Substanzen (Antibiotika, besonders Streptomycinderivate) können zu Innenohrschwerhörigkeit (sensorioneuraler Hörverlust) führen. Bei der hierbei entstehenden Degeneration gehen zuerst die äußeren Haarzellen zugrunde. Nach dem Verlust der Rezeptoren wurde eine absteigende Degeneration der Zellen des Ganglion spirale beobachtet.

Innervation

An der *Innervation des Cortischen Organs* sind afferente Fasern des N. cochlearis und efferente Fasern der Tractus olivocochlearis und reticulocochlearis beteiligt.

Die Somata des peripheren Neurons der Hörbahn liegen im *Ganglion spirale (Corti)*, das im *Canalis spiralis modioli (Rosenthalscher Kanal)* enthalten ist und beim Menschen durchschnittlich 31500 Zellen umfaßt. Die hohe Zellzahl bei Neugeborenen nimmt im Alter ab. Bei Tieren variiert die Zahl zwischen 20000 und 40000.

Bei der Katze werden drei Ganglienzelltypen beobachtet (Abb. 15.**135b**): Die Zellen vom *Typ I*, 95% der Ganglienzellen des Ganglion spirale, sind große bipolare Zellen, mit einem zentralen, runden, hellen Kern und ausgeprägtem Nucleolus, vielen Ribosomen, aber ohne Filamente. Perikaryon und Fortsätze sind von Myelinscheiden umgeben. Diese Zellen versorgen die inneren Haarzellen und degenerieren nach Durchtrennung des N. cochlearis oder Destruktion des Cortischen Organs. Die etwa halb so großen Zellen des *Typus II* sind bi-, pseudouni- oder unipolar, haben einen exzentrischen, gelappten, dunklen Kern und ein Cytoplasma mit wenig Ribosomen und vielen Filamenten. Die zerstreut in kleinen Gruppen liegenden Zellen sind, wie ihre Fortsätze, meist myelinfrei. Sie machen 5% der Ganglienzellen aus, stehen mit den äußeren Haarzellen in Verbindung und sind resistent gegen auf- und absteigende Degeneration. Typ-I/a-Zellen findet man nur unter pathologischen Umständen. Sie entstehen durch Umwandlung solcher Typ-I-Zellen, die bei einer Degeneration nicht untergegangen sind. Sie unterscheiden sich von den Typ-I-Zellen darin, daß nur die Fortsätze eine Myelinscheide besitzen, der Zellkörper jedoch nicht.

Die peripheren Fortsätze der Ganglienzellen verlaufen unter Verlust ihrer Hüllen radiär in der Lamina spiralis ossea und treten zu 10–20 durch die Foramina nervosa der Lamina basilaris unterhalb der inneren Haarzellen in das Cortische Organ ein. In ihrem Endabschnitt werden sie von einer speziellen Habenula-Satellitenzelle umhüllt (Abb. 15.**133**).

Etwa 95% der in das Cortische Organ eintretenden afferenten Fasern erreichen als Radiärfasern direkt, ohne Verzweigungen die inneren Haarzellen, von denen jede von 20 Fasern nach dem Divergenzprinzip (1 : 20) versorgt wird (Abb. 15.135). Mit den äußeren Haarzellen stehen nur 5% der afferenten Fasern in Verbindung. Da die Faserzahl (2500–3000) wesentlich niedriger ist als die Zahl der zu innervierenden Zellen (12000), müssen sich die Fasern aufteilen und sich in radiärer Richtung ausbreiten. Nachdem sie das Radiärbündel bei den Foramina nervosa verlassen haben, passieren sie als innere Spiralfasern 5–6 Pfeilerzellen. Nachher durchqueren sie als basale Tunnelfasern den Cortischen Tunnel und bilden zwischen den Deiters-Zellreihen drei äußere Spiralbündel. Jede Faser gibt Kollateralen zu etwa 10 äußeren Haarzellen

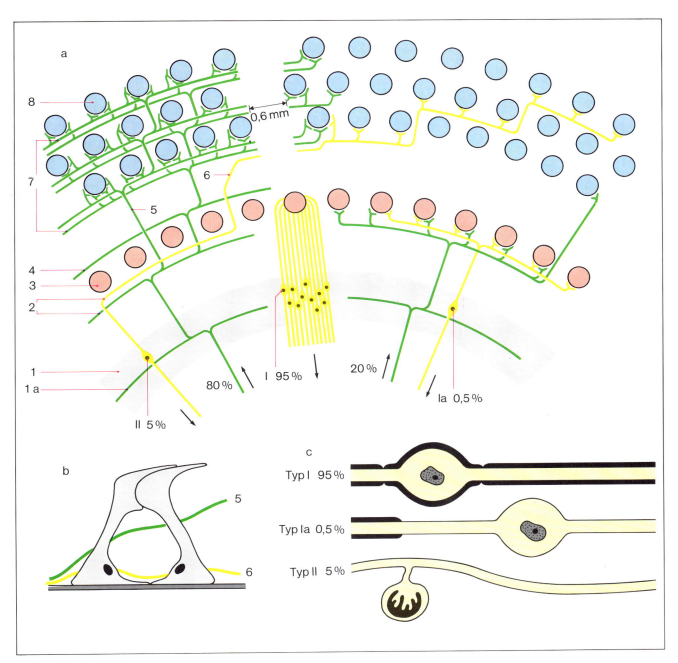

Abb. 15.**135 Afferente und efferente Innervation der Haarzellen bei der Katze** (nach *Spoendlin*).
a Schema der Ausbreitung der afferenten und efferenten Fasern im Cortischen Organ.
b Lage der Nervenfasern im Cortischen Tunnel.
c Zelltypen des Ganglion spirale; afferente Fasern: gelb, efferente Fasern: grün.
1 Ganglion spirale (römische Zahlen geben die Zelltypen an)
1a intraganglionäres Spiralbündel
2 inneres Spiralfaserbündel
3 innere Haarzellen
4 spirale Tunnelfasern
5 radiäre Tunnelfasern
6 basale Tunnelfasern
7 äußeres Spiralbündel
8 äußere Haarzellen

ab, die nach dem Konvergenzprinzip (10 : 1) von etwa 4–6 Neuronen innerviert werden (Abb. 15.**135**).

Die *afferenten Fasern* haben so eine fast ausschließlich spiralige Verteilung an den äußeren Haarzellen und eine radiäre Anordnung an den inneren Haarzellen. Aufgrund seines Innervationsmodus arbeitet das äußere Haarzellsystem an der Basis der räumlichen Summation, das innere ist dagegen für tonotopische Frequenzperzeption geeignet. Zur Annahme, daß die äußeren Haarzellen als Kontrollsystem die Funktion der inneren Haarzellen steuern, fehlen die morphologischen Grundlagen. Eine Interaktion der beiden Systeme ist wegen fehlender Synapsen und Kontakte bloß im Bereiche der Habenula-Satellitenzellen vorstellbar, und dort auch nur auf elektrischer Basis. Die geringe Zahl der Typ-II-Neurone und die Tatsache, daß ihre Axone bis zum Gehirn nicht verfolgbar sind, lassen vermuten, daß ihre Funktion auf die Rezeptoren beschränkt ist, indem sie verschiedene Haarzellgruppen zusammenfassen. Auf das Fehlen einer direkten Beteiligung der äußeren Haarzellen an der Informationsübermittlung weist auch eine Mutante kongenital ertaubter Mäuse mit Fehlen der inneren, aber normalen äußeren Haarzellen hin.

Die *efferenten Fasern* des olivokochlearen Bündels treten im Meatus acusticus internus aus dem N. vestibularis durch die Oortsche Anastomose in den N. cochlearis über. 58% der etwa 500 efferenten Fasern sind mit den inneren, 42% mit den äußeren Haarzellen verbunden. 85% der die inneren Haarzellen innervierenden Fasern stammen aus der homolateralen, 15% aus der kontralateralen Oliva superior. Diese Fasern bilden das intraganglionäre und das innere Spiralbündel. Die efferenten Fasern der äußeren Haarzellen stammen zu 70% aus dem kontralateralen und zu 30% aus dem homolateralen periolivaren Kerngebiet des Corpus trapezoideum. Nach radiärem Verlauf überqueren sie als obere Tunnelfasern den Cortischen Tunnel und bilden für jede äußere Haarzellenreihe ein äußeres Spiralbündel. Von den etwa 40000 Endästen gehen etwa 4–6 zu je einer äußeren Haarzelle. In der Basalwindung gibt es mehr efferente Fasern als in der apikalen, wo diese nur mit der ersten Haarzellreihe in Verbindung stehen.

Die möglichen Funktionen des inhibitorischen efferenten Systems sind: die Adaptation, die Verbesserung der Frequenzdiskrimination, die Verminderung des Maskierungseffektes von Störlärm, die Schwellenstabilisation und die Verhütung des Transmitterverlustes in den Haarzellen. Für die Diskrimination ist die einengende Wirkung wichtig. Dies bedeutet, daß durch Hemmung der schwachen beidseitigen Stimuli das Maximum der Reizarea besser lokalisierbar ist.

An der *sympathischen, adrenergen Innervation der Cochlea* sind zwei Systeme, das perivaskuläre und das gefäßunabhängige System beteiligt. Ersteres erhält Fasern von den beidseitigen Ganglia stellata, letzteres aus dem ipsilateralen Ganglion cervicale superius.

Zum Verständnis der *Funktionsausfälle* ist es wichtig zu wissen, daß bei den sensorischen Neuronen nach einer Schädigung nicht nur der abgetrennte periphere Axonteil zugrunde geht, sondern durch retrograde Degeneration auch das ganze Neuron mitsamt der Ganglienzelle und deshalb eine Regeneration nicht mehr möglich ist.

Bei der peripheren Schädigung des N. cochlearis im Meatus acusticus internus degenerieren 90–95% der Ganglienzellen. Erhalten bleiben nur die Typ-II-Zellen und einige Typ-I-Zellen, die sich in Typ-I/a-Zellen umwandeln und sog. Riesenfasern zu den inneren Haarzellen senden. Die Tatsache, daß die Astzahl der Riesenfasern im Laufe der Zeit stark zunimmt, deutet auf eine enorme Proliferationstendenz der peripheren Dendriten der Typ-I/a-Zellen hin. Wenn eine ähnliche Tendenz auch am zentralen Ende dieses Neurons besteht, könnte durch die Vermehrung der dendritischen Aufzweigungen und der synaptischen Kontakte die Effizienz der wenigen erhalten gebliebenen elektrisch stimulierbaren Axone wesentlich erhöht werden.

Zentrale Axonschädigungen können durch Zerstörung der Haar- und Stützzellen ausgelöst werden. Wegen der fraglichen zentralen Verbindungen der Typ-II-Zellen spielt in diesem Prozeß der Ausfall der Typ-I-Zellen eine maßgebende Rolle.

Die Verlaufzeit der retrograden Degeneration – ein gewöhnlich langsamer Prozeß, – scheint mit der Lebenszeit der Spezies in gewissem Zusammenhang zu stehen. Sie läuft z. B. bei Meerschweinchen schneller ab als bei der länger lebenden Katze.

Untersuchungen über den *Zusammenhang zwischen Anzahl der funktionstüchtigen Kochlearisneurone und Gehör* haben gezeigt, daß Reintonschwellgehör nach 50%igem Neuronenverlust noch normal ist und nach 90%igem Verlust nur unwesentlich vermindert. Wesentlich empfindlicher reagieren die komplexen diskriminativen Funktionen. Zu einer brauchbaren Sprachdiskrimination z. B. sind in der Regel 10000 Neuronen nötig, davon 3000 im apikalen Schneckenbereich. Dazu muß noch erwähnt werden, daß bis zur 9. Lebensdekade die Ganglienzellzahl von 36000 graduell auf 18000, d. h. auf die Hälfte reduziert wird.

Innerer Gehörgang und Nervus vestibulocochlearis

Die Innenseite des Labyrinths ist mit dem inneren Gehörgang, *Meatus acusticus internus*, verbunden, durch den die Nerven und Gefäße die Cochlea und das Vestibularorgan erreichen. Der Meatus acusticus internus ist ein etwa 1 cm langes, querovales Rohr, das gerade von hinten nach vorne verläuft und mit der Hinterfläche der Felsenbeinpyramide einen Winkel von 35–40° bildet (Abb. 15.**138**). Die Nn. facialis, intermedius und vestibulocochlearis und die Vasa labyrinthica bilden seinen Inhalt. Als seitliche Ausbuchtung der hinteren Schädelgrube ist der Meatus acusticus internus von einem Fortsatz der Dura mater ausgekleidet, sein Inhalt wird bis zu seinem Grund, *Fundus meatus acustici interni*, von der Arachnoidea und dem Cavum subarachnoideale begleitet. Die Nerven haben eine Piahülle. Der Subarachnoidalraum steht durch die perineuralen Lymphräume mit dem Spatium perilymphaticum des Innenohrs in Verbindung (s. S. 604, 626).

Der *Fundus meatus acustici interni* wird durch die markanten *Crista transversa* und die *Crista verticalis superior (Bill's bar)* sowie die weniger ausgeprägte *Crista verticalis inferior* in vier Quadranten geteilt (Abb. 15.**136a** u. **b**). Im vorderen oberen Quadranten liegt die *Area n. facialis,* im vorderen unteren die *Area cochleae* mit dem Tractus spiralis foraminosus, im hinteren oberen Quadranten die *Area vestibularis superior* mit der Macula cribrosa superior, und im hinteren unteren die *Area vestibularis inferior* mit der Macula cribrosa inferior.

Die zentralen Fortsätze der Zellen des Ganglion spirale treten durch die Area cochlearis in den inneren Gehörgang. Die spiralig angeordneten Austrittsstellen bilden den *Tractus spiralis foraminosus.* Im inneren Gehörgang schließen sich die Faserbündel zur *Pars cochlearis (N. cochlearis)* zusammen, die mit der *Pars vestibularis (N. vestibularis)* durch ein gemeinsames Epineurium zum *N. vestibulocochlearis* vereinigt wird. Der N. cochlearis enthält 30–40000 Fasern, der N. vestibularis 8–10000.

Da der Tractus spiralis foraminosus der vertikalen Projektion der Windungen entspricht, ergibt sich eine topische Lokalisation der austretenden Faserbündel, die, wie Abb. 15.**137a** zeigt, auch im Nervenstamm beibehalten wird. Die Fasern der Spitzen- und der Mittelwindung verlaufen im Zentrum bzw. an der oberen Fläche des N. cochlearis, diejenigen aus der Basalwindung dagegen peripher und am unteren Nervenrand. Die Fasern der oberen und mittleren Kochleaabschnitte werden während ihres Verlaufes spiralig um 360° verdreht, während die Fasern aus der Basalwindung ihre ursprüngliche Anordnung beibehalten. Die Schwannschen Zellen der Kochlearisfasern werden im inneren Gehörgang durch Neuroglia ersetzt; dadurch nimmt der Nerv den Charakter der weißen Substanz des Gehirns an.

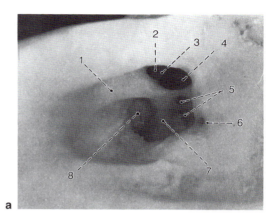

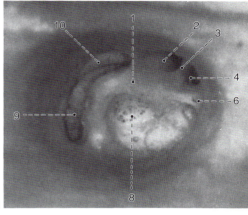

Abb. 15.**136 Meatus acusticus internus.**
a Gliederung des Fundus meatus acustici interni.
b Projektion der Basalwindung.
c Nervenstämme und Anastomosen im Meatus acusticus internus.
1 Crista transversa (falciformis)
2 Area n. facialis
3 Crista verticalis superior (Bill's bar)
4 Area vestibularis superior
5 Area vestibularis inferior
6 Foramen singulare
7 Crista verticalis inferior
8 Tractus spiralis foraminosus
9 Pars ascendens
10 Pars superior der Basalwindung
11 N. facialis
12 Ganglion geniculi
13 N. petrosus major
14 N. utriculo-ampullaris
15 N. sacculo-ampullaris
16 R. ampullae posterioris
17 Pars posterosuperior ganglii vestibularis
18 Pars anteroinferior ganglii vestibularis
19 Oortsche A-Fasern
20 N. vestibularis
21 Oortsche Anastomose
22 N. cochlearis
23 N. intermedius
 a Ebene der mittleren Schädelgrube
 b Ebene der Crista verticalis superior

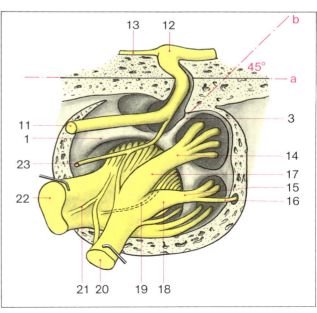

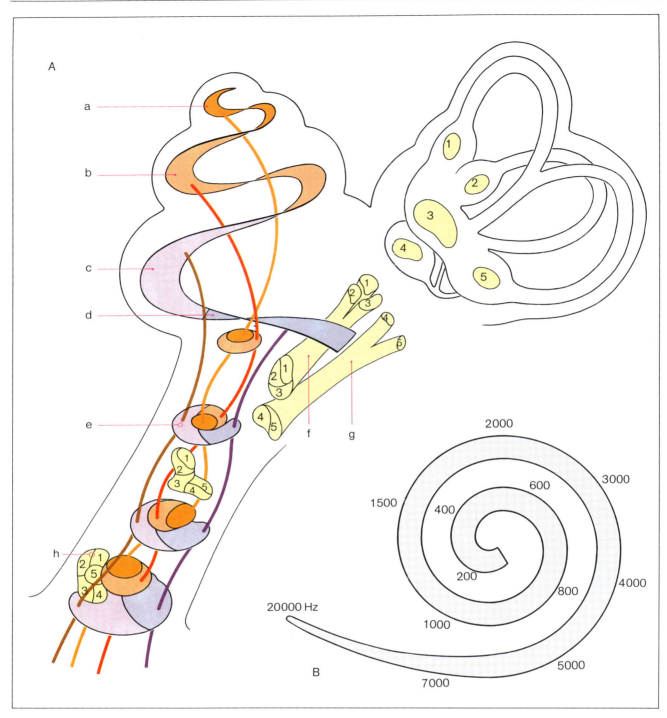

Abb. 15.**137**
A Topische Lokalisation der Fasern im N. cochlearis und im N. vestibularis (nach *Sando*).
B Frequenzlokalisation (nach *Stuhlman*).
a apikale Windung
b mittlere Windung
c oberer Teil der Basalwindung
d unterer Teil der Basalwindung
e N. cochlearis
f N. utriculo-ampullaris
g N. sacculo-ampullaris
h N. vestibularis

1 Crista ampullae superioris
2 Crista ampullae lateralis
3 Macula utriculi
4 Maculla sacculi
5 Crista ampullae posterioris

Innenohr 643

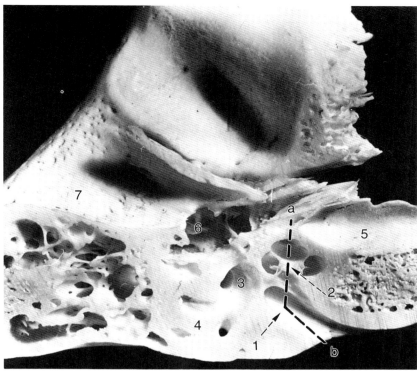

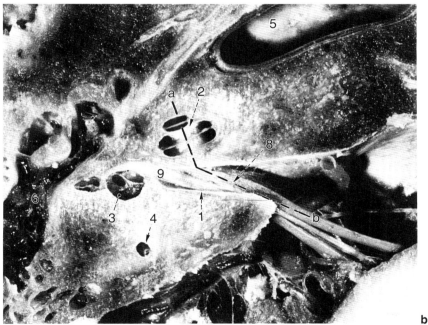

Abb. 15.**138** **Achsendeviation zwischen Modiolus und Meatus acusticus internus.**
a Knochenpräparat.
b Feuchtpräparat.
a Modiolusachse
b Achse des Meatus acusticus internus
1 Meatus acusticus internus
2 Modiolus
3 Vestibulum
4 Bogengänge
5 Canalis caroticus
6 Paukenhöhle
7 Meatus acusticus externus
8 N. cochlearis
9 N. vestibularis

Die Achse des Nervs ist gegenüber der Modiolusachse um etwa 50–60° abgewinkelt (Abb. 15.**138**).

Der *N. vestibularis (Pars vestibularis des N. VIII)* setzt sich aus den zentralen Axonen der bipolaren Zellen des *Ganglion vestibulare* zusammen, die peripheren (dendritischen) Axone bilden den N. utriculoampullaris und sacculo-ampullaris. Entsprechend den beiden peripheren Ästen ist das Ganglion häufig in einen oberen und in einen unteren Abschnitt unterteilt, die durch den *Isthmus ganglionaris* verbunden sind. 90%
der bipolaren Ganglienzellen sind durch eine Myelinscheide, 10% durch eine myelinfreie Schwannsche Scheide umgeben.
Der vom oberen Ganglionteil ausgehende *N. utriculoampullaris* (s. N. vestibularis superior) verläßt den inneren Gehörgang durch die Area vestibularis superior, tritt durch die Macula cribrosa superior in das Vestibulum ein und teilt sich dort in drei Äste: Der *R. utricularis* versorgt die Macula utriculi, die *Rr. ampullares anterior* und *lateralis* innervieren die entsprechenden Cristae ampullares.

Der aus dem unteren Ganglionteil entspringende *N. sacculoampullaris* (s. N. vestibularis inferior) teilt sich noch im Meatus acusticus internus in zwei Äste auf: Der *R. saccularis* tritt durch die Area vestibularis inferior aus dem Gehörgang heraus und erreicht die Macula sacculi durch die Macula cribrosa media. Der *R. ampullae posterioris* verläßt den inneren Gehörgang durch das *Foramen singulare* und erreicht die Crista ampullae inferioris durch die Macula cribrosa inferior (Abb. 15.**136c**).

Am Fundus meatus acustici interni liegt der N. utriculoampullaris hinter dem N. facialis, der N. saccularis hinter dem N. cochlearis (Pars cochlearis des N. VIII). Der N. vestibularis dreht sich leicht S-förmig um und gelangt teilweise auf die Oberseite des N. cochlearis. Ähnlich wie im N. cochlearis sind auch im N. vestibularis die aus seinen Ästen stammenden Fasern topisch geordnet (Abb. 15.**138**).

Für die Identifikation der Nerven im Fundus des inneren Gehörganges ist es wichtig zu wissen, daß die Crista transversa, bezogen auf die Ebene der mittleren Schädelgrube schräg von vorne oben nach hinten unten geneigt ist und die Crista verticalis superior (Bill's bar) mit ihr einen nach vorne offenen Winkel von 45° bildet (Abb. 15.**136**). Aus diesem Grunde liegt der N. facialis vorne oberhalb des N. utriculo-ampullaris. Werden diese Gegebenheiten nicht beachtet, so kann der vorne gelegene N. cochlearis irrtümlicherweise für den N. facialis und dieser für den N. utriculoampullaris gehalten werden.

Feine *Anastomosen* verbinden den N. intermedius mit dem N. vestibulocochlearis (Abb. 15.**117** u. 15.**137**). Zu den aberranten Fasern des N. vestibulocochlearis gehören der *R. cochleovestibularis* und die Oortschen A- und B-Fasern. Der R. cochleovestibularis verbindet den N. cochlearis durch das Boettchersche Ganglion mit dem Ganglion vestibulare. Es handelt sich um aberrante Fasern des N. saccularis, das Ganglion ist ein abgesprengter Teil des Ganglion vestibulare. Die Oortschen Fasern stellen aberrante Kochlearisfasern dar. Die A-Fasern treten nach Umwindung oder Durchbohrung des Vestibularisganglions wieder in den N. cochlearis ein. Die B-Fasern verlaufen zuerst parallel den A-Fasern und teilen sich beim Ganglion vestibulare V-förmig auf. Ein Bündel tritt in den N. cochlearis zurück, das andere verläuft im N. vestibularis.

Gefäße des Labyrinths

Die **Arterien** (Abb. 15.**139**) des membranösen Labyrinths kommen aus der Schädelhöhle und bilden ein von den Gefäßen der knöchernen Labyrinthkapsel unabhängiges System. Sie verlaufen im Endosteum und erreichen die membranösen Strukturen durch das perilymphatische Balkenwerk.

Die *A. labyrinthi* ist die Hauptarterie. Sie ist ein Ast der A. cerebelli inferior anterior (85%), seltener der A. basilaris (15%). Im Meatus acusticus internus gibt sie Äste zur Dura, zu den Nerven und zum Ganglion vestibulare ab und teilt sich wie folgt in Rr. vestibulares und R. cochlearis:

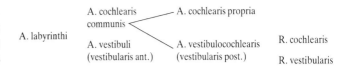

Die *A. vestibuli* tritt mit dem N. utriculoampullaris in den oberen Teil des Vorhofes ein und versorgt diesen, die Macula utriculi, einen Teil der Macula sacculi, die hintere Wand des Sacculus und des Utriculus, die Ampulla, die Crista und das Crus ampullare des vorderen und lateralen Bogenganges.

Die *A. vestibulocochlearis* dringt zwischen den beiden letzten Kochlearisbündeln durch den Tractus spiralis foraminosus in den Vorhofabschnitt der Cochlea ein und teilt sich an der Wurzel der Lamina spiralis ossea T-förmig in einen R. vestibularis und einen R. cochlearis. Der *R. vestibularis* versorgt den Vorhofteil der Cochlea, die Macula sacculi, die Vorderfläche von Utriculus und Sacculus, die Crista ampullaris und das Crus ampullare des hinteren Bogenganges, das Crus commune und die Mündungsabschnitte aller Bogengänge. Die Arterien der Macula sacculi und der Ampulla posterior erscheinen in seltenen Fällen bereits im Meatus acusticus internus als selbständige Äste. Der *R. cochlearis* steigt entlang der Basis der Lamina spiralis ossea auf und anastomosiert an der Grenze des ersten und zweiten Drittels der Basalwindung mit der A. cochlearis propria.

Die *A. cochlearis propria* (A. spiralis modioli) zieht parallel zum Ganglion spirale im Modiolus und gibt primäre und sekundäre Seitenäste an die Windungen ab. Die stark geschlängelten knäuelförmigen Abschnitte dieser Äste werden als Glomeruli arteriosi cochleae bezeichnet. Die tertiären Äste, die Arteriolae radiatae, bilden eine innere und eine äußere Gruppe.

Die *Äste der äußeren Gruppe, Arteriolae radiatae externae,* verlaufen bogenförmig über der Scala vestibuli zur lateralen Wand des Ductus cochlearis (Abb. 15.**140a**). Ihre Äste bilden die Gefäße der Scala vestibuli, Spiralgefäße an der Ansatzstelle der Reissnerschen Membran, das Kapillarnetz der Stria vascularis, die Spiralgefäße der Prominentia spiralis und die Gefäße im Lig. spirale. Ein Teil des venösen Blutes aus der oberen Wand der Scala vestibuli wird durch Radialvenen modioluswärts geleitet, der andere fließt gegen die Scala tympani und wird durch die unteren Radialvenen abgeleitet. Die Gefäße im Lig. spirale sind Venen, die jedoch mit den Arteriolae radiatae durch arterio-venöse Anastomosen verbunden sind. In der Wand der Scala vestibuli überwiegen die Arterien, in der Scala tympani hingegen die Venen. Das quadratisch gemusterte Kapillarnetz der Stria vascularis spielt bei der Bildung und Resorption der Endolymphe sowie der Aufrechterhaltung der elektrischen Potentiale eine wichtige Rolle.

Die *Äste der inneren Gruppe, Arteriolae radiatae internae,* geben Äste zum Ganglion spirale und zur Wand der Scala tympani ab (Abb. 15.**140a**). Die Hauptäste treten in die vestibuläre Lamelle der Lamina spiralis ossea ein und liefern die Limbus- und die Marginalgefäße. Die *Marginalgefäße* bilden zwei Arkadenreihen (Abb. 15.**140b**). Die einzelnen Arkaden bestehen aus einem arteriellen und einem venösen Schenkel. Die peripheren Arkaden bilden das Vas spirale an der Unterfläche der Basilarmembran, die proximalen liefern die Gefäße des Labium tympanicum. Besonders stark vaskularisiert ist der Limbus spiralis. Die Venen aus allen drei erwähnten Gefäßgebieten führen in die obere Spiralvene. Gefäßfrei bleiben die Reissnersche Membran, die Membrana tectoria, die Zähne an der Spitze des Labium vestibulare, das Cortische Organ und der zwischen Außenpfeiler und Lig. spirale gelegene Teil der Basilarmembran.

Die Cochlea hat eine segmentale Blutversorgung. Die reichlichen Anastomosen sorgen dafür, daß nach Verschluß eines Gefäßes andere Regionen nicht beeinträchtigt werden. Daraus, daß die Gefäße des Limbus,

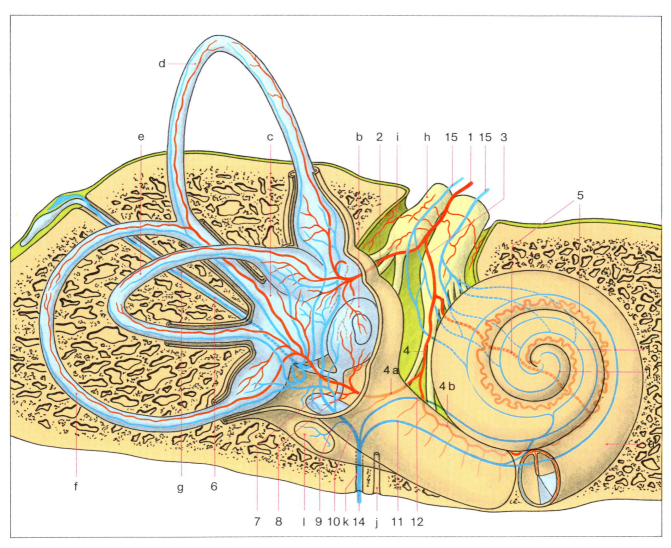

Abb. 15.**139 Blutversorgung des Labyrinths**
a Cochlea
b Sacculus
c Utriculus
d Canalis semicircularis anterior
e Canalis semicircularis lateralis
f Canalis semicircularis posterior
g Ductus endolymphaticus
h N. vestibulocochlearis
i Meatus acusticus internus
j Aquaeductus cochleae
k Canalis accessorius (Cotugano)
l Fenestra cochleae
1 A. labyrinthi
2 A. vestibuli
3 A. cochlearis communis
4 A. vestibulocochlearis
4a R. vestibularis
4b R. cochlearis
5 A. cochlearis propria
6 V. aquaeductus vestibuli
7 V. vestibularis anterior
8 V. vestibularis posterior
9 V. fenestrae cochleae
10 V. vestibulocochlearis
11 V. modioli communis
12 V. scalae vestibuli
13 V. scalae tympani
14 V. canaliculi cochleae
15 Vv. labyrinthi

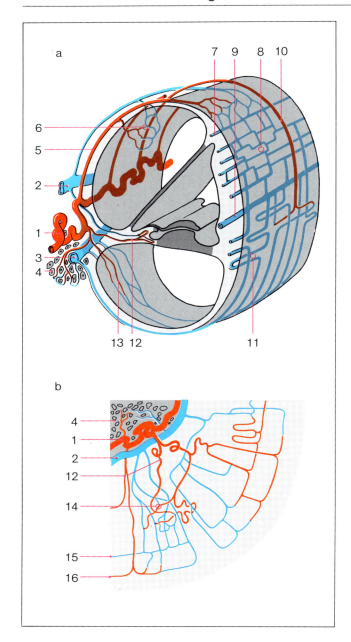

Abb. 15.**140 Blutversorgung der Cochlea**
(nach *Axelsson*).
a Schema der Blutversorgung der Kochleawand
b Blutversorgung der Lamina spiralis.
1 A. spiralis modioli
2 vordere Spiralvene (V. scalae vestibuli)
3 hintere Spiralvene (V. scalae tympani)
4 Ganglion spirale
5 Arteriolae radiatae externae
6 Gefäße der Scala vestibuli
7 Spiralgefäß am Ansatz der Reissnerschen Membran
8 Stria vascularis
9 Prominentia spiralis
10 arterio-venöse Anastomose
11 Venenschlingen beim Ansatz der Basilarmembran
12 Arteriolae radiatae internae
13 Gefäße der Scala tympani
14 Gefäße des Limbus spiralis
15 Arkaden des Labium tympanicum
16 Gefäße der Basilarmembran
 avaskuläre Gebiete: schraffiert

der Stria vascularis und des Lig. spirale nicht kontraktionsfähig sind, ist zu schließen, daß die Zirkulation durch hydrodynamische Kräfte reguliert wird.
Venen (Abb. 15.**139**). Das venöse Blut fließt aus dem Labyrinth durch drei Stämme, die V. aquaeductus vestibuli, V. canaliculi cochleae und V. labyrinthi, ab.
Die *V. aquaeductus vestibuli* nimmt die 6 Bogengangsvenen auf, verläuft zuerst mit dem Ductus endolymphaticus, nachher in einem separaten Knochenkanal (Canalis accessorius aquaeductus vestibuli) und mündet in den Sinus petrosus inferior.
Die *V. canaliculi cochleae* entsteht aus dem Zusammenfluß der *V. modioli communis* und der *V. vestibulocochlearis*. Sie verläßt die Cochlea durch einen mit dem Aquaeductus cochleae parallel verlaufenden Kanal (Canalis accessorius, *Cotuganoscher Kanal*) und mündet in den Bulbus superior v. jugularis.
Die *V. vestibulocochlearis* nimmt die Vv. vestibulares anterior, posterior und die V. fenestrae cochleae auf.
Die *V. vestibularis anterior* drainiert den Utriculus, die Ampulla anterior und lateralis, die *V. vestibularis posterior* den Sacculus und die Ampulla posterior.
Die *Hauptvenen der Cochlea* sind die miteinander anastomosierenden vordere und hintere Spiralvene. Die *vordere Spiralvene* (V. scalae vestibuli) nimmt Blut aus den Limbus- und Marginalgefäßen und aus der oberen Wand der Scala vestibuli auf. Die *hintere Spiralvene* drainiert die Außenwand des Ductus cochlearis und die Scala tympani. Am unteren Ende der Basalwindung vereinigen sich die zwei Spiralvenen zur *V. modioli communis*.
Die in den Sinus petrosus inferior mündenden *Vv. labyrinthi* drainieren im inneren Gehörgang die Dura und die Nerven und bilden am Grunde des Meatus ein Geflecht um den N. cochlearis. Äste aus diesem Geflecht treten in den Modiolus ein und verbinden sich mit den Spiralvenen. Die Hauptvene der Cochlea ist die V. canaliculi cochleae, die Vv. labyrinthi dienen als entlastende Kollateralen.
Als **Lymphgefäße** der Cochlea werden die perineuralen und perivaskulären Saftkanäle betrachtet. Sie stellen neben dem Aquaeductus cochleae eine zweite Verbindung zwischen dem Perilymph- und dem Subarachnoidealraum dar. Dadurch, daß das Lig. spirale durch perivaskuläre Knochenräume mit den Lymphspalten des Modiolus verbunden ist, wird der Endolymphraum allseits von Perilymphe umspült. Dieser Umstand sichert im Endolymphraum den konstanten Druck und die Konstanz der chemischen Zusammensetzung des Inhaltes.

Literatur

Hautdecke und Hautanhangsorgane

Andres, K. H.: Morphological criteria for the differentiation of mechanoreceptors in Vertebrates. Abh. Rhein.-Westfäl. Akad. Wiss. 53 (1975) 135–152

Andres, K. H., M. v. Düring: Morphology of cutaneous receptors. In Autrum, H., R. Jung, W. R. Loewenstein, D. M. MacKay, H. L. Teuber: Handbook of Sensory Physiology, vol. II. Springer, Berlin 1973 (pp. 4–28)

Babel, J., A. Bischoff, H. Spoendlin: Ultrastructure of the Peripheral Nervous System and Sense Organs. Thieme, Stuttgart 1970

Bannister, L. H.: Sensory terminals of peripheral nerves. In Landon, D. N.: The Peripheral Nerve. Wiley, New York 1976 (pp. 396–463)

Breathnach, A. S.: The cell of Langerhans. Int. Rev. Cytol. 18 (1965) 1–28

Brettschneider, H.: Ultrastruktur der visceralen Rezeptoren und afferenten Nerven. Acta neuroveg. (Wien) 28 (1966) 37–102

Burgess, P. R., E. R. Perl: Cutaneous mechanoreceptors and nociceptors. In Iggo, A.: Handbook of Sensory Physiology. vol. II. The Somatosensory System. Springer, Berlin 1973 (29–78)

Cauna, N.: The effects of aging on the receptor organs of the human dermis. In Montagna, W.: Advances in Biology of Skin, vol. VI. Pergamon Press, Oxford 1965

Cauna, N.: The free pencillate nerve endings of the human hairy skin. J. Anat. 115 (1973) 277–288

Chambers, M. R., K. H. Andres, M. v. Düring, A. Iggo: The structure and function of the slowly adapting type II mechanoreceptor in hairy skin. Quart J. exp. Physiol. 57 (1972) 417–445

Chouchkov, Ch.: Cutaneous Receptors. Advances Anat. Embryol. Cell Biol. 54, Fasc. 5 (1978) 1–62

Della Porta, G., O. Mühlbock: Structure and Control of the Melanocyte. Springer, Berlin 1966

Ellis, R. A.: Fine structure of the myoepithelium of the eccrine sweat glands of man. J. Cell Biol. 27 (1965) 551–563

Goerttler, K.: Die menschliche Glatze im Altersformwandel der behaarten Kopfhaut. Thieme, Stuttgart 1965

Gottschaldt, K.-M., C. Vahle-Hinz: Merkel cell receptors: structure and transducer function. Science 114 (1981) 183–186

Halata, Z.: The mechanoreceptors of the mammalian skin. Ultrastructure and morpholocial classification. Ergebn. Anat. Entwickl.-Gesch. 50 (1975) 1–77

Halata, Z., B. L. Munger: The sensory innervation of primate facial skin. II. Vermilion border and mucosa of lip. Brain Res. Rev. 5 (1983) 81–107

Hashimoto, K.: Fine structure of perifollicular nerve endings in human hair. J. invest. Dermatol. 59 (1973) 432–441

Hensel, H.: Cutaneous thermoreceptors. In Iggo, A.: Handbook of Sensory Physiology, vol. II. Somatosensory System. Springer, Berlin 1973 (pp. 79–110)

Hensel, H., K. H. Andres, M. v. Düring: Structure and function of cold receptors. Pflügers Arch. 352 (1974) 1–10

Horstmann, E.: Die Haut. In Bargmann, W.: Handbuch der mikroskopischen Anatomie des Menschen, Bd. III/3 (Erg. zu Bd. III/1. Springer, Berlin 1957 (pp. 1–276)

Hubbard, J. I.: The Peripheral Nervous System. Plenum Press, New York 1974

Iggo, A.: Somatosensory System. Handbook of Sensory Physiology, vol. II. Springer, Berlin 1973

Iggo, A.: Cutaneous receptors. In Hubbard, J. I.: The Peripheral Nervous System. Plenum Press, New York 1974 (pp. 347–404)

Järvilehto, T., H. Hämäläinen, K. Soininen: Peripheral neural basis of tactile sensation in man: II Characteristics of human mechanoreceptors in the hairy skin and correlations of their activity with tactile senstations. Brain Res. 219 (1981) 13–27

Kruger, L., E. R. Perl, M. J. Sedivec: Fine structure of myelinated mechanical nociceptor endings in cat hairy skin. J. comp. Neurol. 198 (1981) 137–154

LaMotte, R. H., J. N. Campbell: Comparison of responses of warm and nociceptive C-fiber afferents in monkey with human judgments of thermal pain. J. Neurophysiol. 41 (1978) 509–528

Landmann, L.: Lamellar granules in mammalian, avian, and reptilian epidermis. J. Ultrastruct. Res. 72 (1980) 245–263

Landmann, L.: The epidermal permeability barrier. Comparison between in vivo and in vitro lipid structures. Europ. J. Cell Biol. 33 (1984) 258–264

Loewenstein, W. R., M. Mendelson: Components of receptor adaption in a Pacinian corpuscle. J. Physiol. (Lond.) 177 (1965) 377–397

Mier, P. D., D. W. K. Cotton: Molecular Bilology of Skin. Blackwell, Oxford 1976

Montagna, W.: The Structure and Function of Skin, 3rd ed. Academic Press, New York 1974

Montagna, W., R. A. Ellis: The Biology of Hair Growth. Academic Press, New York 1958

Montagna, W., R. A. Ellis: Blood Vessels and Circulation. Advances in Biology of Skin, vol. II. Pergamon Press, Oxford 1961

Montagna, W., F. Hu: The Pigmentary System. Advances in Biology of Skin, vol. VIII. Pergamon Press, Oxford 1967

Montagna, W., R. A. Ellis, A. F. Silver: Eccrine Sweat Glands and Eccrine Sweating. Advances in Biology of Skin., vol. III. Pergamon Press, Oxford 1962

Montagna, W., R. A. Ellis, A. F. Silver: The Sebaceous Glands. Advances in Biology of Skin, vol. IV. Pergamon Press, Oxford 1963

Munger, B. L.: The cytology of apocrine sweat glands. I. Z. Zellforsch. 67 (1965) 373–389

Munger, B. L.: Patterns of organization of peripheral sensory receptors. In Autrum, H., R. Jung, W. R. Loewenstein, D. M. MacKay, H. L. Teuber: Handbook of Sensory Physiology, vol. I/1. Springer, Berlin 1971

Munger, B. L., Z. Halata: The sensory innervation of primate facial skin. I. Hairy skin. Brain Res. Rev. 5 (1983) 45–80

Nurse, C. A., K. M. Mearow, M. Holmes, B. Visheau, J. Diamond: Merkel cell distribution in the epidermis as determined by quinacrine fluorescence. Cell Tissue Res. 228 (1983) 511–524

Orfanos, C. E.: Feinstrukturelle Morphologie und Histopathologie der verhornten Epidermis. Thieme, Stuttgart 1972

Pearse, A. G. E.: The neurodendorine (APUD) cells of the skin. Amer. J. Dermatopathol. 2 (1980) 121–123

Perl, E. R.: Myelinated afferent fibres innervating the primate skin and their response to noxious stimuli. J. Physiol. (Lond.) 197 (1968) 593–615

Poláček, P., L. Malinovský: Die Ultrastruktur der Genitalkörperchen in der Clitoris. Z. mikr.-anat. Forsch. 84 (1971) 293–310

Scheuplein, R. J., I. H. Blank: Permeability of the skin. Physiol. Res. 51 (1971) 702–747

Schmidt, W.: Die normale Histologie von Corium und Subcutis. In Gans, O., G. K. Steigleder: Handbuch der Haut- und Geschlechtskrankheiten, Bd. I/1. Springer, Berlin 1968

Seto, H.: Color Atlas on Sensory Innervation. Human Sensibility. Sasaki Publishing Co., Sendai (Japan) 1977

Shanthaveerappa, T. R., G. H. Bourne: New observations on the structure of the Pacinian corpuscle and its relation to the perineural epithelium of peripheral nerves. Amer. J. Anat. 112 (1963) 97–110

Starck, D.: Herkunft und Entwicklung der Pigmentzellen. In Gans, O., G. K. Steigleder: Handbuch der Haut- und Geschlechtskrankheiten, Bd. I/2. Springer, Berlin 1964

Vallbo, Å. B., R. S. Johansson: The tactile sensory innervation of the glabrous skin of human hand. In Gordon, G.: Active Touch, Oxford University Press, London 1978 (pp. 29–54)

Vallbo, Å, B., K.-E. Hagbarth, H. E. Torebjörk, B. G. Wallin: Somatosensory, proprioceptive, and sympathetic activity in human peripheral nerves. Physiol. Rev. 59 (1979) 919–957

Weddell, G. R.: The anatomy of cutaneous sensibility. Brit. med. Bull. 3 (1945) 167–172

Weddell, G.: Studies related to the mechanism of common sensibility. In Montagna, W.: Advances in Biology of Skin. I. Cutaneous Innervation. Pergamon Press, Oxford 1960 (pp. 112–160)

Zelickson, A. S.: Ultrastructure of Normal and Abnormal Skin. Lea & Febiger, Philadelphia 1967

Zotterman, Y.: Sensory Functions of the Skin in Primates with Special Reference to Man. Pergamon Press, Oxford 1976

Organe der Tiefensensibilität

Barker, D.: The morphology of muscle receptors. In Autrum, H., R. Jung, W. R. Loewenstein, D. M. MacKay, H. L. Teuber: Handbook of Sensory Physiology, vol. III/2. Springer, Berlin 1974

Fehrmann, P.: Untersuchungen über Anzahl und Verteilung von Muskelspindeln im Musculus flexor digit minimi pedis bei

Erwachsenen, Neugeborenen und eineiigen Zwillingen. Anat. Anz. 126 (1970) 218–221

Greenman, Ph. E.: Concepts and Mechanisms of Neuromuscular Functions. Springer, Berlin 1984

Halata, Z.: The ultrastructure of the sensory nerve endings in the articular capsule of the knee joint of the domestic cat (Ruffini corpuscles and Pacinian corpuscles). J. Anat. 124 (1977) 717–729

Hunt, C. C.: Muscle Receptors. Handbook of Sensory Physiology, vol. III/2. Springer, Berlin 1974

Marchand, R., C. F. Bridgman, E. Shumpert, E. Eldred: Association of tendon organs with spindles in muscles of the cat's leg. Anat. Rec. 169 (1971) 23–32

Matthews, P. B. C.: Mammalian Muscle Receptors and Their Central Actions. Williams & Wilkins, Baltimore 1972

Rumpelt, H.-J., H. Schmalbruch: Zur Morphologie der Bauelemente von Muskelspindeln bei Mensch und Ratte. Z. Zellforsch. 102 (1969) 601–630

Tracey, D.: Joint receptors – changing ideas. Trends Neurosci. 1 (1978) 63–65

Zelena, J., T. Soukup: The in-series and in-parallel components in rat hindlimb tendon organs. Neuroscience 9 (1983) 899–910

Organe der Eingeweidesensibilität

Abbott, C. P., A. Howe: Ultrastructure of aortic body tissue in the cat. Acta anat. (Basel) 81 (1972) 609–619

Ballard, T., N. Blakeman, D. J. Pallot, K. A. W. Al-neamy: Quantitative ultrastructural studies of the cat carotid body. I. General stereology of tissue components. Acta anat. (Basel) 113 (1982), 47–52

Böck, P.: Demonstration intraepithelialer Axone in der Papilla filiformis des Meerschweinchens. Acta anat. (Basel) 79 (1971) 225–238

Böck, P.: The Paraganglia. Springer, Berlin 1982

Böck, P., K. Gorgas: Fine structure of baroreceptor terminalis in the carotid sinus of guinea pigs and mice. Cell Tissue Res. 170 (1976) 95–112

Dubner, R., Y. Kawamura: Oral-facial sensory and motor mechanisms. Meredith, New York 1971

Hashimoto, K.: Fine structure of Merkel cell in human oral mucosa. J. invest. Dermatol. 58 (1972) 381–387

Knoche, H., K. Addicks: Electron microscopic studies of the pressoreceptor fields of the carotid sinus of the dog. Cell Tissue Res. 173 (1976) 77–94

Knoche, H., G. Walther-Wenke, K. Addicks: Die Feinstruktur der barorezeptorischen Nervenendigungen in der Wand des Sinus caroticus der Katze. Acta anat. (Basel) 97 (1977) 403–418

Neil, E.: Enteroceptors. Handbook of Sensory Physiology, vol. III/1. Springer, Berlin 1972

Nishi, K., Ch. Oura, W. Pallie: Fine structure of Pacinian corpuscles in the mesentery of the cat. J. Cell Biol. 43 (1969) 539–552

Schmidt, R. F.: Somatovisceral sensibility. In Schmidt, R. F.: Fundamentals of Sensory Physiology. Springer, New York 1978 (pp. 81–125)

Taha, A. A. M., E. M. Abdel-Magied, A. S. King: Ultrastructure of aortic and pulmonary baroreceptors in the domestic fowl. J. Anat. 137 (1983) 197–207

Geschmacksorgane

Andres, K. H.: Neue morphologische Grundlagen zur Physiologie des Riechens und Schmeckens. Arch. Oto-Rhino-Laryng. 210 (1975) 1–41

Beckers, H. W., W. Eisenacher: Morphologie der Papillae fungiformes. Rasterelektronenmikroskopische, licht- und elektronenmikroskopische Untersuchungen. Ergebn. Anat. Entwickl.-Gesch. 50 (1975) 1–116

Beidler, L. M.: Chemical senses. In Autrum, H., R. Jung, W. R. Loewenstein, D. M. MacKay, H. L. Teuber: Handbook of Sensory Physiology, vol. IV/1: Olfaction. vol. IV/2: Taste. Springer, Berlin 1971

Bradley, R. M.: Tongue topography. In Beidler: Handbook of Sensory Physiology, vol. IV: Chemical Senses, Part 2: Taste. Springer, Berlin 1971

Farbman, A. I.: Fine structure of the taste bud. J. Ultrastruct. Res. 12 (1965) 328–350

Farbman, A. I., G. Hellekant: Quantitative analysis of the fiber population in rat chorda tympani nerves and fungiformpapillae. Amer. J. Anat. 158 (1978) 509–517

Ferrell, F., T. Tsuetaki: Number and distribution of ganglion cells in the vallate papilla of adult human. Acta anat. (Basel) 117 (1983) 261–265

Finger, T. E., Y. Morita: Two gustatory systems: Facial and vagal gustatory nuclei have different brainstem connections. Science 227 (1985) 776–778

Gray, E. G., K. C. Watkins: Electron microscopy of taste buds of the rat. Z. Zellforsch. 66 (1965) 583–595

Henkin, R. I., R. L. Christiansen: Taste localization on the tongue, palate and pharynx of normal man. J. appl. Physiol. 22 (1967) 316–320

Murray, R. G.: The structure of taste buds. In Friedman, I.: Ultrastructure of Sensory Organs, vol. I. North Holland, Amsterdam 1973 (pp. 1–81)

Nemetschek-Gansler, H., H. Ferner: Über die Ultrastruktur der Geschmacksknospen. Z. Zellforsch. 63 (1964) 155–178

Takeda, M., T. Hoshino: Fine structure of taste buds in the rat. Arch. histol. jap. 37 (1975) 395–413

Turner, D. F.: The morphology and distribution of Merkel cells in primate gingival mucosa. Anat. Res. 205 (1983) 197–295

Riechorgan und Organum vomeronasale

Andres, K. H.: Der Feinbau der Regio olfactoria von Makrosmatikern. Z. Zellforsch. 69 (1966) 140–154

Barber, P. C., G. Raisman: Replacement of receptor neurons after section of the vomeronasal nerves in the adult mouse. Brain Res. 147 (1978) 297–313

Breipohl, W., K. P. Bhatnagar, A. Mendoza: Fine structure of the receptor-free epithelium in the vomeronasal organ of the rat. Cell Tissue Res. 200 (1979) 383–395

Douek, E.: The Sense of Smell and its Abnormalities. Churchill-Livingstone, Edinburgh 1974

Graziadei, P. P. C.: The ultrastructure of vertebrates olfactory mucosa. In Friedman, I.: The Ultrastructure of Sensory Organs. Elsevier-North Holland-Excerpta Medica, Amsterdam 1973 (pp. 267–305)

Graziadei, P. P. C.: Cell dynamics in the olfactory mucosa. Tissue and Cell 5 (1973) 113–31

Menco, B. Ph. M.: Qualitative and quantitative freeze-fracture studies on olfactory and nasal respiratory epithelial surface of frog, ox, rat, and dog. II. Cell apices, cilia, and microvilli. Cell Tissue Res. 211 (1981) 5–29

Mendoza, A. S., W. Breipohl: The cell coat of the olfactory epithelium proper and vomeronasal neuroepithelium of the rat as revealed by means of the Ruthenium-red reaction. Cell Tissue Res. 230 (1983) 139–146

Miragall, F., W. Breipohl, K. P. Bhatnagar: Ultrastructural investigation on the cell membranes of the vomeronasal organ in the rat: a freeze-etching study. Cell Tissue Res. 200 (1979) 397–408

Monti-Graziadei, G. A., P. P. C. Graziadei: Neurogenesis and neuron regeneration in the olfactory system of mammals. II. Degeneration and reconstitution of the olfactory sensory neurons after axotomy. J. Neurocytol. 8 (1979) 197–213

Moran, D. T., J. C. Rowley III, B. W. Jafek, M. A. Lovell: The fine structure of the olfactory mucosa in man. J. Neurocytol. 11 (1982) 721–746

Paran, N., C. F. T. Mattern, R. I. Henkin: Ultrastructure of the taste bud of the human fungiform papilla. Cell Tissue Res. 161 (1975) 1–10

Saini, K. D., W. Breipohl: Surface morphology in the olfactory epithelium of male and female Rhesus monkeys. Amer. J. Anat. 147 (1976) 433–46

Seiffert, K.: Die Ultrastruktur des Riechepithels beim Makrosmatiker. In Bargmann, W., W. Doerr: Normale und Pathologische Anatomie, H. 21 (1970)

Seiffert, K.: Licht- und elektronenmikroskopische Untersuchungen am Jacobsonschen Organ (Organon vomeronasale) der Katze. Arch. klin. exp. Ohr.- Nas.- u. Kehlk.-Heilk. 200 (1971) 223–251

Taniguchi, K., S. Mikami: Fine structure of the epithelia of the vomeronasal organ of horse and cattle. A comparative study. Cell Tissue Res. 240 (1985) 41–48

Sehorgan

Anderson, D. H., S. Fischer, R. Steinberg: Mammalian cones: disc shedding, phagocytosis and renewal. Invest. Ophthal. 17 (1978) 117–133

Anderson, R. E.: Biochemistry of the Eye. American Academy of Ophthalmology, San Fracisco 1983

Balinski, B. J.: An Introduction to Embryology, 3rd ed. Saunders, Philadelphia 1970

Bolz, J., H. Wässle, P. Thier: Pharmacological modulation of on and off ganglion cells in the cat retina. Neuroscience 12 (1984) 575–885

Bonting, S. L.: Transmitters in the Visual Process. Pergamon Press, Oxford 1977

Boycott, B. B., J. E. Dowling: Organization of the primate retina: Light microscopy. Phil. Trans. B 255 (1969) 109–176

Boycott, B. B., H. Kolb: The connexions between bipolar cells and photoreceptors in the retina of the domestic cat. J. comp. Neurol. 148 (1973a) 91–114

Boycott, B. B., H. Kolb: The horizontal cells of the rhesus monkey retina. J. comp. Neurol. 148 (1973b) 115–140

Brandon, C.: Retinal GABA neurons: Localization in vertebrate species using an antiserum to rabbit brain glutamate decarboxylase. Brain Res. 344 (1985) 286–295

Burnside, M. B.: Possible role of microtubules and actin filaments in retinal pigment pithelium. Exp. Eye Res. 23 (1976) 256–275

Davson, H.: The Physiology of the Eye. Academic Press, London 1972

Dowling, J. E.: Organization of vertebrate retinas. Invest. Ophthal. 9 (1970) 655–680

Dowling, J. E., B. B. Boycott: Organization of the primate retina: electron microscopy. Proc. Roy. Soc. B 116 (1966) 80–111

Ehinger, B.: Connections between retinal neurons with identified neurotransmitters. Vision Res. 23 (1983) 1281–1291

Eriksen, E. F., L.-I. Larsson: Neuropeptides in the retina: evidence for differential topographical localization. Peptides 2 (1981) 153–157

Freeman, R. W.: Developmental Neurobiology of Vision. Plenum Press, New York 1979

Goodenough, D. A.: Lens gap junctions: a structural hypothesis for non-regulated low-resistance intercellular pathways. Invest. Ophthal. vis. Sci. 18 (1979) 1104–1122

Hogan, M. J., J. A. Alvarado, J. E. Weddell: Histology of the Human Eye. An Atlas and Textbook. Saunders, Philadelphia 1971

Hollyfield, J. G., J. C. Besharse, M. E. Rayborn: The effect of light on the quantity of phagosomes in the pigment epithelium. Exp. Eye Res. 23 (1976) 623–635

LaVail, M. M.: Rod outer segment disk shedding in rat retina: relationship to cyclic lighting. Science 194 (1977) 1071–1074

Leuenberger, P. M.: Morphologie fonctionnelle de la cornée. Advanc. Ophthal. 35 (1978) 94–166

Leuenberger, P. M., A. B. Novikoff: Studies on microperoxisomes. VII. Pigment epithelial cells and other types in the retina of rodents. J. Cell Biol. 65 (1975) 324–334

Mann, I. C.: The Development of the Human Eye. Cambridge University Press, London 1928

Novikoff, A. B., P. M. Leuenberger, P. M. Novikoff, N. Quintana: Retinal pigment epithelium. Interrelations of endoplasmic reticulum and melanolysosomes in the black mouse and its beige mutant. Lab. Invest. 40 (1979) 155–165

Ober, M., J. W. Rohen: Regional differences in the fine structure of the ciliary epithelium related to accommodation. Invest. Ophthal. vis. Sci. 18 (1979) 655–664

O'Rahilly, R.: The early development of the eye in staged human embryos. Contr. Embryol. Carneg. Instn. 38 (1966) 1–42

Perry, V. H.: The ganglion cell layer of the mammalian retina. Progr. Ret. Res. 1 (1982) 53–80

Polyak, S.: The Retina. University of Chicago Press, Chicago 1941

Polyak, S.: The Vertebrate Visual System. University of Chicago Press, Chicago 1957

Provis, J. M., D. van Driel, F. A. Billson, P. Russel: Development of the human retina: patterns of cell distribution and redistribution in the ganglion cell layer. J. comp. Neurol. 233 (1985) 429–451

Radius, R. L., J. De Bruin: Anatomy of the retinal nerve fiber layer. Invest. Ophthal. vis. Sci. 21 (1981), 745–749

Raviola, E., N. B. Gilula: Gap junctions between photoreceptor cells in the vertebrate retina. Proc. nat. Acad. Sci. (Wash.) 70 (1973) 1677–1681

Raviola, G., E. Raviola: Intercellular junctions in the ciliary epithelium. Invest. Ophthal. vis. Sci. 17 (1978) 958–981

Risco, J. M., W. Nopanitaya: Ocular microcirculation. Scanning electron microscopic study. Invest. Ophthal. vis. Sci. 19 (1980) 5–12

Rohen, J. W.: Das Auge und seine Hilfsorgane. In Möllendorf, W., W. Bargmann: Handbuch der mikroskopischen Anatomie des Menschen, Bd. III/4, Springer, Berlin 1964

Rohen, J. W.: Scanning electron microscopic studies of the zonular apparatus in human and monkey eyes. Invest. Ophthal. vis. Sci. 18 (1979) 133–144

Rohen, J. W., R. Futa, E. Lütjen-Drecoll: The fine structure of the cribriform meshwork in normal and glaucomatous eyes as seen in tangential sections. Invest. Ophthal. vis. Sci. 21 (1981) 574–585

Seefelder, R.: Die Entwicklung des menschlichen Auges. In Schieck, F., A. Brückner: Kurzes Handbuch der Ophthalmologie, Bd. I. Springer, Berlin 1930

Sjöstrand, F. S.: A search for the circuitry of directional selectivity and neural adaptation through threedimensional analysis of the outer plexiform layer of the rabbit retina. J. Ultrastruct. Res. 49 (1974) 60–156

Smelser, G. K.: The Structure of the Eye. Academic Press, London 1961

Snowden, J. M., D. A. Swann: Vitreous structure. V. The morphology and thermal stability of vitreous collagen fibers and comparison to articular cartilage (type II) collagen. Invest. Ophthal. vis. Sci. 19 (1980) 610–618

Stell, W. K.: The morphological organization of the vertebrate retina. In Autrum, H., R. Jung, W. R. Loewenstein, D. M. MacKay, L. H. Teuber: Handbook of Sensory Physiology. Springer, Berlin 1972 (pp. 111–213)

Wässle, H.: Morphological types and central projections of ganglion cells in the cat retina. Progr. Ret. Res. 1 (1982) 125–152

Witkowsky, P., M. Shakib, H. Ripps: Interreceptoral junctions in the teleost retina. Invest. Ophthal. 13 (1974) 996–1009

Young, R. W.: The renewal of photoreceptor cell outer segments. J. Cell Biol. 33 (1967) 61–72

Young, R. W., D. Bok: Shedding of discs from rod outer segments in the rhesus monkey. J. Ultrastruct. Res. 34 (1971) 190–203

Zettler, F., R. Weiler: Neural Principles in Vision. Springer, Berlin 1976

Zinn, K. M., M. F. Marmor: The Retinal Pigment Epithelium. Harvard University Press, Cambridge/Mass. 1979

Gehörorgan

Alberti, P. W. R. M.: The blood supply of the incudo-stapedial joint and the lenticular process. Laryngoscope (St. Louis) 73 (1963) 605–628

Angelborg, C., H. Engström: The normal organ of Corti. In Moller, A. R., P. Boston: Basic Mechanisms in Hearing. Academic Press, New York 1973 (pp. 125–183)

Anson, B. J.: Stapedial, capsular and labyrinthine anatomy in relation to otologic surgery. Ann. Otol. (St. Louis) 70 (1961) 607–631

Anson, B. J.: The labyrinths and their capsule in health and disease. Trans. Amer. Acad. Ophthal. Otolaryng. 73 (1969) 17–38

Anson, B. J., J. A. Donaldson: The Surgical Anatomy of the Temporal Bone and Ear. Saunders, Philadelphia 1967

Anson, B. J., J. P. Nesselrod: Endolymphatic and associated ducts in man. Arch. Otolaryng. 24 (1936) 127–140

Anson, B. J., D. G. Harper, J. R. Hanson: Vascular anatomy of the auditory ossicles and petrous part of the temporal bone in man. Ann. Otol. (St. Louis) 71 (1962) 622–631

Anson, B. J., R. L. Warpeha, M. J. Rensink: The gross and macroscopic anatomy of the labyrinths. Ann. Otol. (St. Louis) 77 (1968) 583–607

Anson, B. J., J. A. Donaldson, R. L. Warpeha, T. R. Winch: Surgical anatomy of the endolymphatic sac and perilymphatic duct. Laryngoscope (St. Louis) 74 (1964) 480–497

Anson, B. J., J. A. Donaldson, R. L. Warpeha, T. R. Winch: The vestibular and cochlear aqueducts: their variational anatomy in the adult human ear. Laryngoscope (St. Louis) 75 (1965) 1203–1223

Arenberg, I. K., H. R. Andersen, H. Wilbrand, J. Stahle: The surgical anatomy of the endolymphatic sac. Arch. Otolaryng. 103 (1977) 1–11

Axelsson, A.: The vascular anatomy of the cochlea in the guinea pig and man. Acta oto-laryng. (Stockh.) Suppl. 243 (1968)

Ballantyne, J., J. Groves: Scott-Brown's Diseases of the Ear, Nose and Throat, 3rd ed., vol. I: Anatomy of the ear. Butterworths, London 1971 (pp. 1–59)

Banfai, P., G. Hortmann, St. Kubik, F. Wustrow: Cochlear implant mit Multielektroden ohne Eröffnung der Innnenohrräume. Laryng. Rhinol. 58 (1979) 526–534

Bargmann, W.: Histologie und mikroskopische Anatomie des Menschen. 7. Aufl. Thieme, Stuttgart 1977

Beck, C., J. Bader: Ein Beitrag zur feineren Anatomie des menschlichen Innenohres. Arch. Ohr.-Nas.- u. Kehlk.-Heilk. 181 (1963a) 245–267

Beck, C., J. Bader: Ein neues Labyrinthmodell. Arch. Ohr.-, Nas.- u. Kehlk.-Heilk. 182 (1963) 551–555

von Békésy, C.: Experiments in Hearing. McGraw-Hill, New York 1960

Berendes, J., R. Link, F. Zöllner: Hals-Nasen-Ohren-Heilkunde in Praxis und Klinik, Bd. V/1, 2. Aufl. Thieme, Stuttgart 1979

Bloom, W., D. W. Fawcett: A Textbook of Histology, 10th ed. Saunders, Philadelphia 1975

Braus, H., C. Elze: Anatomie des Menschen, Bd. IV. Springer, Berlin 1940

Bucher, O.: Cytologie, Histologie und mikroskopische Anatomie des Menschen, 9. Aufl. Huber, Bern 1977

Clara, M.: Das Nervensystem des Menschen, 2. Aufl. Barth, Leipzig 1953

Clara, M.: Entwicklungsgeschichte des Menschen. VEB Thieme, Leipzig 1955

Constantinides, P.: Functional Electronic Histology. Elsevier, Amsterdam 1974

Copenhaver, W. M., D. E. Kelly, R. L. Wood: Bailey's Textbook of Histology, 7th ed. Williams & Wilkins, Baltimore 1978

Corning, H. K.: Lehrbuch der Entwicklungsgeschichte des Menschen, 2. Aufl. Bergmann, München 1925

Costa, O., P. I. Branemark: Vital microscopic evaluation of the microvessels of the cochlea. Advanc. Microcirc. 3 (1970a) 96–107

Costa, O., P. I. Branemark: Microvascular physiology of the cochlea. Advanc. Microcir. 3 (1970b) 108–114

Dallos, O.: Cochlear potentials and cochlear mechanics. In Möller, A. R., P. Bostom: Basic Mechanics in Hearing. Academic Press, London 1973 (pp. 335–376)

Denker, A., O. Kahler: Handbuch der Hals-Nasen-Ohrenheilkunde, Bd. VI/1. Springer, München, Bergmann, München 1926

Dennhardt, H.: Messungen der ovalen Fensternische, ein Beitrag zur Erklärung von Hörverbesserungen durch Vergrößerung der Schallschnelle. HNO 11 (1963) 48–51

Donaldson, S. A.: Fossula of the cochlear fenestra. Arch. Otolaryng. 88 (1968) 124–130

Eggston, A. A., D. Wolff: Histopathology of the Ear, Nose and Throat. Williams & Williams, Baltimore 1947

Engström, H., C. Angelborg: Morphology of the walls of the cochlear duct. In Zwicker, E., E. Terhardt: Facts and Models in Hearing. Springer, Berlin 1974 (p. 317)

Firbas, W.: Das statoakustische Organ. In Benninghoff, A., K. Goerttler: Lehrbuch der Anatomie des Menschen, 11/12. Aufl., Bd. III. Urban & Schwarzenberg, München 1979

Firbas, W., K. Fritz, Ch. Hoyer, R. Kaiser, J. Schwarz: Die Arterien der menschlichen Ohrmuschel. Verh. anat. Ges. (Jena) 73 (1979) 297–303

Flock, A.: Neurobiology of hair cells and their synapses. In Zwicker, E., E. Terhardt: Facts and Modells in Hearing. Springer, Berlin 1974 (pp. 37–42)

Frick, H.: Über die Entwicklung der Schneckenfensternische (Fossula fenestrae rotundae) beim Menschen. Arch. Ohr.-, Nas.- u. Kehlk.-Heilk. 162 (1953) 520–534

Gauer, O. H., K. Kramer, R. Jung: Physiologie des Menschen, Bd. XII: Hören, Stimme, Gleichgewicht. Urban & Schwarzenberg, München 1972

Grohmann, R.: Flüssigkeitsströmungen in einem um eine beliebig orientierte Drehachse rotierenden Bogengangsmodell. Arch. klin. exp. Ohr.-, Nas.- u. Kehlk.-Heilk. 193 (1969) 10–14

Guerrier, Y.: Surgical anatomy, particulary vascular supply of the facial nerve. In Fisch, U.: Facial Nerve Surgery. Kugler Med. Publ. Amstelveen, Aesculapius, Birmingham/Ala. 1977

Gussen, R.: The stapediovestibular joint: Normal structure and pathogenesis of otosclerosis. Acta oto-laryng. (Stockh.) Suppl. 248 (1969)

Hamilton, W. J., J. D. Boyd, H. W. Mossman: Human Embryology, 4th ed. Heffer, Cambridge, Williams & Wilkins, Baltimore 1972

Harada, Y.: Atlas of the Ear by Scanning Electron Microscopy. MTP Press, Lancaster 1983

Hentzer, E.: Ultrastructure of the normal mucosa in the human middle ear, mastoid cavities and Eustachian tube. Ann. Otol. (St. Louis) 79 (1970) 1143–1157

Hillmann, D. E.: Cupular structure and its receptor relationship. Brain Behav. Evol. 10 (1974) 52–68

Hollinshead, H. W.: Anatomy for Surgeons, vol. I: Head and Neck. Hoeber & Harper, London 1966

Hudspeth, A. J.: The Hair Cells of the Inner Ear. Scientific American 1983, 42–52

Iurato, S.: Submicroscopic Structure of the Inner Ear. Pergamon Press, Oxford 1967

Karbowski, B.: Vergleichend anatomische Studien über den Aquaeductus cochleae und über seine Beziehungen zum Subarachnoidealraum des Gehirns. Mschr. Ohrenheilk. 63 (1930) 687–715

Kirikae, I.: The Structure and Function of the Middle Ear. University of Tokyo Press, Tokyo 1960

Kristic, R. V.: Ultrastruktur der Säugetierzelle. Springer, Berlin 1976

Kulenkampff, H.: Persistenz des Septum petro-squamosum. Z. Anat. Entwickl.-Gesch. 114 (1949) 263–272

Lenhossék. M.: Ar Ember Anatomiaja, Bd. III. Pantheon, Budapest 1924

Leonhardt, H.: Histologie, Zytologie und Mikroanatomie des Menschen, 6. Aufl. Thieme, Stuttgart 1981

Lindeman, H. H.: Regional differences in structure of the vestibular sensory regions. J. Laryng. 83 (1969) 1–17

Lundquist, P. G.: The endolymphatic duct and sac in the guinea pig: An electron microscopic and experimental investigation. Acta oto-laryng. (Stockh.) Suppl. 201 (1965)

Lundquist, P. G., R. Kimura, J. Wersäll: Ultrastructural organisation of the epithelial lining in the endolymphatic duct and sac in the guinea pig. Acta oto-laryng. (Stockh.) 57 (1964) 65–80

Marx, H.: Kurzes Handbuch der Ohrenheilkunde. Anatomische Vorbemerkungen. Fischer, Jena 1947 (S. 1–41)

Megyeri, J., L. Török, M. Weber: Allattan, Bd. I. Tankönyvkiado, Budapest 1954

Mira, E., F. dal Negro: Die histochemischen und histoenzymologischen Eigenschaften des Epithels der Übergangszone der Crista ampullaris. Arch. klin. exp. Ohr.-, Nas.- u. Kehlk.-Heilk. 193 (1969) 322–328

Mygind, S. H.: Further labyrinthine studies: I. Affections of the humoral system of the labyrinth II. On the labyrinthine transformation of the acoustic vibrations to pitch-differentiated nervous impulses. Acta oto-laring. (Stockh.), Suppl. 68 (1948)

Nager, G., M. Nager: The arteries of the human middle ear, with particular regard to the blood supply of the auditory ossicles. Ann. Otol. (St. Louis) 62 (1953) 923–949

Neubert, K.: Die Basilarmembran des Menschen und ihr Verankerungssystem. (Ein morphologischer Beitrag zur Theorie des Hörens). Z. Anat. Entwickl.-Gesch. 114 (1950) 539–588

Nieuwenhuys, R., J. Voogd, Ch. van Huijzen: The Human Central Nervous System. A Synopsis and Atlas. Springer, Berlin 1978

Palva, T., K. Dammert: Human cochlear aqueduct. Acta oto-laryng. (Stockh.), Suppl. 246 (1969)

Paparella, M. M., D. A. Shumrick: Otolaryngology, vol. II: Ear. Saunders, Philadelphia 1973

Paturet, G.: Traité d'Anatomie Humaine, vol. IV. Masson, Paris 1964

Platzer, W.: Über die Lage und Stellung der Laminae spirales in der basalen Schneckenwindung. Z. Anat. Entwickl.-Gesch. 120 (1958) 372–378

Platzer, W.: Zur Anatomie der Eminentia pyramidalis und des M. stapedius. Mschr. Ohrenheilk. 95 (1961) 553–564

Poirier, P., A. Charpy: Traité d'Anatomie Humaine, vol. V./2. Masson, Paris 1912

Polyak, S. L., G. McHugh, D. K. Judd: The Human Ear in Anatomical Transparences. Sonoton, Elmsford–New York 1946

Rauber, A., F. Kopsch: Lehrbuch und Atlas der Anatomie des Menschen. 16. Aufl., Bd. III. Thieme, Leipzig 1943

Rouvière, H.: Anatomie des Lymphatiques de l'Homme. Masson, Paris 1932

Rouvière, H., G. Cordier: Anatomie Humaine, vol. I. Masson, Paris 1954

Ruttin, E.: Zur normalen und pathologischen Anatomie des Utriculus und der Cysterna perilymphatica. Acta oto-laryng. (Stockh.) 3 (1921/22) 289–301

Sando, I.: The anatomical interrelationships of the cochlear nerve fibers. Acta oto-laryng. (Stockh.) 59 (1965) 417–436

Sando, I., F. O. Black, W. G. Hemenway: Spatial distribution of vestibular nerve in internal auditory canal. Ann. Otol. (St. Louis) 81 (1972) 305–314

Schicker, S.: Das runde Fenster. Z. Laryng. Rhinol. 36 (1957) 149–153

Schmidt, R. F., G. Thews: Physiologie des Menschen, 20. Aufl. Springer, Berlin 1980

Schuknecht, H. F.: Pathology of the Ear. Harward University Press, Cambridge/Mass. 1974

Schwalbe, G.: Das äußere Ohr. In von Bardeleben, K.: Handbuch der Anatomie des Menschen, Bd. V/Abt. 2. Fischer, Jena 1897

Siebenmann, F.: Mittelohr und Labyrinth. In von Bardeleben, K.: Handbuch der Anatomie des Menschen, Bd. V/Abt. 2. Fischer, Jena 1897

Simkins, G. S.: Functional anatomy of the Eustachian tube. Arch. Otolaryng. 38 (1943) 476–484

Smith, C. A.: Structure of the cochlear duct. In Naunton, R. F., C. Fernández: Evoked Electrical Activity in the Auditory Nervous System. Academic Press, New York, London 1978 (pp. 3–19)

Spalteholz, W., R. Spanner: Handatlas der Anatomie des Menschen, 16. Aufl., II. Teil. Scheltema-Holkema, Amsterdam 1959–1961

Spoendlin, H.: Ultrastructure and peripheral innervation pattern of the receptor in relation to the first coding of the acoustic message. In de Renck, A. V. S., J. Knight: Hearing Mechanisms in Vertebrates. Ciba Foundation Symposium. Churchill, London 1968 (pp. 89–125)

Spoendlin, H.: Innervation densities of the cochlea. Acta Otolaryng. (Stockh.) 73 (1972) 235–248

Spoendlin, H.: The innervation of the cochlear receptor. In Moller, A. R.: Basic Mechanisms in Hearing. Academic Press, New York 1973 (pp. 185–230)

Spoendlin, H.: Neuroanatomy of the cochlea. In Zwicker, E., E. Terhardt: Facts and Modells in Hearing. Springer, Berlin 1974 (pp. 18–33)

Spoendlin, H.: Neuroanatomical basis of cochlear coding mechanisms. Audiology 14 (1975) 383–407

Spoendlin, H.: The afferent innervation of the cochlea. In Naunton, R. F., C. Fernández: Evoked Electrical Activity in the Auditory Nervous System. Academic Press, New York 1978 (pp. 21–39)

Spoendlin, H.: Sensory neural organisation of the cochlea. J. Laryng. 93 (1979a) 853–877

Spoendlin, H.: Neural connections of the outer haircell system. Acta oto-laryng. (Stockh.) 87 (1979b) 381–387

Spoendlin, H.: Anatomisch-pathologische Aspekte der Elektrostimulation des ertaubten Innenohres. Arch. Otolaryng. 223 (1979c) 1–75

Spoendlin, H., R. R. Gacek: Electronmicroscopic study of the efferent and afferent innervation of the organ of Corti in the cat. Ann. Otol. (St. Louis) 72 (1963) 660–686

Spoendlin, H., H. F. Schuknecht, A. Graybiel: Ultrastructure of the otolith organs in squirrel monkeys after exposure to high levels of gravitoinertial force. Aerospace Med. 36 (1965) 497–503

Starck, D.: Embryologie, 2. Aufl. Thieme, Stuttgart 1965; 3. Aufl. 1975

Szentágothai, J.: Functionalis anatomia, Bd. III. Medicina, Budapest 1971

Tandler, J.: Lehrbuch der systematischen Anatomie, Bd. IV. Vogel, Leipzig 1929

Testut, L., A. Latarjet: Traité d'Anatomie Humaine, vol. III. Doin, Paris 1949

Theissing, G., H. J. Theissing: Kurze HNO-Operationslehre, Bd. II. Thieme, Stuttgart 1975

Tonndorf, J., S. M. Khanna, E. G. Greenfield: The function of reconstructed tympanic membranes in cats. Ann. Otol. (St. Louis) 80 (1971) 861–870

Warr, B. W.: The olivocochlear bundle: its origins and terminations in the cat. In Naunton, R. F., C. Fernández: Evoked Electrical Activity in the Auditory Nervous System. Academic Press, New York 1978 (pp. 43–65)

Webster, J. C.: Anatomical considerations in the selection of the approach to the cerebellopontine angle. In Silverstein, H., H. Norell: Neurological Surgery of the Ear, chapter 28. Aescuplapius, Birmingham/Ala. 1977

Weiss, L., R. O. Grepp: Histology, 4th ed. McGraw-Hill, New York 1977

Wersäll, J.: Studies on the structure and innervation of the sensory epithelium of the cristae ampullares in the guinea pig. A light and electron microscopic investigation. Acta oto-laryng. (Stockh.), Suppl. 126 (1956)

Wersäll, J.: Problems and pitfalls in studies of cochlear hair cell pathology. In Moller, A. R.: Basic Mechanisms in Hearing. Academic Press, New York 1973 (pp. 235–256)

Williams, P. L., R. Warwick: Gray's Anatomy, 36th ed. Churchill, Livingstone, Edinburgh 1980

Eigennamen in der Anatomie des Nervensystems

Eigennamen spielen in den anatomischen Bezeichnungen nach wie vor eine große Rolle; fünf Bearbeitungen der Nomina anatomica in den vergangenen nahezu 100 Jahren gelang es nicht, sie völlig zu eliminieren. Sie werden besonders in der Klinik noch verwandt. Die nachfolgende Aufstellung gibt Lebenszeit und Wirkungsort der im Text genannten Personen wieder, deren Namen zu den geläufigsten Eigennamen in der Anatomie des Nervensystems gerechnet werden können. Die Zitate wurden großenteils den folgenden Werken entnommen, in denen man weitere biographische Einzelheiten findet:

Dobson, J.: Anatomical Eponyms, 2. Aufl., Livingstone, Edinburgh 1962
Faller, A.: Die Fachwörter der Anatomie, Histologie und Embryologie. Bergmann, München 1978
Herrlinger, R.: Eigennamen in Anatomie und Physiologie, Histologie, Embryologie und physiologischer Chemie. G. Fischer, Jena 1947

In den Fällen, in denen persönliche Daten nicht gefunden wurden, wird die Publikation zitiert, durch die der betreffende Name in die anatomischen Bezeichnungen eingegangen ist.

Adamkiewicz, Albert (1850–1921)
    Pathologe in Krakau und Breslau
Alzheimer, Alois (1845–1915)
    Neurologe in Breslau
Argyll-Robertson, Douglas (1837–1909)
    Ophthalmologe in Edinburgh
Arnold, Friedrich (1803–1890)
    Anatom in Zürich, Freiburg, Tübingen und Heidelberg
Arnold, Julius (1835–1915)
    Arzt in Heidelberg
Babinski, Joseph Francois Félix (1857–1932)
    Neurologe in Paris
Baillarger, Jules François Gabriel (1806–1890)
    Psychiater in Paris
Bargmann, Wolfgang (1906–1978)
    Anatom in Frankfurt, Freiburg, Zürich, Leipzig, Königsberg, seit 1946 in Kiel
Basedow, Karl A. v. (1799–1854)
    Stadtphysikus in Merseburg
Bechterew, Wladimir Michailowitsch (1857–1927)
    Neurologe in Kasan und Leningrad
Berengario da Carpi (1470–1530)
    Chirurg in Pavia und Bologna
Bergmann, Ernst v. (1836–1907)
    Chirurg in Berlin
Betz (eigentl. Bec) Vladimir Alekseevitsch (1834–1894)
    Anatom in Kiev
Bill, William (Bill) House
    Otologe in Los Angeles
Biondi, Adolfo (1846–1917)
    Pathologe in Neapel
Bochdalek, Vincenz Alexander (1801–1883)
    Anatom in Prag
Boettcher, Arthur (1831–1889)
    Pathologe in Dorpat
Bowman, Sir William (1816–1892)
    Anatom, Physiologe und Opthalmologe in London
Broca, Pierre Paul (1824–1880)
    Chirurg, Anthropologe in Paris
Brodmann, Korbinian (1868–1918)
    Anatom in Tübingen, Halle und München
Brown-Séquard, Charles-Edouard (1818–1894)
    Nervenarzt in London, später Physiologe am Collège de France in Paris
Bruch, Karl Wilhelm Ludwig (1819–1884)
    Anatom in Basel und Gießen
Büngner, Otto v. (1858–1905)
    Chirurg in Hanau
Burdach, Karl Friedrich (1776–1847)
    Anatom und Physiologe in Dorpat, Königsberg und Breslau
Cajal, Ramon y → Ramon y Cajal
Calleja: Histogenesis de los centros nerviosos. Thesis. Madrid 1896
Chiari, Hans (1851–1916)
    Arzt in Prag
Clarke, Jacob Augustus Lockhart (1817–1880)
    Arzt in Pimlico, London
Claudius, Friedrich Matthias (1822–1869)
    Anatom und Mathematiker in Kiel und Marburg
Corti, Alfonso Marchese de (1822–1878)
    Anatom in Wien, Würzburg, Utrecht und Turin
Cotugano (Cotugno), Domenico (1736–1822)
    Anatom in Neapel
Cushing, Harvey Williams (1869–1939)
    Chirurg an der Harvard-University in Boston, USA
Dale, Sir Henry Hallett (1875–1968)
    Physiologe und Pharmakologe in London
Dandy, Walter Edward (1866–1946)
    Neurochirurg in Baltimore
Darkschewitsch, Liverij Ossipowitsch (1858–1925)
    Universität Moskau
Darwin, Charles Robert (1809–1882)
    engl. Naturforscher, Begründer der Selektionstheorie
Deiters, Otto Friedrich Carl (1834–1863)
    Anatom in Bonn

Déjérine, Joseph (1849–1917)
Neurologe in Paris
Del Rio-Hortega, Pio (1882–1945)
Histologe in Madrid, Paris, Oxford, zuletzt an der La-Plata-Universität in Buenos Aires
Descement, Jean (1732–1810)
Anatom und Chirurg in Paris
Ebner, Victor Ritter von Rosenstein (1842–1925)
Histologe in Innsbruck, Graz und Wien
Economo, Constantin, Freiherr v. San Serff (1876–1931)
Neurologe in Wien
Edinger, Ludwig (1855–1918)
Neurologe in Frankfurt/M.
Eustachio, Bartolomeo (1520–1574)
Anatom in Rom
Exner, Sigmund (1846–1926)
Physiologe in Wien
Fañanas: Contribucion al estudio de la neuroglia del cerebelo. Trabajos del laborat. de investig. biol. de la univ. de Madrid 1916
Flechsig, Paul Emil (1847–1929)
Psychiater in Leipzig
Fontana, Abbada Felice (1730–1805)
Philosoph in Pisa, Anatom in Florenz
Forel, Auguste (1848–1931)
Psychiater in Zürich
Galenos (um 130–200)
geboren in Pergamon, Arzt in Pergamon und Rom
Gamper, Eduard (geb. 1887)
Psychiater und Neurologe in Prag
Gennari, Francesco (1750–1797)
Anatom und Arzt in Parma
Giacomini, Carlo (1840–1898)
Anatom in Turin
Glaser, Johann Heinrich (1629–1675)
Anatom in Basel
Golgi, Camillo (1844–1926)
Pathologe in Pavia und Siena; 1906 Nobelpreis
Goll, Friedrich (1829–1903)
Pharmakologe in Zürich
Gombault, Albert (1844–1904)
Pathologe und Neurologe in Paris
Gowers, Sir William Richard (1845–1915)
Arzt am National Hospital für Paralytiker und Epileptiker in London
Gratiolet, Louis Pierre (1815–1865)
Anatom und Zoologe in Paris
Gray, Edward George (geb. 1924)
Biologe in England
Grosser, Otto (1873–1951)
Anatom in Wien und Prag
Gudden, Johann Bernhard Aloys von (1824–1886)
Psychiater in Zürich und München
Hassler, Rolf (1914–1984)
Neuroanatom in Frankfurt
Held, Hans (1866–1942)
Anatom in Leipzig
Helweg, Hans Kristian Saxtroph (1847–1901)
Nervenarzt in Oringe bei Vordingborg

Henle, Friedrich Gustav Jakob (1809–1885)
Anatom in Zürich, Heidelberg und Göttingen
Hensen, Victor (1835–1924)
Anatom und Physiologe in Kiel
Herring, Percy-Theodore (1872–1967)
englischer Physiologe
Heschl, Richard (1824–1881)
Anatom in Olmütz, Pathologe in Krakau, Graz und Wien
Heubner, Otto (1824–1926)
Pädiater in Leipzig und Berlin
Holzer, W.: Über eine neue Methode der Gliafaserfärbung. Z. ges. Neur. 69, 354–363 (1921)
Horner, William Edmonds (1793–1853)
Anatom in Philadelphia
Hoyer, Heinrich Friedrich (1834–1907)
Histologe in Warschau
Huntington, George (1851–1916)
Arzt in Ohio, New York
Huschke, Emil (1797–1858)
Anatom in Jena
Huxley, Thomas Henry (1825–1895)
Marinearzt, Lehrer am Royal College of Surgeons
Jacobson, Ludvig Levin (1783–1843)
Anatom in Kopenhagen; später Militärarzt
Joseph, H.: Über eigentümliche Zellstrukturen im Zentralnervensystem von Amphioxus. Anat. Anz. 25 (Erg.-H.) 16–26 (1904)
Kaes, Theodor (1852–1913)
Psychiater und Hirnanatom in Bayreuth, St. Gilgenberg, Stefansfeld, Prosektor an der Irrenanstalt Friedrichsberg
Kirchner, Martin (1854–1925)
Hygieniker in Berlin
Kolmer, Walter (1879–1931)
Anatom in Wien
Korsakow, Sergei (1854–1900)
Psychiater in Moskau
Krause, Wilhelm Johann Friedrich (1833–1910)
Anatom in Göttingen und Berlin
Kroenlein, Rudolf (1847–1910)
Chirurg in Zürich
Labbé, C.: Etude sur les granulations de Pacchioni suivi d'une note de communication de la circulation veineuse. Thèse. Paris 1882
Lancisi, Giovanni Maria (1654–1720)
Anatom in Rom und Leibarzt der Päpste Clemens XI., Innocenz XI. und XII.
Langerhans, Paul (1849–1888)
Pathologe in Freiburg/Br., Arzt in Funchal auf Madeira
Lanterman, A. J. (1855–1910)
Anatom aus Cleveland, USA
Leonardo da Vinci (1452–1519)
Maler, Bildhauer, Architekt, Erfinder und Biologe
Liliequist, B.: The subarachnoid cisterns, an anatomic and roentgenologic study. Acta radiol. (Stockh.), Suppl. 185 (1959)
Lissauer, Heinrich (1861–1891)
Neurologe in Breslau

Lugaro, Ernesto (1870–1940)
　Pathologe und Neurologe in Paris
Luschka, Hubert v. (1820–1875)
　Anatom in Tübingen
Luys, Jules Bernard (1828–1897)
　Arzt an der Salpetrière in Paris. Direktor des Asyls von Ivry
Magendie, Francois (1783–1855)
　Physiologe in Paris
Marchi, Vittorio (1851–1908)
　Arzt in Florenz und Modena
Martinotti, Giovanni (1857–1928)
　Pathologe in Bologna
Mauthner, Ludwig (1840–1894)
　Ophthalmologe in Innsbruck
Meckel, Johann Friedrich (sen.) (1724–1774)
　Anatom in Berlin
Meibom, Heinrich (1638–1700)
　Arzt in Helmstedt
Meissner, Georg (1829–1905)
　Anatom und Physiologe in Basel, Freiburg i.Br. und Göttingen
Merkel, Johann Friedrich (1845–1919)
　Anatom in Rostock, Königsberg und Göttingen
Meynert, Theodor (1833–1892)
　Psychiater und Hirnpathologe in Wien
Moll, Jakob Antonius (1832–1914)
　Ophthalmologe in Utrecht und Den Haag
Monakow, Constantin v. (1853–1930)
　Neurologe und Hirnanatom in Zürich
Monro, Alexander (1733–1817)
　Anatom in Edinburgh
Müller, Heinrich (1820–1864)
　Anatom in Würzburg
Müller, Johannes (1801–1858)
　Anatom und Physiologe in Bonn
Nissl, Franz (1860–1919)
　Psychiater in Heidelberg und München
Nuel, Jean Pierre (1847–1920)
　Otologe in Löwen, Physiologe in Lüttich und Genf
Oort, H.: Über die Verästelung des Nervus octavus bei Säugetieren. (Modell des Utriculus und Sacculus des Kaninchens.) Anat. Anz. 51, 272–279 (1918/1919)
Pacchioni, Antonio (1665–1726)
　Arzt in Tivoli, Anatom in Rom
Pacini, Filippo (1812–1883)
　Anatom in Florenz
Papez, James Wenceslas (1883–1958)
　Anatom am Atlanta Medical College und an der Cornell University (USA)
Parkinson, James (1755–1824)
　Apotheker, Chirurg und Paläontologe in Hoxton/Middlesex und London
Pearse, Anthony George Everson (geb. 1916)
　Pathologe in London
Penfield, Wilder Graves (geb. 1891)
　Neurochirurg in Montreal
Perlia: Die Anatomie des Oculomotoriuskernes beim Menschen. v. Graefes Arch. f. Ophth. Bd. 35 (1889)

Perroncito, A.: Sulla questione della rigenerazione autogena della fibre nervose. Nota prevent. Boll. d. soc. med. di Pavia 1905
Philippe, Claudien (1866–1903)
　Pathologe an der Salpetrière in Paris
Prevost, Jean Louis (1838–1927)
　Arzt in der Schweiz
Probst, Moritz (1867–1923)
　Psychiater in Wien, Vorstand des hirnanatomischen Labors der Landesirrenanstalt
Prussak, Alexander (1839–1894)
　Otologe in Petersburg
Purkinje (Purkyně), Jan Evangelista (1787–1869)
　Physiologe in Breslau und Prag
Ramón y Cajal, Santiago (1852–1934)
　Anatom in Zaragossa und Valencia, Histologe in Barcelona und Madrid. 1906 Nobelpreis
Ranvier, Louis Antoine (1835–1922)
　Histologe in Paris
Rasmussen, Frits Waldemar (1833–1877)
　Pathologe in Kopenhagen
Rathke, Martin Heinrich (1793–1860)
　Zoologe und Anatom in Dorpat und Königsberg
Reichert, Karl Boguslav (1811–1883)
　Anatom in Dorpat, Breslau und Berlin
Reissner, Ernst (1824–1878)
　Anatom in Dorpat und Breslau
Renshaw, Birdsey (1911–1948)
　Neurophysiologe
Retzius, Gustav Magnus (1842–1919)
　Anatom in Stockholm
Rexed, B.: Anatom in Uppsala (Schweden). The cytoarchitectonic organization of the spinal cord in the cat. J. Comp. Neur. 96, 415–496 (1952)
Rivinus (eigentl. Bachmann), August Quirinus (1652–1723)
　Lehrer der Physiologie, Botanik, Pathologie und Therapie in Leipzig
Robin, Charles Philippe (1821–1885)
　Histologe in Paris
Rolando, Luigi (1773–1831)
　Arzt in Sassari (Sardinien), später Anatom in Turin, Leibarzt von Victor Emanuel von Sardinien
Roller, Christian Friedrich Wilhelm (1802–1878)
　Psychiater in Heidelberg
Rosenmüller, Johann Christian (1771–1820)
　Anatom und Chirurg in Leipzig
Rosenthal, Friedrich Christian (1780–1829)
　Anatom in Berlin und Greifswald
Ruffini, Angelo (1874–1929)
　Histologe und Pathologe in Siena und Bologna
Russell, William (1852–1940)
　Arzt in Edinburgh
Schaffer, Josef (1861–1939)
　Histologe in Wien
Scharrer, Berta (geb. 1906)
　Anatom, seit 1955 am Albert Einstein College of Medicine in New York
Scharrer, Ernst (1905–1965)
　Anatom, seit 1955 am Albert Einstein College of Medicine in New York

Schlemm, Friedrich (1795–1859)
  Anatom in Berlin
Schmidt, Henry D. (1823–1888)
  Pathologe in New Orleans
Schütz, H.: Anatomische Untersuchungen über den Faserverlauf im centralen Höhlengrau und den Nervenfaserschwund in demselben bei der progressiven Paralyse der Irren. Arch. Psychiat. Nervenkr. 22, 527–587 (1891)
Schultze, Maximilian Johann Sigismund (1825–1874)
  Anatom in Halle und Bonn
Schwalbe, Gustav Albert (1844–1916)
  Anatom in Leipzig, Jena, Königsberg und Straßburg
Schwann, Theodor (1810–1882)
  Anatom in Löwen und Lüttich
Sherrington, Sir Charles Scott (1859–1947)
  Physiologe in Liverpool, 1932 Nobelpreis
Shrapnell, Henry Jones (1761–1834)
  englischer Militärchirurg
Sommer, A.: Erkrankungen des Ammonshorns als etiologisches Moment der Epilepsie. Arch. Psychiat. 10, 631–675 (1880)
Spielmeyer, Walter (1879–1935)
  Psychiater in München
Spitzer, A.: Über die Kreuzung der centralen Nervenbahnen und ihre Beziehungen zur Phylogenese des Wirbeltierkörpers (Deuticke, Leipzig und Wien 1910)
Stilling, Benedikt (1810–1879)
  Anatom und Chirurg in Kassel und Wien
Sylvius, Franciscus (eigentl. Francois de le Boë) (1614–1672)
  Arzt in Amsterdam und Leyden
Tenon, Jacques René (1724–1816)
  Chirurg und Ophthalmologe in Paris
Troeltsch, Anton Friedrich (1829–1890)
  Otologe in Wien, Budapest und Würzburg
Trolard, P.: Recherches sur les veines de l'encéphale et du crâne. Thèse, Paris 1868
Tuerck, Ludwig (1810–1868)
  Neurologe und Laryngologe in Wien
Vater, Abraham (1684–1751)
  Lehrer der Anatomie und Botanik in Wittenberg
Vesal, Andreas (1514–1564)
  Anatom in Padua, Bologna und Pisa
Vicq d'Azyr, Félix (1748–1794)
  Mitglied der Académie française. Leibarzt der Königin Marie-Antoinette
Vidius (eigentl. Guidi), Guido (1500–1569)
  Lehrer der Philosophie und Medizin in Paris und Pisa. Leibarzt Franz I. von Frankreich
Virchow, Rudolf (1821–1902)
  Pathologe in Würzburg und Berlin. Begründer der Zellularpathologie
Vogt, Cecile (1875–1962)
  Neuropathologe in Berlin-Buch und Neustadt/Schwarzwald
Vogt, Oskar (1870–1959)
  Neuropathologe in Berlin-Buch und Neustadt/Schwarzwald
Wallenberg, Adolf (1862–1949)
  Internist und Hirnanatom in Danzig
Waller, August Volney (1816–1870)
  Physiologe in Birmingham und Genf
Weigert, Carl (1845–1904)
  Histologe und Pathologe in Leipzig und Frankfurt/M.
Wernicke, Karl (1848–1905)
  Psychiater in Berlin, Breslau und Halle
Westphal, Carl Friedrich Otto (1863–1941)
  Neurologe und Psychiater in Berlin
Willis, Thomas (1621–1675)
  Naturphilosoph in Oxford und Arzt in London. Leibarzt von James II.
Zuckerkandl, Emil (1849–1910)
  Anatom in Graz und Wien

Bildquellennachweis

Die Freie Universität Berlin besitzt als Rechtsnachfolgerin von Prof. Kopsch die Rechte an dessen in früheren Auflagen erschienenen Bildern.

Mit freundlicher Genehmigung der Freien Universität konnten die nachstehend aufgeführten Abbildungen auch für die neue Auflage verwendet werden.

Kapitel 6
6.1, 6.2, 6.4, 6.5

Kapitel 7
7.2, 7.3, 7.4, 7.8, 7.9, 7.12a, 7.12b, 7.13, 7.14, 7.25, 7.27, 7.28, 7.30, 7.31, 7.32, 7.33, 7.34, 7.38, 7.39, 7.40, 7.41, 7.42, 7.43a, 7.44, 7.47, 7.48, 7.49, 7.51

Kapitel 8
8.1

Kapitel 15
15.1, 15.17, 15.18, 15.20, 15.21, 15.23, 15.24, 15.48, 15.61a, 15.108

Sachverzeichnis

Halbfett gedruckte Ziffern verweisen auf Seiten mit Abbildungen.

A

Acetylcholin 34, 67, 69, 377, **378**, 379, 388, 393, 396, 407, 464, 555
- zentrales System 474f.
Acetylcholinesterase 74
Acetylcholin-Rezeptoren 474f.
Achselhaare s. Hirci
ACTH s. Corticotropin
Adenohypophysis 322, 331
- Anlage **14**
- Gliederung **322**
- Pars distalis **322**
- - infundibularis **322**
- - intermedia **322**
Aderhaut s. Choroidea
ADH s. Vasopressin
Adhaesio interthalamica 157, **162**, 167
Aditus ad antrum 582, **583**, **585**, 594
Adiuretin s. Vasopressin
Adrenalin-System, Projektionen 479
Afferenzen, auditive, Augenbewegungen 290
Agnosie 430
Agraphie 455
Akinesie 377
Akkommodationsapparat 529
Akkommodationsreflex 291
- neuronale Verbindungen **293**
Aktionspotential 65
Aktivierungssystem, retikuläres s. Retikuläres Aktivierungssystem
Akustisches System, Bahnen **272f.**
- - Kerne **272f.**
Akzessorisches optisches System 291
Ala cinerea s. Trigonum nervi vagi
- lobuli centralis **131**
Albino 503, 517
Album s. Substanz, weiße
Alexie 455
Allocortex 382, 384, 461
- funktionelle Systeme 416f.
Allokortikale Einheiten, funktionelle Gesichtspunkte 416f.
- Hirnregionen s. Hirnregionen, allokortikale
Allometrie-Gleichung 373
Alveus 343, **403**, 406, **408**
- hippocampi 147, 154
Alzheimersche Erkrankung 380
Amakrine Zellen 552
- - Retina **549**
Amboß s. Incus
Amine, biogene 477
γ-Aminobuttersäure 67, 310, 328, 376f., **378**, 379, 385f., 388, 393, 396, 407, 464, 555
γ-Aminobuttersäure-Rezeptoren 476
γ-Aminobuttersäure-System 476
γ-Aminobuttersäure-System-Agonisten 476

γ-Aminobuttersäure-Antagonisten 476
Aminosäuren-Systeme, zentrale 475
Aminosäuren-Transmitter 70
Ammonshorn s. Cornu ammonis
Anagene Phase, Haarwachstum 518
Analgesie 251
Anastomosen, arteriovenöse, Hautdecke 506
Angiographie, zerebrale 191
Angiotensin-converting-Enzym 333
Angiotensin II: 328, 393
Angiotensin-II-Rezeptoren 333, 492
Angiotensin-II-System 492
Angulus iridocornealis 557
Ansa lenticularis 301, **352**, 366, 378
- - Projektion **372**
- peduncularis 343, **352**
Anthelix 569, **569**, **571**
Antitragus 569, **571**
Antrum mastoideum **581**, **583ff.**, **589**, 594, **596f.**
Anulus fibrocartilagineus 578
- - Membrana tympani **580**
- tendineus communis 561ff.
- tympanicus 573
AP s. Area postrema
Apertura lateralis ventriculi quarti (Luschkae) 134
- mediana ventriculi quarti (Magendii) 134, 184
Apex auriculae 570
- cornus dorsalis **240**, 241
Aphasie, motorische 453f.
- sensorische 454
APUD-Zellen 69, 522
Aquaeductus cerebri 123, 284
- - Kernspintomogramm **172**
- mesencephali (Sylvii) 135, **157**, **166**
Arachnoidea 90
- encephali 179, **180**, 181f.
- spinalis 108, **108f.**, 110, **111f.**
Arachnoidearaum s. Cavitas subarachnoidealis
Arbor vitae 305
Archicerebellum 312
Archicortex s. Archipallium
Archipallium 136, 145, 382, **383**, 384
- Entwicklung 140
- Gliederung 401
- Substantia alba 401ff.
- - grisea 401ff.
- vergleichende Anatomie **420f.**
Archipallium-Äquivalent **420f.**
Arcus arteriosus pericallosus 198
Area entorhinalis **383**, 411
- - Schichtengliederung **411**
- hypothalamica lateralis 334
- infraradiata dorsalis, Regio cingularis 415, **415**
- - ventralis, Regio cingularis 415, **415**
- lateralis hypothalami 323, 341
- - - Afferenzen 341
- - - Efferenzen 341

- medioradiata, Regio cingularis 415, **415**
- parahippocampalis 391, **393**
- parasubicularis **403**, 412
- - Gliederung **403**
- perirhinalis **383**, 411
- peristriata 447ff.
- postrema **128**, **134**, **270f.**, 279, **332**, 334
- praecommissuralis 147
- praeoptica **335**
- praesubicularis **403**, 412
- - Gliederung **403**
- praetectalis 288, **558**
- - Afferenzen 288
- - Augenbewegungen 290
- - Efferenzen 288
- - neuronale Verbindungen **276f.**, 293
- principalis 391, **393**
- retro-olivaris 134
- retrosplenialis agranularis 413
- - granularis **383**, 413
- - - Schichten **414**
- semiannularis 391, **393**
- striata s. Area 17:
- subcallosa **123**, **143**
- subgenualis, Regio cingularis 415, **415**
- tegmentalis lateralis **378**
- - Transmitter 474
- ventralis 288, **342**, **378**
- - Afferenzen 288
- - Efferenzen 288
- vestibularis **128**, **135**, 273
Area 1, Afferenzen 439
- Efferenzen 440
Area 2, Afferenzen 439
- Efferenzen 440
Area 3, Afferenzen 439
- Efferenzen 440
Area 4: **434ff.**, **434**
- Afferenzen 435
- Efferenzen 435
Area 5: 440
- Afferenzen 440
- Efferenzen 440
Area 6: **434**, 436
Area 7: 440
- Afferenzen 440
- Efferenzen 440
Area 17: 441ff., **442**
- afferente Axone **445**
- Afferenzen 443, **446**, 447
- binokuläre Afferenz 459
- Efferenzen **446**, 447
- Gliazelltypen **446**
- Grenze zu Area 18: 451
- intrakortikale Verbindungen **446**
- Lage **450f.**
- laminäre Differenzierung 443, **457**
- Meynert-Zelle 444
- monokuläre Afferenz 459
- Myeloarchitektonik 451
- „ocular dominance columns" 443
- Pyramidenzellen **445**, 449f.
- Sternzellen **445**, 447, **447**

Sachverzeichnis

Area 17, unterschiedliche Ausdehnung 442
- Zytoarchitektonik 451
Area 18: 448
- Afferenzen 448
- Efferenzen 448
- Grenze zu Area 17: 451
- Lage 450f.
- Myeloarchitektonik 451
- Zytoarchitektonik 451
Area 19: 447ff.
Area 41: 452f., 453
- Afferenzen 452
- Efferenzen 452
Area 42: 453, 453
- Afferenzen 453
- Efferenzen 453
Areal, hypophysiotropes 322, 327
- - Afferenzen 336f.
- - neuroendokrine Efferenzen 337
- sekundäres somatosensibles 440
Argyll-Robertsonsches Phänomen 291
Arnoldsches Bündel s. Tractus frontopontinus
Arousal reaction 359
Arteria(-ae) angularis 199f.
- auricularis profunda 598f.
- basilaris 113, 144, 194, 203ff., 206ff., 211, 214
- - Angiogramm 209ff.
- - Computertomogramm 171
- callosomarginalis 196ff., 198, 201f., 202
- canalis pterygoidei 193
- caroticotympanicae 193, 598f.
- carotis externa 203
- - interna 144, 191ff., 193, 202f.
- - - Angiogramm 202f.
- - - Computertomogramm 170f.
- - - Pars cavernosa 192f., 192
- - - - cerebralis 192, 193ff.
- - - - cervicalis 192f.
- - - - petrosa 192f., 192
- centrales anterolaterales 194, 198, 200
- - breves 194
- centralis longa 194
- - retinae 542, 544, 554, 556
- cerebellaris superior 144
- cerebelli inferior anterior 203f., 206, 206, 209, 212, 214
- - - posterior 203ff., 205f., 209, 211, 212, 213
- - superior 189, 194, 203ff., 207, 209, 211, 212, 215
- cerebri anterior 193, 194, 195ff., 201f., 203
- - - Pars postcommunicalis 193, 196f., 197
- - - - praecommunicalis 193, 196f.
- - - Versorgungsgebiet 196
- - media 144, 185, 193, 193f., 198ff., 199, 201f., 2
- - - Pars insularis 194, 199
- - - - sphenoidalis 198
- - - - terminalis 200
- - - Truncus inferior 201
- - - - superior 201
- - posterior 144, 189, 201, 203f., 207, 209, 211, 21
- - - Pars postcommunicalis 207, 208, 216
- - - - praecommunicalis 207
- - - - quadrigemina 207
- - - - terminalis 207f.
- choroidea 542
- - anterior 189, 189, 194, 195, 200f., 202
- - lateralis 189, 194
- - posterior 211
- - - lateralis 189, 189, 196, 200, 215
- - - medialis 189, 189, 194, 196, 200, 205, 215,
- ciliares anteriores 542
- - breves 542
- ciliaris longa 542, 543
- circumferentiales 216
- circumferentialis brevis 204, 215
- cochlearis communis 644, 645
- - propria 644
- communicans anterior 144, 193f., 195ff., 196
- - posterior 144, 194, 195, 196, 202, 203f., 209, 211
- - - Variationen 195
- corporis callosi dorsalis 211
- fissurae medianae ventralis 204, 206, 213
- frontalis medialis anterior 196
- frontobasalis lateralis 194, 199f.
- - medialis 194, 196f.
- frontoparietales 201
- frontopolaris 196f., 198, 201f.
- gyri angularis 201, 201
- hyaloidea 530, 531
- hypophysialis inferior 193
- insulares 201f.
- interfunicularis, Medulla spinalis 115
- iridis 542
- labyrinthi 204, 207, 209, 211, 644, 645
- mediana posterior, Medulla spinalis 115
- medullae oblongatae posteriores 213
- meningea anterior 179
- - media 178f., 178
- - - Projektion 178
- - posterior 179, 205
- nervomedullaris 113
- nuclei dentati 212
- occipitalis interna 211
- - lateralis 194, 196, 208, 209
- - medialis 194, 196, 208, 209, 211
- olivaris 204, 213, 214
- - posterior 213
- - superior 213
- operculares frontales 201f.
- - parietales 201f.
- ophthalmica 192, 194, 201f.
- orbitofrontalis 201, 203
- paracentralis 196
- paramedianae 211
- parietalis interna 196f., 198
- parietooccipitalis 196f.
- perforantes 203
- - interpedunculares 196, 200, 204f., 208, 215
- pericallosa 196ff., 198, 200f.
- - azygos 198
- petrosa superficialis 598f.
- pharyngea accessoria 193
- praecunea 196
- praemamillaris 195
- pyramidales inferiores 213
- quadrigemina 194, 204, 215, 216
- radicularis magna (Adamkiewicz) 113, 115, 115
- spinales 112f.
- spinalis anterior 204, 206, 209, 213, 213
- - posterior 204, 205, 209, 213
- splenii 196
- striatae anteriores 197
- stylomastoidea auricularis profunda 598f.
- subarcuata 598f.
- subclavia 203
- sulci centralis 199f., 201
- - cinguli 202
- - lateralis anterioris 213
- - - posterioris 204, 213
- - postcentralis 199f., 201
- - praecentralis 199f., 201
- sulcocommissurales 110, 115f., 116
- supramarginalis 199f., 201
- temporales 201
- temporalis anterior 199f.
- - intermedia 199f., 202
- - posterior 199ff., 202
- temporooccipitalis 211
- temporopolaris 194, 199
- thalamicae 211
- thalamogeniculata 194, 196, 204, 207, 215
- tubaria 598f.
- tympanica anterior 598f.
- - - Äste 600
- - inferior 598f.
- - posterior 598f.
- - superior 598f.
- uncalis 194
- vermis superior 207
- vertebralis 108, 113, 203ff., 203f., 209, 211, 213
- - Angiogramm 209ff., 211
- - Pars atlantis 204
- - - intracranialis 204, 205
- - - praevertebralis 203
- - - transversaria 203
- - vestibuli 644, 645
- - vestibulocochlearis 644
Arterien, Hautdecke 506
- Hirnrinde, Entwicklung 428
Arteriolae radiatae externae, Labyrinth 645f.
Arteriovenöse Anastomosen s. Anastomosen, arteriovenöse
Ascensus virtualis medullae spinalis 100
Aspartat 555
- Faserbahnen 475
Aspartat-System 475f.
Assoziationsfasern 466, 467
- Hippocampus retrocommissuralis 407
Assoziationsfelder, Isocortex 430
- - Primatenreihe 432
Assoziationskortex, visueller 449
Assoziationszellen, Medulla spinalis 239, 250
Astereognosie 441
Astrozyten 85f., 86f., 91
- Entwicklung 22f.
- fibrillenreiche 88
- Isocortex 444
- protoplasmatische 88
- Retina 553
- tanyzytäre 86
Atmungszentren 281
Augapfel s. Bulbus oculi
Auge, Blutgefäße 542
Augenbecher 529ff., 530
Augenbecherstiel 531
Augenbecherwand, Entwicklung 532
Augenbewegungen, neuronale Grundlagen 290
Augenbindehaut s. Tunica conjunctiva 566

Augenblasen 529
Augenbrauen s. Supercilia
Augenfarben 541
Augenfeld, frontales 436f.
– – Afferenzen 436
– – Efferenzen 436
Augenhintergrund 543
Augenkammer 528f.
– vordere s. Camera anterior bulbi
Augenlider s. Palpebrae
Augenmuskeln, äußere **561**
– – Innervation **563**
– – Wirkung **562**
Augenmuskelnerven 51
Augenspalte, embryonale 530
Augenwimpern s. Cilia
Auricula 569
– Arterien **575**
– Feinbau 576
– Fixation 570
– Innervation **576**
– Lymphknoten **576**
– Morphogenese 570, **571**
– Muskeln 570, **571**
– Relief 569, **569**
– Varianten 570
Auris interna s. Labyrinth
– media (s. auch Cavum tympani) 581
– – Gliederung **581**
Autoradiographie 9
Axis bulbi **528**
Axolemm 63, 77
Axon s. Neurit
Axonhügel s. Neuritenabgangskegel
Axonkolben (Bouton) **70f.**
Axonkollateralen 427
Axonscheide 63, **72, 77**
– Entwicklung **76**
Axonstrom 64

B

Babinski-Reflex 256
Baillarger-Streifen 442
– Isocortex **423,** 425
Bandaletta diagonalis **122,** 147, 386, 395f.
– – Transmitter 474f., 490
Barorezeptoren 521
Barrel fields s. Tönnchenfelder
Basalganglien s. Nuclei basales
Basis cornus dorsalis 236
Belegschicht, tympanale s. Tympanale Belegschicht
Bergmannsche Gliafasern 309
Berührungsrezeptoren 511
Betz-Zellen, Isocortex 424, 428, 434ff., **435**
Bewegungssinn 250
Bicucullin 476
Bill's bar 641, **641**
Binnenzellen, Medulla spinalis 237, 241
Biondi-Ringe 187
Bipolarzelle, Retina **552**
Blanc-Zellen, Bulbus olfactorius 385, 386
Blendreflex 291
Blickführung, konjugierte 290
Blinder Fleck 555
Blut-Blut-Schranke, Eminentia mediana 327
Blütendoldenförmige Endigung, Fusus neuromuscularis 520

Blut-Hirn-Schranke 90, 91, 93, **182f.**
Blutleiter, venöse, Gehirn 216ff.
Blut-Liquor-Schranke 92f.
– neurohämale Region 326
Blutmilieu 89ff., **90, 93, 182f.**
– Zentralnervensystem 89ff.
Bochdaleksches Blumenkörbchen 136
Bodenplatte, Neuralrohr 13, **14**
Boettchersche Zellen, Hörorgan 632, **633,** 635f.
Bombesin 69
Bombesin-System 493
Boutons, axonale **427**
Bowmansche Membran, Cornea 534
– Spüldrüsen s. Glandulae olfactoriae
Brachium colliculi caudalis 127, **128**
– – cranialis 127, **128,** 352
– conjunctivum ascendens 312f.
– – descendens **312f.**
Brachialnerven 51, 264
– Entwicklung 30ff.
Brechzentrum 281
Brocasches Sprachzentrum s. Sprachzentrum, motorisches
Brown-Séquardscher Symptomenkomplex **256**
Bruchsche Membran s. Lamina basalis
Brücke s. Pons
Brückenbeuge 12
Brückenkerne s. Nuclei pontis
Bulbus oculi 527ff., **528**
– – Computertomogramm 170
– – innere Struktur 529
– – Wand 528
– olfactorius **122,** 127, **144f., 383,** 384ff., **388ff.,** 3
– – accessorius 526
– – Afferenzen 385f., **385ff.**
– – Efferenzen 385f., **385ff.**
– – intrakortikale Verschaltungen **385**
– – Schichten **384ff.**
– – Transmitter 476, 484, 489ff., 493
– venae jugularis superior **228, 231**
Bündel, papillomakuläres 556f.
Burdachscher Strang s. Fasciculus cuneatus
Büschelzellen, Bulbus olfactorius 385, 386

C

Cajal-Retzius-Zellen 424f.
– Isocortex 464
Calcar avis **146, 152f., 164,** 402
Calcitonin 69
Caliculus gustatorius 523f., **524**
Calleja-Inseln 388, **390**
Camera anterior bulbi 529, 557
– posterior bulbi 529, 559
Canales semicirculares **609**
– – Lage **612**
– – ossei 610ff.
Canaliculus cochleae 628
– lacrimalis **567**
– tympanicus 582, **583**
Canalis centralis 103
– facialis **596**
– musculotubarius 583
– nervi facialis **583**
– petromastoideus **596**
– semicirculares **597, 626**
– – häutige **605**

– – bei Kopfdrehung **621**
– semicircularis anterior **583**
– – lateralis **596**
– spiralis cochleae 622ff.
– – – Feinbau **628f.,** 631
– – – Querschnitt **625**
– – – modioli **624f.,** 638
Capilli 514
Capsula bulbi **528**
– externa **160ff.,** 162, **164f.,** 372, 379
– extrema **160ff.,** 162, **164f.,** 372, 379
– interna **160ff.,** 162f., **164ff.,** 352, 372, **466**
– – Computertomogramm **168f.**
– – Entwicklung **159**
– – Kernspintomogramm **172**
– – Ontogenese **374**
– – Projektionsbahnen **465**
– lentis, Entwicklung 533
Caput cornus dorsalis 236, **240**
– nuclei caudati 130, **152f., 155, 158, 160f.,** 161, **164f.**
– – – Computertomogramm **169**
Cartilago meatus acustici externi 569, **571**
Caruncula lacrimalis 564, **564**
Cauda equina 101, **102f., 109,** 111
– helicis 569
– nuclei caudati 161, **162, 164f., 167,** 372
Cavitas epiduralis **108f., 109,** 112
– subarachnoidealis **108,** 109f., **109,** 111f., 179, 181, 182ff., 327
Cavum conchae 569, **569**
– epidurale 108
– musculi stapedii 583
– septi pellucidi 130, **153, 155, 158, 161,** 167, 396
– trigeminale 184
– tympani 578, 581, **584, 596**
– – Arterien 598f.
– – Entwicklung 575, 591, **592**
– – Gefäße 597f.
– – Innervation **602**
– – Nerven 597f.
– – Paries membranaceus **593**
– – primäres 591, **592**
– – Schleimhaut 593
– – Schleimhautfalten **593f.**
– – Wände **581ff.**
CCK s. Cholecystokinin
Cella media s. Pars centralis ventriculi lateralis
Cellulae ethmoidales, Computertomogramm 170
– mastoideae 581, **583,** 594, **596**
Centrum ciliospinale 291
– semiovale 148
– – Kernspintomogramm **172**
Cerebellum 44, 45, 131ff.
– Afferenzen **302, 308f.,** 312, 376
– Bahnen 312ff.
– Computertomogramm **171**
– Efferenzen **302, 312, 312f.,** 376
– exzitatorische Neurone 305ff.
– Gestalt 131ff.
– Glia 309
– Gliederung 132, 310ff.
– inhibitorische Neurone 305ff.
– Kernspintomogramm **171f.**
– Marklager 310
– Morphogenese 128f.
– Phylogenese 133
– schematische Einteilung **133**
– somatotopische Gliederung 312

Sachverzeichnis

Cerebellum, Transmitter 475f., 490, 492f.
- zentrale Arterien 212f.
Cerebrum (s. auch Gehirn) 45, 136ff.
Cerumen 577
Cervix cornus dorsalis **240**
ChAT s. Cholinacetyltransferase
Chemoarchitektonik 8
Chemorezeptoren **522**, 523, 525
Chiasma opticum **122f.**, **127**, **144**, **166**, 292, 362, 557
- - Computertomogramm **170**
- - Läsionen **558**
Cholecystokinin 69, 330, 338, 376, **378**, 388, 391, 393, 396, 407, 409, 412, 416, 464, 555
- und Gastrin 486
Cholecystokinin-System 486f.
Cholinacetyltransferase 67, 474
Cholinerge Faserbahnen 475
Chorda tympani **589**, 591, **596**, **602**
Chorea 478
- Huntington 377, 487
Choroidea **528**, 539f., **539**, 545
- Schichten 539
Chromatolyse 79
Cilium(-a) 514
- Innenglied 550
- Photorezeptor 550
Cingulum **344**, **466**, 467
Circulus arteriosus cerebri **194**, 208ff.
- - - Varianten 210
- - iridis major 541f., **542f.**
- - - minor 541
- - venosus cerebri 219, **220**
Cisterna(-ae) ambiens 184, **185**
- basalis 184
- carotica 185, **185**
- cerebelli superior 184
- cerebellomedullaris 184, **185**
- chiasmatis **184f.**, 185
- corporis callosi **184f.**, 185
- cruralis 184, **185**
- fissurae lateralis (Sylvii) 184, **185**
- interpeduncularis **184f.**, 185
- laminae terminalis **184f.**
- lumbalis 111
- olfactoria 185, **185**
- pontis mediana **184f.**, 185
- pontocerebellaris 184, **185**
- spinalis **185**
- subarachnoideales 182, 184f.
- terminalis s. Cisterna lumbalis
- trigemini **185**
- venae cerebri magnae **184**, 185
Claudiussche Zellen, Hörorgan 632, **633**, 635f.
Claustrocortex 384, 399, **453**
- periallocorticalis **383**, **390**
Claustrum **160ff.**, 162, **164ff.**, 372, 373, 379, **379**
- Computertomogramm **168f.**
Clivus, Kernspintomogramm **171**
Cochlea **579**, **597**, **610**, 622ff., **623ff.**
- Blutversorgung **645**
- Elektroanatomie **627**
- Innervation 640
- Lymphgefäße 646
- Projektion **627**
- Topographie 626, **626**
Colliculus caudalis 127, **128**, **130**, **167**, 273, 290, 298
- - Afferenzen 290
- - Efferenzen 290

- - neuronale Verbindungen **272f.**
- - Transmitter 475
- cranialis 127, **128**, **130**, **167**, 352
- - Afferenzen 289
- - Augenbewegungen 290
- - Efferenzen 289
- - neuronale Verbindungen **276f.**, 292
- - Neurontypen **289**
- - Säulengliederung 289
- - Schichtengliederung 289
- - Transmitter 476
- facialis **128**, 135, 278
- ganglionaris 136, **137**
Colobom 532
Columna dorsalis 236, 241
- fornicis 124, **128**, **130**, 154, **155**, **158**, **167**, 343
- lateralis 236, 241
- ventralis 236, 239, **239**
Comedo 514
Commissura alba **238**, **240**, 250
- - Medulla spinalis 236
- colliculi caudalis **272f.**
- - cranialis 290
- colliculorum caudalium 290
- epithalamica 124, **130**, **149**, 156, **165**, **167**, 290, **293**, 304, 558
- fornicis 343
- habenularum 124, 149, 156, 166, 346, 364f.
- posterior s. Commissura epithalamica
- rostralis 124, **149**, **154**, **165**, **167**, 342, **342**, 352⟨
- - Pars posterior **166**
Computertomographie, Gehirn 167ff.
Concha(-ae) auriculae **569**
- nasales 604
Confluens sinuum 177, **217**, **223**, 228, **228f.**, 231
Conjuctiva bulbi **528**
Conus medullaris 98, **98**, 103
Corium **499**, 504f.
- Dermis 504f.
- Schichten 504f.
- Wundheilung 504
Cornea **528**, 533ff., **535**
- Substantia propria 536, **537**
- Transparenz 534
Cornu ammonis 147, **383**, **392ff.**, **400f.**, 401, **409**
- - Sektoren CA 1 - CA 4 401ff., **403**
- anterius s. Cornu frontale ventriculi lateralis
- dorsale 236, **236**
- frontale ventriculi lateralis **130**, 151, **152f.**, **157f.**, **164f.**, 167
- inferius s. Cornu temporale ventriculi lateralis
- laterale 236, **236**
- occipitale ventriculi lateralis 151f., **152f.**, **157**, **164f.**
- posterius s. Cornu occipitale ventriculi lateralis
- temporale ventriculi lateralis 151, 153, **157**
- ventrale 236, **236**
Corona radiata 162, 466
Corpus adiposum orbitae **528**, 562f., **563**
- amygdaloideum 162, **342**, 378f., 384, 391ff., **394ff.**, **400ff.**
- - Afferenzen 393, **394f.**
- - Efferenzen **394f.**, 395
- - Entwicklung 140

- - Funktion 395
- - Gliederung 391
- - Kernspintomogramm **172**
- - Transmitter 474ff., 483, 485ff., 489, 491, 493
- callosum 124, **143**, **148f.**, **161**, 352, 440, 466, **466**
- - Computertomogramm **169**
- - Entwicklung 150
- - Kernspintomogramm **171**
- ciliare **528**, 539
- - Stroma 540
- fornicis 146, **153ff.**
- geniculatum laterale **122**, 127, **127**, **166**, 352, 443, 558
- - - Afferenzen **361**
- - - Efferenzen 360
- - - neuronale Verbindungen 292
- - - Schichten **361**
- - - synaptischer Glomerulus 362
- - - Transmitter 475
- - - X-Zellen **443**
- - - Y-Zellen **443**
- - mediale 127, **127f.**, **166**, 352
- - - neuronale Verbindungen **272f.**
- - Luysi s. Nucleus subthalamicus
- - mamillare **122f.**, 124, **144f.**, **149**, **154**, **166**, 341,
- - Kernspintomogramm **171**
- nuclei caudati 161, 372
- pineale s. Epiphysis cerebri
- striatum 160, **373ff.**, 384
- - Afferenzen 374ff.
- - bedornte Neurone 374
- - Efferenzen **376f.**, 376
- - neuronale Verbindungen 378
- - Ontogenese 374
- - Synapsen-Typen 374
- - Transmitter 476, 485, 488, 493
- - unbedornte Neurone 374
- trapezoideum **272f.**, 273, 298
- vitreum 529, 560f.
Corpuscula bulboidea s. Krausesche Endkolben
- lamellosa s. Golgi-Mazzoni-Körperchen; s. Vater-Pacini-Körperchen
- nervosa terminalia s. Nervenendkörperchen
- tactus s. Meissnersche Tastkörperchen
Cortex, Afferenzen **376**
- cerebelli 305ff.
- - Afferenzen 305ff.
- - Efferenzen 305ff.
- - Plexus supraganglionaris 305
- - Schichten 305ff.
- - Verschaltung 306
- - Zellformen 306, 307
- cerebri, Transmitter 492
- cholinerge Innervation 380
- Efferenzen 376
- frontalis **396f.**
- orbitofrontalis **394f.**
- prämotorischer 436
- primärer **424**
- - somatomotorischer **434**
- - somatosensorischer **437**
- - visueller 441ff., **448**, **452**
- sekundärer visueller **452**
- temporalis **394f.**
- Transmitter 476
- visueller, dritter visueller Ring **452**
- zingulärer **383**, **394ff.**
Corticoliberin 327, 329, 338

- Wirkungen 491
Corticoliberin-Projektionen, neuroendokrine 491
Corticoliberin-System 491
Corticotropin 68f., 329, 337
Corticotropin-releasing-Faktor 69, 396, 407, 416, 464
Corti-Lymphe 632, 636
Cortisches Organ 624f., 628ff., **628f.**, **631**, 632ff.
- - Entwicklung **608**
- - Innervation 638ff.
- - Zelltypen **633**
CRF s. Corticotropin-releasing-Faktor
Crista ampullaris 612, 620ff., **620ff.**
- galli **176**
Crus(-ra) ampullaria 611
- anterius capsulae internae 163, **164f.**
- anthelicis **569**
- cerebri 45, **145**, 284
- - Computertomogramm **170**
- fornicis **146**, **153f.**
- helicis 569, **569**
- posterius capsulae internae 163, **164f.**
Culmen **131**
- cerebelli **123**
- vermis **130**
Cuneus **123**, **143**
Cupula, Crista ampullaris **620ff.**
Curly collagen, Cornea 537
Cutis 499ff.
- Altersveränderungen 500
- Funktionen 499f.
- Spaltlinien **505**
Cymba conchae 569, **569**

D

Dale-Prinzip 68
Dandysche Vene s. Vena petrosa superior
Darwinscher Höcker 570
Deckplatte, Neuralrohr 13, **14**
Declive cerebelli **123**
- vermis **130**
Decussatio lemniscorum 297
- - lateralium **272f.**
- nervorum trochlearium 286
- pyramidum **122**, 126, **127**, **144**, 253, **298f.**
- tegmenti dorsalis 254, 289
- - ventralis 287
Degeneration, absteigende 245, **246**
- aufsteigende 245, **246**
Dehnungsrezeptoren 521
Deiterssche Zellen **631**
- - Hörorgan 632, **633**, 634ff.
Dendrit 59, 62, **62**
Dense core vesicle **70f.**
- projections 72
- - Synapse 37
Dentes acustici 631
Depolarisation, Synapse 65
Descemetsche Membran, Cornea 534
Deutsche Horizontale 168
Diadensynapse, Retina **549**
Diagonales Band von Broca s. Bandaletta diagonalis
Diaphragma sellae **176**, 178
Diencephalon 14, 44, 45, 123, 136, **156**, 163ff.

- Anlage **137**
- Gliederung 320ff.
- Morphogenese 163f., **320f.**
- vergleichende Anatomie **420f.**
Digitationes hippocampi **146**, 147, **402**
Discus nervi optici 529, 543, **544**, 554f.
Dopamin 67, 69, 287, 327ff., 331, 364, 376, **378**, 385, 391, 555
Dopamin-β-Hydroxylase 67, 477
Dopamin-System **477f.**
Dornsynapsen 60, 63, **63**, 66
Dorsolateralplakoden 29f.
Dorsum sellae **176**
Double-bouquet-Zellen, Isocortex **425**, 463
Ductus cochlearis 628, **628f.**, 632
- endolymphaticus **605**, **614**
- nasolacrimalis **567**
- reuniens **605**
- saccularis **605**, **614**
- semicirculares **608**, **614**
- utricularis **605**, **614**
- utriculosaccularis 612, 614
Duftdrüse **512f.**
- apokrine **513**
Dura mater **90**, **102**
- - encephali 108, 176ff., **180f.**
- - - Gefäße 178f.
- - - Nerven 178f.
- - spinalis **103**, 108, **108f.**, **111f.**
Durasack 108
- Projektion auf die Wirbelsäule **100**
Durasepten **177**
Dynorphin 69, 84, 338, 377, **378**, 393, 407, 416
Dynorphin-Neurone 485

E

Ebnersche Spüldrüsen 523
Effektorhormone 322, 326, 329, 331
- bildende Neurone 330
Eingeweidesensibilität, Organe 521f.
Elektronenrastermikroskopie 8
Elementargranula 68
Eminentia arcuata s. Canalis semicircularis anterior
- collateralis **146**, 153, **402**
- medialis **128**
- mediana 68, **93**, **322**
- - Gefäßarchitektur **325**, **325**
- - neurohämale Region **323ff.**, **324ff.**
- - Zonen **324**, **328**
- pyramidalis **583**
β-END s. β-Endorphin
Endhirn s. Telencephalon
Endhirnhemisphären s. Großhirnhemisphären
Endkerne 51
Endoneurium **81**, 82
β-Endorphin 68f., 337, 484, 555
Endplatte, motorische 73, **74**
Enkephalin 69, 241, 376f., **378**, 386, 388, 393, 396, 407, 412, 522, 555
Enkephalin-System, Funktion 485
Ependym 58, 85
Ependymkeile **23**
Ependymorgane, zirkumventrikuläre Organe 332
Ependymozyten 86, 89

Ependymzellen 85, **90**, 92
- Entwicklung **23**
- kinozilienarme 86
- kinozilienreiche **85f.**
Epidermis **499**, 500ff.
- Grenzflächenrelief **501**
- Interzellularraum 503
- Keratinozyten 501
- Langerhans-Zellen 501
- Melanozyten 501, 503
- Merkel-Zellen 501
- Schichten **502**
- Stratum basale 502
- - corneum 503
- - germinativum 502
- - granulosum 503
- - lucidum 503
- - spinosum 502
Epineurium **81**, 82
Epiphyse, afferente Bahnen 364
Epiphysis cerebri 45, 124, **128**, **130**, 156, 165f., **165**, **167**, **332**
Epiplexuszelle **188**
Epithalamus 45, 165f.
- Faserbahnen 364f.
- Kerngebiete 364f.
Epitympanon 581, **589**, **596**
Eponychium **518**
Erregungsleitung, saltatorische 77f.
Eumelanine 503
Eupalaeocortex 382
Excavatio disci nervi optici **543**
Exner-Streifen, Isocortex **423**, 425
Exozytose, Transmitter 72
Extragemmale Fasern 524
- - Geschmacksknospe 524
Extrapyramidales System 286f., **376**

F

Facies inferior cerebri 138ff.
- - hemisphaerii **143**
- - - Venen 219
- medialis cerebri 138ff.
- - hemisphaerii 142ff.
- - - Venen **218f.**
- superolateralis cerebri 138ff.
- - Gehirn **120**
- - hemisphaerii 141f.
- - - Venen **216f.**
Falx cerebelli 177f.
- cerebri **176f.**, **227**
- - Anlage **137**
- - Computertomogramm **168f.**
Fañanas Glia 310
Fascia dentata **383**, **396f.**, 401, **403**, **408**
Fasciculus(-i) 59
- arcuatus 454
- corticothalamici 346
- cuneatus 99, 126, **128**, **134**, 236, **236**, **238**, 250, 252, **252**
- fronto-occipitalis inferior 436, 440, **466**, 467
- - superior **466**, 467
- gracilis 99, 126, **128**, **134**, 236, **236**, **238**, **246**, 250, 252
- interfascicularis **245**, 248, **255**
- lateralis **128**
- lenticularis 366, 379
- - Projektion **372**

Fasciculus(-i) longitudinalis dorsalis **163**, **270f.**, 297, 303, **303**, 338, 340f., **342**, 343
- – – Transmitter 489
- – inferior **466**, 467
- – medialis **254**, 275f., **276f.**, 303f., **304**
- – – Augenbewegungen 290
- – – internukleärer Anteil 304
- – – Projektion 357
- – superior 436, 440, 467
- mamillaris princeps 341, 343
- mamillotegmentalis 341, 343f.
- mamillothalamicus **154**, 341, 343, 348
- olivocochlearis, Transmitter 475
- pallidohypothalamicus 366
- proprii **245**, 250, **255**
- – Medulla spinalis 244
- retroflexus **163**
- – Meynert s. Tractus habenulo-interpeduncularis
- – Transmitter 475, 489
- rubro-olivaris 301
- rubroreticulares 287, 301
- septomarginalis **245**, 248, **255**
- sulcomarginalis **245**, **255**
- tegmentalis ventralis 268
- – – Spitzer s. Lemniscus trigeminalis
- telencephalicus medialis **283**, 336, 340ff., **342**, **392ff.**, **400f.**
- thalamicus 365f., 379
- – Projektion **372**
- thalamocorticales 346
- uncinatus **466**, 467
- – cerebelli **302**, **308f.**, **312f.**, 315
Fasern, extragemmale s. Extragemmale Fasern
- fastigiobulbäre s. Fastigiobulbäre Fasern
- intragemmale s. Intragemmale Fasern
- serotoninerge s. Serotoninerge Fasern
Fastigiobulbäre Fasern 315
Fazialislähmung 278
Fazialisleiste 30
Felderhaut 500, 504
Felsenbein, pneumatische Räume **595**, **597**
Fenestra cochleae 585, **605**, **623**, **626**
- rotunda 586
- vestibuli 573, **583f.**, **605**, **623**, **626**
Fibrae aberrantes (Déjérine) 300
- arcuatae 467
- – externae dorsales 266, 314
- – – ventrales 266, 314
- – internae 266, 268, 297
- corticonigrales 287
- corticonucleares 298, 300
- corticorubrales **465**, 466
- corticospinales 298, 435, **465**, 466
- corticotectales **465**
- corticotegmentales **283**, **465**, 466
- nigrostriatales 287
- olivocerebellares **301f.**
- pallidoolivares **301**
- pallidotegmentales **301**
- parieto-temporo-occipito-pontinae **465**
- periventriculares 303
- – Hypothalamus 343
- pontocerebellares **302**
- reticuloreticulares **301**
- rubroolivares **301**
- strionigrales 287
- tectonucleares 289
- zonulares 540
Filum durae matris spinalis 108
- terminale 98, **98**, 100, **102**, 111

Fimbria hippocampi **146f.**, 147, 154, **154**, **402f.**, **408f.**
- – Kernspintomogramm **172**
- – Transmitter 475
Fissura cerebelli 129
- choroidea 137, 147, 152, 159, **186**
- dorsolateralis 129, 132
- horizontalis **144**
- interhemisphaerica **160**
- longitudinalis cerebri 120, **121**, 138f., **164f.**
- mediana ventralis, Medulla spinalis **98f.**
- orbitalis superior **561**
- petrotympanica **584**, 591
- posterolateralis s. Fissura dorsolateralis
- prima 129, 132
- transversa cerebri 159
Flocculus **131**, **144**, 275
Flower-spray-Endigung s. Blütendoldenförmige Endigung
Flügelplatte 16f., 28, **32**
- Synaptogenese 38
Fluoreszenzmikroskopie 9
FMRFamid-System 494
Folium cerebelli 305
- vermis **123**
Folliberin 329
Follitropin 329
Fontanasche Räume s. Spatia anguli iridocornealis
Foramen caecum **123**
- interventriculare 124, **153**, **169**
- intervertebrale 108
Forceps major **148f.**, 467
- minor **148f.**, 466
Forelsches Haubenfeld 365
- Haubenfeld H 365f.
- Haubenfeld H‹HB›1‹/HB› 352, 365f., **372**, 378f.
- Haubenfeld H‹HB›2‹/HB› 352, 365f., **372**, 379
Formatio amygdaloidea centromedialis 391f.
- – corticobasolateralis 391f.
- reticularis 263ff., 279ff., **296f.**, 359, **394f.**
- – Afferenzen 282
- – Assoziationsfelder 263
- – Augenbewegungen 290
- – Efferenzen 282
- – lateralis 281
- – medialis 280f.
- – – pontis **266f.**
- – Medulla spinalis 238
- – medullae oblongatae 264, 279
- – mesencephali 264, **283**, 286f., **344**
- – – Afferenzen 286
- – – Efferenzen 286
- – pontis 264, 279ff.
- – Transmitter 486
- – Zentren 281, **282**
- – Zonen 279ff.
- septalis 396
- – caudalis 395
- – lateralis 395
- – medialis 395
Fornix 124, **143**, **154**, 155, 340, 343, **344**, **352**, **372**
- – Computertomogramm **168f.**
- conjunctivae **528**, 565
- dorsalis 409
- Faserverbindungen **409**

- Kernspintomogramm **171f.**
- postkommissuraler 409
- präkommissuraler **409**
- Transmitter 486
Fossa cranialis media **176**
- interpeduncularis **122**, 128, **166**
- – Computertomogramm **170**
- – Kernspintomogramm **172**
- lateralis cerbri (Sylvii), Entwicklung 138
- rhomboidea 123, **128**, **134f.**
- triangularis **569**, **571**
Fossula fenestrae cochleae **573**, **583**
- petrosa **582**, **583**
Fovea centralis 543f., **544**, 548, 554, **554**
Foveola granularis 228
Frankfurter Horizontale **178**, 612
Frenulum veli medullaris cranialis 127, **128**, **167**
FSH s. Follitropin
FSH-RF s. Folliberin
Fundus meatus acustici interni 640ff.
- striati 374
Funiculus dorsalis 236, **236**, **238**, **240**
- – Medulla spinalis **98f.**, 99, **101**, 252
- lateralis 236, **236**, **238ff.**
- – Medulla spinalis 99, **99**, **101**
- ventralis 236, **236**, **238ff.**
- – Medulla spinalis 99, **99**, **101**
Fusus neuromuscularis 519, **520**
- Endigung 520
- neurotendineus 521

G

GABA s. γ-Aminobuttersäure
GAD s. Glutamatdecarboxylase
Ganglien, Branchialnerven 28
- parasympathische 54
- paravertebrale 52
- prävertebrale 52, 54
- vegetative 52, 82, 84, **84**
- – Transmitter 488
Ganglienhügel s. Colliculus ganglionaris
Ganglion(-ia) aorticorenalia **52f.**
- cardiaca **52f.**
- cervicale superius **52f.**
- – – Transmitter 493
- cervicothoracicum **52f.**
- ciliare **52f.**, **558**
- coeliacum **52f.**, 54
- geniculi **602**, **641**
- – Entwicklung 30f.
- inferius nervi vagi, Transmitter 488
- mesentericum inferius **52f.**, 54
- – superius **52f.**, 54
- oticum **52f.**, 279
- pelvina **52f.**
- pterygopalatinum **52f.**, 279
- – Transmitter 488
- sensibles 82
- spinale 49, 50, 82, **83**, **108**, **110**, **112**, 247
- – Anlagen **28**
- – Entwicklung 17, **32ff.**
- – Transmitter 488
- spirale **613**, **624f.**, **628f.**, **638ff.**, **639**
- – Corti **631**
- stellatum s. Ganglion cervicothoracicum
- submandibulare **52f.**, 279
- sympathicum 247, 250
- terminale 527

- trigeminale **122**
- - Entwicklung 30f., **30**
- trunci sympathici 49, 52f., **101**
- vestibulare **613**, 641
- vestibulocochleare, Entwicklung 31
Gastric inhibitory polypeptide 69
Gastrin 69
- und Cholecystokinin 486
Gate-Control-Theorie, Schmerzleitung 241
Geflechtsschicht 504
Gefrierbruchmethode 8
Gehirn (s. auch Cerebrum; s. auch Hirn), Arterien 191ff.
- basale Oberfläche 121, **122**
- Blutgefäße 191ff.
- Computertomographie 167ff.
- Fetus **120**
- Gestalt 119ff.
- Gliederung 119ff.
- Kernspintomographie 167f.
- konvexe Oberfläche 120
- mediale Oberfläche 122
- Milieukompartimente **182f.**
- Tomographie 167ff.
- Venen 216ff.
Gehirnhemisphäre 121
Gehörgang, äußerer s. Meatus acusticus externus
Gehörknöchelchen s. Ossicula auditus
Gehörzähne s. Dentes acustici
Gene related peptide 69
Gennari-Streifen s. Vicq-d'Azyr-Streifen
Genu capsulae internae 163, **165**
- corporis callosi **130, 148f., 153**, 167
- nervi facialis 278
Geruchsorgan s. Organum olfactus
Geschmacksbahn 297f.
Geschmacksfasern 270
Geschmackskern s. Nucleus solitarius, Pars gustatoria
Geschmacksknospe s. Caliculus gustatorius
Geschmacksleitung 524
Geschmacksorgan s. Organum gustus
GH s. Somatotropin
GH-RF s. Somatoliberin
GIP s. Gastric inhibitory polypeptide
Glandula(-ae) areolares 513
- ceruminosae 513, 576
- ciliares 513
- circumanales 513
- cutis 511
- lacrimalis **565**, 566f.
- - Innervation 567
- olfactoriae 525
- pituitaria s. Hypophyse
- sebaceae s. Talgdrüsen
- sudoriferae s. Schweißdrüsen
- tarsales 564, **565**
- tubariae 603
Glasersche Spalte s. Fissura petrotympanica
Glaskörper s. Corpus vitreum
Glaukom 559
Gleichgewichtsorgan s. Labyrinthus vestibularis
Glia 59, 85ff.
- Cerebellum 309
- Entwicklung 22f.
- periphere 85
- peripheres Nervensystem 88f.
- Zentralnervensystem 85ff.
Gliagrenzmembranen, Retina 547

Gliamembran 86, 88, **181**
Glioblasten 22, 39, 89
- ependymale 22f.
Gliozyten 85
Globus pallidus 45, 161, **161f.**, **165**, 373, 377ff., **379**
- - Afferenzen **376**, 377
- - Computertomogramm **168f.**
- - Efferenzen **376**, 378
- - lateralis **353**
- - medialis **353**
- - Ontogenese 374
- - Transmitter **474, 476**, 485
- - Verbindungen **372**
Glomerulus(-i) cerebellaris 307, 309
- olfactorii 525
- - Bulbus olfactorius 385
- synaptischer 66
Glomus aorticum 522
- caroticum 522
- choroideum **152f.**, 155, **164f.**, 189
Glomusorgane 521
Glucagon 69, 555
Glucagon-System 493
Glutamat **378**, 407, 409, 464, 555
- Faserbahnen 475f.
Glutamat-Agonisten 475
Glutamatdecarboxylase 476
Glutamathaltige Nervenfasern 375
Glutamat-Rezeptoren 475
Glutamat-System 475f.
Glutaminsäure 67
Glutaminsäuredecarboxylase 67
Glycin 67, 377, 464, 555
Glycin-Antagonisten 476
Glycin-Rezeptoren 476
Glycin-System 476f.
GnRH s. Luliberin
Golgi-Apparat **60f.**
Golgi-Epithelzellen 309
Golgi-Mazzonische Körperchen 510, 521
Golgi-Methode 7
Golgi-Sehnenorgan **520**
Golgi-Typ-I-Zellen, Isocortex 425
Golgi-Typ-II-Zellen, Isocortex 425
Golgi-Versilberung, Isocortex 422
Golgi-Zellen, Bulbus olfactorius **385**, 386
- Cortex cerebelli **306, 307**, 309
Gollscher Strang s. Fasciculus gracilis
Gonadenfunktion, Regulation 345
Granula, lamellierte 503
Granulationes arachnoideales 90, 180, 182, 191, **227**, 228
Gratioletsche Sehstrahlung 447
Graue Substanz s. Substantia grisea
Greif-Reflex 436
Grenzstrangganglien s. Ganglia trunci sympathici
Griseum centrale s. Substantia grisea centralis
Großhirn s. Cerebrum
Großhirnhemisphären 136ff.
- Entwicklung **139f.**
- Gestalt 138ff.
- Morphogenese 136ff.
- Projektion auf den Schädel 142
Großhirnlappen s. Lobi cerebri
Grundplatte 16f., **32f.**
- Synaptogenese 38
Gyrus(-i) ambiens **390**, 398
- angularis 141
- breves insulae 142, **152**
- cinguli **123, 143**, 147, **160**, 415

- - Afferenzen 416
- - Efferenzen 416
- - Kernspintomogramm **171f.**
- - Transmitter 485
- circumflexus 141
- dentatus **146f.**, 147, **401, 402**
- - Transmitter 475
- Entwicklung 138
- fasciolaris 146, 147, 401
- frontalis inferior **141**, 437, 454
- - medius 141
- - superior **121, 123, 141, 143**
- intralimbicus 147, **390**, 401
- lingualis 143
- longus insulae 142, **152**
- occipitotemporalis lateralis **143f.**, 146
- - medialis **123, 143f.**, 146
- orbitales **127, 141, 144**
- parahippocampalis **143, 146f.**, 147, **161, 390, 401, 402**
- paraterminalis **123, 143**, 147, **160**, 395
- postcentralis **121, 141**, 437ff.
- - Kernspintomogramm **172**
- - Körperrepräsentation **439**
- praecentralis **121, 141**, 434ff.
- - Kernspintomogramm **172**
- - Körperrepräsentation **435**
- rectus **127, 144, 390**
- semilunaris **390**, 398
- temporalis inferior **141, 144**
- - medius 141
- - superior 141
- uncinatus 147, **390**, 401

H

Haarbalgdrüsen 513
Haare s. Pili
Haarfarbe 517
Haarkutikula 515, **516**
Haarmuskel s. Musculus arrector pili
Haarpapille **515f.**
Haarschaft s. Scapus pili 517
Haartrichter 515
Haarwachstum 516
Haarwechsel 518
Haarwurzel s. Radix pili
Haarzellen, Hörorgan **631, 633**, 636ff.
- - Innervation **637, 639**
- - Zelltypen **639**, 640
- Organum vestibulocochleare 615ff.
Haarzwiebel 515
Habenula **128, 130, 156, 165f., 167, 388f., 392ff.**
Hammer s. Malleus
Hanken-Büngnersche Bänder 81
Haube s. Tegmentum
Haubenbahn, zentrale s. Tractus tegmentalis centralis
Haubenkern, motorischer 286
- ventraler, neuronale Verbindungen **303**
Haubenkreuzung, dorsale s. Decussatio tegmenti dorsalis
- ventrale s. Decussatio tegmenti ventralis
Haut s. Cutis
Hautdecke, Blutgefäße 506, **506**
- Lymphgefäße 507
- Nerven 507
Hautdrüsen s. Glandula cutis
Hautfarbe 500

664 Sachverzeichnis

Hautsinnesorgane 498 ff., 507 ff.
Helicotrema **605, 624 f.**
Helix 569, **569, 571**
Helwegsche Dreikantbahn s. Tractus spinoolivaris
Hemianopsie 557, **558**
– homonyme 447
Hemiplegie 436, 466
Hemisphaerium cerebelli 132
Hemisphärenbläschen 136
Hemisphärenstiel 137
Henlesche Schicht, Haar **516**
Hensensche Zellen, Hörorgan **628 f.**, 632, 633, 635 f.
Herring-Körper 326, 331
Heschlsche Querwindungen 452
Hilum fasciae dentatae 406, **406**
– – – Hippocampus retrocommissuralis 401
– nuclei olivaris 301
Hintere Augenkammer s. Camera posterior bulbi
Hinterhorn, Seitenventrikel s. Cornu occipitale ventriculi lateralis
Hinterstrang s. Funiculus dorsalis
Hinterstrangbahn s. Tractus spinobulbaris
Hippocampus 154, 343, **344**
– Anlage 137
– Kernspintomogramm **172**
– praecommissuralis **383, 400 f.**, 410, **415**
– – Afferenzen 410
– – Efferenzen 410
– retrocommissuralis **390, 393**, 401 ff., **402**, 410
– – Afferenzen **407**
– – Assoziationsfasern 407
– – Blutversorgung 402, **404**
– – Efferenzen 407, **408**
– – Funktionen 410
– – Gliederung **403**
– – intrakortikale Verbindungen **408**
– – kommissurale Verbindungen 407
– – Schichten 401
– supracommissuralis **383**, 410
– – Afferenzen 410
– – Efferenzen 410
– Transmitter 475 f., **480**, 482, 485, 487, 489 f., 492 f.
Hippokampusformation 145 ff., 154
– Entwicklung 140
– Morphogenese 145 f.
Hirci 514
Hirngefäße (s. auch Gehirn; s. auch Cerebrum) 175 ff.
Hirngewicht 120
Hirngewichtswachstum 40
Hirnhaut 175 ff.
– harte s. Dura mater encephali
– weiche s. Pia mater encephali; s. Leptomeninx
Hirnkapillaren 91
Hirnkarte 430
– allokortikale Areale **431 f.**
– isokortikale Areale **431 f.**
Hirn-Körper-Gewichtsrelation 120
Hirnmantel s. Pallium
Hirnnerven 46
– Austrittsstellen 261
– Bauplangliederung **262 f.**
– funktionelle Gliederung 50 ff., **264 f.**
– Somatomotorik 261
– Somatosensibilität 261
– Viszeromotorik 261

– Viszerosensibilität 261, 297
Hirnnervenganglien 84
Hirnnervenkerne 260 ff.
– der allgemeinen Viszeromotorik 276
– Bauplan **47**
– funktionelle Gliederung **48**
– der speziellen Viszeromotorik 276
– motorische 474
– – Verbindungen 304
– sensible 264 ff.
– somatomotorische 276
– viszeromotorische 276
Hirnregionen, allokortikale **390**
Hirnrinde s. Pallium
Hirnrindenkarte, Lokalisation von Funktionen **419**
Hirnschenkel s. Crura cerebri
Hirnstamm s. Truncus encephalicus
Hirnstrangkerne 266
– Afferenzen 266
– Efferenzen 266
Hirnvenen, Anastomosen 222, **222**
– Drainagegebiete 219
Hirnvolumen, Allometrie-Gleichung 373
– Progressionsindex 373
Hirsutismus 514
Histamin 328, **378**
Histamin-System, Projektionen 481
Histochemie 8
Hörbahn 270, 298
Hörbläschen 30, **31 f.**
Horizontale, Frankfurter s. Frankfurter Horizontale
– obere **178**
Horizontalzellen, Bulbus olfactorius **385**
– Retina 549, 551, **552**
Hormone, adenohypophysäre 329
– hypothalamische 329
Hornbildungsschicht 503
Hornersches Zeichen 54
Hornhaut s. Cornea
Hornhautepithel, Cornea 534
– hinteres 537 f., **538**
– vorderes 536
Hornschicht 503
Hörorgan s. Labyrinthus cochlearis
Hörrinde, primäre 452 f.
Hörsaiten 632
Hörstrahlung **465**, 466
Hortega-Glia s. Mesoglia
HRP s. Meerrettich-Peroxidase
5-HT s. Serotonin
5-HT-System s. Serotonin-System
Humor aquosus 557
– – Kammerwasser 529
– vitreus 529, 561
Huschkesche Gehörzähne **628 f.**, 633
Huxleysche Schicht, Haar **516**
5-Hydroxytryptamin s. Serotonin
5-Hydroxytryptamin-System s. Serotonin-System
Hyoidbogen **571**, 586
Hypertrichosis 514
Hyponychium 518
– Nagel 519
Hypophyse **177**, 322
– Blutgefäße 323
Hypophysenvorderlappen s. Adenohypophyse
Hypophysis **122**
Hypothalamus 68, **143**, 166, **353, 378, 394 f., 400 f.**
– Anlage 137

– dorsaler, α-Melanotropin 484
– Faserverbindungen 341 ff.
– Gliederung 321 ff.
– Gonadenfunktion, Regulation 345
– Kreislaufregulation 345
– laterale Zone s. Area lateralis hypothalami
– lateraler, Transmitter 491
– markarmer 334, 341
– markreicher 334
– – Bandaletta diagonalis 343
– mediale Zone 337
– Nahrungsaufnahme, Regulation 345
– neuroendokriner 322 ff.
– Parasympathikuseffekte 345
– periventrikuläre Zone 336 f.
– präoptische Region 335 f.
– Sympathikuseffekte 345
– Thermoregulation 345
– Transmitter 485, 489, 493 f.
– Wasseraufnahme, Regulation 345
– Zonen 334 ff.
Hypothalamus-Hypophysen-System 321, **323**, 330
– Blutgefäße 325
– hormonelle Efferenzen 329
Hypotympanon s. Recessus hypotympanicus

I

ICSH s. Lutropin
Immunhistochemische Methoden 9
Incisura intertragica 569, **569, 571**
– tentorii 178
– tragohelicina **569**
– tympanica **573, 578**
– – Meatus acusticus externus **572**
– – Membrana tympani **577**
Incus **573, 578, 587, 588, 589, 596**, 610
– Arterien **600**
– Bewegung **590**
Indolamin-System 477
Indusium griseum 145, 147, **148, 396 f.**
– – Transmitter 489
Infundibulum **122 f., 144**, 149, 156, 166, **322**
Initialsegment 63, 78
Innenohr s. Labyrinth
Innere Augenhaut s. Tunica interna bulbi
Inselrinde s. Claustrocortex
Inside-out layering 19
Insula **122, 164 ff.**, 372
– Computertomogramm **168 f.**
– Entwicklung 138
– Kernspintomogramm **172**
Insulin-System 493
Integumentum commune 498 ff.
– – Schichten 498
Intermediärzone 16, **17**
– Isocortex 18
Interneuron, Entwicklung 34, **35**, 39
– Isocortex 462
– Medulla spinalis 250
– Transmitter 476
Internodium 77
Interorezeptoren 523
Intima piae 179
Intrafusale Fasern, Fusus neuromuscularis 519

Sachverzeichnis 665

Intragemmale Fasern 524
- - Geschmacksknospe 524
Intumescentia cervicalis 98, **98**
- lumbosacralis 98, **98**
Iris 528, 540ff., **541**
- Gefäße **543**
Irisarterien 541
Irismuskeln 541 f.
Isocortex **382**, **383**, 384, 418 ff.
- Afferenzen **429**
- Area 17, Primatenreihe **441**
- Areale 434 ff.
- Assoziationsfelder 430
- - Primatenreihe **432**
- bedornte Sternzelle 462
- bipolare Zellen 425, 464
- Breite 422
- Cajal-Retzius-Zellen 464
- Chemoarchitektonik 464 f.
- Dendritenbündel **458**
- Double-bouquet-Zellen 463
- Efferenzen **429**
- Entwicklung 18 f.
- funktionelle Spezialisation 455 ff.
- funktionstypische Gyri **456**
- - Gyrifizierung 455 ff.
- - Sulci **456**
- fusiforme Zelle 463
- Geschlechtsdifferenz 422
- Gliaindex 422
- Gliederung 430
- Informationsverarbeitung 462
- Inselrinde **434**
- Interneurone 462
- intrakortikale Verschaltungen **429**, 463
- Kandelaber-Zellen 463, **463**
- kommissurale Neuronensysteme 461
- Korbzellen 462, **463**
- kortikokortikale Verbindungen 440
- Laminierung **20**
- Martinotti-Zellen 463
- Methoden der Schichtendarstellung 422 ff.
- Molekularschicht **423**
- multiangulare Zellen 425
- Nervenzellen 462 ff.
- neurogliforme Zellen 425, 463
- „ocular dominance columns" 457, **460**
- polymorphe Zellschicht **423**, 424
- präfrontaler 437
- - Afferenzen 437
- - Efferenzen 437
- - Primatenreihe **438**
- Primärgebiete 418, **424**, 430
- Pyramidenzellen 463
- quantitative Aspekte 422
- Rezeptorenrepräsentation **439**
- Schichtengliederung 422 ff.
- Sekundärgebiete 418, 430
- - Primatenreihe **432**
- Somatotopik **434**
- Supplementärfelder 430
- thalamokortikale Afferenzen 460
- Tönnchenfelder 457 ff., **459**
- Transmitter 475, 482
- Verbindungssysteme 460 ff.
- Verteilung kommissuraler Axonendigungen 461
- - thalamokortikaler Axonendigungen 461
- vertikale Strukturen 456
- Wirbeltiere 418 ff.
- Zytoarchitektonik **424**
Isthmus tubae, tubae auditivae 599

J

Jacobsonsches Organ s. Organum vomeronasale
Jodopsin 549

K

Kaes-Bechterew-Streifen, Isocortex **423**
Kaes-Bündel, Isocortex **450**
Kaes-Streifen, Isocortex **423**, 425
Kammerwasser s. Humor aquosus
Kammerwinkel s. Angulus iridocornealis
Kandelaber-Arterien 203
Kandelaber-Zellen, Isocortex 425, 463, **463**
Kapillaren, Hautdecke 506
Karotisangiogramm **201** f., **202** f.
Karotissiphon 192 f.
- Varianten 193
Katagene Phase, Haarwachstum 518
Katecholamine 67, 522, 555
Katecholamin-Systeme 477
Kaureflex 279
Keratin 503
Keratohyalin 503
Kerngebiete 82 ff.
Kernkettenfasern, Fusus neuromuscularis 519
Kernsackfasern, Fusus neuromuscularis 519
Kernspintomographie, Gehirn 167 f.
Kleinhirn s. Cerebellum
Kleinhirnbahn, sensorische, direkte 275
- - indirekte 275
Kleinhirn-Brückenwinkel 261
Kleinhirnentwicklung **129**
Kleinhirnkerne **130**, 310
Kleinhirnrinde, Entwicklung 19 f., **21**
Kleinhirnstiel, oberer s. Pedunculus cerebellaris cranialis
- unterer s. Pedunculus cerebellaris caudalis
Kleinhirnvenen s. Venae cerebelli
Kletterfaserafferenzen 310 f.
Kletterfasern, Cortex cerebelli **306**, 307
- Herkunft 311
Kollateralen 63
Kollateralenbildung 77
Kolmer-Zelle s. Epiplexuszelle
Kommissuren, Morphogenese 149 ff.
Kommissurenfasern **466**, 466
Kommissurenplatte 13, 136, 149 f.
Kommissurenzellen, Medulla spinalis 250
Koniocortex 438, 442
Konvergenz-Pupillenreflex 291
Kopfhaare s. Capilli
Kopfnerven s. Hirnnerven
Kopfneuralleiste **26**, 28 ff.
Korbzellen, Cortex cerebelli **306**, 307, 309
- Hippocampus retrocommissuralis 405
- Isocortex 425, 462 f.
Korneareflex 304
Körnerschicht, Cortex cerebelli **305**
- Isocortex **423**, 424
- Retina 547

Körnerzellen, Bulbus olfactorius **385**, 386
- Cortex cerebelli **306**, 307, 309
- Isocortex 444
Körperfühlbahn 295
Korsakow-Syndrom 348, 417
Kortikale Platte 18
Krausesche Endkolben 508
Kreislaufregulation, Hypothalamus 345
Kreislaufzentren 281

L

Labbésche Vene s. Vena anastomotica inferior
Labyrinth, Arterien 644
- Blutversorgung **644**
- Entwicklung **606 f.**
- Gliederung 604, **605**
- häutiges 628 ff.
- Innervation **613**
- knöchernes **610**
- Lymphgefäße 646
- Morphogenese 604
- Venen **644**, 646
Labyrinthbläschen 571
Labyrinthplakode s. Ohrplakode
Labyrinthus cochlearis 568 f., 622 ff.
- - Feinbau 628 ff.
- - Gliederung **568**
- membranaceus **605**
- vestibularis 568 f., 608
- - Stammesgeschichte 568
Lacuna lateralis **180**, 182, 227
Lacus lacrimalis 564
Lagesinn 250
Lamina affixa **128**, **130**, 152, **152**, 165, **167**
- basalis **539**
- basilaris 632
- choroidea epithelialis 186
- choroidocapillaris 539, **539**
- dissecans 410
- - Kleinhirnentwicklung 20
- dysfibrosa, Isocortex 425
- fusca sclerae 538
- granularis, Isocortex **423**
- infrastriata, Isocortex 425
- limitans anterior, Cornea 534, 536
- - posterior, Cornea 534, 537
- Medulla spinalis, funktionelle Zuordnung 243 f.
- medullaris externa 346
- - - Globus pallidus 377
- - interna 346
- - - Globus pallidus 377
- membranacea 602
- molecularis, Isocortex **423**
- multiformis, Isocortex **423**
- pyramidalis, Isocortex **423**
- quadrigemina s. Lamina tecti
- septi pellucidi **153**, **164**, 167
- spiralis membranacea 622 ff., 628 ff.
- - ossea 622 ff., **623 ff.**, **628 f.**, **631**, **633**
- suprastriata, Isocortex 425
- tangentialis, Isocortex 425
- tecti 45, 127
- terminalis 12, 124, 136, 149 f., **322 f.**
- - Transmitter 490
- tragi **569**
- tympanicum 573

Lamina vasculosa 539
Laminae I-X, Medulla spinalis 242 f.
Langerhans-Zellen **502**
- Epidermis 504
Längsbündel, dorsales s. Fasciculus longitudinalis dorsalis
- mediales s. Fasciculus longitudinalis medialis
Lanugohaare 514
Lederhaut s. Corium; s. Sclera
Leistenhaut 501, 504
Leitungsapparat, Medulla spinalis 250
Lemniscus 295 ff.
- lateralis **272 f.**, 273, 298
- medialis **266 f.**, **296 f.**, 297, **353**, 363
- - Projektion 357
- spinalis 295, **296 f.**, 297
- trigeminalis 268, **268 f.**, **296 f.**, 297, 363
- - Projektion 357
Lemniskussysteme 295 ff.
Lemnozyten s. Mantelzellen
Lens crystallina 559
- - Aufhängeapparat 560
- - Entwicklung 532, **533 f.**
- - Krümmungsradius 529
Leptomeninx 90, 108 f., 179 ff., **181**
- Interzellularraum 181
- Meningeallamellen 180 ff.
Leukotomie, präfrontale 437
LH s. Lutropin
LHRH s. Luliberin
Liberine 327, 329
Licht-Pupillenreflex 291
Lichtreflex, Membrana tympani **577**
Lidschlußreflex 279
Ligamentum anulare meatus acustici externi **574**
- denticulatum 108, 110, **112**
- flavum **108 f.**
- interspinale durae matris 108
- palpebrale 564, **565**
- pectinatum s. Reticulum trabeculare
- spirale **624 f.**, **628 f.**, **631**, **633**
- - cochleae 628 ff.
Liliequist-Membran 185
Limbisches System 147, 294, 335, 365, 395, 416 f.
- - Transmitter 484 f., 487 f., 490
Limbus corneae 538
- Giacomini **390**, 401
- laminae spiralis osseae 630
- palpebralis 564
- spiralis **628 f.**, **631**, **633**
Limen insulae **127**
Linea visus **528**
Lingula cerebelli **128**, **134**
- vermis 123
Linse s. Lens crystallina
Linsenbläschen **531**
Linsenplakode 529 ff.
Linsenstern 532
Lipofuszinpigmente 62
β-Lipotropin 68 f., 337
Liquor cerebrospinalis 89, 109, **627**
Liquorabfluß 93
Liquorbewegung, Faktoren 190
Liquorbildung 190
Liquor-Blut-Schranke 92 f., **182 f.**
Liquor-cerebrospinalis-Bildung 186
Liquordynamik 190 f.
Liquorkompartiment, intramurales 92
Liquor-Massenbewegung 190
Liquormilieu 89 ff., **90**, **93**, **182 f.**

- interzelluläres **182 f.**
- Zentralnervensystem 89 ff.
Liquorräume **181**
Liquorresorption 191
Lissauersche Randzone s. Tractus dorsolateralis
Lobulus biventer 131, **144**
- centralis, Cerebellum 131
- - vermis 123
- obliquus **569**
- paracentralis 123
- parietalis inferior 121
- - superior **121**, **141**
- quadrangularis 130
- semilunaris inferior **144**
- - - cerebelli 131
- - superior **144**
- - - cerebelli **130 f.**
Lobus anterior s. Adenohypophyse
- caudalis, Cerebellum 132
- cerebri 141 ff.
- cranialis, Cerebellum 132
- flocculonodularis, Cerebellum 132
- - neurogene Verbindungen **312 f.**
- - neuronale Verbindungen **308 f.**
- frontalis 141 f.
- - Area 4: 434 ff.
- - Area 6: 436
- - Kernspintomogramm 172
- insularis 141 f.
- occipitalis 142
- - Area 17: 441 ff.
- - Area 18: 448
- - Kernspintomogramm 172
- parietalis 141 f.
- - Area 1: 437 ff.
- - Area 2: 437 ff.
- - Area 3: 437 ff.
- - Area 5: 440 f.
- - Area 7: 440 f.
- - Kernspintomogramm 172
- posterior s. Neurallappen
- temporalis 141 f.
- - Area 41: 452 f.
- - Area 42: 453
- - Kernspintomogramm 172
- - magnopyramidale Region 453
Locus coeruleus 135, **378**
- - Afferenzen 478
- - Efferenzen 478
- - Transmitter 474, 483, 486
α-LPT s. α-Lipotropin
LRF s. Luliberin
LRH s. Luliberin
LTH s. Prolactin
Lugaro-Zellen 309
Luliberin 327, 329, 364, 388, 391, 393, 396, 410, 555
- Synapsen 73
Luliberin-Perikarya 336, **338**
Luliberin-Projektionen, neuroendokrine 489
Luliberin-System **337**, 489 f.
Lumbalpunktion 111
Lunula, Nagel 519
Lutropin 329

M

Macula(-ae) lutea 543, 553 ff., **554**

- sacculi **618 f.**
- staticae 617 f.
- utriculi **618 ff.**
Makroglia 85 ff., **87**
Makrosmatiker 384
Malleus 578, 587, **587**, **596**, **610**
- Arterien **600**
- Bewegung **590**
- Ossicula auditus 587
Mandelkernkomplex s. Corpus amygdaloideum
Mandibularbogen **571**, 586
Mantelplexus, Neurohypophyse 323, 326
Mantelzellen 76, 79, 82, **83 f.**, 84 f., 88 f., 508 f., **509**
- Abstammung 25
- Entwicklung 32
Marchi-Stadium 79
Marginalzone **20 f.**, **20**
- Isocortex 18
Mark, verlängertes s. Medulla oblongata
Marklager, Cerebellum 310
Markreifung s. Markscheidenbildung
Markscheide 60, 75, **76 ff.**
- Anfärbung 7
Markscheidenbildung 39, 76, 88
- Ontogenesezeiten 24
Markscheidenfärbung 75
- Isocortex 422
Martinotti-Zellen, Isocortex 425, 463
Matrix unguis **518**, 519
Matrixaufbrauch 19
Mauthnersche Zelle 275
Meatus acusticus externus 572, **572**
- - - Entwicklung **575**
- - - Feinbau 576
- - - Gefäße und Nerven 573
- - - Krümmung **574**
- - - Maße 572
- - - Morphogenese 572
- - - Paukenhöhle 573
- - - Trommelfell **575**
- - - Verlauf 572
- - internus 640 ff., **641**, **643**
- nasi 604
Mechanorezeptoren 508
Meckelscher Knorpel 586
Medulla oblongata 44, **44**, 264 ff.
- - Arterien **212**, 213 ff.
- - basale Seite 126
- - dorsale Seite 126
- - - Venen **226 f.**
- - Kernspintomogramm **171**
- - Morphogenese 125
- - Transmitter 492
- - Venen **224 f.**
- spinalis 12, 44, **44**, 98
- - absteigende Bahnen 253 ff., **254**
- - Afferenzen **376**
- - arterielle Versorgungsgebiete 114, **115 f.**
- - Assoziationszellen 239, 250
- - aufsteigende Bahnen 250, **255**
- - Binnenzellen 237, 241
- - Blutgefäße 112 ff.
- - Burdachscher Strang 99
- - Efferenzen **376**
- - Eigenapparat 239, 246 ff., **255**
- - Entwicklung 16 f., **22**
- - extrapyramidale Bahnen **255**
- - - motorische Bahnen 254 f.
- - Fetus **104**
- - Gestalt 97 ff.